Friedrich Carl Sitzmann

Duale Reihe
Pädiatrie

Die überdurchschnittliche Ausstattung dieses Buches wurde
durch die großzügige Unterstützung von einem Unternehmen ermöglicht,
das sich seit langem als Partner der Mediziner versteht.

Wir danken der
MLP Finanzdienstleistungen AG

Nähere Informationen hierzu siehe am Ende des Buches.

Duale Reihe
Pädiatrie

Friedrich Carl Sitzmann

3., überarbeitete und erweiterte Auflage

Mit Beiträgen von:

Peter Bartmann	Reinhold Kerbl	Klaus W. Ruprecht
Carl-Peter Bauer	Ronald Kurz	Ulrike Schara
Ralf Bialek	Hans-Gerhard Limbach	Horst Scholz
Hansjosef Böhles	Angelika Lindinger	Friedrich Carl Sitzmann
Wolfgang Delb	Dietrich Michalk	Anton Sutor
Gerhard Dockter	Wilhelm Mortier	Frank Theisen
Peter Federspil	Wolfgang Muntean	Wolfgang Tilgen
Norbert Graf	Gerhard Neuhäuser	Hans Truckenbrodt
Hartmut Grasemann	Fritz U. Niethard	Peter Matthias Wehmeier
Klaus-Peter Grosse	Kurt Quaschner	Siegfried Zabransky
Renate Häfner	Felix Ratjen	Hansotto Zaun
Werner Handrick	Marbod Reither	Stefan Zielen
Wolfram Henn	Helmut Remschmidt	
Walter Hoffmann	Reinhard Roos	

760 Abbildungen, 300 Tabellen

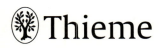

Bibliografische Information der Deutschen Nationalbibliothek

Die Deutsche Nationalbibliothek verzeichnet diese Publikation in der Deutschen Nationalbibliografie; detaillierte bibliografische Daten sind im Internet über http://dnb.d-nb.de abrufbar.

Anschrift der Reihenherausgeber:

Dr. med. Alexander Bob
Weschnitzstraße 4
69469 Weinheim

Dr. med. Konstantin Bob
Weschnitzstraße 4
69469 Weinheim

Zeichnungen: Joachim Hormann, Stuttgart; Gerhard Kohnle, Bad Liebenzell; Markus Voll, München
Layout: Arne Holzwarth, Stuttgart
Umschlaggestaltung: Thieme Verlagsgruppe

Wichtiger Hinweis:

Wie jede Wissenschaft ist die Medizin ständigen Entwicklungen unterworfen. Forschung und klinische Erfahrung erweitern unsere Erkenntnisse, insbesondere was Behandlung und medikamentöse Therapie anbelangt. Soweit in diesem Werk eine Dosierung oder eine Applikation erwähnt wird, darf der Leser zwar darauf vertrauen, dass Autoren, Herausgeber und Verlag große Sorgfalt darauf verwandt haben, dass diese Angabe *dem Wissensstand bei Fertigstellung des Werkes* entspricht.
Für Angaben über Dosierungsanweisungen und Applikationsformen kann vom Verlag jedoch keine Gewähr übernommen werden. *Jeder Benutzer ist angehalten*, durch sorgfältige Prüfung der Beipackzettel der verwendeten Präparate und gegebenenfalls nach Konsultation eines Spezialisten festzustellen, ob die dort gegebene Empfehlung für Dosierungen oder die Beachtung von Kontraindikationen gegenüber der Angabe in diesem Buch abweicht. Eine solche Prüfung ist besonders wichtig bei selten verwendeten Präparaten oder solchen, die neu auf den Markt gebracht worden sind. *Jede Dosierung oder Applikation erfolgt auf eigene Gefahr des Benutzers*. Autoren und Verlag appellieren an jeden Benutzer, ihm etwa auffallende Ungenauigkeiten dem Verlag mitzuteilen.
Geschützte Warennamen (Warenzeichen) werden **nicht** besonders kenntlich gemacht. Aus dem Fehlen eines solchen Hinweises kann also nicht geschlossen werden, dass es sich um einen freien Warennamen handelt.

Das Werk, einschließlich aller seiner Teile, ist urheberrechtlich geschützt. Jede Verwertung außerhalb der engen Grenzen des Urheberrechtsgesetzes ist ohne Zustimmung des Verlages unzulässig und strafbar. Das gilt insbesondere für Vervielfältigungen, Übersetzungen, Mikroverfilmungen und die Einspeicherung und Verarbeitung in elektronischen Systemen.

© 1995, 2007 Georg Thieme Verlag KG
Rüdigerstraße 14, D-70469 Stuttgart
Unsere Homepage: www.thieme.de

Printed in Germany 2007

Satz: Druckhaus Götz GmbH, D-71636 Ludwigsburg
Druck: Appl, Wemding

ISBN 3-13-125333-9   1 2 3 4 5
ISBN 978-3-13-125333-0

Inhalt

Vorwort zur 3. Auflage XXVIII

Vorwort zur 1. Auflage XXX

1 Entwicklung und Wachstum 1
(G. Neuhäuser)

1.1	**Grundlagen der Entwicklung**	1
1.2	**Somatische Entwicklung**	1
1.2.1	Körpergröße und Körpergewicht	1
1.2.2	Körperproportionen und Akzeleration	3
1.2.3	Kopfwachstum (Kopfumfang)	4
1.2.4	Zahnentwicklung	4
1.2.5	Knochenentwicklung	5
1.2.6	Geschlechtsentwicklung	6
1.3	**Statomotorische (sensomotorische) Entwicklung**	7
1.3.1	Pränatale Bewegungsentwicklung	8
1.3.2	Motorik des neugeborenen Kindes	8
1.3.3	Motorische Entwicklung im Säuglingsalter	9
1.3.4	Motorische Entwicklung im Kleinkindalter	11
1.4	**Geistig-seelische (emotionale) Entwicklung**	11
1.5	**Entwicklung in der Adoleszenz**	14

2 Allgemeine und spezielle Prophylaxe 15
(F. C. Sitzmann)

2.1	**Vorsorgeuntersuchungen im Kindesalter**	15
2.1.1	Allgemeine Vorbemerkungen	15
2.1.2	Besonderheiten der einzelnen Vorsorgeuntersuchungen (U 1 – U 10/J1)	17
	U1 (1. Lebenstag)	17
	U2 (3.– 10. Lebenstag)	18
	U3 (4.– 6. Lebenswoche)	19
	U4 (3.– 4. Lebensmonat)	21
	U5 (6.– 7. Lebensmonat)	21
	U6 (10.– 12. Lebensmonat)	25
	U7 (21.– 24. Lebensmonat)	25
	U8 (43.– 48. Lebensmonat)	25
	U9 (60.– 64. Lebensmonat)	27
	U10/J1 (13.– 14. Lebensjahr)	27
2.2	**Infektionsprophylaxe**	28
2.2.1	Möglichkeiten der Infektionsprophylaxe	28
	Aktive Immunisierung	28
	Passive Immunisierung	28
2.2.2	Praktisches Vorgehen	29
2.2.3	Impfkalender	30
2.2.4	Öffentlich empfohlene Impfungen	31
	Diphtherieschutzimpfung	31
	Tetanusschutzimpfung	31
	Keuchhustenschutzimpfung (Pertussis)	31
	Haemophilus-influenzae-b-Schutzimpfung (Hib)	32
	Poliomyelitisschutzimpfung	32
	Hepatitis-B-Schutzimpfung	33
	Pneumokokkenschutzimpfung	34
	Meningokokkenschutzimpfung	34

		Masern-, Mumps-, Rötelnschutzimpfung	34
		Varizellenschutzimpfung	36
	2.2.5	Indikationsimpfungen	36

3 Ernährung und Ernährungsstörungen 37
(H. Böhles, G. Dockter, F. C. Sitzmann)

3.1	Natürliche Ernährung in der Neugeborenen- und frühen Säuglingsperiode	37
	(G. Dockter)	
	Laktation	37
	Stillen	37
	Zusammensetzung der Muttermilch	38
	Ernährung der Stillenden	40
	Verdauung der Muttermilch	40
	Stillhindernisse	40
	Zusätze	41
	Abstillen	41
3.2	**Ernährung mit Formelnahrungen**	42
	(G. Dockter)	
	Normale Säuglingsnahrungen	42
	Antigenreduzierte Milchen	42
	Spezialprodukte zur Säuglings- und Kinderernährung	43
3.3	**Ernährung des Klein- und Schulkindes**	43
	(G. Dockter)	
3.4	**Parenterale Ernährung**	45
	(H. Böhles)	
3.4.1	Peripher venöse Ernährung (PVE)	45
3.4.2	Totale parenterale Ernährung (TPE)	46
	Zugangswege für eine totale parenterale Ernährung	46
	Bedarf der einzelnen Substrate	46
	Komplikationen der parenteralen Ernährung	48
3.5	**Ernährungsstörungen**	48
	(G. Dockter)	
3.5.1	Akute Ernährungsstörungen	49
3.5.2	Chronische Ernährungsstörungen	49
	Unterernährung (Malnutrition)	49
	Übergewicht (Adipositas)	51
3.6	**Störungen des Vitaminstoffwechsels**	52
	(F. C. Sitzmann)	
3.6.1	Grundlagen	52
3.6.2	Wasserlösliche Vitamine	53
3.6.3	Fettlösliche Vitamine	53
	Vitamin D	54
	Vitamin K	60

4 Wasser-, Elektrolyt- und Säure-Basen-Haushalt . . . 62
(H. Böhles)

4.1	**Wasser- und Elektrolythaushalt**	62
4.1.1	Physiologie des Wasser- und Elektrolythaushaltes	62
	Verteilungsräume der Körperflüssigkeit	62
	Flüssigkeitsumsatz und Regulation des Elektrolyt- und Wasserhaushaltes	63
	Bedeutung der Elektrolyte in den Kompartimenten	63
4.1.2	Störungen des Wasser- und Elektrolythaushaltes	64
	Dehydratationszustände	64
	Hyperhydratationszustände	66

4.2	**Säure-Basen-Haushalt (SBH)**	**67**
4.2.1	Physiologie des Säure-Basen-Haushaltes	67
	Puffersysteme	68
	Physiologische Anpassungsvorgänge	68
4.2.2	Störungen des Säure-Basen-Haushaltes	68
	Metabolische Azidose	68
	Respiratorische Azidose	69
	Metabolische Alkalose	69
	Respiratorische Alkalose	70

5 Erkrankungen in der Neugeborenenperiode ... 71
(P. Bartmann, R. Roos)

5.1	**Besonderheiten während der Neugeborenenperiode** *(P. Bartmann)*	**71**
5.1.1	Definitionen	71
5.1.2	Perinatalperiode und perinatale Mortalität	71
5.1.3	Postnatale Adaptation	72
5.1.4	Beurteilung des Neugeborenen nach der Geburt	77
	Beurteilung der Reife – Gestationsalter	77
5.1.5	Perinatale Asphyxie	79
5.1.6	Verlegung und Transport von Risikoneugeborenen	82
5.2	**Fehlbildungen, die in der Neugeborenenperiode von Bedeutung sind** *(P. Bartmann)*	**82**
5.2.1	Choanalatresie	82
5.2.2	Lippen-Kiefer-Gaumenspalte	82
5.2.3	Ösophagusatresie	83
5.2.4	Omphalozele (Nabelschnurbruch)	84
5.2.5	Gastroschisis	85
5.2.6	Neugeborenenileus	86
5.2.7	Malrotationen	87
5.2.8	Megacolon congenitum (Morbus Hirschsprung)	87
5.2.9	Mekoniumileus	87
5.2.10	Intra- und extrahepatische Cholestase	88
5.2.11	Fehlbildungen des Urogenitaltraktes	89
5.2.12	Dysrhaphien	90
5.3	**Geburtstraumatische Schädigungen** *(P. Bartmann)*	**90**
5.3.1	Caput succedaneum (Geburtsgeschwulst)	90
5.3.2	Kephalhämatom (Kopfblutgeschwulst)	90
5.3.3	Adiponecrosis subcutanea (subkutane Fettgewebsnekrose)	91
5.3.4	Muskelverletzungen	91
	Tortikollis (Schiefhals)	91
5.3.5	Verletzungen des Extremitätenskelettes	91
	Klavikulafraktur	91
5.3.6	Verletzung peripherer Nerven	92
	Fazialisparese	92
	Lähmung des Plexus brachialis	92
5.3.7	Verletzungen innerer Organe	94
5.4	**Neurologische Erkrankungen des Neugeborenen** *(P. Bartmann)*	**94**
5.4.1	Intrakranielle Blutungen	94
	Intrakranielle Blutungen bei reifen Neugeborenen	94
	Intrakranielle Blutungen bei Frühgeborenen	95
5.4.2	Neugeborenenkrämpfe	96

5.5	**Krankheiten der Atmungsorgane**		97
	(P. Bartmann)		
5.5.1	Allgemeine Vorbemerkungen		97
5.5.2	Atemnotsyndrom		97
	Surfactantmangel-Syndrom		98
	Pneumonie des Neugeborenen		100
	Aspirationssyndrom		100
	Pneumothorax		101
	Chylothorax		102
	Kongenitales lobäres Emphysem		102
	Flüssigkeitslunge		103
	Atemstörungen des Neugeborenen durch extrapulmonale Erkrankungen		103
	Bronchopulmonale Dysplasie		103
5.6	**Anpassungskrankheiten**		105
	(P. Bartmann)		
5.6.1	Morbus haemorrhagicus neonatorum		105
5.6.2	Icterus neonatorum (Hyperbilirubinämie)		105
	Morbus haemolyticus neonatorum		108
5.6.3	Metabolische Störungen		110
	Neonatale Hypoglykämie		110
	Hypokalzämie		113
5.6.4	Weitere Anpassungsstörungen		114
	Gewichtsabnahme		114
	Ödeme		114
5.6.5	Nabelanomalien und Erkrankungen		114
	Nabelgranulom		114
	Nabelanomalien		114
	Omphalitis		114
5.7	**Bakterielle Infektionen des Neugeborenen**		115
	(R. Roos)		
5.7.1	Allgemeines		115
5.7.2	Klinische Symptomatik		116
	SER und Sepsis		116
	Meningitis		117
	Osteomyelitis		118
	Infektionen der Haut und der Weichteile		118
	Harnwegsinfektionen		118
	Pneumonie		119
	Nosokomiale Infektionen		119
5.7.3	Diagnostik		119
5.7.4	Therapie		120
5.7.5	Prophylaxe		121
5.7.6	Nekrotisierende Enterokolitis (NEK)		122

6 Der plötzliche Kindstod (SIDS) 124
(R. Kerbl, R. Kurz)

7 Genetik 129
(K.-P. Grosse, W. Henn)

7.1	**Grundlagen**		129
7.1.1	Angeborene morphologische Anomalien		129
7.2	**Chromosomenaberrationen**		135
7.2.1	Allgemeines		135

7.2.2	Autosomale Chromosomenaberrationen	137
	Numerische Aberrationen der Autosomen	137
	Strukturelle Aberrationen der Autosomen	140
	Mikrodeletionssyndrome	141
7.2.3	Gonosomale Chromosomenaberrationen	141
	Numerische Aberrationen der Gonosomen	141
7.3	**Monogen erbliche Erkrankungen**	**143**
7.3.1	Autosomale Erbgänge	144
	Autosomal-dominant erbliche Erkrankungen	144
	Autosomal-rezessiv erbliche Erkrankungen	145
7.3.2	Geschlechtsgebundene (gonosomale) Erbgänge	145
	X-chromosomal-rezessiv erbliche Erkrankungen	145
	X-chromosomal-dominant erbliche Erkrankungen	146
7.3.3	Mitochondriale Vererbung	146
7.4	**Polygen erbliche Erkrankungen und multifaktorielle Vererbung**	**147**
7.5	**Genetische Beratung**	**147**
7.6	**Pränatale Diagnostik**	**148**
7.6.1	Pränatal erkennbare Erkrankungen	148
7.6.2	Untersuchungsmethoden der pränatalen Diagnostik	148
7.6.3	Voraussetzungen für die Anwendung der pränatalen Diagnostik, Indikationen	148

8 Stoffwechselstörungen ... 150
(F. C. Sitzmann)

8.1	**Kohlenhydratstoffwechsel**	**151**
8.1.1	Diabetes mellitus	151
	Coma diabeticum	156
	Seltene Formen eines Diabetes im Kindesalter	158
8.1.2	Hypoglykämien	159
8.1.3	Störungen des Galaktosestoffwechsels	163
	Galaktokinasedefekt	163
	Klassische Galaktosämie	163
	Uridindiphosphat-Galaktose-4-Epimerasemangel	165
8.1.4	Störungen des Fruktosestoffwechsels	165
	Hereditäre Fruktoseintoleranz (HFI)	165
	Fruktose-1,6-Biphosphatasemangel	166
	Benigne (essenzielle) Fruktosurie	166
8.1.5	Laktatazidose und Mitochondriopathien	167
8.1.6	Glykogenosen	169
	Glykogenose Typ I (Gierke)	169
	Glykogenose Typ II (Pompe)	170
	Weitere Glykogenosen	171
8.1.7	Störungen im Stoffwechsel komplexer Kohlenhydrate (Heteroglykanosen)	171
	Mukopolysaccharidosen	172
8.2	**Lipidstoffwechsel**	**174**
8.2.1	Hypolipoproteinämien	174
8.2.2	Hyperlipoproteinämien	174
8.2.3	Neurolipidosen, Sphingolipidosen, Lipidspeicherkrankheiten	176
	Peroxisomale Erkrankungen	183
8.3	**Eiweißstoffwechsel**	**183**
8.3.1	Störungen des Stoffwechsels aromatischer Aminosäuren	183
8.3.2	Störungen des Stoffwechsels verzweigtkettiger Aminosäuren	186
	Ahornsirupkrankheit (Leuzinose)	186
	Organoazidopathien	187

8.3.3	Störungen des Stoffwechsels schwefelhaltiger Aminosäuren		188
	Homozystinurie (Hyperhomozysteinämie)		188
	Zystinose		189
8.3.4	Weitere Störungen des Aminosäurestoffwechsels		190
	Nichtketotische Hyperglyzinämie (NKH)		190
	Glutarazidurie Typ I		191
8.3.5	Störungen des Harnstoffzyklus und Hyperammonämien		192
8.3.6	Störungen im Purin- und Pyrimidinstoffwechsel		194
	Lesch-Nyhan-Syndrom		194
8.3.7	Störungen im Hämpigmentstoffwechsel – Porphyrien im Kindesalter		196
	Akute hepatische Porphyrien		196
	Kongenitale erythropoetische Porphyrie (Morbus Günther)		196

9 Krankheiten der innersekretorischen Drüsen und Wachstumsstörungen 198
(S. Zabransky)

9.1	**Erkrankungen der Schilddrüse**	**198**
9.1.1	Funktionelle Entwicklung und diaplazentare Wechselbeziehungen	198
9.1.2	Hypothyreose	199
	Primäre Hypothyreose	199
	Sekundäre (hypophysäre) und tertiäre (hypothalamische) Hypothyreose	202
9.1.3	Hyperthyreose	202
	Morbus Basedow	202
	Neugeborenenhyperthyreose	205
	Hyperthyreose bei Thyreoiditis	205
	Autonomes Adenom	206
9.1.4	Euthyreote blande Struma	206
9.1.5	Tumoren der Schilddrüse	207
9.2	**Erkrankungen der Nebenschilddrüsen**	**207**
9.2.1	Hypoparathyreoidismus	207
	Pseudohypoparathyreoidismus (PHP)	208
9.2.2	Hyperparathyreoidismus	209
9.3	**Pubertät**	**210**
9.3.1	Normaler Pubertätsablauf	210
9.3.2	Normvarianten des normalen Pubertätsablaufs	211
	Isolierte prämature Thelarche	211
	Isolierte prämature Pubarche	211
	Pubertätsgynäkomastie	212
9.3.3	Pathologische Pubertätsentwicklung	213
	Vorzeitige Pubertätsentwicklung: Pubertas praecox und Pseudopubertas praecox	213
	Verspätete Pubertätsentwicklung: Pubertas tarda	214
9.4	**Intersexualität**	**215**
9.4.1	Pseudohermaphroditismus masculinus	216
9.4.2	Pseudohermaphroditismus femininus	216
9.5	**Erkrankungen der Nebennierenrinde**	**216**
9.5.1	Adrenogenitales Syndrom (AGS)	216
	Virilisierendes adrenogenitales Syndrom	217
	Feminisierendes adrenogenitales Syndrom	220
9.5.2	Unterfunktion der Nebennierenrinde (NNR)	220
	Morbus Addison	221
	Weitere Formen der NNR-Insuffizienz	222
9.5.3	Überfunktion der Nebennierenrinde	222
	Überproduktion von Mineralokortikoiden	223
9.6	**Hypophyse – Folgeerkrankungen bei gestörter Hormonproduktion**	**224**
9.6.1	Hypophysenvorderlappeninsuffizienz	224
9.6.2	Diabetes insipidus neurohormonalis	225

9.7	**Leitsymptom Wachstumsstörung**	**226**
9.7.1	Minderwuchs	226
	Normvarianten	226
	Hypophysärer Minderwuchs	227
9.7.2	Hochwuchs	228

10 Gastroenterologie … 230
(G. Dockter, F. C. Sitzmann)

10.1	**Gastroenterologische Leitsymptome**	**230**
	(F. C. Sitzmann)	
10.1.1	Bauchschmerzen	230
10.1.2	Erbrechen	233
10.1.3	Obstipation	235
10.1.4	Diarrhö	237
10.1.5	Gastrointestinale Blutung	239
10.2	**Erkrankungen der Mundhöhle**	**241**
	(F. C. Sitzmann)	
10.2.1	Stomatitis und Gingivitis	241
10.2.2	Speicheldrüsen	242
	Entzündungen	242
	Tumoren der Speicheldrüsen	242
10.2.3	Zahnerkrankungen und Anomalien	242
	Zahndurchbruch- und Zahnentwicklungsstörungen	243
	Stellungs- und Bissanomalien	243
	Karies	243
10.2.4	Lippen-Kiefer-Gaumen-Spalten	244
	(Pierre-)Robin-Sequenz	244
10.2.5	Geschwülste im Mund-Kiefer-Hals-Bereich	245
10.3	**Erkrankungen des Ösophagus**	**246**
	(F. C. Sitzmann)	
10.3.1	Ösophagusatresie	246
10.3.2	Ösophagitis und Ösophagusstenosen	246
10.3.3	Fremdkörper im Ösophagus	247
10.3.4	Verätzungen	248
10.4	**Erkrankungen des Magens**	**249**
	(G. Dockter)	
10.4.1	Kardia	249
	Achalasie (Kardiospasmus; Megaösophagus)	249
	Gastroösophagealer Reflux (Kardiainsuffizienz)	250
10.4.2	Magen	252
	Gastritis und Ulkuskrankheit (Ulcus ventriculi und duodeni)	252
	Hypertrophische Pylorusstenose (Pylorospasmus)	253
10.5	**Erkrankungen des Darms**	**255**
	(G. Dockter)	
10.5.1	Ileus	255
	Spezielle Ursachen des mechanischen Ileus im Kindesalter	257
10.5.2	Motilitätsstörungen des Darms	259
10.5.3	Chronische nicht entzündliche Darmerkrankungen (Malabsorptionssyndrom)	262
	Grundlagen	262
	Kuhmilchproteinintoleranz (KMPI)	263
	Glutensensitive Enteropathie (Zöliakie, einheimische Sprue)	265
	Primäre Enzymdefekte der Darmschleimhaut	268
	Andere chronische nicht entzündliche Enteropathien	268
10.5.4	Akute entzündliche Darmerkrankungen	269
	Akute Gastroenteritis – Enterokolitis	269
	Appendizitis	272
	Lymphadenitis mesenterialis	272

10.5.5	Weitere Erkrankungen des Bauchraumes	273
	Peritonealabszesse und Peritonitis	273
	Meckel-Divertikel	273
	Darmpolypen	274
	Erkrankungen von Rektum und Anus	275
	Hernien	275
	Aszites	276
10.5.6	Chronisch entzündliche Darmerkrankungen	276
	Colitis ulcerosa	277
	Enterocolitis granulomatosa (Morbus Crohn)	279
10.6	**Erkrankungen der Leber und der Gallenwege**	**283**
	(G. Dockter)	
10.6.1	Hepatitis	283
10.6.2	Leberzirrhose	283
10.6.3	Coma hepaticum	284
	Reye-Syndrom	285
10.6.4	Portale Hypertension	285
10.6.5	Cholangitis, Cholezystitis, Cholelithiasis	286
10.6.6	Cholestase	286
10.6.7	Hereditäre, nicht hämolytische Hyperbilirubinämien	289
10.7	**Erkrankungen des Pankreas**	**290**
	(G. Dockter)	
10.7.1	Pankreatitis	290
10.8	**Mukoviszidose**	**291**
	(G. Dockter)	

11 Erkrankungen der Atemwege und der Lunge 298
(F. Ratjen, H. Grasemann)

11.1	**Leitsymptom Husten**	**298**
	(F. Ratjen, H. Grasemann)	
11.2	**Leitsymptom akute Atemnot**	**300**
	(F. Ratjen, H. Grasemann)	
11.3	**Fehlbildungen des oberen Respirationstrakts**	**300**
	(F. Ratjen)	
11.3.1	Nase und Rachen	300
	Choanalatresie	300
11.3.2	Kehlkopf und Trachea	301
	Laryngo-Tracheomalazie	301
	Ösophagotracheale Fisteln	302
11.4	**Spezielle Krankheitsbilder des oberen Respirationstrakts**	**302**
	(F. Ratjen)	
11.4.1	Nase und Nasennebenhöhlen	302
	Akute Rhinitis	302
	Chronische Rhinitis	303
	Sinusitis	303
11.4.2	Mittelohr	305
	Otitis media	305
	Mastoiditis	305
11.4.3	Rachenraum und Tonsillen	305
	Pharyngitis	305
	Akute Tonsillitis (Angina tonsillaris acuta)	305
	Retropharyngealabszess	306
	Peritonsillarabszess	307
	Chronische Tonsillitis	307
	Tonsillenhyperplasie	307
	Hyperplasie der Adenoiden	308
	Lymphadenitis colli	308

11.4.4	Kehlkopf	310
	Laryngitis	310
	Laryngitis subglottica („Pseudokrupp")	310
	Akute Epiglottitis	312
11.5	**Fehlbildungen des unteren Respirationstrakts**	**313**
	(H. Grasemann, F. Ratjen)	
11.5.1	Bronchialsystem	313
11.5.2	Lunge	313
	Kongenitales lobäres Emphysem	313
	Zystische Lungenfehlbildungen	313
	Lungensequester	314
11.5.3	Zwerchfell und Thoraxwand	315
	Zwerchfellhernie	315
	Trichterbrust	316
11.6	**Spezielle Krankheitsbilder des unteren Respirationstrakts**	**316**
	(H. Grasemann, F. Ratjen)	
11.6.1	Erkrankungen der Trachea und Bronchien	316
	Akute Tracheitis	316
	Obstruktive Bronchitis	316
	Chronische Bronchitis	317
	Akute Bronchiolitis	317
	Bronchiektasen	318
	Primäre Ziliendyskinesie	319
	Asthma bronchiale	320
11.6.2	Pneumonien	325
	Allgemeines	325
	Viruspneumonien	328
	Bakterielle Pneumonien	329
	Weitere Formen	332
11.6.3	Weitere spezielle Erkrankungen von Lunge und Pleura	333
	Interstitielle Lungenerkrankungen	333
	Tuberkulose	334
	Pleuritis	334
11.6.4	Aspiration	335
	Aspiration von Fremdkörpern	335
	Aspiration von Flüssigkeiten	336

12 Herz-Kreislauf-Erkrankungen ... 337
(W. Hoffmann, H.-G. Limbach, A. Lindinger)

12.1	**Angeborene Herzfehler**	**337**
	(A. Lindinger, W. Hoffmann)	
12.1.1	Allgemeines	337
	Ätiologie und Prävalenz	337
	Präpartale Entwicklung des Herz-Kreislauf-Systems	337
	Fetaler und neonataler Kreislauf	338
12.1.2	Untersuchungsmethoden	339
12.1.3	Lageanomalien des Herzens	340
12.1.4	Angeborene Herzfehler mit Links-rechts-Shunt	341
	Persistierender Ductus arteriosus Botalli (PDA)	341
	Vorhofseptumdefekt (ASD)	343
	Totale Lungenvenenfehlmündung	345
	Ventrikelseptumdefekt (VSD)	346
	Partieller und kompletter atrioventrikuloseptaler Defekt (AVSD)	348
12.1.5	Vitien mit Rechtsherzobstruktion	349
	Valvuläre Pulmonalstenose	349
	Fallot-Tetralogie	350
	Pulmonalatresie mit Ventrikelseptumdefekt	353

Pulmonalatresie mit intaktem Ventrikelseptum 354
Trikuspidalatresie 355
12.1.6 Vitien mit Linksherzobstruktion 357
Angeborene valvuläre Aortenstenose 357
Aortenisthmusstenose 358
Hypoplastisches Linksherzsyndrom 361
12.1.7 Komplexe Vitien 362
Komplette Transposition der großen Arterien (D-TGA) 362
Angeboren-korrigierte Transposition der großen Arterien (L-TGA) . 364
Truncus arteriosus communis 365
12.2 Entzündliche Herzerkrankungen 366
(A. Lindinger, W. Hoffmann)
12.2.1 Myokarditis 366
12.2.2 Infektiöse Endokarditis 367
12.2.3 Perikarditis 369
12.3 Herztumoren 370
(A. Lindinger)
12.4 Kardiomyopathien 371
(A. Lindinger)
12.4.1 Hypertrophe Kardiomyopathien 372
12.4.2 Dilatative Kardiomyopathien 373
12.4.3 Restriktive Kardiomyopathie 375
12.5 Herzinsuffizienz 375
(A. Lindinger)
12.6 Akzidentelle und funktionelle Herzgeräusche 377
(A. Lindinger, W. Hoffmann)
12.7 Arterielle Hypertonie 378
(A. Lindinger, W. Hoffmann)
12.8 Orthostatische Kreislaufdysregulation 381
(A. Lindinger, W. Hoffmann)
12.9 Herzrhythmusstörungen 382
(A. Lindinger)
12.9.1 Störungen der Reizbildung 383
Sinustachykardie und Sinusbradykardie 383
Sinusarrhythmie 383
Atriale und junktionale Ersatzrhythmen 383
Extrasystolen 384
Supraventrikuläre Tachykardien 386
QT-Verlängerungs-Syndrome 389
12.9.2 Störungen der Erregungsleitung 391
Sinuatriale Leitungsstörungen (SA-Block) 391
Atrioventrikuläre Leitungsstörungen (AV-Block) 391
Sinusknotendysfunktion 393
12.10 Schock und kardiopulmonale Reanimation 393
(H.-G. Limbach, A. Lindinger)
12.10.1 Schock 393
12.10.2 Kardiopulmonale Reanimation 395

13 Erkrankungen des Urogenitalsystems 399
(D. Michalk)

13.1 Glomeruläre Erkrankungen 399
13.1.1 Grundlagen 399
13.1.2 Nephritisches Syndrom 400
Benigne familiäre Hämaturie 400
Progressive hereditäre Nephritis (Alport-Syndrom) 401
Akute postinfektiöse Glomerulonephritis 401
IgA-Glomerulonephritis 403

	Membrano-proliferative Glomerulonephritis (MPGN)	404
	Glomerulonephritis bei systemischem Lupus erythematodes	404
	Goodpasture-Syndrom	405
13.1.3	Das nephrotische Syndrom	405
	Minimale Glomerulusläsionen	407
	Fokal segmentale Glomerulosklerose	409
13.1.4	Hämolytisch-urämisches Syndrom (HUS)	409
13.2	**Fehlbildungen der Nieren und ableitenden Harnwege**	**411**
13.2.1	Agenesie	411
13.2.2	Hypoplasie	411
13.2.3	Dysplasie	412
13.2.4	Zystische Nierenerkrankungen	412
	Erbliche zystische Nierenerkrankungen	413
	Nicht erbliche zystische Nierenerkrankungen	415
13.2.5	Anomalien der Lage und Form der Nieren	415
13.2.6	Harnabflussstörungen	416
	Vesikoureteraler Reflux (VUR)	417
	Urethralklappen	418
	Neurogene Blasenentleerungsstörung	419
13.3	**Harnwegsinfektionen**	**420**
13.4	**Niereninsuffizienz**	**422**
13.4.1	Akutes Nierenversagen	422
13.4.2	Chronische Niereninsuffizienz	425
13.5	**Tubulopathien**	**428**
13.5.1	Phosphatdiabetes	428
13.5.2	Zystinurie	428
13.5.3	Renal-tubuläre Azidose (RTA)	429
	Proximale renal-tubuläre Azidose	429
	Distale renal-tubuläre Azidose	429
13.5.4	Diabetes insipidus renalis	430
13.5.5	Bartter-Syndrom	430
13.5.6	DeToni-Debré-Fanconi-Sequenz	431
13.6	**Urolithiasis**	**432**
13.7	**Renovaskuläre Erkrankungen**	**433**
	Nierenvenenthrombose	433
13.8	**Nierentumoren (Nephroblastom)**	**434**
13.9	**Erkrankungen der äußeren Genitalorgane**	**434**
13.9.1	Erkrankungen der äußeren Genitalien bei Mädchen	434
	Fehlbildungen	434
	Entzündungen (Vulvovaginitis)	434
13.9.2	Erkrankungen der äußeren Genitalien bei Jungen	435
	Fehlbildungen	435
	Entzündungen	439

14 Hämatologische und onkologische Erkrankungen im Kindesalter ... 440
(N. Graf, W. Muntean, A. Sutor)

14.1	**Erkrankungen des erythrozytären Systems**	**440**
	(N. Graf, A. Sutor)	
14.1.1	Anämie – Grundlagen	440
14.1.2	Mikrozytäre Anämie	445
	Eisenmangelanämie	446
	Eisenverteilungs- oder Eisenverwertungsstörung	447
	Thalassämie	448
14.1.3	Normozytäre Anämie	451
	Blutungs- oder Verlustanämie	452
	Hämolytische Anämien	452
	Hypoplastische Anämien	457

		Chronische kongenitale hypoplastische Anämie (Diamond-Blackfan-Anämie)	458
		Aplastische Anämie (Panzytopenie)	459
14.1.4		Makrozytäre (megaloblastäre) Anämie	460
		Vitamin-B_{12}- und Folsäuremangelanämie	460
14.1.5		Methämoglobinämie	461
14.1.6		Polyglobulie	462
14.2		**Erkrankungen des leukozytären Systems**	**462**
		(N. Graf, A. Sutor)	
14.2.1		Anomalien der Granulozyten	463
		Anomalien der neutrophilen Granulozyten	463
		Eosinophilie	466
		Basophilie	466
14.2.2		Anomalien der Lymphozyten	466
		Morphologische Besonderheiten	466
		Lymphozytose	467
		Lymphozytopenie	468
14.2.3		Monozytose	468
14.3		**Erkrankungen des thrombozytären Systems**	**468**
		(N. Graf, A. Sutor)	
14.3.1		Thrombozytose	468
14.3.2		Thrombozytopenie	468
14.3.3		Thrombozytopathien	468
14.4		**Blutungskrankheiten**	**469**
		(W. Muntean, A. Sutor)	
14.4.1		Diagnostik	469
14.4.2		Störungen der primären Hämostase	473
		Thrombozytopenien	473
		Thrombozytopathien	475
		Vaskuläre Blutungskrankheiten (Vasopathien)	478
14.4.3		Störungen der sekundären Hämostase	479
		Hereditäre Koagulopathien	479
		Erworbene Koagulopathien	481
14.5		**Thrombosen**	**484**
		(W. Muntean, A. Sutor)	
14.6		**Tumorerkrankungen im Kindesalter**	**486**
		(N. Graf)	
14.6.1		Leukämien	488
		Akute lymphatische Leukämie (ALL)	492
		Akute myeloische Leukämie (AML)	493
		Chronisch myeloische Leukämie (CML)	495
14.6.2		Myelodysplastische Syndrome (MDS) und Juvenile Myelomonozytäre Leukämie (JMML)	496
14.6.3		Maligne Lymphome	497
		Non-Hodgkin-Lymphome (NHL)	497
		Morbus Hodgkin	500
14.6.4		Histiozytosen	501
		Langerhanszell-Histiozytose	501
		Maligne Histiozytose	503
14.6.5		Solide Tumoren	504
		Neuroblastom	504
		Nephroblastom	507
		Maligne Knochentumoren	510
		Weichteilsarkome	513
		Keimzelltumoren	514
		Retinoblastom	516
		Lebertumoren	518
		Hirntumoren	519
		Rückenmarktumoren	526
		Sonstige Tumoren	527

14.6.6	Spätfolgen maligner Erkrankungen	528
14.6.7	Psychosoziale Gesichtspunkte	529
14.7	**Transplantation hämatopoetischer Stammzellen**	**531**
	(N. Graf)	

15 Immunologie, Allergologie und rheumatische Erkrankungen 533
(C.-P. Bauer, R. Häfner, H. Truckenbrodt, S. Zielen)

15.1	**Immunologie**	**533**
	(S. Zielen, C.-P. Bauer)	
15.1.1	Grundlagen	533
	Unspezifisches Abwehrsystem	533
	Spezifisches Abwehrsystem	534
	HLA-(Human-leucocyte-antigen-)System	536
15.1.2	Immundefekt-Erkrankungen	537
	Primäre Komplementdefekte	537
	Primäre Granulozytenfunktionsdefekte	538
	Primäre T-Zell-Defekte	538
	Primäre B-Zell-Defekte	540
	Primäre B- und T-Zell-Defekte (Kombinierte Immundefekte)	543
	Erworbene Immundefekte	545
15.2	**Allergische Erkrankungen**	**546**
	(C.-P. Bauer)	
15.2.1	Grundlagen	546
15.2.2	Diagnostische Prinzipien und Differenzialdiagnose	547
15.2.3	Atopische Krankheitsbilder	548
15.3	**Rheumatische Erkrankungen**	**552**
	(H. Truckenbrodt, R. Häfner)	
15.3.1	Akute rheumatische Arthritis	552
15.3.2	Rheumatisches Fieber	553
15.3.3	Juvenile idiopathische Arthritis (JIA)	555
	Systemische juvenile idiopathische Arthritis (SJIA)	558
	Rheumafaktor-negative und Rheumafaktor-positive Polyarthritis	559
	Oligoarthritis	560
	Enthesitis-assoziierte Arthritis	561
	Psoriasisarthritis	563
	Undifferenzierte Arthritis	563
	Therapie der juvenilen idiopathischen Arthritis	563
15.3.4	Immunologische Erkrankungen des Bindegewebes und Gefäßsystems (kindliche Kollagenosen)	565
	Lupus erythematodes disseminatus (LED)	565
	Juvenile Dermatomyositis	566
	Sklerodermie	568
	Sharp-Syndrom	569
	Undifferenzierte Kollagenosen und Overlap-Syndrome	569
	Sjögren-Syndrom	569
15.3.5	Systemische Vaskulitissyndrome	570
	Mukokutanes Lymphknotensyndrom (Kawasaki-Syndrom)	570
	Wegener-Granulomatose	572
15.3.6	Periodische Fiebersyndrome	573
15.3.7	Rheumatische Erkrankungen unklarer nosologischer Zuordnung	575
	Chronisch rekurrierende multifokale Osteomyelitis (CRMO)	575
	Infantile Sarkoidose	576
	Makrophagen-Aktivierungssyndrom (MAS)	576
15.3.8	Schmerzverstärkende Syndrome	577
	Wachstumsschmerzen	577
	Generalisierte Schmerzverstärkungssyndrome	577
	Komplexes regionales Schmerzsyndrom (CRPS)	578

16 Infektionskrankheiten ... 580
(R. Bialek, W. Handrick, H. Scholz, F. C. Sitzmann)

16.1	**Begriffsbestimmungen** ...	580
	(H. Scholz)	
16.2	**Leitsymptom Fieber** ...	581
	(F. C. Sitzmann)	
16.3	**Virale Krankheiten** ...	584
	(H. Scholz)	
16.3.1	Atemwegsinfektionen (virale) ...	584
16.3.2	Enterovirus-Infektionen ...	586
16.3.3	Erythema infectiosum ...	586
16.3.4	Exanthema subitum ...	589
16.3.5	Frühsommer-Meningoenzephalitis (FSME) ...	590
16.3.6	Hepatitis ...	591
	Hepatitis A ...	591
	Hepatitis B ...	593
	Hepatitis C ...	594
16.3.7	Herpes-simplex-Virus-Infektionen ...	595
16.3.8	HIV-Infektion ...	598
16.3.9	Infektiöse Mononukleose ...	600
16.3.10	Influenza ...	602
16.3.11	Masern ...	603
16.3.12	Mumps ...	605
16.3.13	Respiratory-Syncytial-Virus-(RSV-)Infektionen ...	607
16.3.14	Röteln ...	608
16.3.15	Varizellen/Zoster ...	611
16.3.16	Zytomegalie ...	614
16.4	**Bakterielle Infektionen** ...	616
	(W. Handrick)	
16.4.1	Sepsis ...	616
16.4.2	Bakterielle Meningitis ...	620
16.4.3	Infektionen durch grampositive Kokken ...	623
	Staphylococcus aureus ...	623
	Staphylokokken-Toxin-Syndrome ...	624
	Infektionen durch koagulasenegative Staphylokokken ...	625
	A-Streptokokken ...	626
	Pneumokokken (Streptococcus pneumoniae) ...	628
16.4.4	Infektionen durch gramnegative Kokken ...	630
	Infektionen durch Meningokokken ...	630
16.4.5	Infektionen durch grampositive Stäbchenbakterien ...	632
	Diphtherie ...	632
	Listeriose ...	633
	Tetanus ...	634
	Botulismus ...	635
	Clostridium difficile ...	636
16.4.6	Infektionen durch gramnegative Stäbchenbakterien ...	637
	Haemophilus influenzae ...	637
	Pertussis ...	638
	Infektionen durch Enterobakterien ...	639
	Infektionen durch Pseudomonas ...	643
	Yersinien ...	644
	Infektionen durch Campylobacter ...	645
	Infektionen durch Legionellen ...	645
	Bartonellen (Katzenkratzkrankheit) ...	646
16.4.7	Infektionen durch Borrelien, Treponemen, Leptospiren ...	647
	Infektionen durch Borrelia burgdorferi (Lyme-Borreliose) ...	647
	Infektionen durch Treponemen (Syphilis) ...	649
	Infektionen durch Leptospiren ...	650
16.4.8	Infektionen durch Mycoplasma pneumoniae ...	651

16.4.9	Infektionen durch Ureaplasma urealyticum	652
16.4.10	Infektionen durch Chlamydien	652
16.4.11	Infektionen durch Mykobakterien	653
	Tuberkulose	653
	Infektionen durch andere Mykobakterien	657
16.5	**Pilzinfektionen**	**658**
	(W. Handrick)	
16.5.1	Candida-Infektionen	658
16.5.2	Aspergillus-Infektionen	661
16.5.3	Cryptococcus-Infektionen	662
16.5.4	Infektionen durch Dermatophyten	663
16.6	**Parasitosen**	**663**
	(R. Bialek)	
16.6.1	Intestinale Parasitosen	663
	Intestinale Helmintheninfektionen	663
	Intestinale Protozoeninfektionen	665
16.6.2	Extraintestinale Parasitosen	666
	Extraintestinale Helmintheninfektionen	666
	Extraintestinale Protozoeninfektionen	668
16.6.3	Ektoparasitosen	671

17 Neuropädiatrie 672
(G. Neuhäuser)

17.1	**Allgemeine Grundlagen**	**672**
17.2	**Leitsymptom Kopfschmerz**	**673**
17.2.1	Migräne	675
17.3	**Fehlbildungen und Entwicklungsstörungen des Nervensystems**	**677**
17.3.1	Dysrhaphische Fehlbildungen (Neuralrohrdefekte)	678
	Anenzephalie	678
	Enzephalozele	679
	Spina bifida	679
17.3.2	Dysgenesien des ZNS	682
	Holoprosenzephalie	682
	Anomalien der Medianstrukturen des Gehirns	682
	Störungen der Hirnrindenentwicklung	683
	Störung der Massenentwicklung des Gehirns	684
17.3.3	Hydrozephalus	685
17.3.4	Fehlbildungen von Strukturen der hinteren Schädelgrube	687
17.3.5	Fehlbildungen der Hirnnerven	687
17.3.6	Schädelanomalien	688
17.3.7	Phakomatosen (neurokutane Syndrome)	689
	Neurofibromatose	689
	Tuberöse Sklerose (Bourneville-Pringle-Syndrom)	690
	Sturge-Weber-Syndrom	691
	Weitere Phakomatosen	691
17.4	**Neurometabolische und (heredo-)degenerative Erkrankungen des Nervensystems**	**691**
17.4.1	Allgemeine Grundlagen	691
17.4.2	Neurometabolische Erkrankungen	695
	Störungen des Aminosäuren-, Kohlenhydrat- und Lipidstoffwechsels	695
	Störungen des Kupferstoffwechsels	695
	Störungen des Harnstoffzyklus	696
	Störungen des renal-tubulären Transportsystems	696
	Peroxisomale Erkrankungen	696
	Lysosomale Erkrankungen	697
	Mitochondriopathien	697
	Andere neurometabolische Erkrankungen	697

17.4.3	(Heredo-)degenerative Erkrankungen des Nervensystems	698
	Erkrankungen der Stammganglien	698
	Heredoataxien	699
	Degenerative Erkrankungen des spinalen Systems	700
	Degenerative Erkrankungen peripherer Nerven	701
17.5	**Entzündliche Erkrankungen des Nervensystems**	**701**
17.5.1	Meningitiden	701
17.5.2	Enzephalitiden	702
	Herpesenzephalitis	704
	Reye-Syndrom	705
	Hirnstammenzephalitis	705
	Zerebellitis	705
17.5.3	Parainfektiöse bzw. immunologisch bedingte Entzündungen	705
	Subakute sklerosierende Panenzephalitis (SSPE)	706
	Encephalomyelitis disseminata (Multiple Sklerose)	706
	Enzephalitis bei HIV-Infektion	707
17.5.4	Hirnabszess	707
17.5.5	Myelitis	708
17.5.6	Polyradikuloneuritis	709
17.5.7	Fazialisparese	710
17.6	**Verletzungen des Nervensystems**	**711**
17.6.1	Schädel-Hirn-Trauma und Komplikationen	711
17.6.2	Spinale Verletzungen	716
17.6.3	Verletzung peripherer Nerven	716
17.7	**Durchblutungsstörungen des Nervensystems**	**716**
17.7.1	Akute Subarachnoidalblutung	717
17.7.2	Akute infantile Hemiparese	718
17.7.3	Sinusvenenthrombose	719
17.8	**Zerebrale Anfälle (Epilepsien)**	**719**
17.9	**Zerebrale Bewegungsstörungen (infantile Zerebralparesen)**	**725**
17.10	**ZNS-Tumoren**	**727**

18 Kinder- und Jugendpsychiatrie 728
(H. Remschmidt, K. Quaschner, P. M. Wehmeier, F. M. Theisen)

18.1	**Aufgaben der Kinder- und Jugendpsychiatrie**	**728**
18.2	**Die kinder- und jugendpsychiatrische Untersuchung**	**728**
18.3	**Psychische Störungen im Kindes- und Jugendalter**	**729**
18.3.1	Intelligenzminderungen	729
18.3.2	Störungen der Nahrungsaufnahme	731
18.3.3	Störungen der Ausscheidungsfunktionen	732
	Enuresis	732
	Enkopresis	734
18.3.4	Teilleistungsstörungen	735
	Lese-Rechtschreib-Störung	735
18.3.5	Hyperkinetische Störungen	736
18.3.6	Ticstörungen und Gilles-de-la-Tourette-Syndrom	738
18.3.7	Alterstypische, habituelle Verhaltensauffälligkeiten	739
	Jaktationen	739
	Motorische Stereotypien	740
	Schlafstörungen	741
18.3.8	Störungen der Sprache und des Sprechens	742
18.3.9	Sprachabbau- und Sprachverlustsyndrome	742
18.3.10	Tiefgreifende Entwicklungsstörungen	743
	Frühkindlicher Autismus	743
	Asperger-Syndrom	744
18.3.11	Schizophrenie	746
18.3.12	Affektive Störungen	748
18.3.13	Selbstverletzendes Verhalten und Suizidalität	750

18.3.14 Angststörungen 751
    Monosymptomatische (spezifische) und soziale Phobien 751
    Panikattacken und Agoraphobie 753
    Generalisierte Angststörung 753
    Trennungsangst 754
18.3.15 Zwangsstörungen 755
18.3.16 Essstörungen: Anorexia nervosa und Bulimia nervosa 756
18.3.17 Körperliche Misshandlung und Vernachlässigung 758
18.3.18 Sexueller Missbrauch und sexuelle Misshandlung 762
18.3.19 Psychische Störungen bei chronischen Erkrankungen und Behinderungen 765

19 Hauterkrankungen im Kindesalter 767
(W. Tilgen, H. Zaun)

19.1	**Leitsymptom Pruritus**	**767**
19.2	**Genodermatosen**	**768**
19.2.1	Ichthyosen	768
	Vulgäre Ichthyosen	769
	Kongenitale Ichthyosen	770
19.2.2	Hereditäre Epidermolysen	771
19.2.3	Xeroderma pigmentosum	772
19.3	**Nävi**	**773**
19.3.1	Melanozytäre Nävi	773
	Epidermale melanozytäre Nävi	773
	Melanozytäre Nävi vom Junktions-, Compound- oder dermalen Typ	774
19.3.2	Epitheliale (epidermale) und Bindegewebe-Nävi	775
19.3.3	Vaskuläre (Gefäß-)Nävi und Hämangiome ..	776
	Naevus flammeus (Feuermal)	776
	Hämangiom (Blutschwamm)	776
19.4	**Infektiöse Hauterkrankungen**	**777**
19.4.1	Bakterielle Infektionen der Haut (Pyodermien)	777
	Staphylodermien	778
	Streptodermien	780
19.4.2	Pilzinfektionen der Haut	781
	Dermatophytosen	781
	Kandidosen	783
19.4.3	Virusinfektionen der Haut	784
	Molluscum contagiosum (Dellwarze)	784
	Infektionen mit humanpathogenen Papillomviren	785
19.5	**Parasitäre Hauterkrankungen**	**786**
19.5.1	Pedikulosen	786
19.5.2	Skabies (Krätze)	787
19.5.3	Strophulus infantum (Prurigo acuta)	788
19.6	**Ekzemkrankheiten/Dermatitis**	**788**
19.6.1	Seborrhoisches Säuglingsekzem	789
19.6.2	Atopisches Ekzem	790
19.6.3	Kontaktdermatitis/Kontaktekzem	793
19.6.4	Miliaria	794
19.7	**Allergische Hauterkrankungen**	**795**
19.7.1	Allergisches Kontaktekzem	795
19.7.2	Urtikaria und Quincke-Ödem	795
19.7.3	Arzneimittelexantheme und infektallergische Exantheme	796
19.8	**Psoriasis**	**800**
19.9	**Acne vulgaris**	**802**

20 Erkrankungen der Bewegungsorgane ... 805
(W. Mortier, F. U. Niethard, U. Schara)

20.1 Erkrankungen und Verletzungen der Haltungs- und Bewegungsorgane ... **805**
(F. U. Niethard)

- 20.1.1 Wachstum und Wachstumsstörungen ... 805
  - Anatomie, Physiologie und Pathophysiologie der Wachstumszone ... 805
  - Ätiologie und Klassifikation von Wachstumsstörungen ... 807
  - Prävention von Wachstumsstörungen ... 809
- 20.1.2 Angeborene Anomalien von Skelett- und Bindegewebe ... 809
  - Hypoplasien/Hyperplasien ... 810
  - Dysplasien ... 812
  - Dysostosen ... 816
  - Dystrophien ... 816
  - Fehlentwicklungen des Skeletts ... 816
  - Angeborene Entwicklungsstörungen des Bindegewebes ... 816
  - Angeborene Muskelerkrankungen ... 817
- 20.1.3 Erworbene Wachstumsstörungen ... 817
  - Aseptische Osteochondrosen ... 818
  - Beinlängendifferenz ... 819
- 20.1.4 Gelenkerkrankungen ... 820
  - Fehlanlagen und Fehlentwicklungen ... 820
  - Erkrankungen des Gelenkknorpels ... 820
  - Juvenile chronische Arthritis ... 822
  - Hämophile Arthropathie ... 822
- 20.1.5 Verletzungen von Knochen und Gelenken ... 822
  - Frakturen ... 822
  - Gelenkverletzungen ... 823
  - Verletzungsfolgen ... 823
- 20.1.6 Infektionen von Knochen und Gelenken ... 825
  - Osteomyelitis ... 825
  - Eitrige Arthritis ... 828
- 20.1.7 Benigne Knochentumoren ... 828
  - Allgemeine Diagnostik ... 828
  - Osteochondrom ... 829
  - Enchondrom ... 829
  - Osteoidosteom und Osteoblastom ... 830
  - Histiozytäres Fibrom ... 831
  - Solitäre juvenile Knochenzyste ... 832
- 20.1.8 Spezielle Erkrankungen an Wirbelsäule und Rumpf ... 832
  - Funktionelle Anatomie der Wirbelsäule ... 832
  - Fehlhaltung, Fehlform ... 832
  - Kyphose ... 833
  - Skoliose ... 835
  - Spondylolyse und Spondylolisthese ... 836
  - Muskulärer Schiefhals ... 837
  - Trichterbrust (Pectus excavatum) ... 837
- 20.1.9 Spezielle Erkrankungen der unteren Extremität ... 838
  - Fußdeformitäten ... 838
  - Achsenfehlstellungen ... 841
  - Torsionsfehler ... 842
  - Osteochondrosis dissecans ... 842
  - Patellaluxation ... 843
  - Morbus Osgood-Schlatter ... 843
  - Hüftgelenkdysplasie und -luxation ... 844
  - Morbus Perthes ... 847
  - Coxitis fugax ... 849
  - Epiphyseolysis capitis femoris ... 849

20.1.10	Spezielle Erkrankungen der oberen Extremität	850
	Geburtstraumatische Plexusläsionen	850
	Schultergelenkluxation	850
	Pronatio dolorosa	850
20.2	**Neuromuskuläre Erkrankungen**	**851**
	(U. Schara, W. Mortier)	
20.2.1	Spinale Muskelatrophien	855
20.2.2	Erkrankungen peripherer Nerven	859
	Neurale Muskelatrophien	859
	Guillain-Barré-Syndrom	861
	Friedreich-Ataxie	861
20.2.3	Störungen der neuromuskulären Überleitung	861
	Myasthenia gravis pseudoparalytica	861
	Hereditäre kongenitale myasthenische Syndrome	863
20.2.4	Myopathien	863
	Kongenitale Myopathien	864
	Muskeldystrophien	865
	Nicht dystrophe Myotonien und periodische Paralysen (Ionenkanalkrankheiten)	872
	Metabolische Myopathien	874

21 Unfälle und Vergiftungen im Kindesalter 877
(F. C. Sitzmann)

21.1	**Allgemeines**	**877**
21.1.1	Allgemeine Therapiemaßnahmen	877
21.2	**Häufige Unfälle**	**878**
21.2.1	Verbrühungen und Verbrennungen	878
21.2.2	Hitzekollaps/Hitzschlag	881
21.2.3	Ertrinkungsunfall	881
21.2.4	Elektrounfall	882
21.2.5	Hundebissverletzungen	883
21.3	**Vergiftungen**	**883**
21.3.1	Allgemeiner Teil	883
	Erste-Hilfe-Maßnahmen	885
	Primäre Giftentfernung	885
	Sekundäre Giftentfernung	886
21.3.2	Spezifische Vergiftungen und ihre Behandlung	887

22 Bildgebende Diagnostik bei Kindern – Strategien und Trends 894
(M. Reither)

22.1	**Verfahren und Prinzipien**	**894**
22.2	**Zentralnervensystem (ZNS) und Spinalkanal**	**896**
	Diagnostische Möglichkeiten	896
	Fehlbildungen	897
	Tumoren	898
	Entzündungen	901
	Vaskuläre Prozesse	901
	Schädel-Hirn-Trauma (SHT)	902
22.3	**Gesichtsschädel und Halsregion**	**904**
22.4	**Thorax**	**906**
	Diagnostische Möglichkeiten	906
	Fehlbildungen	907
	Tumoren	908
	Entzündungen	908
	Vaskuläre Prozesse	909
	Trauma	909

22.5	**Abdomen**	**910**
	Diagnostische Möglichkeiten	910
	Gastrointestinaltrakt	911
	Bilopankreatisches System	912
	Urogenitaltrakt	913
	Vaskuläre abdominelle Prozesse	915
	Stumpfes Bauchtrauma	915
22.6	**Muskuloskelettales System (MSS)**	**916**
	Diagnostische Möglichkeiten	916
	Fehlbildungen und angeborene Entwicklungsstörungen des Skeletts	917
	Tumoren	917
	Entzündungen	918
	Trauma	919
	Knochenmarkerkrankungen	919
	Osteochondrosen (aseptische Knochennekrosen)	919

23 Kinderophthalmologie ... 921
(K. W. Ruprecht)

23.1	**Einleitung**	**921**
23.2	**Kongenitale Dakryostenose/Dakryozystitis**	**921**
23.3	**Ophthalmia neonatorum**	**922**
23.4	**Kongenitale Katarakte**	**924**
23.5	**Tapetoretinale Dystrophien**	**925**
23.6	**Retinopathia praematurorum (RPM)**	**926**
23.7	**Kindliches Glaukom**	**928**
23.8	**Strabismus**	**930**
23.9	**Amaurose**	**931**

24 Hör-, Sprach- und Stimmstörungen ... 933
(W. Delb, P. Federspil)

24.1	**Hörstörungen**	**933**
24.1.1	Allgemeines	933
24.1.2	Diagnostik	934
24.1.3	Krankheitsbilder	935
	Äußeres Ohr	935
	Mittelohr	937
	Innenohr und nervale Strukturen	942
24.1.4	Hörgeräteversorgung und Schulung des schwerhörigen Kindes	942
24.2	**Sprachstörungen**	**944**
24.2.1	Sprache und normale Sprachentwicklung	944
24.2.2	Sprachentwicklungsstörungen	944
24.2.3	Redeflussstörungen	946
24.2.4	Sprachstörungen bei neurologischen Krankheitsbildern	947
24.3	**Stimmstörungen**	**947**

25 Referenzwerte für das Kindesalter ... 949
(F. C. Sitzmann)

Quellenverzeichnis ... 955

Sachverzeichnis ... 957

Anschriften

Prof. Dr. Dr. med. Peter Bartmann
Zentrum für Kinderheilkunde
des Universitätsklinikums Bonn
Abt. Neonatologie
Adenauerallee 119
53113 Bonn

Prof. Dr. med. Carl-Peter Bauer
Kinderfachklinik
83674 Gaißach/Bad Tölz

PD Dr. med. Ralf Bialek
Kath. Kinderkrankenhaus
Wilhelmstift gGmbH
Liliencronstr. 130
22149 Hamburg

Prof. Dr. med. Hansjosef Böhles
Klinik für Kinderheilkunde I
Johann-Wolfgang-Goethe-Universität
Theodor-Stern-Kai 7
60590 Frankfurt

PD Dr. med. Wolfgang Delb
Klinik für HNO-Heilkunde
Universitätsklinikum des Saarlandes
Kirrberger Straße
66421 Homburg/Saar

Prof. Dr. med. Gerhard Dockter
Pädiatrische Gastroenterologie
Mukoviszidose-Zentrum
Universitätsklinikum des Saarlandes
Gebäude 9
66421 Homburg/Saar

Prof. Dr. med. Peter Federspil
ehem. Klinik für HNO-Heilkunde
Universitätsklinikum des Saarlandes
Kirrberger Straße
66421 Homburg/Saar

Prof. Dr. med. Norbert Graf
Klinik für Pädiatrische
Onkologie/Hämatologie
Universitätsklinikum des Saarlandes
Gebäude 9
66421 Homburg/Saar

Dr. med. Hartmut Grasemann,
MD, PhD
Division of Respiratory Medicine
Hospital for Sick Children
555 University Avenue
M5G1X8 Toronto, Ontario
Canada

Priv.-Doz. Dr. Dr. med. habil.
Klaus-Peter Grosse
Kinder- und Jugendarzt
Anton-Bruckner-Str. 6
91315 Höchstadt/Aisch

Dr. med. Renate Häfner
Deutsches Zentrum für Kinder-
und Jugendrheumatologie
Gehfeldstr. 24
82467 Garmisch-Partenkirchen

Prof. Dr. med. Werner Handrick
Institut für Medizinische Diagnostik
Oderland
Am Kleistpark 1
15230 Frankfurt/Oder

Prof. Dr. med. Wolfram Henn
Institut für Humangenetik
Universität des Saarlandes
Bau 68
66421 Homburg/Saar

Prof. Dr. med. Walter Hoffmann
ehem. Abteilung für
Pädiatrische Kardiologie
Universitätsklinikum des Saarlandes
jetzt: Siebenbürgenstr. 36
66424 Homburg/Saar

Prof. Dr. med. Reinhold Kerbl
Universitätsklinik für
Kinder- und Jugendheilkunde
Auenbrugger Platz 30
8036 Graz
Österreich

O. Prof. Dr. med. Ronald Kurz
ehem. Universitätsklinik
für Kinder- und Jugendheilkunde
Auenbrugger Platz 30
8036 Graz
Österreich

Dr. med. Hans-Gerhard Limbach
Universitätsklinikum des Saarlandes
– Intensivstation –
Gebäude 9
66421 Homburg/Saar

Prof. Dr. med. Angelika Lindinger
Klinik für Pädiatrische Kardiologie
Universitätsklinikum des Saarlandes
Gebäude 9
66421 Homburg/Saar

Anschriften

Prof. Dr. med. Dietrich Michalk
Klinik und Poliklinik für
allgemeine Kinderheilkunde
der Universität zu Köln
Kerpener Str. 62
50937 Köln

Prof. Dr. med. Dipl.-Psych.
Wilhelm Mortier
ehem. Klinik für Kinder- und Jugendmedizin der Universität Bochum im
St. Josef-Hospital
Alexandrinenstr. 5
44791 Bochum

Prof. Dr. med. Wolfgang Muntean
Universitätsklink für
Kinder- und Jugendheilkunde
Medizinische Universität Graz
Auenbrugger Platz 30
8036 Graz
Österreich

Prof. Dr. med. Gerhard Neuhäuser
ehem. Abteilung Neuropädiatrie
Universitäts-Kinderklinik Gießen
jetzt: Dresdener Str. 24
35440 Linden

Prof. Dr. med. Fritz U. Niethard
Orthopädische Universitätsklinik
der RWTH Aachen
Pauwelsstr. 30
52074 Aachen

Dipl.-Psych. Kurt Quaschner
Klinik für Kinder- und Jugendpsychiatrie
und -psychotherapie
Universitätsklinikum Gießen
und Marburg GmbH
Hans-Sachs-Str. 4
35039 Marburg

Prof. Dr. med. Felix Ratjen,
MD, PhD, FRCPC
Head, Division of
Respiratory Medicine
Sellers Chair of Cystic Fibrosis
Hospital for Sick Children
555 University Avenue
M5G1X8 Toronto, Ontario
Canada

Prof. Dr. med. Marbod Reither
Abteilung Bildgebende Diagnostik
Kinderkrankenhaus Park Schönfeld
Frankfurter Str. 167
34121 Kassel

Prof. Dr. phil. Dr. med.
Helmut Remschmidt
Klinik für Kinder- und Jugend-
psychiatrie und -psychotherapie
Universitätsklinikum Gießen
und Marburg GmbH
Hans-Sachs-Str. 4
35039 Marburg

Prof. Dr. med. Reinhard Roos
Klinik für Kinder- und Jugendmedizin
Klinikum Harlaching
Städt. Klinikum München GmbH
Sanatoriumsplatz 2
81545 München

Prof. Dr. med. Klaus W. Ruprecht
ehem. Klinik für Augenheilkunde
Universitätsklinikum des Saarlandes
jetzt: Steigackerweg 6
87637 Seeg

Dr. med. Ulrike Schara
Zentrum für Neuropädiatrie
Städtische Kliniken Neuss
Preußenstr. 84
41464 Neuss

Priv.-Doz. Dr. med. Horst Scholz
ehem. Institut für Infektiologie,
Mikrobiologie und Hygiene,
Berlin-Buch
jetzt: Straße 6, Nr. 23
13125 Berlin

Prof. Dr. med. Dres. h.c.
Friedrich Carl Sitzmann
Universitätsklinikum des Saarlandes
Gebäude 9
66421 Homburg/Saar

Prof. Dr. med. Anton Sutor (†)
ehem. Universitäts-Kinderklinik
Sektion Hämatologie und
Hämostaseologie
Mathildenstr. 1
79106 Freiburg

Dr. med. Frank Michael Theisen
Klinik für Kinder- und Jugendpsychiatrie und -psychotherapie
Universitätsklinikum Gießen
und Marburg GmbH
Hans-Sachs-Str. 4
35039 Marburg

Anschriften

Prof. Dr. med. Wolfgang Tilgen
Dermatologische Universitätsklinik
Universitätsklinikum des Saarlandes
Kirrberger Straße
66421 Homburg/Saar

Prof. Dr. med. Hans Truckenbrodt
Deutsches Zentrum für Kinder- und
Jugendrheumatologie
Gehfeldstr. 24
82467 Garmisch-Partenkirchen

Dr. med. Peter Matthias Wehmeier
ehem. Klinik für Kinder- und Jugendpsychiatrie und -psychotherapie
Universitätsklinikum Gießen
und Marburg GmbH
jetzt: Rübenberg 2
63477 Maintal

Prof. Dr. med. Siegfried Zabransky
Institut für Pädiatrische Endokrino-
logie und Präventivmedizin
Im Fuchstal 8
66424 Homburg/Saar

Prof. Dr. med. Hansotto Zaun
ehem. Dermatologische
Universitätsklinik
Universitätsklinikum des Saarlandes
Kirrberger Straße
66421 Homburg/Saar

Prof. Dr. med. Stefan Zielen
Klinikum der
Johann Wolfgang Goethe-Universität
Klinik für Kinderheilkunde I
Allergologie, Pneumologie und
Mukoviszidose
Theodor-Stern-Kai 7
60590 Frankfurt/Main

Vorwort zur 3. Auflage

Das Lehrbuch Duale Reihe Pädiatrie liegt nun in der 3. überarbeiteten und erweiterten Auflage vor. Das Buch findet insbesondere bei Studierenden, aber auch bei Ärzten in der Weiterbildung zum Kinderarzt großen Anklang.

Neben der umfassenden und anschaulichen Darstellung des gesamten Fachgebietes, werden auch in der vorliegenden Neuauflage die Grenzgebiete in der Kinderheilkunde als eigenständige Kapitel aufgeführt. Sämtliche Kapitel wurden einer Revision unterzogen, überarbeitet und aktualisiert; einige Kapitel beinahe komplett neu geschrieben. Um einen noch besseren Zugang zur Praxis zu gewährleisten, und nicht zuletzt um den Anforderungen der neuen Approbationsordnung gerecht zu werden, wurden klinisch wichtige Leitsymptome, mit denen der Kinderarzt täglich konfrontiert wird, mit in das Lehrbuch aufgenommen. Auch in diese Neuauflage konnten zahlreiche Abbildungen eingebunden werden, was sich didaktisch als sehr nützlich erwies und von Rezensenten und Lesern äußerst positiv bewertet wurde.

Molekularbiologische Aspekte wurden, soweit dies für ein studentisches Lehrbuch sinnvoll ist, aufgenommen; wie für jedes Lehrbuch gilt aber auch für dieses, dass die rasche Vermehrung des medizinischen Wissens nicht im vollen Umfang berücksichtigt werden kann, was für ein studentisches Lehrbuch auch nicht erforderlich ist.

Die Autoren der 3. Auflage sind klinisch erfahrene und praxisnahe Spezialisten in ihrem Fachgebiet. Als neue Autoren konnten gewonnen werden: PD Dr. R. Bialek (Kiel, Hamburg), der das Kapitel „Parasitosen" neu verfasst hat; Prof. Dr. R. Kerbl (Graz) übernahm die Bearbeitung „Plötzlicher Kindstod", Prof. Dr. W. Muntean (Graz) die Bearbeitung des Kapitels „Blutungskrankheiten" und „Thrombosen", das in den vorausgegangenen Auflagen Prof. Dr. A. Sutor verfasst hatte, der leider verstorben ist. Prof. Ratjen (Toronto) überarbeitete zusammen mit Dr. H. Grasemann (Toronto) das Kapitel „Erkrankungen der Atemwege und der Lunge", Frau Dr. Schara (Bochum) das Kapitel „Neuromuskuläre Erkrankungen" und Prof. Dr. W. Tilgen (Homburg/Saar) das Kapitel „Hauterkrankungen im Kindesalter". Herr Prof. Dr. H. Truckenbrodt (Garmisch-Partenkirchen) konnte Frau Dr. Häfner, die an der Rheuma-Kinderklinik Garmisch-Partenkirchen tätig ist, zur Mitarbeit am Kapitel „Rheumatische Erkrankungen beim Kind und Jugendlichen" gewinnen, für die Revision des umfangreichen Kapitels „Kinder- und Jugendpsychiatrie" konnte Herr Prof. Dr. Dr. H. Remschmidt (Marburg) neben den bereits in der Vorauflage mitwirkenden Autoren (Herr Dipl.-Psych. K. Quaschner, Prof. Dr. P. M. Wehmeier) Herrn Dr. F. M. Theisen (Marburg) als neuen Autor gewinnen.

Danken möchte ich auch allen jenen Autoren, die im Rahmen der 1. und /oder 2. Auflage maßgeblich mitgewirkt haben, aber bei der vorliegenden 3. Auflage nicht mehr tätig waren (PD Dr. H. Padelt/Berlin, Prof. Dr. H. Gutheil/Erlangen, Prof. Dr. R. Kurz/Graz, Prof. Dr. W. Mortier/Bochum, sowie Prof. Dr. H. Zaun/Homburg).

Weiterhin möchte ich dem Georg Thieme Verlag danken, namentlich Herrn Dr. J. Neuberger, der als Programmplaner die Duale Reihe betreut. Mein ganz besonderer und aufrichtiger Dank gilt wieder Frau Dr. B. Horn-Zölch, die mit ihrer langjährigen Verlagserfahrung, ihren vielen wertvollen Vorschlägen und ihren medizinischen Kenntnissen auch auf dem Gebiet der Kinderheilkunde zum zeitgerechten Erscheinen dieser 3. Auflage wesentlich beigetragen hat.

Wir hoffen und wünschen, dass diese 3. Auflage wieder so großen Anklang finden wird, wie die 1. und 2. Auflage und dass unsere Leser praktisch klinische Fragen in diesem Buch beantwortet finden. Wir sind weiterhin sehr dankbar für konstruktive Kritik, Hinweise und Verbesserungsvorschläge, wie sie erfreulicherweise von Studenten, aber auch von Kinderärzten eingebracht wurden. Viele dieser Anregungen konnten in der vorliegenden 3. Auflage berücksichtigt werden. An dieser Stelle nochmals unser herzlicher Dank für die eingegangenen Rückmeldungen!

Homburg, im Juli 2006　　　　　　　　　　　　　　　　　　　　*F. C. Sitzmann*

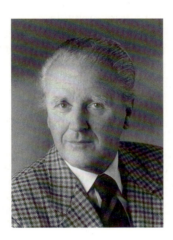

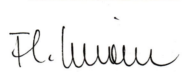

Vorwort zur 1. Auflage

Nach langer und sorgfältiger Vorbereitung haben wir die Arbeiten am Pädiatrie-Lehrbuch in der Dualen Reihe abgeschlossen und freuen uns, den Studierenden und jungen Ärztinnen und Ärzten das reichhaltig ausgestattete Buch an die Hand geben zu können.

Auf der Basis gemeinsamer Erfahrungen aus der Herausgeberschaft des im Hippokrates Verlag erschienenen Pädiatrie-Lehrbuchs (Grundler/Seige) schlug mir der Verleger Albrecht Hauff die Umgestaltung und Neubearbeitung im Rahmen der beliebten und erfolgreichen Dualen Reihe vor. Ich nahm dieses Angebot gene an, da ich das didaktische Konzept von ausführlichem Lerntext und knappem Repetitorium in der Randspalte für eine gut gelungene und durchdachte Kombination halte. Auch freue ich mich über die vielen Farbabbildungen, Zeichnungen und Tabellen, die innerhalb der Dualen Reihe verwirklicht werden können und dem Lehrbuch zusätzlich großen Nutzen verleihen.

Das vorliegende Werk ist ein Lehrbuch für Studenten der klinischen Semester und im Praktischen Jahr, aber auch für Ärzte im Praktikum und Assistenten in der Weiterbildung. Wir haben dem Thema „Prophylaxe" im vorliegenden Buch einen breiten Raum gewidmet, da es ein wichtiger Bestandteil der Pädiatrie ist und ausführliche Kenntnisse über primäre und sekundäre Prävention für Studenten und zukünftige Kinderärzte gleichermaßen von großer Bedeutung sind. – Bildgebende Verfahren werden ausgewogen mit Indikation und Aussagekraft verständlich dargestellt und mit entsprechenden Abbildungsbeispielen erläutert. – Das umfangreiche kardiologische Kapitel beinhaltet auch Wiederbelebungs- und Erstehilfemaßnahmen. – In vielen Abschnitten erleichtern Synopsen den Überblick, und klinische Falldarstellungen lockern die theoretischen Ausführungen auf.

Die einzelnen Kapitel wurden jeweils von Spezialisten ihres Fachs geschrieben; ich danke allen Mitarbeitern für ihren hohen Einsatz an Energie und Zeit, den sie für dieses Projekt geleistet haben.

Herr Professor Grundler gab uns auch bei der Auflage dieses Buches viele wertvolle Ratschläge; leider kann er das Erscheinen des Lehrbuchs nicht mehr erleben. Wir werden ihn als Vorbild in unserer Erinnerung bewahren.

Dem Reihenherausgeber, Dr. A. Bob, sei für viele kritische und gewinnbringende Hinweise gedankt; seine Erfahrungen mit anderen Lehrbüchern der Dualen Reihe kamen uns sehr zunutze. Herr Dr. Kessler hat uns mit Rat und Tat für die Gestaltung der Abbildungen und Skizzen zur Verfügung gestanden, Herr Feuerbacher für die rasche Erstellung der Fahnenabzüge und der Umbrüche sowie deren Vorkorrektur. Beiden aufrichtigen Dank! Herr Hauff hat das Entstehen dieses Buches mit Wohlwollen gefördert und ist vielen Wünschen vonseiten des Herausgebers und der einzelnen Autoren nachgekommen.

Für jahrelange umfangreiche und schwierige Schreibarbeiten danke ich Frau E. Biehl und Frau L. Baatz, Fau I. Maier für alle „Nebentätigkeiten", die mit der Erstellung dieses Buches erforderlich wurden.

Wir hoffen für unser Lehrbuch auf regen Zuspruch und fordern unsere Leserinnen und Leser auf, uns ihre Verbesserungswünsche und konstruktive Kritik mitzuteilen. Der Austausch zwischen Leserschaft und Autoren ist uns ein wichtiges Anliegen.

Das Buch soll dem Medizinstudenten, dem Assistenten aber auch dem Kinderarzt in der Praxis als zuverlässige Informationsquelle dienen; Herausgeber mit Autoren wünschen Erfolg und Freude beim Lernen und Nachschlagen.

Homburg, Januar 1995   *F. C. Sitzmann*

1 Entwicklung und Wachstum

1.1 Grundlagen der Entwicklung

▶ **Definition.** Als Entwicklung bezeichnet man alle Veränderungen, die innerhalb eines bestimmten Zeitraumes zu struktureller und funktioneller Differenzierung führen. Entwicklung beinhaltet somit **Reifung,** bei der die Richtung mit zunehmender Komplexität bestimmend ist, aber auch **Entfaltung von Fähigkeiten,** die durch Anlagen vorgegeben sind und von Umwelteinflüssen modifiziert werden. Entwicklung zeigt sich in somatischen wie in psychischen Merkmalen und vollzieht sich beim Wachstum als quantitative Veränderung. Beginnend mit der Befruchtung einer Ei- durch eine Samenzelle erstreckt sich die Entwicklung über das gesamte Leben und endet für das Individuum mit dem Tod.

Abfolge und Geschwindigkeit einzelner Entwicklungsschritte sind uneinheitlich. Die Entwicklung wird von zahlreichen genetischen und epigenetischen Faktoren im Sinne eines „offenen Systems" bestimmt. Im Rahmen der Entwicklung wirken biologisch-konstitutionelle Grundlagen, die individuelle genetische **Anlage,** die **Eigenaktivität** des Individuums (Selbststeuerung) und vielfältige Bedingungen aus der **Umwelt** in komplexer Weise zusammen.

1.2 Somatische Entwicklung

1.2.1 Körpergröße und Körpergewicht

An der altersentsprechenden Zunahme von Körpergröße und -gewicht ist zu erkennen, ob die Entwicklung des Kindes normal verläuft. Die Proportionen verschieben sich, weil Größe und Gewicht einzelner Körperteile und Organe unterschiedlich zunehmen **(allometrisches Wachstum).**

▶ **Merke.** Die Beurteilung des körperlichen Entwicklungsstandes anhand der Körpermaße ist ein unverzichtbarer Bestandteil jeder kinderärztlichen Untersuchung.

Beim Säugling und Kleinkind wird die Länge im Liegen durch Verwendung einer Messmulde festgestellt, die Körpergröße älterer Kinder wird im Stehen bestimmt (auf 1 mm genau). Falls das Wiegen (auf 100 g genau) Schwierigkeiten bereitet, kann es auf dem Arm der Mutter erfolgen, deren Eigengewicht dann vom ermittelten Wert abgezogen wird.
Die erhaltenen Werte für Größe und Gewicht werden zum Normvergleich in **Perzentilenkurven** eingetragen (Abb. **1.1**).
In diesen Kurven sind jeweils die Mittelwerte des Normkollektivs als Gipfel der Gauß-Verteilung angegeben (50. Perzentile), außerdem die einfache Standardabweichung (1-Sigma-Grenze bzw. 25. und 75. Perzentile) sowie die Normgrenzen mit der 3. und 97. Perzentile (entsprechend den 2-Sigma-Grenzen). Auf diese Weise kann einfach verfolgt werden, welchen Prozentrang ein Kind im Vergleich zu seinen Altersgenossen einnimmt. Entsprechen die Maße eines Kindes beispielsweise der 60. Perzentile, bedeutet dies, dass 40 % der Kinder gleichen Alters größer und 60 % gleich groß bzw. kleiner sind.

▶ **Merke.** Normwerte gelten nur für das Kollektiv, bei dem sie ermittelt wurden. Bei türkischen Kindern sind beispielsweise andere Perzentilenkurven zu verwenden als bei deutschen Kindern.

1 Entwicklung und Wachstum

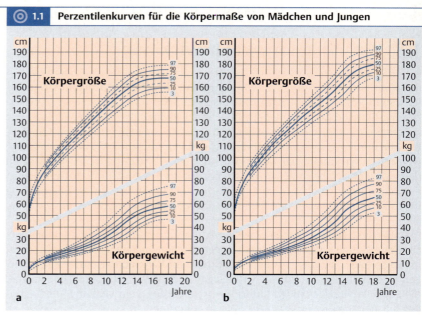

1.1 Perzentilenkurven für die Körpermaße von Mädchen und Jungen

a Wachstums- und Gewichtskurven in Perzentilen für Mädchen (0–18 Jahre).
b Wachstums- und Gewichtskurven in Perzentilen für Jungen (0–18 Jahre).

Die Perzentilenkurven liefern auch wichtige Aussagen über den **Entwicklungsverlauf**. Definitionsgemäß wird die **Norm** durch die **2-Sigma-Grenze bzw. durch die 3. und 97. Perzentile** festgelegt. So sind Groß- bzw. Kleinwuchs, Über- oder Untergewicht feststellbar.

Die normgerechte Größen- und Gewichtsentwicklung des Kindes zeigt Tab. **1.1**. Der Body-Mass-Index (BMI) gibt wertvolle Hinweise auf den Ernährungszustand (Abb. **1.2**).

Darüber hinaus liefern die Perzentilenkurven auch wichtige Aussagen über den **Entwicklungsverlauf**. Unzureichendes Wachstum beispielsweise wird signalisiert, wenn die individuelle Kurve den Perzentilenverlauf nach unten hin kreuzt, d.h. der Wert zunächst im Bereich der 50., später auf der 25. und schließlich unter der 3. Perzentile liegt. Definitionsgemäß spricht man von **Kleinwuchs**, wenn die Körpergröße unter der **2-Sigma-Grenze bzw. der 3. Perzentile** liegt. Allerdings muss dabei berücksichtigt werden, dass es sich nicht immer um einen krankhaften Befund handeln muss, da 6% der Normalpopulation außerhalb der definierten Grenzen liegen.

Für das **Körpergewicht** gelten ähnliche, wenn auch nicht ganz so strenge Maßstäbe.

Der Body-Mass-Index (BMI) wird nach der Formel $\text{BMI} = \dfrac{\text{Gewicht (kg)}}{\text{Körpergröße (m)}^2}$ berechnet. Er gibt einen wertvollen Hinweis auf den Ernährungszustand (Abb. **1.2**)

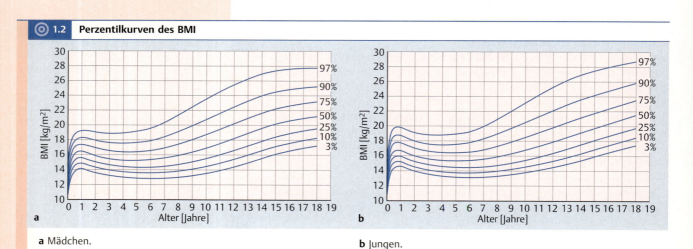

1.2 Perzentilkurven des BMI

a Mädchen.
b Jungen.

1.2 Somatische Entwicklung

Tab. 1.1 Größen- und Gewichtsentwicklung des Kindes

Alter	Körpergröße	Körpergewicht
Neugeborenes	ca. 50 cm	3–3,5 kg
4.–5. Monat	ca. 60 cm	6–7 kg (Geburtsgewicht verdoppelt)
1 Jahr	ca. 75 cm	9–10,5 kg (Geburtsgewicht verdreifacht)
4 Jahre	ca. 100 cm (Geburtsgröße verdoppelt)	15–17,5 kg (Geburtsgewicht verfünffacht)
6 Jahre	ca. 120 cm	18–21 kg (Geburtsgewicht versechsfacht)
12 Jahre	ca. 150 cm	40 kg

Eckdaten einer normgerechten Größen- und Gewichtsentwicklung in den ersten 12 Lebensjahren zeigt Tab. **1.1**.

1.2.2 Körperproportionen und Akzeleration

Bei der Beurteilung der **Proportionen des kindlichen Körpers** (Abb. **1.3**) wird die unterschiedliche Wachstumsgeschwindigkeit von Kopf, Rumpf und Extremitäten deutlich. Das Verhältnis von Körperlänge zu Kopfhöhe beträgt beim Neugeborenen 4 : 1, beim Erwachsenen 8 : 1, die Beine machen beim Neugeborenen ein Drittel, beim Erwachsenen die Hälfte der Gesamtlänge aus. Bei manchen Wachstumsstörungen ist es wichtig, das Verhältnis von Oberlänge und Unterlänge genau zu verfolgen (z. B. Achondroplasie).

Deutliche Veränderungen ergeben sich in Zeiten des „Gestaltwandels", zum Beispiel am Ende des Kleinkindalters oder in der Pubertät. Dies wird auch darin deutlich, dass die **Wachstumsgeschwindigkeit** (Abb. **1.4**) im Verlauf der Entwicklung unterschiedlich ist. Sie nimmt im Säuglingsalter rasch ab, ist zwischen 3 und 11 Jahren annähernd gleichmäßig (pro Jahr Zunahme um 5–7 cm und 2–3 kg), um in der Pubertät noch einmal anzusteigen.

Seit Beginn des 20. Jahrhunderts haben in den hochzivilisierten Ländern Wachstumsgeschwindigkeit und Endgröße stetig zugenommen (Größenzunahme mit 1 Jahr um 5 cm, mit 6 Jahren um 8 cm, bei Schulkindern um 8–16 cm), dieses Phänomen wird als **säkulare Akzeleration** bezeichnet. Verantwortlich dafür sind mehrere

1.2.2 Körperproportionen und Akzeleration

Durch die unterschiedliche Wachstumsgeschwindigkeit während der kindlichen Entwicklung verändern sich die **Proportionen** des kindlichen Körpers (Abb. **1.3**). So beträgt z. B. das Verhältnis von Körperlänge zu Kopfhöhe bei Neugeborenen 4 : 1, beim Erwachsenen 8 : 1.

Die **Wachstumsgeschwindigkeit** nimmt im ersten Lebensjahr ab, bleibt dann weitgehend konstant, um in der Pubertät noch einmal anzusteigen (Abb. **1.4**).

Seit etwa 100 Jahren beobachtet man in hochzivilisierten Ländern eine **Akzeleration**, eine Beschleunigung des Wachstums bei Zunahme der Endgröße. Sie hängt hauptsächlich mit einem hohen Lebensstandard zusammen.

Abb. 1.3 Gestaltwandel

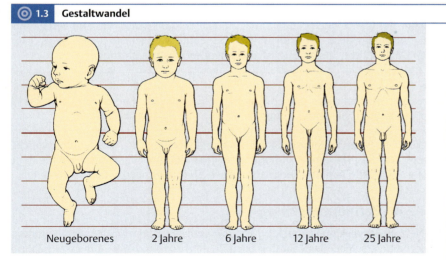

Neugeborenes — 2 Jahre — 6 Jahre — 12 Jahre — 25 Jahre

Veränderung der Körperproportionen im Verlauf der Entwicklung.

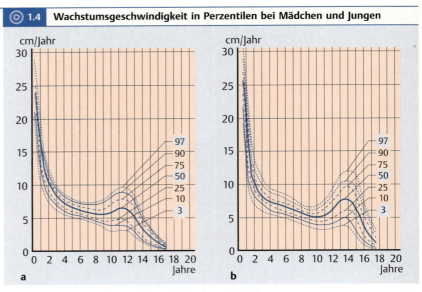

1.4 Wachstumsgeschwindigkeit in Perzentilen bei Mädchen und Jungen

a Wachstumsgeschwindigkeit für Mädchen (0–18 Jahre).
b Wachstumsgeschwindigkeit für Jungen (0–18 Jahre).

Faktoren, sicherlich auch die bessere Ernährung und der hohe allgemeine Lebensstandard; steigt dieser nicht mehr, nimmt auch die Akzeleration ab.

1.2.3 Kopfwachstum (Kopfumfang)

Der Kopfumfang wird mit einem Maßband ermittelt und auf Normwerte bezogen.

Beim **Kopfwachstum** bleiben die individuellen Perzentilenkurven relativ konstant. Abweichungen signalisieren eine Wachstumsstörung.

Von verschiedenen anthropometrischen Daten, die mit Messband oder Zirkel ermittelt werden können, ist in der kinderärztlichen Praxis besonders der Kopfumfang bedeutsam. Er wird auf Normwerte bezogen.

Das **Kopfwachstum** entspricht normalerweise der Massenzunahme des Gehirns, da der Schädel bei Vorliegen eines gewissen Wachstumsdruckes durch Apposition von Knochengewebe im Bereich der Nähte größer wird. Die Bestimmung des Kopfumfangs ist deshalb ein guter Indikator für das Wachstum des Gehirns. Das Kopfwachstum korreliert deutlicher mit dem Alter des Kindes (besonders rasches Wachstum in den ersten beiden Lebensjahren) als mit dessen Größe und Gewicht.

Man bestimmt den frontookzipitalen Umfang am besten mit einem Stahlmaßband, das über Glabella und Protuberantia occipitalis gelegt wird. Im Verlauf der Entwicklung bleibt die individuelle Perzentile weitgehend konstant (s. S. 16, Abb. 2.2); Abweichungen signalisieren eine Wachstumsstörung.

▶ **Merke**

▶ **Merke.** Bei Frühgeborenen ist eine dem Gestationsalter entsprechende Korrektur vorzunehmen; dies gilt auch für die übrigen Körpermaße und die psychomotorische Entwicklung.

Die kleine Fontanelle und die Schädelnähte sind bald nach der Geburt, die große Fontanelle ist meist mit 12 Monaten geschlossen (6–24 Monate).

Die kleine Fontanelle und die Schädelnähte sind schon bald nach der Geburt nicht mehr tastbar. Die große Fontanelle schließt sich im Allgemeinen nach einem Jahr (50%), die Variationsbreite ist jedoch groß (zwischen 6 und 24 Monaten).

1.2.4 Zahnentwicklung

Die **Zahnentwicklung** (Abb. 1.5) folgt einem in gewissen Grenzen variablen Plan. Mit 6 Monaten brechen in der Regel zuerst die unteren Schneidezähne durch (Variationsbreite: 3.–12. Monat). Das Milchgebiss besteht aus

Die **Zahnentwicklung** (Abb. 1.5) ist ein weiterer, variabler Wachstumsparameter, der von verschiedenen Faktoren beeinflusst wird (s. S. 243 ff). Die ersten Zähne erscheinen meist im Alter von 6 Monaten (Variationsbreite: 3.–12. Monat). Typischerweise brechen zunächst die unteren Schneidezähne durch, denen die oberen Schneidezähne und im Anschluss die Mahl- und Eckzähne folgen. Mit

1.2 Somatische Entwicklung

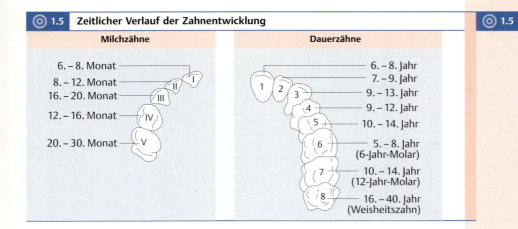

1.5 Zeitlicher Verlauf der Zahnentwicklung

Milchzähne:
- 6.–8. Monat — I
- 8.–12. Monat — II
- 16.–20. Monat — III
- 12.–16. Monat — IV
- 20.–30. Monat — V

Dauerzähne:
- 1: 6.–8. Jahr
- 2: 7.–9. Jahr
- 3: 9.–13. Jahr
- 4: 9.–12. Jahr
- 5: 10.–14. Jahr
- 6: 5.–8. Jahr (6-Jahr-Molar)
- 7: 10.–14. Jahr (12-Jahr-Molar)
- 8: 16.–40. Jahr (Weisheitszahn)

etwa drei Jahren ist das Milchgebiss mit 20 Zähnen vollständig. Beschwerden gibt es dabei im Allgemeinen nicht, ein möglicher Zusammenhang mit dem Auftreten von Fieber oder Verdauungsbeschwerden wird jedoch diskutiert.

Da die Zahnkeime bereits in der 12. Schwangerschaftswoche zu verkalken beginnen, können pränatale Störungen zu Schmelzdefekten oder anderen Anomalien führen; auch eine Verfärbung der Zähne, zum Beispiel durch Tetrazykline, kann lange vor dem Durchbruch entstanden sein.

Der Zahnwechsel beginnt im Alter von etwa 6 Jahren, zuerst mit den oberen Molaren, und ist mit etwa 12 Jahren abgeschlossen. Die dritten Molaren (sog. Weisheitszähne) brechen allerdings nicht selten erst nach dem 18. Lebensjahr durch.

20 Zähnen und ist mit etwa 3 Jahren vollständig. Der Zahnwechsel beginnt im Alter von etwa 6 Jahren mit dem oberen Molaren. Veränderungen im Milchgebiss können Folge pränataler Entwicklungsstörungen sein (s. S. 243 ff).

1.2.5 Knochenentwicklung

Die **Knochenentwicklung** kann am besten an Zahl, Form und Größe der Handwurzelkerne beurteilt werden, die man im Röntgenbild **(Karpogramm)** gut erkennen kann (Abb. 1.6). Die Röntgenaufnahme der Hand ist eine der besten

Die **Knochenentwicklung** wird am besten anhand der Verknöcherung von Handwurzel und Hand beurteilt (Röntgenaufnahme, **Karpogramm**) (Abb. 1.6).

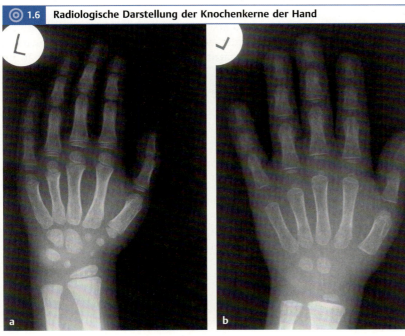

1.6 Radiologische Darstellung der Knochenkerne der Hand

a Normale Entwicklung der Knochenkerne bei einem 4-jährigen Mädchen.

b Verzögerte Knochenkernentwicklung bei einem 4-jährigen Jungen.

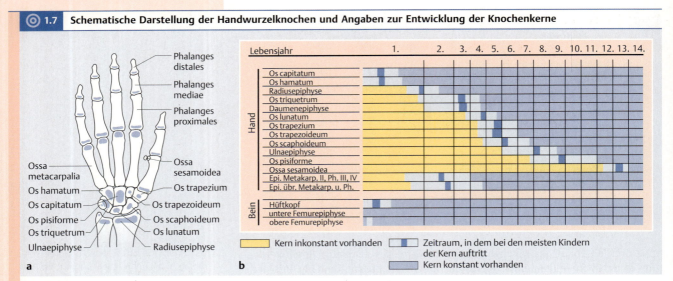

1.7 Schematische Darstellung der Handwurzelknochen und Angaben zur Entwicklung der Knochenkerne

a Handwurzelknochen eines 12 Jahre alten Kindes.
b Entwicklung der Knochenkerne des Handskeletts und einiger Knochenkerne des Beinskeletts bei Jungen (Mädchen sind vom 6. Lebensjahr an ca. 1 Jahr, vom 10. Lebensjahr an ca. 2 Jahre voraus).

Im 2. Lebensjahr sind zwei, ab dem 12. Lebensjahr meist alle Handwurzelknochen erkennbar. Die Zuordnung erfolgt mit Hilfe von Atlanten, die Bilder zur Normalentwicklung enthalten (Abb. **1.7**).

Ab dem Alter von 7–8 Jahren kann die prospektive Endgröße aufgrund der Handwurzelentwicklung und der aktuellen Höhe errechnet werden.

Methoden zur Altersbestimmung und bei der Diagnostik von Wachstumsstörungen indiziert. Im 2. Lebensjahr sind zwei, ab dem 12. Lebensjahr meist alle Handwurzelknochen erkennbar.

Durch Vergleich mit Bildern zur Normalentwicklung (spezielle Atlanten) ist eine Zuordnung möglich, die die Entscheidung erlaubt, ob das Knochenalter beschleunigt oder verzögert, die Reihenfolge in der Entwicklung der Karpalknochen, von Radius- und Ulnaepiphyse, Metakarpalia und Phalangen normal oder verändert ist (Abb. **1.7**).

Nach dem 7. bzw. 8. Lebensjahr kann aufgrund der Handwurzelentwicklung und der Körpergröße eine Wachstumsprognose gestellt werden. Dabei ist anzugeben, wie viel Prozent der Endgröße bereits erreicht sind.

Wegen statistischer Beziehungen zwischen der Größe des Kindes und derjenigen der Eltern kann zudem abgeschätzt werden, welche Erwachsenengröße aufgrund der genetischen Veranlagung etwa erreicht wird (Streubereich ± 8,5 cm):

$$\text{Zielgröße} = \frac{\text{Größe des Vaters} + \text{Größe der Mutter}}{2}$$

$+ 6{,}5$ cm (Jungen) $- 6{,}5$ cm (Mädchen)

1.2.6 Geschlechtsentwicklung

In der Pubertät (s. auch S. 210 ff) kommt es zu **Veränderungen an den Genitalien** (Wachstum der Hoden) und zur **Ausbildung sekundärer Geschlechtsmerkmale** (Pubes, Mammae) (Abb. **1.8**). Die Hodengröße wird mit einem Orchidometer bestimmt.

Mit dem Beginn der Pubertät (s. auch S. 210 ff) kommt es zu **Veränderungen an den Genitalorganen** sowie zur **Ausbildung der sekundären Geschlechtsmerkmale**. Die Entwicklung der Pubesbehaarung wie auch die Entwicklung der Brustdrüsen wird nach Tanner in verschiedene Stadien eingeteilt (Abb. **1.8**). Die Größe der Hoden (Volumen in Millilitern) kann mit einem Orchidometer relativ genau bestimmt werden.

1.8 Pubertätsstadien (nach Tanner und Whitehouse)

Entwicklung der Schambehaarung bei Jungen und Mädchen

- **Ph 1** kindliche Verhältnisse, keine Schambehaarung
- **Ph 2** wenige, gering pigmentierte Haare an der Peniswurzel bzw. an den großen Labien
- **Ph 3** kräftigere, dunklere gekräuselte Haare, bis über die Symphyse ausgedehnt
- **Ph 4** ähnlich wie bei Erwachsenen, aber nicht auf die Oberschenkel übergehend
- **Ph 5** Ausdehnung und Dichte wie bei Erwachsenen, auf die Oberschenkel übergehend
- **Ph 6** auf der Linea alba in Richtung Nabel weiterreichende Behaarung, in 80% bei Männern, in 10% bei Frauen

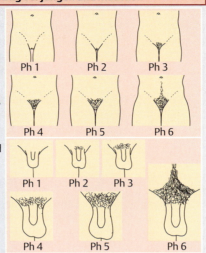

Brustentwicklung bei Mädchen

- **B 1** kindliche Verhältnisse, lediglich Erhebung der Brustwarze
- **B 2** Brustdrüse vergrößert. Vorwölbung des Warzenhofs. Areola im Durchmesser größer
- **B 3** weitere Vergrößerung, Volumen des Drüsenkörpers größer als das der Areola
- **B 4** Brustwarze und Areola bilden jetzt über dem Drüsenkörper eine zweite Vorwölbung
- **B 5** vollentwickelte Brust mit kontinuierlichem Übergang vom Drüsenkörper zu Areola und prominenter Mamille

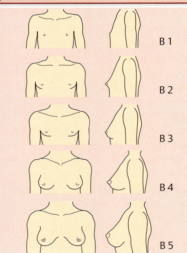

Genitalstadien bei Jungen

- **G 1** Hoden, Skrotum und Penis wie in der Kindheit
- **G 2** Hodenvolumen ca. 4 ml, Skrotum größer, Penis noch wie in der Kindheit
- **G 3** Hodenvolumen und Skrotum größer, Penis länger
- **G 4** Hodenvolumen ca. 12 ml, Skrotum dunkler pigmentiert, Penis länger und dicker
- **G 5** Hoden, Skrotum und Penis in Größe und Aussehen wie beim Erwachsenen

1.3 Statomotorische (sensomotorische) Entwicklung

Die Reifung der komplexen Funktionen des Nervensystems findet ihren sichtbaren Ausdruck vor allem in der Bewegungsentwicklung, die allerdings eng mit der sozialen und kognitiven Entwicklung verbunden ist. Sie beginnt in der frühen Embryonalzeit und vollzieht sich in stetem Wechselspiel zwischen genetisch-konstitutionellen Faktoren und jeweils vorhandenen Umweltbedingungen. In der Bewegungsentwicklung kann eine bestimmte Abfolge von Ereignissen beob-

Auch die Bewegungsentwicklung vollzieht sich im Wechselspiel genetischer und epigenetischer Faktoren. Es kann eine bestimmte Abfolge von Ereignissen **(Meilensteine)** festgestellt werden. Subtile Beobachtungen zeigen jedoch eher einen Verlauf in vielfach sich überschneidenden Ebenen

1 Entwicklung und Wachstum

achtet werden; die ursprünglich als **Stufen** bzw. deren entscheidende Punkte als **Meilensteine** bezeichnet wurden. Subtile Analysen zeigen aber, dass die Entwicklung nicht stufenförmig abläuft, sondern sich auf verschiedenen Ebenen abspielt, die nur undeutlich voneinander getrennt sind, sich überlagern und gewisse Fluktuationen zulassen. Man spricht heute deshalb besser von **Grenzsteinen**, und kennzeichnet damit jene Zeitabschnitte, in denen von den meisten Kindern (> 97 %) bestimmte Fähigkeiten erreicht sein sollten.

Eine ausbleibende bzw. verzögerte Entwicklung deutet mit großer Wahrscheinlichkeit auf eine Störung hin. Allerdings kann auch eine **Normvariante** vorliegen, da die Vielzahl der Einflussfaktoren auf die Bewegungsentwicklung zu einer ausgeprägten Variabilität führt. Abweichende Entwicklungswege sind nicht zwangsläufig als abnorm oder pathologisch anzusehen, wenn sie zum gleichen Ziel führen und keine Behinderung zur Folge haben.

1.3.1 Pränatale Bewegungsentwicklung

Erste **Bewegungen** des Embryos können sonographisch in der 7. bis 8. Woche nach der Befruchtung nachgewiesen werden. Im Gegensatz zu früheren Vorstellungen handelt es sich bereits um recht komplexe motorische Aktionen und Bewegungsmuster, nicht um reflexbestimmte Vorgänge. Diese intrauterinen Bewegungsmuster ähneln jenen, die auch nach der Geburt, besonders bei frühgeborenen Kindern zu beobachten sind (unter Berücksichtigung der anderen physikalischen Voraussetzungen bei Bewegung in Fruchtwasser bzw. im Inkubator oder auf einer Unterlage). Wahrscheinlich sind die pränatal auftretenden und sich differenzierenden Bewegungsmuster für die strukturelle und funktionelle Entwicklung des Nervensystems (seiner Zentren und Bahnen) wichtig. Von Beginn an ist Bewegung eng mit Wahrnehmen verbunden, so dass ständig **Rückkoppelungsprozesse** ablaufen. Der Fetus ist wegen seiner Größenzunahme zwar zunehmend in seiner Bewegungsfreiheit eingeschränkt, verfügt aber bereits über alle motorischen Möglichkeiten, die dann auch das neugeborene Kind hat. Bei einer Störung der Entwicklung des Nervensystems, bei Fehlbildungen oder Dysplasien, sind auch die pränatalen Bewegungen verändert. Der Ultraschalluntersuchung, später auch der genaueren Analyse des Verhaltens vegetativer Funktionen (Herzaktion, Atmung), kommt eine wichtige diagnostische Bedeutung bei der Erkennung pränatal entstandener Funktionsstörungen zu.

1.3.2 Motorik des neugeborenen Kindes

(s. auch S. 20 ff)

Die kindlichen Bewegungen in der Zeit nach der Geburt sind stark von Reflexen und Reaktionen bestimmt, es können aber auch schon beabsichtigte und koordinierte Aktionen beobachtet werden. Viele Studien sprechen dafür, dass die Hirnrinde an der Ausgestaltung des Verhaltens beteiligt ist, auch wenn die „extrapyramidal" gesteuerte Motorik überwiegt. So sind beispielsweise Lernvorgänge oder Imitationen möglich, die eine Aktivität kortikaler Systeme voraussetzen. Die alte Vorstellung, das Neugeborene sei ein „Pallidumwesen", ist deshalb nicht richtig.

Obgleich das neugeborene Kind überwiegend ungezielte, wenig koordinierte Bewegungen mit Armen, Händen, Beinen und Füßen ausführt, sind bereits erste Ansätze eines Zusammenspiels von Auge und Hand bzw. Hand und Mund zu erkennen. Das Kind hat sowohl in der Rücken- wie auch in der Bauchlage eine bevorzugte Körperhaltung, die durch ein **Überwiegen des Beugetonus** bedingt ist. Durch bestimmte Reize können zahlreiche Reflexantworten bzw. komplexe Reaktionen hervorgerufen werden. Diese dienen teilweise der Sicherung von Nahrungszufuhr (orale Einstellmechanismen, Saugen, Schlucken), teilweise sind sie als Schutzreflexe oder phylogenetisch zu verstehen (zum Beispiel Greifreflexe und Moro-Reaktion als Hinweis auf das Anklammern des Kindes bei der Mutter, wie dies bei Primaten gut zu beobachten ist). In der Bauchlage kann das Neugeborene den Kopf kurz heben, zur Seite drehen und damit seine Atem-

---

(**Grenzsteine**). Diese Grenzsteine der Entwicklung kennzeichnen Zeiten, in denen eine bestimmte Fähigkeit von den meisten Kindern (> 97 %) erreicht ist.

Eine verzögerte Entwicklung deutet auf Störungen hin und erfordert Untersuchungen zum Nachweis der Ursache. Abzugrenzen sind **Normvarianten,** die wegen der Einflüsse äußerer Faktoren und der biologischen Variabilität auftreten können.

1.3.1 Pränatale Bewegungsentwicklung

Erste **Bewegungen** sind beim Embryo in der 7. bis 8. Woche sonographisch zu erkennen. Es handelt sich um komplexe Bewegungsphänomene, nicht um die Folge von Reizen. Schon bei der pränatalen Bewegungsentwicklung kommt es zu **Rückkoppelungsprozessen** zwischen Bewegen und Wahrnehmen.
Bei Entwicklungsstörungen kann auch die pränatale Motorik verändert sein. Der Ultraschalluntersuchung kommt als Diagnostikum beim Erkennen pränataler Funktionsstörungen eine wichtige Bedeutung zu.

1.3.2 Motorik des neugeborenen Kindes

(s. auch S. 20 ff)
Man beobachtet Reflexe und Reaktionen, aber auch beabsichtigte und koordinierte Bewegungen. Das neugeborene Kind ist kein „Pallidumwesen"; es sind bereits kortikale Funktionen möglich.

Die Haltung des neugeborenen Kindes ist durch ein **Überwiegen des Beugetonus** bestimmt. Es können zahlreiche Reflexe und Reaktionen ausgelöst werden, die teilweise Schutzfunktionen haben, teilweise phylogenetisch zu erklären sind.

wege freihalten. Automatische Reaktionen wie der Schreitmechanismus gehen auf eine Bewegungskoordination zurück, die schon pränatal verfügbar, also wohl genetisch programmiert ist.

Bei der neurologischen Untersuchung des Neugeborenen ist der **Verhaltenszustand** zu berücksichtigen. Sie liefert Hinweise auf den Reifezustand des Zentralnervensystems (zum Beispiel Unterschiede zwischen gleichgewichtigen Früh- und hypotrophen Neugeborenen) und kann auf Störungen hinweisen, die während der pränatalen Entwicklung und/oder im Verlauf der Geburt entstanden sein könnten. Symptome sind Hyperexzitabilität, Hypertonie und Apathie sowie Hemisyndrome, außerdem Krämpfe und Bewusstseinsstörung als abnorme bzw. pathologische Befunde (Syndrome). Die prognostische Bedeutung ist unterschiedlich, sichere Aussagen über die Entwicklung bei Vorliegen pathologischer Syndrome sind nur selten möglich.

Bei der neurologischen Untersuchung des Neugeborenen ist der **Verhaltenszustand** zu berücksichtigen.
Die neurologische Untersuchung zeigt den Reifezustand des ZNS und kann auf Störungen hinweisen. Symptome sind Hyperexzitabilität, Apathie, Hemisyndrome, Krämpfe oder Bewusstseinsstörungen. Die prognostische Bedeutung ist unterschiedlich.

1.3.3 Motorische Entwicklung im Säuglingsalter

Während der ersten Lebensjahre vollziehen sich am Nervensystem viele Entwicklungsvorgänge, es kommt zu einer zunehmenden **Differenzierung,** nicht zuletzt als Folge der Ausbildung von Verbindungen (Synapsen) zwischen den Neuronen sowie durch eine **fortschreitende Myelinreifung** der Bahnen. Entsprechend deutlich sind Änderungen des motorischen Verhaltens. Das Kind erwirbt allmählich die Fähigkeit zur selbstständigen, aufrechten Fortbewegung, es lernt seine Hände unabhängig zu gebrauchen und gezielt einzusetzen. Immer ist dabei das Wechselspiel zwischen Bewegen und Wahrnehmen bedeutsam: Keine Bewegung läuft ab, ohne wahrgenommen zu werden, Bewegung ist entscheidend für Wahrnehmen und Begreifen, Perzeption und Kognition, wie andererseits über die Wahrnehmung vermittelte Informationen dabei helfen, die Bewegung zu steuern. Die rasche Zunahme der Kapazität des Zentralnervensystems im Säuglingsalter findet ihr morphologisches Korrelat darin, dass sich das **Hirngewicht** des Neugeborenen von 300 g bis zum zweiten Lebensjahr verdreifacht (900 g) und danach deutlich langsamer zunimmt (Hirngewicht des Erwachsenen 1300 bis 1500 g).

Während der Entwicklung im Säuglingsalter verschwinden die vom Neugeborenen bekannten Reflexe und Reaktionen, sofern sie nicht bestimmte Aufgaben haben (z. B. Schutzreflexe), sie werden gewissermaßen in das sich differenzierende Bewegungsverhalten integriert. Eng verbunden damit erscheinen neue Stütz- und Schutzfunktionen, die eine aufrechte Körperhaltung und Fortbewegung ermöglichen und sichern.

Die motorische Entwicklung folgt einem weitgehend festgelegten, offenbar genetisch fixierten Programm, das jedoch durch Umwelteinflüsse in gewisser Weise modifizierbar ist: Beispielsweise kann gezieltes Üben den Erwerb motorischer Fähigkeiten beschleunigen, wie andererseits ungünstige Umweltbedingungen eine Verzögerung zur Folge haben und bei schwerer Deprivation sogar zu einem Rückstand führen, der nicht mehr aufgeholt werden kann.

1.3.3 Motorische Entwicklung im Säuglingsalter

Es kommt zu einer fortschreitenden **Differenzierung** des Nervensystems hauptsächlich durch Ausbildung von Verbindungen (Synapsen) und **Myelinisierung.**
Entsprechend deutlich sind Änderungen des motorischen Verhaltens, wobei immer das Wechselspiel zwischen Bewegen und Wahrnehmen bedeutsam ist.
Das **Hirngewicht** nimmt stark zu.

Im Säuglingsalter verschwinden viele Reflexe und Reaktionen der Neugeborenenzeit. Es bilden sich neue Stütz- und Schutzreaktionen aus, die dem Erwerb der aufrechten Körperhaltung und Fortbewegung sowie dem unabhängigen Gebrauch der Hände dienen. Ein genetisch festgelegter Plan kann durch Einflüsse von außen in gewissen Grenzen verändert werden.

▶ **Merke.** Der Säugling sollte mit etwa 4 bis 5 Monaten gut greifen und den Kopf in Bauchlage sicher halten können. Mit etwa 9 Monaten sollte freies, selbstständigen Sitzen möglich sein. Die meisten Kinder können mit 18 Monaten sicher laufen.

◀ **Merke**

Sind diese Grenzsteine der motorischen Entwicklung nicht erreicht, signalisiert dies eine mögliche Störung. Wichtig ist dann eine sorgfältige Diagnostik, um die Ursache aufzuspüren (s. S. 10).

Die **Fähigkeit des aufrechten Gehens** wird vom Kind allmählich erworben und in einzelnen Phasen der Entwicklung gleichsam vorbereitet, wobei dies davon abhängen kann, ob der Säugling bevorzugt auf dem Bauch oder überwiegend auf dem Rücken liegt. Kinder, die überwiegend auf dem Rücken liegen, können sich **im Alter von ca. 5 bis 6 Monaten auf den Bauch drehen,** kommen aus der Bauchlage zum Kriechen und Krabbeln und aus der Rückenlage zum Sitzen; mit

Die **Fähigkeit des aufrechten Gehens** wird durch verschiedene Entwicklungsschritte gleichsam vorbereitet. In der Sequenz können Unterschiede zu erkennen sein, je nach der bevorzugten Körperlage (Bauchlage gegenüber Rückenlage). Der bevorzugt auf dem Rücken liegende Säugling kann sich mit etwa **5–6 Monaten vom Rücken auf den Bauch drehen.**

Die **Handfunktion** wird im Verlauf einer differenzierten Entwicklung erworben. Dem Greifen mit der ganzen Hand **(3.–4. Monat)** folgen **Zangen**- und **Pinzettengriff (2. Lebenshalbjahr).**

Bei der **neurologischen Untersuchung** des Säuglings werden vor allem Körperhaltung sowie spontane und provozierte Bewegungen beurteilt.

etwa 10 bis 12 Monaten zieht sich das Kind an Gegenständen hoch, steht mit Anhalten, läuft erste Schritte mit Unterstützung, schließlich frei.

Kinder, die sich bevorzugt in Bauchlage entwickeln, kommen früher zum Kriechen, Krabbeln und Aufstehen, erst später zum Sitzen. Andere rutschen einige Zeit auf dem Gesäß und bevorzugen diese Art der Fortbewegung, ohne das Gewicht des Körpers auf die Beine zu übernehmen, wenn man sie hinzustellen versucht.

Auch die **Handfunktion** macht eine differenzierte, variable Entwicklung durch. Im Alter von **3 bis 4 Monaten** beginnt das Kind willkürlich nach Gegenständen zu greifen, jedoch noch ungezielt und mit der ganzen Hand (Ulnarseite). Durch Üben wird die Fähigkeit zunehmend besser, der Säugling gibt Gegenstände von einer Hand in die andere und kann bald die Mittellinie des Körpers überkreuzen, koordiniert Hand und Augen sowie Hand und Mund. Im **zweiten Lebenshalbjahr** wird der Daumen zunehmend mehr in die Greiffunktion einbezogen, zuerst mit Flexion und Adduktion **(Zangengriff)**, dann auch mit Opposition **(Pinzettengriff)**. So kann das Kind mit etwa einem Jahr kleine Gegenstände aufheben; da es diese häufig in den Mund steckt, können dabei gefährliche Situationen entstehen. Die visuell-motorische Koordination wird durch die manuelle Tätigkeit stetig verbessert.

Bei der **neurologischen Untersuchung** eines Säuglings werden hauptsächlich Körperhaltung sowie spontane und provozierte Bewegungen beurteilt. Das Kind kann dazu in verschiedene Positionen gebracht werden: in Rücken- und Bauchlage, Sitzhaltung, horizontales Schweben und vertikales Hängen.

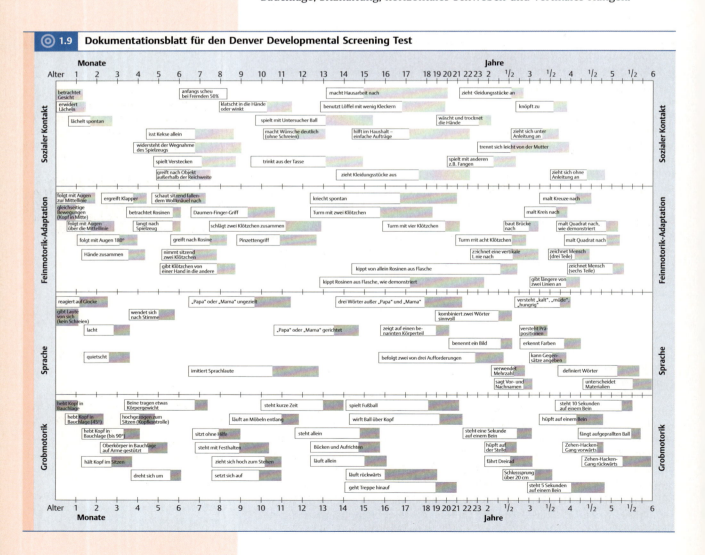

1.9 Dokumentationsblatt für den Denver Developmental Screening Test

> ▶ **Merke.** Bedeutsam ist immer die Beurteilung des Muskeltonus, der Kraft und der Muskeleigenreflexe, um neuromuskuläre Störungen zu erkennen (Ausfall im peripheren Reflexbogen) bzw. eine Beeinträchtigung zentraler Steuerungssysteme nachzuweisen (Spastik, Dyskinesie, Ataxie). Wichtig ist auch die Beurteilung der geistigen Entwicklung, die eng mit der motorischen verbunden ist.

◀ Merke

Verschiedene Testverfahren sind geeignet, bestimmte motorische Fähigkeiten vergleichbar zu prüfen **(Entwicklungstests)**. Dabei wird letztlich immer eine genaue, standardisierte Beobachtung durchgeführt, deren Ergebnisse mit Normwerten verglichen werden. Entwicklungstests enthalten viele motorische Kategorien (Items), erfassen vor allem fein- und grobmotorische, aber auch perzeptive, sprachliche, kognitive und soziale Fähigkeiten. Für die Praxis geeignet ist der Denver Developmental Screening Test (Abb. **1.9**), der für die einzelnen Entwicklungsbereiche angibt, in welchem Alter sie von 25, 50 oder 90% der Kinder erreicht sind, auch der Entwicklungstest ET6-6 wird empfohlen.

In **Entwicklungstests** (z. B. Denver Developmental Screening Test, Abb. **1.9**) werden verschiedene Fähigkeiten vergleichbar erfasst und nach Normangaben bewertet.

1.3.4 Motorische Entwicklung im Kleinkindalter

Nach dem Erwerb des aufrechten Gehens und der Handfunktion, wird in der Folgezeit die Bewegungskoordination weiter verbessert. Afferente Informationen und deren zentralnervöse Verarbeitung werden zunehmend feiner aufeinander abgestimmt (sensorische Integration). Die Motorik des Kleinkindes ist noch leicht störbar – organische und psychische Ursachen können sie beeinträchtigen und zu einer Dyskoordination führen. Zu Beginn des Schulalters verfügt das Kind über einen stabilen Gleichgewichtssinn und eine differenzierte manuelle Geschicklichkeit. Hirnfunktionsstörungen führen vielfach zu einer Schwäche in diesen Bereichen. Sie können in diesem Alter auch durch neuropsychologische Untersuchungen aufgedeckt werden.

Für die Entwicklungskontrolle sind **Longitudinaluntersuchungen** wichtig. Nur durch ein standardisiertes Vorgehen bei der Befunderhebung und Dokumentation können vergleichbare Ergebnisse erreicht werden. Häufig sind Entwicklungsstörungen erst nach längerer Beobachtung sicher von Normvarianten abzugrenzen.

Wesentliche Prinzipien der Bewegungsentwicklung sind **Variabilität** und **Redundanz** (Überschuss). Das Kind hat damit gute Möglichkeiten, sich an wechselnde Bedingungen der Umwelt anzupassen, durch Differenzierung und Ökonomie die vorhandenen Reserven sinnvoll einzusetzen.

Bei einer Entwicklungsstörung wird die Variabilität der Bewegungsäußerungen geringer, man beobachtet eine gewisse Stereotypie bei verminderter Anpassungs- und Variationsfähigkeit. Auch werden motorische Funktionen unökonomisch eingesetzt, beispielsweise der Kraftaufwand nicht genau mit der Anforderung abgestimmt.

1.3.4 Motorische Entwicklung im Kleinkindalter

Nach dem Erwerb des Gehens und der Handfunktion folgt eine zunehmend bessere Koordination der damit verbundenen Fähigkeiten. Eine Dyskoordination deutet auf Störungen hin.
Im Schulalter können Hirnfunktionsstörungen durch verschiedene neuropsychologische Tests aufgedeckt werden.

Longitudinaluntersuchungen sind für die Entwicklungskontrolle wichtig, sie setzen eine vergleichbare standardisierte Befunderhebung voraus.

Wesentliche Prinzipien der Bewegungsentwicklung sind **Variabilität** und **Redundanz**. Bei Entwicklungsstörungen ist die Variabilität der Bewegungen geringer, man beobachtet stereotype und unökonomische Abläufe.

1.4 Geistig-seelische (emotionale) Entwicklung

Das Sozialverhalten beginnt bereits kurz nach der Geburt. Das Kind nimmt **Blickkontakt** auf – es sucht damit die Nähe der vertrauten Person, meist der Mutter. Angeborene Verhaltensweisen und Lernvorgänge lassen sich kaum voneinander trennen. Die visuelle Fixation und Informationsaufnahme sowie andere Wahrnehmungsfunktionen sind wichtige Voraussetzungen für die soziale Entwicklung. Das **Imitationsvermögen** gibt weitere Anreize, schon früh wird durch Nachahmung gelernt. Der Erwachsene geht beim Kontakt mit dem Säugling intuitiv auf bestimmte Signale ein, und sendet auch selbst solche aus, die vom Kind nachahmend beantwortet werden. So entsteht ein inniger Dialog zwischen Mutter bzw. Vater und Kind (Bindung). Durch gegenseitiges Verstär-

1.4 Geistig-seelische (emotionale) Entwicklung

Interaktionen zwischen Kind und Eltern beginnen bald nach der Geburt **(Blickkontakt)**. Frühzeitig kommt es zu **Imitationsvorgängen**.
Signale des Kindes werden von Erwachsenen beantwortet und umgekehrt.

1 Entwicklung und Wachstum

Das **soziale Lächeln** (ca. 4.–6. Lebenswoche) ist ein angeborenes Verhalten, das von der Stirn-Augen-Partie des Gegenüber ausgelöst wird.
Die soziale Antwort wird zunehmend differenziert. Beim **Fremdeln** (Achtmonatsangst) wird eindeutig zwischen Bekannten und Nichtvertrauten unterschieden.

Beim Kleinkind kann **Trennungsangst** ausgeprägt sein, es entwickelt aber auch Autonomie und Selbstständigkeit. Außerdem vollzieht sich eine Ablösung von der Familie (Kindergartenbesuch).
Trotzreaktionen kennzeichnen das Streben nach Selbstständigkeit und sind ein normales Phänomen des Kleinkindalters.

Das **Spielverhalten** des Kindes vermittelt einen Eindruck seiner sozialen, kognitiven und emotionalen Fähigkeiten.

Die **Sprachentwicklung** ist eng mit der sozialen Entwicklung verbunden.
Voraussetzung ist ein gutes **Hörvermögen**. Verlust des Plapperns im zweiten Lebenshalbjahr und mangelnde akustische Orientierungsreaktion deuten auf eine mögliche Hörstörung hin.
Die perzeptive Sprachfunktion geht der expressiven voraus.
Wichtige Vorbedingung ist eine ungestörte kognitive Entwicklung.

▶ Merke

Physiologisches Stottern kann im Alter von 3 bis 4 Jahren auftreten. Dyslalie und Dysgrammatismus können Ausdruck einer **Sprachentwicklungsverzögerung** oder **-störung** sein.

ken (Konditionieren) wird die Kompetenz der sozialen Interaktionen zunehmend verbessert und gefestigt.
Das **soziale Lächeln** tritt meist im Alter von 4 bis 6 Wochen auf. Es handelt sich offenbar um eine angeborene Reaktion auf bestimmte Reize. Vor allem die Stirn-Augen-Partie des Gegenüber ist von Bedeutung, insbesondere wenn sie sich in einer gewissen Distanz rhythmisch bewegt.
Auch Töne und Stimmen können die soziale Antwort auslösen, die sich im Entwicklungsverlauf weiter differenziert. Im Laufe der Zeit wird zunehmend zwischen bekannten und fremden Personen unterschieden, was sich um den 8./9. Lebensmonat im **Fremdeln** (Achtmonatsangst) äußert: das Kind zeigt nicht vertrauten Personen gegenüber Angstreaktionen.
Beim Kleinkind kann die **Trennungsangst** noch stark ausgeprägt sein. Sie hängt mit der Entwicklung von Autonomie und Selbstständigkeit zusammen und wird stark von Außeneinflüssen bestimmt. Nach und nach vollzieht sich eine gewisse Ablösung von der Familie, so dass im Alter von drei bis vier Jahren der Besuch eines Kindergartens möglich wird. Die soziale Orientierung richtet sich nun mehr auf Altersgenossen und auf die Erzieher, der Einfluss der Eltern wird geringer. Das Kind kann sich einer Gruppe zunehmend besser anpassen, eine gewisse Zeit still sitzen, an gemeinsamen Aktivitäten teilnehmen und auch Rollenspiele durchführen. Das Streben nach Selbstständigkeit zeigt sich in **Trotzreaktionen,** die unterschiedliches Verhalten bei den Eltern provozieren können. Sicher ist es ungünstig, den Willen des Kindes in dieser Zeit zu brechen, es erfordert vielmehr diplomatisches Geschick, mit den emotionalen Äußerungen umzugehen.
Einen Eindruck von der Sozialentwicklung des Kindes vermittelt auch das **Spielverhalten**. Es lässt den Erwachsenen gewissermaßen teilnehmen an der Erlebniswelt des Kindes, zeigt dessen Fähigkeit zur Konzentration oder zum emotionalen Reagieren, seine Ideenvielfalt und Phantasie, aber auch motorische Fähigkeiten und geistige Leistungen.
Eng mit der sozialen ist die **sprachliche Entwicklung** verbunden – auch sie wird stark von Außeneinflüssen bestimmt. Wichtige Voraussetzung für das Sprechen ist ein gutes **Hörvermögen**. Kann ein Säugling nicht hören, verliert sich seine Laut- und Silbenproduktion im Verlauf des zweiten Lebenshalbjahres und die akustische Orientierungsreaktion bleibt aus. Normalerweise wird das Plappern des Säuglings zunehmend differenziert. Gegen Ende des ersten Lebensjahres erscheinen Doppellaute und bald die ersten Wörter. Nachahmung und Rückkoppelung durch akustische Wahrnehmung spielen dabei eine wichtige Rolle. Im zweiten Lebensjahr vergrößert das Kind rasch seinen Wortschatz. Dabei geht das Wort- oder Sprachverständnis (perzeptive Sprache) der Sprachproduktion (expressive Sprache) voraus. Wichtige Vorbedingung sind neben dem Hörvermögen auch eine ungestörte kognitive und soziale Entwicklung.
Störungen der Sprachentwicklung können die perzeptive oder expressive Sprache betreffen und auch kombiniert (globale Sprachstörung, meist verbunden mit einer kognitiven Beeinträchtigung) auftreten.

▶ **Merke.** Mit etwa zwei bis drei Jahren sollte ein Kind mindestens 20 Wörter sprechen und diese zu kleinen, wenn auch noch unvollkommenen Sätzen verbinden können. Mit drei Jahren machen sich die meisten Kinder verbal gut verständlich und kennen bereits ihren Namen.

Als **Sprechstörungen** kommen Stammeln (Dyslalie) und Stottern (Balbuties) vor. Im Alter von 3 bis 4 Jahren kann **physiologisches Stottern** auftreten, wenn die Sprachproduktion und das Sprechen nicht die Geschwindigkeit erreichen können, mit der Gedanken und Wünsche ausgedrückt werden sollen. Auch Stammelfehler (z.B. Sigmatismus) und Schwierigkeiten mit der Grammatik (Dysgrammatismus) sind im Kleinkindesalter häufig. Diese Zeichen einer **Sprachentwicklungsverzögerung** verschwinden bis zum Schulalter, wenn keine Sprachentwicklungsstörung vorliegt.

1.2 Die Entwicklung der kognitiven Funktionen

1. sensomotorische Periode (Geburt bis 2 Jahre)
   - Zweck-Mittel-Verknüpfung (Hantieren mit Gegenständen)
   - aktives Experimentieren (Veränderung der Umwelt)
2. präoperationale Periode (2 bis 7 Jahre)
   - Wahrnehmung, Konstanz, Kausalität (sensomotorische Erfahrungen)
   - symbolisches, vorbegriffliches, begriffliches Denken, logisch schlussfolgernde Denkprozesse (als Voraussetzung für den Schulbesuch)
3. konkrete Denkoperationen (7 bis 11 Jahre)
   - Erkennen von Kategorien, Zeit, Raum, Logik
   - Anpassung aufgrund von Erfahrungen
4. formale Denkoperationen (ab etwa 11 Jahren)
   - kausales Denken, induktives Schlussfolgern
   - Bewältigung abstrakter Operationen (wissenschaftliche Experimente)

Die **Sauberkeitsgewöhnung** ist ein wichtiger Bereich der Sozialentwicklung. Es kommt zu einem engen Wechselspiel zwischen biologischen Funktionen und Umwelteinflüssen (z.B. erzieherische Maßnahmen). Beim Säugling wird die Blase, wenn sie gefüllt ist, reflektorisch entleert; manche Mütter bemerken dies am Verhalten des Kindes und können so den rechten Moment abpassen. Im Allgemeinen muss das Kind aber über bestimmte zentralnervöse Funktionen und davon abhängige Fähigkeiten verfügen, die es ermöglichen, den Harnstrahl anzuhalten bzw. die Blase willentlich zu entleeren. Bei den meisten Kindern ist dies im 3. bis 4. Lebensjahr der Fall, dann haben auch erzieherische Bemühungen die größte Aussicht auf Erfolg. In der Regel wird zuerst die Kontrolle der Darmfunktion, dann die der Blasenentleerung erreicht, zunächst tagsüber, danach auch nachts (s. auch S. 732 ff).

Die **kognitive Entwicklung** (Entwicklung der Intelligenz) kann nach den Beobachtungen von Jean Piaget in verschiedene Stufen eingeteilt werden (Tab. **1.2**). Verschiedene Testverfahren sind dazu geeignet, Intelligenzfunktionen zu erfassen. Dabei werden unterschiedliche Aspekte berücksichtigt, wie zum Beispiel sprachliche, visuell-motorische, perzeptive oder abstrahierende Fähigkeiten. Die Verlässlichkeit der Tests ist unterschiedlich, auch ihre Normwerte sind von vielen Faktoren beeinflusst.

Im Rahmen der Entwicklungstests werden immer motorische, soziale, sprachliche **und** kognitive Fähigkeiten erfragt oder geprüft. Dabei ist zu beachten, welche Normen zugrunde liegen, d.h. bei welchen Kindern der Test geeicht wurde, weil viele Fähigkeiten von Umweltbedingungen beeinflusst sind. Zur Prüfung der sprachlichen Intelligenz ist beispielsweise der **Stanford-Binet-Test**, der in mehreren Variationen verfügbar ist, geeignet. Als erprobtes Verfahren zum Erfassen mehrerer Intelligenzfunktionen ist der Hamburg-Wechsler-Test für das Vorschulalter oder der **Hamburg-Wechsler-Test für Kinder** (in revidierter Form) sowie die **Kaufman-Assessment Battery for Children (K-ABC)** zu empfehlen. Sprachfreie Intelligenztests, zum Beispiel die **Columbia-Mental-Maturity-Scale** oder die **Progressiven Matrizen von Raven,** erfassen hauptsächlich logisch-abstrahierendes Denken.

Die **emotionale Entwicklung** des Kindes ist eng mit seinen sozialen und kognitiven Fähigkeiten verbunden. Affektive Reaktionen und Gemütsäußerungen können gut durch die Beobachtung des Verhaltens erfasst werden. Eine differenzierte Prüfung ist mit verschiedenen Testverfahren möglich (z.B. Szeno-Test und andere projektive Verfahren), die allerdings nur mit psychologischen Kenntnissen interpretiert werden können.

Falls der Kinderarzt eine Störung der sozialen, sprachlichen, kognitiven und/oder emotionalen Entwicklung eines Kindes feststellt, sollte er fachkundige Hilfe in Anspruch nehmen.

Für die gesamte Entwicklung des Kindes ist es wichtig, dass es sein individuelles **Schlafbedürfnis** stillen kann, welches überaus variabel ist. Das Neugeborene

---

Die **Sauberkeitsgewöhnung** setzt einen funktionsreifen biologischen Apparat voraus. Die unwillkürliche Funktion der Ausscheidungsorgane muss willentlich beherrscht werden. Erziehungsmaßnahmen sind am besten im 3. bis 4. Lebensjahr zu beginnen.

Die **kognitive Entwicklung** vollzieht sich in verschiedenen Perioden (Tab. **1.2**).

Intelligenztests erfassen gleichzeitig unterschiedliche Fähigkeiten.
So werden mit dem **Stanford-Binet-Test** vor allem verbale Funktionen, mit den **Progressiven Matrizen von Raven** abstrakte Denkleistungen geprüft. Ein verschiedene Aspekte der Intelligenz erfassender Test ist der **Hamburg-Wechsler-Intelligenz-Test für Kinder** sowie die **Kaufman-Assessment Battery for Children (K-ABC)**.

Die **emotionale Entwicklung** des Kindes ist eng mit der kognitiven und sozialen verbunden. Projektive Testverfahren müssen vorsichtig interpretiert werden.

Bei Störungen der seelisch-geistigen und/oder emotionalen Entwicklung sollte fachkundige Hilfe beansprucht werden.

Für die gesamte Entwicklung des Kindes ist es wichtig, dass es sein individuelles **Schlafbedürfnis** stillen kann, welches überaus variabel ist.

schläft durchschnittlich 16 Stunden (13–20) am Tag; mit 2 Jahren beträgt die Nachtschlafzeit 10–13,5, mit 5 Jahren 9–12 Stunden. Jugendliche schlafen im Schnitt 7–8 Stunden (4–10).

1.5 Entwicklung in der Adoleszenz

Als Lebensabschnitt mit tiefgreifenden Veränderungen ist die Zeit der **Pubertät** und **Adoleszenz,** sowohl für das heranwachsende Kind als auch für die gesamte Familie von besonderer Bedeutung. Es kommt zu körperlichen und seelischen Umstellungen, die einige Zeit beanspruchen, keineswegs immer koordiniert verlaufen und zu krisenhaften Situationen Anlass geben können. Die Jugendmedizin ist für diesen Altersbereich verantwortlich.

Die Pubertät beginnt mit Veränderungen an den Genitalien und mit dem Auftreten sekundärer Geschlechtsmerkmale (s. Abb. **1.8** und S. 7), sie endet mit dem Abschluss des körperlichen Wachstums. Dies ist beim Jungen mit ca. 18 Jahren, beim Mädchen mit ca. 16 Jahren der Fall. Durch die säkulare Akzeleration (s. S. 3) hat sich dieser individuell recht variable Zeitabschnitt vorverlagert. Es erwacht die Sexualität, was nicht selten zu autoerotischen und homosexuellen Tendenzen führt. Selbstbefriedigung (Masturbation, Onanie) ist ein normales Phänomen, auch enge gleichgeschlechtliche Freundschaften sind in dieser Zeit nicht ungewöhnlich. Im Allgemeinen kommt es bald zu heterosexuellen Kontakten, die heute recht früh erfolgen.

Ein wichtiger Aspekt der Pubertät ist die erforderliche Ablösung von Elternhaus und Familie. Dies kann zu Konfliktsituationen mit Autoritätsprotest und starken Auseinandersetzungen Anlass geben. Jugendliche suchen nach Vorbildern und kommen in den Einfluss von **Peer-Gruppen** (gleichaltrige Gruppe), brauchen Selbstbestätigung und Erfolg. Bei der emotionalen Labilität, die nicht zuletzt auch durch hormonelle Faktoren bedingt ist, kann dies Krisensituationen heraufbeschwören. Diese können durch den Kontakt mit **Drogen** und **Jugendsekten** zusätzlich begünstigt werden. Extreme Reaktionen und Kurzschlusshandlungen treten auf, mitunter wird es schwierig, eine Pubertätskrise von einer beginnenden Psychose abzugrenzen. Da der Kinder- bzw. Jugendarzt die bisherige Entwicklung verfolgt hat und die familiäre Situation kennt, kann auch er in dieser Zeit der Krise Unterstützung geben.

1.5 Entwicklung in der Adoleszenz

Pubertät und **Adoleszenz** kennzeichnen einen Lebensabschnitt mit tiefgreifenden körperlichen und seelischen Umstellungen. Die Jugendmedizin befasst sich mit den Problemen dieses Alters.

Zu Veränderungen der Genitalien und zur Ausbildung sekundärer Geschlechtsmerkmale s. Abb. **1.8** und S. 7. Die Pubertät ist mit dem Abschluss des körperlichen Wachstums beendet. Die Adoleszenz dauert bis ins Erwachsenenalter, ihr Abschluss ist also nicht genau festzulegen.

Die Sexualität des Jugendlichen zeigt unterschiedliche Ausprägung.

Heterosexuelle Kontakte erfolgen heute deutlich früher.

Bei der Ablösung von Elternhaus und Familie können Konflikte entstehen.

Jugendliche suchen ihre Identität. Sie kommen in den Einfluss von **Peer-Gruppen**.

Krisensituationen werden auch durch Kontakt mit **Drogen** und **Sekten** begünstigt.

Pubertätskrisen können schwer von einer beginnenden Psychose zu unterscheiden sein.

Wichtig ist es, das Vertrauen der Jugendlichen zu erhalten. Der Kinder- bzw. Jugendarzt hat hier eine wichtige Aufgabe.

2 Allgemeine und spezielle Prophylaxe

2.1 Vorsorgeuntersuchungen im Kindesalter

2.1.1 Allgemeine Vorbemerkungen

Die Krankheitsfrüherkennung im Kindesalter zählt zu den wichtigsten sozialpädiatrischen Aufgaben der Prävention. Ihre Bedeutung wird dadurch unterstrichen, dass 10 Früherkennungsuntersuchungen (U1 bis U10/J1) in den Bereich der gesetzlichen Krankenversicherung aufgenommen wurden, die bereits unmittelbar nach der Geburt beginnen (U1) und im Alter von 10–13 Jahren enden (U10/J1). Im Rahmen all dieser Untersuchungen ist auch eine Gesundheitsberatung vorgesehen. In der gesamten Kindheit ist somit eine sehr effiziente Überwachung garantiert, sofern die Eltern dieses Angebot nutzen. Die Inanspruchnahme der U3–U7 liegt bei 90–97 %.

Von der U7 bis zum 14. Lebensjahr gibt es für privat versicherte Kinder zusätzlich einen jährlichen „Check up".

Schwangerschaftsvorsorge, Mutterschutz, Vorsorgeuntersuchungen und Impfungen für Kinder (s. S. 28 ff) tragen gemeinsam dazu bei, die Säuglingssterblichkeit und die Morbidität im Kindesalter in Deutschland zu senken.

Man unterscheidet verschiedene Arten der Prävention:
- **Primäre Prävention:** Krankheiten sollen primär verhütet werden, die entsprechenden Vorsorgemaßnahmen werden bei Gesunden getroffen (z. B. Vermeidung perinataler Risikofaktoren, Rachitis- und Kariesprophylaxe, Impfungen).
- **Sekundäre Prävention:** Bestehende Krankheiten sollen frühestmöglich erkannt werden mit eventuell noch Erfolg versprechender Behandlungsmöglichkeit (z. B. Screeninguntersuchungen auf angeborene Stoffwechselstörungen wie Hypothyreose, PKU, Galaktosämie, Ahornsirupkrankheit u. a.).
- **Tertiäre Prävention:** Folgezustände von Erkrankungen sollen beseitigt oder gemildert werden (z. B. im Sinne der Rehabilitation nach Unfällen).

Der Zeitpunkt der Vorsorgeuntersuchungen ist festgelegt (Tab. 2.1).

2.1 Zeitpunkte der Vorsorgeuntersuchungen im Kindesalter

U1:	unmittelbar nach der Geburt im Kreißsaal (APGAR-Score s. S. 80)
U2:	3.–10. Lebenstag (Basisuntersuchung)
U3:	4.–6. Lebenswoche (weitere Basisuntersuchung)
U4:	3.–4. Lebensmonat (vor allem Erfassung neurologischer und motorischer Entwicklungsstörungen)
U5:	6.–7. Lebensmonat
U6:	10.–12. Lebensmonat
U7:	21.–24. Lebensmonat
U8:	43.–48. Lebensmonat (3 1/2–4 Jahre)
U9:	60.–64. Lebensmonat (5–5 1/4 Jahre)
U10/J1:	13.–14. Lebensjahr

▶ **Merke.** Bei allen Vorsorgeuntersuchungen müssen **Körpergewicht, Körperlänge** und **Kopfumfang** bestimmt werden. Diese Untersuchungen dienen im Wesentlichen der Früherkennung von Krankheiten, welche die normale körperliche und geistige Entwicklung eines Kindes im besonderen Maße gefährden.

2 Allgemeine und spezielle Prophylaxe

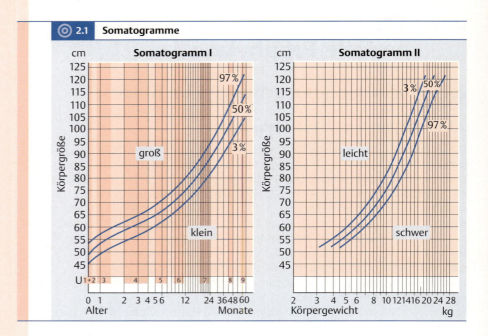

2.1 Somatogramme

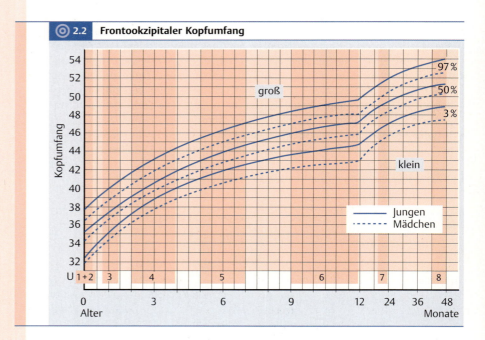

2.2 Frontookzipitaler Kopfumfang

Werden diese einfachen Parameter in ein Somatogramm (Abb. **2.1**, **2.2**) eingetragen, geben sie einen guten Überblick über die körperliche Entwicklung des Kindes.

Da die ersten 4 Lebensjahre für die Entwicklung des Kindes besonders entscheidend sind, sollten **alle Untersuchungstermine** wahrgenommen werden.

Im **Kennziffernkatalog** werden auffällige Befunde in das jeweilige Untersuchungsheft eingetragen.

Diese einfachen Parameter geben einen zuverlässigen Einblick in die körperliche Entwicklung. Werden diese Maße in ein **Somatogramm** eingetragen (Abb. **2.1**, **2.2**) mit den entsprechenden oberen und unteren Perzentilenbereichen (meist 3. und 97. Perzentile), kann z. B. sofort Stellung genommen werden zur Frage der Über- oder Unterernährung, des Groß- oder Kleinwuchses eines Kindes bzw. zu einer Störung im Schädelwachstum und damit zur Gehirnentwicklung.

Gerade in den ersten 4 Lebensjahren ist die Entwicklung des Kindes für die spätere körperliche und seelische Gesundheit von allergrößter Bedeutung, daher sollten **alle Untersuchungstermine** wahrgenommen werden.

Ist die normale körperliche und geistige Entwicklung eines Kindes durch einen bestimmten Befund gefährdet, werden entsprechende Kennziffern in das Untersuchungsheft eingetragen. Der Befund bedarf entweder der sofortigen weiteren

Klärung (z. B. Herzgeräusch/Verdacht auf Vitium cordis) oder muss in der nachfolgenden Untersuchung kontrolliert werden.
Zusammenfassend gilt für **alle** Vorsorgeuntersuchungen Folgendes (Tab. **2.2**):

2.2 Grund- und Merkregeln für alle Vorsorgeuntersuchungen

Grundregeln

- Im Raum, in dem die Vorsorgeuntersuchung durchgeführt wird, sollte Ruhe herrschen, außerdem sollte es warm sein (≈ 21 °C)
- Jede Vorsorgeuntersuchung besteht aus erfragten und erhobenen Befunden sowie aus ergänzenden Angaben, die jeweils im Vorsorgeheft angegeben sind
- Die **Körpermaße** (Länge – Säuglinge und junge Kleinkinder im Liegen messen –, Gewicht, Kopfumfang) sind festzustellen **und** in die Somatogramme einzutragen
- Die Kennziffern sollen bei den entsprechenden Untersuchungen in die vorgesehenen Rubriken eingetragen werden
- In den Vorsorgeuntersuchungen sind Impfungen nicht enthalten, bei jeder Vorsorgeuntersuchung sollte sich der Arzt aber den **Impfausweis** vorlegen lassen, den Impfstatus überprüfen und fehlende Impfungen nachholen
- Im Säuglingsalter ist stets nach der Vitamin-D-/Fluoridprophylaxe (inklusive Verabreichungsform; darf nicht in der Flasche gegeben werden), im weiteren Verlauf bis zur U10 nach der Fluorid- und Jodprophylaxe zu fragen
- Bedeutsame erhobene Befunde müssen behutsam mit den Eltern besprochen werden; sie müssen vorsichtig an schwerwiegende Diagnosen herangeführt werden

Merkregeln

- **Gewicht:**
Ende des 1. Lebensjahrs ist das Geburtsgewicht verdreifacht (etwa 10 kg). Ende des 6. Lebensjahres versechsfacht, mit 12 Jahren etwa verzwölffacht

- **Körperlänge:**
Geburt etwa 50 cm, Ende des 1. Lebensjahres etwa 75 cm, 6. Lebensjahr etwa 115 cm, 12. Lebensjahr etwa 150 cm
Die im Liegen gemessene Gesamtkörperlänge ist etwas größer als die im Stehen. Bei Mädchen setzt der letzte Wachstumsschub vor der Pubertät früher ein, ist aber geringer als bei Jungen (daher auch niedrigere Endgrößen der Frauen)

- **Kopflänge:**
Beim Neugeborenen etwa $1/4$ der Körperlänge, beim Erwachsenen etwa $1/8$ der Körperlänge

- **Kinderfüße:**
Wachstum bei Laufanfängern um 1,5 mm/Monat, bei älteren 1 mm/Monat

2.1.2 Besonderheiten der einzelnen Vorsorgeuntersuchungen (U 1 – U 10/J1)

U1 (1. Lebenstag)

Diese Untersuchung wird 1, 5 und 10 Minuten nach der Geburt nach dem sog. **Apgarschema** (s. S. 81, Tab. **5.6**) vorgenommen und dient der Beurteilung des Vitalzustandes des Kindes. Vorrangig soll hierbei die Frage geklärt werden, ob eine sofortige Intensivtherapie (z. B. Intubation und Beatmung bei unreifen Neugeborenen) oder Intensivüberwachung erforderlich wird, um eine Gefährdung des Kindes zu verhüten. Die eigentliche Untersuchung wird dabei ohne apparativen Aufwand durchgeführt und beinhaltet das Zählen der Herz- und Atemfrequenz, die Beurteilung von Hautkolorit, Muskeltonus und Reflexverhalten. Bei unreifen Kindern (Reifezeichen s. u.) wird der Reifegrad (Gestationsalter) festgestellt (s. auch Tab. **5.3**, S. 78). Zudem erhalten alle gesunden Neugeborenen zur **Blutungsprophylaxe** je 2 mg **Vitamin K** oral (auch bei der U2 und U3). Empfohlen wird auch die sog. **Credé-Prophylaxe** (Eintropfen einer 1 %igen Silbernitratlösung in den Bindehautsack beider Augen), die die Ophthalmia gonorrhoica und Ophthalmitiden durch andere Erreger wirksam verhindern kann. Gesetzlich ist sie in Deutschland nicht mehr vorgeschrieben. Es kann auch 0,5 %ige Erythromycinsalbe angewandt werden.

2 Allgemeine und spezielle Prophylaxe

▶ **Merke**

▶ **Merke.** Zeichen der Reife sind:
- geringe Lanugohaare mit haarlosen Bezirken, Haut rosig
- feste Ohrmuscheln mit Knorpel bis zur Peripherie
- Plantarlinien reichen über die vorderen zwei Drittel der Fußsohle
- mindestens ein Hoden ist vollständig deszendiert
- Fingernägel überragen Fingerkuppen
- große Labien bedecken kleine Labien
- Durchmesser der Brustdrüsen etwa 10 mm
- Spontanhaltung: Extremitäten gebeugt, physiologischer Muskelhypertonus

U2 (3.– 10. Lebenstag)

Neben der klinischen Untersuchung (Auskultation, abdominelle Untersuchung, Untersuchung von Augen, Gehörgängen und Mund) wird heute auch die **Hüfte mittels Ultraschall** kontrolliert. Für die **Screeninguntersuchung** meist auf Hypothyreose, PKU und Galaktosämie wird Fersenblut abgenommen (als sog. **Filterpapiertest**, Abb. **2.3**, heute überwiegend mittels ESI = Elektrosprayionisierung).

Durchführung eines **Hörtestes**.

U2 (3.– 10. Lebenstag)

Hier handelt es sich um eine umfassende zeitaufwändige Basisuntersuchung, bei der vor allem jene Krankheiten bzw. Befunde festgestellt werden, die sofort behandlungsbedürftig und zumindest in kurzen Zeitabständen überwacht werden müssen (z.B. Herzfehler, großer Kopfumfang).
Zwischen dem 3. und 7. Lebenstag wird Blut aus der Ferse für **Screeninguntersuchungen**, meist auf Hypothyreose, Phenylketonurie (PKU) und Galaktosämie, abgenommen (sog. **Filterpapiertest**, Abb. **2.3**). In manchen Untersuchungszentren werden auch Biotinidasemangel und AGS (21-Hydroxylase-Mangel: adrenogenitales Syndrom) erfasst. Mit der heute überwiegend eingesetzten ESI-Tandem-Massenspektrometrie (ESI = Elektrosprayionisierung) können weitere metabolische Erkrankungen festgestellt werden, z.B. Homocysteinämie, Methylmalonsäureacidämie und viele Organoacidurien sowie Störungen der Fettsäureoxydation, des Aminosäurestoffwechsels und Harnstoffzyklus.
Ein **Hörtest** wird durchgeführt, ein einfacher Test mit guter Aussagekraft.
Die klinische Untersuchung von Augen, Gehörgängen, Mund- und Rachenraum sollte, wie auch bei allen nachfolgenden Vorsorgeuntersuchungen, am Ende des Untersuchungsganges stehen, da sie für das Kind unangenehm sind und es sich evtl. wehrt und schreit – Auskultation und abdominale Untersuchung können dann Schwierigkeiten bereiten.

2.3 Neugeborenen-Screening

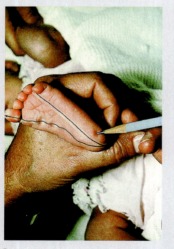

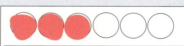

Nr. des Einsenders:
Nr. der Geb.-Klinik:
Geburts-Nr.:
Geb. am: ....200..
Abnahme: .....200..
Kostenträger:
Klinik: ....
Ü-schein: ....
Privat: ....
Stempel des Einsenders:
Unterschrift der Mutter:

Prinzip:
Das Wachstum eines Bacillus-subtilis-Stammes auf einer Agarplatte, auf welche blutgetränkte Filterpapierplättchen aufgelegt werden, wird durch einen bestimmten Antimetaboliten der zu testenden Substanz gehemmt. Erst durch eine pathologische Konzentration der zu untersuchenden Verbindung kommt es nach Bebrütung der Testplatte bei 37 °C um das Blutplättchen herum zu einem Wachstum der Bakterien. Aus dem Durchmesser dieses Wachstumshofes kann semiquantitativ auf die Konzentration der zu testenden Verbindung geschlossen werden.

a   b   c

a Kapillare Blutentnahme aus der Ferse.
b Vorderseite eines Screeningtest-Kärtchens (Filterpapiertest) mit 3 Blutproben. Die Kreise müssen ganz mit Blut durchtränkt sein.
c Prinzip des Guthrie-Tests, der nur selten angewendet wird, heute aktuell ist die ESI-Tandem-Massenspektrometrie.

2.3 Empfehlungen zur Fluorid- und Vitamin-D-Prophylaxe

Alter	Fluoridmenge
	Fluoridkonzentration im Trinkwasser < 0,3 mg/l:
1.–3. Lebensjahr:	> 0,25 mg/die
4.–6. Lebensjahr:	0,50 mg/die
> 7. Lebensjahr:	1 mg/die
	Fluoridkonzentration im Trinkwasser 0,3–0,7 mg/l:
1. bis 4. Lebensjahr:	kein Fluorid
ab 4. Lebensjahr:	0,25 mg/die
ab 7. Lebensjahr:	0,5 mg/die

Fortsetzen bis zum 16. Lebensjahr!

Beachte:
- Bei Fluoridkonzentrationen im Trinkwasser > 0,7 mg/l ist keine Fluoridprophylaxe erforderlich.
- Kinder, die eine Fluoridprophylaxe erhalten, sollten keine fluoridhaltige Zahnpasta verwenden.
- Im 1. Lebensjahr **zusätzlich 400–500 IE Vitamin D/die** zur Rachitisprophylaxe substituieren (Kombinationspräparat Vitamin-D-Fluorid).

2.4 Empfehlungen zur Jodprophylaxe

	Alter	Jodid µg/die
Säuglinge	0–4 Monate	50
	4–12 Monate	80
Kinder	1–4 Jahre	100
	4–7 Jahre	120
	7–10 Jahre	140
	10–< 13 Jahre	180
Jugendliche	13–18 Jahre	200

Bei Kindern mit Risikofaktoren erfolgt ein hüftsonographisches Screening, welches mittlerweile vielerorts generell bereits im Rahmen der U2 durchgeführt wird. Die Überprüfung der Subluxierbarkeit des Hüftkopfes durch das Ortolani-Zeichen (s. S. 844) wird heute zunehmend zugunsten der sonographischen Untersuchung verlassen. Fehlstellungen der Füße sind zu beachten, da schon jetzt mit den entsprechenden orthopädischen bzw. krankengymnastischen Behandlungsmaßnahmen begonnen werden muss.
Darüber hinaus wird die Vitamin-D-, Fluorid- und Jodidprophylaxe mit den Eltern besprochen (Tab. 2.3, 2.4) sowie die bevorstehenden Impfungen ab dem 2. Lebensmonat.

U3 (4.–6. Lebenswoche)

Sie stellt eine **erweiterte Basisuntersuchung** dar. Kontrollbedürftige Befunde aus der U2 werden überprüft, eventuell wird nochmals eine Hüftsonographie vorgenommen.
Die **ersten Verhaltensmuster** im Sozialverhalten (Antwort mit Lächeln, wenn der Säugling angelächelt wird) (Tab. 2.6), im Spielverhalten (fixiert und verfolgt Gegenstände) (Tab. 2.6) und in der Sprache (seufzende, stöhnende, zufriedene Laute und Lallen) (Tab. 2.5), können auf einfache Weise beurteilt werden und sind sehr aussagekräftig. Dies gilt auch für die Beurteilungskriterien zur normalen motorischen Entwicklung (Tab. 2.5). Die Reflexe und Reaktionen (motorisches Verhalten) sind in der Tab. 2.7 und Abb. 2.4 übersichtlich dargestellt. Diese Tabelle sollte jeder Arzt, der Vorsorgeuntersuchungen bei Kindern vornimmt, in seinem Untersuchungszimmer zur Verfügung haben.

2.5 Kriterien für die normale Sprachentwicklung und die motorische Entwicklung

Vorsorge-untersuchung	Alter	Kriterien zur Sprachentwicklung	Kriterien zur motorischen Entwicklung
U3	1 Monat	seufzende und stöhnende Laute in zufriedenem und gesättigtem Zustand	dreht in Bauchlage den Kopf zur Seite, kann in Rückenlage den Kopf hin- und herdrehen (inkonstant)
U4	3 Monate	vokalisiert spontan	Kopfkontrolle in Bauchlage vorhanden, kann den Kopf in Bauchlage sicher von der Unterseite abheben
U5	6 Monate	antwortet vokalisierend, wenn es angesprochen wird	sichere Kopfkontrolle in jeder Körperhaltung, aktive Mitarbeit beim Hochziehen des Kindes zum Sitzen (Traktionsversuch) und aufrechtes Sitzen mit Unterstützung möglich
	9 Monate	bildet Silbenketten, wie wawawa …, rarara …	freies Sitzen, Fortbewegung in Bauchlage (Drehen, Kriechen, Robben, Rollen)
U6	12 Monate	imitiert Sprachlaute, bildet Doppelsilben, wie mamam, papap …	Stehen mit Festhalten. Selbstständiges Hochziehen zum Stehen
	18 Monate	gebraucht „Mama" und „Papa" sinngemäß, zusätzlich mindestens ein Wort	geht frei und sicher, bückt sich nach Gegenständen, Spielzeugen
U7	2 Jahre	gebraucht mindestens 20 Worte sinngemäß (z. T. Symbolworte wie wau-wau), versteht und befolgt einfache Aufträge	rennt sicher und umgeht Hindernisse, kann Treppen steigen, setzt sich zum Spielen hin und steht freihändig auf, kann sich Schuhe ausziehen
	3 Jahre	benutzt Personalpronomen, Singular und Plural richtig	hüpft beidbeinig eine Stufe hinunter, kann kurz, ca. 1 s lang, auf einem Bein stehen
U8	4 Jahre	erzählt Erlebnisse, kann sich mit anderen unterhalten	kann Treppen freihändig mit Beinwechsel hinauf- und hinuntergehen, kann mindestens 3 s lang auf einem Bein stehen
U 9	5 Jahre	Aussprache praktisch fehlerfrei, lediglich noch geringe grammatikalische Fehler	kann mindestens 5 s lang auf einem Bein stehen und mindestens 3-mal auf einem Bein hüpfen, jeweils links und rechts; kann auf einer Linie gehen (Ferse zu Zehe) mit weniger als 3 Abweichungen, kann Kreis, Quadrat und Dreieck zügig und fast fehlerfrei abzeichnen

2.6 Kriterien für altersentsprechendes Spiel- und Sozialverhalten

Vorsorge-untersuchung	Alter	Kriterium für Spielverhalten	Kriterium für Sozialverhalten
U 3	1 Monat	fixiert und verfolgt Gegenstände, die in seinem Gesichtsfeld bewegt werden	antwortet mit einem Lächeln, wenn es angelächelt wird (inkonstant)
U 4	3 Monate	schaut sich die eigenen Finger an, spielt mit ihnen	lächelt spontan
U 5	6 Monate	greift nach Gegenständen (sowohl mit der rechten als auch der linken Hand), transferiert sie von einer Hand in die andere	freut sich über Zuwendung
	9 Monate	untersucht Gegenstände intensiv mit Händen, Mund und Augen (Hand-Augen-Mund-Exploration)	fremdelt
U 6	12 Monate	schüttelt Gegenstände, klopft und wirft mit Gegenständen	zeigt Zuneigung gegenüber vertrauten Personen
	18 Monate	versteckt Gegenstände, holt sie wieder, räumt ein und aus, untersucht intensiv die Umgebung	
U 7	2 Jahre	imitiert alltägliche Handlungen und Tätigkeiten Erwachsener, einfaches Rollenspiel	teilt seinen „Besitz", versucht sich durchzusetzen
	3 Jahre	andauerndes und konzentriertes Rollenspiel und Illusionsspiel („So tun als ob")	teilt mit anderen, zumindest nach Aufforderung
U 8	4 Jahre	detailliertes Rollenspiel oft mit anderen Kindern, einfaches konstruktives Spiel	sucht Kooperation und Freundschaft mit Gleichaltrigen
U 9	5 Jahre	aufwändiges und ausdauerndes konstruktives Spiel. Regelspiele	kooperiert mit Spielgefährten, hält sich meist an Spielregeln

2.1 Vorsorgeuntersuchungen im Kindesalter

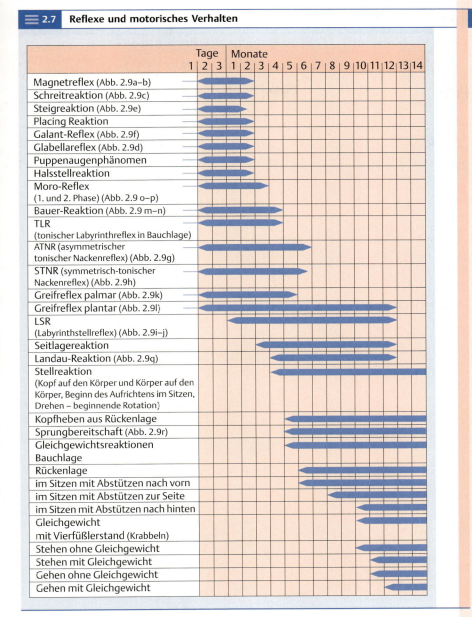

2.7 Reflexe und motorisches Verhalten

U4 (3.–4. Lebensmonat)

Bei dieser Untersuchung muss besonders auf **zentrale Tonus- und Koordinationsstörungen** geachtet werden, um ggf. sofort eine Frühtherapie (z. B. Krankengymnastik) einleiten zu können. Die zu erhebenden Befunde (einschließlich der Körpermaße) gehen aus der Anleitung zur U4 hervor. Die Varianz der Normalbefunde ist gerade in diesem Lebensabschnitt – und auch noch bei der U5 – recht groß, was bei der Beurteilung zu berücksichtigen ist.
Zudem werden das Seh- (Fixieren von Gegenständen oder Personen) und Hörvermögen (Hochtonrassel, Klatschen, Papierknittern) überprüft.
Bei Bedarf soll eine Ernährungsberatung angeboten werden.

U5 (6.–7. Lebensmonat)

Die U5 ist eine schwierige Untersuchung, da sich das Kind meist heftig dagegen wehrt.
Die Feststellung vorhandener **zerebraler Bewegungsstörungen** und die Beurteilung der **geistigen Entwicklung** stehen bei dieser Untersuchung im Vordergrund.

U4 (3.–4. Lebensmonat)

Hier ist besonders auf **zentrale Tonus- und Koordinationsstörungen** zu achten, um diese ggf. sofort einer Frühtherapie zuführen zu können.
Überprüfung des Sehens und Hörens.

U5 (6.–7. Lebensmonat)

Die Feststellung **zerebraler Bewegungsstörungen** und die Beurteilung der **geistigen Entwicklung** stehen im Vordergrund.

2.4 Neurologische Untersuchung/Reflexe.

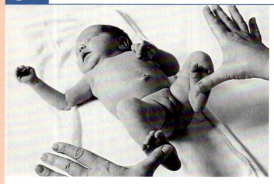

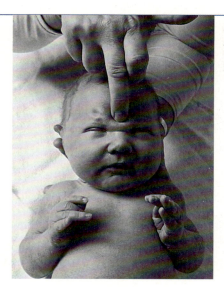

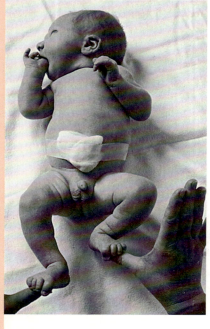

a–b Magnetreflex: Beim langsamen Zurückziehen des auf die Fußsohle gedrückten Daumens wird das entsprechende Bein unter Beibehaltung des Kontaktes gestreckt.

d Glabellareflex: Augenschluss bei Druck auf die Stirnmitte.

e Steigreaktion: Das Kind wird so gehalten, dass der Fußrücken eine Kante leicht berührt: der Fuß „steigt" dann über diese Kante. Die Großzehe wird dorsal flektiert (wie beim Babinskireflex).

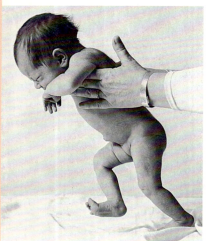

c Schreitreaktion: Nach Druck der Fußsohle auf die Unterlage beugt sich das betreffende Bein, das andere wird gestreckt, berührt damit die Unterlage, wird seinerseits gestreckt, und nun wird das andere gebeugt.

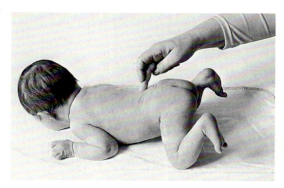

f Galant-Reflex (Rückgratreflex): Paravertebrale Hautreizung führt zu konkaver Bewegung der Wirbelsäule in Richtung des Stimulus, Anheben des Beckens, Bein und Arm der entsprechenden Seite strecken sich.

Fortsetzung Abb. 2.4 ▶

2.4 Neurologische Untersuchung/Reflexe. (Fortsetzung)

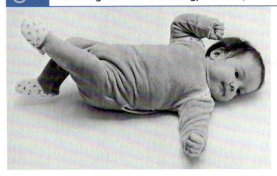

g asymmetrisch-tonischer Nackenreflex (ATNR): Beim Drehen des Kopfes zur Seite werden die Extremitäten der „Gesichtsseite" gestreckt, die der anderen Seite gebeugt (Fechterstellung).

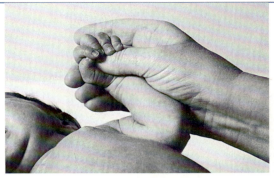

k palmarer Greifreflex: Handschluss nach palmarer Reizung; man kann das Kind damit sogar etwas hochziehen.

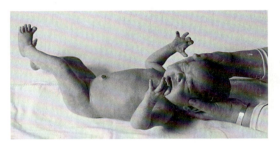

h symmetrisch-tonischer Nackenreflex (STNR): Beim Beugen des Kopfes werden die Arme gebeugt, die Beine total gestreckt; umgekehrte Reaktion bei Streckung des Kopfes.

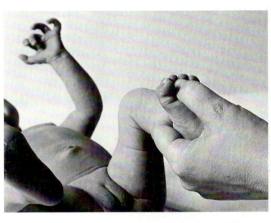

l plantarer Greifreflex: Zusammenkrallen der Zehen nach plantarer Reizung, bei Loslassen spreizen sie sich.

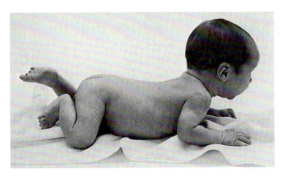

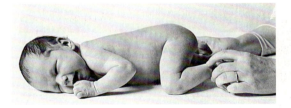

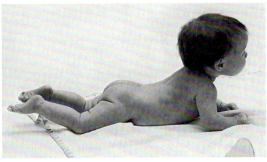

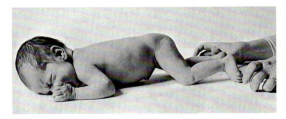

m – n Bauer-Reaktion: in Bauchlage auf die Fußsohle des Kindes drücken: es beginnt alternierend zu kriechen.

i – j Labyrinth-Stellreflex: Legt man das Kind auf den Bauch, so stellt sich der Kopf im Raum ein (auch in Hängelage!).

Fortsetzung Abb. 2.4 ▶

2.4 Neurologische Untersuchung/Reflexe. (Fortsetzung)

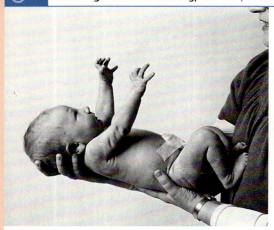

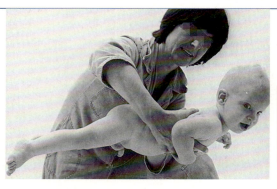

q Landau-Reaktion: schwebende Haltung des Säuglings bei Fixation im Thoraxbereich: der Kopf wird gehoben, die Beine gestreckt.

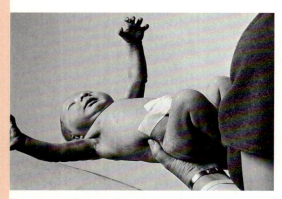

o – p Moro-Reaktion (Umklammerungsreflex): Kind wird auf dem Arm des Untersuchers fixiert, mit der anderen Hand der Kopf unterstützt. Diese Hand wird dann rasch nach unten bewegt: die Arme des Kindes werden nach außen oben umklammernd bewegt, die Finger gespreizt (1. Phase). In der 2. Phase ist der Mund geschlossen, die Arme gebeugt und an den Thorax zurückgeführt. Meist stößt das Kind einen Schrei aus bzw. schreit danach anhaltend, weswegen dieser Reflex erst am Schluss einer Untersuchung ausgelöst werden soll. Auch durch optische, akustische und starke taktile Reize (oder Erschütterung der Unterlage) auslösbar.

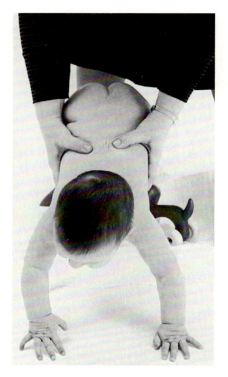

r Sprungbereitschaft: Es handelt sich um eine Gleichgewichtsreaktion. Der Kopf des mit beiden Händen in der Taille gehaltenen Säuglings wird rasch der Unterlage genähert: Reflektorisch werden dann die Arme abstützend ausgestreckt.

Die **Kopfhaltung** muss in diesem Alter vollendet sein, der Säugling **dreht sich** von der Rücken- in die Bauchlage und umgekehrt und kann **gezielt greifen**.

Schon beim Anamnesegespräch mit der Mutter kann man die Reaktionen des Kindes wie Blickkontakt und Reaktionen auf akustische Reize (Telefon, Klingeln, Türschlagen, Zuruf usw.) beobachten. Interesse an der Umgebung, Greifen nach Gegenständen und deren aufmerksames Betrachten, Körperhaltung und stimmhaftes Lallen sind weitere zu beachtende und aufschlussreiche Befunde.

Die **Kopfhaltung** muss in diesem Alter vollendet sein, d. h. bei jeder Änderung der Körperhaltung muss der Kopf aufrecht gehalten werden. Der Säugling **dreht sich** von der Rücken- in die Bauchlage und umgekehrt, er stützt sich mit geöffneten Händen ab (achte auf symmetrische Abstützreaktion), und kann **gezielt greifen**.

Besteht der Verdacht auf einen Sehfehler (Schielen ist ein wichtiges Frühzeichen) oder beeinträchtigtes Hörvermögen (Prüfung mit dem Kleinaudiometer), sollte das Kind umgehend zu einem Facharzt weiterüberwiesen werden, der mit den entsprechenden Untersuchungsmethoden vertraut ist.

Bei Verdacht auf Strabismus oder beeinträchtigtes Hörvermögen sollten die Kinder umgehend zum Facharzt weiterüberwiesen werden.

U6 (10.–12. Lebensmonat)

Zu den vorgegebenen zu erfragenden Befunden (s. Kinder-Untersuchungsheft) sollte bei dieser Untersuchung auch nach dem „**Fremdeln**" gefragt werden, einem wichtigen Grenzstein in der Sozialentwicklung. Die Beurteilung der Sinnes- und Sprachentwicklung ist bei dieser Untersuchung von großer Bedeutung (Silbenverdopplung, Reaktionen auch auf leise Geräusche, interessierte Untersuchungen von Einzelheiten an Spielsachen mit dem Zeigefinger, z. B. das Bohren in Vertiefungen unter konzentrierter Beobachtung und mit Ausdauer).
Das Kind zeigt eine **Steh-** und beginnende **Schreitreaktion** und greift mit dem sogenannten **Pinzettengriff** (gestreckter Zeigefinger und opponierter Daumen). Spätestens am Ende des 1. Lebensjahres sollte eine bestehende **Hörstörung** erfasst werden (Click-evoked-otoacoustic Emissions = EOAE). Emissionen lassen sich bei Hörminderungen von mehr als 35 dB nicht mehr nachweisen, unabhängig davon, ob es sich um eine Schallleitungs- oder Innenohrschwerhörigkeit handelt. Auch die evozierten Hirnstrompotenziale (BERA = brainstem evoked response audiometry), die beim Kind oft nur im Schlaf, nach Sedierung oder Narkose möglich sind, sollten herangezogen werden. Sie liefern frequenzspezifische Reizantworten, aus denen schließlich ein vollständiges Audiogramm rekonstruiert werden kann. Einzelheiten der diagnostischen Möglichkeiten sind stets mit dem Päd-Audiologen abzusprechen.
Bestehendes **Schielen** muss abgeklärt werden. Es ist zu berücksichtigen, dass in diesem Alter die Sehschärfe zunächst bei 0,1 dpt und erst nach 5 Jahren bei 1,0 dpt liegt. Die Variationsbreite in der Entwicklung der Sehschärfe ist erheblich, zudem ist das Farbsehen zu überprüfen.

U6 (10.–12. Lebensmonat)

Zu den vorgegebenen zu erfragenden Befunden (s. Kinder-Untersuchungsheft) sollte noch nach dem „**Fremdeln**" gefragt werden, einem wichtigen Grenzstein in der Sozialentwicklung.

Das Kind zeigt eine **Steh-** und beginnende **Schreitreaktion** und greift mit dem sog. **Pinzettengriff**.

Bestehende **Hör-** und **Sehstörungen** sollten spätestens am Ende des 1. Lebensjahres aufgedeckt werden.

U7 (21.–24. Lebensmonat)

Wert ist auch hier auf die **Beurteilung der Sinnes- und weiteren körperlichen Entwicklung** zu legen. Deformierungen der Wirbelsäule, ein eventueller Beckenschiefstand, X- oder O-Beine und Fußgewölbeanomalien sind besonders zu beachten.

U7 (21.–24. Lebensmonat)

Beurteilung der Sinnes- und weiteren körperlichen Entwicklung.

> ▶ **Merke.** Der Fuß des Kleinkindes liegt breit mit der gesamten Fußsohle auf, das Fußgewölbe ist aber beim Zehenstand deutlich sichtbar. Dies ist normal und hat nichts mit einem Senk- oder Plattfuß zu tun!

◀ **Merke**

Auch das Schuhwerk des Kindes muss beurteilt werden. Der gut passende Schuh des Kindes in diesem Alter sollte 15 mm länger als der Fuß sein und muss diesem insgesamt gut anliegen.
Darüber hinaus sind das freie Vor- und Rückwärtsgehen, Treppensteigen, Bücken, das Aufrichten aus der Hocke und das schnelle Laufen zu kontrollieren.
Die Zahl der zu erfragenden Befunde bei der U7 ist groß (s. Kinder-Untersuchungsheft).
Fieberkrämpfe (3–4% der Kinder leiden daran) oder Krämpfe anderer Ursache sowie Verhaltensauffälligkeiten (z. B. Schlafstörungen, Schreiattacken, Wutanfälle, Sprachstörungen, Verhaltensstörungen bei den Mahlzeiten u. a.) sind zu erfragen.
Die Rachitisprophylaxe wird zu dieser Zeit nicht mehr durchgeführt, wohl aber die Fluorid- und Jodprophylaxe (s. Tab. 2.3 und Tab. 2.4).

Fieberkrämpfe, Verhaltensauffälligkeiten (z. B. Schlafstörungen, Schreiattacken, Wutanfälle, Sprachstörungen, Verhaltensstörungen bei den Mahlzeiten u. a.) sind zu erfragen.

U8 (43.–48. Lebensmonat)

Die zu erfragenden Befunde sind ähnlich wie bei der U7, allerdings wird noch mehr Wert auf die Erfassung (und eventuell Behandlung) von **Verhaltensstörungen** gelegt: Einnässen, Einkoten, massive Trotzreaktionen, Stereotypien, unkonzentriertes Spielen, Umtriebigkeit, Aggressivität, Durchschlafstörungen, Ver-

U8 (43.–48. Lebensmonat)

Die zu erfragenden Befunde sind ähnlich wie bei der U7, allerdings wird noch mehr Wert auf die Erfassung von **Verhaltensstörungen** gelegt: z. B. Einnässen, Einkoten, Stereotypien, nicht altersentsprechende Sprache.

Einen wichtigen Teil der U8 nimmt die **Sehprüfung** ein, und zwar monokuliert mit einem Sehtestgerät oder mit Sehtafeln, auf denen Figuren oder Landolt-Ringe abgebildet sind (Abb. **2.5**).

Die **Hörprüfung** wird mit dem Kleinaudiometer (Abb. **2.6**) oder mittels Tympanometrie vorgenommen.

zögerung der Sprachentwicklung bei Hörstörungen, nicht altersentsprechende Sprache, Aussprachestörungen wie Stammeln (Dyslalie), Stottern (kann zwischen dem 3. und 5. Lebensjahr physiologisch sein), Poltern und Dysarthrie (als zentrale Sprachstörung, die aber auch schon vor der U8 erkannt werden müsste).

Einen wichtigen Teil der U8 nimmt die **Sehprüfung** ein. Sie wird als monokulare Prüfung mit einem **Sehtestgerät**, dessen Testplatten für die Kinder leicht identifizierbare Symbole enthalten, oder mit **Sehtafeln,** auf denen Figuren, Snellen-E-Haken oder Landolt-Ringe abgebildet sind, durchgeführt (Abb. **2.5**). Die kleinen Zahlen am Rande der Sehtafeln geben die Sehschärfe im 5-m-Abstand an.

Die **Hörprüfung** wird mit dem Kleinaudiometer (Abb. **2.6**) oder mittels Tympanometrie vorgenommen. Vor der Gehörprüfung muss der Gehörgang inspiziert und ggf. gereinigt sowie das Trommelfell angesehen werden, da bei eingezogenem Trommelfell (Tubenkatarrh) und Erguss eine Hörminderung besteht.

 2.5 Sehtest

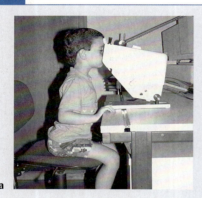

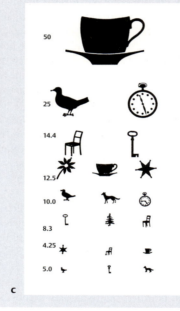

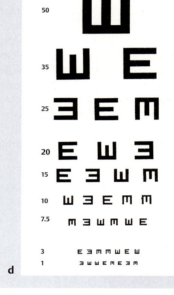

a Kind an einem Sehtestgerät.
b Versuchs-Testplatte zur Sehschärfenprüfung bei Kleinkindern.
c Sehprobentafeln mit Kinderbildern.
d Sehprobentafel mit Pflüger-E-Haken.

 2.6 **2.6 Hörprüfung mit dem Kleinaudiometer**

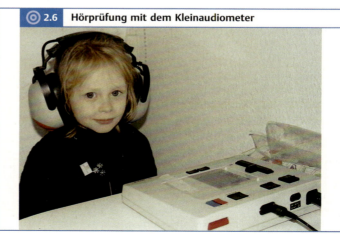

Bei der **körperlichen Untersuchung** ist besonders auf den Muskeltonus (Hypo- oder Hypertonie), Ataxien, Koordinationsstörungen, Tremor und Hirnnervenlähmungen zu achten.
Die **Urinuntersuchung** (mittels Teststreifen) gehört routinemäßig zur U8.
Die U8 wird leider relativ schlecht wahrgenommen (≈ 72%).

U9 (60.– 64. Lebensmonat)

Diese Untersuchung beinhaltet eine ausführliche Anamnese (Einzelheiten s. Kinder-Untersuchungsheft). Daneben ist eine monokulare **Sehprüfung** mit Bildtafeln oder einem Sehtestgerät (s. Abb. 2.5) sowie eine **einfache Hörprüfung** (Umgangs-, Flüstersprache, Tympanometrie), durchzuführen. Die **Kontrolle der Motorik** beinhaltet u. a. das sichere Hüpfen auf einem Bein, den Seiltänzergang (über etwa 2 m), die Prüfung der groben Kraft der Arme und Beine sowie die Körperhaltung. Zur Überprüfung der **Hand-Augen-Koordination** soll das Kind einen Kreis, ein Dreieck und ein Quadrat abzeichnen (Abb. 2.7). Die **Sprachfähigkeit** (Artikulationstest) wird mit der Benennung bestimmter Bilder in der so genannten **Möhring-Lauttreppe** erfasst (Abb. 2.8). Wie bei der U8 ist ein **Urinstatus** zu erheben. Der **Blutdruck** sollte gemessen werden (dies ist aber leider nicht empfohlen).

U10/J1 (13.– 14. Lebensjahr)

Diese ausführliche Untersuchung (eventuell mit dem Jugendlichen allein, ohne Beisein der Eltern) umfasst eine umfangreiche Anamnese, die Fragen nach chronischen Erkrankungen, körperlichen Behinderungen, seelischen Störungen (auch hinsichtlich der Eingliederung des Jugendlichen in die Gesellschaft), der schulischen Entwicklung, der Familiensituation, und auch sexualhygienische Fragen beinhaltet. Daneben erfolgt die körperliche Untersuchung mit Beurteilung der Pubertätsentwicklung. Bei entsprechender familiärer Belastung wird der Gesamtcholesterinspiegel im Blut bestimmt; der Blutdruck sollte gemessen werden. – Teilnahme derzeit nur etwa 30% der Gesamtzahl der Anspruchsberechtigen.

Bei der **körperlichen Untersuchung** ist auf den Muskeltonus, Ataxien und Koordinationsstörungen zu achten.

Die **Urinuntersuchung** gehört zur U8.

U9 (60.– 64. Lebensmonat)

Neben einer ausführlichen Anamnese ist eine monokulare **Sehprüfung** mit Bildtafeln oder einem Sehtestgerät (s. Abb. 2.5) sowie eine einfache **Hörprüfung** durchzuführen. Die Motorik wird kontrolliert und die **Hand-Augen-Koordination** überprüft (Abb. 2.7). Die **Sprachfähigkeit** (Artikulationstest) wird mit der Benennung bestimmter Bilder in der sog. **Möhring-Lauttreppe** erfasst (Abb. 2.8). Es wird ein **Urinstatus** erhoben.

U10/J1 (13.– 14. Lebensjahr)

Diese ausführliche Untersuchung umfasst eine umfangreiche Anamnese (chronische Erkrankungen, Behinderungen, schulische Entwicklung, Familiensituation) und die körperliche Untersuchung (Pubertätsentwicklung; Messung des Blutdruckes). Bei familiärer Belastung Bestimmung des Gesamtcholesterins.

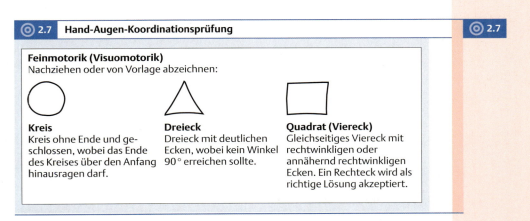

2.7 Hand-Augen-Koordinationsprüfung

Feinmotorik (Visuomotorik)
Nachziehen oder von Vorlage abzeichnen:

Kreis
Kreis ohne Ende und geschlossen, wobei das Ende des Kreises über den Anfang hinausragen darf.

Dreieck
Dreieck mit deutlichen Ecken, wobei kein Winkel 90° erreichen sollte.

Quadrat (Viereck)
Gleichseitiges Viereck mit rechtwinkligen oder annähernd rechtwinkligen Ecken. Ein Rechteck wird als richtige Lösung akzeptiert.

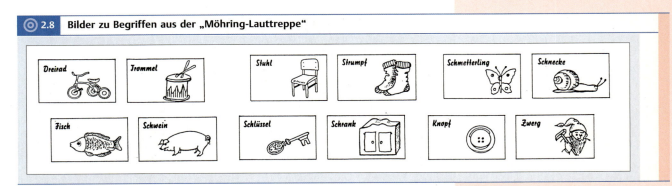

2.8 Bilder zu Begriffen aus der „Möhring-Lauttreppe"

2.2 Infektionsprophylaxe

2.2.1 Möglichkeiten der Infektionsprophylaxe

Infektionen können durch die **Expositions-** und **Dispositionsprophylaxe** verhütet werden.

Die **Expositionsprophylaxe** besteht aus Maßnahmen, die eine Übertragung von Infektionserregern auf das Individuum verhindern; z. B. durch Isolierung des Erkrankten (Quarantäne), durch Desinfektion und Sterilisation, aber auch durch Meidung des Kontaktes mit einem Kranken (z. B. ein Säugling soll keinen Kontakt mit einem an Keuchhusten erkrankten Kind haben).

Die Dispositionsprophylaxe soll die Krankheitsanfälligkeit reduzieren. Sie kann aus unspezifischen Maßnahmen bestehen (z. B. ausreichende kaloriengerechte Ernährung, gute Wohn- und Sozialverhältnisse, gute Umweltbedingungen), aber auch aus gezielten spezifischen Maßnahmen wie der aktiven und passiven Immunisierung.

Aktive Immunisierung

▶ **Definition.** Durch Zufuhr von Antigenen (Toxoide, abgetötete Erreger, abgeschwächte lebende Erreger, gentechnologisch hergestellte Antigene) werden bei intaktem Immunsystem vom Körper spezifische Schutzstoffe (Antikörper) gebildet, die zu einer belastbaren Immunität führen, welche unterschiedlich lange (Monate bis Jahrzehnte) bestehen bleibt und durch erneute Antigenzufuhr (Boosterung) in vielen Fällen rasch angehoben werden kann.

Impfstoffe für aktive Immunisierungen (= Impfungen) zeigt Tab. **2.8**. Impfstoffe können einzeln (monovalente Impfstoffe) oder als Kombinationsimpfstoffe (polyvalent) verabreicht werden, z. B. Diphtherie/Tetanus/Pertussis (DTP), Masern/Mumps/Röteln (MMR), ohne dass dadurch die antigene Wirksamkeit verringert wird. Es gibt zahlreiche Kombinationsimpfstoffe, z. B. DaPT-Hib-IPV, DaPT-Hib-HB, DaPT-Hib-HB-IPV (hexavalent). Viele Impfstoffe können gleichzeitig an kontralateralen Körperstellen injiziert werden, z. B. Td und MMR.

Passive Immunisierung

▶ **Definition.** Übertragung spezifischer Antikörper, die ein Spender (Tier: heterologes Serum; Mensch: homologes Serum) bereits gebildet hat, wodurch bei einem Nichtimmunen **sofort** eine Immunität gegen die entsprechende Infektionskrankheit besteht. Die Wirkung hält aber nur wenige Wochen bis Monate an; ein immunologisches Gedächtnis wird nicht aufgebaut.

2.8 Impfstoffarten

Impfstoffe aus Bakterien

- ▶ *Toxoide* (entgiftete Toxine): Diphtherie, Tetanus
- ▶ *Polysaccharid-Impfstoffe* (Antigene aus der Erregerkapsel): Meningokokken, Pneumokokken, Haemophilus influenzae b (Hib, auch konjugiert)
- ▶ *Ganzkeimvakzine* lebend, inaktiviert (nicht mehr krankheitsauslösend): BCG, Typhoral (Typ 21 a)
- ▶ *azellulärer Pertussisimpfstoff* (aP, nur 2–3 Bestandteile des Erregers s. S. 31)

Impfstoffe aus Viren

- ▶ *inaktivierte Viren:* Poliomyelitis (IPV), Tollwut, FSME, Influenza, Hepatitis A, Hepatitis B (HB, gentechnisch hergestellt)
- ▶ *attenuierte Viren* (Abschwächung der Virulenz = „Lebendimpfstoffe"): Masern, Mumps, Röteln, Poliomyelitis (Sabin), Varizella/Zoster, Gelbfieber

Tierische Seren enthalten artfremdes Eiweiß, wodurch die Gefahr einer Überempfindlichkeitsreaktion besonders bei wiederholter Gabe möglich ist (anaphylaktische Reaktion bis Schock). Daher reinigt man diese tierischen Seren, soweit möglich, vom tierischen Eiweiß (Fermoserum) bzw. weicht auf humane Immunglobulinpräparate aus, die auch i.v. gegeben werden können. Es gibt Seren mit besonders hohem spezifischem Antikörpergehalt (z.B. gegen Varizellen, Tetanus, FSME) als Hyperimmunseren. Die Prophylaxe mit diesen Präparaten ist teuer.

Indikation: Diese passive Immunisierung ist indiziert bei Impflingen mit gestörter Immunreaktion (AIDS, klinisch-symptomatisch immunsuppressive Behandlung) und akuter Gefährdung durch eine Infektion, bei denen Lebendimpfungen kontraindiziert sind, oder im Rahmen einer Simultanimpfung (aktive und gleichzeitig passive Immunisierung), z.B. gegen Tetanus.

2.2.2 Praktisches Vorgehen

▶ **Merke.** Vor einer Impfung muss die Impffähigkeit des Impflings überprüft und über Nutzen und Nebenwirkungen der Impfung aufgeklärt werden.

Im Impfausweis sind **Chargennummer**, **Impfstoffdosis** und **Zeitpunkt** zu dokumentieren.
Die Impfstoffe müssen bei 2 bis 8 °C gelagert werden. Auf die Einhaltung der Kühlkette ist, vor allem bei allen Lebendimpfstoffen, zu achten und der Inhalt der geöffneten Ampulle sofort zu verbrauchen.

▶ **Merke.** Alle Totimpfstoffe werden i.m., Lebendimpfstoffe meist s.c. (auch i.m. möglich), verabreicht.

Bei Patienten mit Blutungsbereitschaft können die i.m. Impfstoffe auch s.c. appliziert werden.
Oft unterbleiben indizierte Impfungen aus der irrtümlichen Meinung heraus, es bestehe eine Kontraindikation zur Impfung (Tab. **2.9**).
Zeigen sich **allgemeine Impfreaktionen** wie Infiltration, Rötung, Schwellung und Schmerzhaftigkeit im Bereich der Injektionsstelle, treten diese in der Regel in den ersten 72 Stunden nach der Impfung auf. Lebendimpfungen können nach entsprechender Inkubationszeit milde Symptome gemäß der Wildvirusinfektion auslösen. Es besteht keine Infektionsgefahr für Kontaktpersonen.
Bei Verdacht auf einen **Impfschaden** (gemäß Infektionsschutzgesetz §6, Abs. I, Nr. 3) muss eine Meldung an das zuständige Gesundheitsamt mit personenbezogenen Daten erfolgen. Nach Berufsrecht soll auch die Arzneimittelkommission der deutschen Ärzteschaft (Internet: www.akdae.de) informiert werden.

2.9 Beispiele falscher Kontraindikationen für Impfungen (nach STIKO 2006)

- banale Infekte, auch wenn sie mit subfebrilen Temperaturen (≤ 38,5 °C) einhergehen
- möglicher Kontakt des Impflings zu Personen mit ansteckenden Krankheiten
- Krampfanfälle in der Familie
- Fieberkrämpfe in der Anamnese des Impflings
- Ekzeme u.a. Dermatosen, lokalisierte Hautinfektionen
- Behandlung mit Antibiotika oder niedrigen Dosen von Kortikoiden oder lokal angewendeten steroidhaltigen Präparaten
- Schwangerschaft der Mutter des Impflings (Varizellenimpfung nach Risikoabwägung)
- angeborene oder erworbene Immundefekte bei Impfungen mit Totimpfstoffen
- Frühgeburtlichkeit
- chronische Krankheiten sowie nicht progrediente Krankheiten des ZNS
- Neugeborenenikterus

Impfabstände

Für einen lang andauernden Impfschutz ist von besonderer Bedeutung, dass bei der Grundimmunisierung der erforderliche Mindestzeitraum zwischen vorletzter und letzter Impfung nicht unterschritten wird. Impfreaktionen vorausgegangener Impfungen müssen vor erneuter Impfung vollständig abgeklungen sein.

> ▶ **Merke.** Es gibt keine unzulässig großen Abstände zwischen Impfungen. Jede Impfung gilt. Auch eine für viele Jahre unterbrochene Grundimmunisierung muss nicht neu begonnen werden.

Bei Impfungen mit **vermehrungsfähigen, abgeschwächten Krankheitserregern** (Gelbfieber, Varizellen, MMR) wird zwischen den Impfungen ein **Mindestabstand von einem Monat** empfohlen (unter der Voraussetzung, dass die Impfreaktion vollständig abgeklungen ist und keine Komplikationen aufgetreten sind). Ausnahme: Nach einer Gelbfieberschutzimpfung kann bereits nach zwei Wochen eine andere Schutzimpfung mit vermehrungsfähigen Krankheitserregern vorgenommen werden.

Bei Schutzimpfungen mit Impfstoffen aus **inaktivierten Krankheitserregern** (Pertussis, Meningokokken und Pneumokokken, Influenza, Poliomyelitis [IPV], FSME, Tollwut), mit Toxoiden (Diphtherie, Tetanus) oder mit entsprechenden Kombinationsimpfstoffen sind **keine Zeitabstände** zu beachten, auch nicht zu Impfungen mit vermehrungsfähigen abgeschwächten Krankheitserregern.

> ▶ **Merke.** Kombinierte Totimpfstoffe können ohne Bedenken mit einem Lebendimpfstoff verabreicht werden. Zwischen zwei Lebendimpfungen mit vermehrungsfähigen Erregern sollte jedoch mindestens ein Zeitabstand von vier Wochen liegen, falls sie nicht simultan verabreicht werden.

2.2.3 Impfkalender

2.10 Impfkalender für Säuglinge, Kinder und Jugendliche (nach STIKO 2006), empfohlenes Impfalter und Mindestabstände zwischen den Impfungen

Impfstoff/Antigen-kombinationen	Alter in vollendeten Monaten						Alter in vollendeten Jahren			
	Geburt	2	3	4	11–14	15–23 siehe a)	5–6 siehe a)	9–17 siehe a)	ab 18	≥ 60
T*		1.	2.	3.	4.		A	A	A*****	
D/d * siehe b)		1.	2.	3.	4.		A	A	A*****	
aP/ap*		1.	2.	3.	4.		A	A		
Hib*		1.	2. c)	3.	4.					
IPV*		1.	2. c)	3.	4.			A		
HB*	siehe d)	1.	2. c)	3.	4.	2.		G		
Pneumokokken**		1.	2.	3.	4.					S
Meningokokken					1.e) ab vollendetem 12. Monat					
MMR***					1.	2.				
Varizellen					1.	siehe f)	s.S. 36			
Influenza****										S

Um die Zahl der Injektionen möglichst gering zu halten, sollten vorzugsweise Kombinationsimpfstoffe verwendet werden. Impfstoffe mit unterschiedlichen Antigenkombinationen von D/d, T, aP/ap, HB, Hib, IPV sind verfügbar. Bei Verwendung von Kombinationsimpfstoffen sind die Angaben des Herstellers zum Impfalter und zu Impfabständen zu beachten.

A Auffrischungsimpfung: Diese sollte möglichst nicht früher als 5 Jahre nach der vorhergehenden letzten Dosis erfolgen.
G Grundimmunisierung aller noch nicht geimpften Jugendlichen bzw. Komplettierung eines unvollständigen Impfschutzes.

S Standardimpfungen mit allgemeiner Anwendung = Regelimpfungen.
a) Zu diesen Zeitpunkten soll der Impfstatus unbedingt überprüft und gegebenenfalls vervollständigt werden.
b) Ab einem Alter von 5 bzw. 6 Jahren wird zur Auffrischimpfung ein Impfstoff mit reduziertem Diphtherietoxoid-Gehalt (d) verwendet.
c) Bei monovalenter Anwendung bzw. bei Kombinationsimpfstoffen ohne Pertussiskomponente kann diese Dosis entfallen.
d) Zur „postexpositionellen Hepatitis-B-Immunprophylaxe bei Neugeborenen" s. S. 33.
e) Der Meningokokken-Konjugatimpfstoff sollte nicht gleichzeitig mit Pneumokokken-Konjugatimpfstoff oder MMR- und Varizellen-Impfstoff oder MMRV gegeben werden (s. auch S. 34).
f) Bei Anwendung des Kombinationsimpfstoffes MMRV sind die Angaben des Herstellers zu beachten. Entsprechend den Fachinformationen ist die Gabe einer 2. Dosis gegen Varizellen erforderlich. Zwischen beiden Dosen sollten 4 bis 6 Wochen liegen.
* Abstände zwischen den Impfungen mindestens 4 Wochen; Abstand zwischen vorletzter und letzter Impfung mindestens 6 Monate.
** Generelle Impfung gegen Pneumokokken für Säuglinge und Kleinkinder bis zum vollendeten 2. Lebensjahr mit einem Pneumokokken-Konjugatimpfstoff; Standardimpfung für Personen ≥ 60 mit Polysaccharidimpfstoff und Wiederimpfung im Abstand von 6 Jahren.
*** Mindestabstand zwischen den Impfungen 4 Wochen.
**** Jährlich mit dem von der WHO empfohlenen aktuellen Impfstoff.
***** Jeweils 10 Jahre nach der letzten vorangegangenen Dosis.

2.2.4 Öffentlich empfohlene Impfungen

Diphtherieschutzimpfung

Impfstoff: Das mit Formalin entgiftete Toxin (Formoltoxoid) der Diphtheriebakterien dient in unterschiedlicher Konzentration als Impfstoff und ist an Aluminiumverbindungen adsorbiert: D-Impfstoff für Kinder bis Ende des 5. Lebensjahres (mind. 30 IE/0,5 ml), d-Impfstoff für Erwachsene, der auch Kindern ab dem 6. Lebensjahr gegeben wird (mind. 2 IE/0,5 ml); DT- oder DPT-Kombinationsimpfstoffe (50 IE/0,5 ml), dT-Impfstoff (5 IE/0,5 ml).

Verabreichung: Das Toxoid wird ab dem 3. Lebensmonat als Kombinationsimpfstoff (DT oder DaPT) durch 2 i.m. Injektionen im Abstand von 6 bis 8 Wochen verabreicht. Bei der DaPT-Impfung erfolgt eine 3. Impfung nach weiteren 4 Wochen. Die Wiederholungsimpfung (DT oder DaPT) erfolgt nach 10 bis 12 Monaten.

Nebenwirkungen: Gelegentlich Lokal- und Allgemeinreaktionen (besonders beim Kombinationsimpfstoff DaPT, s. S. 32).

Postexpositionsprophylaxe: Bei Ungeimpften mit Kontakt zu Diphtheriekranken muss (auch bei Verdacht!) als Prophylaxe eine **passive Diphtherieimmunisierung** mit 1000–3000 IE Diphtherieserum, bei bestehender Erkrankung eine mit 500–1000 IE/kg (nur unter klinischer Beobachtung) vorgenommen werden. Das Serum ist in Deutschland nicht mehr erhältlich (Auslandsapotheke!).

Tetanusschutzimpfung

Impfstoff: Formoltoxoidimpfstoff, der sehr gut vertragen wird und an AL(OH)$_3$ als Adjuvans adsorbiert ist. Er wird meist in Kombination mit DaPT oder DT für die Grundimmunisierung verabreicht, später meist nur als T-Impfstoff (40 IE/0,5 ml, als Kombination 20 IE/0,5 ml und 2 IE Diphtherietoxoid).

Verabreichung: Ab dem 3. Lebensmonat 2 bzw. 3 i.m. Injektionen (je nach Kombination mit DT oder DaPT) im gleichen Abstand wie unter Diphtherie angeführt (s.o.) und eine 3. bzw. 4. Injektion nach einem Jahr. Auffrischungen (dT im 6. Lebensjahr) erfolgen dann alle 10 Jahre, aber nicht früher als im Abstand von 5 Jahren.

Schutzdauer: Der zuverlässige und gute Impfschutz (bei über 99% der Geimpften) macht Auffrischungen nur alle 10 Jahre erforderlich. Antitoxische Antikörper werden diaplazentar auf das Kind übertragen und schützen den Säugling etwa bis zum 3. Lebensmonat. Die Auffrischung führt innerhalb von 2–4 Tagen zu einem starken Titeranstieg (Boostereffekt).

Nebenwirkungen: Nur bei zu häufigen Injektionen treten allergische Begleitreaktionen (selten lebensbedrohlich) und vor allem Lokalreaktionen mit starker Schwellung, Rötung und Schmerzen an der Injektionsstelle auf.

Postexpositionsprophylaxe: Die **passive Tetanusimmunisierung** erfolgt im Verletzungsfall bei bislang fehlendem Impfschutz oder wenn die letzte Impfung länger als 10 Jahre zurückliegt mit 250 IE Tetanusimmunglobulin **und** gleichzeitig an kontralateraler Injektionsstelle mit 0,5 ml monovalentem Formoltoxoid (**Simultanimpfung**). Die Wiederholung nach 4–6 Wochen wird nur mit T-Impfstoff (also Aktivimmunisierung) vorgenommen und nach einem weiteren Jahr mit der 3. Impfung abgeschlossen.

> ▶ **Merke.** Um einen gleichzeitigen Diphtherieschutz zu geben bzw. diesen eventuell aufzufrischen, sollte man heute stets Td verwenden.

Keuchhustenschutzimpfung (Pertussis)

Impfstoff: Er enthält gereinigte Antigene des Pertussisbakteriums, z.B. Pertussistoxoid, filamentöses Hämagglutinin, Pertactin (69 kD) oder Fimbriae. Es ist noch nicht genau bekannt, welche Kombination von Antigenen bzw. Virulenz-

2 Allgemeine und spezielle Prophylaxe

faktoren des Erregers den optimalen Impfschutz verursachen. Der azelluläre Impfstoff (als monovalenter Impfstoff oder in Kombinationsimpfstoffen) wird wesentlich besser vertragen als der früher eingesetzte monovalente Ganzkeim-Impfstoff, der heute nicht mehr verwendet wird.

Verabreichung: 3 Impfungen im Abstand von 4–6 Wochen im Rahmen der Grundimmunisierung mit Kombinationsimpfstoffen; 4. Impfung frühestens 6 Monate nach der 3. Impfung.
Es gibt keine Altersbeschränkung für die Pertussisimpfung. Bei regelrechter Grundimmunisierung wird zwischen dem 5 und 6. bzw. dem 9. und 17. Lebensjahr jeweils eine weitere Dosis empfohlen.

Verabreichung: Ab dem 3. Lebensmonat 3 × im Abstand von 4–6 Wochen i.m.-Injektion zusammen mit der Grundimmunisierung gegen Diphtherie und Tetanus (sowie Hib, Hepatitis B und Polio). Eine Auffrischung erfolgt ab dem Alter von 1 Jahr, frühestens jedoch 6 Monate nach der 3. Impfung. Die frühere Altersbeschränkung auf die ersten beiden Lebensjahre ist unbegründet und daher aufgehoben worden. Wurde früher keine Pertussisimpfung durchgeführt, so wird diese im Kindes- **und** Jugendalter nachgeholt oder vervollständigt. Für bereits vielmal gegen Pertussis geimpfte Kinder bzw. Jugendliche wird zwischen dem 5. und 6. bzw. dem 9. und 17. Lebensjahr jeweils eine weitere Dosis eines azellulären Pertussisimpfstoffes empfohlen (zzt. nur als Kombinationsimpfstoff im Handel).

Schutzwirkung: Sie beginnt erst nach der 2. Pertussisimpfung. Der Impfschutz hält 5–7 Jahre an. Konversionsrate > 85%.

Schutzwirkung: Sie beginnt erst nach der 2. Pertussisimpfung und erreicht ihr Maximum erst etwa 4–8 Wochen nach der 3. Impfung. Dann fallen die Antikörper wieder ab. Der Impfschutz hält nur 5–7 Jahre an. Die Konversionsrate liegt bei > 85%.

Nebenwirkungen: Lokalreaktionen, sehr selten Allgemeinreaktionen.

Nebenwirkungen: Lokalreaktionen, Schreiattacken, Fieberanstieg am gleichen oder folgenden Tag und in seltenen Fällen durch den Fieberanstieg bedingte Krämpfe, die aber nicht zu zerebralen Schäden führen.

Kontraindikationen: Kinder mit progredient neurologischen Erkrankungen. **Keine Kontraindikationen** sind Fieberkrämpfe und Krampfanfälle in der Familie.

Kontraindikationen: Kinder mit progredienten neurologischen Erkrankungen sollen nicht gegen Keuchhusten geimpft werden, bis die Ursache des Krankheitsbildes geklärt ist. War nach einer Pertussisimpfung ein schockähnlicher Zustand oder starke Unruhe über mehr als 3 Std. innerhalb von 48 Std. nach der Impfung festzustellen, sollten weitere Pertussisimpfungen nicht vorgenommen werden. **Keine Kontraindikationen** sind Fieberkrämpfe und Krampfanfälle in der Familie (s.o.). Da fieberhafte Reaktionen einen Anfall provozieren können, ist bei Kindern mit Neigung zu Krampfanfällen von Antipyretika großzügig Gebrauch zu machen; dies gilt auch für andere Impfungen.

Haemophilus-influenzae-b-Schutzimpfung (Hib)

Die Hib-Schutzimpfung wird nur noch als Kombinationsimpfung durchgeführt (s. Tab. **2.10**).

Haemophilus-influenzae-b-Schutzimpfung (Hib)

Ein Monoimpfstoff steht nicht mehr zur Verfügung. Die Hib-Schutzimpfung wird nur noch als Kombinationsimpfung (Infanvix-hexa: D-T-aP-**Hib**-Polio-HB, Infanvix-IPV + **Hib**, Pentavac: D-T-aP-Polio-**Hib**) durchgeführt (s. Tab. **2.10**).

Poliomyelitisschutzimpfung

Impfstoffe: Der Sabin-Schluckimpfstoff (Lebendimpfstoff) wird heute wegen der Möglichkeit einer vakzineassozierten Poliomyelitis nicht mehr verwendet. An seine Stelle tritt der trivalente inaktivierte Salkimpfstoff.

Poliomyelitisschutzimpfung

Impfstoffe:
- Trivalenter (Polio Typ I–III) inaktivierter Polioimpfstoff (nach Salk): Zum Schutz vor der Poliomyelitis wird heute der zu injizierende Impfstoff (inaktivierte Polio-Vakzine [IPV]) empfohlen. Dieser Impfstoff ist sehr gut verträglich und steht heute als monovalenter Impfstoff, aber auch als Kombinationsimpfstoff zur Verfügung.
- Poliolebendimpfstoff (nach Sabin): Dieser enthält vermehrungsfähige abgeschwächte (attenuierte) Polioviren aller drei Typen. Wegen des – wenn auch sehr geringen – Risikos einer vakzineassoziierten paralytischen Poliomyelitis (VAPP) wird dieser Impfstoff heute nicht mehr verwendet.

Verabreichung: Es werden drei Impfungen im Abstand von 4–5 Wochen als Kombinationsimpfstoff durchgeführt und eine 4. Impfung etwa 1 Jahr nach der ersten. Eine Wiederholungsimpfung wird ab dem 9. Lebensjahr empfohlen.

Verabreichung: Die Poliomyelitis-Injektionsimpfung wird im Kindesalter in einer Kombinationsimpfung vorgenommen (3 × im Abstand von etwa 4 Wochen). Ein Jahr nach der ersten Impfung wird eine 4. Kombinationsimpfung angeschlossen. Kinder, die bereits 3 *orale* Poliomyelitisimpfungen erhalten haben, gelten als vollständig immunisiert. Ausstehende Impfungen der Grundimmunisierung werden mit IPV nachgeholt, auch wenn der Impfschutz im Vorfeld mit Lebendimpfstoff (Schluckimpfung) durchgeführt wurde. Ab Beginn des 9. Lebensjahres wird für Jugendliche eine Auffrischimpfung mit einem Impfstoff, der IPV enthält (oder auch dem monovalenten IPV-Impfstoff) empfohlen. Eine Impfung mit IPV wird auch dann vorgenommen, wenn die Impfungen der Grundimmunisierung nicht vollständig dokumentiert sind oder die letzte Impfung der Grundimmunisierung bzw. die letzte Auffrischimpfung länger als 10 Jahre zurückliegen. Eine routinemäßige Auffrischung nach dem vollendeten 18. Lebensjahr wird nicht mehr empfohlen.

Schutzdauer: Mit der IPV-Impfung besteht nach 4 Kombinationsimpfungen ein lebenslanger Schutz.

Nebenwirkungen: In sehr seltenen Fällen kann an der Injektionsstelle eine leichte Lokalreaktion beobachtet werden.

Kontraindikationen: Akute fieberhafte Erkrankungen zum Zeitpunkt der vorgesehenen Impfung, wie bei jeder anderen Impfung auch.

Hepatitis-B-Schutzimpfung

Impfstoff: Heute werden ausschließlich rekombinante Hepatitis-B-Vakzine verwendet (Hepatitis-B-Oberflächenantigen gentechnisch in Hefezellen hergestellt). Es existieren Impfstoffe mit unterschiedlichem Antigengehalt für Erwachsene und Kinder (Kinder erhalten etwa die Hälfte der Erwachsenendosis).

Verabreichung: Hepatitis-B-Impfstoffe werden i.m. (M. deltoideus, beim Säugling Außenseite des Oberschenkels), bei medizinischen Indikationen (z.B. bei Hämophilie) auch subkutan injiziert. Die Impfung ist in den Impfkalender für Säuglinge, Kinder und Jugendliche als Regelimpfung aufgenommen. Sie wird (nach den Angaben des Herstellers) fast ausschließlich als Kombinationsimpfung im Säuglings- und Kleinkindesalter mit 3 Impfungen (im Abstand von 4 Wochen) beginnend am Anfang des 3. Lebensmonats verabreicht, mit einer Auffrischimpfung im 2. Lebensjahr. Bei Impfung mit Hepatitis-Impfstoff allein wird je 1 Dosis im Abstand von 4 Wochen und eine dritte Boosterdosis 6 Monate nach der ersten Injektion gegeben; bei hohem Expositionsrisiko sind auch 3 Dosen im Mindestabstand von 4 Wochen möglich. Vor- bzw. Nachtestungen zur Kontrolle des Antikörperspiegels sind bei den Regelimpfungen im Kindesalter nicht erforderlich.

Schutzdauer: Als geschützt gilt, wer Anti-HBs-AG Werte > 10 E/l entwickelt. Dies ist bei etwa 95–99% der geimpften Kinder und Jugendlichen der Fall. Es gibt aber auch „Non-Responder", die aus genetischen Gründen trotz mehrfacher Vakzinierung keine Antikörper im schützenden Bereich entwickeln. Nach Grundimmunisierung mit 3 Impfdosen besteht ein dauerhafter Schutz, weshalb keine generelle Auffrischimpfung erforderlich ist. Lediglich bei Personen aus Risikogruppen wird aus Sicherheitsgründen eine postvakzinale Titerkontrolle durchgeführt. Es existieren entsprechende Empfehlungen der STIKO, ab welchem Titer eine Nachimpfung zu empfehlen ist. Man kann von einer lebenslänglichen Immunität ausgehen.

Nebenwirkungen: Die Hepatitis-B-Impfstoffe werden sehr gut vertragen. Gelegentlich können lokale Nebenwirkungen auftreten (< 0,5%), in seltenen Fällen kann es zu Gelenkschmerzen kommen. Die im zeitlichen Zusammenhang mit der Hepatitis-B-Impfung aufgetretenen Erkrankungen (bis hin zur multiplen Sklerose) sind zufällig koinzidierend und sind keine Nebenwirkung dieser Impfung.

Kontraindikationen: Wie bei jeder anderen Impfung stellen akute, mit hohem Fieber einhergehende Erkrankungen oder schwere allergische Reaktion auf Bestandteile des Impfstoffes, eine Kontraindikation zur Impfung dar.

Postexpositionelle Hepatitis-B-Prophylaxe bei Neugeborenen: Bei Neugeborenen von HBsAG-positiven Müttern bzw. von Müttern mit unbekanntem HBsAG-Status (ohne rechtzeitige serologische Kontrollmöglichkeit) wird unmittelbar post partum (innerhalb von 12 Stunden) mit der Immunisierung gegen Hepati-

---

Schutzdauer: Bei entsprechender Grundimmunisierung lebenslange Schutzdauer.

Nebenwirkungen: Sehr selten leichte lokale Reaktion.

Kontraindikationen: Akute fieberhafte Erkrankungen.

Hepatitis-B-Schutzimpfung

Impfstoff: Hepatitis-B-Vakzine enthalten gentechnisch hergestelltes Hepatitis-B-Oberflächenantigen.

Verabreichung: Der Impfstoff wird i.m. verabreicht. Impfmodus: 2 Impfungen im Abstand von etwa 4 Wochen (zu Beginn des 3. Lebensmonats)
Auffrischimpfung im 2. Lebensjahr.
Bei Monoimpfung je 1 Dosis im Abstand von 4 Wochen, eine dritte 6 Wochen nach der ersten Injektion.
Antikörperspiegelbestimmungen sind im Kindesalter nicht erforderlich.

Schutzdauer: Als geschützt gilt, wer Anti-HBs-AG Werte > 10 E/l entwickelt.

Nebenwirkungen: Hepatitis-B-Impfstoffe werden sehr gut vertragen. In < 0,5% können lokale Nebenwirkungen auftreten.

Kontraindikationen: Es gelten die allgemeinen Kontraindikationen.

Postexpositionsprophylaxe bei Neugeborenen: Unmittelbar post partum Simultanimmunisierung mit einer Dosis Hepatitis-B-Impfstoff (für Kinder) und 1 ml Hepatitis-B-Immunglobulin.

Die zweite Hepatitis-Impfung erfolgt nach 1 Monat, die dritte 6 Monate nach der ersten Impfung. Bei nicht bekanntem HBsAG-Status der Mutter und ohne die Möglichkeit der sofortigen serologischen Kontrolle bei der Mutter: Hepatitisimpfung und innerhalb von 7 Tagen bei Bedarf Hepatitis-B-Immunglobulin.

tis B begonnen. Bei positivem HBsAG wird simultan Hepatitis-B-Immunglobulin verabreicht. Bei nachträglicher Feststellung einer HBsAG-Positivität der Mutter kann beim Neugeborenen die passive Immunisierung in den ersten 7 Tagen postnatal nachgeholt werden; beim Neugeborenen ist zur Simultanprophylaxe eine Gesamtdosis von 1 ml anzuwenden.

Nach Abschluss der Grundimmunisierung von Neugeborenen ist eine serologische Kontrolle erforderlich. Die begonnene HB-Grundimmunisierung wird 1 Monat nach der ersten Impfung durch eine zweite und 6 Monate nach der ersten Impfung durch eine dritte vervollständigt.

Pneumokokkenschutzimpfung

Impfstoff: Kapselpolysaccarid- und Konjugatimpfstoff.

Impfstoff: Der Kapselpolysaccharidimpfstoff enthält 23 Pneumokokkensubtypen, welche in unseren Breiten am häufigsten schwere, invasive Infektionskrankheiten mit hoher Letalität hervorrufen. Der konjugierte Impfstoff (Prevenar) enthält 7 Serotypen. Ein Impfstoff mit mehreren Typen ist in Erprobung.

Verabreichung: Konjugatimpfstoff 1 × 0,5 ml jeweils nach dem vollendeten 2., 3. und 4. Lebensmonat i. m., Auffrischung 11.–14. Monat. Polysaccharidimpfstoff (erst **nach** dem 2. Lebensjahr) 1 × 0,5 ml i. m./s. c., Auffrischung nach 6 Jahren, falls Indikation besteht.

Verabreichung: Von dem Konjugatimpfstoff werden 1 × 0,5 ml jeweils nach dem vollendeten 2., 3. und 4. Lebensmonat i. m. verabreicht, eine Auffrischung sollte zwischen dem 11. und 14. Lebensmonat erfolgen. Der Impfstoff soll nicht gleichzeitig mit dem Meningokokken C-Impfstoff oder mit MMRV verabreicht werden. Die STIKO hat die generelle Impfung mit dem Konjugatimpfstoff ab dem 2. bis zum 24. Lebensmonat empfohlen.

Der Polysaccharidimpfstoff wird 1 × 0,5 ml i. m./s. c. gegeben, eine Auffrischung erfolgt nach 6 Jahren, falls eine Indikation besteht. (Näheres s. unter www.rki.de). Dieser Impfstoff wird aber erst **nach** dem 2. Lebensjahr verwendet. Der Mindestabstand zu einer vorausgegangenen Konjugatimpfstoffgabe sollte wenigstens 2 Monate betragen.

Nebenwirkungen: Evtl. lokale Reaktionen an der Impfstelle (Rötung, Schwellung) oder Fieber.

Nebenwirkungen: Eventuell treten lokale Reaktionen an der Impfstelle (Rötung, Schwellung) oder Fieber auf (Häufigkeit: 1 : 8000 Impfungen). Bei synchroner Verabreichung mir dem hexavalenten Impfstoff wird eine Zunahme von Fieberreaktionen (stets > 39 °C) in zwei Studien beschrieben.

Meningokokkenschutzimpfung

Impfstoffe: Polysaccharidimpfstoffe mit Serogruppen A, C, W135 und Y oder nur A und C (s. Rote Liste) sowie Meningokokken-Gruppe C Konjugatimpfstoff.

Impfstoff: Polysaccharidimpfstoffe mit Serogruppen A, C, W135 und Y oder nur A und C (s. Rote Liste) sowie Meningokokken-Gruppe C Konjugatimpfstoff. Ein Impfstoff gegen Meningokokken der Serogruppe B steht noch nicht zur Verfügung. Die Impfstoffe sind auch für Erwachsene zugelassen.

Verabreichung: Die Grundimmunisierung von Kindern im 2. Lebensjahr erfolgt mit **einer** Impfdosis i. m./s. c.

Verabreichung: Die Grundimmunisierung von Kindern im 2. Lebensjahr erfolgt mit **einer** Impfdosis i. m./s. c. Eine ausreichende Immunität kann aber bereits ab dem Alter von 1 Jahr erreicht werden.

Schutzdauer: Der Konjugatimpfstoff bewirkt eine langdauernde Immunität. Bei fortbestehenden Infektionsrisiko ist bei Verwendung des 4-Valenten-Polysacharidimpfstoffes ein 3-Jahres-Abstand empfohlen.

Schutzdauer: Der Konjugatimpfstoff bewirkt eine langdauernde Immunität. Notwendigkeit und Zeitpunkt einer Auffrischung werden Langzeitbeobachtungn ergeben. Bei fortbestehendem Infektionsrisiko ist bei Verwendung des 4-Valenten-Polysacharidimpfstoffes eine Auffrischung alle 3 Jahre empfohlen. Der Impfstoff zeigt eine sehr gute Immunität.

Nebenwirkungen: Sehr gute Verträglichkeit.

Nebenwirkungen: Sehr gute Verträglichkeit. Bis jetzt (2006) wurden etwa 50 Mio. Dosen ohne schwerwiegende Sicherheitsbedenken verabreicht.

Bemerkungen: Die synchrone Verabreichung mit anderen Impfstoffen (z. B. MMRV) führt möglicherweise zu einem niedrigen AK-Spiegel gegen Meningokokken C.

Masern-, Mumps-, Rötelnschutzimpfung

Impfstoffe: Mono- und Kombinationsimpfstoffe enthalten attenuierte vermehrungsfähige Erreger.

Impfstoff: Dieser Kombinationsimpfstoff enthält vermehrungsfähige attenuierte Masern-, Mumps- bzw. Rötelnviren mit guter Immunogenität für alle drei Komponenten. Jede Impfung kann separat oder als MMR-Impfstoff verimpft werden.

Verabreichung: Der frisch lyophilisierte Impfstoff sollte s. c. oder i. m. gegeben werden. **Jungen und Mädchen** werden im

Verabreichung: Der frisch resuspendiert und lyophilisierte Impfstoff (Kühlkette beachten!) wird s. c. oder i. m. verabreicht (gilt auch für jede Einzelkomponente). Nach Bluttransfusion oder Gabe von Immunglobulinen muss mindestens ein dreimonatiger Abstand zur MMR-Impfung wie zu jeder einzelnen Komponente eingehalten werden. Geimpft werden **Mädchen und Jungen** im Alter von 11–14 Monaten (vorher können noch Antikörper von der Mutter vorliegen, die die Antikörperbildung durch die Impfung einschränken würden). Die Impfung darf aber, wenn nötig, auch früher erfolgen. Die MMR-Impfung ist zur Schließung von Immunitätslücken zweimal durchzuführen. Die 2. Impfung kann bereits 4 Wochen nach der ersten erfolgen. Sie sollte so früh wie möglich eingesetzt werden. In Kürze wird ein Kombinationsimpfstoff MMRV zur Verfügung stehen (mit Varizellenimpfstoff-Komponente).

Schutzdauer: Die Serokonversion liegt bei 95% und bleibt 15–30 Jahre bestehen.

Nebenwirkungen: 5–10% der Impflinge entwickeln um den 5.–10. Tag p. v. Fieber, gelegentlich ein kleinfleckiges morbilliformes Exanthem. An der Impfstelle selbst kann es zu einer leichten Rötung und Schwellung kommen. Das Impfvirus wird nicht von Mensch zu Mensch übertragen, Impfmasern sind nicht ansteckend. Die Tuberkulinprobe kann bis zu 6 Wochen p. v. negativ ausfallen (wegen der durch das Masernvirus bedingten Masernanergie). Ein Zusammenhang zwischen der Mumpsimpfung und Diabetes mellitus Typ I besteht nicht, jedoch kann 10–12 Tage p.v. eine leichte einseitige Schwellung der Parotisdrüse ohne Temperaturanstieg auftreten, bei Erwachsenen flüchtige Arthralgien und Myalgien (bedingt durch die Rötelnkomponente).

Kontraindikationen: Zu ihnen zählen (auch für die einzelnen Komponenten): Immunsuppression, Immundefekte; Überempfindlichkeit gegen Hühnereiweiß (nur wenn diese mit klinischen Symptomen einhergeht), Neomycin/Kanamycin (Substanzen werden bei der Herstellung des Impfstoffes verwendet), Schwangerschaft (obgleich durch die Rötelnimpfung in der Gravidität nie eine Embryopathie beschrieben wurde).

▶ **Merke.** Kinder mit Anfallsleiden können und sollen geimpft werden.

▶ **Merke.** Bei allen Frauen muss zu Beginn einer Schwangerschaft mittels Röteln-HAH-Test festgestellt werden, ob ein protektiver Rötelntiter vorliegt (Schutztiter > 1:32). Frauen ohne ausreichenden Titer sollten dann im Wochenbett oder danach unter Konzeptionsschutz geimpft werden.

Verhalten nach Exposition mit Masern, Mumps oder Röteln: Die passive Immunisierung wird mit 16%igem Gammaglobulin (0,2 ml/kgKG einmalig i.m.) durchgeführt. Ab dem 4. Tag nach der Infektion treten mitigierte (abgeschwächte) Masern auf, ab dem 7. Tag nach Infektion ist keine Wirkung mehr zu erwarten. Das Gleiche gilt für die Mumpsinfektion. Der Infektionszeitpunkt kann oft nur sehr schwer festgestellt werden, so dass man mit der passiven Immunisierung meist zu spät kommt. Nach passiver Immunisierung muss ein Abstand von ca. 5–6 Monaten zur nachfolgenden Lebendimpfung eingehalten werden. Dies gilt auch für die Mumps- und Rötelnimpfung. Nach stattgehabter Exposition zu einem Masernerkrankten kann innerhalb der ersten 3 Tage die aktive Immunisierung (also Masernimpfung) eingesetzt werden. Der Erfolg ist jedoch unsicher (bei Immunsupprimierten auch kontraindiziert). Wird eine gegen Röteln nicht immune Schwangere mit Röteln exponiert oder handelt es sich um eine Schwangere mit unbekanntem Rötelnstatus, ist sofort der Rötelnantikörpertiter zu messen (evtl. sind Antikörper durch eine überstandene, aber nicht diagnostizierte Rötelnerkrankung doch vorhanden). Im negativen Fall kann innerhalb von 3 Tagen ein Hyperimmunglobulin i.m. gegeben werden (0,3 ml/kgKG einmalig, mindestens 15 ml), mit dem Hinweis auf die unsichere Wirksamkeit der Maßnahme. Das früher verwendete Rötelnimmunhyperserum ist nicht mehr im Handel, seine Wirksamkeit war nie belegt. Infiziert sich eine Schwangere trotz Impfung an Röteln entsteht keine Virämie.

11.–14. Lebensmonat geimpft (vorher sind beim Kind evtl. noch Antikörper durch die Mutter vorhanden, die die Viren „neutralisieren" können und so die Impfung nicht angehen lassen). Die 2. Impfung kann bereits 4 Wochen nach der 1. Impfung erfolgen.

Schutzdauer: Etwa 15–30 Jahre.

Nebenwirkungen: In 5–10% kann ein kleinfleckiges morbilliformes Exanthem entstehen und Rötung an der Impfstelle. Die Tuberkulinprobe ist bis zu 6 Wochen p. v. negativ. Zwischen Mumpsimpfung und Diabetes mellitus Typ I besteht kein Zusammenhang; eine Schwellung der Parotis kann in seltenen Fällen auftreten.

Kontraindikationen: Immunsuppression; Immundefekte; Überempfindlichkeit gegen Hühnereiweiß, Neomycin, Kanamycin; Schwangerschaft. – Kinder mit Anfallsleiden können und sollen geimpft werden.

◀ **Merke**

◀ **Merke**

Verhalten nach Exposition mit Masern, Mumps oder Röteln: Mit 16% Gammaglobulin (ab 7. Tag nach Inkubation aber wirkungslos) verlaufen die Masern mitigiert. Lebendimpfungen können erst 5–6 Monate danach erfolgreich eingesetzt werden. In den ersten 3 Tagen nach Exposition kann aktiv gegen Masern geimpft werden (nicht bei Immunsupprimierten). Nach Rötelninfektion einer ungeschützten Schwangeren wird sofort der Rötelnantikörpertiter gemessen (evtl. doch Antikörper von früherer nicht erkannter Krankheit vorhanden); sind keine Antikörper nachweisbar, gibt man ein Immunglobulin, jedoch ohne gesicherten Schutz für die Frucht. Bei einer mit Röteln infizierten geimpften Schwangeren entsteht keine Virämie.

2 Allgemeine und spezielle Prophylaxe

Impfstoff: abgeschwächte Varizella-Viren des Stammes OKA.

Verabreichung: Subkutane Impfung ab dem 11. Lebensmonat mit 1 Dosis (s. auch Tab. **2.10**).

Schutzdauer: wahrscheinlich lebenslanger Schutz; Serokonversionsrate 95,7–98%.

Postexpositionelle Varizellen-Prophylaxe: innerhalb von 5 Tagen nach Exposition oder von 3 Tagen nach Beginn des Exanthems beim Indexfall.

2.2.5 Indikationsimpfungen

Es handelt sich um Impfungen, die nur bei bestimmten Indikationen verabreicht werden (Tab. **2.11**).

Varizellenimpfung

Impfstoff: Abgeschwächte Varizella-Viren des Stammes OKA, gezüchtet in Kulturen menschlicher diploider Zellen. Der Impfstoff muss so gelagert werden, dass die Kühlkette nicht unterbrochen wird. Ein Kombinationsimpfstoff MMRV steht seit kurzem zur Verfügung.

Verabreichung: Der Trockenimpfstoff wird in 0,5 ml Aqua ad injec. (in der mitgelieferten Fertigspritze enthalten) gelöst und subkutan injiziert. Kinder ab dem 11. Lebensmonat erhalten 1 Dosis. Bei Anwendung des Kombinationsimpfstoffes MMRV sind die Angaben des Herstellers zu beachten. Eine Boosterimpfung wie auch eine postvakzinale Titerkontrolle sind nach den heutigen Erkenntnissen nicht erforderlich.

Schutzdauer: Nach bisherigen Erfahrungen besteht ein jahrzehntelanger (lebenslanger?) Schutz. Die Serokonversionsrate liegt zwischen 95,7 und 98%.

Weitere Empfehlungen: Neben den genannten Altersgruppen ist die Impfung auch für Ungeimpfte zwischen 9–17 Jahren ohne Varizellenamnese empfohlen, für seronegative Frauen mit Kinderwunsch, seronegatives Klinikpersonal, das mit Immunsupprimierten und Neugeborenen engen Kontakt hat, sowie bei seronegativen Patienten mit Leukämie und schwerer Neurodermitis.

Postexpositionelle Varizellen-Prophylaxe: Sie ist durch die Inkubationszeit innerhalb von 5 Tagen nach Exposition oder innerhalb von 3 Tagen nach Beginn des Exanthems beim Indexfall möglich. Exposition heißt: 1 Stunde oder länger mit einer infektiösen Person in einem Raum bzw. Face-to-Face- und Haushaltskontakt. Diese Impfung wurde als generelle Impfung in die Impfempfehlungen der STIKO (2006) aufgenommen (s. Tab. **2.10**).

2.2.5 Indikationsimpfungen

Hierbei handelt es sich um Impfungen, die nur bei bestimmten Indikationen verabreicht werden (z.B. Gefahr der Tollwut-, FSME- u.a. Infektionen) (Tab. **2.11**).

2.11 Indikationsimpfungen

Impfung gegen	Impfstoff und Verabreichung	Indikation und Bemerkung
Frühsommer-Meningo-Enzephalitis (FSME)	FSME-Impfstoff (Tot-Vakzine) 3 Injektionen i.m.: 2 Injektionen im Abstand von 1–3 Monaten, 3. Injektion nach 9–12 Monaten; Auffrischimpfungen in 5-jährigem Abstand. Schnellimmunisierung: 3 × 0,5 ml an den Tagen 0, 7 und 21. Erste Auffrischung nach 12–18 Monaten.	Personen, die in FSME-Risikogebieten Zecken exponiert sind (zu erfragen bei den Gesundheitsämtern oder auf den Internetseiten des Robert-Koch-Instituts zum Thema Impfen mit Empfehlungen der STIKO unter www.rki.de) oder Personen, die durch FSME beruflich gefährdet sind (z.B. im Labor, als Forstarbeiter oder Exponierte in der Landwirtschaft). Zugelassen für Kinder nach dem 1. Lebensjahr!
Hepatitis A	Totimpfstoff; 2 Impfungen im 4-Wochen-Abstand, 3. Impfung 6 Monate später. Passive Immunisierung mit 16%igem Gammaglobulin 0,02 ml/kgKG bis spätestens 14 Tage nach stattgehabter Exposition.	Effektivität der passiven Immunisierung ~90%, Schutzdauer 2–4 Monate. Bei Reisen in Länder mit gehäuftem Vorkommen von Hepatitis A (Süditalien, Türkei, Vorderer Orient, Südostasien, Indien, Mittel- u. Südamerika, Afrika). Aktive Immunisierung (2 Impfungen!) schützt für etwa 10 Jahre. Zugelassen für Kinder nach dem 1. Lebensjahr!
Influenza („Grippe-Impfung")	Spaltimpfstoff; Subunitimpfstoff (Tot-Vakzine); WHO empfiehlt für jede Impfsaison die aktuelle Zusammensetzung. 1 Dosis (0,5 ml) anfangs Oktober. Kleinkinder (bis 3 Jahre) 2 Dosen mit je 0,25 ml im Abstand von 4–6 Wochen bei der Erstimmunisierung.	Kinder mit chronischen Krankheiten, vor allem der Atmungs- und Kreislauforgane (Mukoviszidose; Asthma, Herzfehler); Diabetes mellitus, chronische Nierenkrankheiten, Immundefizienz, medizinisches Personal. Jährlich impfen!
Tollwut (prä- und postexpositionelle Impfung)	HDC-Totimpfstoff; für Simultanimpfung Tollwutimmunglobulin; postexpositionelle Injektionen: am 0.–3.–7.–14.–30. (–90.) Tag, simultan mit Tollwut-Immunglobulin 1 × 20 IE/kgKG i.m. einmalig (soviel wie möglich davon in und um die Wunde).	Biss/Verletzung durch tollwütiges oder tollwutverdächtiges Tier; auch nach Berühren infizierten Materials besteht über kleine Hautläsionen Infektionsgefahr. Serokonversion 100%! Impfstoff gut verträglich.

3 Ernährung und Ernährungsstörungen

3.1 Natürliche Ernährung in der Neugeborenen- und frühen Säuglingsperiode

▶ **Definition.** Unter natürlicher Ernährung versteht man die ausschließliche Verabreichung von Muttermilch durch Anlegen des Kindes an die mütterliche Brust.

Laktation

Unter dem Einfluss der plazentaren Östrogene, des Progesterons und des Prolaktins, wird die Laktation bereits während der Schwangerschaft vorbereitet. Die **Galaktogenese** (Auslösen der Milchsekretion) setzt unmittelbar nach der Plazentalösung ein, wenn – bei unveränderter Prolaktinsekretion – die Östrogen- und Progesteronspiegel abfallen. Am 3./4. Wochenbetttag erreichen diese ihr Minimum, die Milch „schießt" ein. Die kontinuierliche Milchsekretion **(Galaktopoese)** wird reflektorisch-hormonell gesteuert. Da das Saugen des Kindes an der Brust die Milchbildung entscheidend fördert, sollte das Neugeborene möglichst frühzeitig nach der Geburt und häufig wiederkehrend angelegt werden.

Stillen

Das Stillen stellt in den ersten Lebensmonaten die optimale Ernährung für den Säugling dar und fördert zudem die Mutter-Kind-Beziehung.
Die Bereitschaft der Mutter zum Stillen, eine einfühlsame und informative Stillberatung, Hinwendung zum Kind und Geduld bei anfänglichen Schwierigkeiten sind wesentliche Faktoren für den Erfolg des Stillens. Der Stillvorgang sollte außerdem nie unter zeitlichem Druck erfolgen.
Das Anlegen des Kindes richtet sich nach dessen Verlangen, wobei sich nach einigen Wochen meist ein konstanter Stillrhythmus eingespielt hat (z. B. 4-stündlicher Abstand). Die Dauer einer Brustmahlzeit sollte 20 Minuten nicht überschreiten; nach 5 Minuten hat das Kind bereits zwei Drittel der Milch getrunken. Nach dem Trinken – bei gierig trinkenden Kindern auch schon während des Stillens – muss die mitgeschluckte Luft entweichen können. Zu heftiges Mitschlucken von Luft – **Aerophagie** – führt zum Aufschäumen der Milch im Magen und dadurch zum vorzeitigen Sättigungsgefühl, eventuell auch zum Aufstoßen der Nahrung. Letzteres kann mit einem gastroösophagealen Reflux verwechselt werden.
Die tägliche Milchmenge beträgt in den ersten 10 Lebenstagen ca. 500 bis 600 ml. Als Anhaltspunkt kann die sog. **Finkelstein-Regel** dienen:
Finkelstein-Regel: Trinkmenge (in ml) = (Lebenstage − 1) × 50 − 70
Ab der dritten Woche trinkt das Baby 110 bis 150 ml/kg Körpergewicht am Tag und deckt damit den Energiebedarf von 110 bis 130 kcal/kg Körpergewicht und Tag im ersten Halbjahr.
Die Stilldauer sollte 4 bis 6 Monate betragen, danach reicht der Energie- und Substratgehalt von Muttermilch alleine nicht mehr für ein befriedigendes Gedeihen des Kindes aus. Die **Ernährung von Frühgeborenen,** insbesondere von sehr kleinen Frühgeborenen, stellt besondere Anforderungen an die Nahrungsqualität. Zu früh geborene Kinder sollen ähnliche Wachstumsraten erzielen wie Feten der gleichen Entwicklungsperiode bei gleichzeitiger Berücksichtigung ihrer noch unreifen Verdauungs-, Stoffwechsel- und Ausscheidungssysteme. Ihnen wird deshalb abgepumpte und mit Energieträgern, Protein, Mineralien und Spurenelementen angereicherte Muttermilch angeboten (s. auch S. 41).

---

3 Ernährung und Ernährungsstörungen

3.1 Natürliche Ernährung in der Neugeborenen- und frühen Säuglingsperiode

◀ Definition

Laktation
Die **Galaktogenese** setzt unmittelbar nach der Plazentalösung ein. Die kontinuierliche Milchsekretion wird reflektorisch-hormonell aufrechterhalten **(Galaktopoese).**

Stillen
Das Stillen stellt in den ersten Lebensmonaten die optimale Ernährung für den Säugling dar und fördert zudem die Mutter-Kind-Beziehung.

Die Dauer einer Brustmahlzeit sollte 20 Minuten nicht überschreiten; nach 5 Minuten hat das Kind bereits zwei Drittel der Milch getrunken.

Die Milchmenge beträgt bis zum 10. Lebenstag ca. 500–600 ml.
Finkelstein-Regel: Trinkmenge (in ml) = (Lebenstage − 1) × 50 − 70
Ab der 3. Woche trinkt das Baby 110–150 ml/kgKG/d (Energiebedarf im ersten Halbjahr: 110–130 kcal/kgKG/d). **Die Stilldauer sollte 4 bis 6 Monate betragen. Frühgeborenen** wird abgepumpte und mit Energieträgern, Protein, Mineralien und Spurenelementen angereicherte Muttermilch angeboten.

Zusammensetzung der Muttermilch

Die Zusammensetzung der Muttermilch (Tab. 3.1) passt sich in den ersten beiden Wochen nach der Geburt den physiologischen Bedürfnissen an: **Vormilch (Kolostrum)** bis 5. Tag; **Übergangsmilch (transitorische Milch)** bis 8. Tag; danach **reife Frauenmilch.**

Proteine

Der Eiweiß- und Mineralstoffgehalt von Frauenmilch ist niedriger als der von Kuhmilch. Kuhmilch enthält zu Beginn der Laktation aber reichlich **funktionelle Proteine** (Tab. 3.2).

Zusammensetzung der Muttermilch

Die Zusammensetzung der Muttermilch (Tab. 3.1) wechselt in den ersten beiden Wochen nach der Geburt des Kindes. Sie passt sich in ihren nutritiven und immunologischen Komponenten den physiologischen Bedürfnissen des Neugeborenen an. Zunächst wird die an Funktionsproteinen und aktiven immunkompetenten Zellen reiche **Vormilch (Kolostrum)** sezerniert. Die **Übergangsmilch (transitorische Milch)** vom 5. bis 8. Lebenstag und die im Weiteren sezernierte **reife Frauenmilch** enthält zunehmend Energieträger wie Fett und Laktose, während der Gehalt an nicht verdaulichen Funktionsproteinen zurückgeht.

Proteine

Frauenmilch hat einen, im Vergleich zu Kuhmilch, niedrigen Protein- und Mineralstoffgehalt (Tab. 3.1). Hauptkomponenten der Muttermilchproteine sind das grob ausfallende Kasein und das α-Laktalbumin. Der Gehalt dieser **nutritiven (verdaulichen) Proteine** ist während der gesamten Laktation annähernd gleich, insgesamt relativ niedrig und der Stoffwechselkapazität des Säuglings angepasst. Er reicht dennoch zu einem gesunden Gedeihen aus, da der Säugling – im Vergleich zum Tier – langsam wächst. **Funktionelle (nichtverdauliche) Proteine**, wie Laktoferrin, sekretorisches IgA oder Lysozyme im Kolostrum und in der Übergangsmilch, aber auch der hohe Harnstoff- und Tauringehalt kompensieren passagere Defizite im kindlichen Organismus bzw. helfen bei der Adaptation an das postpartale Milieu (Tab. 3.2).

Tab. 3.1 Zusammensetzung von Frauenmilch und Kuhmilch

	Protein* g/100 ml	Lipide g/100 ml	Kohlenhydrate g/100 ml	Mineralstoffe g/100 ml	Energie kcal (kJ)/100 ml
Frauenmilch	0,9–1,0	3,5–4,0	7,0	0,2	67–70 (280–292)
Kuhmilch	3,3	3,5	4,8	0,7	66 (276)

Verhältnis Kasein/Molkenprotein in Frauenmilch 40:60, in Kuhmilch 80:20; *ohne „Nicht-Protein-Stickstoff"

Tab. 3.2 Proteinzusammensetzung von Frauenmilch im Verlauf der Laktation, bezogen auf jeweils 100 ml

Stadium der Laktation	Kolostrum	transitorische Milch	reife Milch
Tag der Laktation	2	8	36
Gesamt-Protein	2040 mg	1380 mg	1110 mg
„Verdaulich"			
Kasein	470 mg	540 mg	490 mg
α-Laktalbumin	250 mg	270 mg	230 mg
Serumalbumin	unter 5% vom Gesamtprotein		
„unverdaulich"			
sIgA	860 mg	250 mg	160 mg
Laktoferrin	460 mg	320 mg	220 mg
Lysozym	unter 2% vom Gesamtprotein		
Nicht-Protein-Stickstoff			
Taurin	50 µmol	51 µmol	48 µmol
Harnstoff	520 µmol	500 µmol	530 µmol
Verhältnis Kasein:Molkenprotein	20:80	40:60	40:60

Kohlenhydrate

In der Frauenmilch ist **Laktose** das wesentliche Kohlenhydrat. Der Milchzuckergehalt steigt mit der Reifung der Milch auf 7% an und liefert etwa 40% der Energie. Oligo- und Polysaccharide, Aminozucker und Glykokonjugate unterstützen die lokale intestinale Immunantwort auf bakterielle Infektionen.

Lipide

Auch der Fettgehalt der Milch steigt zu Beginn der Laktation noch an, unterliegt aber später, abhängig von der Nahrungsfettaufnahme der Mutter, erheblichen Schwankungen. Das Milchfett deckt ebenfalls ca. 40% des kindlichen Energiebedarfes ab. Fast die Hälfte des Frauenmilchfettes besteht aus **ungesättigten Fettsäuren,** davon wiederum ein hoher Anteil aus **mehrfach ungesättigten Fettsäuren.** Letztere sind essenziell bei der Bildung von Prostaglandinen, Thromboxanen und Leukotrienen, sowie beim Aufbau von struktureller Hirnsubstanz bzw. der Retina beteiligt. Fettbegleitstoffe wie Cholesterin, Phospholipide und fettlösliche Vitamine haben einen günstigen Einfluss auf die Fettverdauung und -utilisation. Auch die Ausnutzung des angebotenen Fettes ist im Vergleich zu künstlicher Ernährung verbessert.

Mineralstoffe

Der Mineralstoffgehalt der Frauenmilch ist niedrig. Die besondere Bindung der Mineralien und Spurenelemente an „Transport"proteine bewirkt aber eine gute Bioverfügbarkeit, insbesondere von Kalzium, Eisen, Zink, Kupfer und Mangan. Das Baby benötigt – wie bei Eiweiß – aufgrund des relativ „langsamen" Wachstums, bedeutend weniger Mineralien zum Skelettaufbau als der tierische Organismus.

Antiinfektiöse und immunologische Faktoren

Sekretorisches Immunglobulin A (sIgA), Lysozym und funktiontüchtige Leukozyten schützen den Säugling vor bakteriellen und viralen Darminfektionen. Laktoferrin entzieht Enterobakterien Eisen und wirkt so bakteriostatisch. Lysozym lysiert gramnegative und -positive Bakterien durch Spaltung der Mukopolysaccharide ihrer Zellwand. Neuraminsäure hemmt die Adhäsion von Viren an die Darmmukosa. Muttermilchlipase hydrolysiert die Zellwand von Protozoen. Die kindliche Immunabwehr toleriert die arteigenen Proteine der Frauenmilch ohne allergische oder sonstige pathologische Reaktionen.
Der Gehalt an **sekretorischem IgA, Lysozym** und **Makrophagen** ist **höher** als bei künstlicher Ernährung.

Schadstoffe

Auch Muttermilch ist schadstoffbelastet. Schadstoffe, Genussgifte und Medikamente treten in messbaren Mengen in die Muttermilch über. Das gestillte Kind steht am Ende der Nahrungskette. **Polychlorierte Biphenyle, Dioxine** und auch noch **DDT** werden in der Stillzeit verstärkt aus den mütterlichen Fettdepots freigesetzt und gelangen mit der Muttermilch in den kindlichen Organismus. Damit diese Fettdepots nicht abgebaut werden, sollte die Mutter in der Stillzeit genügend Kalorien zu sich nehmen. Trotz der hohen Toxizität der genannten Schadstoffe sind nachteilige Wirkungen beim gestillten Kind bislang nicht nachgewiesen. **Die Belastung des Kindes sollte aber durch eine Begrenzung der Stillzeit auf sechs Montate reduziert werden.** Rauchen Mütter in der Stillzeit, muss ihnen bewusst sein, dass **Nikotin**, seine Metaboliten und andere Tabakinhaltsstoffe in bedenklicher Menge vom Säugling mit der Muttermilch und der Atemluft aufgenommen werden.
Rauchen unterdrückt bei der Mutter durch eine Senkung des Prolaktinspiegels die Milchbildung und führt dadurch zu einer verkürzten Stilldauer. Zigarettenrauch irritiert die Bronchialschleimhaut des Kindes und begünstigt dadurch Infekte der Luftwege wie Pseudokrupp oder Asthma. Zudem sind eindeutige Zusammenhänge zwischen Passivrauchen und plötzlichem Kindstod festgestellt worden. **Alkohol** ist in der Milch ähnlich konzentriert wie im Blut der alkohol-

trinkenden Mutter. Bei zu starkem Alkoholkonsum (mehr als ein Glas Bier oder Wein täglich) wird die Milchbildung gestört und Beeinträchtigungen der motorischen Entwicklung und des Gedeihens beim Kind sind nicht auszuschließen. Alle gängigen **Drogen** gehen in die Muttermilch über oder werden wie Cannabinol über den Rauch aufgenommen. Da diese Suchtgifte meist auch schon während der Schwangerschaft konsumiert wurden, ist es vordringlich die Mutter durch Entwöhnungsprogramme zu resozialisieren und eventuelle Suchtsymptome beim Kind zu therapieren. Mütter dürfen, solange sie stillen, selbst nur solche **Medikamente** einnehmen, deren Unbedenklichkeit für das Kind bekannt ist, bzw. für die nachgewiesen wurde, dass sie nicht in die Milch übertreten. Während des Stillens kontraindiziert sind z.B. Aminoglykoside, Tetrazykline, Analgetika vom Morphin-Typ, Dicumarol-Derivate, Chloramphenicol, Zytostatika, Immunsuppressiva, Thyreostatika, virilisierende Hormone, Ergotamin, Valproat und strahlende Isotopen. Bei Behandlung der Mutter mit Trimethoprim, Sulfonamiden und Azetylsalizylsäure muss in den ersten Lebenswochen des Kindes der Bilirubinspiegel überwacht werden. (Kontraindikationen und eingeschränkte Indikationen s. „Rote Liste").

Ernährung der Stillenden

Eine stillende Mutter soll sich gesund und normal ernähren. Eine übermäßige Flüssigkeitszufuhr ist nicht erforderlich, dagegen muss dem Energie- und Nährstoffmehrbedarf während des Stillens Rechnung getragen werden. **Intakte Proteine** z.B. aus Kuhmilch, Fisch, Ei und pflanzlicher Nahrung können intestinal resorbiert werden, in die Muttermilch übergehen und insbesondere bei atopiebelasteten Müttern allergische Reaktionen beim Kind hervorrufen. Dies heißt nicht, dass solche Nahrungsmittel generell gemieden werden müssen, aber bei Beschwerden des Kindes wie Blähungen oder Hautausschlägen ist ein möglicher Zusammenhang zu bedenken. Bei einseitigen Ernährungsweisen der Mütter ist mit Defiziten in deren Vitamin- und Mineralhaushalt und daraus resultierenden Mangelzuständen der Kinder zu rechnen. Hier sollten die Mütter ihre Ernährungsweise rechtzeitig dem speziellen Bedarf ihres Kindes anpassen. Dies gilt auch für Frauen, die in Jodmangelgebieten leben, für die eine zusätzliche Jodsupplementation empfohlen wird.

Verdauung der Muttermilch

Muttermilch wird optimal verdaut – **linguale, gastrale** und **pankreatische Lipasen** sowie die im Dünndarm durch Gallensäuren aktivierte **Frauenmilchlipase** gewährleisten eine besonders gute Aufnahme und Utilisation der energiereichen Lipide. Während die Sekretion der **Pankreasproteasen** bereits bei der Geburt voll aktiviert ist, **benötigt** die **Amylase**bildung eine **Anpassungszeit** bis zum 4. bis 6. Monat (Stärkezusätze in Flaschenmilch werden deshalb nicht gut verdaut). Dagegen stimuliert sofortiges Anlegen post partum die **Laktase**aktivität der **Dünndarmmukosa**, so dass bereits nach kurzer Adaptation die relativ großen Milchzuckermengen in Frauenmilch hydrolysiert werden können. Der hohe Laktosegehalt begünstigt das Wachstum von Bacterium bifidum im Dickdarm. Eine vorherrschende Bifidusflora supprimiert das Wachstum pathogener Darmkeime und unterstützt damit die natürliche Infektresistenz des Säuglings.
Muttermilchstühle sind rückstandsarm und können durch ihre salbenartige Konsistenz leicht abgesetzt werden. Die Stuhlfrequenz beträgt zu Beginn der Stillzeit oft 4–6 pro Tag und reduziert sich im zweiten Lebenstrimenon auf 2–3 Stühle in der Woche („**Muttermilchpseudoobstipation**").

Stillhindernisse

Die **funktionelle Hypogalaktie** bei zu geringer Milchbildung ist ein seltenes Stillhindernis und häufig Ursache fehlender Unterstützung oder Anleitung der Mutter beim Stillen. Die **passagere Hypogalaktie** kann Folge einer komplizierten Schwangerschaft oder Geburt sein.

Ernährung der Stillenden

Eine stillende Mutter sollte sich normal ernähren.
Intakte Proteine, z.B. aus Kuhmilch, können intestinal resorbiert werden, in die Muttermilch übergehen und allergische Reaktionen beim Kind hervorrufen.

Verdauung der Muttermilch

Frühes Anlegen nach der Geburt stimuliert die Aktivität der kindlichen **Verdauungsenzyme**. Die Stärkeverdauung ist noch schlecht.

Muttermilchstühle sind rückstandsarm und werden zu Beginn der Stillzeit häufig (4- bis 6 ×/d), später seltener (2–3 ×/Woche) abgesetzt **(Muttermilchpseudoobstipation)**.

Stillhindernisse

Die **funktionelle** oder **passagere Hypogalaktie** kann ein Stillhindernis sein.
Flach- oder Hohlwarzen der Mutter stellen Stillerschwernisse dar.

Seitens der Mutter stellen **Flach- oder Hohlwarzen** Stillerschwernisse dar. Brustentzündungen, Milchstau oder blutende Brustwarzen (Rhagaden) können ebenfalls das Stillen erschweren, stellen aber keinen generellen Grund zum Abstillen dar. Bei Brustentzündung kann weitergestillt werden, wenn die Mutter ein „stillfreundliches" Antibiotikum (z. B. Penicillin, Ampicillin) erhält.

Früh- und Mangelgeborene und Kinder mit kardialen **Fehlbildungen** oder **respiratorischer Insuffizienz** sind zum kräftigen Saugen oft noch zu schwach. Hier sollte die abgepumpte Muttermilch so lange gefüttert (sondiert) werden, bis das Kind an der Brust saugen kann. Faziale **Spaltbildungen** behindern manchmal das Saugen, hier kann eine Silikondeckplatte für den Gaumen helfen.

Kontraindiziert ist das Stillen bei schweren infektiösen Krankheiten seitens der Mutter, bei denen mit einer Übertragung der Erreger durch die Milch oder den Stillvorgang zu rechnen ist (z. B. Zytomegalie, Hepatitis B, HIV). Bei konsumierenden Erkrankungen der Mutter (Malignome, Herzfehler, chronische Nierenerkrankungen) sollte ebenfalls nicht gestillt werden.

Früh- und Mangelgeborene oder Kinder mit **Fehlbildungen**, die zum kräftigen Saugen zu schwach sind, sollten mit abgepumpter Muttermilch gefüttert werden.

Kontraindikationen zum Stillen sind schwere Infektionskrankheiten und konsumierende Erkrankungen der Mutter.

▶ **Merke.** Streng kontraindiziert ist das Stillen bei Verdacht auf einige Stoffwechselkrankheiten, vor allem bei Störungen des Galaktose- und Aminosäurenmetabolismus. Erlaubt die Verlaufsform einer metabolischen Störung dennoch ein passageres (limitiertes) Stillen, sind Kontrollen biochemischer Parameter (z. B. Phenylalanin bei Phenylketonurie) notwendig.

◀ Merke

Zusätze

Muttermilch enthält alle für ein ausreichendes Gedeihen **notwendigen Mineralien, Spurenelemente und Vitamine.** Die oft geringe Konzentration dieser Stoffe in der Milch wird durch ihre hohe Bioverfügbarkeit ausgeglichen. Ob der Gehalt von ca. 400 IE **Vitamin D** in einer Tagesportion Muttermilch in unseren Regionen ausreicht, Rachitis zu verhindern, wird kontrovers diskutiert. Im Zweifel ist es **nicht schädlich, 500 IE Vitamin D täglich zusätzlich zu geben.** Bewährt hat sich die vorbeugende Gabe von Vitamin K (s. S. 61). Die Gabe von Vitamin C durch Fütterung von Obstsäften ist beim vollgestillten oder dem mit einer Formelmilch ernährten Kind vor dem 5. bis 6. Lebensmonat überflüssig. Die Gabe von **Fluorid** schützt nachweislich vor Karies.

Zusätze

Muttermilch enthält alle für ein ausreichendes Gedeihen **notwendigen Mineralien, Spurenelemente** und **Vitamine.** Vitamin D und Fluorid kann zusätzlich gegeben werden.

Abstillen

Abstillen

▶ **Merke.** Wegen des niedrigen Protein- und Mineralstoffgehaltes der Frauenmilch bringt ausschließliches Stillen ab dem zweiten Lebenshalbjahr keine Vorteile mehr.

◀ Merke

Abstillen heißt langsames Entwöhnen von der Mutterbrust und Ersatz der Muttermilch durch Gemüse-, Obst-, Getreidebreie bzw. Kuhmilchformeln (s. u. und Abb. 3.1). Sobald die Brust nicht vollständig geleert wird, z. B. bei Zufütterung

Das Kind wird langsam abgestillt und an eine energie- und substratreichere Kost gewöhnt (Abb. 3.1).

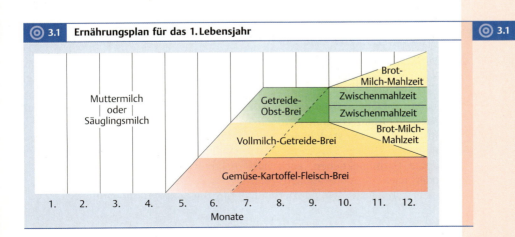

3.1 Ernährungsplan für das 1. Lebensjahr

von Beikost, setzt eine Rückbildung der milchsezernierenden Drüsenzellen ein. Ein medikamentöses Abstillen ist nur bei schweren Erkrankungen der Mutter oder des Kindes notwendig.

3.2 Ernährung mit Formelnahrungen

▶ **Definition.** Formelnahrungen sind flüssige Säuglingsnahrungen, basierend auf Kuhmilch, Soja oder Proteinhydrolysaten unter Zusatz von Fetten, Kohlenhydraten, Vitaminen und Spurenelementen.

Normale Säuglingsnahrungen

Ist Stillen nicht möglich oder die Muttermilchmenge zu gering, kann der Säugling mit einer **Säuglingsmilchnahrung** auf Kuhmilchbasis oder in besonderen Fällen mit einer Formel auf Sojaproteinbasis ernährt werden. Nur Nahrungen, die **ausschließlich auf Kuhmilchproteinbasis** hergestellt wurden, dürfen die Bezeichnung „Milch" führen.

Eine Selbstherstellung von Säuglingsnahrung aus pasteurisierter Kuhmilch, H-Milch oder gar nativer Kuhmilch ist aus hygienischen und ernährungsphysiologischen Gründen nicht empfehlenswert, da diese Milchen relativ häufig Unverträglichkeitsreaktionen hervorrufen können. Entsprechend den *Richtlinien der Europäischen Gemeinschaft* werden von der Industrie **Säuglingsanfangsnahrungen** für die ersten vier bis sechs Lebensmonate und **Folgenahrungen** für Säuglinge älter als vier Monate angeboten.

Mit diesen handelsüblichen Nahrungen können Neugeborene gut und sicher ernährt werden. Nachdem die EG-Richtlinie den Proteingehalt der verzehrfertigen Milch auf 2,5 g/100 kcal nach oben festgelegt hat, orientiert sich das von der Nahrungsmittelindustrie dargebotene Stufenschema an der Zuckerqualität der Nahrung. **Pre-Nahrungen** enthalten nur Laktose als Kohlenhydrat. Nahrungen der Stufe 1 – 3 sind weitere Kohlenhydrate, meist Stärke oder Dextrinmaltose, beigemischt. Der Energiegehalt entspricht dem der Frauenmilch. **Säuglingsanfangsmilchen** kann man die ersten 6 Monate wie Muttermilch ohne Zusatz ad libitum füttern. Die **Folgemilchen** bzw. **-nahrungen** der höheren Stufen sind durch den Zusatz von Stärke sämiger und sättigen dadurch mehr. Sie können ab dem 5. Lebensmonat gegeben werden, ernährungsphysiologisch sind sie nicht notwendig. Die Milchmenge entspricht der Brustfütterung, eine Überfütterung ist allerdings durch höherstufige Milch möglich.

Nahrungen für Kinder unter 1 Jahr sollten keinen Frucht- oder Kristallzucker enthalten, um bedrohliche Ausprägungen einer eventuell vorliegenden hereditären Fruktoseintoleranz zu vermeiden. Ob der Zusatz von Prebiotika wie Frukto- oder Galaktooligosacchariden zur Prävention infektiöser Enteritiden nützlich ist, bedarf noch weiterer Evidenzsuche. Ähnliches gilt für probiotische Supplemente aus Lactobazillen oder Bifidumbakterien.

Die Vitamin D- und Fluoridprophylaxe ist wie beim Stillen zu handhaben.

Antigenreduzierte Milchen

Für Kinder **atopie**belasteter Eltern, die nicht gestillt werden können, wird in der Regel eine Ernährung mit **hypoallergener Milch (HA-Milch) empfohlen.** In diesen Formeln werden die natürlichen Milchproteine durch ein **mittelgradig hydrolysiertes Oligopeptidgemisch** ersetzt. Allergien können durch Fütterung dieser Milchen **nicht** verhindert werden.

Milchformeln mit **stark hydrolysiertem** Proteinanteil werden bei Neugeborenen und sehr kleinen Säuglingen zur Behandlung schwerer Enteropathien durch virale Darminfektionen, auch nach nekrotisierender Enterokolitis (s. S. 122) oder nach Darmoperationen gefüttert. Man hofft dadurch, die Ausbildung einer kuhmilchproteininduzierten Enteropathie (s. S. 263) zu verhindern.

3.2 Ernährung mit Formelnahrungen

▶ **Definition**

Normale Säuglingsnahrungen

Bei zu geringer Muttermilchmenge kann das Kind mit einer **Säuglingsmilchnahrung** auf Kuhmilch-, oder in besonderen Fällen, auf Sojaproteinbasis ernährt werden. Eine Selbstherstellung aus pasteurisierter Kuhmilch, H-Milch oder gar nativer Kuhmilch ist nicht empfehlenswert, da diese Milchen Unverträglichkeitsreaktionen hervorrufen können. Entsprechend der EG-Richtlinien bietet die Industrie **Säuglingsanfangsnahrungen** (bis 4. – 6. Monat) und **Folgenahrungen** (ab 4. Monat) an.

Nachdem die EG-Richtlinie den Proteingehalt der verzehrfertigen Milch auf 2,5 g/100 kcal nach oben festgelegt hat, orientiert sich das von der Nahrungsmittelindustrie dargebotene Stufenschema an der Zuckerqualität der Nahrung. **Pre-Nahrungen** enthalten nur Laktose als Kohlenhydrat. Nahrungen der Stufe 1 – 3 sind weitere Kohlenhydrate, meist Stärke oder Dextrinmaltose, beigemischt. Der Energiegehalt entspricht dem der Frauenmilch. **Säuglingsanfangsmilchen** kann man die ersten 6 Monate wie Muttermilch ohne Zusatz ad libitum füttern. Die **Folgemilchen** bzw. **-nahrungen** der höheren Stufen sind durch den Zusatz von Stärke sämiger und sättigen dadurch mehr. Sie können ab dem 5. Lebensmonat gegeben werden, ernährungsphysiologisch sind sie nicht notwendig.

Antigenreduzierte Milchen

Durch eine Ernährung mit **hypoallergener Säuglingsmilch** lassen sich Allergien **nicht** verhindern.

Bei schweren Enteropathien im Neugeborenenalter sollen **stark hydrolysierte** Milchen gefüttert werden, um eine kuhmilchproteininduzierte Enteropathie zu verhindern (Kuhmilchproteinintoleranz, s. S. 263).

Spezialprodukte zur Säuglings- und Kinderernährung

Von der Industrie werden **Spezialerzeugnisse zur Ernährung stoffwechselkranker** Säuglinge und Kinder hergestellt und kommerziell oder unter dem Aspekt der Forschung angeboten. In den letzten Jahren haben sich hier neue erfolgversprechende Behandlungsoptionen eröffnet. Besonders bei erblich bedingten **Störungen des Aminosäurestoffwechsels** gelingt es immer häufiger durch eine frühe diätetische Therapie eine fatale Symptomatik zu vermeiden oder aufzuschieben. Aktuelle Informationen sind z. B. über das Internet zu finden (z. B. www.aps-med.de).

3.3 Ernährung des Klein- und Schulkindes

Die erste **Beikost** in Form von Obst-, Gemüse oder Getreidebreien einschließlich erster Fleischzusätze (Eisenzufuhr) wird mit Beginn des 2. Lebenshalbjahres stufenweise zugefüttert (Abb. 3.1). Ob diese Beikost selbst hergestellt wird oder Industrieprodukte verwendet werden, ist nicht entscheidend. Außerdem nehmen die Kinder ab diesem Alter die Umgebung besser wahr (**Vertikalisierungsphase**), beobachten und ahmen das Essverhalten von Eltern und Geschwistern nach. Die damit verbundenen Lernprozesse sind für das zukünftige Essverhalten des Kindes enorm wichtig. Die **Nahrung muss** aber den noch reifenden Stoffwechselfunktionen, Strukturveränderungen des Körpers, den hohen Wachstumsraten und der Zunahme der Mobilität **angepasst werden**. Nahrungsauswahl, Nahrungsaufnahme und -zerkleinerung (Kauen) sind wichtige Lernprozesse im Kleinkindalter. Die **Anzahl** der Mahlzeiten richtet sich nach der Aufnahmekapazität und dem Energiebedarf des Kindes (Tab. 3.3). Fünf bis sechs Mahlzeiten kommen dem kindlichen Bedarf eher entgegen als der etablierte Modus der drei Hauptmahlzeiten der Erwachsenen. Der **Proteinbedarf** und **Wasserbedarf nimmt** mit zunehmendem Alter **relativ ab** (Tab. 3.4, 3.5). Die tägliche Milchmenge (einschließlich Milchprodukte) für das Kindergarten- und Schulkind sollte bei 300 bis 500 ml liegen. Etwas mehr als die **Hälfte des Energiebedarfs** wird **durch Kohlenhydrate** gedeckt, 15% durch Proteine, 30 bis 35% durch Fette (Tab. 3.6). Die Energiezufuhr muss dem Bedarf (Schule, Spiel, Schlaf) des Kindes angepasst sein.

Ernährungsphysiologisch sind biologisch hochwertige **Fette** mit einem hohen Anteil an **mehrfach ungesättigten Fettsäuren** (Keimöle, Milchfett, Margarine) zu

3.3 Richtwerte für die Energiezufuhr nach den Empfehlungen der Deutschen Gesellschaft für Ernährung (DGE)

					Werte für mittlere körperliche Aktivität			
Alter	MJ*/Tag		kcal/Tag		kJ/kg		kcal/kg	
	m	w	m	w	m	w	m	w
Säuglinge								
0 bis unter 4 Monate	2,0	1,9	500	450	390	380	94	91
4 bis unter 12 Monate	3,0	2,9	700	700	380	380	90	91
Kinder								
1 bis unter 4 Jahre	4,7	4,4	1100	1000	380	370	91	88
4 bis unter 7 Jahre	6,4	5,8	1500	1400	340	330	82	78
7 bis unter 10 Jahre	7,9	7,1	1900	1700	310	280	75	68
10 bis unter 13 Jahre	9,4	8,5	2300	2000	270	230	64	55
13 bis unter 15 Jahre	11,2	9,4	2700	2200	230	200	56	47
Jugendliche und Erwachsene								
15 bis unter 19 Jahre	13,0	10,5	3100	2500	195	180	46	43
19 bis unter 25 Jahre	12,5	10,0	3000	2400	170	165	41	40

*MJ = Megajoule, 1 MJ ≙ 239 kcal

3 Ernährung und Ernährungsstörungen

3.4 Richtwerte für die Proteinzufuhr nach den Empfehlungen der Deutschen Gesellschaft für Ernährung (DGE)

Alter	Protein g/kg/Tag m	g/kg/Tag w	g/Tag m	g/Tag w
Säuglinge				
0 bis unter 1 Monat	2,7		12	12
1 bis unter 2 Monate	2,0		10	10
2 bis unter 4 Monate	1,5		10	10
4 bis unter 6 Monate	1,3		10	10
6 bis unter 12 Monate	1,1		10	10
Kinder				
1 bis unter 4 Jahre	1,0		14	13
4 bis unter 7 Jahre	0,9		18	17
7 bis unter 10 Jahre	0,9		24	24
10 bis unter 13 Jahre	0,9		34	35
13 bis unter 15 Jahre	0,9		46	45
Jugendliche und Erwachsene				
15 bis unter 19 Jahre	0,9	0,8	60	46
19 bis unter 25 Jahre	0,8		59	48

3.5 Richtwerte für die Wasserzufuhr nach den Empfehlungen der Deutschen Gesellschaft für Ernährung (DGE)

Alter	Gesamtwasser-aufnahme ml/Tag	Oxidations-wasser ml/Tag	Wasserzufuhr durch Getränke ml/Tag	feste Nahrung ml/Tag	Wasserzufuhr durch Getränke und feste Nahrung ml/kg u. Tag
Säuglinge					
0 bis 4 Monate	680	60	620	–	130
4 bis unter 12 Monate	1000	100	400	500	110
Kinder					
1 bis unter 4 Jahre	1300	130	820	350	95
4 bis unter 7 Jahre	1600	180	940	480	75
7 bis unter 10 Jahre	1800	230	970	600	60
10 bis unter 13 Jahre	2150	270	1170	710	50
13 bis unter 15 Jahre	2450	310	1330	810	40
Jugendliche					
15 bis unter 19 Jahre	2800	350	1530	920	40
19 bis unter 25 Jahren	2700	340	1470	890	35

bevorzugen. Das **Nahrungseiweiß** des Kindes sollte sich aus **tierischen** (Fleisch, Fisch, Eier, Milch) **und pflanzlichen** (Gemüse, Brot, Kartoffeln) **Anteilen** zusammensetzen. Ballaststoffreiche **Kohlenhydrate** aus Gemüse, Obst und Getreide sind reinen Zuckern (z. B. Süßigkeiten, Limonaden) vorzuziehen. Letztere sollten nicht zu früh und insgesamt restriktiv gegeben werden, da sie die Entwicklung von „**Wohlstandskrankheiten**" (z. B. Karies, Adipositas, Obstipation) begünstigen.

▶ **Merke**

▶ **Merke.** Einseitige Kostformen und Modediäten, wie rein vegetarische (nur pflanzlich), laktovegetabile (pflanzlich, Milch, eventuell Eier), makrobiotische (nur Getreide und Saaten) oder strenge Vollwertkost (Getreide und Saaten, Nüsse, Gemüse, Obst, Milchprodukte, Honig – meist im rohen oder nur mechanisch zerkleinerten Zustand) sind für Kinder vor Abschluss des Wachstums nicht geeignet und können sogar Mangelerscheinungen verursachen.

3.6 Richtwerte für die Fettzufuhr nach den Empfehlungen der Deutschen Gesellschaft für Ernährung (DGE)

Alter	Fett (% der Energie)
Säuglinge	
0 bis unter 4 Monate	45–50
4 bis unter 12 Monate	35–45
Kinder	
1 bis unter 4 Jahre	30–40
4 bis unter 7 Jahre	30–35
7 bis unter 10 Jahre	30–35
10 bis unter 13 Jahre	30–35
13 bis unter 15 Jahre	30–35
Jugendliche	
15 bis unter 19 Jahre	30
19 bis unter 25 Jahre	30

Eine gemischte, ausgewogene Kost mit reichlich Obst und Gemüse macht eine zusätzliche Gabe von Vitaminprodukten, Mineralien oder Appetitanregern überflüssig.
Beachte: Da kleine Kinder unzureichend kauen, können Nahrungsreste (Karottenstückchen, Erbsen) im Stuhl auftauchen, die kein Hinweis für eine Fehlverdauung sind.
Die **phantasievolle Darreichung der Speisen**, das **Vermeiden eintöniger Speisensequenzen** und die **Teilnahme an gewissen Esszeremonien** (gemeinsames Essen mit der Familie) sind von ähnlich **großer Bedeutung** wie die Nahrungsinhaltsstoffe selbst.

3.4 Parenterale Ernährung

▶ **Definition.** Parenterale Ernährung bedeutet die intravenöse Nährstoffzufuhr.

Die Nährstoffe werden in Form der Grundsubstrate **Glukose, Aminosäuren und Fett** zugeführt, wobei zwischen der **peripher venösen** und der **total parenteralen Ernährung** unterschieden wird.

Indikationen: Angeborene Fehlbildung des Gastrointestinaltraktes, chronische Durchfallerkrankungen und Malabsorptionssyndrome sind typische Indikationen.

3.4.1 Peripher venöse Ernährung (PVE)

Die PVE wird in der Regel als kurzfristige Ernährungsüberbrückung eingesetzt, bis ein oraler Kostaufbau möglich ist.
Sinn der PVE ist eine **Minimierung des körpereigenen Eiweißabbaus (Katabolie)** durch Gabe einer definierten Menge von **Aminosäuren und Glukose.** Das proteinsparende Konzept der PVE basiert auf dem Wissen, dass es bei konstanter Aminosäurezufuhr und linearer Steigerung der Kohlenhydratkalorien nur bis zu ca. 2 g Glukose/kg/d zu einer Verbesserung der Stickstoffbilanz kommt. Eine weitere Verbesserung wird erst wieder ab einer Zufuhr von etwa 5 g Glukose/kg/d erzielt.
Dosierung: Aminosäuren: 1 g/kg/d; Glukose: 2 g/kg/d

◀ **Definition**

Diese kann entweder **peripher venös** oder **total parenteral** erfolgen.

Indikationen: z. B. angeborene Fehlbildung des Gastrointestinaltraktes, chronische Durchfallerkrankungen und Malabsorptionssyndrome.

Sinn der PVE ist es, in einer kurzen Übergangsphase bis zur oralen Ernährbarkeit eine **Minimierung der Katabolie** zu erreichen. Die folgende hypokalorische Substratzufuhr führt zu einer Einsparung körpereigener Proteine:
Aminosäuren: 1 g/kg/d
Glukose: 2 g/kg/d

Eine derartige Substratmischung hat eine Osmolarität von ca. 600 mOsm/l (normale Serumosmolarität: 300 mOsm/l) und wird daher gut von peripheren Venen vertragen.

Wenn die Notwendigkeit für eine parenterale Ernährung eine Woche übersteigt, muss auf eine totale parenterale Ernährung übergegangen werden.

3.4.2 Totale parenterale Ernährung (TPE)

Da Nährlösungen (Tab. **3.7**) für eine totale parenterale Ernährung eine Osmolarität von ca. 1800 mosm/l haben, müssen sie über einen **zentralen Venenkatheter** zugeführt werden.

3.4.2 Totale parenterale Ernährung (TPE)
Nährlösungen (Tab. **3.7**) für eine TPE müssen über einen ZVK zugeführt werden.

3.7 Mengenangaben zur totalen parenteralen Basisernährung und zur additiven Gabe von Elektrolyten, Spurenelementen und Vitaminen im Kindesalter

Basisernährung mit Glukose, Aminosäuren und Lipiden (in g/kg/d)

Altersgruppe	Glukose*	Lipide	Aminosäuren
Früh- und Neugeborene	20–25	0,5–3	2–3
Säuglinge und Kleinkinder	16–20	1–4	2,5–3
größere Kinder und Jugendliche	12–16	1–3	1,5–2,5
kcal/g Nährstoff	4	9,3	4

Vitaminbedarf

Vitamine (geschätzter Bedarf)	Neugeborene und Säuglinge (pro kg/d)	2.–10. Lebensjahr (täglich)	11.–16. Lebensjahr (täglich)
Vitamin A (IE)	230	2000–3000	4000–5000
Vitamin D (IE)	55	400	400
Vitamin E (IE)	0,6	7–10	12–15
Vitamin K (mg)	0,02	0,15–1	0,35–1
Vitamin B_1 (mg)	0,05	0,7–1,2	1–1,5
Vitamin B_6 (mg)	0,04	0,6–1,2	1,6–2
Vitamin B_{12} (µg)	0,03	1–2	3
Vitamin C (mg)	5	40	45
Folsäure (µg)	50	100–300	400
Niacin (mg)	0,8	9–16	12–20
Riboflavin (mg)	0,07	0,8–1,2	1,1–1,8
Pantothensäure (mg)	1	5	5–10
Biotin (µg)	2–60	20–150	150–300

Additive Gabe von Elektrolyten und Spurenelementen

Elektrolyte (Erhaltungsbedarf)	mmol/kg/d	Spurenelemente** (geschätzter Bedarf)	µg/kg/d
Natrium	2–5	Eisen	65–130
Kalium	2–3	Kupfer	20–50
Chlorid	3–5	Zink	100–300
Kalzium	0,5–1,5	Jod	5–8
Magnesium	0,1–0,5	Fluor	50
Phosphat	0,5–2	Chrom	0,1–0,3
		Mangan	2–10
		Selen	4

* Die Glukosezufuhr sollte mindestens der endogenen Glukoseproduktionsrate entsprechen und die maximale Glukoseoxidationsrate (= RQ 1,0) nicht überschreiten. Die endogene Glukoseproduktionsrate korreliert mit dem Anteil der Gehirnmasse an der Körpermasse, die beim Säugling wesentlich größer ist als beim älteren Kind.
** Auswahl einiger Spurenelemente

Zugangswege für eine totale parenterale Ernährung

Als Zugangswege für eine TPE sind die **V. subclavia** und die **V. jugularis interna** geeignet.
Zur **Kathetertechnik** s. Abb. **3.2**.

Bedarf der einzelnen Substrate

Sinn einer TPE ist die vollständige Deckung des Gesamtnährstoffbedarfs über einen längeren Zeitraum.

Zugangswege für eine totale parenterale Ernährung

Als Zugangswege für eine TPE bieten sich die **V. subclavia** und die **V. jugularis interna** an. Für eine langfristige parenterale Ernährung stehen Kathetersysteme vom Typ des Broviac-Katheters zur Verfügung (Abb. **3.2**).

Bedarf der einzelnen Substrate

Sinn einer TPE ist die möglichst vollständige Deckung des Gesamtnährstoffbedarfs über einen längeren Zeitraum. Der Bedarf der einzelnen Substrate ist folgendermaßen anzusetzen:

3.4 Parenterale Ernährung

3.2 Kathetertechnik nach Broviac

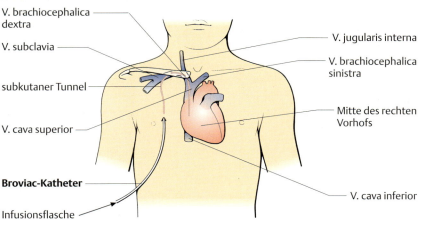

Dieser Katheter ist besonders für die langfristige TPE geeignet. Er verläuft zunächst mehrere cm in der Subkutis, bevor er in die V. jugularis interna eintritt. Die mögliche Liegedauer ist länger als bei einfachen V.-jugularis-Kathetern. Entzündungen und Thrombosen sind seltener.

Aminosäuren

Der Aminosäurebedarf junger Säuglinge ist im Gegensatz zu dem des ausgereiften Organismus uneinheitlich. Ursachen hierfür sind:
- ausgeprägtes Wachstum des Gehirns
- unterschiedliche Organproportionen und damit Aminosäureumsatzzahlen
- noch unausgereifte Enzymsysteme.

▶ **Merke.** Bis zum dritten Lebensjahr sind daher spezielle pädiatrische Aminosäuremischungen zu verwenden. Die Aminosäurezufuhr muss schrittweise in 3 bis 5 Tagen aufgebaut werden.

Zu Beginn werden 0,5–1,0 g/kg/d verabreicht, nachfolgend wird die Dosis um 0,5 g/kg/d gesteigert. Die Enddosierung liegt bei Säuglingen bei 2,5, bei älteren Kindern bei ca. 1,5–2,0 g/kg/d.

Kohlenhydrate (Glukose)

Glukose ist das primär geeignete Kohlenhydrat zur parenteralen Zufuhr im Kindesalter. Die Glukoseapplikation orientiert sich an zwei physiologischen Kohlenhydratstoffwechsel-Vorgängen.
- **Endogene Glukoseproduktionsrate:** Sie beschreibt die Glukoseproduktion des Körpers bei fehlender Nahrungszufuhr. Sie liegt bei **2–4 mg/kg/min**, wobei Säuglinge gegenüber älteren Kindern höhere Produktionsraten aufweisen. Diese Menge wird als Glukosezufuhrrate metabolisch in den meisten Fällen gut toleriert.
- **Maximale Glukoseoxidationsrate:** Sie gibt die maximale, im Energiestoffechsel unmittelbar umsetzbare Glukosemenge an, die bei ca. **15 mg/kg/min** liegt. Höhere Glukosedosierungen führen aufgrund der massiv gesteigerten Lipogenese zu einer ausgeprägten Fetteinlagerung insbesondere in der Leber. Die Glukosezufuhrrate sollte somit die maximale Glukoseoxidationskapazität nicht wesentlich überschreiten. Bei einer zu hohen Glukosezufuhrrate sind zwei metabolische Auswirkungen zu bedenken:
  – **Hohe Insulinkonzentrationen** führen zu einer bevorzugten Verwertung der **Aminosäuren** in der **Muskulatur**, was u. U. am **Abfall der Serumkonzentration von Funktionsproteinen** (z. B. Präalbumin, Retinolbindungsprotein) erkennbar ist.
  – Die mit einer überhöhten Glukosezufuhr verbundene gesteigerte **Lipogenese** ist mit einer im Vergleich zum Sauerstoffverbrauch unproportionalen **Steigerung der Kohlendioxidproduktion** verbunden **(respiratorischer Quotient [RQ] > 1).** Dieser Zustand kann für einen respiratorisch beeinträchtigten Patienten eine signifikante ventilatorische Belastung darstellen.

Aminosäuren

Der Aminosäurebedarf junger Säuglinge ist wegen seiner metabolischen Unreife und des hohen Wachstumsbedarfs uneinheitlich.

◀ Merke

Beginn bei 0,5–1,0 g/kg/d, Steigerung um 0,5 g/kg/d. Die Enddosierung liegt bei Säuglingen bei 2,5, bei älteren Kindern bei 1,5–2,0 g/kg/d.

Kohlenhydrate (Glukose)

Glukose ist das primäre Kohlenhydrat der parenteralen Ernährung. Die Zufuhrraten orientieren sich an:

- **Endogene Glukoseproduktionsrate:** Sie liegt bei 2–4 mg/kg/min.

- **Maximale Glukoseoxidationsrate:** Sie liegt bei ca. 15 mg/kg/min. Wird sie überschritten, kommt es infolge einer gesteigerten Lipogenese zur Leberverfettung. Zwei metabolische Auswirkungen sind die Folge:

  – Hohe Insulinkonzentrationen führen zu einer bevorzugten Verwertung der Aminosäuren in der Muskulatur.
  – Die kohlenhydratinduzierte **Lipogenese** ist mit einer **gesteigerten Kohlendioxidproduktion** verbunden. Bei respiratorisch beeinträchtigten Patienten kann dies eine signifikante ventilatorische Belastung darstellen.

3 Ernährung und Ernährungsstörungen

▶ **Klinischer Fall.** Ein Frühgeborenes wird wegen eines Atemnotsyndroms beatmet und aufgrund einer gleichzeitig bestehenden nekrotisierenden Enterokolitis total parenteral ernährt. Die Glukosezufuhr beträgt 15 mg/kg/min. Mehrfache Versuche der Entwöhnung vom Respirator sind gescheitert. Erst nach Reduktion der Glukosezufuhr auf 10 mg/kg/min ist der Versuch erfolgreich.

▶ **Merke.** Wegen der Gefahr reaktiver Hypoglykämien darf die parenterale Glukosezufuhr nicht plötzlich abgesetzt werden.

Fette

Fettsäuren spielen nicht nur für den Energiestoffwechsel, sondern auch für Membranstrukturen und Systeme der Signalübertragung eine wesentliche Rolle. Fettsäuren der ω-6 und der ω-3 Reihe sind essenziell und müssen gesondert zugeführt werden. Insbesondere über die mehrfach ungesättigten ω-3 Fettsäuren erfolgt eine Beeinflussung des zerebralen Strukturaufbaus wie auch grundlegender Richtungen zwischen inflammatorischen und antiinflammatorischen Abläufen. Dosierung von Fettemulsionen: Beginn mit 0,5 g/kg/d und Steigerung auf 1,5 bis 2,0 g/kg/d.

Komplikationen der parenteralen Ernährung

Bei Einhaltung der erwähnten Richtlinien ist die Komplikationsrate niedrig. Zu den häufigsten Komplikationen s. Tab. **3.8**.

3.8 Komplikationen bei parenteraler Ernährung und deren Prophylaxe

metabolische Komplikationen	Prophylaxe
▪ Hyperglykämien	– Beachtung der Zufuhrmengen von Glukose und Fett
▪ Hypoglykämien	– nur langsame Reduktion der Glukosezufuhr
▪ Elektrolytstörungen	– Beachtung der Zufuhrmengen
▪ Aminosäureimbalanz	– Auswahl des Aminosäuremusters – Beachtung der Zufuhrmengen – rechtzeitige Reduktion der Zufuhr bei Anhebung von Harnstoff und Ammoniak
▪ Hypertriglyzeridämie	– Beachtung der Zufuhrmengen – Beachtung der Kontraindikationen
▪ Cholestase	– regelmäßige Kontrolle von: Transaminasen, alkalischer Phosphatase (aP) und γ-Glutamyltransferase (γ-GT) – Vermeidung von Aminosäureimbalancen – Zufuhrreduktion bei Infektionen
katheterbedingte Komplikationen	
▪ Dislokation, Perforation, Chylothorax	– Röntgenkontrolle der Katheterposition
▪ Thrombosen	– Auswahl des richtigen Gefäßzugangs – Vermeidung von Infektionen
▪ Infektionen	– Vermeidung von Blutentnahmen aus dem Katheter – strenge Asepsis beim Verbandswechsel

3.5 Ernährungsstörungen

▶ **Definition.** Ernährungsstörungen entstehen durch quantitative oder qualitative Fehlernährung und äußern sich beim Kind durch Störungen im Gedeihverhalten. Eine Hypalimentation (Unterernährung) führt zu Dystrophie oder Atrophie (Marasmus), eine Hyperalimentation (Überernährung) zu Adipositas.

▶ **Merke.** Akute und vor allem chronische Gedeihstörungen sind gut zu erkennen, wenn man frühere und aktuelle somatische Daten wie Gewicht oder Körperlänge in Perzentilenkurven einträgt und mit der Längensollgewichts-Normalperzentile vergleicht.

3.5.1 Akute Ernährungsstörungen

Akute Ernährungsstörungen entstehen in der Regel durch **qualitative** (z. B. zu viel Süßes, erster Alkoholkonsum, Medikamenteneinnahme wie Schmerzmittel oder Antibiotika), seltener durch **quantitative** Fehlernährung.
Die typische **Symptomatik** mit **Bauchschmerz, Übelkeit, Völlegefühl, Erbrechen** und **Durchfall** wird durch enterale und zentralnervöse Fehlregulationen ausgelöst. Virale oder bakterielle Darminfekte (Schmierinfektion, kontaminierte Lebensmittel) können mitauslösend oder begleitend das Krankheitsbild komplizieren.
Die **Therapie** besteht aus Nahrungskarenz, Flüssigkeits- und Elektrolytersatz und eventuell einer zusätzlich schmerzlindernden lokalen Therapie (warme Bauchwickel, Wärmflasche). Bei kleinen Kindern, wie bei akuten infektiösen Enteritiden, müssen eine **Dehydratation** (s. S. 64 ff) und **Elektrolytverluste** vermieden werden.

3.5.2 Chronische Ernährungsstörungen

Zur Einschätzung des Schweregrades einer Unter- oder Überernährung hat sich die Berechnung des **Längensollgewichts (LSG)** und des **Body-Mass-Index (BMI)** bewährt (s. auch Abb. **1.2**, S. 2). Das LSG ist das auf die reale aktuelle Körpergröße bezogene (Relativ-)Gewicht in Prozent. Die Berechnung des LSG findet bevorzugt bei Kindern jünger als 16 Jahre (Berechnung durch Normalwerttabelle, Perzentilkurven oder Somatogramm, s. S. 2), die des BMI (Quetelet-Index) bei Kindern über 12 Jahre bzw. nach der Pubertät Anwendung (Normalwerte s. Tab. **3.9**).

▶ **Definition.**
Längensollgewicht (LSG):
Relatives Körpergewicht bezogen auf die aktuelle Körperlänge

| Normalgewicht | 90–110% | Übergewicht | 110–120% |
| Untergewicht | < 90% | Adipositas | > 120% |

Body Mass-Index (BMI):
Gewicht (kg) geteilt durch Länge (m)^2

3.9 BMI-Normalwerte – 50er-Perzentile

	12 Jahre	14 Jahre	16 Jahre	18 Jahre
weiblich	18,3	19,4	20,3	20,6
männlich	18,4	19,8	20,9	21,8

Beispiele:
Anorexie bei einem 16-jährigen Mädchen: BMI-Perzentile < 5 = < 17 kg/(m)^2
Adipositas bei einem 16-jährigen Jungen: BMI-Perzentile > 85 = > 23 kg/(m)^2

Unterernährung (Malnutrition)

Länger andauernde mangelnde Zufuhr von Energie und/oder Protein führt zur **Unterernährung**, die bei Kindern immer mit einer **Gedeihstörung** einhergeht. Fortbestehendes erhebliches Untergewicht unterdrückt auch das Längenwachstum und kann die Hirnreifung beeinträchtigen, was wiederum am zu geringen Kopfumfang erkennbar ist. Das Abweichen der **somatometrischen Daten** von der Altersnorm lässt sich gut an **Perzentilenkurven** erkennen. **Dystrophie** bzw. **Atrophie** (LSG unter 85–80% der Altersnorm) stellen schwerste Formen der **Protein-Energie-Malnutrition** dar. Eine Atrophie (Abb. **3.3**), bei Kindern der 3. Welt als **Marasmus** bezeichnet, ist Folge einer extrem unterkalorischen Er-

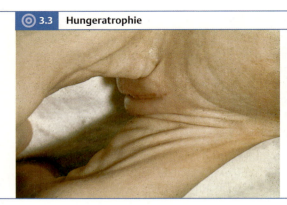

3.3 Hungeratrophie

Hungeratrophie bei 9 Monate altem Mädchen. Perigenital „tabaksbeutel" ähnliche Hautfalten (vgl. auch mit Abb. **10.18**, Zöliakie, S. 266).

3.4 Kwashiorkor

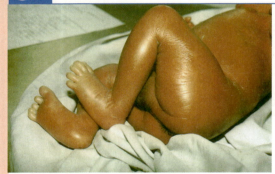
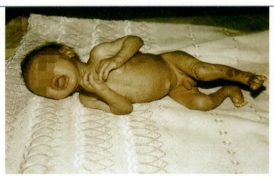

a Ca. 1-jähriger Junge mit deutlichen Ödemen durch Kwashiorkor.

b Knapp 2-jähriger Junge aus Guinea mit den für Kwashiorkor typischen Pigmentstörungen (vgl. auch mit Abb. **10.18**, Zöliakie, S. 266).

nährung bei noch weitgehend bilanzierter Zusammensetzung der Makro- und Mikronährstoffe. Beim Erwachsenen spricht man bei diesem Zustand von **Kachexie**. Ist bei normaler Energiezufuhr vornehmlich der Proteingehalt der Nahrung reduziert (nach dem Abstillen vorwiegend Ernährung mit Mais- oder Bohnenmehlbreien), entwickelt sich das Krankheitsbild des **Kwashiorkor** (Abb. **3.4**). Während bei Atrophie/Marasmus ein Verlust des subkutanen Fettgewebes und der Muskulatur vorherrscht, findet man beim Kwashiorkor zusätzlich Eiweißmangelödeme, eine Fettleber (Hepatomegalie), Hautatrophien, Haarausfall, Pigmentverluste und Neuropathien.

Ursachen der Unterernährung sind Maldigestionssyndrome (Mukoviszidose), schwere Malabsorption (Zöliakie, Kuhmilchproteinintoleranz, Autoimmunenteropathie), chronische Erkrankungen bzw. Entzündungen (Morbus Crohn, HIV-Enteropathie, Kurzdarmsyndrom, schwere Herz- oder Nierenfehlbildungen) und Störungen des psychosozialen Umfeldes (Vernachlässigung und Misshandlung, Modediäten, Anorexia nervosa).

▶ **Merke.** Eine symptomatische Malnutrition, verbunden mit einer Gedeihstörung ist Leitsymptom bei der Maldigestion, der Malabsorption, bei chronischen Darmentzündungen, Hepatopathien und vielen Stoffwechselkrankheiten (s. jeweils dort).

Bei der Therapie steht die Behandlung der Grundkrankheit im Vordergrund. Ein der Grundkrankheit angepasstes Ernährungskonzept hilft, die Gedeihstörung schneller zu kompensieren. In vielen Fällen ist eine spezielle Schulung oder auch eine begleitende psychiatrische bzw. heilpädagogische Begleitung notwendig.

Bei der **Anorexia nervosa** und der **Bulimie** (s. S. 756 ff) handelt es sich um psychosomatisch bedingte Essstörungen, die besonders häufig bei jungen Mädchen vor der Pubertät und jungen Frauen vorkommen.

Übergewicht (Adipositas)

▶ **Definition.** Liegt das Körpergewicht 20 % über dem Längensollgewicht, spricht man von **Adipositas** bzw., da das Fettgewebe den Hauptanteil an überschüssigem Gewicht ausmacht, von Fettsucht.

Ätiologie: Die Entwicklung einer Adipositas (Abb. **3.5**) setzt eine positive Energiebilanz voraus. Am häufigsten (97 %) kommt die **primäre Fettsucht** vor. Neben fehlerhaftem Essverhalten und reduzierter körperlicher Aktivität scheinen genetische und metabolische Faktoren eine Rolle zu spielen.

Klinik: Bei alimentär bedingter Adipositas ist das Fett auf den ganzen Körper verteilt. Stamm, Extremitäten und Gesicht sind gleichermaßen betroffen. Typischerweise sind die Kinder hochwüchsig. Man spricht daher auch vom **Adiposogigantismus** (Abb. **3.5 a**).

3.5 Adiposogigantismus (a) und Prader-Labhart-Willi-Syndrom (b)

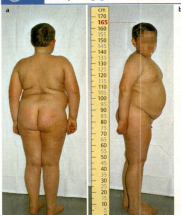
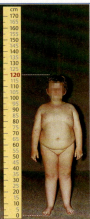

a Adipositas, Hochwuchs, Pseudogynäkomastie und Mikropenis (12-jähriger Junge).
b Adipositas, Minderwuchs und Muskelschlaffheit (7-jähriger Junge mit Prader-Labhart-Willi-Syndrom) (s. auch S. 130).

Bei starker Ausprägung kommt es bei Jungen zur **Pseudogynäkomastie** durch Fettgewebe (Fettmammae), die bei älteren Jungen die psychischen Probleme zusätzlich verstärkt. Dies trifft auch für das häufig unterentwickelt erscheinende Genitale zu. Der meist eher kleine Penis verschwindet im Fettpolster, sodass ein **Mikropenis** vorgetäuscht wird. Die Abgrenzung gegenüber einem echten Hypogonadismus kann durch die Beurteilung der Hodenvolumina erfolgen. Striae findet man bei ausgeprägter Fettsucht fast immer. Sie sind nicht beweisend für ein Cushing-Syndrom.

Diagnostik: Gezielte Anamnese (Familienanamnese, bisherige Gewichts- und Größenentwicklung; Hinweise auf neurologische Symptome etc.). Die Blutdruckmessung mit entsprechend breiter Manschette gehört obligatorisch zur klinischen Untersuchung. Für die Verlaufskontrollen hat sich die Bestimmung der Trizeps-Hautfaltendicke bewährt. Sie vermittelt die beste Information über den Fettanteil an der Körpermasse.

Differenzialdiagnose: Anamnestisch und anhand der klinischen Befunde (Somatogramm: Adipositas kombiniert mit Minderwuchs oder Hochwuchs; Genitalstatus) lassen sich bereits verschiedene differenzialdiagnostische Möglichkeiten unterscheiden (Tab. **3.10**). In der endokrinologischen Ambulanz werden adipöse Kinder am häufigsten mit der Verdachtsdiagnose Morbus Fröhlich (Syn. Dystrophia adiposogenitalis) vorgestellt. Der Morbus Fröhlich zeigt eine Adipositas

Adipositas und Minderwuchs	**Syndrome** • Prader-Labhart-Willi-Syndrom (Abb. **3.5**, s. auch S. 130) • Laurence-Moon-Biedl-Syndrom • Ullrich-Turner-Syndrom (s. S. 141) • Stoffwechselerkrankungen – Glykogenosen (s. S. 169 ff) *endokrine Ursachen* • Hypothyreose (s. S. 199 ff) • Morbus Cushing (s. S. 222) • Morbus Fröhlich (s. S. 51)
Adipositas und Hochwuchs	*alimentär bedingt* • Adiposogigantismus *Klinefelter-Syndrom* (s. S. 142)

3.10 Differenzialdiagnose der Adipositas

bei weiblichem Fettverteilungstyp, häufig Hypogenitalismus bei gleichzeitigem Minderwuchs. Ursache dieser sehr seltenen Erkrankung ist ein Hypophysen- oder Hypothalamustumor.

Therapie: Bei alimentär bedingter Adipositas ist eine konsequent durchgeführte kalorienreduzierte Ernährung in Verbindung mit körperlicher Aktivität entscheidend. Ebenso wichtig ist jedoch die Erkennung der Ursachen des abnormen Essverhaltens und eine psychologische und/oder beratende Unterstützung. Die alleinige Kalorienreduktion ist ohne ein psychotherapeutisches und pädagogisches Begleitprogramm (Adipositas-Schulung) wenig erfolgversprechend.

3.6 Störungen des Vitaminstoffwechsels

3.6.1 Grundlagen

Vitamine sind wichtige **essenzielle Nährstoffe,** die dem Körper in bestimmten Mengen zugeführt werden müssen. Sie sind u. a. am Aufbau der Körpergewebe, an der Blutbildung, am Mineral- und intermediären Stoffwechsel und an der Funktion von Organen und Organsystemen beteiligt. Vitamine können im Fettgewebe und in der Leber gespeichert werden.

Latente Vitaminmangelzustände werden als **Hypovitaminosen** bezeichnet und können z. B. durch alternative Ernährungsformen ausgelöst werden. Sie sind zunächst nur laborchemisch nachweisbar, zeigen aber bei Fortbestehen des Vitaminmangels und zusätzlichen negativen Einflüssen wie länger bestehendes Fieber oder schwere bakterielle bzw. virale Infekte auch klinische Symptome.

Die häufigste Ursache einer Hypovitaminose ist die **unzureichende Zufuhr** bei Fehlernährung. Auch eine **gestörte Resorption** im Dünndarm (chronische Enteritis, Zöliakie, Kurzdarmsyndrom) kann zur Verarmung des Organismus an wasserlöslichen Vitaminen führen (Tab. **3.11**), das Fehlen von Gallenflüssigkeit (Gallengangsatresie, schwerer Leberschaden) oder eine Störung der exogenen Pankreasfunktion zum Mangel an fettlöslichen Vitaminen (s. auch Tab **3.12**).

Daneben können bestimmte Krankheiten (z. B. besondere Formen der Rachitis, durch einen Vitamin-B_6-Mangel bedingte Krämpfe im Säuglingsalter) und die lang dauernde Einnahme von Medikamenten (z. B. Tuberkulostatika, bestimmte Antikonvulsiva, Antirheumatika und Kontrazeptiva) eine **zusätzliche Vitaminzufuhr** erfordern.

Die durch einen **völligen Vitaminmangel (Avitaminosen)** bedingten Krankheiten wie Beri-Beri (Vit. B_1), Pellagra (Niazin), Skorbut (Vit. C) und schwere Rachitis (Vit. D) kommen heute in ausgeprägter Form in Europa nicht mehr vor.

Eine **Hypervitaminose** kann durch eine medikamentöse Überdosierung der **Vitamine A, D und K** ausgelöst werden und zu typischen, z. T. lebensgefährlichen Krankheitsbildern führen.

3.6.2 Wasserlösliche Vitamine

Die Funktion einiger wasserlöslicher Vitamine sowie Ursachen, Symptome und Therapiemaßnahmen bei entsprechenden Vitaminmangelzuständen zeigt Tabelle **3.11**.

3.6.2 Wasserlösliche Vitamine

s. Tab. **3.11**

3.11 Wasserlösliche Vitamine (hier Folsäure, Vitamin B$_{12}$ und Vitamin C)

Vitamin- und Krankheitsbezeichnung	Funktion des Vitamins	Ursachen des Vitaminmangels	Mangelerscheinungen	Vorkommen, Bedarf und Therapie
Folsäure (Folat; Vitamin B$_9$)	Die Pteridinverbindung ist für die Erythro-, Leuko- und Thrombopoese erforderlich; wesentlich an der Biosynthese der Purinbasen im Stoffwechsel der 1-C-Kohlenstoffe (Formaldehyd, Ameisensäure, Methionin) beteiligt; Folsäure kann von Darmbakterien gebildet werden und ist für die normale Funktion der Magendarmschleimhaut wichtig	unzureichende Nahrungszufuhr (Frauen- und Kuhmilch enthalten wenig Folsäure); Resorptionsstörungen; mangelhafte Bildung durch Darmbakterien bei langdauernder Behandlung mit Antibiotika, Sulfonamiden, Diphenylhydantoin und Methotrexat; in der Schwangerschaft und im Alter erniedrigt	Polyneuropathie. Blutbildveränderungen: makrozytäre hyperchrome Anämie, Granulozytopenie mit Hypersegmentierung, ineffektive Hämatopoese; erniedrigter Folsäuregehalt im Blut; Schleimhautveränderungen im Mund; Durchfälle	Folsäure ist in hohen Konzentrationen in grünem Gemüse, Niere und Leber enthalten **Bedarf**: der minimale Bedarf liegt bei 5 mg/d; empfohlen sind etwa 100–300 µg/d perikonzeptionell zusätzlich 0,5 mg/d per os zur Verhütung von Neuralrohrdefekten, u.a. Fehlbildungen **Therapie**: 1–3 µg/d Folsan oral
Vitamin-B$_{12}$ (Cobalamin)	gehört zu den Cobalaminen und ist wichtig für die Erythropoese und normale Funktion der Nervenzelle; verbindet sich im Magen mit einem Glykoprotein (Intrinsic-Faktor), Absorption dieser Verbindung im Ileum	unzureichende Nahrungszufuhr (vegetarische Kost!); fehlender Intrinsic-Faktor; Malabsorption aus verschiedenen Ursachen; Träger eines Fischbandwurms, „blind-loop-Syndrom"; Störung des Cobalamintransports	makrozytäre hyperchrome Anämie (megaloblastische perniziöse), bei stark ausgeprägtem Krankheitsbild (selten): funikuläre Myelose, Gedächtnisschwäche und Apathie (durch die Anämie)	Vitamin B$_{12}$ ist in frischer Leber, Eigelb, Fleisch, Nieren und Hering enthalten **Bedarf**: 3–5 µg/d **Therapie**: Cyanocobalamin parenteral 0,1–1,0 mg/d und täglich 0,1 mg Vitamin B$_{12}$ (über 1–2 Wochen)
Vitamin C (Askorbinsäure)	beteiligt am Redoxsystem/Elektronentransport sowie oxidativen Abbau von Tyrosin; Stimulation von Fibro-, Chondro-, Osteoblasten; Förderung der Eisenresorption aus dem Darm und der Fe-Aufnahme in die Erythrozyten; wichtig für Kollagensynthese (Epithel, Endothel), Modulator in der Mutagenese und Karzinogenese (?); Einwirkung auf das Immunsystem? (Interferonstimulierung); Kofaktor vieler enzymatischer Reaktionen	unzureichende Nahrungszufuhr; Erhöhter Bedarf (ca. 100 mg/d) bei langanhaltendem Fieber, starker körperlicher Belastung, beim Frühgeborenen und in der Gravidität; durch Erhitzen von Milchen (FM, KM) geht Vit. C verloren; Milchverdünnungen müssen mit Vit. C angereichert werden; Infantiler Skorbut (Möller-Barlow-Krankheit)	Störungen vor allem des Knochengewebes! Skorbutischer Rosenkranz; Störungen der enchondralen Ossifikation; bei Belastung metaphysäre Frakturen („Trümmerfeldzone"); Osteoporose; Gliederschmerzen; Blutungsneigung durch Kapillarfragilität; schmerzhafte subperiostale Hämatome im Kniegelenksbereich; Makro-/Mikrohämaturie; Blutungen im Zahnfleischbereich; petechiale Blutungen (Purpura); hypochrome (selten megaloblastische) Anämie	Vitamin C ist in relativ hoher Konzentration in frischen Früchten (schwarze Johannisbeeren, Kiwi, Mango, Paprika, Erdbeeren, in sehr hohen Mengen vor allem Hagebutten, Zitrusfrüchte), Gemüse (Grün-, Rosen- und Blumenkohl, Petersilie u.a.) enthalten; Fleisch enthält wenig Vitamin C; ist hitzelabil **Bedarf:** Säuglinge: 30–50 mg/d, Kinder und Erwachsene: 60–70 mg/d **Therapie:** 200–500 mg/d i.m. oder i.v., dann 100 mg/d oral. Ernährung korrigieren!

3.6.3 Fettlösliche Vitamine

Zu den fettlöslichen Vitaminen zählen die Vitamine A, D, E und K. Ihre Resorption erfolgt über eine Lipoidresorption. Die Vitamine A und E sind in Tabelle **3.12** besprochen. Zu Vitamin D und K s. S. 54ff.

3.6.3 Fettlösliche Vitamine

Zu den Vitaminen A und E s. Tabelle **3.12**. Zu Vitamin D und K s. S. 54 ff.

3.12 Fettlösliche Vitamine (hier A und E)

Vitamin- und Krankheitsbezeichnung	Funktion des Vitamins	Ursachen des Vitaminmangels	Mangelerscheinungen	Vorkommen, Bedarf und Therapie
Vitamin A (Retinol)	Vitamin A und seine Provitamine gehören zu den Isoprenoidlipiden; die biologische Funktion ist noch nicht voll geklärt; 11-cis-Retinaldehyd ist am Sehvorgang beteiligt; die Leber speichert Vitamin A; Resorption aus dem Darm nur unter Anwesenheit von Gallensäure	Unterernährung: Folge gestörter Fettresorption aus verschiedenen Ursachen (Malabsorption, Maldigestion, Gallengangsatresie); Lebererkrankungen (dann mangelhafte Speicherung!); Alkoholismus; Darm-(Wurm-)infektionen; 1UVit.A = 0,3 µg Retinol	**Hypovitaminosen:** trockene, rauhe Haut; metaplastische Hyperkeratosen; Xerophthalmie; Keratomalazie; weißlich schuppige Verdickungen in der Kornea (Bitot-Flecken); Störungen der Dunkeladaptation; Nachtblindheit (Hemeralopie); Beeinträchtigung des Farbsehens; Ossifikations- und Wachstumsstörungen; Störungen der Hämatopoese; Gedeihstörungen.	Vitamin A ist in hoher Konzentration in Eigelb, Milchfett (auch Muttermilch), Karotten, Melonen, Mango, Brokkoli, Endivien, Petersilie und Grünkohl enthalten **Bedarf:** je nach Alter 0,6–1,0 mg/d **Therapie:** 2–4 mg/d Vitamin A oral über mehrere Wochen; bei Malabsorption 20–30 mg/d i.m.; bei Augenbefall 30–50 mg (auch lokal als ölige Lösung), unter regelmäßiger Kontrolle des Retinolblutspiegels!
Vitamin E (α-, β-, γ-, σ-Tocopherole)	eigentlicher Wirkungsmechanismus noch nicht exakt geklärt; Stabilisierung biologischer Membranen? Schutz der Lipide vor Peroxidation und antioxidative Wirkung im Glutathion-Peroxidasesystem; Tocopherole fangen Radikale ab und brechen Kettenreaktionen ab; zwischen Selen und Vitamin E besteht ein Synergismus	unzureichende Nahrungszufuhr, Malabsorption, Cholestase (Gallengangsatresie), Abetalipoproteinämie; zystische Fibrose; Frühgeburt, β-Thalassämie; Muskeldystrophien	sehr selten klinische Manifestation: abhängig von der zugrunde liegenden Krankheit; Spinozerebelläre Symptome, Ataxie, Hyporeflexie, Hirnnervenlähmungen (Schluckstörungen), Muskelschwäche („Myopathien"), Hämolyseneigung bei Frühgeborenen gesteigert. **Bei Überdosierung:** Kopfschmerzen, Übelkeit, Müdigkeit, Diplopie Allergien gegenüber Vitamin E möglich; 1 mg α-Tocopherol ≙ 1 IE	Vitamin E ist in hohen Konzentrationen in Getreide (vor allem Gerste und Weizen), Erdnüssen, Mais, Pflanzenölen (Sojabohnenöl), Spinat und Krabben enthalten **Bedarf:** Säuglinge 0,5 mg/kg/die; ältere Kinder und Erwachsene 6–15 mg/d. Bei Fettresorptionsstörungen prophylaktische Gabe von ca. 100–300 mg/d **Therapie:** Vitamin-E-Substitution in Höhe des täglichen Bedarfs (s. o.), ggf. bis zu 100 mg/d

Vitamin D

Vitamin D₃ (Cholecalciferol, Calcitriol) wird durch UV-Einstrahlung auf die Haut aus Vorstufen gebildet (Abb. **3.6**).

Vitamin D₂ und D₃ werden auch über die Nahrung ergänzt. Mutter- und Kuhmilch enthalten nicht genügend Vitamin D₃ (Substitution, s. S. 58).

Vitamin D wird im Dünndarm resorbiert und in Leber (25-[OH]- D₃) und Niere hydroxyliert. Erst in der Niere entsteht die eigentliche wirksame Substanz 1,25-(OH)₂-D₃ **(= Calcitriol)**. Es spielt für den Ca- und Phosphatstoffwechsel und auch für die Immunregulation eine Rolle und wird durch PTH stimuliert (Abb. **3.6**).

Vitamin D

Vitamin D umfasst als wichtigstes Vitamin für den Menschen das **Vitamin D₃** (Cholecalciferol und Calcitriol) und das **Vitamin D₂** (Ergocalciferol).
Cholecalciferol wird durch Sonnen-(UVB-)einstrahlung auf die Haut in den tiefen Schichten aus einer Vorstufe (7-Dehydrocholesterin) gebildet (Abb. **3.7**). Wird die Sonneneinstrahlung behindert (Winterhalbjahr, Fensterglas, unzweckmäßige Kleidung, Staub und Dunst über den Städten oder die Kinderarbeit in den Bergwerken – daher die frühere Bezeichnung als „englische Krankheit"), entsteht ein Vitamin-D₃-Mangel.
Vitamin D₂ und D₃ werden dem Körper auch über die Nahrung zugeführt. Vitamin D₃ kommt in Butter, Eiern und Milch vor; der Vitamingehalt in Frauen- und Kuhmilch reicht allerdings nicht aus, um den täglichen Bedarf von 400–600 IE zu decken (Vitamin-D-Prophylaxe, s. S. 58). Vitamin D₂ wird in Form von pflanzlichen Nahrungsmitteln aufgenommen.
Vitamin D wird im Dünndarm resorbiert, in der Leber zu 25-Hydroxycholecalciferol (25-[OH]-D₃) und anschließend im proximalen Nierentubulus zu 1,25-(OH)₂-D₃ **(= Calcitriol)** hydroxyliert. Calcitriol ist das eigentlich wirksame Vitamin D₃. Es wirkt nicht nur am Darm (Transport von Kalzium und Phosphat ins Blut) und Knochen (Mineralisation im Knochen), sondern hat sehr wahrscheinlich auch eine wichtige Funktion in der Immunregulation. Das in der Niere gebildete Calcitriol wird durch Parathormon (PTH) stimuliert, welches Kalzium aus dem Knochen mobilisiert und die Rückresorption in der Niere verstärkt (Abb. **3.6**).

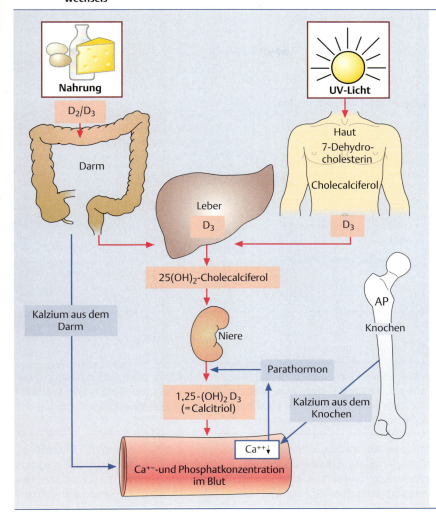

3.6 Synthese der Vitamin-D-Vorstufen in die wirksame 1,25-(OH)$_2$-D$_3$-Form und Regulation des Kalzium- und Phosphatstoffwechsels

Kalzium- und Phosphatstoffwechsel werden durch Vitamin D und Parathormon reguliert. Die Synthese der Vitamin-D-Vorstufen in die wirksame 1,25-(OH)$_2$-D$_3$-Stufe wird hier dargestellt. Der letzte und wichtigste Schritt der Umwandlung in den aktiven Metaboliten erfolgt im Nierentubulus; er wird durch Parathormon gesteuert. Fällt Kalzium im Blutspiegel ab (z. B. zu geringe Resorption aus dem Darm oder zu geringe Zufuhr), wird Parathormon vermehrt ausgeschüttet. Durch die Aktivierung von Vitamin D wird vermehrt Kalzium aus dem Darm aufgenommen.

Das **Ca-P-Produkt** spielt eine wichtige Rolle in der Ätiopathogenese der verschiedenen Rachitisformen (Tab. **3.13**). Kalziummangel als Folge einer verminderten Calcitriolsekretion (oder -wirkung) führt zur **kalzipenischen Rachitis**.

Bei der **phosphorpenischen Rachitis** steht der Phosphatmangel im Vordergrund (renaler Phosphatverlust, Phosphatmangel bei Frühgeborenen, Tumorrachitis, De-Toni-Fanconi-Debré-Sequenz). Bei **erhöhter Calcitriolsekretion** entsteht eine Hyperkalzämie (z. B. bei Sarkoidose).

Eine **Vitamin-D-Intoxikation** führt zu Erbrechen, Polyurie, Polydipsie, Obstipation, Inappetenz und Dystrophie.

Bei der **angeborenen idiopathischen infantilen Hyperkalzämie** kommt es zu Dystrophie, kardiovaskulären Anomalien (z. B. supravalvuläre Aortenstenose und periphere Pulmonalstenose) Minderwuchs, Mikrozephalie und hypoplastischen Zähnen (Williams-Beuren-Syndrom, s. S. 130 und Abb. **7.2**, S. 132), auffällige Gesichtszüge, mäßige geistige Behinderung.

Das **Ca-P-Produkt** spielt eine wichtige Rolle in der Ätiopathogenese der verschiedenen Rachitisformen (Tab. **3.13**). Man unterscheidet die **kalzipenische** und **phosphorpenische Rachitis** (oft renaler Phosphatverlust!). **Erhöhte Calcitriolsekretion** führt zur Hyperkalzämie.

Eine **Vitamin-D-Intoxikation** führt zu Dystrophie, Erbrechen, Inappetenz. Das Williams-Beuren-Syndrom **(idiopathische infantile Hyperkalzämie)** geht mit kardiovaskulären Anomalien, Minderwuchs, Mikrozephalie und hypoplastischen Zähnen einher.

3 Ernährung und Ernährungsstörungen

3.13 Pathogenetische Einteilung der Störungen des extrazellulären Kalzium-Phosphat-Stoffwechsels bei Kindern

Calcitriolsekretion/-wirkung	
• vermindert	– kalzipenische Rachitisformen
• erhöht	– granulomatöse Erkrankungen
	– Vitamin-D-Intoxikation
	– absorptive Hyperkalzurie
	– idiopathische Hyperkalzämie
Parathormonsekretion/-wirkung	
• vermindert	– Hypoparathyreoidismus
• erhöht	– Pseudohypoparathyreoidismus
	– primärer Hyperparathyreoidismus
renale Phosphatausscheidung	
• vermindert (+ Calcitriolsekretion/ -wirkung vermindert)	– renale Osteopathie
• vermindert (+ Calcitriolsekretion/ -wirkung erhöht)	– Tumorkalzinose
• erhöht (+ Calcitriolsekretion/-wirkung vermindert)	– phosphorpenische Rachitisformen
renale Kalziumausscheidung	
• vermindert	– familiäre hypokalzurische Hyperkalzämie
• erhöht	– renale Hyperkalzurie

Vitamin-D-Mangelrachitis

Vitamin-D-Mangelrachitis

▶ **Definition**

▶ **Definition.** Eine eingeschränkte Vitamin-D-Bildung bzw. die verminderte Zufuhr von Vitamin D durch die Nahrung führen über eine Störung des Kalzium- und Phosphatstoffwechsels, vorwiegend zu einer defekten Mineralisierung der Wachstumsfugen und Osteomalazie.

Ätiologie und Pathogenese: Ein Calcitriolmangel verschiedener Ursachen führt zur Hypokalzämie, die eine vermehrte PTH-Sekretion und Kalziumfreisetzung aus dem Knochen bewirkt, aber nur bis zu einem gewissen Grad, dann folgt die Hypokalzämie mit unzureichender Kalziumeinlagerung in den Knochen mit Osteomalazie bzw. Rachitis.

Ätiologie und Pathogenese: Durch einen Mangel an Calcitriol (z. B. Lichtmangel, Mangelernährung, fehlende Vitamin-D-Prophylaxe), ist die Kalziumabsorption vermindert. Dadurch wird vermehrt Parathormon sezerniert (sekundärer Hyperparathyreoidismus), das Kalzium aus dem Knochen freisetzt (dadurch zunächst keine Hypokalzämie) und zu einer vermehrten Phosphatausscheidung führt (Hypophosphatämie). Im fortgeschrittenen Stadium kann kein weiteres Kalzium aus dem Knochen mobilisiert werden, so dass zusätzlich eine Hypokalzämie entsteht. Unzureichende Kalziumeinlagerung in die Metaphysen, Spongiosa und Kortikalis führen zur Rachitis bzw. Osteomalazie. Die Erkrankung kann angeboren oder erworben sein.

Häufigkeit: Die Erkrankung wird vorwiegend zwischen dem 3. bis 5. Lebensmonat klinisch manifest.

Häufigkeit: Die Erkrankung wird vorwiegend zwischen dem 3. bis 5. Lebensmonat klinisch manifest. Sie ist bei uns durch die Rachitisprophylaxe selten geworden (Ausnahmen: „alternative Ernährungsweisen", Immigranten aus sonnenreichen Gegenden wie Südostasien, vernachlässigte Rachitisprophylaxe, Krankheiten mit Fettresorptionsstörungen, z. B. Mukoviszidose, Gallengangsatresie, Kurzdarmsyndrom).

Klinik:

Klinik: Prädilektionszeitpunkt für das Auftreten der Erkrankung sind die ersten beiden Lebensjahre.

Allgemeine Symptome: Unruhe, Trinkunlust, Dystrophie, Schwitzen, Bewegungsarmut, Schreckhaftigkeit.

Allgemeine Symptome: Unruhe, Trinkunlust, mangelnde Gewichtszunahme, Schwitzen (besonders am Hinterkopf), Bewegungsarmut, gelegentlich Schreckhaftigkeit (niedriges Kalzium, latente Tetanie), erhöhte Infektanfälligkeit.

Skelettveränderungen:
- Kraniotabes
- **rachitischer Rosenkranz** (Abb. **3.7**)
- **Caput quadratum** (durch Osteoidanlagerung am Stirn- und Scheitelbein)

Skelettveränderungen:
- Kraniotabes: ungenügende Verkalkung der Parietal- und Okzipitalknochen, die mit den Fingerkuppen „tischtennisballartig" eindrückbar sind, schmerzhaft; kommt gelegentlich auch bei Frühgeborenen vor und hat dann nichts mit Rachitis zu tun!

3.7 Typische Skelettveränderungen der Vitamin-D-Mangel-Rachitis

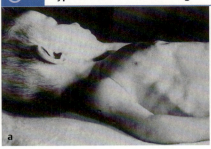
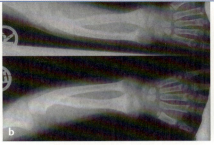
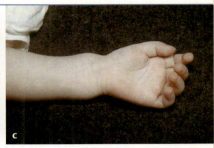

a Stark ausgeprägter rachitischer Rosenkranz (Auftreibung der Knorpelknochengrenze an den Rippen); verläuft **nicht** parallel mit dem Sternum.

b Epiphysäre Auftreibung, unscharfe Begrenzung und Becherung der distalen Ulna- und Radiusmetaphyse; zudem leichte Osteoporose.

c Marfanzeichen am Handgelenk bei einem bereits 2-jährigen Kind mit nicht behandelter Rachitis.

- **rachitischer Rosenkranz:** Auftreibung durch vermehrtes Osteoidgewebe an den Knochenknorpelgrenzen im Bereich der vorderen Rippenenden und an den Enden der Röhrenknochen, z. B. äußere Knöchel mit Doppelhöckerbildung (Marfanzeichen, Abb. **3.7**, nicht identisch mit Marfan-Syndrom!)
- **Caput quadratum:** entsteht durch Osteoidanlagerung an Stirn- und Scheitelbeinhöckern, noch begünstigt durch die Abplattung des Hinterhauptes bedingt durch die bevorzugte Rückenlage der rachitisch **hypotonen Kinder.**

Spätsymptome: Sie werden am Ende des ersten Lebensjahres sichtbar, zu ihnen zählen: Verzögerter Fontanellenschluss, klaffende Scheitelnähte, **Harrison-Furche** (horizontale Einbuchtung der seitlichen weichen Thoraxpartien bei inspiratorischer Einziehung), die zum **Glockenthorax** führen kann; gelegentlich Hühnerbrust, **Froschbauch** durch hypotone Bauchmuskulatur, Blähungen; **Schmelzhypoplasien** am bleibenden Gebiss. Durch die Kalziumverminderung im Spätstadium besteht eine Nervenübererregbarkeit mit **latenter oder manifester Tetanie,** positivem **Chvostek-Zeichen** (alle 3 Fazialisäste zucken bei Beklopfen des Fazialis an der Austrittsstelle unterhalb des Jochbeins); **Trousseau-Zeichen:** „Pfötchenstellung der Hand" (nach Stauung am Oberarm); **Peroneusphänomen:** durch Beklopfen des Fibulaköpfchens folgt eine Anhebung des lateralen Fußrandes.

Komplikationen: Das Auftreten **tonisch-klonischer Krämpfe** ist möglich und vor allem zu befürchten, wenn die latente Tetanie in eine manifeste übergeht, was bereits durch Infekte oder starkes Schreien (Alkalose!) der Fall sein kann. Lebensbedrohlich ist ein **Laryngospasmus.** Die **rachitogene Tetanie** tritt bevorzugt im Frühjahr und Winter auf.

Diagnostik: Das Serumkalzium ist meist normal (sekundärer Hyperparathyreoidismus), das Serumphosphat erniedrigt. Die alkalische Phosphatase ist erhöht (je nach Schwere der Rachitis), auch die Phosphatausscheidung im Urin. 25-(OH)D$_3$ im Blut ist stark erniedrigt, cAMP im Urin erhöht. Die Röntgenaufnahme der Hand inklusive Handgelenk zeigt charakteristischerweise eine deutliche Auftreibung des distalen Radius sowie der distalen Ulna, häufig mit einer sog. Becherung. Die Epiphysenfuge stellt sich vorgetäuscht verbreitert dar. Die klinischen Symptome sind jedoch meist so charakteristisch, sodass Röntgenuntersuchungen nicht erforderlich erscheinen (Abb. **3.7**).

Differenzialdiagnose: Andere **kalzipenische Rachitisformen,** z. B. bei hepatobiliären, gastrointestinalen Erkrankungen und im Rahmen einer antikonvulsiven Therapie (Phenobarbital und Phenytoin hemmen direkt die intestinale Kalziumaufnahme). Meist fehlen aber die genannten klinischen Symptome im Frühstadium. Die **renale Osteopathie** durch Störung der renalen Calcitriolsynthese führt zu einer verminderten renalen Phosphatausscheidung und daher zu einer

- Bewegungsarmut durch muskuläre Hypotonie.

Spätsymptome werden am Ende des 1. Lebensjahres sichtbar: verzögerter Fontanellenschluss, **Harrison-Furche, Glockenthorax,** gelegentlich Hühnerbrust, **Froschbauch** bei hypotoner Muskulatur; **Schmelzhypoplasie** (des bleibenden Gebisses); **latente oder manifeste Tetanie** (Chvostek- und Trousseauzeichen wie auch **Peroneusphänomen** positiv).

Komplikationen: Tonisch-klonische Krämpfe bei manifester Tetanie können auftreten; gefürchtet ist ein **Laryngospasmus.**

Diagnostik: Serumkalzium normal, Phosphat erniedrigt, AP und PTH im Serum erhöht. 25-(OH)D$_3$ im Blut erniedrigt.

Differenzialdiagnose: Kalzipenische Rachitis bei hepatobiliären oder gastrointestinalen Erkrankungen, unter Therapie mit manchen Antikonvulsiva, **renale Osteopathie** mit Hyperphosphatämie.

Hyperphosphatämie. Die klinischen Symptome sind von der Schwere der Grunderkrankung abhängig.

Therapie: Die Therapie (initial stationär wegen Tetaniegefahr und Herzrhythmusstörungen) besteht aus einer oralen Vitamin-D$_3$-Substitution mit 5000 IE (= 1/8 mg) pro Tag und 0,5 – 1 g Kalzium pro Tag (z. B. Kalziumgluconat 5 – 10 g/d, 1 g enthält 89 mg Ca^{++}) über 3 Wochen. Unter der Therapie kann die alkalische Phosphatase zunächst kurzfristig ansteigen. Dann weitere Therapie bzw. Prophylaxe mit Vit. D 1000 IE für 3 Wochen, anschließend 500 IE bis Ende des 1. Lebensjahres.

Therapie: Vitamin-D$_3$: 5000 IE/d für 3 Wochen und 0,5 – 1 g Kalzium/d.

Prognose: Skelettveränderungen und Hyperphosphatasie normalisieren sich oft erst nach Monaten. Die Kraniotabes bildet sich am schnellsten zurück. Schwere Schäden am Skelett – z. B. starke Genua vara, Rachitisbecken, Kyphoskoliose und Thoraxdeformitäten (heute extrem selten) – sind nicht mehr rückbildungsfähig und bedürfen daher der orthopädischen Versorgung.

Prognose: Die Kraniotabes verschwindet rasch. Schwere Skelettdeformitäten (heute selten) bleiben bestehen und müssen frühzeitig orthopädisch versorgt werden.

Prophylaxe: Um einer Rachitis vorzubeugen, ist die Vitamin-D-Prophylaxe von größter Wichtigkeit. Der tägliche Bedarf während des 1. Lebensjahres liegt bei ehemals reifen Neugeborenen um 400 – 500 IE/d, bei Frühgeborenen um 1000 IE/d. Die Vitamintabletten sollen vor oder während der Mahlzeit auf einem Löffel in Wasser aufgelöst gegeben werden (nicht in die Flasche geben!). Weiterhin ist auf eine ausreichende Sonnenexposition der Kinder zu achten.

Prophylaxe: 400 – 500 IE/d bei reifen, 1000 IE/d bei unreifen Neugeborenen für ein Jahr. Vitamintablette nicht mit der Nahrung in die Flasche geben, sondern aufgelöst vor oder während des Trinkens.

Vitamin-D-abhängige Rachitis

Vitamin-D-abhängige Rachitis

▶ **Synonym**

▶ **Synonym.** Hereditäre Pseudo-Vitamin-D-Mangel-Rachitis.

▶ **Definition**

▶ **Definition.** Seltene, autosomal-rezessiv vererbte Störung in der Bildung von 1,25-(OH)$_2$-D$_3$ **(Typ I)**, durch einen im proximalen Nierentubulus lokalisiertem Enzymdefekt (1α-Hydroxylase), bzw. vererbter Rezeptordefekt für 1,25-(OH)$_2$-D$_3$ **(Typ II)**. Es liegt eine sog. Endorganresistenz von Darm und Skelett gegenüber Calcitriol vor.

Klinik und Diagnostik: Ähnliche Symptome (außer Kraniotabes) wie bei der Rachitis, aber spätere Manifestation, gleiche radiologische Befunde. Die Rezeptorenmessung in den Hautfibroblasten gibt Auskunft über den Erkrankungsgrad.

Klinik und Diagnostik: Manifestation klinisch in den ersten beiden Lebensjahren (Typ I mit etwa 3 – 6 Monaten). Typ II kann auch deutlich später in Erscheinung treten (3. – 14. Lebensjahr!). Die radiologischen Befunde gleichen denen der Vitamin-D-Mangel-Rachitis (Ausnahme: Kraniotabes). Die Rezeptoren können in Hautfibroblasten bestimmt werden; ebenso die calcitriolstimulierte 25-OHD-24-Hydroxylaseaktivität (Aussage über das Ausmaß des Enzymdefektes). Beim Typ II ist die 1,25-(OH)$_2$-D$_3$-Konzentration im Serum um das 8 – 10fache der Norm erhöht.

Therapie: Bei **Typ I** lebenslang 0,5 bis 2 µg/d Calcitriol und Kalzium; bei **Typ II** höhere Dosen Calcitriol (bis 50 µg/d) oder Vitamin D$_3$ bis zu 5 Mill. IE/d und hochdosiert Kalzium.

Therapie: Bei **Typ I** lebenslange Therapie mit Calcitriol 0,5 – 2 µg/d (Rocatrol) und Kalzium, beim **Typ II** höhere Dosen Calcitriol (bis 50 µg/d) oder – bei Nichtansprechen auf die Vitamin-D-Therapie – Vitamin-D$_3$ bis zu 5 Mill. IE/d bzw. mehrere Gramm Kalzium (i. v. oder oral).

Prognose: Sie ist vor allem beim Typ II schlecht.

Prognose: Die Prognose ist, vor allem beim Typ II, schlecht. Die Kinder versterben nicht selten in den ersten Lebensjahren an den Folgen einer Pneumonie. In seltenen Fällen gibt es aber auch eine Spontanheilung.

Familiäre hypophosphatämische Rachitis

Familiäre hypophosphatämische Rachitis

▶ **Synonym**

▶ **Synonym.** Phosphatdiabetes.

▶ **Definition**

▶ **Definition.** X-chromosomal dominant vererbte Störung des Phosphattransports im proximalen Nierentubulus (verminderte Phospat-Rückresorption).

Ätiologie und Häufigkeit: Das Gen liegt auf dem kurzen Arm des X-Chromosoms (Xp22.1) und kodiert für ein Membranprotein. Dieses Protein soll ein Hormon aktivieren, das die renale Phosphatausscheidung reguliert („Phosphatonin"). Die Erkrankung tritt mit einer Häufigkeit von 1:20000 Fällen auf. Mädchen sind doppelt so häufig wie Jungen betroffen, zeigen aber leichtere Verläufe.

Pathogenese: Der renale Phosphatverlust führt zur Hypophosphatämie und durch die Verminderung des Kalzium-Phosphat-Produktes zur Störung der Knochenmineralisation. Neben der Störung der Phosphatrückresorption ist auch die Regulation der Calcitriolsekretion betroffen, da trotz erniedrigter Serumphosphatspiegel kein adäquater Anstieg von $1,25(OH)_2$-D_3 nachzuweisen ist.

Klinik: Die Erkrankung manifestiert sich meist im zweiten Lebensjahr in Form von Skelettdeformierungen mit starken Genua und Coxa vara, breitbeinigem Watschelgang, Minderwuchs, gestörter Zahnentwicklung sowie einer Innenohrschwerhörigkeit (falls nicht behandelt wird).

Diagnostik: Klinisches Bild, Manifestationsalter und die Familienanamnese sind hinweisend. Im Blut zeigt sich eine Hypophosphatämie und eine unterschiedlich erhöhte alkalische Phosphatase bei normalem Ca, PTH und 25-(OH)-Vit. D_3 im Serum, cAMP im Urin ist normal. Röntgenologisch finden sich rachitische Veränderungen der Metaphysen von Unterarmen, später auch von Knie- und Sprunggelenken und Zeichen der Osteomalazie.

Differenzialdiagnose: Vitamin-D-Mangel- oder Pseudomangelrachitis, De-Toni-Debre-Fanconi-Sequenz (s.S. 431f), renale Osteodystrophie, hereditäre Hyperphosphatasie.

Therapie: 50–70 mg/kg Phosphor/d, also etwa 2–4 g (z.B. Reducto special) über den Tag verteilt und Calcitriol 15–20 ng/kg/d. Calcitriol sollte langsam auf 20–40 ng/kg/d gesteigert werden, unter ständiger Kontrolle der Kalziumausscheidung im Urin, die nicht auf > 6 mg/kg/d ansteigen darf. Wegen der Gefahr des Auftretens einer Nephrokalzinose und Hyperkalzämie unter Calcitriol-Therapie sind regelmäßige Ultraschallkontrollen erforderlich. Die Therapie sollte frühestmöglich einsetzen, um schwere Skelettveränderungen zu verhüten. Operative Eingriffe sollten jedoch erst nach dem Abschluss des Wachstums vorgenommen werden. Die Behandlung dieser Patienten erfordert viel Erfahrung.

Komplikationen: Im Rahmen der angeführten Therapiekonzepte kann eine **Vitamin-D-Überdosierung** mit folgenden **klinischen Symptomen** auftreten: Inappetenz bis Anorexie, Übelkeit, Erbrechen, hartnäckige Obstipation, Polyurie, Schlafstörungen; die Kinder sind verstimmt und weinerlich. Später treten extraossäre Verkalkungen, bandförmige Verbreiterungen der Epiphysenlinien, Nephrokalzinosis und Niereninsuffizienz, auf.

Typische **Laborbefunde bei Vitamin-D-Überdosierung** sind: Hyperkalzämie (> 4 mmol/l), AP normal oder erniedrigt, niedriges Serum-PTH, Hyperkalzurie, Erythro-und Leukozyturie, gelegentlich Proteinurie und BSG-Beschleunigung. Bei akuter Intoxikation auch Erhöhung von 25-OHD im Serum.

Die **Therapie** besteht in diesem Fall aus dem sofortigen Absetzen der Vitamin-D-Therapie, kalziumarmer Ernährung, eventuell mehrtägige Kortisontherapie (1,5–2 mg/kg/d).

Prognose: Bei rechtzeitiger Behandlung sind schwere Knochendeformierungen vermeidbar. Bei spätem Behandlungsbeginn sind oft orthopädische Korrekturen der Fehlstellungen notwendig. Die Kinder müssen auch dem Kinderorthopäden vorgestellt werden.

Ätiologie und Häufigkeit: Das Gen liegt auf dem kurzen Arm des X-Chromosoms (Xp22.1). Häufigkeit 1:20000. Die Erkrankung bevorzugt Mädchen.

Pathogenese: Der renale Phosphatverlust führt zur Hypophophatämie. Es besteht zusätzlich eine Störung der Calcitriolsekretion.

Klinik: Nach dem Säuglingsalter kommt es zu Genua et Coxa vara, Minderwuchs und gestörter Zahnentwicklung.

Diagnostik: Hypophosphatämie, erhöhte AP, normales Kalzium, PTH und 25-(OH)-Vit. D_3. Radiologisch sind Veränderungen an den Metaphysen und eine Osteomalazie zu sehen.

Therapie: 50–70 mg/kg Phosphor/d, Calcitriol 15–20 ng/kg/d oral mit langsamer Steigerung auf 1–2 µg/d. Wegen Nebenwirkungen von Calcitriol (Nephrokalzinosis) sind regelmäßige Kontrolluntersuchungen (Ultraschall) notwendig.

Komplikationen: Es kann zu einer therapeutisch induzierten Vitamin-D-Überdosierung kommen: Inappetenz bis Anorexie, Übelkeit, Erbrechen, Obstipation, Polyurie, Schlaf- und Verhaltensstörungen, später extraossäre Verkalkungen.

Laborbefunde bei Vitamin-D-Überdosierung: Kalzium erhöht, AP normal (oder erniedrigt), PTH erniedrigt, Hyperkalzurie, bei akuter Intoxikation ist 25-OHD erhöht.

Therapeutisch wird Vit. D sofort abgesetzt, kalziumarme Ernährung, evtl. Kortisongabe.

Prognose: Bei rechtzeitiger Behandlung sind schwere Knochendeformierungen vermeidbar.

Hyperphosphatasie

▶ **Definition**

▶ **Definition.** Sofern eine hepatobiliäre Erkrankung und Rachitis (oder andere seltene Osteopathien) ausgeschlossen sind, handelt es sich um ein biochemisches Symptom, das transitorisch und persistierend auftreten kann und bei isoliertem Erscheinen keiner weiteren Diagnostik (wie Knochenszintigramm, -biopsie, Skelettröntgenaufnahmen, Fibroblastenkulturen o.a.) bedarf.

Formen: Man unterscheidet eine **transitorische** und eine **persistierende Form**, die auch familiär auftritt, mit z.T. sehr hohen alkalischen Phosphatase-Werten.

Formen: Die **transitorische Form** betrifft bevorzugt Säuglinge und Kleinkinder – häufig in Verbindung mit Infekten der Luftwege oder des Darms – und hält ca. 6–12 Wochen an. Die Diagnose wird über eine Isoenzymbestimmung gestellt (Knochen- und Leberphosphatase gleichmäßig erhöht).
Die **persistierende Form** ist selten, kann familiär gehäuft auftreten und gelegentlich mit einer psychomotorischen Retardierung und zerebralen Anfällen einhergehen. Die Isoenzymbestimmung zeigt vorwiegend eine erhöhte Leberphosphatase. Bei Familienangehörigen die alkalische Phosphatase untersuchen!

Kongenitale Hypophosphatasie

▶ **Definition**

▶ **Definition.** Seltene (1 : 100 000) autosomal-rezessiv vererbte Erkrankung, der ein Mangel an alkalischer Phosphatase vor allem in Serum und Skelett zugrunde liegt. Sie geht mit gestörter Knochenmineralisation und rachitisähnlichem Krankheitsbild einher.

Klinik: Caput membranaceum, Deformation der Röhrenknochen und Rippen, frühzeitiger Milchzahnausfall, Gedeihstörungen. Daneben kennt man noch Spätmanifestationen mit Osteoporose, Knochenschmerzen und ektopen Verkalkungen.

Klinik: Die schwere **infantile Form** zeigt eine fehlende oder unzureichende Verkalkung des Hirnschädels (Caput membranaceum), Deformation der Röhrenknochen, Weichheit der Rippen und damit des Brustkorbes und Gedeihstörungen. In manchen Fällen treten die Symptome erst im Laufe des ersten Lebenshalbjahres oder später auf, dann kann eine Kraniostenose im Vordergrund stehen. Daneben gibt es **Spätmanifestationen** mit Knochenschmerzen (Osteoporose), Minderwuchs, ektopen Verkalkungen, Obstipation und vorzeitigem Ausfall der Milchzähne.

Diagnostik: Röntgenbefunde ähnlich wie bei Rachitis, Phosphoäthanolamin im Urin stark erhöht.

Diagnostik: Die Röntgenbefunde sind ähnlich wie bei der Vitamin-D-Mangel-Rachitis (s. S. 56 ff). Die Phosphatasewerte i.S. sind stark erniedrigt, Phosphoäthanolamin im Urin ist bei allen Formen stark erhöht, Hyperkalzämie und Hyperkalziurie. Differenzialdiagnose zur Osteogenesis imperfecta, vor allem post partum, klinisch schwierig.

Therapie: Keine kausale Therapie möglich. Vitamin D ist kontraindiziert.

Therapie: Es gibt keine kausale Therapie. Vitamin D ist wegen der Hyperkalzämie kontraindiziert. Calcitonin kann versucht werden.

Prognose: Infaust.

Prognose: Infaust; manche Kinder sterben bereits intrauterin oder kurz nach Geburt an zerebralen oder pulmonalen Komplikationen.

Vitamin K

Vitamin K (K_1 = Phyllochinon; K_2 = Menachinon) wird im Darm resorbiert, an Lipoproteine gebunden, in die Leber aufgenommen, wo es an der Bildung der Gerinnungsfaktoren II, VII, IX, X und an der Protein-C- und -S-Synthese beteiligt ist.

Vitamin K ist bevorzugt in Blattgemüsen und Schweineleber, in nennenswerten Konzentrationen auch in Eiern und Milchfetten enthalten und liegt als Vitamin K_1 (Phyllochinon in grünen Pflanzen) oder Vitamin K_2 (Menachinon bildet Bakterien) vor. Im Darm wird es aktiv resorbiert, kann aber zu einem geringen Anteil auch durch Darmbakterien – zu Vitamin K_3 (Menadion) – synthetisiert werden.
Das resorbierte Vitamin K wird an Lipoprotein gebunden. Für die Resorption im Darm sind Fett und Gallenflüssigkeit erforderlich. Nach Aufnahme in die Leber ist es an der Bildung der Gerinnungsfaktoren II, VII, IX und X, an der Protein C und S-Synthese (Blutgerinnungsinhibitoren) und an der Bildung des Osteocalcins (wird in den Osteoblasten gebildet und ist für die Knochenmineralisation wichtig) beteiligt.

Der Bedarf des gesunden Säuglings liegt bei 1 µg/kgKG/d, später bei 15–60 µg/d.

Der Bedarf des gesunden Säuglings liegt bei etwa 1 µg/kgKG/d und kann vor allem durch Kuhmilch (enthält 55–58 ng/ml) und künstliche Milchnahrungen gedeckt werden. Der spätere Bedarf beträgt 15–60 µg/d. Kuhmilch und Säuglingsmilchnahrungen enthalten 5–10mal mehr Vitamin K als Muttermilch, nämlich 5–10 µg/ml (Muttermilch nur 0,5–2,5 µg/ml).

Vitamin-K-Mangel

Ätiologie: Fehl- und Mangelernährung (bei uns sehr selten), lang dauernde parenterale Ernährung (bei fehlender Vitamin-K-Substitution), Malabsorptionssyndrome (z.B. Zöliakie, Kurzdarmsyndrom, Gallengangsatresie), geringe Konzentrationen von Transportlipiden bei Neugeborenen (vor allem bei unreifen Neugeborenen!), unzureichende oder verzögerte Darmbakterienbesiedlung.

Klinik: 1. Frühe Vitamin-K-Mangel-Blutungen um den 2.–4. Lebenstag (Morbus haemorrhagicus neonatorum) bei Neugeborenen, die nicht gestillt wurden und keine Vitamin-K-Prophylaxe erhalten haben. Es kommt zu Haut-, Schleimhaut-, Nabel- und Gastrointestinalblutungen (Meläna) (s. S. 105 f).
2. Spätmanifeste Blutungen in der 2.–6. (bis 10.) Woche bei ausschließlich gestillten Kindern bzw. solchen ohne neonatale Vitamin-K-Prophylaxe mit bedrohlichen, prognostisch ungünstigen, wenn auch selteneren, zerebralen Blutungen. Besonders prädestiniert sind auch Säuglinge mit Fettresorptionsstörungen, wobei schon geringe Cholestasen die Absorption von Vitamin K beeinträchtigen. Diese späten Blutungen manifestieren sich erst, wenn die Vitamin-K-Reserven des Neugeborenen aufgebraucht sind. Die Thromboplastinzeit ist verlängert.

Therapie: Die Therapie besteht in der Verabreichung von Vitamin K (z.B. Konakion) i.v. Bluttransfusionen oder Prothrombinkomplex sind nur selten erforderlich.

Prophylaxe: Generelle Vitamin-K-Prophylaxe **bevorzugt oral: 2 mg Vitamin K.** Die parenterale (i.v.) Verabreichung von 200 µg Vitamin K (0,05–0,1 ml Konakion MM für Neugeborene) ist bei Frühgeborenen, kranken reifen oder unreifen Neugeborenen indiziert, bei denen eine orale Therapie nicht möglich bzw. nicht erfolgversprechend ist. Weitere **orale** Vitamin-K-Gaben (2 mg) erfolgen bei der U2 und U3 zur Verhütung einer Spätblutung. Muss der Säugling über längere Zeit milchfrei oder parenteral ernährt werden, ist einmal wöchentlich 0,5 mg/kgKG Vitamin K i.v. oder oral zu geben.

Vitamin-K-Mangel

Ätiologie: Durch Fehl- und Mangelernährung, lang dauernde parenterale Ernährung ohne Vitamin-K-Substitution und Malabsorptionssyndrome bedingt.

Klinik: Frühe Vitamin-K-Mangel-Blutungen: 2.–4. Lebenstag bei nicht gestillten Neugeborenen, die kein Vitamin K erhielten. Haut-, Schleimhaut-, Nabel- und Gastrointestinalblutungen stehen im Vordergrund.
Spätmanifeste Blutungen: 2.–6. (bis 10.) Woche bei ausschließlich gestillten Kindern bzw. solchen ohne Vitamin-K-Prophylaxe; gefürchtet sind die zerebralen Blutungen! Blutungen treten nach Aufbrauch der Vitamin-K-Reserven des Neugeborenen auf (daher Spätblutung).

Therapie: Vitamin K i.v. (z.B. Konakion).

Prophylaxe: Generelle Vitamin-K-Prophylaxe 2 mg oral nach Geburt. Weitere **orale** Gaben bei der U2 und U3 (je 2 mg). Frühgeborene und kranke reife oder unreife Neugeborene, bei denen eine orale Therapie nicht möglich ist, erhalten 200 µg Vitamin K parenteral (i.v.).

4 Wasser-, Elektrolyt- und Säure-Basen-Haushalt

4.1 Wasser- und Elektrolythaushalt

4.1.1 Physiologie des Wasser- und Elektrolythaushaltes

Hinsichtlich der Physiologie und Pathophysiologie des Wasser- und Elektrolythaushaltes gilt für das Kind qualitativ das Gleiche wie für den Erwachsenen. Wegen des stärkeren Wasserumsatzes besteht jedoch beim Kind eine größere Störanfälligkeit. So beträgt die tägliche Flüssigkeitsaufnahme und -abgabe beim Säugling 10 bis 20 %, beim Erwachsenen dagegen nur 3 bis 4 % des Körpergewichtes. Besonders störanfällig ist der extrazelluläre (= interstitielle + intravasale) Flüssigkeitsraum, in dem sich beim Säugling etwa die Hälfte, beim Erwachsenen nur ein Drittel des gesamten Körperwassers befindet.

Verteilungsräume der Körperflüssigkeit

Die Körperflüssigkeit ist in voneinander unabhängigen, jedoch in enger Beziehung stehenden Räumen verteilt. Das Gesamtkörperwasser ist zwischen diesen Räumen frei diffundibel. Es werden der **Extra-** und der **Intrazellularraum** unterschieden. Flüssigkeit in Körperräumen, die nicht direkt zum Austausch mit anderen Räumen zur Verfügung stehen, wird als **transzelluläre Flüssigkeit** in einem **dritten Raum** bezeichnet. Von pathophysiologischer Bedeutung ist diese transzelluläre Flüssigkeit z. B. bei Aszites, Pleuraerguss oder Ileus.

Der Wassergehalt des Körpers ist altersabhängig. Im Verlauf der Kindheit erfolgt in den ersten Lebensmonaten zunächst ein rascher, dann ein langsamer Abfall des Körperwassers. Beträgt das Verhältnis von extra- zu intrazellulärer Flüssigkeit im Säuglingsalter ca. 1:1, so verschiebt es sich mit zunehmendem Alter auf ca. 1:2, was vor allem auf eine **Abnahme der extrazellulären Flüssigkeit** zurückzuführen ist.

Die damit in den ersten Lebenstagen verbundene Gewichtsminderung beträgt 5 bis 7 %, bei jungen Frühgeborenen bis zu 10 % des Körpergewichts. Die Zusammensetzung der Körperflüssigkeiten sowie die entwicklungsbedingten Veränderungen der Flüssigkeitsräume sind in Abb. **4.1** dargestellt.

Die Summe der gelösten **Kationen** und **Anionen** bedingt die **Osmolarität** (normal: 275 – 295 mOsm/l). Wird die molare Konzentration/kg Wasser ausgedrückt, spricht man von der **Osmolalität**. Eine näherungsweise Berechnung der Osmo-

---

Verteilungsräume der Körperflüssigkeit

Die Körperflüssigkeit ist zwischen den Kompartimenten frei diffundibel. Unterschieden werden der **Extra- und Intrazellularraum.** In pathologischen Situationen ist transzelluläre Flüssigkeit in einem **dritten Raum** von Bedeutung (z. B. Aszites).

Das Verhältnis extra- zu intrazellulärer Flüssigkeit ist im Säuglingsalter ca. 1:1 und verschiebt sich im Alter auf ca. 1:2, was vor allem auf eine **Abnahme der extrazellulären Flüssigkeit** zurückzuführen ist.

Die damit verbundene Gewichtsabnahme in den ersten Lebenstagen beträgt 5 bis 7 % (Abb. **4.1**).

Osmolarität = gelöste Teilchen/l
Osmolalität = gelöste Teilchen/kg Wasser
Die Osmolarität kann aus der Summe der Anionen, Kationen + Glukose berechnet werden.

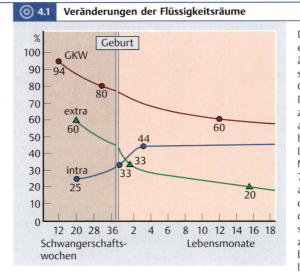

4.1 Veränderungen der Flüssigkeitsräume

Die obere Kurve zeigt die entwicklungsbedingten Veränderungen der Körperflüssigkeiten bezogen auf das Gesamtkörperwasser (GKW). Die beiden unteren Kurven zeigen diese Entwicklung aufgeschlüsselt in Extra- (Δ) bzw. Intrazellularraum (O). Das GKW eines gesunden Neugeborenen macht ca. 75 % des Gesamtgewichts aus. Durchschnittlich beträgt die postpartale Abnahme des GKW 4 %. Da der Gesamtkörpergewichtsverlust zusätzlich noch durch Festbestandteile bedingt ist, liegt er bei ca. 5 – 7 %.

larität ist unter Kenntnis der Serumnatrium- und Serumglukosekonzentrationen möglich:

$$\text{mOsm/l} = \frac{2 \times \text{Na(mmol/l)} + \text{Glukose(mg/dl)}}{18}$$

(Molekulargewicht Glukose = 180)

Flüssigkeitsumsatz und Regulation des Elektrolyt- und Wasserhaushaltes

Der tägliche Flüssigkeitsumsatz ist umso höher, je jünger das Kind ist. Er beträgt beim Säugling ca. 10%, beim Jugendlichen nur noch ca. 5% des Körpergewichtes (Tab. **4.1**).

4.1 Flüssigkeitsbedarf in Abhängigkeit von Alter und Körpergewicht

Alter	Gewicht (kg)	Flüssigkeitsbedarf (ml/kg/d)
▪ Neugeborenes	3	80 – 120
▪ Säugling	3 – 10	90 – 140
▪ Kleinkind	14	90 – 110
▪ Schulkind	50	60 – 80
▪ Jugendlicher	50	40 – 60

Für den täglichen Wasserumsatz ist zu beachten, dass bei der Oxidation der Nahrungsmittel Wasser entsteht (**versteckte Wasserzufuhr**); hierfür gelten folgende Durchschnittswerte:
- 1 g Kohlenhydrate: 0,6 ml Wasser
- 1 g Eiweiß: 0,4 ml Wasser
- 1 g Fett: 1,0 ml Wasser.

Die Regulation des Flüssigkeitshaushaltes erfolgt nicht nur über die **Wasser- und Natriumzufuhr**, sondern auch über die **Ausscheidung**, welche hauptsächlich über die Niere (Effektororgan) geregelt wird. Die an dieser Regulation beteiligten Hormone werden über **Osmo-, Baro- und Volumenrezeptoren** gesteuert. Änderungen der Osmolalität bewirken über Osmorezeptoren eine Anpassung der Sekretion des **antidiuretischen Hormons (ADH)**, das die Wasserrückresorption im distalen Tubulusapparat und den Sammelrohren steuert.
Über Volumenrezeptoren wird das **Renin-Angiotensin-Aldosteron-System (RAAS)** bei Volumenmangel aktiviert und führt zur tubulären Natriumrückresorption. Besteht eine Hypervolämie wird das **atriale natriuretische Peptid (ANP)** freigesetzt, das eine Natriurese einleitet (s. a. Lehrbücher Innere Medizin).
Die täglichen **Wasser- und Elektrolytverluste** ergeben sich aus Einzelverlusten über Urin, Stuhl, Schweiß und die **Perspiratio insensibilis**. Letztere steht für Wasserverluste über die Atemluft und die Haut (durchschnittlich 1 – 2 ml/kg/h) und ist wesentlich von der Körperoberfläche (KOF) abhängig. Mit zunehmender Atemfrequenz steigen die Verluste über die Atemluft, was im Rahmen einer Beatmung durch Anfeuchten der Luft berücksichtigt werden muss.

Bedeutung der Elektrolyte in den Kompartimenten

Natrium ist das Hauptkation des Extrazellulärraumes (EZR). Die Serumnatriumkonzentration (normal ca. 140 mmol/l) definiert den **Hydratationszustand** des EZR. Neben Natrium werden die osmotischen Verhältnisse des EZR noch durch Chlorid und Bikarbonat bestimmt.
Kalium ist das wichtigste intrazelluläre Kation. Es wird bei Zellzerstörung freigesetzt und ist wesentlich an der **zellulären Glukoseaufnahme**, der **Eiweißsynthese** und der **neuromuskulären Erregbarkeit** beteiligt.
Die Regulation des Kaliumhaushaltes erfolgt überwiegend durch renale Mechanismen, die Mineralokortikoidwirkung (Aldosteron) und den Säure-Basen-Haushalt (s. u.).

4.1.2 Störungen des Wasser- und Elektrolythaushaltes

Dehydratationszustände

Zur Beurteilung eines Dehydratationszustandes müssen vor allem Ausmaß und Form der Dehydratation geklärt werden. Das **Ausmaß** lässt sich am besten durch den Vergleich des Körpergewichtes vor und nach Erkrankungsbeginn abschätzen. Der akute **Gewichtsverlust** entspricht dabei dem Wasserverlust, der in Verbindung mit der Ausprägung der klinischen Parameter eine Einteilung des Schweregrades zulässt (Tab. **4.2**).

Tab. 4.2 Klinische Zeichen einer Dehydratation in Abhängigkeit vom Schweregrad

	leicht	mittel	schwer
Gewichtsverlust			
Säugling	≤ 5 %	5 – 10 %	10 – 15 %
Kleinkind	≤ 3 %	3 – 6 %	6 – 9 %
Haut			
Turgor	↓	↓↓	↓↓↓
Farbe	blass	grau-blass	marmoriert
Schleimhaut	trocken	spröde	brüchig
Blutdruck	normal	fast normal	↓
Puls	(↓)	↑	tachykard
Urin	niedriges Volumen	Oligurie	Oligo-Anurie, Azotämie
Tränen	Tränen	keine Tränen	keine Tränen

Der Hautturgor wird durch Abheben einer Hautfalte beurteilt; bei schlechtem Turgor verstreicht die Hautfalte nur langsam oder bleibt stehen (sog. „stehende Hautfalte").

Die **Dehydratationsform** kann schnell über die **Serumnatriumkonzentration** beurteilt werden:

- isotone Dehydratation: Natrium 130 – 150 mmol/l
- hypotone Dehydratation: Natrium < 130 mmol/l
- hypertone Dehydratation: Natrium > 150 mmol/l.

Eine **Ausnahme** besteht bei der **diabetischen Ketoazidose,** bei der häufig eine hypertone Dehydratation bei erniedrigter Serumnatriumkonzentration vorliegt. Die Erhöhung der Osmolarität ist in diesem Fall durch die hohen Blutzuckerkonzentrationen bedingt.

Isotone Dehydratation

Sie ist die häufigste Exsikkoseform und macht ca. 70 % aller Störungen des Flüssigkeitshaushaltes im Kindesalter aus. Wasser und Elektrolyte gehen zu gleichen Anteilen verloren. Der Flüssigkeitsverlust betrifft nur den extrazellulären Raum, da die Isotonie keine interne Flüssigkeitsumverteilung bewirkt.
Ursachen sind meist **Gastroenteritiden** des Säuglings und Kleinkindes (Rotavirusinfektion) sowie Blutverluste (Traumen, gastrointestinale Blutungen, Operationen). Das **klinische Bild** wird durch die Kreislaufsymptome bestimmt.

Hypotone, hyponatriämische Dehydratation

Hier überwiegen die **Salzverluste.** Da intrazellular die normale osmotische Konzentration bestehen bleibt, kommt es zu einer Nettowasserbewegung aus dem Extra- in den Intrazellularraum und damit zum intrazellulären Ödem.
Ursachen sind Erkrankungen mit erhöhtem Salzverlust:

- **Mukoviszidose** (kutane Salzverluste)
- **präterminale Niereninsuffizienz** (renale Salzverluste)
- **adrenogenitales Syndrom** (renale Salzverluste).

Das Auftreten von **Symptomen** (z.B. Erbrechen im Schwall, Krampfanfall) korreliert mit der Geschwindigkeit der Entwicklung einer Hyponatriämie. Die betroffenen Patienten neigen zum **Schock**. Klinische Symptome sind meist bei Serumnatriumkonzentrationen < 120 mmol/l zu erwarten.

Hypertone, hypernatriämische Dehydratation (hyperosmolares Syndrom)

Sie entsteht durch überproportionale Wasserverluste. Da die Osmolarität im Extrazellularraum in der Folge erhöht ist, kommt es zu einer Nettowasserbewegung aus dem Intra- in den Extrazellularraum.
Dieses Problem tritt vor allem im **1. Lebensjahr** bei ehemaligen Frühgeborenen und **pastösen** (schwammig-adipösen) **Kindern** auf.
Die **Ursache** ist vor allem die inadäquate Fütterung hyperosmolarer Milchnahrung (Milchzufuhr ohne ausreichende Wasserzufuhr) bei überwiegend elektrolytarmen Flüssigkeitsverlusten.
Das Vollbild der Erkrankung tritt meist spät und schlagartig auf. Zentralnervöse Störungen wie Sopor, Bewusstlosigkeit, Krampfanfälle sowie halonierte Augen und seltener Lidschlag sind typisch (hyperosmolares Koma). Die klassischen Dehydratationszeichen fehlen oft, die Haut ist eher teigig und blass.
Als klinische **Komplikation** der hypertonen Dehydratation ist vor allem die **Nierenvenenthrombose** gefürchtet.

▶ **Klinischer Fall.** Ein 7-monatiger Säugling ist an einer fieberhaften Enteritis erkrankt. Er wird von der Mutter weiterhin mit Milch und Beikost gefüttert. Nach einem Krampfanfall wird das Kind in die Klinik gebracht. Es zeigt sich folgende Laborkonstellation: Na⁺ 158 mmol/l; K⁺ 5,5 mmol/l; Cl⁻ 115 mmol/l; Ca⁺⁺ 2,0 mmol/l; pH 7,25, Harnstoff 60 mg/dl. Die Konstellation ist typisch für eine hypertone Dehydratation. Die Rehydrierung stellt die kritische Therapiephase dar und muss nach den unten angeführten Grundsätzen erfolgen. Ein unter Therapie auftretender Krampfanfall würde ein zu schnelles Einströmen von Wasser in den Intrazellularraum anzeigen. Soforttherapie bei Krampfanfall: 10–20 ml NaCl 3% i.v.

Allgemeine Grundsätze der Therapie von Dehydratationszuständen

Die Rehydrierungsmenge orientiert sich an der Summe aus Basisbedarf, Defizit (s. Tab. **4.2**) und anhaltenden Verlusten.

Berechnung des Flüssigkeitsbedarfes

Basisbedarf: 1500 ml/m²KOF/d (bei Kindern < 10 kg: 100 ml/kg/d). Die Körperoberfläche (KOF) wird nach Kenntnis von Körpergewicht und Körperlänge aus einem Normogramm entnommen.
Defizit: Prozentuales Ausmaß der Dehydratation, das idealerweise durch den Vergleich mit dem Körpergewicht des Kindes vor der Erkrankung festgelegt wird. Üblicherweise wird es durch den Vergleich der klinisch erkennbaren Auffälligkeiten (s. auch Tab. **4.2**) abgeschätzt. Eine 5%ige Dehydratation bedeutet somit einen Flüssigkeitsverlust von 50 ml/kgKG.
Anhaltende Verluste: Bei Durchfallerkrankungen im Säuglingsalter können Flüssigkeitsverluste durch das Nachwiegen der Windeln abgeschätzt werden.

Grundsätze zur Rehydrierung

1. langsam (Normalisierung nicht schneller als in 48 h): Erfolgt die Rehydrierung zu schnell, kommt es zu einem schnellen Einstrom von Wasser in die Gehirnzellen, es entsteht ein Hirnödem mit Bewusstseinsverlust und Krampfanfall.
2. mit einer Lösung mit einem Natriumgehalt von mindestens 70–80 mmol/l: Dafür ist eine 1:1 Mischung aus Glukose 5% und NaCl 0,9% geeignet **(Halblösung)**. Sie enthält 77 mmol Na⁺/l.
Bei einer Dehydratation < 10% kann primär eine **orale Rehydrierung** versucht werden. Hierfür stehen Glukose-Elektrolytmischungen zur Verfügung (Tab. **4.3**). Eine bestehende Azidose bei gleichzeitig erhöhter Serumharnstoffkonzentration gilt als Hinweis auf eine stark erhöhte **Gefahr von Krampfanfällen** in der frühen

---

Patienten mit hypotoner Dehydratation neigen zum **Schock**.

Hypertone, hypernatriämische Dehydratation (hyperosmolares Syndrom)

Sie entsteht durch überproportionale Wasserverluste und betrifft besonders pastöse Säuglinge.

Ursache ist vor allem eine inadäquate, hyperosmolare Fütterung bei elektrolytarmen Flüssigkeitsverlusten.
Das Vollbild der Erkrankung tritt meist plötzlich auf
Die charakteristischen Dehydratationszeichen können fehlen.

◀ **Klinischer Fall**

Allgemeine Grundsätze der Therapie von Dehydratationszuständen

Die Rehydrierungsmenge orientiert sich an der Summe aus Basisbedarf, Defizit (s. Tab. **4.2**) und anhaltenden Verlusten.
Berechnung des Flüssigkeitsbedarfes

- **Basisbedarf: 1500 ml/m²KOF/d** (bei Kindern < 10 kg: 100 ml/kg/d).

- **Defizit:** Prozentuales Ausmaß der Dehydratation (s. auch Tab. **4.2**).

- **Anhaltende Flüssigkeitsverluste:** z.B bei Durchfallerkrankungen (Windel wiegen!).

Grundsätze zur Rehydrierung

Die meisten Rehydrierungsprobleme können durch Mischung einer 5%igen Glukose- mit einer 0,9%igen NaCl-Lösung gelöst werden (1:1). Diese **Halblösung** enthält 77 mmol Na⁺/l.

Orale Rehydrierungslösungen können bei einer Dehydratation <10% versucht werden (Tab. **4.3**).

4.3 Zusammensetzung der Glukose-Elektrolytlösung zur oralen Rehydrierung (nach WHO und ESPGAN)

	WHO-Lösung*	ESPGAN-Empfehlung**
Na$^+$ (mmol/l)	90	60
K$^+$ (mmol/l)	21	20
Cl$^-$ (mmol/l)	80	> 20
Glukose (g/l)	20	13,4–20
HCO$_3^-$ Bikarbonat (mmol/l)	30	0
Zitrat (mmol/l)	0	10

* **WHO-Lösung:** Diese Lösung leitet sich ursprünglich von einer von der WHO zur Behandlung der Cholera entwickelten Lösung ab.

** **ESPGAN** (**E**uropean **S**ociety for **P**ediatric **G**astroenterology **a**nd **N**utrition): Die Zusammensetzung wurde für die Pädiatrie in dieser Weise von ESPGAN empfohlen.

Rehydrierungsphase. Er kann durch die Injektion von 10–20 ml einer hypertonen NaCl-Lösung (3 %) durchbrochen werden.

▶ **Klinischer Fall.** Ein 5 Monate alter Säugling hat im Rahmen einer fieberhaften Otitis media wässrigen Durchfall entwickelt. Der Mutter ist eine zunehmende Apathie des Kindes aufgefallen, und sie bringt es zur stationären Aufnahme. Bei der Untersuchung zeigt der Säugling ein grau-blasses Hautkolorit, die Schleimhäute sind trocken, die nur langsam verstreichenden Hautfalten weisen auf einen reduzierten Turgor hin. Die Mutter gibt an, dass das Gewicht vor einer Woche bei 6600 g lag, jetzt: 6153 g. Die Natriumkonzentration im Serum liegt bei 138 mmol/l. Bei dem Säugling besteht somit eine isotone Dehydratation. Klinik und Gewichtsangaben lassen auf ein Volumendefizit von ca. 7 bis 8 % schließen. Die Zusammensetzung der Rehydrierungsmenge ergibt sich aus: Basisbedarf: 100 ml/kgKG/d = ca. 620 ml. Defizit: ca. 80 ml/kgKG = ca. 496 ml. Anhaltende Verluste: Nachwiegen der Windeln. Die Gesamtflüssigkeitszufuhr/d liegt somit bei ca. 1200 ml.

Hyperhydratationszustände

Überwässerungszustände entstehen zum größten Teil **iatrogen**. Ursache kann eine überhöhte absolute Flüssigkeitsmenge (z. B. bei Schwartz-Bartter-Syndrom, s. u.) oder eine zu geringe Elektrolytzufuhr sein.

Klinisch fallen sie insbesondere durch ödematöse Flüssigkeitseinlagerung und auffällige Gewichtszunahme auf.

Um eine Hyperhydratation im Rahmen einer **perioperativen Volumensubstitution** zu vermeiden, gilt der Grundsatz, die Flüssigkeitsdosierung im unteren Normbereich und die Elektrolytdosierung im oberen Normbereich anzusiedeln.

Schwartz-Bartter-Syndrom

Eine klinisch bedeutsame Störung des Wasser- und Elektrolythaushaltes ist das **Syndrom der unangemessen hohen ADH-Sekretion** (Schwartz-Bartter-Syndrom) Es kann durch zahlreiche Grunderkrankungen wie Störungen des ZNS (Meningitis, Schädel-Hirn-Trauma, Tumor) und der Lunge hervorgerufen werden. Dabei liegen niedrige Serumnatrium- und regelrechte Serumkaliumkonzentrationen vor. Die Natriumausscheidung im Urin ist mit > 20 mmol/l stark erhöht. Die Therapie besteht in der Behandlung der Grunderkrankung sowie einer Flüssigkeitsrestriktion.

Störungen der Kaliumhomöostase

Die normale Serumkaliumkonzentration liegt bei 3,5 bis 5,5 mmol/l.

Nur **2 % des Gesamtkörperkaliumbestandes** sind im **Extrazellulärraum** lokalisiert. Störungen der Kaliumhomöostase korrelieren mit Störungen der neuromuskulären Erregbarkeit und können daher gut im EKG dargestellt werden. Bei normalem Kaliumbestand des Körpers führt jede pH-Änderung um 0,1 zu einer gegensinnigen Änderung der Serumkaliumkonzentration um ca. 0,6 mmol/l.

Hypokaliämie (Serumkalium < 3,5 mmol/l)

Ätiologie: Klinisch haben **gastrointestinale Verluste** (Diarrhö, Erbrechen) sowie die **Umverteilung** von Kalium aus dem Extra- in den Intrazellularraum bei **Alkalose** die größte Bedeutung.

Klinik und Befunde: Die klinischen Symptome sind **Hyporeflexie, schlaffe Lähmung** und **paralytischer Ileus**. Die kardiale Funktionsstörung ist durch **Tachykardie, Rhythmusstörungen** und **EKG-Veränderungen** (ST-Senkung und T-Abflachung) gekennzeichnet.

Therapie: Außer bei einer diabetischen Ketoazidose sollte Kalium parenteral zurückhaltend verabreicht werden. Intravenös darf Kalium nur als verdünnte Infusion (3–4 mmol/kg/die) gegeben werden. Getrocknete Früchte, Bananen und Obstsäfte sind für Patienten die oral ernährbar sind, eine gute Möglichkeit zur Kaliumsubstitution.

Hyperkaliämie (Serumkalium > 5,5 mmol/l)

Ätiologie: Die häufigsten Ursachen einer Hyperkaliämie sind eine gestörte Ausscheidung infolge **Niereninsuffizienz** und **Hypoaldosteronismus** (adrenogenitales Syndrom, Morbus Addison, Pseudohypoaldosteronismus). Bei einer **Azidose** steigt die Serumkaliumkonzentration durch Umverteilung von Kalium aus dem Intra- in den Extrazellularraum.

▶ **Merke.** Eine normale Serumkaliumkonzentration kann also bei metabolischer Azidose bereits auf einen intrazellulären Kaliummangel hinweisen.

Klinik und Befunde: Die klinischen Zeichen sind vor allem **Störungen der neuromuskulären Erregbarkeit**, die sich oft in Muskelschwäche, Paresen und Herzrhythmusstörungen äußern. **Typische EKG-Veränderungen** sind eine verkürzte QT-Zeit und eine hohe T-Welle (zeltförmige T-Anhebung).

Therapie: Eine Hyperkaliämie > 6,5 mmol/l, die immer mit EKG-Veränderungen einhergeht, erfordert immer eine Notfallbehandlung, die u. a. in der i. v.-Applikation von Glukose plus Insulin (auf 3 bis 4 g Glukose 1 IE Insulin) besteht. Spricht diese Therapie nicht ausreichend an wird zusätzlich ein Kationenaustauscherharz (Resonium A) rektal verabreicht.

▶ **Klinischer Fall.** Ein 6-jähriger Junge wird im Rahmen der Erstmanifestation eines Diabetes mellitus Typ I mit einer Ketoazidose in die Klinik aufgenommen. Elektrolyte und Säure-Basen-Haushalt ergeben folgende Wertekonstellation im Serum: Na$^+$ 130 mmol/l; K$^+$ 4,5 mmol/l; pH 7,25; BE −14. Nach Rehydrierung mit NaCl 0,9 % und Insulintherapie zeigt sich nach 3 Stunden folgende Konstellation der Elektrolyte im Serum: Na$^+$ 140 mmol/l; K$^+$ 3,4 mmol/l; pH 7,35; BE −6. Erklärung: pH-Anstieg und Insulinwirkung führten zu einer Absenkung der Serumkaliumkonzentration. Von der Änderung um 1,1 mmol sind ca. 0,6 mmol durch die pH-Anhebung verursacht.

4.2 Säure-Basen-Haushalt (SBH)

4.2.1 Physiologie des Säure-Basen-Haushaltes

Der pH-Wert der Körperflüssigkeiten muss streng in einem Bereich zwischen pH 7,35–7,45 gehalten werden. Um diesen Wert aufrechtzuerhalten stehen dem Körper **Puffermechanismen (sofortige Wirkung)** und **physiologische Anpassungsmechanismen (langsame Wirkung)** zur Verfügung. Der noch mit dem Leben vereinbare pH-Bereich liegt zwischen 7,0 und 7,8. pH-Abweichungen **unter pH 7,35** werden als **Azidose**, und **über 7,45** als **Alkalose** bezeichnet.

Puffersysteme

Sie können in **Bikarbonat-** und **Nichtbikarbonatpuffersysteme** unterteilt werden, die im Plasma und in den Erythrozyten lokalisiert sind. Ihre prozentualen Anteile am Gesamtpuffersystem verteilen sich wie in Tab. 4.4 dargestellt.

4.4 Aufteilung des Gesamtpuffersystems

Nichtbikarbonatpuffersystem	*47%*	*Bikarbonatpuffer*	*53%*
Hämoglobin und Oxyhämoglobin	35%	Plasmabikarbonat	35%
Organische Phosphate	3%	Erythrozytenbikarbonat	18%
Anorganische Phosphate	2%		
Plasmaproteine	7%		

Physiologische Anpassungsvorgänge

Die physiologischen Anpassungsvorgänge laufen in der **Lunge** (kurzfristige Kompensation) und der **Niere** (langfristige Korrektur) ab. Das Atemzentrum wird durch einen pCO_2-Anstieg wie auch durch einen pH-Abfall stimuliert (Abatmung von CO_2). Bei chronischer Ateminsuffizienz wird dieser Effekt auch durch einen pO_2-Abfall erreicht. Der Einfluss der Niere auf den Säure-Basen-Haushalt ist an der Ansäuerung bzw. Alkalisierung des Urins ablesbar. Die **H^+-Ionenausscheidung** erfolgt in Form saurer Phosphate **(titrierbare Säure)** und **Ammoniumionen (NH_4^+)**.

4.2.2 Störungen des Säure-Basen-Haushaltes

Metabolische Azidose

Ätiologie und Pathogenese: Eine **metabolische Azidose** kann durch den Zugewinn von H^+-Ionen (Additionsazidose) aus dem Intermediärstoffwechsel (z. B. Diabetes mellitus), einer Insuffizienz der renalen H^+-Ionenausscheidung (Retentionsazidose) oder einen Basenverlust (Subtraktionsazidose) über Niere (z. B. renal tubuläre Azidose Typ I) oder Darm (Durchfallerkrankungen) bedingt sein. Metabolische Azidosen führen über die Bikarbonatpufferreaktion zu einem **Bikarbonatverbrauch** (HCO_3^--Konzentration < 22 mmol/l).

Klinik: Es gibt keine typischen Symptome. Allgemeine klinische Zeichen sind die beschleunigte und vertiefte Atmung **(Kussmaul-Atmung)** als Ausdruck des respiratorischen Kompensationsversuches, abdominelle und thorakale **Schmerzen** sowie **zentralnervöse Auffälligkeiten** bis zum **Koma**.

Diagnostik: Durch die reaktive Abatmung von CO_2 (respiratorischer Anpassungsvorgang) fällt die pCO_2-Konzentration ab und erreicht Werte < 35 mmHg. Zur Differenzierung, ob es sich bei der Azidose um eine Subtraktions- oder Additionsazidose handelt, ist die Bestimmung der **Anionenlücke** hilfreich.
Anionenlücke = Na^+ – (Cl^- + HCO_3^-); Normbereich < 15 mmol/l
Bei einer **Subtraktionsazidose** (Verlust von Bikarbonat über Niere oder Darm), wird kompensatorisch NaCl retiniert, so dass die Summe von HCO_3^- und Cl^- konstant bleibt. Es entsteht eine hyperchlorämische Azidose **ohne vergrößerte Anionenlücke**. Ein klassischer Vertreter dieses Problembildes ist die renal tubuläre Azidose vom proximalen Typ (Typ I).
Bei einer **Additionsazidose** reagiert Bicarbonat mit H^+ zu H_2O und CO_2, die **Anionenlücke vergrößert** sich.
Eine Reihe von Krankheitsbildern können eine Vergrößerung der Anionenlücke bewirken, wie z. B.:
- diabetische Ketoazidose (β-OH-Buttersäure)
- Niereninsuffizienz
- Organoazidurien (s. S. 187 f)
- Laktazidosen (s. S. 167 f).

▶ **Klinischer Fall.** *Situation 1:* Ein vier Monate alter Säugling wird mit einer Dehydratation bei einer Durchfallerkrankung mit wässrigen Stühlen in die Klinik aufgenommen. Die Serumchemie ergibt folgende Konstellation von Elektrolyten und Säure-Basen-Haushalt: Na+ 138 mmol/l; K+ 4,3 mmol/l; Cl– 110 mmol/l; pH 7,29; Bikarbonat 19 mmol/l; Anionenlücke: 10 mmol/l. Beurteilung: hyperchlorämische metabolische Azidose, die durch den im Rahmen der Durchfallerkrankung erlittenen Basenverlust bedingt ist.

Situation 2: Bei einer gleichartigen anamnestischen Konstellation ergibt die Serumchemie folgende Konstellation von Elektrolyten und Säure-Basen-Haushalt: Na+ 138 mmol/l; K+ 4,3 mmol/l; Cl– 101 mmol/l; pH 7,29, Bikarbonat 19 mmol/l; Anionenlücke: 19 mmol/l. Beurteilung: normochlorämische metabolische Azidose mit vergrößerter Anionenlücke. Sie ist am wahrscheinlichsten Ursache eines Laktatanstiegs (H+-Zugewinn) bedingt durch eine periphere Minderperfusion.

Therapie: Die Therapie einer metabolischen Azidose muss bei einer wesentlichen Absenkung des pH-Wertes unter den Normbereich erfolgen. Sie besteht neben der Behandlung der zugrunde liegenden Störung in der **parenteralen Pufferung** mit 8,4%igem (1 mmol/ml) Natriumbikarbonat nach der Formel:
ml NaHCO$_3$ = Basendefizit (mmol/l) × kgKG × 0,3.
Eine Ausnahme stellt die diabetische Ketoazidose dar, bei der wegen der Möglichkeit einer reaktiven Übersäuerung des Liquorraumes nur sehr zurückhaltend therapiert werden sollte (z. B. bei pH-Werten < 7,2).

Therapie: Die Pufferung einer metabolischen Azidose erfolgt mit NaHCO$_3$ 8,4% (1 mmol/ml) oder mit Salzen organischer Säuren (z. B. Na-Zitrat; Na-Azetat; Na-Malat).

▶ **Merke.** Eine Pufferung mit NaHCO$_3$ führt zu einer Anflutung von CO$_2$ und setzt daher immer eine ungestörte ventilatorische Funktion voraus.

◀ Merke

Da die 8,4%ige NaHCO$_3$-Lösung eine Osmolarität von 1800 mosm/l hat, darf sie nur in Verdünnung auf 300–600 mosm/l eingesetzt werden.
Grundsätzlich können metabolische Azidosen auch mit Salzen organischer Säuren behandelt werden (z. B. mit Na-Zitrat; Na-Azetat; Na-Malat), da bei der Oxidation zu CO$_2$ + H$_2$O pro Mol Carboxylgruppe der Umgebung 1 Mol H+ entzogen werden. Salze der Zitronensäure als Tricarbonsäure sind besonders effektiv, da 1 Mol Zitrat 3 Mol H+ verbraucht.

Respiratorische Azidose

Ätiologie: Eine respiratorische Azidose ist Folge einer verminderten alveolären Ventilation. Ursachen sind Atemwegsobstruktionen (z. B. Asthma bronchiale), restriktive Lungenerkrankungen (z. B. Pneumonie), Störungen des Atemzentrums (z. B. Enzephalitis, Tumoren) oder Erkrankungen der Atemmuskulatur (z. B. Zwerchfellparese).

Klinik: Die Symptome sind von der Grunderkrankung abhängig.

Diagnostik und Therapie: Diese Azidose ist immer mit einer **Erhöhung der Serumbikarbonatkonzentration** verbunden. Ihre Behandlung erfolgt durch Behebung der respiratorischen Störung durch Beatmung. Ist dadurch keine Besserung zu erzielen, ist eine Pufferung mit **THAM** (**T**ris**h**ydroxymethyl**a**mino**m**ethan), das nicht zu einer CO$_2$-Belastung führt, möglich.

Respiratorische Azidose

Ätiologie: Die respiratorische Azidose ist Folge einer verminderten alveolären Ventilation.

Klinik: Abhängig von der Grunderkrankung.

Diagnostik und Therapie: Es liegt immer eine **Erhöhung der Serumbikarbonatkonzentration** vor.
Die Therapie besteht in der Behandlung der Grundkrankheit.

Metabolische Alkalose

▶ **Definition.** Eine **metabolische Alkalose** liegt vor bei einer Anhebung der Serumbikarbonatkonzentration > 28 mmol/l und einem pH > 7,45.

Metabolische Alkalose

◀ Definition

Ätiologie: Die Ursache ist entweder ein **H+-Ionenverlust** oder ein **HCO$_3$–-Zugewinn**. Die größte klinische Bedeutung hat der H+-Ionenverlust durch Erbrechen im Rahmen einer **Pylorusstenose**. Die häufigsten Ursachen eines Basenzugewinns sind zu starke Pufferung bzw. eine vermehrte renale Bikarbonatrückresorption bei ausgeprägtem Kaliummangel (Hyperaldosteronismus, [s. S. 223 f], Bartter-Syndrom [s. S. 430 f], hochdosierte Kortikoidbehandlung).

Ätiologie: Ursache ist ein Säureverlust oder ein Basenzugewinn. Das Erbrechen bei hypertrophischer **Pylorusstenose** ist die häufigste Ursache im Kindesalter.

Klinik: Charakteristisch ist die flache und verlangsamte Atmung. Weitere Symptome sind von der Grunderkrankung abhängig.

Klinik: Typisch ist die flache und verlangsamte Atmung.

Therapie: Die Therapie der metabolischen Alkalose besteht in der Beseitigung der Grundproblematik. Dabei haben Cl–- und K+-Substitution eine ursächliche

Therapie: Die Beseitigung der Grundproblematik steht im Vordergrund.

In schweren Fällen (pH >7,55) Gabe von Argininhydrochlorid 21,4%.

Bedeutung. Bei schwerer Alkalose (pH > 7,55) und eventuell gleichzeitig auftretenden tetanischen Krämpfen werden Säureäquivalente in Form von z.B. Argininhydrochlorid 21,4% zugeführt. Die Menge wird individuell festgelegt. **Cave:** Durch Arginin-HCl kann eine Hyperkaliämie ausgelöst werden.

Respiratorische Alkalose

Respiratorische Alkalose

▶ **Definition**

▶ **Definition.** Die **respiratorische Alkalose** ist durch eine Erniedrigung des pCO_2 < 37 mmHg und eine pH-Erhöhung > 7,45 gekennzeichnet.

Ätiologie: Häufigste Ursache ist die psychisch bedingte Hyperventilation im Kindesalter.

Klinik: Erhöhte neuromuskuläre Erregbarkeit. Die Hyperventilation wird bewusst zur Absenkung des Hirndrucks bei Hirnödem herbeigeführt.

Therapie: CO_2-Rückatmung (Plastikbeutel).

Ätiologie: Häufige Ursache ist die **psychisch bedingte Hyperventilation**.

Klinik: Es zeigt sich eine erhöhte neuromuskuläre Erregbarkeit.
Bewusst wird die respiratorische Alkalose zur Behandlung des Hirnödems herbeigeführt, da hierdurch die Hirndurchblutung durch Vasokonstriktion in den gesunden Arealen zugunsten einer verbesserten Perfusion geschädigter Areale herabgesetzt wird.

Therapie: Es wird die Möglichkeit der **CO_2-Rückatmung** der Eigenluft (Plastikbeutel!) eingesetzt.

5 Erkrankungen in der Neugeborenenperiode

5.1 Besonderheiten während der Neugeborenenperiode

5.1.1 Definitionen

Entsprechend den Empfehlungen der WHO haben derzeit folgende Definitionen Gültigkeit:

▶ **Definitionen.**
Neugeborenenperiode: die ersten 4 Wochen extrauterinen Lebens.
Perinatalperiode: Beginn der 29. SSW bis zum vollendeten 7. Lebenstag.
Lebendgeburt (life-birth): Vorhandensein von Zeichen des Lebens wie Atmung, Herzschlag, Pulsation der Nabelschnur oder Bewegungen der willkürlichen Muskulatur (unabhängig von der Schwangerschaftsdauer).
Totgeburt (still-birth): Fetus mit einem Mindestgewicht von 500 g ohne Zeichen des Lebens.
Perinatale Mortalität (perinatal mortality): Totgeborene und in der 1. Lebenswoche Verstorbene bezogen auf 1000 Lebendgeborene.
Gestationsalter (gestational age): Dauer der Schwangerschaft berechnet vom 1. Tag der letzten Menstruation.
Reifes Neugeborenes (term neonate): Gestationsalter 259–294 Tage (37–42 Wochen).
Frühgeborenes (preterm baby): Gestationsalter < 259 Tage (< 37 Wochen).
Übertragenes Neugeborenes (postterm baby): Gestationsalter > 294 Tage (> 42 Wochen).
Übergewichtiges Neugeborenes (large for gestational age): Geburtsgewicht > 90. Perzentile.
Neugeborenes mit in der Norm liegendem Geburtsgewicht (appropriate for gestational age): Gewicht zwischen der 10–90. Perzentile.
untergewichtiges Neugeborenes, Mangelgeburt (SGA, small for gestational age): Geburtsgewicht < 10. Perzentile.
Neugeborenes mit niedrigem Geburtsgewicht (low-birth-weight-infant): Geburtsgewicht < 2500 g.
Neugeborenes mit sehr niedrigem Geburtsgewicht (VLBW, very low birth weight): Geburtsgewicht < 1500 g oder ELBW, extremely low birth weight: Geburtsgewicht < 1000 g.

5.1.2 Perinatalperiode und perinatale Mortalität

Die **Perinatalperiode** ist der Zeitraum mit der höchsten Morbidität (Erkrankungsrate) und Mortalität (Sterblichkeit) in der gesamten Lebensperiode.
Die **perinatale Mortalität** wird als wichtiger Gradmesser für die Qualität der Schwangerenbetreuung angesehen. Ihre vielfältigen Ursachen beruhen neben rein medizinischen vor allem auf sozio-ökonomischen Gegebenheiten einer Gesellschaft. Aufgrund der medizinischen Fortschritte hat die perinatale Mortalität in den letzten 50 Jahren **stark abgenommen** und liegt heute bei unter 5‰. Dabei macht die Anzahl tot geborener Kinder fast zwei Drittel der perinatalen Mortalität aus.

Mangelgeborene Früh- und dystrophe reife Neugeborene

Mangelgeborene Früh- und dystrophe reife Neugeborene bedürfen während der Perinatalperiode der besonderen Aufmerksamkeit. Bereits unter der Geburt neigen diese Kinder vermehrt zu einer **fetalen Azidose**. Wegen der Verminderung des subkutanen braunen Fettgewebes sind sie für eine **Hypothermie** (< 36 °C) anfälliger, weswegen die Kinder im Inkubator versorgt werden müssen. Ein erhöhter Energiebedarf bei gleichzeitig kleinerem Energiespeicher führt zudem zu einem etwa 10fach häufigeren Auftreten therapiebedürftiger postnataler **Hypoglykämien** (s. S. 77), die regelmäßige Blutzuckerkontrollen notwendig machen. Aufgrund chronischer intrauteriner Hypoxien entwickeln diese Kinder im Vergleich zu eutrophen Neugeborenen ca. 10-mal häufiger eine **Polyzythämie**. Diese kann zu respiratorischen Störungen und zur Entwicklung einer zerebralen Minderperfusion mit der Gefahr einer Hypoxie führen. Gelegentlich treten Krampfanfälle auf. Eine rasche und effektive Behandlung ist durch Hämodilution auf einen Hämatokrit unter 60% möglich.

5.1.3 Postnatale Adaptation

Unmittelbar nach der Geburt muss das Neugeborene alle Funktionen übernehmen, die zuvor weitgehend von der Mutter über die Plazenta erfüllt wurden (s. u.). Die eingehende Untersuchung des Neugeborenen unmittelbar nach der Geburt ist obligat, um eventuelle Störungen oder Hindernisse der Adaptation rechtzeitig zu erfassen. Diese Untersuchung umfasst Organsysteme und physiologische Regulationskreise.

Wärmeregulation

Die Fähigkeit zur Homöothermie (Körpertemperatur wird bei wechselnder Umgebungstemperatur gleichmäßig gehalten), ist bei Neugeborenen noch nicht voll entwickelt. Daher sind Wärmeverluste beim Neugeborenen unter allen Umständen zu vermeiden (z. B. Abtrocknen des Kindes und Versorgung unter der Wärmelampe). **Die optimale oder auch neutrale Umgebungstemperatur für reife Neugeborene liegt bei 32 °C, für unreife Frühgeborene bei etwa 35 °C.** Bei diesen Temperaturen braucht das Baby am wenigsten Energie zur Wärmeproduktion. Auf Kälte reagiert der Organismus mit einer Steigerung des Stoffwechsels. Geschieht dies verzögert und nicht im erforderlichen Ausmaß, sinkt die Körpertemperatur. Dies ist besonders bei Frühgeborenen der Fall. Der mit dem gesteigerten Metabolismus erhöhte O_2-Bedarf stellt unreife Kinder mit pulmonalen Erkrankungen vor zusätzliche Probleme.

Kardiorespiratorische Adaptation

Bereits in der frühen Fetalzeit um die 11. Woche kann man regelmäßige Atembewegungen beim Fetus registrieren. Die Lunge des Fetus ist mit Flüssigkeit gefüllt, welche in die Alveolen sezerniert wird. Bei der Geburt wird der Thorax komprimiert, die Flüssigkeit ausgepresst, und die darauffolgende Ausdehnung durch das Atmen bringt Luft in die Alveolen und Atemwege. Die verbleibende Flüssigkeit wird rasch über Lymph- und Blutgefäße abtransportiert.

Die Stimulation von Lungendehnungsrezeptoren und zahlreiche exogene Faktoren wie Kälte, Schmerz, Licht und Lärm regen den **Beginn der Atmung 15–30 Sekunden nach der Geburt** an. Mit dem Einsetzen der Lungenatmung kommt es zum Absinken des pCO_2 und einem Anstieg von pH und pO_2. Durch den Anstieg des O_2-Druckes im Blut sinkt der pulmonale Gefäßwiderstand und die Lungendurchblutung nimmt rasch zu. **Die normale Atemfrequenz des Neugeborenen liegt bei 40–60 Atemzügen pro Minute.** Die häufigen Schwankungen der Atemfrequenz sind vom Aktivitätszustand des Kindes abhängig. Störungen der kardiorespiratorischen Adaptation führen zu Hypoventilation und/oder Hypoperfusion und damit zur Hypoxie.

Ein besonderes Problem ergibt sich bei **Kindern drogenabhängiger Mütter,** die nach der Geburt Atemstörungen, später auch Entzugserscheinungen (Unruhe, Muskelhypertonie, Reizbarkeit, Tremor, schrilles Schreien) entwickeln können. Diese Kinder müssen engmaschig beobachtet und ggf. medikamentös behandelt werden (z. B. Opiumtinktur oder Barbiturate).

Die Entfaltung der Lungen und die Umstellung des Kreislaufs sind zwei voneinander abhängige Vorgänge. Mit der Eröffnung der Lungenstrombahn fällt der

---

5.1.3 Postnatale Adaptation

Die Beurteilung des Neugeborenen setzt die Kenntnis physiologischer Adaptationsmechanismen und potenzieller perinataler Risiken voraus. Unmittelbar nach der Geburt ist eine eingehende Untersuchung des Neugeborenen (Organsysteme, physiologische Regulationskreise) obligat.

Wärmeregulation

Da die Wärmeregulation bei Neugeborenen und besonders bei Frühgeborenen nicht voll entwickelt ist, sind Wärmeverluste unter allen Umständen zu vermeiden (Wärmelampe). **Die neutrale Umgebungstemperatur beträgt 32 °C für reife Neugeborene und 35 °C für unreife Frühgeborene.**

Kälte führt speziell bei unreifen Kindern zu einem erhöhten O_2-Bedarf, der Neugeborene mit respiratorischen Komplikationen zusätzlich belastet.

Kardiorespiratorische Adaptation

Atembewegungen kann man bereits in der Fetalzeit (~ 11. Woche) registrieren. Bei der Geburt wird die Flüssigkeit aus der Lunge überwiegend durch Lymph- und Blutgefäße abtransportiert.

Die Stimulation der Atmung erfolgt durch endogene und exogene Reize. Mit dem Einsetzen **der Spontanatmung 15–30 s nach der Geburt** kommt es zu Veränderungen der Blutgase. Die normale Atemfrequenz des Neugeborenen liegt bei 40–60 Atemzügen/Minute.
Eine Störung der Adaptationsmechanismen führt zur neonatalen Hypoxie.

Drogenabusus der Mutter führt zu Atemstörungen und Entzugserscheinungen beim Kind.

Nach der Geburt erfolgt der funktionelle Verschluss von Ductus Botalli und Foramen

5.1 Besonderheiten während der Neugeborenenperiode

Tab. 5.1 Pulsfrequenz, Blutdruckwerte, Atmung und Urinsekretion bei Kindern

Alter	Puls (Schläge/min) Mittelwert	Puls Schwankung	Blutdruck (mmHg)* systolisch/diastolisch	Atmung (Züge/min)	Urinsekretion (ml/24 h)	ml/h
Neugeborenes	120	70–170	74/51	bis 55	30–60	2
3–10 Tage	120	70–170	74/51		100–300	8
10 Tage–2 Monate	120		74/51	36–42	250–450	15
2–6 Monate	120		85/64	24–34	400–500	18
6–12 Monate	120	80–160	87/64	23–29	400–500	18
1–3 Jahre	110	80–130	91/63	19–26	500–600	22
3–5 Jahre	100	80–120	95/59		600–700	27
5–7 Jahre	100	75–115	95/58			
7–9 Jahre	90	70–110	97/58	18–22	650–1000	34
9–10 Jahre	90	70–110	100/61			
11–13 Jahre	85	65–105	104/66			
13–14 Jahre	80	65–100	109/70	16–20	800–1400	46

Relation Atemfrequenz zu Pulsfrequenz: beim Neugeborenen: 1:2,5 / Ende 1. Lebensjahr: 1:3,5 / später: 1:4
* 1 mmHg ≙ 0,13 kPa

Druck in der Pulmonalarterie und steigt in der linken Herzhälfte. Dies führt zunächst zum funktionellen und nach einigen Tagen oder Wochen zum anatomischen Verschluss des Foramen ovale und des Ductus arteriosus Botalli (s. S. 342, Abb. **12.4**). **Die Herzfrequenz beträgt nach der Geburt bis 200/min und fällt nach einigen Stunden auf etwa 120–140/min ab.** Bei Frühgeborenen, insbesondere solchen mit Atemnotsyndrom (s. S. 97 ff), kann der Ductus Botalli persistieren und zu einem hämodynamisch ungünstigen Links-rechts-Shunt führen. Der Blutdruck ist stark vom Körpergewicht abhängig. Reifgeborene haben nach der Geburt einen Blutdruck von etwa 70/50 mmHg, Frühgeborene unter 1000 g nur von etwa 50/25 mmHg (Mitteldruck ca. 35 mmHg), (Tab. **5.1**).

Verdauungstrakt

Im Darm des Neugeborenen findet sich eine schwarz-grünliche, zähe, geruchlose Masse, das **Mekonium** (Kindspech). Es besteht aus Lanugohaaren, zelligem Detritus, Epithelien, Darmsekret und Gallenfarbstoffen. Nach Fütterung von Milch erscheinen so genannte Übergangsstühle (bis 4.–5. Tag). Die erste Entleerung von Mekonium erfolgt gelegentlich vor, oft während, meist aber innerhalb von 12 bis 24 Stunden nach der Geburt.

▶ **Merke.** Ist nach 24 Stunden noch kein Mekonium abgesetzt worden und auch eine Klysmagabe erfolglos geblieben, ist eine weitere Abklärung notwendig.

Bei Ernährung mit Muttermilch wird der Darm rasch mit Bacterium bifidum, bei Kuhmilchernährung hauptsächlich mit Escherichia coli besiedelt. Wenige Stunden nach der Geburt ist der gesamte Darm lufthaltig. Muttermilch erfordert die geringste Verdauungsarbeit und ist für das Neugeborene die beste Nahrung (s. S. 37).

Niere

Die fetale Niere nimmt in der 12. SSW die Urinproduktion auf. Bis zur Geburt ist ihr Beitrag zur Homöostase gering (auch bei Feten mit beidseitiger Nierenagenesie reicht die plazentare Funktion zur Aufrechterhaltung der Flüssigkeits- und Elektrolytbilanz aus). Die Entwicklung glomerulärer Filtration und tubulärer Rückresorption ist strikt vom Gestationsalter abhängig und auch zum Geburtszeitpunkt noch nicht vollständig abgeschlossen. Dies ist auch bei der Dosierung von Medikamenten und im Rahmen einer kompletten parenteralen Ernährung

ovale, endgültig jedoch erst nach Tagen oder Wochen (s. S. 342). Eine Persistenz des Ductus Botalli kann bei Frühgeborenen, besonders solchen mit Atemnotsyndrom, zu einem Links-rechts-Shunt führen. **Die Herzfrequenz fällt von 200/min auf 120–140/min ab.** Der Blutdruck des Neugeborenen liegt bei etwa 70/50 mmHg (Tab. **5.1**).

Verdauungstrakt

Mekonium (Kindspech) wird meist am 1. Lebenstag abgesetzt. Übergangsstuhl (4.–5. Tag) nach Fütterungsbeginn.

◀ Merke

Bei Ernährung mit Muttermilch wird der Darm rasch mit Bacterium bifidum, bei Ernährung mit Kuhmilch mit E. coli besiedelt.

Niere

Die fetale Niere nimmt in der 12. SSW die Urinproduktion auf. Bis zur Geburt ist ihr Beitrag zur Homöostase gering, da die plazentare Funktion genügt.

5 Erkrankungen in der Neugeborenenperiode

zu berücksichtigen. Die Hydramnionmenge hängt entscheidend von der fetalen Urinproduktion ab. Bei Feten mit Nierenfunktionsstörungen oder Nierenagenesie zeigt sich die fehlende fetale Urinproduktion ca. im dritten Trimenon an der Ausbildung eines Oligo- bzw. Anhydramnions (s. S. 411).

Das Neugeborene sollte innerhalb des ersten Lebenstages die erste Urinportion absetzen. Häufig geschieht dies direkt nach der Geburt und bleibt deshalb u. U. unbemerkt. Die renale Ausscheidung von Glukose, Eiweiß und hyalinen Zylindern in der ersten Lebenswoche ist physiologisch.

> Das Neugeborene sollte innerhalb des ersten Lebenstages die erste Urinportion absetzen.

Blut

> Der Zeitpunkt des Abnabelns hat großen Einfluss auf Blutmenge und Hämatokrit. Häufig findet sich – besonders nach Spätabnabelung – eine **Polyglobulie**.

Blut

Bereits ab dem 2. Schwangerschaftsmonat werden in Milz und Leber Erythroblasten gebildet, ab dem 7. Monat wird die Blutbildung zunehmend vom Knochenmark übernommen. Unmittelbar nach der Geburt kommt es beim Neugeborenen zu markanten Veränderungen des Blutbildes. Die Zahl der roten Blutkörperchen steigt auf etwa 4–7 Millionen/mm^3, der Hämatokrit auf

5.2 Altersabhängige Entwicklung der zellulären Elemente des Blutes

Rotes Blutbild

Alter	Erythroz. T/L ·10^{12}/l	Hb mmol/l	Hb g/dl	Hkt. l/l	Retikulozyten	MCV Vol. fl	MCD Durchmesser µm	MCH HBc fmol	MCH pg	MCHC Hb. Konz. mmol/l	kernh. Erythz. %	Meta-Hb (nach *Künzer* u. *Savelsberg*) % Hb	Hb F (nach *Betke*) % d. Hb
1. Tag	4,1–7,5	12,1	16–22	0,54±0,1	0,02–08	106	8,6	0,48		4,6	0–10	0,75±0,06	75 (61–84)
2. Tag	4,0–7,3	11,79	–	–	0,02–10			–0,57		–5,6	0–2		
3. Tag	3,9–6,8	11,36	15–20	0,52	0,005–0,5	101			35–37		0–0,3		
14. Tag	4,5–5,5	10,24	13–18	0,49	0–0,02	96	8,1			4,3	0		73 (64–77)
1. Mon.	4,2–5,2	8,69	11–15	0,44	0–0,05	91				–5,9	0		67 (46–78)
2. Mon.	3,6–4,6	7,45	11–13	0,38	0,002–02	85			dann		0	2,12±0,27	42 (29–74)
3. Mon.	3,4–4,5	6,83	11–12	0,37	0,005–04	80	7,7	0,36	25–35	4,6	0		13 (13–44)
6. Mon.	4,0–5,0	7,14	11–13	0,36	0,002–015	78	7,4	–0,48	ab 2. Mt.	–5,5	0	0,89±0,06	4
1 Jahr	4,1–5,1	7,45	12±0,8	0,35	0,004–018	77	7,3				0		2,5
2 Jahre	4,2–5,2	7,76	12,3±0,7	0,35	0,004–018	78					0		
5 Jahre	4,2–5,2	8,07	12,7±0,8	0,37	0,004–018	80	7,4				0	0,78±0,04	
12 Jahre	4,5–5,4	8,69	13,4±0,8	0,37	0,004–018	81					0		
Erw. ♀	4,8♀	8,69	14±2	0,42	0,005–02	86	7,5	0,39		4,8	0	0,74±0,04	
Erw. ♂	5,4♂	9,93	16±2	0,42	0,005–02	86	7,5	–0,54		–5,7	0	0,74±0,04	
					♀ > ♂								

Hb A$_2$: 1,5–3,0 % des Hb;
Osmot. Erythr.-Resistenz: 0,55 % NaCl → 15–70 % hämolys. Erythr.
0,4 % NaCl → 65–100 % hämolys. Erythr.

Leukozyten und Differenzialblutbild

Alter	Gesamt-Leukozyten	Neutrophile Total	Eosinophile	Basophile	Lymphozyten	Monozyten
Neugeborene	18,1 (8,0–30,0)	11,0 (6,0–26,0)	0,40 (0,02–0,85)	0,10 (0–0,64)	5,5 (2,0–11,0)	1,05 (0,40–3,9)
1 Tag	18,9 (9,4–34,0)	11,5 (5,0–21,0)	0,45 (0,05–1,00)	0,10 (0–0,30)	5,8 (2,0–11,5)	1,10 (0,20–3,1)
1 Woche	12,2 (5,0–21,0)	5,5 (1,5–10,0)	0,50 (0,07–1,10)	0,05 (0–0,25)	5,0 (2,0–17,0)	1,10 (0,30–2,7)
1 Monat	10,8 (5,0–19,5)	3,8 (1,0–9,0)	0,30 (0,07–0,90)	0,05 (0–0,20)	6,0 (2,5–16,5)	0,70 (0,15–2,0)
12 Monate	11,4 (6,0–17,5)	3,5 (1,5–8,5)	0,30 (0,05–0,70)	0,05 (0–0,20)	7,0 (4,0–10,5)	0,55 (0,05–1,1)
6 Jahre	8,5 (5,0–14,5)	4,3 (1,5–8,0)	0,23 (0–0,65)	0,05 (0–0,20)	3,5 (1,5–7,0)	0,40 (0–0,8)
14 Jahre	7,9 (4,5–13,0)	4,4 (1,8–8,0)	0,04 (0–0,20)	0,04 (0–0,20)	2,9 (1,2–5,8)	0,38 (0–0,8)

Thrombozyten

Alter	Thrombozyten G/l = 10^9/l
Geburt	140–190
1. Woche (Ende)	150–320
2. Woche (Ende)	163–340
3. Woche (Ende)	177–367
4. Woche (Ende)	185–390
2. Monat (Ende)	200–428
4. Monat (Ende)	205–462
6. Monat (Ende)	205–470
8. Monat (Ende)	210–473
10. Monat (Ende)	212–470
12. Monat (Ende)	218–470

Angaben in 10^9/l, Median und 95 % Referenzbereich

5.1 Besonderheiten während der Neugeborenenperiode

50–60 %, das Hämoglobin bis auf 20 g/dl (s. auch S. 74). Dies ist zum Teil bedingt durch Übertritt von Blut aus der Plazenta (je nach Zeitpunkt des Abnabelns bis zu 100 ml[!] bei einer Gesamtblutmenge von etwa 300 ml), aber auch durch eine Volumenreduktion durch raschen Übertritt von Plasma ins Gewebe (**Polyglobulie des Neugeborenen**).

Beim Neugeborenen besteht der rote Blutfarbstoff zu 80 % aus fetalem Hämoglobin **(HbF)** mit einer erhöhten O_2-Affinität und zu etwa 20 % aus HbA_1. Die Leukozyten steigen im Mittel bis auf etwa 20 000/µl an, mit **neutrophiler Leukozytose** und Linksverschiebung.

Nach der Neugeburtsperiode sistiert die Erythropoese, die Zahl der Erythrozyten und das Hämoglobin nehmen bis zum 3. Monat kontinuierlich ab (**Trimenon-Reduktion**). Da diese sog. physiologische Anämie bei Frühgeborenen noch ausgeprägter ist, sollten sie ab dem 2. Monat eine Eisenprophylaxe erhalten.

Die Blutungs- und Gerinnungszeit entspricht beim gesunden Neugeborenen den Werten im Kindes- und Erwachsenenalter. Die z. T. deutlich verminderten Werte gerinnungsfördernder als auch gerinnungshemmender Faktoren sind eine physiologische Normabweichung und bedingen keine erhöhte Blutungsbereitschaft.

Mit zunehmender Unreife nehmen die gegenüber der Norm bestehenden Unterschiede jedoch zu. Darüber hinaus besteht eine erhöhte Kapillarfragilität, so dass bei prämaturen Kindern eine erhöhte Blutungsneigung resultiert. Von besonderer Bedeutung ist die nachgeburtliche Entwicklung eines Vitamin-K-Mangels. Dieser führt zu einer Verminderung der Konzentration der Gerinnungsfaktoren II, VII, IX und X sowie von Protein C und S und damit zu einer erhöhten Blutungsneigung beim Neugeborenen.

Um einem **Morbus haemorrhagicus neonatorum** vorzubeugen, erhalten alle Neugeborenen eine **Vitamin-K-Prophylaxe** (s. S. 61).

Nervensystem

Zur Beurteilung des Neugeborenen gehört die Prüfung von Haltung, Muskeltonus, Motorik (s. S. 20) und Reflexen sowie die Entwicklung der statomotorischen und geistigen Funktionen (s. S. 21, Tab. 2.7).

Haut

Die Haut des reifen Neugeborenen ist bei der Geburt mehr oder weniger mit Käseschmiere (Vernix caseosa) überzogen, die einen natürlichen Hautschutz darstellt. Bei unreifen und übertragenen Kindern fehlt sie (s. S. 77).

Durch den Gewichts- und Flüssigkeitsverlust innerhalb der ersten Lebenstage (bis zu 10 % des Geburtsgewichtes), nimmt der Hautturgor des Neugeborenen ab. Die oberflächlichen Hautschichten trocknen ein. Dadurch kann es gelegentlich zu einer Schuppung der Haut (Neugeborenenschuppung), zum Auftreten einer fleckigen Rötung oder eines urtikariellen Exanthems (**Erythema toxicum neonatorum**) kommen (Abb. 5.1). Diesen Veränderungen kommt keine besondere Bedeutung zu und bedarf in der Regel keiner Behandlung.

Beim Neugeborenen besteht der rote Blutfarbstoff zu 80 % aus fetalem Hämoglobin **(HbF)**. Es liegt eine **neutrophile Leukozytose** mit Linksverschiebung vor.

Postnatal sistiert die Erythropoese, es entsteht eine physiologische Anämie (Eisenprophylaxe beim Frügeborenen zu empfehlen), die ihr Maximum im 3. Monat erreicht **(Trimenon-Reduktion)**.

Beim gesunden Neugeborenen entspricht die Blutungs- und Gerinnungszeit den Werten im Kindes- und Erwachsenenalter.

Mit zunehmender Unreife besteht eine erhöhte Blutungsbereitschaft, die z. T. durch eine erhöhte Kapillarfragilität verursacht wird. Von besonderer Bedeutung ist die nachgeburtliche Entwicklung eines Vitamin-K-Mangels.

Zur Prophylaxe eines **Morbus haemorrhagicus neonatorum** s. S. 61.

Nervensystem

Zur Beurteilung des Neugeborenen gehört die Prüfung von Haltung, Muskeltonus, Motorik und Reflexen (s. S. 20, 21).

Haut

Beim reifen Kind findet sich als natürlicher Hautschutz Vernix caseosa, diese fehlt beim unreifen und übertragenen Kind (s. S. 77). Typische Hautveränderungen des Neugeborenen sind Milien, Komedonen und das **Erythema toxicum neonatorum** (Abb. **5.1**). Sie haben nur geringe Bedeutung und bedürfen kaum einer Behandlung.

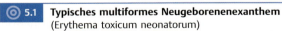

5.1 Typisches multiformes Neugeborenenexanthem (Erythema toxicum neonatorum)

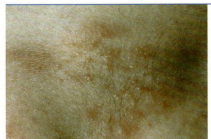

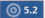

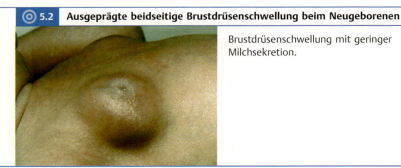

5.2 Ausgeprägte beidseitige Brustdrüsenschwellung beim Neugeborenen

Brustdrüsenschwellung mit geringer Milchsekretion.

Hormoneller Einfluss

Unter dem Einfluss mütterlicher Hormone tritt gelegentlich eine Brustdrüsenschwellung auf (Abb. **5.2**), Milchsekretion (Hexenmilch), vaginale Blutung oder Neugeborenenakne auf.

Immunsystem

Der Beginn spezifischer Immunreaktion ist durch das Auftreten von T-Zellen im Thymus und die Bildung von IgM-Antikörpern gekennzeichnet.
Intrauterine Virusinfektionen in den ersten 3 Monaten führen in der Regel zum Absterben des Embryos, ab der 16. SSW kann die Infektion meist kontrolliert werden.

Der **diaplazentare Transfer** mütterlicher IgG-Antikörper beginnt etwa ab der 14. SSW. Dieser Antikörpertransfer gewährt dem Kind in den ersten Lebensmonaten Schutz vor Infektionen **(humorale Leihimmunität).**

Die **endogene fetale IgG-Bildung** beginnt ca. mit der 17. SSW, die **IgA-Bildung** ab der 30. SSW.

Energiestoffwechsel

Der Energiebedarf des Neugeborenen wird durch Glykogen und braunes Fett gedeckt. Der Blutzucker sollte beim Neugeborenen

Hormoneller Einfluss

Unter dem Einfluss mütterlicher Hormone tritt gelegentlich eine Brustdrüsenschwellung auf, die mit einer geringen Milchsekretion (sog. Hexenmilch) verbunden sein kann (Abb. **5.2**). Bei neugeborenen Mädchen können vereinzelt vaginale Blutungen vorkommen. Eine vorübergehende Neugeborenenakne kann durch die Wirkung der Plazentahormone hervorgerufen werden und findet sich bevorzugt im Gesicht.

Immunsystem

Die Entwicklung des fetalen Immunsystems erfolgt über zahlreiche Schritte, die zu einer zunehmenden Kompetenz des Abwehrsystems führen. Bereits in der 4. SSW lassen sich Makrophagen im Dottersack nachweisen, ca. 2 Wochen später beginnt die Komplementsynthese. In der 7.–9. SSW sind erstmals Lymphozyten in Blut und Thymus zu finden. Der Beginn spezifischer Immunreaktion geht mit dem Auftreten von T-Zellen im Thymus und der Bildung von IgM-Antikörpern einher. In der Folgezeit werden nicht identische Transplantate bereits durch den fetalen Organismus abgestoßen. In der 14.–16. SSW finden sich reife Granulozyten, periphere Lymphozyten teilen sich nach Stimulation mit Mitogenen. Intrauterine Virusinfektionen in den ersten 10–12 SSW führen in der Regel zum Absterben des Embryos. Ab der ca. 16. SSW kann das fetale T-Zellsystem die Infektion jedoch so kontrollieren, dass es weder zum intrauterinen Tod noch zur Entwicklung von Organdefekten beim Fetus kommt (z.B. nach Rötelninfektion).
Der **diaplazentare Transfer** mütterlicher IgG-Antikörper beginnt ca. ab der 14. SSW. Bis zum Ende des zweiten Trimenons erreicht der fetale IgG-Spiegel maximal 25 % des mütterlichen Spiegels. Der Antikörpertransfer kann bereits in dieser Zeit Ursache fetaler Erkrankungen sein (z.B. Morbus haemolyticus durch anti-erythrozytäre Antikörper). Etwa in der 36. SSW ist der Antikörpertransfer weitgehend abgeschlossen. Bei der Geburt ist die Antikörperkonzentration des Neugeborenen gleich oder geringfügig höher als bei der Mutter. Die mütterlichen Antikörper stellen für das Kind eine **humorale Leihimmunität** dar. Ihr Fortbestand ist von Anfangshöhe und Abbaukinetik abhängig und für die einzelnen Krankheitserreger unterschiedlich. So besteht für Enteroviren nur eine wenige Wochen anhaltende Leihimmunität, während sie für das Masernvirus über ein Jahr persistieren kann.
Die **endogene fetale IgG-Bildung** beginnt ca. mit der 17. SSW, die **IgA-Bildung** ab der 30. SSW. Bei der Geburt ist die T-Zellfraktion gekennzeichnet durch eine Verminderung von T-Helferzellen (CD4) und einem Überwiegen von sog. TH-2-Reaktionen (Bildung von Il-4/5).
Der CD4/CD8-Quotient ist zugunsten der Suppressorzellen verschoben. Frühe fetale Virusinfektionen (Röteln, CMV) können zu einer langfristigen Störung der Entwicklung des Immunsystems führen.

Energiestoffwechsel

Der Energiebedarf des Neugeborenen stützt sich nach Durchtrennung der Nabelschnur auf vorhandene Glykogenreserven. In Notsituationen wird braunes Fett mobilisiert. Frühe Fütterung bzw. Glukosezufuhr verhindern einen zu starken Abfall der nach der Geburt physiologisch niedrigen Blutzuckerwerte. Die Plasmaglukosewerte sollten > 1,9 mmol/l (35 mg/dl) betragen. Werte darunter gelten als hypoglykämisch. Leichtgradige und kurzdauernde Hypoglykämien sind bei Neugeborenen häufig und meist ohne klinische Relevanz. Ausgeprägte und lang andauernde Hypoglykämien können allerdings schwere zerebrale Schäden verursachen.

> 35 mg/dl betragen. Frühzeitige Fütterung bzw. Glukosezufuhr verhindern die Entstehung einer Hypoglykämie.

Pharmakokinetik

Vor der Verabreichung von Medikamenten sind pharmakokinetische Besonderheiten bei Neugeborenen zu berücksichtigen. Die **Absorptionsgeschwindigkeit** ist beim Neugeborenen gegenüber älteren Kindern deutlich verlangsamt. Deshalb sollten in diesem Alter Pharmaka zumindest initial intravenös verabreicht werden.

Auch die **Eiweißbindung** zahlreicher Pharmaka ist in diesem Alter geringer. Zudem werden manche Pharmaka durch Bilirubin, freie Fettsäuren oder andere endogene Substanzen aus ihrer Eiweißbindung verdrängt. Medikamente mit hoher Affinität zu Albumin sind dagegen in der Lage, Bilirubin aus der Albuminbindung zu verdrängen. Dadurch kommt es zu einem Anstieg der Serumkonzentration an freiem Bilirubin und einer erhöhten Gefahr der Entwicklung eines Kernikterus. Die **Eliminationsfähigkeit** ist bei Neu- und insbesondere bei Frühgeborenen eingeschränkt, was zu unerwünschten oder gefährlichen Kumulationen führen kann (z.B. Chloramphenicol-Intoxikation des Neugeborenen [Grey-Syndrom] oder Nephro- und Ototoxizität der Aminoglykoside).

Pharmakokinetik

Neugeborene zeigen eine verzögerte **Absorption** (niedrigere Plasmaspiegel) von Medikamenten. Deshalb sollten Pharmaka in diesem Alter i.v. gegeben werden.

Die **Eiweißbindung** vieler Pharmaka ist in diesem Alter geringer, manche Pharmaka werden aus ihrer Eiweißbindung verdrängt. Eine eingeschränkte **Eliminationsfähigkeit** kann zu Kumulationen mit z.T. toxischer Wirkung führen (z.B. bei Chloramphenicol [Grey-Syndrom], Nephro- und Ototoxizität von Aminoglykosiden).

5.1.4 Beurteilung des Neugeborenen nach der Geburt

▶ **Merke.** Bei jedem Neugeborenen sind unmittelbar nach der Geburt die vitalen Funktionen zu prüfen.

Nach dem Abnabeln und Absaugen wird das Baby an einen reanimationsgeeigneten Platz gebracht, abgetrocknet und unter Wärmeschutz untersucht. Die Beurteilung erfolgt dann mittels **Apgar-Score** (s. Tab. **5.6**, S. 81), exakt nach 1, 5 und 10 Minuten. Ergänzt wird die klinische Beurteilung durch die **pH-Metrie** (Normalwerte: Nabelarterien-pH: 7,12–7,42; Nabelvenen-pH: 7,20–7,46; kapillarer Fersenblut-pH: > 7,10). Die Befunde werden in das Vorsorgeheft eingetragen.

Beurteilung der Reife – Gestationsalter

Nur bei 3 von 4 Neugeborenen korrelieren Geburtsgewicht und Gestationsalter. Die **Bestimmung des Gestationsalters** ist deshalb von Bedeutung für die Unterscheidung Früh- und Mangelgeburt. Folgende Parameter werden zur Berechnung des Gestationsalters herangezogen:

1. Schwangerschaftsdauer: errechnet sich aus den Tagen bzw. Wochen nach dem 1. Tag der letzten Regelblutung.

2. Morphologische Reifezeichen: mit Hilfe von Scores können klinisch erfassbare Parameter bewertet und über eine vorgegebene Tabelle das Gestationsalter mit einer Genauigkeit von ca. ± 2 Wochen bestimmt werden (Tab. **5.3**). **Zeichen der Übertragung** sind spärliches subkutanes Fettgewebe, faltenreiche, tiefgefurchte Haut, pergamentartig schuppende Haut (Waschfrauenhände), fehlende Vernix caseosa, da diese nur für 40–42 Wochen angelegt ist.

3. Neurologischer Entwicklungsgrad: bestimmte Reflexmuster können zur weiteren Abschätzung des Gestationsalters herangezogen werden (Tab. **5.4**). Auch komplexe Scoresysteme (z.B. nach Ballard) sind dazu geeignet.

4. Gewicht, Länge und Kopfumfang: nur bedingt verwendbar, da eine intrauterine Mangelernährung zu einer proportionalen *oder* dysproportionalen Wachstumsverzögerung führen kann (Abb. **5.3**).

5.1.4 Beurteilung des Neugeborenen nach der Geburt

◀ **Merke**

Reihenfolge des Vorgehens:
- Absaugen
- Abtrocknen
- Wärmeschutz
  Beurteilung nach **Apgar**
  (s. Tab. **5.6**, S. 81)
- pH-Metrie.

Beurteilung der Reife – Gestationsalter

Um eine Früh- von einer Mangelgeburt zu unterscheiden ist die Bestimmung des **Gestationsalters** bedeutsam:

1. Schwangerschaftsdauer: Wochen (bzw. Tage) nach dem 1. Tag der letzten Regelblutung.

2. Morphologische Reifezeichen: ermöglichen eine gute Beurteilung des Gestationsalters (Tab. **5.3**). **Zeichen der Übertragung** sind: wenig subkutanes Fettgewebe, faltenreiche Haut, Waschfrauenhände, fehlende Vernix caseosa.

3. Neurologischer Entwicklungsgrad: Tab. **5.4**.

4. Gewicht, Länge, Kopfumfang: (unsicher; cave: Wachstumsretardierung, s. Abb. **5.3**).

5.3 Klinische Kriterien zur Reifebestimmung des Neugeborenen

Wochen	24	26	28	30	32	34	36	38	40	42	44
Brustdrüsenkörper	fehlt							1–2 mm	4 mm	7 mm und größer	
Brustwarzen	kaum erkennbar				gut erkennbar						
Warzenhof	fehlt				flach			erhaben			
Fußsohlenrelief	fehlt				1 Querfalte	2 Querfalten		vordere $2/3$	Übergang auf die Ferse		
Ohrmuschelelastizität	fehlt				Aufrichtung langsam		schnell	bleibt aufgerichtet			
Ohrmuschelform	flach ohne Relief				beginnende Randfaltung			Helix vollständig ausgeformt			
Testes und	nicht deszendiert			hoch im Leistenkanal			tiefer	deszendiert			
Skrotum	klein und glatt			Fältelung gering			stärker	ausgeprägt			
Labien und	große Labien schwach entwickelt						kleine Labien unsichtbar				
Klitoris	prominent						bedeckt				
Kopfhaar	fein und wollig							kräftig, seidig			
Lanugo	überall			Gesicht frei, Schultern wenig			fehlt				

5.4 Abschätzung des Gestationsalters über den neurologischen Entwicklungsgrad an Hand einiger ausgewählter Reflexe

	Beginn	konstant vorhanden
Pupillenreaktion (auf plötzlichen Lichteinfall / Miosis)	29. Woche	ab 31. Woche
Glabella-Klopfreflex (Fingerschlag auf Stirnmitte führt zu Lidschluss)	32. Woche	ab 34. Woche
Schulterreflex (in Rückenlage an Händen zum Sitzen aufziehen; Antwort: Beugen der Ellenbogen, Spannung der Schultern, Heben des Kopfes)	33. Woche	ab 36. Woche

5.3 Mangelgeborenes im Vergleich zu normalgewichtigem Neugeborenen

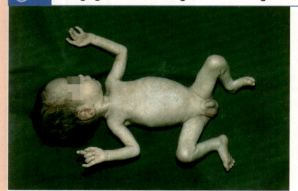

a Extremes Mangelgeborenes mit ausgeprägt dysproportioniertem Wachstum.

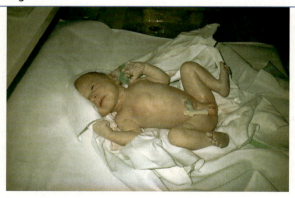

b Neugeborenes mit normalem Geburtsgewicht und proportioniertem Wachstum.

Bei Neugeborenen mit niedrigem Geburtsgewicht muss eine Unterteilung zwischen eutrophen oder dystrophen Frühgeborenen und dystrophen reifen Neugeborenen vorgenommen werden. Diese ist bezüglich der postnatalen Überwachung und Langzeitprognose von Bedeutung.

Bei identischem Geburtsgewicht nimmt die Mortalität mit steigendem Ausmaß der Frühgeburtlichkeit zu. Somit hat ein reifes Kind mit niedrigem Geburtsgewicht bessere Überlebenschancen als ein gleich schweres eutrophes Frühgeborenes.

Die meisten wachstumsretardierten Neugeborenen weisen eine **asymmetrische Wachstumsverminderung** auf, bei der überwiegend das Körpergewicht und weniger das Längenwachstum oder der Kopfumfang betroffen sind. Diese meist erst im letzten Trimenon beobachtete Form der Retardierung hat überwiegend maternale, plazentare oder durch die Umwelt bedingte Ursachen. Bei **symmetrischer Wachstumsverminderung** sind alle drei Körpermaße in gleicher Weise betroffen. In dieser Patientengruppe ist die Retardierung meist schon früh in der Schwangerschaft zu beobachten und macht das Vorliegen genetischer oder erworbener fetaler Erkrankungen wahrscheinlicher als in der Gruppe mit asymmetrischer Wachstumsretardierung.

Die Unterteilung zwischen eutrophen oder dystrophen Frühgeborenen und dystrophen reifen Neugeborenen spielt eine Rolle in der postnatalen Überwachung und Langzeitprognose. Bei gleichem Geburtsgewicht nimmt die Mortalität mit steigendem Ausmaß der Frühgeburtlichkeit zu.

Die meisten wachstumsretardierten Neugeborenen weisen eine **asymmetrische Wachstumsverminderung** auf, die primär das Körpergewicht betrifft. Eine **symmetrische Wachstumsverminderung** betrifft hingegen alle drei Körpermaße in gleicher Weise.

5.1.5 Perinatale Asphyxie

5.1.5 Perinatale Asphyxie

▶ **Definition.** Asphyxie bedeutet wörtlich Pulslosigkeit. Der Begriff steht für kardiale und respiratorische Störungen, die zu einer Hypoxie (metabolische Azidose) und Hyperkapnie (respiratorische Azidose) führen. Das asphyktische Neugeborene ist durch eine Hypoxie und gemischte Azidose gekennzeichnet.

◀ Definition

Ätiologie: Die Asphyxie kann intrauterin, intranatal und postnatal auftreten. Zu beachten sind anamnestische Hinweise auf **belastende Faktoren, die vor** der Schwangerschaft bestanden haben (z. B. soziale Umstände, Krankheiten der Mutter) oder Risikofaktoren, die **während** der Schwangerschaft (z. B. Infektionen oder Hypertension) auftraten (Tab. 5.5). Wichtig sind ferner Informationen bezüglich Risiken während der Geburt (Tab. 5.5) und Hinweise auf eine subpartale Asphyxie (pathologisches Kardiotokogramm [CTG], Mikroblutgaswerte mit einem pH < 7,20, Mekoniumabgang vor der Geburt [grünliches Fruchtwasser], Brady- oder Tachykardie bei der Auskultation).

Ätiologie: Die Asphyxie kann sich intrauterin, intranatal und postnatal manifestieren. Risiken, die zu einer peripartalen Asphyxie führen können: Hinweise auf belastende Faktoren **vor** und **während** der Schwangerschaft und unter der Geburt (Tab. 5.5). Hinweise auf eine subpartale Asphyxie sind: pathologisches CTG und/oder pathologische Blutgaswerte, Brady- oder Tachykardie, Mekoniumabgang vor der Geburt.

5.5 Risikofaktoren einer perinatalen Asphyxie

Risikofaktoren vor Eintritt der Schwangerschaft	Risikofaktoren während der Schwangerschaft	Risikofaktoren während der Geburt
▪ schlechte sozio-ökonomische Situation ▪ präexistierende mütterliche Krankheiten: Herz-Kreislauf (z. B. Herzinsuffizienz) Stoffwechsel (z. B. Diabetes, Hypothyreose) Nierenkrankheiten, Hypertonie Epilepsie Erbkrankheiten (z. B. Taubheit, PKU, Muskeldystrophie) ▪ Zustand nach Abortus, Totgeburt, Frühgeburt ▪ Zustand nach Sterilitätsbehandlung ▪ Alter (< 14 Jahre, > 40 Jahre)	▪ virale Infektionen: Röteln, Zytomegalie, Herpes, Varizellen ▪ bakterielle Infektionen: E. coli, Klebsiellen, Proteus, Mykoplasmen, Chlamydien Toxoplasmose, B-Streptokokken, Lues, Tuberkulose, Listeriose ▪ EPH-Gestose ▪ Diabetes mellitus ▪ akute und chronische Krankheiten ▪ vaginale Blutungen ▪ Blutgruppeninkompatibilität ▪ Plazentainsuffizienz ▪ Medikamente, Drogen ▪ Alkohol, Nikotin	▪ operative Geburt (Sectio, Forzeps, Vakuum, Manualhilfe) ▪ Lageanomalien (Beckenendlage, Querlage, abnorme Schädellagen) ▪ Fruchtwasseranomalien (Poly-, Oligohydramnion) ▪ mekoniumhaltiges oder putrides Fruchtwasser ▪ vorzeitiger Blasensprung > 24 Std. ▪ Placenta praevia, Nabelschnurvorfall ▪ Hinweis auf intrauterine Asphyxie (z. B. pathologisches CTG, fetale Azidose) ▪ Fieber der Mutter (z. B. Amnioninfektionssyndrom) ▪ Mehrlinge ▪ Frühgeburt

5 Erkrankungen in der Neugeborenenperiode

▶ **Merke.** Auch bei normaler Schwangerschaftsanamnese und scheinbar blandem Geburtsverlauf kann das Neugeborene hochgradig asphyktisch sein.

▶ **Merke**

Klinik: Je nach Schwere und Dauer entsteht eine leichte Depression **(blaue Asphyxie** mit Zyanose und Bradykardie) oder **weiße Asphyxie** (Blässe, Hypotonie, Schockreaktion mit insuffizienter Mikrozirkulation, Verlust der Reflexe).

Klinik: Die Schwere der Asphyxie ist vom Ausmaß und der Dauer des O_2-Mangels abhängig. Die Folgen reichen von leichter Depression bis zu irreversiblen Organschäden. Der O_2-Mangel beeinträchtigt das Atem- und Kreislaufzentrum, die Anpassungsvorgänge werden gestört, die Hypoxämie nimmt zu, die Herzfrequenz sinkt (Bradykardie), der pulmonale Gefäßwiderstand bleibt bestehen, die Haut wird zyanotisch **(blaue Asphyxie)**. Wird der O_2-Mangel nicht behoben, werden die zerebralen Funktionen zunehmend beeinträchtigt. Es kommt zur Schockreaktion, insuffizienter Mikrozirkulation mit Blässe, Hypotonie der Muskulatur und Verlust der Reflexe **(weiße Asphyxie)**.

Diagnostik und Therapie: Auch nach ungestörter Gravidität und blandem Geburtsverlauf kann das Kind asphyktisch sein. Daher müssen in allen Entbindungskliniken die Voraussetzungen für eine Reanimation gegeben und die erforderlichen Medikamente verfügbar sein (Tab. 5.7).

Diagnostik und Therapie: In jeder Entbindungsklinik müssen alle diagnostischen und therapeutischen Voraussetzungen für die Betreuung eines asphyktischen Kindes vorhanden und jederzeit verfügbar sein. Dazu gehören ein Reanimationsplatz mit Wärmelampe, ein elektrisches Absauggerät mit Druckregulierung, Beatmungsbeutel mit passenden Masken, Intubationsbesteck und Endotrachealtuben sowie die für die Reanimation notwendigen Medikamente (Tab. 5.7). Wird ein so genanntes „Risikokind" erwartet, muss ein erfahrener und mit der Technik der Reanimation und Intubation vertrauter Arzt bereitstehen (z.B. bei bekannter Risikoschwangerschaft). Alle Maßnahmen müssen ruhig und schonend durchgeführt werden. Primäres Ziel ist es, lebenswichtige Organe wie Gehirn und Kreislauf möglichst schnell mit Sauerstoff zu versorgen. Wärmeverluste sind dabei zu vermeiden, da Unterkühlungen zu einem erhöhtem O_2-Bedarf, Azidose, Rechts-links-Shunt und Atemnotsyndrom führen können.

▶ **Merke**

▶ **Merke.** Die Erstversorgung eines Neugeborenen darf niemals improvisiert werden! Durch unsachgemäßes und grobes Vorgehen können unerwünschte Nebenwirkungen wie Laryngospasmus, Blutdruckschwankungen oder Bradykardie ausgelöst werden. Hierdurch kann die Asphyxie verstärkt oder bei sehr kleinen Frühgeborenen (< 1500 g Geburtsgewicht) die Gefahr einer intrakraniellen Blutung erhöht werden.

Die Erstversorgung richtet sich nach dem Allgemeinzustand und nach dem Apgar-Score (s. Tab. 5.6), mit dem sich der Schweregrad der Adaptationsstörung in 3 Gruppen zuordnen lässt:

Gruppe I (Apgar 8 – 10 = lebensfrische Kinder):
Abtrocknen, Absaugen, Messen; Wiegen und nach ca. 2 Stunden auf die Wochenbettstation verlegen.

Gruppe II (Apgar 4 – 7 = mittelgradige Depression): Absaugen, O_2-Gabe, evtl. O_2-Maske, wenn nötig Intubation.

Gruppe III (Apgar 0 – 3 = schwergradige Depression): Intubation, Beatmung, ggf. Herzmassage. Notfallmedikamente s. Tab. 5.7.

Die **pulmonale Reanimation** (s.S. 395 ff) erfolgt mit Beutel, bei schwerer Depression ist die **Intubation** und mechanische Ventilation vorzuziehen. Die initialen Beatmungsdrücke liegen bei 25 – 30 cm H_2O (gelegentlich bis 40 cm H_2O), dann 15 – 20 cm H_2O; **Atemfrequenz** 60 – 80/min.

Die Erstversorgung erfolgt entsprechend dem allgemeinen Zustand und nach dem Apgar-Score (Tab. 5.6). Dieser erlaubt eine Klassifizierung des Schweregrades der Adaptationsstörung und die Entscheidung über das weitere Vorgehen, wobei drei Patientengruppen entsprechend der erreichten Punktzahl unterschieden werden können.

Gruppe I (Apgar 8 – 10 = lebensfrische Kinder): Diese Kinder werden abgetrocknet, Mundhöhle, Nase und eventuell Magen werden kurz abgesaugt, anschließend werden die Kinder gemessen und gewogen. Nach der physiologischen Adaptationsphase von ca. 2 Stunden (immer unter Beobachtung!) kann das Baby mit der Mutter auf die Wochenbettstation verlegt werden.

Gruppe II (Apgar 4 – 7 = mittelgradige Depression): Nach dem Absaugen erhält das Kind Sauerstoff bzw. bei unzureichender Atmung eine Maskenbeatmung (Ambu-Beutel, Penlon). Ist das Kind nach ca. 60 – 90 Sekunden nicht rosig und die Atmung weiter unzureichend, wird intubiert und endotracheal beatmet. Kinder mit einem Apgar < 6 gehören auf eine Überwachungsstation.

Gruppe III (Apgar 0 – 3 = schwergradige Depression): Diese Kinder werden sofort intubiert und mit Ambubeutel oder Beatmungsgerät beatmet. Bei einer Herzfrequenz < 60/Minute ist eine Herzmassage indiziert. Notfallmedikamente sind in Tab. 5.7 zusammengestellt.

Die **pulmonale Reanimation** (s.auch S. 395 ff) kann mit dem Beatmungsbeutel erfolgen, bei schwerer Depression ist jedoch die **Intubation** und mechanische Ventilation vorzuziehen. Zur Entfaltung der Lungen können anfängliche Inspirationsdrücke von 25 – 30 cm H_2O (gelegentlich bis 40 cm H_2O) notwendig sein, nach Entfaltung der Lungen wird der Druck auf 15 – 20 cm H_2O reduziert. Ein

5.6 Apgar-Index zur Klassifizierung des Schweregrades einer Adaptationsstörung (nach Virginia Apgar)

Punktzahl	0	1	2
Kolorit	blau oder weiß	Stamm rosig, Extremitäten blau	rosig
Herzschläge	keine	< 100/min	> 100/min
Reflexe	keine	Verziehen des Gesichtes, Grimassieren	Husten bzw. Niesen, Würgen, Schreien
Tonus	schlaff	mittel, träge Flexionsbewegungen	gut, normale Spontanbewegung
Atmung	keine	Schnappatmung oder unregelmäßige, langsame Atmung	regelmäßig, kräftig schreiend

Die Beurteilung des Neugeborenen erfolgt **1, 5 und 10 Minuten** nach der Geburt.

5.7 Medikamente für die Reanimation

Medikament	Indikation	Dosierung
Adrenalin (Suprarenin)	Asystolie	10 µg/kgKG i.v. / 100 µg/kgKG endotracheal (bei fehlendem i.v.-Zugang)
Natriumbicarbonat (8,4%-Lösung)	nur bei schwerer metabolischer Azidose (pH < 7,10)	1–3 mmol/kgKG langsam i.v. 1:1 mit Aqua gemischt
Ringer-Lösung	schwerer Volumenmangel	10 ml/kgKG als Kurzinfusion
Naloxon (Narcanti Neonatal)	opiatbedingte Atemdepression (durch mütterliche Medikamente)	10–100 µg/kgKG i.v.
Kalziumglukonat 10%	Hypokalzämie, Hyperkaliämie	1 ml/kgKG langsam i.v.

endexspiratorischer Druck von 2–4 cm H_2O sollte stets beibehalten werden (PEEP). Die O_2-Sättigung wird transkutan (Puls-Oxymeter) überwacht und sollte 93% nicht übersteigen, da zu hohe Sauerstoffkonzentrationen über mehrere Stunden zu Gewebsschäden (bronchopulmonale Dysplasie, retrolentale Fibroplasie) führen können (s. S. 926). Die **Atemfrequenz** wird auf 60–80/min, das Inspirations-Exspirations-Verhältnis meist auf 1:2 eingestellt.

Bei fehlenden Herztönen oder Bradykardie unter 60 Herzschlägen/Minute muss eine **kardiale Reanimation (Herzmassage)** mit einer **Frequenz von 90/min** durchgeführt werden (s. S. 397). Alternierend zur Herzmassage wird mit Tubus oder Maske in einem Verhältnis von 3:1 **beatmet** (**Frequenz ca. 30/min**). Bleibt trotz suffizienter Reanimation und Beatmung der Erfolg aus (blasses Hautkolorit, Herzfrequenz < 60, keine Spontanatmung), besteht der Verdacht auf einen **Volumenmangel**.

Die **kardiale Reanimation** (s. S. 397) wird bei einer Herzfrequenz < 60/min oder fehlenden Herztönen mit einer Frequenz von **90/min**, alternierend mit der **Beatmung (30/min)** im Verhältnis 3:1 durchgeführt. Stellt sich damit kein Erfolg ein, besteht Verdacht auf **Volumenmangel**.

▶ **Merke.** Bei klinischen Zeichen eines Volumenmangels muss mit der sofortigen Infusion von 5–10 ml/kgKG Ringerlösung oder Humanalbumin 5% begonnen werden. Bis zur Verfügbarkeit geeigneter Erythrozytenkonzentrate gilt dies auch für kritische Blutverluste (Hämatokrit unter 35%).

◀ Merke

Jede Asphyxie geht mit einer Azidose einher, die je nach Schwere und Dauer anfänglich mehr respiratorisch (durch CO_2-Retention), später durch Gewebshypoxie mehr metabolisch bedingt ist. Die **Azidosebehandlung** richtet sich nach den Werten des Säure-Basen-Haushaltes. Nur bei erwarteten pH-Werten unter 7,0 kann man ohne vorherige Messung eine Mischung von Natriumbikarbonat 8,4% mit Aqua im Verhältnis 1:1 infundieren (Blindpufferung), wobei in der Regel 1–3 mmol/kgKG Natriumbikarbonat ausreichend sind.

Jede Asphyxie geht mit einer Azidose einher, die anfangs mehr respiratorisch (CO_2-Retention), später mehr metabolisch (Gewebshypoxie) bedingt ist. In schweren Fällen erfolgt die **Therapie** als Blindpufferung mit Natriumbikarbonat 8,4% und Aqua (1:1), meist genügen 1–3 mmol/kgKG Natriumbikarbonat.

▶ **Merke.** Im Allgemeinen ist große Zurückhaltung bei der Applikation von Natriumbikarbonat geboten, weil die Lösung hyperosmolar ist und damit zerebrale Blutungen auslösen kann. Bei respiratorischer Azidose ist die Verabreichung kontraindiziert, da sie zu einem weiteren CO_2-Anstieg führen würde.

◀ Merke

Weitere Betreuung: Alle Kinder nach perinataler Asphyxie sowie Risikoneugeborene müssen genauestens überwacht werden. Kinder mit verzögerter Adaptation und Zeichen beginnender kardiorespiratorischer Insuffizienz und Frühgeborene werden in einem Inkubator oder im Wärmebettchen versorgt und erhalten unter Überwachung mit dem Pulsoxymeter bei Bedarf Sauerstoff (angestrebte O_2-Sättigung 85–93%). Blutzucker, Hämatokrit und pH, p_aCO_2 (40–60 mmHg) sowie Blutdruck sind regelmäßig zu kontrollieren.

5.1.6 Verlegung und Transport von Risikoneugeborenen

Die Notwendigkeit einer Verlegung in eine Neugeborenenintensivstation besteht, wenn eine Weiterbehandlung oder Diagnostik nach der Erstversorgung geboten ist, eine klinische Symptomatik weiterbesteht bzw. progredient ist und die eigenen Behandlungsmöglichkeiten erschöpft sind (Tab. **5.8**).
Während des Transports muss eine intensive ärztliche Überwachung und Behandlung gewährleistet sein.

▶ **Merke.** Der Transport ist eine pädiatrisch-intensivmedizinische Maßnahme!

5.8 Indikation zur Verlegung auf die Neugeborenenintensivstation

- Neugeborene nach primärer Reanimation und Intubation
- Früh- und Neugeborene mit gestörter Anpassung, z. B. Atemstörung, Zyanose, Herzinsuffizienz
- sehr unreife Frühgeborene (< 34. SSW oder < 2000 g)
- Kinder mit diabetischer Fetopathie
- Kinder nach schwerer Gestose mit Morbus haemolyticus neonatorum
- Früh- und Neugeborene mit Fehlbildungen mit dringlicher Operationsindikation, z. B. Zwerchfellhernie, Myelomeningozele, Ösophagusatresie, Duodenalatresie
- hochgradig dystrophe Kinder mit einem Geburtsgewicht < 1500 g

5.2 Fehlbildungen, die in der Neugeborenenperiode von Bedeutung sind

Mit Hilfe von Ultraschall, Amniozentese, Chorionzottenbiopsie, Chromosomenanalyse sowie der Magnetresonanztomographie können Fehlbildungen des Fetus erkannt und auch weitgehend differenziert werden. Die rechtzeitige (frühestmögliche) Diagnose und entsprechende Beratung hat große medizinische, aber auch menschliche und forensische Bedeutung. Nach genauer Abklärung muss mit den Eltern der Sachverhalt besprochen und das weitere Vorgehen gemeinsam beschlossen werden (weitere Führung, Planung eines nötigen Eingriffs oder Abbruch der Schwangerschaft).

5.2.1 Choanalatresie

s. S. 300

5.2.2 Lippen-Kiefer-Gaumenspalte

s. S. 244 f

5.2.3 Ösophagusatresie

▶ **Definition.** Fibrotische Obliteration meist im mittleren Drittel des Ösophagus; häufig besteht eine Fistel zur Trachea.

◀ **Definition**

Klassifikation: Es gibt verschiedene pathologisch-anatomische Formen, die nach Vogt eingeteilt werden (Abb. **5.4a**). In 90 % liegt eine untere Fistel **(Typ III b)** vor.

Ätiologie: In der 4.–6. Schwangerschaftswoche kommt es zu einer Entwicklungsstörung des Septum oesophagotracheale, die zu einer unvollständigen Trennung von Respirations- und Digestionstrakt führt.

Häufigkeit: Die Häufigkeit beträgt im Durchschnitt 1 : 2500 Geburten. Etwa 20 % der Kinder sind untergewichtig, bei etwa 50 % bestehen weitere Fehlbildungen (Duodenal-/Analatresie, Vitium cordis, urogenitale Fehlbildungen u. a.).

Klinik: Da der Fetus – bedingt durch die Atresie – das Fruchtwasser nicht schlucken kann, resultiert ein Hydramnion, welches unbehandelt zur übermäßigen mechanischen Belastung des Uterus und damit zu einer vorzeitigen Wehentätigkeit und Frühgeburt führen kann.
Postnatal fallen die Kinder durch rezidivierende **Zyanoseanfälle** mit **rasselnder Atmung, Hustenattacken** (Überlaufen von Speichel und Sekret aus dem Ösophagusblindsack in die Trachea) und **Herauswürgen schaumiger Flüssigkeit** auf (Abb. **5.4b**). Fütterungsversuche führen zur Aspiration der Nahrung mit nachfolgender Pneumonie, welche ihrerseits das Operationsrisiko erhöht.

Klassifikation: Sie erfolgt nach Vogt (Abb. 5.4a). In 90 % liegt **Typ III b** vor.

Ätiologie: Unvollständige Trennung von Respirations- und Digestionstrakt.

Häufigkeit: Beträgt 1 : 2500 Geburten, häufig liegen assoziierte Fehlbildungen vor.

Klinik: Die Unfähigkeit Fruchtwasser zu schlucken führt zum Polyhydramnion. Es kommt zu rezidivierenden **Zyanoseanfällen mit rasselnder Atmung** und **Herauswürgen schaumiger Flüssigkeit** (Abb. 5.4b). Wegen der Aspirationgefahr ist bis zur Abklärung mit der Verabreichung von Nahrung zu warten.

5.4 Einteilung der Ösophagusatresien (Klassifikation nach Vogt)

I   II   IIIa   IIIb   IIIc   H-Fistel

Vogt I	vollständig fehlender Ösophagus
Vogt II	langstreckige Ösophagusatresie ohne Fistel
Vogt IIIa	Ösophagusatresie mit oberer ösophagotrachealer Fistel
Vogt IIIb	Ösophagusatresie mit unterer ösophagotrachealer Fistel
Vogt IIIc	Ösophagusatresie mit oberer und unterer ösophagotrachealer Fistel
sog. H-Fistel	Ösophagus ohne Kontinuitätstrennung mit Fistelverbindung zur Trachea

a Pathologisch-anatomische Formen der Ösophagusatresien.
b Neugeborenes mit Ösophagusatresie. Auffälliges Speicheln trotz Absaugen und liegender Sonde.

▶ **Merke**

Diagnostik: Die Diagnose wird durch Sondierung der Speiseröhre erhärtet. Kontrastmittel ist in der Regel nicht nötig.

Differenzialdiagnose:
- vermehrtes Speicheln nach Sectio (durch fehlendes Auspressen von Flüssigkeit)
- Fruchtwasseraspiration
- gestörter Schluckreflex
- Choanalatresie
- Ösophagusdivertikel, Ösophagusstenose, Achalasie.

Therapie: Wichtig sind die **präoperativen Maßnahmen**: Verhütung der Aspiration durch Hochlagern des Oberkörpers und häufiges Absaugen. Infusionsbehandlung, Azidosekorrektur, Kontrolle der Serumelektrolyte und Verabreichung von Antibiotika. Frühestmögliche Operation.

Prognose: Abhängig vom Reifezustand, von Begleitfehlbildungen und evtl. vorhandener Pneumonie.

5.2.4 Omphalozele (Nabelschnurbruch)

▶ **Definition**

▶ **Merke.** Kinder mit Verdacht auf Vorliegen einer Ösophagusatresie dürfen nicht gefüttert werden.

Diagnostik: Die Sondierung der Speiseröhre mit einer weichen Magensonde ist obligat, wobei ein Stopp bei etwa 11–12 cm festzustellen ist (Cave: Ein Aufrollen der Sonde im Blindsack ist möglich). Bei der Ösophagusluftprobe werden 5 ml Luft über die Sonde insuffliert. Liegt eine Atresie vor, lässt sich ein zischendes oder gurgelndes Geräusch interskapulär oder über dem Jugulum auskultieren, jedoch nicht über der Magenblase.
Die radiologische Darstellung nach Luftfüllung zeigt in der Regel einen Blindsack in Höhe des 3. BWK.

Differenzialdiagnose:
- Neugeborene nach Kaiserschnittentbindung (sie zeigen oft vermehrte Flüssigkeits- und Schleimmengen in den oberen Luftwegen, da das Auspressen durch den normalen Geburtsakt unterblieben ist)
- Fruchtwasseraspiration
- gestörter Schluckreflex durch angeborene zerebrale Schädigungen oder geburtstraumatisch bedingte Läsionen mit Regurgitieren von Schleim und Flüssigkeit
- Choanalstenose und -atresie
- Ösophagusdivertikel, Ösophagusstenose, Achalasie.

Therapie: Wichtig sind die **präoperativen Maßnahmen**: häufiges Absaugen, evtl. Dauerabsaugung mit Replogle-Sonde, Lagerung in halbaufrechter Position zur Verhinderung der Aspiration von Magensaft. Parenteraler Ausgleich der Exsikkose, Korrektur der Azidose oder eventuell bereits vorhandener Elektrolytverschiebungen, antibiotische Behandlung der häufig schon existierenden Aspirationspneumonie. Eine operative Versorgung wird in der Regel innerhalb der ersten 24 Lebensstunden durchgeführt. Angestrebt wird eine primäre Anastomosierung der Ösophagusenden. Ist diese nicht möglich erfolgt eine Bougierungsbehandlung und zunächst die Anlage einer Gastrostomie zur frühzeitigen enteralen Ernährung.

Prognose: Die Prognose wird wesentlich vom Reifezustand des Kindes (s. S. 77 f), von bestehenden Begleitfehlbildungen und vom Vorhandensein einer Pneumonie beeinflusst.

5.2.4 Omphalozele (Nabelschnurbruch)

▶ **Definition:** Kirsch- bis kindskopfgroße Nabelschnurhernie, die mit Peritoneum und Amnion bedeckt ist. Im Bruchsack sind Abdominalorgane (z. B. Darmschlingen, Leber) enthalten (Abb. 5.5).

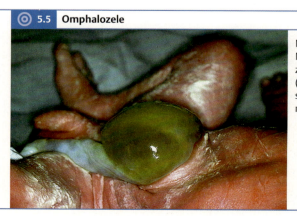

5.5 Omphalozele

Neugeborener Junge mit Nabelschnurbruch (Omphalozele). Durch den Bruchsack (Peritoneum und Amnion) sieht man die Leber schimmern.

Ätiologie und Häufigkeit: Mittelliniendefekt durch fehlende Rückbildung der Nabelschleife zwischen dem 32. und 70. Tag der Schwangerschaft. Die Häufigkeit beträgt ca. 1:5000 Geburten.

Komplikationen: Durch Ruptur des Bruchsackes vor, während oder nach der Geburt können eine Infektion und Peritonitis entstehen. Verletzungen können eine sekundäre Darmatresie verursachen.

> ▶ **Merke.** Bei etwa 50% aller Patienten mit Omphalozele liegen begleitende Fehlbildungen wie z. B. Herzfehler und gastrointestinale Erkrankungen vor. Gehäuftes Vorkommen auch bei Trisomien und vielen Syndromen (>30).

Ätiologie und Häufigkeit: Mittelliniendefekt bei ca. 1:5000 Geburten.

Komplikationen: Ruptur des Bruchsackes mit Infektion, Peritonitis, sekundäre Darmatresie.

◀ **Merke**

Therapie: Sofortiges Abdecken des Bruches mit feuchten sterilen Kompressen, Legen einer intravenösen Infusion und Verlegung im Transportinkubator an eine kinderchirurgische Klinik. Es besteht eine dringliche Operationsindikation! Ziel ist die Reposition der Abdominalorgane und der primäre Verschluss der Bauchdecke. Das Amnion der Plazenta des Neugeborenen kann ggf. als Peritonealersatz dienen. Bei der operativen Korrektur größerer Defekte ist eine zu starke intraabdominelle Druckerhöhung zu vermeiden, da diese zu Leber- und Darmnekrosen führen kann. Außerdem kann die Zwerchfellbeweglichkeit erheblich eingeschränkt werden. Deshalb muss in einigen Fällen die Erstkorrektur unter Zuhilfenahme von Interponaten aus prosthetischem Material durchgeführt werden. Die konservative Therapie durch Bepinselung des Omphalozelensackes mit antiseptischen Lösungen wird nur in Ausnahmefällen durchgeführt. Der Omphalozelensack wird dabei von der Basis her durch einwachsendes Granulationsgewebe ersetzt und schließlich vollkommen von Haut überwachsen.

Therapie: Sofortiges Abdecken mit feuchten sterilen Kompressen und Verlegung wegen dringlicher Operationsindikation. Ziel ist die Reposition des Bruchinhaltes und ein primärer Verschluss.

Prognose: Sie hängt von Art und Größe des Defektes, vor allem aber von zusätzlichen Fehlbildungen (Herzfehler!) und dem Geburtsgewicht ab.

Prognose: Abhängig von Bruchgröße, Begleitfehlbildungen und Geburtsgewicht.

5.2.5 Gastroschisis

5.2.5 Gastroschisis

> ▶ **Synonym.** Laparoschisis.

◀ **Synonym**

> ▶ **Definition.** Mediane Bauchspalte häufig rechts vom Ansatz der Nabelschnur, mit offenem Vorfall von Darmanteilen bei fehlendem Bruchsack.

◀ **Definition**

Ätiologie: Intrauterine vaskuläre Disruption.

Klinik: Bei Gastroschisis besteht nie ein Bruchsack, die Darmschlingen liegen frei, außerhalb des Körpers, sind ödematös verdickt und durch Fibrinauflagerungen miteinander verklebt. Im Gegensatz zur Omphalozele bestehen selten zusätzliche Fehlbildungen (Abb. **5.6**).

Ätiologie: Vaskuläre intrauterine Disruption.

Klinik: Die Darmschlingen liegen frei und sind ödematös verdickt und miteinander verklebt (Abb. **5.6**). Kein Bruchsack!

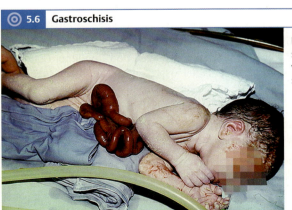

◉ 5.6 **Gastroschisis**

Bei medianer Bauchspalte sind Dünn- und Dickdarm vorgefallen (kein Bruchsack).

◉ 5.6

Therapie: Abdecken mit feuchten, sterilen Kompressen, Legen einer intravenösen Infusion und Transport im Inkubator an eine kinderchirurgische Klinik. Es besteht eine absolute dringliche Operationsindikation mit Ziel der Reposition und Verschluss der Bauchdecke.

Prognose: Getrübt durch Gefahr der Peritonitis sowie in der Folge sich entwickelnde Darmstenosen und Rezidivileus. Es besteht ein hohes Risiko (ca. 20%) für die Entwicklung einer nekrotisierenden Enterokolitis (NEC, s. S. 122 ff).

5.2.6 Neugeborenenileus

Allgemeines

Passagehindernisse sind durch Fehlbildungen des Darmes oder durch Einengung des Darmlumens von außen bedingt. Sie können in allen Darmabschnitten beobachtet werden. **Kardinalsymptome** des Ileus sind: **Erbrechen, Meteorismus und Stuhl-(Mekonium-)verhalt.** Je höher das Hindernis, um so früher kommt es zum Erbrechen, je tiefer das Hindernis, desto ausgeprägter sind Meteorismus und Stuhlverhalt.

Es lassen sich drei große Gruppen unterscheiden:
1. hoher Ileus mit Hindernis in der Höhe des Duodenums und der Flexura duodenojejunalis
2. mittlerer Ileus im Bereich des Jejunum und Ileum
3. tiefer Ileus mit Hindernis an der Ileozökalklappe oder distal davon (Kolon, Rektum, Anus).

▶ **Merke.** Der Ileus beim Neugeborenen bedarf der frühestmöglichen Diagnose und Therapie (Operation).

Duodenalstenose/-atresie

▶ **Definition.** Komplette oder inkomplette Passagestörung des Duodenallumens.

Ätiologie und Häufigkeit: Vorkommen bei ca. 1 : 3000–5000 Geburten. Diese Hemmungsfehlbildung ist auf eine fehlende bzw. unvollständige Rekanalisation des in der Embryonalzeit obliterierten Duodenalkanals zurückzuführen. Intraluminale Membranen, Atresien oder Stenosen sind die Folge. Oft ist auch ein Pancreas anulare Ursache der Stenose (Entwicklungsstörung mit kompletter Pankreasringbildung).

Klinik: In der Schwangerschaft besteht oft ein Hydramnion. Postnatal kommt es zu frühzeitigem Erbrechen, das bei einem Verschluss distal der Papilla Vateri auch gallig sein kann. Der Oberbauch ist meist gebläht, der Unterbauch eingefallen. Der Mekoniumabgang kann normal bis verzögert sein.

Begleitfehlbildungen: Ösophagusatresie, Analatresie, Vitium cordis. Die membranöse Duodenalatresie ist häufig mit einer Trisomie 21 kombiniert.

Diagnostik: Neben dem klinischen Bild zeigt die Abdomenübersichtsaufnahme im Hängen typischerweise eine Dilatation von Magen und Duodenum und das **Double-Bubble-Phänomen** (doppelter Luft-Flüssigkeitsspiegel in Magen und Duodenum). In den distalen Darmabschnitten findet sich keinerlei Luft (Abb. 5.7). Alternativ ist eine Ultraschalldiagnostik möglich.

Differenzialdiagnose: Hiatushernie, Pylorusstenose, Malrotation, Darmatresien, Salzverlustsyndrom, zerebrales Erbrechen.

Therapie: Bei hohem Ileus ist die Frühoperation am 1. oder 2. Lebenstag indiziert. Das Vorgehen richtet sich nach dem Befund.

Prognose: Nach kompletter chirurgischer Korrektur ist die Prognose in der Regel gut.

5.7 Dünndarmatresie (Double-Bubble-Phänomen)

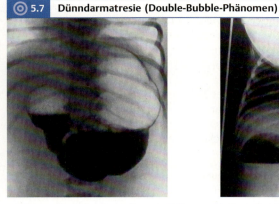 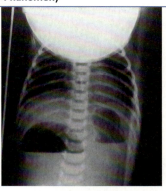

a Röntgenologische Darstellung (mit Kontrastmittel) des Double-Bubble-Phänomens bei hoher Dünndarmatresie.

b Typischer Röntgenbefund (ohne Kontrastmittel) bei Duodenalatresie mit Double-Bubble-Phänomen.

5.2.7 Malrotationen

▶ **Definition.** Störung der Darmdrehung während der Embryonalentwicklung und mangelhafte Befestigung des Mesenteriums an der hinteren Bauchwand.

Klassifikation:
- **Nonrotation:** Entwicklungsstillstand nach 90°-Drehung der Nabelschleife (häufig zusätzliche Fehlbildungen wie Omphalozele oder Zwerchfellhernie).
- **Malrotation I:** Stillstand der Drehung nach 180°. Das Zökum liegt im rechten Oberbauch vor dem Dünndarm.
- **Malrotation II:** nach normaler 90°-Drehung Rück- bzw. Fehldrehung um 90° oder 180°. Der Dünndarm liegt vor dem Kolon.

Klinik: Die Symptome variieren stark und können von Erbrechen, über Dystrophie, rezidivierenden Ikterus bis zum Bild des akuten Abdomens durch Darmwandgangrän infolge **Volvulus** (Drehung der Darmschlingen um die Mesenterialwurzel) reichen. Dieser tritt in der Regel bereits in der Neugeborenenperiode auf. Die Malrotation kann auch vollkommen symptomlos verlaufen.

Diagnostik und Therapie: Ggf. klinisches Bild des Ileus; die Röntgenaufnahme vom Abdomen im Hängen kann eine Doppelspiegelbildung zeigen, bei Kontrastmitteleinlauf abnormale Lage des Zökums. Operative Intervention erforderlich.

5.2.8 Megacolon congenitum (Morbus Hirschsprung)

s. S. 260 f

5.2.9 Mekoniumileus

▶ **Definition.** Das Lumen des unteren Ileum ist durch zähes eingedicktes Mekonium verlegt.

Ätiologie und Pathogenese: In über 95 % der Fälle ist der Mekoniumileus Ausdruck einer Mukoviszidose. Zirka 10–20 % der Kinder mit Mukoviszidose sind betroffen. Durch einen hohen Gehalt an Albumin und Mukoprotein ist das Mekonium besonders zäh bzw. die Proteine aus intestinalen Sekreten und verschluckter Amnionflüssigkeit werden durch die verminderte exokrine Pankreasfunktion nicht ausreichend abgebaut.

Klinik und Diagnostik: Die Symptomatik entspricht einem tiefen Dünndarmileus: **fehlender Mekoniumabgang, stark geblähtes Abdomen, galliges Erbrechen, Ikterus.** Im Röntgenbild häufig keine Spiegelbildungen (bedingt durch die klebrige Eigenschaft des Mekoniums). Proximale Darmabschnitte sind erweitert, distale oft hypoplastisch (Abb. **5.8**).

Klinik und Diagnostik: Das klinische Bild entspricht einem tiefen Dünndarmileus und ist charakterisiert durch **fehlenden Mekoniumabgang, stark geblähtes Abdomen, galliges Erbrechen und Ikterus.** Die Symptome treten mitunter erst nach Tagen auf, da der Verschluss relativ tief liegt.
Charakteristisch sind die tastbaren, perlschnurartig angeordneten festen, zähen Mekoniumballen im stark kontrahierten Dünndarm. Im Röntgenbild fehlen, bedingt durch die klebrige Eigenschaft des Mekoniums, häufig die Spiegelbildungen. Proximal vom Verschluss ist der Darm erweitert, distal hypoplastisch (Mikrokolon, [Abb. **5.8**]). Gelegentlich finden sich intraabdominale Verkalkungen nach Perforation. Eine Ultraschalldiagnostik ist ebenfalls möglich.

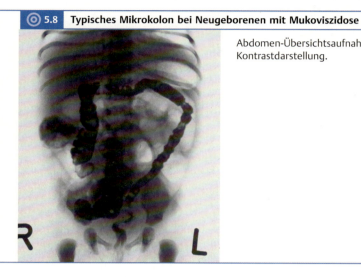

5.8 Typisches Mikrokolon bei Neugeborenen mit Mukoviszidose
Abdomen-Übersichtsaufnahme im Hängen. Kontrastdarstellung.

Therapie: Konservativer Versuch der Darmentleerung durch Einläufe (Kontrastmittel) oder durch Gabe von Pankreasfermenten. Operation, wenn durch konservative Maßnahmen der Ileus nicht behoben werden kann.

Therapie: Besteht zum Zeitpunkt der Diagnose keine Perforation, so kann durch einen Kontrastmitteleinlauf (Gastrografin), eventuell auch durch Gabe von Pankreasfermenten versucht werden, die Ausscheidung des Mekoniums zu erreichen. Das Kontrastmittel bewirkt einen Flüssigkeitseinstrom in den Darm und regt die Peristaltik an (Cave: Mukosaschädigung). Bei akuter Symptomatik ist die Operation jedoch nicht zu umgehen, da mit dem gleichzeitigen Vorliegen einer Atresie, eines Volvulus, einer Minderperfusion des Darmes oder einer Perforation mit Mekoniumperitonitis gerechnet werden muss.

5.2.10 Intra- und extrahepatische Cholestase

Pathogenese: Gemeinsames Merkmal ist der gestörte Galleabfluss, der zur Schädigung der Hepatozyten führt.
Primär hepatozelluläre Störungen (z. B. Stoffwechselkrankheiten, Infektionen, genetische Faktoren) sind von intra- oder extrahepatischen Abflussbehinderungen (Gallengangsatresien, -dysplasien) zu unterscheiden.

Ätiologie: Die extrahepatische Gallengangsatresie entsteht durch Fehlbildung oder toxische und infektiöse Noxen.
Bei **der intrahepatischen Cholestase** spielen neben der neonatalen Hepatitis, angeborene Stoffwechselerkrankungen und Dysplasien intrahepatischer Gallenwege (mit erblicher oder entzündlicher Genese) eine Rolle.

5.2.10 Intra- und extrahepatische Cholestase

Pathogenese: Grundsätzlich kann man zwischen intra- und extrahepatischer Cholestase unterscheiden, deren gemeinsames Merkmal der gestörte Abfluss der Galle ist. Eine intrahepatische Cholestase kann durch hepatozelluläre Störungen (z. B. Stoffwechselerkrankungen, Infektionen, toxische und genetische Faktoren) oder intrahepatische Gallengangsatresien, -dysplasien hervorgerufen werden. Bei der extrahepatischen Cholestase sind ausschließlich die extrahepatischen Gallengangswege betroffen. Durch den Gallerückstau kommt es zu Veränderungen der Leber mit Bildung von Gallethromben, Schädigung der Hepatozyten und zu einer überwiegend konjugierten Hyperbilirubinämie.

Ätiologie: Die Ätiologie der **extrahepatischen Gallengangsatresie** ist uneinheitlich, z. T. werden embryonale Fehlbildungen angenommen, z. T. dürfte es sich um erworbene Cholangiopathien infektiöser und toxischer Genese handeln.
Bei **der intrahepatischen Cholestase** spielen neben der neonatalen Hepatitis angeborene Stoffwechselkrankheiten eine wichtige Rolle (Galaktosämie, Fruktoseintoleranz, Tyrosinose, α_1-Antitrypsin-Mangel, zystische Fibrose). Die selteneren intrahepatischen Atresien oder Dysplasien der Gallenwege sind zum Teil vererbbar oder aber auch durch prä- und postnatale Infektionen und Entzün-

5.2 Fehlbildungen, die in der Neugeborenenperiode von Bedeutung sind

dungen (Sepsis, Rubeolen, Zytomegalie, Hepatitis) ausgelöst. Ähnliche Krankheitsbilder können bei Mukoviszidose, Atresien im Magen-Darm-Kanal, Hypothyreose und Morbus Down gesehen werden. Auch zahlreiche Medikamente können Leberzellschäden und eine Cholestase verursachen.

Bei übermäßigem Anfall von Bilirubin durch Hämolyse bei Rh- oder AB0-Inkompatibilität kann es ebenfalls zum intrahepatischen Gallenstau mit Ausbildung von Gallethromben kommen. Unter Anstieg von konjugiertem und unkonjugiertem Bilirubin entwickelt sich das klinische Bild eines Verschlussikterus, früher auch **„Syndrom der eingedickten Galle"** genannt (klingt in der Regel nach mehreren Wochen wieder ab).

Klinik: Trotz der sehr unterschiedlichen Grundkrankheiten ist das klinische Bild beim Neugeborenen recht uniform.
Wichtigstes Frühsymptom ist der **Ikterus**, der im Lauf der ersten beiden Lebenswochen auftritt und langsam zunimmt (bis zur Geburt erfolgt die Ausscheidung des Gallenfarbstoffes über die mütterliche Leber). Die Leber ist vergrößert, die Stühle sind meist acholisch, der Harn dunkel und die Kinder gedeihen schlecht. Die vollständige Atresie oder Agenesie der extrahepatischen Gallenwege führt zu **Verschlussikterus** mit anfänglich vorwiegend direktem, später auch indirekt reagierendem Bilirubin. Schon frühzeitig (nach ca. 2–3 Monaten), entwickelt sich eine **biliäre Zirrhose** mit Hepatosplenomegalie und Aszites.

Diagnostik: Neben Klinik und Verlauf erlauben die Laborbefunde meist eine Zuordnung (Tab. **5.9**), eine Differenzierung mit Hilfe von Ultraschall und Szintigraphie oder MR-Cholangiographie kann jedoch äußerst schwierig sein.
Der Nachweis einer Gallengangsobstruktion gelingt nicht immer, so dass mitunter eine Biopsie notwendig ist. Bei der extrahepatischen Form findet man histologisch neben gestauten Gallekapillaren Riesenzellen, womit die Unterscheidung von der neonatalen Riesenzellhepatitis mit Cholestase schwierig wird. In seltenen Fällen ist eine Cholangiographie und Laparotomie notwendig.

Auch zahlreiche Medikamente können Leberzellschäden und eine Cholestase verursachen.

Bei erhöhter Hämolyse, Rh- oder AB0-Inkompatibilität kann ebenfalls eine Cholestase entstehen: **„Syndrom der eingedickten Galle".**

Klinik: Trotz unterschiedlicher Genese ist das Krankheitsbild recht uniform. Im Laufe der ersten beiden Lebenswochen zeigt sich ein zunehmender **Ikterus**, acholische Stühle, dunkler Harn und oft auch Gedeihstörungen. Die Atresie oder Agenesie der extrahepatischen Gallenwege führt schon frühzeitig zu **Verschlussikterus**, **biliärer Zirrhose** mit Hepatosplenomegalie und Aszites.

Diagnostik: Die Laborbefunde erlauben meist eine Zuordnung (Tab. 5.9). Bei der extrahepatischen Form findet man histologisch gestaute Gallekapillaren und Riesenzellen (DD neonatale Riesenzellhepatitis mit Cholestase).
Selten ist eine Cholangiographie und Laparotomie notwendig.

5.9 Labordiagnostik bei Erkrankungen der Leber und Gallenwege

Ursache	wegweisende Laborparameter
▸ hepatozelluläre Schädigung	erhöht: GOT, GPT, GLDH, γ-GT, erniedrigt: Cholinesterase, Albumin, Quick
▸ Cholestase	erhöht: Bilirubin konjugiert und unkonjugiert, LAP, γ-GT
▸ bei Infektionsverdacht	IgM-Antikörpernachweis oder direkter Antigennachweis mit PCR bei: Zytomegalie, Röteln, Herpes simplex, Hepatitis B, Hepatitis C, Lues, Toxoplasmose, Listeriose

Therapie: Therapie der Wahl ist bei extrahepatischer Gallengangsatresie die Hepato-Porto-Jejunostomie nach Kasai, die bereits in den ersten 2 Lebensmonaten erfolgen sollte, um einen frühen Leberschaden zu vermeiden. Die Operation verbessert bei ca. 80% der Patienten den Gallenabfluss. Bei intrahepatischen Cholestasen ist eine kausale Behandlung durch eine Transplantation möglich, häufig bleibt lediglich die symptomatische Therapie.

Prognose: Je nach Genese und Schwere der Erkrankung ist die Prognose sehr unterschiedlich und reicht von Heilungen über protrahierte Verlaufsformen bis zur Entwicklung einer Zirrhose mit geringer Lebenserwartung bei nicht korrigierbarem Verschluss.

Therapie: Bei extrahepatischen Gallengangsatresien: Hepato-Porto-Jejunostomie nach Kasai vor der 8. Lebenswoche, um frühe Leberschäden zu vermeiden. Bei intrahepatischen Atresien ggf. Transplantation.

Prognose: Abhängig von Art und Schwere. Bei Gallengangsverschluss und Zirrhose ist die Lebenserwartung gering.

5.2.11 Fehlbildungen des Urogenitaltraktes

Viele Fehlbildungssyndrome und chromosomal bedingte Fehlbildungen sind mit Malformationen des ableitenden Harnsystems vergesellschaftet. Insgesamt betreffen 30–40% aller Organfehlbildungen den Urogenitaltrakt. Bleiben Fehlbildungen, insbesondere solche mit obstruktiven Veränderungen im Bereich der ableitenden Harnwege unerkannt, können irreversible Schäden resultieren. Die Früherfassung ist daher auch für die genetische Beratung der Eltern wichtig, da für viele Fehlbildungen das Wiederholungsrisiko erhöht ist (s. S. 411 ff).

5.2.12 Dysrhaphien

s. S. 678 ff.

5.3 Geburtstraumatische Schädigungen

5.3.1 Caput succedaneum (Geburtsgeschwulst)

Am vorangehenden Kindesteil entsteht durch Druck und Stauung von Blut- und Lymphgefäßen eine ödematöse Schwellung, häufig verbunden mit petechialen Hautblutungen. Die Kopfgeschwulst ist zwischen Galea aponeurotica und Periost und entsprechend der häufigsten 1. Hinterhauptslage meist über dem rechten Os parietale lokalisiert. Es handelt sich um eine teigige Schwellung, welche Knochengrenzen und Mittellinie überschreitet und sich ohne Behandlung innerhalb von Stunden oder wenigen Tagen wieder zurückbildet (Abb. **5.9 a**).

5.3.2 Kephalhämatom (Kopfblutgeschwulst)

▶ **Definition.** Durch tangential einwirkende Kräfte kommt es zur Verschiebung **zwischen Knochen und äußerem Periost** mit Zerreißung kleiner Gefäße und Blutung in diesem Bereich. Gelegentlich besteht eine kleine Fissur oder Infraktion (unvollständige Fraktur) der Schädelknochen.

Häufigkeit: 0,5 % bis 3 % aller Neugeborenen.

Klinik: Das Kephalhämatom ist meist im Bereich der Ossa parietalia lokalisiert. Es ist anfänglich schlaff, füllt sich aber rasch mit Blut und imponiert dann als prall elastische Schwellung. Gewöhnlich ist es einseitig, kann aber auch beidseitig auftreten und ist **immer durch die Schädelnähte begrenzt** (Abb. **5.9 b**). Ausgeprägte Kephalhämatome können zu einer transfusionsbedürftigen Anämie oder zum akuten Blutungsschock führen. Die Resorption des Hämatoms erfolgt im Verlauf einiger Wochen.

⊙ **5.9** Caput succedaneum (a) und Kephalhämatom (b)

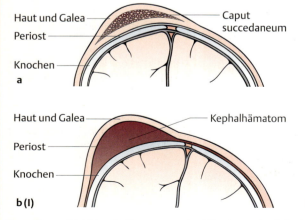
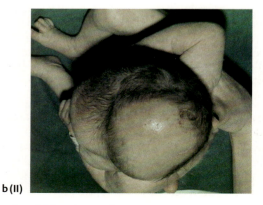

Besonders gut ist hier die Begrenzung des Hämatoms durch Sagittal- und Stirnnaht zu sehen.

Differenzialdiagnose:
- **Caput succedaneum:** teigig, nicht fluktuierend, nicht an Schädelnähte gebunden.
- **subaponeurotische Blutung** (Kopfschwartenhämatom): erstreckt sich über Knochengrenzen und kann zu erheblichem Blutverlust führen (cave: erhöhte Blutungsneigung!).
- **Enzephalozele:** Lage im Bereich der Nähte oder der Fontanelle, leichte Pulsation, Größenzunahme bei Pressen und Schreien.

Therapie: In der Regel keine. Eine Punktion sollte wegen der Gefahr der Sekundärinfektion vermieden werden.

5.3.3 Adiponecrosis subcutanea (subkutane Fettgewebsnekrose)

▶ **Definition.** Subkutane Verhärtung von unterschiedlicher Größe und relativ scharfrandiger Begrenzung, die mit der darüber gelegenen normalen oder leicht geröteten Haut verbacken und auf der Unterlage gut verschieblich ist.

Ätiologie und Pathogenese: Die selten auftretende subkutane Fettgewebsnekrose kann durch Druck oder Kälte, bevorzugt bei makrosomen Kindern oder nach Zangenentbindung entstehen (Pannikulitis?) und entwickelt sich meist erst während der ersten oder zweiten Lebenswoche.

Differenzialdiagnose: Phlegmone, Erysipel, Sklerem.

Therapie: Neigung zur spontanen Rückbildung, keine Therapie erforderlich.

5.3.4 Muskelverletzungen

Tortikollis (Schiefhals)

Er entsteht durch Verletzungen des M. sternocleidomastoideus während der Geburt, meist bei Beckenendlage. In Folge einer Hämatomausbildung kommt es zur narbigen Verkürzung des Muskels und innerhalb einiger Wochen zum Schiefhals. Dieser ist vom angeborenen, durch intrauterine Störungen entstandenen Schiefhals abzugrenzen. Die einseitige Verkürzung des Muskels führt zur typischen, mehr oder weniger fixierten Schräghaltung des Kopfes zur kranken, mit Wendung des Kinns zur gesunden Seite.

Therapie: Regelmäßige krankengymnastische Übungen und korrigierende Lagerungen fördern den Heilungsprozess. Nur in Ausnahmefällen ist eine operative Korrektur notwendig.

5.3.5 Verletzungen des Extremitätenskelettes

Klavikulafraktur

Ätiologie und Häufigkeit: Bei der Geburt übergewichtiger Kinder bzw. bei unsachgemäßer Entwicklung der Schulter kann es zur Fraktur des Schlüsselbeins kommen. 1–2 % aller Kinder sind betroffen.

Klinik und Diagnostik: In der Regel symptomarmer Verlauf, oft zeigt sich eine **Schonhaltung** des Arms. Der Moro-Reflex ist am betroffenen Arm abgeschwächt oder aufgehoben. Im Bereich des Schlüsselbeins bemerkt man eine **Schwellung** und bei der Palpation eine **Krepitation**. Die Fraktur wird oft erst an der Kallusbildung durch Entwicklung eines derben Knotens erkannt. Eine beweisende Röntgenaufnahme ist nur in seltenen Ausnahmefällen erforderlich.

Differenzialdiagnose: Plexuslähmung, Frakturen im Bereich des Oberarms und der Schulter.

Differenzialdiagnose:
- Caput succedaneum
- subaponeurotische Blutung
- Enzephalozele.

Therapie: Meist nicht nötig.

5.3.3 Adiponecrosis subcutanea (subkutane Fettgewebsnekrose)

◀ **Definition**

Ätiologie und Pathogenese: Die subkutane Fettgewebsnekrose kann durch Druck oder Kälte entstehen und entwickelt sich meist erst während der ersten oder zweiten Lebenswoche.
Differenzialdiagnose: Phlegmone, Erysipel, Sklerem.
Therapie: Keine; spontane Rückbildung.

5.3.4 Muskelverletzungen

Tortikollis (Schiefhals)

Er entsteht durch Verletzung des M. sternocleidomastoideus bei der Geburt (häufig nach Beckenendlage) mit nachfolgender narbiger Schrumpfung. Hiervon abzugrenzen ist der angeborene Schiefhals. Die einseitige Verkürzung führt zur typischen Schräghaltung des Kopfes.

Therapie: Krankengymnastik und Lagerungen sind in der Regel ausreichend.

5.3.5 Verletzungen des Extremitätenskelettes

Klavikulafraktur

Ätiologie und Häufigkeit: Bei übergewichtigen Kindern oder nach unsachgemäßer Entwicklung der Schulter (1–2 %).

Klinik und Diagnostik: Schwellung und **Krepitation** sowie **Schonhaltung** des Armes, später Bildung eines derben Kallus.

Differenzialdiagnose: Plexuslähmung, Oberarm- oder Schulterfrakturen.

Therapie und Prognose: Gut. Heilung meist ohne Behandlung.

5.3.6 Verletzung peripherer Nerven

Fazialisparese

▶ **Definition**

Ätiologie und Häufigkeit: Die Lähmung entsteht meist durch Druck auf periphere Äste des N. facialis (durch Zangengeburt oder Druck des kindlichen Kopfes auf das Promontorium) und betrifft 1–2‰ aller Neugeborenen.

Klinik: Fehlender Lidschluss in Ruhe auf der betroffenen Seite, beim Schreien wird der Mund zur gesunden Seite verzogen (Abb. **5.10**).

⊙ 5.10

Differenzialdiagnose: schiefes Schreigesicht durch angeborene Hypoplasie/Agenesie des M. depressor anguli oris.

Therapie und Prognose: Ggf. Salbenbehandlung des betroffenen Auges. Meist rasche Rückbildung der Symptome innerhalb weniger Wochen.

Lähmung des Plexus brachialis

Obere Plexuslähmung (Erb-Duchenne)

▶ **Definition**

Ätiologie: Zerrung des Plexus durch starke Lateralflexion des Kopfes oder starken Zug am Arm während der Geburt.

Therapie und Prognose: Die Prognose ist gut, in der Regel ist keine spezielle Therapie notwendig.

5.3.6 Verletzung peripherer Nerven

Fazialisparese

▶ **Definition.** Geburtstraumatisch hervorgerufene Lähmung aller vom N. facialis (N. VII) innervierten Muskeln.

Ätiologie und Häufigkeit: Sie ist die häufigste geburtstraumatische Schädigung peripherer Nerven und wird bei etwa 1–2‰ aller Neugeborenen beobachtet. Die Lähmung entsteht gewöhnlich bei Zangengeburt durch Kompression der peripheren Äste des N. facialis, besonders, wenn der Zangenlöffel schräg angelegt wurde, oder durch Aufpressen des Kopfes auf das mütterliche Promontorium bei prolongierter Geburt.

Klinik: Augenfällig ist der fehlende Lidschluss in Ruhe auf der betroffenen Seite, beim Schreien wird der Mund zur gesunden Seite verzogen, auf der erkrankten Seite fehlt die Nasolabialfalte (Abb. **5.10**). Gelegentlich ist auch der Stirnast des N. facialis betroffen.

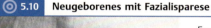
⊙ 5.10 Neugeborenes mit Fazialisparese

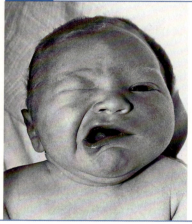

Fazialisparese links, 2. und 3. Ast betroffen. Fehlender Lidschluss links, Verziehen des Mundwinkels auf die gesunde Seite (hier also nach rechts unten), die Nasolabialfalte links fehlt.

Differenzialdiagnose: Differenzialdiagnostisch ist das schiefe Schreigesicht, das durch eine angeborene Hypoplasie/Agenesie des M. depressor anguli oris bedingt ist, zu unterscheiden, bei dem in 45% der Fälle weitere angeborene Fehlbildungen zu finden sind.

Therapie und Prognose: Das Auge muss ggf. mit Salben vor Austrocknung geschützt werden. Die Prognose ist gut, die Symptome bilden sich bei ca. 90% der Betroffenen innerhalb weniger Wochen vollständig zurück. Bei Kernaplasie ist keine Änderung des Befundes zu erwarten.

Lähmung des Plexus brachialis

Obere Plexuslähmung (Erb-Duchenne)

▶ **Definition.** Geburtstraumatisch bedingte Schädigung der Nervenfasern der Segmente C5 und C6 mit Lähmung der entsprechenden Muskeln sowie Sensibilitäts- und Schweißsekretionsstörungen der betroffenen Regionen (Abb. **5.11**).

Ätiologie: Zerrung des Plexus durch starke Lateralflexion des Kopfes oder durch starken Zug am Arm während der Geburt. Bevorzugt tritt die Lähmung nach Zangenentbindungen oder bei kindlichen Missverhältnissen auf. Betroffen sind

5.11 Obere Plexuslähmung

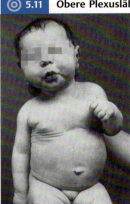

Erb-Lähmung. Rechter Arm hängt adduziert und innenrotiert herab.

die Mm. rhomboideus major, teres major, pectoralis, deltoideus, biceps brachii, brachialis und brachioradialis.

Klinik und Diagnostik: Die Symptomatik ist charakterisiert durch **Adduktion und Innenrotation** des Armes sowie **Streckung im Ellbogengelenk.** Die Finger können bewegt werden. Hebt man den Arm, so fällt er schlaff auf die Unterlage zurück. Moro-, Bizeps- und Radialisreflexe können nicht ausgelöst werden. Sind die vorderen Wurzeln der Segmente C4 bzw. C7 miteinbezogen, resultiert eine Zwerchfelllähmung (Dyspnoe möglich!) bzw. eine Parese des M. triceps brachii. Folge der oberen Plexuslähmung kann ein Wachstumsrückstand des Armes sein.

Therapie und Prognose: Entsprechen der unteren Plexuslähmung (s. u.).

Untere Plexuslähmung (Klumpke)

▶ **Definition.** Geburtstraumatisch bedingte Schädigung der Segmente C7, C8 und Th1 mit Lähmung der entsprechenden Muskeln sowie Sensibilitäts- und Schweißsekretionsstörungen der betroffenen Regionen.

Ätiologie: Entspricht der bei oberer Plexuslähmung (s.o.), betroffen sind jedoch der N. medianus und N. ulnaris mit Parese des M. flexor ulnaris, des M. flexor digitorum und der kleinen Handmuskeln, häufig sind auch die Strecker betroffen.

Klinik: Handgelenk und Finger können nicht bewegt werden, der Greifreflex fehlt. Die Hand befindet sich in charakteristischer „**Pfötchenstellung**" (Abb. **5.12**). Bei gleichzeitiger Schädigung des Ramus communicans der zervikalen Sympathikusfasern kommt es zur ipsilateralen Lähmung von Augenmuskeln mit Ptosis, Miosis und Enophthalmus **(Horner-Syndrom).**

Differenzialdiagnose: Parrot-Scheinlähmung (bei Lues), Epiphysenlösung oder Fraktur des Humerus.

5.12 Untere Plexuslähmung

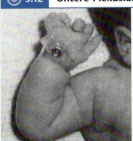

Klumpke-Lähmung. Charakteristische Pfötchenstellung.

Therapie: Lagerung in Mittelstellung, um einer Überdehnung von Muskeln und Gelenkkapsel vorzubeugen. Nach zwei bis drei Wochen Beginn mit Physiotherapie und Bewegungsmassage (ggf. Elektrotherapie). In seltenen Fällen ist eine neurochirurgische Behandlung nötig.

Prognose: Im Allgemeinen günstig, abgesehen von schweren Schäden der Nervenwurzeln.

5.3.7 Verletzungen innerer Organe

Verletzungen innerer Organe (z. B. Leber-Milzruptur, Nebennierenblutung) sind selten. Neben einer **geburtstraumatischen Genese** sind ursächlich **Gerinnungsstörungen, Asphyxie** und **Schock** in Erwägung zu ziehen.

5.4 Neurologische Erkrankungen des Neugeborenen

5.4.1 Intrakranielle Blutungen

▶ **Merke.** Intrakranielle Blutungen bei reifen Neugeborenen unterscheiden sich ganz wesentlich in Entstehung und Morphologie von denen bei unreifen Kindern.

Intrakranielle Blutungen bei reifen Neugeborenen

Ätiologie: Sie sind meist geburtstraumatisch bedingt und entstehen durch mechanische Einwirkung (bei Zangengeburt, übermäßiger Deformierung und Verschiebung der Schädelknochen, schwerer Entwicklung aus Beckenendlage oder bei engem Becken). Die Blutungen entstehen durch Einrisse im Tentorium, der Falx cerebri, des Sinus sagittalis, Sinus rectus, Sinus transversus oder der V. Galeni (V. magna cerebri) und breiten sich hauptsächlich im Subdural- oder Subarachnoidalraum aus. Sie sind heute meist vermeidbar und daher selten geworden.
Daneben kommen Thrombopenien (z. B. bei der neonatalen Alloimmunthrombopenie) oder Störungen der plasmatischen Gerinnung als Ursache einer Hirnblutung beim reifen Neugeborenen in Frage.

Klinik: **Leichte Blutungen** können symptomlos bleiben oder zu uncharakteristischen Zeichen wie: blasses Aussehen, Apathie, Übererregbarkeit, schrilles Schreien, Fäusteln (Apathie-Hyperexzitabilitäts-Syndrom) oder Atemstörungen (z. B. transitorische Tachypnoe) führen. Ausgeprägte Symptome mit Rigidität der Muskulatur, Streckhypertonie, Anisokorie und Pupillenstarre, Krämpfe und Koma weisen auf eine **schwere Blutung** hin, die bis zum Tod führen kann.

Diagnostik: Bei neurologisch auffälligen Reifgeborenen mit Verdacht auf eine intrakranielle Blutung kann die Diagnose in der Regel durch Schädelsonographie gestellt werden. Gelegentlich sind zusätzlich Computertomographie oder bei infratentoriellen Prozessen auch eine Kernspintomographie notwendig.

Therapie: Schockbekämpfung, Ruhigstellung und Substitution von Blut und Gerinnungsfaktoren können den Zustand stabilisieren. Bei ausgedehnten Blutungen kann eine Operationsindikation bestehen.

Komplikationen und Prognose: Geringe subdurale Blutungen aus oberflächlichen zerebralen Venen werden meist resorbiert und hinterlassen keine bleibenden Schäden. Bei ausgedehnteren Blutungen bilden sich gelegentlich Membranen mit Entwicklung eines chronisch subduralen Hämatoms oder Hygroms, es können ein Hydrozephalus oder neurologische Spätfolgen **(Residualsyndrom)** mit ungünstiger Prognose entstehen.

Intrakranielle Blutungen bei Frühgeborenen

Beim **Frühgeborenen** stehen die periventrikuläre Leukomalazie, subependymale bzw. peri- und intraventrikuläre Blutungen im Vordergrund.

Klassifikation: Die Blutungen werden aufgrund ihrer Schwere verschiedenen Stadien zugeteilt (Abb. **5.13**).

5.13 Schematische und sonographische Darstellung der Hirnblutung beim Frühgeborenen

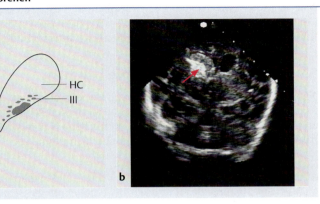

a Schematische Darstellung der 4 Stadien der Hirnblutung beim Frühgeborenen (HC Hydrocephalus). Die Stadien werden nach L.A. Papile wie folgt eingeteilt:
Stadium I: isolierte Blutung in die germinale Matrix.
Stadium II: intraventrikuläre Blutung ohne Ventrikeldilatation.
Stadium III: intraventrikuläre Blutung mit akuter Ventrikeldilatation.
Stadium IV: intraventrikuläre und intraparenchymatöse Blutung.
Nach DEGUM (seit 1998 Klassifikation in Deutschland) werden die Hirnblutungen beim Frühgeborenen wie folgt eingeteilt:
Grad I: subependymale Blutung
Grad II: intraventrikuläre Blutung < 50% des Ventrikelvolumens
Grad III: intraventrikuläre Blutung > 50% des Ventrikelvolumens
hämorrhagische Infarzierung des Hirnparenchyms: eigene Identität.
b Sonographische Darstellung einer intraventrikulären Blutung im Stadium III nach Papile.

Ätiologie und Pathogenese: Bei den zu früh geborenen Kindern ist die Unreife des Gewebes, eine gestörte Autoregulation der zerebralen Durchblutung sowie eine erhöhte Fragilität der Kapillaren von Bedeutung. Ursächlich stehen Hypoxie und Hyperkapnie im Vordergrund. Zusätzlich können belastende Faktoren wie Hypothermie, Blutdruckschwankungen, Beatmung, Verabreichung von Bikarbonat, Transport und grobe Handhabung (s. S. 711 f), eine subependymale Blutung ohne oder mit Ventrikeleinbruch oder auch eine Zellschädigung und Nekrose in der periventrikulären weißen Substanz (= periventrikuläre Leukomalazie) auslösen oder fördern.

Häufigkeit: Betrifft bis zu 50% der Kinder mit einem Geburtsgewicht < 1500 g.

Klinik: Geringe Blutungen (Stadium I und II) und Leukomalazien sind meist symptomlos. Ausgeprägtere Hämorrhagien (Stadium III und IV) können hingegen zu vielfältigen Störungen führen: unregelmäßige Atmung, Apnoe, Bradykardie, Blässe oder Zyanose, Blutdruckabfall, Bewusstseinstrübung, muskuläre Hypotonie oder Krämpfe. In Folge einer intraventrikulären Blutung kann es zu Temperaturlabilität, Hämatokritabfall, aber auch zu einer Hyperglykämie und Hyperkaliämie kommen.

Diagnostik: Ultraschall und **Computertomographie (CT)** lassen Zeitpunkt, Ausdehnung und Verlauf einer intraventrikulären Hämorrhagie (IVH) erkennen (Abb. **5.13**). Bei Verdacht auf subdurale oder subarachnoidale Blutungen ist mit der CT eine bessere Beurteilung als mit dem Ultraschall möglich.

Therapie: Symptomatisch: Vermeidung jeglicher Belastung und intensive Überwachung. Regelmäßige Kontrolle von BB, RR; BZ, Blutgasen und Elektrolyten.

Prognose und Nachsorge: Bei leichten Blutungen gut, bei schweren Blutungen zerebrale Schäden möglich und Zunahme der Letalität.
Die periventrikuläre Malazie mit Zysten führt oft zur Zerebralparese.

Nachuntersuchungen sind erforderlich.

5.4.2 Neugeborenenkrämpfe

Ätiologie und Häufigkeit: Stoffwechselstörungen, Hypoxie, Infektionen und Traumen können bei 0,2–1 % aller Neugeborenen zu Krämpfen führen.

Klinik: Muskelzuckungen, Apnoe, Apathie und Koma sind wesentlich häufiger als generalisierte Krampfanfälle. Klonische Krämpfe treten häufiger bei reifen Kindern, Streckkrämpfe eher bei Frühgeborenen auf. Krampfanfälle können sich auch subtil durch Gähnen, Schmatzen oder feine Zuckungen äußern.

▶ **Merke**

Diagnostik: Obligate Untersuchungen sind: Blutzucker, Kalzium, Natrium, Magnesium, Blutbild, Liquor, Ultraschall, CT, Ausschluss von Stoffwechselkrankheiten.

Therapie: Sofortige Behandlung entsprechend der Häufigkeit der Ursachen:

I. **Glukose** 20 %, 5–10 ml i.v.
II. **Kalziumglukonat** 10 %, 1 ml/kgKG i.v.
III. **Magnesiumsulfat** 20 %, 0,1 ml/kgKG i.m.

Bei Anhalten der Krämpfe **Phenobarbital** 10–20 mg/kgKG i.v. Wenn ohne Effekt **Phenytoin** 10 mg/kgKG (unter Kontrolle von Blutdruck und Herzfrequenz). Bei Therapieresistenz und Verdacht auf Vitamin-B₆-Mangel gibt man unter EEG-Kontrolle 50 mg B₆ i.v.

Therapie: Die Möglichkeiten einer Behandlung sind gering. Neben der Vermeidung von Belastungen jeglicher Art und der behutsamen Pflege sind intensive Überwachung, engmaschige Kontrollen von Blutdruck, Blutgasen und Blutbild, sowie von Blutzucker und Elektrolyten zu beachten.

Prognose und Nachsorge: Leichte Blutungen haben eine gute Prognose, schwere Blutungen mit Zerstörung von Hirngewebe können zu bleibenden zerebralen Schäden führen oder letal enden. Die periventrikuläre Leukomalazie mit Zystenbildung führt mit großer Wahrscheinlichkeit zur Zerebralparese. Bei raschem und aggressiv wachsendem Hydrozephalus muss eine Entlastung erfolgen (Shunt-Operation).
Alle Kinder nach Hirnblutung sind einer Nachuntersuchung zuzuführen.

5.4.2 Neugeborenenkrämpfe

Neugeborenenkrämpfe unterscheiden sich erheblich von Krampfanfällen im Kindes- und Erwachsenenalter. Generalisierte tonisch-klonische Anfälle sind aufgrund des noch relativ unreifen Gehirns beim Neugeborenen äußerst selten, häufiger werden diskrete neurologische Symptome den Verdacht auf ein Krampfgeschehen lenken.

Ätiologie und Häufigkeit: Bei 0,2 bis 1 % aller Lebendgeborenen treten Krampfanfälle auf (Zunahme der Häufigkeit bei Frühgeborenen). Ursache können **Stoffwechselstörungen** (Hypoglykämien, Elektrolytstörungen), **hypoxische Hirnschäden,** aber auch **Traumata** und **Infektionen** (in der Schwangerschaft oder Perinatalperiode) sein.

Klinik: Bei unreifen Kindern sind die Symptome meist weniger deutlich und daher schwerer zu erkennen. Bei reifen Neugeborenen sieht man häufig klonische Extremitätenbewegungen, bei Frühgeborenen eher tonische Extensionen (Streckkrämpfe). Generalisierte Anfälle sind selten.
Oftmals offenbart sich ein zerebraler Anfall auch lediglich als Apnoe mit eventuell folgenden feinen Zuckungen der Augen-, Hand- oder Fußmuskulatur. Auf subtile Zeichen wie Nystagmus, Mundautomatismen, Schmatzen, Gähnen und eine vermehrte Salivation ist zu achten. Auch eine auffallende Apathie oder ein Koma können (einziger) Hinweis auf einen zerebralen Anfall sein.

▶ **Merke.** Je unreifer das Kind, desto diskreter die Symptomatik der Krämpfe.

Diagnostik: Jeder Anfall in der Neugeborenenperiode sollte nach Möglichkeit abgeklärt werden. Obligate Untersuchungen sind: Blutzucker, Kalzium, Natrium, Magnesium, Blutgase, Blutbild und Thrombozyten, Liquordiagnostik, Schädelsonographie, CT und der Ausschluss metabolischer Erkrankungen.

Therapie: Zerebrale Anfälle können bei längerer Dauer und wiederholtem Auftreten zu Schäden des Gehirns führen. Daher ist eine frühzeitige Behandlung angezeigt.
Da Laborergebnisse oft nicht abgewartet werden können erfolgt der Versuch einer Behandlung entsprechend der Häufigkeit der Ursachen:
I. **Glukose** 20 % (5–10 ml i.v., anschließend Dauertropfinfusion mit 5 % Glukose)
II. **Kalziumglukonat** 10 % (1 ml/kgKG i.v.),
III. **Magnesiumsulfat** 20 % (0,1 ml/kgKG i.m.)
Bei Fortbestehen der Krämpfe **Phenobarbital** 10–20 mg/kgKG i.v. Wenn sich kein Therapieeffekt zeigt, gibt man **Phenytoin** 10 mg/kgKG langsam über 30 Minuten i.v. oder **Diazepam** unter Kontrolle von Blutdruck und Herzfrequenz. Bei Therapieresistenz und Verdacht auf Vitamin-B₆-Mangel als Ursache des Krampfgeschehens werden unter EEG-Kontrolle **50 mg Vitamin B₆** i.v. verabreicht. Meist ist keine Dauertherapie nötig.

5.5 Krankheiten der Atmungsorgane

5.5.1 Allgemeine Vorbemerkungen

Störungen der Atmung gehören zu den häufigsten Erkrankungen des Neugeborenen. Insbesondere das Ingangkommen der Atmung (respiratorische Adaptation) kann durch viele Faktoren wie Unreife, Asphyxie, Hypoxie, Aspiration und Infektion gestört werden. Bei allen Atemstörungen des Neugeborenen ist auch das Herz-Kreislauf-System beteiligt. Rückfälle in fetale Kreislaufverhältnisse mit Zunahme des Shuntvolumens durch den offenen Ductus Botalli und das Foramen ovale sind in der Neonatalperiode jederzeit möglich.

Beeinträchtigung der Lungenventilation: Diese kann zentral bedingt sein (z. B. Apnoeanfälle bei Unreife, intrakranielle Blutungen oder Meningitis) oder pulmonale Ursachen haben, wenn Teile der Lunge nicht oder schlecht belüftet werden (Atelektasen, Aspiration, Pneumothorax).

Diffusionsstörungen: mit Störung des Gasaustausches (z. B. bei hyalinen Membranen, einer Flüssigkeitslunge [Wet lung] oder bronchopulmonaler Dysplasie).

Perfusionsstörungen: Eine geminderte Durchströmung der Lungen führt zur Reduktion der O_2-Aufnahme, wie z. B. bei erhöhtem Druck in der A. pulmonalis, bei intrapulmonalen Kurzschlüssen oder Vitium cordis congenitum mit extrapulmonalem Rechts-links-Shunt.

Störungen des Sauerstofftransportes: Anämie, Hämolyse oder Störungen der O_2-Affinität des neonatalen Blutes (Azidose, Alkalose, Hypothermie), aber auch eine kardiovaskuläre Insuffizienz können sich nachteilig auf die O_2-Versorgung auswirken.

5.5.2 Atemnotsyndrom

▶ **Definition.** Dieser Begriff steht für verschiedene Erkrankungen des Neugeborenen mit dem Leitsymptom Atemnot.

Ätiologie: Die Ursachen des Atemnotsyndroms sind vielfältig, der **Mangel des Surfactant** hat jedoch zweifellos die größte Bedeutung (Tab. **5.10**).

Tab. 5.10 Zustände oder Krankheiten, bei denen das klinische Bild des Atemnotsyndroms auftreten kann

Störung	Ursache	prozentualer Anteil
Surfactantmangel (s. u.)	Unreife (bei Frühgeburt < 32 Wochen bzw. GG < 1500 g) perinatale Hypoxie Schock	ca. 60
Pneumonie (s. S. 325 ff)	Infektion in utero, während oder nach der Geburt durch Bakterien oder Viren	ca. 20
Aspirationssyndrom (s. S. 100)	Verlegung der Atemwege durch Mekonium oder andere nicht resorbierbare Fruchtwasserbestandteile	ca. 10–12
Bronchopulmonale Dysplasie	chronische Inflammation, Barotrauma	ca. 20 (bei FG < 32. SSW)
Flüssigkeitslunge (Wet lung)	verzögerter Abtransport der Lungenflüssigkeit (Sectio!)	ca. 8–10
Fehlbildungen (s. S. 82 f)	Choanalatresie Zwerchfellhernie kongenitales lobäres Emphysem Lungenhypoplasie Vitium cordis	ca. 1–2
Pneumothorax (s. S. 101 f.)	spontan bei Lungenerkrankung durch Beatmung	ca. 1
Chylothorax	anatomische Fehlbildung der Lymphwege nach Trauma oder venöser Thrombose	ca. < 1‰

5 Erkrankungen in der Neugeborenenperiode

Klinik: Typische Zeichen des Atemnotsyndroms sind:
- Tachypnoe über 60/min
- sternale inspiratorische Einziehungen
- exspiratorisches Stöhnen
- Nasenflügeln
- Einsatz der Atemhilfsmuskulatur
- Zyanose.

Die Krankheitsbilder überschneiden sich, so dass die Unterscheidung mitunter schwierig ist.

▶ **Klinischer Fall**

Klinik: Das klinische Bild der Atemnot entwickelt sich oft erst nach einem freien Intervall und ist gekennzeichnet durch:
- Tachypnoe über 60/min (Aufrechterhaltung eines normalen Atemzeitvolumens trotz hohem Atemwegswiderstand)
- sternale inspiratorische Einziehungen (vermehrte Retraktionskraft der Lunge durch erhöhte Oberflächenspannung bei noch weichem Thoraxskelett)
- exspiratorisches Stöhnen (verbesserter Gasaustausch durch Hinauszögerung des alveolären Kollapses)
- Nasenflügeln
- Einsatz der Atemhilfsmuskulatur
- Zyanose.

Die Symptomatik der einzelnen Krankheitsbilder und Syndrome ist unspezifisch, so dass die Abgrenzung pulmonaler, extrapulmonaler (Herzfehler) und zentraler Atemstörungen mitunter schwierig ist.

▶ **Klinischer Fall.** Ein Frühgeborenes (29. SSW) zeigt nach der Geburt eine rasche und stabile kardiorespiratorische Anpassung. Im Alter von 12 h ist die Atemfrequenz von nachgeburtlich 58 auf 76/min gestiegen. Um eine Sauerstoffsättigung von > 90% zu erreichen, ist die Gabe von 27% Sauerstoff über eine Nasensonde notwendig. In den folgenden Stunden steigt die Herzfrequenz von 152 auf 184/min an, die Blutgasanalyse zeigt eine Hyperkapnie mit pCO$_2$ 64 mmHg. Zunehmende sternale Einziehungen sind zu sehen.
Diagnose: Atemnotsyndrom des Frühgeborenen. Ein Röntgenbild bestätigt den Verdacht. Nach Intubation und Surfactantgabe rasche Normalisierung der Atmung.

Surfactantmangel-Syndrom

▶ **Synonyme**

▶ **Definition**

Ätiologie und Häufigkeit:
- **Unreife** (< 28 SSW ca. 70%)
- **Hemmung der Surfactant-Produktion** (Hypoxie, Azidose, Hypothermie, Infektion),
- **verzögerte Lungenreifung** (Diabetes, Thyroxinmangel),
- **Beeinträchtigung der Surfactantwirkung** (durch Aspiration, Ödem, Blutung).

Pathogenese: Surfactant setzt die **Oberflächenspannung** der Alveolen herab, besteht aus Phospholipiden und wird erst ab 35 SSW ausreichend gebildet. Surfactantmangel führt in der Exspiration zum Kollaps der Alveolen, mit verminderter alveolärer Ventilation und Perfusion, Mikroatelektasen und einer herabgesetzten Lungencompliance. Hypoxie und Azidose erhöhen den pulmonalen Gefäßwiderstand, was zu intrapulmonalen Kurzschlüssen und in Folge zu einer Minderung der O$_2$-Aufnahme, weiterem Surfactantmangel und zu **hyalinen Membranen** führt.

Surfactantmangel-Syndrom

▶ **Synonyme.** Membrankrankheit, RDS (respiratory distress syndrome)

▶ **Definition.** Das Surfactantmangel-Syndrom des Neugeborenen ist charakterisiert durch einen zunehmend insuffizienten Gasaustausch, mit dem klinischen Bild der Atemnot.

Ätiologie und Häufigkeit: Der Surfactantmangel betrifft in der Regel **unreife Frühgeborene**, besonders vor 32 SSW (vor 28 SSW bei 60–80%, nach 37 SSW < 5% aller Neugeborenen). Daneben kann die **Hemmung der Surfactant-Produktion** durch Hypoxie, Azidose, Hypothermie und Infektionen, eine **verzögerte Lungenreifung** (Kinder diabetischer Mütter, Thyroxinmangel) oder eine **Beeinträchtigung der Wirkung** von Surfactant durch Aspiration, Ödem oder Blutung zu einem Atemnotsyndrom führen. Im Rahmen einer Sectio kann das durch Fehlen der Thoraxkompression in der Lunge verbleibende Wasser einen sekundären Surfactantmangel hervorrufen (Wasser zerstört Surfactant).

Pathogenese: Surfactant (Surface active agent) benetzt als Film die Innenfläche der Alveolen und setzt die **Oberflächenspannung** herab. Dadurch wird die Entfaltung der Alveolen und damit der Gasaustausch ermöglicht. Surfactant besteht aus Phospholipiden, vor allem Lecithin und Sphingomyelin, die ab 26 SSW, in ausreichendem Maße aber erst ab ca. 35 SSW gebildet werden. Die noch fehlende oder unzureichende Produktion führt in der Exspiration zur alveolären Instabilität (Kollaps der Alveolen) mit herabgesetzter Lungencompliance, Mikroatelektasen und verminderter Ventilation und Perfusion.
Hypoxie und Azidose erhöhen den pulmonalen Gefäßwiderstand, wodurch intrapulmonale Kurzschlüsse, aber auch kardiale Rechts-links-Shunts (Foramen ovale, Ductus Botalli) zunehmen. Die Folge ist eine verminderte O$_2$-Aufnahme (verstärkte Hypoxämie), was sich wiederum ungünstig auf die Neusynthese von Phospholipiden auswirkt und den Circulus vitiosus fixiert. Schäden an den Alveolarepithelien und Lungenkapillarendothelien erhöhen deren Permeabilität, ein eiweißhaltiges Serumfiltrat gelangt in die Alveolen, es entstehen **hyaline Membranen**.

5.5 Krankheiten der Atmungsorgane

Klinik: Die Kinder werden nach einem Intervall von einer bis mehreren Stunden durch zunehmende Tachypnoe und Dyspnoe auffällig. Die Atemfrequenz ist auf über 60, oft bis 100/min erhöht. Sternale und interkostale Einziehungen, Nasenflügeln und exspiratorisches Stöhnen vervollständigen das Bild. Das Atemgeräusch ist meist abgeschwächt.

Komplikationen: Die Komplikationsrate ist bei beatmeten, unreifen Kindern besonders hoch. Schon die Beatmung selbst birgt gewisse Risiken wie Tubusverstopfung oder -dislokation mit den entsprechenden Folgen. Weitere Komplikationen sind Pneumonie, Pneumothorax oder extraalveoläre Luftansammlungen im Mediastinum und Perikard. Bei kleinen Frühgeborenen mit RDS und Pneumothorax besteht ein hohes Risiko einer intraventrikulären zerebralen Blutung. Bei längerdauernder Beatmung kann eine chronische Atemwegserkrankung mit reparativ-proliferativen Veränderungen der Alveolen und Bronchiolen entstehen, die als **bronchopulmonale Dysplasie** (s. S. 103f) bezeichnet werden.

Diagnostik: Sie wird durch die klinische Symptomatik, die Blutgasanalyse (Hypoxämie und Normokapnie beim unkomplizierten RDS, während ein CO_2-Anstieg auf Komplikationen hinweist) und vor allem durch röntgenologische Kriterien gesichert (Abb. **5.14**).
Zur Einteilung der Schweregrade des RDS hat sich die radiologische Stadieneinteilung nach Giedion bewährt (Tab. **5.11**).

Klinik: Tachypnoe > 60/min, interkostale Einziehungen, Nasenflügeln, exspiratorisches Stöhnen.

Komplikationen:
- Tubusverstopfung oder Dislokation (bei beatmeten Kindern)
- Pneumonie
- Pneumothorax
- intraventrikuläre Blutungen
- bronchopulmonale Dysplasie (s. S. 103f).

Diagnostik: Sie wird durch das klinische Bild, Blutgasanalyse und Röntgenbefund gesichert (Abb. **5.14**). Die Schweregradeinteilung des RDS zeigt Tab. **5.11**.

5.14 Surfactantmangel-Syndrom im Stadium II

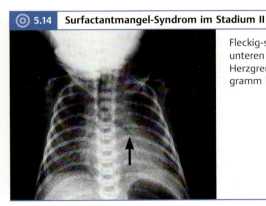

Fleckig-streifige Veränderungen in den unteren Lungenabschnitten, unscharfe Herzgrenzen, deutliches Luftbronchogramm links (→).

5.11 Radiologische Stadieneinteilung des RDS

Stadium	radiologisches Korrelat
I	feingranuläre Lungenzeichnung
II	wie bei I und über die Herzkonturen reichendes Luftbronchogramm
III	wie bei II und Unschärfe oder partielle Auslöschung der Herz- und Zwerchfellkonturen
IV	„weiße Lunge" (komplette Dystelektase)

Therapie: Im Vordergrund steht die Vermeidung von Wärmeverlust und unnötiger Belastungen durch diagnostische und therapeutische Eingriffe. Das Kind muss genauestens beobachtet und überwacht werden (Monitoring, transkutane Kontrollen von p_aO_2 und p_aCO_2, regelmäßige Kontrolle der Blutgase und der Temperatur). Durch kontrollierte Sauerstoffgabe wird die O_2-Sättigung bei 85–93 % gehalten. Verschlechtert sich die klinische Symptomatik, kann der Einsatz einer nasalen CPAP-Atemhilfe (CPAP = continuous positive airway pressure) sehr hilfreich sein. Lässt sich eine Hypoxämie auch auf diese Weise nicht verhindern, muss das Kind endotracheal intubiert und kontrolliert mit IMV (intermittierende mandatorische Ventilation) beatmet werden. In diesem Fall stellt die endotracheal durchgeführte **Surfactant-Substitution** eine wichtige therapeu-

Therapie:
- Vermeidung unnötiger Belastungen (cave: Wärmeverlust!)
- transkutane Überwachung von p_aO_2 und p_aCO_2
- Temperaturkontrolle
- Sauerstoffverabreichung um eine O_2-Sättigung von 85–93 % zu erreichen
- leichtes Atemnotsyndrom: Versuch mit CPAP, bei Fortbestand der Hypoxie maschinelle Beatmung mit IMV (intermittierende, mandatorische Ventilation)
- die endotracheale **Surfactant-Substitution** kann eine rasche Besserung der Membrankrankheit bewirken.

tische Option dar. Nach endotrachealer Gabe eines Surfactantpräparates kommt es bereits innerhalb von 10–30 Minuten zu einer nachhaltigen Absenkung des Sauerstoffbedarfs.

Prophylaxe: Wesentlich ist die **Verhütung einer Frühgeburt.** Durch Verabreichung von Dexa- oder Betamethason 24–72 h vor der Geburt an die Mutter kann die Surfactantsynthese des Fetus beschleunigt werden.

Prophylaxe: Wesentlich ist die **Verhütung einer Frühgeburt.** Lässt sich die vorzeitige Geburt nicht vermeiden, ist eine **Wehenhemmung** für mindestens 24–72 Stunden und die Gabe von Betamethason oder Dexamethason an die Schwangere indiziert. Die Lungenreife des Kindes kann gefördert werden, da die Steroide via Plazenta den Fetus erreichen und die Synthese oberflächenaktiver Substanzen in den Lungen beschleunigen.

Pneumonie des Neugeborenen

Ätiologie: Die konnatale Pneumonie des Neugeborenen wird durch eine bakterielle oder virale Infektion des Fetus auf hämatogenem, transplazentarem Wege oder durch Aspiration von infiziertem Material unter der Geburt hervorgerufen. Im Falle einer Infektion in utero zeigt die histologische Untersuchung der Plazenta Exsudation und polymorphnukleäre Infiltrationen und beweist so ein Amnioninfektionssyndrom.

Pneumonie des Neugeborenen

Ätiologie: Die konnatale Pneumonie des Neugeborenen wird durch eine bakterielle oder virale Infektion des Fetus auf hämatogenem, transplazentarem Wege oder durch Aspiration von infiziertem Material unter der Geburt hervorgerufen. Im Falle einer Infektion in utero zeigt die histologische Untersuchung der Plazenta Exsudation und polymorphnukleäre Infiltrationen und beweist so ein Amnioninfektionssyndrom. Die Erreger entstammen der mütterlichen Vaginalflora (z. B. gramnegative Erreger, B-Streptokokken); bei längerem präpartalem stationärem Aufenthalt der Schwangeren muss auch an Hospitalkeime (z. B. Staphylococcus aureus) gedacht werden. Auch verschiedene Viren (Zytomegalie, Influenza, Herpes simplex) kommen als Erreger in Betracht. Vor allem bei sehr unreifen Frühgeborenen wird gelegentlich eine Pilzpneumonie beobachtet.

Klinik und Diagnostik: Art des Erregers und Allgemeinzustand des Neugeborenen beeinflussen den Verlauf. Die Symptome entsprechen denen bei Atemnotsyndrom (s. S. 97 f). Bestätigung der Diagnose durch Röntgenbefund, Blutbild, Blutkultur, C-reaktives Protein.

Klinik und Diagnostik: Schwere und Verlauf werden von der Art des Erregers und dem Allgemeinzustand des Neugeborenen bestimmt. Bereits sehr früh können Symptome des Atemnotsyndroms (s. S. 97 f) beobachtet werden. Im Röntgenthorax finden sich fleckig-streifige Veränderungen, bei B-Streptokokken-Infektion ähnelt das Bild dem bei hyalinen Membranen. Die Diagnose wird gesichert durch Leukozytose, Linksverschiebung, positiven Ausfall der Blutkultur, Erhöhung proinflammatorischer Zytokine (Il-6/8) und des C-reaktiven Proteins.

Therapie: Antiinfektiöse Chemotherapie, bei Bedarf O$_2$ und Inkubatorpflege.

Therapie: Antiinfektiöse Chemotherapie, wenn möglich gezielt, bei Bedarf Applikation von Sauerstoff; sorgfältige Überwachung.

Aspirationssyndrom

▶ **Definition**

Aspirationssyndrom

▶ **Definition.** Verlegung der Atemwege durch Aspiration von Mekonium oder anderen nicht resorbierbaren Fruchtwasserbestandteilen.

Ätiologie und Häufigkeit: Erhöhtes Risiko bei Übertragung, Plazentainsuffizienz, intranataler Asphyxie und mekoniumhaltigem Fruchtwasser. Häufigkeit: 1–3 %.

Ätiologie und Häufigkeit: Ein erhöhtes Risiko besteht bei Übertragung (Terminüberschreitung), Plazentainsuffizienz (hypotrophe Neugeborene), intranataler Asphyxie und bei mekoniumhaltigem Fruchtwasser. Die Häufigkeit beträgt ca. 1–3 %.

Pathophysiologie: Fetale Atembewegungen (ab der 11. Woche) führen zur Inhalation von Fruchtwasser, welches resorbiert wird. Wenn vor oder während der Geburt Blut-, Schleim- oder mekoniumhaltiges Fruchtwasser aspiriert wird, entstehen Atelektasen, überblähte Lungenbezirke und entzündliche Veränderungen. Folgen sind eine verminderte Ventilation, Perfusion und eine herabgesetzte Lungencompliance.

Pathophysiologie: Während der Fetalzeit vollführt der Fetus ab der 11. SSW regelmäßig Atembewegungen, wodurch Fruchtwasser inhaliert wird. Die Aspiration nicht kontaminierten Fruchtwassers hat keine Folgen, da die Flüssigkeit rasch über die Lymphwege abtransportiert wird. Befindet sich im aspirierten Fruchtwasser jedoch Vernix caseosa oder Blut und Schleim aus den Geburtswegen, so können Atemwege und Alveolen verlegt werden. Hypoxie vor oder während der Geburt führt beim Fetus zu Stress und Hyperperistaltik mit Abgang von Mekonium. Bereits intrauterin oder mit den ersten tiefen Atemzügen können Partikel des Mekoniums bis in die Bronchiolen aspiriert werden. Dies führt durch Obstruktion zu Atelektasen und/oder überblähten Lungenbezirken. Es entwickelt sich eine chemische Pneumonitis. Die Folgen sind eine verminderte Ventilation und Perfusion, vermehrte intrapulmonale Kurzschlüsse und eine herabgesetzte Lungencompliance.

Klinik und Diagnostik: Meist besteht eine mittelgradige oder schwere Asphyxie mit dem Bild eines **Atemnotsyndroms** (s. S. 97f). Über den Lungen hört man reichlich grobe Rasselgeräusche. In schweren Fällen entwickelt sich eine Herzinsuffizienz mit peripherer Hypoperfusion und Schock, die zum Exitus führen kann. Die Haut der Kinder ist oft mit gelb-grünlichen Mekoniumresten bedeckt, die Nabelschnur und Fingernägel grünlich verfärbt.

Im Röntgenbild sind dichte, z. T. fleckige Infiltrate über allen Lungenabschnitten zu erkennen, oft sind die Lungen überbläht, die Zwerchfelle sind dabei abgeflacht.

Komplikationen: In bis zu 25% tritt ein Pneumothorax auf. Weiterhin kommt es häufig zum Persistieren fetaler Kreislaufverhältnisse mit verminderter Lungendurchblutung.

Therapie: Sofortiges Absaugen des Nasenrachenraums, wenn möglich vor dem ersten Atemzug, Inspektion des Larynx und – bei Vorhandensein von mekoniumhaltigem Material – endotracheales Absaugen mit einem geeigneten Katheter. Befeuchtung der Atemluft und wiederholtes Absaugen dienen der weiteren Reinigung der Atemwege. Bei insuffizienter Spontanatmung ist eine kontrollierte Beatmung erforderlich.

Klinik und Diagnostik: Meist sind die Kinder deutlich asphyktisch, die Haut ist gelb-grün verfärbt. In kurzer Zeit entwickelt sich das Bild eines **Atemnotsyndroms** (s. S. 97f). Die kardiovaskuläre Adaptation ist gestört. Schock und Exitus können die Folge sein.

Im Röntgenbild sind fleckige Infiltrationen und überblähte Bezirke zu sehen.

Komplikationen: Pneumothorax (bis 25%), Perisistieren fetaler Kreislaufverhältnisse.

Therapie: Sofortiges Absaugen des Nasenrachenraumes, möglichst noch vor dem 1. Atemzug, Larynxinspektion und eventuell endotracheales Absaugen (nach Mekoniumaspiration), Luftbefeuchtung, falls nötig Beatmung.

Pneumothorax

▶ **Definition.** Ansammlung von Luft im Pleuraraum. Die Lunge ist mehr oder weniger kollabiert.

Ätiologie und Häufigkeit: Ein Pneumothorax kann sich praktisch bei allen pulmonalen Erkrankungen des Neugeborenen entwickeln und zu einer vitalen Gefährdung führen. Auch unsachgemäße Reanimation, kontrollierte Beatmung mit zu hohen Drücken oder Anlagestörungen wie eine Lungenhypoplasie können zu einem Pneumothorax führen. Etwa 1% aller Neugeborenen sind betroffen. Bei Kindern mit RDS und Mekoniumaspiration sowie Beatmung tritt ein Pneumothorax in bis zu 25% auf.

Pathogenese: Meist führt ein Ventilmechanismus zur Überblähung mit extrem hohem intraalveolarem Druck. Die Folge ist eine Ruptur der Alveolarwand mit Ausbreitung der Luft entlang der Gefäß- und Peribronchialscheiden in das Interstitium (interstitielles Emphysem). Durch Ruptur der Pleura visceralis oder mediastinalis entsteht ein Pneumothorax, ein Pneumoperikard oder ein Pneumomediastinum.

Klinik: Plötzlich einsetzende Atemnot mit Tachypnoe und Zyanose, Entwicklung von Schocksymptomen. Gelegentlich ist auch ein Hautemphysem zu beobachten. Tritt der Pneumothorax einseitig auf, so kann es zu Asymmetrie der Thoraxbewegungen und einer Verlagerung des Mediastinums auf die Gegenseite kommen.

Pneumothorax

◀ **Definition**

Ätiologie und Häufigkeit: Ein Pneumothorax kann praktisch bei allen pulmonalen Erkrankungen des Neugeborenen auftreten. Etwa 1% aller Neugeborenen sind betroffen.

Pathogenese: Meist führt ein Ventilmechanismus zur Alveolarruptur. Die Luft breitet sich aus und es entsteht ein Pneumothorax, Pneumomediastinum oder Pneumoperikard.

Klinik: Atemnot, Tachypnoe, Zyanose und evtl. Schock Eine Asymmetrie der Thoraxexkursion tritt bei einseitigem Pneumothorax auf.

▶ **Merke.** Früherkennung und rechtzeitige Intervention sind lebensrettend.

◀ **Merke**

Diagnostik: Die Auskultation ergibt ein **abgeschwächtes oder fehlendes Atemgeräusch** auf der erkrankten Seite. Die Herztöne sind durch Verdrängung des Mediastinums oft verlagert. Die Diagnose wird durch die Röntgenuntersuchung (Abb. **5.15**) oder die Durchleuchtung mit einer hellen Kaltlichtquelle gesichert.

Therapie: Ein asymptomatisches Pneumomediastinum bedarf keiner speziellen Behandlung, muss aber – wie auch der Mantelpneumothorax (schmaler Randsaum) mit minimaler Beeinträchtigung der Atmung – gut überwacht werden. Ein ausgedehnter Pneumothorax, speziell ein Spannungspneumothorax, muss sofort punktiert werden. Die Punktion kann lebensrettend sein. Eine anschließende Dauersaugdränage ist in den meisten Fällen notwendig.

Diagnostik: Abgeschwächtes oder fehlendes Atemgeräusch auf der betroffenen Seite, Mediastinalverdrängung. Röntgenthorax und Durchleuchtung sichern die Diagnose (Abb. **5.15**).

Therapie: Bei kleinem Pneumothorax und Pneumomediastinum Beobachtung, evtl. Sedierung. Bei Spannungspneumothorax unverzügliche Punktion und Entlastung, anschließend Dauersaugdränage.

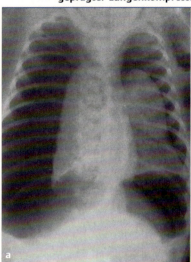
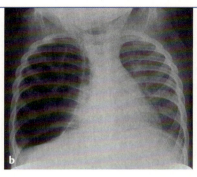

5.15 Beidseitiger Pneumothorax, maximale Luftfüllung des Hemithorax bei ausgeprägter Lungenkompression

b Im Vergleich zu **a**, Pneumothorax rechts nach Thoraxtrauma bei einem 2-jährigen Kind.

Chylothorax

▶ **Definition.** Beim Chylothorax kommt es angeboren oder erworben zur Ansammlung von Lymphflüssigkeit im Pleuraspalt. Die daraus resultierende Kompression der Lunge kann pränatal zur Entwicklung einer Lungenhypoplasie und nach der Geburt zu einer ausgeprägten Atemnot führen.

Pathogenese: Beim erworbenen Chylothorax liegt in der Regel ein chirurgisch verursachtes Trauma des Ductus thoracicus vor. Den angeborenen Formen liegen am ehesten strukturelle Anomalien oder Obstruktionen der thorakalen Lymphgefäße zugrunde.

Klinik: Unterschiedlich ausgeprägte Atemnot (s. S. 97 f) oder Ateminsuffizienz sind charakteristisch.

Diagnostik: Ergänzend zum Röntgenbild wird die Diagnose durch Punktion des Pleuraspaltes und Analyse des Punktats (Lymphozyten, bei oraler Ernährung hoher Triglyzeridgehalt und milchig-trübes Aussehen) gesichert.

Therapie: Häufig handelt es sich um einen selbstlimitierenden Prozess, bei dem eine z. T. mehrwöchige Dränage schließlich zum Verschwinden des Ergusses führt. In einzelnen Fällen ist eine Ligatur des Ductus thoracicus erforderlich.

Kongenitales lobäres Emphysem

▶ **Definition.** Angeborene Überblähung eines Lungenlappens oder Segmentes. Meist ist der linke Oberlappen oder der rechte Ober- und Mittellappen betroffen.

Ätiologie: Ursachen sind angeborene intraluminale Hindernisse, z. B. Knorpelhypoplasien oder eine Kompression des Bronchus, die zu einem Ventilmechanismus in diesem Bereich führen.

Klinik: Leichte Atemstörung bis zu ausgeprägten Symptomen eines Atemnotsyndroms mit exspiratorischem Stöhnen, Dyspnoe und Zyanose.

Diagnostik: Die Diagnose wird röntgenologisch gesichert. Meist findet sich ein aufgehellter Bezirk (überblähter Lungenlappen), umgeben von komprimiertem Lungengewebe, oft besteht auch eine Verdrängung des Mediastinums zur gesunden Seite. Auf der erkrankten Seite **hypersonorer Klopfschall.**

Chylothorax

▶ Definition

Pathogenese: Beim erworbenen Chylothorax meist Trauma, bei der angeborenen Form Atresien oder Obstruktionen der thorakalen Lymphgefäße.

Klinik: Atemnot- oder insuffizienz unterschiedlicher Ausprägung.

Diagnostik: Röntgenbild, Pleuraspaltpunktion und Punktatanalyse.

Therapie: Häufig selbstlimitierender Prozess nach mehrwöchiger Dränage. In Einzelfällen Ligatur des Ductus thoracicus.

Kongenitales lobäres Emphysem

▶ Definition

Ätiologie: Ursachen sind angeborene intraluminale Hindernisse.

Klinik: Leichte bis ausgeprägte Atemnotsyndrom-Symptome (s. S. 97 f).

Diagnostik: Die Diagnose wird radiologisch gestellt. **Hypersonorer Klopfschall** auf der erkrankten Seite.

Differenzialdiagnose: RDS, Lungenhypoplasie. Lungenzysten (die solitäre Lungenzyste ist meist scharf begrenzt), Zystenlunge (häufig erkennbar an der Septierung), Pneumothorax.

Therapie: Bei geringen Beschwerden abwartend, da möglicherweise nur eine vorübergehende Obstruktion besteht, bei schwerer Ateminsuffizienz sofortige Operation mit Resektion des betroffenen Lungenlappens.

Flüssigkeitslunge

▶ **Synonyme.** Transiente Tachypnoe, Sectiolunge, Wet lung disease, nasse Lunge.

▶ **Definition.** Unmittelbar postnatal sich entwickelnde beschleunigte Atmung, die auf eine pulmonale Fruchtwasserretention zurückzuführen ist und sich meist spontan zurückbildet.

Ätiologie: Nach Sectio, aber auch bei rascher Geburt und Frühgeburt, kann vermehrt Flüssigkeit in den Alveolen, aber auch im Gewebe verbleiben.

Klinik: Rasche Atmung, Nasenflügeln, sternale Einziehungen, Stöhnen und Zyanose. Der Zustand normalisiert sich innerhalb von ein bis zwei Tagen.

Diagnostik: Im Röntgenbild sieht man eine vermehrte hilifugale Streifenzeichnung, gelegentlich auch kleine Pleuraergüsse. Eine erneute Röntgenthoraxaufnahme nach 6 bis 12 Stunden erhärtet die Diagnose durch die rasche Rückbildung der anfangs beobachteten Veränderungen.

Differenzialdiagnose: Differenzialdiagnostisch kommen andere Ursachen des Atemnotsyndroms einschließlich der B-Streptokokken-Pneumonie in Frage.

Therapie: Inkubatorpflege, Sauerstoffapplikation, bei Verdacht auf Pneumonie Antibiotikagabe.

▶ **Klinischer Fall:** Ein reifes Neugeborenes (40 SSW, 3700 g) wurde wegen Beckenendlage durch primären Kaiserschnitt geboren. Zehn Minuten nach der Geburt zeigt es Nasenflügeln und eine milde Tachypnoe mit 72 Atemzügen/min. Da die O_2-Sättigung nur 88% beträgt, wird Sauerstoff in einer Konzentration von 25% vorgelegt. Der Zustand des Kindes bleibt in den nächsten Stunden stabil. Blutgase und Infektionsparameter sind unauffällig. Am Ende des ersten Lebenstages verschwinden Nasenflügeln, Tachypnoe und O_2-Bedarf. In den folgenden Tagen bleibt das Neugeborene unauffällig. Die Diagnosen lauten Flüssigkeitslunge und protrahierte Anpassung der Lungenfunktion durch verzögerte Fruchtwasserresorption.

Atemstörungen des Neugeborenen durch extrapulmonale Erkrankungen

Choanalatresie
s. S. 300 f

Zwerchfellhernie
s. S. 315 f

Bronchopulmonale Dysplasie

▶ **Synonym.** Beatmungslunge.

▶ **Definition.** Als bronchopulmonale Dysplasie (BPD) wird eine chronische Lungenerkrankung des Früh- und Neugeborenen bezeichnet, die mit charakteristischen radiologischen Veränderungen einhergeht und bei der die Notwendigkeit der maschinellen Beatmung oder einer Sauerstofftherapie über den 28. Lebenstag bzw. 36 SSW hinaus besteht.

Häufigkeit: 10% der Frühgeborenen <1500 g.

Ätiologie und Pathogenese: Neben Unreife der Lungenstrukturen spielen Barotrauma bei Beatmungstherapie, inflammatorische Prozesse und Sauerstofftoxizität eine Rolle.

Klinik: Im **Frühstadium** Symptome eines protrahierten Atemnotsyndroms, **später** Asthma, Rechtsherzbelastung und Cor pulmonale möglich.

Diagnostik: Lungenfunktion, Röntgenthorax (Abb. **5.16**), Infektionsausschluss.

Therapie: Standard sind Kortikosteroide, hochkalorische Ernährung, Diuretikatherapie. Daneben sind Physiotherapie, Sekretolyse und Antibiotika sinnvoll.

Prognose: Sie richtet sich nach dem Schweregrad. Heilung, aber auch tödlicher Ausgang sind noch nach Monaten möglich.

Prophylaxe: s. Tab. **5.12**

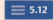

Häufigkeit: 10% der Frühgeborenen <1500 g und 20–30% der Frühgeborenen <1000 g sind betroffen.

Ätiologie und Pathogenese: Entscheidend für das Entstehen einer BPD scheinen neben der Unreife der Lungenstrukturen (altersabhängig) das Barotrauma bei Beatmungstherapie sowie inflammatorische Prozesse und die Auswirkungen der Sauerstofftoxizität zu sein. Die normale Lungenstruktur wird umgebaut, es entsteht eine Rarefizierung des Gefäßbettes in Folge überblähter Bezirke und Ausbildung narbiger Areale.

Klinik: Im **Frühstadium** bestehen Symptome eines protrahierten Atemnotsyndroms (s. S. 97 ff) und ein erhöhter O_2-Bedarf. Mögliche **Spätfolgen** sind rezidivierende pulmonale Infekte, asthmaartige Zustände, Rechtsherzbelastung und Entwicklung eines chronischen Cor pulmonale.

Diagnostik: Lungenfunktion (Beatmung, Sauerstoffbedarf), Röntgenbild des Thorax (Abb. **5.16**), Ausschluss begleitender Infektionen.

5.16 Schwere bronchopulmonale Dysplasie bei einem beatmeten Frühgeborenen

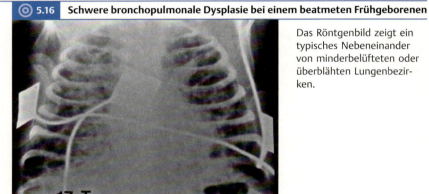

Das Röntgenbild zeigt ein typisches Nebeneinander von minderbelüfteten oder überblähten Lungenbezirken.

Therapie: Zur Standardtherapie zählen heute eine hochkalorische Ernährung (130–150 kcal/kgKG/d) bei Flüssigkeitsrestriktion (ca. 120 ml/kgKG) und eine Diuretikatherapie. Ergänzend sind eine antibiotische Therapie, der Einsatz von Bronchodilatatoren, in Ausnahmefällen inhalative oder systemische Kortikosteroide und Physiotherapie sinnvoll. Die Behandlung ist schwierig und langwierig.

Prognose: Diese richtet sich nach dem Schweregrad. Noch nach Monaten ist eine Heilung, aber auch die Entwicklung eines Cor pulmonale möglich. Die Letalität beträgt in schweren Fällen über 25%.

Prophylaxe: Die O_2-Therapie bedarf der strengen Indikationsstellung und der ständigen Kontrolle um die gefürchteten Nebenwirkungen zu verhindern (Tab. **5.12**).

5.12 Sauerstofftherapie beim Neugeborenen

Indikation	• nur bei gesicherter Hypoxämie ($p_aO_2 < 50$ mmHg)
Therapieziel	• O_2-Versorgung der lebenswichtigen Organe (vor allem Gehirn, Herz) gewährleisten unter Beachtung der O_2-Toxizität
	• p_aO_2 von 50–70 mmHg bzw. Sättigung von 85–93%
Kontrollmöglichkeiten der Sauerstoffsättigung	• Arterienpunktion (evtl. Kapillarblut)
	• transkutane Messung (über eine Elektrode an der hyperämisierten Haut)
	• Pulsoxymetrie
Nebenwirkungen	• bronchopulmonale Dysplasie (s. o.)
	• Retinopathia praematurorum (s. S. 926)

▶ **Merke.** Die Verabreichung von Sauerstoff darf wegen der Gefahr einer O_2-Toxizität nie unkontrolliert erfolgen.

5.6 Anpassungskrankheiten

5.6.1 Morbus haemorrhagicus neonatorum

▶ **Definition.** Erhöhte Blutungsneigung bei Vitamin-K-Mangel. Durch Vitamin-K-Mangel bedingte Blutungen treten meist bei sonst gesunden und reifen Neugeborenen auf.

Ätiologie. Anamnestisch findet man gelegentlich Hinweise wie Mangelernährung in der Gravidität, antikonvulsive Therapie mit Hydantoin, Primidon, oder bei Neugeborenen längerdauernde parenterale Ernährung oder Antibiotikabehandlung. Weiterhin kommen protrahierte Diarrhöen und cholestatische Lebererkrankungen ursächlich in Frage.

Klinik: Der Aktivitätsverlust der Faktoren II, VII, IX und X führt zu allgemeiner Blutungsneigung. Am 3.–7. Lebenstag kann es zu akuten Blutungen kommen (Frühmanifestation). Hautblutungen, Kephalhämatome, intrakranielle Blutungen sowie gastrointestinale Blutungen mit Meläna sind für die **Frühform** charakteristisch. Da Frauenmilch wesentlich weniger Vitamin K als Kuhmilch enthält, kann es auch zu einer **Spätmanifestation** im ersten Vierteljahr in Form von intrakraniellen Blutungen kommen.

Diagnostik: Blutungs- und Gerinnungszeit (PTT), Thrombozyten und Fibrinogen entsprechen der Norm. Die Prothrombinzeit (Quick) ist verlängert.

Differenzialdiagnose: Verschlucktes mütterliches Blut (bei Geburt oder aus Rhagaden der Brust) kann zu Bluterbrechen und Meläna führen **(Melaena spuria)** im Gegensatz zur echten Darmblutung **(Melaena vera)**.

Prophylaxe: Orale Gabe von 2 mg Vitamin K direkt nach der Geburt (U1), am 3.–10. (U2) und 28. (U3) Lebenstag. Frühgeborene oder Patienten mit Cholestase sollten die ersten Dosen parenteral (0,2 mg/kgKG) erhalten.

Therapie: Vitamin K 1–2 mg i.v., bei lebensbedrohlicher Hämorrhagie Bluttransfusion.

5.6.2 Icterus neonatorum (Hyperbilirubinämie)

▶ **Definitionen.**
Physiologischer Ikterus: Anstieg von unkonjugiertem Bilirubin am 3.–6. Lebenstag auf maximal 15 mg/dl bei Neugeborenen und Rückbildung bis zum 10. Lebenstag.
Icterus gravis: Gesamtbilirubinspiegel > 15 mg/dl beim reifen, > 10 mg/dl beim unreifen Neugeborenen.
Icterus praecox: Beginn der Gelbsucht am 1. Lebenstag mit einem Anstieg des Gesamtbilirubins > 12 mg/dl.
Icterus prolongatus: Die Gelbsucht persistiert über die zweite Lebenswoche hinaus.

Ätiologie des physiologischen Ikterus: Die häufigste Form der Gelbsucht des Neugeborenen ist die unkonjugierte Hyperbilirubinämie. Beim Neugeborenen erfolgt in den ersten Lebenstagen ein vermehrter Hämoglobinabbau. Dem steht eine nicht voll ausgereifte Aktivität der hepatischen Glukuronyltransferase gegenüber, so dass unkonjugiertes Bilirubin nicht entsprechend schnell glukuroniert und in konjugiertes und damit ausscheidungsfähiges Bilirubin überführ werden kann. Durch den Anstau dieses unkonjugierten Bilirubins entsteht der Ikterus des Neugeborenen.

Ätiologie des unphysiologischen Ikterus: s. Tab. 5.13 und Tab. 5.14.

Ätiologie des unphysiologischen Ikterus: Der Neugeborenenikterus kann vielfältige Ursachen haben (Tab. 5.13 und Tab. 5.14). Mit der Dauer der Gelbsucht nimmt die Wahrscheinlichkeit einer konjugierten Hyperbilirubinämie zu, die in der Regel Symptom einer ernsthaften Erkrankung ist.

5.13 Belastende Faktoren, die beim Neugeborenen zu Hyperbilirubinämie führen können

- Frühgeburtlichkeit
- Atemnotsyndrom
- Azidose (pH < 7,00)
- Hypothermie
- Hirnblutung
- Schock
- Hypalbuminämie
- Medikamenteninteraktion
- Hunger

5.14 Ursachen des Neugeborenenikterus

unkonjugierte Hyperbilirubinämie		konjugierte Hyperbilirubinämie	

• vermehrte Bilirubin-bildung	• Morbus haemolyticus neonatorum (Rh, AB0), Polyzythämie, Spätabnabelung
	• Hämatom, Hautblutungen
	• Infektion, Sepsis
	• enterohepatischer Kreislauf
	• Mekoniumileus, Darmatresie
	• Enzymdefekt der Erythrozyten (z. B. Glukose-6-P-Dehydrogenase)
	• strukturelle Erythrozytendefekte (z. B. Sphärozytose)
		• Leberzellschaden	• Riesenzellhepatitis
			• Hepatitis durch:
			  – Viren (Hepatitis B, Zytomegalie)
			  – infektiös-toxisch (Kolisepsis, Proteus, B-Streptokokken)
			  – Protozoen (z. B. Toxoplasmose)
			• metabolische Störungen (z. B. Galaktosämie)

• Veränderungen des Stoffwechsels	• Glukuronyltransferasemangel • Hypoxie • Hypothyreose • ungenügende Kalorienzufuhr • Diabetes der Mutter • Crigler-Najjar-Syndrom • Muttermilchikterus	• Cholestase anderer Ursachen	• Gallengangsatresie: intra- und extrahepatisch • Cholestase bei Blutgruppeninkompatibilität (inspissated bile syndrome)

Diagnostik: Bestimmung von konjugiertem und unkonjugiertem Bilirubin sowie Retikulozyten.

Komplikation Kernikterus: Unkonjugiertes Bilirubin ist lipidlöslich und kann daher im Gehirn abgelagert werden; zum größten Teil ist es jedoch an Albumin gebunden. Nur das freie unkonjugierte Bilirubin kann in das Gehirn eindringen und zur Bilirubinenzephalopathie führen, die zu Zerebralschäden, Choreoathetose, Intelligenzdefekt, Taubheit oder zum Tod führt. Sie äußert sich im akuten Stadium typischerweise durch Opisthotonus, schrilles Schreien und Krampfanfälle.

Diagnostik: Bestimmung des konjugierten und unkonjugierten Bilirubins und der Retikulozytenzahl. Bei direkter Hyperbilirubinämie zusätzlich Leberenzyme und Infektionsserologie.

Komplikation Kernikterus: Unkonjungiertes Bilirubin ist lipidlöslich und kann daher im Gehirn abgelagert werden. Allerdings ist der größte Teil des Bilirubins an Albumin gebunden und kann so nicht die Blut-Liquor-Schranke passieren. Nur der geringe, nicht an Albumin gebundene Anteil an freiem unkonjugiertem Bilirubin ist toxisch und führt bei entsprechender Serumkonzentration zum Kernikterus. Bilirubin wird dabei in die Zellen der Hirnrinde, des Rückenmarks, vornehmlich aber der Stammganglien und Hirnnervenkerne eingelagert. Die Hemmung der mitochondrialen Enzyme führt zu irreversibler Schädigung der Zellen. Die Bilirubinenzephalopathie führt entweder zum Tod oder hinterlässt schwere Zerebralschäden mit Choreoathetose, Intelligenzdefekt oder Taubheit. Typisch für die akute Bilirubinenzephalopathie sind: Trinkschwäche, Hypo-/Hypertonie, Opisthotonus, Retrocollis, schrilles Schreien und Krampfanfälle.
Gerade beim unreifen Frühgeborenen können schon niedrige Bilirubinkonzentrationen zum Kernikterus führen. Ist erst einmal ein Kernikterus entstanden, ist die Schädigung irreversibel.

▶ **Merke.** Die kritische Grenze der Bilirubinkonzentration für das reife Neugeborene beginnt bei etwa 20 mg/dl. Bei weiterem Ansteigen des Bilirubins nimmt die Gefahr eines Kernikterus rasch zu.

Therapie: Ziel der Behandlung ist die Vermeidung des Kernikterus durch Fototherapie oder Austauschtransfusion bei Erreichen kritischer Werte (Blutgruppengleiches, rh-negatives Blut).

- **Fototherapie:** Die Fototherapie (Abb. **5.17**) wird entsprechend etablierter Leitlinien (s. auch www.awmf.de) durchgeführt und muss bei reifen Neugeborenen unter Umständen bereits bei einem Bilirubinwert von 15 mg/dl (bei unreifen Frühgeborenen 10 mg/dl) begonnen werden. Sie wird bis zum Absinken des Bilirubinspiegels auf etwa 10 mg/dl (bzw. 8 mg/dl) fortgesetzt. Der Blaulichtanteil des Lichtspektrums mit einer Wellenlänge von 420–480 nm hat die Fähigkeit, das in der Haut des Kindes befindliche Bilirubinmolekül aufzubrechen. Durch Fotoisomerisation und Fotooxidation erfolgt eine Umwandlung in eine wasserlösliche Form, so dass die Ausscheidung ohne Konjugierung ermöglicht wird.

Therapie: Bei kritischen Werten Fototherapie oder Blutaustausch.

- **Fototherapie:** Die Fototherapie (Abb. **5.17**) wird bei reifen Neugeborenen ggf. ab einem Bilirubinwert von 15 mg/dl, bei unreifen Frühgeborenen ab einem Wert von 10 mg/dl eingesetzt (s. www.awmf.de). Durch Fotoisomerisation und -oxidation wird Bilirubin wasserlöslich und kann ausgeschieden werden.

5.17 Fototherapie bei einem Frühgeborenen im Inkubator

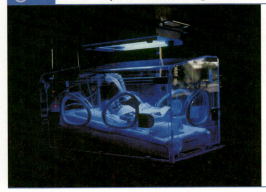

Das Kind liegt mit Augenschutz (Vermeidung von Netzhautschäden) im Inkubator. Zur Fototherapie werden Therapielampen mit blauem Licht (Wellenlänge 420–480 nm) verwendet.

Die Kinder liegen während der Bestrahlung im Inkubator. Die Augen müssen zur Vermeidung von Netzhautschäden abgedeckt werden. Eine erhöhte Flüssigkeitszufuhr soll Verluste durch Perspiratio insensibilis und vermehrte Stühle ersetzen.
Steigt das Bilirubin des reifen Neugeborenen auf etwa 20 mg/dl an, ist eine **Blutaustauschtransfusion** indiziert. Bei Frühgeborenen unter Berücksichtigung von Gestationsalter und zusätzlichen Belastungsfaktoren liegt diese Grenze deutlich niedriger.
Die Austauschtransfusion erfolgt über die Nabelvene und die V. cava inferior, evtl. auch über die A. radialis. Im Wechsel werden über den liegenden Katheter je 20 ml Blut des Kindes entfernt und Spenderblut injiziert. Durch Austausch des zweifachen Blutvolumens des Neugeborenen, also etwa 500 ml, können ca. 95% des kindlichen Blutes ersetzt werden. Man verwendet **AB0-blutgruppengleiches rh-negatives Erythrozytenkonzentrat,** welches mit Frischplasma (oder bei Thrombopenie mit plättchenreichem Plasma) auf den gewünschten Hämatokritwert (40–50%) gebracht wird.

Die Kinder liegen während der Behandlung mit Augenschutz im Inkubator.

Bei Anstieg des Bilirubins auf 20 mg/dl ist eine **Blutaustauschtransfusion** indiziert, bei Frühgeborenen noch deutlich früher.

Sie erfolgt meist über die Nabelvene und mit dem 2fachen Blutvolumen (ca. 500 ml) des Neugeborenen. Dadurch werden ca. 95% des kindlichen Blutes ersetzt. Verwendet wird **blutgruppengleiches**, **rh-negatives Erythrozytenkonzentrat** (verdünnt mit Frischplasma).

▶ **Merke.** Bei erhöhten Konzentrationen an **konjugiertem** Bilirubin (bei Cholestase, Werte > 5 mg/dl) kann es durch lichtinduzierte Modifikation von Porphyrinen zu braun-grünen Koloritveränderungen der Haut kommen (Bronze-Baby-Syndrom). Die Fototherapie darf deshalb in diesen Fällen nicht durchgeführt werden.

▶ **Klinischer Fall**

▶ **Klinischer Fall.** Ein türkisches Frühgeborenes (35. SSW), Geburtsgewicht 2130 g, wird am 3. Lebenstag nach Hause entlassen. Es wird ausschließlich gestillt. Wiedervorstellung am 5. Lebenstag aufgrund eines ausgeprägten Ikterus. Das Körpergewicht beträgt 1850 g, der Serumbilirubinspiegel 28,5 mg/dl. Unter intensiver Phototherapie und einer Infusionstherapie zum Ausgleich des Flüssigkeitsverlustes lässt sich der Bilirubinspiegel auf 22,5 mg/dl senken. Das Ergebnis des am 3. Lebenstag abgenommenen Neugeborenenscreenings zeigt einen Glukose-6-Phosphat-Dehydrogenese-Mangel. Nach kurzer Unterbrechung der Phototherapie kommt es zu einem erneuten Anstieg der Bilirubinkonzentration. Eine Austauschtransfusion wird eingeleitet. **Diagnose:** Ikterus gravis beim Frühgeborenen, Verstärkung des Ikterus durch unzureichende Muttermilchernährung und Vorliegen eines Glukose-6-Phosphat-Dehydrogenese-Mangels.

Morbus haemolyticus neonatorum

▶ **Definition**

▶ **Definition.** Nach Sensibilisierung des mütterlichen Organismus gegen kindliche Erythrozytenantigene und diaplazentaren Übertritt mütterlicher Antikörper kommt es zu Schädigung und Hämolyse der kindlichen Erythrozyten.

Klinisch bedeutsam sind die Rhesuskompatibilität (D) und die AB0-Inkompatibilität (s. S. 110)

Rhesus-Inkompatibilität

▶ **Synonym**

▶ **Synonym.** Rhesus-Erythroblastose.

Sie tritt auf bei Rhesus-Unverträglichkeit zwischen kindlichem und mütterlichem Blut. Typische Konstellation: Mutter rh-negativ (d), Kind Rh-positiv (D).

Das Prinzip der Erkrankung ist die Unverträglichkeit zwischen mütterlichem und kindlichem Blut im Rhesus-System. Typisch für die Rhesusunverträglichkeit und häufigste Variante (98%) ist die rh-negative (d) Mutter und der Rh-positive (D) Fetus.

Seltene Konstellationen sind Anti-C/-c/-E/-e), Anti-Kell, Anti-Duffy.

In seltenen Fällen führen andere Faktoren des Rh-Systems (Anti-C/-c/-E/-e), Anti-Kell, Anti-Duffy zur Sensibilisierung.

Häufigkeit: Seit der Anti-D-Prophylaxe nur noch vereinzelte Fälle.

Häufigkeit: Vor Einführung der Anti-D-Prophylaxe erkrankten ca. 0,5% aller Neugeborenen an einer Rh-Inkompatibilität. Nach Einführung der Anti-D-Prophylaxe ist die Krankheit selten geworden.

Pathogenese: Der Übertritt kindlicher (fetaler) Erythrozyten in den mütterlichen Kreislauf löst dort die Produktion von Anti-D-Antikörpern aus. Dieser Antigenübertritt geschieht bei der Geburt, durch Amniozentese, frühere Transfusionen, Abortus oder Interruptio. Bei erneuter Gravidität passieren inkomplette Antikörper die Plazenta und besetzen die fetalen Erythrozyten. Die Folgen sind:
- Hämolyse
- extramedulläre Blutbildung in Leber und Milz
- Ausschüttung von Erythroblasten
- Hypalbuminämie
- Azidose.

Pathogenese: Durch Übertritt kindlicher Erythrozyten in den mütterlichen Kreislauf wird die Produktion von spezifischen Antikörpern (IgG) ausgelöst. Dies ist in der Regel nach der Geburt des ersten Kindes der Fall, aber auch bei Abort, Interruptio oder Amniozentese möglich (seltener). Für die Sensibilisierung genügen bereits 0,1 ml kindlichen Blutes. Bei einer erneuten Schwangerschaft passieren inkomplette Antikörper die Plazenta und binden sich bei entsprechender Rhesus-Kombination an fetale Erythrozyten. Die mit mütterlichem Anti-D besetzen Erythrozyten des Fetus werden hauptsächlich in der Milz zerstört (Splenomegalie). Der Fetus versucht, durch vermehrte Produktion vor allem in extramedullären Blutbildungsherden (Leber, Milz, Plazenta) diesen Verlust zu kompensieren, wobei kernhaltige Erythrozyten (fetale Erythroblastose) ausgeschüttet werden. Erfolgt der Abbau schneller als die Regeneration, so entwickelt sich eine Anämie, die ab einem gewissen Ausmaß (etwa 8 g/dl) zur Hypoxie und damit zu Gewebsschädigung der Gefäße, verminderter Albuminbildung in der Leber und schließlich zum Hydrops congenitus universalis führt.

Klinik:
- Anaemia neonatorum (Hb < 14 g/dl)
- Icterus praecox und gravis
- Hydrops congenitus universalis (Abb. 5.18).

Klinik: Je nach Schweregrad können verschiedene, sich zum Teil überschneidende, Verlaufsformen unterschieden werden:
- Anaemia neonatorum (Hb < 14 g/dl)
- Icterus praecox und gravis
- Hydrops congenitus universalis (Abb. 5.18).

Die **Anämie** kann durch die Neugeborenenpolyzythämie maskiert sein. Oft sind die Kinder aber auffallend blass, zeigen eine

Die Neugeborenen fallen oft durch hochgradige Blässe auf, wobei die **Anämie** anfänglich durch die Neugeborenenpolyzythämie maskiert sein kann. Die extramedullären Blutbildungsherde führen immer zu einer erheblichen Hepato-

5.6 Anpassungskrankheiten

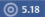 **5.18** Schwerer Hydrops congenitus universalis bei Frühgeborenem mit Morbus haemolyticus neonatorum

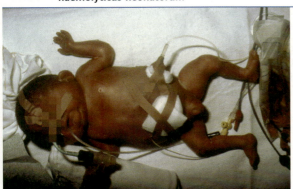

splenomegalie, meist mit beträchtlicher Ausschwemmung von Erythroblasten und Retikulozyten.
Die **Hyperbilirubinämie** ist bei Geburt meist nicht ausgeprägt, da das durch den Erythrozytenabbau vermehrt anfallende indirekte Bilirubin vor der Geburt über die Plazenta ausgeschieden wird. Nach der Geburt steigt das Bilirubin rasch an, Leber- und Milzschwellung nehmen zu. Wird die Albuminbindekapazität für Bilirubin überschritten, so kann es zum **Kernikterus** kommen (s. S. 106).
Die schwerste Form des Morbus haemolyticus neonatorum ist der **Hydrops congenitus universalis.** Wesentlich für die Entstehung des Hydrops ist die schwere Anämie, die durch Hypoxie und Azidose zu Gewebsschädigung, Hypoproteinämie und erhöhter Gefäßpermeabilität führt, Ödeme und Ergüsse in die Körperhöhlen sind die Folge.

Diagnostik: Im Rahmen der Schwangerenvorsorge wird anlässlich der Blutgruppenbestimmung generell nach irregulären Blutgruppenantikörpern gefahndet. Mit dem **indirekten Coombs-Test** (s. S. 453) können inkomplette (plazentagängige) IgG-Antikörper nachgewiesen werden.
Für die Beurteilung des fetalen Zustandes muss durch wiederholte **Amniozentese** und Spektralanalyse des Fruchtwassers der Gehalt an Bilirubin und Abbauprodukten geprüft werden (Auswertung nach Liley). Das Ausmaß der fetalen Anämie kann aber nur durch eine fetale Blutanalyse sicher ermittelt werden.
Mit Hilfe der Ultraschalluntersuchung können eine Hepatomegalie, ein Aszites, Pleuraerguss oder eine hydropische Plazenta diagnostiziert und der Verlauf dieser Veränderungen engmaschig kontrolliert werden.
Bei der Geburt sollten die wesentlichen Befunde bereits vorliegen:
- Blutgruppe und Rh-Faktor von Mutter und Kind,
- direkter Coombs-Test (Nachweis von Antikörpern auf den kindlichen Erythrozyten)
- indirekter Coombs-Test (Nachweis von Antikörpern im mütterlichen Serum).

Beim Neugeborenen liegt postnatal immer ein positiver direkter Coombs-Test vor. Da die indirekte Bilirubinkonzentration nach der Geburt sehr rasch ansteigen kann, sind engmaschige Laborkontrollen zwingend erforderlich.
Therapie: Die Behandlung richtet sich nach dem Schweregrad der Erkrankung. Wichtigstes Ziel ist die **Verhütung des Kernikterus** und die **Behebung der Anämie.**
Bei schweren Fällen mit früher fetaler Bedrohung (bereits vor 20 SSW möglich) kommt nur eine intrauterine Transfusionstherapie (intravasal in die Nabelschnur oder intraperitoneal) als lebensrettende Maßnahme in Frage.
Die nachgeburtliche Hyperbilirubinämie wird durch intensive Fototherapie (s. S. 107) und eventuelle Gabe von Phenobarbital (Leberenzyminduktion) behandelt. Kommt es zu einem sehr raschen Bilirubinanstieg (Icterus praecox)

Hepatosplenomegalie und im Blutbild vermehrt Erythroblasten und Retikulozyten. Die **Hyperbilirubinämie** ist bei Geburt meist mäßig, steigt aber rasch an und kann bis zum **Kernikterus** führen.

Kinder mit **Hydrops congenitus universalis** sind hochgradig anämisch, was zu Hypoxie, Gewebsschädigung, Hypoproteinämie und Ödemen mit Ergüssen führt.

Diagnostik: Im Rahmen der Schwangerenvorsorge wird die Blutgruppe bestimmt und nach irregulären Antikörpern (**indirekter Coombs-Test**) gefahndet.

Die nähere Beurteilung erfolgt durch **Amniozentese** und Untersuchung des Fruchtwassers auf Bilirubinoide.

Die Sonographie gibt im weiteren Aufschluss über den Zustand des Fetus (Größe der Leber, Hydrops, Plazentagröße).

Folgende Befunde sollten bei der Geburt bereits vorliegen:
- Blutgruppe und Rh-Faktor von Mutter und Kind,
- direkter und indirekter Coombs-Test.

Therapie: Je nach Schwere: Austauschtransfusion, evtl. zusätzliche Fototherapie.

Prophylaxe: Innerhalb von 24–72 Stunden nach der Geburt (aber auch nach Aborten, Interruptio und Amniozentese) erhält die Mutter 200 µg IgG-Anti-D injiziert. Damit werden Rh-positive fetale Erythrozyten aus ihrem Kreislauf eliminiert und eine Sensibilisierung in über 90% verhindert.

AB0-Inkompatibilität (AB0-Erythroblastose)

▶ **Definition.** Eine unterschiedliche Blutgruppenkonstellation zwischen Mutter und Kind im AB0-System kann zur Sensibilisierung der Mutter und Erythroblastose beim Kind führen.

Pathogenese: Eine Sensibilisierung der Mutter erfolgt häufig schon in der ersten Schwangerschaft, offenbar genügt dazu schon eine geringe Menge kindlichen Blutes. Die plazentagängigen IgG-Antikörper des AB0-Systems können auf das Kind übertreten, werden aber von extraerythrozytären A- und B-Rezeptoren teilweise neutralisiert, was den eher milden Verlauf der Erkrankung erklärt. IgM-Isoantikörper (Anti-A-und Anti-B), die Mütter der Blutgruppe 0 besitzen, sind nicht plazentagängig. Da die A- und B-Rezeptoren der kindlichen Erythrozyten später als die Rh-Rezeptoren reifen, erkranken Frühgeborene zudem praktisch nie an einer A/B-Erythroblastose. Außerdem tritt nie eine Schädigung des Kindes vor der Geburt auf.

▶ **Merke.** Die AB0-Erythroblastose muss pränatal nicht behandelt werden. Die Erkrankung betrifft meist reife Neugeborene und kaum Frühgeborene.

Häufigkeit: 15% der Neugeborenen sind betroffen, aber nur 0,6–0,8% erkranken. In 90% besteht die Konstellation Mutter Blutgruppe 0, Kind Blutgruppe A oder B.

Klinik: Nach der Geburt fällt ein rasch zunehmender Ikterus (Icterus praecox) mit Anstieg des indirekten Bilirubins auf. Hepatosplenomegalie und Anämie finden sich im Vergleich zur Rhesusinkompatibilität selten, ein Hydrops kommt nie vor.

Diagnostik: Die Serologie ist schwierig: Kindliche Erythrozyten sind mit nur geringen Mengen von IgG-Antikörpern besetzt, so dass der direkte Coombs-Test meist negativ ist. Als Hinweis dienen die Sphärozytose und Retikulozytose im Blutbild sowie die rasche Zunahme des indirekten Bilirubins im Serum.

Therapie: Meist genügt eine Fototherapie (s. S. 107), nur in seltenen Fällen ist eine Austauschtransfusion nötig. Man verwendet A2- oder A-lysinfreies Blut bei 0/A- und B-lysinfreies Blut bei 0/B-Inkompatibilität.

5.6.3 Metabolische Störungen

Neonatale Hypoglykämie
(s. auch S. 112)

▶ **Definition.** Der Glukosegehalt im Nabelvenenblut beträgt etwa 70% des Glukosegehaltes im mütterlichen Blut. Nach der Geburt fällt der Blutzucker beim Neugeborenen auf Werte um 50–60 mg/dl ab, um nach dem dritten Lebenstag wieder anzusteigen. Sinkt der Blutzucker beim Neugeborenen unter den Wert von 35 mg/dl, so spricht man von neonataler Hypoglykämie.

5.6 Anpassungskrankheiten

Ätiologie und Pathogenese: Für die Entstehung sind grundsätzlich zwei verschiedene Mechanismen in Betracht zu ziehen: Einerseits die **mangelnde Zufuhr** von Glukose und andererseits der **erhöhte Glukoseverbrauch**.

Ein **Glukosemangel** durch ungenügende Zufuhr entsteht bei verspätetem Fütterungsbeginn, bei Fehlen entsprechender Glykogenreserven (z.B. bei intrauteriner Dystrophie, Frühgeborenes, übertragenes Kind, kleineres von Zwillingskindern, Plazentainsuffizienz), aber auch bei perinatalen Stress-Situationen (vermehrte Adrenalinausschüttung führt zum Glykogenverbrauch). Fehlen von glukosesparenden Energieträgern, wie Fettsäuren und Ketonkörper, oder Hypoxie mit unrationeller anaerober Glykolyse begünstigen die Entstehung einer Hypoglykämie, ebenso angeborene Stoffwechseldefekte und das Wiedemann-Beckwith-Syndrom.

Ein **vermehrter Verbrauch** von Glukose besteht bei Hyperinsulinismus (Diabetes der Mutter), bei Rhesusinkompatibilität, Austauschtransfusion, erhöhtem O_2-Bedarf wie bei Atemnotsyndrom, Hypothermie oder dystrophen Neugeborenen. Die Hypoglykämie ist häufig erstes Zeichen einer Sepsis. Daneben kommen noch eine Vielzahl weiterer Erkrankungen in Frage (Tab. **5.15**).

Ätiologie und Pathogenese: Ursache ist die **mangelnde Glukosezufuhr** oder der **erhöhte Verbrauch**.

Eine Hypoglykämie durch **Glukosemangel** kann bei spätem Fütterungsbeginn, Frühgeburt, Übertragung, Plazentainsuffizienz, Mangel an Fettsäuren und Ketonkörpern oder anaerober Glykolyse entstehen.

Ein **vermehrter Verbrauch** von Glukose besteht z.B. bei Diabetes der Mutter (Hyperinsulinismus des Neugeborenen), Rh-Inkompatibilität, Austauschtransfusion, Dystrophie und Sepsis (Tab. **5.15**).

5.15 Mögliche Ursachen der neonatalen Hypoglykämie

- *asymptomatische frühe transiente Hypoglykämie*
- *symptomatische idiopathische transiente Hypoglykämie*
- *rezidivierende und persistierende Hypoglykämie mit speziellen Ursachen*
  - **Hyperinsulinismus:** Diabetes mellitus der Mutter, Fetopathia diabetica, Erythroblastose, Rebound nach Bolusgabe, Medikamente
  - **hormonelle Insuffizienz:** STH-Defizienz, ACTH-Resistenz, Adrenalin (Nebennierenblutung), AGS (Adrenogenitales Syndrom), Glukagon-Defizienz, Hypothyreose
  - **angeborene Störungen des Kohlenhydratstoffwechsels:** Galaktosämie, Glykogenspeicherkrankheiten Typ I (III, IV), Fruktoseintoleranz, Fruktose-1,6-diphosphatasemangel
  - **angeborene Störungen des Aminosäurestoffwechsels:** Ahornsirupkrankheit, Tyrosinose, multipler Carboxylasemangel
  - **Störungen im Fettsäureabbau**
- *perinatale Störungen*
  - Infektion, Sepsis
  - Hypothermie
  - Reye-Syndrom
  - Hypoxie/Azidose/Atemnotsyndrom
  - Austauschtransfusionen
  - HVS (Hyperviskositätssyndrom)
  - Abbruch der Glukoseinfusion

Häufigkeit: In Abhängigkeit vom Gestationsalter, dem Ernährungszustand, dem Fütterungsbeginn und zusätzlichen Belastungsfaktoren ist die Inzidenz äußerst unterschiedlich. Bei reifen Neugeborenen sind etwa 2–4%, bei Frühgeborenen 5–10%, bei dystrophen Neugeborenen und wachstumsretardierten Zwillingen bis zu 20% an Hypoglykämien zu erwarten.

Klinik: Manifestation meist zwischen 24 und 72 Stunden post natum, selten zwischen dem 3.–7. Lebenstag. Die Hypoglykämie verläuft häufig asymptomatisch. Einzelne Neugeborene zeigen unspezifische Symptome wie Unruhe, Zittrigkeit, erhöhten Muskeltonus bis zu Krampfanfällen, sie können aber auch apathisch bis komatös erscheinen oder Apnoe- oder Zyanoseanfälle bieten.

Diagnostik: Da die Hypoglykämie klinisch selten erkennbar ist, sollte zumindest bei allen Frühgeborenen, dystrophen und kranken Neugeborenen sowie bei Kindern diabetischer Mütter nicht nur in der ersten Lebensstunde, sondern auch noch vor Verlegung von Mutter und Kind auf die Wochenbettstation der Blutzuckerspiegel bestimmt werden.

Häufigkeit: Betroffen sind ca. 2–4% der Neugeborenen, 5–10% der Frühgeborenen und 20% der dystrophen Neugeborenen.

Klinik: Häufig asymptomatisch oder unspezifische Symptome, wie Unruhe, erhöhte Zittrigkeit bis Krampfanfall, Apathie, Apnoe- und Zyanoseanfälle.

Diagnostik: Bei Risikokindern engmaschige Blutzuckerkontrolle in den ersten Lebensstunden.

Therapie: Bei nachgewiesener Hypoglykämie sofortige Infusion von 2,5 ml/kgKG 20%iger Glukose, anschließend 10%ige Glukose (0,3 g/kgKG/h).
Bei Persistenz: Glukagon 0,1 mg/kgKG i.m./s.c. oder Prednisolon 2 mg/kgKG, Elektrolytkontrolle (**cave:** Hypokalzämie!)

▶ **Merke**

Prognose: Dauer, Häufigkeit und zugrunde liegende Ursachen sind entscheidend. Rezidivierende, symptomatische Hypoglykämien haben eine ungünstigere Prognose als asymptomatische.

Prophylaxe: Regelmäßige Blutzuckerkontrollen. Frühzeitiges Füttern. Bei Risikokindern Glukoseinfusion.

▶ **Merke**

Fetopathia diabetica

Pathogenese: Der schlecht eingestellte Diabetes mellitus der Mutter führt zu hohen Blutzuckerwerten beim Fetus. Die Folgen sind Hyperplasie der Beta-Zellen, Hyperinsulinismus mit vermehrter Glykogenspeicherung, Fett- und Eiweißsynthese und Übergewicht.

Klinik: Übergewicht > 4000 g, Vollmondgesicht, Stammfettsucht und Hepatomegalie sind typische Symptome (Abb. **5.19a**). Die Kinder neigen zu **Hypoglykämie, Hypokalzämie** und **Surfactantmangel** (s. S. 98 ff).
Das **Fehlbildungsrisiko** (Herz!) ist **erhöht** (Abb. **5.19b**).

Diagnostik: Engmaschige Blutzuckerkontrollen.

Prophylaxe und Therapie: Strenge Kontrolle und rigide Einstellung des Blutzuckers der Schwangeren! Sorgfältige Überwachung der Kinder (postnatale Hypoglykämieprophylaxe s.o.).

Therapie: Bei symptomatischer und rezidivierender Hypoglykämie erfolgt eine intravenöse Glukosezufuhr. Zu Beginn als Bolus von 0,5 g/kgKG (= 2,5 ml/kgKG) 20%iger Glukoselösung, gefolgt von 0,3 g/kgKG/h 10%iger Glukose als Dauerinfusion. Bei persistierender Hypoglykämie wird Glukagon (**cave:** kurze Wirkung, Rebound!) 0,1 mg/kgKG i.m./s.c. oder Prednisolon 2 mg/kgKG gegeben. Die Kontrolle der Elektrolyte ist wichtig, da häufig gleichzeitig eine Hypokalzämie besteht: bei Bedarf 5 ml Kalziumglukonat 10%ig/kg langsam i.v.

▶ **Merke.** Nach Bolusinjektion hochprozentiger Glukoselösungen darf die parenterale Glukosezufuhr wegen der Gefahr einer Hypoglykämie nach reaktiver Insulinausschüttung niemals abrupt beendet werden.

Prognose: Sie ist abhängig von der Dauer und Häufigkeit der Episoden, vor allem aber von der zugrunde liegenden Ursache. Die rezidivierende, symptomatische Hypoglykämie hat eine eher ungünstige Entwicklungsprognose, die asymptomatische Hypoglykämie wird günstiger beurteilt, bleibende Hirnschäden sind aber nicht auszuschließen.

Prophylaxe: Regelmäßige Blutzuckerkontrollen sind bei allen Risikokindern durchzuführen (Dextrostix, Reflo-Test). Bei Werten unter 40 mg/dl erfolgt eine enzymatische Blutzuckerbestimmung. Frühzeitiges Füttern nach der Geburt bzw. bei Risikokindern sofortiger Beginn einer Glukoseinfusion mit 10–15%iger Glukose.

▶ **Merke.** Wird eine Hypoglykämie frühzeitig diagnostiziert und behandelt, können bleibende Hirnschäden verhütet werden!

Fetopathia diabetica

Pathogenese: Ein mütterlich schlecht eingestellter Diabetes mit Hyperglykämien führt via Plazenta zur Überschwemmung des Fetus mit Glukose. Hohe Blutzuckerwerte führen beim Fetus zu Hyperplasie der Beta-Zellen und Hyperinsulinismus. Glykogenspeicherung sowie Stimulation der Fett- und Eiweißsynthese führen zur Makrosomie und Geburtsgewichten > 4000 g. Durch eine Beeinträchtigung der Surfactantsynthese in der Lunge besteht ein erhöhtes Risiko für RDS (respiratory distress syndrome).

Klinik: Neugeborene fallen durch starkes Übergewicht (Makrosomie) mit Vollmondgesicht, Stammfettsucht und Hepatomegalie auf (Abb. **5.19a**). Nach der Geburt sind die Kinder diabetischer Mütter auffallend labil und müssen daher streng überwacht werden. Es besteht eine große Neigung zu **Hypoglykämie, Hypokalzämie** und Entwicklung von **hyalinen Membranen** (Surfactantmangelsyndrom, s. S. 98 ff).
Besteht der mütterliche Diabetes bereits vor der Konzeption, ist das Fehlbildungsrisiko beim Fetus gegenüber einer normalen Schwangerschaft um den Faktor 4–8 erhöht. Das Risiko nimmt mit steigenden HbA_{1c}-Werten der Mutter zu. Alle Daten deuten darauf hin, dass die mütterliche Hyperglykämie über sekundäre Mechanismen (Prostaglandine) teratogen wirkt. Am häufigsten kommen Fehlbildungen am ZNS und dem Herzen vor. Typisch ist auch die Ausbildung eines kaudalen Regressionssyndroms, welches Extremitäten- und urogenitale Fehlbildungen vereint (Abb. **5.19b**).

Diagnostik: Blutzuckerkontrollen 30, 60, 120 und 180 min nach Geburt. Bei Persistenz der Hypoglykämie über 48 h Bestimmung des Insulinspiegels.

Prophylaxe und Therapie: Wichtigste Maßnahme ist die engmaschige und strenge Kontrolle des Diabetes in der Schwangerschaft. Die Kinder sind sorgfältig zu überwachen, Blutzucker und Elektrolyte zu kontrollieren und Fehlbildungen auszuschließen. Zur Prophylaxe der postnatalen Hypoglykämie s.o.

5.6 Anpassungskrankheiten

5.19 Beispiele makroskopischer Aspekte von Kindern diabetischer Mütter

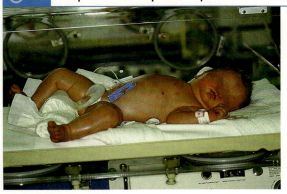
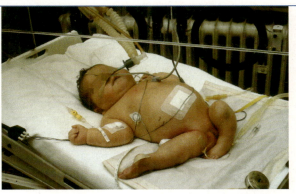

a Geburtsgewicht 4500 g. Man beachte die ödematöse Haut, das plethorische Aussehen und den kräftigen Haarwuchs.

b Typische Fehlbildung eines kaudalen Regressionssyndroms.

Hypokalzämie

▶ **Definition:** Bei ca. 5–10 % aller Neugeborenen ist eine Hypokalzämie mit Kalziumwerten unter 7 mg/dl (< 1,75 mmol/l) zu beobachten.

Pathogenese: Grundsätzlich wird zwischen einer Frühform, die in den ersten drei Lebenstagen auftritt, und einer Spätform (1.–2. Lebenswoche) unterschieden. Pathogenetisch sind mehrere Ursachen zu erwägen wie ein passagerer Hypoparathyreoidismus oder ein erhöhter Kalzitoninspiegel. Auslösend wirken eine Reihe von Faktoren.
Die **Frühform** wird in erster Linie bei Frühgeborenen, nach perinataler Asphyxie, Kindern diabetischer Mütter, bei intrauteriner Mangelernährung und nach Geburtstrauma, nach Austauschtransfusion oder Verabreichung einer handelsüblichen Fettlösung (z. B. Intralipid i. v.) gesehen.
Die **Spätform** der neonatalen Hypokalzämie tritt hauptsächlich bei Kindern auf, die mit Kuhmilch mit hohem Phosphorgehalt ernährt werden. Mit Einführung adaptierter Nahrungen und Intensivierung der Brustmilchfütterung (niedriger Phosphorgehalt) ist diese Form der Hypokalzämie seltener geworden. Weitere Ursachen sind Malabsorption von Kalzium bei Diarrhö, Kurzdarmsyndrom, transienter oder persistierender Hypoparathyreoidismus (Di-George-Syndrom). Die kongenitale Hypomagnesiämie ist mit einer sekundären Hypokalzämie verbunden.

Klinik: Die Symptome der Hypokalzämie in der Neugeburtsperiode sind unspezifisch und zeigen sich in erhöhter neuromuskulärer Erregbarkeit mit Tremor, Hyperexzitabilität, Kloni und überschießenden Reaktionen auf äußere Stimuli. Klassische Zeichen der Hypokalzämie (Chvostek-, Trousseau-Zeichen) sind kaum vorhanden. Karpopedalspasmen, Stridor und Konvulsionen sind selten.

Diagnostik: Regelmäßige Kontrollen von Kalzium (auch der ionisierten Fraktion), Phosphor und Magnesium, ggf. Bestimmung des Parathormonspiegels, EKG-Kontrollen (QT-Zeitverlängerung).

Therapie: Bei asymptomatischer Hypokalzämie ist meist keine Behandlung nötig. Bei symptomatischer Hypokalzämie gibt man 2 ml 10 %iges Kalziumglukonat/kgKG innerhalb von 10 Minuten langsam i. v., unter Überwachung der Herztöne (cave: Bradykardie – Asystolie!). Bei persistierender Hypokalzämie sind der laufenden Infusion 5 ml 10 %iges Kalziumglukonat/kgKG und Tag zuzusetzen. Eventuell kann eine orale Verabreichung (1–2 g/die) erfolgen. Bei andauernder Hypokalzämie ist eine Vitamin-D- und bei Bedarf eine Magnesiumsubstitution durchzuführen.

Hypokalzämie

◀ **Definition**

Pathogenese: Pathogenetisch sind Hypoparathyreoidismus oder erhöhter Kalzitoninspiegel in Erwägung zu ziehen.

Die **Frühform** ist bei Frühgeborenen, Kindern diabetischer Mütter, hypotrophen oder traumatisierten Neugeborenen, nach Austauschtransfusion und Verabreichung einer Fettlösung zu beobachten.
Die **Spätform** tritt bei mit Kuhmilch ernährten Kindern auf. Weitere Ursachen der Spätform sind: Malabsorption (Diarrhö, Kurzdarmsyndrom), Hypoparathyreoidismus und Hypomagnesiämie.

Klinik: Die Symptomatik ist meist unspezifisch. In etwa 50 % fallen die Neugeborenen durch Übererregbarkeit, Tremor oder überschießende Reaktionen auf äußere Stimuli auf.

Diagnostik: Laborkontrollen von Kalzium, bei klinischen Zeichen auch Phosphor, Magnesium, Parathormon, EKG.

Therapie: Keine Therapie bei asymptomatischer Hypokalzämie. Symptomatische Form: Kalziumglukonat 10 % 2 ml/kgKG langsam i. v. (Monitoring). Vitamin D_3 und Magnesium sind bei andauernder Hypokalzämie zu substituieren.

5.6.4 Weitere Anpassungsstörungen

Gewichtsabnahme

s. S. 62

Ödeme

Manche Neugeborene, besonders Frühgeborene, entwickeln in den ersten Tagen ausgeprägte Ödeme. Bevorzugte Lokalisation sind Augenlider und untere Extremitäten. Ursächlich sind eine erhöhte Gefäßdurchlässigkeit, mechanische Ursachen wie straffe Nabelbinde, erhöhte Flüssigkeitszufuhr, eine passagere Niereninsuffizienz im Gefolge eines Postasphyxiesyndroms, Hypoproteinämie u. a. in Erwägung zu ziehen. Auch an einen angeborenen Herzfehler oder das, allerdings sehr selten vorkommende, kongenitale nephrotische Syndrom ist zu denken. Gelegentlich wird bei weiblichen Neugeborenen mit Ovarialzysten das Auftreten von Ödemen v. a. im Genitalbereich beobachtet. Beim Turner-Syndrom findet man häufig ausgeprägte Fußrückenödeme (s. S. 215, Abb. 9.10).

Ein umschriebenes, derbes Ödem (**Sklerödem**) sieht man gelegentlich bei Neugeborenen mit schweren Infektionen und Kältetrauma.
Bei einer bis ins subkutane Gewebe reichenden Verhärtung spricht man vom **Sklerem.**

5.6.5 Nabelanomalien und Erkrankungen

Nach korrekter Abnabelung (meist mit einer Nabelklemme) wird eine regelmäßige Pflege des Nabelschnurrestes, z. B. mit 70%igem Alkohol empfohlen. Damit soll eine bakterielle Besiedelung vermieden und die Heilung der Nabelwunde gefördert werden.

Nabelgranulom

Nach Abfall des Nabelschnurrestes in der zweiten Lebenswoche entsteht am Nabelgrund gelegentlich Granulationsgewebe, das die Heilung verzögert und zu blutigen oder auch eitrigen Absonderungen führen kann. Durch sehr vorsichtiges Ätzen mit Silbernitrat (Lapisstift) kommt es meist rasch zur Heilung. Bei andauernder Sekretion ist eine Urachusfistel oder ein persistierender Ductus omphaloentericus durch Röntgendarstellung auszuschließen.

Nabelanomalien

▶ **Merke.** Bei etwa 1% aller Neugeborenen ist anstelle von 2 nur eine Nabelarterie vorhanden. In diesen Fällen ist an das Vorhandensein innerer Fehlbildungen zu denken!

Möglich ist das teilweise (Meckel-Divertikel) oder vollständige Offenbleiben des Ductus omphaloentericus (Verbindung zwischen Dünndarm und Nabel), oder des Urachus (Verbindung zwischen Harnblase und Nabel). Leitsymptom dieser seltenen Anomalien ist der **nässende Nabel.** Wegen der Gefahr einer Infektion ist eine sofortige Verlegung in eine kinderchirurgische Abteilung zur operativen Korrektur indiziert.

Omphalitis

Die Omphalitis tritt bei entsprechender Nabelversorgung nur selten auf. Erreger sind meist Staphylococcus aureus und Streptococcus pyogenes, aber auch gramnegative Keime. Der Nabel und die umgebende Bauchhaut sind gerötet und ödematös geschwollen. Wegen der Nähe der großen Gefäße droht die Gefahr der Infektionsausbreitung und Sepsis (s. u.).

Therapie: Bis zum Nachweis des Erregers breit wirksame Antibiotikagabe und Nabelpflege.

5.7 Bakterielle Infektionen des Neugeborenen

5.7.1 Allgemeines

▶ **Definitionen.** Bakterielle Infektionen des Neugeborenen lassen sich unterteilen in:
Sepsis: der Erreger kann in einer Blutkultur isoliert werden, das Kind zeigt klinische Symptome (s. u.).
Septischer Schock: zusätzlich zur Sepsis tritt ein Blutdruckabfall auf, ein grau-blasses Aussehen und eine metabolische Azidose.
systemische Entzündungsreaktionen (SER, Synonym „klinische Sepsis", engl. systemic inflammatory response syndrome – SIRS): der Erreger ist in der Blutkultur nicht nachweisbar, die klinische Symptomatik einer Sepsis liegt vor
Lokal- oder Organinfektionen: z. B. Harnwegsinfektionen, Meningitis, Nabelinfektion, Osteomyelitis.
Zwischen den einzelnen Formen sind fließende Übergänge möglich.

Virale Infektionen und Pilzinfektionen des Neugeborenen werden auf S. 580 ff abgehandelt.

Häufigkeit: Bakterielle Infektionen sind mit 1,1 – 2,7 % der Lebendgeborenen die häufigsten Erkrankungen des Neugeborenen.

Verlauf: Bei Beginn der Sepsis in den ersten drei Lebenstagen spricht man von einer **Frühsepsis** („early-onset"). Die Erreger entstammen der mütterlichen Rektovaginalflora. Die Frühsepsis tritt meist bei geburtshilflichen Komplikationen auf (z. B. bei ca. 3 – 5 % der Neugeborenen nach einem vorzeitigen Blasensprung oder einem Amnioninfektionssyndrom der Mutter mit vorzeitigen Wehen, Fieber unter der Geburt, erhöhten Entzündungszeichen [CRP, Leukozyten]).
Bei Infektionen nach dem dritten Lebenstag spricht man von einer **Spätsepsis** („late-onset"). Die Erreger entstammen meist der Umgebungsflora (nosokomiale Infektionen) und werden u. U. über die Hände des Personals auf das Neugeborene übertragen. Alternativ handelt es sich um endogene Infektionen, durch Erreger aus der bakteriellen Besiedelung des Kindes.
Die **Inkubationszeit** einer bakteriellen Infektion des Neugeborenen ist nicht definierbar, da der Infektion in der Regel eine bakterielle Besiedelung vorausgeht.

Erreger: Das Spektrum von **Infektionserregern** eines Neugeborenen ist altersabhängig (Tab. **5.16**).

5.16 Häufige Erreger einer bakteriellen Neugeboreneninfektion

Frühsepsis (1 – 3. Lebenstag)	Spätsepsis (> 3. Lebenstag)
β-hämolysierende Streptokokken der Gruppe B	koagulase-negative Staphylokokken (Staphylococcus haemolyticus und epidermidis)
Escherichia coli	Pseudomonas aeruginosa
Staphylococcus aureus	Enterobacter sp.
Klebsiellen	Serratia sp.
Enterokokken	Klebsiella sp.
Streptokokken anderer Gruppen	Staphylococcus aureus
Listeria monocytogenes	DD: Candida sp.
Anaerobier, wie Bacteroides fragilis	Herpes simplex

Risikofaktoren: Unterschieden werden mütterlich-geburtshilfliche, kindliche und erregerbedingte Risikofaktoren, die die Entstehung einer neonatalen Infektion begünstigen (Tab. **5.17**).

◀ **Definitionen**

Häufigkeit: 1,1 – 2,7 % der Lebendgeborenen.

Verlauf:
Frühsepsis: Beginn in den ersten drei Lebenstagen. Der Erreger stammt aus mütterlicher Rektovaginalflora meist bei geburtshilflichen Komplikationen (z. B. nach vorzeitigem Blasensprung oder Amnioninfektionssyndrom der Mutter).
Spätsepsis: Beginn nach dem dritten Lebenstag. Erreger meist aus Umgebungsflora (nosokomiale Infektion) oder endogene Infektion.

Inkubationszeit nicht definierbar.

Erreger: Typische Erreger zeigt Tab. **5.16**.

5.16

Risikofaktoren für Infektionen des Neugeborenen sind Tab. **5.17** zu entnehmen. Häufig kommt es im Rahmen eines **Amnioninfektionssyndroms** der Mutter zur neonatalen Infektion.

5 Erkrankungen in der Neugeborenenperiode

5.17 Risikofaktoren für neonatale Infektionen

mütterlich-geburtshilfliche	kindliche	erregerbedingte
Amnioninfektionssyndrom	Unreife, Hypotrophie	Kapsel-Polysaccharide
Fieber sub partu	Atemnotsyndrom	Oberflächenproteine
vorzeitiger Blasensprung	Beatmung	Adhäsine
vorzeitige Wehen	parenterale Ernährung	Neuraminidase
protrahierte Geburt	intravasale Katheter	Endotoxin
grünes Fruchtwasser	Mangel humoraler Antikörper	extrazelluläre Toxine
mütterliche Infektionen: Sepsis (z. B. Listerien), Harnwegsinfektionen	Wunden der Haut, Defekte der Schleimhaut	Freisetzung von Entzündungsmediatoren wie Kachektin, TNFα, Interleukin-1, Il-6 etc.

Hinweise auf ein Amnioninfektionssyndrom sind:
- Fieber der Mutter > 38,5 °C
- C-reaktives Protein (CRP) > 2,0 mg/dl (20 mg/l)
- vorzeitiger Blasensprung
- vorzeitige Wehen.

Die Hälfte der neonatalen Infektionen ist mit einem **vorzeitigen Blasensprung** assoziiert. Dieser ist häufig Hinweis auf ein **Amnioninfektionssyndrom** (mütterliches Fieber sub partu > 38,5 °C bzw. C-reaktives Protein > 2,0 mg/dl [20 mg/l] müssen daran denken lassen). Ein hohes Infektionsrisiko haben **Frühgeborene** unter der 32. SSW, zumal **vorzeitige Wehen** häufig durch ein Amnioninfektionssyndrom der Mutter ausgelöst werden. Es kommt dann besonders leicht zur Keimaszension aus der mütterlichen Rektovaginalflora (aber auch bei intakter Fruchtblase möglich). Sind Schwangere mit **B-Streptokokken** besiedelt, erkranken ca. 0,5/1000 Neugeborene, sofern keine geburtshilflichen Risiken bestehen. Besteht zusätzlich ein Amnioninfektionssyndrom steigt das Risiko um den Faktor 5–10.

Die **Inhalation** oder **Ingestion** infizierten Fruchtwassers kann eine intrauterine Infektion des Fetus zur Folge haben.

Die **Inhalation** (z. B. bei Asphyxie) oder **Ingestion** von infiziertem Fruchtwasser begünstigt eine Atemwegsinfektion oder Sepsis des Neugeborenen. Via Bakteriämie oder über eine fokale Ausbreitung kann es zur Absiedelung der Erreger kommen, die Organinfektionen wie z. B. Meningitis, Pneumonie, Osteomyelitis und Harnwegsinfektion auslösen können.

Anmerkung: Der Begriff Bakteriämie wird unterschiedlich gebraucht. Im Deutschen wird darunter das Auftreten von Bakterien im Blut ohne klinische Symptomatik verstanden, im Englischen ist dieser Begriff synonym zu Sepsis.

Pathogenese: Die eingedrungenen Erreger können die Bildung von Mediatoren der Entzündungsreaktion (Zytokine) induzieren, die aber auch durch eine Vielzahl anderer Noxen (z. B. auch durch Geburtsstress) ausgeschüttet werden können. Die klinischen Zeichen der Entzündungsreaktion (SER) sind deswegen nicht spezifisch für eine Sepsis.

Pathogenese: Frühgeborene haben diaplazentar nur unzureichend humorale Antikörper übertragen bekommen. Die Opsonisierung von Erregern als Voraussetzung zur Phagozytose ist also reduziert. Die Erreger produzieren Mediatoren der Entzündungsreaktion. Diese wird durch Zytokine (z. B. TNFα, Il-1, Il-6 u. a.) getriggert. Es wird die Kaskade der Entzündungsreaktion mit Permeabilitätsstörungen der Kapillaren, Exsudation von Eiweißen ins Gewebe oder die Alveolen der Lunge, Blutdruckabfall, Kardiotoxizität etc. ausgelöst (systemische Entzündungsreaktion [SER]). Zytokine werden aber infolge einer Vielzahl verschiedener Noxen – so u. U. durch den Geburtsstress allein – ausgeschüttet. Deswegen sind klinische Symptome des SER nicht spezifisch und beweisen nicht unbedingt eine Infektion.

5.7.2 Klinische Symptomatik

SER und Sepsis

Klinische Zeichen einer Infektion (Tab. **5.18**) haben eine hohe Sensitivität, aber eine geringe Spezifität (Abb. **5.20**).

5.7.2 Klinische Symptomatik

SER und Sepsis

Klinisch fällt häufig nur auf, dass das Kind hypoton und weniger reaktiv ist (Tab. **5.18**). Der sehr undifferenzierte Eindruck: „Das Kind sieht nicht gut aus" oder „Das Kind gefällt mir heute gar nicht" hat zwar eine sehr geringe Spezifität, aber eine hohe Sensitivität in der Diagnostik einer beginnenden Infektion. Meist beruht dieser Eindruck auf einer Störung der Hautperfusion (verlängerte Rekapillarisierungszeit > 3 s) (Abb. **5.20**) oder einer auffälligen Atmung wie Tachypnoe, Dyspnoe, Stöhnen oder apnoischen Pausen.

5.18 Klinische Hinweise auf eine systemische bakterielle Infektion des Neugeborenen

Allgemeinzustand	„Das Kind sieht nicht gut aus" „Das Kind gefällt mir heute gar nicht", Trinkschwäche, Hypothermie oder Fieber, Berührungsempfindlichkeit
Herz, Kreislauf	Tachykardie > 180/min Blässe, Zentralisation mit schlechter Hautperfusion, Rekapillarisierungszeit > 3 s
Atmung	thorakale Einziehungen, Stöhnen, Apnoe, Dyspnoe, Tachypnoe; erhöhter Sauerstoffbedarf beim reifen Neugeborenen
Haut, Weichteile	Blässe, Zyanose (Hautfarbe von rosig nach blass bzw. von rosig-ikterisch nach grün-ikterisch wechselnd), Petechien, Pusteln, Abszesse, Omphalitis, Paronychie, Ikterus, Ödeme
Magen-Darm-Trakt	geblähtes Abdomen, Trinkschwäche, Erbrechen, verzögerte Magenentleerung, Obstipation, Diarrhö, Nahrungsverweigerung, fehlende Darmgeräusche
ZNS	Lethargie oder Irritabilität, Muskelhypotonie oder -hypertonie, Krampfanfälle, gespannte Fontanelle

5.20 Frühgeborenes mit septischem Schock und Zentralisation

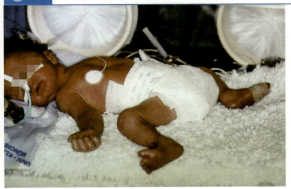 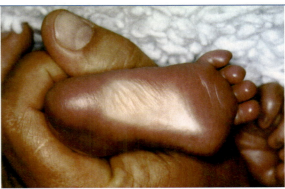

a Blau-graue Extremitäten als Hinweis auf die schlechte Perfusion. b Verlängerte Rekapillarisierungszeit nach Druck auf Fußsohle.

▶ **Merke.** Bevor bei einem reifen Neugeborenen die Diagnose eines idiopathischen Atemnotsyndroms gestellt wird, muss immer erst eine bakterielle Infektion ausgeschlossen werden.

◀ Merke

Keines dieser Symptome, abgesehen von Hauteffloreszenzen wie Pusteln, Abszessen oder Omphalitis beweisen eine Infektion. Keines dieser Symptome ist also ein spezifischer, wohl aber ein sehr sensitiver Hinweis auf eine Infektion. **Spätsymptome** einer bakteriellen Infektion können sein: Ikterus (> 10% konjugiertes Bilirubin), Lebervergrößerung, Thrombozytopenie, Petechien und die Zeichen einer Verbrauchskoagulopathie. **Finalzeichen** sind ein manifester septischer Schock mit Blutdruckabfall, grau-blassem Aussehen und metabolischer Azidose.

Spätzeichen einer Infektion sind: Ikterus, Thrombozytopenie, Petechien, Verbrauchskoagulopathie. **Finalzeichen** ist der manifeste septische Schock.

Meningitis

Die klinischen Zeichen einer Meningitis beim Neugeborenen sind unspezifisch und entsprechen denen einer Sepsis. Nicht selten ist eine Meningitis Folge einer spät erkannten bzw. spät behandelten Sepsis. Sie ist heute sehr selten. Die **klassischen Zeichen des Meningismus** wie Nackensteifigkeit **fehlen.** Hinweisend können eine gespannte Fontanelle, Erbrechen, ausgeprägte Apnoen, Krampfanfälle, Hemiparese, Hirnnervenausfälle oder ein Koma sein.

Meningitis

Die klinischen Zeichen einer Meningitis sind unspezifisch.
Meningismus (Nackensteifigkeit) **fehlt** bei Neugeborenen.
Hinweisend sind eine gespannte Fontanelle, Erbrechen, Apnoen, Krampfanfälle, Somnolenz und Koma.

Im **Liquor** finden sich oft überwältigend viele Erreger (z. B. Steptokokken der Gruppe B, Abb. **5.21**), aber eine geringe zelluläre Reaktion.

Folge einer Meningitis ist in 30 % eine Defektheilung mit neurologischen Befunden, Krampfanfällen und Schwerhörigkeit. Letztere kann mit dem Ausfall otoakustischer Emissionen früh diagnostiziert werden. Häufig sind auch Hydrozephalus oder subdurale Ergüsse.

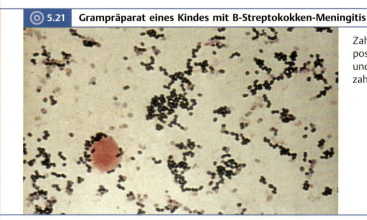

5.21 Grampräparat eines Kindes mit B-Streptokokken-Meningitis

Zahlreiche grampositive Kokken und geringe Zellzahlvermehrung.

Osteomyelitis

Eine Osteomyelitis beim Neugeborenen ist schwierig zu erfassen, da die klinischen Zeichen zu Beginn oft subtil sind. Klinisch fällt häufig nur eine schmerzbedingte Schonhaltung bzw. Schmerzen bei passiver Bewegung einer Extremität z. B. beim Wechseln der Windeln auf (Pseudoparalyse). Sonst dominieren die Symptome der Infektion wie Rötung, Schwellung und Funktionseinschränkung. Befallen sind häufig die **Metaphysen** der langen Röhrenknochen. Sehr häufig bricht eine in der Metaphyse der langen Röhrenknochen beginnende Osteomyelitis ins benachbarte Gelenk ein und führt zu Schwellung und Rötung, schmerzhafter Bewegungseinschränkung und eitrigem Erguss des Gelenkes. In ca. 10 % der Fälle finden sich klinisch stumme Zweitherde.

Infektionen der Haut und der Weichteile

Jede zu Beginn lokalisiert und blande erscheinende Infektion der Haut kann rasch zu einer Sepsis fortschreiten. Infektionen der Haut manifestieren sich als Pusteln oder Abszesse (Rötung und Schwellung) der Haut, Kopfhaut (z. B. nach Verwendung von Skalpelektroden sub partu), der Brustdrüse oder Omphalitis (s. S. 114).

Bei der **Impetigo bullosa** (Neugeborenenpemphigoid) entwickeln sich Blasen unterschiedlicher Größen mit rotem Hof vor allem am Stamm oder den Oberschenkeln. Der Blaseninhalt ist zunächst serös, später trüb eitrig. Nach Platzen der Blasen liegt eine oberflächliche nässende und rote Wundfläche frei. Erreger sind in der Regel Staphylococcus aureus, seltener Streptokokken.

Das **staphylogene Lyell-Syndrom** (Näheres s. S. 779) führt zur großblasigen Hautablösung. Die Erkrankung ist durch das exfoliative Toxin von Staphylokokken bedingt.

Harnwegsinfektionen

Die klinischen Symptome unterscheiden sich nicht von einer Sepsis. Eine Harnwegsinfektion kann deswegen nur durch die Untersuchung des Urins bestätigt oder ausgeschlossen werden. Die Kinder sind irritabel, das Abdomen ist häufig gebläht, es kann zur Diarrhö mit wässrigen Durchfällen kommen. Unter Umständen fallen Schreien bei Miktion (Dysurie) oder ein übel riechender Urin als wegleitende Symptome auf.

Pneumonie

Die klinischen Zeichen einer Pneumonie sind identisch mit der einer Sepsis. Dies ist verständlich, da Ausgangspunkt einer Sepsis des Neugeborenen oft Infektionen der Atemwege sind. Wegleitend sind Symptome der Ateminsuffizienz wie Dyspnoe, Nasenflügeln, lautes Stöhnen, thorakale Einziehungen, Zyanose und Hyperkapnie. Auskultatorisch fallen zu Beginn in den seltensten Fällen feuchte oder trockene Rasselgeräusche auf.

Nosokomiale Infektionen

Nosokomiale Infektionen werden definitionsgemäß im zeitlichen Zusammenhang mit einem Krankenhausaufenthalt erworben. Vor allem Katheterinfektionen und Pneumonien infolge Beatmung haben bei der Intensivpflege von Frühgeborenen eine große Bedeutung.

Erreger einer **katheterassoziierten Infektion** sind zu ca. 90% koagulasenegative Staphylokokken, seltener S. aureus, gramnegative Keime wie Serratia, Enterobakter oder Pseudomonas, in Ausnahmen Pilze, vor allem Candida-Spezies. Die Symptome einer Katheterinfektion beginnen meist schleichend und sind in der Regel blande. Nur selten ist eine bei Palpation schmerzhafte Rötung der Haut im Verlauf des Katheters zu sehen.

Eine **nosokomiale Pneumonie** bei Beatmung kündigt sich mit einer Verschlechterung der Beatmungsparameter an (höherer Sauerstoffbedarf, der erforderliche Beatmungsdruck steigt, das Trachealsekret wird reichlicher, trüber oder gelblich gefärbt). Radiologisch finden sich neue Infiltrationen.

5.7.3 Diagnostik

Wichtig ist, aus der großen Zahl **unspezifisch symptomatischer Kinder** diejenigen herauszufinden, die tatsächlich an einer Infektion erkrankt sind, um die Gabe von Antibiotika im Hinblick auf die Kosten und die Resistenzentwicklung von Bakterien möglichst zu reduzieren. Dafür werden Blutbild mit Differenzialblutbild (I/T-Quotient = immature/total Quotient neutrophiler Granulozyten), Thrombozytenzahl, C-reaktives Protein und eventuell die Bestimmung der Interleukine IL-6 oder IL-8 bei Beginn der Symptomatik und einen Tag später eingesetzt. Die Wertigkeiten dieser Laboruntersuchungen für die Diagnose „Infektion" sind unterschiedlich:

- Ein **I/T-Quotient < 0,25** spricht eher gegen eine Infektion, hat aber wegen einer niedrigen Spezifität eine geringe diagnostische Wertigkeit. Außerdem besteht der Nachteil, von verschiedenen Definitionen abhängig zu sein, d.h. stabkernige Granulozyten morphologisch von segmentkernigen zu unterscheiden.
- Das **CRP** steigt erst 12–24 Stunden nach Beginn einer Infektion im Plasma an. Bei Beginn einer Infektion hat das CRP deshalb nur eine niedrige Sensitivität bei hoher Spezifität. Daraus folgt, dass erstens ein erhöhtes CRP bei der ersten Untersuchung eines Neugeborenen mit klinischen Zeichen einer Infektion einen hohen positiven prädiktiven Wert für das Vorliegen einer Infektion hat und zweitens ein negatives CRP bei der ersten Untersuchung eine Infektion nicht ausschließt.
- **Interleukine** werden im Verlauf einer bakteriellen Infektion früh im Plasma messbar und haben deshalb die höchste Sensitivität zu Beginn einer Infektion, die bereits 24 Stunden später wieder abnimmt.
- **Procalcitonin** ergibt keine besseren Informationen als das CRP. Für beide Parameter gilt, dass sie nur Ausdruck einer Entzündungsreaktion sind, also auch bei nichtbakteriellen Entzündungsreaktionen erhöht sein können.

Weitere **unspezifische Laborwerte** für eine bakterielle Infektion sind eine Hypo- oder Hyperglykämie, Glukosurie, Hyponatriämie, Hypokalzämie, Hypophosphatämie und vor allem eine metabolische Azidose.

Um eine gezielte antibiotische Therapie durchführen zu können, ist es wichtig, alle Möglichkeiten der **Erregeridentifikation** auszuschöpfen. Liegen Zeichen

Keimen, denen das Kind prä- und perinatal ausgesetzt war (und die als Infektionserreger infrage kommen), finden sich in **Ohrabstrichen, Magen- bzw. Trachealsekret.**

▶ **Merke**

eines Amnioninfektionssyndroms (s. o.) vor (Gefahr der Keimaszension) ist pränatal ein **Zervix- oder Vaginalabstrich der Mutter** wichtig.

Beim **Neugeborenen** finden sich die Keime der mütterlichen Rektovaginalflora im Gehörgang bzw. im Magensaft. Es ist deshalb sinnvoll, bei Infektionsverdacht unmittelbar nach Geburt **Ohrabstriche** oder **Magensaft**, bei Beatmung auch **Trachealsekret** zu untersuchen.

▶ **Merke.** Keimnachweise in diesen Abstrichen sind nur in Zusammenhang mit entsprechender klinischer Symptomatik, mit Laborbefunden oder der Anamnese eines Amnioninfektionssyndroms zu bewerten und erleichtern dann die kalkulierte antibiotische Therapie.

Bei einer „Infektion" ist die **Blutkultur** in maximal 20% positiv.

Unabdingbar bei Verdacht auf eine Infektion sind eine **aerobe und bei entsprechendem Verdacht eine anaerobe Blutkultur.** Auch bei optimaler Technik findet sich nur bei höchstens 20% der „Infektionen" (SER) ein Keimnachweis in der Blutkultur.

Urin sollte möglichst durch **suprapubische Blasenpunktion** gewonnen werden.

Urin sollte möglichst durch eine **suprapubische Blasenpunktion** gewonnen werden, um eine Kontamination zu vermeiden. Bei einer Harnwegsinfektion besteht eine Leukozyturie > 50/mm^3.

Eine Meningitis kann nur durch eine **Lumbalpunktion** mit Sicherheit ausgeschlossen oder bewiesen werden. Gemessen wird: Zellzahl und Zelldifferenzierung, Glukose und evtl. Laktat und Blutzucker.

Eine Meningitis kann bei einem Neugeborenen nur durch eine **Lumbalpunktion** ausgeschlossen oder bewiesen werden. Die Liquordiagnostik bei Meningitisverdacht umfasst: Zellzahl mit Differenzierung, Eiweiß-, Glukose- und evtl. Laktatkonzentration, sowie Blutzucker. Hinweisend auf eine Meningitis sind > 0,1 Zellen/nl, davon meist > 90% Granulozyten, ein Liquorglukosegehalt von < 40% der Blutglukose und eine Eiweißerhöhung von > 100 mg/dl.

5.7.4 Therapie

Entscheidend ist der **frühzeitige Beginn** der Therapie. Da der Erreger noch unbekannt ist, erfolgt die Wahl des Antibiotikums empirisch (Tab. **5.19**).

5.7.4 Therapie

Entscheidend für eine erfolgreiche Therapie ist der **frühzeitige Beginn** beim ersten klinischen Verdacht. Die Prognose ist wesentlich schlechter, wenn die Therapie erst beginnt wenn das Neugeborene im septischen Schock ist. Zum Zeitpunkt des Therapiebeginns einer Sepsis ist der Erreger noch nicht bekannt – die Wahl des Antibiotikums erfolgt also empirisch (Tab. **5.19**).
Dabei ist Folgendes zu berücksichtigen:
- Das Erregerspektrum ist altersabhängig (s. o.).
- Listerien und Enterokokken sind resistent gegen Cephalosporine.
- Sowohl Aminopenicillin/Aminoglykosid- als auch Cephalosporin/Aminopenicillin-Kombinationen erfassen meist nicht Anaerobier wie B. fragilis, koagulase-negative Staphylokokken, Enterobacter sp. oder Pseudomonas sp.
- E. coli ist bis zu 40% ampicillinresistent.
- Aminoglykoside penetrieren schlecht in Liquor und Gewebe und sind deshalb bei der Therapie, z. B. einer Meningitis, als Monotherapie nicht ausreichend sicher wirksam.
- Der Einfluss der Therapie auf die bakterielle Besiedelung der Neugeborenen.

≡ 5.19

≡ 5.19 **Empirische Antibiotikatherapie in den ersten drei Lebenstagen und Dosierungen**

initiale Standardtherapie	Ampicillin 150–200 mg/kg/die i. v. in 3 ED + Cefotaxim oder Cefotiam (o. ä.) 100 mg/kg/die i. v. in 3 ED
Alternative	Ampicillin 150–200 mg/kg/die i. v. in 3 ED + Aminoglykosid
bei Meningitis oder -verdacht	Ampicillin 200–300 mg/kg/die i. v. in 3 ED oder Piperacillin + Cefotaxim 150–200 mg/kg/die i. v. in 2–3 ED + Aminoglykosid
bei Versagen der initialen Therapie am ersten Tag	cave: Anaerobierinfektion oder NEC: Standardtherapie ergänzen: Metronidazol 20 mg/kg/die in 3 ED

5.7 Bakterielle Infektionen des Neugeborenen

Diese Gesichtspunkte sind je nach Situation unterschiedlich zu werten, so dass es keine einheitliche Empfehlung für eine empirische Antibiotikakombination geben kann.

Die Therapie **nosokomialer Infektionen** unterscheidet sich von der Initialtherapie (Tab. **5.20**).

Die Dauer der antibiotischen Therapie sollte möglichst kurz sein, um eine möglichst geringe Keimselektion in der patienteneigenen Flora zu induzieren. Sobald der klinische Verdacht auf eine Infektion aufgrund fehlender Entzündungszeichen und/oder negativen Kulturen entfällt, müssen Antibiotika deswegen sofort (spätestens zwei Tage nach Beginn) abgesetzt werden.

Bei klinisch blandem Verlauf ohne Erregernachweis reicht meist eine Therapiedauer von 7 Tagen, bei positiver Blutkultur eine von 7–10 Tagen aus. Eine Meningitis bedarf in der Regel einer intravenösen Therapie von 2–3 Wochen, eine Osteomyelitis einer von mindestens 3 Wochen. Keine Indikation zur Antibiotikatherapie stellen positive Abstrichkulturen von Haut- oder Schleimhäuten ohne klinische Symptomatik dar.

Genauso wichtig wie die antibiotische Therapie ist die **adjuvante Therapie** zur Stabilisierung der Vitalfunktionen (Tab. **5.21**).

Therapie bei **nosokomialen Infektionen** s. Tab. **5.20**.

Die Dauer der antibiotischen Therapie sollte möglichst kurz sein:
- bei klinisch blandem Verlauf ohne Erregernachweis: 7 Tage
- bei Meningitis: 2–3 Wochen (i.v.)
- bei Osteomyelitis: mind. 3 Wochen.
- bei positiver Blutkultur: 7–10 Tage.

Adjuvante Therapie bei Sepsis des Neugeborenen (Tab. **5.21**).

5.20 Empirische Therapie bei nosokomialen Infektionen

Erreger	Therapie	Erreger	Therapie
▶ **Erreger unbekannt**	Ceftazidim 100 mg/kgKG/die i.v. in 3 Einzeldosen (ED) + Aminoglykosid oder Vancomycin in altersentsprechender Dosierung	▶ **Erreger bekannt**	
		• Staphylococcus epidermis	Vancomycin
• mögliche Alternativen	Meropenem 60 mg/kg/die in 3 ED + Vancomycin	• Pseudomonas aeruginosa	Ceftazidim + Tobramycin
• bei Verdacht auf Pilzinfektion	Amphotericin B + Flucytosin Alternative: Fluconazol	• Enterobacter sp.	Meropenem + Aminoglykosid
		• E. coli, Klebsiellen, Serratia, Proteus, H. influenzae, Pneumokokken	Cefotaxim (+ Aminoglykosid)
		• A- und B-Streptokokken	Penicillin G (evtl. + Aminoglykosid)
		• Staphylococcus aureus	Cefuroxim oder Cefotiam + Netilmicin
		• Enterokokken	Ampicillin (+ Aminoglykosid)
		• B. fragilis u.a. Anaerobier	Metronidazol (oder Meropenem)

5.21 Adjuvante Therapie bei Sepsis des Neugeborenen

- frühzeitige Beatmung bei respiratorisch instabilem Kind
- Stabilisierung des Blutdrucks: Volumengabe (NaCL 0,9%) bis zu 20 ml/kg in 30–120 min., evtl. Gabe von Katecholaminen (Dopamin, bei Persistenz: Noradrenalin)
- exakte Flüssigkeitsbilanzierung: Gewichtszunahme um 10% anfangs tolerabel
- bei Verbrauchskoagulopathie (DIC): Vitamin K, AT III, evtl. Fresh frozen Plasma
- bei Thrombozytopenie < 25 000 bzw. < 50 000/mm³ und Blutung Thrombozytenkonzentrat
- Ausgleich von Hypoglykämie, metabolischer Azidose, Elektrolytverschiebungen, Anämie

5.7.5 Prophylaxe

Es gibt nur wenige Möglichkeiten einer Infektionsprophylaxe bei Neugeborenen. Es ist sicher, dass die intrapartale Gabe von **Penicillin G (oder Ampicillin)** an Schwangere, die mit B-Streptokokken besiedelt sind, und zusätzliche Risikofaktoren aufweisen (z.B. Frühgeburt, vorzeitige Wehen, vorzeitiger Blasensprung, Fieber oder CRP-Erhöhung über 2 mg/dl) eine Infektion des Neugeborenen ver-

5.7.5 Prophylaxe

Die Gabe von **Antibiotika** an Schwangere mit Amnioninfektionssyndrom (und vaginaler Besiedelung mit B-Streptokokken) reduziert das Risiko für das Neugeborene, eine Infektion zu erleiden.

5.7.6 Nekrotisierende Enterokolitis (NEK)

▶ **Definition**

Ätiologie und Pathogenese: Die Pathogenese der NEK ist letztlich ungeklärt. Risikofaktoren der NEK sind alle Erkrankungen, die zur Perfusionsstörung des Darmes führen, Hypoglykämie und eine zu rasche Steigerung der enteralen Ernährung oder die orale Gabe von hyperosmolaren Medikamenten.

Die NEK betrifft vor allem das terminale Ileum und Kolon.

Häufigkeit: Eine NEK ist die häufigste Ursache für ein akutes Abdomen bei Frühgeborenen und tritt vor allem in der 2.–4. Lebenswoche auf.

Klinik: Leitsymptome einer NEK sind ein geblähtes Abdomen mit erweiterten Darmschlingen und fehlender Peristaltik.

hindern, bzw. deren Häufigkeit reduzieren kann. Diese Vorgehensweise wird bei vorzeitigem Blasensprung (> 24 Stunden) auch **ohne** Vorliegen anderer Risikofaktoren empfohlen.

5.7.6 Nekrotisierende Enterokolitis (NEK)

▶ **Definition.** Es handelt sich um eine transmurale nekrotisierende Entzündung der Darmwand eines Früh- oder Neugeborenen.

Ätiologie und Pathogenese: Die Pathogenese der nekrotisierenden Enterokolitis ist letztlich nicht geklärt. Es sind aber begünstigende Risikofaktoren wie Perfusionsstörungen der Darmwand infolge eines hypovolämischen Schocks, offener Ductus arteriosus, Hypotension, Herzvitien mit Linksobstruktion (z.B. Aortenisthmusstenose), Polyglobulie, Hypoglykämie und Hypoxämie bekannt.
Ein früher enteraler Nahrungsaufbau – insbesondere mit Muttermilch – scheint bei Frühgeborenen eine NEK zu verhindern, andererseits weiß man, dass eine zu rasche Nahrungssteigerung – vor allem mit hyperosmolaren Lösungen – oder Medikamente das Risiko einer NEK erhöhen. Eine Sepsis ist Folge, nicht Ursache der NEK.
Betroffen ist meist das terminale Ileum und Colon ascendens, der Befall des gesamten Darmes ist jedoch möglich.

Häufigkeit: Eine NEK ist die häufigste Ursache für ein akutes Abdomen beim Frühgeborenen. Meist tritt sie bei sehr unreifen Frühgeborenen in der 2.–4. Lebenswoche auf. Selten sind sporadische Häufungen einiger befallener Frühgeborener, was auf eine infektiöse Genese dieser Fälle hinweist.

Klinik: Leitsymptome sind ein geblähtes Abdomen mit fehlender Peristaltik und durch die Bauchdecke sichtbare und erweiterte Darmschlingen. Es kommt zur Nahrungsunverträglichkeit mit Erbrechen und gallig blutigem Magensekret. In der Regel wird kein Stuhl abgesetzt, geschieht dies dennoch, so ist der Stuhl meist blutig tingiert. Sekundär kommt es zum septischen Krankheitsbild wohl infolge einer Durchwanderungsperitonitis.

◎ **5.22** Nekrotisierende Enterokolitis

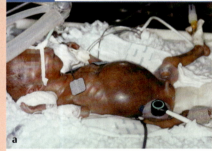
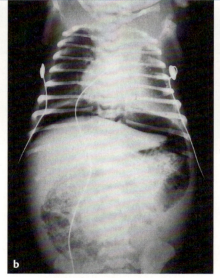
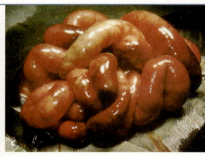

a NEK bei einem Frühgeborenen: Distension des Abdomens mit blaugrauer Verfärbung der Bauchwand mit Verdacht auf fortgeschrittene lebensbedrohliche Gangrän.

b Röntgenbild eines Kindes mit nekrotisierender Enterokolitis und Perforation mit freier Luft im Abdomen.

c Distendierte und teilweise nekrotische Darmwände bei NEK. Intraoperativer Situs.

Spätsymptome sind eine abdominelle Abwehrspannung und Schmerzen bei der Palpation. Eine Rötung der Flanken ist immer Spätsymptom einer Peritonitis und deutet oft auf eine Perforation des nekrotischen Darmes hin (Abb. **5.22a**).

Diagnostik: Entscheidend ist die **kontinuierliche klinische Kontrolle** des abdominellen Befundes (s.o.), weiterhin auch Blutbild, CRP, Blutkultur und eine Gerinnungsanalyse zum Ausschluss einer Verbrauchskoagulopathie. **Radiologisch** zeigt die Abdomenübersicht dilatierte Darmschlingen, verdickte Darmwände und häufig die pathognomonische **Pneumatosis intestinalis** (perlschnurartige oder blasenförmige intramurale Lufteinschlüsse), ggf. auch Luft in den Portalvenen. Im Falle einer Perforation lässt sich freie Luft im Abdomen (Abb. **5.22b**) nachweisen. **Sonographisch** lassen sich ebenfalls verdickte Darmwände und evtl. – als Spätzeichen – Luft in den Portalvenen nachweisen.

Therapie: Bei NEK-Verdacht wird sofort auf parenterale Ernährung umgestellt, alle oralen Medikamente abgesetzt, eine Magenablaufsonde gelegt und eine Infusionstherapie begonnen. Da eine NEK immer zur Sepsis führt, wird antibiotisch wie bei Sepsis behandelt, wobei auch an anaerobe Keime zu denken ist. Ziel der Therapie ist es die Perfusion des Darmes zu verbessern (z.B. Duktusligatur bei PDA, Bluttransfusion). In der Regel ist eine Beatmung erforderlich. Eine operative Intervention ist bei Perforation, aber auch im fortgeschrittenen Stadium der Erkrankung indiziert und soll die weitere Darmdistension verhindern und damit die Perfusion der Darmwand verbessern. Nekrotisch aussehender Darm soll möglichst belassen und endgültig erst in einer Zweitoperation reseziert werden, da sich große Darmanteile wieder erholen können (Abb. **5.22c**). In der Regel muss vorübergehend ein Anus praeter angelegt werden.

Prognose: Die Prognose einer NEK ist nicht schlecht, wenn es gelingt, die Sepsis zu beherrschen. Die Letalität beträgt maximal 5–10%. Bei ausgedehnten Nekrosen droht ein Kurzdarmsyndrom.

Spätsymptome sind Peritonitiszeichen, Abwehrspannung und gerötete Flanken (Abb. **5.22a**).

Diagnostik: Zur Diagnostik gehört die fortlaufende **Kontrolle klinischer Symptome** (s.o.), der **radiologische** oder **sonographische** Nachweis einer **Pneumatosis intestinalis** oder einer Perforation mit freier Luft im Abdomen (Abb. **5.22b**).

Therapie: Jegliche orale Nahrungszufuhr wird beendet, zudem Magensonde, Infusionstherapie und Antibiose. Ziel ist die Verbesserung der Perfusion des Darmes.

Eine Operation (Abb. **5.22c**) ist bei fortgeschrittener NEK, Peritonitis und Darmperforation indiziert. Ziel ist die distendierten Darmschlingen zu entlasten und möglichst wenig Darm zu resezieren.

Prognose. Die Letalität einer NEK liegt bei 5–10%.

6 Der plötzliche Kindstod (SIDS)

▶ **Synonyme.** **s**udden **i**nfant **d**eath **s**yndrome (SIDS), plötzlicher Säuglingstod, **s**udden **i**nfant **d**eath (SID), **s**udden and **u**nexpected **d**eath of **i**nfants (SUDI), Krippentod, crib death, mors subita infantum

▶ **Definition.** Plötzlicher Tod eines Säuglings oder Kleinkindes, der unerwartet eintritt und bei der Obduktion keine adäquate Todesursache erkennen lässt.

Häufigkeit: Durch gezielte Präventionskampagnen sank die SIDS-Rate innerhalb Europas in vielen Ländern von 1–3‰ auf unter 0,5‰ ab. Der Gipfel von SIDS liegt zwischen dem 2. und 4. Lebensmonat, im Neugeborenenalter und nach dem ersten Lebensjahr kommt der plötzliche Kindstod selten vor. Der früher vorhandene Wintergipfel verschwindet allmählich. Das Verhältnis Jungen zu Mädchen beträgt ca. 60 : 40.

Ätiologie und Pathogenese: Bis heute konnte keine sichere und einheitliche Ursache bewiesen werden. Derzeit gilt die **multifaktorielle Hypothese** als am wahrscheinlichsten. Sie besagt, dass Säuglinge mit vermehrter Instabilität vitaler, autonomer, zentraler Regulationen (endogenes Risiko) im Schlaf unter dem Einfluss von Hypoxämie erzeugenden bzw. destabilisierenden Triggerfaktoren (exogenes Risiko) dekompensieren (Abb. **6.2**), können.

Es gibt eine Vielzahl von **Risikofaktoren**, die in der Vorgeschichte von Säuglingen mit SIDS-Ereignissen signifikant häufiger gefunden werden als bei Kontrollsäuglingen (Tab. **6.1**).

▶ Merke. Über 90% der SIDS-Fälle ereignen sich im Schlaf. Die Mehrzahl der Kinder wird in Bauchlage aufgefunden, die als wichtigster Risikofaktor gilt (Abb. **6.1**).

 6.1 In Bauchlage aufgefundene tote Säuglinge mit Aussparung der Totenflecken an der ventralen Körperseite.

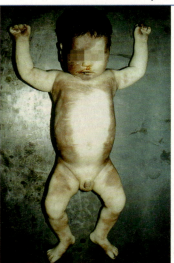 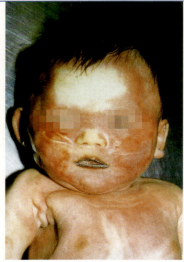

Die Aussparung der Totenflecke um die Atemöffnungen deutet auf eine mögliche Behinderung der Atmung hin.

6.2 Hypothese der Pathogenese

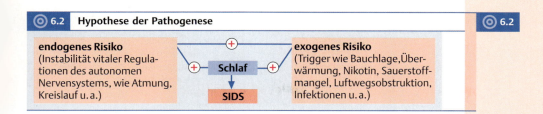

6.1 Risikofaktoren für den plötzlichen Kindstod

endogene Risikofaktoren	exogene Risikofaktoren
▪ Säuglinge nach Frühgeburt oder Mangelgeborene, vor allem mit bronchopulmonaler Dysplasie ▪ Säuglinge nach schwerer perinataler Asphyxie ▪ Säuglinge drogenabhängiger Mütter ▪ Geschwister, besonders Zwillinge von SIDS-Opfern (genetische Komponente?) ▪ Säuglinge nach Sterbeanfall (ALTE = apparent life threatening event), der als mögliche Vorstufe des SIDS gilt ▪ Säuglinge mit nachweisbaren, klinisch relevanten obstruktiven Schlafapnoen (Kollaps des Hypopharynx mit Hypoxämie und/oder Bradykardie) ▪ autonome Regulationsschwächen: vermehrte Schweißsekretion, kardiale Reizleitungsveränderung (QT-Verlängerung), vermehrter gastroösophagealer Reflux (?), gestörte Saug-Schluck-Atemkoordination, auffallende Bewegungsarmut, schrilles Schreien ▪ erschwerte Erweckbarkeit (arousal) des Säuglings	▪ Bauchlage im Schlaf (höchste Priorität) ▪ Überwärmung im Schlaf ▪ weiche Bettunterlage ▪ Nikotinexposition während und nach der Schwangerschaft (führt u. a. zur Lungenhypoplasie und beeinträchtigt die Atemregulation) ▪ gehäufte virale und bakterielle Infekte (können zu obstruktiven Apnoen und/oder Hitzestress führen, RSV-Infektionen können über Interleukinbildung zur Atemsuppression führen) ▪ fehlendes Stillen (?) ▪ psychosoziale Faktoren: vermehrter Stress, verminderte Zuwendung, vernachlässigte Pflege- und Gesundheitsmaßnahmen, schlechter sozioökonomischer Status ▪ junge Mutter, kurze Schwangerschaftsintervalle ▪ gefährliche Schlafsituation: Atembehinderung durch Einklemmen, Eindrehen in Bettdecken, Überdecken, Cosleeping mit alkoholisierten Eltern u. a.

Pathologische Befunde: Wenn auch bei der Obduktion keine eigentliche Todesursache gefunden werden kann, lassen sich bei der Mehrzahl der SIDS-Opfer doch zahlreiche subtile Veränderungen wie z. B. Petechien auf Pleura und Thymus, Vermehrung von braunem Fett und Gliareaktionen im Gehirn, histochemische Befunde mit Abweichungen der Konzentrationen der Neurotransmitter und Neuromodulatoren im Gehirn, sowie spezifische Rezeptorenverminderungen im Vergleich zu Säuglingen, die an bekannter Ursache gestorben sind, nachweisen. Diese Veränderungen weisen auf mögliche frühere hypoxische, aber anamnestisch nicht nachweisbare Zustände hin.

Diagnostik: Neben der Erhebung der Vorgeschichte und Beurteilung der „Death Scene" (Schlafsituation) ist die Obduktion nach standardisierten Richtlinien notwendig. Nur dadurch ist eine sichere Abgrenzung von plötzlichen Todesfällen mit erklärbarer Todesursache möglich.

Differenzialdiagnose: Es kommen alle Ursachen in Betracht, die bei genauer Obduktion den plötzlichen Tod des Säuglings erklären lassen. Bekannte Ursachen für einen plötzlichen Tod („explained SID") zeigt Tabelle **6.2**.

Prophylaxe: Tabelle **6.3** zeigt jene Maßnahmenkombinationen, die als präventiv wirksam gelten.

Weitere Aspekte: Impfen erhöht das Risiko für SIDS nicht, sondern ist eher protektiv wirksam. **Stillen** führt zu keiner sicheren Reduktion des SIDS-Risikos, ist aber insgesamt bis zum 6. Lebensmonat zu empfehlen. „**Billigmonitore**", die

---

Pathologische Befunde: Nachweisbar sind subtile Befunde mit Hinweisen auf hypoxische Zustände, z. B. Petechien auf Pleura und Thymus.

Diagnostik: Eine Obduktion nach standardisierten Richtlinien ist zu fordern.

Differenzialdiagnose: Es gibt viele bekannte Ursachen, die einen plötzlichen Kindstod herbeiführen können (Tab. 6.2).

Prophylaxe: Tab. 6.3 zeigt präventive Maßnahmen.

Weitere Aspekte: Monitoring ohne ärztliche Kontrolle ist abzulehnen (Pseudosicherheit); Schnuller haben einen möglichen vorbeugenden Effekt; günstig ist ein Schlafsack (Temperaturkonstanz, verhindert Drehen in Bauchlage, Armfreiheit).

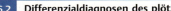

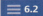

6.2	Differenzialdiagnosen des plötzlichen Kindstodes (erklärbare Ursachen)
zerebrale Erkrankungen	Blutungen, Fehlbildungen, Meningoenzephalitis, Tumoren u. a.
Atemwegserkrankungen	Bronchiolitis, besonders RSV-Infektionen, Pneumonie, Fehlbildungen
kardiovaskuläre Erkrankungen	Vitium cordis, Myokarditis, QT-Verlängerungssyndrom u. a.
gastrointestinale Erkrankungen	schwere Enteritis (besonders Rotaviren)
Infektionen	Septikämien, Helicobacter pylori?
angeborene Störungen des Energiestoffwechsels	Betaoxidationsstörungen, Organoazidopathien u. a.
Unfall im Schlaf	Ersticken, Strangulation (Schnüre im Bett)
Kindestötung	Ersticken, Vergiften u. a.

6.3 Präventive Maßnahmen gegen SIDS

Verminderung des endogenen Risikos und Vermeidung von Risikofaktoren
- Optimierung der Schwangerschafts- und Geburtsbegleitung sowie der Gesundheitsvorsorge im Säuglingsalter
- rechtzeitige Behandlung erkennbarer Krankheitssymptome, z. B. Infekte
- Vermeidung der Bauchlage im Schlaf (wirksamste Präventionsmaßnahme), der Überwärmung, weicher Schlafunterlagen, des passiven Mitrauchens (s.o)
- Säuglinge im Schlaf nicht allein lassen (Schlafen im Zimmer der Eltern, aber im eigenen Bett)
- Verwendung eines Schnullers im Schlaf?
- Optimierung der Pflegemaßnahmen (Stillen u. a.) und regelmäßige Vorsorgeuntersuchungen
- Information der Eltern durch Gespräche im Wochenbett und in ärztlichen Praxen
- Aufklärungsbroschüren und Pflegeanleitungen (z. B. Informationskampagnen durch engagierte Elternselbsthilfegruppen), Videofilme

Erkennen von Kindern mit wahrscheinlich erhöhtem Risiko:
- Erfragen der Risikofaktoren, z. B. mittels Risikofragebogenaktionen (allerdings begrenzte Sensitivität und Spezifität)
- bei Säuglingen mit ALTE und klinischem Verdacht auf obstruktive Schlafapnoen: Polysomnographische (s. Abb. **6.3**), evtl. bronchopulmonologische Untersuchung, EKG, EEG und Abklärung auf Erkrankungen (s. Differenzialdiagnose) in Abhängigkeit von den klinischen Symptomen

Überwachung von Kindern mit wahrscheinlich erhöhtem Risiko:
- regelmäßige ärztliche Kontrollen
- besondere Beachtung der Pflege- und Gesundheitsmaßnahmen (s. o.)
- Heimmonitoring bei Säuglingen nach ALTE und objektivierter Neigung zu Apnoen mit Hypoxämie (z. B. Frühgeborene mit bronchopulmonaler Dysplasie). Der präventive Effekt ist jedoch nicht bewiesen. Die Eltern müssen darüber aufgeklärt, gut geschult und mit Wiederbelebungsmaßnahmen vertraut gemacht werden

im Handel erhältlich sind, können SIDS nicht verhindern, Monitoring ohne ärztliche Betreuung ist abzulehnen (Pseudosicherheit). **Schnuller** haben einen möglichen protektiven Effekt, allerdings (noch) unbekannter Wirkmechanismus. **Schaffelle**, insbesondere langhaarige sind als Schlafunterlage abzulehnen (Risiko für CO_2-Rückatmung und Überwärmung). Ein **Schlafsack** ist ideal für den Babyschlaf (Temperaturkonstanz, verhindert Drehen in Bauchlage, Armfreiheit).

▶ **Merke.**

▶ **Merke.** Durch gezielte Präventionsmaßnahmen kann die Zahl der SIDS-Opfer signifikant vermindert werden.

Maßnahmen bei Verdacht auf Atemstillstand: Zuerst Versuch des Aufweckens ohne zu traumatisieren (kein heftiges Schütteln – Gefahr einer Subduralblutung!). Bei Erfolglosigkeit Wiederbelebungsmaßnahmen (s. S. 395 ff).

6.3 Polysomnographie (elektrophysiologische Untersuchung im Schlaflabor) bei einem Säugling nach ALTE

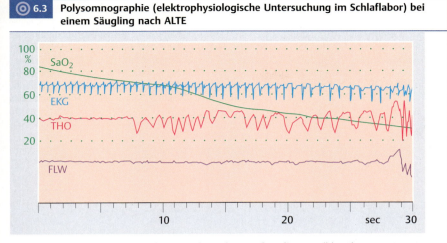

Vorwiegend obstruktive Apnoe (kein nasaler Luftstrom [FLW]), partiell kombiniert mit zentraler Apnoe (keine Thoraxbewegungen [THO]), Verlangsamung der Herzfrequenz (EKG) und Absinken der Sauerstoffsättigung (SaO_2) unter 40 %.

6.4 Leitlinien zur Unterstützung des Trauerprozesses

- Möglichkeit der Verabschiedung der Eltern von ihrem Kind
- dem Trauerprozess entsprechendes Verhalten von Ärzten u. a. involvierten Personen in der Akutsituation
- Einladung der Eltern zu einem persönlichen Gespräch und Informationsangebot (das Gespräch mit dem Obduzenten hat einen besonderen Stellenwert)
- Langzeitbetreuung und psychosoziales Netz anbieten (wird in vielen Ländern durch Elternselbsthilfegruppen wie GEPS-Deutschland, SIDS International, SIDS Austria übernommen)
- Geschwister und Großeltern in die Betreuung einbeziehen

Elternbegleitung:
Der plötzliche Kindstod belastet Eltern über den Verlust hinaus mit einer Reihe von folgenschweren Problemen. Schuldsuche und elterliche Selbstvorwürfe sind die Regel, wozu auch Ermittlungen zum Ausschluss einer Kindstötung beitragen. Häufige Folge ist die soziale Isolierung durch Rückzug von Verwandten und Bekannten, aber auch die selbstgewählte Isolierung kann schwerwiegende soziale Auswirkungen haben.
Die Verarbeitung von Schmerz, Trauer, Störung des Selbstwertgefühls, Hilflosigkeit, Einsamkeit, Kommunikationsproblemen und psychosomatischen Beschwerden dauert Jahre. Partnerschaftskrisen treten ca. 6 Monate nach dem Tod des Kindes am häufigsten auf. Die Partnerschaft kann zerbrechen, aber auch tragfähiger werden.
Exzessiver Medikamenten- und Alkoholkonsum sind nicht selten.
Wissenschaftliche Ergebnisse zur Trauerforschung sind noch jung, lassen aber qualifizierte Leitlinien zur Unterstützung betroffener Familien zu, die jedoch stets individuell und der Situation angepasst erfolgen sollte (Tab. **6.4**).

Hilfreiche Internetadressen:
Deutschland: www.sids.de, www.babyhilfe-deutschland.de, www.schlafumgebung.de
Österreich: www.sids.at
Schweiz: www.sids.ch

Elternbegleitung
Die häufigsten Langzeitprobleme der Eltern sind:
- anhaltende Trauer
- Schuldgefühle
- Vereinsamung
- Partnerschaftskrisen

Es gibt qualifizierte Richtlinien zur Unterstützung trauernder Familien (Tab. **6.4**).

▶ **Klinischer Fall**

▶ **Klinischer Fall.** Eine 18-jährige junge Frau lebt mit ihrem Partner in einer Kleinwohnung, beide sind starke Raucher. Das 3 Monate alte Baby der beiden wurde am Termin geboren (Geburtsgewicht 2850 Gramm), die ersten Lebenswochen waren weitgehend unauffällig. An diesem Abend ist der männliche Säugling etwas unruhig, hat Schnupfen und leicht erhöhte Temperatur (37,8°). Er wird in Bauchlage zu Bett gebracht und mit einer dicken Decke zugedeckt. Als die Mutter morgens nach dem Baby sieht, findet sie dieses schweißnass und leblos in seinem Bettchen. Sie ruft nach ihrem Partner, der sofort mit Laienreanimation beginnt, die Mutter verständigt den Notarzt. Die Reanimationsmaßnahmen (in weiterer Folge durch den Notarzt) bleiben erfolglos, es wird der „Tod aus ungeklärter Ursache" festgestellt. Es folgen kriminalpolizeiliche Erhebungen sowie eine rechtsmedizinische Obduktion. Schließlich werden die Eltern darüber aufgeklärt, dass ihr Kind am „Plötzlichen Kindstod" verstorben ist.

7 Genetik

7.1 Grundlagen

7.1.1 Angeborene morphologische Anomalien

▶ **Definition.** Als angeborene morphologische Anomalien bezeichnet man Form- und Strukturabweichungen des Körpers oder von Körperteilen, die über die normale Variationsbreite hinausgehen.

Klassifikation: Bei **Einzeldefekten** sind die morphologischen Anomalien auf eine einzelne, entwicklungsgeschichtlich (Entwicklungsfeld) oder räumlich umschriebene Körperregion oder ein Gewebe beschränkt. Wenn Anomalien eines Organs, Organ- oder Körperteils durch eine primäre Anlagestörung in dieser Region entstehen, spricht man von **Fehlbildung**. Entsteht die Anomalie infolge einer sekundär eintretenden exogenen Störung in der Entwicklung einer ursprünglich normalen Anlage, nennt man dies **Disruption** (z. B. intrauterine amniogene Amputationen, Hydrozephalus nach intrauteriner Infektion). Mechanische Einflüsse auf Organe oder Körperteile, deren Entwicklung bereits abgeschlossen ist, können zu Form- oder Lageanomalien führen; diese werden als **Deformation** bezeichnet (z. B. Klumpfuß bei Oligohydramnion). **Dysplasien** sind fehlerhafte Gewebsdifferenzierungen, die zu Gewebedefekten führen. Dabei sind oft mehrere Körperteile morphologisch verändert, der zugrunde liegende Defekt betrifft aber nur ein Gewebe (z. B. Osteogenesis imperfecta, ektodermale Dysplasie, Achondroplasie, kleidokraniale Dysplasie, Abb. **7.1**).

Bei **multiplen Defekten** bestehen nebeneinander mehrere morphologische Anomalien an Körperregionen, die entwicklungsgeschichtlich räumlich getrennt sind. Ist eine dieser multiplen morphologischen Anomalien Folge einer anderen, spricht man von **Sequenz** (z. B. Klumpfuß bei Meningomyelozele). Folgen multiple morphologische Anomalien nicht aufeinander, sondern haben eine gemeinsame pathogenetische Grundlage, bezeichnet man sie als **Syndrome**. Beispiele hierfür sind das Down-Syndrom (s. Abb. **7.7**, S. 138) und das embryofetale Alkoholsyndrom (s. Abb. **7.4**, S. 135). Wenn bestimmte Anomalien überzufällig häufig gemeinsam auftreten, ohne dass eine pathogenetische Beziehung vermutet werden kann, spricht man von **Assoziationen** (z. B. VACTERL-Assoziation (Tab. **7.1**).

◀ **Definition**

Klassifikation:
Einzeldefekte:
- **Fehlbildung:** Anomalie eines Organs, Organ- oder Körperteils durch eine primäre Anlagestörung
- **Disruption:** Anomalie infolge sekundärer exogener Entwicklungsstörung in einer primär normalen Anlage
- **Deformation:** Form- oder Lageanomalie durch mechanische Einflüsse auf Organe oder Körperteile, deren Entwicklung bereits abgeschlossen war
- **Dysplasie:** Gewebedefekt durch fehlerhafte Differenzierung einer Gewebeart, oft mit Anomalien mehrerer Körperteile (Abb. **7.1**).

Multiple Defekte:
- **Sequenz:** Als Folge einer Anomalie entstehen weitere Anomalien
- **Syndrom:** multiple Anomalien mit gemeinsamer pathogenetischer Grundlage (s. Abb. **7.7**, S. 138 und s. Abb. **7.4**, S. 135)
- **Assoziation:** überzufällig häufiges Zusammentreffen bestimmter Anomalien ohne erkennbare pathogenetische Beziehung.

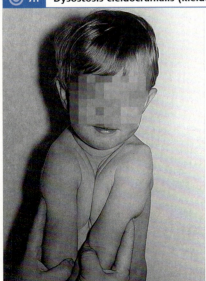

7.1 Dysostosis cleidocranialis (kleidokraniale Dysplasie)

Hypo- oder Aplasie der Claviculae; die Schultern können vor dem Sternum „zusammengeklappt" werden. Weiterhin: kraniale Dysostose mit Brachyzephalie und überzähligen Zahnanlagen.

7.1 Bekannte Muster morphologischer Anomalien (Auswahl)

	Klinik	geistige Entwicklung	Genetik	Häufigkeit
monogen:				
Achondroplasie	dysproportionierter Minderwuchs mit kurzen Extremitäten, großem Kopf, verstärkter Lendenlordose, typischen Röntgenbefunden	normal	autosomal-dominant	1:20 000
Apert-Syndrom (Akrozephalosyndaktylie)	Kraniosynostose, hohe Stirn, flacher Hinterkopf, Syndaktylie	häufig retardiert	autosomal-dominant	1:100 000
Crouzon-Syndrom (kraniofaziale Dysostose)	Kraniosynostose, Proptose, Hypertelorismus, Strabismus divergens, Oberkieferhypoplasie, vorstehende Unterlippe	meist normal	autosomal-dominant	1:25 000
Wiedemann-Beckwith-Syndrom (EMG-Syndrom = **E**xomphalos-**M**akroglossie-**G**igantismus)	Makrosomie (vermehrte Muskelmasse und dickes Unterhautgewebe), Makroglossie, großer Nabelbruch bzw. Omphalozele, Hyperplasie innerer Organe, charakteristische Einkerbungen an den Ohrläppchen, häufig Hypoglykämien	manchmal retardiert	autosomal-dominant (Imprinting)	1:13 000
Franceschetti-(Treacher Collins)Syndrom (mandibulofaziale Dysostose, Abb. **7.3**)	ausgeprägte Mandibulahypoplasie, nach außen abfallende Lidachsen, Unterlidkolobom, Ohrmuschelfehlbildungen	meist normal	autosomal-dominant	1:10 000
Holt-Oram-Sydrom	tief angesetzte Daumen, Daumenhypoplasie, gelegentlich Radiushypoplasie; Herzfehler (vor allem ASD, VSD)	normal	autosomal-dominant	1:100 000
kleidokraniale Dysplasie (s. Abb. **7.1**, S. 129)	stark verzögerter Fontanellenschluss, vorgewölbte Stirn, flacher Hinterkopf, verzögerter Zahnwechsel, Schlüsselbeindefekt (abnorme Beweglichkeit der Schultern nach vorn)	normal	autosomal-dominant	1:50 000?
Marfan-Syndrom s. Abb. **20.9** S. 817)	Arachnodaktylie, Trichterbrust, Kyphoskoliose, Luxation der Augenlinse, Aortenbogenerweiterung, Hochwuchs	normal	autosomal-dominant	1:30 000
Ellis-van-Creveld-Syndrom (chondroektodermale Dysplasie)	kurze Extremitäten, schmaler Thorax, Polydaktylie, häufig Herzfehler (meist Septumdefekte)	manchmal retardiert	autosomal-rezessiv	1:100 000?
Smith-Lemli-Opitz-Syndrom	kleiner Kopf, Kleinwuchs, Lidptose, kurze Nase mit aufgerichteten Nasenlöchern, Vierfingerfurche, Syndaktylien, Genitalanomalien	retardiert	autosomal-rezessiv	1:20 000
ektodermale Dysplasie (verschiedene Formen)	Unterentwicklung der Haut und Hautanhangsgebilde: spärlicher Haarwuchs, partielle Anodontie, Nagelhypoplasie, Fehlen der Schweißdrüsen (bei der häufigsten, anhidrotischen Form); bei einigen Formen kommen Fehlbildungen (Lippenspalte, Ektodaktylie) vor	normal	verschiedene Erbgänge	1:100 000
Mikrodeletionen:				
Langer-Giedion-Syndrom	abstehende große Ohren, breite Augenbrauen, knollige Nase, langes Philtrum; Minderwuchs; multiple kartilaginäre Exostosen	mäßig retardiert	Deletion 8q23	1:20 000?
Prader-Willi-Syndrom (Abb. **3.5**, S. 51)	Adipositas, Muskelhypotonie (besonders im Säuglingsalter), kleine Hände und Füße, Strabismus, Hypogenitalismus	meist retardiert	paternale Deletion 15q11 (Imprinting)	1: 15 000
Angelman-Syndrom	keine Sprachentwicklung, Epilepsie, Lachanfälle, Mikrozephalie, Progenie	schwer retardiert	maternale Deletion 15q11 (Imprinting)	1:15 000
Williams-Beuren-Syndrom (s. Abb. **7.2b**, S. 132)	supravalvuläre Aortenstenose, Hyperkalzämie, Wachstumsretardierung, Mittelgesichtshypoplasie, volle Lippen	retardiert	Deletion 7q11	1:10 000
Mikrodeletion 1p36	Mikrozephalie, Epilepsie, Seh- und Hörstörungen, Mittelgesichtshypoplasie	retardiert	Deletion 1p36	1:10 000

Fortsetzung Tab. 7.1 ▶

7.1 Grundlagen

Tab. 7.1 Bekannte Muster morphologischer Anomalien (Auswahl) (Fortsetzung)

	Klinik	geistige Entwicklung	Genetik	Häufigkeit
DiGeorge-Syndrom (s. S. 539)	vermehrte Infektneigung bei T-Zell-Mangel (Thymushypoplasie), Hypoparathyreoidismus, Herzfehler, Mikrognathie, mediane Gaumenspalte	meist retardiert	Deletion 22q11	1:4000
WAGR-Syndrom	**W**ilms-Tumor, **A**niridie, **G**enitalanomalien, mentale **R**etardierung	retardiert	Deletion 11p13	1:150000
Smith-Magenis-Syndrom	Sprachentwicklungsverzögerung, Schwerhörigkeit, Autoaggressivität, Brachyzephalie, Skoliose	retardiert	Deletion 17p11	1:25000
■ **unklar:**				
Cornelia-de-Lange-Syndrom	Kleinwuchs, Mikrobrachyzephalie, buschige zusammengewachsene Augenbrauen, Nase mit aufgerichteten Nasenlöchern, vermehrte Körperbehaarung, evtl. Reduktionsanomalien der Extremitäten	schwer retardiert	meist sporadisch	1:20000
Goldenhar-Sequenz (okulo-aurikulo-vertebrales Syndrom, Abb. 7.2)	epibulbäres Dermoid, Lidkolobom, Ohrmuschelfehlbildungen, Hypoplasie der Jochbögen, Unterkieferhypoplasie, Wirbelanomalien	meist normal	meist sporadisch	1:4000
Noonan-Syndrom	Kleinwuchs, tiefer Haaransatz, manchmal Pterygium colli; Herzfehler, Hypogenitalismus (erinnert z. T. an das Turner-Syndrom, bei männlichen Patienten daher auch „male Turner" genannt)	manchmal retardiert	sporadisch oder autosomal dominant, in 50% Mutationen im PTPN11-Gen (Chromosom 12q24)	1:2000
Silver-Russell-Syndrom	prä- und postnataler Minderwuchs, relativ großer Hirnschädel mit kleinem dreieckigem Gesicht, abfallende Mundwinkel, Körperasymmetrie	manchmal retardiert	meist sporadisch	1:30000?
VACTERL-Assoziation	Akronym für: **V**ertebrale Anomalien, **A**nalatresie, **C**ardiale Fehlbildungen, **T**racheo-**E**sophageale Fistel, **R**enale Anomalien, Extremitäten (**L**imb)-Fehlbildungen	meist normal	meist sporadisch	1:6000
■ **exogen:**				
embryofetales Alkoholsyndrom (Abb. 7.4, S. 135)	Untergewicht und Unterlänge bei Geburt, Minderwuchs, kleiner Kopf, Epikanthus, kurze Lidspalten, langes Philtrum, kleines Kinn, Skelettanomalien, Genitalanomalien, Herzfehler (ASD, VSD)	meist retardiert	exogen	1:365
Rötelnembryopathie	Katarakt, Chorioretinitis, Taubheit, Herzfehler, gelegentlich Mikrozephalus (Embryopathie in etwa 50% bei Rötelninfektion der Mutter im 1. Monat, 10% im 3. Monat)	manchmal retardiert	exogen	1:5000

Anmerkung: Bei einigen Erkrankungen wurde der traditionelle Begriff „Syndrom" beibehalten, obwohl nach der pathogenetischen Klassifizierung die Bezeichnung „Dysplasie" zutreffend wäre (z. B. Marfan-Syndrom).

Häufigkeit: Bei etwa 2% der Neugeborenen kann eine größere, funktionell oder kosmetisch bedeutsame morphologische Anomalie festgestellt werden. Zählt man Anomalien der inneren Organe, die sich erst später manifestieren, hinzu, ergibt sich eine Gesamthäufigkeit von etwa 4–5%.
Die **häufigsten Einzeldefekte** sind: Herzfehler (knapp 1%), Hüftdysplasie und -luxation (0,3%), Hydrozephalus, Neuralrohrspalten wie Myelomeningo- und Meningozele, Lippen-Kiefer-Gaumen-Spalten, Fehlbildungen des Urogenitalsystems, Klumpfuß (je ca. 0,1%). In 10–20% finden sich bei einem Patienten gleichzeitig mehrere größere Anomalien. Kleinere Anomalien (z. B. fehlgebildete Ohren, schräge Lidachsen, überzählige Mamillen, Vierfingerfurchen, Klinodaktylie, Fuß- und Zehenstellungsanomalien) können auf das Vorliegen von größeren Anomalien hinweisen.
Eine ausgewählte Übersicht bekannter Muster morphologischer Anomalien gibt Tab. 7.1.

Häufigkeit: Ca. 2% der Neugeborenen zeigen größere Anomalien, zusammen mit sich später erst manifestierenden Organfehlbildungen liegt die Gesamthäufigkeit bei ca. 4–5%.

Häufigste Einzeldefekte:
Herzfehler (ca. 1%), Hüftdysplasie (0,3%), Hydrozephalus, Neuralrohrspalten, LKG-Spalten, Urogenitalfehlbildungen, Klumpfuß (je ca. 0,1%). In 10–20% finden sich beim gleichen Patienten mehrere größere Anomalien.

Eine Auswahl morphologischer Anomalien zeigt Tab. 7.1.

7.2 Goldenhar-Sequenz (a) und Williams-Beuren-Syndrom (b)

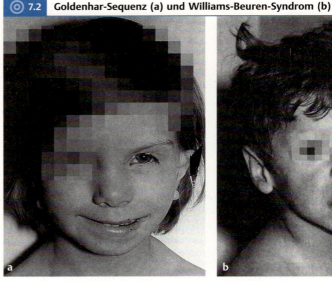

a Porträtaufnahme eines Kindes mit Goldenhar-Sequenz: Epibulbäres Dermoid, Oberlidkolobom links, Makrostomie, Ohrmuschelfehlbildung.

b Facies eines Kindes mit Williams-Beuren-Syndrom: Mittelgesichtshypoplasie, volle Lippen.

7.3 Franceschetti-(Treacher Collins-)Syndrom (s. Tab. 7.1)

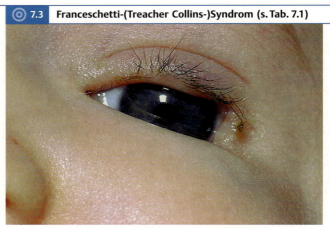

Linkes Auge mit typischem Lidkolobom bei Franceschetti-Syndrom.

Ätiologie: Ursachen angeborener Anomalien sind:
- chromosomal (ca. 6%)
- monogen erblich (2–4%)
- polygen, multifaktoriell (ca. 90%) oder
- exogen (ca. 1%).

Ätiologie: Angeborene morphologische Anomalien können
- chromosomal (s. S. 135)
- monogen erblich (s. S. 143)
- polygen, multifaktoriell (s. S. 147)
- rein exogen (s. u.) bedingt sein.

Der Anteil der auf **Chromosomenstörungen** beruhenden morphologischen Anomalien beträgt etwa 6%. **Monogen** erblich, d. h. auf pathologische Veränderungen einzelner Gene zurückzuführen, sind etwa 2 bis 4% aller morphologischen Anomalien. In etwa 90% ist als Ursache ein Zusammenwirken mehrerer Gene (**polygene** Vererbung) anzunehmen oder ein **multifaktorielles** Geschehen, d. h., dass neben einer ungünstigen Konstellation mehrerer Erbanlagen noch exogene Faktoren bei der Manifestation mitwirken. Der Anteil der rein exogen bedingten angeborenen Anomalien ist mit etwa 1% relativ klein.

Exogene Störeinflüsse: Ein kausaler Zusammenhang zwischen dem Einwirken von exogenen Störeinflüssen in der Schwangerschaft und dem Auftreten von morphologischen Anomalien beim Kind (teratogene Fruchtschädigung) ist bisher nachgewiesen worden für:
- Infektionskrankheiten der Mutter: Röteln, Zytomegalie, Toxoplasmose (Einzelfälle auch berichtet bei Varizellen, Herpes, Masern); (s. S. 580 ff u. Tab. **16.10**, S. 610)
- ionisierende Strahlen (bei der üblichen Röntgendiagnostik Strahlenbelastung des Uterus unter 10 mGy, kritische Dosis ab 50 mGy)
- Medikamente: Thalidomid, Zytostatika, Antikonvulsiva, Kumarinderivate, Retinoide
- Alkohol oder Drogen (insbesondere Kokain)
- Stoffwechselkrankheit der Mutter: Diabetes mellitus, Phenylketonurie.

Faktoren, die mit einer Versorgungsstörung der Frucht einhergehen können, wie Nidationsstörungen, Zwillingsschwangerschaften oder erhöhtes Gebäralter, erhöhen das Risiko für die Entstehung von morphologischen Anomalien. Schweregrad und Art der morphologischen Anomalie durch teratogene Fruchtschädigung hängen von Art und Ausmaß der Noxe sowie vom Zeitpunkt und der Dauer ihres Einwirkens ab. Während der **Blastogenese** (1.– 14. Tag) einwirkende Noxen führen entweder zum Abort, oder eingetretene Schäden werden vollständig regeneriert. Die sensibelste Phase ist die Zeit der Embryogenese oder Organogenese (15.– 90. Tag); betroffen sind jeweils Organe, die sich gerade in entscheidenden Differenzierungsstadien befinden **(Embryopathien)**. Danach, in der **Fetalzeit**, einwirkende Störfaktoren können zu morphologischen Anomalien im Sinne sekundärer Organveränderungen (z. B. Hydrozephalus, Mikrozephalie) führen, eine allgemeine Wachstumsverzögerung bewirken, oder es können Organmanifestationen auftreten, wie sie auch bei entsprechenden postnatalen Erkrankungen vorkommen (z. B. Hepatitis, Enzephalitis, Thrombozytopenie). Diese Veränderungen werden **Fetopathien** genannt.

Diagnostik: Die an pathogenetischen Gesichtspunkten orientierte Einteilung morphologischer Anomalien hilft bei der Auswahl diagnostischer Maßnahmen, bei der genetischen Beratung und der prognostischen Beurteilung (s. u.). So sind z. B. **Chromosomenuntersuchungen** nicht sinnvoll bei Einzelfehlbildungen, Dysplasien, Disruptionen und Deformationen. Sie sollten aber **bei multiplen morphologischen Anomalien** erwogen werden, sofern diese nicht eindeutig einem Syndrom nichtchromosomaler Ätiologie zugeordnet werden können. **Stoffwechseluntersuchungen** sind nur bei **Dysplasien** sinnvoll.

Therapie: In der symptomatischen Behandlung von angeborenen morphologischen Anomalien durch chirurgische und kieferorthopädische Maßnahmen sind große Fortschritte erzielt worden. Die Betreuung und Förderung behinderter Kinder durch Frühförderung zu Hause, später in speziellen Kindergärten, Schulen und berufsfördernden Einrichtungen, sofern erforderlich, soll Defizite ausgleichen und die soziale Eingliederung erleichtern. Hilfreich ist auch die Arbeit von Selbsthilfegruppen betroffener Familien, zu denen möglichst frühzeitig Kontakt hergestellt werden sollte.

Prognose: Disruptionen und Deformationen haben im Allgemeinen kein erhöhtes Wiederholungsrisiko. Bei Einzelfehlbildungen ist das Wiederholungsrisiko meist gering (1–5%), bei Dysplasien dagegen häufig erhöht, weil sie monogen erblich sein können. Deformationen haben in der Regel eine gute Prognose.

> ▶ **Merke.** Man sollte stets zurückhaltend sein mit negativen Äußerungen bezüglich der geistigen Entwicklungschancen bei Neugeborenen und Säuglingen mit morphologischen Anomalien. Solange sich nicht aus der Ätiologie der Erkrankung, (z. B. bei autosomalen Chromosomenstörungen) oder aus den Erfahrungen bei Patienten mit gleicher Diagnose zwingende Hinweise ergeben, ist eine Störung der geistigen Entwicklung nicht vorauszusagen (s. Tab. **7.1**).

Exogene Störeinflüsse: Folgende exogene Störfaktoren in der Schwangerschaft können morphologische Anomalien beim Kind verursachen:
- Infektionen der Mutter (z. B. Röteln, Zytomegalie, Toxoplasmose)
- ionisierende Strahlen
- Medikamente (Thalidomid, Zytostatika, Antikonvulsiva, Kumarine, Retinoide)
- Alkohol, Drogen
- Stoffwechselerkrankungen der Mutter (Diabetes mellitus, Phenylketonurie).

Schweregrad und Art der teratogenen Fruchtschädigung hängen ab von Art und Ausmaß der Noxe sowie vom Zeitpunkt und der Dauer ihrer Einwirkung: Exposition während der **Blastogenese** (1.– 14. Tag) führt entweder zum Abort oder eingetretene Schäden werden vollständig regeneriert. Die **Embryogenese** (15.– 90. Tag) ist die sensibelste Phase; hier entstehen **Embryopathien** an den Organen, die sich gerade in entscheidenden Differenzierungsstadien befinden. In der **Fetalzeit** einwirkende Noxen führen zu sekundären Organveränderungen **(Fetopathien)** wie Hydrozephalus oder Hepatitis.

Diagnostik: Die pathogenetisch orientierte Klassifikation hat für Diagnostik und Prognose (s. u.) Bedeutung. **Chromosomenuntersuchungen** sind **nur bei multiplen Defekten** sinnvoll, falls keine nichtchromosomale Ursache bekannt ist. **Stoffwechseluntersuchungen nur bei Dysplasien.**

Therapie: Die Betreuung und Förderung behinderter Kinder durch spezielle Therapeuten, auch in Fördereinrichtungen, soll Defizite ausgleichen und die soziale Integration erleichtern.

Prognose: Bei Disruptionen und Deformationen meist kein erhöhtes Wiederholungsrisiko, bei Einzelfehlbildungen meist gering, bei Dysplasien häufig erhöht. Deformationen haben in der Regel eine gute Prognose.

◀ Merke

Prophylaxe: Prophylaktische Maßnahmen sind auf die Ausschaltung der Noxen ausgerichtet, z. B. Vermeidung der Rötelnembryopathie durch Impfung vor der Schwangerschaft (noch haben 10% aller Schwangeren keine Antikörper gegen Röteln!), Vermeidung des embryofetalen Alkoholsyndroms durch Verzicht auf Alkohol, nötigenfalls Alkoholentwöhnung abhängiger Frauen, bei Schwangeren mit Phenylketonurie phenylalaninarme Diät vor der Konzeption. Auch der Verzicht auf potenziell schädliche Medikamente stellt eine Möglichkeit der Prophylaxe dar (z. B. keine Retinoide in der Aknebehandlung bei Frauen im gebärfähigen Alter). Ist eine medikamentöse Behandlung der Schwangeren unvermeidbar (z. B. Antikonvulsiva) sollte vor der Konzeption die Einstellung auf eine möglichst schwangerschaftsverträgliche Therapie erfolgen.

Durch die perikonzeptionelle Gabe von **Folsäure** (0,4 mg/die, 4 Wochen vor bis 8 Wochen nach Konzeption) lässt sich das Auftreten von Neuralrohrdefekten um 70% verringern. Wurde bereits ein Kind mit Neuralrohrdefekt geboren, ist die prophylaktische Dosis auf 4 mg/die zu erhöhen.

Embryofetales Alkoholsyndrom

▶ **Definition.** Das **embryofetale Alkoholsyndrom** ist eine durch Alkoholexposition in der Embryonal- und Fetalzeit teratogen verursachte Schädigung, die den gesamten Organismus, insbesondere das Gehirn, betrifft und mit einer prä- und postnatalen Wachstumshemmung, einem typischen Muster morphologischer Anomalien und statomotorischen, geistigen und psychischen Entwicklungsstörungen einhergeht.

Als **Alkoholeffekte** bezeichnet man Störungen der psychisch-geistigen Entwicklung und des Verhaltens, morphologische Anomalien fehlen.

Ätiologie und Einteilung: Es kann kein Schwellenwert für die Alkoholexposition angegeben werden, ab dem mit Schädigungen zu rechnen ist. Besonders gravierend wirken sich aus: Alkoholkrankheit der Mutter, exzessives Trinken und Exposition in der Embryonalzeit. Neben dem Vollbild in variabler Ausprägungsstärke (Schweregrade I–III, nach dem Punkte-Bewertungs-Score von Majewski) kommen Schwachformen vor.

Häufigkeit: 1:365 Neugeborene für das Vollbild des embryofetalen Alkoholsyndroms (Schweregrad I–III). Schwachformen und Alkoholeffekte sind um ein Mehrfaches häufiger.

Klinik: Bei Kindern mit einem embryofetalen Alkoholsyndrom kommt es zum intrauterinen Minderwuchs und Untergewicht sowie postnatal zu **Wachstumsverzögerungen** mit folgenden Symptomen:
- **kraniofaziale Dysmorphie:** Mikrozephalie, Philtrum fehlend oder flach und verlängert mit schmalem Lippenrot, vertiefte Nasolabialfalten, kleines Kinn, Ohren dysplastisch, tiefsitzend, Epikanthus, Ptosis, abfallende Lidachsen, Strabismus (s. Abb. **7.4**)
- **Klinodaktylie** und Verkürzung der Kleinfinger
- **größere Anomalien,** insbesondere an Herz und Genitale (je etwa 30%)
- **geistige** und **sprachliche Entwicklungsstörung**
- **Störungen von Psyche und Verhalten:** emotionale Instabilität, Impulsivität, Aufmerksamkeits- und Konzentrationsstörungen.

Therapie: Wichtig sind entwicklungsfördernde Maßnahmen, evtl. Erziehung bei Pflegeeltern oder auch Heimerziehung. Bei ausgeprägten Symptomen im Sinne einer Aufmerksamkeits-Defizit-Hyperaktivitäts-Störung (ADHS, s. S. 736) ist eine medikamentöse Behandlung mit Stimulanzien erforderlich. Größere Fehlbildungen werden operativ behandelt.

Prophylaxe: Das Entstehen morphologischer Anomalien durch exogene Noxen kann nur verhindert werden durch Ausschalten dieser exogenen Störfaktoren: z. B. Rötelnimpfung vor der Schwangerschaft, Verzicht auf Alkohol, phenylalaninarme Diät bei Schwangeren mit Phenylketonurie.

Die perikonzeptionelle **Folsäureprophylaxe** verringert das Risiko für Neuralrohrdefekte.

Embryofetales Alkoholsyndrom

▶ **Definition**

Ätiologie und Einteilung: Es gibt keinen Schwellenwert für die Alkoholexposition, ab dem mit Schädigungen zu rechnen ist. Es gibt verschiedene Ausprägungsgrade der Schädigungen.

Häufigkeit: 1:365 Neugeborene für das Vollbild. Schwachformen und Alkoholeffekte sind um ein Mehrfaches häufiger.

Klinik: Es kommt zur prä- und postnatalen **Wachstumshemmung** mit Untergewicht sowie zu einer **kraniofazialen Dysmorphie** und größeren **Anomalien** (Herz, Genitale). Außerdem treten psychische, geistige und sprachliche **Entwicklungsstörungen** sowie **Verhaltensstörungen** auf.

Therapie: Wichtig sind entwicklungsfördernde Maßnahmen, bei ausgeprägter ADHS-Symptomatik (s. S. 736) Stimulanzientherapie.

7.4 Embryofetales Alkoholsyndrom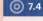

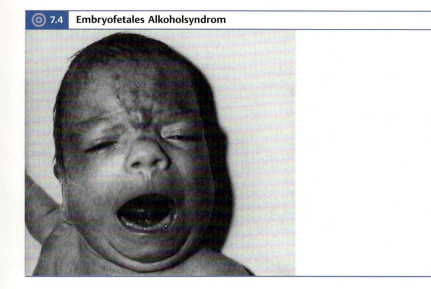

▶ **Klinischer Fall.** Säugling mit embryofetalem Alkoholsyndrom (s. Abb. **7.4** und Tab. **7.1**). Dystrophie (Geburt nach 40. SSW mit 48 cm Länge und 2400 g Gewicht), muskuläre Hypotonie. Typische dysmorphe Stigmata: enge Lidspalte, angedeuteter Epikanthus, kurze Nase mit nach vorne gerichteten Narinen, verstrichenes Philtrum, schmales Lippenrot. Älterer Bruder ist mental retardiert, mit gleichartigem Bild von Anomalien. Mutter ist chronische Alkoholikerin. In diesem Zusammenhang sei darauf hingewiesen, dass Fälle von angeborenen Anomalien bei Geschwistern auch durch in mehreren Schwangerschaften der Mutter wirkende exogene Noxen wie Alkoholabusus oder Antiepileptikatherapie verursacht werden können; neben der Familienanamnese ist auch die Expositions- und Sozialanamnese wichtig!

◀ **Klinischer Fall**

7.2 Chromosomenaberrationen

7.2.1 Allgemeines

Ätiologie und Pathogenese: Veränderungen der Chromosomenzahl (numerische Aberrationen oder Genommutationen) sind formal auf eine Fehlverteilung der Chromosomen (Nondisjunction) während der meiotischen Teilungen oder der ersten postzygotischen, mitotischen Teilungen zurückzuführen. Veränderungen der Chromosomenstruktur (Chromosomenmutationen) liegen Brüche an einem oder mehreren Chromosomen zugrunde. Mosaikbefunde sind in der Regel postzygotisch entstanden.
Exogene Einflüsse wie ionisierende Strahlen, chemische Agenzien oder Virusinfektionen sind als Auslöser dieser Störungen in Betracht zu ziehen. Andererseits lassen sich aneuploide Keimzellen auch bei unbelasteten Männern und Frauen nachweisen. Die kausale Genese einer Chromosomenaberration lässt sich zumeist nicht klären.
Ein pathogenetisch bedeutsamer Faktor für eine Nondisjunction ist ein **erhöhtes mütterliches Alter**. So steigt z. B. das Risiko für die Geburt eines Kindes mit Trisomie mit zunehmendem Alter der Mutter drastisch an.

Häufigkeit: Chromosomenuntersuchungen bei konsekutiv erfassten lebend geborenen Neugeborenen ergaben bei 0,6 % eine numerische oder strukturelle Chromosomenaberration. Demgegenüber ist anzunehmen, dass zu Beginn aller Schwangerschaften in etwa 6 % eine Chromosomenaberration der Frucht vorliegt (berechnet aus der Häufigkeit von Chromosomenaberrationen bei Spontanaborten [ca. 30 %] und der allgemeinen Häufigkeit von Aborten [ca.15 – 20 % aller Schwangerschaften]. Somit ist nur in einem kleinen Teil der Schwangerschaften, die mit einer Chromosomenaberration der Frucht beginnen, die Geburt eines lebenden Kindes möglich.

7.2 Chromosomenaberrationen

7.2.1 Allgemeines

Ätiologie und Pathogenese: Numerische Chromosomenaberrationen entstehen durch Nondisjunction (meiotisch oder postzygotisch, dann oft Mosaike), strukturelle Aberrationen durch Chromosomenbrüche.

Als Auslöser kommen z. B. ionisierende Strahlen, chemische Agenzien, Virusinfektionen in Betracht. Oft lässt sich die Ursache nicht klären.

Pathogenetisch bedeutsam für Nondisjunction ist ein **erhöhtes Alter** bei der **Mutter** (bei allen Trisomien!).

Häufigkeit: 0,6 % der lebend geborenen Neugeborenen haben eine numerische oder strukturelle Chromosomenaberration.

Diagnostik:

Chromosomenanalyse: Mikroskopische Darstellung aus Zellkulturen von teilungsfähigen Zellen (z.B. aus Blut oder Fruchtwasser). Erfassung numerischer und (durch Bänderungsfärbung) struktureller Aberrationen (Abb. **7.5**).

Diagnostik:

Chromosomenanalyse: Aus Zellkulturen von teilungsfähigen Zellen (z.B. aus Blut, Hautbiopsien oder Fruchtwasser) lässt sich das gesamte Erbgut in der Übersicht mikroskopisch darstellen. Neben numerischen Aberrationen können durch die Bänderungsfärbungen (Abb. **7.5**) auch strukturelle Chromosomenanomalien erfasst werden. Die Auflösung liegt bei durchschnittlich etwa 400 unterscheidbaren Chromosomenbanden (entspricht etwa 10 Millionen Basenpaaren der DNA).

7.5 Bandenkaryogramm mit freier Trisomie 21

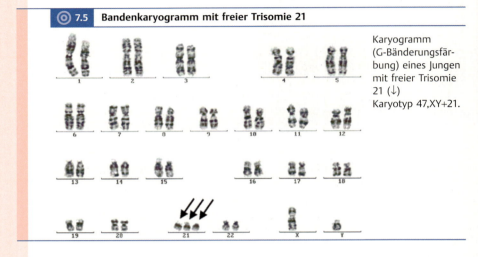

Karyogramm (G-Bänderungsfärbung) eines Jungen mit freier Trisomie 21 (↓)
Karyotyp 47,XY+21.

Fluoreszenz-in-situ-Hybridisierung (FISH): Anlagerung fluoreszenzmarkierter DNA-Sequenzen (Sonden) an die komplementären Sequenzen von Chromosomenpräparaten oder Interphasezellen. Dadurch Überprüfung des Vorhandenseins und der Lokalisation dieser Sequenzen in den Chromosomen des Patienten. Auch **Mikrodeletionen** können so erfasst werden (Abb. **7.6**).

Telomerscreening: Damit ist die Suche nach Mikrodeletionen/Translokationen mit Beteiligung der Endabschnitte möglich.

Fluoreszenz-in-situ-Hybridisierung (FISH): Für bestimmte Chromosomenabschnitte spezifische fluoreszenzmarkierte DNA-Sequenzen (DNA-Sonden) können durch Hybridisierung an die komplementären Sequenzen von Chromosomenpräparaten oder Interphasezellen angelagert und damit das Vorhandensein und die Lokalisation dieser Sequenzen in den Chromosomen des Patienten überprüft werden. Die Auflösung liegt hier bei bis zu unter 1000 Basenpaaren, so dass z.B. auch **Mikrodeletionen** erfassbar sind, die mit der Chromosomenanalyse nicht erkennbar wären (Abb. **7.6**). Voraussetzung für den Einsatz von FISH ist ein konkreter Verdacht auf eine Veränderung eines bestimmten DNA-Abschnitts, für den eine DNA-Sonde zur Verfügung steht.

Telomerscreening: Mit dem Telomerscreening ist die Suche nach Mikrodeletionen und Translokationen mit Beteiligung der Endabschnitte (Telomere) für alle Chromosomen in einem simultanen Untersuchungsansatz möglich.

7.6 Fluoreszenz-in-situ-Hybridisierung (FISH) bei DiGeorge-Syndrom

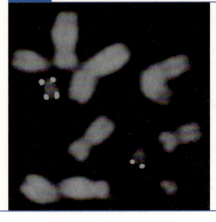

Nachweis einer Mikrodeletion auf einem Chromosom 22 bei DiGeorge-Syndrom durch FISH: Hybridisierung zweier für Chromosom 22 spezifischer, grün fluoreszenzmarkierter DNA-Sonden, die jeweils ein Signalpaar erzeugen (Markierung beider Chromatiden). Während auf einem Chromosom 22 zwei Signalpaare das Vorhandensein beider Regionen anzeigen, ist auf dem Partnerchromosom durch die Deletion der DiGeorge-Region nur ein Signalpaar erkennbar.

7.2.2 Autosomale Chromosomenaberrationen

Numerische Aberrationen der Autosomen

Down-Syndrom (Trisomie 21)

Häufigkeit: Das Down-Syndrom ist mit 1:700 Lebendgeborene die häufigste autosomale Chromosomenaberration. Das Risiko steigt mit dem Alter der Mutter (unter 30: weniger als 1 auf 1000; 30–34: 1–2 auf 1000; 35–39: 2–10 auf 1000; 40–44: 10–20 auf 1000; über 44: 20–40 auf 1000). Inwieweit erhöhtes väterliches Alter eine Rolle spielt, ist noch umstritten.

Zytogenetik: Es gibt verschiedene Formen:
- **Freie Trisomie 21** (bei über 90% der Patienten mit Down-Syndrom): Die Chromosomenzahl beträgt 47, das Chromosom 21 ist dreifach vorhanden. Das Wiederholungsrisiko beträgt 1–2%.
- **Translokationstrisomie 21** (bei ca. 5%): Dabei liegen zwei freie Chromosomen 21 vor, das überzählige Chromosom 21 ist in Form der **zentrischen Fusion** mit einem anderen akrozentrischen Chromosom verschmolzen, so dass die Gesamtchromosomenzahl 46 beträgt. Bei etwa 3% liegt eine D/G-Translokation zwischen einem großen akrozentrischen Chromosom (Gruppe D: Chromosomen 13, 14 und 15) und Chromosom 21 als kleinem akrozentrischen Chromosom (Gruppe G: Chromosomen 21 und 22) vor, meist 14/21, bei etwa 2% eine G/G-Translokation, 21/21 oder 21/22. Trägt die Mutter des Kindes diese zentrische Fusion in balancierter Form, liegt das Wiederholungsrisiko bei 10–15%; trägt der Vater die Fusion, bei 3–5%. Hat ein Elternteil eine balancierte 21/21-Translokation, so sind nur Nachkommen mit Down-Syndrom oder Aborte möglich.
- **Mosaiktrisomie 21** (etwa 2%): Hierbei liegt neben einer Zelllinie mit Trisomie 21 noch eine Zelllinie mit normalem Chromosomenbefund vor.

Klinik: Bei Mosaiken kann die klinische Symptomatik des Down-Syndroms schwächer ausgeprägt sein, wenn der Anteil trisomer Zellen relativ gering ist. Patienten mit freier Trisomie 21 und Translokationstrisomie 21 zeigen aber keine Unterschiede in Schweregrad und Anzahl der klinischen Symptome.
Das Geburtsgewicht ist im Allgemeinen vermindert bei normaler oder leicht verkürzter Schwangerschaftsdauer. **Typischer Phänotyp** (Abb. 7.7a): Multiple kleinere Anomalien: Brachyzephalus, Ohrmuschelanomalien (gefaltete Helix), nach oben außen ansteigende Lidachsen, Epikanthus (Abb. 7.7b), Brushfield-Flecken (weißliche Verdichtungen des Irisstromas), gelegentlich Katarakt und Strabismus, breite und flache Nasenwurzel, gefurchte Lippen und Zunge, hoher Gaumen, Zahnstellungsanomalien, kleines Kinn, überschüssige Nackenhaut, kurzer Hals, kurze breite Hände und Füße, Einwärtskrümmung (Klinodaktylie) und Verkürzung der Kleinfinger, Vierfingerfurche (Abb. 7.7c), weiter Abstand zwischen 1. und 2. Zehe, Sandalenfurche (tiefe Furche auf der Fußsohle, ausgehend vom 1. Zwischenzehenraum). Allgemeine muskuläre Hypotonie mit Überstreck- und Überbeugbarkeit der Gelenke; raue, trockene, häufig marmorierte Haut; Nabelbruch.
Gelegentlich besteht eine Hypothyreose (mit zunehmendem Alter bei etwa 3%), bei Knaben häufig Kryptorchismus. Männliche Patienten sind, anders als Frauen mit Down-Syndrom, in der Regel infertil.
Fehlbildungen der inneren Organe kommen häufig vor. Bei fast 50% Herzfehler (besonders Vorhof- und Ventrikelseptumdefekte, AV-Kanal); aber auch andere Fehlbildungen kommen häufiger vor (u.a. Duodenalstenose, Morbus Hirschsprung). Die Leukämiehäufigkeit ist auf das 10–20fache erhöht.
Typische **Skelettveränderungen** sind Becken mit flachem Iliakal- und Azetabularwinkel, Rippenanomalien und Brachymesophalangie V.
Die **geistige Retardierung** kann unterschiedliche Schweregrade haben. Meist können Lesen und Schreiben erlernt und eine gewisse Selbständigkeit im lebenspraktischen Bereich erreicht werden.

7.7 Down-Syndrom (Trisomie 21)

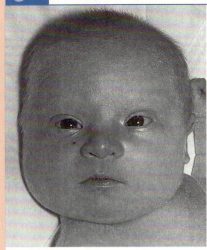
a Typischer Phänotyp.

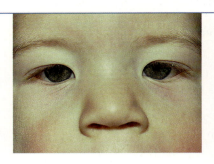
b Epikanthus.

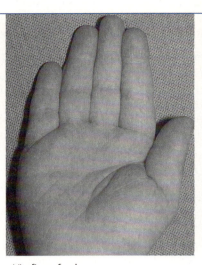
c Vierfingerfurche.

▶ **Merke.** Wie bei allen Chromosomenaberrationen ist auch beim Down-Syndrom keines der Symptome allein spezifisch. Diese Anomalien kommen auch in der Normalbevölkerung, wenn auch in viel geringerer Häufigkeit, und bei Syndromen anderer Ursache vor. Entscheidend ist das Kombinationsmuster der Anomalien. Schweregrad der Ausprägung und Anzahl der Symptome variieren beträchtlich. Die Sicherung der Diagnose kann nur durch die Chromosomenanalyse erfolgen.

Therapie: Behandlung der Fehlbildungen und entwicklungsfördernde Maßnahmen (Physio-, Ergo- und Sprachtherapie).

Grundvoraussetzung für die optimale Entwicklung ist die liebevolle Akzeptanz in der Familie.

Prognose: Die Lebenserwartung ist im Durchschnitt deutlich vermindert.

Therapie: Bei behandlungsbedürftigen Fehlbildungen ist eine entsprechende symptomatische Therapie erforderlich. Zur Förderung der psychisch-geistigen, sprachlichen und statomotorischen Entwicklung der Kinder werden entsprechende Therapien (wie Physio,- Ergo- und Sprachtherapie) eingesetzt. Keine der zahlreichen für das Down-Syndrom propagierten medikamentösen Therapien hat bislang eine positive Wirkung nachweisen können, ausgenommen die Schilddrüsenhormongabe bei nachgewiesener Hypothyreose.
Grundvoraussetzung für eine optimale Entwicklung der Kinder mit Down-Syndrom ist die liebevolle Akzeptanz in der Familie, ergänzt durch Förderung in speziellen Einrichtungen oder integrativen Erziehungsstrukturen bis ins Erwachsenenalter. Die berufliche Integration hat in den vergangenen Jahren wesentliche Fortschritte gemacht.

Prognose: Die Lebenserwartung ist im Durchschnitt deutlich vermindert. Die Ursachen dafür sind gesteigerte Infektanfälligkeit und das häufige Vorkommen von Organfehlbildungen (insbesondere Herzfehler).

Edwards-Syndrom (Trisomie 18)

Häufigkeit: Bei 1 von 6000 Neugeborenen; bei Mädchen 4-mal häufiger als bei Jungen. In 20% treten Mosaikformen auf.

Klinik: Die Kinder sind meist Mangelgeborene. Multiple kleinere Anomalien (ausladendes Hinterhaupt, ausgeprägte Ohrmuschelanomalien, kleines Kinn, Beugekontrakturen der Finger, Pes calcaneovarus), Lippen-Kiefer-Gaumenspalte und Fehlbildungen der inneren Organe sind häufig (z. B. Herzfehler, Ösophagusatresie) (Abb. **7.8**).

Edwards-Syndrom (Trisomie 18)

Häufigkeit: Bei 1 von 6000 Neugeborenen findet sich eine Trisomie 18, bei Mädchen etwa 4-mal häufiger als bei Jungen. Das Alter der Mütter ist meist erhöht. Mosaikformen treten in 20% der Fälle auf.

Klinik: Es handelt sich meist um Mangelgeborene. Neben kleineren Anomalien (ausladendes Hinterhaupt, tiefsitzende Ohren mit ausgeprägten Ohrmuschelfehlbildungen in Form zipflig ausgezogener Ohren, Mikrotie bis Anotie, breite Nasenwurzel, hoher Gaumen, kleines Kinn, Vierfingerfurche, Beugekontrakturen der Finger, Abduktionshemmung der Hüften, Pes calcaneovarus ["Tintenlöscherfüße"]) kommen Lippen-Kiefer-Gaumenspalten und sehr häufig Fehlbildungen der inneren Organe vor (Herz, Nieren, Magen-Darm-Trakt wie Ösophagusatresie, Mesenterium commune, Zwerchfelldefekte). Typische Skelettveränderungen sind fehlende Rippen, zarte Rippen, Wirbelfehlbildungen und schmale Beckenschaufeln (Abb. **7.8**).

Prognose: Die Lebenserwartung beträgt im Durchschnitt 1 Woche, in Einzelfällen mehrere Jahre.

Prognose: Lebenserwartung im Durchschnitt 1 Woche.

7.8 Edwards-Syndrom (Trisomie 18)

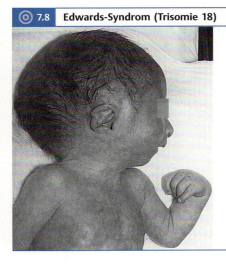

Ausladendes Hinterhaupt, Ohrmuschelfehlbildung, kleines Kinn, typische Beugekontrakturen der Finger.

Pätau-Syndrom (Trisomie 13)

Häufigkeit: Bei 1 von 10000 Neugeborenen findet sich eine Trisomie 13. Das Alter der Mütter bei Geburt der Patienten ist im Durchschnitt erhöht. Die D-Chromosomen, zu denen das Chromosom 13 gehört, sind – wie die G-Chromosomen – akrozentrisch. Daher kommen – wie beim Down-Syndrom – neben der am häufigsten (80%) zu findenden freien Trisomie 13 auch Translokationsformen vor (meist durch zentrische Fusion zwischen 13 und 14). Mosaikformen wurden ebenfalls beobachtet.

Klinik: Die charakteristische **Symptomentrias** besteht aus An- oder Mikrophthalmie, Lippen-Kiefer-Gaumenspalte und ulnarer Polydaktylie. Daneben fakultativ noch eine Reihe kleinerer Anomalien wie tiefsitzende fehlgebildete Ohren, kleines Kinn, Vierfingerfurche, Flexionshaltung der Finger, Skalpdefekt möglich. Schwere Fehlbildungen der inneren Organe (Herz, Nieren, Gehirn [Holoprosenzephalie]) sind sehr häufig (Abb. **7.9**). Meist sind die Kinder Mangelgeborene.

Prognose: Die Lebenserwartung beträgt im Durchschnitt 1 Woche.

Pätau-Syndrom (Trisomie 13)

Häufigkeit: Bei 1:10.000 Neugeborenen. Meistens (80%) als freie Trisomie 13, aber auch Translokationsformen und Mosaike werden beobachtet.

Klinik: Charakteristische **Trias**: An- oder Mikrophthalmie, Lippen-Kiefer-Gaumenspalte und ulnare Polydaktylie. Fehlbildungen der inneren Organe sind häufig (Herz, Nieren, Gehirn) (Abb. **7.9**). Meist Mangelgeborene.

Prognose: Lebenserwartung ca. 1 Woche.

7.9 Pätau-Syndrom (Trisomie 13)

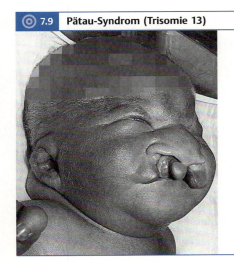

Doppelseitige Lippen-Kiefer-Gaumen-Spalte, Mikrophthalmie, Ohrmuschelfehlbildung, kleines Kinn.

Sonstige numerische autosomale Chromosomenaberrationen

Sonstige autosomale Trisomien oder Monosomien sind bei lebendgeborenen Kindern sehr selten. Meist handelt es sich dabei um Mosaikformen, bei denen sehr unterschiedliche Muster von Symptomen vorliegen können.

Strukturelle Aberrationen der Autosomen

Im Vergleich zu den klinischen Veränderungen bei den Trisomie-Syndromen sind die Anomaliemuster bei Syndromen infolge struktureller Chromosomenaberrationen weniger charakteristisch und zeigen eine noch größere individuelle Variabilität. Das durchschnittliche Alter der Mutter ist bei strukturellen autosomalen Chromosomenaberrationen meist nicht erhöht.

Bei strukturellen Chromosomenaberrationen sollten auch bei den Eltern der Patienten die Chromosomen untersucht werden, da solche Störungen Folge einer **balancierten reziproken Translokation** bei einem Elternteil sein können. In diesem Fall beträgt das Wiederholungsrisiko bis zu 30 %. Abgesehen davon, dass der Nachweis einer familiären Chromosomstörung für die genetische Beratung wichtig ist, ermöglicht in vielen Fällen erst die Untersuchung der elterlichen Chromosomen eine Identifizierung des atypischen Chromosomenmaterials beim Kind.

Beispiele für Syndrome infolge einer strukturellen Chromosomenaberration:

Katzenschrei-Syndrom (Cri-du-Chat-Syndrom)

Seltene partielle Monosomie des kurzen Arms von Chromosom 5 (5 p-); in 20 % liegt bei einem Elternteil eine balancierte Translokation vor. Das Geburtsgewicht der Kinder ist stark vermindert. Es liegt eine ausgeprägte geistige und statomotorische Retardierung vor. Phänotypisch fallen ein kleiner Kopf, breite Nasenwurzel, kleines Kinn und eine Vierfingerfurche auf. Das auffallendste Merkmal ist das hohe monotone Schreien im Säuglingsalter **(Katzenschrei)** (Abb. **7.10**).

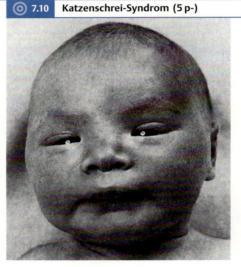

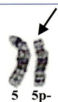

7.10 Katzenschrei-Syndrom (5 p-)

a Phänotypischer Aspekt

b Deletion am kurzen Arm eines Chromosoms 5 (↓).

Wolf-Syndrom

Ursache ist eine partielle Monosomie 4 (4 p-); in 10 % liegt bei einem Elternteil eine balancierte Translokation vor.

Die Kinder sind bei der Geburt deutlich untergewichtig. Neben einer ausgeprägten geistigen und statomotorischen Retardierung ist das Syndrom gekennzeichnet durch: kleiner Kopf, vorspringende und breite Nasenwurzel, nach außen

7.11 Wolf-Syndrom (4 p-)

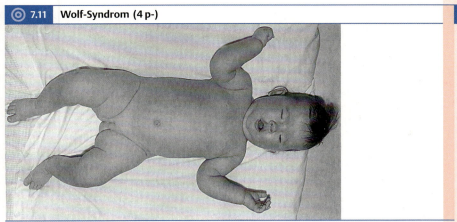

ansteigende Lidachsen, Strabismus, Iriskolobom, Gaumenspalte, abfallende Mundwinkel, kleines Kinn, Vierfingerfurche, Hypospadie, Kryptorchismus, Herzfehler und zerebrale Anfälle (Abb. **7.11**).

Mikrodeletionssyndrome

Dank der Verfeinerung der strukturanalytischen Methoden, insbesondere durch die FISH (s. S. 136), konnte für einige schon länger bekannte Syndrome gezeigt werden, dass sie auf heterozygoten Verlusten kleiner Chromosomenabschnitte beruhen. Diese Mikrodeletionen können, je nach ihrer individuellen Größe, auch mehrere benachbarte Gene umfassen und zu Varianten von Syndromen (so genannten „contiguous gene syndromes") führen. So können unterschiedlich große Deletionen in der Chromosomenbande 11 p13 zum erblichen Wilms-Tumor, aber auch zu Aniridie und/oder Genitalanomalien führen („WAGR-Syndrom") (s. Tab. **7.1**).

7.2.3 Gonosomale Chromosomenaberrationen

Numerische Aberrationen der Gonosomen

Ullrich-Turner-Syndrom (45 X0, Monosomie X)

Häufigkeit: Bei 1 : 2000 weiblichen Neugeborenen findet sich eine Monosomie X. Das Gebäralter der Mütter ist nicht erhöht. Es besteht kein erhöhtes Wiederholungsrisiko.

Klinik: Länge und Gewicht sind bei Geburt im Durchschnitt vermindert. Es kommt zur Störung der Geschlechtsentwicklung mit Minderwuchs bei phänotypisch weiblichen Individuen. Häufig sind weitere morphologische und funktionelle Anomalien zu finden (s. Abb. **9.10**, S. 215).
Typische klinische Befunde sind: periphere Lymphödeme (kissenartige Vorwölbung der Hand- und Fußrücken) besonders bei Neugeborenen, tiefer Haaransatz im Nacken, Pterygium colli (Flügelfell), abfallende Mundwinkel, hoher Gaumen, Schildthorax mit weit auseinander stehenden hypoplastischen Mamillen, Cubitus valgus, verkürztes Metakarpale IV, multiple Pigmentnävi, gedrungener Körperbau. Herzfehler (besonders Aortenisthmusstenose), Nierenanomalien. Die Gonaden sind nur rudimentär angelegt (streak gonads). Die Folgen sind Infertilität, fehlende Ausbildung sekundärer Geschlechtsmerkmale und primäre Amenorrhö. Die geistige Entwicklung ist meist normal.
Die Patientinnen erreichen unbehandelt im Durchschnitt eine Körpergröße von 145 cm.
Im Urin werden vermehrt Gonadotropine und vermindert 17-Ketosteroide und Östrogene ausgeschieden.

Mikrodeletionssyndrome

Heterozygoter Verlust kleiner Chromosomenabschnitte, meist nur durch FISH (s. S. 136) nachweisbar. Mikrodeletionen können unterschiedlich große Chromosomenabschnitte mit variabler Anzahl benachbarter Gene umfassen und zu Varianten von Syndromen führen („contiguous gene syndromes").

7.2.3 Gonosomale Chromosomenaberrationen

Numerische Aberrationen der Gonosomen

Ullrich-Turner-Syndrom (45 X0, Monosomie X)

Häufigkeit: Bei 1 : 2000 weiblichen Neugeborenen. Wiederholungsrisiko nicht erhöht.

Klinik: Phänotyp weiblich, Störung der Geschlechtsentwicklung (Ausbleiben der Entwicklung sekundärer Geschlechtsmerkmale) und Minderwuchs (s. Abb. **9.10**, S. 215).

Multiple kleinere und größere Anomalien sind: periphere Lymphödeme von Hand- und Fußrücken, tiefer Haaransatz, Pterygium colli, Schildthorax, Cubitus valgus, multiple Pigmentnävi, Herzfehler (besonders Aortenisthmusstenose), Nierenanomalien. Rudimentär angelegte Gonaden, Infertilität, primäre Amenorrhö. Die geistige Entwicklung ist meist normal.

Therapie: Eine Behandlung mit weiblichen Geschlechtshormonen führt zur Ausbildung sekundärer Geschlechtsmerkmale und zur Menstruation. Behandlung des Minderwuchses mit Wachstumshormon.

Zytogenetische Sonderformen: Neben den reinen X0-Fällen (55%) kommen sehr häufig Mosaike vor; auch X-Strukturstörungen (Isochromosom des langen Armes, Deletion des kurzen Armes, Ring-X) sind beschrieben.

Triplo-X und andere Polysomien X ohne Y-Chromosom

Bei 1 von 850 weiblichen Neugeborenen. Im Kindesalter meist asymptomatisch; später sekundäre Amenorrhö, oft leichte geistige Retardierung. Bei den sehr seltenen Polysomien X mit mehr als 3 X-Chromosomen sind ausgeprägtere morphologische Anomalien und schwerere Retardierung vorhanden.

Klinefelter-Syndrom (47, XXY)

Häufigkeit: Bei 1 von 900 männlichen Neugeborenen. Karyotyp XXY; in 20% Mosaike.

Klinik und Diagnostik: Phänotyp männlich. Auffälligkeiten erst in oder nach der Pubertät: primärer (hypergonadotroper) Hypogonadismus; Hoden und Penis klein; femininer Körperbau, weiblicher Schambehaarungstyp bzw. verminderte Schambehaarung, Gynäkomastie; später Sterilität, verminderte Libido. Körperlänge überdurchschnittlich. Geistige Entwicklung meist normal (s. Abb. 9.15, S. 228).

Laborchemisch finden sich niedrige Androgenspiegel bei hohen FSH-Spiegeln.

Therapie: Mit einer Testosterontherapie kann die sexuelle Entwicklung positiv beeinflusst, aber keine Fertilität erreicht werden.

Weitere Polysomien X mit Y-Chromosom

Diese Patienten sind oft hochgradig retardiert, zeigen multiple morphologische Anomalien und haben häufig innere Fehlbildungen.

---

7 Genetik

Therapie: Die Ausbildung sekundärer Geschlechtsmerkmale, die Vergrößerung von Scheide und Uterus und die Menstruation lassen sich durch Behandlung mit weiblichen Geschlechtshormonen erzielen (Beginn bei einem Knochenalter von 12 bis 13 Jahren). Durch eine Therapie mit Wachstumshormon lässt sich meist eine Endgröße im unteren Normbereich für Frauen erreichen.

Zytogenetische Sonderformen: Das Turner-Syndrom geht zumeist auf den postzygotischen Verlust eines Geschlechtschromosoms, ausgehend von einer XX- oder XY-Zygote, zurück. Daher kommen sehr häufig neben den reinen X0-Fällen (etwa 55%) Mosaike (X0/XX; X0/XY, X0/andere numerische oder strukturelle Gonosomenaberrationen) vor. Auch X-Strukturstörungen (Isochromosom des langen Armes, Deletion des kurzen Armes, Ring-X) können der klinischen Ausprägung eines Turner-Syndroms zugrunde liegen. Dabei hängt es vom Ausmaß der Deletion des kurzen Armes ab, inwieweit es zum typischen klinischen Erscheinungsbild des Turner-Syndroms kommt.

Triplo-X und andere Polysomien X ohne Y-Chromosom

Numerische Gonosomenaberrationen mit 3 und mehr X-Chromosomen ohne Y sind in der Pädiatrie von geringer Bedeutung. Der relativ häufige Triplo-X-Karyotyp (bei 1 von 850 weiblichen Neugeborenen) tritt im Kindesalter kaum phänotypisch in Erscheinung, da hierbei eher selten uncharakteristische, meist kleinere morphologische Anomalien auftreten und diese Patientinnen in der Regel erst im Erwachsenenalter durch sekundäre Amenorrhö auffallen. Eine leichte geistige Retardierung ist aber beim Triplo-X-Karyotyp nicht selten und kann die einzige phänotypische Auffälligkeit dieser Chromosomenanomalie darstellen. Die Polysomien X mit mehr als 3 X-Chromosomen, wobei ausgeprägtere morphologische Anomalien und schwerere geistige Retardierung vorhanden sind, sind sehr selten.

Klinefelter-Syndrom (47, XXY)

Häufigkeit: Das Klinefelter-Syndrom kommt bei 1 von 900 männlichen Neugeborenen vor (Karyotyp meist XXY; in 20% Mosaike). Das Gebäralter der Mütter ist dabei oft erhöht.

Klinik und Diagnostik: Die Patienten sind phänotypisch männlich. Es besteht ein primärer (hypergonadotroper) Hypogonadismus, dessen Symptome in der Regel erst in und nach der Pubertät deutlich werden. In der Kindheit zeigen sich meist nur geringe klinische Auffälligkeiten. Körperlänge über dem Altersdurchschnitt, Unterlänge (Fußsohle bis Symphyse) im Verhältnis zur Oberlänge (Scheitel bis Symphyse) relativ groß; die Spannweite der Arme übertrifft die Körperlänge. Hoden derb und wie der Penis unterdurchschnittlich klein. Herzfehler, Kryptorchismus, Diabetes mellitus kommen etwas häufiger vor. Leichte psychische Veränderungen: ängstlich, affektlabil. Gelegentlich milde geistige Retardierung (s. auch S. 228, Abb. 9.15).

Die Pubertät ist verzögert und unvollständig; femininer Körperbau, weiblicher Schambehaarungstyp bzw. verminderte Schambehaarung, Gynäkomastie. Später zeigt sich eine Sterilität (diese ist in vielen Fällen erst Anlass zu entsprechender Diagnostik), Libido vermindert oder fehlend. Laborchemisch finden sich niedrige Androgenspiegel bei hohen FSH-Spiegeln.

Therapie: Mit einer zu Beginn der Pubertät einsetzenden Testosterontherapie kann die sexuelle Entwicklung positiv beeinflusst, aber keine Fertilität erreicht werden. Von langfristiger Bedeutung ist die protektive Wirkung des Testosterons gegen die bei erwachsenen Klinefelter-Patienten häufige Osteoporose.

Weitere Polysomien X mit Y-Chromosom

XXYY, XXXY, XXXXY und andere sind als weitere X-Polysomien mit Y bekannt („Klinefelter-Gruppe"). Insgesamt selten vorkommend. Diese Patienten zeigen häufig deutliche klinische Auffälligkeiten: meist hochgradige geistige Retardierung, ausgeprägter Hypogenitalismus, multiple morphologische Anomalien (am Skelettsystem insbesondere radioulnare Synostosen) und häufig innere Fehlbildungen.

XYY-Konstitution

Kommt bei 1 von 1000 männlichen Neugeborenen vor, in 20% finden sich Mosaike. In der Regel Großwuchs bei unauffälligem männlichen Phänotyp und meist normaler Fertilität. Die Diskussion darüber, ob die Überzahl eines Y-Chromosoms überzufällig häufig mit geistiger Retardierung oder Verhaltensanomalien (Aggressivität) einhergeht, ist noch nicht abgeschlossen.

XYY-Konstitution

Bei 1 von 1000 männlichen Neugeborenen; in 20% Mosaike. Außer Großwuchs phänotypisch unauffällig. Ob Verhaltensauffälligkeiten gehäuft vorkommen, ist noch umstritten.

7.3 Monogen erbliche Erkrankungen

▶ **Definition.** Monogen erblich nennt man Erkrankungen, die durch pathologische Genveränderungen an einem Genort bedingt sind (Genmutation).

◀ **Definition**

Entstehungsmechanismen: Die Störung der Funktion eines Gens kann verursacht werden durch verschiedene molekulare Formen von Mutationen:

- **Deletion:** Verlust des kompletten Gens, z.B. als Mikrodeletion, oder eines für die Funktion erforderlichen Abschnitts des Gens. Beispiele: Elastin-Gen beim Williams-Beuren-Syndrom (s. Tab. **7.1**), Teile des DMD-Gens bei der progressiven Muskeldystrophie Typ Duchenne.
- **Punktmutation:** Austausch, Verlust oder Einfügen einzelner Basenpaare, die zur Verschiebung des Leserasters der Transkription oder zu Veränderungen der codierten Proteinsequenz führen. Beispiele: Zystische Fibrose (über 900 verschiedene Mutationen im CF-Gen), Sichelzellanämie.
- **Imprinting:** Funktionelle Prägung eines Gens oder Chromosomenabschnitts in der elterlichen Keimbahn. Je nach elterlicher Abstammung können bei Imprinting Verluste oder Mutationen desselben Gens unterschiedliche Symptome hervorrufen. Beispiel: Verlust der väterlich geprägten Region 15q11 führt zum Prader-Willi-Syndrom (s. S. 51, Abb. **3.5**), Verlust derselben mütterlich geprägten Region zum Angelman-Syndrom. Dieselbe Symptomatik ergibt sich bei Abstammung beider homologer Chromosomen vom gleichen Elternteil (uniparentale Disomie).
- **Repeatexpansionen:** Pathologische tandemartige Vervielfachung innerhalb eines Gens gelegener kurzer DNA-Basenfolgen (Trinukleotide) führen über eine Störung der Transkription zum Funktionsverlust des Gens. Beispiele: myotone Dystrophie, fragiles X-Syndrom.

Entstehungsmechanismen:

- **Deletion:** Verlust des kompletten Gens oder eines für die Funktion erforderlichen Genabschnitts.
- **Punktmutation:** Austausch, Verlust oder Einfügen einzelner Basenpaare, die zu Veränderungen der codierten Proteinsequenz führen.
- **Imprinting:** Je nach elterlicher Abstammung können bei Imprinting Verluste oder Mutationen desselben Gens unterschiedliche Symptome hervorrufen, ebenso bei Abstammung beider homologer Chromosomen vom gleichen Elternteil (uniparentale Disomie).
- **Repeatexpansionen:** Tandemartige Vervielfachung innerhalb eines Gens gelegener kurzer DNA-Basenfolgen (Trinukleotide) mit Funktionsverlust des Gens.

Bei den meisten monogenen Erbleiden sind Mutationen an verschiedenen Stellen des verantwortlichen Gens möglich. Eine **DNA-Sequenzierung** der entsprechenden Genabschnitte im Abgleich mit in Datenbanken zugänglichen Normalsequenzen ermöglicht den umfassendsten Überblick über mögliche Mutationen. Problematisch kann aber die Beurteilung genetischer Polymorphismen ohne Krankheitswert sein. Außerdem können Mutationen in nichtcodierenden Genabschnitten, z.B. Promotorsequenzen, damit nicht erfasst werden. Weiterhin kann man synthetische Oligonukleotide als DNA-Sonden einsetzen, deren Basensequenz komplementär zum Normalgen bzw. zum mutierten Gen ist. Der Nachweis erfolgt durch die Polymerase-Kettenreaktion **(PCR)**, bei der nur dann eine messbare Vermehrung (Amplifikation) der Proben-DNA erfolgt, wenn die Sequenz der eingesetzten synthetischen Oligonukleotid-„Primer" genau komplementär zur Proben-DNA ist.

- **Direkte Genotypdiagnostik:** Die Deletion eines Gens oder Genabschnittes führt dazu, dass die entsprechende DNA-Sequenz nicht mehr darstellbar ist. Der Nachweis heterozygoter Deletionen kann schwierig sein. Punktmutationen können durch Sequenzierung oder mutationsspezifische PCR nachgewiesen werden. DNA-Repeatverlängerungen führen zu einer Verlängerung des

Eine **DNA-Sequenzierung** der codierenden Abschnitte eines Gens ermöglicht den umfassendsten Überblick über mögliche Mutationen. Probleme können durch genetische Polymorphismen ohne Krankheitswert entstehen. Weiterhin können synthetische Oligonukleotide als DNA-Sonden eingesetzt und durch Polymerase-Kettenreaktion **(PCR)** nachgewiesen werden.

- **Direkte Genotypdiagnostik:** Bei Deletion eines Genabschnitts ist die entsprechende DNA-Sequenz nicht mehr darstellbar. Punktmutationen können durch Sequenzierung oder mutationsspezifische PCR nachgewiesen werden. DNA-Repeatverlängerungen führen zu einer Verlängerung des Genfragments, in dem das Repeat lokalisiert ist. Vor Genotypdiagnostik klare, auf das Gen hinweisende klinische Diagnose erforderlich.

- **Indirekte Genotypdiagnostik:** Bei nicht direkt untersuchbaren Genen kann über den Nachweis benachbarter DNA-Abschnitte versucht werden, Rückschlüsse auf den Vererbungsweg des Defektgens in der belasteten Familie zu ziehen. Voraussetzung: Es müssen aussagekräftige Marker (z. B. polymorphe DNA-Mikrosatelliten) vorhanden sein, d. h. Träger des Defektgens (Kranke und Überträger) müssen von den defektgenfreien Personen der Familie unterscheidbar sein, was zuvor durch eine Familienuntersuchung zu prüfen ist. Anwendung: z. B. genetische Beratung (auch pränatale Diagnostik) bei Muskeldystrophie Duchenne.

7.3.1 Autosomale Erbgänge

Autosomal-dominant erbliche Erkrankungen

Weil das pathologische Gen auf einem Autosom liegt, sind Manifestation und Weitergabe unabhängig vom Geschlecht. Dominant bedeutet, dass Heterozygote das Vollbild der Erkrankung zeigen.

Erbprognose: 50 % der Kinder eines Merkmalsträgers sind krank (Abb. **7.12a**).

Beispiele: Achondroplasie, Neurofibromatose, Kugelzellanämie.

Genfragments, in dem das Repeat lokalisiert ist. Grundvoraussetzung für eine sinnvolle Genotypdiagnostik ist eine abgeschlossene klinische Diagnostik, die klar auf ein bestimmtes zu analysierendes Gen hinweist.

- **Indirekte Genotypdiagnostik:** Lässt sich das Gen für eine Erbkrankheit nicht direkt untersuchen, so kann man über den Nachweis möglichst dicht benachbart liegender DNA-Abschnitte versuchen, im Sinne einer Wahrscheinlichkeitsdiagnose Rückschlüsse auf den Vererbungsweg des Defektgens in der belasteten Familie zu ziehen, da benachbarte DNA-Sequenzen auf einem Chromosom in der Regel gemeinsam weitergegeben werden (gekoppelte genetische Marker). Dazu eignen sich besonders Mikrosatelliten, also in ihrer Länge interindividuell stark polymorphe nichtcodierende DNA-Repeats. Voraussetzungen für einen solchen indirekten Nachweis eines Defektgens sind: Die chromosomale Lokalisation muss bekannt sein, und es müssen aussagekräftige Marker vorhanden sein, d. h. die Träger des Defektgens (Kranke und Überträger) müssen von den defektgenfreien Personen der Familie z. B. anhand der verschiedenen Repeatlängen der Mikrosatelliten unterschieden werden können. Ob dies möglich ist, muss durch eine entsprechende Familienuntersuchung zuvor geprüft worden sein. Diese Methode wird z. B. für die genetische Beratung (auch die pränatale Diagnostik) bei Muskeldystrophie Duchenne angewandt.

7.3.1 Autosomale Erbgänge

Autosomal-dominant erbliche Erkrankungen

Das pathologische Gen liegt auf einem Autosom. Manifestation und Weitergabe sind demnach unabhängig vom Geschlecht. Weibliche und männliche Familienmitglieder erkranken etwa gleich häufig; die Übertragung erfolgt gleichermaßen durch kranke Mütter oder Väter. Der Begriff dominant bedeutet, dass Heterozygote bereits das volle Erscheinungsbild der Erkrankung zeigen.

Erbprognose: Wenn ein Elternteil krank ist, ist damit zu rechnen, dass die Hälfte der Kinder krank sein wird (Abb. **7.12a**). Personen, die selbst nicht krank sind, können die Erkrankung auch nicht weitervererben. Sind bei einem an einem dominanten Krankheitsbild leidenden Kind beide Eltern unauffällig, handelt es sich wahrscheinlich um eine in der elterlichen Keimzellbildung entstandene Neumutation; das Wiederholungsrisiko für weitere Nachkommen des Elternpaares ist gering.

Beispiele: Achondroplasie, Marfan-Syndrom, myotone Dystrophie, Neurofibromatose, tuberöse Sklerose, Kugelzellanämie.

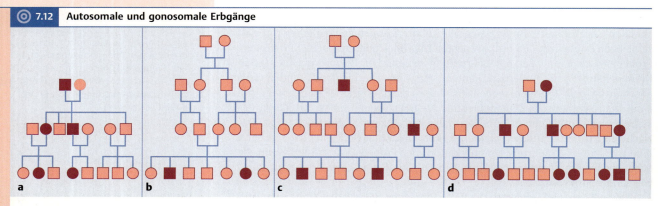

7.12 Autosomale und gonosomale Erbgänge

a Stammbaum bei autosomal-dominantem Erbgang.
b Stammbaum bei autosomal-rezessivem Erbgang.
c Stammbaum bei X-chromosomal-rezessivem Erbgang.
d Stammbaum bei X-chromosomal-dominantem Erbgang.

Autosomal-rezessiv erbliche Erkrankungen

Da die entsprechenden Gene auf einem Autosom lokalisiert sind, ist die Erkrankungswahrscheinlichkeit und die Weitergabe der Erkrankung unabhängig vom Geschlecht. Der Begriff rezessiv bedeutet, dass nur Homozygote das volle Erscheinungsbild der Erkrankung zeigen.

Für die **Erbprognose** gilt: Bei klinisch gesunden Eltern ist damit zu rechnen, dass ein Viertel der Kinder krank ist. Die anderen Kinder sind klinisch gesund; die Hälfte der Kinder ist aber auch wieder heterozygot wie die Eltern.

Bei rezessiv vererbten Erkrankungen ist es besonders schwer, aus dem Stammbaum (Abb. **7.12b**) die Erblichkeit des Leidens zu erkennen, da beide Eltern klinisch gesund sind und man bei geringer Kinderzahl häufig nur ein krankes Kind findet. Ein Hinweis auf das Vorliegen eines rezessiv erblichen Leidens ist Blutsverwandtschaft der Eltern.

Beispiele: zystische Fibrose, adrenogenitales Syndrom, spinale Muskelatrophie, Phenylketonurie, Tay-Sachs-Krankheit, metachromatische Leukodystrophie, Mukopolysaccharidosen (Typ I, III, IV, VI), Galaktosämie, hepatolentikuläre Degeneration (Wilson), Ellis-van-Creveld-Syndrom. Eventuell mit milder Symptomatik bei Heterozygoten: Sichelzellanämie, Thalassämien.

7.3.2 Geschlechtsgebundene (gonosomale) Erbgänge

Sie sind dadurch gekennzeichnet, dass sich in den betroffenen Familien eine erbliche Erkrankung nicht gleichmäßig auf beide Geschlechter verteilt. Da weibliche Personen zwei X-Chromosomen haben, wird bei ihnen – ähnlich wie bei den autosomalen Erbgängen – ein Merkmal durch zwei allele Gene kontrolliert, während bei männlichen Personen die Manifestation eines Merkmals nur von einem Gen abhängt, da nur ein X-Chromosom und damit auch nur ein Genort vorhanden ist **(Hemizygotie)**. Ein auf dem X-Chromosom liegendes krankhaftes Gen kommt daher bei männlichen Individuen immer zur Ausprägung, so dass Hemizygote immer phänotypisch erkennbar sind. Anders bei weiblichen Individuen. Ob bei ihnen ein gonosomal erbliches Leiden phänotypisch in Erscheinung tritt, hängt davon ab, ob sich das entsprechende Gen erst im homozygoten oder bereits im heterozygoten Zustand manifestiert. In diesem Sinne kann man also auch bei gonosomal erblichen Leiden von dominantem bzw. rezessivem Erbgang sprechen.

Erkrankungen durch eine an das Y-Chromosom gebundene Vererbung sind bisher nicht sicher bekannt.

X-chromosomal-rezessiv erbliche Erkrankungen

Erbprognose: Falls die Mutter eine phänotypisch gesunde heterozygote Konduktorin ist, erkranken nur die Söhne, und zwar zu 50%, da die Hälfte der Söhne das „kranke" X-Chromosom von der Mutter erhält. Die Töchter sind phänotypisch gesund, können aber zur Hälfte als heterozygote Konduktorinnen die Erkrankung auf ihre Söhne weitervererben. Auch hier kommen Neumutationen vor. Hat ein Erkrankter selber Kinder, so sind alle Söhne genotypisch und phänotypisch gesund; die Töchter sind zwar phänotypisch gesund, tragen aber alle das kranke X-Chromosom (Abb. **7.12c**). Die Krankheit manifestiert sich nur bei Hemi- oder Homozygoten.

Beispiele: Hämophilie A und B, Muskeldystrophie Duchenne, Mukopolysaccharidose Typ II, ektodermale Dysplasie (anhidrotische Form).

Fragiles X-Syndrom

Mit einem Vorkommen von 1 auf 1000 männliche Neugeborene ist das fragile X-Syndrom die häufigste Form erblicher geistiger Retardierung (X-chromosomal-rezessiv erblich). Dem fragilen X-Syndrom liegt eine Expansion des DNA-Trinukleotidrepeats „CGG" im auf dem X-Chromosom lokalisierten FMR1-Gen zugrunde. Eine geringgradige, als „Prämutation" bezeichnete Repeatexpansion ist ohne klinische Auswirkung. Bei Frauen, die auf einem X-Chromosom eine Prämutation tragen, kann es aber in der Keimzellbildung zur weiteren Verlängerung des DNA-Repeats (zur „Vollmutation") kommen, die bei bis zu 50% der Söhne vorliegt und zur Manifestation der Krankheit führt. Die Vollmutation kann zu einer in der Chromosomenanalyse unter speziellen Bedingungen der Zellkultur mikroskopisch nachweisbaren Brüchigkeit des mutierten X-Chromosoms führen, was zur Benennung der Krankheit führte. Die Labordiagnostik des fragilen X-Syndroms erfolgt nicht mehr auf Chromosomenebene, sondern molekulargenetisch durch Längenmessung der CGG-Repeats.

Auch heterozygote Trägerinnen der Vollmutation können Krankheitssymptome aufweisen, meist in Form leichterer geistiger Behinderung ohne wesentliche Auffälligkeiten im äußeren Erscheinungsbild.

Klinik: Geistige Behinderung unterschiedlichen Schweregrades; Sprachentwicklungsverzögerung mit Artikulationsstörung; Verhaltensauffälligkeiten: Hyperaktivität, stereotype Bewegungen, autistische Züge. Kleine morphologische Anomalien: langes Gesicht, große Ohren, teils abstehend, Makrozephalus, Sandalenfurche; postpubertär abnorme Hodenvergrößerung.

X-chromosomal-dominant erbliche Erkrankungen

Wie beim autosomal dominanten Erbgang sind auch hier die Heterozygoten bereits krank. Also sind hier neben den hemizygoten männlichen Individuen auch die heterozygoten weiblichen Individuen betroffen. Das bedeutet, dass alle Töchter männlicher Merkmalsträger krank sind, während alle Söhne männlicher Merkmalsträger gesund sind. Weibliche Merkmalsträger dagegen haben zu 50% kranke Kinder gleichmäßig auf die Geschlechter verteilt (Abb. **7.12d**). Bei kleinen Stammbäumen wird der X-chromosomal dominante Vererbungsmodus leicht verkannt, da er nur schwer vom autosomal-dominanten Erbgang abzugrenzen ist. Männliche Hemizygote sind meist schwerer betroffen als weibliche Heterozygote.

Beispiel: Familiäre hypophosphatämische Rachitis (Phosphatdiabetes, s. S. 58)
Sonderfall eines X-chromosomal dominanten Erbgangs: Wenn die Hemizygotie ein Letalfaktor ist (intrauteriner Fruchttod), erkranken nur weibliche Personen (und zwar die Hälfte der Töchter von Merkmalsträgerinnen). Die Söhne sind alle gesund (weil die kranken männlichen Nachkommen schon intrauterin absterben). Eventuell wird eine vermehrte Aborthäufigkeit gefunden. Beispiel: Incontinentia pigmenti Bloch-Sulzberger.

7.3.3 Mitochondriale Vererbung

Menschliche Zellen enthalten DNA nicht nur in den Chromosomen, sondern auch in den Mitochondrien. Auch Mutationen in den mitochondrialen, hauptsächlich im Energiestoffwechsel aktiven Genen können zu Erbleiden führen. Diese werden nur über die mütterliche Linie vererbt, da Spermien bei der Befruchtung fast keine Mitochondrien in die Eizelle einbringen.

Erbprognose: Betroffene Mütter geben die Erkrankung an alle Nachkommen weiter, während die Nachkommen betroffener Männer in der Regel nicht erkranken.

Oft trägt nur ein Teil der Mitochondrien einer Zelle die Mutation (Heteroplasmie). Bei der Weitervererbung kann es dann zu Veränderungen des Anteils mutationstragender Mitochondrien kommen, weshalb der Schweregrad der Symptomatik auch innerhalb einer betroffenen Familie stark variieren kann.

Beispiele: Leber'sche-Optikus-Neuropathie (LHON), mitochondriale Enzephalomyopathie (MELAS), Kearns-Sayre-Syndrom.

7.4 Polygen erbliche Erkrankungen und multifaktorielle Vererbung

▶ **Definition.** Erbleiden, an deren Manifestation mehrere Gene mitwirken, nennt man polygen. Wenn neben diesen polygenen erblichen Faktoren auch noch Umwelteinflüsse für die Manifestation der Erkrankung eine Rolle spielen, spricht man von multifaktorieller Vererbung.

Beispiele: Die meisten häufigen Fehlbildungen wie Klumpfuß, Hüftluxation, der größte Teil der angeborenen Herzfehler, aber auch Allergien, Typ-I-Diabetes mellitus. **Erbprognose:** Das Wiederholungsrisiko ergibt sich aus den empirischen Wiederholungsziffern, die bei Untersuchung einer größeren Zahl von Familien entsprechender Patienten gefunden wurden. In Tab. 7.2 sind die Erbprognose-Ziffern für einige häufigere Fehlbildungen angegeben. Im Allgemeinen liegt das Wiederholungsrisiko für die meisten Fehlbildungen nach Ausschluss eines monogenen Erbgangs, einer Chromosomenaberration oder einer exogenen Ursache unter 5%, wenn beide Eltern gesund sind und bisher nur ein Kind erkrankt ist.

◀ **Definition**

Beispiele: Die meisten häufigen Fehlbildungen wie Klumpfuß, Hüftluxation; aber auch Allergien, Typ-I-Diabetes. **Erbprognose:** Entsprechend den empirischen Wiederholungsziffern (Tab. 7.2).

7.2 Empirische Risikoziffern für das Wiederholungsrisiko einiger Fehlbildungen

Art der Fehlbildung	Wiederholungsrisiko
• Herzfehler* (je nach Art des Herzfehlers)	1,0 – 4,4%
– Trikuspidalatresie	1,0%
– Ventrikelseptumdefekt	4,4%
– falls bereits 2 Kinder oder beide Eltern betroffen sind	8%
• Lippen-Kiefer-Gaumenspalte	4%
• Hypospadie	10%
• Klumpfuß	3%
– falls Mädchen betroffen sind	5,9%
– falls Knaben betroffen sind	2%
• Spina bifida aperta	5%

* falls nicht Teil eines Syndroms oder einer der seltenen monogen erblichen Herzfehler

7.5 Genetische Beratung

Aufgabe der genetischen Beratung ist es, den Ratsuchenden eine Entscheidungsgrundlage dafür zu vermitteln, ob sie bei vermuteter oder bestehender Belastung mit einer erblichen Erkrankung das Risiko einer Schwangerschaft eingehen oder nicht. Liegt ein schweres angeborenes Leiden mit hohem Wiederholungsrisiko vor, muss neben der Erläuterung des Wiederholungsrisikos auch die Aufklärung über Verlauf und Prognose der Erkrankung Bestandteil der genetischen Beratung sein, damit die Eltern das Ausmaß der Belastung durch und für weitere kranke Kinder erkennen können. Zunehmend mehr Erkrankungen lassen sich pränatal bereits feststellen. Dies und die Tatsache, dass in vielen Fällen von den Eltern das Risiko für weitere kranke Kinder überschätzt wird, führen dazu, dass die genetische Beratung die Entscheidung zu weiteren Kindern eher erleichtert.

Grundvoraussetzung für die Beurteilung der Frage, ob eine erbliche Erkrankung vorliegt, ist die genaue Ermittlung der Diagnose. Zudem sollte soweit als möglich eine Klärung der Ätiologie angestrebt werden.

Die genetische Beratung erfordert spezielle Kenntnisse und in vielen Fällen den Einsatz spezieller Untersuchungsmethoden. Gerade bei erblichen Erkrankungen kann die Diagnose Auswirkungen auch auf andere Familienmitglieder haben

Sie soll bei vermuteter oder bestehender Belastung mit einer erblichen Erkrankung den Ratsuchenden helfen, ihr genetisches Risiko abzuschätzen und damit umzugehen.

Eine exakte Auskunft ist nur möglich, wenn Diagnose und möglichst auch Ätiologie der Erkrankung genau bekannt sind.

Wenn spezielle Kenntnisse und der Einsatz spezieller Untersuchungsmethoden für die genetische Beratung erforderlich sind, sollten die Ratsuchenden an eine medizinisch-gene-

7.6 Pränatale Diagnostik

7.6.1 Pränatal erkennbare Erkrankungen

Unter anderem können folgende Erkrankungen pränatal erkannt werden:
- Chromosomenaberrationen
- Neuralrohrdefekte
- andere gröbere morphologische Anomalien, z.B. Hydrozephalus und Herz- und Nierenfehlbildungen
- eine größere Zahl von Stoffwechselstörungen (biochemische Analysen)
- zunehmend mehr monogene Erbleiden (durch DNA-Analyse).

▶ **Merke.** Ob und mit welcher Untersuchungstechnik eine Pränataldiagnostik für eine bestimmte Krankheit möglich ist, hängt zum einen vom sich schnell erweiternden Angebot an genetischer Diagnostik, zum anderen von der Marker-Konstellation in der Rat suchenden Familie ab. Dies kann nur im Rahmen einer genetischen Beratung beurteilt werden.

7.6.2 Untersuchungsmethoden der pränatalen Diagnostik

Folgende Untersuchungsmethoden stehen zur Verfügung:
nichtinvasiv:
- Ultraschalluntersuchung des Feten

invasiv:
- Chromosomenanalyse an Fruchtwasserzellkulturen (nach Amniozentese in der 15.–17. Schwangerschaftswoche) oder Chorionzottengewebe (nach Biopsie in der 9.–11. Schwangerschaftswoche)
- biochemische Untersuchungen an Fruchtwasser und/oder Fruchtwasserzellkulturen oder Chorionzottengewebe
- α_1-Fetoproteinbestimmung im Fruchtwasser
- DNA-Analysen, zumeist aus Chorionzottengewebe
- Nabelschnurpunktion zur Gewinnung von fetalem Blut, z.B. zur Infektionsserologie
- Fetoskopie (mit höherem Risiko belastet; heute nur noch selten angewandt).

7.6.3 Voraussetzungen für die Anwendung der pränatalen Diagnostik, Indikationen

Folgende Voraussetzungen müssen gegeben sein:
- Im Vorfeld muss eine genetische Beratung erfolgen
- Es muss ein erhöhtes Risiko für eine pränatal diagnostizierbare Erkrankung bestehen (z.B. durch höheres mütterliches Alter [> 35 Jahre] oder Hinweise darauf in der Familienanamnese vorliegen)

- Die Eltern müssen – am besten vor Beginn einer Gravidität – ausführlich über Ablauf und Risiken des Verfahrens informiert worden sein. Die Gefahr, dass es infolge der Amniozentese zu einem Abort kommt, beträgt etwa 0,5%, bei der Chorionzottenbiopsie etwa 1%. Die Befunde der Chromosomenanalyse aus Chorionzotten sind etwas weniger zuverlässig als aus Fruchtwasserzellen, weshalb die Chorionzottenbiopsie hauptsächlich für DNA-Analysen eingesetzt wird.

Hilfreiche Internetadressen:
- **Online Mendelian Inheritance in Man (OMIM)**
  mit ständig aktualisierten Übersichten und Literaturhinweisen über genetische Krankheiten, Gene und ihre Varianten sowie Mutationen: www.ncbi.nlm.nih.gov/entrez/query.fcgi?db=OMIM
- **Berufsverband Deutscher Humangenetiker e.V. (BVDH)**
  mit aktuellen Adressenlisten genetischer Beratungsstellen und Datenbanken: www.hgqn.org

---

- Eingehende Information der Eltern über Ablauf und Risiken des Verfahrens.

8 Stoffwechselstörungen

Einleitung: Garrod hat 1923 den Begriff „inborn errors of metabolism" geprägt. Die meisten Stoffwechselstörungen werden autosomal-rezessiv vererbt; für viele ist der Genlokus bekannt. Die Inaktivität eines Enzyms kann bedingt sein durch eine primäre Strukturveränderung oder erhebliche Reduzierung des Proteinmoleküls, aber auch des Enzymrezeptors bzw. aufgrund einer Transportstörung des Enzyms durch die Zellmembran. Die meisten angeborenen Stoffwechselstörungen gehen mit einer **Beeinträchtigung der körperlichen und geistigen Entwicklung** einher, vor allem jene, die durch einen Defekt im Abbau von Makromolekülen bedingt sind und zu den so genannten Speicherkrankheiten führen. Symptome zeigen sich schon in der Neugeborenenperiode oder nur wenige Wochen später; es gibt aber auch leichtere Verlaufsformen, die sich erst im Kleinkindes- oder jugendlichen Alter bemerkbar machen. Die Palette der **klinischen Symptome** ist breit gefächert (Tab. 8.1). Einige Stoffwechselstörungen werden heute durch das **Neugeborenen-Screening** erfasst. In vielen Fällen ist auch die **pränatale Diagnostik** möglich.

Diagnostik: Die Diagnostik angeborener Stoffwechselstörungen baut sich schrittweise auf (Tab. 8.2 und Abb. 8.1). Die **Differenzialdiagnose** ist oft schwierig und die biochemischen Untersuchungen sind meist sehr aufwendig und nur in Speziallabors möglich. Störungen des Kohlenhydrat-, Fett- und Eiweißstoffwechsels, an die der Kinderarzt differenzialdiagnostisch am ehesten denken muss und die in vielen Fällen mit einfachen Screeninguntersuchungen erfasst werden können, sind im Folgenden beschrieben.

8.1 Häufige, aber unspezifische Symptome und Befunde bei Stoffwechselstörungen

- Nahrungsverweigerung
- Erbrechen
- Gedeihstörung
- Hepato(spleno)megalie
- Ikterus (wie bei Sepsis!)
- Lethargie (Koma)
- auffallender Körpergeruch (bei Organoazidopathien)
- Hypoglykämie
- metabolische Azidose
- muskuläre Hypotonie
- Krämpfe
- Apnoen
- Familienanamnese: ungeklärte Todesfälle in der Neugeborenenperiode oder frühen Kindheit

8.2 Untersuchungen, die bei Verdacht auf metabolische Erkrankungen vorgenommen werden sollten

Blut
- Glukose
- Blutgasanalyse
- Elektrolyte (Anionenlücke)
- Laktat/Pyruvat
- Ammoniak
- Aminosäuren und andere organische Säuren
- Blutbild mit Thrombozyten
- GOT, GPT, LDH, GLDH
- Bilirubin
- Harnstoff
- Harnsäure
- Osmolalität
- Enzyme in Erythrozyten und Leukozyten

Urin
- Glukose
- Azeton
- Reduktionsprobe (z. B. Nachweis von Galaktose)
- pH-Wert
- Osmolalität (oder spezifisches Gewicht)
- Aminosäuren und andere organische Säuren
- Ketosäuren (Dinitrophenylhydrazintest)
- S-haltige Aminosäuren (Zyanid-Nitroprussidprobe)
- qualitativer Methylmalonsäuretest

Biopsiematerial
- Leber (Blind- oder offene Punktion)
- Dünndarm-, Rektumschleimhaut
- Muskel, Nerven
- Haut (→ Fibroblastenkultur)
- Chorionzotten, Amnionflüssigkeit (→ Zellkultur)
- biochemische, molekulargenetische Untersuchungen

pränatale Untersuchungen (14.–20. SSW)
- Ultraschall; Amnion- bzw. Nabelschnurpunktion, Chorionzotten;
- Blutuntersuchungen bei der Mutter

8.1 Vorgehen bei Verdacht auf Stoffwechselstörung

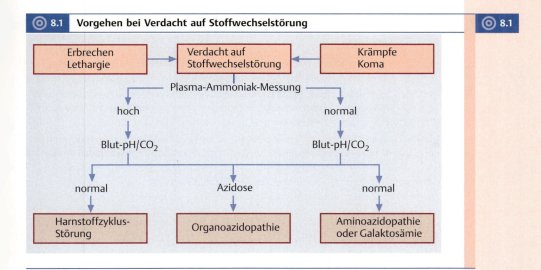

Therapie: Eine **kausale Therapie** ist in den meisten Fällen heute **noch nicht möglich**. Bei einem Teil der Erkrankungen können durch eine „Diät" die Verbindungen reduziert bzw. eliminiert werden, die aufgrund des Enzymdefektes vermehrt anfallen. Bei manchen angeborenen Stoffwechselstörungen werden Knochenmarktransplantationen vorgenommen (z. B. bei Glykogenosen, Morbus Fabry, Mukopolysaccharidosen, metachromatischer Leukodystrophie u. a.).

Prognose: Die **frühe Diagnose und symptomatische Behandlung** ist von größter Bedeutung. Eine Schädigung des Gehirns durch pathologische Stoffwechselzwischenprodukte ist nicht mehr rückgängig zu machen. Folge ist nicht selten eine mehr oder minder schwere Beeinträchtigung der körperlichen und geistigen Entwicklung des betroffenen Kindes.

Therapie: Die **kausale Therapie** ist meist **nicht möglich**. Zum Teil wird eine „Diät" frei von bzw. arm an Substanzen, die sich aufgrund des Stoffwechseldefektes anstauen, bei einigen Störungen auch die Knochenmarktransplantation eingesetzt.

Prognose: Sie ist abhängig von früher Diagnose und Therapie. Bereits eingetretene Gehirnschäden sind irreversibel.

8.1 Kohlenhydratstoffwechsel

8.1.1 Diabetes mellitus

▶ **Definition.** Die Metabolisierung der Kohlenhydrate, aber auch der Fette und Eiweiße ist durch einen Insulinmangel und/oder eine Insulinresistenz bei erhaltener Glukagonsekretion chronisch und bezüglich des Insulinmangels irreversibel beeinträchtigt. Die typischen Merkmale sind Blutzuckererhöhung, Ausscheidung von Glukose mit dem Harn und ein überwiegend kataboler Stoffwechsel.

◀ **Definition**

Klassifikation: Nach der WHO-Einteilung unterscheidet man verschiedene Typen des Diabetes mellitus (Tab. **8.3** u. **8.4**).

Ätiologie: Bekannt ist eine Beziehung zwischen einigen Histokompatibilitätsantigenen (HLA B8, B15 und B18 bzw. DR3 und DR4-Chromosom 6 p21) und einem erhöhten Risiko, an Typ-1-Diabetes zu erkranken. Neben der genetischen Disposition scheinen Virusinfektionen (Mumps, aber nicht Mumpsimpfung, Varizellen, Zytomegalie, Mononucleosis infectiosa, Röteln, Coxsackie B_2, B_3 vor allem B_4) eine Rolle zu spielen, aber auch Umwelteinflüsse, welche möglicherweise körpereigene Immunreaktionen auslösen (Inselzell- und Insulin-Antikörper und solche gegen Membranproteine der B-Zelle). Die Autoantikörper lassen sich zu Beginn der klinischen Manifestation bei 60–80 % der Patienten nachweisen. Da zelluläre und plasmatische Immunreaktionen an der Zellzerstörung der B-Zellen des Pankreas beteiligt sind, kann man den Typ-1-Diabetes als Autoimmunkrankheit bei genetisch hierfür prädisponierten Menschen bezeichnen.

Klassifikation: Tab. **8.3** zeigt die Einteilung nach WHO.

Ätiologie: Als Ursache des Typ-1-Diabetes kommen mehrere Faktoren in Frage: genetische Disposition (z. B. HLA-System), Virusinfektionen und immunologische Prozesse. So findet man zu Beginn des Diabetes in 60–80 % Inselzellantikörper und Immunkomplexe. Man kann heute den Typ-1-Diabetes als Autoimmunkrankheit bei genetisch hierfür prädisponierten Menschen bezeichnen.

8.3 Diabetes-Klassifikation nach WHO

Diabetesform	Merkmale
Typ-1-Diabetes	insulinabhängig, meist bei schlanken, jüngeren Menschen, Manifestation z. T. schon sehr früh (z. B. neonataler Diabetes)
Typ-2-Diabetes	nicht insulinabhängig, kann in jedem Lebensalter auftreten (meist bei älteren Menschen mit Übergewicht), langsamer Beginn und protrahierter Verlauf, im Kindesalter zunehmend
MODY (maturity-onset-diabetes in young) (Typ 1–6)	selten, meist nicht insulinbedürftig, autosomal-dominante Vererbung, MODY 5 oft assoziiert mit renalen Zysten oder/und anderen Fehlbildungen des inneren Genitale
Schwangerschaftsdiabetes (GDM = gestational diabetes mellitus)	Manifestation erstmalig in der Schwangerschaft
Sonderformen mit erhöhtem Risiko, an Diabetes zu erkranken	
IGT (impaired glucose tolerance), gestörte Glukosetoleranz	pathologisches Ergebnis des Glukosetoleranztests
Prev AGT (previous abnormality of glucose tolerance)	abnormale Glukosetoleranz bei Adipösen
Pot AGT (potential abnormality of glucose tolerance)	„latenter Diabetes"

8.4 Charakteristische Unterschiede zwischen MODY, Typ-1- und klassischem Typ-2-Diabetes-mellitus

	MODY	Typ-1-Diabetes-mellitus	Typ-2-Diabetes-mellitus
Häufigkeit	1–5%	5–10%	80–95%
häufigstes Manifestationsalter	Jugend und frühes Erwachsenenalter	Kindheit bis Erwachsenenalter	späteres Erwachsenenalter
Ätiologie	monogen	genetische Prädisposition, multifaktoriell	polygen, multifaktoriell
Vererbung	autosomal dominant (Penetranz 80–90%)	variabel	variabel, maternal häufiger als paternal
Autoimmunkomponente	nein	ja	nein
Habitus	Normalgewicht	Normalgewicht	häufig Übergewicht
Beginn	schleichend	rapid	schleichend
Schweregrad der Hyperglykämie	mild bis moderat	schwer	variabel
Neigung zu Ketoazidose	nein	ja	nein
Begleiterkrankungen	sehr selten (Malformation von Nieren, Genitalien)	keine	häufig Teil des metabolischen Syndroms mit Hypertonus, Fettstoffwechselstörung und Insulinresistenz
Insulinsekretion	vermindert	vermindert bis fehlend	Hyperinsulinämie mit gestörter 1. Phase der Insulinfreisetzung
Insulinsensitivität	normal	normal	vermindert
Insulinabhängigkeit bei Diagnosestellung	nein	ja	nein

Pathogenese: Gesteigerte Glykogenolyse und Glukoneogenese. Die Muskulatur kann wegen Störung des Gleichgewichts zwischen Insulin und Glukagon kaum mehr Glykogen bilden und verstoffwechselt vermehrt Ketonkörper. **Azidose, Ketonämie**. Störungen im Elektrolythaushalt und Wasserverlust führen zu Hyperosmolalität mit den möglichen Folgen Bewusstseinstrübung und schließlich Koma.

Pathogenese: Glukoseverwertung und -freisetzung in der Leber sind deutlich beeinträchtigt, verstärkte Glykogenolyse und Glukoneogenese aus Aminosäuren sind die Folge (wie im Hungerzustand). Auch Lipolyse und Ketogenese sind gesteigert, mitbedingt durch die Änderung des Gleichgewichtes zwischen Insulin und Glukagon. Die Muskulatur nimmt kaum mehr Glukose auf und bildet daher weniger Glykogen. Sie verstoffwechselt die durch die Lipolyse reichlich zur Verfügung stehenden Fettsäuren sowie Ketonkörper (β-Hydroxybuttersäure,

8.1 Kohlenhydratstoffwechsel

Azetoazetat). Die Folgen sind **Azidose** und **Ketonämie** sowie **Azetonurie**. Nicht verstoffwechselbare Glukose wird im Harn ausgeschieden **(Glukosurie)**. Die **Polyurie** durch osmotische Diurese führt zu vermehrtem Wasser- und Elektrolytverlust mit Gefahr der Elektrolytentgleisung und Dehydratation. Die Störungen des Wasser- und Elektrolythaushaltes mit Hyperosmolalität können zu Bewusstseinstrübung und schließlich zum Koma führen.

Häufigkeit: Die Manifestationsgipfel des Typ-1-Diabetes liegen zwischen dem 4.–6. und 9.–15. Lebensjahr. In Deutschland erkranken jährlich von 100.000 Kindern 12 unter 15 Jahre. Die niedrigste Inzidenz wird aus Mazedonien (3,1/100.000) angegeben. Es besteht ein Nord-Süd-Gefälle mit der höchsten Inzidenz in Finnland (42,9/100.000/Jahr). Die Prävalenz des Typ-1-Diabetes im Alter < 20 Jahren wird für Deutschland mit 0,07–0,1 % geschätzt, mit zunehmender Tendenz.

Häufigkeit: Gesamthäufigkeit des Typ-1-Diabetes ca. 16/100.000/Jahr.

Klinik: Anamnese und Krankheitsbild sind sehr variabel. In etwa 80 % der Fälle ist der Beginn schleichend. Starker Durst (als Folge der Polyurie), Polyurie auch nachts (Enuresis), Gewichtsabnahme trotz Heißhungers und ausreichender Nahrungsaufnahme, Abgeschlagenheit, Müdigkeit, Nachlassen der körperlichen Leistungskraft und der Konzentrationsfähigkeit sind führende Symptome. Übelkeit, Erbrechen, trockene Haut und Schleimhäute, Kopfschmerzen, weiche Bulbi, Azetongeruch in der Ausatemluft (süßlich wie Obst), heftige Leibschmerzen („Pseudoperitonitis diabetica"), Unruhe und Angstzustände sowie Kussmaul-Atmung (tiefe Atmung als Folge der metabolischen Azidose) können ebenfalls Erstmanifestationssymptome sein, vor allem beim jüngeren Kind, bei dem die Symptomatik heftiger ist. Der spontan gemessene Blutzucker liegt ≥ 200 mg/dl (11,1 mmol/l) bzw. der Nüchternblutzucker ≥ 126 mg/dl (6,99 mmol/l), die 2-Std.-Plasmaglukose ≥ 200 mg/dl (11,1 mmol/l) während des Glukosetoleranz-Tests (OGTT).

Klinik: Zu 80 % ist der Beginn schleichend: Durst, Polyurie (auch Enuresis), Gewichtsabnahme, Nachlassen der körperlichen Leistungs- und Konzentrationsfähigkeit, Übelkeit, Erbrechen, trockene Haut, Kopfschmerzen, Azetongeruch der Atemluft, heftige Leibschmerzen sind häufige Symptome („Pseudoperitonitis diabetica"). Das Krankheitsbild ist aber sehr variabel.

Diagnostik: Blut: Man findet hohe Blutzuckerwerte (meist zwischen 600 und 800 mg/dl, aber auch noch höhere Werte). Azidose (pH < 7,25, Serumbicarbonat < 15 mmol/l) häufig auch Leukozytose, jedoch kein Fieber. HbA_{1c} ist über 8 % erhöht. Serum-Na kann erhöht, normal oder erniedrigt sein, abhängig vom Verlust freien Wassers. **Die korrigierte Na-Konzentration** kann nach folgender Formel errechnet werden: Korrig. (Na⁺) = gemessene (Na⁺) + (1,6 × [(Glukose − 150)/100)]. Bei starker Dehydratation kann auch Harnstoff-N erhöht sein (prärenale Azotämie). Urin: Typisch ist eine starke Glukosurie (200–3000 g/d). Die Azetonprobe (Streifentest) fällt fast immer positiv aus.

Diagnostik: Blutzuckermessung und Blutgasanalysen (Azidose) sowie Urinzuckermessung und Azetonprobe im Urin, die fast immer positiv ausfällt. Das HbA_{1c} ist auf > 8 % erhöht.

Frühe Stadien des Diabetes werden durch **orale Belastung mit Glukose** mit 1,75 g/kg KG oder Oligosaccharidgemischen (gleiche Dosis) erfasst (oraler Glukosetoleranztest: OGT). Blutzucker und Seruminsulin werden vor sowie 120 Minuten nach der Glukoseaufnahme gemessen. Der Nüchternwert im Kapillarblut soll unter 110 mg/dl (6,1 mmol/l) liegen, nach 2 Stunden nicht über 140 mg/dl (7,5 mmol/l) ansteigen und danach kontinuierlich auf den Ausgangswert abfallen. Für die klinische Routinediagnostik wird der OGTT nicht mehr generell empfohlen. Er kann erforderlich werden, wenn bei normalen Nüchternglukosewerten doch ein Diabetes vermutet wird (18 mg/dl Blutzucker entspricht 1 mmol/l) (Tab. **8.5**).

Frühe Stadien des Diabetes werden durch die **orale Glukosebelastung** mit 1,75 g/kg KG erfasst. Normalerweise soll der Nüchternwert im Kapillarblut unter 110 mg/dl liegen, nach 2 Stunden nicht über 140 mg/dl ansteigen (18 mg/dl Blutzucker entspricht 1 mmol/l) (Tab. **8.5**).

8.5 Oraler Glukosetoleranztest (OGTT)

Glukosewerte im Kapillarblut

	normal mg/dl	mmol/l	gestörte Glukosehomöostase	Diabetes mellitus mg/dl	mmol/l
nüchtern (Fastenperiode mindestens 8 Stunden)	< 110	< 6.10	IFG (= impaired fasting glucose): 110 – < 126	≥ 126	≥ 6.99
2-Stunden-Wert	< 140	< 7.77	pathologische Glukosetoleranz: 140 – < 200	≥ 200	≥ 11.10

Differenzialdiagnose: Eine Glukosurie bei unreifen Neugeborenen kann durch **Kohlenhydratüberlastung** verursacht sein (dabei meist normaler Blutzucker). Eine andere Ursache für eine Glukosurie beim Neugeborenen ist der transitorische Insulinmangeldiabetes **(Neugeborenenhyperglykämie),** bei dem Polydipsie, Polyurie und starke Dehydratation (ohne Erbrechen) im Vordergrund stehen. Die Glukosewerte können weit über 1000 mg/dl ansteigen, jedoch ohne Ketonurie. Dieser Diabetes spricht sehr empfindlich auf kleine Insulindosen an (max. 1 E/kg KG/d), darunter zeigt sich allerdings auch eine starke Neigung zu Hypoglykämien. Die Prognose ist bei frühzeitiger Erkennung und vorsichtiger Insulinbehandlung gut. Eine Glukosurie kann auch **zentral** bedingt sein, z. B. bei Enzephalitis, Fieberkrämpfen, Schädel-Hirn-Traumen oder Hirntumoren (dadurch eventuell Auslösung eines zentralen Diabetes insipidus, s. S. 225). Außerdem gibt es **renale** sowie **hepatogene** Glukosurien (z. B. bei Leberzirrhose). Weitere Ursachen sind die Glukosurie im Rahmen einer Asparaginasetherapie (z. B. bei Leukämie) durch Abfall des Insulinspiegels und der Steroid-Diabetes (bei Langzeitbehandlung mit Kortison oder ACTH). Genetische Defekte der Insulinwirkung sind ebenfalls bekannt.

Therapie: Das Ziel der Therapie ist eine weitgehende Normalisierung der Blutglukosekonzentration durch folgende Maßnahmen:
- Insulintherapie mit Stoffwechselkontrolle
- Diät
- Schulung
- körperliche Aktivität (Muskelarbeit führt zur Einsparung von Insulin und verbessert dessen Wirkung).

Insulintherapie: Besteht keine wesentliche Stoffwechselentgleisung und erbricht der Patient nicht, kann sofort Verzögerungsinsulin (Humaninsulin) gegeben werden, d. h. es werden zwei Injektionen eines Mischpräparates aus Intermediär- und Normalinsulin wie folgt verabreicht: morgens etwa zwei Drittel der Tagesdosis, abends etwa ein Drittel. Initial wird unabhängig von der Höhe des Blutzuckers 1 E/kg KG/d gegeben, wenn der Patient Azeton ausscheidet, ansonsten nur 0,5 E/kg KG/d. Die weitere Insulindosierung wird individuell dem Blutzuckerprofil, der Ernährung und der körperlichen Aktivität angeglichen. Dies ist mit der sog. **intensivierten Insulintherapie nach dem Basis-Bolus-Prinzip** möglich. Dabei wird täglich ein- bis zweimal ein lang wirkendes Insulin als Basis (Basalinsulin) verabreicht und zu den Hauptmahlzeiten jeweils ein individuell dosiertes Kurzzeitinsulin je nach dem aktuellen Blutglukosewert. Injektionen von Basisinsulin vor der Nachtruhe sollen Hyperglykämien in den frühen Morgenstunden verhindern **(Dawn-Phänomen).** Halbautomatische Insulininjektionsgeräte (z. B. Insulin-Pen) erleichtern älteren Kindern und Eltern diese Therapie mit Flexibilität im Zeit- und Ernährungsplan. Eine regelmäßige Überwachung des Kindes sowie **intensive Schulung** (auch der Eltern) ist eine unabdingbare Voraussetzung. Im Laufe von Wochen nach der Erstbehandlung wird der Insulinbedarf geringer, so dass die Dosis meist um mehr als 50% reduziert werden kann. Diese transitorische Phase muss den Patienten und Eltern bekannt sein, auch dass dies keine Heilung des Diabetes darstellt. In den folgenden Jahren steigt der Insulinbedarf wieder an.

Bei der sog. **konventionellen Therapie** werden Insulin und die Mahlzeit zu bestimmten festgelegten Tageszeiten unter Berücksichtigung der Blutzuckerwerte, auch des Vortages, verabreicht. Bei der **intensivierten konventionellen Therapie** kann der Diabetiker zu flexiblen Zeiten essen. Die Patienten erhalten rasch wirkendes Normalinsulin, brauchen aber verzögernd wirkendes Basalinsulin als Korrekturbedarf.

Die **kontinuierliche Insulintherapie** mit einer Insulinpumpe (Normalinsulin) kann bei Kindern noch nicht eingesetzt werden. Die inhalative Insulintherapie ist bei Kindern noch nicht erprobt.

Diät: Auch im Hinblick auf eine geeignete Ernährung ist eine intensive Schulung der Eltern und des Kindes notwendig. Das Kind mit Diabetes mellitus hat den gleichen Energiebedarf wie ein stoffwechselgesundes. Die Kost soll abwechslungsreich sein, d.h. Eiweiß soll ca. 15–20% des Gesamttagesbedarfs an Energie ausmachen (mindestens 1 g/kg KG/d), Fett ca. 30–35% (davon etwa die Hälfte ungesättigte Fettsäuren) und Kohlenhydrate ca. 50% (7–9 g/kg KG). Der gesamte Tagesbedarf soll auf 6–7 Mahlzeiten inklusive einer Spätmahlzeit verteilt sein. Mit Hilfe der Nahrungsaustauschtabellen kann die Ernährung des diabetischen Kindes abwechslungsreich gestaltet werden. Als Bezugsgröße und Berechnungsgrundlage gilt die **Broteinheit (BE)** und 1 BE entspricht **12 g Kohlenhydraten** (48 kcal). Anstelle von Broteinheit (BE) wird auch der Begriff Kohlenhydrateinheit (KE oder KHE) verwendet, dabei entspricht 1 KHE 10 g Kohlenhydraten (40 kcal). Jedes Kind mit Diabetes mellitus soll 1–2 Traubenzuckertäfelchen mit sich führen, um Hypoglykämien vorzubeugen bzw. um sie schnell zu beheben. Das Kind lernt die Symptome der beginnenden Hypoglykämie relativ rasch. Nächtliche Hypoglykämien können mit einer fett- und eiweißreichen Kost am Abend verhindert werden. Die geregelte Kost ist bei akuten Erkrankungen kaum einzuhalten (z. B. Enteritis, Erbrechen). Meist ist dann eine stationäre Behandlung mit Infusionen erforderlich.

Körperliche Aktivität: Der Insulinbedarf ist bei körperlicher Arbeit vermindert, die Insulinwirkung verbessert. Sport darf diabetischen Kindern empfohlen werden. Eine entsprechende Aufklärung des Kindes und eventuell vorherige Verabreichung von Kohlenhydraten und Blutzuckermessung nach dem Sport sind erforderlich. Bei längerer körperlicher Aktivität (> 1 Std.) ist die Insulindosis auf 30–50% zu reduzieren. Muskelarbeit stellt einen **wesentlichen Bestandteil der Diabetestherapie** dar.

> ▶ **Merke:** Die Hypoglykämie bei starker körperlicher Aktivität ist nicht bedrohlich, sie wird frühzeitig bemerkt! Die Hypoglykämie bei leichter körperlicher Aktivität kann gefährlich werden, da sie erst spät bemerkt wird. Das diabetische Kind soll keinen Sport betreiben, wenn Azeton im Urin nachgewiesen werden kann. Schnell resorbierbare Kohlenhydrate (Saft, Traubenzucker, Obst) sind ideale Zusatz-BE bei sportlicher Betätigung.

Komplikationen der Therapie: Dies sind vor allem die **Hypoglykämien** (< 50 mg/dl), seltener auch **Hyperglykämien** bis zum Koma. Der seltene **Somogyi-Effekt** ist durch eine mehrere Stunden (bis Tage!) dauernde gegenregulatorische Blutzuckererhöhung infolge zu hoher Insulindosen und daraus folgender Hypoglykämie ausgelöst. Die früher immer wieder beobachteten allergischen Hautreaktionen und Lipatrophien sind deutlich seltener geworden. Auf die gute, relativ breitflächige Verteilung der Insulininjektionen muss geachtet werden. Insulinödeme mit Gewichtsanstieg können unter forcierter Insulinbehandlung mit rascher Normalisierung des Blutzuckers auftreten; sie haben eine gute Prognose (Ursache: Störung der Natriumhomöostase?).

Diagnostik im Verlauf. Stoffwechselkontrolle: Tägliche wiederholte Blutzuckermessungen, vor allem bei der intensivierten Insulintherapie, sowie Urinzucker- und Azetonkontrollen sind erforderlich. Glukosurie, aber auch Hypoglykämie müssen vermieden werden. Der HbA_{1c}-Wert soll bei < 7% (max. 8%) liegen. Bei optimaler Einstellung liegt der Nüchternblutzucker unter 100 mg/dl (5.55 mmol/l) und der 2-h-Postprandialwert unter 120 mg/dl (6.66 mmol/l) bei Aglukosurie (auch in einzelnen Spontanurinproben). Akzeptabel ist die Einstellung bei einer Glukosurie < 10% der aufgenommenen Tageskohlenhydratmenge und HbA_{1c} zwischen 7–8%. Die Blutzuckerwerte sollten bei guter Einstellung zwischen 60–160 mg/dl (3.33–8.88 mmol/l) liegen. Während das glukosylierte Hb die Einstellung bzw. Höhe des Glukosespiegels der vergangenen 8–10 Wochen anzeigt, kann mit dem Fruktosamin (glukosyliertes Protein) die Diabeteseinstellung während der letzten 3–6 Wochen erfasst werden. Besondere Schwierigkeiten ergeben sich häufig in der Pubertätszeit, weil Desinteresse, aber auch Resignation eine gute Diabeteseinstellung nicht mehr garantieren.

---

gesunden identisch. Der gesamte Tagesbedarf wird auf 6–7 Mahlzeiten, einschließlich Spätmahlzeit, verteilt (Eiweiß 15–20%, Fett 30–35%, davon etwa die Hälfte ungesättigte Fettsäuren, Kohlenhydrate 50% des Gesamtenergiebedarfs). Zur Vermeidung von Hypoglykämien soll das Kind Traubenzucker mit sich führen.

Körperliche Aktivität: ist ein **wichtiger Bestandteil der Therapie.** Der Hypoglykämiegefahr kann durch Verabreichung von Kohlenhydraten vor dem Sport vorgebeugt werden. Bei körperlicher Aktivität > 1 Std. ist die Insulindosis auf 30–50% zu reduzieren.

◀ Merke

Komplikationen der Therapie sind v. a. **Hypoglykämien**, seltener **Hyperglykämien**. Der **Somogyi-Effekt** ist durch eine mehrere Stunden dauernde gegenregulatorische Blutzuckererhöhung ausgelöst, mit nachfolgender bedrohlicher Hypoglykämie. Auf eine gute, breitflächige Verteilung der Insulininjektionen muss geachtet werden.

Diagnostik im Verlauf. Stoffwechselkontrolle: Täglich regelmäßige Blutzuckermessungen sowie Urin- und Azetonkontrollen sind notwendig. Glukosurie und Hypoglykämie sollen verhütet werden. Bei optimaler Einstellung liegt der Nüchternblutzucker unter 100 mg/dl (5.55 mmol/l) und der 2-h-Postprandialwert unter 120 mg/dl (6.66 mmol/l) bei Aglukosurie. Mit Hilfe des HbA_{1c} (sollte unter 7% liegen) und des Fruktosamin (glukosyliertes Protein) kann retrospektiv auf die Höhe des Glukosespiegels der vergangenen Wochen geschlossen werden.

Jährliche **ophthalmologische Untersuchungen**, regelmäßige Blutfettmessungen, Blutdruckkontrollen, Untersuchungen des Urins auf Harnwegsinfekte. Die diabetische Retinopathie entsteht bei 30–50% der Patienten nach 10 Jahren Diabetesdauer.

Hier ist die Führung durch den Kinderarzt und durch eine Diabetikergruppe besonders wichtig.
Auch die jährliche **ophthalmologische Untersuchung** (Fluoreszenzangiographie), Blutfettmessungen, Blutdruckkontrollen und Untersuchungen des Urins auf Harnwegsinfektionen gehören zur Überwachung und Verlaufsbeobachtung. Die Mikroangiopathie der Niere kann durch Messung des β_2-Mikroglobulins erfasst werden. Ein normaler Blutdruck spricht nicht gegen eine beginnende Nephropathie; Mikroalbuminausscheidung sollte zweimal im Abstand von etwa 3 Wochen gemessen werden, wodurch dann die Diagnose erhärtet werden kann. Die diabetische Retinopathie entsteht bei 30–50% der Patienten nach etwa 10 Jahren Diabetesdauer.

Coma diabeticum

Es tritt bei etwa 20% der Diabeteserstmanifestation auf und kann mit oder ohne Ketoazidose einhergehen (Abb. **8.2**).
Das **ketoazidotische Koma** ist mit einer starken Hyperglykämie (> 500 mg/dl ≙ 27.75 mmol/l) verbunden.
Das **hyperosmolare, nichtketotische Koma** ist im Kindesalter selten. Gefährlich sind dabei die Dehydratation und die Hypernatriämie (> 150 mmol/l) mit erhöhter Serumosmolalität (> 300 mosmol/kg).

Coma diabeticum

Diese gefürchtete Komplikation tritt bei etwa 20% der Erstmanifestationen, aber auch nach Therapiefehlern bei bekanntem Diabetes auf (z.B. zu hohe Kohlenhydratzufuhr ohne entsprechende Insulingabe, Verabreichung eines nicht mehr voll wirksamen Insulins oder absichtliche Unterlassung der Insulininjektionen). Das Koma kann mit und ohne Ketoazidose auftreten, was für die Therapie von Bedeutung ist (Abb. **8.2**). Das **ketoazidotische Koma** mit mittelgrader bis schwerer Azidose (pH ≤ Wert 7,0; Plasmabicarbonat < 5,5 mmol/l, Azetonurie) geht mit einer Hyperglykämie von > 500 mg/dl (27.75 mmol/l) einher. Das sog. **hyperosmolare (nichtketotische) Koma** ist im Kindesalter sehr selten. Der Blutzucker kann extrem erhöht sein (1000 mg/dl ≙ 55.5 mmol/l). Es besteht eine ausgeprägte Dehydratation mit durchschnittlichem Flüssigkeitsdefizit von > 100 ml/kg, Hypernatriämie > 150 mmol/l, evtl. Harnstofferhöhung und einer Serumosmolalität > 300 mosmol/kg. Bei dieser lebensbedrohlichen Situation ist schnelles, aber bedächtiges therapeutisches Handeln dringend angezeigt.

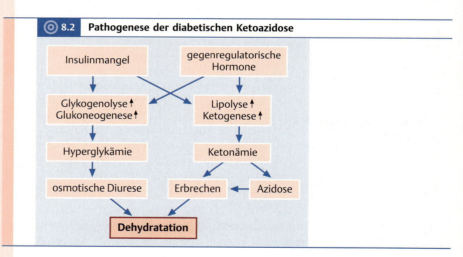

8.2 Pathogenese der diabetischen Ketoazidose

Klinik und Diagnostik: Typisch sind hoher Blutzucker, Wasser- und Elektrolytverlust, Exsikkose, Bewusstseinstrübung. Kussmaul-Atmung, rascher Puls, niedriger Blutdruck, weiche Bulbi. Krämpfe sind selten (Tab. **8.6**).

Klinik und Diagnostik: Das diabetische Koma entwickelt sich meist langsam über Tage hinweg (Tab. **8.6**), kann sich aber beim Kleinkind innerhalb weniger Stunden entwickeln. Typisch sind die hohen Blutzuckerwerte sowie der Wasser- und Elektrolytverlust mit klinischen Zeichen der Exsikkose. Es kommt zur Bewusstseinstrübung, Krämpfe sind eher selten. Kussmaul-Atmung infolge der Azidose, rascher Puls, niedriger Blutdruck und weiche Bulbi sind weitere Merkmale.

Therapie: Wichtig sind:
- Insulingabe
- Wasser- und Elektrolytausgleich
- Azidosebekämpfung.

Therapie: Wichtig sind folgende 3 Ziele:
- Beseitigung der Hyperglykämie und Normalisierung des Energiestoffwechsels durch Insulin
- Ausgleich des erheblichen Wasser- und Elektrolytverlustes
- Beseitigung der Azidose.

8.6 Differenzialdiagnose Coma diabeticum und Hypoglykämie

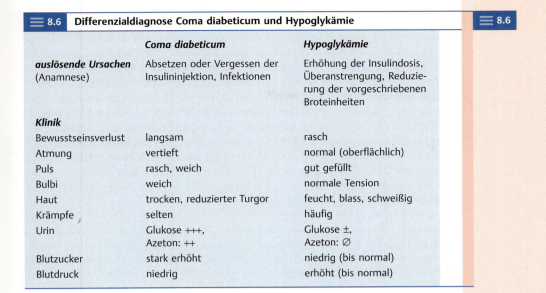

	Coma diabeticum	Hypoglykämie
auslösende Ursachen (Anamnese)	Absetzen oder Vergessen der Insulininjektion, Infektionen	Erhöhung der Insulindosis, Überanstrengung, Reduzierung der vorgeschriebenen Broteinheiten
Klinik		
Bewusstseinsverlust	langsam	rasch
Atmung	vertieft	normal (oberflächlich)
Puls	rasch, weich	gut gefüllt
Bulbi	weich	normale Tension
Haut	trocken, reduzierter Turgor	feucht, blass, schweißig
Krämpfe	selten	häufig
Urin	Glukose +++, Azeton: ++	Glukose ±, Azeton: ∅
Blutzucker	stark erhöht	niedrig (bis normal)
Blutdruck	niedrig	erhöht (bis normal)

Sofortbehandlung:
- **Insulin** 0,05 – 0,1 E **Normalinsulin**/kg KG/h i. v. per Infusion (beim hyperosmolaren Koma muss der Blutzucker langsam gesenkt werden). Die Insulinbolusinjektion wird heute nicht mehr generell eingesetzt; wichtigster Therapiefaktor ist die i. v. Rehydrierung mit Ausgleich der Elektrolytveränderungen unter kontinuierlicher Insulinzugabe.
- **Infusion mit 0,9 %iger NaCl-Lösung:** 10 – 25 ml/kg KG in 20 – 60 min bei mittelschwerer oder schwerer Dehydratation. Bei leichter Dehydratation genügt meist die orale Rehydrierung mit 150 – 200 ml/kg/d einer Glukose-Kochsalz-Lösung. Für den Nachholbedarf werden je nach Dehydratationsgrad 90 – 130 ml/kg KG/24 h angenommen.
- **Kalium** sollte schon bei der Frühbehandlung eingesetzt werden, da das Gesamtkörperkalium meist erniedrigt ist, auch bei noch normalem Serumspiegel. Eine Hypokaliämie entwickelt sich mit allmählicher Normalisierung des Blutzuckers, Kalium wird als K_2HPO_3 mit 3 – 6 mmol/kg KG/24 h gegeben. Kalium im 2 – 4-stündigen Abstand messen! Auf Hypokalzämie achten!
- **Natriumbikarbonat** wird erst bei einem pH-Wert < 7.10 gegeben (nicht allgemein empfohlen!), um eine Alkalose (mit zerebraler Vasokonstriktion!) und damit eine weitere Kaliumsenkung zu vermeiden. Mit Normalisierung der Stoffwechselsituation bessert sich auch rasch die Azidose. Falls erforderlich, muss aber isotone 8,4 %ige $NaHCO_3$-Lösung verwendet werden, die 1 : 5 mit Aqua dest. ad inj. verdünnt oder in die Infusionslösung gegeben wird. Im Allgemeinen genügen 0,5 mmol/kg KG $NaHCO_3$. Bei einem pH von 7,25 wird die Bikarbonatinfusion beendet.

▶ **Merke:** Der Blutzucker und damit auch die hohe Serumosmolalität dürfen nur langsam gesenkt werden! Keine hypotonen Lösungen bei hypertoner Dehydratation infundieren: Gefahr des Hirnödems mit Bewusstseinstrübung und Krämpfen. Serumosmolalität nur um etwa 4 mosmol/l/h und Blutzucker um max. 70 – 90 mg/dl/h (3,9 – 4,95 mmol/l/h) senken.

Prognose: Bei guter Diabeteseinstellung ohne wesentliche Schwankungen mit Hyper- und Hypoglykämie, also exakter Stoffwechselüberwachung und Diabetikerschulung (auch der Eltern), und dank vieler unterschiedlich wirkender humaner Insulinpräparate stehen weniger die Stoffwechseldekompensationen im Vordergrund als später die vaskulären und neuralen Komplikationen. Diese schränken die Lebenserwartung erheblich ein. Nephropathie, Retinopathie und autonome Neuropathie (Polyneuropathie) sind aber im Kindes- und Jugendalter

Sofortbehandlung:
- Langsame Blutzuckersenkung mit: **Normalinsulin**
- Rehydrierung durch Infusion von **NaCl-Lösung**, bei leichter Dehydratation oral mit Glukose-Kochsalzlösung
- **Kaliumsubstitution**
- Azidoseausgleich mit **Natriumbikarbonat** nur bei pH-Wert < 7,10.

◀ Merke

Prognose: Bei guter Diabeteseinstellung und -überwachung treten die vaskulären und neuralen Komplikationen erst im späten Erwachsenenalter auf.

nur sehr selten anzutreffen. Kinder und Jugendliche mit Diabetes mellitus erhalten die gleichen Impfungen (STIKO-Empfehlungen) wie Gesunde.

▶ **Merke:** Erstgradige Verwandte von Typ-I-Diabetikern sind eine Risikogruppe für die Entwicklung eines Typ-1-Diabetes (insbesondere eineiige Zwillinge und HLA-identische Geschwister). Geschwister eines diabetischen Kindes und Kinder eines diabetischen Vaters haben ein Risiko von 5–7%. Diese Personen sollten daraufhin untersucht werden, ob ein prädiabetisches Stadium vorliegt (Autoantikörper gegen Insulin, Membranproteine, Inselzellantikörper (Glutaminsäuredekarboxylase GAD), i.v. Glukosetoleranztest mit Feststellung der Insulinsekretion). Erhöhte Zöliakieprävalenz besteht bei Diabetes Typ I. Gestillte Kinder haben ein geringeres Risiko an Diabetes zu erkranken als mit Kuhmilchprodukten ernährte Kinder.

▶ **Klinischer Fall:** Ein 5-jähriges Kleinkind wird wegen dauernder Abgeschlagenheit, Spielunlust, Übelkeit bei gutem Appetit und vor allem wegen wiederholtem Einnässen in der Nacht vorgestellt. Gelegentlich fielen auch diffuse Bauchschmerzen und eigenartige Unruhezustände auf. Die klinische Untersuchung zeigt ein Untergewicht von etwa 2,5 kg, das Abdomen ist unauffällig, auch bei der Ultraschalluntersuchung. Bei der Urinuntersuchung fallen die Glukose- und die Azetonprobe stark positiv aus, Der Blutzuckerwert beträgt 350 mg/dl, der HbA_{1c}-Wert liegt bei 10,5%. Außerdem besteht eine metabolische Azidose. Unter Altinsulin- und Flüssigkeitstherapie normalisiert sich der Blutzucker in den ersten 10 Stunden nach der stationären Aufnahme und die Azidose ist ausgeglichen; die weitere Therapie erfolgt mit einem Mischinsulinpräparat mit 2 Injektionen (morgens und abends).

Seltene Formen eines Diabetes im Kindesalter

Neben dem Typ-1-Diabetes kennt man auch schon bei älteren Kindern und Jugendlichen den polygenetisch verursachten **Typ-2-Diabetes,** dessen Prävalenz bei Kindern in den letzten Jahren zugenommen hat. Dieser nicht insulinabhängige Diabetes ist durch eine zeitlich verzögerte Insulinsekretion charakterisiert sowie durch eine Insulinresistenz. Die Insulinkonzentration kann im Frühstadium dieser Erkrankung deutlich erhöht sein. Die Manifestation liegt meist erst zwischen dem 30. und 40. Lebensjahr. Dabei sind Polydipsie, Polyurie und auch Ketoazidose eher selten. In 80–100% besteht eine positive Familienanamnese bei Verwandten 1. und 2. Grades. Oft findet sich eine Acanthosis nigricans. In den USA wurde in den letzten Jahren eine deutliche Zunahme bei übergewichtigen dunkelhäutigen amerikanischen Jugendlichen festgestellt.

„Maturity-Onset Diabetes of the Young" (MODY): Es handelt sich dabei um eine autosomal-dominant vererbte Diabetesform, die aufgrund eines primären Funktionsdefektes der β-Zellen zu einer gestörten Insulinsekretion führt. Die Erkrankung tritt meist vor dem 25. Lebensjahr auf und macht 1–5% aller Diabeteserkrankungen aus. In den letzten Jahren wurde eine größere Zahl von Gendefekten (bislang etwa 6 Defekte) identifiziert, die einen Diabetes („Nicht-Typ-1-Diabetes") hervorrufen können. So sind z.B. eine Mutation des Gens für „Hepatocyt Nuclear Factor 4 alpha" (HNF 4 alpha) auf dem Chromosom 20q u.a. Mutationen beschrieben. Ein defektes Gen für die Glukokinase (Chromosom 7) verursacht ebenfalls einen Diabetes aus der MODY-Gruppe, dessen Häufigkeit bei 8–63% liegt (MODY 2).

Insulinresistenz durch Rezeptordefekte: Diese können einen nichtketotischen Diabetes mellitus mit hohen Insulinspiegeln (C-Peptid) hervorrufen, der heute als **hereditäre Insulinresistenz Typ A** bezeichnet wird. Es gibt auch eine **Insulinresistenz Typ B,** bedingt durch Antikörper gegen den Insulinrezeptor, wie sie bei immunologischen Erkrankungen auftreten können. Diese Diabetesarten sind schwer einstellbar.

Diabetes als Folge von Erkrankungen: Diabetes kann spät im Gefolge einer **zystischen Fibrose** sowie bei Patienten mit **Thalassämie** und bei etlichen genetisch bedingten Syndromen auftreten.

▶ Merke

▶ Klinischer Fall

Seltene Formen eines Diabetes im Kindesalter

Diabetes mellitus Typ 2 hat in den letzten Jahren bei Kindern zugenommen. Er ist nicht insulinabhängig, sondern durch eine zeitlich verzögerte Insulinsekretion bzw. Insulinresistenz bedingt. Manifestation meist zwischen dem 30. und 40. Lebensjahr.

„Maturity-Onset Diabetes of the Young" (MODY): Autosomal-dominant vererbter Diabetes mit gestörter Insulinsekretion. Man kennt bislang etwa 6 verschiedene Gendefekte, die diesen „Nicht-Typ-1-Diabetes" hervorrufen.
Auftreten meist vor dem 25. Lebensjahr. Am häufigsten scheint der MODY-Typ 2 mit 8–63% zu sein.

Insulinresistenz durch Rezeptordefekte: Es gibt eine hereditäre Insulinresistenz Typ A und Typ B durch Antikörper gegen den Insulinrezeptor. Diese Diabetesarten sind schwer einstellbar.

Diabetes als Folge von Erkrankungen: Bei zystischer Fibrose, Thalassämie und genetisch bedingten Syndromen.

Medikamenteninduzierter Diabetes: Tritt nach Gabe von Medikamenten bei bzw. nach Transplantationen entweder durch direkte toxische Wirkung auf die β-Zellen oder durch andere, noch nicht geklärte Vorgänge auf. Auslösende Medikamente sind z. B. Cyclosporin A, Tacrolimus, L-Asparaginase, Kortikoide (Steigerung der Glukoneogenese).

8.1.2 Hypoglykämien

▶ **Definition.** Abfall der Blutglukose unter die Norm. Sie beträgt beim reifen Neugeborenen etwa 30–40 mg/dl (1.67–2.22 mmol/l), bei Kleinkindern 40–50 mg/dl (2.22–2.77 mmol/l), bei älteren Kindern (und Erwachsenen) 60–70 mg/dl (3.33–3.88 mmol/l). Bei Frühgeborenen in der ersten Lebenswoche 20 mg/dl (1.11 mmol/l), danach < 45 mg/dl (2.49 mmol/l).

Pathogenese: Zwischen Angebot und Verbrauch an Glukose besteht ein Missverhältnis aus vielerlei Ursachen:
- vermehrter Verbrauch: Hyperinsulinismus bei Inselzelladenom oder Nesidioblastose, Neugeborene diabetischer Mütter, Erythroblastose, leuzinsensible Hypoglykämie, Wachstumshormonmangel, Insulinüberdosierung
- vermindertes Angebot: ungenügende Kohlenhydrataufnahme, Mangelgeburt (Hypoglykämierisiko 5–15 %!), Malabsorption
- Stoffwechselstörungen:
  - verminderte hepatische Glukoneogenese: Glykogenosen, Galaktosämie, Fruktoseintoleranz, Fructose-Diphosphatasemangel, Leberzirrhose, hormonale Störungen.
  - Aminosäurestoffwechselstörungen und Organoazidopathien: Leuzinose, Methylmalonazidämie, Propionazidämie, Störungen des Harnstoffzyklus u. a.
  - Fettsäurestoffwechselstörung (Oxydationsdefekte) mittel- und langkettiger Fettsäuren: Acyl-CoA-Dehydrogenasemangel, Karnitinmangel u. a.
- zentralnervöse Störungen: Enzephalitis, Schädel-Hirn-Trauma, Hirnblutungen u. a.
- idiopathische Formen.

Die Fastentoleranz ist bei Kindern < 8 Jahren gering; sie werden leicht hypoglykämisch und ketotisch, obgleich die Glukoneogenese mit 6–8 mg/kg/min deutlich stärker ausgeprägt ist als im Erwachsenenalter mit nur 1–3 mg/kg/min. Die verfügbaren Substrate für die Glukoneogenese (vor allem Alanin) sind aber in verminderter Konzentration vorhanden. Das Neugeborene verfügt nur über einen geringen Glykogenvorrat (~ 1 % des Körpergewichtes), so dass es rasch zu Hypoglykämien kommen kann.

Klinik: Die leichte bis mittelgradige Hypoglykämie geht mit Hungergefühl, Zittrigkeit, Kopf- und Bauchschmerzen, feuchter, kalter Haut, Unruhe und insbesondere bei Kleinkindern oft motivloser „Aggressivität" einher. Wird keine Glukose zugeführt, tritt schließlich Bewusstseinsstörung bis zum Koma mit Krämpfen auf. Bei Säuglingen und jüngeren Kleinkindern sind die Symptome minimal ausgeprägt, variabel und uncharakteristisch. Bei **Neugeborenen** beobachtet man unregelmäßige Atmung, Apnoeanfälle, Zyanose, Trinkschwäche und Hypothermie, im **Säuglingsalter** oft Schreiattacken, Tachykardie, Ataxie, Tremor, Muskelzuckungen und schließlich generalisierte oder fokale Krampfanfälle. Die Schwere der Hypoglykämiesymptome hängt wahrscheinlich auch von der Geschwindigkeit des Blutzuckerabfalls ab. **Nächtliche Hypoglykämien** bleiben oft **lange unerkannt**. Die **Gefahr neurologischer Spätfolgen** durch Hypoglykämie ist **groß**. Sie manifestieren sich umso früher, je länger die Hypoglykämien dauern.

Medikamenteninduzierter Diabetes: Durch Medikamente, die bei Transplantationen eingesetzt werden, z. B. Cyclosporin A, Tacrolimus, L-Asparaginase, Kortikoide.

8.1.2 Hypoglykämien

◀ **Definition**

Pathogenese: Ursachen der Hypoglykämie sind:
- vermehrter Glukoseverbrauch (z. B. bei Hyperinsulinismus)
- vermindertes Glukoseangebot (ungenügende Kohlenhydrataufnahme oder Malabsorption)
- Stoffwechselstörungen mit Verminderung der hepatischen Glukoneogenese, im Aminosäure- und im Fettsäurestoffwechsel
- zentralnervöse Störungen
- idiopathische Formen.

Bei Kindern < 8 Jahren muss mit verminderter Fastentoleranz und Neigung zu Hypoglykämien gerechnet werden.

Klinik: Hypoglykämiesymptome sind Hunger, Zittrigkeit, Kopf- und Bauchschmerzen, feuchte, kalte Haut, Unruhe und bei weiterem Blutzuckerabfall Bewusstseinstrübung bis zum Koma mit Krämpfen. Beim **Neugeborenen** beobachtet man unregelmäßige Atmung, Apnoe, Zyanose, Trinkschwäche und Hypothermie, bei älteren **Säuglingen** Schreiattacken, Tachykardie, Ataxie, Tremor, Muskelzuckungen und generalisierte Anfälle. **Gefährlich** sind die lange Zeit nicht erkannten **nächtlichen Hypoglykämien** (zerebrale Schäden!).

Diagnostik: Fragen, die zur Klärung beitragen, sind:
- Alter des Kindes?
- Ketose vorhanden?
- Hepatomegalie?
- Zeitpunkt der Hypoglykämie (z. B. nüchtern)?

Soforttherapie bei Hypoglykämie: Bei schweren Formen wird Glukose 20%ig i. v. verabreicht, sonst gibt man Dextrose in Tee gelöst, Apfel oder Banane. Nach Glukagon steigt der Blutzucker nur langsam an.

▶ **Merke**

Sonderformen der Hypoglykämie

Neugeborenenhypoglykämie
s. S. 110

Hyperinsulinismus durch β-Zell-Hyperplasie (persistierender Hyperinsulinismus)

„Nesidioblastose" (Mikroadenome): Schwere Hypoglykämien, die oft schon in den ersten Lebenstagen auftreten. Es besteht **keine Ketose**. Die Erkrankung wird mit Glukose sowie Diazoxid behandelt (z. T. hoch dosiert). Bei Therapieresistenz: Subtotale Pankreasresektion.

Inselzelladenom (fokale Form des Hyperinsulinismus): Symptome zeigen sich meist erst im 2. Lebenshalbjahr mit schweren Hypoglykämien im Nüchternzustand **ohne Ketose**; Insulin und C-Peptid bleiben trotz Blutzuckerabfall nachweisbar.

Hypoglykämie bei Neugeborenen diabetischer Mütter: Sie wird durch Hyperinsulinismus verursacht. Die Kinder sind meist übergewichtig, plethorisch. Angeborene Fehlbildungen kommen häufig vor.

Diagnostik: Folgende Fragen tragen zur Klärung bei:
- In welchem Alter tritt die Hypoglykämie auf?
- Ist sie Hauptsymptom oder ein Nebenbefund?
- Liegt eine Ketose vor?
- Besteht dabei eine Hepatomegalie?
- Ist die Hypoglykämie zeitlich festgelegt (z. B. nüchtern, nach Fastenperiode, postprandial)?

Soforttherapie bei Hypoglykämie: Bei leichteren Formen gibt man Dextrose in Tee gelöst, Apfel, Banane, also schnell verfügbare Kohlenhydrate. Bei schweren Formen wird Glukose 20%ig (1 ml/kg KG) i. v. verabreicht, bis der Patient wieder reagiert. Auch nach Glukagon 0,5–1 mg i. m. steigt der Blutzucker langsam an und kann im Notfall durch die Eltern nach entsprechender Unterweisung injiziert werden. Länger anhaltende Hypoglykämien müssen unbedingt verhütet werden.

▶ **Merke:** Bestehen Schwierigkeiten in der Differenzialdiagnose zwischen hyper- und hypoglykämischem Koma, so soll im Zweifelsfall stets Glukose, nie Insulin verabreicht werden.

Sonderformen der Hypoglykämie

Neugeborenenhypoglykämie
s. S. 110

Hyperinsulinismus durch β-Zell-Hyperplasie (persistierender Hyperinsulinismus)

„Nesidioblastose" (Mikroadenome, „Inselzelldysplasie"): Dieser Begriff wird heute nur noch selten verwendet, stattdessen wird von „persistent hyperinsulinemic hypoglycemia of infancy" (PHHI) gesprochen, um die Regulationsstörung der Insulinsekretion darzustellen. Diese seltene Erkrankung kann schon in den ersten Lebenstagen schwere bedrohliche Hypoglykämien verursachen. Es besteht **keine Ketose**. Die Erkrankung wird mit Glukose als i. v. Infusion bzw. Infusion über eine Duodenalsonde behandelt (bis 20 mg/kg KG/min!) sowie Diazoxid 10–20 mg/kg KG/d, gelegentlich sind höhere Dosen erforderlich. Nebenwirkungen von Diazoxid-Langzeittherapie sind reversible Hypertrichose, allergische Hautreaktionen, Leuko- und Thrombopenie, Ödeme durch Natriumretention, Hyperurikämie. Bei Therapieresistenz erfolgt eine $^7/_8$-Resektion des Pankreas.

Inselzelladenom (fokale Form des Hyperinsulinismus): Die Symptomatik beginnt meist erst im 2. Lebenshalbjahr, im Nüchternzustand oder bei körperlichen Belastungen. Es besteht **keine Ketose**, nach Glukagongabe steigt der Blutzucker an, Insulin und C-Peptid bleiben trotz Blutzuckerabfall nachweisbar; die verzweigtkettigen Aminosäuren sind vermindert. Weitere endokrinologische Anomalien (Hypophysentumoren, Hyperparathyreoidismus) sind auszuschließen. Die Diagnose kann heute durch das 18-Fluoro-L-Dopa-PET-Scan gestellt werden. Eine molekulargenetische Diagnostik ist nicht möglich. Die von Adenomen betroffene Pankreasregion kann operativ entfernt werden.

Hypoglykämie bei Neugeborenen diabetischer Mütter: Sie wird verursacht durch Hyperinsulinismus bei normalem Kortisol- und Wachstumshormonspiegel, kann mehrere Tage bestehen bleiben und mit Hypokalzämie und -magnesiämie verbunden sein. Die Kinder sind meist übergewichtig, sie zeigen ein plethorisches, cushingoides Aussehen. Angeborene Fehlbildungen kommen bei ihnen häufig vor (z. B. kaudale Regression = Hypo- oder Aplasie des Steißbeins und des Beckens). Therapie: 20%ige Glukose 2 ml/kg KG i. v., anschließend Oligosaccharidlösung oral.

Weitere Hypoglykämien: Hypoglykämien treten auch bei Polyzythämie (Ätiopathogenese unbekannt), Erythroblastosis fetalis (heute selten) und Beckwith-Wiedemann-Syndrom auf.

Weitere Formen der Hypoglykämie

Leuzinsensible Hypoglykämie

Es handelt sich um einen autosomal-dominant vererbten Enzymdefekt, hervorgerufen durch „aktivierende" Mutation im GLUD1-Gen der mitochondrialen Glutamatdehydrogenase (GDH). Es wird vermehrt Glutamat abgebaut, wodurch bei diesem Glutamatdehydrogenase-Hyperinsulinismus eine asymptomatische Hyperamoniämie auftritt. Diese aktivierende Mutation wird auch als „Leucin-sensitive Hypoglykämie" (Cochrane-Syndrom) bezeichnet. Die Hypoglykämie tritt postprandial im Nüchternzustand ohne Azetonurie auf und gehört zu den **nichtketotischen Hypoglykämieformen**.

Diagnostik: Da der Leucinbelastungstest zu einer bedrohlichen Hypoglykämie führen kann, wird heute der intravenöse Kurztest durchgeführt. Außerdem kann die Diagnose auch molekulargenetisch gestellt werden.

Therapie: Es wird Diazoxid eingesetzt (5–15 mg/kg/d in 3 Einzeldosen); für die Dauertherapie kann auch das Somatostatin-Analog Octreotid, das in 4–5 einzelnen Injektionen subkutan gegeben wird, verwendet werden. Es bestehen auch Erfahrungen mit der kontinuierlichen Verabreichung (3–20 μg/kg/d in 3–6 Einzeldosen).

Zu den **nichtketotischen Hypoglykämien** gehören auch die Störungen der Fettsäureoxidation (Acyl-CoA-Dehydrogenasemangelzustände (s. auch S. 187), das „Reye-Syndrom", die Glykogenose Typ I mit Hepatomegalie (s. S. 169), sowie Hypoglykämien durch Wachstumshormonmangel und Carnitinmangel.

Zu den **ketotischen Hypoglykämien** (= funktionelle Nüchternhypoglykämien) zählen die zahlreichen Störungen der Gluconeogenese und der Glykogenolyse. Ein typischer Vertreter dieser Erkrankung ist die ätiologisch nicht geklärte ketotische Hypoglykämie nach Nahrungskarenz, im Rahmen von Infekten oder nach sehr fetthaltigen Mahlzeiten im Kleinkindesalter (verstärkte Azetonausscheidung im Urin), Knaben sind doppelt so häufig betroffen wie Mädchen. Dabei sind morgendliche Nüchternhypoglykämien mit Apathie bis hin zu Krämpfen möglich. Es handelt sich meist um zarte, untergewichtige und „psychisch labile" Kinder im Alter von 18 Monaten bis zu etwa 5 Jahren.

Therapie: Orale Kohlenhydratzufuhr, falls kein Erbrechen besteht, ansonsten Glukose i. v. in hohen Dosen von 15 mg/kg/min zur Erreichung einer Normoglykämie. Längere Fastenperioden müssen vermieden werden; häufige kohlenhydrat- und eiweißreiche Mahlzeiten werden empfohlen (evtl. nachts zu essen geben, z. B. ungekochte Maisstärke). Mit zunehmendem Lebensalter nimmt die Hypoglykämie-Neigung ab.

Störungen der Fettsäure-β-Oxidation

▶ **Definition:** Autosomal-rezessiv (Chromosom 1) vererbte Störung der mitochondrialen Fettsäureoxidation durch einen Defekt einer Acyl-Coenzym-A-Dehydrogenase, am häufigsten (1 : 50 000 Neugeborene) MCAD = Medium-Chain-Acyl-CoA Dehydrogenase.

Pathogenese: Azetyl-CoA, eine Schlüsselverbindung des Stoffwechsels, wird nicht ausreichend gebildet, da die Oxidation von Fettsäuren mit 6–10 C-Atomen gestört ist. Lang-, mittel- oder kurzkettige Fettsäuren stauen sich an und werden im Urin als entsprechende Dicarboxylverbindungen ausgeschieden (Dikarboxylazidurie). Die Glukoneogenese ist erheblich beeinträchtigt, dadurch kommt es zu Hypoglykämien und sekundär zu einem Carnitinmangel.

Klinik: Die Erkrankung manifestiert sich zwischen dem 2./3. Monat und dem 4. Lebensjahr mit krisenartigem Auftreten schwerer **Hypoglykämien** nach längerem Fasten und bei Infekten. Erbrechen, Bewusstseinsstörung, Koma, Krämpfe, Hepatomegalie, Hyperurikämie, **Hypoketonurie** und Harnstofferhöhung sind weitere Symptome. Die Kinder können rasch versterben.

Klinik: Die klinische Manifestation findet meist zwischen dem 2./3. Lebensmonat und dem 4. Lebensjahr statt mit Stoffwechselkrisen, die durch Fasten und/oder im Rahmen eines Infektes ausgelöst werden. Sie gehen einher mit Fieber (falls ein Infekt vorliegt), Durchfall, Erbrechen und Nahrungsverweigerung, zunehmender Eintrübung des Bewusstseins, zerebralen Krämpfen, schwerer **Hypoglykämie** mit **Hypoketonurie** (hypoketotische Hypoglykämie, > 90 % der Fälle). Es besteht eine Hyperurikämie (vor allem in der akuten Episode), eine metabolische Azidose (mit Laktaterhöhung), eine Ammoniak- und Harnstofferhöhung, außerdem sind die Transaminasen, Kreatinkinase und Glutamatdehydrogenase erhöht; es kann eine Myoglobinurie bestehen. Das freie Carnitin ist vermindert. Die Leber ist manchmal vergrößert. In der akuten Phase kann das Kind plötzlich versterben (eine Ursache des plötzlichen Kindstodes?). Das Krankheitsbild hat große Ähnlichkeit mit dem Reye-Syndrom (s. S. 285). Die ersten schweren Stoffwechselkrisen mit foudroyantem Verlauf führen bei etwa 25 % der betroffenen Kinder zum Tod.

▶ **Merke**

▶ **Merke:** Eine Hypoketonämie in Verbindung mit schwerer Hypoglykämie ist stets verdächtig auf eine Fettsäure-β-Oxidationsstörung.

Diagnostik: Nachweis **erhöhter** mittelkettiger **Fettsäuren** im Plasma sowie der Dikarboxylsäuren im Urin, **Belastungstests** mit **Phenylpropionsäure** und eventuell **Carnitin** tragen zur Diagnose bei. Der Enzymdefekt kann in Fibroblasten nachgewiesen werden und auch eine molekulare und pränatale Diagnostik ist möglich.

Diagnostik: Die mittelkettigen **Fettsäuren** im Plasma sind besonders während der Stoffwechselkrise **erhöht**, die entsprechenden Dikarboxylsäuren können im Urin mittels Gaschromatographie und Massenspektrometrie nachgewiesen werden. Der orale **Phenylpropionsäure-Belastungstest** (25 mg/kg KG) fällt pathologisch aus. Auch die **orale Carnitinbelastung** (100 mg/kg KG) kann zur Diagnose herangezogen werden. Dabei wird Oktanoyl-Carnitin im Urin gemessen. Möglich ist auch der Nachweis des Enzymdefekts in Fibroblasten und eine molekulare sowie pränatale Diagnostik.

Post-mortem-Diagnose (insbesondere beim plötzlichen Kindstod): Im Plasma Cis-4-Decenoat bestimmen und im Urin oder Leberbiopsat Oktanoylkarnitin. Im Urin kann nach einer metabolischen Krise ein bestimmtes Muster an organischen Säuren nachgewiesen werden, das für den MCAD-Defekt typisch ist (Speziallabors!).

Therapie: Bei Krisen muss vor allem die schwere Hypoglykämie durch Glukose 20 % i. v. behoben werden. Fastenperioden sind durch häufige kohlenhydratreiche Mahlzeiten zu vermeiden. Carnitin als orale Gabe wird ebenfalls empfohlen.

Therapie: Während der akuten Krise muss vor allem die schwere Hypoglykämie mit Glukose 20 % i. v. behoben werden. Lange Fastenperioden (maximal 8 Std.) müssen durch Verabreichung kleinerer kohlenhydratreicher Mahlzeiten (auch nachts) verhindert werden. Die orale Gabe von L-Carnitin (100 mg/kg/d) und Riboflavin (4 × 50 mg/d) werden empfohlen. Infektionen und operative Eingriffe (vorherige Nüchtern- bzw. Fastenperiode!) können schwere lebensbedrohliche Episoden auslösen.

Prognose: Jede akute Stoffwechselkrise ist prognostisch ungünstig, wenn nicht sofort Hypoglykämiekrämpfe und Azidose behoben werden können.

Prognose: Bei jeder akuten Stoffwechselkrise kann das Kind versterben, wenn nicht sofort Hypoglykämie, Krampfanfälle und metabolische Azidose behoben werden. Krampfanfälle verschlechtern eindeutig die Prognose (Hirnödem!). Etwa 25 % der betroffenen Kinder sterben während der ersten Stoffwechselentgleisung. Mit dem Alter nimmt die Fastentoleranz zu. Die psychomotorische Entwicklung kann durch Hypoglykämien erheblich beeinträchtigt sein.

Carbohydrate-Deficient-Glycoprotein-Syndrom (CDG-Syndrom)

Es handelt sich um eine gestörte Glykolisierung von Proteinen, wodurch deren Funktion erheblich eingeschränkt wird. Hyperglykämie, Erbrechen, Durchfälle und Leberfibrose sowie motorische und geistige Retardierung prägen das Krankheitsbild. Eine kausale Therapie ist bislang nicht möglich.

Carbohydrate-Deficient-Glycoprotein-Syndrome (CDG-Syndrom)

Es handelt sich hierbei um eine gestörte Glykolisierung von Proteinen, wodurch die Kohlenhydratseitenketten falsch strukturiert und dadurch die Funktionen der Proteine erheblich eingeschränkt werden. Es sind derzeit 5–6 verschiedene derartige Syndrome bekannt. Das CDG-Syndrom Ib geht dabei mit Hypoglykämie, Erbrechen, Durchfällen, Leberfibrose und besonders mit motorischer und geistiger Retardierung einher. Eine ursächliche Therapie ist bei den meisten dieser Syndrome nicht bekannt. Beim Typ Ib (Defekt der Phosphomannose-Isomerase) wird eine Mannosesubstitutionsbehandlung empfohlen.

8.1.3 Störungen des Galaktosestoffwechsels

▶ **Merke:** Alle Störungen des Galaktosestoffwechsels werden autosomal-rezessiv vererbt.

Galaktokinasedefekt

Pathogenese: Der Enzymdefekt kommt in Erythrozyten, Fibroblasten, wahrscheinlich auch in der Leber vor. Durch die hohe Aldoreduktaseaktivität in der Augenlinse entsteht aus Galaktose reichlich Galaktitol (Dulcit). Dieser Zuckeralkohol ist osmotisch wirksam, so dass die Linse quillt, die Folge sind **Katarakte**. **Zerebrale Störungen** entstehen im Gegensatz zur klassischen Galaktosämie **nicht!**

Häufigkeit: Häufigkeit des Enzymdefekts ca. 1 : 40 000 – 1 : 100 000.

Klinik: Die einzigen Symptome der Erkrankung sind (nukleäre) Katarakte, die sich bereits um die 3.–5. Lebenswoche entwickeln.

Diagnostik: Die Blutgalaktose ist auf > 10 mg/dl erhöht; im Urin werden Galaktose und Galaktitol (im Verhältnis etwa 4 : 1) ausgeschieden. Die Urinuntersuchung auf reduzierende Substanzen ist daher positiv. Der Enzymdefekt kann in Erythrozyten nachgewiesen werden. Wichtig ist die Früherkennung im **Neugeborenenscreening**-Programm. Heterozygote weisen eine um etwa 50% verminderte Galaktokinaseaktivität in den Erythrozyten auf.

Therapie: Eine (wahrscheinlich) lebenslange galaktosefreie Ernährung ist notwendig. Die Linsenschädigung kann bei frühzeitiger milchzuckerfreier Ernährung reversibel sein.

Prognose: Bei frühzeitiger Diagnose, Behandlung und ophthalmologischer Überwachung etwa im Abstand von einem halben Jahr gut. Die psychomotorische Entwicklung ist nicht beeinträchtigt.

Klassische Galaktosämie

▶ **Definition:** Inaktivität der Galaktose-1-Phosphat-Uridyltransferase (Gal-1-PUT) bedingt einen Anstau von Galaktose-1-Phosphat und Galaktose.

Pathogenese: Die Aktivität der Gal-1-PUT ist erheblich reduziert oder fehlt. Galaktose-1-Phosphat kann daher nicht in Glukose-1-Phosphat umgewandelt werden, der Anschluss an die Glykolyse findet nicht statt. Der Phosphatzucker schädigt Leber, Niere, Gehirn und Augenlinse; die Ursache für die Organschäden ist noch nicht eindeutig geklärt (Hemmung anderer Enzymaktivitäten?). Es gibt viele Varianten dieses Enzymdefektes, die klinisch meist unbedeutend sind.

Häufigkeit: Zirka 1 : 40.000 mit regionalen Unterschieden.

Klinik: Die **schwere, foudroyant verlaufende** Form beginnt unter Muttermilchernährung in den ersten Lebenstagen mit hoher Letalität durch akutes Leberversagen. Zunehmende Trinkunlust, Erbrechen, Hepato-, später Splenomegalie (Abb. **8.3**), schwere Hypoglykämie, Krämpfe und Lethargie sowie verstärkter Ikterus sind die typischen Symptome. Die Zeichen des akuten Leberversagens mit Gerinnungsstörung, Hautblutungen (auch Purpura), Hepatosplenomegalie und Ikterus täuschen das Bild einer Sepsis vor.
Beim **protrahierten Verlauf** entwickeln sich die Symptome langsam: zerebrale Entwicklungsverzögerung, Leberzirrhose, Katarakte, portaler Hochdruck mit zunehmender Milzvergrößerung. Die psychomotorische Entwicklung, vor allem die Sprachentwicklung, ist unterschiedlich stark retardiert. Bei **Abortivformen** besteht lediglich eine Abneigung gegen Milch und Milchprodukte. Neben diesen verschiedenen Verlaufsformen gibt es noch viele Varianten bei Homozygoten und Heterozygoten, sowie Compoundheterozygotien (z. B. klassische Galaktosämie und Duarte-Variante) mit partiellem Transferasemangel.

Galaktokinasedefekt

Pathogenese: Durch fehlende Galaktokinaseaktivität staut sich Galaktose und dessen Zuckeralkohol (Galaktitol) in der Linse an und führt zu **Katarakten**. Es kommt aber nicht zu **zerebralen Störungen.**

Häufigkeit: 1 : 40 000 – 1 : 100 000.

Klinik: In der 3.–5. Lebenswoche zeigen sich Katarakte.

Diagnostik: Die Reduktionsprobe im Urin ist durch Galaktoseausscheidung positiv. Der Galaktokinasedefekt kann in den Erythrozyten nachgewiesen werden. Die Erkrankung kann im **Neugeborenenscreening** erfasst werden.

Therapie: Sie besteht in galaktosefreier Ernährung (lebenslang?).

Prognose: Sie ist bei rechtzeitiger Diagnose und milchfreier Ernährung gut.

Klassische Galaktosämie

◀ Definition

Pathogenese: Galaktose-1-Phosphat staut sich an und führt zu Leber-, Gehirn-, Nieren- und Augenschäden (Katarakte).

Häufigkeit: Zirka 1 : 40.000.

Klinik: Es gibt **foudroyante Verlaufsformen** in den ersten Lebenstagen mit akutem Leberversagen. Typisch sind bei **akutem Verlauf** Trinkunlust, Erbrechen, Leber- und Milzvergrößerung (Abb. **8.3**), schwere Hypoglykämie, Krämpfe und Bewusstseinstrübung.

Bei **protrahiertem Verlauf** entwickeln sich die Symptome langsamer, dann stehen die zerebrale Entwicklungsverzögerung und die Leberzirrhose im Vordergrund. **Abortivformen** sind beschrieben (dabei besteht z. B. nur Abneigung gegen Milch).

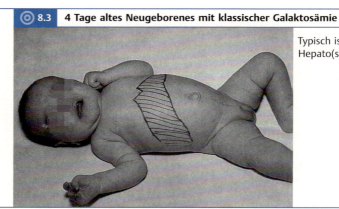

8.3 4 Tage altes Neugeborenes mit klassischer Galaktosämie

Typisch ist die ausgeprägte Hepato(spleno)megalie.

Diagnostik: Die Reduktionsprobe im Urin ist positiv. Der Galaktosespiegel im Blut steigt nach einer Milchmahlzeit auf über 10 mg/dl an.
Die Diagnose wird durch **Messung der Aktivität der Gal-1-PUT** in den Erythrozyten gesichert. Im Screeningtest für Neugeborene (3. Lebenstag) wird auch diese Erkrankung erfasst.
Regelmäßige **Spaltlampenuntersuchungen der Augen** sind wichtig.

Therapie: Bei Verdacht erfolgt sofort eine Umstellung auf **laktosefreie Ernährung**, die lebenslang eingehalten werden muss.
Bei Mädchen entwickelt sich häufig ein hypergonadotroper Hypogonadismus, so dass eine Östrogensubstitution erforderlich ist. Mütter erkrankter Kinder (heterozygot, 50%ige Enzymaktivität) sollten sich während einer weiteren Schwangerschaft milchzuckerfrei ernähren.

Prognose: Die Prognose hängt davon ab, ob mit der Therapie früh begonnen wird. Spätfolgen (zerebrale Schäden, hypergonadotroper Hypogonadismus bei Mädchen) lassen sich wahrscheinlich nicht völlig verhindern.

Diagnostik: Der Galaktosespiegel steigt beim Neugeborenen und beim älteren Kind nach Genuss von Milch bis auf über 10 mg/dl (0,6 mmol/l) an, es kommt zur Ausscheidung von Galaktose im Urin (positive Reduktionsprobe). Methionin kann wegen des Leberschadens erhöht sein. Durch die tubuläre Nierenschädigung besteht eine Hyperaminoazidurie, Glukosurie und Proteinurie, durch Bikarbonatverlust eine metabolische Azidose. Auch sekundäre Zystathionurie ist bekannt. Die Diagnose wird durch **Messung der Gal-1-PUT-Aktivität** in den Erythrozyten und Nachweis des erhöhten Galaktosespiegels (evtl. auch Gal-1-Phosphat) gesichert. (Wichtig: Blut für die Messung der Gal-1-PUT **vor** einem evtl. Blutaustausch entnehmen). Die Erkrankung wird im Neugeborenenscreening (3. Lebenstag) erfasst. **Spaltlampenuntersuchungen der Augen** sollten bis zum 3. Lebensjahr alle 6 Monate, danach jährlich durchgeführt werden, und 2- bis 3-mal jährlich ist Gal-1-P in Erythrozyten zu messen, das trotz Einhaltung der Diät mäßig erhöht ist, ebenso Galaktitol im Urin.

Therapie: Auch schon bei Verdacht sollte sofort auf eine **laktosefreie Ernährung** umgestellt werden. Bei Bestätigung weiterhin lebenslang milchzuckerfreie Ernährung. Man beachte, dass Milchzucker „versteckt" sehr verbreitet ist (z. B. in Fertigsoßen, Drageeüberzug von Medikamenten, Bindemitteln usw.). Laktosefreie Milcharten sind auf Sojabasis aufgebaut. Hydrolysierte Nahrungen (z. B. Alfaré, Pregistimil, Nutramigen u. a.) sind ebenfalls galaktosefrei. Auf eine ausreichende Kalziumaufnahme zur Verhinderung einer Osteoporose ist zu achten. Bei den meisten Mädchen mit Galaktosämie stellt sich jenseits des 14. Lebensjahres ein hypergonadotroper Hypogonadismus mit Infertilität ein. Die Pubertätsentwicklung und Fertilität bei Jungen ist dagegen meist normal. Es wird empfohlen, ab dem 12. Lebensjahr bei erhöhten basalen Gonadotropin- und erniedrigten Östradiolwerten Östradiol zu substituieren (evl. auch Progesteron, falls Blutungen auftreten). Mütter eines bereits an Galaktosämie erkrankten Kindes sind heterozygot für den Enzymdefekt (Enzymaktivität um ca. 50% reduziert). Sie sollten während einer erneuten Schwangerschaft Milchzucker meiden. – Eine Enzymersatztherapie gibt es bisher nicht.

Prognose: Sie ist abhängig vom Zeitpunkt der Diagnose und des Beginns der milchzuckerfreien Ernährung. Galaktose-1-Phosphat wird auch endogen gebildet (Selbstintoxikation); insbesondere zerebrale Schäden, Sprachentwicklungsverzögerungen und Störungen der Feinmotorik sind (trotz Diät!) wahrscheinlich darauf zurückzuführen, ebenso der hypergonadotrope Hypogonadismus. Möglicherweise spielt der Mangel an UDP-Galaktose eine wesentliche Rolle. Die Langzeitprognose ist nicht so gut, wie früher angenommen. Es besteht außerdem ein erhöhtes Risiko für schwere neonatale E.-coli-Infektionen (z. B. Coli-Meningitis)!

▶ **Klinischer Fall.** Ein 4 Tage altes Neugeborenes trinkt schlecht, erbricht, ist zittrig (Blutzucker 30 mg/dl postprandial). Die Urinuntersuchung auf reduzierende Substanzen fällt positiv aus, die Blutgalaktose beträgt postprandial 10 mg/dl. Die Gal-1-PUT-Messung ergibt keine nachweisbare Aktivität. Im Neugeborenenscreening positiver Test! Es handelt sich um eine klassische Galaktosämie. Die sofortige Ernährung mit Milch auf Sojabasis bringt eine rasche Besserung, Hypoglykämien treten nicht mehr auf, die vergrößerte Leber normalisiert sich wieder, und das Kind gedeiht auch in der Folgezeit normal.

Uridindiphosphat-Galaktose-4-Epimerasemangel

Dieser seltene Enzymdefekt kann im Neugeborenen-Galaktosämie-Screening (Galaktoseerhöhung) erfasst werden. Die Aktivität des Enzyms ist in der Leber und in Hautfibroblasten normal, der klinische Verlauf meist leicht, eine Therapie nicht erforderlich. Auch hier werden verschiedene Manifestationen beschrieben (Mutationen, Compound-Heterozygoten). Der Galaktose-1-Phosphatspiegel in den Erythrozyten ist gering erhöht. Es gibt auch einen generalisierten Epimerasedefekt mit Verminderung des Enzyms auf < 10% in Fibroblasten. Neurosensorische Taubheit kann auftreten. Bei diesem Enzymdefekt muss eine geringe Menge Galaktose (1–2 g/d) zugeführt werden für die Bildung von Galaktolipiden und anderen essenziellen Kohlenhydratkomplexen.

8.1.4 Störungen des Fruktosestoffwechsels

▶ **Merke:** Alle Störungen des Fruktosestoffwechsels werden autosomal-rezessiv vererbt.

Hereditäre Fruktoseintoleranz (HFI)

▶ **Definition:** Die Aktivität der Fruktose-1-Phosphataldolase B beträgt weniger als 10% der Norm, auch die Aktivität der Fruktose-1,6-Diphosphataldolase ist mäßig verringert.

Pathogenese: Fruktose und Sorbit können nicht verstoffwechselt werden, so dass sich in der Zelle Fruktose-1-Phosphat anstaut. Leber, Dünndarm und Niere sind besonders betroffen. In der Leber wird die Phosphorylase A gehemmt und damit die Glykogenolyse blockiert. Der ATP-Gehalt der Leberzellen fällt beträchtlich ab, es kommt zur Leberschädigung. Glykolyse und Glukoneogenese sind nicht messbar beeinträchtigt. Heterozygote sind klinisch gesund. Mutation des Gens für Fruktaldolase B (langer Arm des Chromosoms 9, 14 500 Basenpaare lang).

Häufigkeit: 1 : 20.000.

Klinik: Symptome treten erst nach Fütterung von saccharosehaltiger Milch, Brei oder dem ersten Fruchtsaft auf: Etwa 30 Miuten später kommt es zu einer **Hypoglykämie** mit Schwitzen, Zittern, Erbrechen, Unruhe, Krämpfen und Bewusstseinstrübung. Bei fortgeschrittener Leberzellschädigung besteht eine **Hepato-(spleno-)megalie** mit Ikterus sowie Gerinnungsstörungen mit Hautblutungen. Bei weiterer Fruktosezufuhr (ohne Diagnosestellung) können alle bekannten Symptome der Fettleber, Leberfibrose bzw. -zirrhose auftreten. Häufig entwickeln die Kinder eine Abneigung gegen fruktose- und saccharosehaltige Speisen (z. B. Süßigkeiten). Stets liegt eine renal-tubuläre Schädigung vor mit Hyperaminoazidurie, Hypophosphatämie und gelegentlich renaler Azidose.

Diagnostik: Sie wird unter klinischer Überwachung durch die **i. v. Fruktosebelastung** mit 0,20 g/kg KG gestellt. Glukose und Phosphat fallen innerhalb von 30–60 Minuten stark ab, Magnesium und Harnsäure steigen erheblich an (ATP-Verbrauch). Reduktionsproben im Urin sind unzuverlässig. Die Sicherung der Diagnose erfolgt durch Enzymmessung in Biopsaten aus der Leber oder der

---

Uridindiphosphat-Galaktose-4-Epimerasemangel

Der bislang selten beschriebene Enzymdefekt kann im Neugeborenen-Galaktosämie-Screening erfasst werden. Der klinische Verlauf ist meist leicht.

8.1.4 Störungen des Fruktosestoffwechsels

◀ **Merke**

Hereditäre Fruktoseintoleranz (HFI)

◀ **Definition**

Pathogenese: Durch Anstau von Fruktose-1-Phosphat und Abfall des ATP-Gehaltes der Leberzelle kommt es zur Leberschädigung. Auch Dünndarm und Niere sind betroffen. Heterozygote sind klinisch gesund.

Häufigkeit: 1: 20.000

Klinik: Hypoglykämiesymptome treten nach Fütterung von saccharosehaltiger Milch, Brei oder Fruchtsaft auf. Bei weiterer Fruktosezufuhr kommt es zu Ikterus, Gerinnungsstörungen, Hautblutungen sowie **Hepatomegalie**. Es gibt auch blande Verlaufsformen. Unbehandelt kann die Leberschädigung bis zur Zirrhose fortschreiten.

Diagnostik: Durch den **i. v. Fruktosebelastungstest** (starker Glukoseabfall) sowie Enzymmessung in Biopsaten aus Leber oder Dünndarm wird die Diagnose gesichert. Es gibt kein Neugeborenenscreening auf Fruktoseintoleranz.

Therapie: Sie besteht in fruktosefreier Ernährung bzw. Begrenzung der Fruktosezufuhr auf unter 1 g/d.

Prognose: Die Diät kann eine Leberzirrhose nicht immer verhüten.

▶ **Merke**

Dünndarmmukosa. Ein Screeningtest auf Fruktoseintoleranz in der Neugeborenenperiode ist nicht möglich. Mittels MRT kann auch ^{31}P in der Leber nach Fruktosebelastung gemessen werden. Molekularbiologische Untersuchungen bestätigen die Diagnose.

Therapie: Die Behandlung besteht in fruktosefreier Ernährung bzw. Begrenzung der Zufuhr von Fruktose auf unter 1 g/d. Früchte, außer Zitronen, sind verboten, da alle mehr als 1 g Fruktose/100 g enthalten (15–20 mg Fruktose/kgKG werden vertragen) – Notfallausweis!

Prognose: Die Entstehung einer Leberzirrhose oder -steatose kann trotz Einhaltung der „fruktosefreien Diät" nicht immer verhindert werden.

▶ **Merke:** Infusionslösungen, die Fruktose (Lävulose) oder Sorbit enthalten, sind bei Kindern prinzipiell kontraindiziert!

Fruktose-1,6-Biphosphatasemangel

▶ **Definition**

Pathogenese: Folge des Enzymdefekts ist eine Störung der Glukoneogenese aus Pyruvat mit **Hypoglykämien** sowie die **metabolische Azidose.**

Klinik: Typisch sind z. T. lebensbedrohliche Hypoglykämien etwa 12 Stunden nach einer Hungerperiode (bei Neugeborenen früher), Laktatazidose, Hepatomegalie (Fettleber) sowie Muskelhypotonie.

Diagnostik: Nachweis des Enzymdefektes im Leberbiopsat. Laktat und Harnsäure steigen unter i. v. **Fruktosebelastung** stark an, der Blutzucker und Phosphat fallen nach ca. 60 min um > 50 % des Ausgangswertes ab.

Therapie: Fruktosefreie Ernährung (v. a. in den ersten Lebensjahren). Längere Fastenperioden durch regelmäßige Mahlzeiten vermeiden. Stoffwechselüberwachung bei Infekten. Folsäure soll schwerere Hypoglykämien verhindern.

Prognose: Sie ist bei strenger Diät und Überwachung gut. Ohne Behandlung kommt es zur Leberzirrhose.

Benigne (essenzielle) Fruktosurie

Die benigne Fruktosurie ist eine harmlose, nicht behandlungsbedürftige Störung des Fruktoseabbaus.

Fruktose-1,6-Biphosphatasemangel

▶ **Definition:** Der Defekt dieses Schlüsselenzyms der Glukoneogenese verursacht eine starke Laktatazidose und schwere Nüchternhypoglykämien. Die Erkrankung kommt seltener als die HFI vor.

Pathogenese: Die Glukoneogenese aus Pyruvat und seinen Vorläufern ist nicht oder nur unzureichend möglich. Laktat, Pyruvat, freie Fettsäuren und Ketonkörper verursachen eine **metabolische Azidose.** Fruktose-1,6-Diphosphat hemmt die Phosphorylase A und führt somit zur **Hypoglykämie** mit allen Komplikationen. Zur Aufrechterhaltung des normalen Blutzuckerspiegels muss Glukose (oder Galaktose) zugeführt werden.

Klinik: Nüchtern und nach Fruktosezufuhr entwickeln sich schwere Hypoglykämien mit Laktatazidose, Krämpfen und Muskelhypotonie. Die Hepatomegalie ist Ausdruck einer Fettleber. Eine Abneigung gegen Süßigkeiten besteht nicht. Die hypoglykämischen Symptome treten nach einer Hungerperiode von mehr als 12 h (bei Neugeborenen früher) unabhängig von Fruktosezufuhr auf und sind bei interkurrenten Infekten besonders ausgeprägt. Hypoglykämische Krisen können zum Tode führen.

Diagnostik: Durch den Nachweis des Enzymdefekts im Leberbiopsat wird die Diagnose gesichert. Die i. v. **Fruktosebelastung** (200 mg/kg KG) führt nach 60 Minuten zum Blutzucker- und Phosphatabfall um > 50 % des Ausgangswertes. Bei Hypoglykämie < 20 mg/dl besteht zudem eine Glukagonresistenz. Laktat, Alanin, Glycerin und Ketonkörper sowie Harnsäure steigen im Serum erheblich an.

Therapie: Besonders in den ersten Lebensjahren sollte eine fruktosefreie Ernährung eingehalten werden, d. h. 55 % Kohlenhydrate (keine Saccharose!), 33 % Fett und 12 % Protein in mehreren Mahlzeiten über den Tag verteilt. Längere Fastenperioden müssen vermieden werden. Eine strenge Stoffwechselüberwachung ist bei Infekten notwendig, bei Hypoglykämie sind intravenöse Glukosezufuhr und Azidoseausgleich erforderlich. Die Verabreichung von Folsäure in einer Dosierung von 20–50 mg/d soll schwerere Hypoglykämien verhindern.

Prognose: Bei strenger Diät, vor allem sorgfältiger Überwachung bei interkurrenten Infekten mit vermehrter Azidose- und Hypoglykämieneigung, ist die Prognose gut. Die unerkannte und damit nicht behandelte Erkrankung hat eine schlechte Prognose (Leberzirrhose), insbesondere durch schwerste Hypoglykämien.

Benigne (essenzielle) Fruktosurie

Die benigne autosomal-rezessiv vererbte Fruktosurie infolge Fruktokinasemangel (Häufigkeit 1 : 50.000 – 1 : 200.000) verläuft im Gegensatz zum Galaktokinasedefekt (s. S. 163) klinisch inapparent, und ist meist eine Zufallsdiagnose (positive Reduktionsprobe im Urin). Etwa 20% der zugeführten Fruktose wird mit dem Urin ausgeschieden und kann mit Clinitest nachgewiesen werden. Eine Therapie ist nicht erforderlich.

8.1.5 Laktatazidose und Mitochondriopathien

▶ **Definition:** Eine Erhöhung der Milchsäure > 18 mg/dl (entspricht 2 mmol/l) verbunden mit einer metabolischen Azidose, meist durch eine Gewebehypoxie bedingt, ist durch eine Vielzahl unterschiedlicher angeborener Stoffwechselerkrankungen verursacht, insbesondere durch Störungen der oxidativen Phosphorylierung mit einem Mangel an ATP. Sie werden in der Neonatalperiode, aber auch erst im späteren Alter, klinisch manifest.

Ätiologie und Pathogenese: Die Ursachen der kongenitalen Laktatazidosen liegen in angeborenen Störungen des Laktat- und Pyruvatstoffwechsels mit autosomal-rezessiv vererbten Enzymdefekten der Glykolyse (ein Defekt der Pyruvatdehydrogenase beeinträchtigt die Umwandlung von Pyruvat zu Acetyl-CoA erheblich) oder der Glukoneogenese (Störung im Komplex der Karboxylasen). Diese finden sich auch bei der Glykogenose Typ I, der Fructose-1,6-Biphosphatase- und beim Carnitinmangel, bei der organischen Azidurie u.a. Defekte der oxidativen Phosphorylierung (OXPHOS) führen zu Störungen der Substratendoxidation in den Mitochondrien (Mitochondriopathien), wobei die Laktaterhöhung ein wesentliches Symptom sein kann.

Eine normale Laktatkonzentration im Blut schließt jedoch eine Mitochondriopathie nicht sicher aus. Unter Glukosezufuhr steigt aufgrund des Defektes in der Glykolyse Laktat und Pyruvat an und die metabolische Azidose verstärkt sich. Das Verhältnis Laktat/Pyruvat beträgt 10–15 : 1. Liegt bei normalem PaO₂ dieser Quotient höher, so spricht man auch vom Exzesslaktat. Alanin und andere Aminosäuren sind ebenfalls erhöht. Die Mitochondriopathien verursachen unterschiedliche Krankheitsbilder, die verschiedene Organe mehr oder minder stark betreffen, so dass die klinischen Symptome, aber auch die biochemischen Befunde sehr variieren. In den letzten Jahren wurden viele unterschiedliche Stoffwechselstörungen auf diesem Gebiet gefunden, die auch genetisch verifizierbar sind, von denen aber nur einige angeführt werden sollen.

Sekundäre Störungen mit Laktatazidosen sind zu finden bei Gewebehypoxie, z.B. Herzinsuffizienz, Schock, schwerer Anämie, aber auch bei Nieren- und Leberinsuffizienz sowie bei der diabetischen Ketose. Laktat und Pyruvat sind auch im Liquor cerebrospinalis deutlich erhöht.

Klinik: Pyruvatdehydrogenasemangel: Bereits wenige Tage nach der Geburt kann eine foudroyante metabolische Azidose mit erheblicher Laktat- und Pyruvaterhöhung auftreten, die rasch zum Tode führt. Diese Störung kann sich aber auch erst einige Monate später oder sogar erst im Kleinkindesalter manifestieren. Die psychomotorische Entwicklung der Säuglinge ist erheblich beeinträchtigt. Es können Fehlbildungen des Gesichtes und ein Mikrozephalus vorhanden sein sowie weitere schwere neurologische Symptome wie Krämpfe, Bulbärparesen, Optikusatrophie, zystische Läsionen im Gehirn und auffallende Hypotonie der Muskulatur. Bei einer erst später auftretenden klinischen Symptomatik stehen Ataxie, Tetraspastik und Krampfanfälle im Vordergrund. Auch das Krankheitsbild der sog. **subakuten nekrotisierenden Enzephalomyelopathie (Leigh-Syndrom)** gehört zu den Mitochrondriopathien. Disseminierte bilaterale Nekrosen in den Hirnhemisphären und Basalganglien, aber auch im Hirnstamm, Kleinhirn und Rückenmark (weniger im Kortex) werden hierbei gefunden. Die klinischen Symptome können sich bei erhöhter Zufuhr von Kohlenhydraten, aber auch bei interkurrenten Infekten erheblich verstärken.

Pyruvatdekarboxylasemangel: Hier handelt es sich um einen besonders schwer verlaufenden Enzymdefekt mit progressiven neurologischen Störungen. Die Aktivität der Pyruvatdekarboxylase ist erheblich vermindert oder inaktiv; das Re-

---

Ätiologie und Pathogenese: Autosomal-rezessiv vererbte Enzymdefekte der Glykolyse oder der Glukoneogenese, der oxidativen Phosphorylierung (OXPHOS).

Unter Glukosegabe steigen Laktat und Pyruvat an (bis zum Exzesslaktat). Die biochemischen Befunde variieren sehr. Sekundäre Störungen mit Laktatazidosen finden sich auch u.a. bei Gewebehypoxie diabetischer Ketoazidose und Schock.

Klinik: Pyruvathydrogenasemangel: Bereits post partum (aber auch erst später) tritt eine schwere metabolische Azidose mit starker Laktat- und Pyruvaterhöhung auf. Neurologische Symptome stehen im Vordergrund neben Mikrozephalie und gelegentlich Gesichtsmissbildungen. Die **subakute nekrotisierende Enzephalomyelopathie (Leigh-Syndrom)** mit Nekrosen im Gehirn und Rückenmark gehört zu den Mitochondriopathien. Die klinischen Symptome können sich bei Kohlenhydratzufuhr oder fieberhaften Infekten verstärken.

Pyruvatdekarboxylasemangel: Besonders schwer verlaufende Enzymdefekte mit starker Beeinträchtigung des Redoxsystems der

Zelle sowie der Harnstoffsynthese. Der Laktatspiegel kann erheblich ansteigen. Es gibt auch hier verschiedene Verlaufsformen. Bereits pränatal besteht eine Störung in der Hirnentwicklung. Schon in der Neonatalperiode können hypertrophe Kardiomyopathie und Neutrophenie, Tubulopathie, Innenohrschwerhörigkeit und Retinitis pigmentosa beobachtet werden.

Diagnostik: Die verminderte Enzymaktivität wird in Leukozyten, Fibroblasten, Anionenzellen u.a. Geweben nachgewiesen. Ammoniak, Laktat, Pyruvat, Alanin, Citrullin, Lysin, Prolin u.a. Aminosäuren im Serum sind deutlich erhöht. Oft zeigen sich eine Ketonurie und eine große Anionenlücke (s. S. 68).

Differenzialdiagnose: Zu unterscheiden ist die Hyperlaktatämie, die meist nur vorübergehend besteht (z.B. bei Hypoxie, diabetischer Ketoazidose, Lebererkrankungen, Hypothermie, Alkoholintoxikation).

Therapie: Korrektur der Azidose mit Natriumbikarbonat oder THAM-Puffer. Medikamentös werden Carnitin, Riboflavin, Thiamin, Biotin, Co-Enzym Q10 empfohlen; bei schweren akuten ketoazidotischen Krisen auch Dichloracetat.
Bei **Pyruvatdehydrogenasemangel** erfolgt die Ernährung kohlenhydratarm aber fettreich. Auch in Notfallsituationen keine Glukoseinfusionen. Bei **Pyruvatdekarboxylasemangel** wird mit häufigen kohlenhydratreichen Mahlzeiten zur Hypoglykämieverhinderung ernährt.

Prognose: Die foudroyanten Verläufe und die nekrotisierende Enzephalomyelopathie haben eine sehr schlechte Prognose. Die Kinder sterben meist in der Säuglingszeit. Bei der nekrotisierenden Enzephalomyelopathie kann sich der Verlauf jedoch über Jahre hinziehen.

doxsystem der Zelle ist massivst beeinträchtigt, ebenso die Harnstoffsynthese (daher Hyperammoniämie, Zitrullinämie). Bereits pränatal besteht eine schwere Störung der Hirnentwicklung. Der Blutlaktatspiegel liegt bei etwa 5 mmol/l und kann im Hungerzustand, aber auch bei starker Belastung (z.B. auch interkurrente Erkrankungen) auf das 4–5fache ansteigen, ebenso Pyruvat und Alanin. Das Laktat-Pyruvat-Verhältnis ist jedoch hier normal. Man kennt auch bei diesem Enzymdefekt verschiedene Verlaufsformen (Typ A, B u.a.). In der Neonatalzeit kann eine rasch fortschreitende hypertrophe Kardiomyopathie und Neutropenie (Barth-Syndrom) auftreten. Auch renale Tubulopathien, Innenohrschwerhörigkeit und Retinitis pigmentosa sind beschrieben sowie Rhabdomyolysen, die mit Myoglobinurie und mit einer muskulären Hypertonie einhergehen.

Diagnostik: Die verminderten Enzymaktivitäten wird in Leukozyten, Fibroblasten, Amnionzellen sowie in verschiedenen Geweben nachgewiesen. Laktat, Pyruvat, Alanin, Zitrullin, Lysin, Prolin u.a. Aminosäuren sind deutlich erhöht, ebenso Ammoniak. Es besteht häufig eine Ketonurie. Die biochemischen Befunde sind bei den Typen A und B jedoch etwas unterschiedlich. Außerdem besteht eine große Anionenlücke > 20–60 mmol/l (Differenz zwischen der Summe der Serumkationen $Na^+ + K^+$ und der Summe der Anionen $Cl^- + HCO_3^-$). Diese Anionenlücke zeigt eine hohe Säurenkonzentration empfindlich an (s.S. 68).

Differenzialdiagnose: Die Krankheitsbilder verlaufen sehr unterschiedlich und erschweren deshalb die Differenzialdiagnose gegenüber anderen Stoffwechselerkrankungen. Hyperlaktatämie ist nicht identisch mit Hyperlaktazidose. Während die Hyperlaktatämie meist nur vorübergehend besteht (z.B. bei Hypoxie, körperlicher Belastung, postoperativ, diabetischer Ketoazidose, totaler parenteraler Ernährung, Lebererkrankungen unterschiedlichster Art, Hypothermie und Alkoholintoxikation) ist bei Hyperlaktazidose die Azidose kontinuierlich vorhanden, falls keine entsprechende Therapie eingesetzt wird.

Therapie: Die Korrektur der Azidose muss mit Natriumbikarbonat- oder Tris-Hydroxymethyl-Amino-Methan-Puffer (THAM) erfolgen. Durch letzteren wird eine Natriumüberladung (hohe Osmolalität!) vermieden. Indikation zu dieser Maßnahme ist vor allem eine lebensbedrohliche, akute Epidose mit Hyperlaktatazidose.
Medikamente, welche sich auf die Atmungskette hemmend auswirken können, wie z.B. Tetrazykline und Valproinsäure, müssen gemieden werden. Bei Erstmanifestation einer schweren Laktatazidose werden empfohlen L-Carnitin (100 mg/kg/d), Riboflavin (3–20 mg/kg/d), Thiamin (25–100 mg/kg/d), Biotin (2–10 mg/d) und Co-Enzym Q10 (2–5 mg/kg/d). Bei schweren akuten ketoazidotischen Krisen wird auch Dichloroazetat (20–120 mg/kg/d) eingesetzt. Während die **Ernährung** bei **Pyruvatdehydrogenasedefekt** fettreich und kohlenhydratarm sein muss (auch in der Notfallsituation keine Glukoseinfusionen), verabreicht man bei **Pyruvatdekarboxylasemangel** häufige kohlenhydratreiche Mahlzeiten zur Verhinderung der Hypoglykämien zusammen mit den genannten Medikamenten.

Prognose: Kinder mit Pyruvatdekarboxylasemangel, vor allem beim Typ B, sterben meist in den ersten drei Lebensmonaten, diejenigen mit der leichteren Verlaufsform und schwerer geistiger Retardierung im Vorschulalter. Die subakute nekrotisierende Enzephalomyelopathie hat ebenfalls eine sehr schlechte Prognose; der Krankheitsverlauf kann sich jedoch über Jahre hinziehen und endet mit einer zentralen Atemlähmung aufgrund der schweren hirnorganischen Schädigungen (Hirnatrophie). Kinder mit Pyruvatdehydrogenasemangel sterben meist auch früh in den ersten 5–7 Lebensmonaten. Eine Pränataldiagnostik durch molekulargenetische Untersuchungen ist in manchen Fällen möglich.

8.1.6 Glykogenosen

▶ **Definition.** Es handelt sich um angeborene Störungen der Synthese bzw. des Abbaus von Glykogen, verbunden mit einer Störung der Glukosehämostase. In der Leber und/oder anderen Organen (Zytoplasma und/oder Lysosomen) wird normales oder pathologisch aufgebautes Glykogen gespeichert.

◀ **Definition**

Allgemeines: Es sind etwa 13 Typen bekannt, davon sind die häufigsten in Tab. 8.7 angeführt.

Allgemeines: Die häufigsten Typen siehe Tab. 8.7.

8.7 Die häufigsten Glykogenosen

Typ (nach Cori)	Häufigkeit	Enzymdefekt	Hypoglykämie	Speicherorgane
I (Gierke; 4 verschiedene Typen)	26%	Glukose-6-Phosphatase (Typ Ia)	++ (bes. Typ Ia u. Ib)	Leber, Niere, Thrombozyten, Dünndarmschleimhaut
II (Pompe)	15%	lysosomale α-1,4-Glukosidase (saure Maltase)	∅	Muskel, Herz, Leber, Gehirn, Lunge
III (Cori)	20%	Amylo-1,6-trans-Glukosidase (debranching-enzyme)	∅ (+)	Leber, Herz, Skelettmuskel
IV (Anderson)	0,5%	Amylo-1,4–1,6-Glukosidase (branching-enzyme)	∅	Leber, Milz
V (McArdle)	5%	Muskelphosphorylase	∅	Muskel
VI (Hers)	34%	Leberphosphorylase/ Phosphorylase-b-Kinase	∅ ∅	Leber
VII (Tarvi)	5%	Phosphofruktokinase	∅	Muskel

Am häufigsten werden Typ I und VI diagnostiziert. Mit Ausnahme des Leberphosphorylasemangels, (Typ VIIIa; X-chromosomal-rezessiv) werden die Glykogenosen autosomal-rezessiv vererbt. Heterozygote können nicht sicher erfasst werden. Sie sind klinisch unauffällig. Je nach dem Ort der stärksten Glykogenspeicherung stehen **Hepatomegalie, Kardiomegalie,** manchmal auch eine **Myopathie** klinisch im Vordergrund. Die Häufigkeit aller Glykogenosen in der Bundesrepublik beträgt etwa 1 : 25.000 mit starken regionalen Unterschieden, auch in der Verteilung der verschiedenen Typen. Die entsprechenden Gene für die Enzymdefekte konnten für einen Großteil der Erkrankungen identifiziert werden. Eine pränatale Diagnostik ist für die meisten Glykogenosen möglich (Amnionzellen, Chorionvillizellen).

Bis auf den X-chromosomal-rezessiv vererbten Leberphosphorylasemangel werden die Glykogenosen autosomal-rezessiv vererbt. Die klinisch unauffälligen Heterozygoten sind nicht sicher erfassbar. Häufigkeit ca. 1 : 25 000. Symptome (je nach Speicherort) v. a. **Hepatomegalie, Kardiomegalie**.

Glykogenose Typ I (Gierke)

Pathogenese: In Leber, Niere, Dünndarmschleimhaut und Thrombozyten fehlt Glukose-6-Phosphatase. Glukose kann weder aus Glykogen, noch aus Fruktose Galaktose oder Glyzerin gewonnen werden, so dass sich schwere **Hypoglykämien** (unter 40 mg/ml ≙ 2.22 mmol/l) entwickeln. Die hierdurch verminderte Insulinstimulation hat eine verstärkte Lipolyse zur Folge, jedoch keine Ketoazidose. Harnsäure und Laktat im Blut sind erhöht (u. a. wegen erniedrigter Harnsäureclearance bei starker Laktaterhöhung, vor allem verstärkter AMP-Abbau).

Glykogenose Typ I (Gierke)

Pathogenese: Der Mangel an Glukose-6-Phosphatase führt zu **Hypoglykämien** mit verstärkter Lipolyse.

Klinik und Diagnostik: Charakteristisch sind eine erhebliche **Leber- und Nierenvergrößerung** schon beim jungen Säugling (Ultraschall!) und das „Puppengesicht" (Abb. 8.4); Hypoglykämien (besonders nach Fastenperioden) führen zu **Krampfanfällen**. Sie treten meist zwischen dem 3.–6. Lebensmonat auf. Gelegentlich besteht eine Blutungsneigung infolge einer Thrombozytopathie mit verlängerter Blutungszeit, aber normaler (oder sogar erhöhter) Thrombozytenzahl. Im späteren Alter bilden sich Xanthelasmen und Gichttophi sowie Läsionen an der Retina. Minderwuchs und eine z.T. ausgeprägte Osteopenie und Nephropathie (Pathomechanismus hierfür nicht genau bekannt) sowie polyzys-

Klinik und Diagnostik: Die Kinder zeigen eine **Leber- und Nierenvergrößerung,** ein „Puppengesicht" (Abb. 8.4), es kommt zu Hypoglykämien mit **Krampfanfällen,** z.T. besteht auch eine Thrombopathie mit Blutungsneigung und Infektneigung durch Granulozytopenie. Unter oraler Glukosebelastung fallen Laktat und freie Fettsäuren sowie Phosphat ab. Der Nachweis des Enzymdefekts und der Glykogenspeicherung im Leberbiopsat sichert die Diagnose.

8 Stoffwechselstörungen

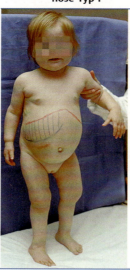

8.4 Debré-DeToni-Fanconi-Sequenz bei einem 6-jährigen Mädchen mit Glykogenose Typ I

Diese proximale Tubulopathie ist bei insuffizienter Therapie anzutreffen. Sie kann auch bei anderen Stoffwechselerkrankungen auftreten (Galaktosämie, Mitochondriopathien, hereditärer Fruktoseintoleranz, Lowe-Syndrom u. a.).
Die hypophosphatämische Rachitis und Muskelschwäche sowie eine ausgeprägte Hepatomegalie sind einerseits typische Symptome der Glykogenose und andererseits der Debré-DeToni-Fanconi-Sequenz.

tische Ovarien (bei > 60% der Betroffenen) sind in vielen Fällen bei der Glykogenose Typ I (aber auch bei Typ III und VI) bekannt. Eine Granulozytopenie (bei Typ Ib mit Glukose-6-P-Translokasedefekt) führt gehäuft zu bakteriellen Infektionen, bei denen wiederum azidotische Krisen auftreten können. Laktat, Pyruvat, Triglyzeride, Harnsäure, Cholesterin, freie Fettsäuren und Phospholipide im Serum sind erhöht, anorganisches Phosphat und Insulin erniedrigt. Unter oraler Glukosebelastung (2 g/kg KG in 10%iger Lösung) beim nüchternen Kind fallen Laktat und freie Fettsäuren erheblich ab, während Glukose ansteigt. Die Diagnose lässt sich durch den Nachweis des Enzymdefektes und der Glykogenspeicherung im Leberbiopsat sichern.

▶ **Merke:** Hepatomegalie, Myopathie und Kardiomegalie sollten differenzialdiagnostisch immer an eine Glykogenose denken lassen.

Therapie: Alle 3–4 Stunden ist die Zufuhr von Kohlenhydraten in einer Mischung: Glukose und Maltodextrose 1 : 1 notwendig, auch nachts mit nasogastraler Dauerinfusion. Nächtliche Hypoglykämien lassen sich auch durch orale Zufuhr ungekochter Maisstärke vermeiden.

Therapie: Zur Vermeidung der Hypoglykämie werden alle 3–4 Stunden (bei Säuglingen alle 2–3 Stunden) Mahlzeiten mit einem Kohlenhydratgehalt von 12–18 g/kg KG (Glukose und Maltodextrose 1 : 1) oder eine Lösung aus 60–70% Oligosacchariden, 10–15% Protein, 20–30% Fett verabreicht. Der Glukosebedarf liegt zwischen 0,4–0,5 g/kg/h bis zum 6. Lebensjahr. Über Nacht hat sich die nasogastrale Dauerinfusion mit 6–7 mg (später 3–5 mg) Kohlenhydrate/kg/min. bewährt. Orale Zufuhr ungekochter Maisstärke (Mondamin kalt angerührt, ~ 2 g/kg) reduziert ebenfalls das Risiko nächtlicher Hypoglykämien. Bei Hyperurikämie wird Allopurinol 10 mg/kg/d in drei Dosen eingesetzt. Eine Behandlung mit Granulocyte-Colony Stimulating Factor (G-CSF) (~ 5 μg/kg/d) kann das Infektionsrisiko vor allem bei Neutropenie verringern.

Prognose: Bei sorgfältiger Überwachung der Ernährung ist die Prognose gut. In seltenen Fällen können später Lebertumoren auftreten.

Prognose: Unter guter Einstellung und Überwachung der Ernährung (besonders bei Infekten) ist die Prognose gut. Mit zunehmendem Alter treten hypoglykämische und azidotische Krisen seltener auf. Bei einem kleinen Teil der Patienten entwickeln sich später Lebertumoren (Adenome, selten Karzinome) und dem Morbus Crohn ähnliche Erkrankungen. Leberadenome, die sich eventuell ab dem 2. Lebensjahrzehnt entwickeln, können durch ethylierte Östrogene gefördert werden. Rein gestagenhaltige Kontrazeptiva sind erlaubt.

Glykogenose Typ II (Pompe)

Pathogenese: Durch Mangel an α-1,4-Glukosidase kommt es zu Speicherung von normal strukturiertem Glykogen v. a. in Leber, Herz- und Skelettmuskel, Lymphozyten.

Pathogenese: Der generalisierte Mangel an lysosomaler/zytoplasmatischer α-1,4-Glukosidase führt bei dieser seltenen Erkrankung zu einer intralysosomalen Speicherung eines normal strukturierten Glykogens in der Leber, vor allem aber im Herz- und Skelettmuskel, in Lymphozyten und anderen Organen, ausgenommen Niere. Die Störung betrifft auch das zentrale und periphere Nervensystem. Neben der Synthesestörung sind auch die Phosphorylierung und Stabilität des Enzymproteins („Transportdefekt") beeinträchtigt.

Klinik: Die **frühinfantile Form** (Typ IIa) zeichnet sich durch Muskelhypotonie „floppy infant" (etwa ab 2.–3. Lebensmonat), auffallende Bewegungsarmut, Trinkschwäche, mäßige Hepatomegalie, ausgeprägte hypertrophe Kardiomyopathie mit systolischem Austreibungsgeräusch, große Zunge und kretinartiges Aussehen aus. **Hypoglykämie und Azidose fehlen.** Der Tod tritt durch periphere Ateminsuffizienz und Herzversagen meist noch im 1. Lebensjahr ein.
Bei der **spätinfantilen** Form (Typ IIb) mit protrahiertem Verlauf erreichen die Patienten das Kleinkindesalter, bei der **adulten** Form mit **Muskelhypotonie** als führendem klinischen Symptom ohne wesentliche Herzbeteiligung das Erwachsenenalter.

Diagnostik: In Leber, Muskel, Leukozyten oder Fibroblasten lassen sich der Enzymdefekt sowie der hohe Glykogengehalt nachweisen. Die elektronenoptischen Befunde mit glykogengefüllten Lysosomen im Zytosol bzw. Sarkoplasma sind typisch. Die **pränatale Diagnose ist möglich** (Amnionzellen, Chorionzotten). CK mäßig erhöht.

Differenzialdiagnose: Auszuschließen sind kongenitale Vitien und Kardiomyopathien anderer Ursachen. Das Erscheinungsbild kann an Morbus Down oder Hypothyreose erinnern, wegen der Muskelhypotonie ist die Abgrenzung gegenüber der Werdnig-Hoffmann-Erkrankung (s. S. 857) wichtig.

Therapie und Prognose: Außer einer Digitalisierung ist keine kausale oder symptomatische Therapie möglich. Die Prognose ist, außer bei der adulten Form, durch Fortschreiten der Glykogenspeicherung sehr schlecht. Therapieversuche mit rekombinanter lysosomaler α-Glucosidase sind vielversprechend; die Prognose ist umso günstiger, je jünger die Patienten vor Behandlungsbeginn sind.

Weitere Glykogenosen
s. Tab. **8.7**, S. 169.

8.1.7 Störungen im Stoffwechsel komplexer Kohlenhydrate (Heteroglykanosen)

▶ **Definition.** Heteroglykane bestehen aus Neutral- und Aminozuckern (Hexosamine) sowie Zuckersäuren (Uronsäuren), die an Proteine oder Lipide gebunden sind (Glucosaminglykane). Sie stellen einen bedeutenden Teil der Bindegewebsgrundsubstanz und der Zellmembranen dar. Zu den Heteroglykanosen (Gesamthäufigkeit ca. 1 : 20 000) gehören neben den Mukopolysaccharidosen auch die Sialidosen, Mukolipidosen, die Mannosidose und Fukosidose. Heteroglykanosen zählen zu den **lysosomalen Speicherkrankheiten**: Fehlen die entsprechenden abbauenden Enzyme in den Lysosomen, so werden Heteroglykane (Glucosaminoglykane) in den Zellen verschiedener Organe gespeichert und führen zu einer Störung der Zellfunktion.

Genetik: Die Mukopolysaccharidose II wird X-chromosomal-rezessiv vererbt, d.h., ist die Mutter die Überträgerin, liegt das Wiederholungsrisiko für Jungen bei 50%. Alle anderen Mukopolysaccharidosen werden autosomal-rezessiv vererbt; somit sind Jungen und Mädchen gleich häufig betroffen.

Pathogenese: Die genannten Makromoleküle werden in den Lysosomen durch saure Hydrolasen abgebaut. Fehlen diese, so werden Heteroglykane oder deren unvollständige Abbauprodukte in vielen Organen und Geweben gespeichert, auch in Leukozyten und Knochenmarkzellen. Sie sind im Gewebe an Proteine gebunden (Proteoglykane). Allele Mutationen führen zu verschiedenen Krankheitsformen. Durch die Speicherung verdicken sich Leptomeningen, Dura (Hydrozephalus), Herzklappen und die Intima der Koronararterien (Kardiomyopathie, Herzinsuffizienz). Auch im ZNS (Neuronen), in Knorpel und Knochen ist Speichermaterial zu sehen, so dass unterschiedliche Phänotypen mit Skelettveränderungen resultieren.

Mukopolysaccharidosen

Klinik: Die Skelettveränderungen bei Mukopolysaccharidosen (Tab. 8.8) werden unter dem Begriff **„Dysostosis multiplex"** zusammengefasst. Bei vielen Typen liegt eine geistige Retardierung vor. Eine typische Facies mit groben Gesichtszügen, Hepato(spleno)megalie, Muskelhypotonie, später auch Spastik, Hornhauttrübungen, Schwerhörigkeit und bei manchen Typen auch Hydrozephalus (Makrozephalus) sind häufige Symptome der Mukopolysaccharidosen.

Mukopolysaccharidosen

Klinik: Allen Mukopolysaccharidosen gemeinsam (Tab. 8.8) sind mehr oder minder starke Skelettveränderungen **(Dysostosis multiplex)**. Betroffen sind vor allem die Schädelkalotte mit deutlicher Verdickung und erweiterter Sella; typisch sind auch abgeflachte und ausgezogene Beckenschaufeln mit einem hypoplastischen Azetabulum und verlängerten Schenkelhälsen (in Valgusstellung). Die Wirbelkörper sind charakteristisch verändert, meist mit einer ovoiden Deformierung und Ossifikationsdefekten. Die Metakarpalia sind proximal verschmälert und deutlich verkürzt. Auffallend sind auch eine typische Facies mit oft groben Gesichtszügen (Differenzialdiagnose: Morbus Down bzw. Hypothyreose), eine Hepato(spleno)megalie, geistige Retardierung bis zur Idiotie (bei Typ IV und VI bleibt die Intelligenz normal) sowie neurologische Störungen (z. B. auch Bulbärparalyse bei Typ III) mit Krampfanfällen. Unterschiedlich stark ausgeprägte Entwicklungsverzögerung, Muskelhypo-, aber auch -hypertonie (bis zur Tetraspastik) sowie sekundäre Symptome durch die Störung im Bindegewebsaufbau treten hinzu. Bei einigen Formen bestehen auch Korneatrübungen (Typ I, IV, VI), Schwerhörigkeit (Typ I, II, III, IV) sowie Störungen der Liquorzirkulation mit Hydrozephalus bzw. Makrozephalus (Verdickung der Leptomeningen).

8.8 Mukopolysaccharidosen

Typ	Enzymdefekte	Klinik – geistige Retardierung	Klinik – Skelettveränderungen	Diagnostik – im Urin nachweisbar	Enzymdefekt nachweisbar in
I Pfaundler-Hurler (I–H)	α-L-Iduronidase	+	schwer	Heparansulfat, Dermatansulfat	Leukozyten, Fibroblasten, Serum
Scheie (I–S)		normal	leicht		
II Hunter	Sulfoiduronatsulfatase	Ø (+)	mittel	Dermatansulfat, Heparansulfat	Leukozyten, Serum, Fibroblasten
IIIA Sanfilippo A	Sulfamatsulfatase				
IIIB Sanfilippo B	α-N-Azetylglukosaminidase	+ +			
IIIC Sanfilippo C	Azetyl-CoA-Glukosamin-N-Azetyltransferase	fortschreitende Demenz	leicht	Heparansulfat	Leukozyten, Hautfibroblasten
IIID Sanfilippo D	N-Azetylglukosamin-6-Sulfatase (spezifisch für Heparansulfat)				
IVA Morquio A	Galaktosamin-6-Sulfatsulfatase		mittel bis schwer		Fibroblasten
IVB Morquio B	β-Galaktosidase	normal	schwer	Keratansulfat, Chondroitinsulfat	Serum, Leukozyten, Fibroblasten
VI Maroteaux-Lamy	Galaktosamin-4-Sulfatsulfatase = Arylsulfatase B	normal	mittel bis schwer	Dermatansulfat	Leukozyten, Fibroblasten
VII β-Glukuronidasemangel (Sly)	β-Glukuronidase	+	mittel bis schwer	Dermatan-, Heparansulfat (Chondroitinsulfat)	Leukozyten, Fibroblasten

Diagnostik: Nachweis der Metaboliten im Urin und Enzymdefektnachweis (Leukozyten, Fibroblasten) sichern die Diagnose.

Diagnostik: Die klinische Verdachtsdiagnose wird durch den Nachweis der einzelnen Metaboliten im Urin und vor allem durch Nachweis des Enzymdefekts im Serum, in Leukozyten, Fibroblasten oder im Nervengewebe (Suralisbiopsie) gesichert. Den Röntgenaufnahmen des Schädels, der Wirbelsäule, des Beckens und der Hand kommt differenzialdiagnostisch eine wesentliche Aussagekraft zu.

Therapie: Bisher gibt es keine kausale Therapie, jedoch wird die Enzymersatztherapie klinisch erprobt bzw. bei Vorliegen einer Mukopolysaccharidose Typ VI kann neuerdings Galsulfase (Naglazyme) als langfristige Enzymersatztherapie eingesetzt werden. Ansonsten ist die Behandlung symptomatisch: Shuntoperation bei Hydrozephalus, Sedativa bei sehr erethischen Patienten, Antiepileptika bei Krampfanfällen, Herniotomie, Adenotonsillektomie, Digitalisierung bei Herzinsuffizienz, evtl. Herzklappenersatz bei MPS I oder VI, Antibiotikatherapie bei Infektionen und evtl. orthopädische Maßnahmen. Bei einzelnen Patienten wurden begrenzte Fortschritte durch die allogene Knochenmarktransplantation (KMT) erzielt; das Fortschreiten der Hepatosplenomegalie, der Hornhauttrübungen und der Kardiomyopathie sowie die zunehmende Einschränkung des Hörvermögens und die morphologischen Veränderungen im Gesicht können damit verhindert werden. Die KMT sollte frühzeitig vorgenommen werden (vor allem beim Morbus Hunter). Eine Heilung ist jedoch nicht möglich.

Prognose: Sie ist ungünstig, die Patienten sterben im Kindes- oder Jugendalter an den schweren Komplikationen vonseiten des Skeletts, an Herzversagen, an Aspirationspneumonie bei Bulbärparalyse oder durch Infektionen. Eine genetische Beratung ist dringend erforderlich.

▶ **Klinischer Fall.** Bei der Vorsorgeuntersuchung fiel dem Kinderarzt das Aussehen des 6 Monate alten Jungen auf. Er veranlasste einen Mukopolysaccharid-Schnelltest, der positiv war. Bei genauer Analyse (Urinausscheidung, später auch Fibroblastenkultur) wurde die Diagnose einer Mukopolysaccharidose vom Typ III (Sanfilippo-Syndrom) bestätigt. Den Eltern fiel es zunächst schwer, diese zu akzeptieren. Mit etwa 3 Jahren aber wurde die Entwicklungsstörung recht deutlich. Der Junge verlernte das Gehen, seine Sprachentwicklung stagnierte, er nahm immer weniger Anteil an seiner Umgebung. Mit 10 Jahren ist er nun voll pflegebedürftig. Immer wieder treten generalisierte Anfälle auf, die eine antikonvulsive Therapie erfordern.

Stellvertretend für die Vielzahl von Mukopolysaccharidosen und anderen Heteroglykanosen soll der am längsten bekannte Typ I der Mukopolysaccharidose dargestellt werden.

Mukopolysaccharidose Typ I (Morbus Hurler)

▶ **Synonym:** Pfaundler-Hurler-Erkrankung vom Typ I-H.

Klinik: Der Prototyp des von Pfaundler und Hurler beschriebenen „Gargoylismus" („Fratzen-" oder „Wasserspeiergesicht") ist seit langem bekannt: teigige, verdickte Haut, struppige Haare, vergröberte Gesichtszüge, wulstige Lippen, große, aus dem Mund herausstehende Zunge, Makrozephalus mit Hepatosplenomegalie und eine mit dem Alter zunehmende Kyphoskoliose mit Gibbusbildung, Wachstumsretardierung, Gelenkversteifungen, Leistenhernien und progredienter geistiger Abbau bis zur Demenz mit Seh- und Hörschwäche (Abb. 8.5). Das voll ausgeprägte klinische Bild liegt bei einem Alter von 32–42 Jahren vor. Chronisch rezidivierende Atemwegsinfektionen und Herzinsuffizienz infolge Klappenveränderung durch Mukopolysaccharideinlagerung, vor allem an den Mitralklappen, sowie Intimaverdickungen der Koronararterien führen meist zwischen dem 11. und 14. Lebensjahr zum Tod. Weitere Komplikationen sind Liquorzirkulations- und Resorptionsstörungen mit Hirndrucksteigerung durch Verdickung der Meningen und Ausbildung von Subarachnoidalzysten.

Diagnostik und Therapie: s. S. 172.
Bei diesem MPS-Typ durch Iduronidasedefekt (Typ Hurler-Scheie) sind klinische Versuche mit Enzymersatztherapie (rekombinante Iduronidase) mit gewissem Erfolg für Gelenkbeweglichkeit und Herzfunktion unternommen worden. Versuche, die Synthese der Speichersubstanzen durch Inhibitoren zu hemmen, sind in Erprobung.
Es gibt eine große Zahl weiterer Heteroglykanosen, die pränatal in den meisten Fällen diagnostiziert werden können; eine wirksame kausale Therapie ist (noch) nicht möglich; Ansätze hierfür sind aber vielversprechend, auch die Gentherapie.

8.5 Typische Merkmale der Mukopolysaccharidose I

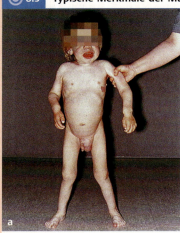
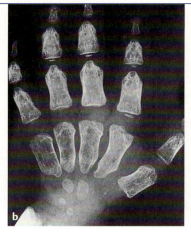
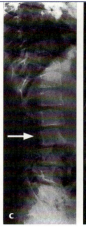
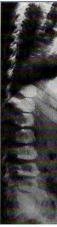
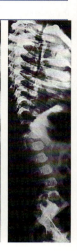
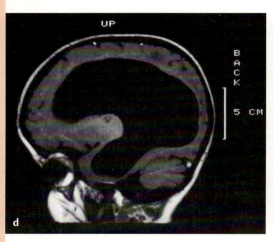
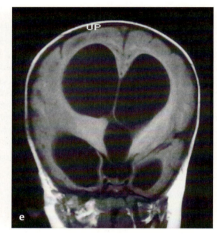

a 6-jähriges Kind mit vergröberten Gesichtszügen, großer Zunge, Makrozephalus, Hernien, Genua recurvata, Wachstumsretardierung.
b Die Röntgenaufnahme der Hand zeigt verkürzte und plumpe Knochen (Zuckerhutphalangen) mit proximaler Zuspitzung der Metakarpalia und Retardierung des Knochenalters.
c Die Wirbelkörper sind bikonvex; einige zeigen die sog. Hakenform (→).
d und **e** Eine häufige Komplikation ist der Makrozephalus bzw. Hydrozephalus.

8.2 Lipidstoffwechsel

Die wasserunlöslichen Lipide im Blut werden in Form von Lipoproteinen, also Verbindungen aus Lipiden und Proteinen (= Apolipoproteine), transportiert; sie sind dann wasserlöslich. Die Einteilung erfolgt in verschiedene Klassen.

8.2.1 Hypolipoproteinämien

Die **Abetalipoproteinämie** (Apolipoprotein-B-Mangel) und die **Analphalipoproteinämie** (Apolipoprotein-A-Mangel) sind seltene Erkrankungen (Tab. 8.9), ebenso die weiteren Hypolipoproteinämien.
Sie können angeboren sein oder im Gefolge anderer Erkrankungen auftreten (z. B. Hyperthyreose, Mangelernährung, schwere Lebererkrankungen). Eine spezifische Therapie gibt es nicht.

8.2.2 Hyperlipoproteinämien

Eine Erhöhung der Triglyzeride und/oder des Cholesterins kann Ausdruck einer **primären** Fettstoffwechselstörung sein (primäre oder familiäre Hyperlipoproteinämie, Tab. 8.9). Außerdem gibt es **sekundäre** Hyperlipoproteinämien, z. B. bei Diabetes mellitus, Glykogenose Typ I, Hypothyreose, nephrotischem Syndrom, Urämie, Lebererkrankungen, systemischem Lupus erythematodes, Gluko-

8.2 Lipidstoffwechsel

8.9 Hypo- und Hyperlipoproteinämien

	Ätiopathogenese	Klinik	Diagnose	Therapie	Prognose
Hypolipoproteinämien					
Apolipoprotein-B-Mangel (Abetalipoproteinämie)	mikrosomaler Triglycerid-Transportmechanismus gestört	Steatorrhö, Diarrhö, Muskelhypotonie, Hyporeflexie, distale Sensibilitätsstörungen, Ataxie; Nystagmus; Wachstumsretardierung; später Retinitis pigmentosa	LDL und VLDL extrem erniedrigt, Chylomikronen fehlen; klares Serum; Akanthozyten im Blutausstrich; Mukosazellen der Darmschleimhaut speichern stark Triglyzerid	fettarme, MCT-angereicherte Nahrung; hohe Dosen Vitamin A, D, K und E	progrediente spinozerebelläre Degeneration nach etwa 10.–12. Lebensjahr
Apolipoprotein-A-Mangel (Tangier-Krankheit)	Fehlen von Apolipoprotein A bzw. Lezithin-Cholesterin-Acyl-Transferase; HDL-Bildung gestört (autosomal-rezessiv vererbt)	Hepatosplenomegalie, große orangegelbe Tonsillen; Lymphknotenschwellungen; periphere Neuropathie; Korneatrübung	Apolipoprotein I/II, HDL und Cholesterin stark vermindert Triglyzeride normal (oder leicht erhöht)	keine kausale Therapie; Fettreduktion	bei familiärer Form gehäuft kardiovaskuläre Erkrankungen: Atherosklerose
primäre Hyperlipoproteinämien					
Familiärer Lipoproteinlipasemangel (Typ I Hyperlipoproteinämie bzw. Hyperchylomikronämie)	extrahepatischer, autosomal-rezessiv vererbter Lipoproteinlipase- bzw. Co-Faktor-Apo-C-II-Mangel. Triglyzeridester werden nicht gespalten (Häufigkeit < 1 : 100.000)	Bauchschmerzen, Hepatosplenomegalie, Lipaemia retinalis, Xanthome (Augenlider, Gesäß, Extremitäten, Rücken, harter Gaumen); rezidivierende Pankreatitiden, Cholesterin mäßig erhöht	Chylomikronen und Triglyzeride stark vermehrt, VLDL normal (oder leicht erniedrigt), Serum milchig trüb, HDL und LDL erniedrigt, Messung der Enzymaktivität (Lipoproteinlipase) im Plasma nach Heparingabe	Fett reduzieren (20–30 g/d als mittelkettige Triglyzeride); Polysaccharide statt Saccharose; Stärke Vitamin A, D, E, K	rezidivierende Pankreatitiden können lebensbedrohlich verlaufen
Familiäre Hypercholesterinämie (Typ II Hyperlipoproteinämie, FH)	intrazellulärer Rezeptordefekt für cholesterintransportierende Proteine, dadurch Störung im LDL-Abbau, Heterozygotenfrequenz 1 : 500; Homozygote 1 : 250.000 – 1 : 1 Mill.	plane oder tuberöse Xanthome (Ellenbeugen, Knie, Augenlider, später Arcus lipoides), frühzeitig Angina pectoris, Infarkte oder Apoplex. Heterozygote sind bis ~ 30. Lebensjahr klinisch unauffällig	LDL stark erhöht, ebenso VLDL; Serum ist klar (erhöhte LDL-Cholesterin-Werte müssen in 3 Generationen nachweisbar sein für die Diagnose einer FH)	fett- und cholesterinarme, polyensäurereiche Diät (< 200 mg/dl); Cholestyramin; „Lipidsenker" (?); Plasmapherese oder Ileum-Bypassoperation	frühzeitige Atherosklerose; Homozygote sterben früh! LDL-Rezeptor kann in Amnionzellen für die pränatale Diagnose erfasst werden

kortikoidtherapie, Hypopituitarismus, Dysglobulinämie und nach fettreichen Mahlzeiten. Klinische Erscheinungsbilder bei familiären Hyperlipoproteinämien zeigen Abb. 8.6 und Abb. 8.7.

Klinik: Tab. 8.9, Abb. 8.6 und Abb. 8.7.

Diagnostik: Als Screeninguntersuchung zur Früherkennung von Hyperlipoproteinämien bei Kindern eignet sich zunächst die Messung des Gesamtcholesterins. Bei **erhöhten Cholesterinwerten** (Gesamtcholesterinwert > 220 mg/dl) empfiehlt sich folgendes Vorgehen:
- eingehende Familienanamnese (nach Herz- und Gefäßkrankheiten bis zum Alter von 55 Jahren und Hypercholesterinämien fragen)
- Nüchternblutentnahme für die Messung von Triglyzeriden und HDL-Cholesterin indiziert (LDL-Cholesterin wird nach der Friedewaldformel berechnet: LDL (mg/dl) = Gesamtcholesterin – HDL-Cholesterin – (Triglyceride/5)).
- bei pathologischen Ergebnissen Wiederholung der gleichen Untersuchungen nach 4 Wochen und auch bei Eltern und Geschwistern
- Bestätigen sich die pathologischen Werte, muss eine spezifische Therapie eingeleitet werden.

Klinik: Tab. 8.9, Abb. 8.6, Abb. 8.7.

Diagnostik: Als Screening eignet sich die Cholesterinbestimmung.
Vorgehen bei **erhöhtem Gesamtcholesterin** (> 220 mg/dl): Familienanamnese, Nüchternblutentnahme für Messung von Triglyzeriden und HDL-Cholesterin (LDL-Cholesterin wird errechnet)
Wiederholung nach 4 Wochen bei pathologischem Ergebnis.

8.6 Befunde bei Hypercholesterinämie Typ II

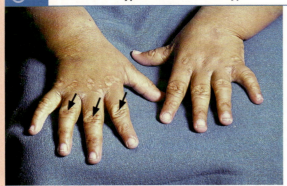
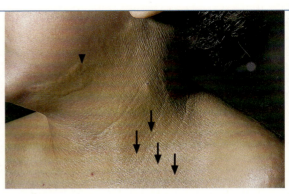

a Tuberöse Xanthome (→) und flache Xanthelasmen (Xanthelasma planum) im Bereich der Streckseite der Hand und der Finger, bei einem Kind mit Hypercholesterinämie Typ II.

b Tuberöse Xanthome (→) und plane Xanthelasmen (▶) im Hals- bzw. Kieferwinkelbereich bei einem Kind mit Hypercholesterinämie Typ II.

8.7 Familiäre Hypercholesterinämie Typ II über 2 Generationen bei einer syrischen Familie

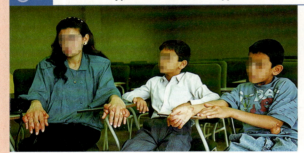
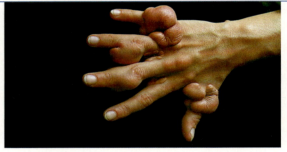

Die 18-jährige Patientin ist durch die großen Atherome nicht nur in der Motorik der Hand, sondern auch psychisch sehr beeinträchtigt.

8.2.3 Neurolipidosen, Sphingolipidosen, Lipidspeicherkrankheiten

Fettsäure enthaltende Makromoleküle (z. B. Sphingosin) sind Bestandteile biologischer Membranen, vor allem des ZNS. Bei Störungen im Auf- oder Umbau dieser Makromoleküle durch lysosomale Enzymdefekte werden diese Substrate vor allem im Nervensystem gespeichert. Bei den **Poliodystrophien** (Gangliosidosen, Lipofuszinosen, Sphingomyelinosen) sind vor allem die Nervenzellen betroffen, bei den **Leukodystrophien** das Myelin. Die damit verbundenen Störungen sind: Entwicklungsknick bzw. -rückstand, Demenz, Anfälle und Visusverlust, motorische Störungen, spastische Paresen, Ataxie sowie Hepatosplenomegalie und Augenhintergrundsveränderungen. Die Erkrankungen werden fast nur autosomal-rezessiv vererbt.

8.2.3 Neurolipidosen, Sphingolipidosen, Lipidspeicherkrankheiten

Es handelt sich um Erkrankungen mit Speicherung komplex aufgebauter Makromoleküle, die Fettsäuren enthalten, z. B. Verbindungen aus Sphingosin (mit einer Fettsäure veresterter Alkohol), Ceramid, Hexosen und N-Azetylneuraminsäuren. Diese Lipide sind u. a. Bestandteil biologischer Membranen, vor allem im Zentralnervensystem. Ist ihr Auf- und Umbau durch Fehlen oder Aktivitätsminderung entsprechender lysosomaler Enzyme gestört, so werden die Makromoleküle in Ganglienzellen, Markscheiden und Schwann-Zellen peripherer Nerven gespeichert; daher spricht man auch von „neurometabolischen Speicherkrankheiten". Lipidosen können die Nervenzellen (**Poliodystrophien**, dazu gehören Gangliosidosen, Lipofuszinosen, Sphingomyelinosen) oder das Myelin (**Leukodystrophien**) betreffen. Gemeinsam ist diesen Erkrankungen ein Entwicklungsrückstand (Entwicklungsknick) mit Verschwinden bereits erlernter Fähigkeiten. Bei primär neuronalem Befall findet man als Frühsymptome Demenz, Anfälle und Visusverlust, als Spätsymptome vor allem motorische Störungen. Bei primär myelinärem Befall stehen als Frühsymptome spastische Paresen bis zur Tetraspastik und Ataxie, erst später Anfälle und zunehmende Demenz im Vordergrund. Augenhintergrundveränderungen und Hepatosplenomegalie sind bei vielen Lipidosen nachweisbar. Der Erbgang ist bis auf wenige Ausnahmen autosomal-rezessiv. Man kennt bei fast allen Erkrankungen infantile, spätinfantile und juvenile Formen, je nach Restaktivität des Enzyms. Nur einige dieser neurometabolischen Speicherkrankheiten sollen hier besprochen werden.

GM₁-Gangliosidosen

▶ **Definition.** Autosomal-rezessiv vererbter lysosomaler β-Galaktosidasemangel mit GM₁-Gangliosidspeicherung in den Nervenzellen und sehr heterogenem klinischem Bild.

GM₁: M = Monosialo, d. h. 1 N-Azetyl-Neuraminsäuremolekül,
1: = vollständiges Kohlenhydratmolekül im Gerüst;

GM₂: 2: = erstes Abbauprodukt (ohne Galaktose), eine Stufe geringer als bei GM₁-Gangliosidose.

Vorkommen: Vor allem bei Menschen jüdischer Abstammung.

Klinik: Die **infantile, generalisierte Form** wird schon in den ersten Lebenswochen mit Trinkschwäche, Muskelhypotonie, abnormer Schreckhaftigkeit, Hyperakusis, zerebralen Anfällen (auch als BNS-Anfälle) und Hepatosplenomegalie manifest. Bei etwa 50% der Patienten findet sich am Augenhintergrund der sog. „kirschrote Fleck" (bedingt durch Gangliosidspeicherung von grau-gelber bis weißlicher Farbe in der Retina, so dass die eigentliche Makulagegend hellrot absticht). Die Kinder erblinden und werden taub. Man findet ossäre Veränderungen wie bei den Mukopolysaccharidosen (klinischer Aspekt oft ähnlich wie bei Morbus Hurler (s. S. 173), gelegentlich auch Makroglossie („Pseudo-Hurler"). Die **juvenile Form** tritt erst nach dem 1. Lebensjahr mit geringgradiger Hepatosplenomegalie in Erscheinung.

Diagnostik: Nachweis der fehlenden Aktivität der sauren ß-Galaktosidase in Leukozyten, Fibroblasten und Organbiopsaten sichert die Diagnose; die pränatale Diagnostik aus Chorionzottenbiopsat ist möglich.

Therapie und Prognose: Eine kausale Therapie ist nicht möglich. Die Patienten sterben meist vor dem 2. Lebensjahr.

GM₂-Gangliosidosen

▶ **Definition.** Autosomal-rezessiv vererbter Hexosaminidase-A- und/oder Hexosaminidase-B-Defekt mit Speicherung von GM₂-Gangliosid in Nervenzellen.

Vorkommen: Der GM₂-Gangliosid kommt vor allem bei Kindern jüdischer (Ashkenazi-)Abstammung vor, die Gendefektfrequenz beträgt hier 1 : 27. Es gibt 2 Formen: **Typ I** oder **Morbus Tay-Sachs** mit einer Häufigkeit von 1 : 3600 (Genlocus 15q23–q24) und **Typ II** oder **Morbus Sandhoff** (Genlocus 5q13).

Klinik: Das klinische Bild ist ähnlich wie bei der GM₁-Gangliosidose, jedoch ohne Hepatosplenomegalie. Typische Symptome und Befunde sind ein rasch wachsender Kopf (Makrozephalie), frühe Stagnation in der Entwicklung bzw. Verlust erlernter Fähigkeiten; Nystagmus, Strabismus, Hyperakusis; Myoklonien, Streck- oder BNS-Krämpfe (selten auch Lachanfälle aus dem Schlaf heraus), schließlich amaurotische Idiotie. Beim Morbus Sandhoff sind auch viszerale Organe beteiligt, vor allem der Herzmuskel. Die Verläufe sind entsprechend den Varianten unterschiedlich.

Diagnostik: Fehlende Aktivität der β-Hexosaminidase A bzw. A und B im Serum, in Leukozyten und Fibroblasten sichert die Diagnose (bei der juvenilen Form ist das Enzym in geringer Aktivität nachweisbar). Molekulargenetische Untersuchung mit PCR möglich. Heterozygote (diese sind klinisch unauffällig) haben eine auf 50% verminderte Enzymaktivität. Die pränatale Diagnose der Erkrankung ist möglich. In Neuronen und Hautbiopsatzellen findet man pathognomonische Einschlusskörperchen (granuläres Material), als runde Strukturen umgeben mit dicht gelagerten Membranen. Sie enthalten Gangliosiden.

Therapie und Prognose: Es gibt keine kausale Behandlungsmöglichkeit. Der Tod tritt im Dezerebrationsstadium meist im Rahmen eines Infektes ein: bei juvenilen Verlaufsformen zwischen dem 4.–10. Lebensjahr, bei der Tay-Sachs-Krankheit früher.

GM₁-Gangliosidosen

◀ Definition

Klinik: Infantile, generalisierte Form: In den ersten Lebenswochen zeigen sich Trinkschwäche, Muskelhypotonie, Schreckhaftigkeit, BNS-Anfälle, Hepatosplenomegalie, „kirschroter Fleck" am Augenhintergrund. Bei etwa der Hälfte der Patienten findet man Skelettveränderungen. Später manifeste **juvenile Form:** geringgradige Hepatosplenomegalie.

Diagnostik: Der Enzymdefekt ist in Leukozyten, Fibroblasten, Organbiopsat nachweisbar. Pränataldiagnose ist möglich.

Therapie und Prognose: Keine kausale Therapie, die Kinder sterben im 2. Lebensjahr.

GM₂-Gangliosidosen

◀ Definition

Vorkommen: Vor allem bei Kindern jüdischer Abstammung.
2 Formen: Typ I (Morbus Tay-Sachs) und Typ II (Morbus Sandhoff).

Klinik: Symptome wie bei der GM₁-Gangliosidose, aber keine Hepatosplenomegalie; zusätzlich Makrozephalus. Beim Morbus Sandhoff sind auch viszerale Organe beteiligt.

Diagnostik: Der Enzymdefekt ist nachweisbar (Serum, Leukozyten, Fibroblasten), bei Heterozygoten ist die Enzymaktivität auf 50% vermindert. Pränataldiagnostik ist möglich.

Therapie und Prognose: Keine kausale Therapie, der Tod tritt im Kindesalter ein.

Morbus Fabry

▶ **Definition**

Klinik: Führende Symptome sind **multiple Angiokeratome** der Haut (auch bei Konduktorinnen), schmerzhafte Parästhesien an Händen und Füßen, Hornhauttrübungen, später Kardiomyopathien und Nierenversagen.

Diagnostik: Der Enzymdefekt ist in Leukozyten- und Fibroblastenkulturen sowie Organbiopsaten nachweisbar. Die pränatale Diagnose ist möglich.

Therapie: Als kausale Therapie wird heute rekombinante α-Galactosidase eingesetzt. Bei Niereninsuffizienz ist eine Nierentransplantation zu erwägen. Gegen schmerzhafte Parästhesien haben sich Diphenylhydantoin oder Carbamazepin bewährt.

Prognose: Die Lebenserwartung ist reduziert (Herz- oder Nierenversagen, seltener Hirnblutungen).

Morbus Fabry

▶ **Definition.** X-chromosomal-rezessiv (Xq22) vererbter Defekt der α-Galaktosidase A mit intrazellulärer Speicherung von Zeramidtrihexosid im gesamten Organismus (Inzidenz: 1 : 40.000 – 1 : 117.000).

Klinik: Die führenden Symptome treten meist erst im späten Kindesalter auf: starke Parästhesien und Schmerzattacken in Händen und Füßen (Akroparästhesien), teleangiektasieartige Veränderungen der Haut **(Angiokeratoma corporis diffusum)** mit rot-blauen, hyperkeratotischen Papeln, auch bei Konduktorinnen; später Hornhauttrübungen, Kardiomyo- und Nephropathien. Auch Störungen im Bereich des sympathischen Nervensystems wie der Temperaturregulation mit Hypohidrose sind bekannt. Durch Einlagerung der Ceramidhexoside in Gefäße können sich Infarkte im Gehirn („Hirnschlag"), im Herzen und den Nieren bilden. Hornhauteinlagerungen (Cornea verticillata) treten bei 70–80% aller Fabry-Patienten auf.

Diagnostik: Die fehlende oder verminderte Aktivität der a-Galaktosidase lässt sich in Serum, Plasma, in Leukozyten- und Fibroblastenkulturen sowie in Organbiopsaten (auch in der Dünndarmschleimhaut) nachweisen. Im Urin findet sich vermehrt Zeramidtrihexosid. Die pränatale Diagnose (Amnionzellkultur, Chorionzotten) ist möglich.

Therapie: Als kausale Therapie wird heute rekombinante α-Galactosidase (Agalsidase Beta, Fabrazyme) mit 1 mg/kg i.v. alle 2 Wochen eingesetzt. Die Therapie wird mit Auftreten der Schmerzen (meist ab dem 4. Lebensjahr) begonnen. Bei Niereninsuffizienz muss eine Nierentransplantation in Erwägung gezogen werden. Im transplantierten Organ kommt es nicht zu einer Zeramidtrihexosidablagerung, da hier die a-Galaktosidase-Aktivität normal ist. Die oft unerträglichen Schmerzen in Beinen und Armen sprechen bei einem Teil der Patienten auf Diphenylhydantoin oder Carbamazepin an.

Prognose: Gefäßkomplikationen wie progressive Niereninsuffizienz, Herzinsuffizienz und (seltener) zerebrovaskuläre Blutungen führen zu einer eingeschränkten Lebenserwartung. Je früher die Enzymersatztherapie beginnt, desto besser ist die Prognose. Dies gilt auch für Frauen als Trägerinnen des Fabry-Gens.

Morbus Gaucher

▶ **Definition**

Klassifikation und Klinik: Tab. 8.10.

Diagnostik: Im Knochenmark finden sich „Gaucherzellen" (Abb. 8.8). Wichtig ist die Bestimmung der Chitotriosidase im Plasma, die bis 1000-fach erhöht ist. Die pränatale Diagnose ist möglich.

Therapie: Lebenslange Enzymtherapie (i.v.) mit rekombinanter β-Glukozerebrosidase (Cerezym, Imiglucerase). Organvergrößerungen sprechen auf diese Therapie gut an. Beim akut neuropathischen Verlauf hat diese Therapie keinen Erfolg.

Noch wenig Erfahrung besteht mit der Therapie mit Miglustat (oral), das die Glukosylceramid-Synthese hemmt.

Morbus Gaucher

▶ **Definition.** Autosomal-rezessiv (Genlocus 1q21 – q31) vererbter Glukozerebrosid-β-Glukosidasedefekt bzw. -mangel mit Glukosylzeramidspeicherung im RES (Leber, Milz, Knochenmark).

Klassifikation und Klinik: Tab. 8.10.

Diagnostik: Im Knochenmarkpunktat finden sich die charakteristischen „Gaucherzellen" (große, mehrkernige Schaumzellen, Abb. 8.8). Der Enzymdefekt kann in Leukozyten, Fibroblasten und Organbiopsaten (auch im Urin; pH soll unter 6,0 liegen!) nachgewiesen werden. Wichtig ist die Bestimmung der Chitotriosidase im Plasma (Enzym, dessen physiologische Funktion nicht bekannt ist), die um das 100–1000-fache der Norm erhöht ist. Röntgen und MRT des Skeletts gehören ebenso zur Diagnostik. Die pränatale Diagnose und Heterozygotennachweise sind möglich, ebenso Genanalyse.

Therapie: Heute steht die Enzymersatztherapie im Vordergrund, die mit rekombinanter β-Glukozerebrosidase (z.B. Cerezyme, Imiglucerase) erfolgt, aber Zentren mit entsprechender Erfahrung vorbehalten sein muss. Das Präparat muss lebenslang intravenös injiziert werden. Die Organvergrößerungen sprechen gut an, Schäden am Skelettsystem weniger gut. Die Therapie ist kostenaufwändig. An einer Gen-Therapie wird geforscht. Beim akut neuropathischen Verlauf hat die Enzymtherapie keinen Erfolg.

Vor kurzem wurde eine orale Therapie mit Miglustat eingeführt, das die Glukosylceramid-Synthese (auch als Glukosyltransferase bezeichnet) hemmt und die

8.10 Klinische Klassifikation des Morbus Gaucher

	nicht neuropathisch	neuropathisch akut	chronisch
Inzidenz	1:40 000 – 1:60 000 ca. 1:1000 bei Ashkenasi Juden	1:100 000	1:50 000 – 1:100 000
Alter bei Manifestation	jedes Alter	Säuglingsalter	Kindheit (auch noch im Erwachsenenalter)
Klinik und Befunde			
■ ZNS-Symptome	–	+++ (2.–3. Monat) Dysphagie, zunehmende Spastik, Krampfanfälle (selten), Augenmuskellähmungen	+ Verlust psychomotorischer Fähigkeiten, zunehmende Spastik, Krampfanfälle, Blickapraxie, Choreoathetosen, Myoklonien
■ weitere klinische Symptome und Befunde	Hepatosplenomegalie, Hypersplenismus, Knochendeformitäten, Lungeninfiltrate, Minderwuchs	Gelenkkontrakturen, therapieresistente Infektionen, Hepatosplenomegalie, Hypersplenismus, schwere Kachexie	Gelenkkontrakturen, therapieresistente Infektionen, aber sehr heterogene Symptomatik, Fieberschübe, Hepatosplenomegalie, Hypersplenismus
■ hämatologische Befunde	Anämie, Leuko- und Thrombozytopenie, Änderungen im Gerinnungsstatus, saure Phosphatase und Acetylcholinesterase erhöht	Panzytopenie	Panzytopenie
Prognose	infaust, Tod innerhalb der ersten beiden Lebensjahre	schlecht (Auftreten von Plasmozytomen, Lymphomen möglich), Knocher- und Gelenkveränderungen, Hüftgelenksnekrosen, Blutungskomplikationen, erhöhte Empfänglichkeit für Morbus Parkinson)	

8.8 Knochenmarkausstriche bei Morbus Gaucher

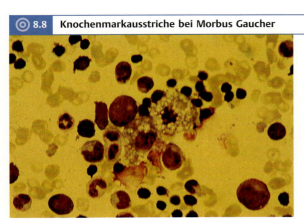

a Gaucherzellen im Knochenmark, Glukosyl-Zerebrosid wird in Makrophagen gespeichert (Schaumzellen mit Granula).

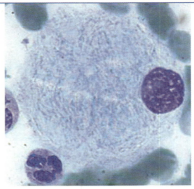

b Vergrößerte „Gaucherzelle" (Knochenmarkbiopsat) als ballonierte Zelle; sie ist nicht spezifisch für das Vorliegen eines Morbus Gaucher, da auch ähnliche Zellen beim Morbus Niemann-Pick (A, B, C) zu finden sind.

Wiederherstellung des metabolischen Gleichgewichtes zwischen Glukose-Ceramid und Glukozerebrosid (Substratreduktionstherapie) bewirkt. Ausreichend klinische Erfahrungen bestehen damit jedoch noch nicht. Eine genetische Beratung ist erforderlich.

Morbus Niemann-Pick

▶ **Definition.** Die autosomal-rezessiv vererbte Sphingomyelinlipidose kommt in 4 verschiedenen klinischen Formen vor (A–D). Typ A + B sind durch einen Sphingomyelinasedefekt (Genlocus 11 p15.4 – 15.1) verursacht, bei Typ C + D (= Typ II) liegt eine Störung des Cholesterolstoffwechsels vor (Genlocus 18 q11 –q12).

Morbus Niemann-Pick

◀ Definition

Einteilung: Morbus Niemann-Pick Typ A und B gehören zu den Sphingolipidosen, Typ C und D zu den Lipidspeicherkrankheiten, unterscheiden sich klinisch jedoch kaum.

Klinik: Abhängig vom Typ stehen psychomotorischer Abbau und Hepatosplenomegalie im Vordergrund (Abb. 8.9). Später kommt es auch zu Tetraspastik, myoklonischen Anfällen sowie Gehörminderung. Ein kirschroter Fleck der Makula findet sich bei 50 % der Kinder. Im Vordergrund stehen der Stillstand und schließlich der Rückgang der psychomotorischen Fähigkeiten. Krämpfe sind selten.

Einteilung: Morbus Niemann-Pick Typ A und B (Typ I) gehören zu den Sphingolipidosen, während Typ C und D (Typ II) zu den Lipidspeicherkrankheiten zählen. Beide Arten unterscheiden sich jedoch klinisch kaum von den Sphingolipidosen. Typ D unterscheidet sich wiederum kaum vom Typ C (kommt in der kanadischen Provinz Nova Scotia vor).

Klinik: Hepatosplenomegalie (Abb. 8.9) und rascher psychomotorischer Abbau (bei Typ A) stehen im Vordergrund. Der Grad der viszeralen Lipidspeicherung ist abhängig vom Typ (stark bei Typ C und D). Die Symptome beginnen bei Typ A im 1. Lebenshalbjahr (meist vor dem 6. Lebensmonat!) mit Reizbarkeit, Erbrechen, Gedeihstörung, Hypotonie, später Tetraspastik sowie myoklonischen Anfällen und Gehörminderung. Bei Typ B (benigne Form) fehlt die zerebrale Beteiligung. Etwa die Hälfte der Kinder weist einen kirschroten Fleck am Augenhintergrund auf. Im Vordergrund stehen der Stillstand und schließlich der Rückgang der psychomotorischen Fähigkeiten. Krämpfe sind selten. Bei Typ C kann schon ein pathologischer Neugeborenenikterus auftreten, dann folgen neurologische Symptome mit Tremor, Krämpfen, extrapyramidalen Störungen und zunehmende Atrophie von Groß- und Kleinhirn. Schluckstörungen tragen zur Aspirationspneumonie bei. Der Krankheitsverlauf kann sich aber über viele Jahre erstrecken.

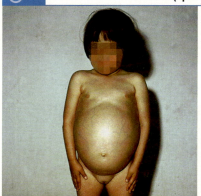

8.9 Niemann-Pick-Krankheit (Sphingomyelinose Typ B)

4-jähriges Mädchen mit exzessiver Hepatosplenomegalie. Man beachte die starke Venenzeichnung im Abdominalbereich. Im Vordergrund steht die Lebermanifestation.

▶ **Merke**

▶ **Merke:** Bei folgenden Lipidosen findet man einen kirschroten Fleck der Makula:
– Morbus Tay-Sachs (β-Hexosaminidase-A-Mangel)
– Morbus Sandhoff (β-Hexosaminidase-A- und -B-Mangel)
– Morbus Niemann-Pick (Sphingomyelinasemangel)
– GM_1- und GM_2-Gangliosidose (β-Galaktosidasemangel)
– Sialidose I und II (Sialidase/Neuraminidase-Mangel).

Diagnostik: Nachweis vakuolisierter Lymphozyten und großer Schaumzellen („Sea-blue-Histiozytose") im Blut- bzw. Knochenmarkausstrich und Nachweis der verminderten Sphingomyelinase-Aktivität tragen zur Diagnose bei.

Diagnostik: Im Blutausstrich bzw. im Knochenmark findet man vakuolisierte Lymphozyten und große vakuolisierte Schaumzellen („Sea-blue-Histiozytose"), ähnlich wie beim Morbus Gaucher. Die Diagnose des Typ A und Typ B wird durch den Nachweis der reduzierten oder fehlenden Aktivität der Sphingomyelinase in Leukozyten- und Fibroblastenkulturen gesichert. Zur Diagnose der Typen C und D sind aufwändige Untersuchungen im Cholesterolstoffwechsel erforderlich. Eine pränatale Diagnose und Heterozygotentest sind möglich.

Therapie und Prognose: Es gibt keine kausale Therapie. Je nach Typ sterben die Patienten im Kindes- oder Erwachsenenalter.

Therapie und Prognose: Es gibt keine kausale Therapie. Bei Typ A ist der Verlauf rasch progredient, die Kinder sterben früh (< 2 Jahre). Typ B hat eine Überlebenszeit von vielen Jahren (Entstehung einer Atherosklerose oft frühzeitig!). Bei Typ C und D tritt der Tod meist erst im Erwachsenenalter ein.

▶ **Klinischer Fall.** Bei einem 10 Monate alten Säugling werden in einem Krankenhaus im Blut- und Knochenmarksausstrich „eigenartige große Zellen" festgestellt. Der Säugling wurde wegen erheblicher statomotorischer Retardierung mit Muskelhypotonie, Schreiattacken, Erbrechen und vor allem Leber- und Milzvergrößerung sowie Anämie (Hb 7,6 g/dl) eingewiesen. In dem zu beurteilenden Ausstrich zeigten sich stark vakuolisierte Lymphozyten und im Knochenmark waren Schaumzellen nachweisbar. Die gestellte Verdachtsdiagnose einer Niemann-Pick-Erkrankung (aufgrund der Klinik und des Blutausstrichs) konnte durch Nachweis eines Sphingomyelinasedefekts in Leukozyten gesichert werden. Dem Verlauf nach (zunehmende Spastik in den folgenden Monaten und zerebrale Anfälle) handelte es sich um den Typ A der Erkrankung.

◀ **Klinischer Fall**

Neuronale Zeroid-Lipofuszinose (Morbus Batten)

Neuronale Zeroid-Lipofuszinose (Morbus Batten)

▶ **Definition.** Degenerative autosomal-rezessiv vererbte Hirnerkrankung (bei der juvenilen Form Chromosom 16 p/12.1) mit neuronaler Speicherung von Zeroidlipofuszin (Pigmente), aber auch in Lymphozyten, Muskulatur und anderen Organen. Bis heute sind 7 unterschiedliche Gendefekte erkannt worden.

◀ **Definition**

Pathogenese: Der chemischen Struktur nach bestehen die gespeicherten Pigmente vor allem aus ungesättigten Fettsäuren, die sich im Zytoplasma elektronenmikroskopisch als „finger prints" oder „lipofuscin bodies" (auch „curvilinear bodies") darstellen.

Pathogenese: Die gespeicherten Pigmente (ungesättigte Fettsäuren) stellen sich elektronenmikroskopisch als „finger prints" oder „lipofuscin bodies" dar.

Häufigkeit: Zirka 1 : 100.000 Neugeborene.

Häufigkeit: 1 : 100.000 Geburten.

Klinik: Man unterscheidet verschiedene Manifestationen und klinische Verläufe. Die **infantile Form (Hantia-Santavuori-Hagberg)** beginnt im frühen Kindesalter mit Ataxie, Muskelhypotonie, stereotypen Bewegungen mit Händen und Armen, Hyperexzitabilität, anhaltenden Schreiattacken; es kommt nach kurzem Verlauf zu Erblindung (tapetoretinale Degeneration, negatives Elektroretinogramm), Demenz, schließlich Tetraspastik und Dezerebration. Die Lebenserwartung liegt unter 14 Jahren. Die **chronische juvenile** Form **(Morbus Spielmeyer-Vogt)** wird meist zwischen dem 5. und 10. Lebensjahr manifest (aber auch zu jedem anderen Zeitpunkt) und schreitet nur langsam fort. Der Verlust erworbener Fähigkeiten ist besonders bei der infantilen Form (häufiges Vorkommen in Finnland mit ~ 8 : 10.000 Geburten) festzustellen mit Abflachung des EEG bis zur „Null-Linie" wie beim Hirntod. Bei der chronisch juvenilen Form fällt zuerst meist die Sehschwäche auf, mit schnell abnehmendem Visus. Im Alter von etwa 10 Jahren treten Krämpfe und zunehmender geistiger (und körperlicher) Abbau hinzu. Die Lebenserwartung beträgt 20–35 Jahre.

Klinik: Die **infantile Verlaufsform** beginnt im frühen Kindesalter mit Ataxie, Muskelhypotonie, stereotypen Bewegungen, Schreiattacken, Visusverlust (tapetoretinale Degeneration), Tetraspastik und Demenz, die Lebenserwartung liegt unter 14 Jahren.
Die **chronisch juvenile Form** (Spielmeyer-Vogt) manifestiert sich später und schreitet langsamer fort. Die Lebenserwartung beträgt 20–35 Jahre.

Diagnostik: Biopsien der Haut, Bindehaut, evtl. des N. suralis mit Nachweis osmiophiler Einschlusskörperchen tragen zur Diagnose bei, ebenso vakuolisierte Lymphozyten. Molekularbiologische Analysen sichern die Diagnose. Pränatale Diagnose ist möglich.

Diagnostik: Biopsie (Haut, Bindehaut): Nachweis osmiophiler Einschlusskörperchen, pränatale Diagnostik möglich.

Therapie und Prognose: Eine kausale Therapie ist nicht möglich, das Krampfleiden wird mit Antikonvulsiva behandelt. Je nach Verlaufsform sterben die Kinder im Kleinkindes-, Jugend- oder jungen Erwachsenenalter.

Therapie und Prognose: Eine kausale Therapie ist nicht möglich. Die Prognose ist schlecht.

▶ **Klinischer Fall.** Bei einem 9-jährigen Jungen wird wegen zunehmender Sehstörung und Nachlassen der schulischen Leistungen bei einem Augenarzt eine tapetoretinale Degeneration festgestellt. Der Mutter fällt zudem eine leichte Gangunsicherheit und Ungeschicktheit beim Hantieren auf, das Schriftbild verschlechtert sich langsam. Das Verhalten des Jungen habe sich ebenfalls verändert. Die Reflexe sind gesteigert, es besteht eine deutliche Ataxie, die im Laufe der folgenden Monate zunimmt. Im EEG zeigen sich diffuse Allgemeinveränderungen, ohne Krampfpotenziale. Die wegen dringenden Verdachts auf eine neurodegenerative Erkrankung vorgenommene Hautbiopsie zeigt bei der histologischen Untersuchung osmiophile Einschlusskörperchen sowie elektronenoptisch „lipofuscin bodies", so dass die Diagnose einer Zeroid-Lipofuszinose gesichert war. Der heute 12-jährige Junge hat jetzt Krampfanfälle, ist total amaurotisch, die schulischen Leistungen sind so schlecht, dass er aus der normalen Schule genommen werden musste; die Sprache ist verwaschen. Es zeigt sich also die typische Progredienz der Spielmeyer-Vogt-Erkrankung.

Metachromatische Leukodystrophie (MLD)

▶ **Definition**

Häufigkeit: 1 : 40.000 – 1 : 50 000.

Klinik: Die **spätinfantile Form** macht sich erst nach der Säuglingszeit bemerkbar mit schweren neurologischen Symptomen, Störung der Motorik, zunehmender Rigidität der Muskulatur bis zur Spastik, Dysarthrie, Aphasie, Zeichen von Bulbärparalysen, fortschreitender Demenz bis zur Dezerebrationsstarre. Die Kinder versterben schließlich an Infektionen, Atemlähmung oder Hyperpyrexie.

Die **juvenile Form** beginnt erst im Alter von 5 – 20 Jahren und schreitet langsam fort.

Diagnostik: Die Demyelinisierung ist im MRT sichtbar (Abb. **8.10**). Nervenbiopsie (Histologie) und Nachweis der verminderten/fehlenden Aktivität der Arylsulfatase A (Urin, Leukozyten, Fibroblasten) sichern die Diagnose. Pränataldiagnostik ist möglich.

Differenzialdiagnose: Orthochromatische Leukodystrophie.

Metachromatische Leukodystrophie (MLD)

Neurometabolische Erkrankungen, die vor allem die weiße Substanz betreffen, werden als Leukodystrophien bzw. „white matter disease" bezeichnet.

▶ **Definition:** Bei der metachromatischen Leukodystrophie (MLD) besteht ein autosomal-rezessiv vererbter Sulfatidasemangel (Arylsulfatase A, eine Sulfatidase) mit Sulfatidspeicherung und nachfolgender Demyelinisierung des zentralen und peripheren Nervensystems (Defekt auf Chromosom 22 q13.31-qter).

Häufigkeit: 1 : 40.000 – 1 : 50.000 (Inzidenz in Deutschland: 0,6/100.000 Geburten).

Klinik: Bei der häufigsten **spätinfantilen Form** ist die Entwicklung im Säuglingsalter meist unauffällig, im Alter von 1 – 1$^{1}/_{2}$ Jahren treten die ersten Symptome auf. Die Krankheit schreitet in folgenden Stadien (nach Hagberg) fort.
Stadium 1: Zunehmende Reizbarkeit, Verlangsamung der psychischen Entwicklung und schließlich Entwicklungsrückstand mit progredienter Störung der Motorik, vor allem mit Spastik (myelinäres Symptom!), Ataxie.
Stadium 2 (nach etwa 6 – 12 Monaten): Areflexie, auffallend schnelle Ermüdbarkeit, Nystagmus, zunehmende Rigidität der Muskulatur (oft mit Schmerzen); Myoklonien, gelegentlich Schluckstörungen, häufig Hyperpyrexien; erworbene Fähigkeiten gehen verloren, die Dysarthrie beginnt.
Stadium 3: Verlust aller motorischen Fähigkeiten, starke Schmerzen, Zeichen der Bulbärparalyse können auftreten, die Sehnenreflexe sind kaum mehr auslösbar; Dysarthrie (Sprachstörungen), Aphasie (Verlust der Sprache) und Demenz.
Stadium 4: Das Kind ist blind, taub und im Zustand einer totalen Dezerebrierung. Ein Kontakt mit der Umwelt ist nicht mehr möglich. Der Tod tritt meist durch Infektionen und/oder Atemlähmungen und Hyperpyrexie ein.
Die **juvenile Form** setzt erst im Alter von 5 – 20 Jahren ein und verläuft mit Persönlichkeitsveränderungen, Schulschwierigkeiten und fortschreitender Ataxie langsamer.

Diagnostik: Das MRT (Abb. **8.10**) zeigt den typischen Befund der mehr oder minder ausgeprägten Demyelinisierung. Die Aktivität der Arylsulfatase A im Urin, in Leukozyten und Fibroblasten ist reduziert oder fehlt, die Nervenleitgeschwindigkeit ist verändert, Eiweiß im Liquor vermehrt. Die typischen histologischen Veränderungen können durch eine Nervenbiopsie nachgewiesen werden. Heterozygote weisen eine um etwa 50% erniedrigte Aktivität der Arylsulfatase in Leukozyten und Fibroblasten auf. Die pränatale Diagnose ist möglich.

Differenzialdiagnose: Differenzialdiagnostisch ist eine **orthochromatische Leukodystrophie** auszuschließen, die als infantile Form (Pelizaeus Merzbacher) bereits im Säuglingsalter, als infantil neuroaxonale Dystrophie (Seitelberger) im Kleinkindalter symptomatisch wird.

8.10 Juvenile metachromatische Leukodystrophie

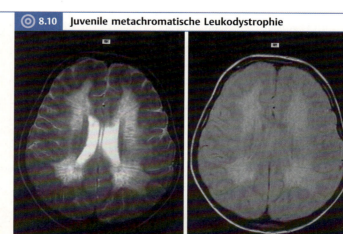

Diffuse Demyelinisierung mit den Zeichen der Hirnatrophie (Läsionen periventrikulär, weiß). T$_2$-gewichtetes MR-Bild.

Therapie: Es gibt keine kausale Therapie. Die Knochenmarktransplantation befindet sich im Versuchsstadium.

Globoidzell-Leukodystrophie (GLD)

▶ **Synonym:** Morbus Krabbe

▶ **Definition.** Autosomal-rezessiv (Gendefekt: 14–q31) vererbter Defekt der β-Galaktozerebrosidase, der vor allem in nordischen Ländern auftritt und zur Speicherung von Galaktosyl-Sphingosin (Psychosin, das zytotoxisch ist) in den Schwann-Zellen peripherer Markscheiden und in Gliazellen des Gehirns führt.

Pathogenese: Im Vordergrund der Pathogenese steht die rasche Hirnatrophie.

Klinik: Durch den Funktionsausfall der langen Bahnen stehen Muskelhypertonie (starker Opisthotonus), Rigidität, Spastik sowie Ataxie schon im frühen Säuglingsalter im Vordergrund. Die Kinder können anfangs aber auch hypoton („floppy infant") oder hemiplegisch sein und durch Schreiattacken und zerebrale Anfälle (BNS) auffallen. Sie sind stark übererregbar gegenüber optischen, akustischen (Hyperakusis) und taktilen Reizen. Streckspasmen, irreguläre Myoklonien, zunehmender Abbau bereits erworbener Funktionen, bulbäre Symptome mit Schluckstörungen oder Hyperpyrexie folgen. Der Tod tritt im 1. oder 2. Lebensjahr ein. Die spätinfantile Form manifestiert sich erst im 2. Lebensjahr oder später (genetische Mutation).

Diagnostik: Nachweis des Enzymdefektes in den Leukozyten oder Fibroblasten und Nachweis der Psychosinspeicherung im Nervengewebe (Globoidzellen sind Zerebrosid speichernde Zellen der Oligodendroglia) sichern die Diagnose. Die Nervenleitgeschwindigkeit ist vermindert, das Liquoreiweiß erhöht. Eine pränatale Diagnose ist möglich.

Therapie: Eine kausale Behandlung ist nicht möglich.

Peroxisomale Erkrankungen

s. S. 696.

8.3 Eiweißstoffwechsel

8.3.1 Störungen des Stoffwechsels aromatischer Aminosäuren

Phenylketonurie (PKU)

▶ **Synonym:** Fölling-Krankheit

▶ **Definition und Häufigkeit:** Ein autosomal-rezessiv vererbter Phenylalaninhydroxylasemangel (Häufigkeit etwa 1 : 8000) oder Mangel des Cofaktors Tetrahydrobiopterin (BH_4), allerdings nur 1–2% aller Hyperphenylalaninämien, führt zum Anstieg des Phenylalaninspiegels auf > 4 mg/dl (240 µmol/l). Im Phenylalaninhydroxylase-Gen sind bislang etwa 75 Mutationen bekannt (allelische Heterogenität), deren Häufigkeit sehr variiert.

Pathogenese: Die essenzielle Aminosäure Phenylalanin kann infolge des Defektes der Phenylalaninhydroxylase nicht zu Tyrosin umgewandelt werden, so dass der Phenylalaninspiegel im Blut in Abhängigkeit von der Eiweißzufuhr meist über 20 mg/dl innerhalb von 10–14 Tagen post partum ansteigt. Dadurch werden schwere, irreversible Gehirnschäden verursacht mit lokalen und diffusen

Myelinisierungsstörungen. Zudem ist die Synthese von Katecholaminen als Neurotransmitter gehemmt.

Klinik: (klassische Form): Neugeborene und junge Säuglinge sind noch unauffällig, dann treten Erbrechen und Gedeihstörung auf (2.–4. Monat), progrediente geistige und motorische Entwicklungsverzögerung mit Unruhe, Übererregbarkeit und BNS-Anfälle. Ekzemartige Hautveränderungen und ein **auffallender Geruch** (durch Ausscheiden von Metaboliten des Phenylalanin über die Haut) können erste klinische Symptome darstellen. Helle Haut und „blondes" Haar sind Folge der Melaninsynthesestörung. Mit zunehmendem Alter entwickelt sich ein deutlicher Mikrozephalus, es kommt zu Hyperkinesien, extrapyramidalen Symptomen, Reizbarkeit, muskulärer Hypertonie mit Hyperreflexie, Krampfanfällen (gelegentlich auch Schluckstörungen) und progredienter Demenz. Auch Autoaggressionen sind bekannt. **Sonderformen:** Es gibt transitorische bzw. benigne Hyperphenylalaninämien (Mutanten). Trotz später oder insuffizienter Behandlung zeigen diese Kinder kaum Ausfallerscheinungen. Es gibt auch Formen mit deutlich erhöhter Phenylalanintoleranz und normaler Entwicklung. Sie sind nicht behandlungsbedürftig. Der Phenylalanintransaminasemangel ist bedeutungslos, trotz Hyperphenylalaninämie.

Diagnostik: Die Hyperphenylalaninämie wird im Neugeborenenscreening am 3. Lebenstag erfasst. Die quantitative Aminosäurebestimmung zeigt einen deutlich erhöhten Phenylalaninspiegel > 20 mg/dl (≙ 1200 µmol/l). Der physiologische Anstieg des Phenylalanins in den ersten Lebenstagen beläuft sich auf etwa 3 mg/dl (≙ 180 µmol/l).

Bei pathologischem Screeningtest werden Phenylalanin und Tyrosin quantitativ im Serum gemessen. Durch den **Tetrahydrobiopterin-Belastungstest** (2–10 mg/kg KG) und die Messung der Pteridine im Urin lässt sich die biopterinabhängige Variante diagnostizieren (Coenzym der Phenylalaninhydroxylase). Bei jeder Hyperphenylalaninämie muss ein BH$_4$-Mangel ausgeschlossen werden. Mutationsanalysen können einen Einblick in den Schweregrad geben (evtl. nur transiente Hyperphenylalaninämie, z. B. auch bei Frühgeborenen mit eiweißreicher Ernährung).

Kriterien für die Diagnose der **klassischen PKU** sind:
- Plasma:
  – Phenylalaninspiegel > 20 mg/dl
  – normaler Tyrosinspiegel
  – normale Konzentration von Tetrahydrobiopterin
- vermehrte Ausscheidung von Stoffwechselprodukten des Phenylalanins im Urin (7-β-Phenylbrenztraubensäure, Hydroxyphenylessigsäure)

Die DNA-Analyse ist ebenfalls eine Möglichkeit, die Diagnose Phenylketonurie abzusichern. Die Mutationsanalyse kann die verschiedenen Schweregrade differenzieren (prognostisch wichtig). Diese Methode eignet sich auch für die Pränataldiagnostik (Amniozentese, Chorionzottenbiopsie).

Therapie: Bei Phenylalaninwerten > 20 mg/dl (1200 µmol/l) wird sofort **Phenylalanin in der Ernährung erheblich reduziert** oder vorübergehend eliminiert, damit der Blutspiegel rasch abfällt. Hierfür stehen spezielle Milchzubereitungen zur Verfügung, die mit Tyrosin, Kohlenhydraten und Öl angereichert sind. Der regelmäßig zu messende Phenylalaninspiegel soll etwa bis zum Alter von 10 Jahren zwischen 1–4 mg/dl liegen, danach kann er bis 10 mg/dl und später sogar bis 20 mg/dl ansteigen. Werte < **1 mg/dl** führen zu **Mangelsymptomen** (essenzielle Aminosäure!) mit Inappetenz, Erbrechen, ekzemartigen Hautveränderungen, Hypoglykämien und Gedeihstörungen. Der Phenylalaninspiegel ist im ersten Lebensjahr im 2–3-Wochenabstand zu kontrollieren; die klinische Untersuchung erfolgt etwa alle 3 Monate. Blutspiegelkontrollen sind auch im 2.–10. Lebensjahr im Abstand von 4 Wochen angezeigt.

Klinik: (klassische Form): Unruhe, Erbrechen, Gedeihstörung und Übererregbarkeit fallen zwischen dem 2.–4. Monat auf, motorische Entwicklungsverzögerung. **Auffallender Hautgeruch** und ein Ekzem können erste Symptome sein. Mit zunehmendem Alter zeigen sich Hyperkinesien, erheblicher geistiger Entwicklungsrückstand, helles Haar, Mikrozephalus, Krampfanfälle, muskuläre Hypertonie.

Sonderformen: Es gibt verschiedene Varianten, die z. T. nicht behandlungsbedürftig sind, z. B. transitorische bzw. benigne Hyperphenylalaninämien.

Diagnostik: Im Neugeborenenscreening (3. Lebenstag) wird auch auf PKU untersucht.

Bei pathologischem Testausfall werden Phenylalanin und Tyrosin im Serum gemessen, evtl. erfolgt auch ein **Tetrahydrobiopterin-Belastungstest.**

Klassische PKU:
- Plasma: Phenylalanin > 20 mg/dl, Tyrosin- und Tetrahydrobiopterinspiegel normal
- Urin: Metaboliten des Phenylalanins vermehrt.

Auch durch DNA-Analyse kann die Diagnose (auch pränatal) gestellt werden.

Therapie: Liegt der Phenylalaninspiegel > 20 mg/dl, so muss **Phenylalanin in der Ernährung reduziert** werden. Spezialmilchen stehen zur Verfügung. Die Phenylalaninwerte dürfen aber **nicht < 1 mg/dl** liegen, da sonst **Mangelerscheinungen** und **Gedeihstörungen** auftreten (essenzielle Aminosäure).

Der **Phenylalaninbedarf** ist individuell verschieden. Es gelten folgende Anhaltszahlen: Säuglinge 40–60 mg/kg KG/d, Kleinkinder 25–40 und ältere Kinder 20–30 mg/kg KG/d.
Die phenylalaninarme Diät wird ohne Altersbegrenzung eingehalten (die Rolle erhöhter Phenylalaninspiegel im Erwachsenenalter ist noch umstritten).

Prognose: Bei Frühdiagnose und guter diätetischer Einstellung ist die Prognose gut. Eine Ausnahme stellt der Dihydropteridinreduktasemangel (s. u.) dar, der selbst bei früher Diagnose und Therapie zu progressiven neurologischen Störungen mit schweren Krämpfen führt.

Die Diät wird ohne Altersbegrenzung eingehalten.

Prognose: Bei konsequenter Diät gute Prognose (Ausnahme: Dihydropteridinreduktasemangel mit schlechter Prognose, s. u.).

Maternale Hyperphenylalaninämie

Bei Schwangeren mit PKU, bei denen infolge nicht streng eingehaltener Diät der Phenylalaninspiegel hoch ist, kann es zum Spontanabort kommen. Die Neugeborenen weisen häufig eine erhebliche Retardierung bei Mikrozephalus auf, außerdem findet man gehäuft angeborene Herzfehler und Dysmorphien wie Augen-(Katarakte) und Skelettfehlbildungen (z. B. Syndaktylien, Gaumenspalten, Meningomyelozele), Epikanthus, breiter Nasenrücken, gering modellierte Ohren; Fehlbildungen am Magen-Darm-Trakt. Das Geburtsgewicht liegt meist unter 2500 g **(Phenylalanin-Embryopathie).** Frauen mit PKU müssen daher schon **vor** der **Konzeption** und vor allem **während** der **Schwangerschaft** eine streng phenylalaninarme Diät einhalten. Der Phenylalaninspiegel soll unter 10 mg/dl (600 µmol/l) während der gesamten Schwangerschaft liegen. Fehlbildungen und Intelligenzdefekte der Kinder sind abhängig von der Höhe des Phenylalaninspiegels bei der Mutter; ein bestimmter Grenzwert konnte aber bislang nicht eruiert werden.

Maternale Hyperphenylalaninämie

Bei hohen Phenylalaninspiegeln der Mutter kann eine **Phenylalanin-Embryopathie** entstehen (Mikrozephalus, geistige Retardierung, Augen- und Skelettmissbildungen, Epikanthus, angeborene Herzfehler, Geburtsgewicht < 2500 g). Frauen mit PKU müssen schon **vor** und **während** der Gravidität eine phenylalaninarme Diät einhalten.

Tyrosinämie Typ I (hepatorenal)

▶ **Definition.** Durch einen autosomal-rezessiv (Chromosom 15 q23 –q25) vererbten Defekt der Fumarylazetoazetase ist der Abbau von Tyrosin gestört, dadurch kommt es zum Anstau von Tyrosin und toxischen Metaboliten (z. B. Sukzinylazetat).

Tyrosinämie Typ I (hepatorenal)

◀ **Definition**

Häufigkeit: Etwa 1 : 150.000 (?) (regional sehr unterschiedlich), z. B. Quebec (französische Bevölkerung) ~ 1 : 1900.

Klinik: In den ersten Lebensmonaten kommt es zu progredienten Leberzellschäden mit Hepatosplenomegalie (Leberzirrhose), Hyperbilirubinämie, Anämie, Erbrechen, Diarrhö, krisenartige Neuropathien bedingt durch eine Hemmung der Porphobilinogensynthese und einer Erhöhung von δ-Aminolaevulinsäure sowie Tubulusfunktionsschäden mit Glukosurie, Hypoglykämie, Hyperaminoazidurie, erhöhter Phosphatausscheidung und schließlich renaler hypophosphatämischer Rachitis.

Diagnostik: Die Blutspiegel von Tyrosin, Methionin und Phenylalanin sind erhöht. Im Urin werden Sukzinylazetat (auch im Blut), Phenylbrenztraubensäure und vermehrt phenolische Säuren ausgeschieden. Die Leberenzyme sind erhöht, ebenso das α-Fetoprotein. Die Blutgerinnung kann beeinträchtigt sein. Der Enzymdefekt ist im Leberbiopsat oder in Fibroblasten nachweisbar. Die pränatale Diagnose ist möglich.

Differenzialdiagnose: Erhöhte Tyrosinspiegel findet man auch bei Galaktosämie, Fruktoseintoleranz, Alkaptonurie und bei floriden Leberzellschäden aus anderer Ursache.

Therapie und Prognose: Eine kausale Therapie durch phenylalanin- und tyrosinarme Diät ist nicht möglich (evtl. Lebertransplantation). Die Kinder versterben im Alter von etwa 10 Jahren an Leberversagen oder hepatozellulären Karzinomen. In neuerer Zeit Versuch mit 2 (2-Nitro-4-Trifluoromethyl-Benzoyl) – 1,3 Zyklohexadion (NTBC, Nitisinon), wodurch die Entstehung der sehr toxischen pathologischen Stoffwechselprodukte (Fumarylazetoazetat, Sukzinyl-Azetoazetat u.a.) gehemmt wird. Damit hat sich die Prognose verbessert.

Häufigkeit: 1 : 150.000 (?).

Klinik: Leberschäden entstehen schon im Säuglingsalter. Es kommt zu Erbrechen, Diarrhö, Tubulusfunktionsstörungen mit renaler Rachitis und Hypoglykämie.

Diagnostik: Tyrosin-, Phenylalanin- und Methioninspiegel im Blut sind erhöht. Im Urin wird Succinylacetat ausgeschieden. Nachweis des Enzymdefekts ist in Leberbiopsat oder Fibroblasten möglich.

Differenzialdiagnose: Galaktosämie, Fruktoseintoleranz, Alkaptonurie, Lebererkrankungen.

Therapie und Prognose: Eine kausale Therapie gibt es nicht. Die Kinder sterben meist an Leberversagen.

8.3.2 Störungen des Stoffwechsels verzweigtkettiger Aminosäuren

Ahornsirupkrankheit (Leuzinose)

▶ **Synonym:** Maple Syrup urine disease (MSUD)

▶ **Definition:** Leuzin, Isoleuzin und Valin werden durch den Defekt eines Multienzymkomplexes (Dehydrogenasen, Dekarboxylasen, Transalkylasen) nicht abgebaut. Es gibt viele Varianten in Manifestation und Verlauf der Erkrankung.

Pathogenese: Die oxidative Dekarboxylierung der verzweigten Ketonsäuren (diese entstehen nach Desaminierung aus Valin, Leuzin, Isoleuzin) ist unterschiedlich stark gestört. Die sich anstauenden Aminosäuren, Ketosäuren und ihre zahlreichen Zwischenprodukte hemmen andere Enzyme, so dass **Hypoglykämie, metabolische Azidose** und auch Störungen der Harnsäureausscheidung entstehen. Die Entwicklung des Zentralnervensystems ist beeinträchtigt. Auch viele andere Metaboliten der verzweigten Aminosäuren liegen erhöht vor (organische Azidurie s. S. 187), werden aber wegen meist fehlender Aminogruppen im Aminosäure-Screening nicht erfasst (gaschromatographische Methoden anwenden).

Häufigkeit: Etwa 1 : 250.000.

Klinik: Die Symptome treten schon in der 1. Lebenswoche auf, da die altersgemäße Proteinzufuhr nicht vertragen wird. Bei dieser **perakuten foudroyanten Verlaufsform** stehen zunehmende Apathie und Trinkschwäche, Opisthotonus, Wechsel zwischen Muskelhypotonie und -rigor, schrilles Aufschreien, Krampfanfälle und schließlich Koma im Vordergrund. Typisch ist ein würzig-süßlicher Uringeruch nach Maggi oder Curry. Wird die Diagnose nicht gestellt, sterben die Kinder in der 2.–3. Lebenswoche bzw. bei nicht foudroyanten Verläufen innerhalb des 1. Lebensjahres. Die **intermediäre Variante** verläuft milder, es kommt zu einer Entwicklungsverzögerung bis hin zum Schwachsinn; vor allem bei gesteigertem Katabolismus oder nach Proteinzufuhr von über 1,5–2,0 g/kg KG/d kann es zu Stoffwechselentgleisungen mit Ketoazidose kommen. Die **intermittierende Variante** tritt nur bei starkem Katabolismus bzw. nach erheblicher Eiweißzufuhr in Erscheinung mit Ataxie, Krämpfen und Koma. In den akuten Phasen kann das Kind versterben. Außerhalb der Krisen sind die Patienten unauffällig. Die Eiweißzufuhr sollte bei diesen Kindern nicht über 1–1,5 g/kg/d ansteigen. Die Differenzialdiagnose zum „azetonämischen Erbrechen" ist schwierig.

Diagnostik: Die verzweigtkettigen Aminosäuren und deren Hydroxy- und Ketosäuren sind im Plasma und im Urin erhöht. Es besteht eine metabolische Azidose mit großer Anionenlücke und Hypoglykämie. Orientierend kann die Dinitrophenylhydrazinprobe im Urin (tiefrote Verfärbung) helfen. Die Enzymdefekte sind in Leukozyten, Fibroblasten sowie im Lebergewebe nachzuweisen. Die pränatale Diagnose in Amnionzellen ist möglich. Bei der intermittierenden Verlaufsform liegen die verzweigtkettigen Aminosäuren außerhalb der Krisen im Normbereich.

Therapie: Beim geringsten Verdacht ist **sofort** eine **klinische Einweisung** notwendig, jegliche Proteinzufuhr muss eingestellt werden. Weitere Sofortmaßnahmen bestehen im Ausgleich der Azidose und Behandlung der Hypoglykämie mit hohen Glukosedosen (evtl. mit Insulin 1 E/3 g Glukose). Eine akute Entgiftung durch Blutaustauschtransfusion bzw. kontinuierliche arteriovenöse Hämofiltration kann notwendig sein. Der Leuzinwert soll auf < 0,5 mmol/l gesenkt werden und in diesem Bereich konstant bleiben. Für die Langzeitbehandlung gibt es Aminosäurengemische, die keine verzweigtkettigen Aminosäuren enthalten

(Milupa MSUD 1 und 2 oder Maizena ILV-AM). Die Diät muss lebenslang unter Überwachung der Blutspiegel dieser 3 Aminosäuren und ihrer Metaboliten eingehalten werden. Die Gabe von Thiamin 5 mg/kg/d (Cofaktor) wird empfohlen.

Prognose: Bei früher Diagnose und Therapie überleben die Kinder und können sich psychomotorisch normal entwickeln, eine zerebrale Schädigung ist aber auch bei früher Diagnose möglich. Im Rahmen von Infekten kommt es oft rasch zu lebensbedrohlichen Stoffwechselentgleisungen (gilt auch für die intermittierende Form).

Prognose: Auch bei früher Diagnose sind zerebrale Schäden möglich. Infekte lösen oft bedrohliche Stoffwechselentgleisungen aus.

▶ **Klinischer Fall.** Ein 4 Tage altes Neugeborenes (2650 g) wurde wegen Sepsisverdacht in die Klinik eingewiesen. Geburt und Schwangerschaft waren unauffällig. In den ersten 24 Stunden waren keine Besonderheiten zu beobachten, das Neugeborene wurde gestillt, trank aber zunehmend schlechter, wurde hypoton und „krampfbereit" auf Berührung. Zwischendurch fiel schrilles Schreien auf. Eine Lumbalpunktion ergab einen normalen Liquor cerebrospinalis. Bei Aufnahme bestand eine starke metabolische Azidose (pH 7,15; pCO$_2$ 20 torr; Basenexzess – 12,5 mmol/l), der Blutzucker lag bei 20 mg/dl. Nach Ausgleich der Azidose, Glukosegabe i.v. und weiterer parenteraler Ernährung besserte sich der Zustand des Kindes, die Muskelhypotonie war jedoch noch ausgeprägt. Mit Beginn erneuter Milchernährung kam es wieder zu einer deutlichen Verschlechterung mit Azidose. Der Kinderschwester fiel ein eigenartiger Geruch aus dem Inkubator auf. Die Nitrophenylhydrazinprobe (Barber) war stark positiv. Im Serum waren Leuzin und Valin stark erhöht. Noch bevor das Untersuchungsergebnis vorlag, wurde der Säugling (inzwischen 14 Tage alt) mit einer synthetischen Aminosäuremischung (ohne Leuzin/Valin/Isoleuzin) ernährt. Der heute 22 Jahre alte Patient ist zerebral geschädigt. (In Deutschland existierte kein generelles Screening auf Leuzinose in der Neugeborenenperiode.)

Organoazidopathien

▶ **Definition.** Organoazidurien resultieren u.a. aus einem gestörten Abbau der verzweigtkettigen Aminosäuren, nach deren irreversibler oxidativer Dekarboxylierung zahlreiche organische Säuren (Karbonsäuren) entstehen, die im Zitronensäurezyklus verstoffwechselt werden. Azetyl-CoA-ester akkumulieren in den Mitochondrien.

Organoazidopathien

◀ **Definition**

Pathogenese: Neben der Störung im Aminosäuremetabolismus sind auch lang- und mittelkettige Fettsäuren sowie der Harnstoffzyklus betroffen. CoA-Derivate häufen sich an. Ketose und Hyperammoniämie, gestörte Glukoneogenese durch Mangel an Azetyl-CoA, vermehrte Ausscheidung von Acylcarnitinen und damit sekundärer Carnitinmangel sowie gelegentlich Hyperurikämie lassen sich auf die vielen möglichen Enzymdefekte zurückführen. Auch durch Coenzymmangel (z.B. Biotin) wird die Aktivität multipler Karboxylasen gehemmt, wodurch u.a. eine Laktatazidose entsteht. Diese organischen Säuren (metabolische Azidose) schädigen das ZNS direkt oder über die Hyperammoniämie. Propion-, Methylmalon- und Isovalerianazidämie gehören zu den häufigsten Störungen, die rasch erkannt werden müssen.

Pathogenese: Durch verschiedene Enzym- und Coenzymdefekte ist der Abbau von Aminosäuren gestört; auch lang- und mittelkettige Fettsäuren und der Harnstoffzyklus können betroffen sein, so dass sich CoA-Derivate anhäufen. Ketose, Hyperammoniämie, sekundärer Carnitinmangel und Laktatazidämie sind die Folgen, die zu Schädigungen des ZNS und anderer Organe führen.

Häufigkeit: > 1 : 6000 Lebendgeborene.

Klinik: Man kann 3 Formen unterscheiden:
- die **neonatale Form** (mit metabolischer Enzephalopathie bis zum Koma)
- die **chronisch intermittierende Form**, die sich bis ins junge Erwachsenenalter manifestieren kann mit rezidivierendem ketoazidotischem Koma und Krampfanfällen sowie Erbrechen, ausgelöst durch proteinreiche Nahrung oder verstärkten Katabolismus
- die **chronisch progrediente Form** mit Gedeihstörung, progredienten neurologischen Symptomen, Anfällen und rezidivierenden Infekten und Erbrechen. Es entwickelt sich ein Makrozephalus.

Häufigkeit: > 1 : 6000 Lebendgeborene.

Klinik: Man unterscheidet 3 Formen:
- die **neonatale Form**
- die **chronisch intermittierende Form**
- die **chronisch progrediente Form**.

Das klinische Bild zeigt sich bei fast all diesen Verläufen ähnlich. Die Erkrankung beginnt in ca. 70% der Fälle akut in der Neugeborenenperiode (später intermittierende sowie neurodegenerative Verläufe sind seltener). Den meisten dieser Störungen ist eine Vielzahl von Symptomen gemeinsam: Trinkunlust, intermittierendes oder rezidivierendes Erbrechen (gelegentlich schwallartig wie bei Pylorospasmus), Somnolenz, Apathie und Muskelhypotonie treten

Meist manifestiert sich die Störung akut schon in der Neugeborenenperiode. Den verschiedenen Störungen sind viele klinische Symptome gemeinsam: Trinkunlust, rezidivierendes Erbrechen, Somnolenz, Apathie, Muskelhypotonie, metabolische Azidose und Ketose, Elektrolyt- und Blutzuckerentgle-

nach einem freien Intervall von einigen Tagen (gelegentlich auch Wochen) nach der Geburt auf. Es folgen eine schwere metabolische Azidose (und Ketose), Elektrolytentgleisung, Hypoglykämie, Leuko- und Thrombozytopenie, megaloblastische Anämie, Neutropenie, bei Isovalerianazidämie, Propionazidämie auch eigenartiger stechender Geruch nach Schweiß, schließlich Krampfanfälle und Koma. Die Ausprägung der klinischen Symptomatik hängt auch von der noch vorhandenen Restaktivität der Enzyme und Kofaktoren (Vitamin B_1, B_{12}, Biotin u. a.) ab. Wenn die akut gefährdeten jungen Säuglinge nur mit Glukoseinfusionen behandelt werden, also ohne Eiweiß, tritt Besserung ein (Ausnahme: Pyruvatdehydrogenasedefekt). Nach Umsetzen auf Milch kehren die gleichen Symptome wieder. Häufig sind auch erythemartige Hautveränderungen oder solche wie bei Acrodermatitis enteropathica zu sehen, manchmal auch eine Alopezie. Staphylokokken- und Soorinfektionen treten infolge einer gestörten Immunabwehr bei einem Teil der Patienten gehäuft auf. Die ohne Therapie Überlebenden sind minderwüchsig, psychomotorisch retardiert (oft makrozephal) und leiden an einer Osteoporose.

Diagnostik: Sie umfasst folgende Untersuchungen: Blutgasanalyse, Elektrolyte, Glukose, Ammoniak, Laktat, Pyruvat, Alanin, Ketonkörper im Urin, Berechnung der Anionenlücke, dazu Bestimmung der Aminosäuren im Urin und Blut; Blutbild; gaschromatographisch-massenspektrometrische Untersuchungen des Urins zur Identifizierung der organischen Säuren (Karbonsäuren mit den Hauptmetaboliten). Die pränatale Diagnose aus Fruchtwasser und Chorionzotten (Enzymbestimmung) ist möglich.

Therapie: Schon beim Verdacht muss die Milchernährung sofort abgesetzt werden; wenn sich das Kind von der metabolischen Entgleisung erholt hat, folgt ein langsamer Wiederaufbau der Milchnahrung unter Ermittlung der individuellen Eiweißtoleranz. Der restliche Eiweißbedarf wird mit speziellen Aminosäuremischungen gedeckt. In schweren Fällen ist eine Austauschtransfusion (oder Plasmapherese, kontinuierliche arteriovenöse Hämofiltration) erforderlich. Ein Behandlungsversuch mit Kofaktoren Biotin, Vitamin B_{12} (bei Methylmalonazidurie in hohen Dosen), Vitamin B_1 sowie Carnitin ist angezeigt.

Prognose: Sie ist vom Zeitpunkt des Therapiebeginns abhängig und insgesamt eher schlecht, aber auch abhängig von der Art des Enzymdefektes bzw. des Verlaufs.

8.3.3 Störungen des Stoffwechsels schwefelhaltiger Aminosäuren

Homozystinurie (Hyperhomozysteinämie)

▶ **Definition.** Autosomal-rezessiv vererbter Zystathionin-β-synthasedefekt (Chromosom 21 q22.3); Homozystin, ein Zwischenprodukt im Abbau des Methionins zu Zystein, kann nicht zu Zystathionin abgebaut werden und staut sich an. Homozystin wird vermehrt zu Methionin remethyliert.

Pathogenese: Man unterscheidet verschiedene Typen dieser Erkrankung, u. a. auch eine Vitamin-B_6-abhängige Form (etwa die Hälfte der Fälle). Der hohe Homozystinspiegel führt zu Endothelschäden mit früh einsetzender Arteriosklerose und Thromboembolien in Gehirn, Herz, Lungen und Nieren (Hypertonie!) sowie zu Störungen im Kollagenaufbau und in Strukturproteinen. Zudem wird Somatomedin aktiviert, das zu Hochwuchs führt.

Häufigkeit: Zirka 1 : 50.000 bis 1 : 300.000 (regionale Schwankungen).

Klinik: Das Aussehen der Patienten ist ähnlich wie beim Marfan-Syndrom: Linsenektopie (Kugellinse), Arachnodaktylie, Trichter- oder Hühnerbrust, Hochwuchs. Weitere typische Befunde: Osteoporose mit Abflachung der Wirbelkörper, Verhaltensstörungen bei etwa 50–75% der Betroffenen (schizophrenieähnlich), psychomotorischer Entwicklungsrückstand, livid gerötete Wangen, feines blondes Haar und vor allem **arterielle Thromboembolieneigung** (Beinvenenthrombosen). Zerebrale Anfälle können später hinzutreten.

rungen, psychomotorischer Entwicklungsrückstand und **Thromboembolieneigung** sind typische Symptome und Befunde.

Diagnostik: Nachweis des erhöhten Homozysteins (normal < 10 µmol/l) und Methionins im Serum (letzteres ist aber auch bei Leberkrankheiten, Fruktoseintoleranz, Galaktosämie und Tyrosinämie Typ I vermehrt) sowie eines Aktivitätsmangels des Enzyms Zystathionin-β-synthase. Die Schnellprobe nach Brand (Natriumnitroprussidprobe) zur Erfassung von Disulfiden ist positiv, aber nicht spezifisch auf Homozystinurie. Heterozygote können erfasst werden. Ein Schlüsselenzym des Methionin-Homozysteinstoffwechsels ist die 5-, 10-Methylentetrahydrofolatreduktase (MTHFR), dessen Polymorphismus molekulargenetisch analysiert werden kann (Risikoaussage für spätere kardiovaskuläre Krankheiten und ischämische Insulte schon im Kindesalter).
Pränatale Diagnose aus Chorionzotten auf Enzymbasis ist möglich.

Diagnostik: Homozystin und Methionin m Serum sind erhöht. Als Suchtest eignet sich die Natriumnitroprussidprobe. Heterozygotennachweis und pränatale Diagnose sind möglich.

Therapie: Patienten mit einer Restenzymaktivität sprechen auf individuelle Dosen (bis 1000 mg pro Tag!) von Vitamin B$_6$ an (Pyridoxinhydrochlorid). Nach 8–10 Tagen fällt der hohe Homozystinspiegel ab. Nicht auf Vitamin B$_6$ ansprechende Patienten werden mit methioninarmer Kost unter Zystinanreicherung behandelt. Auch Betain und Folsäure (10 mg/d) werden eingesetzt, zur Thromboembolieprophylaxe Azetylsalizylsäure. Die Therapie muss bei beiden Homozystinurieformen lebenslang eingehalten werden, insbesondere um Thromboembolien zu vermeiden. Der Homozystinspiegel soll < 30 µmol/l liegen.

Therapie: Vitamin B$_6$ führt bei Formen mit Restenzymaktivität zu einem Abfall des Homozystinspiegels. Methioninarme Kost ist erforderlich, wenn die Erkrankung nicht auf Vitamin B$_6$ anspricht. Azetylsalizylsäure zur Thromboembolieprophylaxe.

Prognose: Durch Normalisierung des Homozystinspiegels wird die Thromboseneigung verringert. Auch bei späterer Diagnosestellung sollte die Therapie noch eingeleitet werden.

Prognose: Normalisierung des Homozystinspiegels vermindert die Thromboseneigung.

▶ **Klinischer Fall.** Ein 9-jähriger Junge mit asthenischem Habitus, hellblondem zartem Haar, Trichterbrust, „Krampfadern" und Hochwuchs von 143 cm (+ 8–9 cm), wurde wegen eines blutigen Urins eingewiesen (1979). Er hatte zudem in seiner geistigen Leistungsfähigkeit (Schule) nachgelassen. Die Makrohämaturie gab Anlass zu einer umfangreichen Diagnostik, dabei fand sich ein thrombotischer Verschluss der rechten Nierenarterie mit schweren Veränderungen dieser Niere, so dass eine Nephrektomie notwendig war. Die weitere Untersuchung zeigte eine Linsenluxation beidseits. Die Befunde ließen den V. a. eine Homozystinurie aufkommen. Die Urinprobe nach Brand fiel positiv aus. Die quantitative Untersuchung von Homozystin und Methionin im Serum ergab stark erhöhte Werte. Nach einer hochdosierten Vitamin-B$_6$-Therapie sank der Homozystinspiegel rasch ab (Vitamin-B$_6$-abhängige Form). Zur Thromboembolieprophylaxe nahm der Junge 1 Jahr lang Acetylsalicylsäure ein. Schon nach etwa 2 Monaten gaben die Eltern erfreut an, dass die schulischen Leistungen sich deutlich verbesserten. Thromboembolien traten nicht mehr auf. Der Junge hat später das Abitur abgelegt. Er steht auch als junger Mann noch in unserer ambulanten Überwachung. Seine Endgröße beträgt 190 cm. Die Therapie wird fortgesetzt.

Zystinose

Zystinose

▶ **Definition.** Das schwerlösliche Zystin (Disulfid), das vor allem durch den Abbau von körpereigenem Protein entsteht, wird durch eine autosomal-rezessiv vererbte Membrantransportstörung lysosomaler Enzyme im RES gespeichert.

◀ **Definition**

Pathogenese: Durch die Transportstörung staut sich Zystin in den funktionstüchtigen Lysosomen an. Besonders betroffen sind Leber, Milz, Niere, Lymphknoten sowie Knochenmark, Kornea und Konjunktiven. Auch Leukozyten im peripheren Blut und Fibroblasten speichern Zystin. Durch die Nierenbeteiligung steht klinisch die **Fanconi-Debré-DeToni-Sequenz** (proximal tubuläres Syndrom, s. S. 431) im Vordergrund, später ist auch der distale Tubulus betroffen. Durch Störung der Rückresorption werden vermehrt Wasser, Kalium, Bikarbonat, Aminosäuren, Glukose und Phosphat ausgeschieden; eine Vitamin-D-resistente Rachitis, ein ausgeprägter Minderwuchs und eine renale Azidose sind die Folgen. Im Verlauf der Erkrankung werden auch die Glomeruli zerstört. Eine **irreversible Nierenschädigung** mit interstitieller Fibrose und Sklerose führt schließlich zur Urämie. Die Pathogenese der Zystinose ist weiter unklar.

Pathogenese: Zystin staut sich in den funktionstüchtigen Lysosomen an (Leber, Milz, Niere, Lymphknoten, Knochenmark, Kornea, Konjunktiven, Leukozyten, Fibroblasten). Es kommt zur Nierenschädigung. Zunächst tubuläre Störung mit **Fanconi-Debré-DeToni-Sequenz:** vermehrte Ausscheidung von Wasser, Phosphat, Kalium, Glukose, Aminosäuren, Bikarbonat mit Vitamin-D-resistenter Rachitis; Minderwuchs, Azidose. Später Zerstörung der Glomeruli, **terminale Niereninsuffizienz.**

8 Stoffwechselstörungen

▶ **Merke:** Die Zystinose (Lignac-Syndrom) steht in keiner Beziehung zur Zystinurie (klinisch und pathogenetisch verschiedene Erkrankungen!).

Häufigkeit: 1 : 60.000. Die Inzidenz ist in Israel und in der Bretagne mit 1 : 20.000 am höchsten.

Klinik: Es gibt unterschiedliche Verlaufsformen. Die Symptome der **infantilen, nephrotischen Form** mit tubulärem Syndrom treten zwischen dem 3. und 6. Lebensmonat auf. Trinkunlust, Erbrechen, Gewichtsabnahme, Hepatosplenomegalie, Polydipsie und Polyurie (verminderte Wasserrückresorption im Tubulus), Dehydratation und Hypokaliämie sowie Pigmentmangel, der sich in auffallend hellblondem Haar zeigt und auch in der Retina findet (feinfleckige Pigmentierung), sind typisch. Die Kinder zeigen eine Photophobie durch Kornealäsionen, manchmal besteht auch eine Hypothyreose. Es gibt **milder verlaufende Formen,** bei denen die Patienten jahrelang unauffällig sind und das Wachstum nicht beeinträchtigt ist. Die Erkrankung schreitet dennoch langsam bis zur terminalen Niereninsuffizienz fort, während die adulte Verlaufsform (Zufallsdiagnose i. R. einer ophthalmologischen Untersuchung) benigne verläuft.

Diagnostik: Die Spaltlampenuntersuchung der Kornea zeigt kristalline Einschlüsse (Zystinkristalle), bei der Augenhintergrundspiegelung findet man eine Retinopathie bei Pigmentmangel. In Leukozyten, Fibroblasten, Knochenmark, Lymphknoten und Rektumschleimhaut lässt sich die starke Zystinspeicherung nachweisen. Außerdem sind die typischen biochemischen Befunde der Debré-DeToni-Fanconi-Sequenz vorhanden (s. S. 431). Die pränatale Diagnose ist möglich (Zystinmessung in Amnionzellen oder Chorionzotten).

Therapie und Prognose: Nur eine symptomatische Behandlung ist möglich. Hohe Vitamin-D-Dosen und Phosphat sind wegen der Vitamin-D-refraktären Rachitis erforderlich. Zysteamin, ein Sulfhydrylfänger, soll intrazelluläres Zystin vermindern und das Fortschreiten der Nierenschädigung bremsen. Zysteamin wird oral verabreicht, außerdem als Augentropfen gegen die kornealen Zystinablagerungen. Bei terminaler Niereninsuffizienz ist eine Hämodialysebehandlung bzw. Nierentransplantation erforderlich. Die schwere infantile Form führt schon im 1. Lebensjahrzehnt zum Tod im terminalen Nierenversagen.

8.3.4 Weitere Störungen des Aminosäurestoffwechsels

Nichtketotische Hyperglyzinämie (NKH)

▶ **Definition.** Autosomal-rezessiv vererbter Stoffwechseldefekt mit Erhöhung der nicht essenziellen Aminosäure Glyzin im Blut, vor allem im Liquor cerebrospinalis (im Gegensatz zu organischen Azidurien ohne Ketose).

Häufigkeit: Die Erkrankung kommt in Nordfinnland (1 : 12 000) häufiger vor als in anderen Ländern der Welt.

Pathogenese: Der Umbau von Glyzin zu Serin und CO_2 ist in der Leber durch Ausfall eines komplexen mitochondrialen Enzymsystems gestört (Glyzin-Cleavage-System an der inneren Mitochondrienmembran). Die Erkrankung wird autosomal-rezessiv vererbt. Das im ZNS gebildete Glyzin gilt als Neurotransmitter bei hemmenden Synapsen. Hyperglyzinämie führt daher zu muskulärer Hypotonie und Hyporeflexie.

Klinik: Man kennt foudroyante Formen in der Neugeborenenperiode und protrahierte Verläufe. Trinkschwäche, Muskelhypotonie, die auch die Atemmuskulatur betrifft, schwere therapieresistente myoklonische Anfälle mit Singultus und zunehmende geistige Retardierung (Mikrozephalie) sind zu beobachten. Im EEG zeigt sich ein charakteristisches „Burst-Suppression"-Muster sowie später eine Hypsarrhythmie.

Diagnostik: Glyzin ist im Plasma, Urin und vor allem im Liquor erhöht (Serin dagegen meist erniedrigt). Die pränatale Diagnose ist nicht sicher möglich. (Cave: Erhöhte Glyzinkonzentrationen in Urin und Plasma findet man auch bei Methylmalonazidurie und Propionazidämie, bei Glutarazidurie, gelegentlich unter Therapie mit Valproinsäure und im Neugeborenenalter.) Der Glyzinquotient Liquor/Plasma > 0,06 (normal: < 0,04) ist ein wichtiger diagnostischer Befund.

Therapie und Prognose: Es gibt keine kausale Therapie. Glyzinfreie Ernährung ist erfolglos, da Glyzin rasch endogen aus Glukose gebildet wird. Versuche mit Benzoat, Diazepam und Strychnin als Inhibitoren der Glyzinrezeptoren an den Synapsen bringen bei leichteren Verlaufsformen Besserung. Der N-methyl-D-Aspartat-(NMDA-)Glutamatrezeptor kann durch Dextrometorphan geblockt werden; die Therapie befindet sich im experimentellen Stadium. Die Prognose hängt von der Verlaufsform ab. Die neonatale Form endet in wenigen Tagen tödlich.

Glutarazidurie Typ I

▶ **Definition.** Angeborene Störung im Abbau des Lysins, Hydroxylysins und Tryptophans aufgrund eines autosomal-rezessiv vererbten Defekts der Glutaryl-CoA-Dehydrogenase (Genlokus: 19 p13.2).

Pathogenese: Die genannten Aminosäuren verursachen durch ihre toxische Wirkung eine frontotemporale Gehirnatrophie und Schädigung der Basalganglien, vor allem des Striatums. Durch die Erweiterung des Subduralraums können schon Bagatelltraumen Brückenveneneinrisse verursachen und zu subduralen (und retinalen!) Hämatomen und später Hygromen führen.

Häufigkeit: 1 : 40.000. In der Bevölkerungsgruppe der Amish 1 : 480.

Klinik: Bei Geburt sind die Kinder unauffällig und entwickeln sich bis zum 2. Lebensjahr meist normal, jedoch fällt oft schon ein beschleunigtes Wachstum des Kopfumfanges auf (Makrozephalus als führendes Symptom mit ungeklärter Pathogenese!). Im Alter zwischen 5 Monaten und 6 Jahren treten schwere progrediente Dystonien, Schluck-, Sprach- und Sehstörungen, sowie Dyskinesien, Krampfanfälle (in 20% der Fälle) und Muskelhypotonie auf. Diese Symptome können durch einen Infekt ausgelöst werden. Akute Episoden (enzephalopathische Krise) mit Erbrechen, Ketose, Krampfanfällen (bis zum Koma), und Hepatosplenomegalie erinnern an das Reye-Syndrom; sie können tödlich enden. Retinablutungen bei 20–30% der Patienten. Sie zählen zu den schwersten enzephalopathischen Stoffwechselkrisen.

Diagnostik: Episoden mit metabolischer Azidose, Ketose, Hyperglykämie sowie seltener auch Transaminasenerhöhung, verbunden mit den klinischen Symptomen, führen zur Verdachtsdiagnose. Im MRT sieht man eine frontotemporale Hirnatrophie mit Substanzverlust in den Stammganglien (Globus pallidus und Nucleus caudatus). Teilweise zeigen sich subdurale Hämatome oder Hygrome. Im Serum und Urin sind die Glutarsäurewerte und 3-Hydroxy-Glutarsäure erhöht (im Gegensatz zu Typ 2 mit 2-Hydroxy-Glutarsäureerhöhung). Diese Veränderungen lassen sich nur während der geschilderten Attacken nachweisen. Enzymmessungen in Leukozyten und Fibroblasten sichern die Diagnose. Die pränatale Diagnose (Chorionzottenbiopsie) ist möglich. Geschwister erkrankter Kinder sollten untersucht werden.

Differenzialdiagnose: Wegen der subduralen Hämatome oder Hygrome muss ein Schütteltrauma ausgeschlossen werden (hier findet man aber meist multifokale intrazerebrale Läsionen und ein Hirnödem).

Therapie: Die Notfalltherapie muss so rasch wie möglich einsetzen. Eine Diät mit niedrigem Eiweißgehalt (lysin- und tryptophanarm) wird empfohlen, außerdem hohe Dosen von Riboflavin (200–300 mg/24 Std.) sowie Carnitin

8 Stoffwechselstörungen

Prognose: Sie ist bei früher Diagnose gut. Nach enzephalopathischen Krisen bleiben neurologische Schäden zurück.

8.3.5 Störungen des Harnstoffzyklus und Hyperammonämien

Allgemeines: Beim Abbau von Aminosäuren entsteht das für das ZNS toxische Ammoniak, das im Harnstoffzyklus zu Stickstoff umgebaut wird. Liegt bei den hierfür erforderlichen enzymatischen Schritten ein Defekt vor, so entsteht eine Hyperammonämie.

Häufigkeit: Etwa 1 : 20.000.

Ätiologie: Ursachen der Hyperammonämie sind:
- Enzymdefekte/Transportstörungen im Harnstoffzyklus
- Organoazidurien
- Reye-Syndrom, MCAD-Mangel
- exzessive Eiweißzufuhr, gastrointestinale Blutungen
- Leberzirrhose, Leberkoma (z. B. bei Vergiftungen)
- Behandlung mit Valproat oder Asparaginase.

Durch vermehrte Bildung von „NH$_4$-Fängern" (Glutaminsäure; Glutamin, Alanin) kann die Hyperammonämie nicht immer ausgeglichen werden.

Klinik: Bei **neonataler Manifestation** stehen Trinkunlust, Erbrechen, Hypotonie, Hyperreflexie, Hyperpnoe und Krampfanfälle im Vordergrund, es kann zum Koma kommen. Die **chronischen Verlaufsformen** weisen psychomotorische Retardierung, Mikrozephalie und später Spastizität auf. Der Schweregrad der Hyperammonämie ist variabel (auch abhängig von Eiweißaufnahme). Tremor und Ataxie sowie Trichorrhexie fallen bei der **Argininbernsteinsäurekrankheit** auf. Beim X-chromosomal vererbten **OCT-Mangel** ist Orotsäure im Urin stark erhöht, wobei heterozygote Mädchen nur leichte klinische Symptome aufweisen. Bei unreifen Neugeborenen gibt es eine **transitorische Hyperammonämie**.

(20 – 100 mg/kg KG/24 Std.) wegen des sekundären Carnitinmangels. GABA-Analoga (z. B. Baclofen) sind wahrscheinlich wirksam. Vermeidung kataboler Stoffwechselkrisen!

Prognose: Wenn die Erkrankung vor der ersten klinischen Manifestation erkannt und behandelt wird, entwickeln sich die Kinder meist normal. Ist es bereits zu einer enzephalopathischen Krise gekommen, bleiben schwere neurologische Schäden zurück (Striatumnekrosen).

8.3.5 Störungen des Harnstoffzyklus und Hyperammonämien

Allgemeines: Durch den Katabolismus der Aminosäuren entsteht freies, für das ZNS hochtoxisches Ammoniak, das im Harnstoffzyklus zu Stickstoff umgebaut und ausgeschieden wird. Hierfür sind sechs enzymatische Reaktionen erforderlich. Die Schlüsselsubstanz für den 1. Schritt ist Karbamylphosphat. Sind diese Enzyme unwirksam oder liegen Störungen des Transportmechanismus für Intermediärprodukte des Harnstoffzyklus oder für organische Säuren vor (s. S. 187), entsteht eine Hyperammonämie mit Serumspiegeln > 250 µg/dl (normal: < 75 µmol/l bzw. 130 µg/dl, im ersten Lebensmonat 80 – 120 µmol/l).

Häufigkeit: Etwa 1 : 20.000.

Ätiologie: Eine **Hyperammonämie** kann hervorgerufen werden durch:
- angeborene erbliche Störungen des Harnstoffzyklus
- Transportstörungen von Metaboliten aus dem Harnstoffzyklus
- organische Azidurien/Azidopathien
- transitorische Hyperammonämie des Neugeborenen (1. – 5. Tag: 150 µmol/l (≙ 255 µg/dl)
- Reye-Syndrom und Medium-Chain-Acyl-CoA-Dehydrogenase-Mangel (MCAD)
- exzessive Eiweißzufuhr, gastrointestinale Blutungen (Ösophagusvarizen)
- Leberzirrhose im Terminalstadium, Coma hepaticum (z. B. Vergiftungen mit Knollenblätterpilz, Tetrachlorkohlenstoff, Aspirin, Infektionen)
- Behandlung mit Valproat (Propylpentansäure) oder Asparaginase
- neurogene Blasenentleerungsstörungen können mit einer Hyperammoniämie einhergehen
- kapillare Blutentnahmen führen häufig zu falsch hohen Werten (Gewebskonzentration 3- bis 10-mal höher als im Plasma!).

Bei jeder Hyperammonämie werden Glutaminsäure, Glutamin und Alanin als „NH$_4$-Fänger" vermehrt gebildet, ihre Kapazität ist aber begrenzt. Ein Mangel an Azetyl-CoA (z. B. bei organischer Azidopathie) kann ebenso zu einer Hyperammonämie führen wie ein Ornithinmangel (Karbamylphosphat-Anstau = Produkthemmung).

Klinik: Den verschiedenen Enzymdefekten sind viele Symptome gemeinsam. Bei den **neonatalen Manifestationen** fallen schon in den ersten Lebenstagen Trinkunlust, Erbrechen, Hyperpnoe, muskuläre Hypotonie (später Hypertonie) und Hyperreflexie auf, oft auch eine Lebervergrößerung. Ohne Behandlung kann es zu Krampfanfällen (Hirnödem) und schließlich zum Koma kommen. **Chronische Verlaufsformen**, die sich klinisch später manifestieren, gehen mit psychomotorischer Retardierung, Mikrozephalie, Schlaf-Wach-Umkehr und Spastizität einher. Die Hyperammonämie ist unterschiedlich stark ausgeprägt und auch abhängig von der Eiweißaufnahme. Bei der **Argininbernsteinsäurekrankheit** sind Tremor und Ataxie sowie Trichorrhexie (Knötchenbildung am Haarschaft mit verstärkter Haarbrüchigkeit) typische Symptome. Bei **OCT-Mangel** (Ornithintranskarbamylase, X-chromosomal vererbt, häufigster Harnstoffzyklusdefekt 1 : 14.000) findet sich vor allem eine Erhöhung der Orotsäure im Urin. Männliche Genträger erkranken schon in der Neugeborenenperiode schwer (mit Blutungen, auch Lungenblutungen aufgrund von Gerinnungsstörungen), heterozygote Mädchen zeigen unterschiedliche, meist leicht ausgeprägte Symptome. Sie verfügen entsprechend der Lyon-Hypothese über zwei Populationen von Leberzellen, nämlich eine mit normalem und eine mit defektem Enzym. Bei unreifen Neugeborenen kennt man die **transitorische Hyperammonämie** (Ammoniak > 250 µg/dl ≙ 147 µmol/l), die bei schneller Behandlung prognostisch günstig ist. Gefürchtet sind hyperammonische Krisen mit Somnolenz bis zum Koma, zerebralen Krämpfen, Hirnödem und Schockzeichen. Bei Neugeborenen und jungen Säuglingen werden starke Temperaturschwankungen beobachtet, so dass die Differenzialdiagnose zur Sepsis schwierig sein kann.

Diagnostik: Sie umfasst Messungen des Blutammoniaks, der Aminosäuren (Blut und Urin) und organischen Säuren, der Orotsäure (Urin) sowie des Blutharnstoff-N (meist erniedrigt). Liegt eine Azidose vor, muss an eine Organoazidopathie gedacht werden; sind Blut-pH und -CO$_2$ bei erhöhtem NH$_4$ jedoch normal, handelt es sich wahrscheinlich um eine Störung im Harnstoffzyklus (Abb. **8.11**). Karbamylphosphatsynthetasemangel und N-Azetylglutamat-Synthetasemangel sind nur im Leberbiopsat zu diagnostizieren, **Argininbernsteinsäurekrankheit** und **Argininämie** kann man auch durch Enzymmessungen in den Erythrozyten erfassen. Bei allen akuten Formen findet man eine Erhöhung der Transaminasen und Gerinnungsstörungen. Bei einigen Harnstoffzyklusstörungen ist die pränatale Diagnose (mit molekulargenetischen Methoden) möglich (z. B. OCT-Mangel, Zitrullinämie, Argininbernsteinsäurekrankheit).

Diagnostik: Erhöhtes Blutammoniak, Ausscheidungsmuster der Aminosäuren und organischen Säuren sowie die erhöhte Orotsäure im Harn und die Blutgasanalyse (Azidose) tragen zur Diagnose bei (Abb. **8.11**). Eine Störung im Harnstoffzyklus liegt wahrscheinlich vor, wenn bei normalem pH- und CO$_2$-Wert NH$_4$ erhöht ist. Einige Enzymdefekte **(Argininbernsteinsäurekrankheit, Argininämie)** können in Erythrozyten nachgewiesen werden, andere nur im Leberbiopsat.

▶ **Merke:** Bei jeder unklaren Bewusstseinsstörung, jeder intermittierend auftretenden Ataxie sowie bei chronischem Erbrechen unklarer Ätiolgie muss Ammoniak im Blut gemessen werden. Bei jedem psychomotorischen Entwicklungsrückstand sind die Aminosäuren im Urin und Blut zu bestimmen!

◀ Merke

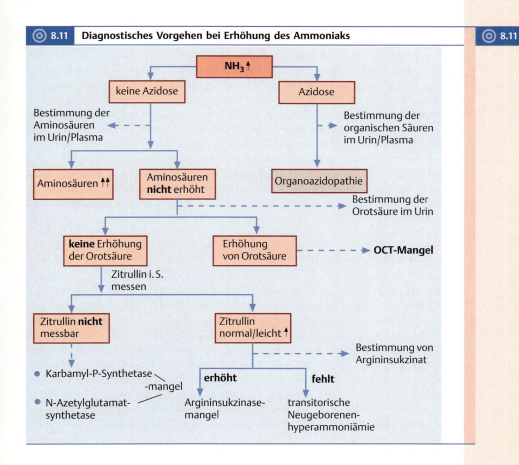

8.11 Diagnostisches Vorgehen bei Erhöhung des Ammoniaks

Therapie: Sofortbehandlung: Liegt der Ammoniak > 500 µg/dl, darf kein Protein zugeführt werden, sondern nur 20%ige Glukose, L-Karnitin und Argininhydrochlorid zur Ammoniaksenkung; evtl. ist auch eine Peritoneal- bzw. Hämodialyse zur Entgiftung notwendig. Zur **Langzeittherapie** dient Natriumbenzoat (ermöglicht die Ausscheidung von NH_3 über Hippuran). Die Proteinzufuhr ist zu beschränken. Spezielle Milchpräparate stehen zur Verfügung. Die diätetische Einstellung ist schwierig.

Prognose: Sie ist abhängig von der Höhe und Dauer der Hyperammoniämie. Bei Hyperammonämie in der Neonatalperiode ist die Prognose ernst.

8.3.6 Störungen im Purin- und Pyrimidinstoffwechsel

Allgemeines: Purinderivate und deren Nukleoside werden über Hypoxanthin und Xanthin zur Harnsäure abgebaut. Störungen in diesem System können zu einer **Hyperurikämie** führen mit Harnsäurewerten > 6,5 mg/dl (z. B. Lesch-Nyhan-Syndrom, s. u.) oder mit **verminderten Harnsäurewerten** einhergehen (z. B. **Xanthinurie**). Eine Hyperurikämie kann auch durch Überproduktion (vermehrter Zelluntergang unter Zytostatikatherapie, Hypoxie u. a.) bzw. durch verminderte Ausscheidung von Harnsäure entstehen. Die Folge ist eine **obstruktive Uropathie.** Auch Arthropathien durch Kristallablagerungen in Gelenken werden beobachtet.

Lesch-Nyhan-Syndrom

▶ Definition

Pathogenese: Beim HGPRT-Defekt führt die beschleunigte De-novo-Synthese von Purinen zur Hyperurikämie. Die Ursache der zentralnervösen Störungen ist bislang ungeklärt.

8 Stoffwechselstörungen

Therapie: Sofortbehandlung: Bei Ammoniakwerten > 500 µg/dl (≙ 290 µmol/l) wird sofort die Proteinzufuhr unterbrochen, die Kinder erhalten eine hochkalorische Ernährung durch Infusionen von Glukose 20% (10 mg/kg/min), evtl. mit Insulin und Lipiden (1 g/kgKG/24 h), außerdem Infusionen von L-Carnitin und 1-Argininhydrochlorid (1–3 mmol/kg KG). Durch diese Maßnahmen soll der Ammoniakspiegel schnell gesenkt werden. Häufig ist auch eine Peritoneal- bzw. Hämodialyse zur extrakorporalen Entgiftung angezeigt, außerdem wird eine forcierte Diurese durchgeführt. Blutaustauschtransfusionen sind meist ineffektiv. Zur **Langzeittherapie** wird Natriumbenzoat 250–500 mg/kg KG/d oral gegeben (auch Phenylbutyrat hat sich bewährt). Dadurch kann NH_3 über Hippuranbildung ausgeschieden werden; außerdem erfolgt eine Substitution von L-Arginin (200–400 mg/kg KG/d) oder L-Zitrullin und L-Carnitin (50–100 mg/kg/d). Die Proteinzufuhr ist mit 0,5–1,0 g/kg KG/d als natürliches Protein individuell limitiert, während essenzielle Aminosäuren mittels spezieller Milchpräparate mit Spurenelementen und Vitaminen zugeführt werden. Die diätetische Einstellung ist schwierig. Patienten sollen einen Notfallausweis bei sich tragen! Interkurrente Infekte können zu schweren Stoffwechselentgleisungen führen (katabole Stoffwechsellage).

Prognose: Sie hängt ab von einer eventuell vorhandenen Restaktivität der Enzyme und damit auch von der Höhe und Dauer der Hyperammonämie. Bei einem mehrere Tage anhaltenden Koma, vor allem in der Neonatalperiode, ist die Prognose sehr ungünstig. Hier muss mit schweren neurologischen Schäden gerechnet werden. Mortalität 30–40 % in den ersten Lebenstagen.

8.3.6 Störungen im Purin- und Pyrimidinstoffwechsel

Allgemeines: Zu den Purinderivaten zählen Adenin, Guanin, Hypoxanthin (Purinbasen) und die entsprechenden Nukleoside (Adenosin, Guanosin, Inosin). Pyrimidinbasen (Sechserring mit 2 N-Atomen) sind Zytosin, Uracil und Thymin, die entsprechenden Nukleoside Zytidin, Uridin und Thymidin. Die meisten Purinderivate werden über Hypoxanthin und Xanthin zu Harnsäure abgebaut. Stoffwechselstörungen in diesem System können zu einer **Hyperurikämie** mit Harnsäurewerten > 6,5 mg/dl (390 µmol/l) führen (z. B. Lesch-Nyhan-Syndrom, s. u.). Störungen im Purinstoffwechsel können aber auch zu **verminderten Harnsäurewerten** führen (z. B. die sehr seltene, autosomal-rezessiv vererbte **Xanthinurie** durch Nukleosidphosphorylasemangel). Erhöhte Harnsäurewerte sind auch durch eine Überproduktion von Harnsäure verursacht (zytostatische Therapie mit vermehrtem Zelluntergang, Hypoxie, Fruktoseintoleranz, Galaktosämie, Glykogenosen u. a.) sowie durch verminderte renale Ausscheidung (Gicht, diabetische Azidose, Alkoholgenuss, Laktatanstieg). Harnsäure ist im sauren Milieu schwer löslich und fällt in den Nierentubuli aus, so dass eine **obstruktive Uropathie** entsteht. Auch Arthropathien durch Kristallablagerungen in Gelenken werden beobachtet.

Lesch-Nyhan-Syndrom

▶ **Definition:** X-chromosomal rezessiv vererbte Störung (Xq26 q-27.2) im Purinstoffwechsel durch unzureichende Funktion des Enzyms Hypoxanthin-Guanin-Phosphoribosyl-Transferase (HGPRT): Hyperurikämie und zentralnervöse Störungen (harnsäureinduzierte Enzephalopathie) sind die Folgen. Mutanten des Enzyms sind bekannt. Der Stoffwechseldefekt tritt nur bei Jungen (hemizygot) klinisch in Erscheinung, heterozygote Mädchen sind gesund, biochemisch jedoch zu erfassen. Auch ein partieller Enzymmangel (Kelley-Seegmiller-Syndrom) mit arthritischen Symptomen (leichte Form) ist bekannt.

Pathogenese: Purinbasen, die aus Nukleosiden entstehen, werden reutilisiert. Beim HGPRT-Defekt ist die Bildung von GMP und Inosin-5-P aus Nukleosiden aber gehemmt. Die hemmende Wirkung dieser beiden Substrate auf die Purinde-novo-Synthese entfällt, und es entstehen vermehrt Hypoxanthin, Xanthin und die schlecht lösliche Harnsäure. Die Funktionsstörungen des ZNS sind bislang nicht zu erklären (Störung der Nukleotidsynthese?).

Häufigkeit: 1 : 300.000 Geburten.

Klinik: Nach den ersten Lebensmonaten fallen zunehmend Ataxie und extrapyramidal choreoathetotische Bewegungsmuster mit Spastizität, Hyperreflexie und Retardierung der geistigen Entwicklung auf. Die Symptome verstärken sich besonders nach dem 1. Lebensjahr. Hinzu kommen Dysarthrie, manchmal Dysphagie und ein charakteristischer Drang zur **Automutilation.** Das selbstverstümmelnde Verhalten äußert sich durch Beißen in die Finger, Lippen, Wangenschleimhaut sowie Zerkratzen der Ohren und Nase. Die Patienten verspüren den Schmerz bei dieser Automutilation, später entwickelt sich auch eine Aggressivität gegenüber anderen (Abb. **8.12**). Die Patienten sind aber außerhalb ihrer aggressiven Phasen freundlich und angepasst. Bei älteren Kindern treten auch zerebrale Anfälle auf. Bei unzureichender Behandlung können Komplikationen der Hyperurikämie hinzukommen, wie **Gichttophi,** schmerzhafte Gichtarthritis, fortschreitende Nephropathie mit Harnsteinen (bei älteren Kindern) und schließlich Nierenversagen.

Häufigkeit: 1 : 300.000 Geburten.

Klinik: Ataxie, Choreoathetosen, Spastizität und Dysarthrie treten vor allem nach dem 1. Lebensjahr deutlich hervor, typisch sind **Automutilation** und Aggressivität (Abb. **8.12**). Die geistige Entwicklung ist retardiert, später können zerebrale Anfälle auftreten. Durch die Hyperurikämie bedingte Komplikationen können bei unzureichender Behandlung hinzukommen wie Gichtarthritis und Nephropathie mit Harnsteinen.

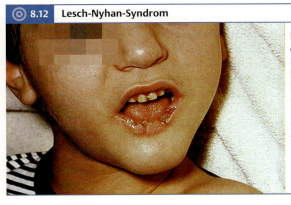

8.12 Lesch-Nyhan-Syndrom

Im Kleinkindesalter beginnt der typische zwanghafte Drang zur Selbstverstümmelung (Automutilation) mit Beißen in die Finger, Lippen und Wangenschleimhaut. Das Bild zeigt die stark zerbissene Unterlippe des Patienten.

8.12

Diagnostik: Der Harnsäurespiegel ist schon im Nabelschnurblut mit 10–12 mg/dl deutlich erhöht. Auch die Harnsäureausscheidung im Urin ist stark vermehrt, mit > 40 mg/kg KG/d (und die des Hypoxanthins). Bei einem Teil der Patienten besteht eine **megaloblastische Anämie** durch Folsäuremangel. HGPRT kann nicht oder nur mit einer Restaktivität in Fibroblasten, Erythrozyten und Gewebezellen nachgewiesen werden. Die pränatale Diagnose ist möglich.

Differenzialdiagnose: Die Differenzialdiagnose der **Hyperurikämie** umfasst neben primären Hyperurikämien (Lesch-Nyhan-Syndrom, Gicht) auch die sekundären Formen. Unter anderem muss an folgende Ursachen der Harnsäureerhöhung gedacht werden:
- Chemo-/Strahlentherapie maligner Tumoren (vermehrte Produktion von Harnsäure durch massive Zell-Lyse)
- Hungerzustände
- starke Gastroenteritis
- Morbus Down (gering ausgeprägte Hyperurikämie)
- diabetische Ketoazidose
- Alkoholintoxikation (Laktatanstieg hemmt die Harnsäureausscheidung, Bier enthält Purine)
- Glykogenose Typ I (verminderte Harnsäureausscheidung durch Laktatanstieg).

Therapie: Allopurinol (Xanthinoxidasehemmer; Dosierung 10 mg/kg KG/d in 3 Einzeldosen) verhindert die Nieren- und Gelenkkomplikationen, nicht aber die zerebrale Retardierung. Es können unter der Therapie Xanthinsteine entstehen. Der Urin-pH soll im Neutralbereich liegen, dadurch ist die Harnsäure um das 10-

Diagnostik: Der Harnsäurespiegel in Blut und Urin ist erhöht. Bei einem Teil der Patienten besteht eine megaloblastäre Anämie durch Folsäuremangel. Der HGPRT-Defekt lässt sich in Erythrozyten nachweisen. Pränatale Diagnose möglich.

Differenzialdiagnose: Die Differenzialdiagnose umfasst primäre und sekundäre Hyperurikämien.

Therapie: Allopurinol (Xanthinoxidasehemmer) wird zur Harnsäuresenkung eingesetzt, dadurch können jedoch die neurologischen Komplikationen nicht verhindert werden. Außerdem ist Schutz vor Selbstverstümm-

bis 15fache besser löslich als im sauren Urin. Die Kinder sollen deshalb viel trinken. Um die Selbstverstümmelungen in Grenzen zu halten, müssen die Kinder oft an Armen und Händen fixiert und die Zahnreihen mit einer Kunststoffschutzkappe, die zum Essen herausgenommen wird, geschützt werden. Anfälle sind antikonvulsiv zu behandeln. Die megaloblastische Anämie kann durch orale Adeningaben (6 × 250 mg/d) verhindert bzw. gebessert werden. Die neurologische Symptomatik kann versuchsweise mit Benzodiazepinen, Imipramin oder Levodopa behandelt werden. Eine purinarme Diät wird empfohlen.

8.3.7 Störungen im Hämpigmentstoffwechsel – Porphyrien im Kindesalter

▶ **Definition:** Es handelt sich um erbliche Erkrankungen durch Störungen im Pyrrolstoffwechsel (Hämbiosynthese), die klinisch mit Photodermatitis, viszeralen, neuropsychiatrischen und kardiovaskulären Störungen einhergehen.

Akute hepatische Porphyrien

Klinik: Es gibt verschiedene Typen mit klinisch ähnlichen Verläufen. Bei der seltenen autosomal-dominant vererbten **hereditären Koproporphyrie** wird vermehrt Koproporphyrin III im Stuhl und Urin ausgeschieden. Die Erkrankung verläuft ähnlich wie die akute **intermittierende Porphyrie,** die allerdings im Kindesalter nicht auftritt, sondern erst nach dem 18.–20. Lebensjahr. Symptome sind kolikartige Bauchschmerzen von wechselnder Dauer und Intensität, erhöhter Blutdruck, Kopfschmerzen, Tachykardie und Leukozytose (Differenzialdiagnose zur Appendizitis ist oft schwierig!), jedoch keine Hautveränderungen, aber evtl. mit Erbrechen. Neurologische Symptome sind uncharakteristisch, z. B. Schwächegefühl in den Gliedmaßen und „Nervosität", die Ursachen hierfür sind nicht bekannt.

Das sog. **Bronzebabysyndrom** (tritt bei Neugeborenen unter Lichtbestrahlung bei Hyperbilirubinämie auf) ist auch mit einer Störung des Porphyrinstoffwechsels verbunden; es handelt sich hier aber um eine sekundäre Porphyrie bei einer Cholestase mit erhöhtem Serumkupferspiegel.

Diagnostik: Die Ausscheidung von δ-Aminolävulinsäure und Porphobilinogen im Urin zwischen den Attacken oder auch zu Beginn einer akuten Krise ist erhöht. Die Enzymaktivitäten der Hämsynthese können in den Erythrozyten gemessen werden. Die Messung der Stuhlporphyrine ergibt vermehrt Koproporphyrin III.

Therapie: Eine kausale Therapie gibt es nicht. Glukokortikoide und Chlorpromazin sollen günstig wirken. Bei Erbrechen können Antiemetika verabreicht werden. Medikamente, die einen Schub auslösen können (z. B. auch Phenobarbital) müssen gemieden werden. Intravenöse Dextrosegabe (bis 300 g/24 h) in schweren Krisen wird empfohlen, auch Hämarginat (~ 5 mg/kg/d) als Kurzinfusion über einige Tage.

Prognose: Sie ist abhängig von eventuell bestehenden Komplikationen. Neurologische Ausfallerscheinungen bilden sich oft nur langsam zurück.

Kongenitale erythropoetische Porphyrie (Morbus Günther)

Vererbung: Autosomal-rezessiv; und umfasst ca. 1 % aller Porphyrien.

Klinik: Hautstellen, die der Sonne ausgesetzt sind, entwickeln intermittierend eine Urtikaria bzw. ein Erythem mit mäßigem Ödem und Blasen (Photodermatose). Die Hautsymptome erinnern an die Epidermolysis bullosa bzw. das Pemphigoid (s. S. 771). Hinzu kommt eine Anämie durch Hämolyse mit Splenomegalie. Im Verlauf der Erkrankung verfärben sich die Zähne rötlich. Chronische Hautveränderungen können im Abheilungsstadium Narben hinterlassen (vor allem an Fingern und Ohren). Die klinischen Symptome finden sich schon bei Kleinkindern; Neugeborene und Säuglinge entleeren roten Urin.

Diagnostik: Im Stuhl und Urin ist die Ausscheidung von Uroporphyrin I und Koproporphyrin I erhöht. Porphobilinogen und δ-Aminolävulinsäure (ALS) sind nicht erhöht. Der Urin färbt sich nach Lichteinwirkung rot bis violett.

Therapie: Bei akuten Attacken ist der Ausgleich eventueller Elektrolyt- und Wasserhaushaltsstörungen wichtig. Die Ernährung soll kohlenhydratreich und fettarm sein. **Infusionen mit Hämatin** (4 mg/kg alle 12 Std.) sollen sich bewährt haben; sie unterdrücken die ALS-Synthese. Bei photokutanen Symptomen ist Sonnenlicht zu meiden (Lichtschutzsalbe, β-Karotin, Retinolsäure). Die Behandlung muss möglichst früh einsetzen. Bei massiver Hämolyse ist die Splenektomie zu empfehlen!

Prognose: Der Tod tritt im jugendlichen Alter ein.

Diagnostik: Uroporphyrin I und Koproporphyrin I sind im Urin und Stuhl erhöht; der Urin färbt sich unter Licht rot.

Therapie: Im Schub sind Wasser- und Elektrolytverschiebungen auszugleichen; **Hämatininfusionen** sollen die ALS-Synthese unterdrücken. Lichtschutz ist wegen der Photodermatose erforderlich.

Prognose: Tod im jugendlichen Alter.

9 Krankheiten der innersekretorischen Drüsen und Wachstumsstörungen

9.1 Erkrankungen der Schilddrüse

9.1.1 Funktionelle Entwicklung und diaplazentare Wechselbeziehungen

Fetale Schilddrüsenfunktion: Die T_4-Konzentration ist vom Gestationsalter abhängig und steigt physiologischerweise bis zur Geburt stetig an. TSH bleibt ab der 20. SSW konstant.

Fetale und mütterliche Schilddrüsenfunktion sind voneinander unabhängig.

9 Krankheiten der innersekretorischen Drüsen und Wachstumsstörungen

9.1 Erkrankungen der Schilddrüse

9.1.1 Funktionelle Entwicklung und diaplazentare Wechselbeziehungen

Fetale Schilddrüsenfunktion: Physiologischerweise steigt die Thyroxinkonzentration im fetalen Blut bis zur Geburt stetig an. Frühgeborene haben daher niedrigere Thyroxinblutspiegel als Reifgeborene. TSH bleibt ab der 20. SSW konstant, im TSH-Screening (s. u.) gelten demnach für Früh- und Reifgeborene gleiche Richtwerte.
Die fetale Funktionsachse von Hypothalamus–Hypophyse–Schilddrüse funktioniert autonom und völlig unabhängig von der mütterlichen Schilddrüsenfunktion. In keiner Phase der Schwangerschaft besteht eine Korrelation zwischen den TSH- und Schilddrüsenhormonblutspiegeln der Mutter und dem Fetus.
Die fetale Schilddrüsenfunktion unterliegt jedoch erst ab der zweiten Schwangerschaftshälfte den hypophysären und hypothalamischen Steuermechanismen.

▶ Merke

▶ **Merke.** Der Fetus ist auf seine eigene Schilddrüsenhormonproduktion angewiesen. Schilddrüsenhormone passieren nur in geringen Mengen die Plazenta.

Plazentarer Tansfer besteht für Jod, Thyreostatika, Propranolol und TSI, nicht aber für TSH und nur in geringen Mengen für Schilddrüsenhormone.

Schilddrüsenhormone passieren nur in geringen Mengen die Plazenta. Es ist nicht möglich, durch Schilddrüsenhormongabe an die Mutter eine Hypothyreose des Fetus zu verhindern oder zu behandeln. Andererseits kann eine Hyperthyroxinämie der Mutter, z. B. bei Überdosierung einer Substitutionstherapie, nicht zur Hyperthyreose des Fetus führen. Ein guter diaplazentarer Transfer besteht aber für Jod, Thyreostatika, Propranolol und TSI (thyroid stimulating immunoglobuline).

Jodmangel der Mutter bedeutet auch Jodmangel des Fetus mit der Gefahr einer **hypothyreoten Jodmangelstruma** (Abb. **9.1**). Um diese zu vermeiden, ist eine ausreichende **Jodsubstitution an die Schwangere** (200 µg/die als Jodid) erforderlich.

Jodmangel der Mutter bedeutet daher auch Jodmangel des Fetus mit Gefahr der Entwicklung einer **hypothyreoten Jodmangelstruma** (Abb. **9.1**). **Schwangere müssen daher ausreichend Jod erhalten** (200 µg/die als Jodid). Diese physiologischen Joddosen sind für das Kind notwendig und absolut ungefährlich. Die Behandlung der Schwangeren bei vorzeitigem Blasensprung mit jodhaltigen Vaginalspüllösungen oder die Verwendung jodhaltiger Kontrastmittel kann jedoch infolge der zu großen Jodmengen zur Hemmung der kindlichen Schilddrüsenfunktion und damit zur Hypothyreose führen **(Wolff-Chaikoff-Effekt).** Dieser Effekt ist auch bei äußerlicher Anwendung jodhaltiger Antiseptika bei Neugeborenen und Säuglingen zu bedenken (z. B. reichen bei einem 1000 g schweren Frühgeborenen 12,5 µg Jod zur Blockade der Schilddrüse aus).

9.1

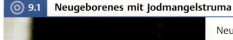

9.1 Neugeborenes mit Jodmangelstruma

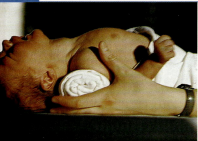

Neugeborenes mit stark ausgeprägter diffuser hypothyreoter Jodmangelstruma, die infolge trachealer Einengung zu Atemnot führte. Muskelhypotonie, Apathie und Trinkschwierigkeiten waren Hinweise auf die hypothyreote Stoffwechsellage.

Thyreostatika überschreiten die Plazenta und können dosisabhängig zur Hemmung auch der fetalen Schilddrüsenfunktion führen. Die niedrig dosierte thyreostatische Therapie einer Mutter mit Morbus Basedow kann aber ohne Gefahr für das Kind fortgeführt werden. Der Bedarf an Thyreostatika nimmt in der Schwangerschaft ab.

9.1.2 Hypothyreose

▶ **Definition.** Unter Hypothyreose versteht man unabhängig von der Ursache jeden Zustand unzureichender intrazellulärer Wirksamkeit von Schilddrüsenhormon.

Einteilung: Die Hypothyreosen werden eingeteilt in primäre (thyreogene), sekundäre (hypophysäre) und tertiäre (hypothalamische) Formen. Eine sehr seltene Sonderform ist die Rezeptorstörung für Schilddrüsenhormon.

Häufigkeit: Die primäre Hypothyreose ist nach dem Diabetes mellitus die häufigste endokrine Störung (1:3000). Die sekundäre oder tertiäre Hypothyreose ist selten (1:100 000).

Primäre Hypothyreose

Ätiologie: Bei der primären (thyreogenen) Hypothyreose werden **angeborene** von **erworbenen Formen** unterschieden. In 80–90 % aller Fälle liegt eine **angeborene anatomische Dysgenesie** vor (Ektopie, Athyreose und Dysplasie). Bei den anatomischen Dysgenesien besteht zwar ein gehäuftes Vorkommen verschiedener Schilddrüsenerkrankungen, nicht aber ein höheres Wiederholungsrisiko. Die **ektope Schilddrüse** (z. B. am Zungengrund) als Folge eines gestörten Descensus thyreoideae bildet meist schon bei Geburt, gelegentlich auch erst im Kleinkind- oder Schuldkindalter zu wenig Schilddrüsenhormon. Bei **Athyreose bzw. Dysplasie** der Schilddrüse fehlt die Schilddrüse ganz oder liegt nur rudimentär vor. Seltener liegt die Ursache in **Synthesestörungen** infolge Mangels an Enzymen, die den Aufbau der Schilddrüsenhormone aus Tyrosin und Jod bewerkstelligen. Sie werden autosomal-rezessiv vererbt und gehen i.d.R. mit einer **Kropfbildung** einher. Das **Pendred-Syndrom** ist durch den gestörten Jodeinbau in das Tyrosin und eine Innenohrschwerhörigkeit gekennzeichnet.

Häufigste Ursache der **erworbenen** primären Hypothyreose ist der **Jodmangel**, der schon intrauterin zum Tragen kommt. Iatrogene Ursachen sind **Jodexzess** nach Gabe von jodhaltigen Antiseptika, jodhaltigen Kontrastmitteln oder der **transplazentare Übertritt** von Thyreostatika (z. B. bei Morbus Basedow der Mutter).

▶ **Merke.** Häufigste Ursache der primären angeborenen Hypothyreose ist die anatomische Dysgenesie, häufigste Ursache der primären erworbenen Hypothyreose der Jodmangel.

Klinik: Die Klinik der Hypothyreose (Tab. 9.1) wird entscheidend von Zeitpunkt und Ausmaß des einsetzenden Hormonmangels geprägt. Abgesehen von der Athyreose, bei der bereits zum Zeitpunkt der Geburt Symptome vorliegen, sind die Kinder in den ersten Tagen, manchmal auch in den ersten Wochen noch unauffällig und zeigen zunächst nur unspezifische Frühzeichen. Diese sind jedoch selbst für den erfahrenen Kinderarzt oft schwierig zu deuten.

Das ZNS reagiert in seiner kritischen Ausreifungsperiode (Fetalzeit und erste 3 Lebensmonate) besonders empfindlich auf Mangelzustände. Wird die Hypothyreose nicht innerhalb der ersten Wochen post partum erkannt und behandelt, kommt es zu psychomotorischer Retardierung (Abb. 9.2) mit neurologischen Befunden und Wachstumsstörungen.

9.1 Klinik der angeborenen Hypothyreose

Neugeborenes und Säugling

- verspäteter Geburtstermin, hohes Geburtsgewicht
- offene kleine Fontanelle (> 5 mm), Nabelhernie
- Makroglossie, tiefsitzende Nasenwurzel
- trockene und teigige Haut, spröde Haare
- krächzende Stimme

Allgemeinsymptome durch den darniederliegenden Stoffwechsel
- Trinkunlust, Erbrechen, Obstipation, dickes Abdomen
- Icterus prolongatus et gravis
- marmorierte Haut, Unterkühlung,
- Hypotonie, Bradykardie
- ZNS: Muskelhypotonie, verlangsamte Sehnenreflexabläufe, Bewegungsarmut, verlangsamte Psychomotorik, Apathie

Kleinkind- und Schulkind, Pubertät*

- unbehandelt: psychomotorische und intellektuelle Retardierung (Abb. 9.3)
- Sprachstörungen (gestörtes Wortverständnis, Agrammatismus, fehlende Sprachflüssigkeit)
- Perzeptionsstörungen (Störungen der Raumorientierung und der visomotorischen Koordination)
- hypodyname Antriebslage mit Stimmungslabilität und Störungen der sozialen Reifung mit Schwierigkeiten der Anpassung im Sozialverband
- neurologische Auffälligkeiten zeigen sich in einer allgemeinen Ungeschicklichkeit mit Störungen der Koordination, Feinmotorik und Ataxie, Intentionstremor als Ausdruck der bei fast allen Kindern vorhandenen Kleinhirnfunktionsausfälle
- Wachstumsstörungen (Minderwuchs, Pubertas tarda, s. S. 214) und Skelettveränderungen (s. S. 201)

* typische Spätfolgen bei verspätet behandelter angeborener Hypothyreose (> 4 Wochen post partum)

9.2 Säugling mit angeborener Hypothyreose

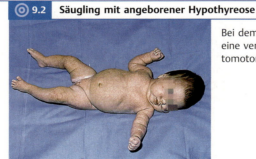

Bei dem 6 Monate alten Säugling imponiert eine verzögerte psychomotorische und statomotorische Entwicklung.

9.3 Hypothyreose bei Schilddrüsenektopie

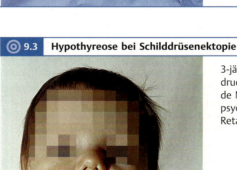

3-jähriger Junge mit typischer Fazies: ausdruckslose Mimik, Makroglossie, tiefsitzende Nasenwurzel. Zudem Minderwuchs, psychomotorische und statomotorische Retardierung.

Mögliche **Skelettveränderungen** zeigt Abb. **9.4**.

Diagnostik: Screeningtest im Alter von 3 Tagen mit TSH-Bestimmung im Vollblut (s. S. 18).

Das **Skelett** reagiert sehr empfindlich auf Schilddrüsenhormonmangel-Zustände. Typisch, aber unspezifisch ist die verzögerte Knochenreifung (Abb. **9.4**).

Diagnostik: Um möglichst frühzeitig eine bestehende Hypothyreose diagnostizieren zu können, wird am 3. Lebenstag eine **Screeninguntersuchung** vorgenommen, die neben anderen Parametern TSH im Vollblut analysiert (s. S. 18).

9.4 Skelettveränderungen bei Hypothyreose

- **Handskelett, Knie- und Fußgelenk** verzögerte Knochenentwicklung (Abb. 9.4a)
- **Hüftköpfe** epiphysäre Dysplasie (Abb. 9.4b; DD: Perthes)
- **Wirbelkörper** Keilwirbel im LWS-Bereich
- **Schädel** Sellavergrößerung, Schädelbasis verkürzt

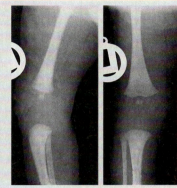
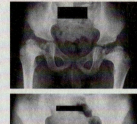
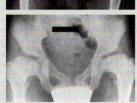

a Retardierte Skelettentwicklung bei einem Neugeborenen mit Hypothyreose: Die proximale Tibiaepiphyse ist noch nicht angelegt.
b Hüftgelenkveränderungen bei Hypothyreose: Kleine, multizentrisch ossifizierte Epiphysen beidseits bei einem 2 Jahre alten Mädchen mit angeborener, spät behandelter Hypothyreose. Länger andauernder Mangel an Schilddrüsenhormon führt zu unregelmäßiger multizentrischer Verknöcherung der Hüftköpfe („Kretinhüfte" mit Watschelgang). Im Gegensatz zum M. Perthes sind beide Seiten betroffen.

Die TSH-Bestimmung ist auch schon im Nabelschnurblut möglich und aussagekräftig. Es gelten folgende Normalwerte: Nabelschnurblut < 50 µE/ml, 3.–7. Lebenstag < 20 µE und > 7. Lebenstag < 10 µE/ml.
Vorgehen bei auffälligen Befunden: Bei Kindern im Alter von 3–7 Tagen müssen Befunde ab 20 µE TSH/ml kontrolliert werden. Bei Werten im Bereich 20–50 µE TSH wird eine zweite Probe angefordert. Liegt der Kontrollwert im Normbereich, hat das Kind keine primäre Hypothyreose. Bei Werten in der ersten Probe über 50 µE TSH/ml wird eine Serumanalyse mit Bestimmung von TSH, FT$_4$ und FT$_3$ veranlasst. Liegen die Befunde bereits am nächsten Tag vor, kann bis dahin abgewartet werden, andernfalls muss sofort mit der Behandlung begonnen werden (50 µg L-Thyroxin als einmalige Morgendosis).

Vorgehen bei auffälligen Befunden: Alter 3–7 Tage: TSH > 20 µE/ml: Kontrolle, bei 20–50 µE/TSH/ml zweite Probe, bei Werten > 50 µE/ml Serumanalyse anfordern und die Therapie sofort mit 50 µg L-Thyroxin beginnen.

▶ **Merke.** Die primäre Hypothyreose ist durch erhöhtes TSH und erniedrigte Schilddrüsenhormone (T$_3$, T$_4$ bzw. FT$_3$, FT$_4$) definiert, wobei auf die Altersabhängigkeit der Normbereiche zu achten ist.

◀ Merke

Der TRH-Test (Stimulierung mit 1 µg TRH/kg KG i. v.) ist zur Diagnosesicherung der primären Hypothyreose nicht erforderlich. Er kann aber zur Differenzierung hypophysärer und hypothalamischer Ursachen herangezogen werden.
Bei einer **isolierten TSH-Erhöhung** muss nicht behandelt werden. Notwendig sind aber wöchentliche Verlaufskontrollen innerhalb des ersten Lebensmonats, um den Übergang in eine Hypothyreose nicht zu übersehen.
Zur **Klärung der Ursache** können Laborbefunde in Verbindung mit bildgebenden Untersuchungen beitragen (Tab. 9.2).

Der TRH-Test ist nicht erforderlich.

Die **isolierte TSH-Erhöhung** wird nicht behandelt, Verlaufskontrollen sind jedoch wichtig.

Die **Ursachenklärung** erfolgt mittels Labor, Röntgen und Sono (Tab. 9.2).

Therapie: Unabhängig von der Ursache der Hypothyreose erhalten Reifgeborene als **einmalige Tagesdosis** 50 µg L-Thyroxin. Bei Unreifen und Mangelgeborenen beträgt die Initialdosis 25 µg L-Thyroxin. Die weitere Dosierung richtet sich nach der klinischen Symptomatik und den Laborbefunden. **Ziel der Therapie** ist die rasche Normalisierung der erhöhten TSH-Werte. Die Schilddrüsenhormonspiegel sollen in den oberen altersentsprechenden Normbereich gebracht werden.
Eine **stationäre Behandlung** ist nur bei Trinkschwierigkeiten, Erbrechen, Icterus gravis et prolongatus sowie bei Compliance- und Verständigungsschwierigkeiten der Eltern notwendig; ansonsten sind ambulante Kontrollen ausreichend.
Verlaufsparameter sind neben den klinischen Befunden (Körperlänge, Gewicht, Kopfumfang), Laborbefunde (TSH, FT$_4$), Begleiterkrankungen, Anomalien, Hörprüfungen und psychometrische Tests.

Therapie: Die **Initialdosis** beträgt bei Reifgeborenen 50 µg T$_4$/die, bei Frühgeborenen 25 µg/die. Die weitere Dosierung richtet sich nach Klinik und Labor mit dem **Ziel** einer raschen Normalisierung der TSH-Werte und T$_4$ im oberen Normbereich.

Stationäre Behandlung nur in Ausnahmefällen: Erbrechen, Icterus gravis, soziale Probleme.

Verlaufsparameter: Klinik, Labor (TSH, FT$_4$), Hörtest, psychometrische Tests.

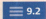

9.2 Ursachenklärung einer primären Hypothyreose

Thyreoglobulin (Tg) i.S	– erniedrigt bzw. fehlend: Hinweis auf Dysplasie oder Athyreose – normal: spricht gegen Dysplasie oder Athyreose – erhöht: spricht für Synthesestörung
Jodanalyse im Urin	– Jodkontamination? (bei jodinduzierter Hypothyreose kann schon nach 8–12 Wochen ein Auslassversuch zur Reevaluierung der Schilddrüsenfunktion erfolgen)
Schilddrüsenantikörper bei Mutter und Kind	– passagerer Immunprozess?
Sonogramm der Schilddrüse	– orthotope Schilddrüse? Struma? Echomuster?
Bestimmung des Knochenalters	– radiologisch: Einschätzung der pränatalen Auswirkungen des Hormonmangels durch Röntgenaufnahme des linken Kniegelenkes, Handaufnahmen werden erst ab dem 6. Lebensmonat aussagekräftig (s. Abb. **9.4**, S. 201) – sonographisch

Prognose: Bei Früherkennung und Frühtherapie im ersten Lebensmonat gute Prognose.

Prognose: Beginnt die Substitutionstherapie innerhalb der ersten 4 Wochen post partum, kann mit einer normalen Entwicklung gerechnet werden. Bei späterem Therapiebeginn sind Spätfolgen (s. Tab. **9.1**) wahrscheinlich.

Sekundäre (hypophysäre) und tertiäre (hypothalamische) Hypothyreose

Die **angeborene Form** ist genetisch bedingt. Der angeborene TSH-Mangel kann auf einer β-TSH-Gen-Mutation beruhen. Ursachen der **erworbenen** zentralen Hypothyreose sind Tumoren, Traumen und Entzündungen.

Den angeborenen Formen liegen genetisch bedingte Störungen zugrunde, die mit **isoliertem TSH- bzw. TRH-Mangel** einhergehen oder mit weiteren Hormonausfällen kombiniert sein können. Molekulargenetische Analysen zur Diagnosesicherung sind möglich. Kinder mit angeborenem TSH-Mangel infolge einer Mutation im β-TSH-Gen entwickeln in der Regel klinische Symptome wie bei einer primären Hypothyreose. Ein fehlender TSH-Nachweis im TSH-Screening sollte daher immer auch an diese Störung denken lassen. Die klinischen Symptome bei angeborenem TRH-Mangel sind leichter als bei angeborenem TSH-Mangel. Ursachen der **erworbenen** zentralen Hypothyreose sind Tumoren, Traumen und Entzündungen.

Im TRH-Test kommt es bei der sekundären Form zu keinem, bei der tertiären Form zu einem normalen TSH-Anstieg.

9.1.3 Hyperthyreose

▶ **Definition**

▶ **Definition.** Unter Hyperthyreose versteht man, unabhängig von den Ursachen, die klinischen Auswirkungen einer gesteigerten intrazellulären Wirksamkeit von Schilddrüsenhormonen.

Einteilung und Ätiologie: Mögliche Ursachen zeigt Tab. **9.3**.

Klinik: s. Tab. **9.4**.

Diagnostik und Therapie: Tab. **9.5**.

Einteilung und Ätiologie: Häufigste Ursache einer Hyperthyreose ist der Morbus Basedow (s. u.), daneben kommen weitere seltenere Ursachen in Frage (Tab. **9.3**).

Klinik: s. Tab. **9.4**.

Diagnostik und Therapie: Die wichtigsten Laborbefunde zur Differenzierung möglicher Ursachen und die jeweils erforderliche Therapie zeigt Tab. **9.5**.

Morbus Basedow

Ätiologie und Pathogenese: Eine HLA-Assoziation ist bekannt. Viren und Stress gelten als Auslöser. Es kommt zu einer Störung der Suppressorzellen der Lymphozyten und **autonomen unkontrollierten Hormonproduktion.**

Ätiologie und Pathogenese: Bekannt ist eine genetische Prädisposition (Assoziation mit HLA-B8, -A$_1$, -DR3 und -DRW8 sowie Autoimmunerkrankungen). Virusinfektionen oder andere exogene Faktoren (Stress) können als Auslöser wirken und zum Versagen der Lymphozyten-Suppressorzellen führen. Die gesteigerte Stimulation des Schilddrüsengewebes durch Immunglobuline (IgG) führt zu einer **autonom unkontrollierten Schilddrüsenhormon-Produktion.**

Eine Sonderform stellt die Neugeborenen-Hyperthyreose dar (s. u.).

9.3 Ursachen der Hyperthyreose

primäre (thyreoidale) Hyperthyreose	■ **Autoimmunerkrankungen** – Morbus Basedow – Sonderform: Neugeborenenhyperthyreose – Immunthyreoiditis Hashimoto ■ **nicht immunogene Ursachen** – autonomes Adenom – subakute De-Quervain-Thyreoiditis – aktivierende TSH-Rezeptor-Mutation
sekundäre (hypophysäre) Hyperthyreose	■ **HVL-Adenom** (chromophobe und basophile Zellen) mit TSH-Bildung ■ **T_3-Rezeptordefekt** an der Hypophyse mit ungezügelter TSH-Bildung
ektope TSH-Bildung	■ **Malignome** (z. B. Bronchial-, Chorion- oder Ovarialkarzinome)
Hyperthyreosis factitia	■ **Jodid** (jodhaltige Medikamente), **Thyroxin**

9.4 Symptome und klinische Befunde der Hyperthyreose

Allgemeinsymptome durch gesteigerten Stoffwechsel	– Gewichtsabnahme – Haarausfall – Wärmeintoleranz – warme, feuchte Hände – beschleunigtes Längenwachstum
Psyche (häufig Frühsymptom)	– Verhaltensstörungen (Schule!) – Stimmungslabilität, Nervosität, Unruhe – Schlafstörungen
Muskulatur (häufig Frühsymptom)	– Muskelschwäche – leichte Ermüdbarkeit
ZNS	– feinschlägiger Tremor – gesteigerte Sehnenreflexe
Herz, Kreislauf	– Tachykardie, Herzklopfen – Rhythmusstörungen – Bluthochdruck mit hoher Amplitude – Systolikum, Strömungsgeräusch über der Struma – sekundäre Enuresis nocturna
Verdauungstrakt	– Neigung zu Durchfällen (eher selten)

9.5 Laborbefunde und Therapie bei Hyperthyreose

Ursache	Antikörper	T_3, T_4	TSH	TSH stimuliert	Therapie
Morbus Basedow	positiv	erhöht	supprimiert	supprimiert	Thyreostatika
autonomes Adenom	negativ	erhöht	supprimiert	supprimiert	Enukleation
TSH-produzierender HVL-Tumor	negativ	erhöht	erhöht	nicht stimulierbar TSH-α-Subunit erhöht	Operation
hypophysäre Resistenz	negativ	erhöht	erhöht	stimulierbar	Thyreoidektomie
aktivierende Mutation des TSH-Rezeptors	negativ	erhöht	supprimiert	supprimiert	Thyreoidektomie

Häufigkeit: Der Morbus Basedow tritt in jedem Alter auf, wobei der Häufigkeitsgipfel in der Pubertät liegt. Mädchen sind 3–5-mal häufiger betroffen als Jungen.

Klinik: Obligat sind Struma, Tachykardie und Exophthalmus **(Merseburger Trias)**. Frühsymptome der Hyperthyreose werden oft verkannt und äußern sich in unspezifischen Zeichen wie Unruhe, allgemeiner Mattigkeit mit Muskelschwäche, Schlafstörungen, sekundäres nächtliches Einnässen. Die Kinder fallen in der Schule wegen Verhaltensstörungen, Leistungsabfall, Verschlechterung des

Häufigkeit: Mädchen sind ca. 3–5-mal häufiger betroffen. Häufigkeitsgipfel: Pubertät.

Klinik: Obligat sind: Struma, Tachykardie, Exophthalmus **(Merseburger Trias)**. Frühsymptome sind unspezifisch: Unruhe, Muskelschwäche, Verhaltensstörungen, Stimmungslabilität, Tremor (s. auch Tab. **9.4**). Der beidseitige Exophthalmus ist

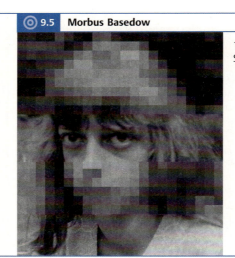

9.5 Morbus Basedow

14-jähriges Mädchen mit Exophthalmus und Struma bei Morbus Basedow.

bei Kindern meist nur leicht ausgeprägt. Durch Augenmuskelparesen können Dalrymple-, Graefe-, Stellwag- und Moebius-Zeichen positiv werden.

Diagnostik: T_3, T_4 erhöht, TSH supprimiert und mit TRH nicht stimulierbar. Schilddrüsenantikörper (TRAK/MAK) sind positiv.

Therapie: Thyreostatikagabe (PTU, Methimazol oder Carbimazol). Die **Monotherapie** wird bevorzugt, da eine niedrigere Dosierung möglich ist.

Die **Kombinationstherapie** mit Thyroxin ermöglicht eine vollständige Blockierung der Hormonsynthese.

Initialdosis: Carbimazol, Methimazol: 0,5 mg/kg KG.
PTU: 4–6 mg/kg KG. Schrittweise Reduktion bis zur **Erhaltungsdosis**.

Therapiedauer mindestens 1 Jahr, dann Auslassversuch.

Die häufigste **Nebenwirkung durch Thyreostatika** ist das Exanthem. Gefürchtet ist eine Agranulozytose.

Strumektomie nur bei Medikamentenunverträglichkeit oder mangelnder Mitarbeit.

Prognose: Der Verlauf ist nicht vorhersehbar.

Schriftbildes (feinschlägiger Tremor) und Stimmungslabilität auf. Typisch ist eine Gewichtsabnahme trotz guten Appetits (s. auch Tab. **9.4**). Die Schilddrüse ist diffus vergrößert. Auskultatorisch hört man Strömungsgeräusche über der Struma. Tachykardie, erhöhte Blutdruckamplitude, manchmal auch Rhythmusstörungen, sind typische kardiale Befunde. Der Exophthalmus ist bei Kindern, im Gegensatz zu Erwachsenen, meist nur leicht ausgeprägt und immer beidseitig (DD retrobulbärer Tumor mit einseitigem Exophthalmus). Durch Augenmuskelparesen können folgende Zeichen positiv werden: Dalrymple (Lidretraktion mit erweiterter Lidspalte), Graefe (Oberlid folgt Bulbus nicht beim Blick nach unten), Stellwag (seltener Lidschlag), Moebius (Konvergenzschwäche).

Diagnostik: TSH ist supprimiert und mit TRH nicht stimulierbar. T_4 (FT_4) **und** T_3 (FT_3) sind wie auch das **Thyreoglobulin** i. S. erhöht. Es gibt aber auch die isolierte T_4- bzw. T_3-Hyperthyreose. **Schilddrüsenantikörper** sind erhöht nachweisbar (TSH-Rezeptor-AK = TRAK; TPO-AK = MAK).

Therapie: Symptomatische Therapie mit **Thyreostatika**. Am häufigsten werden die **Thionamide** Methimazol, Carbimazol und Propylthiouracil (PTU) verordnet, welche die thyreoidale Peroxidase und damit die Schilddrüsenhormonsynthese hemmen. **Na-Perchlorat** (Irenat) blockiert dagegen bereits die Jodaufnahme.
Die Initialbehandlung erfolgt als **Monotherapie**. Die **Kombinationstherapie** mit Thyroxin ist indiziert, wenn in schwereren Fällen höhere Dosen des Thyreostatikums zur vollständigen Blockierung der Schilddrüsenfunktion notwendig werden und dem Übergang in eine Hypothyreose vorgebeugt werden muss.
Die **Initialdosis** von Carbimazol und Methimazol beträgt 0,5 mg/kg KG, die von PTU 4–6 mg/kg KG. Bei Erreichen einer euthyreoten Stoffwechsellage erfolgt eine schrittweise Dosisreduktion, bis die individuelle **Erhaltungsdosis** erreicht ist.
Die **Therapiedauer** sollte mindestens 1 Jahr betragen, danach kann ein Auslassversuch unternommen werden. Im Falle eines Rezidivs ist eine erneute medikamentöse Behandlung notwendig, die sich u. U. über viele Jahre erstreckt.
Nebenwirkungen der Thyreostatika treten dosisabhängig auf (insgesamt in 14 % der Fälle) und zeigen sich schon in den ersten Therapiemonaten. Am häufigsten sind Hautreaktionen (6 %), am folgenschwersten ist die Agranulozytose (0,14 %), die dosisunabhängig auftritt.
Eine **Operation** (Strumektomie) ist bei Kindern und Jugendlichen selten indiziert (z. B. Unverträglichkeit der Medikamente, mangelnde Compliance).

Prognose: Der Verlauf ist nicht vorhersehbar. Etwa $1/3$ der Patienten entwickelt ein Rezidiv. Der Verlauf der AK-Titer ist prognostisch nicht aussagekräftig.

Neugeborenenhyperthyreose

Ätiologie und Häufigkeit: Es handelt sich fast immer um Kinder von **Müttern, die an Morbus Basedow erkrankt sind**. Die Funktionslage der Mutter kann dabei zum Zeitpunkt der Entbindung und in der Schwangerschaft euthyreot sein. Entscheidend ist das Vorhandensein **plazentagängiger Immunglobuline**, welche von der Mutter auf den Fetus übergehen und die kindliche Schilddrüse übermäßig stimulieren. Allerdings sind nur 1% der Kinder betroffen.

Klinik: Bereits intrauterin können Tachykardien und eine Dystrophie auftreten. Beim Neugeborenen sind Tachykardie, Tachypnoe, Durchfälle, Übererregbarkeit, Gedeihstörung, Struma und Exophthalmus typisch.

Diagnostik: Die Laborparameter entsprechen denen bei Morbus Basedow (s.o.).

Therapie: Meist genügt die symptomatische Therapie mit β-Rezeptorenblockern. In schweren Fällen muss thyreostatisch behandelt, bei Rezeptormutation operiert werden.

Prognose: In der Regel kommt es innerhalb einiger Monate – durch die HWZ der übertragenen Antikörper – zur Spontanheilung. In seltenen Fällen kann die Hyperthyreose auch persistieren.

Hyperthyreose bei Thyreoiditis

Chronische lymphozytäre Autoimmunthyreoiditis Hashimoto

Ätiologie und Pathogenese: Autoimmunerkrankung, die je nachdem, ob stimulierende oder blockierende Antikörper gebildet werden, zur Hyperthyreose, Euthyreose und/oder Hypothyreose führen kann. Es besteht eine familiäre Disposition, die Erkrankung kann auch im Rahmen von Polyimmunendokrinopathien auftreten.

Klinik: Meist unbemerkter Beginn, initial kann eine Hyperthyreose auftreten, die häufig in eine Hypothyreose übergeht. Die Schilddrüse ist vergrößert und von derber Konsistenz, aber nicht schmerzhaft. Augensymptome fehlen.

Diagnostik: Abhängig vom Stadium sind laborchemisch alle Funktionszustände möglich. Es finden sich hohe Schilddrüsen-Antikörpertiter (TPO-AK meist höher als Tg-AK). BSG, CRP und Leukozyten sind normal. Sonographisch zeigt sich ein diffuses echoarmes fleckiges Muster.

Therapie: Abhängig vom Funktionszustand gilt Tab. **9.6**.

▶ **Merke.** Jodapplikation in größeren Mengen kann den Prozess anheizen. Kortikoide sind nicht indiziert.

9.6 Therapie der Hashimoto-Thyreoiditis

Funktionszustand	medikamentöse Therapie
■ Hyperthyreose	■ β-Rezeptorblocker und Thyreostatika
■ Hypothyreose oder Euthyreose und Struma	■ L-Thyroxin
■ Euthyreose und keine Struma	■ keine Therapie

Subakute, nicht eitrige Thyreoiditis de Quervain

Ätiologie: Virusinfektionen (Mumps-, Coxsackie-, Adenoviren).

Klinik: Meist nach einer Virusinfektion (häufig Mumps) allgemeine Abgeschlagenheit, leichtes Fieber. Sehr schmerzhafte Vergrößerung der Schilddrüse mit Ausstrahlung in die Hals-, Ohren-, Zahn- und Hinterhauptregion. Initiale Hyperthyreose möglich, Augensymptome fehlen.

Diagnostik: Entzündungsparameter (BSG, CRP) stark erhöht, T₃/T₄ evtl. anfangs erhöht, kein Antikörpernachweis.

Therapie: Salizylate, Kortikoide.

Prognose: Meist völlige Ausheilung.

Autonomes Adenom

Ätiologie: Gutartiges, autonom funktionierendes Adenom mit ungezügelter Bildung von T₃ und T₄.

Klinik: Solitärknoten oder diffuse Struma mit knotigen Veränderungen (Abb. **9.6**).

Diagnostik: T₃/T₄ erhöht, TSH supprimiert.

Therapie: Resektion.

Diagnostik: BSG und CRP sind stark erhöht, keine Leukozytose, Antikörper sind nicht nachweisbar. T₃ und T₄ können anfangs erhöht sein, TSH ist dann supprimiert. Im **Szintigramm** stark verminderte Jodaufnahme.

Therapie: Salizylate und in schweren Fällen Kortikoide (hochdosiert) bringen rasche Schmerzlinderung.

Prognose: Meist völlige Ausheilung, mitunter aber wochenlanger Verlauf. Übergang in Morbus Basedow ist möglich.

Autonomes Adenom

Ätiologie: Einzelne Follikel entwickeln allmählich eine TSH-unabhängige autonome Funktion mit ungezügelter Bildung von T₃ und T₄. Immunologische Prozesse spielen keine Rolle.

Klinik: Als Lokalbefund imponiert entweder nur ein Solitärknoten oder eine diffuse Struma mit knotigen Veränderungen (Abb. **9.6a**). Keine Augenbefunde. Das klinische Bild variiert von Euthyreose bis zur schweren Hyperthyreose (toxisches Adenom).

Diagnostik: T₃ (evtl. isoliert) und T₄ erhöht, TSH supprimiert und mit TRH nicht stimulierbar. Kein Antikörpernachweis. Sonographisch und szintigraphisch lassen sich Knoten (warme bis heiße) nachweisen (Abb. **9.6b**).

Therapie: Chirurgische Entfernung des Adenoms.

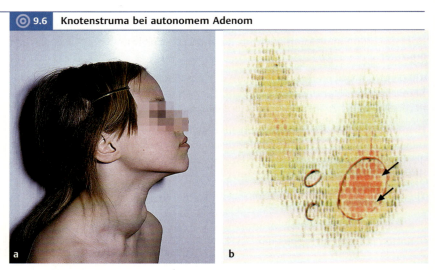

9.6 Knotenstruma bei autonomem Adenom

Sichtbarer Knoten (**a**) der insgesamt nur leicht vergrößerten Schilddrüse. Das Mädchen zeigt klinische Zeichen einer Hyperthyreose. Im Szintigramm (**b**) Darstellung eines heißen Knotens (Pfeile).

9.1.4 Euthyreote blande Struma

▶ **Definition.** Die über die Norm vergrößerte Schilddrüse wird als Struma (Kropf) bezeichnet. Man unterscheidet die diffuse und die knotige Struma (Solitärknoten, multiple Knoten), sowie nach ihrer Funktion die euthyreote, hypothyreote und hyperthyreote Struma. Die nicht entzündete, nicht maligne, euthyreote, diffuse, nicht knotige Struma wird als blande Struma bezeichnet.

Ätiologie und Häufigkeit: In Jodmangelgebieten sind bis zu 5% der Kinder betroffen. Neben der mangelnden Jodzufuhr spielt die Zufuhr sog. „strumigener Substanzen" eine Rolle.

Ätiologie und Häufigkeit: Mehr als 90% aller Schilddrüsenerkrankungen sind euthyreote Strumen, in Endemiegebieten sind bis zu 5% der Kinder betroffen. Die häufigste Ursache ist der alimentäre Jodmangel. Die zweitwichtigste Rolle spielen strumigene Substanzen (Goitrogene), zu denen z.B. Thiocyanate, Flavonoide, Phenolderivate, PCB und Sojamilch zählen.

9.7 Klinische Gradeinteilung der Struma (nach WHO)

Stadium	klinischer Befund
0	keine Struma
I	tastbare Struma
Ia	auch bei zurückgebeugtem Hals ist keine Struma sichtbar, sondern nur zu tasten
Ib	tastbare Struma, die nur bei voll zurückgebeugtem Hals sichtbar ist
II	sichtbare Struma
III	sehr große Struma, die schon aus der Entfernung zu sehen ist.

Pathogenese: Das Wachstum der Schilddrüse wird durch TSH, Immunglobuline und lokale Wachstumsfaktoren stimuliert. TSH stimuliert die einzelnen Schritte der Schilddrüsenhormonsynthese und verursacht bei Hypothyreose eine Zellhypertrophie. Der intrathyreoidale Jodgehalt steuert in den Zellen der Schilddrüse Faktoren, die das Zellwachstum bei Jodmangel fördern (Hyperplasie) und bei ausreichender Jodversorgung im Gleichgewicht halten.

Klinik: Die Kinder sind klinisch unauffällig, bis auf eine Struma (s. Tab. 9.7).

Diagnostik: Sonographische Schilddrüsenvolumenbestimmung, Ausschluss von Knoten und Beurteilung des Echomusters (Hinweis für Thyreoiditis?). Die Laborparameter FT$_4$ und TSH liegen im Normbereich, Antikörper sind nicht nachweisbar.

Differenzialdiagnose: Hashimoto-Autoimmunthyreoiditis (s. S. 205). Hier zeigen sich sonographisch echoarme Bezirke und hohe TPO-AK-Titer.

Therapie: Die Therapie erfolgt mit Jodid. Säuglinge und Kleinkinder erhalten 100 µg/die, Schulkinder 200 µg/die und Jugendliche 200–300 µg/die. Falls die Struma nach 6 Monaten nicht kleiner geworden ist (sonographische Kontrolle) zusätzliche Gabe von L-Thyroxin. Ist die Schilddrüse normal groß, wird Jodid in der prophylaktischen Dosis weitergegeben (50–100 µg/die).

9.1.5 Tumoren der Schilddrüse

Zu den **benignen Tumoren** zählen Zysten und Adenome. Sie werden primär enukleiert. Zu **malignen Tumoren** im Kindesalter s. S. 527.

9.2 Erkrankungen der Nebenschilddrüsen

Physiologie: Parathormon (PTH) wird in den 4 Epithelkörperchen der Schilddrüse gebildet und ist neben Kalzitonin und Vitamin D wesentlich an der Regulation des Kalziumstoffwechsels beteiligt. Biologisch wirksam ist nur das freie, ionisierte Kalzium; fällt seine Konzentration im Blut ab, wird vermehrt PTH sezerniert. PTH mobilisiert Kalzium aus dem Skelett, fördert die Kalziumresorption aus dem Tubulusapparat und die Bildung von 1,25-Dihydroxycholecalciferol und verstärkt die Phosphatausscheidung über die Nieren. Die Kalziumkonzentration im Serum wird so auf einem sehr konstanten Niveau gehalten. Im Blut lassen sich verschiedene PTH-Formen nachweisen, für die Routinediagnostik ist nur das intakte PTH (84 Aminosäuren) von Bedeutung.

9.2.1 Hypoparathyreoidismus

Ätiologie und Häufigkeit: Eine Nebenschilddrüsenunterfunktion (Hypoparathyreoidismus) ist im Kindesalter selten. Der PTH-Mangel kann isoliert – meist durch Mangel an Nebenschilddrüsengewebe – oder komplex in Verbindung mit anderen Fehlbildungen auftreten. Assoziierte Syndrome können dabei z. B. im Rahmen von vererbbaren Autoimmunpolyendokrinopathien beobachtet werden oder als nicht hereditäre Syndrome (z. B. Di-George, s. S. 539) in Erscheinung treten. Gelegentlich findet sich ein transitorischer Hypoparathyreoidismus des Neugeborenen bei Müttern mit primärem Hyperparathyreoidismus. Auch nach Operationen, Traumen oder Bestrahlung kann sich ein Hypoparathyreoidismus entwickeln.

Klinik: Sie wird durch die Hypokalzämie bestimmt (Tab. 9.8).
Zur Neugeborenenhypokalzämie s. S. 113.

Klinik: Die Symptome der Hypokalzämie (weniger stark die der Hyperphosphatämie) prägen das klinische Bild des isolierten PTH-Mangels (Tab. 9.8). Tritt der PTH-Mangel bei Syndromen auf, kommen deren Auffälligkeiten hinzu. Zu den Besonderheiten der Neugeborenenhypokalzämie s. S. 113.

9.8 Symptome der Hypokalzämie

Lokalisation	klinisches Bild
zentralnervös (Übererregbarkeit)	■ manifeste Form: tonische schmerzhafte Muskelkrämpfe, Parästhesien ■ latente Form: positives Chvostek- und Trousseau-Zeichen
zerebral	■ Krampfleiden, psychische Veränderungen ■ selten: Pseudotumor cerebri (im CT sichtbare intrazerebrale Verkalkungen)
ophthalmologisch	■ Katarakt (Linsentrübung)
ektodermal	■ Zahnanomalien, Alopezie, Nagelbrüchigkeit
kardial	■ EKG: QT-Verlängerung

Diagnostik: Leitbefund ist die **Hypokalzämie**. PTH ist niedrig, Phosphat erhöht. Bei komplexen Formen sind **Zusatzuntersuchungen** notwendig.

Diagnostik: Die Diagnose wird laborchemisch gestellt, Leitbefund ist die **Hypokalzämie**. PTH ist erniedrigt bis nicht nachweisbar (intaktes PTH < 10 pg/ml), Hyperphosphatämie, Magnesium normal, Ca^{++} im Urin vermindert. Wegen der möglichen Komplexität des Krankheitsbildes sind ggf. **Zusatzuntersuchungen** erforderlich (z. B. Nierensonographie, Audiometrie, Echokardiographie).

Therapie: Kalzium oral (akut i.v.) und Vitamin D_3 (2000 IE/kg KG) oder $1,25(OH)_2 D_3$ (50 ng/kg KG). Vit. D_3 ist schlechter steuerbar, da längere HWZ!

Therapie: Die symptomatische Hypokalzämie erfordert eine **Akutbehandlung** mit 1–2 ml/kg KG einer 10%igen Kalziumglukose-Lösung. Zur **Dauerbehandlung** wird **Kalzium** (0,5–1,0 g/die) und **Vitamin D_3** (50 ng/kg KG bzw. 2000 IE) oder **$1,25(OH)_2 D_3$** (50 ng/kg KG/die) oral gegeben; bei zu starker Hyperkalziurie zusätzlich Hydrochlorthiazid (1–2 mg/kg KG/die) in 2–3 Einzeldosen. Vitamin D_3 ist schlechter steuerbar, da es eine längere Halbwertszeit (HWZ) als $1,25(OH)_2 D_3$ hat.

▶ **Merke**

▶ **Merke.** Wegen der Gefahr einer Hyperkalziurie (Nierensteine, Nephrokalzinose!) soll der Serumkalziumwert beim Hypoparathyreoidismus nur im unteren Normbereich liegen (Ca^{++} im Urin < 4 mg/kg/24-h-Sammelurin oder bei Kindern älter 6 Jahre < 0,25 mg Ca^{++}/mg Kreatinin im 24-h-Sammelurin.

Differenzialdiagnose:
Hyperventilationstetanie,
Pseudo- und Pseudo-Pseudo-Hypoparathyreoidismus (s. u.).

Differenzialdiagnose: Die **Hyperventilationstetanie** führt bei primär normokalzämischen (psychisch oft auffälligen) Kindern zur Alkalose und zum Absinken des ionisierten Kalziums. **Pseudo- und Pseudo-Pseudo-Hypoparathyreoidismus** (s. u.).

Pseudohypoparathyreoidismus (PHP)

Pseudohypoparathyreoidismus (PHP)

Normale Nebenschilddrüsenfunktion, aber **Endorganresistenz**, die zur Hypokalzämie (s. Tab. 9.8) und reaktiven PTH-Erhöhung führt. Die Patienten weisen besondere Stigmata auf, wie Skelettveränderungen, geistige Retardierung, Linsentrübung, subkutane Verkalkungen und Übergewicht.
Der **Pseudo-Pseudo-Hypoparathyreoidismus** zeigt bei ähnlicher Klinik unauffällige Laborbefunde.

PTH-Bildung und PTH-Sekretion sind normal, die Wirksamkeit an den Nierentubuli ist jedoch gestört. Es entsteht ein funktioneller Hypoparathyreoidismus infolge **Endorganresistenz**. Je nach Sitz des Defektes unterscheidet man Typ I (autosomal-dominant) und Typ II (kein familiäres Vorkommen). Beim Typ I erfolgt nach Gabe von PTH kein Anstieg des cAMP im Urin, beim sehr selten vorkommenden Typ II ist nur die Phosphat-Ausscheidung gestört.
Die Patienten weisen neben den Symptomen der Hypokalzämie (s. Tab. 9.8) besondere Stigmata auf: Skelettveränderungen: Kleinwuchs, gedrungener Körperbau mit kurzem Hals, Brachydaktylie, verdickte Kalotte; geistige Retardierung (50–85 % der Fälle); Linsentrübung; subkutane Verkalkungen, Verkalkun-

gen der Basalganglien; Übergewicht (Defekt der Adenylzyklase in Fettzellen). Beim PHP besteht keine Neigung zur Hyperkalziurie. Ca^{++} im Serum ist erniedrigt, PTH reaktiv erhöht. Therapie wie beim Hypoparathyreoidismus (s. o.). Der Serumkalziumwert soll therapeutisch im oberen Normbereich liegen, um den erhöhten PTH-Spiegel zu senken.

Der **Pseudo-Pseudo-Hypoparathyreoidismus** (P-PHP) zeigt bei ähnlicher Klinik unauffällige Laborbefunde. Eine Therapie erübrigt sich.

9.2.2 Hyperparathyreoidismus

Einteilung und Ätiologie: s. Tab. 9.9.

9.9 Einteilung und Ätiologie des Hyperparathyreoidismus

primärer Hyperparathyreoidismus	
▪ isoliertes Auftreten	– Tumoren (solitäres Adenom 80%, Hyperplasie der NSD 20%, Karzinom < 20%)
	– familiäres Vorkommen der Hyperplasie (autosomal-dominant oder -rezessiv)
▪ bei multiplen endokrinen Neoplasien (MEN)	– **MEN I** (Wermer-Syndrom): Pankreasgastrinom und HVL-Tumor
	– **MEN II** (Sipple-Syndrom): Hyperparathyreoidismus (10–20%), medulläres Schilddrüsenkarzinom; bilaterales Phäochromozytom
sekundärer Hyperparathyreoidismus	– reaktive Hypersekretion von PTH bei Rachitis, Urämie, Pseudo-Hyperparathyreoidismus
tertiärer Hyperparathyreoidismus	– Folge des sekundären Hyperparathyreoidismus (lange reaktive Hyperfunktion der Nebenschilddrüse kann zu deren autonomer Überfunktion führen).

Häufigkeit: Im Kindesalter sehr selten (2–5/100 000). Die Erkrankung manifestiert sich meist erst nach dem 10. Lebensjahr.

Klinik: Leitbefund ist die **Hyperkalzämie** (Ca > 2,65 mmol/l; ionisiertes Ca > 1,4 mmol/l). Sie führt zu Anorexie, Übelkeit, Erbrechen, Hypertonie, psychischen Veränderungen, Polydipsie und Polyurie (ADH resistent), Nephrolithiasis, Nephrokalzinose; Skelett: Knochenschmerzen, Röntgen-Befunde: subperiostale Defekte der Mittelphalangen II/III.

▶ **Merke.** Der Hyperparathyreoidismus bei Neugeborenen ist lebensbedrohlich!

Diagnostik: Ca^{++} erhöht, Phosphat erniedrigt, PTH erhöht, cAMP im Urin erhöht, Hyperkalziurie.

Therapie: Die Therapie ist abhängig von der Ursache. Solitärtumoren werden operativ entfernt.

Differenzialdiagnosen: s. Tab. 9.10.

9.10 Differenzialdiagnosen der Hyperkalzämie

PTH erniedrigt	nebenschilddrüsenunabhängige Erkrankung: Vitamin-D-Intoxikation idiopathische infantile Hyperkalzämie
PTH erhöht und Hyperkalziurie	primärer Hyperparathyreoidismus: familiär oder sporadisch auftretend
PTH erhöht und Ca^{++} im Urin normal/erniedrigt	familiäre hypokalziurische Hyperkalzämie (FHH)

9.3 Pubertät

9.3.1 Normaler Pubertätsablauf

Physiologie: Der eigentliche Auslöser für das Einsetzen der Pubertät ist nicht bekannt. Man nimmt an, dass hypothalamische Zentren gegenüber den hemmenden Impulsen der Östrogene und Androgene weniger sensitiv werden und dadurch das zentrale Regelzentrum (sog. „Gonadostat") auf ein höheres Niveau einstellen. Die pulsatil verlaufende LRH-Sekretion (= GnRH: Gonadotropin-Releasinghormon) nimmt zu und die schlafinduzierte Gonadotropinbildung (LH: luteinisierendes Hormon, FSH: follikelstimulierendes Hormon) wird gesteigert. Die **gesteigerte hypothalamisch-hypophysäre Aktivität** bewirkt eine vermehrte Stimulation der Gonaden, wodurch die Pubertät in Gang gesetzt wird (Abb. **9.7**). Das **Knochenalter** spielt eine große Rolle für den Zeitpunkt des Pubertätsbeginns. Das röntgenologische Auftreten des Sesambeins der Hand kennzeichnet den Beginn der Pubertät. Dies entspricht einem Knochenalter von 11 Jahren bei Mädchen und 13 Jahren bei Jungen. Erkrankungen, die mit einer Retardierung des Skelettwachstums einhergehen, haben eine verzögerte bzw. ausbleibende Pubertätsentwicklung zur Folge. Umgekehrt führt ein beschleunigtes Skelettwachstum auch zur Frühreife.

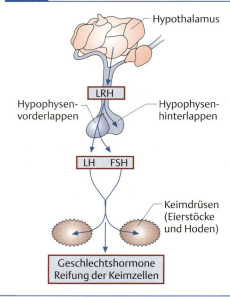

9.7 Funktionsachse Hypothalamus – Hypophysenvorderlappen – Gonaden

▶ **Merke.** Die Pubertät beginnt normalerweise bei Mädchen bei einem Knochenalter von 11 Jahren und bei Jungen bei einem Knochenalter von 13 Jahren.

Hormonbefunde: Die Basalwerte für LH, FSH, Testosteron und Östrogen steigen im Vergleich zur Vorpubertät deutlich an. Der HVL spricht in der Pubertät auf Stimulierung mit LRH stärker an. Typisch ist die gesteigerte Gonadotropinsekretion während des Tiefschlafes und die Verschiebung des LH-/FSH-Quotienten zugunsten der LH-Sekretion.

▶ **Merke.** Mit Beginn der Pubertät verschiebt sich das Verhältnis der LRH-induzierten Gonadotropinsekretion zugunsten der LH-Sekretion. Präpubertär überwiegt dagegen die FSH-Sekretion.

Körperliche Entwicklung: Die vermehrte Ausschüttung der Sexualsteroide bewirken die mit der Pubertät einhergehenden typischen phänotypischen Veränderungen.

Erstes **Pubertätszeichen bei Mädchen** ist die **Thelarche** (Einsetzen der Brustentwicklung). Sie kann einseitig beginnen und als druckschmerzhafter Knoten im Bereich der Mamille imponieren. Nach einem halben Jahr folgt die **Pubarche** (Einsetzen der Entwicklung der Schambehaarung). Sie ist sichtbarer Ausdruck der **Adrenarche** (Beginn der gesteigerten Bildung adrenaler Sexualsteroide). Das mittlere **Menarchealter** (Einsetzen der ersten Menstruation) beträgt 13 – 13,5 Jahre. Der **Pubertätswachstumsschub** (7 cm/Jahr) tritt bei Mädchen im Alter von 12 Jahren (s. S. 4, Abb. **1.4**) und damit **vor** Einsetzen der Menarche auf.

Bei **Jungen** ist die Vergrößerung der **Hodenvolumina** über 3 ml als erster Befund zu erheben, es treten Pollutionen (nächtliche Samenergüsse) auf. Es folgen **Schambehaarung, Peniswachstum und Zunahme der Muskelmasse.** Der **Pubertätswachstumsschub** (9 cm/Jahr) erfolgt im Alter von 14 Jahren **vor** Einsetzen des Stimmbruchs, der mit ca. 14,5 Jahren beginnt (s. S. 4, Abb. **1.4**).

9.3.2 Normvarianten des normalen Pubertätsablaufs

Normvarianten des physiologischen Pubertätsablaufs sind das isolierte Auftreten einer vorzeitigen Mamma- bzw. Pubesentwicklung. Diese **vorzeitige Pubertätsentwicklung** ist ohne Krankheitswert und ohne Einfluss auf die weitere Entwicklung (Knochenentwicklung und Längenwachstum normal). Die Hormonbefunde (LH/FSH vor und nach LRH-Stimulierung; Östradiol; Testosteron) sind präpubertär altersgerecht.

Isolierte prämature Thelarche

Diese tritt bevorzugt bei Mädchen in den ersten 3 Lebensjahren auf (Abb. **9.8**). Die spontane Rückbildung erfolgt meist innerhalb eines Jahres, daher ist keine Therapie notwendig. Wichtig sind Verlaufskontrollen, um den Übergang in eine echte Pubertas praecox nicht zu übersehen.

Differenzialdiagnose: Östrogenproduzierender gonadaler oder adrenaler Tumor: Pubertas praecox vera und Pseudopubertas praecox.

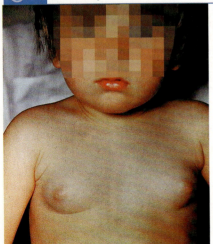

9.8 Isolierte prämature Thelarche bei einem 3-jährigen Mädchen

Isolierte prämature Pubarche

Verfrühtes Auftreten von Schambehaarung (Jungen < 9 Jahre; Mädchen < 8 Jahre) ist immer ein ernst zu nehmender Befund. Funktionsstörungen der NNR (AGS, Nebennierenkarzinom) bzw. der Gonaden müssen ausgeschlossen wer-

Bei vorzeitiger Pubarche muss differenzialdiagnostisch immer eine Funktionsstörung der NNR ausgeschlossen werden.

Differenzialdiagnose: Virilisierender Tumor der NNR, AGS, androgenbildende Ovarialtumoren, Hodentumor.

▶ **Merke**

den. Die isolierte prämature Pubarche entsteht durch isoliertes Auftreten der adrenalen Androgenproduktion und ist gekennzeichnet durch normales Längenwachstum des Kindes, normale Skelettreifung und normale Laborbefunde.

Differenzialdiagnose: virilisierender Tumor der NNR, AGS (Late-Onset-Form), androgenbildende Ovarialtumoren bei Mädchen, Hodentumor bei Jungen.

▶ **Merke.** Eine vorzeitige Pubarche muss differenzialdiagnostisch immer auch an das Vorliegen einer Late-Onset-Form des AGS (21-Hydroxylase-Mangel) bzw. an ein NNR-Karzinom denken lassen.

Pubertätsgynäkomastie

▶ **Definition**

▶ **Definition.** Die Brustentwicklung beim Jungen wird als Gynäkomastie bezeichnet (Abb. **9.9**). Sie tritt im Rahmen der Pubertät bei bis zu 70% aller Jungen auf.

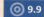

9.9

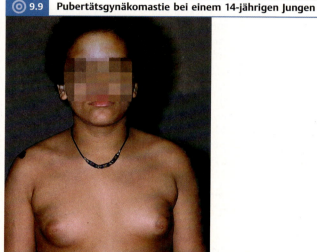

9.9 Pubertätsgynäkomastie bei einem 14-jährigen Jungen

Ätiologie: Relativ höhere Wirksamkeit weiblicher Sexualsteroide.

Therapie: Zunächst abwartendes Verhalten; bei schwereren Verläufen medikamentöse Therapie mit Danazol oder Tamoxifen, ggf. Operation.

Differenzialdiagnose: Klinefelter-Syndrom, Testosteronsynthesestörungen, feminisierende Tumoren, Intersexformen, Medikamenteneinnahme und **Pseudogynäkomastie** bei fettsüchtigen Jungen.

Ätiologie: Ursache der Pubertätsgynäkomastie ist die in dieser Entwicklungsperiode relativ höhere Wirksamkeit weiblicher Sexualsteroide am Brustdrüsengewebe.

Therapie: Man wird immer zuerst die Spontanentwicklung abwarten. In Einzelfällen kann diese allerdings mehrere Jahre dauern, so dass erhebliche psychische Probleme entstehen können. In diesen Fällen ist eine medikamentöse Therapie mit Danazol oder Tamoxifen oder gar die chirurgische Entfernung der Mammae (Mastektomie) in Erwägung zu ziehen.

Differenzialdiagnose: Auszuschließen ist die Gynäkomastie als Symptom einer anderen Grundstörung (z. B. Klinefelter-Syndrom, Testosteronsynthesestörungen, feminisierende Tumoren, Intersexformen, lymphatische Infiltrate) oder als Folge exogener Faktoren (z. B. Einnahme bestimmter Medikamente wie z. B. Östrogene oder Phenytoin). Bei fettsüchtigen Jungen kann eine **Pseudogynäkomastie** vorgetäuscht werden.

9.3.3 Pathologische Pubertätsentwicklung

Vorzeitige Pubertätsentwicklung: Pubertas praecox und Pseudopubertas praecox

▶ **Definitionen.** Beide Erkrankungen äußern sich in einer vorzeitigen Entwicklung sekundärer Geschlechtsmerkmale. Während die **echte Pubertas praecox** durch hypothalamische und hypophysäre Aktivitäten ausgelöst wird, liegen der **Pseudopubertas praecox** adrenale, gonadale oder ektope Ursachen zugrunde.

Ätiologie und Häufigkeit: Die Pubertas praecox vera tritt mit einer Häufigkeit von 1:5000–10000 auf, Mädchen sind 5-mal häufiger als Jungen betroffen. Die Ursachen der Pubertas praecox vera und der Pseudopubertas praecox sind Tab. 9.11 zu entnehmen.

9.11 Ursachen der Pubertas praecox vera und der Pseudopubertas praecox

Pubertas praecox vera		Pseudopubertas praecox	
▪ idiopathisch	– sporadisch, familiär	▪ adrenal	– angeborenes AGS (21-, 11-Hydroxylase-Mangel) – erworbenes AGS bei NNR-Karzinom
▪ symptomatisch	– AGS mit stark beschleunigter Skelettreifung (infolge ungenügender Einstellung bzw. bei spätem Behandlungsbeginn) – Hirntumoren (Hamartome am Boden des III. Ventrikels) – Hirnmissbildungen – Neurofibromatose, tuberöse Hirnsklerose – zerebrale Traumen oder Entzündungen – Hydrozephalus – primäre Hypothyreose (unbehandelt)	▪ gonadal	– endokrin aktive Gonadentumoren – McCune-Albright-Syndrom (mono- oder polyostotische Fibroplasie)
		▪ ektop	– paraneoplastische LH-FSH-Bildung (z.B. Chorionkarzinom der Leber und des Gehirns)

▶ **Merke.** Besteht der Verdacht auf Pubertas praecox ist als Erstes ein Hirntumor auszuschließen (Kernspintomographie mit Kontrastmittel).

Klinik: Der Entwicklungsbeginn pubertärer Zeichen der **Pubertas praecox** liegt bei Mädchen vor dem 8. und bei Jungen vor dem 9. Geburtstag. Die **Pubertätsmerkmale** treten zwar vorzeitig, aber in richtiger Reihenfolge auf (entsprechend der bei zeitgerechter Pubertät).
Bei einer **Pseudopubertas praecox** lassen sich phänotypisch die isosexuelle und heterosexuelle Form unterscheiden. So führt z.B. das AGS bei Mädchen zur heterosexuellen, bei Jungen zur isosexuellen Pseudopubertät (s. S. 219). Die **Reifemerkmale** treten isoliert auf und zeigen nicht die bei regulärer Pubertätsentwicklung typische Reihenfolge.

Diagnostik: Bei der **Pubertas praecox** zeigen LH und FSH ein pulsatiles Sekretionsmuster und lassen sich im LRH-Test stimulieren. Liegt eine **Pseudopubertas praecox** vor, sind bei Vorliegen adrenaler oder gonadaler Ursachen Östradiol und Testosteron im Serum erhöht, die Gonadotropine supprimiert und der LRH-Test fällt negativ aus (Gonadotropine lassen sich nicht weiter stimulieren).

▶ **Merke.** Bei der Pubertas praecox vera entsprechen die klinischen Abläufe und Hormonbefunde der Pubertätsentwicklung der normalen Pubertät. Beide werden durch hypothalamo-hypophysäre Stimulation hervorgerufen. Im Gegensatz dazu entsprechen bei der Pseudopubertas praecox nur die klinischen Befunde der sekundären Geschlechtsorgane denen der normalen Pubertät. Die hypothalamo-hypophysären Stimuli (LH-FSH-Sekretion) fehlen.

Therapie: Neben der Ursachenbehandlung (s.o.) ist das Ziel der **symptomatischen** Therapie bei der **Pubertas praecox** die Verhinderung einer weiteren Akzeleration der Knochenentwicklung, die in unbehandelten Fällen zum Minderwuchs im Erwachsenenalter führt. Eine Regression vorhandenen Brustgewebes wird angestrebt. Therapie der Wahl ist die Gabe von LHRH-Analoga (z.B. Decapeptid Depot, Enantone). Sie unterdrücken die pulsatile Gonadotropinsekretion und damit die Produktion der Sexualsteroide. Die Therapie der **Pseudopubertas praecox** richtet sich nach der Grunderkrankung.

Verspätete Pubertätsentwicklung: Pubertas tarda

▶ **Definition.** Eine verspätete Pubertätsentwicklung liegt vor, wenn bei Mädchen nicht bis zum 13. und bei Jungen nicht bis zum 14. Geburtstag Zeichen der beginnenden Pubertät auftreten.

Ätiologie: Meist handelt es sich um eine Normvariante der physiologischen Pubertätsentwicklung im Rahmen einer **konstitutionellen Entwicklungsverzögerung**. Auch alle **chronischen Erkrankungen**, die mit einer verzögerten Skelettentwicklung einhergehen (z.B. zystische Fibrose, Morbus Crohn), führen zu einer verspäteten Geschlechtsentwicklung, da der Pubertätsbeginn u.a. vom Knochenalter abhängt. Bezogen auf das Knochenalter ist die Gonadenfunktion normal.
Einteilung und Ursachen einer eher selten vorliegenden **echten endokrinen Störung** zeigt Tab. 9.12.

9.12 Endokrine Ursachen der Pubertas tarda

▪ *primäre Gonadeninsuffizienz* (Funktion der Gonaden selbst ist gestört)	Mädchen: – Ullrich-Turner-Syndrom (Karyotyp 45, X0) – Gonadendysgenesie anderer Genese Jungen: – Klinefelter-Syndrom (Karyotyp 47, XXY; normal großer Penis, normale Pubesentwicklung, kleine Hoden) – Hodeninsuffizienz nach Entzündungen (z.B. Mumpsorchitis) oder Traumen (Hodenhochstand, postoperativ) – Anorchie
▪ *sekundäre Gonadeninsuffizienz* (hypophysäre Stimulierung der Gonaden bleibt aus)	– Tumoren des HVL (z.B. Kraniopharyngeom).
▪ *tertiäre Gonadeninsuffizienz* (Ausfall der Gonadotropin-Releasinghormone)	– hypothalamische Prozesse – Kallmann-Syndrom (Mangel an LRH und Anosmie)

▶ **Merke.** Bleibt die Pubertätsentwicklung trotz normaler Skelettreifung aus, muss eine Gonadenfunktionsstörung vermutet werden.

Diagnostik: Testosteron und **Östradiol** sind **in allen Fällen erniedrigt**. Bei primärer Gonadenfunktionsstörung sind die Gonadotropine erhöht, bei sekundärer (hypophysärer) und tertiärer (hypothalamischer) Gonadenfunktionsstörung sind sie erniedrigt. Bei hypophysärer Schädigung fällt der LRH-Test negativ aus, bei endogenem LRH-Mangel (hypothalamische Schädigung) kommt es zum Anstieg von LH und FSH nach LRH-Injektion. Bei primärer Gonadeninsuffizienz erfolgt nach β-HCG-Stimulation kein Anstieg der Sexualsteroide.

▶ **Merke.** Mädchen mit primärer Gonadeninsuffizienz haben meist ein Ullrich-Turner-Syndrom (Abb. **9.10**), Jungen ein Klinefelter-Syndrom (s. Abb. **9.15**, S. 228). Bei sekundärer bzw. tertiärer Gonadeninsuffizienz muss ein zerebrales Geschehen (z. B. Tumor, Entzündung) ausgeschlossen werden.

◀ Merke

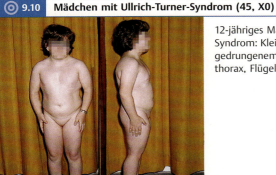

9.10 Mädchen mit Ullrich-Turner-Syndrom (45, X0)

12-jähriges Mädchen mit Ullrich-Turner-Syndrom: Kleinwuchs mit proportioniertem, gedrungenem Körperbau, breiter Schildthorax, Flügelfell.

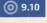

Therapie: Ziel der Therapie ist der normale Pubertätsablauf. Bei **Jungen** sollte der Beginn der Substitutionstherapie bei einem Knochenalter von 13 Jahren erfolgen. Bei anorchen Jungen kann zunächst mit einer oralen Therapie begonnen werden, später mit i.m. Depotpräparaten. Bei **Mädchen** sollte die Substitution frühestens ab einem Knochenalter von 11–12 Jahren erfolgen. Zunächst gibt man kontinuierlich niedrig dosiert Östrogen. Nach 1–2 Jahren wird auf eine zyklische Östrogen-Gestagen-Therapie übergegangen.

Therapie: Substitutionstherapie der fehlenden Hormone mit dem Ziel eines normalen Pubertätsablaufs.

9.4 Intersexualität

▶ **Definition.** Intersexualität liegt vor, wenn gonadales Geschlecht und genitaler Aspekt nicht übereinstimmen.

9.4 Intersexualität

◀ Definition

Einteilung: Es lassen sich vier Geschlechtsformen unterscheiden:
1. Genetisches (chromosomales) Geschlecht: Der Chromosomensatz 46, XX bestimmt das weibliche, der Chromosomensatz 46, XY das männliche Geschlecht. Zur Ausbildung des männlichen Geschlechts muss mindestens ein Y-Chromosom vorhanden sein. Zum Überleben der befruchteten Zelle bedarf es mindestens eines X-Chromosoms.
Nummerische Chromosomenanomalien entstehen u. a. durch Teilungsstörungen (Non-disjunction). Es ergeben sich Karyotypen wie 47, XXY (Klinefelter-Syndrom) und 45, X (Ullrich-Turner-Syndrom).
2. Gonadales Geschlecht: Vorhandensein von Ovarien bzw. Testes. Beispiel: Bei testikulärer Feminisierung (s. u.) liegen funktionstüchtige Hoden bei phänotypischen Frauen vor.
3. Somatisches Geschlecht (genitaler Aspekt): Das somatische Geschlecht ist davon abhängig, ob in der Fetalzeit Androgene einwirken oder nicht. Bei fehlender Androgeneinwirkung kommt es immer zu einem phänotypisch weiblichen Individuum, unabhängig davon, ob funktionstüchtige Ovarien vorliegen oder nicht (z. B. Ullrich-Turner-Syndrom).
4. Psychisches Geschlecht: Zuordnung des Individuums zum weiblichen oder männlichen Geschlecht. Es gibt Männer, welche als Frau leben möchten, aber auch Frauen, die sich als Männer verstehen. Die Ursachen kennt man nicht. Hormonelle Störungen liegen nicht vor.

Einteilung: Man unterscheidet 4 Geschlechtsformen:
1. Genetisches (chromosomales) Geschlecht: Der Chromosomensatz 46, XX bestimmt das weibliche, der Chromosomensatz 46, XY das männliche Geschlecht.

2. Gonadales Geschlecht: Vorhandensein von Ovarien bzw. Testes.

3. Somatisches Geschlecht (genitaler Aspekt): Es wird von der Einwirkung männlicher Geschlechtshormone während der Fetalzeit geprägt.

4. Psychisches Geschlecht: Zuordnung des Individuums zum weiblichen oder männlichen Geschlecht.

9.4.1 Pseudohermaphroditismus masculinus

▶ **Definition.** Das gonadale Geschlecht ist männlich (Testes vorhanden), der Phänotyp (genitaler Aspekt) weiblich.

Ätiologie und Pathogenese: Der weibliche Phänotyp wird durch eine **mangelnde fetale Androgeneinwirkung** verursacht, die folgende Ursachen haben kann:
1. **Störungen der Testosteronsynthese** durch Enzymdefekte (Abb. **9.11**).
2. **Störung der Testosteronumwandlung** in das biologisch wirksame Dihydrotestosteron (DHT) durch Mangel an **5-α-Reduktase**.
3. **Testikuläre Feminisierung** bei Endorganresistenz gegenüber normal gebildetem Testosteron (es gibt komplette oder inkomplette Formen).
4. Hodendysgenesie.

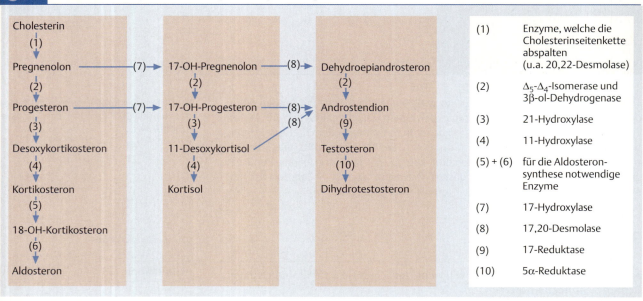

9.11 Adrenale Steroidsynthese und mögliche Enzymstörungen

Bei angeborenem Enzymdefekt entstehen Mangelsymptome durch Fehlen der hinter diesem Block liegenden Hormone. Die vor dem Defekt befindlichen Steroide werden oft vermehrt gebildet.

9.4.2 Pseudohermaphroditismus femininus

▶ **Definition.** Das gonadale Geschlecht ist weiblich (Ovarien vorhanden), der Phänotyp (genitaler Aspekt) männlich.

Ätiologie und Pathogenese: Der männliche Phänotyp entsteht durch die **fetale Androgeneinwirkung**. Mögliche Ursachen sind:
1. **AGS** (virilisierendes) infolge angeborener Enzymstörung (s. u.).
2. **Diaplazentare Androgeneinwirkung** durch androgenproduzierenden Prozess der Mutter oder durch androgenhaltige Medikamente.

9.5 Erkrankungen der Nebennierenrinde

9.5.1 Adrenogenitales Syndrom (AGS)

▶ **Synonym.** Congenital Adrenal Hyperplasia (CAH)

Physiologie und Pathophysiologie: Die Nebennierenrinde (NNR) produziert drei Hormongruppen: Mineralokortikoide, Glukokortikoide und Androgene. Die hypophysäre Steuerung erfolgt durch ACTH, das wiederum durch das hypothalamische Corticotropin Releasing Hormone (CRH) zur Sekretion und Synthese angeregt wird.

▶ **Merke.** Stellglied der hypothalamisch-hypophysären-NNR-Funktionsachse ist allein der Kortisolplasmaspiegel.

Kortisolmangel (z. B. beim AGS durch 21- oder 11-Hydroxylase-Mangel) führt reaktiv zur Mehrsekretion von ACTH und damit zur NNR-Hyperplasie und zur gesteigerten Bildung und Sekretion von Steroiden vor dem jeweiligen Enzymblock (Abb. 9.11). Die Mineralokortikoide (Aldosteronproduktion) werden primär über das Renin-Angiotensin-System gesteuert.

Virilisierendes adrenogenitales Syndrom

21-Hydroxylasemangel

Einteilung: s. Tab. 9.13

9.13 Einteilung des 21-Hydroxylasemangels

klassische Formen	– AGS ohne Salzverlust (unkompliziertes AGS) – AGS mit Salzverlust (kompliziertes AGS)
nichtklassische Formen	– Late-onset-AGS – asymptomatisches AGS (cryptic AGS)

Häufigkeit: In 95 % aller AGS-Fälle liegt ein 21-Hydroxylasemangel vor. Die Inzidenz beträgt etwa 1 : 12 000. Beide Geschlechter werden gleich häufig betroffen. Das komplizierte AGS ist dreimal häufiger als das unkomplizierte. Die Heterozygotenfrequenz des 21-Hydroxylase-Mangels beträgt 1 : 55, d. h. jeder 55. der Bevölkerung ist Überträger des AGS ohne selbst krank zu sein.

Genetik: Das für die Bildung der 21-Hydroxylase verantwortliche Gen sitzt auf dem kurzen Arm des Chromosoms 6. Auf dem gleichen Chromosom befinden sich auch die Genorte des HLA-Systems. Zwischen dem HLA-System und dem 21-Hydroxylase-Mangel besteht eine Genkopplung (genetic linkage).

Pathogenese und Klinik des unkomplizierten AGS: Hier ist nur die Kortisolsynthese gestört. Der 21-Hydroxylasemangel bedingt einen Mangel an Kortisol. Die vor dem Enzymblock synthetisierten Substanzen 21-Desoxykortisol und 17-α-Hydroxyprogesteron reichern sich im Blut an. Der Serumgehalt an 17-α-Hydroxyprogesteron und dessen Metaboliten im Urin (u. a. Pregnantriol) sowie von 21-Desoxycortisol sind daher typischerweise erhöht. Die reaktive **Mehrsekretion von ACTH führt zur gesteigerten Bildung von Androgenen,** die zum phänotypischen Bild des **Pseudohermaphroditismus femininus** bei Mädchen (Abb. 9.12) und zur Makrogenitosomie bei Jungen führt.

9.12 Pseudohermaphroditismus femininus bei einem 6 Wochen alten Mädchen mit AGS bei 21-Hydroxylasemangel (Genitalsitus Prader III)

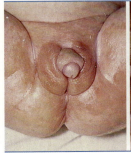
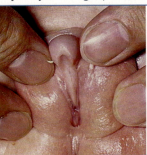

▶ **Merke**

Die Einteilung des Virilisierungsgrades des äußeren Genitales erfolgt nach Prader (Abb. 9.13).

Das innere Genitale bleibt in allen AGS-Fällen unbeeinflusst. Jungen mit AGS sind bei Geburt meist unauffällig (evtl. Hyperpigmentierung des Skrotums und Penisvergrößerung).

▶ **Merke.** Der Grad der Virilisierung hängt davon ab, in welcher Schwangerschaftswoche und in welchem Ausmaß vermehrt Androgene einwirken. Die kritische Phase für die Virilisierung weiblicher Feten ist die 11. bis 20. Schwangerschaftswoche.

Die Einteilung des Virilisierungsgrades des weiblichen Genitales (Abb. 9.13) bzw. des Feminisierungsgrades des männlichen Geschlechtes erfolgt nach Prader.
In leichten Fällen (abhängig von der Ausprägung des Enzymmangels) liegt nur eine Klitorishypertrophie vor. Im Extremfall kommt es zur vollständigen Ausbildung eines äußerlich männlich wirkenden Genitales mit Penisbildung bei einem gonadal und genetisch weiblichen Individuum. Jungen mit inkomplettem AGS sind bei der Geburt meist unauffällig, selten treten Hyperpigmentierung des Skrotums und Penisvergrößerung auf. Das innere Genitale bleibt in allen AGS-Fällen unbeeinflusst.

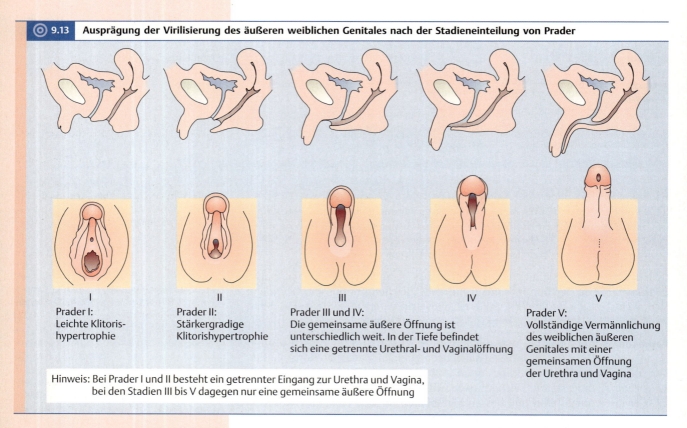

9.13 Ausprägung der Virilisierung des äußeren weiblichen Genitales nach der Stadieneinteilung von Prader

I — Prader I: Leichte Klitorishypertrophie

II — Prader II: Stärkergradige Klitorishypertrophie

III — Prader III und IV: Die gemeinsame äußere Öffnung ist unterschiedlich weit. In der Tiefe befindet sich eine getrennte Urethral- und Vaginalöffnung

IV

V — Prader V: Vollständige Vermännlichung des weiblichen äußeren Genitales mit einer gemeinsamen Öffnung der Urethra und Vagina

Hinweis: Bei Prader I und II besteht ein getrennter Eingang zur Urethra und Vagina, bei den Stadien III bis V dagegen nur eine gemeinsame äußere Öffnung

Pathogenese und Klinik des komplizierten AGS: Neben den Symptomen bei unkompliziertem AGS kommt es zu **Erbrechen, Diarrhö, Nahrungsverweigerung, Exsikkose und Apathie** und zu Elektrolytstörungen (**Hyperkaliämie, Hyponatriämie, metabolische Azidose**).

Pathogenese und Klinik des komplizierten AGS: Hier ist die Kortisol- und Mineralokortikoidsynthese gestört. Der Genitalbefund kann wie beim unkomplizierten AGS imponieren. Infolge der zusätzlich gestörten Synthese der Mineralokortikoide kommt es zu klinischen Symptomen mit **Erbrechen, Diarrhö, Nahrungsverweigerung, Exsikkose und Apathie** und zu Elektrolytstörungen (**Hyperkaliämie, Hyponatriämie, metabolische Azidose**).
Da sich die Symptomatik in der 2.–3. Lebenswoche entwickelt und erst im Alter von mehreren Wochen voll ausgeprägt ist, kann es zur Verwechslung mit der Pylorusstenose kommen (typische Elektrolytkonstellation bei Pylorusstenose ist aber eine Hypokaliämie, Hyponatriämie und metabolische Alkalose).

▶ **Merke**

▶ **Merke.** Die klinischen Symptome des komplizierten AGS werden bei Jungen in den ersten Lebenswochen meist verkannt, weshalb sie häufiger als Mädchen an den Folgen der Erkrankung (Salzverlustkrise) sterben.

Klinik des Late-onset-AGS: Die Kinder entwickeln sich zunächst unauffällig. Erst im Kleinkindalter oder später zeigen sich bei unbehandeltem AGS Symptome und Befunde der vermehrten Androgenbildung (**Pseudopubertas praecox**, s. S. 213): Bei beiden Geschlechtern: beschleunigtes Längenwachstum mit akzeleriertem Knochenalter, Akne und Seborrhö, prämature Pubarche. Bei **Mädchen** Klitorishypertrophie und ausbleibende Menarche und Thelarche, bei **Jungen** infantile Gonaden.

> ▶ **Merke.** Unbehandelt führt das AGS nach anfangs gesteigertem Wachstum im ca. 10. Lebensjahr, durch den frühen Schluss der Epiphysenfugen, zu einem Wachstumsstillstand. Die Patienten sind als Kinder groß und als Erwachsene klein.

Diagnostik: 17-OH-Progesteron i. S. ist deutlich erhöht (Normbereich bei gesunden Neugeborenen am 3.–7. Lebenstag 24 bis 514 ng/dl). Bei nicht eindeutig erhöhten Basalwerten kann der ACTH-Kurztest weiterhelfen. Nach ACTH-Stimulierung kommt es zu einem starken Anstieg des 17-OH-Progesterons im Serum. **Pregnantriol** wird als Metabolit des 17-OH-Progesterons im Urin vermehrt ausgeschieden. Testosteron als Hauptandrogen ist im Serum erhöht. Die Elektrolyte sind beim unkomplizierten AGS im Normbereich. Beim **Salzverlustsyndrom** (kompliziertes AGS) findet man infolge des Aldosteronmangels eine Hyponatriämie, Hyperkaliämie und eine metabolische Azidose.

Pränatale Diagnostik: Wird in einer Familie erstmals bei einem Kind ein AGS diagnostiziert, soll eine HLA-/DNA-Typisierung auch bei den Geschwistern und Eltern durchgeführt werden, um möglichst viele genetische Informationen für die genetische Beratung zu bekommen (Indexfall = Fall mit bekannter Diagnose). Bei erneuter Schwangerschaft kann die pränatale Diagnostik mittels transzervikaler **Chorionzottenbiopsie** und DNA-Analyse in der 9./10. SSW durchgeführt werden. Eine andere Möglichkeit stellt die **Amniozentese** in der 14. bis 16. SSW mit HLA-Typisierung der Amnionzellen und Bestimmung der Steroide 17-OH-Progesteron und Androstendion dar. Ohne Indexfall kann nur eine Amniozentese mit Bestimmung der Hormone im Fruchtwasser zur Diagnose führen.

Neugeborenenscreening auf AGS: Geeignet ist die Bestimmung des 17-OH-Progesterons, das neben weiteren Parametern im Rahmen des generellen Neugeborenenscreenings zum Ausschluss eines AGS bestimmt wird (s. S. 18). Die Werte sind altersabhängig, Frühgeborene haben höhere Werte. Cave: bei Kindern auf Intensivstationen (Stresssituation) findet man häufiger nicht-AGS-bedingte höhere 17-OH-Progesteronwerte.

Therapie: Dauersubstitution mit einem **Glukokortikoid** (z. B. Hydrokortison) und beim Salzverlustsyndrom zusätzlich mit einem Mineralokortikoid (z. B. 9-alpha-Fludro-Cortison, Astonin H). Wichtig ist die Verteilung der Tagesdosis.
Eine **plastisch-chirurgische Korrektur** bei Klitorishypertrophie ist im Alter von 6 bis 8 Monaten, eine Vaginalerweiterungsplastik bei stärkergradiger Phallusbildung ebenfalls im ersten Lebensjahr oder später ab dem 11. Lebensjahr möglich. Die **pränatale Therapie** soll die Vermännlichung des äußeren Genitales bei weiblichen Feten verhindern. Da die zytogenetischen und hormonellen Analysen nicht früh genug die Diagnose sichern, muss bei allen Risikoschwangerschaften die Behandlung mit Dexamethason peroral bereits in der 5./6. SSW begonnen werden. Wurde durch die pränatale Diagnostik ein homozygot erkrankter weiblicher Fetus diagnostiziert, wird die Therapie kontinuierlich bis zum Ende der Schwangerschaft fortgeführt, ansonsten wird die Therapie langsam reduziert.

11-Hydroxylasemangel

Ätiopathogenese und Klinik: Das verantwortliche Gen sitzt auf Chromosom 8q. Der Syntheseschritt des 11-Desoxykortisol zu Kortisol und des 11-Desoxykortikosteron (DOC) zu Aldosteron ist gehemmt, was zur Anreicherung von blutdruck-

Diagnostik und Therapie: Beim 11-Hydroxylasemangel ist zusätzlich das 11-Desoxycortisol im Plasma und seine Abbauprodukte THS im Urin erhöht. Therapie wie bei 21-Hydroxylasemangel.

Prognose: Bei guter Einstellung normale Lebenserwartung und Fertilität.

Feminisierendes adrenogenitales Syndrom

Es ist Folge einer gestörten fetalen Testosteronbiosynthese (Abb. **9.11**, S. 216). Häufigste Ursachen sind der 17-Hydroxylase-, 5-α-Reduktase- und der 3-β-Hydroxysteroid-Dehydrogenase-Mangel.

17-Hydroxylasemangel

Ätiopathogenese: Die Synthese des Kortisols und der Androgene ist gestört (s. Abb. **9.11**, S. 216).
Klinik: Der Androgenmangel führt zur Feminisierung männlicher Patienten.

Diagnostik: Die gesteigerte ACTH-Sekretion hat die Mehrbildung blutdrucksteigernder Substanzen zur Folge. Zudem besteht hypokaliämische Alkalose, Hypernatriämie.

Therapie: Glukokortikoid- und Sexualsteroid-Substitution.

5-α-Reduktase-Mangel

Testosteron wird nicht in seine biologisch aktive Form Dihydrotestosteron überführt (s. Abb. **9.11**, S. 216).

3-β-Hydroxysteroid-Dehydrogenase-Mangel

Kommt mit und ohne Salzverlustsyndrom vor. Bei Mädchen leichte Klitorishypertrophie; bei Jungen Pseudohermaphroditismus masculinus. Leitsymptome: Hypertrichose, Hirsutismus.

9.5.2 Unterfunktion der Nebennierenrinde (NNR)

▶ **Definition**

Einleitung und Ätiologie: s. Tab. **9.14**.

---

steigernden Substanzen wie DOC führt. Zusätzlich kommt es wie beim 21-Hydroxylasemangel zur reaktiven ACTH-Sekretionssteigerung mit nachfolgender Hyperandrogenämie. Neben dem Bluthochdruck findet man die klinischen Zeichen der gesteigerten Androgenwirkung wie beim 21-Hydroxylasemangel.

Diagnostik und Therapie: Wie beim 21-Hydroxylasemangel sind 17-OH-Progesteron, Testosteron und 11-Desoxycortisol im Blut erhöht, Aldosteron und Renin im Urin aber erniedrigt. Das Abbauprodukt des 11-Desoxycortisol THS und des 17-OH-Progesterons Pregnantriol werden im Urin vermehrt ausgeschieden. Die Therapie entspricht der bei 21-Hydroxylasemangel (s. S. 219).

Prognose: Patienten mit gut eingestelltem AGS haben eine normale Lebenserwartung. Die Fertilität ist nicht beeinträchtigt. Die Therapie muss aber lebenslang beibehalten werden.

Feminisierendes adrenogenitales Syndrom

Das feminisierende AGS ist Folge einer gestörten fetalen Testosteronbiosynthese oder Testosteronumwandlung (Abb. **9.11**, S. 216). Häufigste Ursachen sind der 17-Hydroxylase-, 5-α-Reduktase- und 3-β-Hydroxysteroid-Dehydrogenase-Mangel. Der seltenere 20,22-Desmolase-Mangel ist mit dem Leben nicht vereinbar, da alle drei Hormongruppen der NNR nicht synthetisiert werden können.

17-Hydroxylasemangel

Ätiopathogenese: Der Genlokus ist auf Chromosom 10. Durch den Enzymmangel ist die Synthese des Kortisols und der Androgene gestört (s. Abb. **9.11**, S. 216).

Klinik: Der Androgenmangel führt zur Feminisierung männlicher Patienten. Bei Mädchen findet man eine leichte Klitorishypertrophie. Mitunter fallen die Patienten erst durch die ausbleibende Pubertät oder durch den Bluthochdruck auf.

Diagnostik: Die gesteigerte ACTH-Sekretion hat die Mehrbildung blutdrucksteigernder Substanzen zur Folge (Vorstufen des Aldosterons: DOC, Kortikosteron), Aldosteron ist erniedrigt. Es bestehen eine hypokaliämische Alkalose, Hypernatriämie, Hypokaliämie und unterdrückte Reninbildung. Im Urin sind die Metaboliten der Mineralokortikoide THA und TH DOC vermehrt.

Therapie: Substitution von Glukokortikoiden und Sexualsteroiden.

5-α-Reduktase-Mangel

Bedingt durch den Enzymmangel ist Dihydrotestosteron im Verhältnis zu Testosteron erniedrigt (s. Abb. **9.11**, S. 216). Der Defekt wird autosomal-rezessiv vererbt und kann auch im Hautbiopsat nachgewiesen werden.

3-β-Hydroxysteroid-Dehydrogenase-Mangel

Dieser Defekt kommt mit und ohne Salzverlustsyndrom vor. Bei Jungen findet sich ein stärkergradiger Pseudohermaphroditismus masculinus. Bei Mädchen findet man nur eine leichte Klitorishypertrophie, milde Symptome treten gelegentlich auch erst im Erwachsenenalter auf. Leitsymptome können u. a. Hypertrichose, Hirsutismus und Menstruationsstörungen sein.

9.5.2 Unterfunktion der Nebennierenrinde (NNR)

▶ **Definition.** Die NNR-Unterfunktion geht mit einem vollständigen oder partiellen Ausfall der NNR-Hormone einher. Die Insuffizienz kann primär, sekundär oder tertiär verursacht sein. Bei der primären Form liegt ein Mangel aller Steroidhormone vor, bei der sekundären oder tertiären Form ist die Mineralokortikoidsynthese erhalten.

Einteilung und Ätiologie: s. Tab. **9.14**.

9.14 Einteilung und Ursachen der NNR-Insuffizienz

Einteilung	Ursachen
primäre NNR-Insuffizienz (Nebennierendefekt)	

angeboren	• konnatale NNR-Hypoplasie (1:12 500)
	  – Miniaturform
	  – zytomegale Form
	• familiäre Glukokortikoidinsuffizienz
	• familiäre Glukokortikoidresistenz
	• Mineralokortikoidmangel
	  – Aldosteronsynthasemangel
	  – Störung des Aldosteronrezeptorsystems
	• Pseudohypoaldosteronismus
	• Algrove-Syndrom (**A**ddison + **A**chalasie der Kardia + **A**lakrimie [=Triple A]; Therapie: Hydrocortison 10–15 mg/qm KOF/die).

erworben (chronische NNR-Insuffizienz = Morbus Addison)	• Autoimmunadrenalitis
	  – isoliert
	  – assoziiert mit anderen Erkrankungen (z. B. Adrenoleukodystrophie, Adrenomyeloneuropathie, Zellweger-Syndrom)
	• Infektionen (Pilze, Zytomegalie, Tbc)
	• AIDS
	• Speicherkrankheiten (z. B. Morbus Wolman)

sekundäre NNR-Insuffizienz (hypophysär)	
angeboren	• HVL-Hypoplasie
erworben	• Hirntumoren, Traumen (isoliert oder assoziiert mit anderen HVL-Hormonausfällen)
tertiäre NNR-Insuffizienz (hypothalamisch)	
angeboren	• Fehlbildungen des Hypothalamus
erworben	• Tumoren des Hypothalamus • Langzeitbehandlung mit Kortikosteroiden

9.15 Laborchemische Differenzierungsmöglichkeit bei Nebennierenunterfunktion

	ACTH	Kortisol	Aldosteron	Antikörper	Salzverlust
angeborene NNR-Hypoplasie	↑	↓	↓	–	+
Adrenalitis (Morbus Addison)	↑	↓	↓	+	+
Mineralokortikoid-Mangel: Aldosteronsynthasedefekt	normal	normal	↓	–	+
Pseudohypoaldosteronismus (s. S. 224)	normal	normal	↑; Renin ↑	–	+
hypophysäre/hypothalamische Störung	↓	↓	↓	(+)	+

Morbus Addison

Klinik: Die Erkrankung nimmt meist einen schleichenden Verlauf mit rascher Ermüdung, Adynamie, Leistungsabfall, Appetitlosigkeit, Gewichtsverlust, Erbrechen, Übelkeit, Durchfall, niedrigem Blutdruck, bronzefarbener Haut und Hyperpigmentierung (durch melanozytenstimulierende Hormon-Hypersekretion).

Komplikation: Bei Stress und akuten Erkrankungen (z. B. Infekten) kann sich eine lebensgefährliche Kreislaufinsuffizienz entwickeln **(Addison-Krise).**

Diagnostik: Laborchemisch finden sich eine Hyponatriämie, Hypochlorämie, Hyperkaliämie und metabolische Azidose. Der Nüchternblutzucker ist erniedrigt; bei Dehydratation sind Harnstoff und Kreatinin erhöht. Meist zusätzliche Eosinophilie und leichte Lymphozytose. ACTH i. S. ist **stark erhöht, Kortisol** und **Aldosteron** sind **erniedrigt,** die Reninaktivität im Plasma erhöht. Der **ACTH-Test** ist **negativ.**

Morbus Addison

Klinik: Schleichender Verlauf mit rascher Ermüdbarkeit und Adynamie, Gewichtsverlust, Erbrechen, Übelkeit, niedrigem Blutdruck, bronzefarbener Haut.

Komplikation: Addison-Krise.

Diagnostik: Hyponatriämie, Hypochlorämie, Hyperkaliämie und metabolische Azidose. ACTH i. S. ist **stark erhöht, Kortisol** und **Aldosteron** sind **erniedrigt.**

Therapie: Lebenslange Substitution mit Hydrokortison (initial 15–20 mg/m² KOF/die peroral in 3 Einzeldosen) und Mineralokortikoiden (9-α-Fludrokortison [Astonin-H] 0,05–0,20 mg in 2–3 Einzeldosen). Bei Auftreten einer Addison-Krise (Notfallsituation) wird Hydrokortison i.v. verabreicht (100 mg/qm KOF/die), zusätzlich Ersatz von Flüssigkeit und Elektrolyten.

Parameter der Langzeitbetreuung: Serumelektrolyte; ACTH im Plasma; klinischer Befund.

▶ **Merke.** Notfallausweis aushändigen! Dosiserhöhung bei Infekten, Stress und Operationen notwendig.

Weitere Formen der NNR-Insuffizienz

Angeborene Hypoplasie der NNR

Die **Miniaturform** (sporadisches Vorkommen) zeigt eine hypoplastische NNR mit normaler Zellstruktur; kombiniert mit Hirnfehlbildungen.

Die **zytomegale Form** wird X-chromosomal vererbt (nur Jungen betroffen), histologisch finden sich große vakuolisierte Zellen.

Klinik und Diagnostik: . Die geistige Entwicklung ist normal, die Pubertätsentwicklung gestört. Es besteht ein Kryptorchismus. Die Erkrankung kann isoliert oder in Kombination mit einem Glycerokinasedefekt oder einer Muskeldystrophie Typ Duchenne auftreten. Pränatal sind die Estriolspiegel im mütterlichen Serum erniedrigt. Zur weiteren Diagnostik s. Tab. **9.14**.

Therapie: Wie bei Morbus Addison (s.o.).

9.5.3 Überfunktion der Nebennierenrinde

Einteilung und Ätiologie: Ursachen der NNR-Überfunktion mit Hyperkortisolismus zeigt Tab. **9.16**.

9.16	Einteilung und Ätiologie der NNR-Überfunktion
primäre Überfunktion (Ursache liegt in der NNR selbst)	– autonome, bilaterale mikronoduläre oder unilaterale makronoduläre NNR-Hyperplasie – Adenom oder Karzinom der NNR
sekundäre Überfunktion (hypophysäre Ursachen)	– Morbus Cushing (Hypophysenadenom mit ACTH-Hypersekretion) – Nelson-Tumor: reaktiver Hypophysentumor bei langandauernder ACTH-Hypersekretion
tertiäre Überfunktion (hypothalamische Ursachen)	– gesteigerte CRH-Sekretion (Tumoren)
ektope ACTH- bzw. CRH-Bildung	– maligne Tumoren (z.B. Bronchialkarzinom)
iatrogen bzw. artefiziell	– Glukokortikoideinnahme

▶ **Merke.** Das **Cushing-Syndrom** bezeichnet alle klinischen Zustände, die mit einer Hyperkortisolämie einhergehen. Von **Morbus Cushing** spricht man bei Vorliegen eines HVL-Tumors mit ACTH-Hypersekretion.

Klinik: Das typische klinische Bild geht mit Stammfettsucht, Büffelnacken, Vollmondgesicht (runde, gerötete Wangen), Striae rubrae distensae, Akne, Myopathie mit Muskelschwäche, Bluthochdruck, Osteoporose (vor allem der Wirbelsäule) und Wachstumsstillstand einher (Abb. **9.14**). Psychische Veränderungen sind sehr selten. Eine zusätzlich verstärkte Behaarung deutet auf eine sekundäre oder tertiäre Genese hin (neben Kortikosteroiden werden auch Androgene verstärkt sezerniert).

9.5 Erkrankungen der Nebennierenrinde

9.14 Cushing-Syndrom

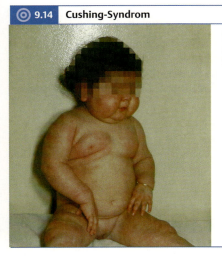

Typische Fazies mit Vollmondgesicht, Akne, Stammfettsucht und Striae rubrae bei einem 3 Jahre alten Kind mit Cushing-Syndrom.

Diagnostik und Therapie: Laborchemisch findet sich eine Lympho- und Eosinopenie und eine gestörte Glukosetoleranz.
Spezifische Tests erlauben die Unterscheidung möglicher Ursachen (Tab. **9.17**).
Freies Kortisol im 24-h-Urin: beim Morbus Cushing und Cushing-Syndrom erhöht ($>100\,\mu g/24\,h$).
Dexamethason-Hemmtest: Im **Kurzzeittest** werden um 23 Uhr 1,5 mg Dexamethason/qm KOF (maximal 1,5 mg) oral verabreicht, am nächsten Morgen um 8 Uhr wird Kortisol bestimmt. Normal: Suppression unter $2\,\mu g/dl$ Kortisol im Plasma.
Langzeittest (bei nicht eindeutigem Kurzzeittest): 2 mg Dexamethason (0,5 mg alle 6 Stunden oral) an 2 Tagen. Bestimmung des freien Kortisols im Urin und Kortisol im Serum.
CRH-Test: Gabe von $1\,\mu g$ CRH/kg KG i.v.; Bestimmung von ACTH und Kortisol (7-mal im Abstand von je 15 Minuten). Beim zentralen Cushing kommt es zu einem ACTH-Anstieg.
Harnsteroidprofil: kapillargaschromatische Auftrennung: zur Differenzierung maligner Prozesse.

Diagnostik und Therapie: Lympho- und Eosinopenie, die Glukosetoleranz ist gestört.
Spezifische Tests lassen auf die Ursache schließen (Tab. **9.17**).

9.17 Testverfahren zur differenzialdiagnostischen Unterscheidung einer Hyperkortisolämie

Ursache	ACTH im Plasma	CRH-Test	Dexamethason-Hemmtest	Therapie
zentrales Cushing-Syndrom (Morbus Cushing)	↑	↑↑↑	Kortisolabfall	transsphenoidale Tumorentfernung und medikamentöse Therapie mit Cyproheptadin, Bromocriptin
ektopes Cushing-Syndrom	↑	kein Anstieg	kein Kortisolabfall	Tumorentfernung; Zytostatische Therapie: Mitotan
iatrogenes Cushing-Syndrom (Glukokortikoidsubstitution)	↓	kein Anstieg	kein Kortisolabfall	Dosisreduzierung des Kortisols (möglichst $<0,5$ mg/kg KG/die)
adrenales Cushing-Syndrom	↓	kein Anstieg	kein Kortisolabfall	bilaterale Hyperplasie: bilaterale Adrenalektomie NNR-Tumoren: Tumor-Enukleation Karzinom: zytostatische Therapie (Mitotan)

Überproduktion von Mineralokortikoiden

Primärer Hyperaldosteronismus (Conn-Syndrom)

▶ **Definition.** Autonome Hypersekretion von Aldosteron bei meist einseitigem Adenom der NNR, bilateraler Hyperplasie oder Karzinom.

Überproduktion von Mineralokortikoiden
Primärer Hyperaldosteronismus (Conn-Syndrom)

◀ Definition

Klinik: Hypertonie (100%), Muskelschwäche (73%), Kopfschmerzen (51%), Polydipsie (46%), Parästhesien (24%). Keine Adipositas wie beim Cushing-Syndrom!

Diagnostik: Hypokaliämische Alkalose, Hypernatriämie, Aldosteronerhöhung i. Pl. und Urin, Reninaktivität unterdrückt (auch nach salzarmer Diät). Adenomnachweis durch CT/MRT. Zur Lokalisationsdiagnostik: bilaterale Katheterisierung der Nebennierenvenen mit seitengetrennter Hormonanalyse (Aldosteron, Kortisol) bei unklarem Befund.

Differenzialdiagnosen: Sekundärer Hyperaldosteronismus, der mit Dexamethason supprimierbar ist. Ursache: Krankheiten mit erhöhter Reninaktivität. **Pseudohyperaldosteronismus:** klinische Symptome des Hyperaldosteronismus bei erniedrigten Aldosteron- und Reninwerten. Hochdruck, Hypokaliämie, fakultativ Nephrokalzinose. Therapie: Spironolacton zur Hemmung des Mineralokortikoidrezeptors.

Therapie: Bei Tumoren operative Tumorentfernung, bei bilateraler Hyperplasie Adrenalektomie und Spironolacton.

9.6 Hypophyse – Folgeerkrankungen bei gestörter Hormonproduktion

Die Hypophyse besteht aus zwei ontogenetisch unterschiedlichen Teilen, dem Hypophysenvorderlappen (HVL) und dem Hypophysenhinterlappen (HHL). Obwohl die Hypophyse nur erbsgroß ist, stellt sie zusammen mit dem Hypothalamus das zentrale Regulationsorgan des Endokriniums dar (Tab. **9.18**).

9.18 Hormone der Hypophyse

Hormone des HVL	Somatotropes Hormon (STH), Luteinisierendes Hormon (LH), Follikelstimulierendes Hormon (FSH), (LH und FSH = Gonadotropine [GH]), Thyreoideastimulierendes Hormon (TSH), Adrenocortikotropes Hormon (ACTH), Prolaktin
Hormone des HHL	Antidiuretisches Hormon (ADH = Vasopressin), Oxytocin

9.6.1 Hypophysenvorderlappeninsuffizienz

▶ **Synonym.** Hypopituitarismus

▶ **Definition.** Insuffizienz einzelner oder sämtlicher endokriner Funktionen des HVL.

Ätiologie: Hormonausfälle des HVL können isoliert oder kombiniert (auch bereits angeboren) auftreten und sind bedingt durch Tumoren (z. B. Kraniopharyngeom, Dysgerminom), Schädel-Hirn-Traumen oder Entzündungen. Häufig bleibt die Ursache auch unerkannt (idiopathische Formen).

Klinik: Das klinische Bild einer HVL-Unterfunktion kann von der Symptomatik der Grundkrankheit (z. B. bei Hirntumoren: Hirndrucksymptomatik, Sehstörungen u.a.) bestimmt sein. Da diese Tumoren aber meist langsam wachsen, sind Folgen der Hormonausfälle nicht selten die ersten Symptome. So führt Mangel an STH beim Kind zum hypophysären Kleinwuchs. Bei Mangel an LH/FSH, TSH bzw. ACTH kommt es zu den sekundären (hypophysären) Formen von Hypogonadismus, Hypothyreose bzw. Nebennierenrindenunterfunktion. Beim isolierten angeborenen Gonadotropinmangel findet sich bei Jungen ein Hodenhochstand beidseits, bei beiden Geschlechtern bleibt die Pubertätsentwicklung aus. Ein Prolaktinmangel macht sich nur in der Stillzeit durch das Sistieren des Milchflusses bemerkbar.

9.6 Hypophyse – Folgeerkrankungen bei gestörter Hormonproduktion

Diagnostik: Neben der Bestimmung der **Basalwerte der Hormone** des HVL (s. o.) werden die Hormone der untergeordneten Drüsen: Nebennierenrinde (Kortisol), Schilddrüse (FT$_4$, FT$_3$), Gonaden (Testosteron, Östrogen) und IGF-1 bzw. IGF-BP3 bestimmt.

Die Differenzierung zwischen primären und sekundären (hypophysären) Formen der Unterfunktion erfolgt durch **Hypophysenfunktionstests** (Tab. 9.19). Im Falle einer Hypophyseninsuffizienz zeigt sich eine ungenügende Stimulierbarkeit der Hormone nach Applikation der Releasinghormone. Wurde der Verdacht einer Hypophysenunterfunktion bestätigt, ist die bildgebende Diagnostik (MRT) zum Ausschluss bzw. Nachweis eines raumfordernden Prozesses indiziert.

Therapie: Neben einer kausalen Therapie (z. B. Behandlung eines Hypophysentumors) müssen die verminderten Hormone substituiert werden, wobei sich die Dosierung der Substitutionstherapie nach dem klinischen Befund und den Ergebnissen der Kontrollwerte der substituierten peripheren Hormone zu richten hat.

9.19 HVL-Funktionstests

Stimulus mit Releasinghormon	Überprüfung
CRH	kortikotrope Funktion: ACTH-Sekretion
TRH	thyreotrope und laktotrope Funktion: TSH- und Prolaktin-Sekretion
GnRH (= LRH)	gonadotrope Funktion: LH- und FSH-Sekretion
GHRH	GH-Sekretion

9.6.2 Diabetes insipidus neurohormonalis

▶ **Synonym.** Diabetes insipidus centralis

▶ **Definition.** Mangel an antidiuretischem Hormon (ADH), der mit einer verminderten Fähigkeit der Nieren einhergeht, Harn zu konzentrieren (Asthenurie).

Ätiologie: Ein ADH-Mangel kann durch einen Hirntumor (z. B. Kraniopharyngeom), ein Schädel-Hirn-Trauma oder auch idiopathisch bedingt sein.

Klinik: Typische Symptome sind Polydipsie und Polyurie.

Diagnostik: Die Laborbefunde sind wegweisend. ADH im Plasma ist erniedrigt, die Plasmaosmolalität erhöht und die Urinosmolalität erniedrigt. Verschwindet die klinische Symptomatik und normalisieren sich Blut- und Urinosmolalität unter ADH-Gabe, ist die Diagnose gesichert. Ein Durstversuch ist nicht erforderlich, die direkte Bestimmung des ADH ist ausreichend.

Differenzialdiagnose: Diabetes insipidus renalis (fehlende Wirkung des ADH an den Nierentubuli, s. S. 430, psychogene Polydipsie, Diabetes mellitus).

Therapie: Behandlung der Ursache (z. B. Tumoroperation) und symptomatische Therapie durch Substitution von ADH. Je nach klinischer Symptomatik muss die Tagesdosis individuell ausgetestet werden. Intranasal oder oral werden Vasopressinanaloga verabreicht (DDAVP = 1-Desamino-8-D-Arginin-Vasopressin). Auch die i. v. Applikation ist möglich (Dosis $^1/_{10}$ der nasalen Menge).

9.7 Leitsymptom Wachstumsstörung

9.7.1 Minderwuchs

▶ **Definition.** Von Minderwuchs spricht man bei einer Körpergröße unter der 3. Perzentile.

Ätiologie: Es gibt viele Faktoren, welche das Wachstum beeinflussen. Jeder davon kommt als Ursache für Minderwuchs in Frage (Tab. 9.20).

Um eine Aussage über auffälliges Wachstum treffen zu können, muss neben der **aktuellen Körpergröße** die **Wachstumsrate** über einen Zeitraum von mindestens sechs Monaten bekannt sein.

9.20 Ursachen des Minderwuchses

Erbfaktoren	▪ Die Zielgröße wird von den Elterngrößen bestimmt.
	▪ Normvarianten:
	  – konstitutionelle Entwicklungsverzögerung
	  – familiärer Minderwuchs

chromosomale Anomalien	▪ Down-Syndrom ▪ Ullrich-Turner-Syndrom
pränatale Störungen (primordialer Minderwuchs)	▪ Mangel-, Fehlernährung der Schwangeren ▪ gestörte Funktion der Plazenta ▪ toxische Substanzen (Alkohol, Nikotin, Drogen) ▪ Infektionen
Organ- und Stoffwechselerkrankungen	▪ Herzfehler ▪ chronische Erkrankungen (z. B. der Lungen, Nieren, Leber, des Darmtraktes, blutbildenden Systems) ▪ Diabetes mellitus, Glykogenspeicherkrankheit
Hormonstörungen	▪ Mangel an Wachstumshormon, Schilddrüsenhormon ▪ Überschuss an Kortisol (Cushing-Syndrom)
Minderwuchs bei Syndromen	▪ Silver-Russell-Syndrom ▪ Prader-Willi-Labhart-Syndrom ▪ Pseudohypoparathyreoidismus ▪ Bloom-Syndrom
psychosozialer Minderwuchs	▪ psychische/soziale Vernachlässigung

▶ **Merke.** Die Wachstumskurven von Kindern mit normalem Wachstum zeichnen sich dadurch aus, dass sie parallel zum Normbereich verlaufen. Abnehmende Wachstumsraten müssen immer an pathologisches Wachstum bei krankhaften Störungen denken lassen.

Normvarianten

Familiärer Minderwuchs

Beim familiären Minderwuchs sind die Eltern des betroffenen Kindes ebenfalls minderwüchsig. Die Pubertät tritt zeitgerecht ein. Die Knochenentwicklung verläuft nicht verzögert. Die Endgröße der Kinder liegt unter der 3. Perzentile.

Konstitutionelle Entwicklungsverzögerung (KEV)

Bei Kindern mit KEV besteht eine familiäre Belastung, Vater und Mutter waren ebenfalls Spätentwickler. Die Endgröße liegt im (meist unteren) Normbereich. Die Pubertät tritt entsprechend der retardierten Skelettentwicklung typischerweise verzögert ein. Die Wachstumskurve weicht daher in der Pubertätsphase weiter vom Normbereich ab. Der Pubertätswachstumsschub stellt sich später ein. Echte hormonale oder Organerkrankungen müssen abgegrenzt werden (s. Tab. 9.20).

Therapie: Oxandrolon und Testosteron können in verschiedenen Altersstufen zur Normalisierung der verzögerten körperlichen Entwicklung beitragen. Sie sind indiziert bei durch den Minderwuchs bedingten psychosozialen Problemen.

Therapie: Ggf. Oxandrolon und Testosteron.

Hypophysärer Minderwuchs

Hypophysärer Minderwuchs

▶ **Definition.** Als hypophysären Minderwuchs bezeichnet man den durch Wachstumshormonmangel bedingten Minderwuchs.

◀ Definition

Häufigkeit: Die Frequenz des hypophysären Minderwuchses beträgt 1 : 5000–10 000.

Häufigkeit: 1 : 5000–10 000.

Ätiologie: Ursachen für eine unzureichende Wirkung an Wachstumshormon (WH) können hypothalamische oder hypophysäre Störungen sein (Tumoren, Traumen, Entzündungen, angeborene Anomalien).

Ätiologie: Meist hypothalamische oder hypophysäre Störungen.

▶ **Merke.** Da das Wachstumshormon seine wachstumsfördernde Wirkung nicht direkt, sondern durch Vermittlung der **Somatomedine**, die in der Leber gebildet werden, ausübt, kommt es bei gestörter Somatomedinbildung ebenfalls zum klinischen Bild des Wachstumshormonmangels.

◀ Merke

Seltene Ursachen für die Unwirksamkeit des endogenen Wachstumshormons (WH) sind Rezeptorstörungen für WH und Somatomedin sowie strukturelle Anomalien des WH. Beim familiären WH-Mangel fehlt das für die Bildung des WH verantwortliche Gen.

Klinik: Bei Kindern mit isoliertem WH-Mangel imponiert primär der **proportionierte Minderwuchs.** Bei der Geburt sind die Kinder normal groß und zeigen auch in den ersten beiden Lebensjahren eine normale Wachstumsrate. Nach dem 2. Lebensjahr weicht diese aber immer mehr von der Norm ab. Das Knochenalter ist retardiert und entspricht meist dem Längenalter. Von Kindern mit KEV sind sie nicht ohne weiteres zu unterscheiden. Bei genauerer Betrachtung fällt jedoch ein **puppenhaftes Gesicht** und eine bestimmte Art der **Fettsucht im Stammbereich** auf. Die Hautfaltendicke ist deutlich vermehrt.

Klinik: Die Kinder sind mit Ausnahme des **proportionierten Minderwuchses**, einem **puppenhaften Gesicht** und einer bestimmten Art der **Fettsucht** im Stammbereich meist wenig auffällig. Bei Geburt sind sie normal groß, die Wachstumsrate weicht ab dem 2. Lebensjahr aber immer mehr von der Norm ab.

Diagnostik: Die Plasmakonzentration des WH ist starken Schwankungen unterworfen. Die Stimulierung des HVL durch das GRH erfolgt pulsatil. Eine Tagesrhythmik wie bei anderen Hormonen gibt es nicht. Die nächtliche Mehrsekretion an WH ist an das Auftreten des Tiefschlafes gebunden. Da ein unterer Normbereich der spontanen WH-Sekretion nicht abzugrenzen ist, sind zur Überprüfung einer ausreichenden WH-Sekretion **pharmakologische Stimulationstests** erforderlich. Arginin, Clonidin, Insulin, L-Dopa und Glukagon sind die am häufigsten eingesetzten Substanzen.

Diagnostik: Die Plasmakonzentration des WH ist starken Schwankungen unterworfen, deshalb sind zum Nachweis des Wachstumshormonmangels **pharmakologische Stimulationstests** erforderlich (mit Arginin, Clonidin, Insulin, L-Dopa und Glukagon).

Ein **physiologischer Stimulus** sind die körperliche Belastung (Belastungstest mit Treppensteigen; Ergometer) und der spontane Tiefschlaf.

Ein **physiologischer Stimulus** sind die körperliche Belastung und der spontane Tiefschlaf.

▶ **Merke.** Bei Hypothyreose kann die WH-Sekretion eingeschränkt sein. Tests zur Überprüfung der WH-Sekretion sollten daher erst durchgeführt werden, wenn die Schilddrüsenhormone im Normbereich liegen.

◀ Merke

▶ **Merke.** Bei nachgewiesenem Mangel an Wachstumshormon muss ein Hirntumor ausgeschlossen werden (MRT).

◀ Merke

Therapie: Tägliche subkutane Injektionen mit Wachstumshormon bis zum Schluss der Wachstumsfugen.

9.7.2 Hochwuchs

▶ **Definition**

Ätiologie: s. Tab. 9.21.

Therapie: Es werden täglich subkutan 0,5–1,0 mg/m² KOF appliziert. Die Dosis muss den Gewichtsveränderungen angepasst werden. Die Therapie wird bis zum Schluss der Wachstumsfugen durchgeführt. Vierteljährliche Verlaufskontrollen sind daher notwendig.

9.7.2 Hochwuchs

▶ **Definition.** Von Hochwuchs spricht man bei einer Körpergröße über der 97. Perzentile.

Ätiologie: s. Tab. 9.21.

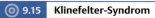

9.21 Ursachen des Hochwuchses

▶ *Normvariante*	– konstitutioneller Hochwuchs (familiär bedingt)
▶ *Syndrome*	– Marfan-Syndrom (s. S. 817) – Wiedemann-Beckwith-Syndrom (Tab. 7.1, S. 130) – Klinefelter-Syndrom (Abb. 9.15) – Sotos-Syndrom (zerebraler Gigantismus)
▶ *stoffwechselbedingt*	– Homozystinurie
▶ *hormonell bedingter Hochwuchs*	– Pubertas praecox (s. S. 213) – Pseudopubertas praecox (s. S. 213) – STH-produzierender Prozess

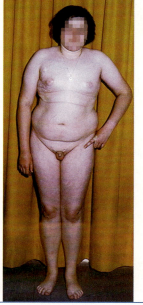

9.15 Klinefelter-Syndrom

14-jähriger Junge, Karyotyp 47, XXY. Leitsymptome: Hochwuchs (180 cm), Gynäkomastie, Adipositas, kleine Hoden.

Diagnostik: Wichtige **anamnestische Angaben** sind Fragen nach der Größe der Eltern und Geschwister, der bisherigen Längenentwicklung und vorzeitigen Pubertätsentwicklung.

Zur Bestimmung des Knochenalters erfolgt eine **Röntgenaufnahme** der **linken Hand**, bei Tumorverdacht ein MRT.

Diagnostik: Für die differenzialdiagnostische Einschätzung eines hochwüchsigen Kindes sind folgende **anamnestische Angaben** unerlässlich: Die Größe der Eltern und Geschwister, bisherige Längenentwicklung, Frage nach normaler oder beschleunigter Wachstumsgeschwindigkeit, vorzeitiger Pubertätsentwicklung und neurologischen Auffälligkeiten.

Als **bildgebendes Verfahren** wird obligatorisch die **linke Hand** zur Bestimmung des Knochenalters geröntgt. Fakultativ wird bei Verdacht auf einen zerebralen Prozess ein kranielles MRT angefertigt.

Hormonanalysen lassen weitere Unterscheidungen der möglichen Ursache zu: zum Ausschluss eines STH-produzierenden Tumors werden Somatomedin und STH (Spontansekretion im Schlaf und nach TRH-Stimulierung bzw. nach oraler Glukosebelastung), bei Verdacht auf einen adrenalen Prozess 17-OH-Progesteron i.S. bestimmt (s.S. 216). Gonadale Prozesse werden durch Bestimmung der Sexualsteroide und der Gonadotropine vor und nach LRH-Stimulierung diagnostiziert.

Therapie: Bei einer zu erwartenden Endgröße von über 180 cm bei Mädchen und über 195 cm bei Jungen wird **auf Wunsch der Eltern** und der **Kinder** die Behandlung mit **Sexualsteroiden** zur Reduzierung der prospektiven Erwachsenen-Endgröße durchgeführt. Man beginnt bei Mädchen ab einem Knochenalter von 12 Jahren und bei Jungen ab einem Knochenalter von 13 Jahren. Mädchen erhalten kontinuierlich Ethinylöstradiol oral (0,3 mg/die) oder konjugierte Östrogene (8 mg/die) und jeweils in der 3. Zykluswoche ein Gestagen (5 mg/die) für mindestens ein Jahr. Jungen bekommen alle zwei Wochen 500 mg Testosteron-Depot intramuskulär für die Dauer von mindestens 6–12 Monaten.

▶ **Merke.** Sexualsteroide bewirken eine Akzeleration der Skelettreifung und damit einen vorzeitigen Epiphysenschluss.

Hormonanalysen lassen weitere Unterscheidungen zu: es werden Somatomedin und STH, 17-OH-Progesteron, Sexualsteroide und Gonadotropine bestimmt.

Therapie: Bei einer zu erwartenden Endgröße von > 180 cm bei Mädchen und > 195 cm bei Jungen wird **auf Wunsch der Eltern** und **Kinder** die Behandlung mit **Sexualsteroiden** zur Reduzierung der prospektiven Erwachsenen-Endgröße durchgeführt.

◀ **Merke**

10 Gastroenterologie

10.1 Gastroenterologische Leitsymptome

Die Symptomatik der Magen-Darm-Erkrankungen im Kindesalter ist sehr mannigfaltig.
Die wichtigsten gastroenterologischen Leitsymptome sind:
- Bauchschmerzen (s. S. 230)
- Erbrechen (s. S. 233)
- Obstipation (s. S. 235)
- Diarrhö (s. S. 237)
- Gastrointestinale Blutungen (s. S. 239)

10.1.1 Bauchschmerzen

Bauchschmerzen treten mit einer **Inzidenz** von etwa 15–20 % vor allem bei 5–10-jährigen Kindern auf.

Einteilung: Bauchschmerzen können **akut** oder **chronisch rezidivierend** (Dauer > 3 Monate) auftreten.

Ätiologie: Häufige Ursachen von **akuten Bauchschmerzen** bei **Neugeborenen** und **Säuglingen** sind: mechanischer Ileus, Volvulus, Invagination oder Fehlbildungen (Tab. 10.1).
Bei **älteren Kindern** kommt eher eine Appendizitis in Betracht. Weitere Ursachen von akuten Bauchschmerzen zeigt Tab. 10.1.

10.1 Mögliche Ursachen von akuten Bauchschmerzen

	eher bei Neugeborenen und Säuglingen	eher bei älteren Kindern	altersunabhängig
häufige intraabdominelle Ursachen	- Volvulus (s. S. 258) - Invagination (s. S. 257) - Fehlbildungen (z. B. Duodenalatresie, s. S. 86) - Leisten- und Nabelhernie (s. S. 275) - Dreimonatskoliken	- akute Appendizitis (s. S. 272) - Harnwegsinfekt - akute Pyelonephritis (s. S. 420) - Lymphadenitis mesenterialis - Hepatitis A - intraperitoneale Blutungen (z. B. nach Trauma)	- akute Gastroenteritis (s. S. 269) - Obstipation - Morbus Hirschsprung - Nahrungsmittelunverträglichkeit, Allergien, Lebensmittelvergiftung
eher seltene intraabdominelle Ursachen	- nekrotisierende Enterokolitis - Mekoniumileus (s. S. 87)	- akute Pankreatitis (z. B. bei Mumps oder nach Trauma) - Cholelithiasis und/oder Cholezystitis - Magen- und Duodenalulzera	- Hiatushernie (s. S. 254) - paralytischer Ileus (z. B. durch Hypokaliämie bzw. bei Peritonitis) - Nieren-, Gallensteinkolik
häufige extraabdominelle Ursachen	- hämolytischer Ikterus	- Angina tonsillaris - Scharlach - Angst, Spannung, Überanstrengung - azetonämisches Erbrechen - prämenstruelle und menstruelle Beschwerden - Bauchtraumata	- Otitis media - Pneumonie und Pleuritis - Harnwegsinfekte - Hypoglykämie - Meckel-Divertikel
seltene extraabdominelle Ursachen	- Embolien und Thrombosen des Mesenterial-, Nieren- und Milzgefäßsystems - große Hydrozelen	- orthostatische Dysregulation - Bornholm-Krankheit - hämolytisch-urämisches Syndrom - Purpura Schoenlein-Henoch - ektope Schwangerschaft - Krampfäquivalente - periodisches familiäres Mittelmeerfieber (s. S. 574) - Morbus Fabry	- Meningitis, Enzephalitis - Herpes zoster - hämolytische Krisen (z. B. Sichelzellanämie) - paroxysmale Hämoglobinurie (sehr selten) - Osteomyelitis - Hodentorsion - Stieltorsion einer Ovarialzyste - Pneumothorax - Rückenmarkstumore

Chronische Bauchschmerzen können von vielen abdominellen und extraabdominellen Erkrankungen ausgelöst werden sowie auch vegetativ bedingt sein (funktionelle Bauchschmerzen, Tab. 10.2).

10.2 Mögliche Ursachen von chronischen Bauchschmerzen

häufig	selten	sehr selten
■ Tonsillitis mit Lymphadenitis mesenterialis ■ chronische Obstipation ■ Gastritis ■ funktionell vegetativ (Nabelkoliken) ■ irritables Kolon	■ Ulcus duodeni et ventriculi ■ chronische Appendizitis ■ chronische Pankreatitis ■ Morbus Crohn ■ Colitis ulcerosa ■ Laktoseintoleranz ■ Dysmenorrhoe ■ Tumoren ■ Hiatushernie ■ Harnwegserkrankungen	■ Morbus Meulengracht ■ Morbus Still ■ Gallen- bzw. Nierensteine ■ Migräne ■ „abdominelle Epilepsie" (Krampfäquivalente) ■ Dünndarmduplikaturen ■ Hämatokolpos ■ Porphyrie ■ Diszitis

▶ **Merke.** Bauchschmerzen können Ausdruck von harmlosen funktionellen Beschwerden sein, aber auch Symptom einer lebensbedrohlichen Erkrankung.

Diagnostik: Wichtig ist eine **ausführliche Anamnese**. Die wesentlichsten Fragestellungen wie **Beginn, Lokalisation, Art** und **Dauer** der Bauchschmerzen sind in Tab. 10.3 zusammengefasst. Die **Intensität** lässt Rückschlüsse auf mögliche Differenzialdiagnosen zu (Tab. 10.3).
Je jünger ein Kind ist, desto weniger kann es Dauer, Art (z. B. akut, chronisch, kolikartig, spastisch) und Lokalisation des Schmerzes angeben. Bei Kleinkindern werden Bauchschmerzen fast stets in die Nabelregion projiziert.

▶ **Merke.** Selbst Ohren- und Halsaffektionen können beim (Klein-)Kind in den Bauch lokalisiert werden.

Die anschließende **Inspektion und klinische Untersuchung** sind sorgfältig durchzuführen (s. Tab. 10.3). Bei der manuellen Untersuchung des Abdomens sollte unbedingt der **schmerzbedingte Gesichtsausdruck des Kindes beobachtet** werden, da das Kind den Schmerz evtl. unterdrücken möchte.
Eine ggf. weiterführende Diagnostik (z. B. Blutbild, Sonographie Abdomen, Urin- und Stuhluntersuchung) ist je nach Verdachtsdiagnose indiziert (Tab. 10.3).
Halten **starke Bauchschmerzen** mehrere Stunden unverändert stark an oder treten immer wieder in kurzen Zeitabständen heftig auf, besteht der Verdacht auf ein **akutes Abdomen** (zum diagnostischen Vorgehen s. Tab. 10.4).

▶ **Merke.** Ausdruck eines bedrohlichen **akuten Abdomens** ist die **Facies abdominalis**: Kinder zeigen ängstliche verfallene Züge mit leidendem Gesichtsausdruck, spitzer Nase, tiefliegenden Augen und oft weiten Pupillen sowie blasser Haut und trockenen Lippen.

Bei **Neugeborenen** und **Säuglingen** weisen galliges Erbrechen, vorgewölbtes Abdomen, blutige himbeergeleeartige Stühlen sowie evtl. Anzeichen von Schock und Sepsis auf einen **Volvulus** (s. S. 258) hin (dringliche Operationsindikation).
Bei Kindern mit einem gewölbten Abdomen und diffuser Abwehrspannung, Fieber, Leukozytose, erhöhtes CRP besteht der Verdacht auf eine **Peritonitis** (dringliche Operationsindikation).

10.3 Diagnostisches Vorgehen bei Bauchschmerzen

diagnostischer Schritt	Fragestellung	wegweisende Symptome oder Befunde
Anamnese	*Schmerzanamnese:* Beginn, Intensität, Lokalisation, Art und Dauer des Schmerzes	• plötzlich anfallsweise auftretende, schwerste krampfartige Bauchschmerzen (z. B. Verdacht auf Bornholm-Krankheit, Abdominalkoliken) • Bauchschmerzen „nabelfern" (z. B. Verdacht auf basale Pneumonie und Pleuritis, Gleithernie) • Aufwachen aus dem Schlaf durch Schmerz (z. B. Verdacht auf gastroösophagealen Reflux)
	Stuhlverhalten: Frequenz, Konsistenz, Veränderung durch bestimmte Nahrungsmittel (z. B. Milch)	• blutige oder schleimige Stühle (z. B. Verdacht auf Colitis ulcerosa, Nahrungsmittelunverträglichkeiten [insbes. Laktoseintoleranz], Salmonellen- oder Shigelleninfektion)
	Lokal- und Begleitsymptome	• Übelkeit, Erbrechen (z. B. bei Appendizitis, Hepatitis A, EBV-Infektion) • Müdigkeit, Leistungsabfall (z. B. Diabetes mellitus, Morbus Addison) • Kopfschmerzen, Gelenkschmerzen, Erkrankungen aus dem rheumatischen Formenkreis • Husten, Fieber, Hauterscheinungen
	Vorerkrankungen: Bauchoperationen, Trauma	• auskultatorisch hochklingende Darmgeräusche, Abwehrspannung (V. a. Ileus) • blutiger Urin (V. a. Nierenschädigung)
	psychisches Befinden: Familie, Schule, Beruf, Freunde	• extremes Unter- oder Übergewicht (z. B. Essstörung, maligne Erkrankung)
	Familienanamnese	• Ulkus/Magen-Darm-Karzinom • chronisch-entzündliche Darmerkrankungen
Inspektion und klinische Untersuchung	*Aussehen des Kindes*	• Blässe (z. B. Anämie, Eisenmangel) • stark rote Lippen bei Azidose (z. B. Pseudoappendizitis diabetica) • Dehydratation: stehende Hautfalten bei Exsikkose • perianale Veränderungen (Fissur, Fistel): z. B. Morbus Crohn • Hauterscheinungen wie Spider naevi, Palmarerythem (z. B. Lebererkrankungen, Purpura Schoenlein-Henoch)
	Lage oder Gangbild des Kindes	• zusammengekauert bei starken Bauchschmerzen und Koliken • gebeugter Gang bei Appendizitis • Strecken der Beine: Zunahme der Bauchschmerzen, Provokation von Nackenschmerzen: z. B. bei Meningitis
	Verhalten vor und während der Untersuchung: z. B. Abwehr, Vermeidung von Lagewechsel (s. o.)	• apathisches Verhalten, gequälter Gesichtsausdruck (Facies abdominalis): V. a. akutes Abdomen
	abdomineller Tastbefund: z. B. Bauchdecke weich, hart vorgewölbt, Abwehrspannung	• Aufschreien bei Druckschmerzhaftigkeiten, Abwehrspannung: z. B. bei Appendizitis, Peritonitis
	Beurteilung der Lokalisation des Druckschmerzes oder einer *Resistenz* durch wiederholtes Untersuchen des Abdomens (möglichst gleicher Untersucher, Kind ablenken)	• zerebrale Eintrübung (z. B. Verdacht auf schwere Elektrolytentgleisung bei Ileus, Erstmanifestation eines Diabetes mellitus, Meningitis) • tastbare Resistenz: z. B. „Stuhlwalze", Wilms-Tumor

Laboruntersuchung
- *Urinanalyse:* Glukose, Eiweiß, pH-Wert, Ketonkörper, Nitrit, Leukozyten, Erythrozyten
- *Stuhluntersuchung* (auf Blut)
- *Blut:* CRP, Blutbild, Transaminasen, γ-GT, Lipase, Amylase, Bilirubin, Glukose, Elektrolyte

weiterführende apparative Diagnostik je nach klinischem Befund/Verdachtsdiagnose, z. B.:
- *Sonographie des Abdomens:* bei **jeder** akuten abdominellen Symptomatik sollte eine Sonographie durchgeführt werden (z. B. Beurteilung Peristaltik, Ausschluss Invagination, Tumor)
- *Röntgen-Abdomen:* bei Verdacht auf Ileus (Spiegelbildung, pathologische Luftverteilung im Darm), Fremdkörper
- *Röntgen-Thorax:* bei Verdacht auf Pneumonie, Pleuritis, Pneumothorax
- *MRT, CT:* als ergänzende, aussagekräftige Untersuchung z. B. Ausdehnung einer Raumforderung, Infiltration in andere Organe

10.4 Diagnostisches Vorgehen bei Verdacht auf ein akutes Abdomen

- stationäre Aufnahme und Beobachtung, evtl. Information an kinderchirurgischen Kollegen
- Nahrungskarenz
- gesamter klinischer Status und Suche nach extraintestinalen Erkrankungen (z. B. Otitis, Pneumonie, s. Tab. 10.1)
- Blutentnahme: BB, CRP, Blutgasanalyse, BZ, Elektrolyte, Harnstoff, Kreatinin, GOT, GPT, γ-GT, LDH, AP, Lipase, Amylase, Bilirubin, Quick/INR, PTT, Blutgruppe und „Kreuzblut"
- Sonographie des Abdomens
- weitergehende Untersuchungen abhängig von der Verdachtsdiagnose (z. B. Verdacht auf Tumor).

Chronische Bauchschmerzen (Dauer > 3 Monate) können in der Diagnostik erhebliche Schwierigkeiten bereiten, da eine Vielzahl abdomineller und extraabdomineller Erkrankungen differenzialdiagnostisch in Frage kommen (s. Tab. 10.2, S. 231).

Therapie: Die Therapie richtet sich nach der Ursache (s. jeweiliges Krankheitsbild). Bei **funktionellen Störungen** kann bei Säuglingen und Kleinkindern eine Milderung der Symptome häufig durch Streicheln des Bauches im Uhrzeigersinn und Wärmeapplikation erreicht werden. Bei älteren Kindern und Jugendlichen sind eventuell psychotherapeutische Gespräche erforderlich. Um mögliche somatische Ursachen nicht zu übersehen, sollten immer Kontrolluntersuchungen veranlasst werden.

10.1.2 Erbrechen

▶ **Definition.** Durch krampfartige Retroperistaltik kommt es zur Entleerung von Magen-Darm-Inhalt (Nahrung oder Sekrete) durch Mund und/oder Nase.

Ätiologie und Pathogenese: Erbrechen ist vor allem im Säuglings- und Kleinkindalter ein häufiges Symptom, da das Brechzentrum in der Medulla oblongata in diesem Alter leicht irritierbar ist. Es kann harmlos, aber auch Leitsymptom für eine ernste Erkrankung im Abdominalbereich selbst oder von bauchfernen Organen (z. B. Meningitis, Hirntumor) sein.
Den vielfältigen Ursachen des Erbrechens lassen sich je nach Lebensalter unterschiedliche Erkrankungen zuordnen (Abb. 10.1).
Im **Säuglingsalter** ist das sog. **Speien oder Aufstoßen** (Regurgitieren) mit Spucken nach oder zwischen den Mahlzeiten, bei dem die Säuglinge nicht beeinträchtigt sind, vom organbedingten Erbrechen zu unterscheiden.
Nehmen Kinder reichlich **Süßigkeiten und Fette** auf, kann dadurch auch Erbrechen ausgelöst werden, nicht selten in der Nacht, verbunden mit heftigen Leibschmerzen bei weichem Abdomen.

Diagnostik: Für die Differenzialdiagnose ist die Beurteilung des **Erbrechens in Abhängigkeit vom Lebensalter** sehr hilfreich (Abb. 10.1).
Auf eine ernsthafte Erkrankung hinweisende Symptome bei **Säuglingen** und die entsprechenden diagnostischen Maßnahmen zeigen Abb. 10.2.

▶ **Merke.** Jedes anhaltende Erbrechen bedarf der zügigen Klärung, da Flüssigkeitsverlust und Elektrolytverschiebungen besonders beim Säugling, aber auch beim Kleinkind, innerhalb von 6–12 Stunden zu einem lebensbedrohlichen Zustand führen können. Sehr gefürchtet ist die hypertone Dehydratation (s. S. 64).

Das **zyklische Erbrechen** mit rezidivierenden Episoden von starker Übelkeit und heftigem Erbrechen beginnt plötzlich und erstreckt sich über Stunden (und Tage!). Zwischenzeitlich sind die Kinder unauffällig. Ätiologie und Pathogenese

10 Gastroenterologie

10.1 Art des Erbrechens und häufige Ursachen in Abhängigkeit vom Lebensalter

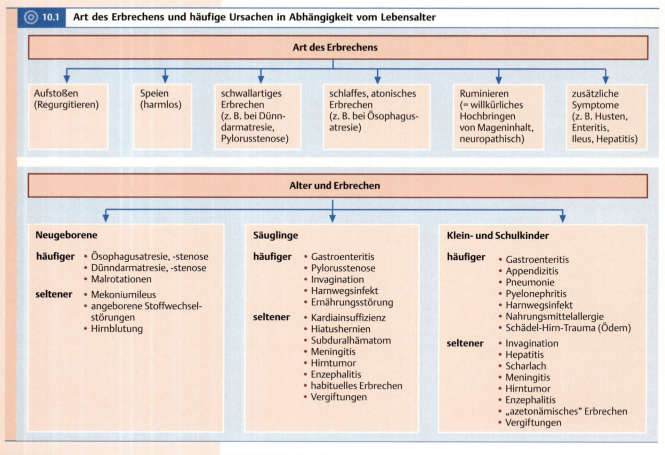

10.2 Akutes Erbrechen bei Säuglingen und Kleinkindern

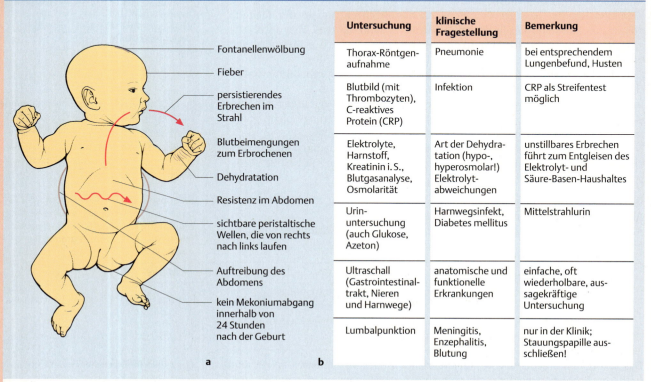

a Symptome, die eine ernsthafte Erkrankung vermuten lassen und eine stationäre Aufnahme erforderlich machen. **b** Diagnostisches Vorgehen.

10.1 Gastroenterologische Leitsymptome

10.5 Diagnostisches Vorgehen bei Erbrechen

Anamnese
Fragestellung
- Art des Erbrechens (z. B. Speien, schlaffes oder schwallartiges Erbrechen)

- Beschaffenheit des Erbrochenen (gallig, blutig oder mit Hämatinbeimengungen stark oder weniger stark sauer riechend)
- zeitlicher Ablauf (unmittelbar nach den Mahlzeiten oder unabhängig davon im Nüchternzustand, auch nachts)
- Begleitsymptome, z. B. Husten (Pertussis?), Diarrhö (Gastroenteritis?), Ikterus (Hepatitis?)

alarmierende oder wegweisende Befunde (Beispiele)
- schlaffes „Erbrechen" beim Neugeborenen mit Herauslaufenlassen von Schaum und Schleim: V.a. Ösophagusatresie oder -stenose (s. auch S. 83, Abb. **5.4**)
- schwallartiges Erbrechen beim Neugeborenen: V.a. Darmatresie- oder -stenose, Malrotation, Mekoniumileus, AGS (adrenogenitales Syndrom)
- schwallartiges Erbrechen ab der 3./4. Lebenswoche: V.a. Pylorusstenose
- schlaffes Erbrechen bei sehr krank wirkendem blassen, apathischem Kind: V.a. Invagination (Ileus) oder Meningitis
- galliges Erbrechen: V.a. Malrotation, Gallengangsstenose
- Erbrechen von Hämatin: V.a. gastroösophagealen Reflux
- Nüchternerbrechen: V.a. Hirntumor oder Leukämie
- Erbrechen in Verbindung mit zentralnervösen Symptomen: V.a. Meningitis, Enzephalitis, Intoxikation, Schädel-Hirn-Trauma
- Erbrechen in Verbindung mit akuten abdominellen Symptomen: V.a. Gastroenteritis, Appendizitis, Harnwegsinfekt, Pyelonephritis, Hepatitis A

Inspektion und klinische Untersuchung
- Ganzkörperstatus, Gewicht
- abdomineller Auskultations- und Tastbefund (z. B. Stenosegeräusche, tastbare Resistenzen)
- neurologischer Befund (z. B. meningitische Zeichen, bei V.a. zentralnervöse Ursachen weitere neurologische Abklärung)
- Hinweise auf Otitis media, Pharyngitis, Angina tonsillaris?
- Azetongeruch? (V.a. metabolische Azidose bei Diabetes mellitus oder verschiedenen Stoffwechselerkrankungen)
- Fieber, pneumonische Zeichen?

Laboruntersuchung
- **Urinstatus** (Streifentest)
- **Blut:** Blutbild, CRP, Elektrolyte
- **Stuhluntersuchung:** Blut (okkultes Blut), pathogene Keime (z. B. Viren, Bakterien, Protozoen)
- **Laboruntersuchungen** bei V.a. AGS, s. S. 216

weiterführende apparative Diagnostik je nach klinischem Befund/Verdachtsdiagnose, z. B.:
- **Sonographie des Abdomens:** bei Verdacht auf Invagination
- **Röntgen-Abdomen:** bei Verdacht auf Ileus (Abdomenleeraufnahme im Hängen, pathologische Luftverteilung im Darm?)
- **Röntgen-Thorax:** bei Verdacht auf Pneumonie, Pleuritis

---

sind unbekannt. Das zyklische Erbrechen tritt bei 2 % der 6–15-jährigen Kinder auf.

Therapie: Die Therapie besteht aus vorübergehender Nahrungskarenz und ausreichender Flüssigkeitssubstitution (Glukose-Elektrolytlösungen), die erforderlichenfalls parenteral erfolgen muss (s. S. 45). Beim zyklischen Erbrechen können nach Ausschluss organischer Ursachen Phenobarbital (2 mg/kg/d) oder Erythromycin (wirken antagonistisch auf Motilin) versucht werden. Die weitere Behandlung richtet sich nach der Grunderkrankung.

Therapie. Vorrübergehende Nahrungskarenz, Flüssigkeitssubstitution, weitere Therapie entsprechend der Grunderkrankung.

10.1.3 Obstipation

▶ **Definition.** Stuhlverstopfung aufgrund eines verlängerten Verweilens der Fäzes im Kolon mit seltener Entleerung von meist verhärtetem Stuhl.

10.1.3 Obstipation

◀ Definition

Einteilung: Es wird zwischen einer **akuten** und einer **chronischen** (> 3 Monate) Obstipation unterschieden.

Einteilung: Akute und chronische (> 3 Monate) Obstipation.

Ätiologie: Die Ätiologie der Obstipation ist mannigfaltig. Sie kann sowohl durch **äußere Faktoren** wie Änderung des Tagesrhythmus, einseitige Ernährung oder Medikamente als auch durch **organische Ursachen** wie perianale Läsionen, Stoffwechsel- oder abdominelle Erkrankungen (Tab. **10.6**) bedingt sein (s. auch 10.5.2 und 10.5.3).

Ätiologie: Obstipation kann sowohl durch **äußere Faktoren** (Ernährung, Medikamente) als auch **organisch** verursacht sein (Tab. **10.6**).

Tab. 10.6 Mögliche Ursachen akuter und chronischer Obstipation

Form	Ursachen
akute Obstipation	- zu wenig Flüssigkeitsaufnahme, einseitige Ernährung - Flüssigkeitsentzug durch Fieber - auf Reisen Änderung der Lebensgewohnheiten - schmerzhafte Stuhlverhaltung bei abdominellen Erkrankungen (z. B. Volvulus, Invagination) oder bei Analfissuren
chronische Obstipation - *metabolisch*	- z. B. Hypothyreose, Hypoparathyreoidismus, Hypervitaminose (Vitamin-D-Intoxikation), Hypokaliämie, tubuläre Azidose, Diabetes insipidus, Myopathien
- *mechanisch*	- z. B. Volvulus, Malrotation, Morbus Hirschsprung, Stenosen, Sphinkterachalasie, Schmerzen bei Analfissuren
- *Störungen des Defäkationsmechanismus* (Innervationsstörungen)	- z. B. Meningomyelozele, zerebrale Erkrankungen, psychogen
- *Störungen der Darmmotilität*	- z. B. Morbus Hirschsprung, idiopathisches Megakolon, Hypoganglionose, Colitis ulcerosa, Morbus Down, medikamentös bedingt (Vincristin, Antikonvulsiva, Imipramin)

▶ **Merke.** Am häufigsten ist die Obstipation alimentär (falsche, einseitige Ernährung) oder psychisch bedingt.

Klinik: Das Stuhlverhalten bei Kindern ist abhängig von Alter, Ernährung und Flüssigkeitszufuhr. Säuglinge: können bis zu 6 Stühle/d, Klein- und Schulkinder 1–2 Stühle/d absetzen.

Klinik: Das Stuhlverhalten des Kindes ist individuell sehr verschieden und abhängig von Alter, Ernährung und Flüssigkeitszufuhr. Bei voll gestillten Säuglingen reichen die Stuhlfrequenzen von 3–6 Stühle/d, bei älteren Säuglingen von 1–3 Stühlen/d, bei Klein- und Schulkinder von 1–2/d, aber auch Stuhlentleerungen nur alle 2 Tage sind möglich.

▶ **Merke.** Bei gestillten Säuglingen ist an eine Pseudoobstipation zu denken, d.h. Kinder setzen ohne Beschwerden 1–3 (–7) Tage keinen Stuhl ab.

Diagnostik: s. Tab. 10.7.

Diagnostik: Bei der Diagnose Obstipation darf nicht allein die Stuhlfrequenz herangezogen werden, da Stuhlfrequenz und -konsistenz sehr von der Quantität und Qualität der Ernährung abhängen. Ein Kind mit Obstipation muss gründlich untersucht werden, um z. B. ein Megakolon-Syndrom oder eine Dysganglionose nicht zu übersehen (s. auch Tab. 10.14, S. 259). Neben der genauen **Anamnese** ist die **körperliche Untersuchung** und je nach Bedarf auch eine **Labor-** und **apparative Diagnostik** erforderlich (Tab. 10.7).

Tab. 10.7 Diagnostisches Vorgehen bei Obstipation

Anamnese – Fragestellung	- Beginn der Obstipation - Ernährung und Flüssigkeitszufuhr - Stuhlanamnese (evtl. Stuhlprotokoll mit Frequenz [DD: Pseudoobstipation], Konsistenz, Blutbeimengungen, Überlaufenkopresis) - Defäkations- oder Bauchschmerzen - Grundkrankheiten
körperliche Untersuchung	- rektal-digitale Untersuchung: Sphinktertonus, stuhlgefüllte Ampulle (z. B. idiopathisches Megakolon)? - abdomineller Befund: Stuhlwalze tastbar, Druckschmerz? - perianale Fisteln/Fissuren bzw. Rhagaden? - Hämorrhoiden?
Laboruntersuchungen und apparative Diagnostik (Ausschluss von organischen Erkrankungen)	- Blutbild, Harnstatus (DD: Harnwegsinfekt) - Sonographie des Abdomens: z. B. Verdacht auf Stenosen, Tumore - Rektal-Manometrie: z. B. bei Verdacht auf Dysganglionosen (s. auch S. 261, Abb. 10.16) - Rektumschleimhautbiopsie (z. B. bei Verdacht auf Morbus Hirschsprung)

Therapie: Bei einer Obstipation ohne nachweisbare organische Ursache genügt es bei **Säuglingen und Kleinkindern** Haferschleim, Milchzucker (1 Teelöffel pro Flasche) oder Malzextrakt sowie Obst und Gemüse zu geben. Bei **älteren Kindern** ist zellulosereiche Nahrung indiziert: rohes Obst, Vollkornbrot, morgens getrocknete Pflaumen, Sauermilch, Joghurt anstelle von Vollmilch. Außerdem ist ausreichende körperliche Betätigung wichtig. Neben der Diät evtl. auch Gabe von Laktulose, Paraffinöl (1–2 ml/kg/d in 1–2 Dosen) und Prokinetika. Nach Ausschluss organischer Ursachen können therapeutisch auch Phenobarbital (2 mg/kgKG/d) oder Erythromycin (30–40 mg/kgKG) versucht werden; beide Medikamente wirken antagonistisch auf Motilin.
Die Therapie bei organischem Befund erfolgt entsprechend der Grunderkrankung.

Therapie:
Säuglinge und Kleinkinder: Kost mit Haferschleim, Milchzucker/Malzextrakt sowie Obst und Gemüse.
Ältere Kinder: zellulosereiche Kost, ausreichend körperliche Betätigung, ggf. Gabe von Paraffinöl, Laktulose, Prokinetika.
Die Therapie bei organischem Befund erfolgt entsprechend der Grunderkrankung.

10.1.4 Diarrhö

▶ **Definition.** Gehäufte Stuhlentleerungen bzw. erhöhte Gesamtstuhlmenge (bei Kindern > 10 g/kgKG/d) bei in der Regel verminderter Stuhlkonsistenz.

◀ **Definition**

Einteilung: Es werden **akute** von **chronischen** (> 3 Wochen anhaltenden) Durchfällen unterschieden.

Einteilung: akute und chronische (> 3 Wochen) Durchfälle.

Ätiologie und Pathogenese: Die **akute Diarrhö** tritt am häufigsten im Rahmen einer akuten viralen oder bakteriellen Gastroenteritis auf (Tab. 10.8, s. auch S. 269). In Abhängigkeit vom Erreger kommt es zur Schädigung der Bürstensaummembran bzw. der Darmmukosa und/oder durch eine Adhärenz oder Invasion enterotoxinproduzierender Erreger zur Aktivierung intrazellulärer Enzyme. Weitere mögliche Ursachen der akuten Diarrhö zeigt Tab. 10.8.

Ätiologie und Pathogenese: Bei der **akuten Diarrhö** werden vermehrt Wasser und Elektrolyte in den Darm sezerniert und/oder es bestehen Resorptionsstörungen. Mögliche Ursachen zeigt Tab. 10.8.

▶ **Merke.** Das Hauptproblem bei akuten Diarrhöen ist der Flüssigkeits- und Elektrolytverlust.

◀ **Merke**

10.8 Mögliche Ursachen akuter Diarrhöen im Kindesalter

Ursache		wegweisende Symptome bzw. Befunde
infektiöse Gastroenteritis (s. auch S. 269)	**Viren:** z. B. Rota-, Adeno-, Noro-, oder Echoviren	nach Erkrankungen im Umfeld des Kindes fragen, Auslandsaufenthalte
	Bakterien: Escherichia coli, Salmonellen, Shigellen, Yersinien, Campylobacter jejuni, Vibrio cholerae	anamnestisch meist plötzlicher Beginn, häufig in Verbindung mit Bauchschmerzen und Fieber
	unter Antibiotikatherapie: Clostridium difficile	bei Salmonellen- und Shigelleninfektionen oft blutige Durchfälle (Enterokolitis)
	Protozoen: Lamblien, Amöben	unter Antibiotikatherapie Entwicklung einer pseudomembranösen Kolitis möglich (Clostridientoxin im Stuhl)
Intoxikation (s. auch S. 883)	Nahrungsmittel: z. B. Staphylokokkentoxin, Pilzvergiftung	Nahrungsmittelintoxikation: meist begleitendes Erbrechen, nach Erkrankungen im Umfeld des Kindes fragen!
	Nikotin, Insektizide, Eisenintoxikation	Eisenintoxikation: schwärzliche Durchfälle
Nahrungsmittelunverträglichkeiten	Allergie, Kohlehydratmalabsorption (s. S. 262)	anamnestische Hinweise der Eltern
Fehlernährung	z. B. zu viel Süßes, zu fett	anamnestische Hinweise der Eltern
Hämolytisch-urämisches Syndrom (HUS, s. S. 409)	nach hämorrhagischer Gastroenteritis	nachlassende Harnausscheidung und Blässe (Anämie), im Blutausstrich Fragmentozyten
Infektionen außerhalb des Magen-Darm-Traktes	z. B. Otitis media (s. S. 937), Pneumonie (s. S. 325), Harnwegsinfekt (s. S. 420), Pyelonephritis (s. S. 420)	

10 Gastroenterologie

10.9 Mögliche Ursachen chronischer Diarrhöen im Kindesalter

Ursache	wegweisende Symptome bzw. Befunde
chronisch infektiöse Enterokolitis z. B. Salmonellen, Shigellen, Amöben	Umgebungserkrankungen, Stuhluntersuchung
chronisch nicht entzündliche Darmerkrankungen*	
▪ *Kuhmilchproteinintoleranz* (s. S. 263)	vorwiegend Säuglinge, Gedeihstörungen, Erbrechen, Kuhmilchprovokationstest (Cave: Anaphylaxie!) Dünndarmbiopsie, Bestimmung von IgG-AK gegen Kuhmilchprotein
▪ *Glutensensitive Enteropathie* (s. S. 265)	Beginn Anfang 2. Lebenshalbjahr, Gedeihstörungen, großes vorgewölbtes Abdomen, massige Stühle (ohne Blut) Anti-Gliadin-IgA und Anti-Transglutaminase-IgA, Dünndarmbiopsie
▪ *primäre Enzymdefekte der Darmschleimhaut* (s. S. 268) (z. B. Laktase- oder Maltasemangel)	saurer Stuhl-pH, H_2-Atemtest positiv
▪ *Lamblisiasis* (s. S. 665)	Gedeihstörungen bzw. Gewichtsverlust Zystennachweis im Stuhl
chronisch entzündliche Darmerkrankungen	
▪ *Morbus Crohn* (s. S. 279)	Bauchschmerzen, Appetitlosigkeit, eher milde Diarrhöen, Gewichtsabnahme
▪ *Colitis ulcerosa* (s. S. 277)	blutige Diarrhöen, zusätzliche extraintestinale Symptome, Bauchschmerzen, Inappetenz Endoskopie mit Stufenbiopsie, faktionierte MDP
weitere Ursachen	
▪ *Mukoviszidose* (s. S. 291)	stinkende, voluminöse Diarrhöen, Gedeihstörungen, pulmonale Symptome, Schweißtest
▪ *Reizdarmsyndrom des Kleinkindes*	Wechsel von Obstipation und Diarrhöen, guter AZ Ausschlussdiagnose!
▪ *Medikamentennebenwirkungen* (z. B. Antibiotika, Laxanzien, Chemotherapeutika)	Anamnese, Laxantienmissbrauch (Teenager!)

* zu **seltenen, chronisch nicht entzündlichen Darmerkrankungen,** die häufig mit Diarrhöen einhergehen: s. S. 263, Tab. **10.15**

Chronische Diarrhöen sind durch funktionelle oder morphologische Defekte der Darmschleimhaut bedingt (Ursachen s. Tab. **10.9**).
Diagnostik: Tab. **10.10**.
Therapie: Rehydratation und Therapie der Grunderkrankung. Zum Vorgehen bei akuter Gastroenteritis s. Abb. **10.21**, S. 271.

Chronische Diarrhöen entstehen durch funktionelle oder morphologische Defekte der Darmschleimhaut. Zu möglichen Ursachen s. Tab. **10.9**.

Diagnostik: Die Anamnese ist genau zu erheben, da diagnostisch häufig richtungsweisend. Zum weiteren diagnostischen Vorgehen s. Tab. **10.10**.

Therapie: In der Regel verläuft die akute Diarrhö selbstlimitierend. Wichtig ist zunächst die ausreichende Rehydratation (oral, bei Bedarf parenteral). Zum detaillierten Vorgehen bei Vorliegen einer akuten Gastroenteritis s. Abb. **10.21**, S. 271. Im Gegensatz zur akuten bedarf die chronische Diarrhö oft einer speziellen Therapie entsprechend der jeweiligen Grunderkrankung (s. einzelne Krankheitsbilder).

10.10 Diagnostisches Vorgehen bei Diarrhö

Anamnese

Fragestellung
- zeitlicher Ablauf der Diarrhö
  akut: Nahrungsabhängigkeit, Umgebungserkrankungen, Medikamentenanamnese, Stress, Begleitsymptome (z. B. Fieber, Erbrechen)?
  chronisch: Vorerkrankungen, Familienanamnese, Begleitsymptome?
- Beschaffenheit des Durchfalls (wässrig, fettig, schleimig, blutig)

Inspektion und klinische Untersuchung
- Ganzkörperstatus, Stuhlinspektion
- Gewichtskontrolle (Gewichtsabnahme?), Zeichen der Dehydratation (z. B. stehende Hautfalten, Fieber),
- abdomineller Befund (z. B. vorgewölbtes Abdomen, Resistenzen)
- Hinweise auf fokale oder extraintestinale Infektionen (z. B. Otitis media, Pyelonephritis, ZNS-Affektionen)
- Begleitsymptome, Hinweise auf extraintestinale Erkrankungen (z. B. Schädel-Hirn- oder Bauchtrauma, Vergiftungen)

Laboruntersuchung
- Blutbild, CRP, Elektrolyte
- Stuhl auf Parasiten und okkultes Blut
- bakteriologische und virologische Stuhluntersuchung
- Stuhl-pH (Gärungsstuhl)

weiterführende apparative Diagnostik (je nach klinischem Befund/Verdachtsdiagnose): z. B.
- Sonographie des Abdomens

10.1.5 Gastrointestinale Blutung

Einteilung: Blutungen aus dem Magen-Darm-Trakt werden unterteilt in **obere** (proximal der Flexura duodenojejunalis) und **untere gastrointestinale (GI) Blutungen** (distal der Flexura duodenojejunalis).
In Abhängigkeit von der Lokalisation der Blutung kann es klinisch zu folgenden sichtbaren Blutungsformen kommen:
- **Hämatemesis** (Bluterbrechen): Meist Zeichen einer oberen GI-Blutung, kaffeesatzbraunes Blut (Hämatin) zeigt den Kontakt des Blutes mit Magensalzsäure an, frisches hell- bis dunkelrotes Blut stammt meist aus dem Mund- oder Ösophagusbereich.
- **Meläna** (Teerstuhl): Meist Zeichen einer oberen GI-Blutung, bei langsamer Stuhlpassage aber auch bei unterer GI-Blutung. Differenzialdiagnostisch sind Meläna neonatorum und Meläna spuria (s. S. 105) abzugrenzen.
  Meläna neonatorum: Um den 2.–5. Tag durch Vitamin-K-Mangel (Morbus haemorrhagicus neonatorum), intestinale Allergie (nahrungsprotein induzierte Kolitis) oder im Rahmen einer Sepsis bzw. nekrotisierenden Enterokolitis
  Meläna spuria: Unter der Geburt vom Kind geschlucktes Blut der Mutter.
- **Hämatochezie** (Blutstuhl): Meist Zeichen einer unteren GI-Blutung. Austritt von frischem Blut aus dem Rektum bzw. frische Blutauflagerungen auf dem Stuhl.

Ätiologie: Die häufigsten Ursachen gastrointestinaler Blutungen bei Kindern zeigt Tab. **10.11**. Bei etwa 25 % der Patienten mit gastrointestinaler Blutung lässt sich keine Ursache finden.

Diagnostik: Neben einer ausführlichen Anamnese, körperlichen Untersuchung und Labordiagnostik ist die apparative Diagnostik zur Diagnosesicherung oft entscheidend (Tab. **10.12**).

10.11 Mögliche Ursachen gastrointestinaler Blutungen bei Kindern

Alter	obere gastrointestinale Blutung	untere gastrointestinale Blutung
eher bei Neugeborenen oder Säuglingen	- Morbus hämorrhagicus neonatorum (s. S. 105) - intestinale Allergie - Magenvolvulus (s. S. 258) - Hiatusgleithernie (s. S. 254) - Lange bestehende Pylorusstenose (s. S. 253) - Thrombozytopenie	- Volvulus (s. S. 258) - allergische Kolitis - nekrotisierende Enterokolitis (meist Frühgeborene, s. S. 122) - entzündliche Darmerkrankungen (s. S. 269, z. B. infektiöse Enteritis, pseudomembranöse Kolitis) - Thrombozytopenie
eher bei Kleinkindern oder älteren Kindern	- ösophagealer Reflux (s. S. 250) - Magen- oder Duodenalulkus/Stressulkus - hämorrhagische Gastritis - Fremdkörper - Gerinnungsstörungen (s. S. 473) - Ösophagitis (s. S. 246) - Ösophagusvarizen (s. S. 285) - Thrombozytopenie	- Invagination (s. S. 257) - entzündliche Darmerkrankungen (z. B. Morbus Crohn (s. S. 279, Colitis ulcerosa (s. S. 277), infektiöse Enteritis (s. S. 269), pseudomembranöse Kolitis (s. S. 637) - Purpura Schoenlein Henoch (s. S. 478) - Thrombozytopenie - Meckel-Divertikel (s. S. 273) - Juvenile Polyposis, Darmpolypen (s. S. 274) - Tumor - Analfissuren, Hämorrhoiden - Hämolytisch-urämisches Syndrom (s. S. 409)

10.12 Diagnostisches Vorgehen bei gastrointestinaler Blutung

Anamnese
- Vorerkrankungen (z. B. chronische Lebererkrankungen [Zirrhose], Koagulopathie, Blutungsneigung)
- Medikamentenanamnese (z. B. Marcumar)
- Bauchtrauma?, Fremdkörperingestion?
- Dauer und geschätzte Menge des Blutverlustes

Inspektion und klinische Untersuchung
- Inspektion des Mund- Rachenbereichs (Verletzungen?). Merke: Eine Hämatemesis kann auch durch geschlucktes Blut (z. B. Nasenbluten, Zahnextraktion) verursacht werden.
- Inspektion des Genitoanalbereichs und Rektaluntersuchung
- abdomineller Tastbefund: Bauchdecke weich, hart, vorgewölbt, Abwehrspannung (z. B. Hinweis auf Darmperforation, intraabdominelle Blutung)?

Laboruntersuchung
- Blutbild (Thrombozytenzahl beachten, Fragmentozyten?), großer Gerinnungsstatus mit allen Einzelfaktoren, CRP, Transaminasen, γ-GT, LDH, Ammoniak im Blut, Verotoxin
- Stuhl auf Blut, Enterokolitiserreger, Salmonellen und Shigellen (Auslandsaufenthalt?), EHEC
- Urin (Streifentest)

ggf. weiterführende apparative Diagnostik je nach klinischem Befund/Verdachtsdiagnose, neben der obligat durchzuführenden endoskopischen Untersuchung, z. B.:
- Sonographie des Abdomens, einschließlich Leber, Gallenwegen, Pfortader und Milz
- Röntgen-Abdomenübersicht (z. B. pathologische Luftverteilung bei Ileus, Luftperlen im Darm bei NEC?)
- Röntgenkontrastdarstellung insbesondere zur Erfassung von Blutungen im Duodenum
- CT und/oder MRT bei z. B. bei V. a. hepatogene Ursache der Blutung
- Technetiumszintigraphie bei V. a. blutendes Ulkus in einem Meckel-Divertikel bzw. aus ektopischer Schleimhaut in einer Kolonduplikatur
- ggf. diagnostische Laparoskopie oder Laparotomie bei starken Blutverlusten

▶ **Merke**

▶ **Merke.** Die Blutungsquelle muss so schnell als möglich endoskopisch gefunden werden – bei nicht stabilisierbaren Patienten als Notfallendoskopie, ansonsten innerhalb von 12–24h – da massive Blutverluste zu schwerer Anämie und Schock führen.

Therapie: Anhand der Vorgeschichte, der Art der Blutung und vor allem des endoskopischen Befundes müssen unterschiedliche therapeutische Maßnahmen vorgenommen werden. Um den Blutverlust abschätzen zu können, wird eine Magensonde gelegt (sowohl diagnostisch als auch therapeutische Maßnahme [z. B. Magenspülung]). Nicht selten ist eine Bluttransfusion erforderlich und/oder der Einsatz von Gerinnungsfaktoren (Blutkonserven kreuzen lassen!). Bei jeder gastrointestinalen Blutung muss ein Kinderchirurg hinzugezogen werden, um das weitere therapeutische Vorgehen zu besprechen, das bei der Vielfalt der möglichen Ursachen unterschiedlich ist (s. einzelne Krankheitsbilder).

10.2 Erkrankungen der Mundhöhle

10.2.1 Stomatitis und Gingivitis

▶ **Definition.** Lokalisierte oder diffuse, schmerzhafte Entzündung der Mundschleimhaut (Stomatitis) und des Zahnfleisches (Gingivitis), die durch Tröpfchen- und Schmierinfektion leicht übertragbar ist.

Ätiologie und Pathogenese: Im Säuglingsalter wird die **Stomatitis** meist durch eine Soorinfektion (Candidiasis) ausgelöst, die sich das Neugeborene während der Geburt bei infizierten Geburtswegen der Mutter zuzieht. Beim Kleinkind handelt es sich meist um eine durch Herpes-simplex-Virus (Typ I) hervorgerufene sog. **Stomatitis herpetica oder aphthosa** (Abb. **10.3a**). Der Soor kann auch durch Schmierinfektion vom Anogenitalbereich auf den Mund übertragen werden. Bei älteren Kindern und Erwachsenen gibt es auch eine **habituelle rezidivierende Stomatitis aphthosa**. Die **Stomatitis catarrhalis** kann als Begleitsymptom einer beginnenden Infektion der oberen Luftwege auftreten. Ursächlich kommen auch mechanische, thermische (zu heiße Speisen und Getränke, Trockeneiskontakt), toxische und allergische Einwirkungen und Arzneimittelnebenwirkungen (Zytostatika!) in Frage. Sehr stark betroffen sind die Mundschleimhäute beim Stevens-Johnson-Syndrom (s. S. 797) und bei der im Rahmen einer Immunsuppression auftretenden **ulzerösen Stomatitis**.

Im Gefolge einer Stomatitis, bei Karies und starkem bakteriellem Zahnbelag kann eine **Gingivitis** auftreten. Eine Langzeittherapie mit Hydantoinen kann eine Gingivahyperplasie (Makrulie) verursachen, die zu Gingivitis neigt.

Klinik: Nach einer Inkubationszeit von 2 bis 7 Tagen tritt hohes Fieber und Abgeschlagenheit auf, die Kinder wirken sehr krank. Aufgrund der Schmerzen im Mundbereich wird die Flüssigkeits- und Nahrungsaufnahme verweigert. Das Zahnfleisch schwillt an, die gesamte Mundschleimhaut ist gerötet, die Zunge belegt, die zervikalen Lymphknoten geschwollen. Innerhalb weniger Stunden bilden sich charakteristische Bläschen bevorzugt in der vorderen Mundhöhle (auch Lippen, Gaumendach, Wangenschleimhäute betroffen), die eine erhebliche Blutungsbereitschaft zeigen und rasch perforieren (Abb. **10.3a**). Es entsteht ein grauweißes, fibrinöses Exsudat mit schmierig blutigen Belägen, starkem Speichelfluss und Foetor ex ore. Perioral können impetiginisierte Effloreszenzen (Dermatostomatitis [Abb. **10.3b**]) entstehen. Von hier aus kann eine Schmierinfektion in den Ohr-, Nasen- und Genitalbereich erfolgen. Die Erkrankung dauert meist 1 bis 2 Wochen.

Bei **Soorbefall** entwickelt sich zunächst ein Schleimhauterythem, gefolgt von kalkspritzerartigen weißen, kaum abwischbaren Flecken auf der Mundschleimhaut und Zunge (Abb. **10.3c**). Aber auch große Plaques auf der gesamten Mundschleimhaut sind möglich. Schließlich entstehen schmerzhafte Ulzera.

◀ **Definition**

Ätiologie und Pathogenese: Herpes-Typ 1-Viren sind beim Kleinkind, Candidapilze beim Säugling die häufigsten Erreger. Die Erkrankung kann sich aber auch im Rahmen anderer Infektionen manifestieren. Mechanische, thermische, toxische und allergische Faktoren wie auch Arzneimittelnebenwirkungen (Zytostatika, Hydantoine) stellen ein breites Spektrum weiterer Ursachen dar.

Klinik: Nach einer Inkubationszeit von 2–7 Tagen treten Fieber, Abgeschlagenheit und starke Schmerzen im Mund auf. Die Gingiva ist angeschwollen, die Mundschleimhaut gerötet, die Zunge belegt. Schließlich entstehen Bläschen in der Mundhöhle, die rasch platzen (Abb. **10.3a**). Nach wenigen Tagen bilden sich weiße fibrinöse, schmierig blutige Beläge. Gelegentlich auch perioral impetiginisierte Effloreszenzen (Abb. **10.3b**). Eine Schmierinfektion ist möglich. Die Erkrankung dauert 1–2 Wochen.

Bei **Soorbefall** sieht man neben weißen, kalkspritzerartigen Belägen (Abb. **10.3c**) auch große Plaques auf der gesamten Mundschleimhaut und Ulzera.

10.3 Stomatitis und Mundsoor

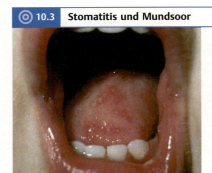
a Stomatitis aphthosa.

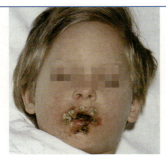
b Dermatostomatitis.

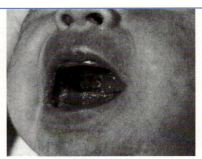
c Soorbefall des Mundes.

Bei Immunsuppression können auch Speiseröhre, Magen-Darm-Trakt und Atemwege befallen werden.

Diagnostik: Klinisches Bild, ggf. Erregerbestimmung aus Bläscheninhalt bzw. Abstrich.

Therapie: Behandlung der Grundkrankheit, lokale Spülungen und Mundpflege. Nur in schweren Fällen ist eine antibiotische Therapie erforderlich (beim Stevens-Johnson-Syndrom zusätzlich Kortikoide). Bei Soorbefall Nystatin-Suspension.

Prognose: Sofern keine Abwehrschwäche vorliegt, gut.

10.2.2 Speicheldrüsen

Entzündungen

Unter den selten vorkommenden Entzündungen steht die **bakterielle akute Sialadenitis** mit schmerzhafter Schwellung der Parotis und Submandibulardrüsen im Vordergrund. Der Ductus submandibularis ist angeschwollen und entleert eitriges Sekret. Auch **Viren** können eine Sialadenitis hervorrufen. **Chronisch rekurrierende Entzündungen** entstehen auf dem Boden rezidivierender Otitiden und Tonsillitiden und verlaufen in Schüben. Eine chirurgische Intervention ist nur bei Speichelsteinen nötig. Die akute Sialadenitis wird antibiotisch behandelt.

Tumoren der Speicheldrüsen

Sie gehen zu 80% von der Parotis aus und sind bei Kindern selten. Bei Einbeziehung des N. facialis entsteht eine Fazialislähmung. **Hämangiome** und **Lymphangiome** können bereits angeboren sein und werden im 1. Lebensjahr meist kleiner. Maligne Tumoren müssen operativ angegangen werden.

10.2.3 Zahnerkrankungen und Anomalien

Bei Immunsuppression kann sich die Soorinfektion ausbreiten (auch Soormeningitis und -sepsis) mit Befall von Speiseröhre, Magen-Darm-Trakt und Atemwegen.

Diagnostik: In der Regel kann die Diagnose aufgrund des klinischen Bildes gestellt werden, in Zweifelsfall Nachweis des Erregers aus Bläscheninhalt oder bei V. a. Soorbefall Abstrichuntersuchung.

Therapie: Neben der Behandlung der Grundkrankheit stehen lokale Mundspülungen z. B. mit Kamillentee, Salbeitropfen, Myrrhentinktur, Chlorhexidinlösung, bei älteren Kindern auch Hexoral (alle Medikamente auf pflanzlicher Grundlage, die Arnika, Salbei, Kamille u. a. enthalten) im Vordergrund. In schweren Fällen ist eine parenterale Antibiotikatherapie erforderlich. Beim Stevens-Johnson-Syndrom zusätzlich Kortikoidgabe für einige Tage. Bei nachgewiesener Soorinfektion 4 mal täglich Nystatin (orale Suspension) oder Miconazol (z. B. Candio-Hermal).

Prognose: Gut, falls die Entzündungen nicht auf dem Boden einer Abwehrschwäche oder einer Soorsepsis entstanden sind.

10.2.2 Speicheldrüsen

Entzündungen

Erkrankungen der Speicheldrüsen sind im Kindesalter sehr selten (Ausnahme: Mumps). Bei der **bakteriell** bedingten **akuten Sialadenitis** zeigt sich eine schmerzhafte, prallelastische Schwellung der Glandula parotis oder submandibularis mit Fieber. Bei der bimanuellen Untersuchung entleert sich aus dem deutlich geschwollenen Ausführungsgang des Ductus submandibularis eitriges Sekret. Neben bakteriellen Infektionen kennt an aber auch die typische **Virussialadenitis** (Zytomegalie, Masern, Mononucleosis infectiosa, Coxsackie- und Echoviren).

Die **chronisch rekurrierende Parotitis,** auch in Verbindung mit Steinbildung (Sialolithiasis), entsteht auf dem Boden rezidivierender Otitiden und Tonsillitiden. Zwischen einzelnen Schüben liegen oft wochenlange freie Intervalle. Sie kann sich nach Jahren spontan zurückbilden.

Die **Therapie** bei der akuten bakteriellen Sialadenitis besteht in der Verabreichung von Antibiotika und Antiphlogistika. Bei den chronischen Formen ist eine chirurgische Intervention selten erforderlich. **Speichelsteine** sollten jedoch frühzeitig operativ entfernt werden, um eine Fibrosierung und Atrophie der Drüsenazini zu vermeiden.

Tumoren der Speicheldrüsen

Diese im Kindesalter seltenen Tumoren gehen vom Drüsenparenchym (etwa 80% von der Parotis) oder vom Bindegewebe aus. Je nach Tumorart (benigne wie Angiom, Neurofibrom, Lipom und Adenom mit langsamem expansivem Wachstum oder maligne wie Sarkom, Karzinom, Adenokarzinom u. a.) besteht ein unterschiedlicher Tastbefund. Bei Einbeziehung des N. facialis kann eine Lähmung auftreten. **Hämangiome** und **Lymphangiome** (37 % aller Speicheldrüsentumoren) sind gelegentlich schon bei Geburt zu tasten und kommen meist innerhalb des 1. Lebensjahres zum Wachstumsstillstand, jedoch nicht vorhersehbar. Maligne Tumoren müssen im Gesunden entfernt werden. Kernspintomographische Diagnostik ist angezeigt.

10.2.3 Zahnerkrankungen und Anomalien

Zur physiologischen Zahnentwicklung s. S. 4 und Abb. **1.5**.

Zahndurchbruch- und Zahnentwicklungsstörungen

Zahndurchbruchsverzögerungen findet man bei Kindern mit Down-Syndrom, Hypothyreose, ektodermaler Dysplasie und bei einigen Skeletterkrankungen wie z.B. der Rachitis sowie Speicherkrankheiten.

Zahnentwicklungsstörungen manifestieren sich unterschiedlich und finden sich meist im Rahmen angeborener Erkrankungen, wie z.B. bei Epidermolysis bullosa, Mukopolysaccharidosen, Schmelzdysplasien, Hypophosphatasie und Hypophosphatämie sowie bei der Ehlers-Danlos-Erkrankung. **Dentindysplasien** mit graubläulichem Farbton (das Farbpigment des normal dicken Schmelzes fehlt), führen leicht zu Frakturen der Kronen. Bei der **Dentinogenesis imperfecta** (oft verbunden mit Osteogenesis imperfecta) erscheinen die Zähne transparent und bernsteinfarbig (z.B. bei der Zöliakie).

Bei **verfärbten Zähnen** muss man stets an Stoffwechselkrankheiten denken. **Strukturanomalien** sind meist umschriebene **Schmelzhypoplasien** (Rachitis, Rötelnembryopathie, Fluoridüberdosierung, Lues connata tarda). Alle diese Veränderungen treten symmetrisch bilateral auf. Eine **Hypodontie** bzw. **Makrodontie** ist selten (z.B. bei Trisomie 21) und betrifft meist die oberen seitlichen Schneidezähne, die Weisheitszähne, die beiden unteren Molaren bzw. die mittleren beiden bleibenden Schneidezähne. Eine **Parodontitis** findet man ebenfalls gehäuft bei Trisomie 21 (bis zu 90%), die bis zum Abbau des Alveolarknochens mit starker Gingivitis fortschreiten kann.

Stellungs- und Bissanomalien

Der Kinderarzt muss frühzeitig derartige Anomalien erkennen, um eine kieferorthopädische Behandlung (ab dem 8.–9. Lebensjahr) veranlassen zu können. Bissanomalien (Malokklusionen) sind nicht selten erblich bedingt. Stellungsanomalien der Frontzähne am häufigsten durch intensives, dauerhaftes (> 2. Lebensjahr) Daumenlutschen. Es entsteht der **offene Biss,** wobei die oberen Schneidezähne nach vorne gerichtet sind und die vorderen oberen Zähne O-förmig auseinanderstehen. Bei offenem Biss, **Kreuzbiss** (umgekehrter Frontzahnüberbiss) und Deckbiss kann das Oberkieferwachstum gehemmt sein. Beim **Deckbiss** verdecken beim Zubeißen die oberen Schneidezähne die unteren (oft bis zu Gingiva). Liegt eine **Progenie** vor, beißen die unteren Schneidezähne vor die oberen, Unterlippe und Kinn stehen vor, der Kieferwinkel ist abgeflacht, der Gesichtsausdruck des Kindes typisch verändert. Ein tief ansetzendes und breites Frenulum verursacht ein **Diastema** (Lücke) zwischen den oberen Schneidezähnen. Hier ist gelegentlich eine operative Behandlung (ca. 3 Jahre nach Durchbruch der Schneidezähne) erforderlich.

Karies

Ätiologie und Pathogenese: Organische Säuren werden durch Bakterien, insbesondere Streptokokken (Viridansgruppe), aber auch durch Laktobazillus und Candida albicans, gebildet und lösen den Zahnschmelz heraus. Hauptursache von Zahnproblemen stellt die Karies dar. Wesentliche Ursache ist der häufige Konsum von Süßigkeiten (z.B. Bonbons, gesüßte Tees, „nursing-bottle-syndrom").

Klinik: Plaques an den Zahnspitzen, -flächen und im Bereich des Zahnhalses. Die Zähne nehmen eine schmutzig-bräunliche Farbe an. Durch Fortschreiten der Karies, die dann mit Schmerzen einhergeht, entzündet sich der Markraum bis zur akuten Pulpitis, wodurch der Zahn abstirbt. Durch die Entzündung können Abszesse und eine Osteomyelitis entstehen.

Prophylaxe: Zahnpflege und richtige Ernährung sind neben der Fluoridprophylaxe (s. S. 19, Tab. **2.3**) die wichtigsten Kariespräventionsmaßnahmen.

Zahndurchbruch- und Zahnentwicklungsstörungen

Verzögert ist der **Zahndurchbruch** z.B. bei Down-Syndrom, Hypothyreose und einigen Skeletterkrankungen wie der Rachitis. **Zahnentwicklungsstörungen** sind meist mit angeborenen Erkrankungen verbunden und können sich ganz unterschiedlich manifestieren (Dentindysplasien, Schmelzdysplasien, Dentinogenesis imperfecta).

Schmelzhypoplasie findet man bei Rachitis, bei Rötelnembryopathie, Lues connata tarda, aber auch nach Fluoridüberdosierung. Hypodontie und Makrodontie sind selten (z.B. im Rahmen einer Trisomie 21).

Stellungs- und Bissanomalien

Sie müssen früh erkannt und kieferorthopädisch behandelt werden. Starkes Daumenlutschen über das 2. Lebensjahr hinaus trägt zu dieser Fehlbildung bei. Bei **offenem Biss, Kreuzbiss und Deckbiss** kann das Oberkieferwachstum gehemmt sein. Beißen die unteren Schneidezähne vor die oberen **(Progenie),** ist der gesamte Gesichtsausdruck nachteilig verändert. Eine Lücke **(Diastema)** der oberen Schneidezähne, bedingt durch ein breites Frenulum, muss ggf. operativ behandelt werden.

Karies

Ätiologie und Pathogenese: Verschiedene Bakterien können organische Säuren bilden, die den Zahnschmelz herauslösen. Häufigste Ursache der Karies ist der übermäßige Konsum von Süßigkeiten.

Klinik: Plaques, gefolgt von bräunlicher Verfärbung und akuter Pulpitis (seltener mit Abszess und Osteomyelitis), führen schließlich zum Zahntod.

Prophylaxe: Zahnpflege und Fluoridgabe (s. S. 19, Tab. **2.3**).

10.2.4 Lippen-Kiefer-Gaumen-Spalten

▶ **Definition.** Angeborene ein- oder beidseitige Hemmungsmissbildungen mit isolierter oder kombinierter Spaltbildung in Oberlippe, Oberkiefer sowie hartem und weichem Gaumen unterschiedlichen Ausmaßes.

Pathogenese und Häufigkeit: Mit ca. 1 : 500–1000 Geburten (Zunahme in den letzten Jahrzehnten) zählen sie zu einer der häufigsten Fehlbildungen in Europa (11–15 %). Die Determination fällt in die 3.–8. Schwangerschaftswoche. In bis zu 10 % treten weitere Fehlbildungen auf. Die einseitige, vollständige LKG-Spalte (links doppelt so häufig) ist mit 45 % aller Spaltbildungen des Gesichtes am häufigsten. Ca. 15–20 % betreffen Lippe bzw. Lippe und Kiefer, bei 36 % liegt eine isolierte Gaumen- und Velumspalte (weicher Gaumen) vor. Auch die Uvula kann gespalten sein (Uvula bifida). Der isolierte Zwischenoberkieferanteil steht meist noch in der Nähe der beiden Kieferstümpfe weit vor (Bürzel) und kann Zähne enthalten. Komplizierte Spaltbildungen treten v. a. bei Knaben auf.

Klinik: Man kennt **quere Gesichtsspalten** mit ein- oder beidseitiger Erweiterung der Mundwinkel (Goldenhar-Syndrom, S. 131) und **schräge Gesichtsspalten** (Oberlippe zum inneren Augenwinkel).
Die **okkulte Gaumenspalte** ist nur durch digitale Austastung des Gaumens festzustellen, wobei der Mittelteil des weichen und harten Gaumens nur mit einer dünnen membranartigen Haut überdeckt ist.
Affektion des Mittelohrs sind Folge der Spaltbildung. So ist z. B. das **Seromukotympanon** typisches Symptom einer Gaumenspalte.
Spaltbildungen können je nach Ausprägung die Nahrungsaufnahme (Cave: Aspiration), die Zahn- und Sprachentwicklung und die Funktion der inneren Nase erheblich beeinträchtigen. Sie stellen stets eine enorme psychische Belastung, auch für die Eltern, dar.

Therapie: Schon in der ersten Lebenswoche wird heute eine individuell angepasste Oberkieferplatte eingelegt, die das Oberkieferwachstum anregt, und auch die Möglichkeit der normalen Ernährung gegeben ist (Trinkplatte). Die optimalen Operationspläne werden mit dem Kieferchirurgen und Kieferorthopäden abgesprochen. Der Verschluss der Lippenspalte steht zeitlich an erster Stelle (im ersten Lebenshalbjahr). Der Verschluss von weichem Gaumen, Alveolus und die Velumoperation folgen im Alter von 10–12 Monaten. Zwischen dem 11. und 14. Lebensjahr weitere osteoplastische Eingriffe am Kieferspalt mit Sprechplatte, wobei diese zeitlichen Angaben sehr variieren!

▶ **Merke.** Die Kinder müssen sofort nach der Geburt dem Kieferorthopäden **und** Kieferchirurgen vorgestellt werden. Nur durch eine optimale Zusammenarbeit von Kieferchirurgen, -orthopäden, Logopäden, HNO- und Kinderarzt werden gute Langzeiterfolge erzielt (Abb. **10.4**).

Später sind meist Korrekturoperationen (Nasenflügel, Nasensteig, Pseudoprogenie, sprachverbessernde Operationen) erforderlich. Bis zur Einschulung sollen alle operativen und logopädischen Maßnahmen abgeschlossen sein, so dass das Kind zu diesem Zeitpunkt nicht beeinträchtigt und damit nicht benachteiligt ist. Maßnahmen zur Beseitigung der Hör-, Sprach- und Sprechstörungen müssen schon ab dem 7.–12 Lebensmonat beginnen (Tubenfunktionsstörungen, Paukenergüsse). Auf eine sorgfältige Zahnpflege und Kariesprophylaxe ist zu achten.

(Pierre-)Robin-Sequenz

Es handelt sich um eine Fehlbildung mit hypoplastischem, retroponiertem Unterkiefer (Glossoptose!), medianer Gaumenspalte, weit dorsal liegender, großer Zunge und gelegentlich Trachealstenose. Die Zunge kann in die Gaumenspalte und in den Nasenrachenraum gleiten und bereits beim Neugeborenen zu einem bedrohlichen inspiratorischen Stridor und Atemnot bis hin zur vitalen Gefähr-

10.4 Zeitliche Koordination der chirurgischen und kieferorthopädischen Versorgung von Lippen-Kiefer-Gaumen-Spalten

Kieferorthopädie	Monate	Chirurgie
Trink- und Retentionsplatte	0–6	OP Lippe
	10–12	OP weicher und harter Gaumen
	Jahre	
logopädische Therapie	2	
	3	
	4	Röntgenkontrolle Zahnstatus, Lage seitlicher Schneide-/Eckzähne
	5	
	6	
Behandlung im Wechselgebiss	7	
	8	
	9	
	10	
Einstellung der permanenten Dentition	11	Kieferspaltosteoplastik
	12	
	13	sprachverbessernde OP, Velopharyngoplastik
	14	
	15	
	16	Korrekturoperation, Rhinoplastik
	17	
	18	
	19	orthograde Chirurgie
	20	

dung führen. In diesem Fall muss die Zunge mit einer Klemme gefasst und vorgezogen werden, ggf. Versuch der Dauerintubation mit einem Guedel-Tubus und Bauch- bzw. Seitenlagerung. Bewährt haben sich die operative Fixierung der zurückfallenden Zunge am Kieferboden (Glossopexie) sowie die Anpassung einer Gaumen- bzw. Stimulationsplatte, wodurch das Unterkieferwachstum gefördert und die Zunge tonisiert wird.

Etwa 20% der Kinder sind geistig behindert und zeigen eine typische Fazies (retroponierter Unterkiefer, Mikrozephalie). Begleitanomalien finden sich in 26% (Extremitäten, Herz, Hirnanomalien, Sprachverzögerung, Strabismus). Für therapeutische Maßnahmen ist eine enge Zusammenarbeit mit Kieferchirurgen und -orthopäden sehr wichtig. Die Prognose hängt u. a. von der Ausprägung der Begleitanomalien ab.

10.2.5 Geschwülste im Mund-Kiefer-Hals-Bereich

Der Mund-Kiefer-Hals-Bereich stellt eine Prädilektionsstelle für **Hämangiome** (s. S. 776) und Lymphangiome, aber auch für Zysten, Fisteln und bösartige Tumoren dar.

Zystische Lymphangiome kommen einkammrig, häufiger aber multizystisch vor. Sie liegen meist hinter dem M. sternocleidomastoideus, kommen aber auch im Mund- und Schleimhautbereich, den Lippen und am Gaumen vor. Ihr Füllungszustand kann von Tag zu Tag variieren. Sie können sich prall-elastisch, aber auch teigig tasten und sind nicht schmerzhaft. Die Tumoren sind gelegentlich nicht sicher abgrenzbar. Intrazystische Blutungen können auftreten und verursachen eine Vergrößerung und Verhärtung des Tumors. Bei Neugeborenen besteht die Gefahr der Tracheakompression mit Asphyxiegefahr. **Fibrome und Lipome** sind meist gut abgrenzbar.

ferboden fixiert werden (Glossopexie). Die Bauch- bzw. Seitenlagerung hat sich hierbei bewährt.

10.2.5 Geschwülste im Mund-Kiefer-Hals-Bereich

Kavernöse Hämangiome (s. S. 776)

Lymphangiome variieren je nach Füllungszustand in ihrer Größe und sind nicht immer gut abgrenzbar. Bei Neugeborenen mit großen Angiomen besteht die Gefahr der Tracheakompression und Asphyxie. **Fibrome** und **Lipome** sind meist gut abgrenzbar.

10 Gastroenterologie

Halszysten und -fisteln (**mediane:** Dermoidzysten aus Resten des Ductus thyreoglossus, bei Durchbruch nach außen entsteht eine Fistel, **laterale:** Kiemengangszysten, am Vorderrand des M. sternocleidomastoideus gelegen = unteres Halsdreieck, mit ständiger geringer Sekretentleerung) können lange Zeit unentdeckt bleiben. Die Größe der Halszysten variiert, meist liegen sie jedoch nur als kleine, rundliche subkutane Schwellungen vor. Nach Infektion kommt es zur Größenzunahme mit Rötung und Überwärmung der darüberliegenden Haut, Schmerzen und Schonung des Halses und der Kopfbewegungen. Die Zysten und Fisteln können auch rezidivierend abszedieren. Hier muss frühzeitig eine vollständige Exstirpation mit Entfernung der Kiemengangsfistel und -zyste erfolgen, was aber nicht immer gelingt, so dass Rezidive eintreten.

Diagnostische Schwierigkeiten kann die **laterale Halszyste** bereiten, die hinter dem M. sternocleidomastoideus lokalisiert lange unentdeckt bleibt, bis sie sich entzündlich vergrößert, schmerzt und die Beweglichkeit des Kopfes eingeschränkt wird. Sie kann rezidivierend abszedieren und muss frühzeitig operativ entfernt werden.

Tumoren im Kieferbereich sind **Odontome,** die aus epithelialen und mesenchymalen Anteilen der Zahnanlage bestehen, sowie **Adamantinome,** epitheliale Kiefergeschwülste, die von den schmelzbildenden epitheloiden Zellen der Zahnanlage ausgehen, und maligne entarten können.

Odontome und **Adamantinome** sind selten; können aber maligne entarten.

Unter den bösartigen Tumoren gibt es auch im Kiefer-, Kopf- und Halsbereich die bei Kindern bekannten Geschwülste, die meist sehr rasch wachsen. Neben denen des lymphatischen Systems kommen maligne Teratome, Rhabdomyosarkome und Histiozytome, aber auch Neuroblastome in Betracht. Seltener sind maligne Hämangioendotheliome und Neurofibrosarkome, sehr selten ist ein Tumor im Halsbereich durch eine Ösophagusduplikatur bedingt.

Im Halsbereich können auch andere maligne Tumoren auftreten wie Teratome, Rhabdomyosarkome und Histiozytome; an das Neuroblastom muss gedacht werden.

10.3 Erkrankungen des Ösophagus

10.3.1 Ösophagusatresie

10.3 Erkrankungen des Ösophagus

10.3.1 Ösophagusatresie

s. S. 83

s. S. 83

10.3.2 Ösophagitis und Ösophagusstenosen

10.3.2 Ösophagitis und Ösophagusstenosen

▶ Definition

▶ **Definition.** Durch wiederholten Kontakt der Magensäure mit der Ösophagusschleimhaut, aber auch durch Einwirkung chemischer, infektiöser oder mechanischer Reize entsteht eine Ösophagitis, die zu Stenosen führen kann.

Ätiologie und Pathogenese: Bei gastroösophagealem Reflux mit Chalasie oder im Rahmen einer Sepsis, Pneumonie, Schädeltrauma, Soor- bzw. Herpes-simplex-Infektion kann eine **Ösophagitis** auftreten. Anhaltende Entzündungen führen schließlich zu **Stenosen.** Stenosen können auch durch anormal verlaufende Blutgefäße (A. circumflexa o. a.) sowie bei Epidermolysis bullosa hereditaria, fortschreitender Sklerodermie, Morbus Crohn und Sarkoidose auftreten.

Ätiologie und Pathogenese: Wesentliche Ursache der **Ösophagitis** ist der gastroösophageale Reflux bei mangelhaftem Kardiaschluss (Chalasie). Aber auch Komplikation anderer Erkrankungen, z. B. eine Sepsis oder Pneumonie, die mit einer Ösophagusatonie einhergehen können, gehirntraumatische Schäden, Candida- (Soor-, vor allem bei zytostatischer Therapie) oder Herpes-simplex-Infektionen können zu einer Ösophagitis führen. Hält die Entzündung an, können blutende Ulzera entstehen, bei lange fortdauernden Entzündungen bilden sich oft **Stenosen** aus (Narbenstrikturen), wie sie auch nach Verätzungen (s. S. 248) oder Verletzungen durch Fremdkörper nachweisbar sind.

Stenosen des Ösophagus können aber auch verursacht werden durch Kompression bei anormal verlaufenden Blutgefäßen (z. B. doppelter Aortenbogen [s. S. 302, Abb. 11.1], Arcus aortae dexter oder sinister, Arteria circumflexa; Dysphagia lusoria bei A. lusoria [dabei entspringt die A. subclavia dextra aus der Aorta descendens statt dem Truncus brachiocephalicus]), im Verlauf einer Epidermolysis bullosa hereditaria (hierbei mehr im oberen Drittel des Ösophagus), bei Sklerodermie, Morbus Crohn oder Sarkoidose. Angeborene Stenosen findet man am häufigsten im unteren Ösophagusdrittel.

Klinik: Retrosternale Schmerzen, Nahrungsverweigerung, Unruhe, Dysphagie und gelegentlich vermehrter Speichelfluss sind typische Symptome der **Ösophagitis.**

Klinik: Symptome der **Ösophagitis** sind beim Säugling Unruhe, Trinkunlust und gelegentlich vermehrter Speichelfluss, Kleinkinder verweigern vor allem feste Nahrung, größere Kinder geben retrosternale Schmerzen, „Sodbrennen" und später Dysphagiesymptome an. Regurgitation blutiger, mit Hämatin vermengter Nahrung tritt bei Ulzeration des Ösophagus auf.

Bei einer **Stenose** treten Dysphagiezeichen zunächst beim Schlucken fester Nahrungsbestandteile auf, verbunden mit Würgreiz, Erbrechen und retrosternalen Schmerzen. Bei progredientem Verlauf bereiten schließlich auch Flüssigkeiten Schluckbeschwerden. **Neuropathische**, verhaltensgestörte Kinder zeigen rein funktionelle Ösophagusspasmen mit heftigen Schluckbeschwerden.

Komplikationen: Als sehr seltene Komplikation einer Ösophagusstenose kann eine Perforation mit Mediastinitis auftreten (gelegentlich sogar mit Spontanpneumothorax) oder mit paraösophagealen Abszessen. Die Mediastinitis ist bedrohlich, da sich der Prozess uneingeschränkt ausbreiten kann.

Diagnostik: Durch Ösophagoskopie (eventuell auch Biopsie) und Röntgendarstellung können Ösophagitis und Stenosen lokalisiert, diagnostiziert und mit multiplen Biopsien die entzündlichen Veränderungen auch in der Ausdehnung gut beurteilt werden. Röntgenologisch lassen sich die Schleimhautveränderungen bei Ösophagitis jedoch erst nachweisen, wenn der entzündliche Prozess bereits die Submukosa ergriffen hat. Zur Refluxdiagnostik haben sich die intraluminalen pH-Sondenmessungen sehr bewährt.

Therapie: Sie richtet sich nach der auslösenden Ursache der Ösophagitis bzw. Stenosierung, die falls möglich beseitigt werden muss. Insbesondere Stenosen bei Gefäßanomalien sind operativ anzugehen. Operative Maßnahmen sind ansonsten nur bei Versagen der konservativen Therapie zu wählen. Zu den konservativen Maßnahmen bei Ösophagitis s. S. 251.

Prognose: Sie hängt von der Ursache der Ösophagitis bzw. der Stenose ab, ist jedoch meist gut.

10.3.3 Fremdkörper im Ösophagus

Ätiologie und Pathogenese: Vor allem Kinder zwischen dem 1. und 4. Lebensjahr und zerebral geschädigte Kinder schlucken oft in den Mund genommene Fremdkörper. An den physiologischen Engstellen des Ösophagus kann der Fremdkörper stecken bleiben, vor allem im krikopharyngealen Bereich. In den meisten Fällen passieren die geschluckten Fremdkörper (auch spitze Gegenstände) aber ohne wesentliche Behinderung die Speiseröhre und den Magen-Darm-Kanal und gehen nach 2–3 Tagen spontan mit dem Stuhl ab, sie können sich jedoch auch festsetzen. Ist dies im unteren Speiseröhrenanteil der Fall, muss der Verdacht auf eine angeborene oder erworbene Ösophagusstenose in diesem Bereich geäußert werden, auch wenn bislang keine Symptome einer Dysphagie bestanden.

Klinik: Mögliche Symptome sind Hypersalivation und die Weigerung, feste Speisen zu schlucken, während Flüssigkeiten und Breie angenommen werden. Bei manchen Kindern tritt nach dem Schlucken des Fremdkörpers **heftiger Hustenreiz** mit ängstlichem Gesichtsausdruck, Atemnot und Zyanose auf; bei Kleinkindern und älteren Säuglingen kann diese Symptomatik fehlen. Manchmal geben die Kinder Nackenschmerzen an. Scharfkantige Gegenstände, aber auch mehrere Tage oder gar Wochen im Ösophagus stecken gebliebene Fremdkörper können zu einer Ösophagitis, einem Druckulkus und schließlich zur Perforation führen (auch zum Zeitpunkt der Extraktion). Eine gefährliche Mediastinitis oder ein paraösophagealer Abszess sind dann die Folge.

Diagnostik: Mit der Röntgenthoraxuntersuchung kann die Lokalisation des Fremdkörpers meist festgestellt werden. Dabei ist darauf zu achten, dass die obersten Anteile des Ösophagus (also Halsbereich) bei der Aufnahme miterfasst werden. Da erfahrungsgemäß auch mehrere Fremdkörper geschluckt werden, sollte auch eine Röntgenaufnahme bzw. Durchleuchtung und Ultraschalluntersuchung des Abdomens erfolgen. Da nicht alle Fremdkörper schattendicht sind, ist im Zweifelsfall eine Kontrastmitteldarstellung nötig.

Therapie: Die Therapie bei stecken gebliebenen Fremdkörpern besteht in der schnellstmöglichen Fremdkörperextraktion unter Ösophagoskopie. Nach längerer Verweildauer des Fremdkörpers im Ösophagus ist nach Extraktion gelegentlich eine Aussackung am Ösophagus und sogar eine Fistelbildung möglich. Hat der Fremdkörper den Ösophagus bereits passiert, geht er fast ausnahmslos auf natürlichem Weg ab, was durch Stuhluntersuchungen kontrolliert werden sollte.

▶ **Merke.** Unmittelbar vor der Anästhesie zur Ösophagoskopie sollte man nochmals durchleuchten, da der Fremdkörper zwischenzeitlich den Ösophagus passiert haben kann und dann die Ösophagoskopie in Narkose nicht mehr erforderlich wird.

Prognose: Bei frühzeitiger Diagnose und Extraktion des Fremdkörpers ist die Prognose gut. Perforation, Periösophagitis und Mediastinitis sind auch heute noch prognostisch ungünstig, die Letalität liegt bei 10–20 %.

10.3.4 Verätzungen

s. auch S. 877

▶ **Definition.** Schwerste Entzündungen des Ösophagus durch ätzende Substanzen, vor allem durch Säuren und Laugen mit bedrohlichen Früh- und Spätkomplikationen.

Pathophysiologie: Am häufigsten entstehen Verätzungen durch Säuren und Laugen bei Kleinkindern zwischen dem 1. und 4. Lebensjahr. Laugenvergiftungen (tiefe Kolliquationsnekrose) sind, wegen der stark gewebsverflüssigenden Eigenschaften der Laugen, gefährlicher als solche mit Säuren (Koagulationsnekrose). Nach relativ kurzer Zeit kann der Ösophagus (und evtl. der Magen) perforieren. Auch noch 1- bis 2 %ige Lösungen haben eine ausgesprochene Ätzwirkung. Sehr gefährlich sind vor allem Granulate, da sie in Schleimhauttaschen, im Ösophagus-, Larynx- und Trachealbereich lokal lange einwirken und schwerste Ätzungen hervorrufen. Jedoch besteht nicht immer ein Zusammenhang zwischen der Symptomatik und dem Grad der Ösophagusverätzung.

Klinik: Da der Kontakt mit Lippen, Gingiva, Zunge und Mundschleimhaut meist relativ kurz ist (das Kleinkind schluckt reflektorisch, das größere Kind spuckt aus), findet man an diesen Stellen nicht immer typische Spuren und kann auch nicht durch Inspektion der Lippen und des Mundes Rückschlüsse auf die Intensität des Schadens ziehen. Bei sichtbaren Symptomen finden sich glasige, schmerzhafte Schwellungen und Beläge. Daneben geben größere Kinder retrosternale Schmerzen an. Würgreiz, Regurgitieren, vermehrter Speichelfluss, Übelkeit und eventuell Erbrechen führen dazu, dass die Ösophagusschleimhaut mehrmals mit der Lauge oder Säure in Kontakt kommt, besonders im Bereich der physiologischen Engstellen. 2 bis 3 Tage später kann die nekrotische Schleimhaut in Streifen und großen Plaques abgestoßen und erbrochen werden. Tritt beim Würgen und Regurgitieren eine Aspiration auf, entsteht ein Larynx- und Trachealödem mit lebensbedrohlicher Atemnot. Auch die Epiglottis kann sehr geschädigt sein. Bei schweren Verätzungsfällen kann innerhalb weniger Stunden der Tod durch Kreislaufschock eintreten.

Diagnostik: Nach Mund- und Racheninspektion wird in Narkose eine Ösophagogastroduodenoskopie durchgeführt (zwischen 6 – spätestens 24 h).

Therapie: s. S. 885 und Tab. **21.7**, S. 887

Prognose: Bei schweren ausgedehnten Verätzungen zweifelhaft, auch wenn anfangs erfolgreich behandelt wurde. Regelmäßige Kontrollen sind erforderlich, um auch später auftretende Stenosen zu erfassen (Ernährungsprobleme und erhöhtes Risiko für Ösophaguskarzinom mit Brachyösophagus).

10.4 Erkrankungen des Magens

10.4.1 Kardia

Achalasie (Kardiospasmus; Megaösophagus)

▶ **Definition.** Unfähigkeit des unteren Ösophagussphinkters (UÖS) – bei eingesetztem Schluckvorgang – zu relaxieren.

Ätiologie und Pathogenese: Es besteht eine Dysfunktion des autonomen enteralen Nervensystems mit unklarer Pathogenese. Licht- und elektronenoptisch sowie histochemisch liegen Hinweise sowohl auf primäre Defekte als auch auf sekundäre entzündliche Läsionen postganglionärer Neuronen vor. Die **Reduktion postganglionärer Zellen**, damit eine verminderte Freisetzung von gewebeaktiven Hormonen und von Stickoxid (NO), als auch ein **Mangel an NO-Synthase** sind im Endeffekt für eine gestörte Relaxation des unteren Ösophagussphinkters verantwortlich. Das Krankheitsbild wird bei Kindern unter 15 Jahren nur selten gesehen.

Klinik: Dysphagie, Regurgitation, retrosternale Schmerzen, Gedeihstörung, psychische Alteration und Aspirationspneumonien gehören zu den vorherrschenden Symptomen.

Diagnose: Die Diagnose wird radiologisch (Abb. 10.5), manometrisch, eventuell auch endoskopisch gestellt. **Differenzialdiagnostisch** sind eine chronische Refluxösophagitis und verätzende Verletzungen auszuschließen.

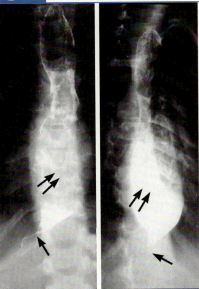

10.5 8 Jahre alter Junge mit Achalasie

Ösophagusdarstellung in 2 Ebenen mit Bariumbreischluck. Es zeigt sich ein Megaösophagus (⇉) und eine Stenose am Übergang zur Kardia (→).

Therapie: Die Behandlung der Achalasie ist rein palliativ mit dem Ziel, Passagefreiheit zum Magen herzustellen. Bevorzugt findet die minimal-invasiv endoskopisch durchgeführte **Sphinktermyotomie** nach **Heller,** kombiniert mit einer **Thal-Fundoplikatio** Anwendung. Eine Aufdehnung der Stenose z. B. durch **Ballondilatation** kann eine Besserung bringen, die aber leider selten lange anhält. Die Behandlung der Achalasie mit **Botulinumtoxin** zeigte bislang nur bei Erwachsenen befriedigende Ergebnisse. Die geringen Fallzahlen bei Kindern erlauben keine Einschätzung. Dies gilt auch für medikamentöse Behandlungsversuche, z. B. Nifedipin. Anticholinergika sind unwirksam.

Gastroösophagealer Reflux (Kardiainsuffizienz)

Ätiologie und Pathogenese: Bei Säuglingen sind kurze Refluxepisoden physiologisch. Längere Refluxzeiten, häufige und stark saure Reflux bergen die Gefahr der Entstehung einer Refluxkrankheit. Ursächlich legt eine komplexe Störung des Kardiaverschlusses vor (Abb. **10.6**). Verlagert sich die Kardia dabei in den Thorax, handelt es sich um eine **Gleithernie**, liegt nur ein mangelnder Verschluss der Kardia vor spricht man von einer **Chalasie** oder **Kardiainsuffizienz**.

Gastroösophagealer Reflux (Kardiainsuffizienz)

Ätiologie und Pathogenese: Eine geringe Anzahl von Refluxen (< 7/die) von meist nur leicht saurem Mageninhalt (pH > 4,5) und vorwiegend postprandial sind bei Säuglingen und Kleinkindern physiologisch (graduelle Ausreifung der neuromotorischen Steuerung des unteren Sphinkters).

Erst bei schweren Störungen der ösophagealen Peristaltik, bei anhaltender Relaxation des unteren Ösophagussphinkters, Fehlposition des Magens (zu großer His-Winkel), konstanter Druckerhöhung im Thorax (dauernder Husten) und Abdomen oder bei einem abnorm weiten Hiatus oesophageus, oft in Kombination, treten **pathologische gastroösophageale Reflux** auf. Bei diesen ist die Refluxzeit länger, die Anzahl der Reflux häufiger und der Refluxinhalt stark sauer. Letztlich besteht die Gefahr, dass sich eine **Refluxkrankheit** entwickelt (Abb. **10.6**). Verlagert sich dabei die Kardia durch den Zwerchfellschlitz in den Thorax, spricht man von einer **Gleithernie**, handelt es sich lediglich um einen mangelnden Kardiaschluss, liegt eine **Chalasie** oder **Kardiainsuffizienz** vor.

10.6 Röntgenmorphologische Formen der Kardiainsuffizienz

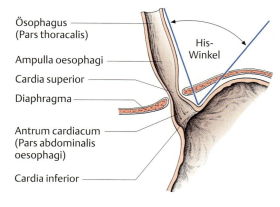

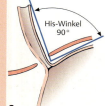 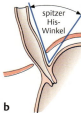 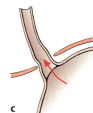 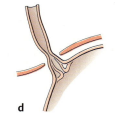 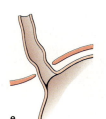 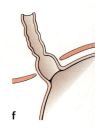

a Normalbefund bei Neugeborenen und Säuglingen: fehlende Pars abdominalis oesophagi. His-Winkel ca. 90°.
b Normalbefund bei Klein- und Schulkindern. His-Winkel spitz.
c Funktionelle Kardiastörung: vergrößertes Kaliber, Funktionsstörung (gastroösophagealer Reflux), inkonstante Kardiaweite.
d Cardia mobilis mit oder ohne Reflux.
e Primäre Kardiainsuffizienz: hochstehende, weitgestellte Kardia, schlaffer Ösophagus, „Chalasie".
f Epiphrenische Magentasche, Minorform der Hiatushernie, Refluxösophagitis.

Klinik: Atonisches Erbrechen im Säuglingsalter mit Gedeihstörung, oft kompliziert durch Aspiration (rezidivierende Bronchopneumonien, evtl. Zusammenhang mit plötzlichem Kindstod!).

Klinik: Atonisches Erbrechen in der Neugeborenenperiode, vorwiegend in flacher Rückenlage, beim Schreien oder nach zu hastigem Trinken. Wird der Nahrungsverlust nicht ersetzt, gedeiht der Säugling schlecht. Bei häufigen und langdauernden Refluxepisoden besteht **Aspirationsgefahr** mit Entwicklung einer **Bronchopneumonie**. Selten und eher bei gleichzeitiger Gleithernie kann eine **Refluxösophagitis** resultieren. Wenn zur Ösophagitis **peptische Ulzera** und **Stenosen** auftreten, spricht man von **Refluxkrankheit**. Auch der **plötzliche Kindstod** wird, unter anderem, im Zusammenhang mit der Refluxaspiration gesehen.

Diagnostik: Kontrastdarstellung (Abb. **10.7**) und die **pH-Metrie** sind am aussagekräftigsten (Tab. **10.13**).

Diagnostik: Bei einer Vielzahl von Untersuchungsmethoden (Tab. **10.13**) ist die traditionelle **Kontrastdarstellung** (Abb. **10.7**) und die **pH-Metrie** zur quantitativen Beurteilung am aussagekräftigsten. Die pH-Metrie erkennt nur saure Reflu-

10.13 Diagnostik bei gastroösophagealem Reflux

Untersuchung	Sensitivität	Spezifität	Vorteil	Nachteil
Bariumbreischluck	+/−	++	einfach; erkennt Strikturen	übersieht Ösophagitis
Endoskopie	++	+++	erkennt Läsionen	Narkose
Szintigraphie	+	+++	einfach	erkennt keine Läsion
Manometrie	+	++	Messung der Ösophagusmotorik	erkennt keine Läsion
pH-Monitoring	+++	+++	sehr präzise	dauert 12 bis 24 Stunden

10.7 Gastroösophagealer Reflux (Gastrografin-Darstellung)

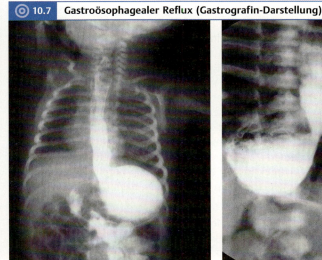
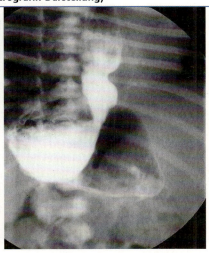

a 8 Tage alter Junge mit gastroösophagealem Reflux.

b 1 Tag alter Junge mit Megaösophagus, Gleithernie und Drehungsanomalie des Magens.

xe. Ihr Aussagewert lässt sich durch gleichzeitige Impedanzmessung, die alle Bolusbewegungen in der Speiseröhre registriert, steigern. Der Sonographie kommt mit Verbesserung der Schallsonden in Zukunft eine größere Bedeutung zu.

Differenzialdiagnose: Rumination und habituelles Erbrechen finden sich häufiger bei gierig trinkenden oder sehr „sensiblen" Säuglingen. Distal gelegene Stenosen (Pylorospasmus, Dünndarmstenosen) müssen ebenfalls in Betracht gezogen werden.

Therapie: Hochlagerung des Kindes um ca. 40° (z. Z. jedoch umstritten), wiederholte Bauchlagerung nach den Mahlzeiten, Eindicken der Nahrung (1 % Nestargel), ruhiges Füttern bei häufigen kleinen Mahlzeiten und Sedierung sind erste Therapieschritte, die Refluxsituation zu beherrschen. Versagt die konservative Therapie, liegt gleichzeitig eine Gleithernie vor oder haben sich bereits durch die Ösophagitis Ulzera und Strikturen gebildet, muss operiert werden (Fundoplikatio, Hiatusplastik mit Gastropexie). In vielen Fällen, z. B. bei chronischer Blutungsanämie oder bei Ulzera, ist es zusätzlich notwendig, mittels **Protonenpumpenblockern** (Omeprazol) oder **H$_2$-Antagonisten** (Ranitidin, Cimetidin) die Magensäureproduktion zu reduzieren. Der Behandlungserfolg sollte durch pH-Metrie überprüft werden.

Prognose: Gut, da in vielen Fällen spontanes Sistieren des Refluxes durch Ausreifung der Ösophagusmotorik und Laufenlernen (Vertikalisierung).

Differenzialdiagnose: Distal gelegene Stenosen sind in Betracht zu ziehen.

Therapie: Hochlagerung und Nahrungseindickung stellen konservative Therapiemöglichkeiten dar. Operative Korrektur bei Hiatushernie. Bei Ösophagitis mit Blutung und Ulzera zusätzlich Säureblocker.

Prognose: Meist spontanes Sistieren.

10.4.2 Magen

Gastritis und Ulkuskrankheit (Ulcus ventriculi und duodeni)

▶ **Definition.** Lokale oder disseminierte, oberflächliche bis transmurale Läsion der Magen- oder Duodenalmukosa, wobei die Schleimhautdefekte bei Gastritis die Muscularis mucosae, im Gegensatz zum Ulkus, nicht durchbrechen und ohne Narben abheilen.

Ätiologie und Pathogenese: Häufigste Ursache ist eine Infektion der Magen- bzw. Duodenalmukosa mit dem Bakterium **Helicobacter pylori**. Genetische Disposition, Störungen der Magenazidität, Ernährungsfehler, Genussgifte oder Medikamente (Kortikoide, Analgetika), gelten als lediglich verstärkende oder mitauslösende Faktoren. Die Erstinfektion findet häufig bereits im Kleinkindalter durch Keimübertragung innerhalb der Familie statt. Die Prävalenz der Infektion variiert in Abhängigkeit von Alter und ethnischer Zugehörigkeit, z. B. zwischen 5 % bzw. 15 % bei deutschen Schulkindern bzw. Jugendlichen und über 60 % bei jungen Türken. H. pylori bewirkt nach einer primären Entzündung der Mukosa eine chronische aktive Gastritis, die nur selten spontan ausheilt. Die Entstehung von Ulzera wird auf das zusätzliche Fehlen schleimhautprotektiver Faktoren bei normaler Säureproduktion im Verlauf der Infektion zurückgeführt.
Akute Magenulzera nicht infektiöser Genese trifft man bereits bei übermäßig stressbelasteten (intensivmedizinischen Maßnahmen, nach Unfällen oder postoperativ) Säuglingen an.

Klinik: Epigastrischer **Druckschmerz, Inappetenz, Brechreiz** und **Sodbrennen** sprechen vornehmlich für eine **Gastritis**. Stärkere **nächtliche Bauchschmerzen** sind immer verdächtig auf eine H.-pylori-Gastritis.
Ulzera und diffuse oberflächliche Läsionen fallen durch **Hämatinerbrechen** bzw. blutigen Abfluss aus der Magensonde, gespannten Bauch, kollaptisches Aussehen und Unruhe nach den Mahlzeiten auf. Multiple Ulzera lassen an Gastrin produzierende Zellkomplexe bzw. magenfern gelegene G-Zell-Hyperplasien **(Zollinger-Ellison-Syndrom)** denken.

Diagnostik: Entzündungen des Magens und Duodenums werden meist **endoskopisch** diagnostiziert, wobei in Schleimhautbiopsaten Helicobacter direkt bakteriologisch oder mittels **Polymerasekettenreaktion (PCR)** nachgewiesen werden kann. In Biopsaten lässt sich H. pylori auch durch einen **Urease-Schnelltest** bzw. mikroskopisch nachweisen.
Bei der Endoskopie erkennt man die für diese Infektion **im Kindesalter typische „Gänsehaut"-Mukosa durch noduläre Lymphfollikelhyperplasie** (Abb. 10.8).

10.8 Magenschleimhaut (Gänsehautmagen)

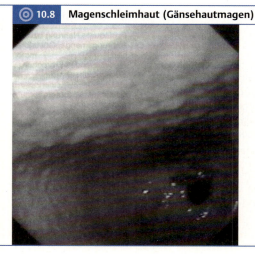

Helicobacter pylori produziert das Enzym Urease, das den in der Magenschleimhaut vorkommenden Harnstoff spaltet. Diesen Umstand nutzt man zum Nachweis der Infektion durch den **13C-Harnstoff-Atemtest,** der ab dem Kleinkindalter durchführbar ist.

Immunologische Tests (Serum, Stuhl) sind zunehmend sensitiver, weisen aber nur nach, dass sich der Patient mit dem Keim auseinandergesetzt hat, während der Atemtest das Vorhandensein vitaler Bakterien dokumentiert.

Die Methode der Wahl zum Ausschluss eines Ulkus bzw. zur Abklärung ulkusverdächtiger Beschwerden bleibt die **Gastroduodenoskopie mit Biopsie.** Auch das Biopsat kann mittels Urease-Schnelltest histologisch und bakteriologisch auf das Vorhandensein von Helicobacter-Keimen untersucht werden. Wegen Zunahme der Resistenz gegen Makrolide (z. B. Clarithromycin) ist es zunehmend indiziert, im Biopsat nachgewiesene Keime zu kultivieren und ein **Resistogramm** zu erstellen.

Bei Gastritisbeschwerden wird man in der Regel zunächst einen Immun-Schnelltest oder einen 13C-Atemtest, bei Bestätigung des Verdachtes dann eine Endoskopie mit Biopsie durchführen. Der Nachweis von H. pylori ist nicht obligat mit einem Ulkus oder einer Gastritis assoziiert.

Differenzialdiagnose: Ulzera anderer Genese (Kortikoide, Stress, Zollinger-Ellison-Syndrom).

Therapie: H.-pylori-Infektionen werden durch eine Dreifach-Kombination von 2 Antibiotika (bevorzugt Amoxicillin und Clarithromycin) mit einem Protonenpumpenhemmer (Omeprazol) über eine Woche behandelt. Ziel ist die Eradikation des Keimes, die sich durch einen normalen 13C-Harnstoff-Atemtest bestätigen lässt.

Prognose: Bei konsequenter Therapie ist die Prognose gut. Die natürliche Immunantwort auf H. pylori stellt keinen Schutz gegen eine Reinfektion dar. Rezidive und folglich auch Therapieresistenz sind nicht selten. Es besteht eine klare Assoziation zwischen H.-pylori-Infektion und malignen Tumoren des Magens. Die infektionsbedingte Metaplasie und Atrophie der Magenschleimhaut ist somit als Präkanzerose anzusehen.

Prophylaxe: Säure stimulierende Substanzen oder Speisen sind zu meiden. Eine Ulkusprophylaxe (frühe orale Ernährung, Säureblockade, Schleimhautprotektiva) ist bei stressgefährdeten Patienten empfehlenswert. Die oft noch üblichen Eiswasserspülungen nach Magenblutung schaden!

Hypertrophische Pylorusstenose (Pylorospasmus)

▶ **Definition.** Muskuläre Hypertrophie des Pylorus und pylorusnahen Antrums im jungen Säuglingsalter (Abb. **10.9**).

Ätiologie und Pathogenese: Diese typische Erkrankung des **1. Trimenons** manifestiert sich durch die Pylorushypertrophie mit Abflussbehinderung des Mageninhalts und kompensatorischer Hyperperistaltik, gastroösophagealem Reflux und Erbrechen. Die Pylorushypertrophie überdauert die klinische Manifestation über viele Monate. Die Ätiologie ist unklar, genetische Faktoren scheinen eine Rolle zu spielen, da eine familiäre Belastung besteht.

Häufigkeit: 3 : 1000 Lebendgeborene. Jungen sind etwa fünfmal häufiger betroffen als Mädchen.

Klinik: Beginn des an Intensität zunehmenden Erbrechens im Alter von (3 –) 5 Wochen, typischerweise explosionsartig, im Schwall (sog. spastisches Erbrechen) ca. eine halbe Stunde nach der Mahlzeit. Das Erbrochene riecht stark sauer, enthält keine Galle, jedoch Hämatin infolge einer bestehenden erosiven Gastritis, Ösophagitis oder durch Ulzera. Es kommt zu schmerzhaften Magenkontraktionen mit sichtbar gequältem Gesichtsausdruck. Die Magenperistaltik kann durch Beklopfen des Oberbauchs provoziert werden (bei etwa 75% der jungen Säuglinge) (Abb. 10.9b). Der Pylorustumor ist oftmals als derbe, gut abgrenzbare, rechts von der Oberbauchmittellinie gelegene olivengroße Resistenz zu tasten. Gewichtsstagnation und -abnahme, Dehydratation, hypochlorämische Alkalose und Hyponatriämie stellen sich früh ein. Als Spätfolge ist eine Erschöpfungsatonie des Magens (Hypokaliämie) festzustellen, die Hyperperistaltik verschwindet.

In etwa 15% besteht gleichzeitig eine Hiatushernie mit Refluxösophagitis (Roviralta-Syndrom).

▶ **Merke.** Erschöpfungsatonie und damit vermindertes Erbrechen dürfen nicht als Besserung fehlgedeutet werden.

▶ **Merke**

Diagnostik: Zusätzlich zur klinischen Symptomatik sichern Ultraschall und ggf. die Röntgenkontrastdarstellung die Diagnose (Abb. 10.9c).

Diagnostik: Zusätzlich zur klinischen Symptomatik kann die Ultraschalluntersuchung die Diagnose sichern und den hypertrophischen Pylorus bzw. den ausgezogenen Pyloruskanal gut erfassen, so dass die Röntgen-Kontrastuntersuchung meist nicht erforderlich wird (Abb. 10.9c).

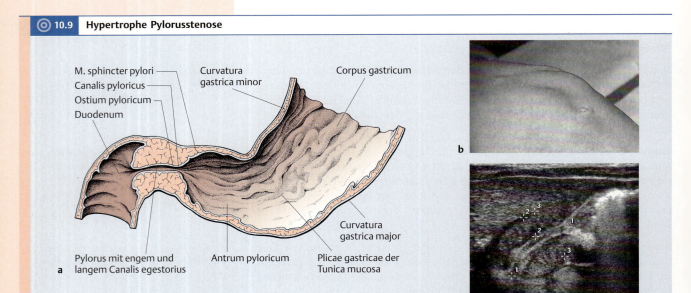

10.9 Hypertrophe Pylorusstenose

a Schematische Darstellung der hypertrophischen Pylorusstenose. Der hypertrophe Pylorusmuskel ragt in das Duodenum vor, der Pyloruskanal ist verlängert und stark eingeengt.
b Peristaltische Wellen durch die Bauchdecke.
c Sonographische Darstellung (1-1: verlängerter Canalis egestorius, 2-2: verdickte Pylorusmuskulatur, 3-3: verdickter Gesamtmuskel).

Therapie: Konservativer Therapieversuch mit Ruhigstellung, Spasmolytika, Hochlagerung, vielen kleinen Mahlzeiten ist berechtigt. Die operative Pylorotomie nach Weber-Ramstedt ist heute vorzuziehen; verkürzt auch die Dauer der stationären Behandlung.

Therapie: Die operative Pylorotomie nach Weber-Ramstedt mit anschließendem protrahiertem Nahrungsaufbau (Muttermilch, adaptierte Milch) führt am raschesten zum Erfolg und verkürzt wesentlich den Klinikaufenthalt. Bei dieser Operation werden **alle** Muskelfasern des Muskelwulstes exakt längs durchtrennt, ohne die Schleimhaut zu lädieren. Bei leichter Ausprägung können ruhige Pflege, Fütterung in häufigen kleinen Mahlzeiten (10–12/d), Sedierung mit Phenobarbital (z. B. Luminaletten 3-mal ½–1 Tbl.), Spasmolytika und Hochlagerung bei 40° zum Erfolg führen. Je früher aber die Symptomatik beginnt, desto weniger schlägt die konservative Therapie an.

Prognose: Sehr gut. Letalität weit unter 1%.

Prognose: Auch in schweren Fällen gut, vor allem bei frühzeitiger Pylorotomie, solange sich das Kind noch in einem guten Allgemeinzustand befindet. Rezidive treten bei exaktem operativen Vorgehen nicht auf. Die Letalitätsrate liegt weit unter 1%.

▶ **Klinischer Fall.** Ein 4 Wochen alter männlicher Säugling erbricht seit 10 Tagen zunehmend verstärkt bogenförmig über eine Distanz von etwa 60 cm. Das Kind liege unruhig, mit gerunzelter Stirn im Bettchen und sei auch nach den Mahlzeiten nicht zu beruhigen. Bei der klinischen Untersuchung ist die hypertrophische Pylorusolive palpabel, die Hyperperistaltik auslösbar (s. Abb. **10.9b**). Im Ultraschall stellt sich der lange Canalis egestorius dar, so dass ohne konservativen Therapieversuch die Pylorotomie vorgenommen wird. 10 Tage später kann das Kind, nach langsamem postoperativem Nahrungsaufbau, geheilt entlassen werden.

◀ **Klinischer Fall**

10.5 Erkrankungen des Darms

10.5.1 Ileus

10.5 Erkrankungen des Darms

10.5.1 Ileus

▶ **Definition.** Mechanisch oder funktionell bedingter Darmverschluss mit kompletter Unterbrechung der normalen Darmpassage. Je nach Lage des Verschlusses spricht man von einem hohen (Duodenum oder Dünndarm) oder einem tiefen (Dickdarm) Ileus. Akutes, chronisches und rezidivierendes Auftreten ist möglich.

◀ **Definition**

Ätiologie: Mögliche Ursachen des Ileus zeigt Abb. **10.10**.

Ätiologie: s. Abb. **10.10**.

10.10 Ileus-Ursachen im Kindesalter

Ileus

mechanisch
- Invagination
- Volvulus
- Obturation

paralytisch
- metabolisch
- toxisch
- entzündlich

extraluminal
- Briden
- Tumoren
- ektope Organe
- Lageanomalien
- Darmduplikaturen
- inkarzerierte Hernien

intraluminal
- Mekonium
- Stuhlmassen
- Würmer
- Fremdkörper
- Tumoren

10.10

Pathogenese: Unabhängig von der Ätiologie führt jede länger andauernde oder rezidivierende Störung der Darmpassage zu einer Überdehnung des Darms mit Ausschüttung vasoaktiver Hormone, venöser Stase, Mikrozirkulationsstörung, Flüssigkeits- und Elektrolytverlusten, letztendlich Darmwandläsion mit Peritonitis und Perforation. Zytokine und bakterielle Toxine (Durchwanderungsperitonitis) beschleunigen ein Schockgeschehen, das zu irreversiblen Organschäden und zum Tod führt (Abb. **10.11**).

Pathogenese: Eine Passagestörung durch Verlegung des Darmlumens führt letztendlich zur Darmwandläsion mit Peritonitis (Abb. **10.11**).

Klinik: Zeichen des **mechanischen Ileus** sind Unruhe, Übelkeit, Meteorismus, **kolikartige Bauchschmerzen**, Erbrechen (Mageninhalt, Galle, bei tiefsitzendem Ileus auch Koterbrechen) und Stuhl- und Windverhalt. In Verbindung mit einem lokal oder diffus **druckschmerzhaften** und oft **geblähten Abdomen** sind diese Zeichen als **Leitsymptome** zu werten. Ist die Temperatur erhöht, muss man mit einer **Peritonitis** mit Gefahr der **Darmwandperforation, Sepsis** und des protrahierten **Schocks** rechnen.
Die Symptomatik bei der Invagination zeigt einen gesonderten, typischen Verlauf (s. S. 257).
Beim **paralytischen Ileus** setzt die Symptomatik weniger dramatisch ein. Initial fällt oft nur **atonisches Erbrechen**, Meteorismus und Stuhl- und Windverhalt auf, Schmerzen können fehlen. Eine Darmgangrän oder diffuse Darmwandperforationen werden erst nach Einsetzen septischer Symptome aufgrund der Peritonitis klinisch apparent.

Klinik: Leitsymptome des mechanischen Ileus sind **Unruhe, kolikartiger Bauchschmerz, Erbrechen, Meteorismus** und druckschmerzhaftes Abdomen. Komplikationen sind Peritonitis, Perforation, Sepsis und Schock.

Beim **paralytischen Ileus** setzt die Symptomatik weniger dramatisch ein (initial oft nur **atonisches Erbrechen**).

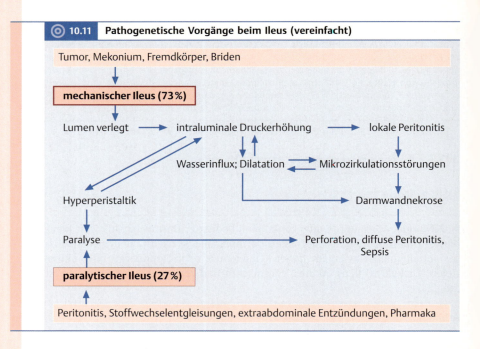

10.11 Pathogenetische Vorgänge beim Ileus (vereinfacht)

Diagnostik: Die wichtigste Untersuchung ist die Röntgenaufnahme des Abdomens im Stehen (**Spiegelbildung**) (Abb. **10.12**).

Diagnostik: Beim mechanischen Ileus finden sich auskultatorisch klingende, hochgestellte Darmgeräusche. Die wichtigste Untersuchung ist die Röntgenaufnahme des Abdomens im Stehen (**Spiegelbildung**) (Abb. **10.12**).

10.12 Dringliche bildgebende Diagnostik mit ileustypischen Zeichen

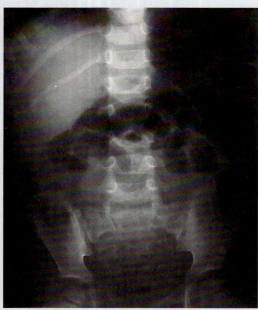

a Röntgen
Abdomenübersicht im Stehen bei Dünndarmileus (3 1/2-jähriger Junge)

Röntgenologische Zeichen bei Ileus:
– Spiegelbildung
– überblähte Darmschlingen
– atypisch verteiltes Gas
– freie Luft subphrenisch

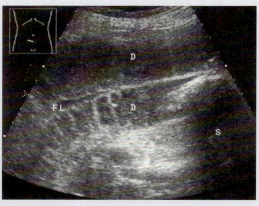

b Ultraschall
Mechanischer Ileus: flüssigkeitsgefüllte Dünndarmschlingen (D), freie Flüssigkeit (FL), abschnittsweise Leiterphänomen. Im bewegten Bild lässt sich eine deutliche Pendelperistaltik erkennen.

Sonographische Zeichen bei Ileus:
– Kokardenkonturen
– Aszites
– Pendelflotation von Stuhlmassen

Therapie: Zunächst müssen Protein-, Elektrolyt- und Säure-Basen-Haushalt sowie die Gerinnung korrigiert werden. Eine Dauersonde zur Ableitung der Magensekrete dekomprimiert das Abdomen und reduziert Erbrechen und Schmerzen.

Nach Normalisierung der metabolischen und der Kreislaufsituation besteht die Therapie der Wahl beim **mechanischen Ileus** in der operativen Beseitigung des Passagehindernisses. Nur in besonderen Fällen (z.B. Frühstadium der Invagination, Koprostase) gelingt eine konservative Therapie. Beim **paralytischen Ileus** kann die Darmmotilität mit Pyridostigmin (Mestinon) oder Neostigmin (Prostigmin) stimuliert werden. Im Zweifel oder bei fortgeschrittenen Zuständen (Peritonitis, Sepsis) **ist die sofortige operative Revision des Bauches** mit Entlastung des Darmes (Anus praeternaturalis) unumgänglich.

Differenzialdiagnose: Abdominalsymptomatik bei Purpura Schoenlein-Henoch, Morbus Still und anderen rheumatoid-vaskulären Syndromen; Yersinia-Enterokolitis.

Spezielle Ursachen des mechanischen Ileus im Kindesalter

Invagination

▶ **Definition.** Der proximale Darm stülpt sich in den distalen, der wiederum durch seine Eigenperistaltik das Invaginat weiter nach unten zieht (Abb. 10.13a).

Ätologie: Auslöser einer Invagination sind an erster Stelle **virale Enteritiden** (Rotaviren, Adenoviren) mit starker mesenterialer Lymphombildung und **Substratinvaginationen** (Polypen, Tumoren und Stuhlsteine). Auch das Meckel-Divertikel und die Purpura Schoenlein-Henoch können eine Invagination fördern.

Häufigkeit: Inzidenz mit 1 : 1000 Kindern hoch, 90% der Fälle treten typischerweise nach dem ersten Trimenon bis Ende des zweiten Lebensjahres auf.

Klinik: Die Lokalisation bestimmt die Symptomatik. Die ileozäkale Invagination täuscht eine Appendizitis vor und kann im rechten Unterbauch palpiert werden (Druckschmerz!), die eher seltene kolosigmoidale Invagination lässt bei tastbarem Tumor im linken Unterbauch eher an eine Verstopfung (mit Stuhlwalze) denken.

Initiale und oft dominierende Symptome sind plötzliches **schrilles Schreien** und **Anziehen der Beine.** Nach schwallartigem **Erbrechen** täuscht scheinbare Ruhe Besserung vor (symptomarme Intervalle). Wiederholt sich dieser Ablauf mehrfach, erschöpft sich das Kind und es verfällt zunehmend; peritonitische und septische Symptome treten in den Vordergrund. In **15–20% werden blutige Stühle** abgesetzt. Sie sind Zeichen einer Darmgangrän durch Stase des venösen Abstroms in der Darmwand.

Diagnostik: Die **Kolondarstellung** mit wasserlöslichem Kontrastmittel zeigt einen **zapfen- oder kokardenförmigen Abbruch der Kontrastmittelsäule.** Im Ultraschall erkennt man das Invaginat ebenfalls an seiner **kokardenartigen Doppelkontur** (Abb. 10.13c).

Therapie: Der Kontrasteinlauf kann, bei früher Diagnose, zur **hydrostatischen Reposition** (kinderchirurgische Assistenz) des Invaginats genutzt werden. Ansonsten ist eine **Laparotomie** notwendig; Darmresektionen sind nicht immer vermeidbar.

10 Gastroenterologie

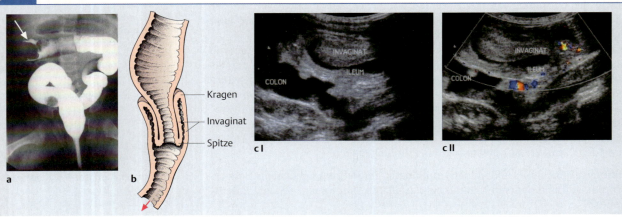

10.13 Radiologische, schematische und sonographische Darstellung einer Invagination

a 3 Monate alter Junge mit ileokolischer Invagination (→); Repositions-Kontrasteinlauf.
b Schematische Darstellung einer Invagination.
c Ileo-ileale Invagination bei einem 4-jährigen Jungen, Abb. **c II** zeigt den Stopp der Durchblutung vor dem Invaginat.

▶ **Klinischer Fall**

▶ **Klinischer Fall.** Der 3 Monate alte Marco schreit plötzlich am Abend auf, winkelt dabei die Beinchen an. Ein konsultierter Kinderarzt vermutet eine Obstipation, instilliert ein Klysma. Darauf erfolgt eine Entleerung von schleimig-blutigem Stuhl. Einweisung mit der Verdachtsdiagnose Invagination. Bei Aufnahme waren eine tastbare Walze im rechten Mittelbauch und nach der rektalen Untersuchung erneuter Blutabgang festzustellen. Der Kontrasteinlauf mit verdünntem Gastrografin zeigte in Höhe der rechten Kolonflexur das ileozäkale Invaginat als dunkle Aussparung in der hellen Kontrastmittelsäule. Die Invagination konnte noch in gleicher Untersuchung hydrostatisch reponiert werden (Abb. **10.13a**).

▶ **Merke**

▶ **Merke.** Eine „Appendizitis"-Symptomatik bei Säuglingen und Kleinkindern deutet auf Invagination.

Volvulus

▶ **Definition**

▶ **Definition.** Die Drehung einer mobilen Darmschlinge um die Achse des Mesenterialstiels (bei Rotationsanomalien, Mesenterium commune, Meckel-Divertikel, überlangem Sigma) führt zum Ileus mit Darmnekrose.

Pathogenese: Die Torsion der Mesenterien drosselt die venöse, später auch arterielle Durchblutung, so dass langstreckige gangränöse bzw. infarzierte Zerstörungen des Darmes resultieren. Häufig findet man eine inkomplette Rotation mit Zäkumhochstand, mit externer Duodenalkompression und Sigmavolvulus. Davon abzugrenzen ist der Pseudovolvulus des Magens beim Säugling mit Torsion des Magens um die eigene Achse und Ventralkippen des Antrums.

Klinik: Typische Ileussymptome (s. S. 255). Rezidivierende inkomplette Volvuli des Säuglings können mit Trimenon- oder Nabelkoliken verwechselt werden.

Klinik: Typische Ileussymptomatik (s. S. 255). Rezidivierende **inkomplette Volvuli** führen beim Säugling und Kleinkind zur **Verwechslung mit Trimenon- oder Nabelkoliken.**
Zur Differenzialdiagnose s. S. 257 unter Ileus.

Diagnostik: Spiegel in der Abdomenleeraufnahme und hochstehendes Zäkum im Gastrografin-Kontrasteinlauf.

Diagnostik: Abdomenleeraufnahme im Stehen bzw. Hängen (typischerweise Spiegel) und **Gastrografin-Kontrasteinlauf** (hochstehendes Zäkum). Die Abgrenzung zu anderen Ileusursachen ist schwierig.

Therapie der Wahl ist die Laparotomie.

Therapie: Die Therapie der Wahl ist die Laparotomie mit Débridement und Fixation übermobiler Darmanteile.

10.5.2 Motilitätsstörungen des Darms

▶ **Definition.** Motilitätsstörungen durch viszerale Myo- und Neuropathien, die angeboren und erworben bzw. primär oder sekundär auftreten können.

Ätiologie und Pathogenese: Die propulsive Funktion der glatten Muskulatur des Magen-Darm-Traktes wird vom **intrinsischen enteralen Nervensystem** (Plexus myentericus und Plexus submucosus) über interstitielle Zellkomplexe vermittelt und gesteuert sowie vom **autonomen zentralen Nervensystem** und zahlreichen Neurotransmittern moduliert. Viszerale Myopathien treten sehr selten auf. Von größerer klinischer Bedeutung sind **angeborene Störungen** des viszeralen Nervensystems **(Dysganglionosen)**, insbesondere das komplette Fehlen des enteralen Nervensystems (Aganglionose und **Morbus Hirschsprung**) oder der verminderte Besatz mit Ganglienzellen in den Plexus myentericus und Plexus submucosus (Hypoganglionosen).

Die kongenitalen Fehlinnervationen des Darms, insbesondere der Morbus Hirschsprung (Megacolon congenitum), zeichnen sich durch **Motilitätsstörungen** und **Stenosen** der befallenen Darmabschnitte aus. Folgen sind **Stuhlretentionen** und eine **prästenotische Darmdilatation (Megakolon)**, Manometrische, histologische und histochemische (Biopsate) und z.T. auch radiologische Untersuchungsverfahren helfen Art und Ausmaß des Krankheitsbildes zu differenzieren (Tab. 10.14, Abb. 10.14).

Ätiologie und Pathogenese: Durch kongenitale Innervationsstörungen des Darms treten Stenosen und Dilatationen (meist im Dickdarm) auf. Folgen sind **Stuhlretention** und **prästenotische Darmdilatation** (Megakolon) (Tab. 10.14, Abb. 10.14).

10.14 Neuromuskuläre Erkrankungen mit Störung der Darmmotilität

	Krankheiten durch Störungen der intestinalen glatten Muskulatur	*Krankheiten durch Störungen des enteralen Nervensystems*
primär	• familiäre viszerale Myopathien • sporadische viszerale Myopathien	• familiäre viszerale Neuropathien • sporadische viszerale Neuropathien • Dysganglionosen
sekundär	• rheumatoide und autoimmune Myopathien	• Infektionen (z. B. Chagas Krankheit) • Bestrahlung • toxische Medikamente (z. B. Opiate) • Stoffwechselkrankheiten (z. B. Hypothyreose) • Essstörungen (z. B. Anorexie)

Häufigkeit: Die Inzidenz beträgt 1:5000, Jungen sind 3–4-mal häufiger betroffen als Mädchen.

Klinik: Die oft ausgeprägte **Stuhlretention** führt beim **Morbus Hirschsprung** schon in den ersten Lebenstagen zur **Subileus**symptomatik mit aufgetriebenem Bauch, Erbrechen und Nahrungsverweigerung. Durch die Bauchdecke sind Stuhlmassen zu tasten, bei **rektaler Untersuchung** ist die **Ampulle dagegen leer und eng.** Das Kind gedeiht schlecht, auffallend ist die Diskrepanz zwischen großem Bauch und dünnen Extremitäten. Manchmal füllt das mit Stuhlmassen überladene **Megakolon** das kleine und große Becken aus und **komprimiert Harnblase und Ureteren** (evtl. Folgen sind Megaureter durch Harnabflussstörung und Pyelonephritis). Häufig kommt es nach bakterieller Zersetzung und Verflüssigung der gestauten Kotmassen zu plötzlich auftretenden Durchfällen, die explosionsartig entleert werden (paradoxe Diarrhöen).

Bei der **totalen Kolonaganglionose** (Abb. 10.14 c) fehlt das Megakolon, und die Patienten fallen früh durch heftiges Erbrechen (Ileus) auf.

Beim **ultrakurzen Segment** ist nur der unmittelbar präsphinktere Bereich aganglionär (Abb. 10.14 d), obstipationsähnliche Beschwerden treten erst im späten Säuglings- bzw. Kleinkindalter auf.

Häufigkeit: Inzidenz 1:5000, Jungen sind häufiger betroffen.

Klinik: Bei **Morbus Hirschsprung** entwickelt sich bereits wenige Tage postpartal eine Subileussymptomatik (aufgetriebener Bauch, Erbrechen und Nahrungsverweigerung). Palpatorisch ist Stuhl unter der Bauchdecke, rektal ein einengender Sphinkter und eine leere Ampulle festzustellen. Häufig kommt es nach bakterieller Zersetzung und Verflüssigung der gestauten Kotmassen zu plötzlich auftretenden Durchfällen, die explosionsartig entleert werden (paradoxe Diarrhöen).

Beim **ultrakurzen Segment** (Abb. 10.14 d) treten erst im späten Säuglings- bzw. Kleinkindalter obstipationsähnliche Beschwerden auf.

10.14 Schematische Darstellung von Kolonmalformen bei Dysganglionosen

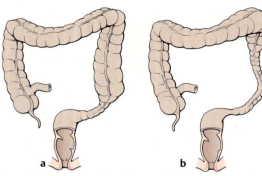
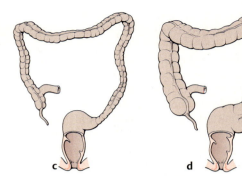
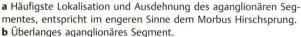

a Häufigste Lokalisation und Ausdehnung des aganglionären Segmentes, entspricht im engeren Sinne dem Morbus Hirschsprung.
b Überlanges aganglionäres Segment.
c Totale Kolonaganglionose, kein Megakolon, aber „Megalisierung" des Dünndarms möglich.
d Ultrakurzes aganglionäres Segment, Ausbildung des Megakolons verzögert und oft nicht so ausgeprägt.

Komplikationen: Toxisches Megakolon.

Diagnostik: s. Abb. **10.15** und **10.16**.

Komplikationen: Toxisches Megakolon; häufig Begleitfehlbildungen der ableitenden Harnwege.

Diagnostik: s. Abb. **10.15** und **10.16**.

10.15 Diagnostik bei chronischem Stuhlverhalt und V. a. Motilitätsstörung des Dickdarms

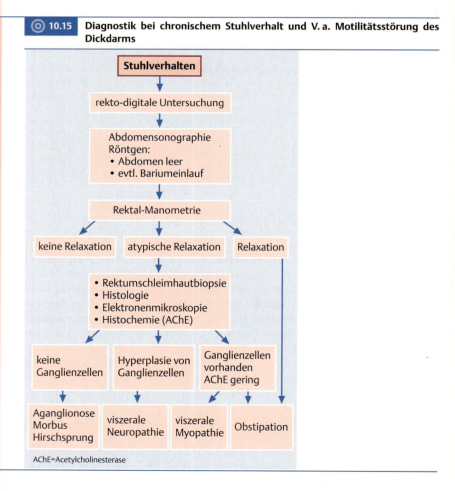

10.16 Kolonkontrasteinlauf bei Morbus Hirschsprung

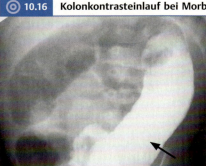

2 Wochen altes Neugeborenes mit Morbus Hirschsprung. Kolonkontrasteinlauf.

→ = aufgeweitetes Sigma (Megasigma)

▶ **Merke.** Das klinische Bild bestimmt den Untersuchungsgang beim Megakolon-Syndrom. Die rekto-digitale Untersuchung (leere, enge Ampulla recti) sollte immer der erste diagnostische Schritt sein. Danach lässt die Röntgen-Kontrastmittel-Untersuchung des Dickdarms die Ausdehnung der verengten bzw. dilatierten Kolonabschnitte erkennen (Kalibersprung). Durch die histologisch-histochemische Aufarbeitung eines Schleimhautbiopsates (Rektumblindbiopsie; eventuell auch Operationspräparat) erfolgt die morphologische Zuordnung der Dysganglionose.

◀ Merke

Die rektosigmoidale Durchzugsmanometrie zur Abklärung eines Megakolons ist trotz ihrer hohen Aussagekraft auf Grund des hohen technischen Aufwandes und der schweren Beurteilung nur in wenigen kinderchirurgischen bzw. -gastroenterologischen Zentren möglich.

Differenzialdiagnose: Obstipation; postinflammatorische Aganglionose nach nekrotisierender Enterokolitis oder Chagas-Krankheit (Trypanosomen-Infektion); Mekoniumileus und Mekoniumpfropf; angeborene Rektumstenose bzw. -atresie.

Therapie: Das **Ziel einer Behandlung** besteht zunächst darin, **die Passagestörung zu beseitigen**. Die **Kolostomie** proximal des aganglionären Segmentes gestattet sowohl die „Erholung" des dilatierten Dickdarms, als auch die Kräftigung des meist dystrophen Kindes durch behutsamen Nahrungsaufbau. Nach ca. einem halben Jahr kann dann in einer zweiten Operation das **aganglionäre Segment** reseziert und durch eine **Anastomose** bzw. **Durchzugsplastik** die Kontinuität bei funktionstüchtigem Sphinkter wiederhergestellt werden. Eine **medikamentöse** (Laxanzien, Polyethylenglykollösung) und **diätetische** (schlackenreiche Kost) **Nachbehandlung** hilft, chronische Verstopfung und funktionelle Stuhlinkontinenz zu vermeiden.

Prognose: Bei weiter zunehmender Verbesserung der Operationstechniken ist die Prognose in den meisten Fällen, auch in Bezug auf die Defäkationsfunktion, gut. Mit einer postoperativen Morbidität von 10–15% gilt die Enterokolitis als häufigste Komplikation. Anastomoseninsuffizienzen und Stuhlinkontinenz treten dagegen nur noch selten auf.

Differenzialdiagnose: Obstipation; postinflammatorische Aganglionose, Mekoniumileus; angeborene Rektumstenose bzw. -atresie.

Therapie: Abhängig vom Typ der Dysganglionose ist eine Resektion der verengten Darmsegmente mit Reanastomosierung oder Durchzugsplastik in zweiter Sitzung notwendig.

Prognose: Sie ist meist, auch in Bezug auf die Defäkationsfunktion, gut. In 10–15% kommt es postoperativ zu einer Enterokolitis.

10.5.3 Chronische nicht entzündliche Darmerkrankungen (Malabsorptionssyndrom)

▶ **Definitionen.** Unter einer **Malabsorption** versteht man die fehlerhafte Resorption bereits verdauter Nahrung aus dem Dünndarm. Sie tritt akut in Zusammenhang mit infektiösen Enteritiden, aber auch chronisch als Folge schwerer Dünndarmmukosaschäden auf.

Fehlen dagegen die Enzyme des exokrinen Pankreas, deren Aktivierungsenzym Enteropeptidase oder Gallensäuren, tritt eine intraluminale Fehlverdauung, eine **Maldigestion,** ein (s. auch Mukoviszidose [S. 291], Cholestasesyndrome [S. 286] und Lebererkrankungen [S. 283]). Verdauung und Resorption sind durch Regulationsmechanismen (Enzyme, Gewebshormone, vegetatives Nervensystem) gekoppelt. Sind beide Vorgänge der Nahrungsutilisation gestört, spricht man von **Malassimilation.**

Grundlagen

Infektiöse oder immunogene äußere Faktoren (Viren, Bakterienantigene, Proteine, Toxine) führen direkt oder indirekt zur Läsion der **Dünndarmmukosa** und **Zottenatrophie** und zur funktionellen Beeinträchtigung der **Bürstensaumenzyme Laktase, Sukrase** und **Isomaltase** in der Mukosa. Bei zunächst noch normaler intraluminaler Verdauung ist die Hydrolyse der vorverdauten Zucker in der Enterozytenmembran gestört. Dies führt bereits im Duodenum zu einem osmotischen Einstrom von Wasser und Natrium in das Darmlumen. Hierdurch entsteht eine verstärkte Volumenbelastung des Jejunums und als deren Folge eine beschleunigte Passage des Darminhalts. Die in den Dickdarm zusammen mit der vermehrten Flüssigkeit übergetretenen Zucker werden bakteriell zu Säuren, CO_2 und Wasserstoff metabolisiert. Wasser- und Substratverlust zeigen sich klinisch als Durchfälle und führen auf Dauer zur Gedeihstörung (Abb. **10.17**). Davon abzugrenzen sind sehr seltene primäre intestinale Enzymopathien bei intakter Mukosa.

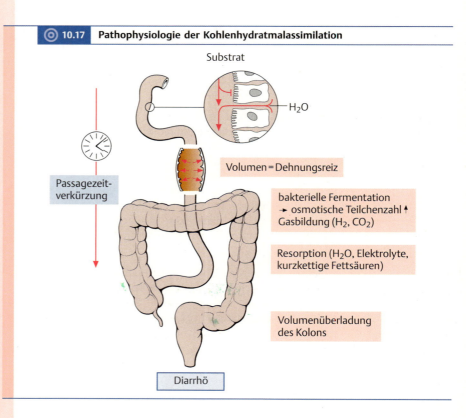

10.17 Pathophysiologie der Kohlenhydratmalassimilation

10.5 Erkrankungen des Darms

Spezielle differenzialdiagnostische Maßnahmen zur Abklärung einer Malabsorption und Maldigestion zeigt Tab. **10.15**.

Die spezielle Diagnostik zur Abklärung einer Malabsoption und Maldigestion zeigt Tab. **10.15**.

10.15 Spezielle Diagnostik zur Abklärung einer Malabsorption und Maldigestion

Test	Methode	Aussage
Stuhl-pH (normal 6,7)	pH-Papier, pH-Metrie	Stuhl-pH unter 5,5 spricht für Malabsorption
Steatokrit	Stuhl-Wasser-Suspension (1:2) wird zentrifugiert, optische Trennung Stuhlfett (F) und solider Stuhl (S)	Steatokrit = F × 100/S + F = > 2% wenn Stuhlfett > 10 g/die
H_2-Exhalationstest (Laktose-Atemtest, Fruktose-Atemtest, Laktulose-Atemtest)	nicht resorbierte Kohlenhydrate werden von Kolonbakterien zu H_2 degradiert; Wasserstoff wird abgeatmet; Messwerte korrelieren mit Malabsorption oder sind Hinweis für bakterielle Fehlbesiedlung	obwohl nicht sehr spezifisch, gute semi-quantitative Suchmethode zur Abklärung von Zuckerintoleranzen oder Bauchschmerzen
Bestimmung der Mukosaenzyme	quantitative Bestimmung von Laktase, Sukrase, Isomaltase oder Enteropeptidase	Nachweis primärer Zuckerintoleranzen, bei Maldigestion
perorale Dünndarmbiopsie endoskopische Biopsie	Biopsiekapsel wird peroral im oberen Jejunum platziert; Saugbiopsie; Beurteilung der Zottenmorphologie. Die endoskopische Biopsie erlaubt mehrfache und multilokale Gewebsentnahmen	hohe Aussagekraft; obligat bei Verdacht auf Zöliakie oder schwerer Malabsorption
Anti-Gliadin IgA (AGA) Anti-Transglutaminase-IgA (tGA)	unterschiedliche Immuntests im Serum	Abklärung Zöliakie, Verlaufskontrolle bei Remission oder Re-Exposition
Nachweis von Lamblien im Mukosa-Smear	Smear von nativem Dünndarmbiopsat auf Objektträger, Giemsafärbung	guter direkter Lambliennachweis
Lamblien-Serologie	Immuntests im Serum	recht spezifischer und sensitiver Nachweis einer Lambliasis
intestinale α1-Antritrypsin-Clearance im Stuhl	quantitative immunologische Antitrypsinbestimmung aus 24 h Sammelstuhl	positiv bei intestinalen Proteinverlusten
Stuhl-Chymotrypsin	photometrische Nachweismethode	erniedrigt bei exokriner Pankreasinsuffizienz Suchtest bei der Abklärung einer chronischen Pankreatitis oder Mukoviszidose
Stuhl-Elastase	Enzymimmunoassay spezifischer und sensitiver als die Chymotrypsinbestimmung	erniedrigt bei exokriner Pankreasinsuffizienz Suchtest bei der Abklärung einer chronischen Pankreatitis oder Mukoviszidose
Fettausscheidung im Stuhl	Van-de-Kamer-Methode, heute bevorzugt NIRA (Infrarotlichtreflexion)	die quantitative Bestimmung der Fettverluste erlaubt einen Rückschluss auf das Ausmaß und die therapeutische Einstellung der Maldigestion
Transitzeit mit Rö-Markern	röntgendichte Partikel werden mit einer Mahlzeit gegeben	eine verlängerte Passagezeit bei intestinaler Obstruktion, motorischen Störungen des Darms

Kuhmilchproteinintoleranz (KMPI)

▶ **Definition.** Transitorische sekundäre Immunintoleranz gegen Kuhmilchproteine mit Läsion der Dünndarmmukosa und enteropathischem (im Gegensatz zu allergischem) Verlauf.

◀ **Definition**

Ätiologie und Pathogenese: Neugeborene und kleine Säuglinge im ersten Trimenon verlieren im Anschluss an eine Schädigung der Mukosa (Rota-, Adeno- und andere enteropathogene Viren, nekrotisierende Enterokolitis, Darmoperationen) die bereits erworbene Immuntoleranz gegen Kuhmilchproteine. Nach Nahrungsaufnahme durchdringen diese die Mukosabarriere, eine lokale Immunreaktion bewirkt die zusätzliche Zerstörung der Schleimhaut mit daraus folgender Malabsorption.

Ätiologie und Pathogenese: Verlust der Immuntoleranz gegen Kuhmilchproteine mit sekundärer immunreaktiver Läsion der Mukosa und daraus folgender Malabsorption.

Klinik: Nach Umstellen von Frauenmilch auf Säuglingsmilch auf Kuhmilchbasis bzw. Flaschenfütterung **im Anschluss an eine virale Enteritis** treten wässrige

Klinik: Es treten Erbrechen und profuse, teils blutige **Durchfälle** bei jungen Säuglingen.

nach Gabe von kuhmilchproteinhaltiger Nahrung **im Anschluss an eine virale Enteritis** auf. Chronische enteropathische Verläufe mit Gedeihstörung sind möglich.

bis blutige **Durchfälle** auf, begleitet von kolikartigen Bauchschmerzen und Erbrechen. Bei fehlender Aufmerksamkeit gegenüber der Symptomatik (Ernährungs- bzw. Infektanamnese, Alter) **chronifiziert die KMPI leicht,** so dass ein Malabsorptionssyndrom mit schwerer **Dystrophie** resultieren kann. Verdächtig sind so genannte „therapieresistente" Enteritiden. Hautausschläge deuten auf eine **gleichzeitige, IgE-vermittelte allergische Sofortreaktion** (bei atopiebelasteten Kindern).

Diagnostik: Schwere chronische Durchfälle im 1. Trimenon sind verdächtig für eine KMPI. Ein **positiver Provokationstest** (Rezidiv innerhalb 48 Stunden nach Wiedereinführung der Säuglingsmilch) ist im Grunde beweisend.

Diagnostik: Eine Enteropathie im 1. Trimenon nach Einführung kuhmilchhaltiger Nahrung ist nahezu pathognomonisch für die KMPI. Remission nach Absetzen der Nahrung und ein Rezidiv innerhalb von 48 Stunden nach Wiedereinführung der Säuglingsmilch (auch bei laktosereduzierter Heilnahrung) werden als **positiver Provokationstest** gewertet und sind im Grunde beweisend. Die probatorische **Kuhmilchbelastung kann** bei bestimmten akuten Verlaufsformen, insbesondere mit allergischer Komponente, **jedoch zu akuten anaphylaktischen Reaktionen führen.**

▶ **Merke**

▶ **Merke.** Kuhmilchprovokationstests nur unter klinischer Beobachtung. Schockgefahr!

Bleiben trotz Provokationstest Zweifel, ggf. Dünndarmbiopsie und Bestimmung spezifischer Immunparameter (z.B. IgE).

Bleiben trotz Provokationstest Zweifel an der Diagnose, kann mittels Dünndarmbiopsie und Bestimmung spezifischer Immunparameter wie IgE oder Antikörper gegen Kuhmilchproteine eine weitere Abklärung versucht werden.

Differenzialdiagnose: Zöliakie, familiäre protrahierte Diarrhö und Sojaproteinintoleranz.

Differenzialdiagnose: Familiäre protrahierte Diarrhö. Eine **Sojaproteinintoleranz** findet man bei ²/₃ aller KMPI-Fälle als Kreuzreaktion. Die **Zöliakie** (s. u.) tritt erst 2–3 Monate nach Einführung getreidehaltiger Nahrung auf.

Therapie: Vermeiden von kuhmilchproteinhaltiger Nahrung, statt dessen Gabe von **Semielementarnahrung (SED).** Sojamilchen sind wegen Kreuzreaktionen kontraindiziert.

Therapie: Absetzen der kuhmilcheiweißhaltigen Nahrung und diätetische Ernährung mit **Semielementarnahrung (SED),** z.B. Alfaré, über einen Zeitraum von bis zu 1–2 Jahren. In der Beikost muss auf versteckte Kuhmilchprodukte (Sahne, Butter) geachtet werden. **Sojamilchen** sind wegen der hohen Kreuzreaktionsquote **kontraindiziert.**

Prognose: Gut, nach 1–2-jähriger Diät wird Kuhmilch wieder vertragen.

Prognose: Nach ein- bis zweijähriger Diät werden Kuhmilch und ihre Produkte wieder gut vertragen.

Prophylaxe: Reagieren kleine Säuglinge mit Rota- oder Adenovirus-Enteritiden bei der oralen Realimentation mit erneuten Durchfällen, sollte der Nahrungsaufbau sehr vorsichtig, z.B. mit Muttermilch oder SED-Nahrung weitergeführt werden.

▶ **Klinischer Fall**

▶ **Klinischer Fall.** Ein 5 Wochen altes Frühgeborenes entwickelte eine milde Rotavirus-Dyspepsie, die durch frühzeitige Diät mit einer Semielementarnahrung (Alfaré) therapiert wurde. Neun Tage nach Einführung der Diät gab die Mutter abends aus falscher Sorge (ihr erschien die Diätnahrung als „zu dünn" und nicht wohlschmeckend) 80 ml einer adaptierten Säuglingsmilch. Noch in der Nacht traten Blähungen und Erbrechen auf. Erneut SE-Diät. Bei einem Provokationsversuch 2 Wochen später genügen 5 ml Milch, um wiederum eine Reaktion mit Erbrechen und geblähtem Bauch hervorzurufen. IgE war negativ, Kasein- (1:640), Laktoglobulin- (1:40) und Laktalbumin- (1:40) Antikörper stiegen zunächst nur mäßig an, fielen nach konsequenter Diät um eine Titerstufe ab und stiegen bei einem erneuten diätetischen Fehler (Folgemilch) um 2 Titerstufen an.

Andere Nahrungsmittelintoleranzen

Nutritive Intoleranzen sind meist Folge IgE-vermittelter **echter allergischer Reaktionen. Pseudoallergien** z.B. durch Histaminliberatoren verursachen ähnliche Krankheitszeichen. Bei beiden Ursachen finden sich sowohl intestinale (Bauchschmerz, Durchfall) als auch extraintestinale (Hautausschläge, Migräne, Asthma bronchiale) Symptome.

Andere Nahrungsmittelintoleranzen

Unverträglichkeitsreaktionen gegenüber Nahrungsbestandteilen mit gastrointestinaler Symptomatik werden zunehmend beobachtet. Neben **echten Allergien** mit IgE-vermittelter Sofortreaktion und verzögerten Immunreaktionen (s.o.) findet man auch **Pseudoallergien** durch Histaminliberatoren (in Käse, Schokolade, Muscheln) und **Mischbilder.** Bei Allergien überwiegen bei älteren Kindern extraintestinale Symptome wie Hautausschläge, Migräne oder Asthma bronchiale, bei Säuglingen und Kleinkindern treten eher Bauchschmerzen, Durchfälle und Blähungen auf. Letztere werden auch schon bei Säuglingen nach dem Stillen beobachtet, wenn Mütter, die selbst durch Atopie belastet sind, viel Kuhmilch trinken. Histaminliberatoren bewirken oft recht schnell einsetzende gastrointestinale Reaktionen wie wässrige Diarrhöen oder heftige Bauchschmerzen, seltener Hautreaktionen wie Urtikaria oder plötzliche Gesichtsrötung.

Glutensensitive Enteropathie (Zöliakie, einheimische Sprue)

▶ **Definition.** Die Zöliakie ist eine **Intoleranz** gegen die **Kleberproteine** (Gluten bzw. die alkohollösliche Komponente Gliadin) unserer einheimischen Getreidearten Weizen, Roggen, Hafer, Gerste, Dinkel und Grünkern.

Ätiologie und Pathogenese: Die Ätiologie ist noch nicht endgültig geklärt, jedoch scheint das Vorliegen einer genetisch determinierten Störung der lokalen Immunantwort auf Klebereiweiße gesichert. So besitzen mehr als 95 % der Zöliakiekranken HLA-DQ2 oder HLA-DQ8, was auch die hohe Koinzidenz mit Diabetes mellitus Typ I und Autoimmunopathien des Magendarmtraktes erklärt. Bei glutensensitiven Menschen wird Gliadin durch das Enzym **Gewebstransglutaminase** mit Bindegewebsproteinen zu neuen antigenen Strukturen vernetzt. Diese leiten einen Autoimmunprozess ein, der zu einer gewebszerstörenden, chronischen Entzündung führt. IgA-Antikörper gegen Gliadin (AGA) und gegen Gewebetransglutaminase (tGA) können sensitiv und spezifisch zum Nachweis einer Zöliakie bestimmt werden.

▶ **Merke.** In 5 % geht die einheimische Sprue mit einem IgA-Mangel einher, in diesen Fällen sind die IgA-AK-Tests falsch negativ (IgG-Anti-tGA bestimmen)!

Die Zerstörung der Dünndarmmukosa ist im Jejunum am stärksten und nimmt nach distal ab.
Morphologisches Merkmal ist eine Atrophie des resorptiven Epithels, des Bürstensaums mit seinen Hydrolasen und eine entzündliche Infiltration der Lamina propria. Der Verlust an aktiven Mukosaenzymen hat eine Zuckerintoleranz (Laktasemangel) und Störungen der Gallesäuren-Pankreasenyzm-Regulation (Enterokinasemangel) zur Folge.

▶ **Merke.** Die Verminderung der resorptiven Oberfläche, der hydrolytischen und resorptiven Aktivität und der lokal-regulatorischen Funktionen der Mukosa ist Ursache einer schweren **Malassimilation** (Malabsorption und Maldigestion) aller Nährstoffe.

Häufigkeit: Die Inzidenz der Zöliakie innerhalb einer Familie liegt bei 5–10 %. Umfangreiche **Reihenuntersuchungen** mit Bestimmung der Antikörper gegen Gliadin oder der Transglutaminase lassen in Europa eine **Prävalenz** von **0,1–0,5 %** erkennen mit ansteigender Tendenz. Es muss mit einer hohen Anzahl **silenter** oder **oligosymptomatischer** bzw. **verzögert (latent)** auftretender **Verlaufsformen** gerechnet werden.

Klinik: Die Erkrankung beginnt meist am Anfang des 2. Lebensjahres, ungefähr 3–4 Monate nach Einführung getreidehaltiger Beikost (Schleime, Breie, Brot). Neben den **initialen** Symptomen finden sich in den folgenden Monaten charakteristische **Leitsymptome**; wird die Krankheit nicht erkannt, stellen sich **Folgesymptome** ein (Tab. 10.16).

Diagnostik: Die typischen Krankheitszeichen, im Vordergrund die Gedeihstörung mit Beginn im zweiten Lebenshalbjahr (Abb. 10.19), aber auch eine für das Alter ungewöhnliche, nahezu pathognomonische Misslaunigkeit und die schweren Durchfälle sollten immer an eine Zöliakie denken lassen.
Die Verdachtsdiagnose wird durch die **morphologische Begutachtung** eines peroral mit der Watson-Kapsel oder heute zunehmend endoskopisch gewonnenen **Biopsates** (s. Tab. 10.15, S. 263) aus der **Jejunalschleimhaut** bestätigt.

Glutensensitive Enteropathie (Zöliakie, einheimische Sprue)

◀ **Definition**

Ätiologie und Pathogenese: Es liegt eine genetische Disposition vor. Hohe Koinzidenz mit anderen Autoimmunopathien, insbesondere Diabetes mellitus Typ I.
Der Nachweis von IgA-Antikörper gegen Gliadin (AGA) und Gewebetransglutaminase (tGA) dient zur Diagnostik einer Zöliakie.

◀ **Merke**

◀ **Merke**

Häufigkeit: Inzidenz: innerhalb einer Familie 5–10 %, Prävalenz in Europa 0,1–0,5 %, wobei von einer hohen Zahl stiller bzw. oligosymptomatischer Verläufe auszugehen ist.

Klinik: Initiale Symptome meist Anfang des 2. Lebensjahres, ca. 3–4 Monate nach Einführung getreidehaltiger Beikost. Im Weiteren folgen typische **Leit-** und später evtl. **Folgesymptome** (Tab. 10.16).

Diagnostik: Typisch ist die klinische Symptomatik mit Gedeihstörungen (Abb. 10.19).

Die Verdachtsdiagnose muss dann durch **morphologische Begutachtung** einer Dünndarmbiopsie bewiesen werden (Abb. 10.20, s. auch Tab. 10.15, S. 263).

10.16 Symptome bei Zöliakie

▶ **Initialsymptome**
- Inappetenz und fehlende Gewichtszunahme
- allgemeine Reizbarkeit
- voluminöse, saure und fetthaltige Durchfälle, die an Häufigkeit zunehmen

▶ **Leitsymptome**
- großes vorgewölbtes Abdomen
- magere Extremitäten mit Tabaksbeutelgesäß (Abb. **10.18b**)
- Muskelhypotonie
- Misslaunigkeit
- Eisenmangelanämie und hypoproteinämische Ödeme

▶ **Folgesymptome**
- Kleinwuchs
- Hypoproteinämie
- Vitamin-D-Mangel-Rachitis
- Gerinnungsstörungen durch Vitamin-K-Mangel.
- bei älteren Zöliakiepatienten: Knochenschmerzen, verzögerte Pubertät oder ausbleibende Menarche

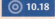

10.18 18 Monate alter Junge mit Zöliakie

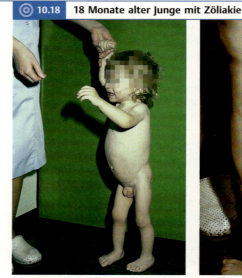
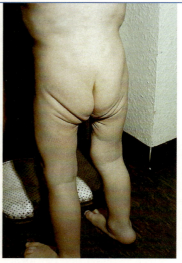

a Deutliche Dystrophie.   **b** Tabaksbeutelgesäß.

Zeigt sich bei nachgewiesener Glutenexposition eine Zottenatrophie, reicht bei Kindern unter 2 Jahren der Rückgang der Symptome unter glutenfreier Diät aus, die Zöliakie zu beweisen. Ansonsten sind **Kontrollbiopsien** nach ca. 2-jähriger Diät (normale Mukosa) und Reexposition mit Gluten (erneute Zottenatrophie) notwendig (Abb. **10.20a**). Bei älteren Kindern und Jugendlichen oder wenn bei Belastung zu wenig Gliadin gegeben wird, kann das Rezidiv unter Exposition verzögert auftreten (Abb. **10.20b**).

Diagnosestellung, Verlaufskontrolle (auch während der Belastung) und Einschätzung der Behandlungscompliance werden erleichtert durch die Bestimmung der IgA-Antikörper gegen Gliadin (AGA) und Transglutaminase (tGA) (Tab. **10.17**). Die tGA werden zum selektiven Screening bzw. bei Reihenuntersuchungen eingesetzt, um bei genetisch „belasteten Populationen" (z. B. Diabetikern) versteckte oder weniger symptomatische (silente) Zöliakien zu finden.

Differenzialdiagnose: Kuhmilchproteinintoleranz, postenteritisches Syndrom, Lambliasis u. a.

Differenzialdiagnose: Alle anderen Formen der Malabsorption, insbesondere die Kuhmilchproteinintoleranz (Zöliakie deutlich später!), postenteritisches Syndrom, Lambliasis, Dysgammaglobulinämie, auch Mukoviszidose.

10.5 Erkrankungen des Darms

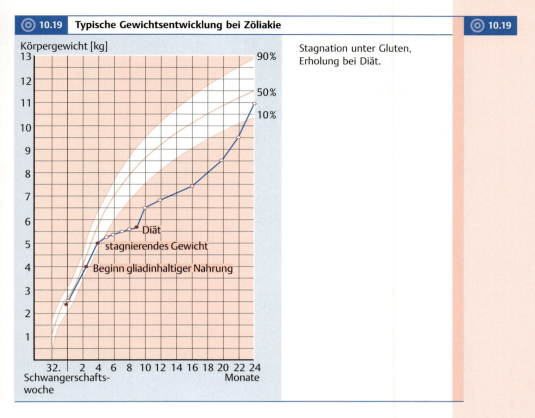

10.19 Typische Gewichtsentwicklung bei Zöliakie

Stagnation unter Gluten, Erholung bei Diät.

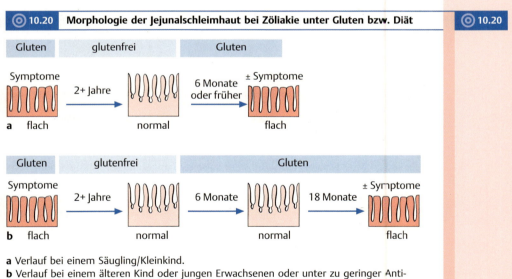

10.20 Morphologie der Jejunalschleimhaut bei Zöliakie unter Gluten bzw. Diät

a Verlauf bei einem Säugling/Kleinkind.
b Verlauf bei einem älteren Kind oder jungen Erwachsenen oder unter zu geringer Antigen-Exposition.

Therapie: Zöliakie ist nicht heilbar, aber durch Diät sehr gut zu behandeln. Therapie der Wahl ist die **andauernde gliadinfreie Diät.** Alle auf den Getreidearten Weizen, Roggen, Hafer und Gerste basierenden Lebensmittel müssen gemieden werden. Produkte und Nahrungsmittel aus Reis, Mais, Soja, Kartoffeln, Nüssen, Kastanien und Johannisbrotmehl sind erlaubt.
Zu Beginn der Therapie zusätzlich Vitamin- und Eisensubstitution. Unter Diät fällt zunächst die Stimmungsaufhellung, dann auch der zunehmende Appetit und nach einiger Zeit der Rückgang der Durchfälle auf.

Therapie: Andauernde gliadinfreie Diät, initial Substitution von Eisen und Vitaminen führen zur Besserung aller Symptome.

10.17 Zöliakie-Erstdiagnose

Antikörper-Konstellation			Interpretation
Transglutaminase-Antikörper (tGA)	Antigliadin-Antikörper (AGA)		
IgA	IgG	IgA	
+	+	+	Zöliakie sicher
+	+	–	Zöliakie fast sicher
+	–	+	Zöliakie fast sicher
+	–	–	Zöliakie wahrscheinlich
–	+	+	Zöliakie möglich
–	+	–	unwahrscheinlich, nicht ausgeschlossen
–	–	+	unwahrscheinlich, nicht ausgeschlossen
–	–	–	keine Zöliakie

+ positiv, hoher Titer, – negativ, niedriger Titer, bei negativen IgA-Ak. selektiven IgA-Mangel ausschließen!

▶ **Merke.** Diätfehler sind nicht unbedingt an typischen Symptomen wie Durchfall oder Bauchschmerz zu erkennen.

Prognose: Bei konsequenter Diät ist die Prognose gut und ein gesundes Leben möglich. Von besonderer Bedeutung sind versteckte und damit unbehandelte Zöliakien, die nicht nur die oben genannten Spätsymptome, sondern im Alter auch gehäuft **maligne Lymphome** auslösen können.

▶ **Merke.** Bei unbehandelter Zöliakie treten im Alter vermehrt maligne Lymphome auf **(Präkanzerose).**

Hilfreicher Internet-Link: dzg-online.de (= Deutsche Zöliakie Gesellschaft e.V.)

Primäre Enzymdefekte der Darmschleimhaut

▶ **Definition.** Angeborenes Fehlen der Zuckerhydrolasen im Bürstensaum der Dünndarmmukosa.

Ätiologie, Pathogenese und Klinik: Die Disaccharidasen Laktase, Maltase, Isomaltase, Sukrase und Trehalase spalten in der Bürstensaummembran Doppelzucker zu Monosacchariden. Bei dem seltenen, angeborenen Mangel oder Fehlen dieser Enzyme, verbleiben die Zucker im Darmlumen, sind osmotisch wirksam und werden bakteriell zu Säuren degradiert. Bei der A-Laktasie z.B. resultieren schon nach den ersten Milchmahlzeiten (Stillen, Flasche) wässrig saure Durchfälle.

Diagnostik: Nachweis eines sauren Stuhl-pH (< 5,5) und/oder von Zuckern im Stuhl (Kerry-Test, Chromatographie). Der Wasserstoff-Atem-Test ist positiv (s. Tab. 10.15). Beweisend ist nur die quantitative Enzymanalyse im Dünndarmbiopsat.

Therapie: Die betreffenden Zucker müssen in der Nahrung gemieden werden. In der Säuglingszeit bei Laktasemangel Sojamilch.

Andere chronische nicht entzündliche Enteropathien

Eine Reihe von Krankheiten manifestiert sich primär in Form morphologischer und/oder funktioneller Störungen des Dünndarms bzw. weist neben systemischer auch eine gastrointestinale Symptomatik auf. Diese Krankheitsbilder sind sehr selten bzw. manifestieren sich nur in Einzelfällen im Kindesalter. Sie müssen aber bei der differenzialdiagnostischen Abklärung der Malabsorption berücksichtigt werden. Neben den Zeichen einer Enteropathie geben häufig charakteristische Leitsymptome wertvolle Hinweise (Tab. 10.18).

10.5 Erkrankungen des Darms

Therapie: Obwohl eine ätiologisch orientierte Therapie anzustreben ist, muss bei der Behandlung dieser seltenen Enteropathien häufig zunächst an die Beseitigung sekundärer Symptome gedacht werden, z.B. Albuminsubstitution bei der intestinalen Lymphangiektasie.
Andererseits kann eine kausale Therapie, wie die Gabe von Zink bei der Akrodermatitis, auffallend rasch Besserung bewirken. Operative Eingriffe, auch Probelaparotomien sind allerdings nicht immer zu vermeiden.

Lambliasis (Giardia duodenalis)
s. S. 665

Therapie: Häufig müssen zunächst die sekundären Symptome beseitigt werden, z.B. Albuminsubstitution bei der intestinalen Lymphangiektasie, eine kausale Therapie ist anzustreben. Operative Eingriffe, sind allerdings nicht immer zu vermeiden.

Lambliasis (Giardia duodenalis)
s. S. 665

10.18 Seltene, nicht entzündliche Enteropathien

Erkrankung	Ätiologie und Pathogenese	Leitsymptome
Glukose-Galaktose-Malabsorption	Transportstörung beider Zucker durch die Dünndarmmukosa	schwere wässrig-saure Durchfälle, Glukosurie durch tubuläre Störung
Enteropeptidase-Mangel	Schlüsselenzym der Pankreasproteasenaktivierung fehlt in der Mukosa	Maldigestion mit Fettstühlen
Acrodermatitis enteropathica	intestinaler Absorptionsdefekt für Zink	Alopezie, impetiginöse Hautefloreszenzen an Händen, Füßen, perioral; perianal kombiniert mit „Zöliakie"
intestinale Lymphangiektasie	Erweiterung der Darmlymphgefäße, Dilatation der Mikrovilli durch Lymphe	proteinverlierende Enteropathie
Abetalipoproteinämie	Synthesestörung des β-Lipoproteins, fehlende Chylomikronenbildung; Fettretention in Enterozyten	Fettmalabsorption, Retinopathia pigmentosa, Ataxie, Stechapfelform der Erythrozyten (Akanthozytose)
Dysgammaglobulinämie	Malabsorption bei angeborenen Immundefekten	Infektanfälligkeit, Lambliasis
familiäre Chloriddiarrhö	Störung des Chlorid-Bikarbonat-Austausches im Ileum und Kolon	profuse, urinartige Durchfälle
Störungen der intestinalen Gewebshormone	pathologisch vermehrte Produktion von Gewebshormonen, zum Teil tumorös (vasoaktives intestinales Peptid, VIPom)	voluminöse, wässrige Diarrhöen; extraintestinale und intestinale Tumoren
Deprivationsdystrophie	verzögerte statomotorische, emotionale und intellektuelle Entwicklung kann Malabsorption mit Dystrophie zur Folge haben (Kindesmisshandlung)	klinische Zeichen der Deprivation, Verwahrlosung
intestinaler Wurmbefall	Die bei uns vorkommenden Rund- und Plattwürmer verursachen nur bei massivem Befall (sehr selten) gastrointestinale Symptome ähnlich einer mäßigen Enterokolitis. Askariden können das Darmlumen oder Gallengänge verlegen und zu Obstruktionssymptomen führen.	keine spezifischen Symptome, aber fäkaler Abgang von Würmern oder Wurmteilen

10.5.4 Akute entzündliche Darmerkrankungen

Akute Gastroenteritis – Enterokolitis

Ätiologie: Viren (Rota A, Noro, Adeno, Corona, Astro, Echo, Polio, Zytomegalie), **Bakterien** (Salmonella spec., Campylobacter jejuni, Escherichia coli, Yersinia spec., Shigellen, Vibrio cholerae, Staphylococcus aureus) und **Protozoen** (Entamoeba histolytica, Lamblia intestinalis) sind als Erreger akuter infektiöser Durchfallserkrankungen des Kindes bekannt.

▶ **Merke.** Rotaviren sind in unseren Regionen die häufigsten Erreger akuter Darminfektionen im Säuglingsalter.

Pathogenese: Die biologischen Eigenarten des Erregers und das Alter des Kindes bestimmen Symptomatik und Krankheitsverlauf. Je jünger der Patient, desto eher muss mit gravierenden morphologischen und funktionellen Läsionen der

10.5.4 Akute entzündliche Darmerkrankungen

Akute Gastroenteritis – Enterokolitis

Ätiologie: Viren (z.B. Rota A, Noro, Adeno, Echo), **Bakterien** (z.B. Salmonella spec., Campylobacter jejuni, E. coli) und **Protozoen** (z.B. Entamoeba histolytica).

◀ **Merke**

Pathogenese: Enteropathogene Bakterien zerstören die Mukosa und bewirken schleimig-blutige Diarrhöen, während enterotoxi-

10 Gastroenterologie

sche Keime** durch Störung des intrazellulären Wasser- und Salzhaushaltes profuse wässrige Durchfälle hervorrufen. **Virusenteritiden** (in erster Linie Rotaviren) fallen vornehmlich durch osmotische Diarrhöen als Folge eines zytotoxischen Effektes auf die Bürstensaummembran der Enterozyten auf.

Darmschleimhaut sowie mit Folgekrankheiten (sekundäre Zuckerintoleranz, Kuhmilchproteinintoleranz) gerechnet werden. **Enteropathogene Keime** (enteritische Salmonellen, Campylobacter jejuni, Shigellen, einige Koli-Stämme) zerstören als **invasive Erreger** die Ileum- und Kolonmukosa bis zur Submukosa und verursachen blutig-schleimige Durchfälle. Andere Keime haften an der Darmzelle und **aktivieren durch Enterotoxine intrazelluläre Enzyme** (Adenylatzyklase). Durch Wasser- und Salzeinstrom in das Darmlumen entstehen profuse wässrige Durchfälle.

Viren, in erster Linie Rota- und Adenoviren, **zerstören die Bürstensaummembran** der Mukosazellen, so dass osmotische Diarrhöen resultieren.

Da durch ihren zytopathogenen Effekt die Mukosabarriere für Fremdproteine durchlässig wird, werden häufig immunologisch noch labile Früh- oder Neugeborene und kleine Säuglinge nach Rota-Enteritiden immunsensitiv für Kuhmilchproteine. **Lokale Immunreaktionen** zerstören zusätzlich die Mukosa, chronische Durchfälle mit Dystrophie sind die Folge (s. auch S. 263).

Klinik: Leitsymptome sind neben **Durchfällen** auch **Bauchschmerzen, Erbrechen** und **Appetitlosigkeit.** Blutige Durchfälle sind typisch für Salmonellen und enterale Campylobacter, wässrig-saure Diarrhöen deuten auf eine virale Genese der Darmentzündung. Bei kleinen Kindern besteht Gefahr der raschen Dehydratation mit systemischer Symptomatik (Prätoxikose, Toxikose, s. auch S. 64).

Klinik: Die akute **Gastroenteritis/Enterokolitis** beginnt mit **Bauchschmerzen, Inappetenz, Erbrechen** und breiigen bis wässrigen **Durchfällen.** Die sauer oder faulig riechenden Stühle enthalten unverdaute Nahrungsreste (beschleunigte Passage), vereinzelt auch Blut oder Schleim. Quantität und Konsistenz der Stühle hängen vom befallenen Darmabschnitt und dem Pathogenitätsprinzip des Erregers ab. Salmonella typhimurium und Campylobacter jejuni bewirken z. B. eine milde bis mäßige Ileokolitis mit blutigen Stühlen, Rotaviren dagegen eher eine Enteritis mit Gärungsdyspepsie. Je jünger der Patient, um so gravierender wirken sich Wasser- und Elektrolytverluste (Durchfall, Erbrechen) auf den Gesamtorganismus aus (Prätoxikose; s. auch S. 64). Fieber tritt eher selten auf, meist nur bei Säuglingen forciert durch Dehydratation.

▶ **Merke**

▶ **Merke.** Typische Zeichen einer längerdauernden schweren Durchfallserkrankung beim Säugling sind: **eingesunkene Fontanelle, schwacher Saugreflex, seltener Lidschlag, Oligurie** und eine **tiefe, pausenlose, thorakale Atmung** als Zeichen der metabolischen Azidose.

Diagnostik: Klinische Untersuchung, ggf. Erregernachweis.

Diagnostik: Im Vordergrund stehen Anamnese und klinische Untersuchung. Entscheidungshilfen bei der Behandlung stellen die Bestimmung des Hämatokrits, des Säure-Basen-Haushalts und ggf. der Nachweis des Krankheitserregers dar.

Differenzialdiagnose: Abstill-Dyspepsie, Antibiotikaunverträglichkeit, extraintestinale Infektionen.

Differenzialdiagnose: Andere bakterielle und protozoische Infektionen, alimentäre Ursachen (Abstill-Dyspepsie) und antibiotikabedingte Störungen des intestinalen Keimmilieus; letztere werden als Ursache von Durchfällen meist überbewertet; Durchfälle treten auch als Begleitreaktionen von fokalen und allgemeinen extraintestinalen Infektionen (z. B. Otitis, Pyelonephritis, ZNS-Affektionen) auf.

Therapie: Therapie der Wahl ist die **hypoosmolare orale Rehydratation mit Glukoseelektrolytlösungen.**
Bei gestillten Kindern mit mäßigem Erbrechen kann das Volumen der Trinkmenge durch Gabe von Tee erhöht werden (**Rehydratation**). Wichtig ist eine altersgemäße **frühe Realimentation** mit zuckerreduzierter Kost, kleinen Nahrungsmengen und häufigeren Mahlzeiten.
Ergänzende diätetische Maßnahmen wie Zusatz von **probiotischen Präparationen** sind für die intestinale Flora günstig.

Therapie: Die Therapie muss die funktionelle und morphologische Läsion des Intestinaltraktes sowie den nutritiven Bedarf berücksichtigen. **Therapie der Wahl** ist die **hypoosmolare orale Rehydratation** mit fertigen oder selbst zubereiteten Glukoseelektrolytlösungen (1 l dünner Tee plus 30–40 g Traubenzucker plus 1,5 g Kochsalz plus etwas Orangen- oder Gemüsesaft als Kaliumquelle und Geschmackskorrigens). Bewährt haben sich auch Karottensuppe oder Reisschleim, die beide auch gebrauchsfertig im Handel erhältlich sind. Liegt kein oder nur mäßiges Erbrechen vor, können gestillte Kinder weiter mit Muttermilch ernährt werden, dabei soll lediglich die Stillfrequenz erhöht und zusätzlich Tee zur Rehydratation gegeben werden. Bei Flaschenmilchfütterung wird die zugeführte Milchmenge beibehalten und das Gesamtvolumen durch Verdünnen mit Tee oder Wasser erhöht. Die sog. **Teepause** wird heute allgemein als **überflüssig** angesehen. Wichtig ist jedoch eine **frühe Realimentation.** Nach dem Ausgleich der Wasser- und Elektrolytverluste geht man schrittweise innerhalb weniger Tage wieder auf altersgemäße Kost über. Die beeinträchtigte Funktion der Dünndarmmukosa und die meist gesteigerte Motilität kann dabei durch zuckerreduzierte Kost, kleine Nahrungsmengen und Erhöhung der Anzahl der Mahlzeiten berücksichtigt werden. Traditionelle Ernährungsformen mit Maisstärkebrei, Zwieback oder Salzstangen, Kartoffel- und Karottenbrei, geriebener Apfel mit Banane, passiertes Fleisch (Huhn) haben den gleichen Stellenwert wie kommerziell erhältliche Diätnahrungen. Das Quell- und Absorptionsvermögen der Rohfasern und Pektine unterstützt die Normalisierung der Stühle. Ähnlich wirken auch Tannin und Kaolin. Nur in Sonderfällen ist eine zusätzliche medikamentöse Behandlung erforderlich.

Das praktische Vorgehen bei akuter Durchfallerkrankung zeigt Abb. 10.21. Ergänzende diätetische Maßnahmen wie der Zusatz von **probiotischen Präparationen** (lebende Mikroorganismen wie Bifidumbakterien oder Laktobazillen) sollen die intestinale Flora günstig beeinflussen und dadurch die Schwere der Erkrankung mildern sowie die Krankheitsdauer verkürzen.

Vorgehen bei akutem Durchfall s. Abb. 10.21.

▶ **Merke.** Zur Therapiekontrolle ist die ausreichende Rehydratation und Gewichtszunahme wichtiger als „Stuhlkosmetik".

◀ **Merke**

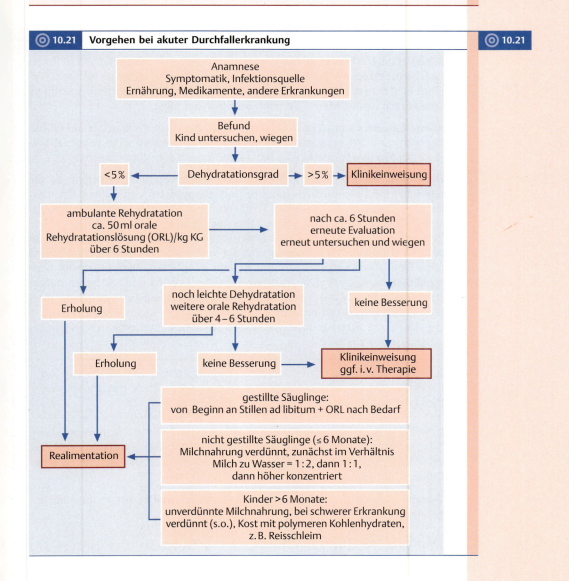

10.21 Vorgehen bei akuter Durchfallerkrankung

Bei starker Dehydratation ist eine parenterale Wasser- und Elektrolytsubstitution einfacher und effektiver. Tee kann zusätzlich in kleinen Portionen gegeben werden.

Bei starkem Erbrechen sind bisweilen Antiemetika (z. B. Vomex) hilfreich. Schwer resorbierbare Antibiotika sind nicht erforderlich, dagegen muss man im Einzelfall entscheiden, ob bei einer **foudroyant verlaufenden bakteriellen Enteritis** (auch Salmonella typhimurium oder Yersinia enterocolitica können mit septikämischem Verlauf beobachtet werden) **eine systemische Antibiose** angezeigt ist.

Prognose: Bei frühzeitiger Rehydratation sind akute Durchfallerkrankungen unproblematisch ambulant zu behandeln und haben eine gute Prognose.

Appendizitis

▶ **Definition.** Entzündung des Wurmfortsatzes.

Ätiologie und Häufigkeit: Durch Lumenverlegung (Schleimhautödem, Stuhl, Fremdkörper) begünstigte **lokale bakterielle Entzündung,** die zu Peritonitis, Gangrän und Perforation führen kann. Der Häufigkeitsgipfel liegt bei 4–12 Jahren.

Klinik: Häufig zunächst Brechreiz und Erbrechen in Verbindung mit diffusen Bauchschmerzen, die nach und nach in den rechten Unterbauch wandern. Typisch ist das in der Hüfte gebeugte rechte Bein und der Erschütterungsschmerz (Schmerzen beim Hüpfen), der zum Schonhinken führt.

Komplikationen: Komplikationen treten durch Abszesse, Perforation und diffuse Peritonitis auf. Die präoperative Perforation ist wegen atypischer, schneller Verläufe bei Kindern relativ häufig, hat aber trotzdem eine gute Prognose.

Diagnostik: Vor allem beim Kleinkind ist die Diagnosestellung schwierig, da alle klinischen und labormedizinischen Befunde unspezifisch sein können. Eine Leukozytose und eine rekto-axilläre Temperaturdifferenz von über 1 °C unterstützen die Verdachtsdiagnose, können aber auch fehlen.
Bei der Untersuchung des Abdomens imponiert meist ein **Druckschmerz im rechten Unterbauch (McBurney)** und ein **Loslassschmerz (Blumberg-Zeichen)** nach Eindrücken der Bauchdecken. Besteht bereits eine **Perforation mit perityphlitischem Abszess,** fühlt man eine Resistenz rechts und löst einen deutlichen Druckschmerz bei der **digito-rektalen Untersuchung** aus. Eine sonographische Untersuchung des Bauches ist unerlässlich, insbesondere zum Ausschluss von Abszessen oder zur differenzialdiagnostischen Abgrenzung der Lymphadenitis mesenterialis.

▶ **Merke.** Bei allen unklaren Bauchbeschwerden muss, unabhängig von der Lokalisation der Beschwerden, immer an eine Appendizitis gedacht werden. Dies gilt vor allem bei zusätzlichen Entzündungszeichen.

Differenzialdiagnose: Invagination („appendizitisähnliche" Schmerzen beim Säugling sollten daran denken lassen), Harnwegsinfekte (Urinstatus), Volvulus, Yersiniose, Lymphadenitis mesenterialis, Verstopfung, Ovarialzyste, Morbus Crohn, Unterlappenpneumonie rechts.

Therapie: Bei entsprechendem Verdacht ist die **frühzeitige** Appendektomie angezeigt.

Lymphadenitis mesenterialis

▶ **Definition.** Schmerzhaftes Anschwellen der regionalen Lymphknoten („Darmtonsille") in der Mesenterialwurzel des terminalen Ileums bei akuten bakteriellen und viralen Enteritiden.

Bei Infektionen mit **Yersinia enterocolitica** treten nicht selten besonders große, gut tastbare Lymphome auf. Die Abgrenzung von der akuten Appendizitis ist bei identischer Klinik schwierig. Die Erkrankung verläuft in der Regel selbstlimitierend, wegen der Verdachtsdiagnose akute Appendizitis wird jedoch häufig laparotomiert.

10.5.5 Weitere Erkrankungen des Bauchraumes

Peritonealabszesse und Peritonitis

Lokale und diffuse Entzündungen des Bauchfelles sind in der Regel als Komplikationen entzündlicher Prozesse in parenchymatösen (Leber, Pankreas) oder hohlen Organen (Magen, Darm, Gallenwege) zu betrachten **(sekundäre Peritonitis)**. Die Therapie richtet sich nach der auslösenden Ursache.
Eine **primäre septikämische Peritonitis** ist beim Kind selten (Ausnahme Frühgeborenes, Amnioninfektionssyndrom beim Neugeborenen) (s. auch S. 115). Auslösend ist dabei die hämatogene Aussaat von Pneumo-, Staphylo- oder Streptokokken. **Duktogene Peritoniden** sind bei ventrikuloperitonealem Shunt zur Entlastung eines Hydrozephalus möglich, wenn infizierter Liquor in die Bauchhöhle abfließt. Die Therapie erfolgt primär medikamentös (Antibiose).
Bauchabszesse lokalisieren sich bevorzugt rechts subphrenisch, im Douglas-Raum und neben der Appendix. Außer heftiger Entzündungssymptomatik (Sepsis!) fallen in der **Abdomen-Leeraufnahme** im Stehen **Spiegel als Zeichen des paralytischen Ileus** auf. Die Therapie der Wahl ist in den meisten Fällen die Laparotomie.

Meckel-Divertikel

▶ **Definition.** Restgebilde des Ductus omphaloentericus (Verbindung zwischen Ileum und Nabel), das meist 20–100 cm oral und antimesenterial der Ileozäkalklappe vorgefunden wird und oft Magenschleimhaut enthält.

Zur Symptomatik kommt es erst im Rahmen von Komplikationen: **Entzündung** oder **Blutung aus der Schleimhaut (Ulkus), Invagination** in das Ileum oder **Torsion** mit meist heftigen Bauchschmerzen und lokaler Abwehrspannung. Bei ätiologisch unklarem analem Blutabgang, schmerzlosen Blutungen oder Teerstühlen kann man versuchen, ein Meckel-Divertikel **szintigraphisch** mit Na-^{99m}Tc-Pertechnat nachzuweisen, das sich in der dystopischen Magenschleimhaut anreichert. Da seitens der Symptomatik kaum von der Appendizitis zu unterscheiden, wird die Diagnose häufig erst bei der Laparotomie gestellt (Abb. 10.22). Die Therapie des symptomatischen Divertikels besteht in der Resektion.

10.5.5 Weitere Erkrankungen des Bauchraumes

Peritonealabszesse und Peritonitis

Sekundäre Peritonitis: Lokale bzw. diffuse Entzündung des Bauchfelles im Rahmen oder als Komplikation von Leber-, Pankreas- oder Darmerkrankungen. Die Therapie richtet sich nach der Ursache.
Die beim Kind seltene **primäre Peritonitis** wird durch hämatogene Erregeraussaat ausgelöst. Die Therapie erfolgt antibiotisch.

Bauchabszesse finden sich meist rechts subphrenisch, im Douglas-Raum und neben der Appendix.
Therapie: Laparotomie.

Meckel-Divertikel

◀ **Definition**

Symptome treten erst im Rahmen von Komplikationen wie **Entzündung, Blutung** aus der Schleimhaut (Ulkus), **Invagination** oder **Torsion** auf. Die Diagnose wird meist bei der Laparotomie gestellt (Abb. 10.22). Die Therapie besteht bei Vorliegen von Symptomen in der Resektion des Divertikels.

10.22 Meckel-Divertikel

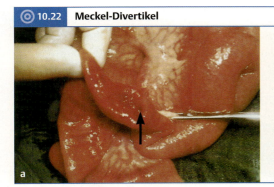
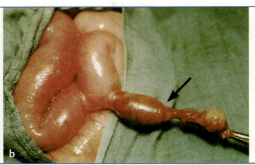

a Invaginiertes Meckel-Divertikel (→).
b Meckel-Divertikel mit Resten des Ductus omphaloentericus (→).

Darmpolypen

▶ **Definition.** Im Kindesalter sind Darmpolypen überwiegend **gutartige hamartöse Tumoren**, die meist **einzeln oder in kleiner Anzahl** auftreten. Alle singulären und multiplen Darmpolypen können aber auch als **Polypose** mit definitionsgemäß mehr als 100 Polypen vorkommen.

Häufigkeit: Juvenile Darmpolypen können bei 1–2% aller, auch beschwerdefreier Kinder, nachgewiesen werden. Die Diagnosestellung erfolgt meist in der ersten Lebensdekade, am häufigsten bei Kindern im Alter zwischen 2 und 5 Jahren. **Darmpolyposen** treten **familiär** auf, sind aber mit einer Inzidenz von 1 : 5 000 bis 1 : 100 000 deutlich seltener.

Genetik: Unter den familiären Polypenerkrankungen bei Kindern sind alle **adenomatösen Polyposis-Syndrome (FAP-Syndrome)** durch Mutationen im APC-Gen auf Chromosom 5q21 kodiert. Die **Genetik** der **hamartösen Polyposen** ist **heterogener**. Lassen sich Darmpolypen nicht eindeutig klinisch und morphologisch einordnen, sollten zusätzlich genetische Analysen angestrebt werden.

Klinik und Diagnostik: Die Polypen sind in der Regel gestielt und bluten leicht bei mechanischer Irritation. Da sie häufig im Rektosigmoid lokalisiert sind, ist die rektal-digitale Untersuchung und die Rektosigmoidoskopie entscheidendes diagnostisches Mittel. Erst die histologische Untersuchung des komplett abgetragenen Polypen kann die Diagnose sichern (s. u.).

Therapie: Die Polypen werden in toto endoskopisch abgetragen.

▶ **Merke.** Jeder endoskopisch oder operativ entfernte Polyp muss sorgfältig histologisch untersucht werden.

Differenzialdiagnose: Weist man einzelne Darmpolypen z.B. als Quelle einer intestinalen Blutung nach, müssen bereits im Kindesalter alle intestinalen Polyposis-Syndrome, und zwar sowohl die überwiegend gutartig verlaufenden (Hamartome) als auch die neoplastischen (epithelialen, adenomatösen) Verlaufsformen in die Differenzialdiagnose einbezogen werden. Zu den **familiären hamartösen Polyposis-Syndromen** zählen die **autosomal-dominante juvenile Polyposis** (Entartungsrate mit 10–30% ungewöhnlich hoch!) und das **Peutz-Jeghers-Syndrom**. Letzteres weist neben im gesamten Darm auftretenden Polypen fleckförmige Pigmentierungen der Lippen und Wangenschleimhaut (Abb. 10.23) auf. Da diese Polypen durch ihre Größe Invaginationen hervorrufen, ist ihre operative Entfernung angezeigt, obwohl sie selten bösartig werden. Trotzdem bedürfen beide einer regelmäßigen endoskopischen und morphologischen Überwachung. Bei der **familiären (autosomal dominanten) adenomatösen Polyposis**,

---

Darmpolypen

▶ **Definition**

Häufigkeit: Juvenile Darmpolypen können bei 1–2% aller Kinder nachgewiesen werden. **Darmpolyposen** treten **familiär** auf, sind aber deutlich seltener.

Genetik: Bei familiären Polypenerkrankungen von Kindern sind alle **adenomatösen Polyposis-Syndrome (FAP-Syndrome)** durch Mutationen im APC-Gen auf Chromosom 5q21 kodiert. Die Genetik der **hamartösen Polyposen** ist **heterogener**.

Klinik und Diagnostik: Die Polypen bluten leicht und sollten dann endoskopisch entfernt werden.

▶ **Merke**

Differenzialdiagnose: Intestinale Polyposis-Syndrome die sich durch ihre extraintestinale Manifestation unterscheiden: z.B. **Peutz-Jeghers-Syndrom** mit Hautpigmentierungen (Abb. 10.23), **Gardner-Syndrom** mit Hautfibromen, Osteomen und Dermoidzysten.

10.23 Peutz-Jeghers-Syndrom

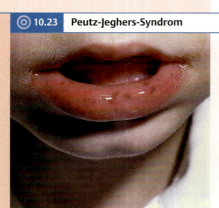

a Fleckförmige Pigmentierung der Lippen.

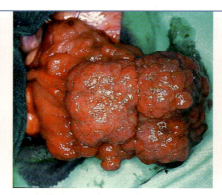

b Multiple Darmpolypen.

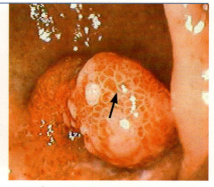

c Polyp (→) des Magens (15-jähriger Patient).

und der phänotypischen Variante **Gardner-Syndrom**, findet man zusätzlich gutartige Osteome, Fibrome und bei mehr als 80% der Patienten als diagnostisch relevantes früh auftretendes Leitsymptom eine **kongenitale Hypertrophie der Retina** (Hinweis vom **Augenarzt**). Das zur FAP-Gruppe gehörende Turcot-Syndrom Typ II wird wie das davon genetisch differente Turcot-I-Syndrom durch bösartige Hirntumoren kompliziert.

Erkrankungen von Rektum und Anus

Einrisse (Fissuren) der Analhaut sind häufige und sehr schmerzhafte **Komplikationen der Obstipation.** Sie heilen nur schwer nach sorgfältiger Lokaltherapie mit adstringierenden Bädern und Wundsalben ab, vorausgesetzt, der Stuhl ist durch Laxanzien (Paraffinöl) weich und gleitfähig. **Fisteln** treten bei Säuglingen als Komplikation von Perianalabszessen bei Immundefekten und bei älteren Kindern als typisches Zeichen eines **Morbus Crohn** (s. S. 279) auf.

Bei einem **rekto-analen Vorfall (Procidentia recti)** prolabieren **alle Wandschichten** des Rektums (Abb. **10.24**). Ursache sind Schwächen der Beckenbodenmuskeln (Sakralagenesie), Unterernährung oder Maldigestion (Mukoviszidose). Tritt dagegen nur Rektum**schleimhaut** aus dem Anus aus, wie man es nicht selten nach einer Durchzugsoperation bei Rektumatresie antrifft, spricht man von einem **Analprolaps**.

Erkrankungen von Rektum und Anus

Fissuren der Analhaut sind meist Folgen einer Obstipation. **Analfisteln** treten als Komplikation von Perianalabszessen bei Immundefekten oder Morbus Crohn auf (s. S. 279). Der **Rektumprolaps** (alle Wandschichten des Rektums, Abb. **10.24**) kann ein Hinweis auf Beckenbodenschwäche oder Mukoviszidose sein, während der **Analprolaps** (nur anale Schleimhaut) nach Durchzugsoperationen (Rektumatresie) auftritt.

10.24 Rektumprolaps

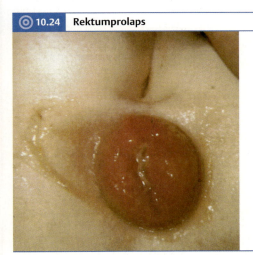

Rektumprolaps bei Mukoviszidose.

Hernien

Nabelhernie

Durch die Bruchpforte im Bereich des Nabelringes prolabieren beim schreienden oder pressenden Säugling Darm oder peritoneale Anhängsel (bei 20% aller Neugeborenen), die sich meist leicht reponieren lassen. In der Regel erfolgt ein spontaner Verschluss der Lücke mit Kräftigung der Bauchmuskulatur. Eine Indikation zum operativen Verschluss besteht nur bei der selten vorkommenden Einklemmung, die mit starken Schmerzen einhergeht; Nabelpflaster helfen nicht.

Leistenhernie

Der **Bruchsack,** eine Ausstülpung des Peritoneums in den Leistenkanal (offener Processus vaginalis), **enthält Darm,** beim Mädchen evtl. auch **Ovar und Tube** und tritt **lateral indirekt** aus. Typisches **Symptom** der Hernie ist die Vorwölbung in der Leiste (bei Jungen meist rechts). Eine durch leichten Druck unterstützte spontane Reposition im warmen Wasserbad kann versucht werden. Zu häufige Palpation des Bruchinhaltes beim Mädchen schadet dem Ovar. Je jünger das Kind, desto häufiger beobachtet man Inkarzerationen, die zur sofortigen Opera-

Hernien

Nabelhernie

Durch die Bruchpforte im Bereich des Nabelringes prolabiert beim schreienden Säugling Darm, der als tastbarer Tumor palpabel ist und sich meist gut reponieren lässt. In der Regel erfolgt ein spontaner Verschluss der Lücke.

Leistenhernie

Der **Bruchsack,** eine Ausstülpung des Peritoneums in den Leistenkanal (offener Processus vaginalis), **enthält Darm,** beim Mädchen evtl. auch **Ovar und Tube** und tritt **lateral indirekt** aus. Typisches Symptom ist die Vorwölbung in der Leiste. Die Therapie der Wahl ist die Operation, da die Gefahr der Inkarzeration besteht. **Differenzialdiagnostisch** sind Leistenlymphome und Hydrozelen auszuschließen.

tion zwingen. Bei fortbestehender Einklemmung besteht die Gefahr einer Darmnekrose (Ileussymptomatik!). Auch ein in den Leistenkanal prolabiertes Ovar muss umgehend operativ reponiert werden, wenn es nicht spontan in den Bauchraum zurückgleitet, da ansonsten durch Strangulation der Blutflüsse mit einer Nekrose gerechnet werden muss. **Differenzialdiagnostisch** ist an Leistenlymphome und Hydrozelen zu denken. Letztere lassen sich leicht durch einfache Diaphanie (Taschenlampe) oder sonographisch von Hernien unterscheiden.

Hydrozele

s. S. 437

Zwerchfellhernie und Hiatushernie

s. S. 315 bzw. S. 250, Abb. **10.6**

Aszites

▶ **Definition.** Pathologische Flüssigkeitsansammlung in der Bauchhöhle.

Ätiologie: Ursachen sind kardiale, hepatische, gastrointestinale und renale Erkrankungen, die mit einer **Erhöhung des systemisch-venösen** und/oder des **portalen Druckes**, einer **Erniedrigung des onkotischen Druckes** oder einer entzündlichen bzw. karzinomatösen **Peritonitis** einhergehen (Tab. **10.19**).

10.19	Häufige Ursachen von Aszites im Kindesalter
kardial-vaskulär	• schwere Herzfehler mit rechtsseitiger Obstruktion • Budd-Chiari-Syndrom und Vena-cava-Obstruktion • konstriktive Perikarditis
hepatisch	• Leberzirrhose (Hepatitis, Cholestase-Syndrome, Stoffwechselerkrankungen) • kongenitale Leberfibrose • Pfortaderthrombosen • Lebertumoren und -hamartome
gastroenteral	• schwere Zöliakie und andere Malabsorptionssyndrome • intestinale Lymphangiektasie • Morbus Crohn • Peritonitis (entzündlich, karzinomatös)
renal	• nephrotisches Syndrom

Klinik: Neben den Symptomen der Grundkrankheit fällt in erster Linie das **trommelartig aufgetriebene Abdomen** mit verstrichenem Nabel auf.

Diagnostik: Die Diagnose wird bei Verdacht (typische Perkussion und Palpation) **sonographisch** gestellt. **Diagnostische Punktionen** (Eiweißgehalt, maligne Zellen) helfen bei der ätiologischen Abklärung.

Therapie: Neben der Behandlung der Grunderkrankung erfolgt eine vorsichtige Aszitesausschwemmung mit dem **Aldosteronantagonisten Spironolacton** (Mittel der 1. Wahl), ggf. in Kombination mit einem **Schleifendiuretikum (Furosemid)**. **Therapeutische Aszitespunktionen** sollten **nur bei** genauer Kenntnis der Grundkrankheit bzw. **bedrohlicher Ateminsuffizienz** vorgenommen werden.

10.5.6 Chronisch entzündliche Darmerkrankungen

Zu den chronischen Darmentzündungen (CED) zählt man **Colitis ulcerosa, Enterocolitis granulomatosa (Morbus Crohn),** deren intermediäre bzw. nicht bestimmbare Zwischenformen, die chronischen Verlaufsformen von **intestinaler Tuberkulose, Amöbenruhr** und **Shigellose** sowie **immunologische Enteropathien,** eosinophile Gastroenteritis, vaskuläre Erkrankungen (**Behçet-Syndrom, hämolytisch-urämisches Syndrom** [s. S. 409], **Purpura Schoenlein-Henoch** [s. S. 478]) und die **Divertikulitis**. Während die Divertikulitis und das Behçet-Syndrom bei Kindern sehr selten auftreten und die Infektionen deutlich an Bedeutung verloren haben, werden insbesondere die Colitis ulcerosa und Morbus Crohn bei Kindern und Jugendlichen zunehmend häufiger diagnostiziert; bei Jugendlichen wird außerdem eine deutliche Zunahme der Inzidenz und Prävalenz beobachtet.

Colitis ulcerosa

▶ **Definition.** Chronisch entzündliche Dickdarmerkrankung mit schubweisem Verlauf, die auf Mukosa und Submukosa beschränkt ist und sich von rektal nach proximal kontinuierlich ausdehnt.

Ätiologie und Pathogenese: Erkrankung unklarer Ätiologie, genetische, infektiöse und psychosomatische Faktoren beeinflussen jedoch Symptomatik und Verlauf. **Humorale** und **zelluläre Immunphänomene bzw. Immunkomplexreaktionen** sind am Unterhalt der Kolitis und bei den extratestinalen Komplikationen (Erythema nodosum, Uveitis, Arthritis, Cholangitis) beteiligt. Aus aphthösen **Kryptenabszessen** entwickeln sich großflächige Ulzera, die später narbig zu langstreckigen **starren „Rohren"** abheilen. Schleimhautrelief und Haustrierung gehen verloren. Restliche Schleimhautinseln imponieren als **„Pseudopolypen"** (Abb. 10.25). Bei perakutem Verlauf bzw. Exazerbationen des Entzündungsgeschehens durch akute Infektionen bildet sich als gefürchtete Komplikation ein **„toxisches Megakolon"**, eine Darmdilatation mit Peritonitis und Perforationen, aus.

Colitis ulcerosa

◀ **Definition**

Ätiologie und Pathogenese: Die Ätiologie ist unklar. Humorale und zelluläre Immunreaktionen unterhalten die Kolitis. Aus **Kryptenabszessen** entstehen Ulzera, die narbig abheilen und langstreckige **starre „Rohre"** hinterlassen. Schleimhautrelief und Haustrierung gehen verloren, die restlichen Schleimhautinseln imponieren als **„Pseudopolypen"** (Abb. 10.25). Gefürchtete Komplikation ist die perakute Kolondilatation mit Peritonitis und Perforation (**toxisches Megakolon**).

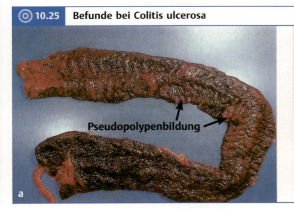
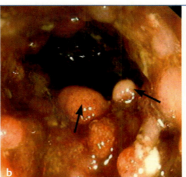

10.25 Befunde bei Colitis ulcerosa

Pseudopolypenbildung

a Totale Beteiligung des Kolons bei Colitis ulcerosa. Hämorrhagisch-nekrotische Entzündung; Pseudopolypenbildung (→). **b** Endoskopie bei Colitis ulcerosa; Pseudopolypen (→).

Häufigkeit: Inzidenz und Prävalenz variieren altersabhängig und differieren geografisch und ethnisch. In Mittel- und Nordeuropa treten 2–5 neue Colitis-ulcerosa-Fälle auf 100 000 Kinder und Jugendliche unter 15 Jahren auf, die Prävalenz liegt hier zwischen 40 und 80 Erkrankungen auf 100 000. Bei positiver Familienanamnese ist die Inzidenz ca. 10-mal höher.

Klinik: Leitsymptom sind **blutige Durchfälle** und krampfartige **Bauchschmerzen** (Tenesmen). Fieber wird in der Initialphase kaum beobachtet. Der Allgemeinzustand verschlechtert sich erst nach längerem Verlauf durch enterale Proteinverluste und Anämie. Typische **extraintestinale Symptome** sind Hauterscheinungen (Erythema nodosum), Sehstörungen (Uveitis), Gelenkarthritiden und die sklerosierende Cholangitis (Tab. 10.20). Psychische Alterationen werden beobachtet. Das **toxische Megakolon** (lebensbedrohlich!) ist seltener geworden.

Diagnostik: Das klinische Bild (wegweisend sind die blutigen Stühle) in Verbindung mit dem **endoskopischen** und **histologischen (Biopsie!)** Befund machen die Diagnose relativ leicht. Nur die Abgrenzung zur kolitischen Verlaufsform des

Häufigkeit: Die Inzidenz liegt bei 2–5 Erkrankungen/100 000 Einwohner.

Klinik: Leitsymptome sind **blutige Durchfälle** und krampfartige Bauchschmerzen. Zu den extraintestinalen Symptomen zählen v. a. **Hauterscheinungen**, **Sehstörungen** (Uveitis), **Arthritis** und die **sklerosierende Cholangitis** (Tab. 10.20). Bei längerem Verlauf Anämie und Hypoproteinämie.

Diagnostik: Die Colitis ulcerosa wird, bei klinischem Verdacht, endoskopisch (Rektoskop, Koloskop) und histologisch (Biopsie!) nachgewiesen. Beweisende Laborparameter gibt es nicht.

Morbus Crohn ist schwierig und oft nicht einmal histologisch möglich. Ist bei der Erstdiagnostik eine Koloskopie nicht möglich (toxisches Megakolon!), reicht häufig eine **Rektoskopie** (mit Biopsie) ohne größere Luftinsufflation aus. Ein **Kolonkontrasteinlauf** ist **nur noch zur späteren Verlaufskontrolle** (ausgebranntes Stadium) **indiziert.** Typische blutchemische oder immunologische Parameter gibt es nicht. Die Blutverluste bewirken erst relativ spät eine Anämie.

Differenzialdiagnose: Morbus Crohn (s. Tab. **10.20**), bakterielle Enterokolitis, Purpura Schoenlein-Henoch; pseudomembranöse Kolitis, toxische Kolitis.

Differenzialdiagnose: Morbus Crohn (s. auch Tab. **10.20** und S. 279), akute bakterielle Enterokolitis mit blutigen Stühlen (Salmonellen, Campylobacter), Amöbenruhr, Purpura Schoenlein-Henoch, pseudomembranöse Kolitis nach Antibiotikagabe und toxische Kolitis durch Zytostatika.

10.20 Klinik bei Colitis ulcerosa und Morbus Crohn

	Colitis ulcerosa	Morbus Crohn
Diarrhö	stark und wässrig	leicht; Stühle weichschleimig, übel riechend
makroskopisch-blutiger Stuhl	immer	gelegentlich
Bauchschmerzen	Tenesmen bei der Defäkation	regelmäßig, unabhängig von den Mahlzeiten
Druckschmerz	vorwiegend linker Unterbauch	vorwiegend rechter Unterbauch
tastbare Resistenz	keine	meist Walze rechter Unterbauch
Erbrechen	ausnahmsweise	gelegentlich
Gewichtsverlust	bei gut einem Drittel	fast immer
Anorexie	gelegentlich	fast immer
Analläsionen	selten Marisken	Rhagaden, perianale Abszesse und Marisken bei > 50 %
Begleitarthritis	gelegentlich	häufig
Fieberschübe	selten	häufig
Erythema nodosum	gelegentlich	gelegentlich
Hepatose, Cholangitis	selten	nicht beobachtet
Stomatitis	nicht vorhanden	häufig
Wachstums- und Pubertätsverzögerung	wenig beeinflusst	ausgeprägt
Uveitis	häufig	häufig
psychische Alteration	häufig	gelegentlich, eher sekundär

Therapie: Patienten mit Colitis ulcerosa müssen kontinuierlich medikamentös, psychisch und ggf. auch chirurgisch behandelt werden.

Standardmedikamente sind **Aminosalizylsäurepräparate** (5-ASA) und Kortison. Auch **Immunsuppressiva, Zytostatika** und **Metronidazol** werden mit Erfolg eingesetzt. Eine **psychosomatische** Behandlung unterstützt die medikamentöse Therapie.

▶ Merke

Therapie: Patienten mit Colitis ulcerosa müssen **kontinuierlich medikamentös, psychisch** und ggf. auch **chirurgisch** behandelt werden. Spezielle Diäten sind nicht notwendig, allerdings gibt es Hinweise, dass eine supportive Behandlung mit **Probiotika** den Krankheitsverlauf besonders in der Erholungsphase günstig beeinflusst.

Medikamentöse Standardtherapeutika sind **5-Aminosalizylsäurepräparate (5-ASA)**, die als Dragée, Suppositorium oder Klysma appliziert und individuell dosiert werden.

Bei ausgedehntem Befall ist eine Induktionsbehandlung, oft auch Dauertherapie, mit **Prednisolon** unvermeidbar. Gute Erfahrungen gibt es mittlerweile auch mit dem topisch wirksamen Kortikoid (Budesonid), das als Klysma appliziert nur am Ort der Entzündung wirkt. Bei der mehr distalen **„Leftside"-Kolitis** haben sich Kortikoid- und Mesalazin-**Klysmen** als alleinige Therapeutika bewährt. Rheumatoide Begleitsymptome sistieren unter der Kortisonbehandlung (am Auge zusätzlich lokal) mit Ausnahme der sklerosierenden Cholangitis.

Bei Versagen der Therapie können in Einzelfällen weitere **Immunsuppressiva** und **Zytostatika** (z. B. Azathioprin, Cyclosporin A) oder **Metronidazol** helfen oder kortikoidsparend eingesetzt werden. Eine **psychosomatische Behandlung** unterstützt die medikamentöse Therapie.

▶ **Merke.** Die medikamentöse Behandlung mit 5-Aminosalizylsäure ist, auch in Phasen der Remission, bis ins Erwachsenenalter fortzuführen. Therapieunterbrechungen können durchaus ein Rezidiv provozieren!

Ultima ratio bei Versagen der medikamentösen Therapie ist die **totale Proktokolektomie** mit Anus praeter oder anorektaler Plastik („pouch").

Prognose: Spontanremissionen sind beschrieben. Eine definitive Heilung ist nur durch eine Proktokolektomie möglich. Ein partieller Kolonbefall spricht gut auf alleinige Klysmabehandlung an. Schwerer Gelenkbefall, Uveitis und massive Blutungen erfordern häufig eine hochdosierte Kortisondauertherapie. Auch hier muss eine Kolektomie als Alternative diskutiert werden. Die sklerosierende Cholangitis geht unabhängig von der Therapie auch nach einer Kolektomie häufig in eine cholestatische Zirrhose über.

Das **Karzinomrisiko** korreliert mit dem Ausmaß der Kolonbeteiligung und der Dauer der Erkrankung; nach 15 Jahren besteht ein ca. 3fach erhöhtes Karzinomrisiko!

Enterocolitis granulomatosa (Morbus Crohn)

▶ **Definition.** Chronische granulomatöse Entzündung des gesamten Gastrointestinaltraktes (Mundhöhle bis After) mit diskontinuierlichem Befall.

Ätiologie und Pathogenese: Wie bei der Colitis ulcerosa ist die Ätiologie noch unklar. Enge Assoziationen mit einem die „innate immune response" regulierendem Gen (NOD2/CARD15) auf dem Chromosom 16 lassen vermuten, dass der genetische Einfluss bezüglich der Krankheitsentstehung und des -verlaufs größer ist, als bisher vermutet. Mit hoher Wahrscheinlichkeit löst ein infektiöser Trigger eine Kaskade komplexer Interaktionen aus, deren Ablauf durch genetische Faktoren, die Darmflora sowie in hohem Ausmaße durch die Art der Immunantwort bestimmt wird. Diese führt letztlich zur chronischen Darmentzündung und unterhält sie auch (Abb. **10.26**). Histologisch findet sich eine **transmurale (alle Wandschichten des Darmrohres), granulomatöse Entzündung, mit segmentalem** Befall. Nachbargebilde wie Mesenterien oder Lymphknoten sind mitbeteiligt. Bestimmte Darmregionen wie **terminales Ileum** und **Zäkum** (80–90%), **Kolon** (50%) **und Anorektum** (30–40%), sind bevorzugt befallen. Beginnend mit **aphthoiden Läsionen** in der Nähe von Lymphfollikeln entwickeln sich **Epitheloidzellgranulome**, transmurale Fissuren und Fisteln. Entzündlich-fibröse Veränderungen ganzer Darmabschnitte (einschließlich der dazugehörigen Mesenterien) entwickeln sich zu **Stenosen** (Abb. **10.27a u. b**). Zwischen den Darmabschnitten können übergreifende Fistelungen (**Fuchsbaufisteln**) entstehen und zu **entzündlichen Konglomerattumoren** verbacken.

Ultima ratio ist die **totale Proktokolektomie.**

Prognose: Eine definitive Heilung ist nur durch eine Proktokolektomie möglich.

Spätkomplikation:
Kolorektales Karzinom.

Enterocolitis granulomatosa (Morbus Crohn)

◀ **Definition**

Ätiologie und Pathogenese: Histologisch handelt es sich um eine **transmurale, granulomatöse Entzündung** unklarer Ätiologie. Assoziationen mit einem die „innate immune response" regulierendem Gen lassen einen genetischen Einfluss auf die Krankheitsentstehung vermuten (Abb. **10.26**). Der Befall ist **segmental**, Nachbargebilde wie Mesenterien oder Lymphknoten sind mitbeteiligt. **Terminales Ileum, Zäkum, Kolon und Anorektum** werden bevorzugt befallen. Beginnend mit **aphthoiden Läsionen** in der Nähe von Lymphfollikeln entwickeln sich **Epitheloidzellgranulome**, transmurale Fissuren, Fisteln, Stenosen und **entzündliche Darmkonglomerate** (Abb. **10.27a u. b**).

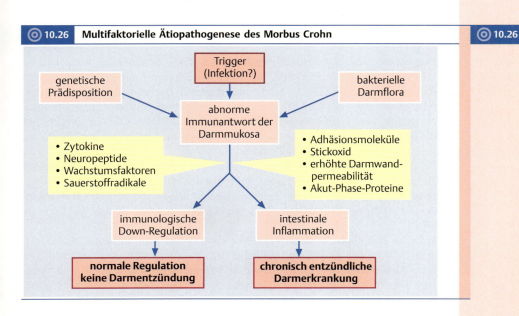

10.26 Multifaktorielle Ätiopathogenese des Morbus Crohn

Häufigkeit: Die Inzidenz liegt bei 5–10 Neuerkrankungen auf 100 000 Einwohner/Jahr.

Häufigkeit: Inzidenz und Prävalenz der Erkrankung haben in den letzten Jahren in Mittel- und Nordeuropa sowie auf den britischen Inseln zugenommen, die Neuerkrankungsrate liegt bei 5–10 Kinder/100 000 Einwohner pro Jahr. Das ist nicht nur der verbesserten Diagnostik und der höheren Lebenserwartung zuzuschreiben, sondern muss auch im Zusammenhang mit der Ätiologie gesehen werden. In den romanischen Ländern ist die Neuerkrankungsrate dagegen deutlich niedriger, aber mit steigender Tendenz. Das durchschnittliche Manifestationsalter beträgt 10–12 Jahre mit Trend zum früheren Beginn. Die Diagnosestellung ist bei jüngeren Kindern aufgrund einer sehr verborgenen, stillen, oft fehlinterpretierten Symptomatik äußerst schwierig und deshalb seltener als bei der Colitis ulcerosa. Mädchen erkranken etwas häufiger (20–30%) als Jungen.

Klinik: Bauchschmerzen, Appetitlosigkeit und milde Durchfälle sind typische **Frühsymptome** (Tab. 10.21, s. auch Tab. 10.20, S. 278). Bei Erkrankung vor der Pubertät stagnieren Wachstum und Geschlechtsreife. Durch gestörte Oxalatresorption kommt es zu Nierenbecken- und Harnleitersteinen.

Klinik: Bauchschmerzen, Appetitlosigkeit, Gewichtsverlust und relativ milde Durchfälle sind typische **Frühsymptome** (Tab. 10.21). Blut findet sich nicht so häufig, wenn, dann eher bei älteren Kindern und als Hinweis auf eine mehr kolitische Verlaufsform. Häufig beginnt die Erkrankung **vor der Pubertät,** dann **stagnieren Wachstum und Geschlechtsreife. Arthralgien, Erythema nodosum** und **Uveitis** werden ebenfalls beobachtet (s. auch Tab. 10.20, S. 278). Als Folge einer gestörten Oxalatresorption bilden sich **Nierenbecken- und Harnleitersteine,** die mit ihren sehr schmerzhaften Koliken für differenzialdiagnostische Verwirrung sorgen.

10.21

10.21 Leitsymptome bei Morbus Crohn im Kindesalter*

Symptome	eher häufig	Symptome	eher selten
Bauchschmerz	90%	anale Läsionen	35%
Appetitlosigkeit	84%	rektale Blutungen	35%
Durchfall (mild)	73%	Aphthen	20%
Kleinwuchs	65%	Arthralgie	17%
Tumor rechts inguinal	60%	Uveitis	5%

*Studiengruppe Morbus Crohn im Kindesalter der GPGE 1977 (n = 113)

▶ **Merke**

▶ **Merke.** Hinweise sind rezidivierende Mundaphthen, schlecht heilende anale Fissuren und perianale Fisteln, Wundfisteln nach Appendektomie sowie Wachstums- und Pubertätsretardierung (echter Wachstumshormonmangel ist viel seltener als Morbus Crohn). Essstörungen und Gewichtsabnahme bei Teenagern sollten nicht nur an psychogene oder am Lifestyle orientierte Ursachen, sondern auch an Morbus Crohn denken lassen.

Diagnostik: Hb und Fe erniedrigt; IgG, IgA und CRP erhöht; BSG beschleunigt; Leukozytose mit Linksverschiebung und Thrombozytose deuten auf die Erkrankung hin.

Die Sicherung der Diagnose erfolgt **endoskopisch** (mit Stufenbiopsie) und **radiologisch** (fraktionierte MDP).

Radiologische Kriterien sind Stenosen, prästenotische Dilatationen, Fisteln, Pflastersteinrelief (Abb. 10.27c).
In der **Endoskopie** finden sich aphthoide Läsionen, Ulzera, Stenosen (Abb. 10.27d).

Diagnostik: Labordiagnostisch deuten eine Anämie, Leukozytose mit Linksverschiebung und Thrombozytose, IgG- und IgA-Erhöhung, eine Vermehrung der Akutphasenproteine (CRP, α_2-Glykoprotein), niedriges Eisen und eine Senkungsbeschleunigung auf einen floriden oder exazerbierten Morbus Crohn. Die Parameter sind aber nicht beweisend für einen Morbus Crohn, sondern spiegeln nur die Krankheitsaktivität wider. Sie eignen sich, zusammen mit der Klinik, zur Verlaufsbeobachtung (Aktivitätsindex).
Bei der klinischen Untersuchung lässt sich im rechten Unterbauch ein derber Tumor (entzündetes Ileum) tasten. Bei typischer Symptomatik erfolgt die Sicherung der Diagnose durch **obere und untere Endoskopie** mit gezielter **Stufenbiopsie** sowie **Röntgenkontrastuntersuchung** des Jejunums und Ileums (fraktionierte MDP).
Typische radiologische Kriterien bei Morbus Crohn sind Stenosen, prästenotische Dilatationen und Fisteln als Folge der chronischen Entzündungsvorgänge. Ein **Pflastersteinrelief** (pseudopolypöse, entzündliche Schleimhautproliferationen; Abb. 10.27c) kann man mit der physiologischen lymphatischen Hyperplasie des terminalen Ileums beim Kind verwechseln. Die Veränderungen am Darm

sind, anders als bei der Colitis ulcerosa, segmental. **Endoskopische Charakteristika** sind aphthoide Läsionen, Ulzera und Stenosen (Abb. **10.27d**).
Zum definierten Nachweis eines Morbus Crohn ist die **histologische** Darstellung von Epitheloidzellgranulomen notwendig.
Im **Ultraschall**, **abdominalen CT** und noch besser **kernspintomographisch (Hydro-MRT)** erkennt man Stenosen und Wandverdickungen der befallenen Darmabschnitte sowie Abszesse bzw. Konglomerattumoren. Die Schnittbildtechniken ersetzen zunehmend die konventionellen Röntgenkontrastuntersuchungen des Dünndarms.

Epitheloidzellgranulome beweisen den Morbus Crohn.

Ultraschall, **CT** und **MRT** zeigen Stenosen und Wandverdickung.

10.27 Typische Befunde bei Morbus Crohn

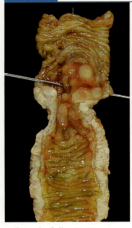
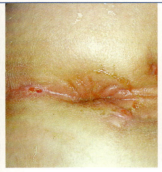
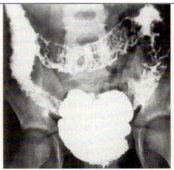
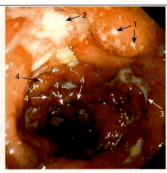

a Ileumbefall mit Stenose, Wandverdickung und Fistel (Sonde).
b Perianalfisteln bei Verdacht auf Morbus Crohn.
c Typisches Pflastersteinrelief im Röntgenkontrastbild.
d Endoskopie des Kolons mit Aphthen (1), breiten (2) und fissuralen (3) Ulzera sowie pflastersteinartigen Pseudopolypen (4).

▶ **Merke.** Keine Diagnose des Morbus Crohn ohne Endoskopie und Histologie!

◀ Merke

Differenzialdiagnose: Colitis ulcerosa (s. S. 277), Darmtuberkulose, intestinales Lymphosarkom (Non-Hodgkin-Lymphom), Morbus Behçet, Yersiniose.

Differenzialdiagnose: Colitis ulcerosa (s. S. 277), Darm-Tbc, intestinales Lymphosarkom, Morbus Behçet, Yersiniose.

▶ **Merke.** Die Behandlung des Morbus Crohn ist primär konservativ und basiert sowohl auf der Verbesserung der Ernährungs- und Gedeihsituation als auch auf der Unterbrechung der inflammatorischen und immunologischen Pathomechanismen.

◀ Merke

Therapie: Das Ziel der Behandlung ist das möglichst rasche Erreichen eines Stillstandes der Krankheit (Remission) mit Hinauszögern oder Vermeiden eines Rückfalls (Rezidiv) sowie das Erreichen einer normalen somatischen Entwicklung bei insgesamt guter Lebensqualität (Schule, Ausbildung, Partnerschaft) mit Beschwerdefreiheit. Der Morbus Crohn wird **immunsuppressiv** behandelt. Medikament der Wahl ist **Prednisolon** in Kombination mit **Azathioprin**. Auch andere Immunsuppressiva wie **6-Mercaptopurin, Methotrexat, Cyclosporin A** oder **Tacrolimus** können bei komplizierten Verläufen oder Therapieversagen zum Einsatz kommen. Die Verwendung von **5-Amino-Salizylat** (5-ASA, Mesalazin) ist ebenso gebräuchlich wie die von topischen Steroiden (Budesonid) und hängt vom Manifestations- und Verlaufstyp der Erkrankung ab. Auch die Applikation (parenteral, oral, als Suppositorium oder Klysma) orientiert sich nach Manifestation und Aktivität. **Metronidazol** unterstützt die Abheilung von Fisteln. Erste positive Erfahrungen gibt es mit Immunmodulatoren bzw. sog. Biologika (Infliximab), die eine Blockade der Zytokine wie Tumornekrosefaktor

Therapie: Der Morbus Crohn wird **immunsuppressiv** behandelt. Medikamente der Wahl sind **Prednisolon** in Kombination mit **Azathioprin**. 5-ASA und bei Kolonbefall und Fistelbildung auch **Metronidazol** werden ebenfalls verabreicht.

(TNF) α bewirken. Alle zum Einsatz kommenden Therapeutika zeigen z. T. erhebliche Nebenwirkungen, da sie hochdosiert und über lange Zeiträume gegeben werden müssen, die den Patienten oft mehr beeinträchtigen als die Erkrankung selbst. Viele dieser Medikamente sind für Kinder nicht zugelassen. Nebeneffekte der Therapie lassen sich manchmal nur schwer von spezifischen Krankheitssymptomen unterscheiden. Die Kombination und spezielle zeitliche Reihenfolge der Immunsuppressiva erlaubt aber kürzere Hochdosisphasen. Initial und längerdauernd hochdosierte Kortikoide müssen bei Erreichen der Ausheilungsphase (Remission) sehr langsam „ausgeschlichen" werden, da ansonsten Rezidive des Morbus Crohn und Störungen des Elektrolythaushaltes provoziert werden.

Eine **spezielle Ernährung** ist **nicht notwendig.** Bei Kachexie oder schwerem Dünndarmbefall hat sich aber eine Dauerernährung mit **Semi-Elementar-Diät (SED)** über nasogastrale Sonden einer total parenteralen Ernährung überlegen gezeigt. Diese so genannten **chemisch definierten Diäten** senken die Entzündungsaktivität, wirken sogar immunsuppressiv und sparen zudem Kortikoide ein. SED werden über Wochen bis Monate als alleinige Kost verabreicht.

Über die Dauer der Therapie besteht, wie in der Erwachsenenmedizin, keine Einigkeit. Bei lang anhaltender klinischer und laborchemischer Remission (CRP negativ, Eisen normal) ist ein Absetzen der Medikation gerechtfertigt. Die Behandlung des Morbus Crohn setzt, mehr noch als bei der Colitis ulcerosa, große Erfahrung beim Therapeuten und erhebliches Vertrauen der Betroffenen bzw. deren Angehörigen gegenüber dem Behandler voraus. Die Therapie sollte deshalb von spezialisierten Zentren eingeleitet und mit dem Kinder- oder Hausarzt vor Ort koordiniert werden.

Die konservative Behandlung hat insgesamt die **Indikationen zur operativen Therapie** im Kindesalter **reduziert,** bzw. in das Erwachsenenalter verschoben. Indikationen zur operativen Therapie des Morbus Crohn sind weiterhin
- Stenosen mit irreversibler Obstruktion
- Fisteln und anale Läsionen
- toxisches Megakolon
- schwere paraintestinale Infiltrationen.

Erreicht man aber durch konservative Behandlung keine Remission, sollte eine Operation auch dann diskutiert werden, wenn keine der obigen Indikationen vorliegt. Ein optimaler Ernährungszustand und ein Minimum an Entzündungsaktivität ist vor jeder Operation anzustreben. Lediglich Stenosen mit Ileus und ein toxisches Megakolon stellen eine chirurgische Notfallsituation dar.

Eine **psychosomatische Begleittherapie** ist immer anzustreben, zumal diese die Therapiecompliance bessert.

▶ **Merke.** Die Behandlung sollte möglichst in einem kindergastroenterologischen Zentrum erfolgen.

Komplikationen und Prognose: Eine frühe Diagnose und konsequente Therapie kann vor operationspflichtigen Komplikationen bewahren. Eine präpubertäre Manifestation im Dünndarm wird sehr häufig durch Wachstumsretardierung kompliziert, unter intensiver Therapie ist aber fast immer ein Aufholwachstum zu erzielen. **Rezidive** bzw. schubartige Reaktivierung, auch nach „optimaler" Resektion befallener Darmabschnitte, sind häufig. Seltene Spätkomplikation ist das kolorektale Karzinom.

▶ **Klinischer Fall.** Die 16-jährige Barbara wiegt bei der Aufnahme noch 29 kg bei einer Größe von 145 cm. Ihr rechtes Bein ist in Beugestellung in Hüfte und Kniegelenk kontrakt. Aus einer Fistel im rechten Unterbauch läuft fötider, eitriger Stuhl. Sie weint ununterbrochen, wehrt sich verzweifelt gegen jede Berührung des Bauches.
Hb 6,8 g%, 37 000 Leukozyten, 28 % Stäbe, Fe < 20 µg/dl, IgG 2340 mg/dl; Hypalbuminämie mit relativer α_2-Erhöhung.
Anamnestisch begann die Anorexie und Kachexie mit 12 Jahren und war zunächst als Pubertätsmagersucht angesehen worden. Weitere Befunde: primäre Amenorrhö, zunehmende Bauchschmerzen rechts mit 14 Jahren, pathologische Urinbefunde. Mit 15½ Jahren zunächst reflektorisches, dann fixiertes Beugen im rechten Hüftgelenk, spontane Fistelöffnung neben der rechten Darmbeinschaufel.
Eine weitere radiologische und endoskopische Abklärung war zunächst nicht möglich, deshalb wurde eine totale parenterale Ernährung durchgeführt. Zusätzlich erfolgte die Gabe von Prednisolon 3 mg/kg KG/d, 12 Tage, dann Reduktion, Metronidazol und Breitbandantibiotika.
Nach 4 Wochen Laparotomie mit Resektion eines Konglomerattumors aus Ileum, Zäkum, Harnleiter, Ovar und Tube mit Neostomie des Harnleiters in die Blase, Teilresektion einer Fuchsbaufistel in der Beckenmuskulatur mit Gängen zur Bauchdecke und in die Vagina; Anlage eines Ileum-Anus-praeter. Postoperativ dann Übergang zu semielementarer Kost über Jejunalsonde und eine Fortsetzung der Kortikoid- und Metronidazoltherapie. Nach ca. 8-wöchiger Behandlung gelang die Mobilisation der versteiften Gelenke, eine Woche später war das Laufen mit Krücken möglich. Radiologisch, endoskopisch und histologisch erwies sich der obere Magen-Darm-Trakt bis zum mittleren Ileum, das Colon transversum und descendens als unauffällig, das Rektum war noch mäßig entzündet. Die Sondenernährung (3500 kcal/d) wurde fortgesetzt, gleichfalls Prednisolon in niedriger Dosierung (10 mg/d). In der 16. Behandlungswoche trat bei einem Gewicht von 41 kg die Menarche ein. Nach 5 Monaten erfolgte eine Revision des Bauchraumes mit Entfernung der Restfistel, weitere 6 Monate später die AP-Rückverlagerung mit ileotransversaler Anastomose. Die Therapiedauer mit Prednisolon betrug 14 Monate. Nach der Anastomose erhielt die Patientin zusätzlich Sulfasalazin, später 5-ASA als Dauertherapie. Mit 19 Jahren war Barbara „gesund", Gewicht 54 kg bei 148 cm (!) Körpergröße. Mittlerweile ist sie verheiratet und hat ein Kind. Abgesehen vom Kleinwuchs hat sie keine nennenswerten Residuen, eine „normale" Ovarialfunktion und bislang kein Rezidiv.
Bemerkung: Dieser Verlauf ist heute aufgrund besser und früher einsetzender Diagnostik eher als ungewöhnlich anzusehen.

10.6 Erkrankungen der Leber und der Gallenwege

10.6.1 Hepatitis

s. S. 591

10.6.2 Leberzirrhose

▶ **Definition.** Morphologisch **knotige Regeneration** entzündlich, metabolisch oder toxisch **zerstörten Leberparenchyms** mit bindegewebigem Umbau der Läppchen- und Portalfeldstruktur.

Ätiologie und Pathogenese: (Tab. 10.22). Die Zirrhose stellt morphologisch eine pathologische Regeneration zerstörten Leberparenchyms dar. Durch die **zirrhotische Bindegewebswucherung** wird die normale **Läppchenstruktur zerstört** und durch knotige, funktionsuntüchtige Regenerate ersetzt. Daneben bleiben einzelne Läppchen normal erhalten, andere bilden sich sogar neu. Die Desorganisation der zirrhotischen Leberläppchen **behindert den Durchfluss des Portalvenenblutes.** Es bilden sich Umgehungskreisläufe, und der Systemdruck in der Pfortader steigt.

10.22 Ätiologie der Leberzirrhosen im Kindesalter

Infektionen	Hepatitis B, C und D, konnatale Toxoplasmose, neonatale Sepsis u. a.
Cholestase-Syndrome	Gallengangshypoplasien und -atresien, Choledochuszyste, externe Gallengangsobstruktion, Mukoviszidose
Stoffwechselerkrankungen	Galaktosämie, Fruktoseintoleranz, Tyrosinose, Morbus Wilson, α_1-Antitrypsin-Mangel, Glykogenosen, Mukoviszidose, Lipidosen, Zystinose, Morbus Hurler, Hämochromatosen
hämolytische Erkrankungen	Thalassaemia major, Sichelzellämie
toxische Ursachen	Alkohol, Methotrexat, Vitamin A, Aflatoxine
andere Ursachen	„kryptogene und familiäre" Zirrhosen, Colitis ulcerosa

Klinik: Ikterus, eine kleine, aber derbe Leber und Pfortaderhochdruck (Splenomegalie, Thrombopenie, Ösophagusvarizenblutung, Aszites) sprechen für eine Zirrhose. Die chronische hepatozelluläre Insuffizienz wirkt sich durch zunehmende NH$_3$-Intoxikation als Enzephalopathie aus.

Diagnostik: Eine Leberzirrhose wird **sonographisch** und durch **Leberbiopsie** nachgewiesen. Ösophagusvarizen werden **endoskopisch** abgeklärt.

Differenzialdiagnose: Kongenitale Leberfibrose.

Therapie: Eine Zirrhose kann ggf. durch frühzeitiges Erkennen und **Ausschalten der Noxe** vermieden werden. **Varizensklerosierung** und **Shunt-Op** werden bei portaler Hypertension durchgeführt.

Einen **Aszites entlastet man nur im Notfall.** Eine Ammoniaksenkung wird mit Beginn der Enzephalopathie durch Laktulose und Darmsterilisation durchgeführt. Fettlösliche Vitamine müssen substituiert werden.

Ultima ratio ist die **Lebertransplantation**.

Prognose: Sie wird durch Ursache und Verlauf der Zirrhose bestimmt und ist insgesamt schlecht.

10.6.3 Coma hepaticum

Ätiologie und Pathogenese: Als foudroyanter Verlauf einer Hepatitis, **viralen Infektion**, **Vergiftung** oder durch **Medikamente** kommt es zu einer **Leberinsuffizienz** und einer **metabolischen Enzephalopathie**.

Klinik: Ikterus, Unruhe, Tremor, Bewusstseinstrübung, Krämpfe und besonders eine **Hyperammonämie** deuten auf ein Leberkoma.

Klinik: Die Symptomatik hängt zunächst von der auslösenden Erkrankung ab. Alle weiteren Symptome sind durch die **hepatozelluläre Insuffizienz** und die **portalvenöse Durchflussbehinderung** bestimmt. Die verschiedenen Formen des **Ikterus** und seiner Begleitzeichen (Pruritus, gelbliche Hautfärbung) stehen im Vordergrund. Zudem zeigen sich Zeichen der **portalen Hypertension** (Caput medusae, Ösophagusvarizen, Hämorrhoiden). Portale Einflussstauung und Hypalbuminämie haben einen **Aszites** zur Folge, während Hämorrhagien (Vitamin-K-Mangel) und Thrombopenie lebensgefährliche **Ösophagusvarizenblutungen** begünstigen. Richtungweisende Symptome sind zudem **Spidernävi** und **Palmarerythem**. Die chronische hepatozelluläre Insuffizienz äußert sich im finalen Zustand als **Ammoniakenzephalopathie,** begleitet durch Varizenblutungen und schweren Aszites.

Diagnostik: Neben den wegweisenden typischen Untersuchungsbefunden **(kleine und hart palpable Leber, Splenomegalie** und **typische Folgesymptome** der Erkrankung, s. o.) sollten morphologische Kriterien wie **Sonographie und gezielte Leberbiopsie** zur Beweisführung herangezogen werden. Ösophagusvarizen werden **endoskopisch** diagnostiziert. Laborchemische und leberfunktionelle Tests haben nur hinweisenden Wert. Der Hypersplenismus führt zur Leuko- und Thrombopenie.

Differenzialdiagnose: Kongenitale Leberfibrose (periportale Fibrose ohne primäre Destruktion des Parenchyms, erheblicher Pfortaderdruck, keine hepatozelluläre Insuffizienz).

Therapie: Bei Säuglingen und Kleinkindern kann, sofern die Ursache bereits im präzirrhotischen Stadium erkannt wird, in vielen Fällen durch **Ausschalten der zirrhogenen Noxe** bzw. durch eine **spezielle Therapie** (fruktose- oder galaktosefreie Diät, Elimination von Kupfer aus der Leber bei Morbus Wilson, biliodigestive Anastomosen bei Gallengangsatresie) **das Vollbild der Zirrhose vermieden oder aufgeschoben werden.** Bei nicht kompensierter Zirrhose ist eine spezielle Diät nicht hilfreich.

Bei langsam progredienten Fällen stellt der Pfortaderhochdruck meist die ersten therapeutischen Anforderungen. **Varizenblutungen werden endoskopisch sklerosiert.** Nur bei Versagen dieser Methode sollte eine Entlastung durch einen **portosystemischen Shunt** versucht werden. Einen **Aszites entlastet man nur im Notfall** (z. B. Kompression der Thoraxorgane mit Punktion und dann nur mit kleinen Volumina. Auch die anschließende Ausschwemmung mit Furosemid und Spironolacton muss behutsam erfolgen (Rebound-Phänomen).

Mit Beginn der Enzephalopathie wird der Blutammoniakspiegel durch Laktulose und Darmsterilisation gesenkt. Fettlösliche Vitamine müssen parenteral substituiert werden. Ultima ratio ist die **Lebertransplantation.**

Prognose: Ursache und Verlauf bestimmen die Prognose, die letztlich immer schlecht bleibt. Die maschinelle Leberersatztherapie, auch Schweineleberperfusionen, haben die bisherigen Erwartungen nicht erfüllt. Für eine großzügigere Erweiterung der Transplantationsindikationen fehlen Spenderorgane und Operationsteams.

10.6.3 Coma hepaticum

Ätiologie und Pathogenese: Als foudroyanter Verlauf einer **Hepatitis, viralen Infektion** (Influenza A und B), als Folge einer **Vergiftung** mit Knollenblätterpilzen, Tetrachlorkohlenwasserstoff, Phosphor, Arsen oder unter **Therapie mit hepatotoxischen Medikamenten** (Valproat, Azetylsalizylsäure, Paracetamol, Kortikoide, Zytostatika und Immunsuppressiva) treten gleichzeitig Symptome der **Leberinsuffizienz** und einer **metabolischen Enzephalopathie** auf.

Klinik: Ikterus, Haut- und Schleimhautblutungen, Unruhe, Tremor, Verwirrtheit bis zu Bewusstseinstrübung und Krämpfen, aber auch Zeichen der Niereninsuffizienz, Störungen des Elektrolyt- und Säure-Basen-Haushalts und insbesondere eine **Hyperammonämie** deuten auf ein Leberkoma.

Therapie: Die Therapie ist symptomatisch. Entgiftende Maßnahmen (Dialyse, Hämoperfusion, vorübergehender Leberersatz durch Schweineleber) können unter Umständen helfen.

Reye-Syndrom

▶ **Definition.** Schwerste akute **nicht entzündliche Hepatopathie** mit **Enzephalopathie**.

Ätiologie und Häufigkeit: Früher häufig gruppenförmiges Auftreten im Zusammenhang mit Varizellen-, Influenza- oder Herpes-Endemien und freizügigem Gebrauch von Azetylsalizylaten zur Fiebersenkung. Ein ätiologischer Zusammenhang mit viralen Infekten und Azetylsalizylsäure als Trigger wird vermutet, ist aber noch nicht bewiesen. Klein- und Schulkinder erkranken bevorzugt. Durch kritischeren Einsatz fiebersenkender Mittel ist das Reye-Syndrom sehr selten geworden.

Klinik und Diagnostik: Eine typische Symptomatik mit Zeichen der akuten Leberinsuffizienz (Hepatomegalie, Hyperammonämie, Transaminasenerhöhung, Gerinnungsstörung) und Enzephalopathie (Koma, Hirndruckzeichen) weist auf ein Reye-Syndrom hin. Die Diagnosestellung ist jedoch schwer. Die Leberbiopsie zeigt eine intrazelluläre Verfettung, elektronenoptisch fallen geschwollene Mitochondrien auf.

Therapie und Prognose: (s. auch Coma hepaticum): Sie besteht in der symptomatischen Bekämpfung der sehr rasch einsetzenden hepatozellulären Insuffizienz und des hyperammonämischen Komas mit ausgeprägter Hirndrucksteigerung durch Hirnödem. Die Letalität ist unverändert hoch. Mehr als die Hälfte der überlebenden Kinder hat zerebrale Defekte.

Differenzialdiagnose: Das Reye-Syndrom muss gegen toxische Hepatopathien, Harnstoffzyklusstörungen und foudroyant verlaufende Hepatitiden abgegrenzt werden.

10.6.4 Portale Hypertension

▶ **Definition.** Druckerhöhung im Pfortaderkreislauf als Folge eines gestörten Abflusses von portalem Blut. Man unterscheidet einen prä-, intra- und posthepatischen Block.

Ätiologie und Häufigkeit: Mit ca. 70% ist der prähepatische Block als Folge von **Gefäßanomalien oder -verschlüssen** (Thrombose nach Nabelvenenkatheter mit Injektion hyperosmaler Lösungen) im Kindesalter am häufigsten. Der intrahepatische Block entsteht durch **Zirrhosen und Fibrosen,** Ursachen eines posthepatischen Staus sind Nierentumoren, Zytostasetherapie, Budd-Chiari-Syndrom und konstriktive Perikarditis.

Klinik und Diagnostik: Der Blutrückstau hat eine Druckerhöhung im Portalkreislauf (> 10 mmHg) mit **Splenomegalie** (Thrombopenie, Leukopenie), Umgehungskreisläufen **(Ösophagusvarizen,** Caput medusae) und **Aszites** zur Folge. Bei intrahepatischem Block synergieren Leberfunktionsstörung (Gerinnungsstörung!), Hypersplenismus (Thrombopenie!), Pfortaderhochdruck und Gastroösophagopathie (Refluxösophagitis, Varizen) zu schwer stillbaren **Ösophagusvarizenblutungen.** Die Splenomegalie sollte sonographisch verifiziert werden. Gleichzeitig lässt sich mittels Ultraschall die Ursache abklären (Lebergröße und -struktur) und dopplersonographisch durch Messen von Flussgeschwindigkeit, -volumen und -richtung das Ausmaß des Hochdruckes abschätzen.

Therapie: Wenn möglich, Behandlung der ursächlichen Erkrankung, Sklerosierung der Ösophagusvarizen, eventuell portosystemischer Shunt, notfallmäßig mechanische Blockade der Blutung mittels Ballonsonden (Sengstaken, Blakemore).

10.6.5 Cholangitis, Cholezystitis, Cholelithiasis

Entzündungen der Gallenwege sind im Kindesalter selten; Steine treten bei Stoffwechselstörungen und Cholestase auf (Abb. 10.28).

Die Entzündungen werden mit **leber- und gallegängigen Antibiotika** behandelt; Steine werden bei Komplikationen operativ oder endoskopisch entfernt. Cholesterinsteine können mit **Urso-Chenoxycholsäure-Kombination** therapiert werden.

Entzündungen der Gallenwege sind im Kindesalter selten. Sie treten als Folge von Bakterienaszension aus dem Duodenum nach **operativen bzw. endoskopischen Eingriffen an der Papilla Vateri oder biliodigestiven Anastomosen** auf. Gallenblasensteine (Abb. 10.28) und -gangssteine finden sich bei **hämolytischen Anämien** und **Stoffwechselerkrankungen** mit **Cholestase** (Mukoviszidose) und/oder **Veränderung der Gallekomposition** (Hypercholesterinämien).

Die Entzündungen müssen durch **leber- und gallegängige Antibiotika** angegangen werden. Die sonographisch diagnostizierten Steine entfernt man operativ oder endoskopisch (vorherige Lithotripsie) bei Beschwerden bzw. wenn sie Cholangitiden unterhalten oder zu Verschlussikterus führen. Cholesterinsteine können versuchsweise (auch im Kindesalter) mit **Urso-Chenoxycholsäure-Kombination** therapiert werden.

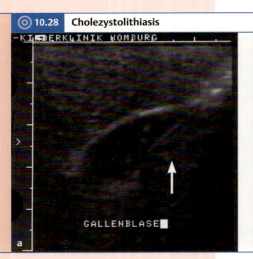
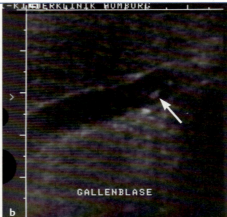

10.28 Cholezystolithiasis

Ultraschallaufnahme im Liegen (a) und Stehen (b) von Gallenblasensteinen (→) bei Mukoviszidose.

10.6.6 Cholestase

▶ **Definition**

▶ **Definition.** Unter Cholestase versteht man eine **Abflussstörung von Galle oder ihrer Bestandteile.**

Ätiologie und Pathogenese: Gallenwegsfehlbildungen führen unbehandelt zu schweren (oft letalen) Krankheitsverläufen. Es lagern sich Gallebestandteile in den kleinen Gallengängen und Leberzellen ab. Folge sind Leberfunktionsstörungen und Leberzirrhose. Zur Ätiologie s. Tab. 10.23.

Ätiologie und Pathogenese: Eingehende Analysen des Stoffwechsels der Gallensäuren des Bilirubins und anderer an der Gallenbildung beteiligter Substanzen sowie Untersuchungen zur Morphogenese der Fehlbildungen haben das Verständnis über Ursache und Ablauf dieser Krankheitsbilder verbessert. Die Störungen des **Bilirubinstoffwechsels** (s. S. 289), die im klassischen Sinne noch keine Cholestase darstellen, fallen durch einen, nicht einmal immer krankheitsrelevanten (Morbus Gilbert, Rotor-Syndrom), **Ikterus** auf. Erst bei den biliären Transportstörungen kommt als weiteres Leitsymptom **Juckreiz** und auch Leberzellstörungen hinzu. Die **Gallenwegsfehlbildungen** haben in der Kinderheilkunde durch ihren schweren, unbehandelt oft früh letalen Krankheitsverlauf eine besondere Bedeutung. Bei ihnen ist durch die fehlende Anlage der intra- und/oder extrahepatischen Gallenwege der Gallenabfluss nachhaltig gestört bis aufgehoben, Gallenbestandteile lagern sich in kleinen Gallengängen und Leberzellen ab. Sie **zerstören Hepatozyten** und **Gallekapillaren,** rufen aber auch die **Bildung funktionsuntüchtiger Regenerate** aus Leberzellen (Zirrhose) oder Gallekapillaren hervor. Die Ätiologie ist mannigfaltig (Tab. 10.23).

Klinik: Leitsymptome sind **Ikterus** und **Juckreiz.** Daneben Folgesymptome durch die Leberfunktionsstörungen und Symptome der Grundkrankheit.

Klinik: Leitsymptome sind **Ikterus** (Verdinikterus) und **Juckreiz**. Hinzu kommen Leberfunktionsstörungen, Leberzirrhose mit Folgesymptomen sowie spezifische Symptome der einzelnen Grundkrankheiten.

10.6 Erkrankungen der Leber und der Gallenwege

10.23 Ätiologie der Cholestase

Störung des Bilirubinmetabolismus
- Morbus Gilbert-Meulengracht (s. S. 289)
- Crigler-Najar-Syndrom (s. S. 289)
- Rotor-Syndrom (s. S. 289)

Störung des biliären Transports
- Dubin-Johnson-Syndrom (s. S. 289)
- rekurrierende familiäre intrahepatische Cholestase (FIC-Syndrom)

Fehlbildungen der Gallenwege
▶ Störungen der intrahepatischen Gallenwege:
- syndromal: kongenitale Leberfibrose, Allagille-Syndrom
- nichtsyndromal: Gallengangshypoplasie nach Stoffwechselkrankheiten (s. u.), Infektionen (z. B. Zytomegalie)
▶ Störungen der extrahepatischen Gallenwege:
- Gallengangsatresie
- Choledochuszyste

Stoffwechselkrankheiten (Auswahl) mit hepatobiliärer Beteiligung (Destruktion)
- Galaktosämie (s. S. 164)
- hereditäre Fruktoseintoleranz (s. S. 165)
- Tyrosinose (s. S. 185)
- α_1–Antitrypsin-Mangel (s. S. 295)
- Niemann-Pick-Krankheit (s. S. 179)
- Mukoviszidose (s. S. 291)

Entzündungen
- Hepatitiden
- Cholangitiden

Cholelithiasis
extrabiliäre Gangobstruktion
parenterale Ernährung (s. S. 45)

Die **Gallengangsfehlbildungen** fallen durch ausgeprägten Verdinikterus und **frühe biliäre Zirrhose** (Abb. **10.29a**) auf, wobei **Choledochuszysten** und die **extrahepatischen Atresien** einer operativen Therapie zugeführt werden können. Geschieht dies bei Letzteren nicht vor dem dritten Lebensmonat, zerstört die Cholestase auch die noch verbliebenen intrahepatischen Gallengänge. Ein zirrhotischer Umbau ist dann, wie bei der **intrahepatischen Hypoplasie,** nicht mehr aufzuhalten. Die **syndromatischen Gallenwegshypoplasien** (Abb. **10.29b**) (zusätzlich periphere Pulmonalstenosen, Wirbelanomalien, typischer Gesichtsausdruck) **verlaufen günstiger,** ein zirrhotischer Umbau erfolgt nicht oder erst spät. Die sehr seltenen **familiären intrahepatischen Gallentransportstörungen** sind mittlerweile genetisch identifiziert. Ihre Gene kodieren für kanalikuläre Gallensäure- und Phospholipidtransporter. Abhängig von den jeweiligen Mutationen verlaufen sie progressiv letal (Morbus Byler) oder nur rekurrierend und benigne (Morbus Tygstrup-Summerskill). Allen gemeinsam ist der sehr quälende Pruritus.

Bei der **kongenitalen Leberfibrose** stehen die Symptome des Pfortaderhochdruckes im Vordergrund, da nicht nur eine Fehlbildung der intrahepatischen Gallenwege vorliegt, sondern durch periportale Bindegewebsvermehrung die Portalgefäße komprimiert werden.

Zu den Fehlbildungen gehören die **extrahepatische Gallengangsatresie,** die **Gallengangshypoplasien** und die **Choledochuszyste** (Abb. **10.29**).

Bei der **kongenitalen Leberfibrose** stehen die Symptome des Pfortaderhochdrucks, bei weitgehend normaler Leberfunktion, im Vordergrund.

10.29 Cholestase durch Bildungsstörungen der Gallenwege

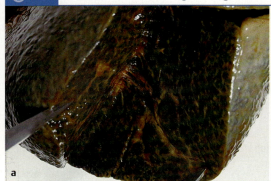
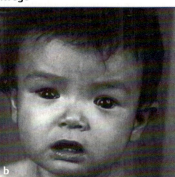

a Biliäre Zirrhose bei extrahepatischer Gallengangsatresie.
b Typische Fazies bei Alagille-Syndrom.

Diagnostik: s. Tab. 10.24.

10.24 Diagnostik bei Cholestase

- Galaktosämie, Fruktoseintoleranz, Tyrosinose durch Enzym-, Substrat- oder Funktionstest ausschließen
- indirektes und direktes Bilirubin, Transaminasen, γGT, GLDH, LDH, Cholesterin, Cholinesterase, Gerinnungsstatus, Gallensäuren, Lipoprotein X
- Sonographie, Doppler-Sonographie, abdominelles Computertomogramm, Cholangio-MRT (MR-Cholangiographie)
- Lebersequenzszintigraphie
- Endoskopie mit retrograder Gallengangsdarstellung (ERC)
- Leberbiopsie (offen oder blind), probatorische Laparotomie, Histologie
- Genomanalysen

▶ **Merke.** Jede länger als 2 Wochen dauernde Hyperbilirubinämie im Neugeborenenalter erfordert eine rasche und umfassende differenzialdiagnostische Abklärung der Ursachen.

Neben der Bestimmung des **direkten und indirekten Bilirubins** müssen die Cholestaseindikatoren (wie γ-GT und GLDH) bestimmt werden. Viele Stoffwechselkrankheiten lassen sich **postpartal durch selektives oder allgemeines Screening** (Neonatal-Screening) ausschließen. **Sonographisch** werden **Gallenblase und Gallengänge** beurteilt, aber auch Lebergröße und -struktur bestimmt. Das Ausmaß der Galleabflussbehinderung kann mit der **Lebersequenzszintigraphie** erfasst werden. Unter Umständen können die Gallenwege auch endoskopisch sondiert und mit Kontrastmittel dargestellt werden (ERC). Die MR-Cholangiographie ergänzt als Schnittbilduntersuchung diese Verfahren bei der Lokalisation der Krankheitsprozesse. Für die endgültige Beurteilung nicht metabolisch bedingter Cholestasen muss die **perkutane oder offene Leberbiopsie** herangezogen werden.

▶ **Merke.** Wird die Diagnose in den ersten 4 Lebenswochen gestellt, können die wenigen therapeutischen Möglichkeiten voll ausgeschöpft werden.

Differenzialdiagnose: Die Unterscheidung der Bilirubinexkretionsdefekte von den Glukuronidierungsstörungen oder immunhämolytischen Phänomenen ist manchmal schwer. Cholangitiden und Gallensteine kommen im Neugeborenenalter nur selten vor. Cholestasen durch parenterale Ernährung und Therapie bei Neu- oder Frühgeborenen (s. auch S. 45), werden zunehmend beobachtet und sind heutzutage sicher häufiger als viele konnatale Krankheiten.

Therapie: Metabolisch bedingte cholestatische Krankheiten sind z. T. **diätetisch** behandelbar (z. B. Galaktosämie, Fruktoseintoleranz).
Bei der extrahepatischen Gallengangsatresie wird palliativ durch **biliodigestive Anastomose,** die bis zur 8. Lebenswoche durchgeführt werden sollte, ein befriedigender Galleabfluss erzielt. Später ist eine **Lebertransplantation** anzustreben. Die Lebertransplantation stellt bei den Gallenwegsfehlbildungen und einigen metabolischen Defekten eine **zunehmend realistischere Therapieform** dar.
Die Choledochuszyste kann operativ entfernt werden.
Das Alagille-Syndrom und die nicht syndromatischen Hypoplasien sollten **nicht** biliodigestiv anastomosiert werden, **da aszendierende Entzündungen** die cholestatischen Beschwerden verstärken. Gallengangszysten werden operativ-plastisch korrigiert.
Die übrigen Cholestasen sind nur symptomatisch behandelbar. Bei Gallengangshypoplasien scheint eine Therapie mit **Ursocholsäure** erfolgversprechend, da offenbar der zirrhotische Umbau aufgehalten wird. Der Juckreiz lässt sich durch Antihistaminika, Phenobarbital und Cholestyramin mildern. In vielen

Fällen bestimmen biliäre Zirrhose und portale Hypertension die Therapie (s.S. 285). Eine parenterale Substitution fettlöslicher Vitamine zur Vermeidung von Mangelsyndromen wie Rachitis, Hämorrhagien, Sehstörungen, Hautkrankheiten und Neuropathien ist dringend erforderlich.

Prognose: Bei Morbus Byler, der externen Atresie und den nicht syndromatischen Hypoplasien ist die Prognose infaust, sofern nicht transplantiert wird. Das Alagille-Syndrom und der Morbus Tygstrup verlaufen eher blande. Bei den übrigen Cholestaseformen hängt die Prognose von der Entwicklung einer Zirrhose ab.

Die Substitution fettlöslicher Vitamine ist zur Vermeidung von Mangelsyndromen notwendig!

Prognose: Mit Ausnahme der Gallengangszyste, des Alagille-Syndroms und des Morbus Tygstrup haben die Cholestasesyndrome eine schlechte Prognose.

10.6.7 Hereditäre, nicht hämolytische Hyperbilirubinämien

▶ **Definition.** Angeborene Störungen der Bilirubinglukuronidierung bzw. der intrahepatozellulären Exkretion.

◀ **Definition**

Ätiologie und Pathogenese: Noch nicht konjugiertes oder schon wasserlösliches Bilirubin staut sich in der Leberzelle, tritt in das Blut über und verursacht einen Ikterus (s. Tab. 10.25). Tritt dieser bereits in den ersten Lebenstagen auf, sind **neurotoxische Schäden (Kernikterus)** zu erwarten. Bei den reinen Störungen im **Glukuronidierungssystem** staut sich nur unkonjugiertes Bilirubin auf. Beim **Rotor-Syndrom** liegt ein Defekt der intrazellulären Zwischenlagerung für konjugiertes und nichtkonjugiertes Bilirubin vor, so dass sich eine mäßige Erhöhung beider Formen des Bilirubins einstellt. Das **Dubin-Johnson-Syndrom** wird durch eine Störung der Anionentransporter in den Gallenkanälchen hervorgerufen. Das wirkt sich nicht nur auf die Ausscheidung der Bilirubinglukuronide negativ aus, sondern auch auf andere Metaboliten, die sich aufstauen und in den hepatischen Lysosomen gespeichert werden und die Leber schwarz-braun verfärben.

Ätiologie und Pathogenese: Bilirubin staut sich in der Leberzelle, tritt in das Blut über und verursacht einen Ikterus (Tab. 10.25). Bei Auftreten in den ersten Lebenstagen, Gefahr des **Kernikterus**. Bei reinen Störungen im **Glukuronidierungssystem** staut sich nur unkonjugiertes Bilirubin auf. Beim **Rotor-Syndrom** liegt ein Defekt der intrazellulären Zwischenlagerung für konjugiertes und nichtkonjugiertes Bilirubin vor. Das **Dubin-Johnson-Syndrom** wird durch eine Störung der Anionentransporter in den Gallenkanälchen hervorgerufen.

≡ 10.25 Ätiologie der hereditären, nicht hämolytischen Hyperbilirubinämien

	Erbgang	Gen-Defekt	metabolischer Defekt	Serumbilirubin (mg/dl)
Crigler-Najjar-Syndrom				indirektes Bilirubin:
– Typ I	rezessiv	UDP-GT-Gen-Komplex auf Chromosom 2	UDP GT* fehlt, keine Bilirubin-Glukuronidierung	15–45
– Typ II	rezessiv		UDP GT* erniedrigt, reduzierte Bilirubin-Glukuronidierung	8–25
Gilbert-Meulengracht-Syndrom	dominant		UDP GT* 10–30% der Norm, meist normale Glukuronidierung	1,5–7
Dubin-Johnson-Syndrom	rezessiv	CMOAT-Gen-10q24	gestörte kanalikuläre Sekretion der Bilirubinkonjugate	Gesamtbilirubin: 2–7 (50% direkt)
Rotor-Syndrom	rezessiv	unbekannt	gestörte intrazelluläre Bilirubinbindung und Speicherung	Gesamtbilirubin: 2–7 (50% direkt)

* UDP GT = Uridyldiphosphat-Glukuronyltransferase

Diagnostik: Bestimmung des **direkten (konjugierten) und indirekten (unkonjugierten) Bilirubins** sowie der zur differenzialdiagnostischen Abklärung notwendigen **Cholestaseparameter** (γ-GT, Gallensäuren, GPT). Ein Anstieg des indirekten Bilirubins nach 24-stündigem Fasten (400–600 kcal/die) um das 2- bis 3-fache deutet auf **Morbus Meulengracht** (positiver Hungertest). Eine Leberbiopsie hilft nur bei der Abklärung des Dubin-Johnson-Syndroms (typische Histologie: braun-schwarze Pigmente in den Lysosomen).

Diagnostik: Bestimmung des **direkten und indirekten Bilirubins** sowie der zur differenzialdiagnostischen Abklärung notwendigen **Cholestaseparameter**.

Klinik: Der Morbus Gilbert, das Dubin-Johnson- und das Rotor-Syndrom sind metabolische Störungen ohne hohen Krankheitswert. Bei allen drei Syndromen treten manchmal unspezifische Bauchbeschwerden auf. Ist die Diagnose noch nicht gestellt, führt oft der Ikterus zur Verunsicherung und löst Angst aus, so dass eine umfassende differenzialdiagnostische Abklärung (hämolytische Anämie, Hepatitiden, Cholestase-Syndrome) nicht immer zu vermeiden ist. Lässt

Klinik: Der Morbus Gilbert, das Dubin-Johnson- und das Rotor-Syndrom sind metabolische Störungen ohne hohen Krankheitswert mit unspezifischen Bauchbeschwerden. Lässt sich der Ikterus mit Fasten (Hypoglykämie) und/oder Infekten (aus Appetitmangel wird oft weniger gegessen) in Zusammenhang

sich der Ikterus mit Fasten (Hypoglykämie) und/oder Infekten (aus Appetitmangel wird oft weniger gegessen) in Zusammenhang bringen und tritt nur eine mäßige Erhöhung des indirekten Bilirubins auf, so ist die Diagnose eines **Morbus Gilbert** nahezu sicher. Das **Crigler-Najjar-Syndrom** ist bereits in der Neugeborenenzeit Ursache lebensbedrohlicher Hyperbilirubinämien mit Kernikterus. Die mehr als 50 bekannten Mutationen des UGT-Gen-Komplexes führen zu unterschiedlich starken Krankheitsverläufen, die je nach Bilirubinanstieg in Typ I oder II unterteilt werden. Bei schweren Typ-I-Verlaufsformen treten auch im späteren Leben immer wieder Bilirubinenzephalopathien auf. Patienten mit der Verlaufsform Typ II sind – trotz manchmal dramatisch aussehendem Ikterus – weitgehend gesund.

Therapie: Eine **Bilirubinsenkung** sollte beim Crigler-Najjar-Syndrom durch **Austauschtransfusion** oder **Plasmapherese** versucht werden, später ist auch die **Phototherapie** nützlich. Bei den übrigen Formen besteht keine Therapienotwendigkeit.

10.7 Erkrankungen des Pankreas

10.7.1 Pankreatitis

▶ **Definition.** Akute oder chronische Entzündung der Bauchspeicheldrüse.

Ätiologie und Pathogenese: Pankreasentzündungen treten im Kindesalter sehr selten auf. Am häufigsten findet man sie nach **traumatischer Läsion** – Ursache ist oft ein Sturz über den Fahrradlenker – als **Begleiterkrankung viraler Infektionen** (Mumps, Coxsackie B, Masern, Mononukleose), als **aszendierende Entzündung** bei intestinalen Obstruktionen, bei Gallenwegssteinen, beim „common-channel" (gemeinsame Endstrecke des Pankreasganges mit dem Ductus choledochus), unter **zytostatischer oder immunsuppressiver** (Kortison-)Therapie, als Komplikation renaler Insuffizienz und bei Begleiterkrankung einiger metabolischer Störungen (Hyperparathyreoidismus, Hyperlipoproteinämie).

Nach einem Pankreastrauma entsteht eine durch Selbstverdauung ausgelöste Entzündung; die entstandene Selbstverdauungshöhle wird Pankreaspseudozyste genannt und gehört damit formal zu den Entzündungen.

Neben diesen akuten oder rezidivierenden Formen kommt beim Kind die familiäre, chronisch rezidivierende Pankreatitis und als Sonderform der Mukoviszidose (s. S. 291) eine **obstruktive Pankreatitis** bei „pankreassuffizienter" Mukoviszidose vor.

Klinik: Viele Begleitpankreatitiden verlaufen **asymptomatisch** (z. B. bei Mumpspankreatitis). Bei der **traumatischen Läsion** treten **Bauchschmerzen** oft erst nach einem **längeren Intervall** auf; die Zyste wird dann „zufällig" sonographisch entdeckt. Ansonsten imponieren heftige **Oberbauchschmerzen, Erbrechen und Durchfälle** bis hin zu Ikterus, Kreislaufkollaps und Schocksymptomatik.

Diagnostik: Laborchemisch finden sich bei der **akuten Entzündung** erhöhte **pankreasspezifische Enzyme** (Gesamtamylasen, Pankreas-Isoamylase, Lipase, Trypsin) im Serum und hohe Gesamtamylasen im Urin. **Sonographisch** ist das Pankreas ödematös **geschwollen**. Pseudozysten sind im Ultraschall oder MRT besonders gut zu erkennen.

Bei **chronischer Entzündung** liegt eine **exokrine Funktionsminderung** vor, die durch Bestimmung von **Chymotrypsin** oder **Elastase im Stuhl** (beide erniedrigt) bzw. **Fett im Stuhl** (erhöht) nachgewiesen werden kann. Nach lang dauernder **chronischer Entzündung** wirkt das **Pankreasparenchym sonographisch verdichtet**. In der Abdomenübersichtsaufnahme sieht man Verkalkungen. In der endoskopischen retrograden Pankreatographie **(ERP)** fallen **Kaliberschwankungen** und **Zysten** auf.

Ein Schweißtest zum Ausschluss einer Mukoviszidose sollte immer veranlasst werden.

Therapie: Bei **akuten, schweren Verläufen** kann man, da meist keine kausale Therapie möglich ist, nur symptomatisch reagieren. Im Vordergrund steht die Schocktherapie und Schmerzbekämpfung (z. B. mit Pethidin).
Eine **strikte Nahrungskarenz** sollte so lange eingehalten werden, bis sich die Enzyme im Serum normalisieren. Eine intestinale Entlastung über eine Jejunalsonde lindert die Beschwerden und erlaubt über die Pankreaspapille hinweg eine **frühzeitige enterale Substitution mittels Glukoselösung.** Der anschließende Nahrungsaufbau erfolgt am besten über Semielementardiäten.
Eine Laparotomie ist nur in seltenen Fällen (z. B. paralytischer Ileus) notwendig. Der Einsatz von antiproteolytischen und antisekretorischen (Kalzitonin, Somatostatin) Medikamenten wird zunehmend in Frage gestellt.
Pankreaspseudozysten oder **Gangobstruktionen** werden im entzündungsarmen Intervall **operativ** angegangen.
Bei **chronischer Pankreatitis** ist eine **Substitution von Verdauungsenzymen** notwendig und wirkt schmerzlindernd. Die Ernährung soll an die Pankreasrestfunktion angepasst werden. Es sind alle Möglichkeiten der Enzym- und Vitaminsubstitution auszunutzen, um eine möglichst kindgerechte, normale Kostform zu erzielen.

Prognose: Im Kindesalter meist milde, sogar asymptomatische Verläufe mit folgenloser Ausheilung (z. B. Viruspankreatitis). Schwere hämorrhagisch-nekrotisierende Pankreatitiden (nach Immunsuppression, Zytostase) verlaufen auch heute noch in vielen Fällen letal.

10.8 Mukoviszidose

▶ **Synonyme.** Zystische Fibrose, cystic fibrosis, CF.

▶ **Definition.** Syndromale Erkrankung der exokrinen Drüsen mit früh eintretender digestiver und respiratorischer Insuffizienz.

Ätiologie und Pathogenese: Die autosomal-rezessiv vererbbare Erkrankung stellt die häufigste angeborene Stoffwechselerkrankung der weißen Rasse mit frühletalem Ausgang dar. Ihr liegt ein Gendefekt auf dem langen Arm des Chromosoms 7 zugrunde. Dieses **CFTR-Gen** (**c**ystic **f**ibrosis **t**ransmembrane conductance **r**egulator gene) kodiert für ein Protein, das den transmembranösen Fluss von Chlorid über **Chloridkanäle** reguliert. Bei 70 % aller CF-Patienten liegt die **Mutation delta-F-508** vor, die übrigen Mutationen treten nur sehr selten auf. Die Mikroheterogenität des CFTR-Gens bedingt eine Vielzahl von Mutationen, die für die vielfältige klinische Ausprägung der Mukoviszidose verantwortlich sind.

Pathophysiologie: Es liegt eine Störung der Wasser- und Elektrolytströme durch die Zellwand vor. Betroffen sind alle Körperzellen, aber funktionell wirkt sich der Defekt nur auf die Zellen exkretorischer Organe aus. Deren muköse Sekrete sind zu zäh und können nicht abfließen **(Dyskrinie)**. Die Ausführungsgänge verstopfen, reaktive Entzündungen zerstören die Organe und führen progredient zum Funktionsverlust (Abb. 10.30).
In der **Lunge** ist die muköziliäre Clearance ineffektiv. Rekurrierende Infekte durch Viren, Bakterien und Pilze gehen in chronische Entzündungen über. Staphylokokken und Pseudomonas aeruginosa spielen hierbei die entscheidende Rolle. Zähflüssiges, eitriges Sputum verlegt die Bronchiallumina, sammelt sich in Bronchiektasien und führt zu Belüftungsstörungen. Ein fortschreitender Untergang des Bronchialepithels und der Alveolen hat schließlich die respiratorische Insuffizienz mit chronischer Hypoxie, pulmonaler Hypertonie und Cor pulmonale zur Folge.

Therapie: Schock- und Schmerzbekämpfung stehen bei der **akuten schweren Pankreatitis** im Vordergrund.
Zunächst **strikte Nahrungskarenz,** bei Rückgang der Enzymwerte kann ein protrahierter Nahrungsaufbau (Semielementardiät, Sonde) begonnen werden.

Pseudozysten und **Gangobstruktionen** werden operiert.
Bei **chronischer Pankreatitis** werden Enzyme und Vitamine substituiert.

Prognose: Im Kindesalter meist milde, sogar asymptomatische Verläufe mit folgenloser Ausheilung. Schwere akute Pankreatitiden verlaufen häufig letal.

10.8 Mukoviszidose

◀ Synonyme

◀ Definition

Ätiologie und Pathogenese: Der **Gendefekt** dieser autosomal-rezessiv vererbbaren Erkrankung liegt auf dem langen Arm des Chromosoms 7. Das **CFTR-Gen** kodiert für ein Funktionsprotein des Chloridkanals. Die Mikroheterogenität des Gesamtgens scheint für die Symptomvariabilität der Mukoviszidose verantwortlich zu sein.

Pathophysiologie: Es liegt eine **Dyskrinie** aller exokrinen Drüsensysteme, besonders von Pankreas, Lunge, Leber und Darm vor (Abb. 10.30). Eine Involution des Pankreas mit Maldigestion und Gedeihstörung, chronisch destruktive Bronchopneumonien mit progredienter Ateminsuffizienz und eine langsam fortschreitende biliäre Leberzirrhose mit portaler Hypertension sind Folgen des fehlenden Abflusses der zu hoch viskösen Sekrete. Folgesymptome (Cor pulmonale, Koprostase, Diabetes mellitus oder Ösophagusvarizen) komplizieren die Mukoviszidose zum Syndrom.

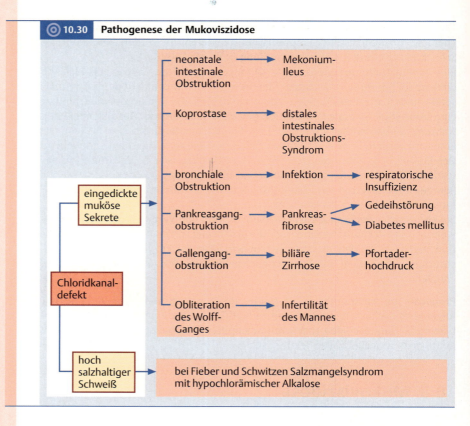

10.30 Pathogenese der Mukoviszidose

Das exokrine Drüsengewebe des **Pankreas** wird durch Gangobstruktion und Entzündung hochgradig involviert. Schon post partum werden kaum noch Verdauungsenzyme in das Duodenum abgegeben. Abhängig vom Ausmaß der Achylie leidet das Neugeborene bald an einer Fehlverdauung mit aufgetriebenem Abdomen, übel riechenden Fettstühlen und Gedeihstörung. Ist bereits intrauterin die Verdauung des albuminhaltigen Fruchtwassers gestört, verstopft zähes Mekonium den distalen Dünndarm. Das anschließende Kolon bleibt hypoplastisch (Mikrokolon), und das Kind wird mit **Mekoniumileus** geboren.

Die **Hormon produzierenden Zellen** der **Langerhans-Inseln** bleiben auch bei totalem fibrozystischem Umbau des Pankreas noch bis ins zweite Lebensjahrzehnt aktiv. Im Bereich der **Leber** sind Abfluss und Zusammensetzung der Galle gestört. Blande **Cholangitiden,** eine nur langsam fortschreitende **Cholestase** und vereinzeltes Auftreten von **Gallensteinen** lassen die Leberbeteiligung zunächst zweitrangig erscheinen. Im weiteren Verlauf muss aber mit der Entwicklung einer **biliären Zirrhose** mit **Pfortaderhochdruck** und später mit Ösophagusvarizen gerechnet werden.

Weitere betroffene Organe sind die **Schweißdrüsen** (hoher NaCl-Gehalt des Schweißes), die **Keimdrüsen des Mannes** (Ductus-deferens-Obliteration mit **Infertilität**), die **Nase** und ihre **Nebenhöhlen** (Polypen, Sekretverlegung) und die **Schleimdrüsen des Darmes** (Mekoniumileus, distale intestinale Obstruktion).

Häufigkeit: Die **Inzidenz** der Mukoviszidose liegt bei der **weißen (kaukasischen) Bevölkerung** bei ca. 1 : 3000 Neugeborenen, **bei der schwarzen Bevölkerung** um 1 : 20 000 und bei Angehörigen der **gelben Bevölkerung** über 1 : 100 000. Knapp 5 % aller weißen Menschen sind heterozygote Merkmalsträger und **phänotypisch gesund.** Sie weisen auch keine CF-signifikanten Laborparameter oder Funktionen auf.

Klinik: Leitsymptome der Mukoviszidose zeigt Tab. **10.26**.

▶ **Merke.** Chronische Durchfälle mit Gedeihstörung, produktiver Husten mit eitrigem Sputum, Belastungsdyspnoe beim Kleinkind und eine salzig schmeckende Haut beim Säugling lenken den Verdacht auf eine Mukoviszidose.

Der **Mekoniumileus** des Neugeborenen, der **hohe Kochsalzgehalt des Schweißes** und die Infertilität des CF-kranken Mannes sind pathognomonisch für die Mukoviszidose (s. Tab. **10.27**).

Häufigkeit: Die Inzidenz bei der weißen Bevölkerung liegt bei 1 : 3000; Heterozygotenfrequenz 1 : 25 – 30. Heterozygote sind phänotypisch gesund.

Klinik: Leitsymptome, s. Tab. **10.26**.

▶ **Merke**

10.26 Leitsymptome der Mukoviszidose

Maldigestion	chronische, faulig stinkende, voluminöse Durchfälle
	vorgewölbtes Abdomen (Abb. **10.31a**)
	Gedeihstörung und dauernder Hunger
chronische Bronchitis	produktiver Husten
	Atemnot
	Trommelschlegelfinger und Uhrglasnägel (Abb. **10.31b**)

10.31 Beispiele typischer klinischer Aspekte bei Mukoviszidose

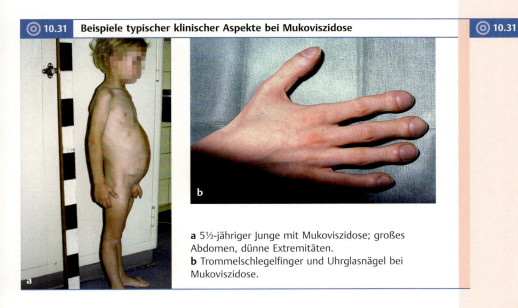

a 5½-jähriger Junge mit Mukoviszidose; großes Abdomen, dünne Extremitäten.
b Trommelschlegelfinger und Uhrglasnägel bei Mukoviszidose.

Bereits beim Baby schmeckt die **Haut salzig.** Salzverlust beim Schwitzen durch Fieber, aber auch Sport, Krankengymnastik oder hohen Außentemperaturen führen leicht zur **hypochlorämischen Alkalose.** Ein **Rektumprolaps** durch zähe Stuhlmassen kommt im Kindesalter fast nur bei der Mukoviszidose vor. Die Muskulatur ist spärlich und hypoton, das Unterhautfett dünn. Ein **zyanotisches Hautkolorit, Dyspnoe,** Leistungsschwäche und Kopfschmerzen sind Folge der **Ateminsuffizienz.** Mehren sich die **pulmonalen Infekte,** stellt sich schließlich eine chronische bakterielle Pneumonie ein (Abb. **10.32**) und Appetit und Hunger nehmen ab. Es manifestiert sich ein Circulus vitiosus, bei dem Hypoxie, Energie- und Substratmangel, eine **übermäßige Atemarbeit** sowie allgemeine Schwäche, diffuse Schmerzen, aber auch Substanzverluste durch Stuhl und Sputum zum körperlichen und seelischen Verfall des Patienten führen.

Einige CF-Kranke weisen jedoch nur minimale Symptome auf und erreichen ohne Therapie das Erwachsenenalter. Diese Patienten sezernieren über die Kindheit hinaus aufgrund genetischer Vorbedingungen (**„Pankreassuffizienz"-Genotypus**) genügend Verdauungsenzyme. Sie gedeihen normal und bewältigen rezidivierende Bronchitiden oder Pneumonien überraschend gut.

Komplikationen: Auf die Gedeihstörung folgt häufig ein **Kleinwuchs,** oft mit Pubertätsverzögerung. Folge von Atelektasen und Emphysem sind rezidivierende **Pneumothoraces.** Durch entzündliche Erosionen der Bronchialarterien treten **Hämoptoen** auf. Mit einem **Insulinmangeldiabetes** und einer **biliären Zirrhose** mit **Pfortaderhochdruck** und **Ösophagusvarizenblutung** muss im zweiten Lebensjahrzehnt gerechnet werden. Eine **chronische Koprostase** ist Ursache kolikartiger Bauchschmerzen und hat nicht selten einen Darmverschluss zur Folge **(distale intestinale Obstruktion).** Ein **Mekoniumileus** (s. Abb. 5.8, S. 88) tritt bei 15% der Neugeborenen auf und ist lebensbedrohlich.

Diagnostik: Pathognomonisch ist das Zusammentreffen von Symptomen der **chronischen Maldigestion** und **rezidivierender bronchopulmonaler Infekte** (s. Tab. **10.26**). Beweisend ist die quantitative Bestimmung des Chlorids und/oder

---

Salzverlust über die Haut führt leicht zur **hypochlorämischen Alkalose.** Ein **Rektumprolaps** durch zähe Stuhlmassen kommt im Kindesalter fast nur bei der Mukoviszidose vor. Mehren sich die **pulmonalen Infekte,** stellt sich schließlich eine chronisch bakterielle Pneumonie ein (Abb. **10.32**).

Patienten vom „Pankreassuffizienz"-Genotypus gedeihen lange normal und haben deutlich weniger pulmonale Probleme.

Komplikationen: Der **Mekoniumileus** (s. Abb. 5.8, S. 88) des Neugeborenen ist lebensgefährlich. **Kleinwuchs** und Pubertätsverzögerung sind Folgen der Gedeihstörung. Die **Lungenstruktur** wird durch Emphysem, Pneumothorax und Hämoptoe **zerstört;** es können sich lebensgefährliche **Ösophagusvarizenblutungen** entwickeln. Eine Koprostase bewirkt einen **Ileus.**

Diagnostik: Verdachtsdiagnose aufgrund der klinischen Leitsymptome (s. Tab. **10.26**). Beweisend ist die quantitative Bestimmung der Schweißelektrolyte nach Pilocarpin-Iontophorese (**Schweißtest,** Tab. **10.27**).

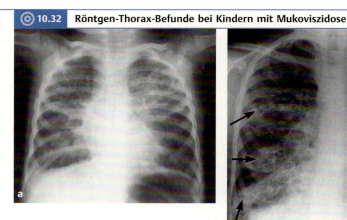

10.32 Röntgen-Thorax-Befunde bei Kindern mit Mukoviszidose

a 2-jähriges Mädchen mit Mukoviszidose: Atelektase rechts, beidseitige Bronchopneumonie durch RS-Viren.
b 14-jähriges Mädchen mit Mukoviszidose: schwerste Pseudomonas-Pneumonie mit Abszessen (→).

10.27 Konzentration der Schweißelektrolyte bei Kindern mit Mukoviszidose

	Chlorid (mmol/l)	Natrium (mmol/l)
gesunde Kontrollgruppe	7– 55	8– 55
Mukoviszidose	60–160	70–175

des Natriums im Nativschweiß nach Stimulation der Haut durch Pilocarpin-Iontophorese (**Schweißtest,** Tab. **10.27**). Bei produktivem Husten sollte eine Keimanalyse mit Antibiogramm veranlasst werden.

▶ **Merke.** Bei chronischer Bronchitis und/oder Gedeihstörung immer Schweißtest veranlassen.

▶ **Merke.** Die postpartale **Frühdiagnose** im Rahmen des **Neugeborenenscreenings** ist durch Bestimmung des Trypsinogens (IRT = immunreaktives Trypsinogen) in getrocknetem Filterpapierblut möglich (s. auch Abb. **2.3**, S. 18). Bei pathologischen Werten erfolgt eine Überprüfung mit einer Mutationsanalyse (Zwei-Stufen-Screening).

Beim CF-kranken Neugeborenen liegt, auch wenn noch Mukoviszidosesymptome fehlen, bereits eine obstruktive Pankreatopathie mit Erhöhung der Proteasen und Lipasen vor.
Eine **pränatale Diagnose** durch Gentypanalyse aus Chorionzottenmaterial ist möglich. Sie kann bei nicht ausreichender genetischer Information der bekannten Indexpersonen durch Haplotypanalysen (= Bestimmung der mit einem Gen gekoppelten Allele) bzw. biochemische Bestimmung der fetalen intestinalen Dünndarmmukosaenzyme im Fruchtwasser verbessert werden.

▶ **Merke.** Die pränatale Diagnose ist möglich.

Differenzialdiagnose: Die Differenzialdiagnosen bei negativem Schweißtest zeigt Tab. **10.28**.

10.28 Differenzialdiagnose der Mukoviszidose

	Klinik	Abgrenzungskriterien
Asthma-Syndrom (bei Atopie)	chronische Bronchitis mit Bauchschmerz durch Nahrungsmittelallergie	Schweißtest normal IgE erhöht
α_1-*Antitrypsinmangel*	Maldigestion durch Hepatopathie frühes Emphysem	Schweißtest normal α_1-AT erniedrigt
Shwachman-Syndrom	Maldigestion	Schweißtest normal, Neutropenie Röntgen: Skelettdysplasie
Zilien-Dyskinesie-Syndrome	chronische produktive Bronchitis	Schweißtest normal, Neutropenie Röntgen: Bronchiektasen Zilienmotilität und/oder -morphologie pathologisch
Bronchiektasen	chronische produktive Bronchitis	Schweißtest normal Chymotrypsin im Stuhl normal

Therapie:

▶ **Merke:** Unbehandelt kann die Mukoviszidose schon im Vorschulalter zum Tod führen.

▶ **Merke.** Die Mukoviszidose kann bislang nicht kausal, sondern nur **symptomatisch** behandelt werden. Allgemeine Therapieziele sind:
– Kompensation der Funktionsstörungen betroffener Organe.
– Vermeidung bzw. Verzögerung sekundärer Defizite und Störungen.
– Psychosoziale Betreuung der Betroffenen und umfassende Rehabilitation.

Maldigestion und Gedeihstörung: CF-Patienten haben einen **erhöhten Energie- und Substratbedarf** (> 130 % der Altersnorm). **Neugeborene** sollten **gestillt werden,** da die Muttermilch leicht verdauliche Fette und Eiweiße enthält und die Frauenmilchlipase die Fettverdauung unterstützt. Darüber hinaus sollte bereits im 4. Lebensmonat Beikost gegeben werden. Die Nahrung sollte bis zu **40 % Fettkalorien** enthalten und die Kinder bereits frühzeitig an **regelmäßige Zwischenmahlzeiten** gewöhnt werden.
Um eine ausreichende Verdauung fettreicher Nahrung zu gewährleisten, müssen zu jeder Mahlzeit **mikroverkapselte, säurestabile Pankreasenzym-Präparate hochdosiert** verabreicht werden. Bei **Pankreassuffizienz** kann, sofern ein ausreichender Enzymausstoß nachgewiesen wurde oder normales Gedeihen erkennbar ist, die **Enzymgabe reduziert** oder eingestellt werden.
Sinnvoll ist zudem die **Supplementierung wasser- und fettlöslicher Vitamine.** Zusätzliches **Kochsalz** wird **beim Schwitzen** (z. B. durch Sport oder hohes Fieber) von den Patienten spontan verlangt.

▶ **Merke.** Entscheidend für das Ausmaß der Nahrungs- und Enzymzufuhr ist das altersphysiologische Gedeihen des Kindes.

Ein Mekoniumileus muss sofort post partum behandelt werden (s. S. 88).
Eine spätere **Koprostase** (akute und chronische **distale intestinale Obstruktion**) lässt sich durch suffiziente Enzymsubstitution, reichliche Trinkmengen, schlackenhaltige Kost und „geregelte" Defäkationsgewohnheiten vermeiden. Tritt sie trotzdem auf, helfen retro- und anterograde **Spüleinläufe.**
Respiratorische Insuffizienz: Die CF-kranke Lunge wird in erster Linie **physiotherapeutisch** und **antibiotisch** behandelt. Wichtig ist es, die gestörte bronchopulmonale Clearance zu kompensieren, Infektionen zu vermeiden bzw. frühzeitig zu bekämpfen. Da das zähe Bronchialsekret zu Ventilationsstörungen führt, muss es physikalisch durch **Physiotherapie** (z. B. Atemgymnastik, Klopf- und Lagerungsdränage, autogene Dränage und PEP-Maske), aktiven **Sport** und die **Inhalation von Aerosolen** bzw. sekreto- und mukolytischer Substanzen ent-

Therapie:

◀ Merke

◀ Merke

Maldigestion und Gedeihstörung: CF-Patienten werden mit hochkalorischer, fettreicher Kost sowie großzügiger Substitution von mikroverkapselten säurestabilen Pankreasenzympräparaten behandelt. Bei **Pankreassuffizienz** kann die Enzymsubstitution reduziert werden. Säuglinge sollten gestillt werden und relativ früh Beikost erhalten. Eine Supplementierung von Vitaminen und Kochsalz ist oft notwendig.

◀ Merke

Eine **Koprostase** (distale intestinale Obstruktion) ist durch suffiziente Enzymzufuhr, größere Trinkmengen und schlackenreiche Kost vermeidbar.

Respiratorische Insuffizienz: Da das zähe Bronchialsekret zu Ventilationsstörungen führt, muss es durch **Physiotherapie** (z. B. Atemgymnastik, Klopf- und Lagerungsdränage), **Sport** und die **Inhalation von Aerosolen** bzw. Mukolytika entfernt werden. Alle Maßnahmen einschließlich der Antibiotikainhalation (s. u.) sollten **möglichst kombiniert** werden.

fernt werden. Alle Maßnahmen einschließlich der Inhalation von Antibiotika (s.u.) sollten **möglichst kombiniert** werden.

Die **antibiotische Behandlung** der Lunge, in erster Linie gegen Staphylokokken oder Pseudomonaden, ist eine wesentliche Therapiesäule. Grundsätzlich kann durch eine **prophylaktische** Antibiose die Keimbesiedlung und Inflammation verzögert werden. Durch **kontinuierliche** Gabe wird eine bestehende Infektion gemildert und durch eine **intermittierende** Behandlung (vorbeugend als auch interventionell) eine akute Exazerbation verhindert. Abhängig vom Resistenzverhalten der Keime werden Antibiotika miteinander kombiniert, z.B. bei der parenteralen Behandlung gegen Pseudomonas aeruginosa bevorzugt **Gyrasehemmer** oder **Aminoglykoside** mit **Cephalosporinen der dritten Generation**. Antibiotika werden parenteral, oral und inhalativ verabreicht. Durch **Inhalation** von Aminoglykosiden erreicht man besonders hohe lokale Konzentrationen der Antibiotika auf der Bronchialschleimhaut. Die zunehmend beobachtete **allergische bronchpulmonale Aspergillose (ABPA)**, eine „**asthmoide Pneumonie**" durch **Aspergillus fumigatus** macht eine Behandlung mit systemischen und inhalativen Kortikoiden, kombiniert mit Antimykotika notwendig.

Zu den seltener werdenden pulmonalen Komplikationen zählen der **Pneumothorax** und die **Hämoptoe**. Eine **pulmonale Hypertonie** mit Rechtsherzinsuffizienz lässt sich vermeiden, wenn ab einem wiederholt gemessenen Sauerstoffpartialdruck unter 65 mmHg eine kontinuierliche (meist nachts) Sauerstoffinsufflation begonnen wird. Bei einer therapeutisch nicht mehr kompensierbaren pulmonalen Insuffizienz ist die bilaterale **Lungentransplantation** (Doppellungen- bzw. Herz-Lungentransplantation) indiziert, die an mehreren Mukoviszidosezentren mit zunehmendem Erfolg durchgeführt wird.

Hepatobiliäres System: Cholangitiden und obstruktive Cholestasen werden symptomatisch behandelt. Gallenblasensteine machen nur bei Cholezystitis eine operative Intervention notwendig. Alternativ kommt auch eine extrakorporale Lithotripsie, aufgrund der Steinzusammensetzung aber keine medikamentöse Lyse in Betracht. Bei ersten Hinweisen auf eine **cholestatische Fibrose** ist eine Behandlung mit **Ursocholsäure-Präparaten** indiziert.

Ösophagusvarizenblutungen werden nach der ersten Blutungsepisode **endoskopisch sklerosiert**. In Einzelfällen (Hypersplenismus) muss auch ein portosystemischer Shunt angelegt werden. Bei einer Hepatopathie soll man fettlösliche Vitamine parenteral substituieren.

Endokrines System: Eine **Störung der Glukosetoleranz** ist durch eine Anpassung oder **Umstellung des Ernährungsregimes** zu beherrschen. Stellt sich ein **Diabetes mellitus** ein, kann zunächst eine **medikamentöse Stimulation** der Insulinrestsekretion versucht werden. Greift dies nicht, ist die **Insulinsubstitution**, unter Beibehaltung einer hochkalorischen Kost, notwendig.

Weitere therapeutische Maßnahmen zeigt Tabelle **10.29**.

Die **antibiotische Behandlung** der Lunge, in erster Linie gegen Staphylokokken oder Pseudomonaden, ist eine wesentliche Therapiesäule. Je nach Resistenzverhalten der Keime werden Antibiotika kombiniert und parenteral, oral und/oder inhalativ verabreicht. Bei der parenteralen Behandlung gegen z.B. Pseudomonas aeruginosa werden **Gyrasehemmer** oder **Aminoglykoside** mit **Cephalosporinen** (3. Generation) bevorzugt.

Zu den **pulmonalen Komplikationen** zählen der **Pneumothorax** und die **Hämoptoe**. Die **pulmonale Hypertonie** kann durch O₂-Inhalation aufgeschoben werden.

Hepatobiliäres System: Asymptomatische Gallensteine werden nicht entfernt. Bei Nachweis einer Cholestase, Fibrose oder Zirrhose ist eine Therapie mit **Ursocholsäure** indiziert.

Ösophagusvarizen werden endoskopisch sklerosiert. Bei Hypersplenie-Syndrom portosystemischen Shunt mit Splenektomie in Betracht ziehen.

Endokrines System: Behandlung der Glukoseintoleranz mit Ernährungsmodifikation, oralen Antidiabetika oder Insulin.

Weitere therapeutische Maßnahmen zeigt Tabelle **10.29**.

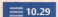

10.29	Therapiemaßnahmen bei weiteren Symptomen der Mukoviszidose
Rektumprolaps	Reposition Enzymsubstitution
Nasenpolypen	operative Entfernung (endoskopisch)
„Sinusitis"	Operation fragwürdig, da hohe Rezidivrate, statt dessen Rotlicht, Inhalationen
Salzverlust	orale (vorbeugende) Kochsalzsubstitution
Fertilitätsstörung (beim Mann)	schwer therapierbar, Fertilitätsanalysen empfehlenswert, Refertilisation möglich!

▶ **Merke**

▶ **Merke.** Die Behandlung und Betreuung von CF-Patienten soll von einem spezialisierten Zentrum geleitet werden.

Prognose: Die Lebenserwartung bei der Mukoviszidose hat sich durch die intensive Therapie und Betreuung so gebessert, dass die meisten Patienten gute Chancen haben, das vierte Lebensjahrzehnt zu erreichen (Abb. **10.33**). In den meisten Fällen tritt der Tod durch kardiopulmonale Insuffizienz ein.

Prognose: Durch frühzeitige (Screening) Therapie und Rehabilitation hat sich die Lebensqualität und -erwartung deutlich gebessert (Abb. **10.33**).

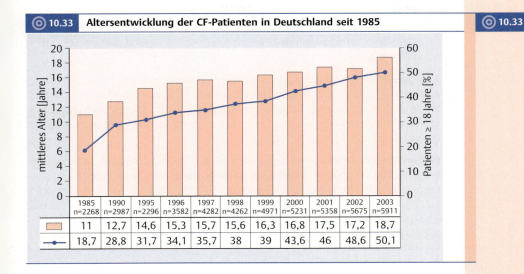

10.33 Altersentwicklung der CF-Patienten in Deutschland seit 1985

▶ **Merke.** Das Ausmaß der pulmonalen Beteiligung ist der lebenslimitierende Faktor bei der zystischen Fibrose.

◀ **Merke**

Soziale und berufliche Integration der Kranken werden durch Behandlungszentren gefördert, eine „Normalisierung" des täglichen Lebens und der Lebensqualität, wird trotz des immensen Zeit- und Arbeitsaufwandes für die Therapie, angestrebt.
Hilfreiche Internetadresse: Mukoviszidose e. V., Geschäftsstelle: In den Dauen 6, 53117 Bonn; Webseite: www.muko.de, e-mail: info@muko.info

11 Erkrankungen der Atemwege und der Lunge

11.1 Leitsymptom Husten

Einteilung: Entsprechend der Dauer des Hustenleidens wird der **akute Husten** (< 3 Wochen) vom **chronisch** bzw. chronisch-rezidivierend auftretenden Husten differenziert.

Ätiologie: Husten ist das häufigste Symptom, weswegen Kinder beim Kinderarzt vorgestellt werden, und kann vielfältige Ursachen haben (Tab. 11.1). Akuter Husten wird am häufigsten durch virale Infektionen der oberen Atemwege ausgelöst, chronischer Husten ist am häufigsten durch ein bis dato nicht diagnostiziertes Asthma bronchiale bedingt.

Diagnostik: Zur Basisdiagnostik gehören eine gründliche **Anamnese** (Fragestellungen s. Tab. 11.2) und die **körperliche Untersuchung**. Chronischer Husten erfordert oft weiterführende diagnostische Maßnahmen (z. B. Röntgen-Thorax).

▶ **Merke:** Jeder auffällige bzw. länger als 6 Wochen anhaltende Husten bedarf der weiteren Abklärung.

Therapie: Die kausale Therapie richtet sich nach der Grunderkrankung (s. jeweilige Krankheitsbilder).

11.1 Mögliche Ursachen von Husten beim Kind

	mögliche Ursache	Hustenart/Begleitsymptome	wegweisende Diagnostik
akut			
infektionsbedingt	akute Pharyngitis	Reizhusten, Schluckbeschwerden	Racheninspektion
	akute Laryngitis	rauer, bellender Husten	Laryngoskopie
	akute (virale) Sinusitis	Husten in Verbindung mit Erkältungssymptomen	Sonographie, Röntgen
	Laryngitis subglottica	bellender, trockener Husten in Verbindung mit Erkältungssymptomen, inspiratorischer Stridor	Anamnese und Klinik
	bakterielle Tracheitis	bellender, rauer Husten, inspiratorischer Stridor, hohes Fieber, Dyspnoe	Klinik, ggf. Tracheoskopie
	Bronchitis	rauer, zunächst unproduktiver, später häufig produktiver Husten	Anamnese und Klinik
	Bronchiolitis	Auftreten im Säuglingsalter, stakkatoartiger Husten/Dyspnoe	Auskultation
	Pertussis	stakkatoartiger Husten	Anfall bei Racheninspektion mit Spatel auslösbar, Klinik, mikrobiologischer Befund
	Pneumonien	trockener oder produktiver Husten in Verbindung mit Tachy- oder Dyspnoe, Fieber	Auskultation, Röntgenthorax
	Pleuritis	trockener Husten, atemabhängige Schmerzen, Fieber	Auskultation (Pleurareiben)
nicht infektionsbedingt	Spasmodic croup (spasmodischer Krupp)	bellender Husten, inspiratorischer Stridor, evtl. Atemnot, meist nachts aus völligem Wohlbefinden	Anamnese – Beziehung zu Atopie
	Fremdkörperaspiration	plötzlicher Hustenanfall, evtl. Atemnot	Anamnese (bei Kleinkindern dran denken!), Röntgen-Thorax, ggf. Bronchoskopie
	Reizgasinhalation	trockener Reizhusten	Anamnese
	Lungenembolie (sehr selten bei Kindern)	trockener, atemabhängiger Husten, meist begleitend Schmerzen und Atemnot	Röntgenthorax bzw. Angiographie

Fortsetzung Tab. 11.1 ▶

11.1 Mögliche Ursachen von Husten beim Kind (Fortsetzung)

mögliche Ursache	Hustenart/Begleitsymptome	wegweisende Diagnostik
chronisch bzw. chronisch-rezidivierend		
adenoide Hyperplasie	bevorzugt nächtlicher Husten, Mundatmung	Spiegelinspektion des Epipharynx bzw. transnasale Endoskopie
chronische Laryngitis	bellender Husten	Laryngoskopie
chronische Sinusitis	nächtlicher und morgendlicher Husten	Sonographie, Röntgen
Asthma bronchiale	Husten, Tachypnoe, exspiratorisches Giemen	Anamnese, Klinik, Lungenfunktionsdiagnostik
inhalative Noxen (z. B. passives oder aktives Rauchen, Ozon)	trockener Reizhusten	Anamnese
Mukoviszidose	produktiver Husten, Begleitsymptome (chron. Diarrhö, Gedeihstörungen)	Klinik, Schweißtest
Aspiration (z. B. gastroösophagealer Reflux, Schluckstörung)	nächtlicher Husten	pH-Metrie
primäre Ziliendyskinesie	Husten und Atemwegsobstruktion, persistierende Rhinitis und Otitis	Zilienbiopsie (elektronenoptischer Nachweis), nasale NO-Messung
Bronchiektasen (z. B. postpneumonisch, unentdeckte Fremdkörperaspiration, Immundefekte)	produktiver Husten, rezidivierende Pneumonien	Auskultation, CT, Bronchoskopie, Immunglobuline, IgG-Subklassen
allergische Alveolitis (z. B. durch Schimmelpilze, Vogelfedern)	Husten, Fieber, zunehmende Atemnot	Anamnese, Röntgenthorax, LuFu, BAL
Medikamentennebenwirkung	z. B. ACE-Hemmer, β-Blocker	Anamnese
psychogener Husten	„Husten-Tic", verschwindet bei Ablenkung, tritt nicht im Schlaf auf	Anamnese

11.2 Anamnestische Hinweise für die Ursache von Husten

Fragestellung

Seit wann besteht der Husten?
- akut oder chronisch

Welcher Art ist der Husten?
- produktiv: z. B. Bronchitis, Bronchiektasen, Mukoviszidose
- trocken: z. B. bei Asthma bronchiale, nach Aspiration (in Verbindung mit Fieber z. B. bei Pneumonie, Pleuritis)
- stakkatoartig: z. B. bei Pertussis, Adenovirusinfektion
- bellend: z. B. Laryngitis subglottica, spastischer Krupp
- Reizhusten: z. B. Pharyngitis
- räuspernd: z. B. Husten-Tic, postnasaler Sekretfluss
- demonstratives, explosionsartiges Husten: psychogen

Wann tritt der Husten auf?
- bevorzugt nachts: z. B. bei spastischem Krupp, gastroösophagealem Reflux, Asthma bronchiale
- nie im Schlaf: psychogen
- morgens: nächtliche Mukostase
- während der Nahrungsaufnahme: z. B. Aspiration
- nach Belastungen (z. B. Sport): z. B. Asthma bronchiale
- nach Tierkontakt, durch Pollenflug: Allergie

Begleitsymptome?
- inspiratorischer Stridor: weist ursächlich auf eine Enge im Larynx- oder Pharynxbereich (z. B. Laryngitis subglottica) bzw. der extrathorakalen Trachea hin
- exspiratorischer Stridor: weist auf eine Ursache im Bereich der intrathorakalen Atemwege hin (z. B. Asthma)

Infektionen (Fieber)?
Vorerkrankungen?

11.2 Leitsymptom akute Atemnot

Ätiologie: Tab. 11.3 zeigt Ursachen akuter Atemnot in Abhängigkeit vom Lebensalter.

Diagnostik und Therapie: Neben der genauen Anamnese und gründlichen körperlichen Untersuchung kann das Alter des Kindes bereits diagnostisch richtungsweisend sein, da einige Atemnotzustände überwiegend bestimmte Altersgruppen betreffen (s. Tab. 11.3). Wichtiges Kriterium zur Diagnosefindung bei akuter Atemnot ist weiterhin die Unterscheidung zwischen inspiratorischem und/oder exspiratorischem Stridor, da die Art des Stridors Hinweise auf die Lokalisation gibt. Der inspiratorische Stridor (z. B. bei Laryngitis subglottica, Fremdkörperaspiration) entsteht in den oberen Atemwegen bis zur subglottischen Region (extrathorakal), der exspiratorische Stridor (z. B. bei Asthma bronchiale) nimmt seinen Ursprung im Bereich der unteren Trachea und den Bronchien (intrathorakal). Weiterführende diagnostische und therapeutische Maßnahmen haben sich nach der Verdachtsdiagnose bzw. der vorliegenden Grunderkrankung zu richten (s. einzelne Krankheitsbilder).

11.3 Mögliche Ursachen akuter Atemnot in Abhängigkeit vom Lebensalter

Früh- und Neugeborene	Säuglinge und Kleinkinder	Schulkinder
Surfactant-Mangel-Syndrom (s. S. 98)	Laryngitis subglottica (s. S. 310)	Asthma bronchiale (s. S. 320)
Mekoniumaspiration (s. S. 100)	Epiglottitis (s. S. 312)	Anaphylaxie (s. S. 546)
angeborene Herzfehler (s. S. 337)	Bronchopneumonie (s. S. 326)	Pneumonie (s. S. 325)
Fehlbildungen der Luftwege (s. S. 313)	Bronchiolitis (s. S. 317)	Pneumothorax (s. S. 101)
Pneumothorax (s. S. 101)	obstruktive Bronchitis/	Reizgasinhalation (Rauch)
kongenitale Zwerchfellhernie (s. S. 315)	Asthma bronchiale (s. S. 320)	Peritonsillarabszess (s. S. 307)
Lungenfehlbildungen (s. S. 313)	Fremdkörperaspiration (s. S. 335)	Lungenembolie (selten)
Sepsis/Pneumonie (s. S. 325)	Peritonsillarabszess (s. S. 307)	
verzögerte pulmonale Fruchtwasserresorption (s. S. 103)		

11.3 Fehlbildungen des oberen Respirationstrakts

11.3.1 Nase und Rachen

Choanalatresie

▶ **Definition.** Kongenitaler ein- oder doppelseitiger meist knöcherner, seltener membranöser Verschluss der Choanen.

Ätiologie und Pathogenese: Die Choanalatresie ist die Folge einer fehlenden Resorption der in der Embryonalzeit vorliegenden Membrana bucconasalis und einer lokalen Skeletthypoplasie.

Häufigkeit: Die Inzidenz beträgt 1 : 5000 bis 1 : 20 000 Neugeborenen, wobei die einseitige Choanalatresie ca. fünfmal häufiger vorkommt als die doppelseitige Choanalatresie.

Klinik: Klinische Symptome treten bei der **einseitigen** Atresie meist erst nach einigen Wochen in Form einer chronischen einseitigen Rhinitis auf. Die **doppelseitige** Choanalatresie erzwingt hingegen unmittelbar nach der Geburt eine Mundatmung, häufig verbunden mit einer Zyanose.

▶ **Merke.** Kein Fütterungsversuch bei Verdacht auf doppelseitige Choanalatresie wegen Aspirationsgefahr! Stattdessen muss eine Sondenernährung erfolgen.

Diagnostik: Die Diagnose kann durch Sondierung der Nase gestellt werden, evtl. kann auch eine Röntgenkontrastdarstellung im Liegen durchgeführt werden.

Therapie: Primär müssen bei beidseitiger Choanalatresie die Atemwege durch einen Guedel-Tubus offen gehalten werden. Reicht diese Maßnahme nicht aus, muss die Intubation erfolgen. Die chirurgische Therapie besteht bei beiden Formen im Durchstoßen der Membran bzw. der Knochenplatte. Die so entstandene Öffnung muss durch Einlage eines Röhrchens für längere Zeit offen gehalten werden.

Prognose: Gut.

11.3.2 Kehlkopf und Trachea

Laryngo-Tracheomalazie

▶ **Definition.** Teilweiser Kollaps der Atemwege bei fehlender Festigkeit des Knorpelgerüstes im Bereich von Kehlkopf oder Trachea.

Ätiologie und Pathogenese: Anlagebedingte Weichheit des Knorpels von Larynx und/oder Trachea. Diese führt durch teilweisen Kollaps der Atemwege häufiger in- als exspiratorisch zu einem Stridor.

Klinik: Der Stridor ist unterschiedlich laut und für die Eltern beunruhigend. Seine Intensität kann in Abhängigkeit von der Lagerung des Kindes schwanken, manchmal wird er bei Bauchlage leiser oder verschwindet ganz. Nur sehr selten kommen zusätzliche Symptome vor, meist ausgelöst durch eine zusätzliche Infektion der oberen Luftwege. Der Stridor tritt häufig direkt postpartal oder in den ersten Lebenswochen auf und verschwindet spontan meist zwischen dem 9. und 15. Lebensmonat.

Diagnostik: Neben Laryngo- oder Tracheomalazie gibt es noch eine Vielzahl anderer seltener Ursachen eines Stridors im Säuglingsalter (Tab. 11.4, Abb. 11.1). Eine differenzialdiagnostische Abklärung ist umso dringender, je schwerwiegender die klinischen Symptome sind. Hierbei ist zu berücksichtigen, dass auch bei Vorliegen einer Laryngomalazie zusätzliche Fehlbildungen der unteren Atemwege vorliegen können. Eine Abklärung der Ursache erfolgt durch eine kombinierte Laryngobronchoskopie (Abb. 11.1b).

Diagnostik: Nasensondierung, ggf. Röntgenkontrastdarstellung.

Therapie: Freihalten der Atemwege durch Guedel-Tubus oder Intubation. Später chirurgische Therapie (Durchstoßen der Membran).

Prognose: Gut.

11.3.2 Kehlkopf und Trachea

Laryngo-Tracheomalazie

◀ Definition

Ätiologie und Pathogenese: Fehlende Festigkeit des Knorpelgerüstes.

Klinik: Die Intensität des Stridors ist oft lageabhängig. Er ist für das Kind fast immer harmlos und verschwindet spontan meist um das erste Lebensjahr herum.

Diagnostik: Neben der Laryngo- oder Tracheomalazie können viele Ursachen vorliegen (Tab. 11.4). Eine Abklärung der Ursache erfolgt durch eine kombinierte Laryngobronchoskopie (Abb. 11.1b).

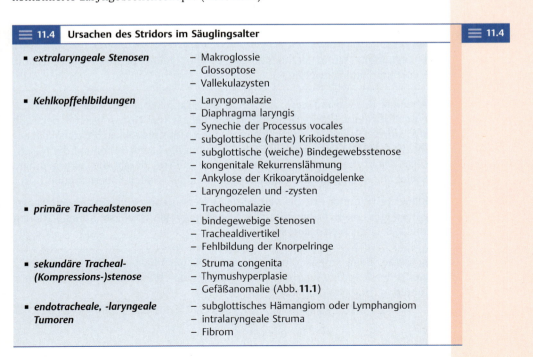

11.4	Ursachen des Stridors im Säuglingsalter
extralaryngeale Stenosen	– Makroglossie – Glossoptose – Vallekulazysten
Kehlkopffehlbildungen	– Laryngomalazie – Diaphragma laryngis – Synechie der Processus vocales – subglottische (harte) Krikoidstenose – subglottische (weiche) Bindegewebsstenose – kongenitale Rekurrenslähmung – Ankylose der Krikoarytänoidgelenke – Laryngozelen und -zysten
primäre Trachealstenosen	– Tracheomalazie – bindegewebige Stenosen – Trachealdivertikel – Fehlbildung der Knorpelringe
sekundäre Tracheal- (Kompressions-)stenose	– Struma congenita – Thymushyperplasie – Gefäßanomalie (Abb. 11.1)
endotracheale, -laryngeale Tumoren	– subglottisches Hämangiom oder Lymphangiom – intralaryngeale Struma – Fibrom

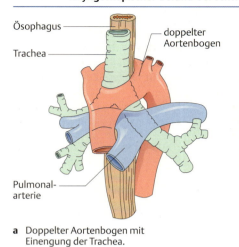
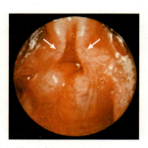

Abb. 11.1 Gefäßanomalie als Ursache des konnatalen Stridors (a) und laryngoskopischer Befund bei schwerer Laryngomalazie (b)

a Doppelter Aortenbogen mit Einengung der Trachea.

b Während der Inspiration kommt es zum Kollaps der Epiglottis mit Einwärtsbewegung der Arytenoide und V-förmiger Fältelung der Epiglottis.

Therapie: Der unkomplizierte konnatale Stridor ist nicht behandlungsbedürftig. Nur bei starker Atmungseinschränkung mit zusätzlichen Komplikationen (z. B. Zyanose) ist eine Therapie notwendig. In seltenen schweren Fällen sind eine Tracheotomie bzw. Operationen zur Stabilisierung des Larynx erforderlich.

Prognose: Bei der unkomplizierten Laryngo-Tracheomalazie gut, bei den anderen Fehlbildungen abhängig von der Ätiologie.

Ösophagotracheale Fisteln

s. S. 83

11.4 Spezielle Krankheitsbilder des oberen Respirationstrakts

11.4.1 Nase und Nasennebenhöhlen

Akute Rhinitis

▶ **Definition.** Akute Entzündung der Nasenschleimhaut mit Hypersekretion, Hyperämie und Schwellung.

Ätiologie und Pathogenese: Etwa 90 % der Erkrankungen werden durch Viren ausgelöst, meist Rhino-, RS- und Parainfluenzaviren. Nur in ca. 10 % der Fälle sind primär Bakterien (Staphylococcus aureus, Streptokokken, Pneumokokken) für die Infektion verantwortlich. Die Infektion bleibt nur selten auf die Nasenschleimhaut begrenzt, häufig kommt es zudem durch die virusbedingte Schleimhautschädigung zu einer sekundären bakteriellen Superinfektion.

Klinik: Leitsymptom ist die vermehrte Sekretion einer zunächst klaren, später trüben Flüssigkeit. Fieber tritt in der Regel nicht auf. Häufigste Komplikationen sind z. B. Otitis media und Sinusitis.

▶ **Merke.** Beim jungen Säugling kann die Schleimhautschwellung zu einer weitgehenden Verlegung der Nasenatmung und so zu Trinkschwierigkeiten führen.

Diagnostik und Differenzialdiagnose: Differenzialdiagnostisch muss man bei einer akut auftretenden Rhinitis an Fremdkörper denken, besonders wenn die Sekretion vorwiegend einseitig und eventuell blutig tingiert ist. Auch eine allergische Rhinitis ist auszuschließen (s. auch S. 546).

Therapie: Bei Säuglingen sollten vor der Nahrungsaufnahme abschwellende Nasentropfen (z. B. Xylometazolin 0,025 % je 1 Tropfen pro Nasenloch) verabreicht werden. Klingt die Rhinitis nach einer Woche nicht ab oder verstärkt sich die Symptomatik, muss an eine bakterielle Sekundärinfektion gedacht werden. Nach vorheriger bakteriologischer Untersuchung des Nasensekrets sollte dann eine gezielte antibiotische Behandlung erfolgen.

Chronische Rhinitis

▶ **Definition.** Länger als 3 Monate andauernde Rhinitis.

Häufig rezidivierende, durch virale Infektionen bedingte akute Rhinitiden dürfen nicht als chronische Rhinitis bezeichnet werden.

Ätiologie und Pathogenese: Die chronische Rhinitis wird in den meisten Fällen durch eine **Allergie** ausgelöst. Daneben gibt es das Krankheitsbild der **Rhinopathia vasomotorica,** bei der durch eine gestörte Vasomotorenfunktion in der Nasenschleimhaut exogene Reize wie Temperaturwechsel oder Staubinhalation zu starker Sekretion und Schwellung führen.
Die **Rhinitis atrophicans** ist eine seltene Erkrankung ungeklärter Ursache und tritt im Kindesalter fast ausschließlich nach dem 10. Lebensjahr auf. Es liegt eine Atrophie der Nasenschleimhaut vor, die Sekretion fehlt, es kommt zu Borken- und Rhagadenbildung. Das Riechvermögen ist meist stark eingeschränkt.
Vorwiegend bei älteren Kindern kann als Folge einer Sekundärschädigung der Schleimhaut nach langfristiger Anwendung abschwellender Nasentropfen eine sog. **medikamentöse Rhinitis** auftreten.

Häufigkeit: Die chronische Rhinitis kommt bei Kindern selten vor.

Diagnostik: Die differenzialdiagnostische Abklärung der chronischen Rhinitis ist unbedingt notwendig, da je nach Ursache unterschiedliche Therapien zur Anwendung kommen.

Therapie: Bei der **allergischen Rhinitis** kommen primär lokale Antihistaminika (z. B. Levocabastin) oder topische Steroidgaben (z. B. Budenosid) zum Einsatz. Auch die systemische orale Gabe eines Antihistaminikums (z. B. Cetirizin) hat sich bewährt. Wenn möglich, ist Allergenkarenz einzuhalten. Die langfristige Anwendung von Kortikosteroidsprays sollte möglichst vermieden werden. Manchmal bringt eine Hyposensibilisierung über längere Zeit eine Besserung.
Bei der **Rhinopathia vasomotorica** hat sich die Adenotomie (s. S. 308) bewährt. Eine evtl. bestehende Sinusitis muss behandelt, lokale Störfaktoren, wie z. B. eine Nasenseptumdeviation, müssen korrigiert werden.
Bei **atrophischer Rhinitis** ist eine langfristige Spülbehandlung mit 3–5 %iger Kochsalzlösung sinnvoll. Durch eine Salbenbehandlung mit Entfernung der Borken soll außerdem die chronische Reizung verringert werden.

Sinusitis

▶ **Definition.** Akute entzündliche Reaktion der Schleimhaut einer oder mehrerer Nasennebenhöhlen auf infektiöse, allergische oder toxische Reize. Ab einer Dauer von 3 Monaten spricht man von einer chronischen Sinusitis.

Ätiologie und Pathogenese: Meist entsteht die akute Sinusitis durch Fortleitung einer Entzündung des Nasenrachenraumes.
Die chronische Sinusitis tritt meist als Folge einer Grundkrankheit auf (z. B. Hypertrophie der Adenoide, Septumdeviation, Mukoviszidose, primäre Ziliendyskinesie, Immundefekt).

Diagnostik und Differenzialdiagnose: Ein Fremdkörper muss ausgeschlossen werden, ebenso wie die allergische Rhinitis.

Therapie: Säuglinge sollten vor Nahrungsaufnahme abschwellende Nasentropfen erhalten. Bei bakterieller Sekundärinfektion: Antibiose.

Chronische Rhinitis

◀ Definition

Ätiologie und Pathogenese: In den meisten Fällen ist eine **Allergie** die Ursache. Bei der **Rhinopathia vasomotorica** ist die Vasomotorenfunktion gestört.

Die **Rhinitis atrophicans** führt zur Borken- und Rhagadenbildung wegen fehlender Sekretion (Schleimhautatrophie).

Die **medikamentöse Rhinitis** entsteht durch langfristige Anwendung abschwellender Nasentropfen.

Diagnostik: Unbedingt differenzialdiagnostische Abklärung.

Therapie: Allergische Rhinitis: Lokalbehandlung mit Antihistaminika oder topischen Steroiden, evtl. Versuch einer Hyposensibilisierung. Allergenkarenz!

Rhinopathia vasomotorica: Sanierung des Nasenrachenraumes durch Adenektomie und Behandlung einer evtl. bestehenden Sinusitis.
Atrophische Rhinitis: Spülbehandlung mit 3–5 %iger NaCl-Lösung, Salbenbehandlung.

Sinusitis

◀ Definition

Ätiologie und Pathogenese: Meist Fortleitung einer Entzündung des Nasenrachenraums.

▶ **Merke.** Kieferhöhlen und Siebbeinzellen sind bereits im Säuglingsalter von Bedeutung. Die Keilbeinhöhle ist zwar schon bei Geburt vorhanden, gewinnt aber erst im Grundschulalter klinische Relevanz. Die Stirnhöhle bildet sich ab dem 2. Lebensjahr aus und ist erst ab dem 10. Lebensjahr klinisch von Bedeutung.

Klinik: Am häufigsten liegt im Kindesalter eine akute **katarrhalische (virale) Sinusitis** vor. Dabei stehen Allgemeinsymptome wie Husten, Halsschmerzen, Rhinitis sowie evtl. Fieber im Vordergrund. Lokale Symptome fehlen in der Regel.

Die **akute eitrige, bakteriell** verursachte **Sinusitis** ist im Kindesalter selten und wird vorwiegend durch Haemophilus influenzae, Staphylokokken oder Pneumokokken ausgelöst. Es bestehen deutliche Lokalsymptome mit Rötung und Schwellung, oft starken Schmerzen und Fieber.

Die **dentogene Sinusitis** betrifft die Sinus maxillares und entsteht durch die Fortleitung einer Entzündung des Zahnapparats. Sie tritt vorwiegend im Säuglingsalter auf. Die betroffene Seite ist geschwollen, oft ist auch in der Mundhöhle eine Schwellung sowie eine Rötung im Oberkieferbereich zu sehen. Aus der Entzündung kann sich eine Kieferosteomyelitis, die im Säuglingsalter als sequestrierende Zahnkeimentzündung bekannt ist, entwickeln.

Der Verlauf der **chronischen Sinusitis** ist in der Regel symptomarm. Typische Symptome sind nächtlicher und morgendlicher Husten, behinderte Nasenatmung sowie Stirnkopfschmerzen. Durch den dauernden Sekretfluss aus den Nebenhöhlen kann es zu einem **sinubronchialen Syndrom** mit persistierendem Husten kommen.

Komplikationen: Mögliche **Komplikationen** der Sinusitis sind u.a. die Orbitaphlegmone durch Einbruch der Entzündung in die Orbita sowie eine Meningitis oder eine Sinusvenenthrombose bei Durchwanderung.

Diagnostik: Röntgenaufnahmen oder Sonographie zeigen verschattete, d.h. sekretgefüllte Nasennebenhöhlen (Abb. **11.2**).
Bei der akuten eitrigen Sinusitis findet sich zudem eine Leukozytose mit Linksverschiebung und CRP-Erhöhung.

Therapie: Bei **akuter katarrhalischer Sinusitis** ist keine gezielte Therapie erforderlich. Der Einsatz abschwellender Nasentropfen ist sinnvoll. Die **akute eitrige Sinusitis** ist eine schwere Infektion und muss antibiotisch behandelt werden, wenn möglich nach vorheriger Resistenzbestimmung (aus Nasen- oder Nasen-

---

▶ **Merke**

Klinik: Bei **katarrhalischer Sinusitis** finden sich Zeichen des Infektes der oberen Luftwege.

Die **akute eitrige Sinusitis** verursacht starke Schmerzen, oft lokale Rötung und Schwellung.

Aus der **dentogenen Sinusitis** kann sich bei Säuglingen eine Kieferosteomyelitis entwickeln.

Der Verlauf der **chronischen Sinusitis** ist in der Regel symptomarm. Durch den dauernden Sekretfluss aus den Nebenhöhlen kann ein **sinubronchiales Syndrom** entstehen.

Komplikationen: Komplikationen der Sinusitis sind u.a. Orbitaphlegmone oder Sinusvenenthrombose.

Diagnostik: Röntgenaufnahmen oder Sonographie (Abb. **11.2**).

Therapie: Bei akuter **katarrhalischer Sinusitis** ist keine spezielle Therapie nötig. Die **akute eitrige Sinusitis** muss antibiotisch behandelt werden. Die **dentogene Sinusitis** erfordert eine Antibiotikabehandlung, evtl. Operation.

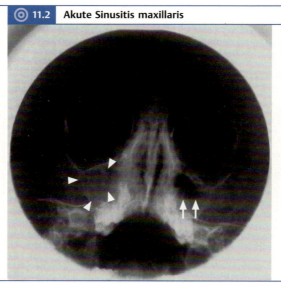

11.2 Akute Sinusitis maxillaris

Totalverschattung Sinus maxillaris rechts (Pfeilspitzen) und Spiegelbildung durch Sekretstauung links (Pfeile).

nebenhöhlensekret angezüchtete Keime). Als initiale Therapie kann je nach Schwere des Krankheitsbildes Cefaclor oder Ampicillin und Oxacillin verabreicht werden. Bei der **dentogenen Sinusitis** ist ein operativer Eingriff unter Schonung der Zahnkeime und unter hochdosierter antibiotischer Behandlung manchmal nicht zu umgehen.

Prognose: Bei suffizienter Behandlung ist die Prognose gut.

11.4.2 Mittelohr

Otitis media
s. S. 937

Mastoiditis
s. S. 941

11.4.3 Rachenraum und Tonsillen

Pharyngitis

▶ **Definition.** Entzündung des Rachenraums.

Ätiologie und Pathogenese: Die Pharyngitis wird meist durch Viren (Rhino-, RS-, Parainfluenza-Viren) ausgelöst und tritt fast immer als Rhinopharyngitis (Epipharyngitis) zusammen mit einer Rhinitis auf. Eine chronische Pharyngitis ist meist Folge chronischer Infekte der Nasennebenhöhlen oder Tonsillen und kommt bei Kindern selten vor.

Klinik: Typische Symptome sind Halsschmerzen, trockenes Gefühl im Rachen (Reizhusten), manchmal auch vermehrter Speichelfluss und häufig Schnupfen. Häufig kommt es gleichzeitig zur Otitis media, evtl. auch zu einer katarrhalischen Sinusitis. Beim Säugling kann die Pharyngitis schwere Allgemeinsymptome wie Nahrungsverweigerung und Fieber verursachen. Diese Symptome sind bei einer bakteriellen Infektion (v. a. durch Haemophilus influenzae und Streptokokken) stärker ausgeprägt als bei einem Virusinfekt.

Diagnostik: Weicher und harter Gaumen sowie Rachenhinterwand sind deutlich gerötet.

Therapie: Zur Schmerzlinderung können ggf. Analgetika verabreicht werden, bei älteren Kindern sind Lutschtabletten mit einem Analgetikum nützlich. Bei Verdacht auf bakterielle Infektion sollten eine antibiotische Behandlung mit Cephalosporin oder Erythromycin über eine Woche erfolgen.

Akute Tonsillitis (Angina tonsillaris acuta)

▶ **Definition.** Akute infektiöse Entzündung der Tonsillen, meist ausgelöst durch Streptokokken der Gruppe A, aber auch durch Viren.

Klinik: Die akute **Angina catarrhalis** führt zur Rötung und Schwellung der Tonsillen ohne Beläge, verbunden mit Schluckschmerzen, manchmal mit Fieber. **Die Angina follicularis** zeichnet sich durch kleine weißlich-gelbliche „Stippchen" im Bereich der Kryptenöffnungen der Gaumenmandeln aus. Bei der **Angina lacunaris** sieht man fleckartige, größere Beläge auf den Tonsillen. Häufig besteht gleichzeitig eine Lymphadenitis colli (s. S. 308).
Als **Komplikation** kann u. a. eine Otitis media (s. S. 937) über die Tuba Eustachii oder ein Peritonsillarabszess (s. S. 307) entstehen.

11 Erkrankungen der Atemwege und der Lunge

Die früher gefürchteten Spätkomplikationen wie rheumatisches Fieber, Glomerulonephritis oder Endokarditis werden unter der heutigen Behandlung mit Antibiotika kaum noch beobachtet.

Diagnostik: Racheninspektion, Rachenabstrich, evtl. Antistreptolysin-Schnelltest.

Diagnostik: Die Diagnose wird aufgrund des Lokalbefundes gestellt und durch einen Rachenabstrich zwecks Erregernachweis unterstützt. Evtl. wird auch ein Antistreptolysin-(AST-)Schnelltest durchgeführt. Besonders bei bakterieller Ätiologie finden sich zudem positive Entzündungsparameter bei den Laboruntersuchungen.

Differenzialdiagnose: s. Tab. 11.5.

Differenzialdiagnose: s. Tab. 11.5.

11.5 Ursachen und Behandlung akuter Entzündungen der Gaumenmandeln

Erkrankungen	Ursache/Erreger	charakteristische Befunde	Therapie
Angina catarrhalis (simplex)	hämolysierende Streptokokken, Staphylokokken, Viren	Rötung und Schwellung der Tonsillen ohne Beläge	Penicillin (Erythromycin), Analgetika, Antipyretika
Angina follicularis		kleine weißlich-gelbliche „Stippchen" im Bereich der Kryptenöffnungen	s. o.
Angina lacunaris		fleckartige, größere Beläge auf den Tonsillen	s. o.
Plaut-Vincent-Angina (Angina ulceromembranosa)	Fusobacterium Plaut-Vincenti und Borrelia vincenti	meist einseitig auftretende Ulzera im oberen Tonsillenbereich, schmierig belegt; starker Foetor ex ore	Mundpflege, Hexetidin-Spray, Abtupfen der Ulzera mit 10%iger Argentum-nitricum-Lösung oder 5%iger Chromsäure, Penicillin
Diphtherie	Corynebacterium diphtheriae	s. S. 633	
Scharlach	hämolysierende Streptokokken der Lancefield-Gruppe A (seltener C- oder D-Gruppe)	s. S. 627	
Herpangina	Coxsackie-A-Virus		symptomatisch
Soorangina	Candida albicans		
„Monozytenangina" bei infektiöser Mononukleose	Epstein-Barr-Virus	s. S. 600	
„Angina agranulocytica"	kann bei allen mit Agranulozytose einhergehenden Grundkrankheiten auftreten oder als Folge zytostatischer Therapie	starke Schmerzen im Mundbereich, schmierig belegte Ulzera im Mund-Rachen-Raum	symptomatisch, sorgfältige Mundpflege

Therapie: Penicillin V bei β-hämolysierenden Streptokokken (Weiteres s. Tab. 11.5).

Prognose: Gut bei rechtzeitiger Behandlung.

Therapie: Bei Vorliegen β-hämolysierender Streptokokken wird Penicillin V für 10 Tage verabreicht (alternativ: Cephalosporine) (Weiteres s. Tab. 11.5).

Prognose: Bei rechtzeitiger Behandlung gut. Hinsichtlich der Komplikationen rheumatisches Fieber sowie Glomerulonephritis s. S. 553 bzw. S. 400.

Retropharyngealabszess

Retropharyngealabszess

▶ **Definition**

▶ **Definition.** Abszedierung der retropharyngealen Lymphknoten.

Ätiologie: Seltene Komplikation einer Angina tonsillaris.

Ätiologie: Als seltene Komplikation einer Angina tonsillaris kann besonders bei Säuglingen und Kleinkindern ein Retropharyngealabszess auftreten.

Klinik: Starke Schluckschmerzen, manchmal inspiratorischer Stridor.

Klinik: Klinische Leitsymptome sind starke Schluckschmerzen, (sub)febrile Temperaturen, manchmal inspiratorischer Stridor und ein gestörtes Allgemeinbefinden. Durch die starke perifokale entzündliche Schwellung im Halsbereich oft Schonhaltung des Kopfes.

Diagnostik: Lokalbefund, seitliche Röntgenaufnahme des Halses.

Diagnostik: Inspektion des Pharynx. Die seitliche Röntgenaufnahme des Halses kann eine Verbreiterung des prävertebralen Schattens zeigen.

Therapie: Um einen Durchbruch ins Mediastinum zu verhindern, muss der Abszess inzidiert werden. Die Antibiotikabehandlung richtet sich gegen Streptokokken und Staphylokokken (Ampicillin und Oxacillin). Nach Abklingen der akuten Entzündung sollte wegen der Rezidivgefahr eine Adenotonsillektomie vorgenommen werden.

Peritonsillarabszess

▶ **Definition.** Eitrige peritonsilläre Einschmelzung als Komplikation einer bakteriellen Tonsillitis.

Klinik: Die Erkrankung ist außerordentlich schmerzhaft, typischerweise kommt es zur Hypersalivation und hohem Fieber. Meist besteht zusätzlich eine Lymphadenitis colli, manchmal auch eine Kieferklemme. Typischerweise treten stechende Schmerzen beim Schlucken auf, die in das Ohr ausstrahlen. Die Erkrankung betrifft überwiegend Schulkinder.

Diagnostik: Bei der Racheninspektion sieht man eine Rötung und Vorwölbung des Gaumenbogens.
BSG und CRP sind erhöht, es besteht eine Leukozytose mit Linksverschiebung.

Therapie: Da es sich bei den Erregern meist um Streptokokken, Staphylokokken oder Haemophilus influenzae handelt, ist eine Antibiotikatherapie indiziert (Ampicillin und Oxacillin). Dennoch ist auch eine operative Eröffnung des Abszesses oft notwendig. Nach Abklingen der akuten Erkrankung sollte wegen der Rezidivgefahr eine Tonsillektomie erfolgen.

Chronische Tonsillitis

▶ **Definition.** Chronische Entzündung der Tonsillen, bedingt durch rezidivierende Infektionen.

Häufigkeit: Die chronische Tonsillitis tritt meist erst jenseits des 10. Lebensjahres auf.

Klinik: Hinweissymptome können ein Gefühl der Trockenheit im Hals, Zwang zum häufigen Räuspern, rezidivierendes Auftreten von eitrigen Anginen und der Nachweis von derben, kaum druckschmerzhaften Lymphknotenschwellungen im Kieferwinkelbereich sein.

Diagnostik: Bei der Racheninspektion sind die Tonsillen meist klein, zerklüftet, derb und mit den Tonsillennischen verbacken.

Therapie: Die chronische Tonsillitis ist eine Indikation zur Tonsillektomie. Antibiotika führen auch bei längerfristiger Verabreichung nicht zur Heilung.

Prognose: Nach Tonsillektomie gut. Rezidive können in Form einer Seitenstrangangina auftreten.

Tonsillenhyperplasie

▶ **Definition.** Deutliche Vergrößerung der Tonsillen ohne Zeichen einer Infektion. Das Häufigkeitsmaximum liegt zwischen dem 3. und 5. Lebensjahr.

Klinik: Bei ausgeprägter Tonsillenhyperplasie kloßige Sprache, oft Appetitlosigkeit, z. T. in Rückenlage inspiratorischer Stridor, der besonders nachts zu einer Hypoventilation und im Extremfall auch zum Cor pulmonale führen kann.

Diagnostik: Bei der Racheninspektion große, nicht akut gerötete Tonsillen mit glatter oder aber auch stark zerklüfteter Oberfläche. Die Tonsillen können sich in der Mitte berühren.

Therapie: Abszessinzision und Antibiotikabehandlung.

Peritonsillarabszess

◀ **Definition**

Klinik: Sehr starke Schmerzen, Hypersalivation, hohes Fieber, Lymphadenitis colli.

Diagnostik: Vorwölbung und Rötung bei Racheninspektion.

Therapie: Antibiotikatherapie; Abszessinzision. Nach Abklingen der Erkrankung: Tonsillektomie.

Chronische Tonsillitis

◀ **Definition**

Häufigkeit: Meist nach dem 10. Lebensjahr auftretend.

Klinik: Häufiges Räuspern, häufige Anginen und indolente Lymphknotenschwellungen im Kieferwinkelbereich sind Hinweissymptome.

Diagnostik: Tonsillen meist klein, zerklüftet, derb.

Therapie: Tonsillektomie.

Prognose: Nach Tonsillektomie gut.

Tonsillenhyperplasie

◀ **Definition**

Klinik: Kloßige Sprache; manchmal inspiratorischer Stridor in Rückenlage. Oft sind die Kinder appetitlos.

Diagnostik: Bei der Racheninspektion große, nicht akut gerötete Tonsillen.

Therapie: Bei anhaltender Tonsillenhyperplasie Tonsillektomie, da es sonst langfristig zu einem Cor pulmonale kommen kann.

Prognose: Spontane Rückbildung möglich.

Hyperplasie der Adenoiden

▶ **Definition**

Klinik: Im Vordergrund steht die Behinderung der Nasenatmung. Die Kinder haben oft eine Facies adenoidea mit offenem Mund, sprechen nasal und schnarchen nachts.

Diagnostik: Spiegelinspektion des Epipharynx bzw. transnasale Endoskopie (Abb. **11.3a**).

Therapie: Bei persistierenden Symptomen ist die Adenotomie notwendig.

Lymphadenitis colli

▶ **Definition**

Ätiologie und Klinik: Bei Kindern wird eine Vergrößerung der Halslymphknoten oft beobachtet und ist eine häufige Begleiterscheinung von Masern und Röteln sowie banaler Infektionen der oberen Atemwege (Tab. **11.6**).

Die Halslymphknotenschwellung kann auch im Rahmen einer **Allgemeininfektion** mit genereller Lymphknotenvergrößerung auftreten.

Therapie: Bei stark ausgeprägter Tonsillenhyperplasie mit ständigen klinischen Symptomen und Persistenz über 6–8 Wochen ist die Tonsillektomie oder evtl. eine Tonsillotomie indiziert. Andernfalls besteht die Gefahr, dass der Pathomechanismus Hypoventilation – pulmonale Hypertonie – Cor pulmonale in Gang gesetzt wird.

Prognose: Die Tonsillenhyperplasie kann sich spontan über Wochen und Monate zurückbilden.

Hyperplasie der Adenoiden

▶ **Definition.** Persistierende Vergrößerung der Rachenmandel (adenoide Vegetation). Sie entsteht ohne Infektion als Ausdruck eines hyperaktiven Immunsystems.

Klinik: Im Vordergrund steht die Behinderung der Nasenatmung. Die Kinder haben oft eine sog. Facies adenoidea mit offenem Mund, das Gesicht wirkt gedunsen, die Sprache ist nasal, die Atmung nachts schnarchend, oft nächtlicher Husten. Häufig treten zusätzlich Infekte der oberen Luftwege und vor allem eine Otitis media auf (aufgrund der gestörten Tubenbelüftung).

Diagnostik: Die Diagnosestellung erfolgt über eine Spiegelinspektion des Epipharynx bzw. eine transnasale Endoskopie (Abb. **11.3a**).

Therapie: Eine Hyperplasie der Adenoiden kann sich spontan zurückbilden. Bestehen die Symptome jedoch über längere Zeit (2–3 Monate) sollte die Adenotomie erfolgen.

Lymphadenitis colli

▶ **Definition.** Schwellung der regionalen Halslymphknoten.

Ätiologie und Klinik: Ursache ist meist eine Infektion mit Staphylokokken oder Streptokokken. Bei Kindern ist eine Vergrößerung der Halslymphknoten oft zu beobachten und eine häufige Begleiterscheinung bei Masern und Röteln sowie banalen Infektionen der oberen Atemwege und des Mundes (Tab. **11.6**).

Die Vergrößerung kann alle Lymphknotengruppen betreffen, z.B. bei Röteln in typischer Weise die nuchalen Lymphknoten. Auch bei Infektionen der Mundhöhle (z.B. Stomatitis aphthosa durch Herpesvirus Hominis, Herpangina durch bestimmte Coxsackie-Virusstämme) treten **beidseits Vergrößerungen der Halslymphknoten** auf. Die Lymphknoten sind frei verschieblich und selten größer als eine Haselnuss. Bei der Palpation sind sie nicht schmerzhaft.

Die Halslymphknotenschwellung kann auch im Rahmen einer Allgemeininfektion mit **genereller Lymphknotenvergrößerung** auftreten. Bei manchen Erkrankungen, wie z.B. Toxoplasmose oder Pfeiffer-Drüsenfieber, findet sich zudem

11.6	Mögliche Ursachen der Lymphadenitis colli
beidseitige Lymphknotenvergrößerung	– banale Infekte der oberen Atemwege (s. S. 302) – Masern, Röteln (s. S. 603 ff.) – EBV-Infektion (s. S. 600) – Toxoplasmose (s. S. 669)
einseitige Lymphknotenvergrößerung	– abszedierende Lymphadenitis durch Eitererreger (z. B. Staphylokokken, Streptokokken) (s. S. 623) – Tuberkulose (s. S. 653) – verkäsende Lymphadenitis durch atypische Mykobakterien – Katzenkratzkrankheit (s. S. 646) – mukokutanes Lymphknotensyndrom (Kawasaki-Syndrom, s. S. 570) – Lymphome (s. S. 497)

11.3 Hyperplastische Rachenmandel (a), Lymphadenitis colli (b)

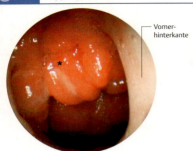
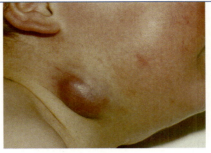

a Transnasaler Aspekt bei Hyperplasie der Adenoide (*) mit Teilverlegung der Choanen.

b Abszedierende Lymphadenitis.

eine tastbare Milzvergrößerung. In diesen Fällen hat die Lymphadenitis colli keine eigene klinische Bedeutung.
Der **einseitigen** Lymphadenitis colli liegt meist eine Invasion von Eitererregern in die betroffenen Lymphknoten zugrunde, meist Staphylococcus aureus und Streptokokken der Gruppe A (Abb. 11.3). Bei Übergreifen der Entzündung auf die Umgebung ist der Lymphknoten nicht mehr verschieblich. Rötung und Infiltration der Haut treten auf, ebenso Spontanschmerz und Druckschmerz bei Palpation. Im Zentrum des entzündeten Lymphknotens kann es zur Gewebsnekrose und -einschmelzung kommen, erkennbar an einer Fluktuation unter der palpierenden Hand. Das nekrotische Gewebe kann sich zusammen mit dem Eiter nach außen entleeren. Der natürliche Verlauf beträgt etwa 7–10 Tage.
Auch oral aufgenommene **atypische Mykobakterien** können in die Lymphbahnen des Halses eindringen und zu einer granulomatösen Entzündung der Lymphknoten führen. Im Gegensatz zur bakteriell verursachten Lymphadenitis colli ist der Beginn schleichend und der Verlauf protrahiert. Im Zentrum entsteht in der Regel eine käsige Nekrose. Die käsigen Massen können sich verflüssigen und über eine Fistel entleeren.
Nach Kontakt mit Katzen können bestimmte Erreger (Bartonella henselae, quintana und elizabethae) in die zerkratzte Haut eindringen und zu einer Größenzunahme der regionären Lymphknoten führen **(Katzenkratzkrankheit)**. Hierbei kommt es fast nie zu zentralen Einschmelzungen. An der infizierten Kratz- oder Bisswunde entsteht nach 10–14 Tagen eine Papel. Die Lymphknotenvergrößerung geht im Laufe von 3–4 Monaten spontan zurück.
Bei **mukokutanem Lymphknotensyndrom** (Kawasaki-Syndrom, s. S. 570) tritt typischerweise zu Beginn der Krankheit eine erhebliche meist einseitige Vergrößerung der Lymphknoten auf. Ursache ist ein noch unbekannter immunologischer Prozess.
Selten ist die Vergrößerung einzelner Halslymphknoten bei Kindern auf eine **maligne Erkrankung** des lymphoretikulären Systems zurückzuführen.

Diagnostik: Zur Diagnostik bei verschiedenen Erkrankungen, die mit Lymphadenitis colli einhergehen, sei auf die entsprechenden Kapitel verwiesen (s. Tab. 11.6). Sonographisch ist einerseits die Feststellung der exakten Tumorgröße möglich, andererseits lässt sich eine Einschmelzung frühzeitig nachweisen. Auf diese Weise kann rechtzeitig die Entscheidung über eine operative Sanierung getroffen werden. Als weitere Untersuchungsmethoden kommen der Antikörpernachweis (EBV, Bartonella henselae, Toxoplasmose) und der Tuberkulintest zur Anwendung. Hierbei ist zu beachten, dass eine Kreuzreaktion zwischen atypischen Mykobakterien und Mycobacterium tuberculosis besteht (d.h. bei atypischen Mykobakterien ist eine intermediäre Reaktion in Form einer 5–10 mm großen Induration möglich).
Die Bestimmung der Serum-Antikörper gegen die vermuteten Erreger ist für die Akut-Diagnostik nicht hilfreich, da erst der Titeranstieg im Verlauf von 2–4 Wochen diagnostisch beweisend ist.

Der **einseitigen** Lymphadenitis colli liegt meist eine Invasion von Staphylococcus aureus oder Streptokokken der Gruppe A in die betroffenen Lymphknoten zugrunde (Abb. 11.3).

Auch oral aufgenommene **atypische Mykobakterien** können in die Lymphbahnen des Halses eindringen und zu einer granulomatösen Entzündung der Lymphknoten führen.

Nach **Kontakt mit Katzen** können bestimmte Erreger in die zerkratzte Haut eindringen und zu einer Größenzunahme der regionären Lymphknoten führen **(Katzenkratzkrankheit)**.

Beim **mukokutanen Lymphknotensyndrom** (Kawasaki-Syndrom, s. S. 570) tritt zu Beginn meist eine einseitige Lymphadenitis auf.

Maligne Erkrankungen sind bei Kindern eher selten Ursache einer Lymphknotenschwellung.
Diagnostik: Sonographisch ist die Feststellung der exakten Tumorgröße möglich. Eine Einschmelzung ist frühzeitig nachweisbar, so dass die Entscheidung für eine operative Sanierung rechtzeitig getroffen werden kann. Als weitere Untersuchungsmethoden kommen Antikörpernachweis und Tuberkulintest zur Anwendung.

Der Nachweis einer Entzündungsreaktion (BSG-Beschleunigung, erhöhter CRP-Spiegel) ist von untergeordneter Bedeutung.

Eine **operative Intervention** erfolgt meist dann, wenn die Vergrößerung eines einzelnen Lymphknotens oder einer Lymphknotengruppe in einem Zeitraum von 2–4 Wochen nicht zurückgeht oder sogar zunimmt (Lymphknotenexstirpation).

Bei einer bakteriell bedingten abszedierenden Lymphadenitis genügt die Abszess-Spaltung, bei Verdacht auf eine mykobakterielle Genese sollte versucht werden, den Abszess in toto zu entfernen. Eine histologische sowie bakteriologische Aufarbeitung des Resektats ist in jedem Fall anzustreben.

Therapie: Im Vordergrund steht die Behandlung der Grunderkrankung. Im Frühstadium sollte bei bakterieller Lymphadenitis die Einschmelzung durch frühzeitigen Einsatz staphylokokken- bzw. streptokokkenwirksamer Antibiotika verhindert werden. Bei Abszedierung ist die Inzision notwendig.

11.4.4 Kehlkopf

Laryngitis

▶ **Definition.** Kehlkopfentzündung, die in etwa 80% der Fälle im Rahmen einer Virusinfektion der oberen Luftwege auftritt.

Klinik: Leitsymptome sind Heiserkeit bis zur Aphonie und rauer, bellender Husten. Schmerzen und Fieber fehlen meist. Starke stimmliche Belastung (z. B. Schreien) ist ein zusätzlicher Manifestationsfaktor.

Bei Übergreifen der Entzündung auf die Trachea (**akute Laryngotracheitis**) kann zusätzlich ein Retrosternalschmerz auftreten. Manchmal besteht ein grobblasiges tracheales Rasselgeräusch, das schon auf Distanz hörbar ist.

Bei Vorliegen lokaler Störfaktoren (z. B. Fremdkörper, Fehlbildungen im Kehlkopfbereich, Fibrom, Papillom) kann sich eine **chronische Laryngitis** entwickeln. Die Kinder sind chronisch heiser und haben einen bellenden Husten. Eine Exazerbation tritt bei akuten Infekten der Luftwege auf.

Diagnostik: Die Diagnose wird klinisch oder durch Laryngoskopie gestellt.

Therapie: Bei **akuter Laryngitis** erfolgt keine spezifische Therapie. Die Therapie der **chronischen Laryngitis** besteht in der Behandlung des Grundleidens.

Laryngitis subglottica („Pseudokrupp")

▶ **Definition.** Es handelt sich um eine akut entzündliche stenosierende Form der Laryngitis mit vorwiegend subglottischer Weichteilschwellung.

Ätiologie und Pathogenese:

▶ **Merke.** Die Laryngitis subglottica wird meist durch Parainfluenza-, RS- und Influenzaviren ausgelöst. Im Gegensatz hierzu ist der Erreger der Laryngitis supraglottica (Epiglottitis, s. S. 312) meist Haemophilus influenzae Typ b.

Die Bedeutung der Luftverschmutzung bei der Entstehung der Laryngitis subglottica ist noch nicht ganz geklärt.

Häufigkeit: Die Erkrankung tritt vorwiegend zwischen dem 18. Lebensmonat und dem 5. Lebensjahr auf mit einem Häufigkeitsgipfel im Herbst und im Spätwinter.

Klinik: Meist setzen die Symptome am späten Abend ein. Die Erkrankung beginnt oft mit einer Rhinopharyngitis, Leitsymptome sind Heiserkeit, bellender, trockener Husten, später inspiratorischer Stridor mit Einziehungen im Jugulum

11.4 Spezielle Krankheitsbilder des oberen Respirationstrakts

11.7 Schweregrade der subglottischen Laryngitis

Stadium	Symptome
1	bellender Husten, Heiserkeit
2	inspiratorischer Stridor, Einziehungen im Jugulum und Epigastrium
3	zusätzliche Atemnot, Tachykardie, Hautblässe, Unruhe, Angst
4	Stridor, maximale Einziehungen, höchste Atemnot; kleiner rascher Puls, Zyanose, Sopor

11.8 Differenzialdiagnostische Abgrenzung zwischen subglottischer und supraglottischer obstruktiver Laryngitis

	subglottische Laryngitis	supraglottische Laryngitis (Epiglottitis)
Erreger	Virus	Haemophilus influenzae
Altersgipfel	1–3 Jahre	2–6 Jahre
Verlauf	subakut/akut	hochakut
inspiratorischer Stridor	+	+
bellender Husten	+	–
Heiserkeit	+	–
Dysphagie/Hypersalivation	–	+
Fieber	(+)	+

und Epigastrium. Im weiteren Verlauf kann es zu zunehmender Ateminsuffizienz kommen (Tab. 11.7).

Diagnostik: Anhand der klinischen Zeichen lässt sich die Diagnose meist ohne große Schwierigkeiten stellen.
Differenzialdiagnostisch muss die akute Epiglottitis ausgeschlossen werden (Tab. 11.8).
Außerdem ist noch an den Spasmodic croup (rezidivierender Krupp) zu denken, der ohne Fieber und leichter als die Laryngitis subglottica verläuft. Meist ist der Zustand am nächsten Morgen wieder normal. Eine Beziehung zur Atopie ist bei dieser Erkrankung wahrscheinlich, eine Virusätiologie konnte nicht nachgewiesen werden.

Therapie: Sie richtet sich nach dem Schweregrad der Erkrankung (s. Tab. 11.7): Im Stadium 1 reichen häufig eine Freiluftbehandlung und Beruhigung des Kindes aus. Eine stationäre Behandlung ist nicht notwendig. Dagegen sollten Kinder im Stadium 2 und 3 möglichst ärztlich überwacht werden, da sich der Zustand rasch verschlechtern kann. Bewährt hat sich die Inhalation von Epinephrin-Aerosol (Micronephrin 0,5 ml/4,5 ml NaCl 0,9%), Adrenalin oder die Gabe von Kortison (oral oder rektal). Hierdurch ist oft eine rasche Abschwellung der Schleimhäute zu erreichen. Bei persistierenden Beschwerden können Kortikosteroide eingesetzt werden. Die weit verbreitete Therapie mit angefeuchteter Luft ist ineffektiv.

Prognose: Gut.

Diagnostik: Bei Vorliegen der klinischen Zeichen ist die Diagnose einfach. Differenzialdiagnostisch muss die akute Epiglottitis ausgeschlossen werden (Tab. 11.8).

Therapie: Im Stadium 1 (s. Tab. 11.7) sind Freiluftbehandlung und Beruhigung des Kindes oft ausreichend. Im Stadium 2 und 3 ist ärztliche Überwachung notwendig. Die Inhalation von Epinephrin-Aerosol hat sich bewährt.

Prognose: Gut.

▶ **Klinischer Fall.** Ein 2 Jahre altes Mädchen ist tagsüber etwas weinerlich und hustet. Als die Mutter sie abends ins Bett legt, fühlt sie sich heiß an. Gegen Mitternacht wachen die Eltern auf, weil das Kind einen ausgeprägten inspiratorischen Stridor hat und trocken hustet. Es ist heiser, kann kaum sprechen, hat aber keine Halsschmerzen. Noch am Telefon vermutet der nachts angerufene Kinderarzt aufgrund des Hustens und der lauten Atemgeräusche des Kindes die Diagnose. Durch die kühle Nachtluft während der Fahrt in die Kinderklinik bessert sich der Zustand bereits. Unter Inhalation von Mikronephrin und dem beruhigenden Dabeisein der Mutter schläft das Kind ein. Am nächsten Morgen bestehen nur noch leichte Heiserkeit und ein etwas bellender Husten. Auch diese Symptome verschwinden innerhalb der nächsten 24 Stunden.

◀ **Klinischer Fall**

Akute Epiglottitis

▶ **Synonym.** Laryngitis supraglottica.

▶ **Definition.** Akute Entzündung der Epiglottis, meist ausgelöst durch Haemophilus influenzae Typ b.

Häufigkeit: Das Häufigkeitsmaximum liegt zwischen dem 2. und 6. Lebensjahr. Die Erkrankungshäufigkeit hat seit der Einführung der Hib-Impfung stark abgenommen.

Klinik: Die Kinder wirken schwer krank, haben hohes Fieber und klagen – im Gegensatz zur Laryngitis subglottica – über starke Halsschmerzen. Das Kind beugt seinen Körper – bei nach hinten geneigtem Kopf – nach vorne und stützt sich mit seinen Armen auf. Die Sprache ist kloßig, massives Speicheln und eine „karchelnde" Atmung wegen des pharyngealen Speichelsees treten auf. Der Verlauf ist fulminant! Ohne Therapie kann es innerhalb weniger Stunden zum Tod durch Ersticken kommen.

▶ **Merke.** Schon bei Verdacht auf Epiglottitis muss eine sofortige Klinikeinweisung mit Arztbegleitung erfolgen.

Diagnostik: In der Klinik muss in **Intubationsbereitschaft** die Racheninspektion vorgenommen werden, da die Untersuchung einen reflektorischen Laryngospasmus oder eine Zunahme der Schleimhautschwellung bewirken kann. Die Inspektion zeigt meist eine hochrote, stark geschwollene Epiglottis (Tab. 11.8, Abb. 11.4).

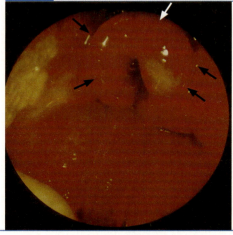

11.4 Akute Epiglottitis

Akute Rötung und Schwellung der Epiglottis (Pfeile). Die Stimmritze ist durch die Schwellung nicht mehr zu sehen, das Lumen ist deutlich eingeengt.

Therapie: Sofortige Intubation (kann schwierig sein!) und Einleitung der Antibiotikatherapie mit Cefotaxim. Bei Besserung und Fieberabfall kann die Intubation meist nach 48–72 Stunden beendet werden. Eine **Prophylaxe** ist durch die Impfung gegen Haemophilus influenzae Typ b möglich.

Prognose: Auch heute hat die akute Epiglottitis noch eine Letalität von 10–20% durch zu späte Diagnose und Therapie.

▶ **Klinischer Fall.** Aus völliger Gesundheit heraus erkrankt ein 3½-jähriger Junge mit hohem Fieber, Husten, sehr starken Halsschmerzen. Die Sprache ist kloßig. Als die Eltern das Kind etwa 4 Stunden nach Beginn der Krankheitszeichen in der Praxis des Kinderarztes vorstellen, atmet der Junge angestrengt mit deutlichem inspiratorischen Stridor. Er hat eine starke Salivation. Nach telefonischer Voranmeldung bringt der Kinderarzt den Patienten sofort selbst in die nächstgelegene Kinderklinik zur Intensivstation. Der Zustand hat sich inzwischen weiter verschlechtert. Bei der Racheninspektion aus Anlass der Intubation zeigt sich eine hochrote stark geschwollene Epiglottis. Nach der Intubation ist die Atmung frei, sofortige Behandlung mit Cefotaxim i.v. und Sedierung führt zu rascher Besserung. Nach 2 Tagen ist das Kind fieberfrei und kann extubiert werden.

◀ **Klinischer Fall**

11.5 Fehlbildungen des unteren Respirationstrakts

11.5.1 Bronchialsystem

Fehlbildungen des Bronchialsystems, wie z. B. Bronchomalazien, Bronchusstenosen oder Verzweigungsanomalien, sind selten und führen zu klinischen Symptomen, wenn sich in ihrem Bereich anatomische oder funktionelle Stenosen bilden. In diesem Fall kommt es zur bakteriellen Besiedlung des nachgeschalteten Lungensegments oder Lungenlappens und evtl. zur Entwicklung chronischer Pneumonien.

Die Therapie hängt vom Ausmaß der Veränderungen ab und besteht in Physiotherapie und Antibiotikagabe bei bakterieller Superinfektion. Eine Resektion des betroffenen Areals wird angestrebt, wenn chronische pneumonische Veränderungen bestehen und die durch den Eingriff zu erwartende funktionelle Beeinträchtigung der Lunge nicht erheblich ist.

11.5.2 Lunge

Angeborene Lungenfehlbildungen sind selten. Ihre wesentliche Bedeutung liegt in der Differenzialdiagnose des Atemnotsyndroms beim Neugeborenen (s. S. 97). Im Folgenden werden sie entsprechend ihrer Häufigkeit abgehandelt.

Kongenitales lobäres Emphysem

s. S. 102

Zystische Lungenfehlbildungen

▶ **Definition.** Angeborene zystische Fehlbildung des Respirationstrakts.

Klinik: Zystische Lungenfehlbildungen kommen in verschiedenen Formen vor und sind oft über viele Jahre symptomlos. Die Zysten sind bei Geburt mit Flüssigkeit gefüllt. Wenn sie Anschluss an das Bronchialsystem finden, füllen sie sich mit Luft und nehmen meist an Größe zu. Durch die Raumforderung kommt es zur Atemnot. Eine besondere Form ist die sog. **kongenitale zystische adenomatoide Malformation (CCAM).** Hierbei sind die terminalen Bronchien zystisch umgewandelt, es besteht eine adenomatoide Vermehrung von terminalem, respiratorischem Gewebe mit polypösem Mukosawachstum.

Therapie: Solange die Zysten symptomlos sind, ist keine Therapie nötig. Bei bakterieller Besiedelung und Abszessbildung oder bei Volumenzunahme müssen sie entfernt werden. Bei CCAM frühzeitige Entfernung wegen des Entartungsrisikos (Entwicklung von Adenokarzinomen der Lunge).

11.5 Fehlbildungen des unteren Respirationstrakts

11.5.1 Bronchialsystem

Fehlbildungen des Bronchialsystems sind selten. Bilden sich Stenosen, kommt es zur bakteriellen Besiedlung des nachgeschalteten Lungensegments und so evtl. zu chronischen Pneumonien.

Physiotherapie, Antibiotikagabe bei Superinfektion und evtl. die Resektion des betroffenen Lungensegmentes kommen therapeutisch zum Einsatz.

11.5.2 Lunge

Angeborene Lungenfehlbildungen sind selten.

Kongenitales lobäres Emphysem

s. S. 102

Zystische Lungenfehlbildungen

◀ **Definition**

Klinik: Zystische Lungenfehlbildungen kommen in verschiedenen Formen vor und sind oft über viele Jahre symptomlos. Eine besondere Form der zystischen Fehlbildung ist die sog. **kongenitale zystische adenomatoide Malformation (CCAM).**

Therapie: Symptomlose Zysten bedürfen keiner Therapie. Bei bakterieller Besiedelung, Volumenzunahme oder CCAM: Resektion.

Lungensequester

▶ **Definition**

Ätiologie und Pathogenese: Intrapulmonale Sequester können als Folge rezidivierender pulmonaler Infektionen, intra- und extralobäre Sequester im Rahmen kongenitaler Fehlbildungen entstehen.

Häufigkeit: In ca. 75% intrapulmonale Sequester.

Klinik: Lungensequester sind häufig symptomlos. Rezidivierende pulmonale Infekte oder Hämoptoe können wegweisend sein.

Diagnostik: Auf dem Röntgenbild sieht man einen meist parakardial gelegenen, nach kraniolateral relativ scharf begrenzten Verdichtungsbezirk (Abb. 11.5). Die Darstellung der abnormen Blutversorgung (z. B. dopplersonographisch) sichert die Diagnose. Intrapulmonale Sequester liegen meist in den Lungenunterlappen, extralobäre vorwiegend links basal.

Lungensequester

▶ **Definition:** Nicht funktionelles Lungengewebe, ohne Anschluss an den Tracheobronchialbaum, dessen Blutversorgung durch systemische Arterien erfolgt. Man unterscheidet **intrapulmonale** (oder auch intralobäre) von **extralobären Sequestern.**

Ätiologie und Pathogenese: Es gibt unterschiedliche Theorien zur Entstehung der Lungensequester. Intrapulmonale Sequester können als Folge rezidivierender pulmonaler Infektionen entstehen. Zum anderen werden intra- und extralobäre Sequester als kongenitale Fehlbildungen entweder auf dem Boden akzessorischer Lungenknospen oder als Folge eines oder mehrerer zusätzlicher aortaler Gefäße gesehen, die Anschluss an Lungengewebe erhalten.

Häufigkeit: Intrapulmonale Sequester sind mit ca. $^3/_4$ der Fälle häufiger als extralobäre.

Klinik: Lungensequester sind häufig symptomlos. Rezidivierende pulmonale Infekte oder eine Hämoptoe können wegweisend sein. Bei großen zuführenden arteriellen Gefäßen kann ein intrapulmonaler Sequester Ursache für eine Herzinsuffizienz beim Neugeborenen sein.

Diagnostik: Bei intrapulmonalen Sequestern sieht man auf dem Röntgenbild einen meist parakardial gelegenen, nach kraniolateral relativ scharf begrenzten Verdichtungsbezirk (Abb. 11.5). Manchmal sind darin rundliche Aufhellungen erkennbar, die luftgefüllten Zysten entsprechen. Diese Sequester liegen fast ausschließlich in den Unterlappen der Lunge. Die Diagnose der extralobären Sequester erfolgt häufig als radiologischer Zufallsbefund. Sie liegen vorwiegend links basal. Bei etwa der Hälfte dieser Patienten liegen zusätzliche Missbildungen, z. B. Zwerchfellhernien, vor. Bei großen zuführenden Gefäßen lässt sich ggf. ein thorakales Strömungsgeräusch auskultieren. Mithilfe der Doppler-Sonographie, Angiographie, MRT oder CT kann die abnorme Blutversorgung der Sequester dargestellt und die Diagnose bewiesen werden.

11.5 Lungensequester rechts

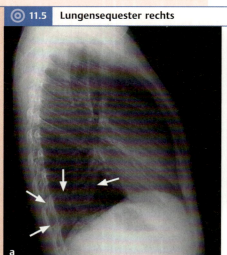
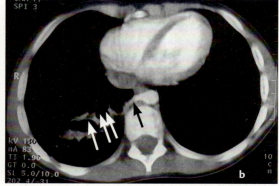

a In der Seitprojektion inhomogene Verdichtung (Pfeile) im Bereich des dorsalen phrenikokostalen Winkels. (Sie verschwindet in der p.-a. Aufnahme hinter dem Zwerchfell.)
b CT eines Lungensequesters im rechten Unterlappen. Man erkennt deutlich die zuführende Arterie (schwarzer Pfeil) und erweiterte Bronchien (weiße Pfeile) bzw. Bronchiektasien im sequestrierten Areal.

Therapie: Therapie der Wahl bei intrapulmonalen Sequestern ist der Verschluss zuführender Gefäße; ansonsten Resektion bzw. Lobektomie.

Prognose: Gut.

Therapie: Die operative Entfernung extralobärer Sequester erfolgt durch Resektion, die intrapulmonaler Sequester durch Lobektomie. Der frühzeitige Verschluss der zuführenden Gefäße stellt, zumindest bei den intrapulmonalen Sequestern, die Therapie der Wahl dar.

Prognose: Gut.

▶ **Klinischer Fall.** Bei einem 10 Jahre alten Jungen stellte der Hausarzt über der rechten Lunge dorsal und basisnah ein pulssynchrones Strömungsgeräusch fest. Das Röntgenbild zeigte dorsobasal eine inhomogene Verdichtung mit unscharfer Abgrenzung gegenüber der übrigen Lunge. Bei der Injektion von Kontrastmittel in die Aorta ascendens stellt sich eine anomale Arterie dar, die aus der Bauchaorta stammt und im Bereich der beschriebenen Verdichtung endet. Der venöse Abfluss erfolgte über das Pulmonalvenensystem. Damit erfüllt die Lungenverdichtung die Kriterien eines Lungensequesters.

11.5.3 Zwerchfell und Thoraxwand

Zwerchfellhernie

▶ **Definition.** Lücke im Zwerchfell, meist posterolateral (Bochdaleksche Hernie), die zur Verlagerung von Bauchorganen (Magen, Dünndarm, Dickdarm, Leber, Milz) in die Thoraxhöhle führen kann (Enterothorax). Folgen sind Lungenkompression und Hypoplasie des betroffenen Lungenflügels.

Ätiologie und Pathogenese: Ursache ist die fehlende Verschmelzung der embryonalen Zwerchfellanlagen.

Häufigkeit: Die Erkrankung kommt mit einer Häufigkeit von 3–4 auf 10 000 Geburten vor. Jungen erkranken zweimal häufiger als Mädchen. In über 80 % der Fälle ist die linke Seite betroffen.

Klinik: Das Neugeborene hat in der Regel schwere Atemnot mit verminderter O$_2$-Sättigung, das Atemgeräusch fehlt auf der betroffenen Seite, gelegentlich sind Darmgeräusche thorakal auskultierbar. Das Abdomen erscheint eingesunken. Die Atemnot verstärkt sich mit zunehmender Luftfüllung von Magen und Darm und durch die Hypoplasie des betroffenen Lungenflügels.

Diagnostik: Das Röntgenbild zeigt die Verlagerung von Bauchorganen in die Thoraxhöhle (Abb. 11.6) mit Verschiebung der Lunge und des Mediastinums auf die Gegenseite. Eine Kontrastmitteluntersuchung des oberen Verdauungstraktes ist meist nicht erforderlich.

Therapie: Nach Diagnosestellung muss das Kind ohne Maskenbeatmung **sofort intubiert** werden. Die geschluckte Luft wird über eine Magensonde abgesaugt. Nach Stabilisierung der Vitalfunktionen muss eine chirurgische Korrektur mit Reposition der Abdominalorgane und Verschluss des Zwerchfelldefektes erfolgen.

11.6 Neugeborenes mit Enterothorax

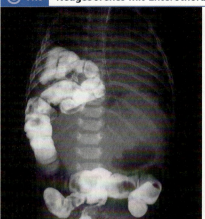 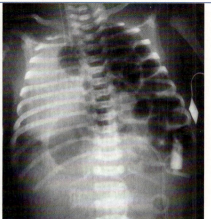

a Kontrastmitteldarstellung des Darms bei rechtsseitigem Zwerchfelldefekt.

b Linksseitiger Zwerchfelldefekt mit Übertritt von Darmanteilen in die linke Thoraxhälfte.

Prognose: Die Prognose ist abhängig vom Ausmaß der Lungenhypoplasie; bei schwereren Fällen beträgt die Letalität etwa 50%.

Trichterbrust

s. S. 837

11.6 Spezielle Krankheitsbilder des unteren Respirationstrakts

11.6.1 Erkrankungen der Trachea und Bronchien

Akute Tracheitis

▶ **Definition.** Meist viral ausgelöste akute Entzündung der Trachea.

Ätiologie und Pathogenese: In der Mehrzahl der Fälle sind pneumotrope Viren (RS-Viren, Parainfluenzaviren, Adenoviren), aber auch Bakterien (Staphylococcus aureus, Haemophilus influenzae) die Ursache.

Klinik: Symptome sind Fieber, bellender, rauer Husten und manchmal poststernale Schmerzen. Die eitrige Tracheitis kann, vor allem bei Kleinkindern, die Atmung so stark behindern, dass eine Ateminsuffizienz eintritt.

Diagnostik: Die Verdachtsdiagnose wird klinisch gestellt, eine Tracheoskopie zur Diagnosesicherung ist nur bei schweren Verlaufsformen indiziert. Hinweise auf eine bakterielle Genese sind 2-phasiger Fieberverlauf, BSG-Beschleunigung, Leukozytose und CRP-Erhöhung. Bei viraler Tracheitis sind die allgemeinen Entzündungszeichen dagegen nur wenig verändert.
Differenzialdiagnostisch kommen Pseudokrupp, anatomische Trachealstenose durch Kompression von außen (größere tracheale Lymphknoten, Mediastinaltumoren) oder, seltener, intratracheale Raumforderungen durch Fremdkörper in Frage.

Therapie: Bei viraler Genese ist keine spezifische Therapie notwendig. Anfeuchtung der Atemluft lindert häufig die Symptome. Bei bakterieller Genese muss eine Antibiotikagabe unter Berücksichtigung der häufigsten Erreger (s.o.) mit Oxacillin und Ampicillin erfolgen. Bei drohender Ateminsuffizienz muss der Patient intubiert werden.

Obstruktive Bronchitis

▶ **Definition:** Akute, meist durch virale Infekte ausgelöste Atemwegsobstruktion im Säuglings- und Kleinkindesalter.

Häufigkeit: Jedes 2. Kind macht in den ersten 6 Lebensjahren mindestens einmal eine obstruktive Bronchitis durch.

Ätiologie und Pathogenese: Die akute obstruktive Bronchitis ist in der Regel viraler Genese (RS-, HMP-, Adeno-, Rhino-, Influenza-, Parainfluenzaviren). Durch die Infektion kommt es zu einem Schleimhautödem mit Hypersekretion. Eine primäre bakterielle Genese ist selten.

Klinik: Zunächst meist unproduktiver, später produktiver Husten und 2–3 Tage andauerndes Fieber bei mäßig beeinträchtigtem Allgemeinbefinden. Bei einer bakteriellen Superinfektion tritt nach einer Woche erneut Fieber auf und das Krankheitsgefühl nimmt zu.

Diagnostik: Typisch ist das **exspiratorische Giemen,** das meist schon mit bloßem Ohr zu hören ist und über allen Lungenabschnitten auskultiert werden kann. Bei weniger ausgeprägter Obstruktion sind mittel- bis grobblasige, feuchte, nicht-klingende Rasselgeräusche zu hören. Das Röntgenbild kann eine Hypertransparenz der Lunge (Lungenüberblähung) zeigen, aber auch normal sein. Je nach Ausmaß der Entzündung ist die Bronchialzeichnung vermehrt.

Differenzialdiagnostik: Die wichtigste Differenzialdiagnose ist das Asthma bronchiale (s. S. 320), das von der obstruktiven Bronchitis nur durch den Verlauf abgegrenzt werden kann. Bei > 3 Episoden einer obstruktiven Bronchitis wird in der Regel die Diagnose Asthma gestellt. Auch die Aspiration kann gelegentlich eine allgemeine Obstruktion hervorrufen (s. S. 335). Das Atemgeräusch ist in diesen Fällen allerdings meist seitendifferent, ebenso die Belüftung der Lunge in der radiologischen Untersuchung.

Differenzialdiagnostik: Insbesondere: Asthma bronchiale (s. S. 320), eine Abgrenzung gegen das Asthma, gelingt nur durch den Verlauf.

Therapie: Die unkomplizierte, viral bedingte obstruktive Bronchitis wird symptomatisch (viel Flüssigkeit, Antipyretika) behandelt (keine Indikation für eine antibiotische Behandlung) und klingt in der Regel nach 6–8 Tagen ab. Bei starker Obstruktion mit Beeinträchtigung des Allgemeinbefindens sollten orale oder besser inhalative β_2-Sympathomimetika (z. B. Salbutamol), bei schwerem Verlauf zusätzlich Kortikoide (i. v., oral oder inhalativ, z. B. Fluticason) eingesetzt werden.

Therapie: Die unkomplizierte, viral bedingte Bronchitis wird symptomatisch behandelt und klingt meist nach 1 Woche ab. Bei starker Obstruktion mit Beeinträchtigung des Allgemeinbefindens sollten β_2-Sympathomimetika (z. B. Salbutamol inhalativ), bei schwerem Verlauf zusätzlich Kortikoide (z. B. Fluticason inhalativ) eingesetzt werden.

Prognose: Oft langwieriger Verlauf bei insgesamt guter Prognose. Bei rezidivierendem Verlauf ist an ein Asthma bronchiale zu denken.

Prognose: Gute Prognose, aber oft langwieriger Verlauf.

Chronische Bronchitis

▶ **Definition.** Eine eindeutige Definition der chronischen Bronchitis im Kindesalter existiert derzeit nicht. Die Definition der chronischen Bronchitis, die für das Erwachsenenalter gilt und sich auf die Dauer des produktiven Hustens bezieht, ist bei Kindern nicht anwendbar, da Kinder unter 6 Jahren kaum expektorieren und wesentlich häufiger als Erwachsene an Infekten der Luftwege erkranken. Die Diagnosestellung setzt voraus, dass andere Atemwegserkrankungen, wie z. B. Asthma bronchiale, Mukoviszidose, lokale Anomalien (Fremdkörper, postpneumonische Bronchiektasen, Bronchial-/Lungenfehlbildungen), Immundefekte (z. B. IgA-, IgG-Mangel), α_1-Antitrypsin-Mangel, Tuberkulose, chemische Reize oder eine Störung der mukoziliaren Clearance (Ziliendyskinesie) ausgeschlossen werden.

Chronische Bronchitis

◀ **Definition**

Ätiologie und Pathogenese: Oft führen Serien von Infekten vor allem während der Wintermonate zu lang anhaltendem Husten. Exposition gegen Zigarettenrauch scheint ein wesentlicher Risikofaktor zu sein.

Ätiologie und Pathogenese: Meist rezidivierende chronische Infekte der Atemwege.

Klinik: Die Kinder leiden unter anhaltendem, unterschiedlich starkem Husten. Fieber besteht im Rahmen von akuten, entzündlichen Exazerbationen.

Klinik: Anhaltender Husten, bei akuten entzündlichen Exazerbationen evtl. Fieber.

Diagnostik: Da es sich um eine Ausschlussdiagnose handelt, müssen die entsprechenden diagnostischen Maßnahmen für o. g. Erkrankungen erfolgen.

Diagnostik: Ausschlussdiagnose.

Therapie: Die Therapie richtet sich zunächst nach der Grundkrankheit. Eine spezifische Therapie gibt es nicht. Eine Exposition gegenüber Noxen wie z. B. Tabakrauch ist zu vermeiden.

Therapie: Eine spezifische Therapie gibt es nicht.

Prognose: Abhängig von der Ursache.

Prognose: Je nach Ursache.

Akute Bronchiolitis

▶ **Definition.** Akute, virusinduzierte, obstruierende Entzündung der Bronchiolen, die fast ausschließlich beim Säugling auftritt.

Akute Bronchiolitis

◀ **Definition**

Ätiologie und Pathogenese: Die Bronchiolitis wird in 80 % der Fälle durch RS-Viren verursacht, daneben kommen Metapneumoviren, Parainfluenza- und Adenoviren oder Mykoplasmen als Erreger in Frage.

Ätiologie und Pathogenese: Ursache ist meist eine Infektion mit RS-Viren.

Klinik: Zeichen eines unspezifischen Atemwegsinfekts, Bronchialobstruktion mit Tachypnoe und Dyspnoe (Nasenflügeln, inspiratorische Einziehungen im Jugulum und subkostal).

Diagnostik: Radiologisch erhebliche Überblähung beider Lungen und verstärkte parahiläre Bronchialzeichnung (Abb. 11.7).

Klinik: Die Erkrankung beginnt mit den Zeichen eines unspezifischen Atemwegsinfekts mit mäßigem Fieber, Husten, abgeschwächtem Atemgeräusch und feinblasigen, endinspiratorischen Rasselgeräuschen. Im Verlauf treten Tachypnoe und Dyspnoe auf, erkennbar am Nasenflügeln (Ausstellen der Nasenflügel in der Inspirationsphase) und inspiratorischen Einziehungen im Jugulum und subkostal.

Diagnostik: Die Verdachtsdiagnose wird aufgrund des klinischen Bildes gestellt. Das Röntgenbild zeigt eine erhebliche Überblähung beider Lungenflügel sowie eine verstärkte Bronchialzeichnung im parahilären Bereich (Abb. 11.7). Bei schwerem Verlauf sind in der Blutgasanalyse eine Hypoxie und Hyperkapnie nachweisbar.

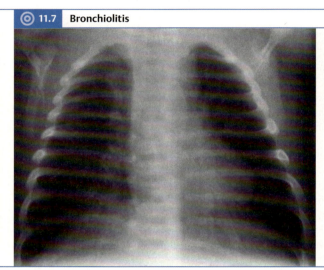

11.7 Bronchiolitis

Die Hili sind beidseits verdichtet als Folge der zugrunde liegenden viralen Entzündung. Die Zwerchfelle stehen tief (Hinweis auf Lungenüberblähung).

Therapie: Sie besteht aus sorgfältiger Pflege und Sauerstoffgabe.

Prognose: Eine persistierende Atemwegsobstruktion nach RS-Virus-Infektion ist möglich.

Bronchiektasen

▶ **Definition**

Therapie: Da die Patienten durch jede zusätzliche Belastung gefährdet sind, ist eine behutsame Pflege die wichtigste und erste Maßnahme. Die Atemluft sollte mit Sauerstoff auf 30–50% angereichert sein. Die Gabe von inhalativen β_2-Sympathikomimetika kann versucht werden.

Prognose: Nach schwereren RS-Virusinfektionen (Bronchiolitis und/oder Pneumonie) findet sich häufig eine Atemwegsobstruktion, die über Monate bis Jahre persistieren kann.

Bronchiektasen

▶ **Definition.** Bronchiektasen sind zylindrische oder sackförmige Erweiterungen, die einzelne Bronchien oder auch das gesamte Bronchialsystem betreffen können.

Ätiologie und Pathogenese: Bronchiektasen sind meist erworben, extrem selten angeboren. Die häufigste Ursache lokalisierter Bronchiektasen im Kindesalter sind nicht ausreichend behandelte Pneumonien.

Klinik: Es besteht chronischer, produktiver Husten. Gelegentlich exazerbiert die begleitende chronische Bronchitis.

Ätiologie und Pathogenese: Bronchiektasen sind meist erworben, extrem selten angeboren. Die häufigste Ursache lokalisierter Bronchiektasen im Kindesalter sind nicht ausreichend behandelte Pneumonien. Bronchiektasen treten auch im Anschluss an eine Bronchusobstruktion durch Fremdkörper, bei bronchialen Fehlbildungen, Kompressionen einzelner Bronchien durch vergrößerte Lymphknoten (z.B. bei Tuberkulose) oder abnorm verlaufende Gefäße auf. Generalisierte Bronchiektasen findet man z.B. bei Mukoviszidose und primärer Ziliendyskinesie.

Klinik: Es besteht chronischer, produktiver Husten, wobei ältere Kinder das Sputum expektorieren, Kinder unter 6 Jahren es hingegen meist verschlucken. Die mit den Bronchiektasen verbundene chronische Bronchitis führt gelegentlich zu akuten entzündlichen Exazerbationen mit Fieber. Bei ausgedehnten Bronchiektasen können Zeichen der Hypoxämie (z. B. Trommelschlegelfinger) auftreten.

Diagnostik: Auskultatorisch sind mittel- bis grobblasige, nicht klingende Rasselgeräusche feststellbar. Im Sputum lassen sich vorwiegend Haemophilus influenzae, Pneumokokken und Staphylokokken finden. Der Nachweis von Bronchiektasen gelingt am besten durch eine Computertomographie. Im Röntgenbild ist evtl. eine verstärkte Bronchialzeichnung zu sehen, wenn die Bronchiektasen wenig Schleim enthalten, kann das Röntgenbild aber auch unauffällig sein.

Therapie: Die Therapie richtet sich nach dem Ausmaß der Bronchiektasen. Bei **lokalisierten**, poststenotischen Bronchiektasen empfiehlt sich die Segment- oder Lappenresektion, um eine Ausbreitung des chronisch entzündlichen Prozesses zu verhindern. Vor der Resektion muss allerdings geprüft werden, ob die übrige Lunge frei von Bronchiektasen ist. Bei **generalisierten** Bronchiektasen werden eine symptomatische orale Antibiotika- und Physiotherapie durchgeführt.

Prognose: Bei lokalisierten Bronchiektasen wird der Patient durch die Resektion geheilt. Die Prognose bei generalisierten Bronchiektasen hängt im Wesentlichen von der Grundkrankheit ab.

Primäre Ziliendyskinesie

▶ **Synonym:** Syndrom der immotilen Zilien.

▶ **Definition:** Angeborene **ultrastrukturelle** oder **funktionelle** Ziliendefekte, die zu einer Fehlfunktion mit eingeschränkter mukoziliarer Clearance führen.

Ätiologie und Pathogenese: Bei den häufigeren ultrastrukturellen Defekten sind in der Regel (70–80 %) die äußeren und inneren Dyneinarme betroffen, die entweder partiell oder komplett fehlen. Eine funktionelle Störung liegt vor, wenn die Bewegung der Zilien bei normaler Ultrastruktur unkoordiniert ist oder ganz fehlt. Die Ziliendyskinesie führt zu einer erheblichen Störung des Schleimtransports im Bronchialsystem, in der Tuba Eustachii und in den paranasalen Sinus. Bei etwa der Hälfte der Patienten besteht zusätzlich ein Situs inversus (Kartagener-Syndrom). Der Erbgang der ultrastrukturellen Defekte ist in den meisten Fällen autosomal-rezessiv. Krankheitsverursachende Mutationen liegen in den Genen DNAI1 und DNAH5.

Klinik: Bei reifen Neugeborenen kommt es häufig zu transienten respiratorischen Problemen. Typisch ist eine persistierende Rhinitis. Die anhaltende Transportstörung führt zu Husten und Atemwegsobstruktionen, generalisierten Bronchiektasen sowie therapieresistenten Otitiden und chronischer Sinusitis. Da auch die kontraktilen Elemente in den Spermienschwänzen von der Anomalie betroffen sind, sind die männlichen Patienten infertil.

Diagnostik: Der Defekt lässt sich elektronenoptisch und durch Messung der Zilienschlagfrequenz aus Bürstenabstrichen und Biopsien der Nasen- oder Bronchialschleimhaut nachweisen (normal sind 12 Schläge pro Sekunde). Bei der Beurteilung der Befunde muss man bedenken, dass auch sekundäre Strukturanomalien (z. B. bei Atemwegsinfektionen) vorkommen. Als nichtinvasive Screeningmethode scheint die Messung der nasalen Stickstoffmonoxid (NO)-Konzentration geeignet, die bei Patienten mit primärer Ziliendyskinesie verringert ist.

Therapie: Ziel der Therapie ist die Mobilisation und Expektoration des Bronchialsekrets durch Physiotherapie und durch Inhalation von Bronchodilatatoren. Bei entzündlicher Exazerbation Antibiotikagabe.

Prognose: Bei suffizienter, frühzeitig einsetzender Therapie ist die Prognose gut.

Asthma bronchiale

▶ **Definition:** Beim Asthma bronchiale kommt es zu einer reversiblen, vorwiegend anfallsweise auftretenden Atemwegsobstruktion. Diese ist Folge einer chronischen Entzündung, die auf einer Überempfindlichkeit des Bronchialsystems gegenüber verschiedenen immunologischen, physikalischen, chemischen oder pharmakologischen Reizen beruht.

▶ **Merke.** In Mitteleuropa liegt die Inzidenz des Asthmas bei etwa 10 %. Damit ist das Asthma bronchiale die häufigste chronische Erkrankung im Kindesalter. Im Kindesalter überwiegt das allergische Asthma.

Ätiologie und Pathogenese: Asthma ist eine **multifaktorielle** Erkrankung, die sich aus dem Zusammenspiel einer genetischen Prädisposition mit Umweltfaktoren manifestiert. Der genetische Einfluss des Asthma ist vielseitig und umfasst überwiegend Gene der Atopie, aber auch andere inkomplette Phänotypen, wie die der bronchialen Hyperreagibilität (BHR). Die Zunahme der allergischen Erkrankungen über die letzten Jahrzehnte sowie eine Anpassung der ursprünglich niedrigeren Allergiehäufigkeit in den neuen Bundesländern in den ersten Jahren der Wiedervereinigung weisen auf negative Einflüsse des westlichen Lebensstils hin, wobei die Einzelfaktoren noch unzureichend definiert sind.

Die Obstruktion beim Asthmaanfall (Abb. 11.8) wird durch eine **Kontraktion** der glatten Bronchialmuskulatur, ein **Ödem** der Bronchialschleimhaut und eine **Hypersekretion** hervorgerufen. Die **frühe asthmatische Reaktion**, die akute Bronchokonstriktion, tritt wenige Minuten nach der Inhalation einer speziellen Noxe (z. B. Pollen, Tierepithel) auf. Sie wird beim intrinsischen (nicht allergischen) oder extrinsischen (allergischen) Asthma bronchiale durch die IgE-vermittelte Aktivierung und Degranulierung (z. B. von Histamin) der Mastzellen und Granulozyten in der bronchialen Mukosa hervorgerufen.

Parallel hierzu bewirken neu gebildete und freigesetzte Entzündungsmediatoren eine chronische Inflammation der Atemwege, die letztlich zur **asthmatischen Spätreaktion** führt (Abb. 11.8). Eine besondere Rolle nehmen hier T-Lymphozyten ein, die für die Initiierung, Regulierung und Aufrechterhaltung der Immunreaktion und der begleitenden entzündlichen Reaktion im Verlaufe der Entwicklung des Asthma verantwortlich sind. Dem Überwiegen der **Produktion von Th2-Zytokinen** schreibt man bei der Entstehung von Asthma eine besondere Bedeutung zu. Zu den Zytokinen, die eine besonders wichtige Rolle spielen, gehören:
- IL-3: für das Überleben von Mastzellen in Gewebe wichtig
- IL-4 und IL-13: steuert den IgE-Isotypen-Wechsel der B-Lymphozyten mit
- IL-5: steuert Differenzierung, Überleben und Priming der Eosinophilen

Nachfolgend sind verschiedene Faktoren aufgeführt, die bei entsprechender Prädisposition Asthmaanfälle auslösen können:
Neben den **Allergenen** werden Asthmaanfälle häufig durch virale und seltener auch durch bakterielle **Infektionen** der Atemwege ausgelöst. Man nimmt an, dass eine Schädigung der Schleimhaut durch virale Infektionen das Eindringen irritierender Noxen in die Submukosa erleichtert (Öffnung der tight junctions zwischen den Mukosazellen). **Körperliche Anstrengung** (z. B. Rennen, Schulsport) führt bei vielen Kindern mit Asthma zu einer zeitlich limitierten Bronchialobstruktion, die spontan wieder verschwindet. Die Abkühlung der Bronchialmukosa soll hierbei den spezifischen Reiz für die Auslösung der Obstruktion darstellen. Bei Patienten mit ausgeprägter bronchialer Hyperreagibilität können verschiedenste **unspezifische Reize** zur Atemwegsobstruktion führen, z. B. kalte, trockene Luft, Nebel, Rauch (speziell Zigarettenrauch) oder willkürliche Hyperventilation. Mit zunehmender Krankheitsdauer und -schwere treten sekundäre psychische Irritationen im Hinblick auf die angstbesetzten Erlebnisse auf. **Psychische Faktoren** können als Auslöser vor allem bei älteren Kindern relevant sein.

11.8 Pathogenese des Asthma bronchiale

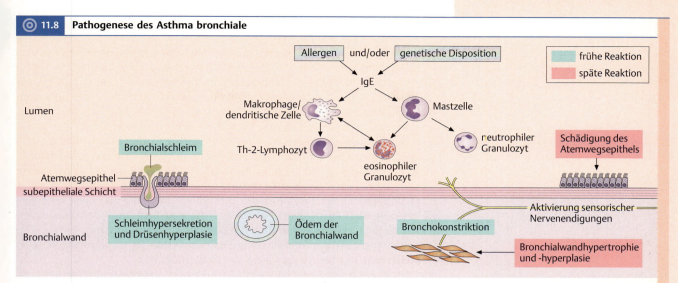

Die **frühe asthmatische Reaktion** wird durch eine IgE-vermittelte Aktivierung und Degranulierung der Mastzellen in der bronchialen Mukosa hervorgerufen. Die hierdurch freigesetzten Histamine, Prostaglandine und Leukotriene bewirken eine Veränderung der Atemwege mit Bronchialwandödem, Bronchokonstriktion und Hypersekretion. Daneben führen diese Mediatoren zur Rekrutierung von eosinophilen und neutrophilen Granulozyten. Parallel zu diesem Vorgang differenzieren sich bevorzugt Th-2-Lymphozyten (über aktivierte Makrophagen und dendritische Zellen), deren **Zytokine** (insbesondere IL-3, -4, -5 und -13) eosinophile Granulozyten, Alveolarmakrophagen und T-Lymphozyten aktivieren. Die im Folgenden freigesetzten vielfältigen Entzündungsmediatoren halten die Entzündungsreaktion aufrecht, führen zur **asthmatischen Spätreaktion**, zu chronischen strukturellen Veränderungen der Atemwege wie einer Bronchialwandhypertrophie, zu Atemwegsepithelverlusten sowie zur Aktivierung sensorischer Nervenendigungen.

Klinik: Der Asthmaanfall beginnt mit Husten und Tachypnoe. Nach kurzer Zeit tritt Atemnot hinzu, deren Schwere vom bronchokonstriktorischen Reiz (z.B. Ausmaß der Allergen-Belastung) sowie von der Reaktionsbereitschaft, d.h. bei Allergikern dem Grad der Sensibilisierung, abhängt.
Durch die erschwerte Atmung kommt es inspiratorisch zu jugulären, interkostalen und epigastrischen Einziehungen. Der Thorax steht in Inspirationsstellung, das Exspirium ist verlängert. Die Kinder haben einen ängstlichen Gesichtsausdruck, oft ist eine leichte Wangenzyanose sichtbar.
Bei einem **schweren Asthmaanfall** sitzen die Patienten aufrecht, die Augen sind angstvoll geweitet. Die Arme werden aufgestützt, Schulter- und Halsmuskulatur kommen als Atemhilfsmuskulatur zum Einsatz. Mit zunehmender Schwere nimmt die Zyanose zu. Bei der Auskultation fallen ein **verlängertes Exspirium** sowie **giemende und brummende Atemnebengeräusche** auf. Mit Zunahme der Obstruktion können Atemnebengeräusche auch fehlen (sog. stumme Lunge). Im Verlauf des Asthmaanfalls sind außerdem zunehmende nichtklingende Rasselgeräusche als Folge der bronchialen Hypersekretion auskultierbar. Der Klopfschall ist **hypersonor**.
Der **Status asthmaticus** ist definiert als schwerer Anfall, der nicht auf therapeutische Maßnahmen reagiert.
Vor allem bei Patienten mit einem überempfindlichen Bronchialsystem kann eine **chronische Obstruktion** auftreten, die über Monate andauert. Diese Dauerobstruktion kann von einzelnen Exazerbationen, z.B. durch körperliche Anstrengung oder Allergen-Exposition, überlagert werden. Die chronische Obstruktion kann oft nur durch sorgfältige Auskultationen und Lungenfunktionsuntersuchungen diagnostiziert werden. Typisches klinisches Zeichen ist der **Thorax piriformis** sowie die **Harrison-Furche** (Einziehung der Flanken mit Vorwölbung des kranialen Sternumanteils durch den verstärkten inspiratorischen Zug des Zwerchfells).

Diagnostik: Die Diagnose des akuten Asthmaanfalls wird durch die klinische Untersuchung gestellt. Die Blutgasanalyse zeigt im Anfangsstadium eher eine Hypokapnie, im mittleren Stadium besteht eine zunehmende Hypoxie; im

Klinik: Symptome sind Husten, Tachypnoe und Dyspnoe, deren Ausprägung mit zunehmender Schwere der Obstruktion zunimmt.

Durch die erschwerte Atmung kommt es inspiratorisch zu jugulären, interkostalen und epigastrischen Einziehungen.

Bei einem **schweren Asthmaanfall** sitzen die Patienten aufrecht, die Atemhilfsmuskulatur kommt zum Einsatz. Bei der Auskultation fallen ein **verlängertes Exspirium** sowie **giemende und brummende Atemnebengeräusche** auf. Der Klopfschall ist **hypersonor**.

Der **Status asthmaticus** ist ein schwerer Anfall, der nicht auf Therapie anspricht.

Vor allem bei Patienten mit überempfindlichem Bronchialsystem kann eine **chronische Obstruktion** auftreten, die über Monate andauert. Diese Dauerobstruktion kann von einzelnen Exazerbationen, z.B. durch körperliche Anstrengung oder Allergen-Exposition, überlagert werden.

Diagnostik: Die Diagnose des akuten Asthmaanfalls wird durch die klinische Untersuchung gestellt. Die Blutgasanalyse zeigt zu Beginn häufig eine Hypokapnie.

schweren Stadium kann, vor allem bei längerer Dauer, eine globale Ateminsuffizienz mit zunehmender Hypoxie und Hyperkapnie auftreten.

Der erste und wichtigste Schritt bei der Abklärung der Ätiologie ist die Erhebung einer **differenzierten Anamnese.** Situation und Umstände sowie Tages- und Jahreszeit, in denen die Asthmaanfälle auftreten, liefern hier entscheidende Hinweise. Außerdem ist die Einschätzung des Schweregrades der einzelnen Anfälle und der Verlauf, speziell die Frage, ob eine Normalisierung der Lungenfunktion im Intervall zwischen den Anfällen erreicht wird, wichtig.

Die **Lungenfunktionsdiagnostik,** die etwa ab dem 6. Lebensjahr durchgeführt werden kann, zeigt im akuten Anfall einen erhöhten Atemwegswiderstand, eine Verminderung von Einsekundenkapazität (FEV_1) und Peak-Flow sowie eine vergrößertes thorakales Gasvolumen. Bei anhaltender geringgradiger Obstruktion können die Erhöhung des thorakalen Gasvolumens sowie eine Verminderung der Einsekundenkapazität (Tiffeneau-Test) und der maximalen Flussrate bei forcierter Exspiration die einzigen Hinweise sein.

Bei der Diagnose kann die Messung des exhalierten Stickstoffmonoxids (NO) hilfreich sein, das bei Asthmatikern deutlich erhöht ist.

Bei Erstdiagnose wird eine **Röntgenaufnahme** zum Ausschluss chronischer Lungenveränderungen, wie sie bei anderen Erkrankungen auftreten, durchgeführt. Das Vorliegen von **Allergien** kann durch Hauttests (Prick-/Intrakutan-Testung) und den Nachweis von spezifischen IgE-Antikörpern im Serum mittels Radio-Allergo-Sorbent-Test (RAST) gesichert werden. In Sonderfällen, z.B. bei Diskrepanz zwischen Anamnese und Ergebnis der Allergie-Diagnostik, kann ein bronchialer Provokationstest durchgeführt werden: Der Patient inhaliert hierbei im beschwerdefreien Intervall unter kontrollierten Bedingungen und in steigender Konzentration ein Aerosol, welches das verdächtige Allergen enthält. Währenddessen wird ständig die Lungenfunktion überprüft. Da Provokationstests eine gewisse Kooperation voraussetzen, können sie erst ab dem 7. bis 8. Lebensjahr durchgeführt werden.

Eine **Überempfindlichkeit des Bronchialsystems** kann durch Inhalation von Histamin oder Methacholin in steigender Konzentration bis zu einem Schwellenwert, der auch bei Gesunden zur Obstruktion führt, geprüft werden. Dem gleichen Zweck dient die Inhalation von Kaltluft. Die Bereitschaft des Bronchialsystems, auf **körperliche Belastung** mit einer Bronchialobstruktion zu reagieren, kann unter kontrollierten Bedingungen auf dem Laufband oder Fahrradergometer untersucht werden. Das **Infektasthma** kann nur durch Verlauf und Anamnese diagnostiziert werden.

Differenzialdiagnose: Die wichtigste Differenzialdiagnose des **akuten Asthmaanfalls** im Kindesalter ist die Fremdkörperaspiration (s. S. 335), die ebenfalls eine allgemeine Bronchialobstruktion hervorrufen kann. Hinweisend sind eine einseitige Verminderung des Atemgeräusches sowie einseitig verminderte Thoraxexkursionen. Die Ventilationsverminderung ist radiologisch nachweisbar. Wenn sich der Verdacht auf Fremdkörperaspiration nicht ausräumen lässt, sollte eine Bronchoskopie durchgeführt werden.

Als Differenzialdiagnose der **chronischen Obstruktion,** verbunden mit anfallsweise auftretender Atemnot, muss vor allem die Mukoviszidose ausgeschlossen werden (Schweißtest, s. S. 291), aber auch andere Ursachen der chronischen Bronchitis.

Allgemeine Therapie: Das wichtigste Therapieprinzip ist die Vermeidung von Allergenen und irritierenden Noxen. Eltern asthmatischer Kinder sollten nicht rauchen, im Haushalt sollten keine felltragenden Tiere gehalten werden, Staubfänger wie Teppichböden oder Polstermöbel aus dem Schlafzimmer des Kindes entfernt werden. Besonders bei Kindern mit Hausstaubmilbenallergie sollte außerdem das Bettzeug und die Matratze mit einer milbendichten Bettwäsche überzogen sein.

Bewährt hat sich außerdem die pädagogische Führung der Kinder und ihrer Eltern im Rahmen einer sog. **Asthmatiker-Schulung.** In diesen Kursen werden den Kindern und ihren Eltern der sachgemäße Umgang mit Therapie-Hilfsmitteln (z.B. Dosier-Aerosol, Vernebler) sowie Entspannungstechniken vermittelt

---

Der erste und wichtigste Schritt bei der Abklärung der Ätiologie ist die Erhebung einer **differenzierten Anamnese.**

Lungenfunktionsdiagnostik: Im akuten Anfall ist der Atemwegswiderstand erhöht, Einsekundenkapazität und Peak-Flow sind vermindert.

Eine **Röntgenaufnahme** wird bei Erstdiagnose durchgeführt.

Allergiediagnostik: Bei Verdacht auf allergisches Asthma Prick-, Intrakutan-Test oder RAST sowie in Sonderfällen bronchiale Provokationstests mit Allergenen (erst ab dem 7.–8. Lebensjahr).

Histamin oder Methacholin und Kaltluft können zur Diagnostik einer **Überempfindlichkeit des Bronchialsystems** eingesetzt werden. Belastungstests (z.B. Laufband) kommen bei Verdacht auf **Anstrengungsasthma** zur Anwendung.

Differenzialdiagnose: Eine Fremdkörperaspiration (s. S. 335) kann zu einem ähnlichen Bild wie ein **akuter Asthmaanfall** führen (Ausschluss durch sorgfältige Auskultation und radiologische Untersuchungen).

Bei **chronischer Obstruktion** ist differenzialdiagnostisch u.a die Mukoviszidose abzugrenzen (s. S. 291).

Allgemeine Therapie: Das wichtigste Therapieprinzip ist die Vermeidung von Allergenen und irritierenden Noxen (Rauchen!).

Bewährt hat sich außerdem die pädagogische Führung der Kinder und ihrer Eltern im Rahmen einer sog. **Asthmatiker-Schulung.**

und trainiert. So wird z. B. die Wahrnehmung für den Schweregrad der Obstruktion geschärft, um in entsprechenden Situationen besser reagieren zu können. Darüber hinaus lernen die Patienten und ihre Eltern in einem gewissen Rahmen, selbst über Änderungen in der Therapie zu entscheiden.

Allgemeine Pharmakotherapie: Broncholytika eignen sich für die Therapie des akuten Anfalls und für die Dauertherapie.

- **β₂-Sympathomimetika** bewirken eine Tonusverminderung der Bronchialmuskulatur und hemmen die Freisetzung von Mediatoren aus den Mastzellen. Sie werden in der Regel inhalativ verabreicht und besitzen eine große therapeutische Breite. Die häufigsten Nebenwirkungen sind Tremor und Tachykardie. Am meisten verwendet wird Salbutamol. Langwirksame β₂-Sympathikomimetika wie Salmeterol und Formoterol werden in Kombination mit inhalativen Steroiden vor allem in der Dauertherapie älterer Kinder eingesetzt. Die inhalative Applikation kann durch ein Dosier-Aerosol, Pulverinhalatoren oder über einen Kompressionsvernebler erfolgen. Dosier-Aerosole und Pulverinhalatoren haben vor allem den Vorteil, dass sie außer Haus angewendet werden können. Ihre Wirksamkeit hängt entscheidend von der Durchführung der Inhalation ab.

▶ **Praktischer Tipp.** Der Patient sollte nach maximaler Exspiration das Dosier-Aerosol an die Lippen setzen und mit dem Beginn der folgenden langsamen Inspiration den Sprühstoß auslösen. Nach Beendigung der tiefen Inspiration sollte er 10 Sekunden lang den Atem anhalten. Nur auf diese Weise ist eine optimale Verteilung des Wirkstoffs im Bronchialsystem zu erwarten. Diese Technik kann natürlich von vielen Patienten, insbesondere jüngeren Kindern, nicht durchgeführt werden. In diesem Fall bieten sich verschiedene Hilfen an. Bei Verwendung eines sog. **Spacers** wird der Sprühstoß zunächst in einen kugeligen oder zylindrischen Behälter abgegeben, aus dem der Patient in mehreren Atemzügen das Aerosol inhalieren kann. Eine weitere Alternative besteht in der Anwendung von Dosier-Aerosolen, bei denen die Auslösung des Sprühstoßes durch den Einatemzug des Patienten getriggert wird. Dies garantiert die zeitgerechte Freisetzung des Wirkstoffes. Der Effekt tritt innerhalb von Minuten ein und hält bei Salbutamol 4 bis 6 Stunden an.

- **Anticholinergika,** wie die Atropin-Derivate Ipratropiumbromid und Oxitropiumbromid, blockieren die vagal ausgelöste Bronchialobstruktion. Damit ein ausreichender lokaler Wirkspiegel erreicht wird, müssen sie inhaliert werden. Die Dosierung von Ipratropiumbromid beträgt bei inhalativer Anwendung 0,01 bis 0,02 mg (3- bis 4-mal/tgl.).
- **Theophyllin** vermindert über eine Hemmung cAMP-Abbaus die Erregbarkeit der Bronchialmuskelzelle. Die Anwendung erfolgt systemisch, die Dosierung bei Klein- und Schulkindern beträgt 15–20 mg/kg KG/d. Da die Exkretionsrate von Theophyllin individuell sehr unterschiedlich ist, sollten bei langfristiger Anwendung Serumspiegel-Bestimmungen erfolgen (Serumspiegel 10–20 mg/l). Bei mäßiger Überdosierung können Übelkeit und Erbrechen, bei starker Überdosierung zerebrale Anfälle auftreten.

Anti-inflammatorisch wirksame Medikamente sind vor allem für die prophylaktische Anwendung geeignet.
- **Glukokortikoide** hemmen die Bildung neuer Reaktionsmediatoren und sind eine potente Alternative in der Dauertherapie des Asthma bronchiale. Topisch wirksame Substanzen wie Beclometason, Budesonid und Fluticason minimieren die systemischen Nebenwirkungen.
- **Leukotrien-Rezeptorantagonisten.** Leukotriene sind wesentliche Mediatoren der asthmatischen Reaktion. Montelukast, der derzeit einzige in Deutschland zugelassene Leukotrienantagonist, steht als Granula, Kau- und Filmtablette

---

Allgemeine Pharmakotherapie: Broncholytika

- **β₂-Mimetika** reduzieren den Tonus der Bronchialmuskulatur und hemmen die Freisetzung von Mediatoren aus Mastzellen. Sie können inhalativ (Dosier-Aerosol, Pulverinhalatoren, Kompressionsvernebler) und systemisch (oral, parenteral und rektal) appliziert werden.

◀ **Praktischer Tipp**

- **Anticholinergika:** Die Anwendung von Ipratropiumbromid und Oxitropiumbromid erfolgt inhalativ.

- **Theophyllin** vermindert die Erregbarkeit der Bronchialmuskelzelle. Es wird nur systemisch angewendet, Serumspiegelbestimmungen sind notwendig (Serumspiegel 10–20 mg/l).

Anti-inflammatorisch wirksame Medikamente (vor allem prophylaktisch):
- **Glukokortikoide** hemmen v. a. die Bildung neuer Mediatoren. Sie werden vor allem inhalativ angewendet.

- **Leukotrien-Rezeptorantagonisten**

- **Dinatriumcromoglicinsäure (DNCG)** und **Nedocromil** hemmen die Freisetzung von Histamin aus Mastzellen.

Immuntherapie (Hyposensibilisierung): Diese Therapie ist nur bei allergischem Asthma wirksam und führt zur Bildung spezifischer blockierender Antikörper. Mittlerweile ist auch eine sublinguale Immuntherapie (SLIT) möglich.

Anti-IgE-Therapie: Injektion von Omalizumab, ein Anti-IgE-Antikörper, verhindert die IgE-vermittelte allergische Reaktion.

Atemgymnastik: Gymnastische Übungen können die Thoraxmobilität verbessern.

Spezielle Pharmakotherapie: Stufenplan s. Tab. 11.9.

Prognose: Etwa 40% der kindlichen Asthmatiker sind nach der Pubertät beschwerdefrei.

▶ **Klinischer Fall**

---

zur Verfügung. Die Dosierung beträgt 4 mg/d bei Kindern zwischen 2 und 5 Jahren, 5 mg/d ab dem 6. Lebensjahr und 10 mg/d ab dem 15. Lebensjahr. Montelukast hat einen kortikoidsparenden Effekt.

- **Dinatriumcromoglicinsäure (DNCG) und Nedocromil.** Die Hauptwirkung besteht in der Hemmung der Histaminfreisetzung aus Mastzellen. Beide Substanzen werden inhalativ appliziert, aber wegen mangelnder Wirksamkeit kaum noch eingesetzt.

Immuntherapie (Hyposensibilisierung): Diese Therapie ist nur bei allergischem Asthma wirksam und setzt eine exakte Allergiediagnostik und den Nachweis der Aktualität des Allergens voraus. Die parenterale Zufuhr (i.d.R. subkutane Injektion) modifizierter Allergene in geringen Mengen bewirkt, dass die Patienten gegenüber dem Allergen eine Toleranz entwickeln. Bei bestimmten Allergenen führt die Hyposensibilisierung zur Bildung von spezifischen blockierenden IgG-Antikörpern. Die Erfolgsaussichten liegen z.B. bei der Pollenallergie bei 50–80%.

Seit neuestem ist eine Hyposensibilisierung auch als sublinguale Immuntherapie (SLIT) möglich. Erste klinische Studien zu SLIT im Kindesalter sind vielversprechend.

Anti-IgE-Therapie: Bei dem neuen Wirkstoff Omalizumab (Xolair) handelt es sich um einen rekumbinanten humanisierten Anti-IgE-Antikörper der Maus, der alle vier Wochen als subkutane Injektion appliziert wird. Omalizumab verhindert die IgE-vermittelte allergische Reaktion durch Bindung an freies IgE im Blut und Blockade der IgE-Rezeptorstellen. Dieses Medikament, das zur Therapie von mittlerem bis schwerem Asthma bei Erwachsenen und Jugendlichen ab 12 Jahren zugelassen ist, verspricht eine sinnvolle Ergänzung bisheriger Medikamente zu sein.

Atemgymnastik kann die Thoraxwandbeweglichkeit verbessern und die Atemmuskulatur stärken.

Spezielle Pharmakotherapie: Für die Behandlung des Asthma bronchiale im Kindesalter wurde ein Stufenplan entwickelt (Tab. 11.9).

Prognose: Etwa 40% der kindlichen Asthmatiker sind nach der Pubertät beschwerdefrei. Die Prognose ist umso ungünstiger, je schwerer das Asthma primär ist. Todesfälle durch Asthma sind im Kindesalter eine Rarität und beruhen zumeist auf mangelnder Compliance.

▶ **Klinischer Fall.** Seit drei Jahren besteht bei einem 8-jährigen Jungen während der Monate März/April und Juni/Juli bei Aufenthalt im Freien und bei schönem Wetter Luftnot mit pfeifenden Atemnebengeräuschen. Bei der Vorstellung im September war das Atemgeräusch normal. Die Mutter leidet an Heuschnupfen.
Im Prick-Test wurde eine signifikante Reaktion auf Baum- sowie Kräuterpollen nachgewiesen, so dass die Diagnose eines allergischen, polleninduzierten Asthmas gestellt wurde. Durch eine Behandlung mit Budesonid-Pulver Inhalation 2-mal täglich sowie im Bedarfsfall Salbutamol aus einem Dosier-Aerosol wurde der Patient im folgenden Jahr beschwerdefrei.

11.9 Stufentherapie bei Kindern und Jugendlichen mit Asthma bronchiale
(nach Empfehlungen der Deutschen Atemwegsliga 2006)

Asthmastufe	Bedarfstherapie	Dauertherapie
Stufe I (intermittierendes Asthma)	inhalatives raschwirksames β_2-Sympathomimetikum	entfällt
Stufe II (geringgradig persistierend)	inhalatives raschwirksames β_2-Sympathomimetikum	Therapie der 1. Wahl: niedrig dosierte ICS, evtl. Versuch mit Montelukast oder Cromonen (DNCG oder Nedocromil) für 4–8 Wochen möglich
Stufe III (mittelgradig persistierend)	inhalatives raschwirksames β_2-Sympathomimetikum	ICS in mittlerer Dosis zusätzlich eine der folgenden Optionen: • Steigerung der Dosis des ICS • Inhalatives langwirksames β_2-Sympathomimetikum • Montelukast** • Theophyllin
Stufe IV (schwergradig persistierend)	inhalatives raschwirksames β_2-Sympathomimetikum	ICS in hoher Dosis plus inhalatives langwirksames β_2-Sympathomimetikum (ggf. als feste Kombination) und eine oder mehrere der zusätzlichen Optionen: • Montelukast* • retardiertes Theophyllin • systemisches Glukokortikosteroid (intermittierend oder dauerhaft) in der niedrigsten noch effektiven Dosis

ICS inhalatives Glukokortikosteroid
*Montelukast ist zur Therapie des schweren Asthmas in Deutschland nicht zugelassen
**bei Kleinkindern (1–6 Jahre) ist Montelukast den langwirksamen β_2-Sympathomimetika vorzuziehen

medikamentöse Therapie des akuten schweren Asthmaanfalls (bei negativer Erfolgskontrolle jeweils nächsten Schritt wählen)

1. Schritt: β_2-Sympathomimetikum inhalativ über ein elektrisches Aerosolgerät	Sultanol (Salbutamol) 1 Tropfen/Lebensjahr (max. 20 Tropfen) verdünnt mit 2 ml NaCl 0,9 %; Inhalation evtl. alle 20 min in der 1. Stunde, alle 30 min in der 2. Stunde, dann stündlich Achtung: auf Tremor und Unruhe des Patienten achten, Kontrolle der Herzfrequenz
2. Schritt: Prednisolonäquivalent i. v. oder p. o.	Prednisolon i. v. 2–4 mg/kgKG initial, dann 2 mg/kgKG alle 6 h (oder Prednison p. o.)
3. Schritt: Anticholinergika inhalativ gemeinsam mit Salbutamol über ein elektrisches Aerosolgerät	Atrovent (Ipratropiumbromid) < 6 Jahre: 100 µg; 6–12 Jahre: 250 µg; > 12 Jahre: 500 µg; Inhalation max. alle 4 (–6) h
4. Schritt: Theophyllin (wässriges) i. v.	Bronchoparat Bolus, i. v. über 5 min; bei Vorbehandlung mit Theophyllin 2–3 mg/kgKG, sonst 5–6 mg/kgKG Bronchoparat Dauerinfusion 0,4–1,0 mg/kgKG/d (15–20 mg/kgKG/d); alternativ: Bronchoparat i. v.-Lösung als Trinkampulle Achtung: Blutspiegelkontrolle bei Aufnahme und immer nach 1–2 h und 12 h.
5. Schritt: Magnesium i. v.	Magnesiumsulfat i. v. (25–50 mg/kgKG, max. 2 g pro Gabe) alternativ auch inhalativ

Merke: Bei Erfolglosigkeit oder initial lebensbedrohlichem Anfall Übernahme auf Intensivstation und folgende zusätzliche Therapieoptionen erwägen: β_2-Sympathomimetikum i. v. (Salbutamol 0,1–0,2–1,0 µg/kgKG/min [Perfusor 0,14 ml/kgKG auf 24 ml G 5 %]; dann sind 1 ml/h = 0,1 µg/kgKG/min)

▶ **Supportive Therapie des akuten schweren Asthmaanfalls:**
- Beruhigung des Patienten, Oberkörperhochlagerung
- rechtzeitige O_2-Gabe (2–4 l/min über Maske oder Nasensonde), da die Inhalation mit Salbutamol die O_2-Sättigung senkt
- Rehydratation (bis 10 ml/kgKG in der 1. Stunde), danach altersgerechter Erhaltungsbedarf mit kaliumhaltiger Infusion

11.6.2 Pneumonien

Allgemeines

▶ **Definition.** Pneumonien sind definiert als Entzündungen des Lungenparenchyms und gehören zu den häufigen Atemwegserkrankungen im Kindesalter.

◀ **Definition**

11.9 Pneumonien

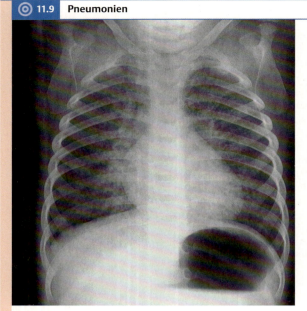

a Bronchopneumonie: vorwiegend zentral gelegene Fleck- und Streifenschatten, hervorgerufen durch peribronchial gelegene Entzündungen des Lungenparenchyms.

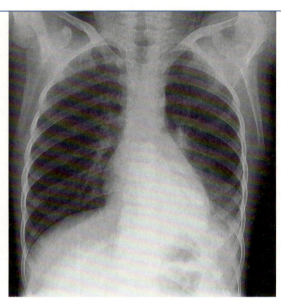

b Lobärpneumonie: Homogene Verdichtung der dorsalen Segmente des linken Unterlappens.

Pneumonien können nach folgenden Gesichtspunkten unterteilt werden:
- **Ätiologie**
- **Morphologie** (Lobärpneumonien [Abb. **11.9b**], Bronchopneumonien [Abb. **11.9a**], interstitielle Pneumonie)
- **klinisches Erscheinungsbild**
- **Alter des Patienten.**

Viele Fälle lassen sich aus der primären Diagnostik schlecht einem Erreger zuordnen, so dass in der Behandlung das altersentsprechende Keimspektrum berücksichtigt werden muss.

Leitsymptome der Pneumonie sind Husten, Tachypnoe, Dyspnoe, Nasenflügeln, thorakale Einziehungen, atemabhängige Schmerzen sowie Fieber.

Je nach Alter des Patienten kommen für eine Pneumonie **unterschiedliche Erreger** in Frage (Tab. **11.10**). Insgesamt werden **Pneumonien am häufigsten durch Viren verursacht.**

Pneumonien können nach folgenden Gesichtspunkten unterteilt werden:
- **Ätiologie**
- **Morphologie**
  - *Lobärpneumonien:* Die entzündlichen Veränderungen erstrecken sich auf das Lungenparenchym eines Segments oder eines Lappens (Abb. **11.9b**).
  - *Bronchopneumonien:* Die entzündlichen Veränderungen betreffen die Atemwege und angrenzende Lungenparenchymanteile (Abb. **11.9a**).
  - *interstitielle Pneumonie:* Die entzündlichen Veränderungen betreffen das perivaskuläre oder interalveoläre Bindegewebe.
  - *typische/atypische Pneumonien*
- **klinisches Erscheinungsbild**
- **Alter des Patienten.**

Keine dieser Einteilungen hat sich in der Praxis als nützlich erwiesen. Eine ätiologische Einteilung wäre für die Einleitung einer gezielten Therapie ideal, ist aus praktischen Gesichtspunkten bei Diagnosestellung jedoch selten möglich. Viele Fälle lassen sich aus der primären Diagnostik primär schlecht einem Erreger zuordnen. Das altersentsprechende Keimspektrum muss immer berücksichtigt werden.

Leitsymptome der Pneumonie sind Husten, Tachypnoe, Dyspnoe, Nasenflügeln, thorakale Einziehungen, atemabhängige Schmerzen sowie Fieber. Die Symptome einer Pneumonie können jedoch sehr unterschiedlich sein. Beim Neu- und Frühgeborenen verläuft die Pneumonie unter dem Bild einer Sepsis. Im Säuglings- und Kleinkindesalter können die Symptome sehr unspezifisch sein, so dass bei jedem unklaren Fieber differenzialdiagnostisch auch an eine Pneumonie gedacht werden muss. Infiltrate im Bereich der Unterlappen können sich klinisch primär mit einer Bauchschmerzsymptomatik präsentieren.

Je nach Alter des Patienten kommen für eine Pneumonie **unterschiedliche Erreger** in Frage (Tab. **11.10**). Dies ist auch für die therapeutischen Überlegungen zu berücksichtigen, um mit einer primär empirischen Therapie das zu erwartende Keimspektrum zu erfassen. Insgesamt werden **Pneumonien am häufigsten durch Viren verursacht.** Mykoplasmen und Chlamydien kommen als Erreger vorwiegend im Schulkindalter vor, während sie bei jüngeren Kindern seltener eine Rolle spielen.

11.6 Spezielle Krankheitsbilder des unteren Respirationstrakts

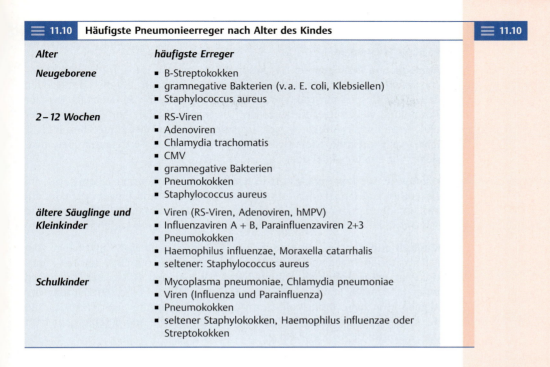

11.10 Häufigste Pneumonieerreger nach Alter des Kindes

Alter	häufigste Erreger
Neugeborene	- B-Streptokokken - gramnegative Bakterien (v. a. E. coli, Klebsiellen) - Staphylococcus aureus
2–12 Wochen	- RS-Viren - Adenoviren - Chlamydia trachomatis - CMV - gramnegative Bakterien - Pneumokokken - Staphylococcus aureus
ältere Säuglinge und Kleinkinder	- Viren (RS-Viren, Adenoviren, hMPV) - Influenzaviren A + B, Parainfluenzaviren 2+3 - Pneumokokken - Haemophilus influenzae, Moraxella catarrhalis - seltener: Staphylococcus aureus
Schulkinder	- Mycoplasma pneumoniae, Chlamydia pneumoniae - Viren (Influenza und Parainfluenza) - Pneumokokken - seltener Staphylokokken, Haemophilus influenzae oder Streptokokken

11.11 Differenzialdiagnose bakterieller und viraler Pneumonien

	viral	bakteriell
- Beginn	schleichend	plötzlich
- Rhinitis und Pharyngitis	fast immer	nicht immer
- Myalgie	+++	+
- Fieber	++	+++
- bronchiale Obstruktion	+	–
- Schweregrad	+	++
- Auskultationsbefund	+	+++
- Röntgenveränderungen	perihilär, interstitiell, diffus	lobär/segmental; interstitiell
- Leukozyten	erniedrigt bis erhöht	erhöht
- CRP	meist niedrig	hoch
- BSG	niedrig bis erhöht	hoch

Die **Unterscheidung von viralen und bakteriellen Pneumonien** aus dem klinischen Befund alleine ist schwierig (Tab. 11.11). Bakterielle Pneumonien verlaufen in der Regel schwerer und gehen mit höherem Fieber und hohen Entzündungswerten einher.

Diagnostik: Die Diagnose ergibt sich aus dem klinischen Befund, dem Auskultationsbefund sowie der Röntgenaufnahme des Thorax. Eine normale Röntgenaufnahme des Thorax schließt eine Pneumonie aus. Bei klassischem Befund kann im Einzelfall auf eine Röntgenaufnahme verzichtet werden. Dabei ist zu berücksichtigen, dass auf der Basis von klinischem Untersuchungsbefund häufig auch Bronchitiden mit Sekret in den Atemwegen als Pneumonien fehlgedeutet werden.

Eine **Erregerdiagnostik** aus Rachensekret ist bei viralen Erregern wie RS-Viren möglich, aufgrund der fehlenden therapeutischen Relevanz im ambulanten Bereich jedoch unnötig. Für die bakterielle Erregerdiagnostik können Rachenabstriche eingesetzt werden, die jedoch wenig sensitiv und spezifisch sind. Bei hochfieberhaftem Verlauf kann der Erregernachweis aus der Blutkultur erfolgen. Serologische Methoden werden vor allem für die Diagnostik der Mykoplasmen- und Chlamydienpneumonien genutzt, bei denen der Direktnachweis der Erreger aufwendig ist und häufig nicht gelingt.

Viruspneumonien

RS-Virus-Pneumonie

Ätiologie und Pathogenese: Das Respiratory Syncytial Virus wird durch Tröpfcheninfektion übertragen und ist hochkontagiös. Es infiziert die Epithelzellen des oberen Respirationstrakts und führt durch Infektion von Nachbarzellen zur Ausbildung vielkerniger Riesenzellen. Die Infektion führt zur Bildung lokaler und systemischer Antikörper; da ein relevanter Titer aber nur über 1 bis 2 Jahre nach Infektion nachweisbar ist, schützen diese Serumantikörper nicht sicher vor erneuter Infektion.

Häufigkeit: Die Erkrankung tritt in jährlichen Epidemien mit einem Gipfel im Dezember und Januar und vor allem bei Säuglingen und jungen Kleinkindern auf. Im Sommer kommt sie so gut wie nicht vor. Die Manifestationsraten sind sehr hoch, 80% der Sechsjährigen weisen neutralisierende Antikörper auf.

Klinik: Die Inkubationszeit beträgt 4 bis 5 Tage, das klinische Bild hängt vom Lebensalter ab. In jedem Alter beginnt die Erkrankung mit einer serösen Rhinitis, Pharyngitis, eventuell Konjunktivitis, Husten und Otitis. Bei Säuglingen unter 6 Monaten kommt es in über 90% der Fälle zu einer Entzündung der kleinen Bronchien (Bronchiolitis), mit zunehmendem Alter überwiegt das Bild der Bronchopneumonie. Bei Kindern zwischen dem 2. und 6. Lebensjahr trifft dies nur noch in 30% der Fälle zu.

Diagnostik: Auskultatorisch sind Rasselgeräusche zu hören. Bei überwiegendem Befall der kleinen Bronchien ist das Atemgeräusch leise, es besteht eine Ventilationsstörung mit nachfolgender Lungenüberblähung. Im Röntgenbild findet sich häufig die Kombination einer Überblähung mit dystelektatischen und infiltrativen Veränderungen. Das Blutbild zeigt nur geringfügige Veränderungen, eine Leukozytose fehlt meist. Das Virus lässt sich aus Nasenspülwasser isolieren.

Therapie: s. S. 331.

Prognose und Prophylaxe: Bei Kindern ohne Vorerkrankung gut. Gesteigerte Schleimhautirritabilität über Monate kann auftreten, s. S. 1371. Bei ehemaligen Frühgeborenen kann eine prophylaktische Gabe des monoklonalen Antikörpers Palivizumab (Synagis) die Häufigkeit des Auftretens schwerer RSV-Infektionen vermindern.

Pneumonien durch Adenoviren, Myxovirus influenzae und parainfluenzae

Klinik: Diesen Pneumonien geht in der Regel ein katarrhalisches Stadium voraus. Sie sind begleitet von Zeichen einer ausgeprägten Allgemeininfektion mit hohem Fieber, Zephalgie, Myalgien und Abgeschlagenheit. Anfangs besteht trockener, später produktiver Husten.

Diagnostik: Auskultatorisch sind feuchte, je nach Ausmaß der Pneumonie auch klingende Rasselgeräusche festzustellen. Die Diagnose kann durch direkten Virusnachweis im Fluoreszenz-Test oder ELISA gestellt werden. Der Anstieg der Serumantikörper kann die Diagnose nur im Nachhinein bestätigen. Im Röntgenbild sieht man peribronchiale Verdichtungen.

Therapie: s. S. 331.

Prognose: In der Regel gut. Die Verläufe sind umso schwerer, je jünger das Kind ist, bei Säuglingen wurden einzelne letale Verläufe beschrieben (v. a. bei Influenza-Pneumonie).

Varizellen-Pneumonie: s. S. 611.

Masern-Pneumonie: s. S. 603.

Therapie der viralen Pneumonie

Der sicherste Weg zur Verhütung viraler Pneumonien ist die **Expositionsprophylaxe,** z. B. durch Fernhalten vom Kindergarten in Epidemiezeiten. Darüber hinaus besteht für einige Erreger die Möglichkeit der **Immunprophylaxe** (z. B.

RS-Virus-Hyperimmunglobulingabe bei Risikopatienten). Auch eine Aktivimpfung gegen Influenza steht zur Verfügung. Der Impfschutz mit attenuierten RS-Viren wurde wegen besonders schwerer Infektionsverläufe aufgegeben.

Eine spezifische **Chemoprophylaxe** gegen Infektionen mit Influenza-A-Viren ist bei frühzeitiger Anwendung mit Amantadin- und Rimantadin-Hydrochlorid möglich. Die Therapie mit Neuramidase-Inhibitoren wie Zanamivir ist im Kindesalter bisher nicht etabliert. Bei Varizellenpneumonie sollte frühzeitig Aciclovir, 30 mg/kg KG/Tag über 5 Tage gegeben werden.

Ansonsten beschränkt sich die Therapie auf **symptomatische Maßnahmen**, z. B. Verbesserung des Allgemeinbefindens durch Fiebersenkung, Behandlung eines quälenden, die Nachtruhe störenden Reizhustens mit einem Hustensedativum.

Die **Chemoprophylaxe** ist bei Infektionen mit Influenza-A-Viren mit Amantadin und Rimantadin möglich.

Zur **symptomatischen Therapie** gehören u. a. Fiebersenkung und ggf. die Gabe eines Hustensedativums.

Bakterielle Pneumonien

Pneumokokken-Pneumonie

▶ **Definition:** Die Pneumokokken-Pneumonie wird durch grampositive Diplokokken (Streptococcus pneumoniae, s. auch S. 628) hervorgerufen und manifestiert sich in der Regel als Lobärpneumonie, gelegentlich auch als Bronchopneumonie. Nach Invasion des Bronchialsystems breiten sich die Keime innerhalb eines Segments oder eines Lappens aus und führen zur Ansammlung von Exsudat und Granulozyten im Alveolarlumen.

◀ Definition

Häufigkeit: Es erkranken vorwiegend ältere Kinder und Schulkinder.

Klinik: In der Regel akuter Beginn mit schwerem Krankheitsgefühl, hohem Fieber, Kopfschmerzen, Husten, sowie gelegentlich Meningismus und Somnolenz. Je nach Ausmaß der Pneumonie kann Dyspnoe auftreten, die Patienten klagen über Brust- und/oder Bauchschmerzen. Die häufigste Komplikation ist die eitrige Pleuritis.

Diagnostik: Bei der Inspektion fallen geringere Atemexkursionen der betroffenen Thoraxseite auf. Bei der Perkussion findet sich eine Verkürzung des Klopfschalls über dem betroffenen Segment bzw. Lappen. Auskultatorisch hört man charakteristischerweise ein Bronchialatmen mit hochfrequentem exspiratorischem Atemgeräusch (durch gute Fortleitung der hohen Frequenzen im verdichteten Lungengewebe). Gleichermaßen sind Zischlaute über den befallenen Arealen besonders gut auskultierbar (sog. Flüsterbronchophonie: man fordert das Kind auf, Worte mit vielen Zischlauten, z. B. 66, zu flüstern).

Bei der Röntgenuntersuchung in 2 Ebenen sieht man bei Kindern ab dem 5. Lebensjahr eine Verdichtung und oft eine Vergrößerung des befallenen Segments oder Lappens. Bei kleineren Kindern manifestiert sich die Pneumonie in Form von pneumonischen Herden, die sich am Bronchialsystem orientieren (Bronchopneumonie).

Pneumokokken können im Sputum und in ca. 30 % der Fälle in der Blutkultur nachgewiesen werden. Die BSG ist maximal beschleunigt, das CRP erhöht. Im Blutbild besteht eine Leukozytose mit Vermehrung der unreifen Granulozyten.

Differenzialdiagnostisch müssen andere Erreger der Lobärpneumonie ausgeschlossen werden (Staphylokokken, Streptokokken, Haemophilus influenzae).

Häufigkeit: Vorwiegend ältere Kinder und Schulkinder.

Klinik: Akuter Beginn mit schwerem Krankheitsgefühl, hohem Fieber, Kopfschmerzen, Husten und ggf. Meningismus. Die häufigste Komplikation ist die eitrige Pleuritis.

Diagnostik: Geringere Atemexkursion auf der betroffenen Seite, Bronchialatmen und verkürzter Klopfschall über dem betroffenen Segment bzw. Lappen.

Auf dem Röntgenbild homogene Verschattung mit Volumenvergrößerung des erkrankten Segments oder Lappens.

Erregernachweis in Blutkultur und Sputum.

Therapie: s. Tab. 11.12.

Prognose und Prophylaxe: Bei suffizienter Therapie gut. Zur Pneumokokkenschutzimpfung s. S. 34.

Therapie: s. Tab. 11.12.

Streptokokken-Pneumonie

▶ **Definition.** Die Streptokokkenpneumonie wird v. a. durch Streptokokken der Gruppe A nach Lancefield verursacht, bei Neugeborenen überwiegend durch β-hämolysierende Streptokokken der Gruppe B. Sie tritt häufig sekundär als Folgekrankheit nach viralen Bronchitiden oder Bronchopneumonien auf.

◀ Definition

11.12 Antibiotikatherapie der Pneumonie im Kindesalter

Alter	1. Wahl	Alternativen
Neugeborene	Ampicillin + Aminoglykosid +/– Oxacillin **oder** Cephalosporin der 3. Generation (nach lokalem Keimspektrum und Resistenzlage)	Breitspektrumpenicillin (z. B. Piperacillin) statt Cephalosporin
2–12 Wochen	Ampicillin + Oxacillin + Aminoglykosid bei oraler Therapie: Cephalosporin der 2. Generation bei V. a. Chlamydieninfektion: Makrolide	Cephalosporin der 2. Generation statt Ampicillin und Oxacillin Breitspektrumpenicillin oder Cephalosporin der 3. Generation statt Ampicillin Aminopenicillin + Betalactamasehemmer
ältere Säuglinge und Kleinkinder	Cephalosporin der 2. Generation	Makrolide Aminopenicillin + Betalactamasehemmer
Schulkinder < 9 Jahre	Makrolide (z. B. Erythromycin)	Cephalosporin der 2. Generation Aminopenicillin + Betalactamasehemmer
Schulkinder > 9 Jahre	Doxycyclin	Makrolide

Häufigkeit: 4–7 % der Pneumonien.

Klinik: Bei primärer Infektion plötzlicher Beginn mit starkem Krankheitsgefühl, hohem Fieber. In 50 % der Fälle tritt ein Pleuraempyem auf.

Diagnostik: Im Röntgenbild ist ein bronchopneumonisches Verdichtungsmuster zu sehen (s. Abb. 11.9). Der Erregernachweis erfolgt aus Blutkultur und aus Sputum.

Therapie: s. Tab. 11.12.

Staphylokokken-Pneumonie

▶ **Definition**

Häufigkeit: Typische Pneumonieform des Säuglings- und Kleinkindesalters.

Klinik: Beginn innerhalb weniger Stunden mit Fieber, Dyspnoe und Tachypnoe. Der Verlauf ist foudroyant.

Diagnostik: Im Röntgenbild zunächst einzelne scharf begrenzte Verdichtungsherde, die sich rasch ausdehnen; frühzeitig Pleuritis. Beweisend ist der Keimnachweis aus dem Pleuraexsudat.

Therapie: s. Tab. 11.12.

Prognose: Umso ernster, je jünger das Kind ist.

Häufigkeit: Streptokokken sind für 4–7 % der Pneumonien verantwortlich.

Klinik: Bei primärer Streptokokkenpneumonie meist plötzliches schweres Krankheitsgefühl mit hohem Fieber und Schüttelfrost. Bei Sekundärinfektion nach viraler Bronchopneumonie schleichender Beginn. In etwa der Hälfte der Fälle ist als Komplikation mit dem Auftreten eines Pleuraempyems zu rechnen (flüssiges, eitriges Sekret durch Streptokinasewirkung).

Diagnostik: Das Röntgenbild zeigt ein bronchopneumonisches Verdichtungsmuster (s. Abb. 11.9). Lobäre Konsolidierungen können ebenfalls vorkommen, gelegentlich sieht man sog. Pneumatozelen (Parenchymzysten ohne eigene Wand). Die BSG ist stark beschleunigt, CRP erhöht. Es besteht eine Leukozytose mit Vermehrung der unreifen Granulozyten. Der Erregernachweis erfolgt aus Blutkultur und aus Sputum. Mit einer Bakteriämie muss in etwa 14 % gerechnet werden (s. S. 628).

Therapie: s. Tab. 11.12.

Staphylokokken-Pneumonie

▶ **Definition.** Erreger sind koagulasepositive Stämme von Staphylococcus aureus. Die Infektion führt in typischer Weise zu einer nekrotisierenden, abszedierenden Pneumonie.

Häufigkeit: Die Staphylokokken-Pneumonie ist die typische Pneumonieform des Säuglings- und Kleinkindesalters mit einer Häufung in den Wintermonaten. Jungen sind zweimal häufiger betroffen.

Klinik: Plötzlicher Beginn innerhalb von Stunden mit Fieber, Dyspnoe, Tachypnoe und Reduktion des Allgemeinbefindens. In der Hälfte der Fälle ist mit dem Auftreten eines Pleuraempyems und mit radiologisch nachweisbaren Pneumatozelen, in 20 % mit einem Spannungspneumothorax zu rechnen.

Diagnostik: Das Röntgenbild zeigt eine oder mehrere große, homogene Verdichtungen, die sich im Laufe von Stunden ausbreiten. In der Hälfte der Fälle besteht eine Pleuritis. Bei ca. 40 % der Patienten ist der Nachweis von Staphylokokken in der Blutkultur möglich. Bei Pleuraempyem sollte eine Pleurapunktion zur Keimidentifikation und Erstellung des Antibiogramms durchgeführt werden.

Therapie: s. Tab. 11.12.

Prognose: Ohne Therapie kann der Verlauf foudroyant sein. Häufig ist eine mehrwöchige Antibiotikatherapie notwendig; die Langzeitprognose ist jedoch gut.

▶ **Klinischer Fall.** Am Abend gegen 18.00 Uhr wurde ein männliches Kleinkind aufgenommen, von dem die Mutter berichtete, dass es seit den Mittagsstunden des gleichen Tages huste, auffallend blass und unruhig sei und Fieber habe. Bei Aufnahme zeigte das Kind eine Tachypnoe von 35 Atemzügen pro Minute, war schweißfeucht, leicht kollaptisch, bei Inspiration weiteten sich die Nasenflügel, Temperatur 39,8 °C rektal. Die klinische Untersuchung ergab ein abgeschwächtes Atemgeräusch auf der rechten Seite, vereinzelt mittelblasig, nicht klingende Rasselgeräusche, bei der Perkussion Klopfschallverkürzung auf der gesamten rechten Thoraxseite, dorsal und ventral.
Im Röntgenbild zeigt sich eine unscharf begrenzte flächige Verschattung im Bereich des rechten Oberlappens, fingerbreite Verdichtungszone zwischen Lunge und Thoraxwand sowie zwischen Lunge und Zwerchfell.

Bei der daraufhin durchgeführten Pleurapunktion wurde eitriges Material gewonnen, in dem mikroskopisch Staphylokokken nachgewiesen wurden. In der Kultur wuchs Staphylococcus aureus. Unmittelbar nach dem Ende der klinischen Untersuchung wurde eine staphylokokkenwirksame Antibiotika-Therapie (Oxacillin) eingeleitet.
In der gleichen Nacht gegen 2.00 Uhr verschlechterte sich das Befinden des Kindes plötzlich, es bekam starke Atemnot mit tiefen inspiratorischen Einziehungen, war kaltschweißig. Die körperliche Untersuchung ergab einen hypersonoren Klopfschall über der rechten Thoraxhälfte. Die Röntgenuntersuchung bestätigte den Verdacht auf einen Pneumothorax. Daraufhin wurde eine Thoraxdränage angelegt. Das Kind erholte sich innerhalb von 8 Tagen. Die Pleuraverschwartung war nach 3 Monaten nicht mehr nachweisbar.

Mykoplasmenpneumonie

▶ **Definition.** Erreger ist Mycoplasma pneumoniae, ein gramnegatives Stäbchen ohne zelluläre Strukturen und ohne Zellwand (s. auch S. 651). Es vermehrt sich unter aeroben Bedingungen im Kulturmedium und im Gewebe extrazellulär.

Klinik: Nach einer Inkubationszeit von 14 bis 21 Tagen schleichender Beginn mit Fieber, Abgeschlagenheit, Kopfschmerzen und Husten. Die Symptome erreichen ihren Höhepunkt nach 2 bis 3 Tagen. Häufig verläuft die Infektion allerdings klinisch inapparent ausschließlich mit Husten. An einer Pneumonie erkranken 3 bis 10 % der Infizierten. In Einzelfällen können Enzephalitiden und Polyradikulitiden auftreten.

Diagnostik: Auskultatorisch mittelblasige Rasselgeräusche und z. T. exspiratorisches Giemen. Das Röntgenbild zeigt typischerweise eine einseitig betonte Bronchopneumonie, es können jedoch auch fleckige bis homogene Verschattungen auftreten. Eine Pleurareaktion ist möglich. Serologisch sind spezifische Antikörper und häufig Kälteagglutininine nachweisbar.

Therapie: s. Tab. 11.12.

Chlamydien-Pneumonie

Chlamydien sind obligat intrazelluläre Erreger mit einer Zytoplasmamembran (s. auch S. 652). Sie können in verschiedene Serotypen eingeteilt werden und zeigen ein unterschiedliches biologisches Verhalten.
Die Serotypen D–K von Chlamydia trachomatis sowie Chlamydophila pneumoniae können bei Neugeborenen und jungen Säuglingen eine Pneumonie hervorrufen. Die Infektion erfolgt bei der Passage der Geburtswege, bei etwa 10 % der Frauen befinden sich im Zervikalsekret Chlamydien. Die primäre Folge der Infektion ist eine Neugeborenenkonjunktivitis. Sie wird durch die Credé-Prophylaxe nicht verhindert. Die **Inzidenz** der Chlamydia-trachomatis-Pneumonie beträgt 8 auf 1000 Lebendgeburten. 2 bis 3 Wochen nach Infektion treten **Husten und Tachypnoe** auf. In der Hälfte der Fälle geht der Pneumonie eine Konjunktivitis voraus. Die Kinder haben kein Fieber, fast nie tritt eine Ateminsuffizienz auf.
Chlamydophila pneumoniae ist zudem einer der häufigeren Erreger einer atypischen Pneumonie im Schulkindesalter (Tab. 11.10 S. 327).
Bei der **Auskultation** hört man feinblasige Rasselgeräusche, im **Röntgenbild** sieht man eine noduläre, teils retikuläre, disseminierte Zeichnung. Die BSG ist beschleunigt, es besteht eine Leukozytose mit Eosinophilie.

Therapie: s. Tab. 11.12.

Therapie der bakteriellen Pneumonie

Für die Therapie ist das Alter des Kindes und das klinische Erscheinungsbild von Bedeutung. Da eine Differenzierung zwischen viraler und bakterieller Pneumonie aus dem klinischen Bild alleine selten eindeutig gelingt, ist in der Regel eine empirische Antibiotikatherapie erforderlich. Die Auswahl des geeigneten Präparates sowie der Applikationsweg richten sich nach dem Alter des Kindes und der Morphologie der Veränderungen.

Säuglinge unter 6 Monaten sollten in der Regel stationär aufgenommen werden und eine intravenöse Antibiotikatherapie erhalten. Bei älteren Kindern muss die Entscheidung zwischen oraler und intravenöser Therapie nach der Schwere der Lungenveränderungen erfolgen; für die Mehrzahl der Patienten ist eine orale Antibiotikatherapie ausreichend. Zur empirischen Therapie bei **Säuglingen, Kleinkindern** und **Schulkindern** s. Tab. **11.12**.

Die **Dauer der Therapie** richtet sich nach der Schwere des Krankheitsbildes sowie nach dem Ansprechen auf die Therapie. Bei unkompliziertem Verlauf ist eine Behandlungsdauer von 7–10 Tagen ausreichend. Eine Behandlungsdauer von 7 Tagen sollte allerdings nicht unterschritten werden. Staphylokokkenpneumonien müssen mindestens 14 Tage mit Antibiotika behandelt werden, bei Komplikationen wie Abszess- oder Empyembildung kann die Therapiedauer diesen Zeitraum deutlich überschreiten.

Neben der spezifischen Therapie mit Antibiotika können **supportive Maßnahmen** eingesetzt werden. Diese beinhalten eine ausreichende Flüssigkeitszufuhr sowie die Gabe von Antipyretika. Sekretolytika und Mukolytika haben keinen nachgewiesenen Effekt, auf ihren Einsatz kann daher verzichtet werden. Antitussiva sollten ebenfalls nicht zu der Behandlung einer Pneumonie eingesetzt werden; in Einzelfällen kann jedoch der Einsatz von Codeinpräparaten bei quälendem Hustenreiz sinnvoll sein.

Komplikationen sind bei suffizient behandelten Pneumonien selten. Sowohl bei Pneumokokken wie auch bei Staphylokokken können sich stärkere **Pleuraergüsse** und **Pleuraempyeme** ausbilden. Die Behandlung dieser Fälle ist häufig langwieriger; mit einer kompletten Ausheilung der Empyeme unter konservativer Therapie ist jedoch in der Regel zu rechnen. Eine Dränage von Pleuraempyemen ist im Kindesalter nur sehr selten erforderlich.

Eine komplikationslos verlaufende Pneumonie bedarf keiner **radiologischen Kontrolle**. Bei untypischem Verlauf oder initial ungewöhnlicher Morphologie (wie zum Beispiel einer Lappenpneumonie im Kleinkindesalter) sollte eine Röntgenkontrolle erfolgen, um zugrunde liegende Veränderungen wie beispielsweise eine Fremdkörperaspiration nicht zu übersehen. Diese Kontrolle sollte nicht zu früh erfolgen, da die radiologischen Veränderungen sich langsamer zurückbilden als die klinischen Veränderungen. Empfehlenswert ist eine Kontrolle 2 Wochen nach Beginn der Erkrankung.

Weitere Formen

Pneumocystis-Pneumonie

▶ **Definition.** Der Erreger Pneumocystis jiroveci kann bei jungen Säuglingen sowie immunsupprimierten älteren Kindern und Erwachsenen zu einer Pneumonie mit Befall des alveolären Interstitiums und Alveolarraums führen.

Klinik: Symptome sind Tachypnoe und Dyspnoe sowie trockener Husten.

Diagnostik: Das Röntgenbild zeigt im Frühstadium eine feingranuläre, disseminierte Zeichnung. Diese geht am 2. bis 3. Tag in eine homogene, milchglasartige Trübung über. Beweisend ist der mikroskopische Erregernachweis in Sputum, BAL oder Lungenbiopsat. Das Blutbild zeigt häufig eine absolute Eosinophilie.

Therapie: Cotrimoxazol in hoher Dosis (15–20 mg/kg KG) über 2 bis 3 Wochen.

Prognose: Die Prognose hängt von der Grundkrankheit ab. Der Ausgang ist in 20 bis 80% der Fälle letal.

Pilzpneumonien

Pilzpneumonien sind selten und treten fast ausschließlich bei immunsupprimierten Patienten auf. Die häufigsten Erreger in Mitteleuropa sind Candida albicans und Aspergillus-Spezies (s. S. 658).

11.6.3 Weitere spezielle Erkrankungen von Lunge und Pleura

Interstitielle Lungenerkrankungen

Allergische Alveolitis

▶ **Definition.** Es handelt sich um eine nicht infektiöse Entzündung des Lungenparenchyms und der kleinen Bronchien.

Ätiologie und Pathogenese: Die Erkrankung wird durch alveoläre Inhalation von nichtorganischen oder organischen Partikeln verursacht. Die wichtigsten auslösenden Stäube sind Proteine aus Vogelkot, Vogelfedern oder Vogelserum sowie Schimmelpilzbestandteile. Sie führen zu einer allergischen Reaktion (Typ-III-Reaktion nach Gell und Coombs, s. S. 546).

Klinik: Bei der akuten Form treten etwa 8 bis 12 Stunden nach Exposition Husten, Fieber und zunehmende Atemnot sowie ein schweres Krankheitsgefühl auf. Bei eher chronischem Verlauf finden sich unspezifische Krankheitszeichen mit Abnahme der Belastungsfähigkeit.

Diagnostik: Bei der Auskultation hört man endinspiratorisch feinblasige Rasselgeräusche. Auf der Röntgenaufnahme sind vor allem im Bereich der Lungenmittel- und -unterfelder disseminierte, feinnoduläre, zum Teil feinretikuläre Verdichtungen sowie gelegentlich eine milchglasartige Trübung zu sehen (Abb. 11.10). Mittels Immundiffusionstests lassen sich präzipitierende Antikörper gegen das verursachende Antigen nachweisen. Die Lungenfunktionsuntersuchung zeigt eine restriktive Ventilationsstörung, die CO-Diffusion ist reduziert. Die Diffusionsstörung lässt sich durch eine Messung der O_2-Sättigung unter Belastung nachweisen. Die bronchoalveoläre Lavage zeigt eine ausgeprägte Lymphozytose. Bei unklaren Fällen kann eine Lungenbiopsie indiziert sein.

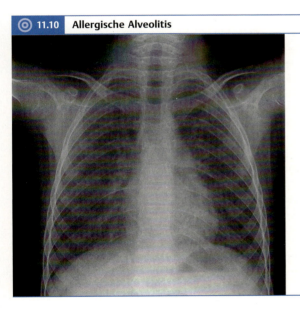

11.10 Allergische Alveolitis

Schleierartige Verdichtungen beidseits.

Therapie und Prophylaxe: Die wichtigste therapeutische Maßnahme ist die Vermeidung des auslösenden Allergens. Im akuten Schub erfolgt eine systemische Gabe von Prednison.
Die Prognose ist abhängig vom Zeitpunkt der Diagnosestellung. Bei frühzeitiger Therapie können sich die Veränderungen komplett zurückbilden.

Idiopathische Lungenhämosiderose

▶ **Definition.** Die idiopathische Lungenhämosiderose ist charakterisiert durch schubweise Einblutungen in Alveolarwände und Alveolarlumen. Die Ursache ist unbekannt.

Klinik: Während des akuten Schubes treten Dyspnoe, Tachypnoe und ein allgemeines Krankheitsgefühl wegen der Lungenerkrankung und der begleitenden Anämie auf. Die Patienten expektorieren blutiges Sputum. Im fortgeschrittenen Stadium kann sich eine Lungenfibrose ausbilden.

Diagnostik: Bei Beginn des Schubes verwaschene, konfluierende, feingranuläre Zeichnung im Röntgenbild. Im Intervall kann die Lunge völlig normal sein. In der chronischen Phase ist eine verstärkte Gerüstzeichnung zu sehen. Im Blutbild zeigt sich eine mikrozytäre hypochrome Anämie, im Sputum sind im akuten Schub Siderophagen nachweisbar. Bei chronischem Verlauf restriktive Lungenfunktionsveränderungen.
Differenzialdiagnostisch muss an Goodpasture-Syndrom sowie die Wegener-Granulomatose gedacht werden (s. S. 572). Eine Sonderform beruht auf einer Sensibilisierung gegen Kuhmilchproteine (Heiner-Syndrom).

Therapie: Im akuten Schub symptomatische Therapie mit Bluttransfusionen in Abhängigkeit vom Grad der Anämie. Eine orale Eisensubstitution ist nicht sinnvoll. In Einzelfällen wurde über den günstigen Effekt von Immunsuppressiva (Cortison, Azathioprin oder Cyclophosphamid) berichtet.

Prognose: Der Verlauf ist sehr unterschiedlich. Ein Schub dauert zwischen 7 und 10 Tagen, die Gesamtzahl der Schübe bestimmt die Prognose. Die 12-Jahres-überlebenszeit liegt bei 40 %.

Tuberkulose

s. S. 653

Pleuritis

▶ **Definition.** Entzündliche Veränderung der Pleura.

Ätiologie und Pathogenese: Die Pleura überzieht die Lungen (Pleura visceralis), die innere Thoraxwand und das Zwerchfell (Pleura parietalis). Die Pleurahöhle wird von einschichtigem Mesothel bedeckt. Ein dünner Flüssigkeitsfilm sorgt für eine leichte Verschieblichkeit der einander gegenüberliegenden Pleurablätter.
Die Pleura erkrankt selten isoliert, Veränderungen treten fast immer im Zusammenhang mit pleuranahen Entzündungen der Lunge auf. Unter dem Einfluss von Entzündungsmediatoren treten zelluläre und plasmatische Blutbestandteile aus dem Gefäßsystem aus. Fibrin lagert sich zunächst lokal auf der Pleura visceralis ab. Der raue Fibrinbelag reizt die gegenüberliegende Pleura parietalis, die im Gegensatz zur Pleura visceralis sehr schmerzempfindlich ist (**Pleuritis sicca**). Bei Persistenz der Entzündungsreaktion produziert die Pleura eine fibrinreiche seröse Flüssigkeit (**Pleuritis serofibrinosa**). Wenn bakterielle Erreger in die Pleurahöhle eindringen, z. B. durch die Lymphspalten in den Bindegewebssepten der Lunge oder bei Durchbruch eines pleuranahen Abszesses, bildet sich in der Pleurahöhle Eiter (**Pleuritis purulenta** bzw. Pleuraempyem).
Primäre Pleuritiden mit wenig, oftmals leicht sanguinolentem Erguss können bei Infektionen mit Mykoplasmen, Chlamydien, Adeno- und Coxsackie-Viren auftreten.

Klinik: Zu Beginn der Erkrankung klagen die Patienten über lokalisierte, atemabhängige stechende Schmerzen an der entzündeten Stelle. Zudem können Husten und Fieber bestehen. Als Komplikation nach einer eitrigen Pleuritis können sich ausgedehnte fibröse Verschwartungen bilden, die die Lunge umgreifen wie eine Baumrinde den Stamm. Je nach Volumen und Starre der Schwarte kommt es zur Einschränkung der Atemexkursionen und zu einer Verminderung der Vitalkapazität.

Diagnostik: Auskultatorisch ist in beiden Atemphasen über der entzündeten Stelle ein Geräusch zu hören, das an Lederknarren erinnert **(Pleurareiben).** Die Schmerzen verschwinden, sobald ein Erguss auftritt, der die Pleurablätter voneinander trennt. Einen Pleuraerguss erkennt man klinisch an einer basalen Dämpfung des Klopfschalls und einer Abschwächung des Atemgeräusches. Der Patient schont die erkrankte Seite, indem er sie weniger bewegt und die Atemexkursion einschränkt.

Durch die Röntgenuntersuchung kann das Ausmaß eines möglicherweise vorhandenen Ergusses eingeschätzt werden. Außerdem sind möglicherweise bestehende pneumonische Infiltrate zu erkennen.

Bei kleinen Ergüssen ist der Sinus phrenicocostalis nicht mehr spitz, sondern stumpfwinklig, bei mittleren Ergussmengen besteht eine basale, lateral ansteigende Verdichtung. Durch Lageänderung kann man prüfen, ob sich der Erguss frei in der Pleurahöhle bewegt oder nicht (z. B. bei gekammerten Ergüssen durch Verwachsungen (diese lassen sich sehr gut mit Ultraschall nachweisen). Bei sehr großen Ergüssen kann die betroffene Thoraxseite homogen verdichtet sein, so dass keine Beurteilung der Lunge möglich ist.

Eine **Pleurapunktion** kann diagnostisch zum Erregernachweis oder zur Gewinnung von Zytologie bei V. a. Tumoren durchgeführt werden. Eine therapeutische Punktion ist bei großen Ergüssen, die zu Dyspnoe und Sauerstoffuntersättigung führen, indiziert.

Differenzialdiagnose: Im Gegensatz zu diesem entzündlichen **Exsudat** ist das **Transsudat** durch eiweißarme Flüssigkeit, niedrigen Laktatdehydrogenasespiegel und niedriges spezifisches Gewicht definiert. Es tritt z. B. bei Herzinsuffizienz infolge von Änderungen des hydrostatischen Druckes oder bei Hypoproteinämie durch Veränderungen des kolloidosmotischen Drucks auf. Pleurametastasen bzw. maligne Tumoren der Pleura können einen – meist hämorrhagischen – Pleuraerguss verursachen.

Therapie: Die Therapie richtet sich nach der Grundkrankheit. Eine Saugdränage kann bei eitriger Pleuritis indiziert sein, eine operative Behandlung (Dekortikation) ist im Kindesalter selten indiziert, da die Mehrzahl der eitrigen Pleuritiden unter Antibiotikatherapie ausheilen.

11.6.4 Aspiration

Aspiration von Fremdkörpern

▶ **Definition.** Eindringen eines Fremdkörpers in die Atemwege.

Klinik: Die Aspiration von Fremdkörpern ist im Kleinkindesalter ein häufiger Unfall. Oft werden Erdnusskerne (Abb. **11.11a**), Teile von Obst, gelegentlich Grashalme und Spielzeugteile aspiriert. In 4 von 5 Fällen ist die **rechte Seite** betroffen, da der rechte Hauptbronchus in der Flucht der Trachea liegt und ein weiteres Lumen hat als der linke. Typisches Symptom ist der plötzlich auftretende Husten, meist während das Kind einen der o. g. Gegenstände im Mund hat. Die Hustenintensität kann später nachlassen. Nicht immer wird die erste Hustenattacke von den Eltern auch später noch deutlich erinnert.

Diagnostik: Alle Fremdkörper, mit Ausnahme von flach oder spitz ausgezogenen, führen zu einer Ventilationsbehinderung. Entsprechend ist das Atemgeräusch auf der betroffenen Seite abgeschwächt. Manchmal sind bizarre Nebengeräusche zu hören.

Auf dem Röntgenbild ist eine Hypertransparenz des betroffenen Lungenflügels zu sehen. Häufig ist außerdem ein Zwerchfelltiefstand vorhanden. Man stellt sich vor, dass durch die Lumenveränderungen der betroffenen Bronchien während des Atemzyklus ein Ventilmechanismus wirksam wird, der zu einer Überblähung der betroffenen Seite führt. Der Unterschied zwischen der „gesunden" Lunge und der betroffenen wird bei der radiologischen Untersuchung noch deutlicher, wenn man die Aufnahme in der Ausatemphase durchführt. Bei der Durchleuchtung fehlt die Transparenzveränderung während des Atemzyklus, die betroffene Seite bleibt hell und das Mediastinum verschiebt sich in der Ausatmung zur gesunden Seite (Abb. 11.11b).

11.11 Fremdkörperaspiration

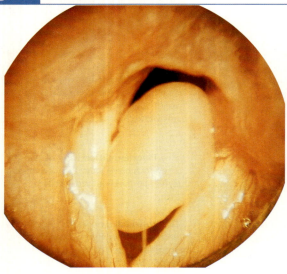

a 4-jähriger Junge: Bronchoskopisch Erdnuss in Glottisebene sichtbar.

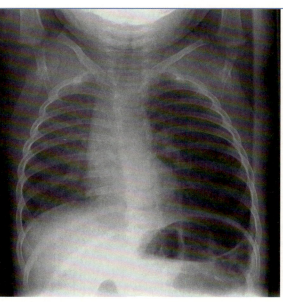

b Aspiration einer Erdnusshälfte in den linken Hauptbronchus. Durch einen Ventilmechanismus entsteht eine Überblähung der linken Lunge, die zur Hypertransparenz der linken Lunge und Verschiebung des Mediastinums nach rechts führt.

Therapie: Bronchoskopische Extraktion des Fremdkörpers.
Zur Therapie der akuten Fremdkörperaspiration mit schwerer Atemwegsobstruktion s. Haupttext.

Prognose: Bei rascher Entfernung ist die Prognose gut. Wenn die Diagnose zu spät gestellt wird, v.a. bei organischen Fremdkörpern, können sich Granulome, poststenotische Pneumonien und Bronchiektasen bilden.

Aspiration von Flüssigkeiten

Z.B. bei gestörtem Schluckreflex, bei Fehlbildungen des Kehlkopfs oder einer Fistel zwischen Trachea und Ösophagus (s. auch S. 83).

Therapie: Der Fremdkörper sollte schnellst möglich (bronchoskopisch) entfernt werden. Die **akute Fremdkörperaspiration mit Atemwegsverlegung** ist eine lebensbedrohliche Situation. Bei schwerer Atemwegsobstruktion, aber noch ansprechbarem Patienten kommen verschiedene Manöver infrage, den Fremdkörper zu entfernen: zunächst einige Rückenschläge (Säuglinge in Bauch- und Kopftieflage, ältere Kinder mit vorgebeugtem Oberkörper lagern), sofern keine Besserung abdominelle Kompressionen (Heimlich-Handgriff) bei Kindern > 1 Jahr bzw. Thoraxkompressionen bei Säuglingen. Bei Bewusstlosen Hilfe anfordern, 5 Atemspenden, sofern keine Besserung Beginn mit der CPR (s. S. 395).

Prognose: Die Prognose ist gut, wenn der Fremdkörper rasch entfernt wird und wenn es sich um relativ inerte Fremdkörper handelt. Manche organischen Fremdkörper, wie z.B. Grashalme, können sehr rasch eine erhebliche Fremdkörperreaktion hervorrufen, was die Extraktion erschwert, aber auch zu narbiger Stenosenbildung führen kann. Bei verspäteter Diagnosestellung können außerdem poststenotische Pneumonien und Bronchiektasen auftreten. Es kann zum Funktionsverlust des betroffenen Lappens kommen.

Aspiration von Flüssigkeiten

Bei Säuglingen kann es rezidivierend zu Aspiration von Milch kommen, z.B. bei zentralnervösen Störungen (v.a. des Stammhirns), die mit gestörtem Schluckreflex einhergehen, bei Fehlbildungen des Kehlkopfs oder einer Fistel zwischen Trachea und Ösophagus (s. auch S. 83).

12 Herz-Kreislauf-Erkrankungen

12.1 Angeborene Herzfehler

12.1.1 Allgemeines

Ätiologie und Prävalenz

Bei mehr als 90% der angeborenen Herzfehler wird **ätiologisch** ein **multifaktorielles Geschehen** angenommen, das teils auf genetische Faktoren, teils auf externe Noxen zurückzuführen ist. Die vulnerable Phase für die teratogene Schädigung des fetalen Herzens liegt in der 3.–8. Schwangerschaftswoche. In Tab. **12.1** sind die wichtigsten heute bekannten **Risikofaktoren** aufgeführt.

Die **Prävalenz** der angeborenen Herzfehler beträgt 5–8 auf 1000 Lebendgeborene (0,5–0,8%). Etwa 5–10% der angeborenen Herzfehler treten in Zusammenhang mit genetischen Anomalien auf. So weisen ca. 50% aller Kinder mit Trisomie 21 und 90% der Patienten mit Trisomie 13 bzw. 18 einen Herzfehler auf; das Turner-Syndrom (45, X0) ist in 35% der Fälle mit einem Vitium assoziiert.

Für Kinder mit einem Geschwister mit angeborenem Herzfehler liegt das **Wiederholungsrisiko** zwischen 2 und 4%; es erhöht sich bei zwei erkrankten Verwandten ersten Grades auf das Dreifache. Eine genetische Beratung sowie die Durchführung einer pränatalen Echokardiographie des Feten in der 18. bis 20. Schwangerschaftswoche ist diesen Familien daher zu empfehlen.

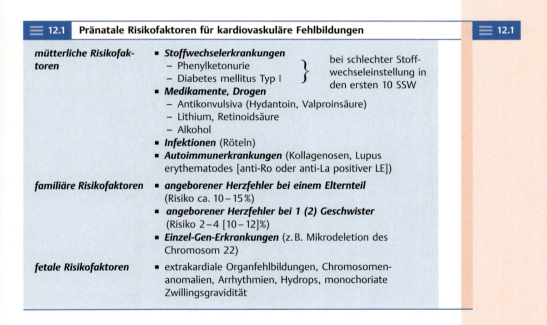

Tab. 12.1 Pränatale Risikofaktoren für kardiovaskuläre Fehlbildungen

mütterliche Risikofaktoren	• **Stoffwechselerkrankungen** – Phenylketonurie – Diabetes mellitus Typ I } bei schlechter Stoffwechseleinstellung in den ersten 10 SSW • **Medikamente, Drogen** – Antikonvulsiva (Hydantoin, Valproinsäure) – Lithium, Retinoidsäure – Alkohol • **Infektionen** (Röteln) • **Autoimmunerkrankungen** (Kollagenosen, Lupus erythematodes [anti-Ro oder anti-La positiver LE])
familiäre Risikofaktoren	• **angeborener Herzfehler bei einem Elternteil** (Risiko ca. 10–15%) • **angeborener Herzfehler bei 1 (2) Geschwister** (Risiko 2–4 [10–12]%) • **Einzel-Gen-Erkrankungen** (z.B. Mikrodeletion des Chromosom 22)
fetale Risikofaktoren	• extrakardiale Organfehlbildungen, Chromosomenanomalien, Arrhythmien, Hydrops, monochoriate Zwillingsgravidität

Präpartale Entwicklung des Herz-Kreislauf-Systems

Das Herz-Kreislauf-System ist das erste funktionsfähige Organ des Feten. Das Herz wird aus mesodermalem Gewebe gebildet. Es besteht anfangs aus einem länglichen Herzschlauch, der bereits in den ersten Wochen zu einer Herzschleife gefaltet wird, aus der sich Vorhöfe, Kammern und der gemeinsame Gefäßtrunkus entwickeln (Abb. **12.1**). Dabei erfolgt auch die Septierung in einen jeweils linken und rechten Anteil. In der 5. bis 7. Schwangerschaftswoche werden die vier Herzklappen ausgebildet. Die Entwicklung des arteriellen und venösen Gefäßsystems läuft hierzu parallel. Die Herzkonfiguration in ihrer endgültigen Form ist mit der 8. Schwangerschaftswoche bei einer Länge des Feten von 40 mm abgeschlossen.

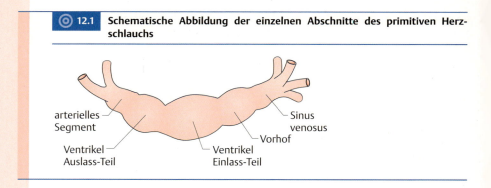

12.1 Schematische Abbildung der einzelnen Abschnitte des primitiven Herzschlauchs

Fetaler und neonataler Kreislauf

Präpartal erfolgt der fetale Gasaustausch in der Plazenta (Abb. 12.2a).

Fetaler und neonataler Kreislauf

Präpartal erfolgt der fetale Gasaustausch in der Plazenta (Abb. **12.2a**). Das Nabelvenenblut ist das am höchsten oxygenierte Blut des Feten. Etwa die Hälfte dieses Bluts fließt durch die Leber, der andere Teil umgeht die Leber im Ductus venosus. Sowohl die Lebervenen als auch der Ductus venosus münden unmittelbar vor dem rechten Vorhof in die untere Hohlvene, die ca. zwei Drittel des systemvenösen Rückstroms zum Herzen transportiert. Etwas mehr als die Hälfte des gesamten unteren Hohlvenenblutes (überwiegend das hoch Sauerstoff gesättigte Blut des Ductus venosus) tritt über das offene Foramen ovale in den linken Vorhof über und wird von hier in den linken Ventrikel und die Aorta

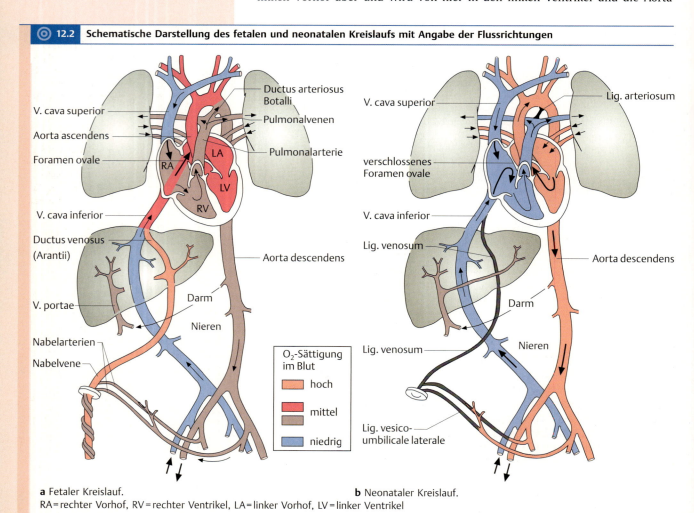

12.2 Schematische Darstellung des fetalen und neonatalen Kreislaufs mit Angabe der Flussrichtungen

a Fetaler Kreislauf.   **b** Neonataler Kreislauf.
RA = rechter Vorhof, RV = rechter Ventrikel, LA = linker Vorhof, LV = linker Ventrikel

ascendens ausgeworfen; der kleinere Teil gelangt aus dem rechten Vorhof über die Trikuspidalklappe in den rechten Ventrikel. Das gesamte Blut der oberen Hohlvene fließt direkt über die Trikuspidalklappe in den rechten Ventrikel. Vom rechten Ventrikel gelangt das Blut in den Pulmonalarterienstamm, von wo der größte Anteil über den offenen Ductus arteriosus Botalli in die deszendierende Aorta und nur eine kleine Menge (ca. 10 % des rechtsventrikulären Volumens) durch die Lunge fließt. Das Blut des linken Vorhofs stammt überwiegend aus dem rechten Vorhof (s. o.), ein kleiner Teil aus den Lungenvenen.
Nach der Geburt übernimmt die Lunge die Funktion des Gasaustauschs (Abb. 12.2b). Mit Durchtrennung der Nabelschnur steigt der systemarterielle Widerstand an; durch die Mehrdurchblutung der Lunge mit konsekutiv vermehrtem pulmonal-venösem Rückfluss steigt der Druck im linken Vorhof an, was zum Verschluss des offenen Foramen ovale führt. Der Ductus arteriosus verschließt sich durch Kontraktion und schließlich Obliteration unter dem Einfluss der postpartal abfallenden Prostaglandinspiegel und der höheren O_2-Konzentration des Blutes im Ductus bei jetzt bestehendem Links-Rechts-Shunt. Der Ductus venosus obliteriert ebenfalls in den ersten Lebensstunden.

12.1.2 Untersuchungsmethoden

Klinische Untersuchung

Eine sorgfältige klinische Untersuchung stellt die diagnostische Grundlage bei allen Herz-Kreislauf-Erkrankungen dar; sie beinhaltet Inspektion, Palpation und Auskultation.
Die **Inspektion** kann wichtige Informationen über kardiale Erkrankungen liefern: Tachydyspnoe in Ruhe oder unter Belastung, Ödeme und Einflussstauung sind leicht erkennbare Zeichen einer Herzinsuffizienz. Bei Kindern jenseits des Säuglingsalters sind Trommelschlegelfinger und Uhrglasnägel sowie erweiterte venöse Gefäße an den sichtbaren Schleimhäuten Zeichen einer chronischen zentralen Zyanose. Bei großem Links-rechts-Shunt kommt es nicht selten zu einem Herzbuckel (Voussure cardiaque), bei chronischer Tachydyspnoe zu einer Einziehung der unteren Thoraxabschnitte bei der Inspiration.
Durch die **Palpation** werden Hyperaktivitäten der Ventrikel erfasst: hebender Herzspitzenstoß sowie dessen Verlagerung nach lateral und kaudal weisen auf eine Überlastung des linken Ventrikels hin, während eine Überbeanspruchung des rechten Ventrikels sich durch eine vermehrte Aktivität links parasternal bzw. im epigastrischen Winkel zeigt. Die palpatorische Erfassung der Qualität peripherer Pulse bringt Aufschlüsse über Frequenz, Rhythmus sowie bestimmte Funktionszustände (z. B. Pulsus celer et altus als Hinweis auf ein diastolisches Leck bei offenem Ductus Botalli oder Aorteninsuffizienz, fehlende Femoralispulse bei Aortenisthmusstenose). Bei einer tastbaren Vergrößerung von Leber und Milz muss in jedem Lebensalter differenzialdiagnostisch das Vorliegen einer Herzinsuffizienz – insbesondere einer Rechtsherzinsuffizienz – in Erwägung gezogen werden.
Für die **Auskultation** sollte ein Stethoskop mit Trichter für die tiefen Frequenzen und mit Membran für hohe Frequenzen verfügbar sein. Das Punctum maximum des ersten Herztones liegt am linken unteren Sternalrand bzw. über der Herzspitze; er entsteht durch die myokardiale Anspannung vor Beginn der systolischen Austreibungsphase. Das Punctum maximum des zweiten Herztones ist im 2. Interkostalraum (ICR) links parasternal lokalisiert; es setzt sich aus dem Schluss der beiden Semilunarklappen zusammen.
Die 5 klassischen Auskultationspunkte sind:
- 2. ICR rechts parasternal: Aortenklappe
- 2. ICR links parasternal: Pulmonalklappe
- linker (bzw. rechter) unterer Sternalrand: Trikuspidalklappe
- Herzspitze: Mitralklappe
- Stets auch zwischen den Schulterblättern auskultieren, da hier das Stenosegeräusch der Aortenisthmusstenose am besten zu hören ist.

Nach der Geburt übernimmt die Lunge die Funktion des Gasaustauschs (Abb. 12.2b). Der Ductus arteriosus und das Foramen ovale verschließen sich.

12.1.2 Untersuchungsmethoden

Klinische Untersuchung

Eine sorgfältige klinische Untersuchung ist unabdingbar.

Inspektion: Zu achten ist auf (Tachy-)Dyspnoe oder Ödeme als Herzinsuffizienzzeichen. Trommelschlegelfinger und Uhrglasnägel sind Zeichen einer chronischen zentralen Zyanose. Bei großem Links-rechts-Shunt kommt es nicht selten zu einem Herzbuckel (Voussure cardiaque).

Palpation: Ein hebender Herzspitzenstoß bedeutet eine Überlastung des linken Ventrikels. Die Palpation peripherer Pulse kann Hinweise auf Erkrankungen geben (z. B. Pulsus celer et altus bei offenem Ductus Botalli oder bei Aorteninsuffizienz, fehlende Femoralispulse bei Aortenisthmusstenose).

Auskultation: Neben den klassischen Auskultationspunkten – 2. ICR rechts parasternal, 2. ICR links parasternal, linker (bzw. rechter) unterer Sternalrand und Herzspitze – sollte stets auch zwischen den Schulterblättern auskultiert werden (Aortenisthmusstenose!).

Apparative Diagnostik

Beim Früh- und Neugeborenen sowie beim kleinen Säugling kann die **Blutdruckmessung** nur oszillometrisch erfolgen, da die Korotkow-Geräusche noch nicht auskultiert werden können. Bei Klein- und Schulkindern sind zur manuellen Blutdruckmessung nach Riva-Rocci Manschetten unterschiedlicher Größe erforderlich: die Manschettenbreite muss dabei 80% des Oberarms bedecken. Zur manuellen Blutdruckmessung an den Beinen wird eine Manschette gleicher Größe am distalen Unterschenkel platziert und aufgepumpt. Beim Druckablassen entspricht der erste tastbare Puls an der A. dorsalis pedis oder A. tibialis posterior dem systolischen Blutdruck. Ansonsten werden bei Kindern aller Altersstufen Blutdruckgeräte mit oszillometrischer Messtechnik eingesetzt.

Elektrokardiogramm (EKG) und Phonokardiographie: Das EKG registriert die bei der Herzaktion entstehenden elektrischen Potenziale von der Körperoberfläche. Der diagnostische Wert liegt vor allem in der Erkennung von Hypertrophie bzw. Volumendilatation der Vorhöfe und Kammern sowie von Herzrhythmusstörungen. Mit Hilfe der Phonokardiographie werden die bei der Herzaktion entstehenden Schallphänomene registriert.

Die **Echokardiographie** stellt heute die wichtigste Untersuchungsmethode für die morphologische und funktionelle Diagnostik von Herzerkrankungen dar. Mit dem Einsatz der ein- und zweidimensionalen Echokardiographie und unter Addition der Dopplertechnik einschließlich des farbkodierten Dopplerverfahrens ist in den meisten Fällen die Diagnose einer kardialen Erkrankung zu stellen, so dass eine invasive Diagnostik häufig nicht mehr erforderlich ist. Die **Tissue-Doppler-Methode** ist darüber hinaus für spezielle Funktionsuntersuchungen der Ventrikel geeignet. Die 3-D-Echokardiographie erleichtert die räumliche Zuordnung kardialer Strukturen.

Herzkatheteruntersuchung und Angiokardiographie sind invasive Untersuchungsmethoden. Dabei werden Druck-, Shunt- und Widerstandsverhältnisse im systemischen und pulmonalen Kreislauf ermittelt. Die Angiokardiographie wird vor allem zur Beurteilung pulmonaler Anomalien eingesetzt, da hier die echokardiographischen Möglichkeiten begrenzt sind. An interventionellen Katheterverfahren sind die Ballondilatation bei Klappen- und Gefäßstenosen zu nennen, die Vergrößerung eines Foramen ovale (Ballonatrioseptostomie nach Rashkind), der Verschluss von interatrialen oder arteriovenösen Konnektionen mit verschiedenen Occludern und die Implantation von Stents bei Gefäßstenosen.

Die **Magnetresonanztomographie (MRT)** kann die kardiovaskuläre Bildgebung ergänzen. Vorteile sind die 3-D Darstellungsmöglichkeit aller kardiovaskulären Strukturen sowie die fehlende Strahlenbelastung. Nachteile sind derzeit noch die Beatmungspflichtigkeit bei Säuglingen und Kleinkindern sowie die Einschränkung der lateralen Auflösungskapazität bei sehr schmalkalibrigen Strukturen.

12.1.3 Lageanomalien des Herzens

Die **Lävokardie** ist die **normale Herzlage**, bei der der größere Teil des Herzens in der linken Thoraxhälfte liegt und die Herzspitze nach links weist.
Folgende Formen von **Lageanomalien** des Herzens werden unterschieden:
- **Dextrokardie:** Der größere Teil des Herzens liegt in der rechten Thoraxhälfte, die Herzspitze zeigt nach rechts.
- **Mesokardie:** Das Herz liegt mittelständig.
- **Dextropositio cordis:** Das Herz ist in die rechte Thoraxhälfte hineinverlagert. Ursachen sind extrakardiale Faktoren wie die Hypoplasie der rechten Lunge, Pneumothorax oder eine linksseitige Zwerchfellhernie.
- **Ectopia cordis:** Bei dieser außerordentlich seltenen Fehlbildung befindet sich das Herz ganz oder teilweise außerhalb des Thorax aufgrund einer inkompletten Fusion des Sternums und anteriorer Teile des Zwerchfells. Schwere strukturelle Herzanomalien sind häufig, die Überlebenschancen sind eingeschränkt.

Mit einer Lageanomalie des Herzens kann auch eine **anomale Lage der Bauchorgane** vergesellschaftet sein.
- **Situs solitus:** regelrechte Lage der Thorax- und Bauchorgane.
- **Situs inversus:** seitenverkehrte Lage der Thorax- und der unpaaren Bauchorgane (z. B. Magen, Leber, Milz).
- **Situs ambiguus:** Folgende Thoraxorgane sind beidseitig von rechts- bzw. linkstypischer Morphologie: Vorhöfe, Bronchialbaum und Lungenlappung. Die unpaaren Bauchorgane liegen häufig an atypischer Stelle (Leber z. B. mittelständig), dabei Duplikation (z. B. Systemvenen) oder Fehlen von normalerweise unilateralen Organen (z. B. Polysplenie, Asplenie, Abb. 12.3). Der Situs ambiguus ist typisch für die sog. Heterotaxiesyndrome.

Die **Diagnose** erfolgt klinisch durch Auskultation (z. B. Punctum maximum der Herztöne rechts parasternal bei Dextrokardie) und wird radiologisch und echokardiographisch bestätigt.

Mit einer Lageanomalie des Herzens ist relativ häufig auch eine **anomale Lage der Bauchorgane** vergesellschaftet (Situs solitus, Situs inversus oder Situs ambiguus, Abb. 12.3).

Diagnostische Bestätigung durch Auskultation, Röntgen und Echokardiographie.

12.3 Dextrokardie

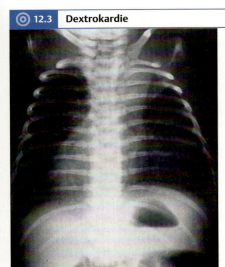

Röntgen-Thorax-Aufnahme p.-a.: 9 Tage altes Kind mit Dextrokardie und komplexem Vitium cordis bei Situs abdominalis ambiguus: die Herzspitze zeigt nach rechts; die Magenblase liegt links, die Leber überwiegend im rechten Abdomen; es besteht eine linksseitige obere Hohlvene.

12.1.4 Angeborene Herzfehler mit Links-rechts-Shunt

Persistierender Ductus arteriosus Botalli (PDA)

▶ **Definition.** Nach der Geburt persistierende Gefäßverbindung zwischen Aorta (Übergang des Aortenbogens zur Aorta descendens) und Bifurkation der Pulmonalarterie (Abb. 12.4).

Ätiologie und Häufigkeit: Der Ductus arteriosus Botalli verschließt sich normalerweise in den ersten 2 Lebenstagen, primär funktionell und sekundär durch Obliteration. Ein verzögerter Verschluss findet sich relativ häufig bei unreifen Frühgeborenen, wobei erniedrigte O_2-Partialdrücke und erhöhte Prostaglandinspiegel eine ursächliche Rolle spielen. Die relative Häufigkeit beträgt 10 % der angeborenen Herzfehler.

Hämodynamik und Klinik: Der Links-rechts-Shunt beim weitlumigen Ductus findet während Systole und Diastole statt; es resultiert eine Volumenbelastung von linkem Vorhof und linkem Ventrikel. Durch den Abstrom des Blutes in die Pulmonalarterie auch während der Diastole entsteht im großen Kreislauf ein „Pulsus celer et altus", d. h. eine große Blutdruckamplitude mit hohem systolischen und niedrigem diastolischen Druck. Folge ist eine Minderdurchblutung der peripheren Kreislaufregionen mit kalten Händen und Füßen, verminderter

12.1.4 Angeborene Herzfehler mit Links-rechts-Shunt

Persistierender Ductus arteriosus Botalli (PDA)

◀ Definition

Ätiologie und Häufigkeit: Niedriger O_2-Partialdruck und erhöhte Prostaglandin-Serumspiegel sind die Hauptursachen für die Persistenz des Ductus arteriosus Botalli beim Frühgeborenen. Relative Häufigkeit: 10 % der angeborenen Herzfehler.

Hämodynamik und Klinik: Hämodynamische Relevanz und klinische Symptome sind von der Größe des persistierenden Ductus abhängig. Beim weitlumigen Ductus mit großem Links-rechts-Shunt treten Symptome wie kalte Hände und Füße auf. Eine besondere Rolle spielt der offene Ductus arteriosus Botalli beim Frühgeborenen (s. S. 72).

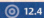

12.4 Persistierender Ductus arteriosus Botalli

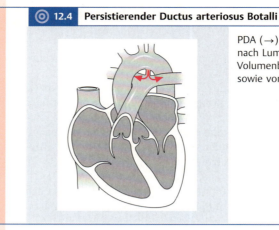

PDA (→) mit Links-rechts-Shunt, der – je nach Lumenweite – zu einer konsekutiven Volumenbelastung der Pulmonalarterien sowie von linkem Vorhof und Ventrikel führt.

körperlicher Belastbarkeit und Gedeihstörung. Beim unreifen Frühgeborenen führt die Minderdurchblutung auch im Splanchnikusgebiet zur Funktionsstörung vor allem der Nieren (Oligo-/Anurie), des Darms (nekrotisierende Enterokolitis) und der Leber (Synthesestörung); s. S. 72.

Bei kleinem persistierenden Ductus ist die hämodynamische Relevanz unbedeutend, so dass klinische Symptome fehlen.

Diagnostik: Der charakteristische Auskultationsbefund **(systolisch-diastolisches Herzgeräusch)** ist Leitsymptom dieser Erkrankung.

Diagnostik: Diagnostisches Leitsymptom des mittelgroßen bis großen Ductus ist das kontinuierliche **systolisch-diastolische Herzgeräusch.** Das Punctum maximum liegt über dem 2. ICR links parasternal. Es erreicht gewöhnlich die Intensitätsgrade 2–3/6, maximal 4/6. Das laute Geräusch ist von einem palpablen Schwirren begleitet. Die peripheren Pulse (Femoralispulse) sind hebend. Beim kleinen, hämodynamisch irrelevanten Ductus ist dagegen nur ein kurzes, meist uncharakteristisches systolisches Geräusch zu auskultieren.

EKG: Linksventrikuläre Volumenbelastung.

EKG: Bei hämodynamisch relevantem Ductus besteht eine linksventrikuläre Volumenbelastung.

Echokardiographie: Systolisch-diastolischer Einstrom aus dem distalen Aortenbogenbereich in den Pulmonalarterienstamm.

Echokardiographie: Doppler- und farbdopplersonographisch lässt sich der systolisch-diastolische Bluteinstrom aus der Aorta in den Pulmonalarterienstamm nachweisen. Es besteht eine Volumenbelastung von linkem Vorhof und linkem Ventrikel; die Pulmonalarterie ist dilatiert.

Eine **Herzkatheteruntersuchung** aus diagnostischen Gründen ist nicht erforderlich; sie wird als therapeutische Maßnahme zum interventionellen Verschluss des Ductus vorgenommen (Abb. **12.5**).

Röntgen: Linksverbreiterung des Herzens und vermehrte Lungengefäßzeichnung.

Röntgen: Linksverbreiterung des Herzens und vermehrte Lungengefäßzeichnung beim hämodynamisch relevanten Ductus.

Differenzialdiagnose des kleinen Ductus: akzidentelles Herzgeräusch.

Differenzialdiagnose: Bei kleinem Ductus mit ausschließlichem systolischen Herzgeräusch muss eine Abgrenzung zum akzidentellen Geräusch erfolgen. Das aortopulmonale Fenster (direkte Verbindung zwischen Aorta ascendens und Pulmonalishauptstamm) ist sehr selten.

Therapie: Ein offener Ductus Botalli sollte wegen der Gefahr einer Endokarditis (s. S. 369) verschlossen werden. Dies geschieht primär mit durch ein interventionell eingebrachtes Okkludersystem (z. B. Spirale). Eine Operation ist nur bei sehr großem Ductus und bei Frühgeborenen erforderlich.

Therapie: Die Diagnose eines offenen Ductus arteriosus stellt gleichzeitig die Indikation zum Verschluss dar. Wegen des erhöhten Endokarditisrisikos (s. S. 369) werden auch kleine Ductus verschlossen. Dies geschieht primär mit einem interventionell eingebrachten Okkludersystem (Spirale oder andere Verschlusssysteme). Eine Operation ist nur bei sehr großem Ductus bzw. bei kleinen Säuglingen erforderlich. Bei einem hämodynamisch relevanten Ductus im Frühgeborenenalter wird vor operativen Maßnahmen ein Therapieversuch mit Indometacin bzw. Ibuprofen als Prostaglandin-Synthesehemmer unternommen.

Prognose: Nach Verschluss gut.

Prognose: Nach Ductusverschluss bestehen keine Residuen.

12.5 Angiographie bei persistierendem Ductus arteriosus Botalli

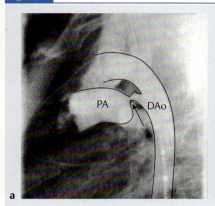
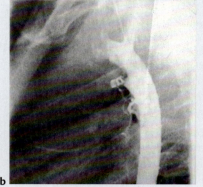

a Angiographie mit Darstellung des Aortenbogens und der deszendierenden Aorta (DAo) (seitliche Projektionsebene): Über den persistierenden Ductus arteriosus (↑) wird die Pulmonalarterie (PA) angefärbt.

b Kontrollangiographie nach Ductus-Verschluss mit einer Spirale: der Kontrastmittelübertritt in die Pulmonalarterie ist nicht mehr nachweisbar.

Vorhofseptumdefekt (ASD)

▶ **Definition.** Der ASD vom Secundum-Typ liegt im Bereich der Fossa ovalis (Abb. 12.6). Abgegrenzt werden muss der sog. Sinus-venosus-Defekt, der im posterioren Bereich des Vorhofseptums nahe der Einmündung der oberen oder unteren Hohlvene lokalisiert ist. Letztgenannte Defekte sind sehr häufig mit einer Fehlmündung von Lungenvenen kombiniert.

Das persistierende Foramen ovale dagegen ist per definitionem kein Substanzdefekt, sondern eine funktionelle Kommunikation, bedingt durch eine fehlende Adhäsion des Septum primum an das Septum secundum.

Ätiologie und Häufigkeit: Die relative Häufigkeit des isolierten ASDs liegt bei 10 % aller angeborenen Herzfehler, wobei das weibliche Geschlecht häufiger betroffen ist (Verhältnis ca. 2 : 1).

Hämodynamik: Durch den **Links-rechts-Shunt** über den ASD besteht eine **Rechtsvolumenbelastung** mit Dilatation von rechtem Vorhof, rechtem Ventrikel und Pulmonalisgefäßen. Der pulmonale Durchfluss ist vermehrt.

12.6 Secundum-Vorhofseptumdefekt (ASD II)

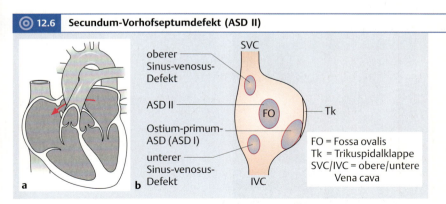

a Sekundumdefekt mit Lokalisation in der Fossa ovalis. Die Defektgröße bestimmt das Ausmaß des Links-rechts-Shunts und der Volumenbelastung des rechten Herzens.
b Schematische Lokalisation der verschiedenen ASDe (Aufsicht auf das Vorhofseptum vom rechten Vorhof aus).

Klinik: Vorhofseptumdefekte führen häufig erst im Adoleszenten- bzw. Erwachsenenalter zu Beschwerden: erhöhte Anfälligkeit gegenüber Infekten der oberen Luftwege, Belastungsdyspnoe und Palpitationen. Große Vorhofseptumdefekte führen bereits im Kleinkindesalter zu Symptomen.

Diagnostik: Auskultatorisch leises Systolikum im 2. ICR links parasternal als Ausdruck einer relativen Pulmonalstenose; konstant gespaltener 2. Herzton.

Klinik: Kleine Vorhofseptumdefekte verursachen keine Symptome. Sie sind klinisch schwierig zu diagnostizieren, da nur ein sehr leises uncharakteristisches Systolikum zu auskultieren ist. Mittelgroße Defekte verursachen nur ausnahmsweise Symptome im Säuglings- und Kleinkindesalter; Beschwerden treten erst im Adoleszenten- bzw. Erwachsenenalter auf. Im Kindesalter besteht eine erhöhte Anfälligkeit für Infekte der oberen Atemwege; mit zunehmendem Alter klagen die Patienten über körperliche Belastungseinschränkung und über Palpitationen, die zumeist auf supraventrikuläre Rhythmusstörungen zurückzuführen sind. Bei großen Defekten bestehen vermehrtes Schwitzen, Gedeihstörung und eine eingeschränkte körperliche Belastbarkeit.

Diagnostik: Bei der klinischen Untersuchung tastet man beim hämodynamisch relevanten ASD eine vermehrte Pulsation des rechten Ventrikels im epigastrischen Winkel. Bei der Auskultation ist ein leises bis maximal mittellautes Systolikum im 2. ICR links parasternal zu hören. Das Geräusch ist Ausdruck einer relativen Pulmonalstenose durch den vermehrten Blutdurchstrom. Bei großem Shuntvolumen kann ein mesodiastolisches Geräusch am unteren Sternalrand im Sinne einer relativen Trikuspidalstenose auftreten. Der zweite Herzton ist wegen der Volumenbelastung des rechten Ventrikels konstant weit gespalten.

▶ **Merke**

▶ **Merke.** Pathognomonisch für den großen ASD ist die breite, fixierte (d. h. atemunabhängige) Spaltung des zweiten Herztons über der Herzbasis in Kombination mit einem leisen Systolikum.

EKG: Steil- oder Rechtstyp sowie Zeichen der Rechtsvolumenbelastung.

Echokardiographie: Die Echokardiographie ist die wichtigste diagnostische Methode (Abb. **12.7a**). Die **Herzkatheteruntersuchung** dient als therapeutische Maßnahme zum interventionellen Defektverschluss.

Röntgen: Bei großem Shuntvolumen ist das Pulmonalissegment prominent, die Lungengefäßzeichnung vermehrt (Abb. **12.7b**).

EKG: Es bestehen ein Steil- oder Rechtstyp sowie Zeichen der rechtsventrikulären Volumenbelastung mit rudimentärem Rechtsschenkelblock rechts präkordial und breiten S-Zacken links präkordial.

Echokardiographie: Hiermit können die verschiedenen Vorhofseptumdefekte gut dargestellt werden (Abb. **12.7a**). Bei größeren und adipösen Kindern ist die transthorakale echokardiographische Diagnostik erschwert, weshalb die transösophageale Echokardiographie zum Einsatz kommt. **Die Herzkatheteruntersuchung dient überwiegend als therapeutische Maßnahme** zum interventionellen Verschluss des Defektes.

Röntgen: Bei großem Shuntvolumen zeigt sich eine Prominenz des Pulmonalissegments (Abb. **12.7b**). Die Lungengefäßzeichnung ist vermehrt. Der Querdurch-

12.7 Diagnostik bei Vorhofseptumdefekt

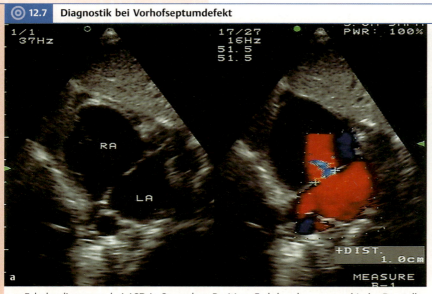
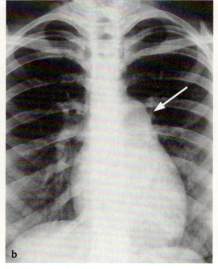

a Echokardiogramm bei ASD in Secundum-Position. Farbdopplersonographische Darstellung des Shuntflusses vom linken (LA) in den rechten (RA) Vorhof (Beschallung von subkostal). Der Defekt misst etwa 1 cm. Re: farbcodierter Fluss vom linken in den rechten Vorhof.
b Röntgen: Herz im oberen Größennormbereich, leicht vermehrte Gefäßzeichnung, prominenter Pulmonalisknopf (→), schmale Aorta.

messer des Herzens ist bei deutlicher Volumendilatation des rechten Herzens vergrößert.

Differenzialdiagnose: Die Abgrenzung des „Secundumdefektes" vom tiefer gelegenen „Primumdefekt" (s. S. 348) und den Sinus-venosus-Defekten wird echokardiographisch vorgenommen.

Therapie: Bei einem Shunt über 30–35 % des kleinen Kreislaufsminutenvolumens ist die Indikation zum Verschluss des Vorhofseptumdefektes gegeben. Er sollte im Kleinkindesalter vorgenommen werden, auch wenn noch keine Symptome bestehen. Als Alternative zur Operation besteht die Möglichkeit des interventionellen Verschlusses mit einem Doppelschirmchen, das über eine Katheterschleuse eingeführt wird.

Prognose: Kleine Defekte können sich im Kleinkindesalter spontan verschließen. Nach operativem Verschluss besteht eine sehr gute Prognose. Die Operationsletalität liegt deutlich unter 1 %.

Totale Lungenvenenfehlmündung

▶ **Definition.** Bei der **totalen** Lungenvenenfehlmündung dränieren alle Lungenvenen in den rechten Vorhof oder in ein venöses Gefäß, das mit dem rechten Vorhof in Verbindung steht. Der Systemkreislauf wird ausschließlich durch einen Rechts-links-Shunt über das offene Foramen ovale oder einen ASD versorgt. **Partielle** Lungenvenenfehleinmündungen finden sich überwiegend auf suprakardialer oder kardialer, seltener auf infrakardialer Ebene (s. u.).

Anatomisch unterscheidet man bei der totalen Lungenvenenfehlmündung folgende Formen:
- Lungenvenenfehleinmündung vom **suprakardialen** Typ (55 %): Das Lungenvenenblut sammelt sich hinter dem linken Vorhof in einem Konfluenz, der über eine nach kranial verlaufende V. verticalis (persistierende linke obere Hohlvene) Anschluss an die V. anonyma hat; Abstrom des Blutes von hier in die obere Hohlvene.
- auf **kardialem** Niveau (30 %): Die Lungenvenen münden über einen kurzen gemeinsamen Stamm oder mit separaten Öffnungen von dorsal in den rechten Vorhof oder in den Sinus coronarius.
- vom **infrakardialen** oder infradiaphragmatischen Typ (13 %): Das Lungenvenenblut drainiert über einen gemeinsamen Stamm hinter dem linken Vorhof nach kaudal durch das Zwerchfell in das System der V. portae oder den Ductus venosus und von dort in die untere Hohlvene.
- selten kommen **gemischte** Formen vor.

Eine zusätzliche pulmonalvenöse Obstruktion, die am häufigsten bei der infrakardialen Form besteht, kompliziert sowohl den Spontanverlauf als auch den chirurgischen Eingriff.

Häufigkeit: Die relative Häufigkeit liegt bei 1 % aller angeborenen Herzfehler.

Hämodynamik: Die Hämodynamik ist gekennzeichnet durch die Zumischung von pulmonalvenösem zu systemvenösem Blut, das vom rechten Vorhof aus sowohl in den Lungenkreislauf als auch über die obligate interatriale Verbindung (offenes Foramen ovale, ASD) in den systemischen Kreislauf gelangt.

Klinik: Bei restriktivem ASD ist mit Symptomen im Neugeborenen- und frühen Säuglingsalter in Form von Hepatomegalie, Tachypnoe und Trinkschwierigkeiten zu rechnen.
Unbehandelt sterben die meisten Kinder im Verlauf des ersten Lebensjahres. Bei großem ASD sind die Symptome geringer, die Kinder gedeihen jedoch schlecht und zeigen eine Belastungsdyspnoe und Zyanose.

Differenzialdiagnose: Echokardiographische Abgrenzung vom „Primumdefekt".

Therapie: Ab einem Links-Rechts-Shunt von 30–35 % des kleinen Kreislaufminutenvolumens ist der Verschluss im Kleinkindesalter angezeigt.

Prognose: Postoperativ sehr gute Prognose. Kleine Defekte können sich im Kleinkindesalter spontan verschließen.

Totale Lungenvenenfehlmündung

◀ Definition

Man unterscheidet folgende Formen:
- suprakardialer Typ
- kardialer Typ
- infrakardialer oder infradiaphragmatischer Typ
- gemischter Typ.

Häufigkeit: 1 % aller angeborenen Herzfehler.

Hämodynamik: Das system- und pulmonalvenöse Mischblut gelangt vom rechten Vorhof ausschließlich über die interatriale Verbindung in den großen Kreislauf.

Klinik: Je nach Größe des interatrialen Defektes findet man eine geringe bis ausgeprägte Mischzyanose mit breitem Spektrum der klinischen Symptomatik.

Diagnostik: Wesentlich für die Diagnose ist die **Echokardiographie**.

Therapie: Bei restriktivem Foramen ovale erfolgt zunächst eine palliative Ballonatrioseptostomie; die operative Korrektur wird im frühen Säuglingsalter vorgenommen.

Prognose: Ohne Operation ist die Prognose ungünstig; durch die Operation werden normale Verhältnisse hergestellt.

Diagnostik: Die Diagnose wird **echokardiographisch** gestellt. Typisch sind eine Volumendilatation von rechtem Vorhof und rechtem Ventrikel bei schmalen linken Herzanteilen. Die unterschiedlichen anatomischen Varianten bedürfen der detaillierten echo- und angiokardiographischen Klärung.

Therapie: Bei restriktivem Foramen ovale ist als palliative Sofortmaßnahme eine Ballonatrioseptostomie erforderlich. In kritischen Fällen mit pulmonalvenöser Obstruktion, die häufig bei der infrakardialen Form durch den Verschluss des Ductus venosus bedingt ist, besteht eine unmittelbare Indikation zur operativen Korrektur. Bei der Operation wird der pulmonalvenöse Konfluenz mit dem linken Vorhof konnektiert; die jeweiligen abführenden Venen werden unterbunden.

Prognose: Ohne Operation ist die Prognose der totalen Lungenvenenfehleinmündung ungünstig, insbesondere bei Lungenvenenobstruktion und restriktivem ASD. Durch die Operation werden reguläre hämodynamische Verhältnisse wieder hergestellt.

Ventrikelseptumdefekt (VSD)

▶ **Definition.** Der isolierte VSD kann nach seiner anatomischen Lage unterschieden werden in
- einen perimembranösen Defekt im Einlass- oder Auslassbereich der Kammern
- einen muskulären Defekt, der überwiegend im apikalen und mittleren Bereich des muskulären Septums lokalisiert ist; bei dieser Form können auch multiple kleinere Defekte vorliegen (Abb. **12.8**).

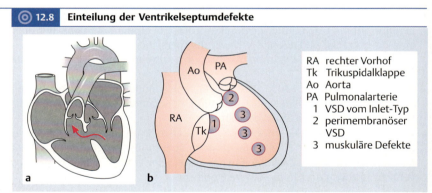

12.8 Einteilung der Ventrikelseptumdefekte

RA rechter Vorhof
Tk Trikuspidalklappe
Ao Aorta
PA Pulmonalarterie
1 VSD vom Inlet-Typ
2 perimembranöser VSD
3 muskuläre Defekte

a Schematische Darstellung.
b Aufsicht auf das Ventrikelseptum von rechts: 1+2 perimembranöse Formen: Inlet-VSD und subaortaler bzw. subpulmonaler VSD; 3 muskuläre Defekte.

Ätiologie und Häufigkeit: Der isolierte VSD ist mit einer relativen Häufigkeit von 30–35 % der **häufigste angeborene Herzfehler.** Er kann jedoch auch mit anderen Herzfehlern assoziiert sein (z. B. Transposition der großen Arterien oder Aortenisthmusstenose).

Hämodynamik: Nach dem Abfall des pulmonalen Gefäßwiderstandes in den ersten Lebenstagen bis -wochen besteht aufgrund des interventrikulären Druckgefälles ein **Links-rechts-Shunt.** Das Ausmaß dieses Shunts und das klinische Bild hängen zum einen von der Defektgröße und zum anderen vom pulmonalen Widerstand ab. Bei größeren Defekten ist im 2. Lebensjahr auf der Basis einer pulmonalen Widerstandserhöhung mit der Entwicklung einer fixierten pulmonalen Hypertonie zu rechnen.

Klinik: Kleine Defekte bleiben in der Regel asymptomatisch. Bei mittelgroßen und großen Defekten kommt es überwiegend im 2.–3. Lebensmonat zu Herzinsuffizienzzeichen wie Tachypnoe, Tachykardie, Hepatomegalie, vermehrtem Schwitzen, Trinkschwierigkeiten und Gedeihstörungen. Es besteht eine Neigung zu pulmonalen Infekten. Unbehandelt entwickelt sich gegen Ende des 1. Lebensjahres eine pulmonale Widerstandserhöhung, die sich im Allgemeinen im Verlauf des 2. Lebensjahres auf pulmonal-vaskulärer Ebene fixiert und damit irreversibel ist; aufgrund des erhöhten pulmonalen Widerstandes entsteht ein Kreuzshunt (**Eisenmenger-Reaktion**).

Diagnostik: Der VSD wird fast immer durch das **typische Herzgeräusch** – lautes früh- bis holosystolisches Geräusch (3–5/6) mit p.m. über dem 3.–4. ICR links parasternal – diagnostiziert. Gelegentlich wird das Geräusch erst in den ersten Lebenswochen (z. B. im Rahmen der U 3) entdeckt, wenn sich nach Absinken des postpartal erhöhten Lungenwiderstandes ein Links-rechts-Shunt entwickelt hat.
EKG: Bei kleinen Defekten ist das EKG unauffällig; bei hämodynamisch wirksamem Links-rechts-Shunt besteht eine linksventrikuläre Volumenbelastung. Die Eisenmenger-Reaktion ist durch Zeichen einer rechtsventrikulären Widerstandshypertrophie charakterisiert.
Die **Echokardiographie** (Abb. 12.9a) gibt Auskunft über Lokalisation und Größe des Defektes. Farbdopplersonographisch ist die Shuntrichtung darstellbar; dopplersonographisch kann der interventrikuläre Druckgradient abgeschätzt werden.
Die **Herzkatheterdiagnostik** ermöglicht eine exakte Erfassung der Shuntgröße sowie der Druck- und Widerstandsverhältnisse im kleinen Kreislauf.
Röntgen: Unauffälliges Röntgenbild bei kleinem VSD; Kardiomegalie und pulmonale Hyperämie bei großem Links-rechts-Shunt (Abb. **12.9b**).

Therapie: Kleine VSD bedürfen keiner korrigierenden Therapie; auf die Durchführung einer gezielten Endokarditisprophylaxe ist hinzuweisen. Mittelgroße und große Defekte müssen immer operativ korrigiert werden (Patchverschluss). Ein vorgeschaltetes Banding der Pulmonalarterie wird heute nur noch selten in besonderen Fällen (z. B. multiple Defekte) durchgeführt. Führen größere Defekte im frühen Säuglingsalter zur Herzinsuffizienz, wird bis zum Operationszeitpunkt medikamentös antikongestiv therapiert.

Klinik: Kleine Defekte sind meist asymptomatisch; bei größeren Defekten: Tachypnoe, Schwitzen, Trinkschwierigkeiten, Gedeihstillstand und Neigung zu pulmonalen Infekten. Unbehandelt droht die Entwicklung eines pulmonalen Hochdrucks (**Eisenmenger-Reaktion**).

Diagnostik: Der VSD wird fast immer durch das **typische Herzgeräusch** (lautes Systolikum im 3.–4. ICR links parasternal) entdeckt.

EKG: Zunächst Zeichen der Linkshypertrophie. Bei Eisenmengerreaktion: zusätzliche Rechtshypertrophie.

Echokardiographie: Darstellung von Größe und Lokalisation des Defektes (Abb. **12.9a**).

Röntgen: Bei mittelgroßem und großem VSD: Kardiomegalie und pulmonale Hyperämie (Abb. **12.9b**).
Therapie: Kleine VSD bedürfen keiner speziellen kardialen Therapie. Mittelgroße oder große Defekte werden operativ korrigiert (Patchverschluss).

12.9 Ventrikelseptumdefekt

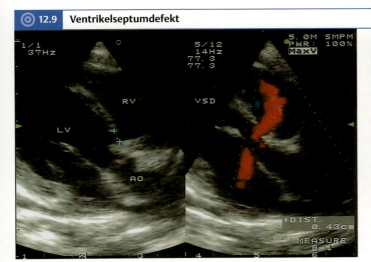

a Echokardiogramm: Perimembranöser VSD mit farbkodiertem Fluss vom linken (LV) in den rechten (RV) Ventrikel (präkordiale lange Achse). Der Defekt misst in dieser Ebene 0,43 cm. AO = Aorta

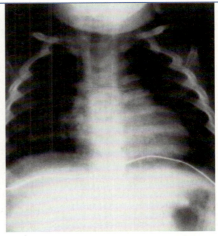

b Röntgen: Großes, linksverbreitertes Herz; vermehrte Lungengefäßzeichnung.

Bei allen VSDs besteht ein erhöhtes Endokarditisrisiko mit Indikation zur Endokarditisprophylaxe (s. Tab. 12.3, S. 369).

Prognose: Bei kleinen Defekten und nach operativer Korrektur gut.

Partieller und kompletter atrioventrikuloseptaler Defekt (AVSD)

▶ Definition

Bei allen nicht operierten Defekten sowie vor allem auch beim kleinen, hämodynamisch irrelevanten VSD besteht ein erhöhtes Endokarditisrisiko, das eine antibiotische Therapie bei bakteriellen Infekten und bei Eingriffen, die mit einer Bakteriämie einhergehen können, erforderlich macht (s. Tab. 12.3, S. 369).

Prognose: Insgesamt gut; nach operativem Verschluss des Defektes ist die Lebenserwartung normal. Bei Eisenmenger-Reaktion ist die Lebenserwartung deutlich eingeschränkt und liegt bei 20 bis 30 Jahren.

Partieller und kompletter atrioventrikuloseptaler Defekt (AVSD)

▶ **Definition.**
Ein **partieller AVSD** liegt vor, wenn ein ASD in Ostium-primum-Position (ASD I) mit einer AV-Klappenmalformation/-insuffizienz besteht. Beim **kompletten AVSD** liegt zusätzlich ein Defekt im Inletbereich des Ventrikelseptums mit meist relativ ausgeprägten AV-Klappeninsuffizienzen vor (Abb. 12.10).

12.10 Atrioventrikuloseptaler Defekt (AVSD)

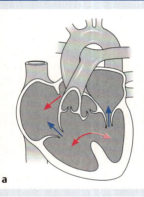
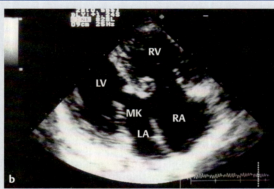

a Schematische Darstellung: ASD in Ostium-primum-Position, VSD im Inletbereich (rote Pfeile) und Insuffizienz beider AV-Klappen (blaue Pfeile).
b Echokardiogramm: präkordialer Vierkammerblick bei partiellem AV-Kanal: großer AV-Klappen-naher ASD (Typ Primum) (→).
RV = rechter Ventrikel, LV = linker Ventrikel, MK = Mitralklappe, LA = linker Vorhof, RA = rechter Vorhof

Ätiologie und Häufigkeit: Die normale Verschmelzung des superioren und inferioren Endokardkissens bleibt aus.
Die relative Häufigkeit des AVSD beträgt 3–4%.

Klinik: Je nach Ausprägung der anatomischen Veränderungen ergibt sich ein breites Spektrum der klinischen Symptomatik. Der **komplette** AVSD führt schon im frühen Säuglingsalter zur Herzinsuffizienz.

Diagnostik:

EKG: Typisch ist der überdrehte Linkstyp als Ausdruck einer Reizleitungsanomalie.

Echokardiographie: Darstellung der Defekte und der AV-Klappenanomalien (Abb. 12.10b).

Herzkatheteruntersuchung: zur Bestimmung des pulmonalarteriellen Drucks.

Röntgen: Das Herz ist vergrößert, die Lungengefäßzeichnung vermehrt.

Ätiologie und Häufigkeit: Bei dieser Defektbildung bleibt die normale embryologische Verschmelzung des superioren und inferioren Endokardkissens aus; es fehlt das atrioventrikuläre Septum. Die AV-Klappenebenen liegen in einer Ebene; die Klappen sind missgebildet, so dass eine Insuffizienz resultiert. Die relative Häufigkeit des AVSD beträgt 3–4%. Ca. 40% der Kinder mit Trisomie 21 weisen diesen Herzfehler auf.

Klinik: Kinder mit **partiellem** AVSD und nur geringer Mitralinsuffizienz sind im Säuglings- und Kleinkindesalter im Allgemeinen wenig symptomatisch. Der **komplette** AVSD führt dagegen schon im frühen Säuglingsalter zur Herzinsuffizienz mit typischen Symptomen (Tachydyspnoe, Hepatomegalie, Trinkschwäche, Gedeihstörung).

Diagnostik: Auskultatorisch besteht – je nach Ausprägung des AVSD – ein Systolikum im 4. ICR links-parasternal.
EKG: Charakteristisch ist der überdrehte Linkstyp als Ausdruck einer Reizleitungsanomalie. Beim partiellen AVSD besteht eine Rechtsvolumenbelastung, beim kompletten AVSD eine Doppel- oder Linkshypertrophie.
Die **Echokardiographie** ist für die Diagnostik des AVSD wegweisend; insbesondere die AV-Klappenanomalien sind gut darstellbar (Abb. 12.10b).
Eine **Herzkatheteruntersuchung** wird zur Bestimmung des pulmonalarteriellen Gefäßwiderstandes durchgeführt.
Röntgen: Das Herz ist nach beiden Seiten vergrößert, die Lungengefäßzeichnung vermehrt.

Therapie: Eine schon in den ersten Lebenswochen oder -monaten bestehende Herzinsuffizienz bedarf der medikamentösen Therapie mit Digitalis und Diuretika. Die Korrekturoperation wird im 4. bis 6. Lebensmonat durchgeführt (Patch-Verschluss der Defekte, AV-Klappen-Rekonstruktion). Beim **partiellen** AVSD ist meist ein späterer Operationszeitpunkt möglich.

Prognose: Der postoperative Verlauf ist abhängig von der Rekonstruierbarkeit der AV-Klappen. Gelegentlich ist bei Persistenz der Mitralinsuffizienz ein Klappenersatz erforderlich.

12.1.5 Vitien mit Rechtsherzobstruktion

Valvuläre Pulmonalstenose

▶ **Definition.** Stenosierung der Pulmonalklappe bei trikuspid, seltener bikuspid angelegter Klappe.

Häufigkeit: Die relative Häufigkeit der valvulären Pulmonalstenose beträgt 9–10 % aller angeborenen Herzfehler.

Pathologische Anatomie und Hämodynamik: Die valvuläre Pulmonalstenose ist durch Verwachsungen an den Klappenkommissuren, seltener durch einen hypoplastischen Klappenring oder eine myxomatös verdickte Klappe (sog. dysplastische Form) bedingt. Die Klappe steht systolisch domförmig, der Pulmonalarterienstamm ist poststenotisch dilatiert. Durch die Ausflusstraktobstruktion kommt es zur konzentrischen Hypertrophie des rechten Ventrikels. Zusätzlich besteht relativ häufig ein ASD oder ein offenes Foramen ovale.
Schweregrade (dopplersonographisch systolischer Gradient):
leichtgradige Pulmonalstenose: < 50 mmHg
mittelgradige Pulmonalstenose: 50–80 mmHg
hochgradige Pulmonalstenose: > 80 mmHg.
Von einer **kritischen valvulären Pulmonalstenose** spricht man, wenn die Klappe hochgradig stenosiert oder subtotal verschlossen ist und der rechte Ventrikel eine ausgeprägte Hypertrophie, häufig in Kombination mit einer Hypoplasie der Trikuspidalklappe, aufweist.

Klinik: Symptome wie Dyspnoe oder Einschränkung der körperlichen Belastbarkeit bestehen nur bei hochgradigen Pulmonalstenosen.

Diagnostik: Es besteht ein lautes, raues systolisches Herzgeräusch mit p.m. im 2. ICR links parasternal mit Fortleitung über das gesamte Präkordium, zur linken Axilla und zum Rücken. Der zweite Herzton ist gespalten mit leisem Pulmonalisanteil. Bei höhergradigen Pulmonalstenosen ist ein präkordiales Schwirren zu tasten.
EKG: Überwiegend Rechtstyp, Zeichen der rechtsventrikulären Druckbelastung, deren Ausmaß vom Stenosegrad abhängig ist.
Echokardiographisch ist die bewegungseingeschränkte, verdickte und systolisch domförmig stehende Klappe darstellbar. Dopplersonographisch lässt sich der Druckgradient über der Klappe sehr gut abschätzen.
Röntgenologisch ist das Herz meist normal groß; bei hochgradiger Stenosierung kann es auch vergrößert sein. Das Pulmonalissegment ist prominent (poststenotische Dilatation).
Eine **Herzkatheteruntersuchung** wird nur im Rahmen einer geplanten Ballondilatation der Klappe durchgeführt (Abb. **12.11**).

Differenzialdiagnose: Die Abgrenzung der supravalvulären Pulmonalstenose erfolgt mittels Echokardiographie und Angiographie. Langstreckige Stenosen im Bereich der rechten und linken Pulmonalarterie bestehen typischerweise beim Williams-Beuren-Syndrom sowie bei der Rötelnembryopathie (s. S. 131, Tab. **7.1**).

12.11 Angiokardiogramm bei valvulärer Pulmonalstenose

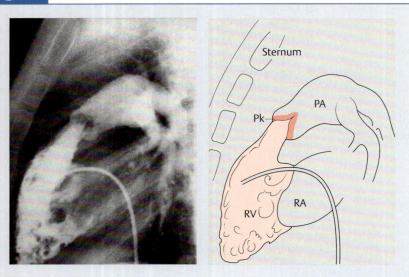

3-jähriger Junge mit valvulärer Pulmonalstenose (Kontrastmittelinjektion in den re. Ventrikel, seitlicher Strahlengang): der rechte Ventrikel ist vermehrt trabekuliert und hypertrophiert; die Pulmonalklappe ist verdickt, sie steht systolisch domförmig und öffnet sich nur unzureichend; der Pulmonalarterienstamm ist poststenotisch dilatiert.
RA = rechter Vorhof; RV = rechter Ventrikel; Pk = Pulmonalklappe; PA = Pulmonalisstamm.

Therapie: Ab einem systolischen Gradienten von mehr als 50 mmHg wird eine primäre Ballondilatation durchgeführt.

Prognose: Die **Langzeitprognose** nach Behebung der Stenose ist gut.

Therapie: Als primäres Verfahren wird die Ballondilatation mit überwiegend kurativem Effekt eingesetzt. Als Indikation gilt ein invasiv gemessener systolischer Gradient über 50 mmHg. Der Druck im rechten Ventrikel kann mit dieser Methode deutlich und anhaltend gesenkt werden. Bei dysplastisch verdickter Klappe ist meist nur ein chirurgisches Vorgehen erfolgreich.

Prognose: Sowohl bei der Ballondilatation als auch bei der chirurgischen Kommissurotomie der Klappe kann es zu einer Pulmonalinsuffizienz kommen, die sich hämodynamisch jedoch meist nur gering auswirkt. Die Myokardhypertrophie des rechten Ventrikels und die Rechtshypertrophie im EKG bilden sich nach der Klappensprengung zurück. Die **Langzeitprognose** ist gut.

Fallot-Tetralogie

▶ **Definition.** 1888 durch Fallot beschriebene Kombination von
- valvulärer und/oder infundibulärer Pulmonalstenose mit unterschiedlich ausgeprägter Hypoplasie der zentralen Pulmonalarterien
- Hypertrophie des rechten Ventrikels
- subaortalem Ventrikelseptumdefekt (VSD)
- über dem VSD reitender, dextro- und anteponierter Aorta.

Ein persistierendes Foramen ovale oder ein ASD II besteht immer; ein Rechtsaortenbogen liegt in 25–30 % vor; Abgangsanomalien der Koronararterien sind selten (Abb. **12.12**).

Häufigkeit: Die relative Häufigkeit beträgt 10–11 %.

Pathologische Anatomie und Hämodynamik: Das große Varianzspektrum der Fallot-Tetralogie ist im Wesentlichen durch den Grad der Obstruktion des rechtsventrikulären Ausflusstraktes und die Hypoplasie der zentralen Pulmonalarterien bedingt.

Häufigkeit: Die relative Häufigkeit beträgt 10–11 % aller angeborenen Herzfehler. Eine Assoziation mit dem CATCH-22-Syndrom ist möglich (s. S. 365).

Pathologische Anatomie und Hämodynamik: Das breite morphologische Spektrum der Fallot-Tetralogie ist im Wesentlichen durch den Grad der Obstruktion des rechtsventrikulären Ausflusstraktes und die Hypoplasie der zentralen Pulmonalarterien bedingt. Die Pulmonalklappe kann biskuspide angelegt sein, der Pulmonalklappenring ist häufig hypoplastisch. Der Pulmonalarterienstamm und die beiden Hauptäste weisen einen unterschiedlichen Grad der Hypoplasie auf. Die gesamte rechtsventrikuläre Muskulatur ist sekundär hypertrophiert. Der VSD liegt unmittelbar subaortal; die Aorta reitet durch Dextro- und Anteposition über diesem Defekt.

12.12 Fallot-Tetralogie

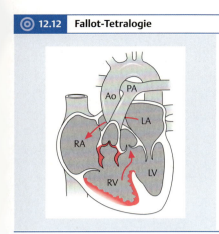

Kombination aus valvulärer und infundibulärer Pulmonalstenose, Hypertrophie des rechten Ventrikels, VSD mit überreitender Aorta und ASD. Bei ausgeprägter rechtsventrikulärer Ausflusstraktobstruktion findet über den VSD ein überwiegender Rechts-links-Shunt statt.
RA = rechter Vorhof; LA = linker Vorhof; RV = rechter Ventrikel; LV = linker Ventrikel; PA = Pulmonalarterie, Ao = Aorta.

Hämodynamik und Krankheitsbild werden durch das Ausmaß der Obstruktion im rechtsventrikulären Ausflusstrakt bestimmt. Bei nur geringer Obstruktion besteht ein überwiegender Links-rechts-Shunt mit nur geringer Zyanose, bei ausgeprägter Obstruktion ein überwiegender **Rechts-links-Shunt** mit deutlicher Zyanose. Zwischen beiden Ventrikeln findet über den VSD ein Druckangleich statt.

Klinik: Die klinischen Symptome sind vom Grad der Obstruktion des rechtsventrikulären Ausflusstraktes bestimmt: da die Hypertrophie der Infundibulummuskulatur im Neugeborenenalter häufig noch nicht sehr ausgeprägt ist, besteht in diesem Alter meist eine nur geringe bis mäßiggradige Zyanose, die typischerweise im Verlauf der ersten Lebensmonate zunimmt. Bei fehlender Zyanose und überwiegendem Links-rechts-Shunt spricht man von einer „Pink"-Fallot-Situation.
Ab der 4.–6. Lebenswoche können sog. **hypoxämische Anfälle** auftreten: es handelt sich dabei um einen Spasmus der hypertrophierten Infundibulummuskulatur, der durch sympathikotone Reaktionen ausgelöst wird und vor allem beim Aufwachen und nach körperlicher oder psychischer Beanspruchung (Trinken, Schreien, Unruhezustände) auftritt. Die Kinder werden blass-zyanotisch mit hyperaktiver Atmung; im weiteren Verlauf können ein muskulärer Tonusverlust und eine Bewusstseinsstörung auftreten. Die Anfälle können untherapiert wenige Minuten bis Stunden andauern. Nicht operierte Patienten im Kleinkindesalter – heute eine Seltenheit – zeigen eine Neigung zum Hocken; dabei wird durch die Widerstandserhöhung im großen Kreislauf der Rechts-links-Shunt verringert, was zu einer Besserung der Zyanose führt.

Diagnostik: Bei der **Auskultation** ist ein lautes, raues systolisches Herzgeräusch mit p.m. im 3. ICR links parasternal zu hören; der Pulmonalisanteil des II. Herztons ist leise. Bei länger bestehender Zyanose finden sich **Trommelschlegelfinger** und -zehen sowie **Uhrglasnägel;** eine Herzinsuffizienz besteht nicht.
Die chronische Zyanose kann zu einer **Polyglobulie** mit Anstieg des Hämatokritwertes und der Blutviskosität führen. Da die Eisenvorräte beim jungen Säugling reduziert sind, kommt es zur Ausbildung einer hypochromen, mikrozytären Anämie.
EKG: Es besteht ein Rechtstyp mit Rechtshypertrophie. Mit zunehmendem Alter tritt ein P-dextrocardiale auf (Abb. **12.13a**).
Echokardiographisch sind die klassischen Befunde wie überreitende Aorta, subaortaler VSD, rechtsventrikuläre Ausflusstraktobstruktion, valvuläre Pulmonalstenose oder hypoplastische Pulmonalarterien sowie der ASD gut darstellbar. Dopplersonographisch kann der Druckgradient im rechtsventrikulären Ausflusstrakt erfasst werden.

12.12

Bei hochgradiger Stenosierung besteht ein überwiegender **Rechts-links-Shunt** über dem VSD mit entsprechender Zyanose.

Klinik: Vom Grad der Obstruktion des rechtsventrikulären Ausflusstraktes bestimmt. Häufig kommt es zur Zunahme der **Zyanose** im Verlauf der ersten Lebensmonate.

Hypoxämische Anfälle können ab der 4.–6. Lebenswoche vor allem nach dem Aufwachen und nach Anstrengungen auftreten.

Diagnostik: Bei der **Auskultation** findet sich ein lautes, raues systolisches Geräusch mit p.m. im 3. ICR links parasternal.

Die chronische Zyanose führt zu einer **Polyglobulie** mit Anstieg von Hämatokrit und Blutviskosität.

EKG: Rechtshypertrophie (Abb. **12.13a**).

Echokardiographie: Die Diagnosestellung erfolgt echokardiographisch; dabei sind die morphologischen Kriterien gut darstellbar.

12.13 EKG und Angiokardiogramm bei Fallot-Tetralogie

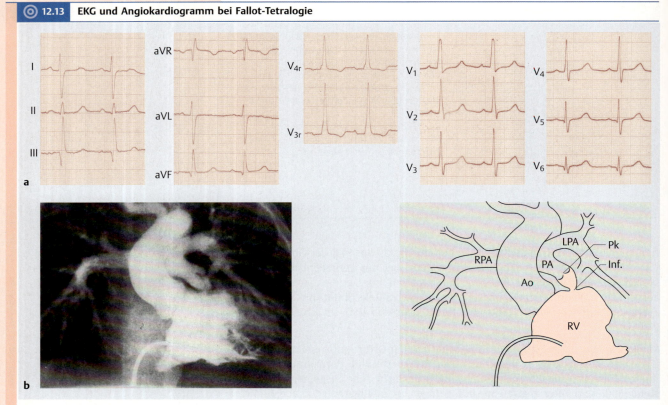

a EKG eines 6 Monate alten Kindes mit Fallot-Tetralogie: Es liegt ein Rechtstyp vor; ferner besteht eine pathologische Rechtshypertrophie mit hohen R-Zacken rechtspräkordial.
b Angiokardiogramm des gleichen Kindes. Kontrastmittelinjektion in den rechten Ventrikel (p.a.-Strahlengang): der rechte Ventrikel ist septomarginal vermehrt trabekuliert und weist während der Systole eine fast komplette Abschnürung des hypertrophierten Infundibulums (Inf.) auf. Die Pulmonalklappe ist schmal und leicht verdickt. Es färben sich gleichzeitig die dextroponierte, weite Aorta und die Pulmonalarterien an. Ao = Aorta, RPA/LPA = rechte/linke Pulmonalarterie, Pk = Pulmonalklappe, RV = rechter Ventrikel.

Röntgen: „Angehobene" Herzspitze mit „fehlendem" Pulmonalissegment.

Die Herzkatheteruntersuchung dient der Darstellung vor allem der Morphologie des rechtsventrikulären Ausflusstrakts und des Pulmonalarteriensystems (Abb. 12.13b).
Röntgen: Das Herz ist von normaler Größe oder leicht vergrößert mit angehobener Herzspitze (links randbildender, druckbelasteter rechter Ventrikel) und „leerem" oder „fehlendem" Pulmonalissegment. Bei Vorliegen einer rechts deszendierenden Aorta ist eine vertikale randbildende Struktur im rechten oberen Mediastinum nachweisbar.

▶ **Merke**

▶ **Merke.** Bei allen zyanotischen Patienten sind regelmäßige Kontrollen des Blutbildes mit Erythrozytenzahl, Hb-, Hkt- und MCHC-Wert (mittlerer korpuskularer Hb-Gehalt der Erythrozyten) sowie der transkutanen O_2-Sättigung erforderlich.

Therapie:
- Therapie des **hypoxämischen Anfalls:** Knie gegen die Brust des Kindes drücken. Sauerstoff verabreichen, ferner i.v. Gabe von Morphin und/oder Propranolol.

Therapie:
- Akuttherapie des **hypoxämischen Anfalls:** beide Knie des Kindes an die Brust drücken, Sauerstoffgabe, Sedierung mit Morphin (0,1 mg/kgKG i.v.), Betarezeptorenblocker zur Lösung des Infundibulumspasmus (Propranolol 0,1 mg/kgKG langsam i.v.). Bis zum operativen Eingriff ist dann eine Prophylaxe mit oralen Betarezeptorenblockern erforderlich (z.B. Propranolol 2–3 mg/kgKG/d in 3 Einzeldosen, einschleichende Dosierung).
- **Konservativ (medikamentös):** Bei erhöhten Hämatokritwerten ist auf ausreichende Flüssigkeitszufuhr zu achten. Ein bestehender **Eisenmangel** bedarf der oralen Eisensubstitution.

- **Operativ:** Die operative Korrektur wird im 1. Lebensjahr durchgeführt und umfasst den Patchverschluss des VSD, die Kommissurotomie der Pulmonalklappe und die In- bzw. Exzision der infundibulären Muskelbündel mit/ohne rechtsventrikuläre Ausflusstrakt-Patcherweiterung. Bei ausgeprägter Hypoplasie des Klappenrings und der zentralen Pulmonalisgefäße ist als **Erst-Eingriff** die Anlage einer systemikopulmonalen Shuntverbindung von Vorteil (modifizierte **Blalock-Taussig-Anastomose** mit Interposition eines Goretex-Conduits zwischen rechter A. subclavia und rechtsseitiger Pulmonalarterie).

Prognose: Als postoperatives Residuum kann eine geringe Rest-Pulmonalstenose vorhanden sein. Eine Pulmonalinsuffizienz besteht vor allem nach Ausflusstrakterweiterung mit einem transanulären Patch. Ein kompletter AV-Block ist sehr selten. Höhergradige ventrikuläre Arrhythmien werden – vor allem im Zusammenhang mit einer persistierenden Druck- oder Volumenbelastung des rechten Ventrikels – als Hauptursache für den spät-postoperativen plötzlichen Herztod gesehen.

Pulmonalatresie mit Ventrikelseptumdefekt

▶ **Definition.**
- kompletter Verschluss des rechtsventrikulären Ausflusstraktes durch Atresie der Pulmonalklappe oder Atresie/Hypoplasie der zentralen Pulmonalarterien
- subaortaler VSD
- Lungenversorgung über einen offenen Ductus arteriosus oder systemikopulmonale Anastomosen, überwiegend aus der deszendierenden Aorta (Abb. **12.14**).

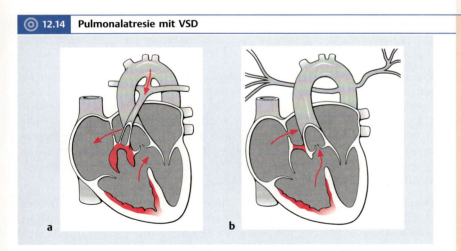

12.14 Pulmonalatresie mit VSD

a Pulmonalatresie mit VSD, ASD sowie offenem Ductus arteriosus Botalli.
b Pulmonalatresie mit fehlenden zentralen Pulmonalisgefäßen und systemikopulmonalen Anastomosen aus der deszendierenden Aorta.

Häufigkeit: Die relative Häufigkeit beträgt 1–2 % aller angeborenen Herzfehler. Eine Assoziation mit dem CATCH-22-Syndrom ist möglich (s. S. 365).

Hämodynamik: Durch die komplette Unterbrechung des Blutflusses vom rechten Ventrikel in die Pulmonalarterie bedarf es einer systemikopulmonalen Verbindung, um ein Überleben zu gewährleisten. Die pulmonale Durchblutung erfolgt primär über einen offenen Ductus arteriosus oder über systemikopulmonale Kollateralen. Über den VSD findet ein **Rechts-links-Shunt** vom rechten Ventrikel in die Aorta statt.

Klinik: Eine Zyanose besteht schon im Neugeborenenalter. Das Herzgeräusch ist systolisch oder systolisch-diastolisch (Ductus, aortopulmonale Kollateralen), der 2. Herzton singulär.

Diagnostik: Die Diagnose wird **echokardiographisch** gestellt und durch die **Herzkatheteruntersuchung** bestätigt (Abb. **12.15**).

Diagnostik: Im **EKG** findet sich eine Rechtshypertrophie. Die Diagnose wird **echokardiographisch** gestellt; im Rahmen der **Herzkatheteruntersuchung** wird die arterielle Versorgung der Lungen angiographisch dargestellt. **Röntgenologisch** ist die Herzspitze angehoben, das Pulmonalisareal „leer", die Lungengefäßzeichnung meist deutlich rarefiziert (Abb. **12.15**).

12.15 Pulmonalatresie mit Ventrikelseptumdefekt

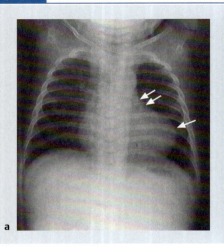 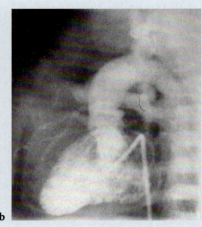 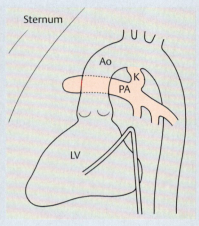

a Röntgenaufnahme eines 2 Monate alten Kindes mit Pulmonalatresie und VSD: Das Herz ist vergrößert mit angehobener Herzspitze (der druckbelastete rechte Ventrikel wird links randbildend [→] und „fehlendem" Pulmonalissegment [⇉], links deszendierende Aorta; die Lungengefäßzeichnung ist vermindert).

b Angiokardiogramm bei Pulmonalatresie und VSD: Der Pulmonalkreislauf wird über ein Kollateralgefäß (K) aus dem Aortenbogen (Ao) versorgt. Darstellung des linken Ventrikels (LV) in seitlicher Projektionsebene; der Pulmonalarterienstamm (PA), der über das aortopulmonale Gefäß angefärbt wird, endet blind vor der Aorta.

Therapie: Beim Neugeborenen wird der Ductus durch eine Prostaglandin-E₁-Infusion offen gehalten.
Operativ-palliativ ist bei verminderter Lungendurchblutung eine systemikopulmonale Shunt-Operation indiziert. Eine **korrigierende Operation** ist in den meisten Fällen möglich.

Prognose: Im Wesentlichen von der Durchführbarkeit einer Korrekturoperation abhängig.

Pulmonalatresie mit intaktem Ventrikelseptum

▶ Definition

Therapie: Die Neugeborenen werden mit einer Prostaglandin-E₁-Infusion zur Erhaltung des Ductus versorgt.
Operativ-palliativ wird bei pulmonaler Minderdurchblutung bzw. drohendem Ductusverschluss in den ersten Lebenswochen ein systemikopulmonaler Shunt (modifizierter Blalock-Taussig-Shunt, vgl. S. 353) geschaffen. Eine **korrigierende Operation** mit Anschluss der Pulmonalisgefäße an den rechten Ventrikel (Homograft, Conduit) und Verschluss des VSD wird in Kombination mit Unifokalisierung und Zentralisierung der Pulmonalarterien durchgeführt.

Prognose: Im Wesentlichen abhängig von der Durchführbarkeit einer Korrektur-Operation. In den Fällen, bei denen eine komplette Korrektur nicht möglich ist, wird die Zyanose weiterbestehen und die Lebenserwartung eingeschränkt sein.

Pulmonalatresie mit intaktem Ventrikelseptum

▶ Definition.
- Atresie der Pulmonalklappe durch Verschmelzung der Kommissuren
- intaktes Ventrikelseptum (Abb. **12.16a**)
- Trikuspidalklappendysplasie unterschiedlichen Ausmaßes mit Insuffizienz.
- offenes Foramen ovale oder Vorhofseptumdefekt
- persistierender Ductus arteriosus Botalli.

Häufigkeit: 2 % aller angeborenen Herzfehler.
Pathologische Anatomie und Hämodynamik: Der rechte Ventrikel weist überwiegend eine ausgeprägte Myokardhypertrophie auf; meist besteht eine Trikuspidalinsuffizienz (Abb. **12.16b**). Über das Foramen ovale findet ein **Rechts-links-Shunt** statt.

Häufigkeit: Die relative Häufigkeit beträgt ca. 2 % aller angeborenen Herzfehler.
Pathologische Anatomie und Hämodynamik: Der rechte Ventrikel weist ein deutlich verkleinertes Cavum mit ausgeprägter Myokardhypertrophie auf; er ist häufig nicht komplett angelegt. Bei sehr stark hypertrophierter rechtsventrikulärer Muskulatur findet man sog. Myokardsinusoide, die eine Verbindung zwischen rechtsventrikulärem Cavum und den Koronararterien in Form von

12.16 Pulmonalatresie mit intaktem Ventrikelseptum

a Schematische Darstellung: Atresie auf Pulmonalklappenebene. Hypertrophie des rechten Ventrikels, kleines Ventrikelkavum, Trikuspidalklappeninsuffizienz mit dilatiertem rechten Vorhof. ASD mit Rechts-links-Shunt und offener Ductus arteriosus Botalli mit Links-rechts-Shunt.
b Angiokardiogramm: Kontrastmittelinjektion in den rechten Ventrikel im p.-a. Strahlengang; das rechtsventrikuläre Cavum (RV) ist hypoplastisch mit atretischem Ausflusstrakt; der rechte Vorhof (RA), der sich aufgrund einer Trikuspidalinsuffizienz mit anfärbt, ist deutlich vergrößert.

Fisteln aufweisen können. Der rechte Vorhof ist in Abhängigkeit von der Trikuspidalinsuffizienz dilatiert (Abb. 12.16b). Über den ASD findet aufgrund des erhöhten Druckes im rechten Vorhof ein **Rechts-links-Shunt** statt. Die Lungendurchblutung ist postpartal von der Persistenz eines offenen Ductus abhängig.

Klinik: Die Neugeborenen weisen eine **Zyanose** auf, die mit zunehmendem Ductusverschluss ausgeprägter wird; ferner bestehen Zeichen der Rechtsherzinsuffizienz mit Hepatomegalie.

Diagnostik: Auskultatorisch findet man ein systolisch-diastolisches Herzgeräusch mit p.m. im 2. ICR linksparasternal (offener Ductus arteriosus). Die Diagnose wird **echokardiographisch** gestellt und durch die Herzkatheteruntersuchung bestätigt.

Therapie: Bei Vorliegen eines restriktiven Foramen ovale ist eine Ballonatrioseptostomie nach Rashkind erforderlich. Der Ductus wird durch Prostaglandin E_1 oder mit einem Gefäßstent offen gehalten. Nach Ausschluss einer vom rechten Ventrikel abhängigen Koronararterienperfusion wird noch im Neugeborenenalter die Eröffnung der Pulmonalklappe (interventionell mit Katheterperforation der Klappe oder operativ) durchgeführt. Häufig folgen Zweieingriffe in Form einer Rekonstruktion des rechtsventrikulären Ausflusstrakts sowie dem Verschluss des ASD.

Prognose: Sie ist von der Konfiguration des rechten Ventrikels abhängig. Bei sehr hypoplastischem rechten Ventrikel ist die Erhaltung eines Zweikammersystems nicht möglich; in diesen Fällen wird der rechte Ventrikel durch eine Konnektion der oberen Hohlvene mit der rechten Pulmonalarterie (Glenn-Anastomose) entlastet.

Trikuspidalatresie

▶ **Definition.** Komplette Unterbrechung der Konnektion zwischen rechtem Vorhof und rechtem Ventrikel mit Ersatz der Trikuspidalklappe durch fibromuskuläres Gewebe (Abb. 12.17). Die Hypoplasie des rechten Ventrikels ist abhängig von den Zusatzvitien. Die Einteilung erfolgt nach der Lage der großen Gefäße (normale oder Transpositionsstellung), dem Vorhandensein eines VSD und dem Grad der Pulmonalarteriendurchblutung. Ferner bestehen ein Vorhofseptumdefekt oder offenes Foramen ovale und ein offener Ductus arteriosus; eine Transpositionsstellung der großen Arterien ist selten.

Klinik: Eine **Zyanose** besteht bereits im Neugeborenenalter.

Diagnostik: Auskultatorisch besteht ein systolisch-diastolisches Herzgeräusch (p.m. 2. ICR links parasternal). Die Diagnose wird **echokardiographisch** gestellt.

Therapie: Bei restriktivem Foramen ovale ist eine Ballonatrioseptostomie nach Rashkind erforderlich. Der Ductus wird durch Prostaglandin E_1 offen gehalten. Im Neugeborenenalter erfolgt die Eröffnung der Pulmonalklappe operativ oder katheterinterventionell.

Prognose: Die Prognose ist von der Konfiguration des rechten Ventrikels abhängig.

Trikuspidalatresie

◀ **Definition**

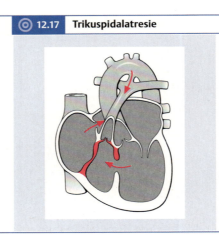

12.17 Trikuspidalatresie

Trikuspidalatresie mit Ventrikelseptumdefekt und Pulmonalstenose, offenem Ductus arteriosus und Vorhofseptumdefekt; Hypoplasie von rechtem Ventrikel und Pulmonalarterienstamm.

Häufigkeit: 1–2% aller angeborenen Herzfehler.

Hämodynamik: Aufgrund der Trikuspidalklappenatresie kann das Blut aus dem rechten Vorhof ausschließlich über eine interatriale Lücke in den linken Vorhof und linken Ventrikel abfließen.

Klinik: Zyanose bereits im Neugeborenenalter.

Diagnostik: Auskultatorisch ist der 1. Herzton betont.

EKG: Überdrehter Linkstyp, P-dextrocardiale und Linksherzhypertrophie.
Die Diagnose wird **echokardiographisch** gestellt.

Therapie: Initiale Therapie mit Prostaglandin E₁. Bei pulmonaler Minderdurchblutung wird ein systemikopulmonaler Shunt angelegt. Als definitive Palliation wird das Operationsverfahren nach **Fontan** durchgeführt.

Prognose: Die 10-Jahres-Überlebenszeit nach der Fontan-Operation liegt über 90%. Spätpostoperative Komplikationen sind relativ häufig.

Häufigkeit: 1–2% aller angeborenen Herzfehler.

Hämodynamik: Aufgrund der Trikuspidalklappenatresie erfolgt der Abstrom des Blutes aus dem rechten Vorhof über die interatriale Kommunikation in den linken Vorhof und in den linken Ventrikel, der somit das gesamte pulmonal- und systemvenöse Mischblut erhält. Bei Vorhandensein eines VSDs ist eine antegrade Durchblutung der Pulmonalarterie nachweisbar.

Klinik: Bedingt durch den **Rechts-links-Shunt** auf Vorhofebene besteht schon im Neugeborenenalter eine **Zyanose**. Bei verminderter Lungendurchblutung kann die Zyanose ausgeprägt sein, bei vermehrter pulmonaler Durchblutung ist sie nur gering.

Diagnostik: Auskultatorisch ist der 1. Herzton betont; zudem besteht, je nach Art der Zusatzfehlbildungen, ein systolisches Geräusch auf der Basis einer valvulären (oder subvalvulären) Pulmonalstenose.
Im **EKG** zeigt sich ein überdrehter Linkstyp, der mit einem P-dextrocardiale und einer Linksherzhypertrophie einhergeht.
Die Diagnose wird **echokardiographisch** gestellt. Im Rahmen der **Herzkatheteruntersuchung** wird bei restriktivem Foramen ovale eine Ballonatrioseptostomie durchgeführt.

Therapie: Bei pulmonaler Minderdurchblutung ist initial eine Behandlung mit Prostaglandin E₁ erforderlich, um über den offenen Ductus die Lungendurchblutung zu gewährleisten. Danach wird ein **systemikopulmonaler Shunt** in Form eines modifizierten Blalock-Taussig-Shunts (s. S. 353) angelegt. Die operativen Maßnahmen müssen das Fehlen einer funktionstüchtigen rechten Kammer berücksichtigen; es kommt somit nur eine sog. „physiologische Operation" nach **Fontan** in Betracht. Prinzip ist der direkte Anschluss der oberen und unteren Hohlvene an das zentrale Pulmonalarteriensystem über einen Goretex-Tunnel im rechten Vorhof (totale cavopulmonale Konnektion). Durch die hiermit erfolgte Trennung von System- und Pulmonalkreislauf sind die Kinder nicht mehr zyanotisch, die Volumenbelastung des linken Ventrikels ist aufgehoben.

Prognose: Die 10-Jahres-Überlebenszeit nach der Fontan-Operation liegt über 90%. Früh- und spätpostoperative Komplikationen sind die Ausbildung von Ergüssen aufgrund eines erhöhten systemvenösen Drucks (Aszites, Pleura- und Perikardergüsse) und atriale Arrhythmien.

12.1.6 Vitien mit Linksherzobstruktion

Angeborene valvuläre Aortenstenose

▶ **Definition.** Stenosierung der Aortenklappe auf der Basis von Verwachsungen der Kommissuren mit verdickter Klappe (Abb. 12.18).

◀ Definition

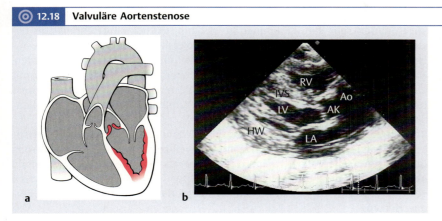

12.18 Valvuläre Aortenstenose

a Verdickte, stenosierte Aortenklappe. Hypertrophie des linken Ventrikels.
b Echokardiogramm eines 5 Wochen alten Säuglings mit valvulärer Aortenstenose (präkordiale lange Achse). Septum und linksventrikuläre Hinterwand sind verdickt, die Aortenklappe steht systolisch domförmig und ist deutlich stenosiert.
RV = rechter Ventrikel, IVS = interventrikuläres Septum, LV = linker Ventrikel, Ao = Aorta, AK = Aortenklappe, HW = Hinterwand, LA = linker Vorhof.

Häufigkeit: Die relative Häufigkeit liegt bei 6–10 % aller angeborenen Herzfehler. Das männliche Geschlecht ist etwa doppelt so häufig betroffen wie das weibliche.

Pathologische Anatomie und Hämodynamik: Die stenosierte Aortenklappe kann trikuspide, bikuspide oder selten auch monokuspide angelegt sein. Der Klappenring ist gelegentlich hypoplastisch; die Klappensegel sind bei ausgeprägten Formen verdickt und myxomatös verquollen. Abhängig vom Druckgradienten über der Klappe besteht eine konzentrische Myokardhypertrophie des linken Ventrikels. Vor allem bei hochgradiger Klappenstenose im Neugeborenenalter kann der linke Ventrikel auch dilatiert und in seiner systolischen Funktion deutlich eingeschränkt sein.

Klinik: Es ist zu unterscheiden zwischen der kritischen oder hochgradigen Aortenstenose, die im Neugeborenen- und frühen Säuglingsalter zu Symptomen führt, und der weniger ausgeprägten Aortenstenose, die erst zu einem späteren Zeitpunkt einer Therapie bedarf. Symptome in der Säuglingszeit sind Tachypnoe, Trinkschwierigkeiten und Gedeihstörung. Bei kritischer Stenosierung besteht eine periphere Minderdurchblutung mit abgeschwächten Pulsen und Organminderperfusion bis hin zur Schocksymptomatik. Ältere Kinder mit valvulärer Aortenstenose sind überwiegend asymptomatisch. Gelegentlich besteht eine vorzeitige Ermüdbarkeit; bei höheren Gradienten (über 70 mmHg) können unter körperlicher Belastung synkopale Zustände mit der Gefahr des plötzlichen Herztodes auftreten.

Diagnostik: Auskultatorisch besteht ein Systolikum im 2. ICR rechts parasternal, das in die Karotiden fortgeleitet wird. Das Amplitudenmaximum des Geräusches nähert sich mit zunehmender Stenosierung dem 2. Herzton. Des Weiteren findet sich ein frühsystolischer „Ejectionclick".

Häufigkeit: 6–10 % aller angeborenen Herzfehler; Überwiegen des männlichen Geschlechts.

Pathologische Anatomie und Hämodynamik: Durch die Druckerhöhung im linken Ventrikel entsteht eine konzentrische Myokardhypertrophie.

Klinik: Es ist zu unterscheiden zwischen der kritischen oder hochgradigen Aortenstenose, die bereits im Neugeborenen- und jungen Säuglingsalter zu Symptomen führt, und der weniger ausgeprägten Aortenstenose.

Diagnostik: Auskultatorisch besteht ein Systolikum im 2. ICR rechts parasternal mit Fortleitung in die Karotiden.

EKG: Zeichen der Linkshypertrophie. Repolarisationsstörungen in Form von ST-Streckensenkungen und Veränderungen der T-Welle weisen auf eine Ischämie hin.

Echokardiographie: Mit Hilfe des Ultraschall-Dopplers kann der systolische Gradient abgeschätzt werden.

Eine **Herzkatheteruntersuchung** wird bei Indikation zur Ballondilatation durchgeführt.

Röntgen: Abhängig von Stenosegrad und linksventrikulärer Funktion ist das Herz röntgenologisch normal groß bis deutlich nach links dilatiert.

Differenzialdiagnose: Abzugrenzen sind die subvalvuläre und die supravalvuläre Aortenstenose.

Therapie: Die **kritische valvuläre Aortenstenose** des jungen Säuglings bedarf der frühzeitigen interventionellen Therapie. Jenseits dieses Alters besteht bei einem invasiv gemessenen Gradienten > 50 mmHg die Indikation zur Intervention. Bei Gradienten ab 30 mmHg müssen die körperlichen Aktivitäten eingeschränkt werden.

Prognose: Häufig ist im Verlauf des Kindesalters eine operative Klappenrekonstruktion, bei hochgradig malformierter Klappe auch ein Klappenersatz erforderlich.

Aortenisthmusstenose

▶ **Synonym**

▶ **Definition**

EKG: Mit zunehmendem Gradienten bestehen zunehmende Linkshypertrophiezeichen. Repolarisationsstörungen in Form von deszendierenden ST-Streckensenkungen und T-Abflachung bzw. -Inversion links präkordial weisen auf eine myokardiale Ischämie hin. Treten beim Belastungs-EKG Repolarisationsstörungen auf oder steigt der systolische Blutdruck weniger als 35 mmHg an, so spricht dies für eine höhergradige valvuläre Aortenstenose.

Echokardiographie: Bei der zweidimensionalen Darstellung ist die systolische Domstellung der Klappe bei insuffizienter Öffnung zu erkennen. Septum und Hinterwand sind verdickt als Ausdruck einer konzentrischen Hypertrophie. Bei der hochgradigen Aortenstenose des Neugeborenen kann der linke Ventrikel auch dilatiert sein; die Pumpfunktion ist dann deutlich eingeschränkt; es besteht eine sekundäre Mitralinsuffizienz. Dopplersonographisch kann der systolische Druckgradient zwischen linkem Ventrikel und Aorta abgeschätzt werden.

Herzkatheter und Angiokardiographie: Bei höhergradigen Aortenstenosen mit einem invasiv gemessenen Gradienten über 50 mmHg sowie bei eingeschränkter linksventrikulärer Funktion ist eine Herzkatheteruntersuchung mit Ballondilatation der Klappe indiziert.

Röntgen: Säuglinge mit kritischer Aortenstenose und dilatiertem linken Ventrikel haben eine deutliche Kardiomegalie. Bei weniger ausgeprägter Stenosierung und konzentrischer Hypertrophie des linken Ventrikels zeigt das Röntgenbild eine Prominenz der Aorta ascendens am rechten Wirbelsäulenrand mit kaudal gerichteter Herzspitze bei ansonsten normal großem oder nur leicht vergrößertem Herzen.

Differenzialdiagnose: Echokardiographisch und angiographisch lassen sich folgende Formen abgrenzen:
- membranöse und fibromuskuläre Subaortenstenose;
- supravalvuläre Aortenstenose (typisch für das Williams-Beuren-Syndrom, s. S. 131, Tab. **7.1**).

Therapie: Die **kritische valvuläre Aortenstenose** des Neugeborenen und jungen Säuglings bedarf der frühzeitigen interventionellen Therapie mittels Ballondilatation. Jenseits dieses Alters besteht ab einem invasiv gemessenen Gradienten über 50 mmHg die Indikation zum katheterinterventionellen oder operativen Vorgehen, insbesondere wenn Kammerendteilveränderungen vorhanden sind. Die primäre chirurgische Kommissurotomie kann – in Abhängigkeit von der Klappenmalformation – einen kurativen Effekt haben. Bei systolischen Druckgradienten ab 30 mmHg ist eine Einschränkung der körperlichen Aktivitäten erforderlich.

Prognose: Im Spontanverlauf wie auch in der Folge einer Ballondilatation der Klappe kann eine Aorteninsuffizienz entstehen, die ein chirurgischen Vorgehen im Sinne einer Klappenrekonstruktion erforderlich macht. Bei hochgradig deformierten oder degenerierten Klappen ist ein Klappenersatz häufig nicht zu umgehen; hier steht die Methode nach ROSS (Implantation der autologen Pulmonalklappe in Aortenposition und heterologer Ersatz der Pulmonalklappe) oder ein Ersatz durch eine heterologe oder mechanische Klappenprothese zur Verfügung.

Aortenisthmusstenose

▶ **Synonym.** Coarctatio aortae.

▶ **Definition.** Es handelt sich um eine Einengung der Aorta im Bereich des Isthmus aortae, der am Übergang des Aortenbogens zur Aorta descendens liegt (Abb. **12.19**).

12.19 Aortenisthmusstenose

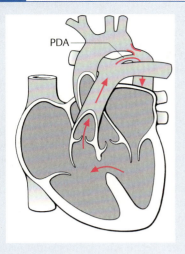 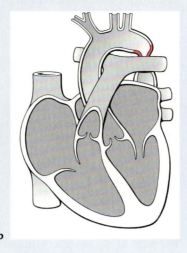 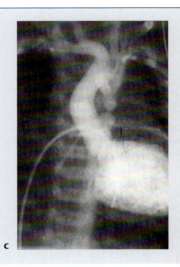

a Präduktale Aortenisthmusstenose mit VSD: Der Ductus (Rechts-links-Shunt) mündet distal der Isthmusstenose in die deszendierende Aorta ein.
b Postduktale Aortenisthmusstenose: Einengung der Aorta distal des Abgangs der Arm- und Halsgefäße.
c Angiokardiogramm bei postduktaler Aortenisthmusstenose (p.-a. Aufnahme): Typische Einengung des Aortenrohres im Isthmusbereich nach dem Abgang der linken A. subclavia.

Zu unterscheiden sind die präduktale (infantile) Form mit klinischen Symptomen bereits im Neugeborenenalter und die **juxta- oder postduktale (adulte) Aortenisthmusstenose**, die meist erst später klinisch relevant wird.

- **präduktale (infantile) Aortenisthmusstenose:** Die Einengung befindet sich proximal der Einmündung des persistierenden Ductus Botalli, über den durch einen Rechts-links-Shunt die Versorgung der unteren Körperhälfte erfolgt. Diese Form wird in der Neugeborenen- und Säuglingszeit klinisch relevant. Relativ häufig liegen zusätzliche kardiale Fehlbildungen vor (bikuspide Aortenklappe, Aortenklappenstenose, VSD, Fehlabgang der rechten A. subclavia als A. lusoria).
- **juxta- oder postduktale (adulte) Aortenisthmusstenose:** Die Verengung liegt entweder auf Höhe des Ductus oder distal davon. Diese Form wird überwiegend zu einem späteren Zeitpunkt hämodynamisch relevant; die linke A. subclavia kann in die Verengung mit einbezogen sein.

Ätiologie und Häufigkeit: Gefäßmedia und Intima sind im Isthmusbereich verdickt; zusätzlich führt in die Aortenwand verlagertes „Ductusgewebe" beim Ductusverschluss zu einer Stenose.
Die relative Häufigkeit der isolierten Aortenisthmusstenose beträgt 4–5 % aller angeborenen Herzfehler. Das männliche Geschlecht ist doppelt so häufig betroffen wie das weibliche. Das **Ullrich-Turner-Syndrom** ist in 15–20 % der Fälle mit einer Aortenisthmusstenose vergesellschaftet.

Klinik: Bei der **präduktalen Form** kommt es im Neugeborenenalter – zum Zeitpunkt des Ductusverschlusses – zum Auftreten von Herzinsuffizienzzeichen mit Dyspnoe und Hepatomegalie; die Ischämie der Bauchorgane führt zu Oligo- und Anurie, Leberfunktionseinschränkung und Darmwandnekrosen (nekrotisierende Enterokolitis). Die infolge des Rechts-links-Shunts über den offenen Ductus arteriosus Botalli initial noch tastbaren Femoralispulse sind dann deutlich abgeschwächt oder nicht mehr palpabel.
Bei der **postduktalen Form** bestehen nicht immer typische Beschwerden; gelegentlich klagen die Kinder über kalte Füße und Schmerzen in den Beinen, die sowohl nach Belastung als auch in Ruhe (nachts) auftreten.

Ein Hochdruck in der oberen Körperhälfte entsteht, wenn die Ausbildung eines suffizienten **Kollateralkreislaufs** (über A. mammaria, Interkostalarterien, A. aberrans, Truncus thyreocervicalis, Truncus costocervicalis) ausbleibt. Klinische Symptome sind Kopfschmerzen, Nasenbluten, Sehstörungen oder gelegentlich flüchtige Hemiparesen.

Diagnostik: Die Diagnose wird durch klinische Untersuchung und Echokardiographie gestellt, bei Bedarf durch Angiographie.
Führendes Symptom bei der juxta- bzw. postduktalen Form ist der Unterschied von **Pulsqualität** und **Blutdruck** zwischen oberen und unteren Extremitäten.

Auskultation: Typisch ist ein systolisches Geräusch, das zwischen den Schulterblättern und im 2. ICR links parasternal auskultierbar ist.

EKG: Oft unspezifisch.

Echokardiographie: Die Darstellung des Aortenisthmus durch die 2-D-Echokardiographie gelingt am besten von suprasternal oder rechts parasternal.

Röntgen: Beim älteren Kind ist das Herz normal groß, seltener leicht vergrößert. Rippenusuren können den verstärkten Kollateralkreislauf über die Interkostalarterien anzeigen.

Eine **kernspintomographische oder konventionelle Angiographie** liefert bei Bedarf eine genaue Darstellung der Morphologie (Abb. **12.19**).

Therapie: Bei der infantilen Form im Neugeborenenalter: Prostaglandin E₁ zur Ductuserhaltung mit Verbesserung der abdominellen Durchblutung; es ist eine Operation binnen weniger Tage anzustreben. Im späteren Lebensalter hat die Operation elektiven Charakter.

Komplikationen: Unmittelbar nach operativer Resektion einer Aortenisthmusstenose kann es zu einem „paradoxen" Blutdruckanstieg kommen.
Bei postoperativer Restenosierung: **Ballondilatation**.

Prognose: Nach erfolgreicher OP ist die Prognose gut. Wegen der Gefahr einer Restenosierung sind jedoch regelmäßige Kontrollen erforderlich.

Diagnostik: Die Diagnose der **präduktalen Isthmusstenose** im Neugeborenenalter kann erschwert sein, wenn die Femoralispulse infolge des noch offenen Ductus noch tastbar sind.
Führendes Symptom bei der juxta- bzw. postduktalen Form ist die Differenz von **Pulsqualität und Blutdruck** zwischen oberen und unteren Extremitäten. Die Höhe der Druckdifferenz beim älteren Kind muss nicht gleichbedeutend mit dem Schweregrad der Stenose sein, da ein gut ausgebildeter **Umgehungskreislauf** einen nur leicht erhöhten Blutdruck an der oberen Körperhälfte bewirken kann.

Auskultation: Typisch ist ein systolisches Geräusch mit p.m. zwischen den Schulterblättern, das auch im 2. ICR links parasternal auskultierbar ist. Suprasternal sind kräftige Gefäßpulsationen nachweisbar.

EKG: Das EKG ist im Neugeborenen- und Säuglingsalter für die Diagnostik wenig hilfreich; häufig bestehen ein rudimentärer Rechtsschenkelblock und leichtgradige Rechtsherzhypertrophiezeichen, beim Schulkind leichtgradige Linksherzhypertrophiezeichen.

Echokardiographie: Die Darstellung des Aortenisthmus durch die 2-D-Echokardiographie gelingt am besten von suprasternal oder rechts parasternal. Auch Zusatzvitien wie eine bikuspide Aortenklappe oder ein VSD werden dokumentiert.

Röntgen: Das Herz ist beim älteren Kind mit Isthmusstenose normal groß, seltener leicht vergrößert. Die Aorta ascendens kann dilatiert sein und rechts randbildend werden, der „Aortenknopf" im linken oberen Mediastinum ist prominent. Im Bereich des Isthmus kann eine sanduhrförmige Einschnürung die Verengung des Aortenrohres markieren. Bei älteren Patienten weisen Rippenusuren auf den verstärkten Kollateralkreislauf über die Interkostalarterien hin. Die **MRT** oder **Herzkatheteruntersuchung** mit Angiographie ist dann indiziert, wenn eine genaue Darstellung der Morphologie des Isthmusbereichs erforderlich ist (Abb. **12.19**) oder der Verdacht auf anomale Abgänge der Arm-Hals-Gefäße besteht.

Therapie: Eine **medikamentöse** Behandlung ist vor allem bei der präduktalen Form im Neugeborenenalter erforderlich; die Gabe von Prostaglandin E₁ hat zum Ziel, über den Ductus arteriosus eine ausreichende Durchblutung der abdominellen Organe bis zur kurzfristig angestrebten Operation zu gewährleisten. Bei der adulten Form ist eine medikamentöse Behandlung nicht erforderlich. Die chirurgische Resektion der Isthmusstenose sollte möglichst frühzeitig erfolgen, um einer persistierenden arteriellen Hypertonie vorzubeugen, die mit zunehmendem Lebensalter häufiger auftritt.

Als **Komplikation** kann es vor allem jenseits des Kleinkindesalters unmittelbar nach operativer Resektion einer Aortenisthmusstenose zu einem „paradoxen" Blutdruckanstieg kommen, der einer intensiven medikamentösen Therapie bedarf.
Die Restenosierung einer voroperierten Aortenisthmusstenose stellt eine Indikation für die **Ballondilatation** dar.

Prognose: Nach chirurgischer Beseitigung der Aortenisthmusstenose ist die Prognose gut. Wegen der Gefahr einer Restenosierung sind regelmäßige Kontrolluntersuchungen erforderlich. Nach Operation jenseits des Kleinkindesalters ist gelegentlich mit einer lange persistierenden arteriellen Hypertonie zu rechnen, die medikamentös behandelt werden muss.

Hypoplastisches Linksherzsyndrom

▶ **Definition.** Das hypoplastische Linksherzsyndrom ist gekennzeichnet durch eine
- hochgradige Stenose oder Atresie der Mitral- und/oder Aortenklappe
- ausgeprägte Hypoplasie des linken Ventrikels, häufig in Kombination mit einer Endokardfibroelastose
- Hypoplasie der aszendierenden Aorta und des Aortenbogens bis zur Einmündung des Ductus.

Häufigkeit: Die relative Häufigkeit beträgt 7–9 % aller angeborenen Herzfehler. Das Wiederholungsrisiko ist mit ca. 10 % relativ hoch.

Hämodynamik: Das Überleben der Kinder im Neugeborenenalter ist zum einen abhängig vom Vorhandensein einer interatrialen Kommunikation, die bei erhöhtem Druck im linken Vorhof häufig restriktiv ist; zum anderen ist die Persistenz des Ductus arteriosus erforderlich, über dessen Rechts-links-Shunt sowohl die deszendierende Aorta versorgt wird, als auch Blut retrograd in die aszendierende Aorta gelangt und so die Koronararteriendurchblutung gewährleistet (Abb. 12.20).

12.20 Hypoplastisches Linksherzsyndrom

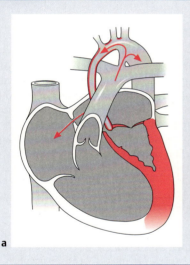 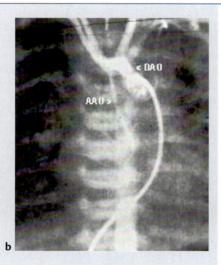

a Hypoplastisches Linksherzsyndrom mit vergrößertem rechten Vorhof und rechten Ventrikel. Der linke Ventrikel ist bei Mitral- und Aortenatresie sehr hypoplastisch, das Ventrikelcavum fehlt fast vollständig, die Ventrikelwände sind hypertrophiert. Der Abstrom des Blutes aus dem linken Vorhof in den rechten Vorhof erfolgt über einen Vorhofseptumdefekt. Das Blut aus dem Pulmonalarterienstamm perfundiert über den Ductus sowohl die deszendierende als auch die aszendierende Aorta.
b Angiographie mit Darstellung der extrem hypoplastischen aszendierenden Aorta (AAO). Ab der Ductuseinmündung ist die deszendierende Aorta (DAO) von normalem Kaliber.

Klinik: Die Kinder werden meist innerhalb der ersten 2 Lebenstage wegen des zunehmenden Ductusverschlusses auffällig mit blass-grauem Hautkolorit, Tachydyspnoe und Hepatomegalie. Es entwickelt sich eine allgemeine systemarterielle Minderperfusion mit metabolischer Azidose. Bei restriktivem Foramen ovale besteht eine ausgeprägte Zyanose.

Diagnostik: Echokardiographisch ist die Diagnose zuverlässig zu stellen. Eine Ballonatrioseptostomie nach Rashkind ist bei sehr restriktivem Foramen ovale erforderlich.

Therapie: Unbehandelt versterben 90–95 % der betroffenen Neugeborenen innerhalb der ersten 10 Lebenstage. Therapeutisch steht ein aus drei Schritten bestehendes Operationsverfahren zur Verfügung. Als **erste Maßnahme** (Norwood-1-Operation) erfolgt im Neugeborenenalter die Konnektion der Pulmonalarterie mit der aszendierenden Aorta und eine Rekonstruktion der aszendierenden Aorta bis zum Isthmusbereich. Die Versorgung des Pulmonalisgefäßsystems wird über einen systemikopulmonalen Shunt (Blalock-Taussig-Shunt) sichergestellt. Dieses Vorgehen beinhaltet die Funktion des rechten Ventrikels als

---

◀ **Definition**

Häufigkeit: Die relative Häufigkeit beträgt 7–9 % aller angeborenen Herzfehler.

Hämodynamik: Ein offener Ductus und eine interatriale Kommunikation sind für das Überleben erforderlich (Abb. 12.20).

Klinik: Mit Ductusverschluss blass-graues Hautkolorit, Tachypnoe, Hepatomegalie; systemarterielle Minderperfusion mit metabolischer Azidose.

Diagnostik: Echokardiographische Diagnosestellung.

Therapie: Sehr unterschiedliche Ansätze sind möglich:
- OP nach Norwood I und II, OP nach Fontan
- Herztransplantation
- Unterlassung aller therapeutischen Maßnahmen.

Systemventrikel und der Pulmonalklappe als systemische Semilunarklappe. Hieran schließt sich im Alter von ca. 6 Monaten die **zweite Operation** an: Die obere Hohlvene wird an die rechte Pulmonalarterie zur Volumenentlastung des Ventrikels angeschlossen („Hemi-Fontan"-Operation). Im **dritten Schritt** erfolgt dann der Anschluss der unteren Hohlvene an das Pulmonalisgefäßsystem über einen lateralen Tunnel im rechten Vorhof (sog. totale kavopulmonale Anastomose, Operation nach Fontan), was eine komplette Kreislauftrennung ermöglicht.

Als Alternative kann eine **Herztransplantation** ab dem Neugeborenenalter erwogen werden, die jedoch wegen des Mangels an verfügbaren Spenderorganen relativ selten zum Einsatz kommt.

Es bedarf im Einzelfall unter Berücksichtigung der familiären Verhältnisse einer ausgewogenen Beratung der Eltern, da ein korrigierendes Operationsverfahren bei diesem Herzfehler nicht zur Verfügung steht und somit die Unterlassung von jeglichen therapeutischen Maßnahmen als weitere Alternative diskutiert werden muss.

Prognose: Eingeschränkt. Abhängig von den resultierenden Kreislaufverhältnissen.

Prognose: Das Überleben der Kinder für die genannten drei Operationsschritte ist derzeit noch mit Zurückhaltung zu bewerten, da die Herz-Kreislauf-Verhältnisse nach wenigen Jahren häufig insuffizient sind und zudem neurologische Symptome den Verlauf komplizieren können.

12.1.7 Komplexe Vitien

Komplette Transposition der großen Arterien (D-TGA)

▶ **Definition.** Bei der kompletten Transposition der großen Arterien (Dextroposition der Aorta: D-TGA) entspringt die Aorta anterior aus dem morphologisch rechten Ventrikel, die posterior gelegene Pulmonalarterie aus dem morphologisch linken Ventrikel (ventrikuloarterielle Diskordanz, Abb. **12.21**). System- und Pulmonalkreislauf sind damit nicht hintereinander, sondern parallel geschaltet. Nur durch zusätzliche Querverbindungen zwischen beiden Kreisläufen (Septumdefekte, offener Ductus) ist ein Überleben möglich.

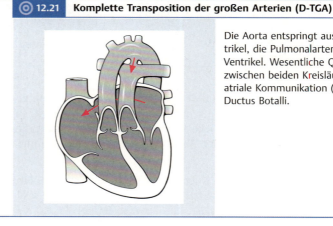

12.21 Komplette Transposition der großen Arterien (D-TGA)

Die Aorta entspringt aus dem rechten Ventrikel, die Pulmonalarterie aus dem linken Ventrikel. Wesentliche Querverbindungen zwischen beiden Kreisläufen sind die interatriale Kommunikation (PFO, ASD) und der Ductus Botalli.

Häufigkeit: 5% aller angeborenen Herzfehler.

Häufigkeit: Die Häufigkeit liegt bei etwa 5% aller angeborenen Herzfehler. Das Verhältnis der männlichen zu den weiblichen Patienten beträgt etwa 2:1.

Klinik: Patienten mit TGA fallen in den ersten Lebenstagen durch Zyanose auf.

Klinik: Wenige Stunden nach der Geburt fallen die Kinder mit Transposition der großen Gefäße durch eine deutlich sichtbare Zyanose auf. Weniger ausgeprägt ist die Zyanose, solange durch Persistenz des Ductus arteriosus oder einen ASD der Blutaustausch zwischen beiden Kreisläufen begünstigt wird.

Diagnostik: Der Aortenklappenschlusston ist oft betont infolge der anterioren Lage der Aorta. Bei Vorliegen einer linksventrikulären Ausflussbahnobstruktion ist ein leises bis mittellautes Systolikum zu hören.
Das **EKG** zeigt eine Rechtsherzhypertrophie und ist daher im Neugeborenenalter ohne diagnostische Bedeutung.
Echokardiographie: Im parasternalen Längsschnitt liegt die Aorta anterior mit Ursprung aus dem rechten Ventrikel, die Pulmonalarterie dorsal mit Ursprung aus dem linken Ventrikel; beide Gefäße sind in ihrem parallelen Verlauf darstellbar (Abb. **12.22a**). Zusätzliche Befunde wie Vorhof- oder Ventrikelseptumdefekt, offener Ductus arteriosus, Aortenisthmusstenose oder subpulmonale Obstruktion sind gut zu diagnostizieren.
Anomalien im Bereich des Ursprungs und Verlaufs der Koronararterien können bei Bedarf durch eine **Angiographie** ergänzt werden.
Röntgen: Typischerweise ist das Herz röntgenologisch vergrößert, quer gelagert mit eirunder Form und schmalem Gefäßband (anterior-posteriore Lage der großen Arterien). Die Lungengefäßzeichnung ist bei vorhandenen Shuntverbindungen vermehrt (Abb. **12.22b**).

Therapie: Bei Diagnosestellung wird Prostaglandin E$_1$ zur Aufrechterhaltung des Blutflusses über den Ductus arteriosus eingesetzt; durch die damit verbundene Volumenbelastung des linken Ventrikels wird ein adäquates Druckniveau in diesem Ventrikel, der nach der arteriellen Switch-Operation die Funktion des Systemventrikels übernimmt, aufrechterhalten. Bei Bedarf ist eine Ballonatrioseptostomie nach Rashkind durchzuführen. Die operative Therapie der Wahl ist die sog. **arterielle Switch-Operation,** bei der innerhalb der ersten beiden Lebenswochen Aorta und Pulmonalarterie sowie die Koronararterien umgepflanzt werden. Auf diese Weise werden anatomisch normale Verhältnisse geschaffen; die Operationsmethode ist als Korrektur einzustufen.

Diagnostik: Entscheidend für die Diagnose ist neben dem klinischen Bild die **Echokardiographie.**
EKG: Zeichen der Rechtsherzhypertrophie.
Echokardiographie: Im parasternalen Längsschnitt liegt die Aorta anterior, die Pulmonalarterie dorsal; beide Gefäße sind parallel verlaufend (Abb. **12.22a**).

Röntgen: Herzvergößerung, quer gelagertes Herz und schmales Gefäßband (Abb. **12.22b**).

Therapie: Therapie der Wahl ist die **arterielle Switch-Operation,** d.h. das Umpflanzer der großen Gefäße, in den ersten Lebenstagen.

12.22 Transposition der großen Arterien

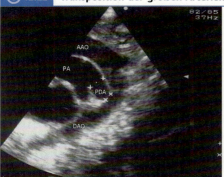
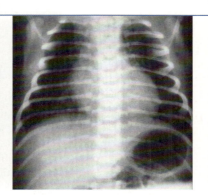

a Echokardiogramm (präkordiale lange Achse): Typisch paralleler Verlauf von Aorta (anterior stehend, AAO) und Pulmonalarterie (posterior, PA): Verbindung zwischen beiden Gefäßen über den offenen Ductus arteriosus Botalli (PDA). DAO = deszendierende Aorta.

b Röntgen-Thoraxaufnahme (p.-a.): vergrößertes, quer gelagertes Herz („liegende Ei-Form"), schmales Gefäßband.

Prognose: Unbehandelt sterben etwa 90% der betroffenen Kinder im ersten Lebensjahr. Mit der arteriellen Umkehr-Operation bestehen bisher gute Langzeit-Ergebnisse.

Prognose: Mit der arteriellen Umkehroperation bestehen bisher gute Erfahrungen.

Angeboren-korrigierte Transposition der großen Arterien (L-TGA)

▶ **Definition.** Es besteht eine anatomische und funktionelle Ventrikelinversion, d.h. der morphologisch rechte Ventrikel ist in den großen Kreislauf, der morphologisch linke Ventrikel in den kleinen Kreislauf integriert (atrioventrikuläre und ventrikuloarterielle Diskordanz).

Häufigkeit: 1% aller angeborenen Herzfehler.

Pathologische Anatomie und Hämodynamik: Der Blutfluss im kleinen Kreislauf erfolgt von den beiden Hohlvenen in den rechten Vorhof, von da aus in den morphologisch linken Ventrikel, der rechts liegt, und in den Pulmonalarterienstamm. Im Systemkreislauf läuft der Blutfluss aus den Lungenvenen in den linken Vorhof, von hier über den morphologisch rechten Ventrikel, der links liegt, in die aszendierende Aorta (Abb. 12.23). Ohne Zusatzfehlbildungen liegen normale hämodynamische Verhältnisse vor. Assoziierte Fehlbildungen sind: Vorhof-, Ventrikelseptumdefekt, valvuläre oder subvalvuläre Pulmonalstenose, Ebstein-Malformation der Trikuspidalklappe, gelegentliche Dextrokardie, selten ein AV-Block III°.

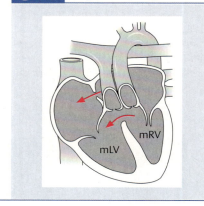

12.23 Angeboren-korrigierte Transposition der großen Arterien (L-TGA)

Es liegt eine Ventrikelinversion vor: der morphologisch linke Ventrikel (mLV) liegt rechts im pulmonalen Kreislauf, der morphologisch rechte Ventrikel (mRV) links im Systemkreislauf. Es liegen hier ferner ein Vorhof- und ein Ventrikelseptumdefekt vor.

Klinik: Diese entspricht im Kindesalter der Symptomatik der Zusatzfehlbildungen (z.B. VSD, Pulmonalstenose). Mit zunehmendem Alter können sich eine Funktionseinschränkung und Dilatation des morphologisch rechten Ventrikels entwickeln mit konsekutiver Insuffizienz der Trikuspidalklappe, die den hohen Druckwerten im Systemkreislauf nicht standhält.

Diagnostik: Die Diagnose wird primär **echokardiographisch** gestellt; bei komplexen Zusatzfehlbildungen kann eine Herzkatheteruntersuchung erforderlich werden.
Im **EKG** fehlen wegen der atypischen Stellung des Ventrikelseptums die Q-Zacken in den links-präkordialen Ableitungen; sie sind stattdessen rechts präkordial zu sehen. Selten bestehen AV-Überleitungsstörungen, wobei am häufigsten ein AV-Block III° vorliegt.

Therapie und Prognose: Der Verlauf ist von den zusätzlichen Strukturanomalien abhängig: große Septumdefekte müssen verschlossen werden; ein AV-Block III° macht eine Schrittmacherimplantation erforderlich. Inwieweit bei ausgeprägter primärer Trikuspidalklappeninsuffizienz eine „double switch" Operation mit atrialer und arterieller Umkehrprozedur gute Ergebnisse erzielen kann, ist derzeit noch nicht abschätzbar.

Truncus arteriosus communis

▶ **Definition.** Beim Truncus arteriosus communis entspringt nur ein großes arterielles Gefäß aus beiden Ventrikeln. Der Truncus reitet über einem hochgelegenen VSD und versorgt den systemischen, pulmonalen und Koronarkreislauf. Die Truncusklappe kann vierzipflig angelegt sein. Das Abgangsmuster der Pulmonalarterien wird in verschiedene Typen unterteilt:
- Abgang beider Pulmonalarterien aus dem Truncus mit einem gemeinsamen Ursprung
- getrennter Ursprung von rechter und linker Pulmonalarterie aus dem Truncus
- Ursprung einer Pulmonalarterie aus dem Truncus, während die andere über einen Ductus oder eine Kollaterale versorgt wird
- getrennter Abgang beider Pulmonalarterien aus dem Truncus; zusätzlich besteht eine hochgradige Aortenisthmusstenose oder Atresie des Isthmus mit Versorgung der deszendierenden Aorta über einen persistierenden Ductus aus dem proximalen Truncus-Anteil.

Ätiologie und Häufigkeit: In der 4. bis 5. Embryonalwoche bleibt die Septierung des gemeinsamen arteriellen Truncus in Aorta und Pulmonalarterie aus. Die Häufigkeit liegt bei etwa 2 % aller angeborenen Herzfehler. Die Assoziation mit einem CATCH 22q11-Deletions-Syndrom ist häufig.

Hämodynamik und Klinik: Auf Ventrikel- und Trunkusebene kommt es zu einer Mischung des system- und pulmonalvenösen Blutes. Die systemische arterielle Sauerstoffsättigung hängt vom Grad der Lungendurchblutung ab. Die Patienten mit pulmonaler Mehrdurchblutung zeigen bereits in den ersten Lebenswochen eine meist ausgeprägte Herzinsuffizienz in Form von Tachypnoe, Hepatomegalie, Trinkschwäche und Gedeihstörung.

Diagnostik: Es besteht ein systolisches, manchmal bis in die frühe Diastole reichendes Herzgeräusch, begleitet von einem frühsystolischen „Ejection-Click". Ein diastolisches Geräusch kann auch durch eine in etwa 50 % vorliegende Trunkusklappeninsuffizienz verursacht sein. Der zweite Herzton ist singulär. Das **EKG** zeigt eine biventrikuläre Hypertrophie.
Echokardiographie: Darstellung eines einzelnen arteriellen Gefäßes, das über dem VSD reitet, mit Ursprung der Pulmonalarterie(n) aus dem Truncus. Der linke Vorhof ist bei Lungenmehrdurchblutung vergrößert.
Die **Herzkatheteruntersuchung** mit **Angiokardiographie** ergänzt die morphologische und hämodynamische Beurteilung, insbesondere die im Hinblick auf chirurgische Korrekturmaßnahmen wichtige Anatomie der Pulmonalarterien.
Röntgen: Schon in den ersten Lebenstagen findet sich eine Kardiomegalie; die Lungengefäßzeichnung ist in den meisten Fällen vermehrt, bei Obstruktionen im Bereich der Pulmonalarterienabgänge normal oder vermindert.

Therapie: Nach medikamentöser Kompensation der Herzinsuffizienz erfolgt die Korrekturoperation. Zur Vermeidung irreversibler Lungengefäßveränderungen bei pulmonaler Mehrdurchblutung muss in den ersten Lebensmonaten operiert werden. Neben dem Patchverschluss des VSD wird eine Verbindung zwischen dem rechtsventrikulären Ausflusstrakt und den Pulmonalarterien mit einem Conduit geschaffen.

◀ **Truncus arteriosus communis**

◀ **Definition**

Ätiologie und Häufigkeit: Die Septierung des arteriellen Truncus bleibt aus. Die Häufigkeit liegt bei ca. 2 % aller angeborenen Herzfehler.

Klinik: Patienten mit Truncus arteriosus communis und pulmonaler Mehrdurchblutung zeigen meist schon im Säuglingsalter Zeichen der Herzinsuffizienz.

Diagnostik: Systolisches bis frühdiastolisches Geräusch, begleitet von einem frühsystolischen „Ejection-Click". Das EKG zeigt eine biventrikuläre Hypertrophie.

Echokardiographie: Darstellung eines einzelnen arteriellen Gefäßes, das über dem VSD reitet.

Röntgen: Kardiomegalie; die Lungengefäßzeichnung ist in den meisten Fällen vermehrt.

Therapie: Zur Vermeidung irreversibler Lungengefäßveränderungen erfolgt eine frühzeitige Operation unter Verwendung eines Conduits zwischen rechtem Ventrikel und Pulmonalarterie.

12.2 Entzündliche Herzerkrankungen

12.2.1 Myokarditis

▶ **Definition.** Es handelt sich um eine überwiegend viral bedingte Entzündung des Myokards mit sehr variabler klinischer Symptomatik.

Ätiologie: Verursacht wird die Myokarditis am häufigsten durch **Viren,** insbesondere durch Enteroviren (Coxsackie-B- und Echoviren), ferner durch Ebstein-Barr-, Parvovirus B19, Influenza-, RS-, Röteln-, Masern-, Mumps-, Herpes-Viren, HIV und CMV. Auch Bakterien können im Rahmen einer septischen Erkrankung eine begleitende Myokarditis hervorrufen (Corynebacterium diphtheriae, säurefeste Stäbchen, Salmonellen, Streptokokken, Staphylokokken, Pneumokokken). Seltene Verursacher sind Pilze (Candida albicans), Mycoplasma pneumoniae, Protozoen, Rickettsien oder Spirochäten.

Klinik: Betroffen sind Kinder aller Altersstufen. Die Symptome können sehr unterschiedlich ausgeprägt sein und reichen vom subklinischen Bild (passagere, geringfügige EKG-Veränderungen) bis zum foudroyanten Verlauf mit hochgradiger Herzinsuffizienz und ventrikulären Arrhythmien. Das Symptomenspektrum repräsentiert die Zeichen der Infektion und der Herzinsuffizienz: Müdigkeit und allgemeines Krankheitsgefühl, Fieber, starr frequente Sinustachykardie, Tachy-/Dyspnoe, Hepatosplenomegalie, arterielle Hypotonie, Arrhythmien jeglicher Art, Ergüsse (Perikard- und Pleuraergüsse, Aszites) oder stauungsbedingter Husten. Besonders gefürchtet ist ein foudroyanter Verlauf, der binnen weniger Tage zur schweren Herzinsuffizienz mit Intensivpflichtigkeit führt.

Diagnostik: Auskultatorisch fällt eine Tachykardie auf. Die Herztöne sind bei Vorliegen eines Perikardergusses abgeschwächt; gelegentlich ist ein Galopprhythmus aufgrund eines 3. oder 4. Herztones oder ein systolisches Geräusch über der Herzspitze als Ausdruck einer Mitralinsuffizienz zu hören. Die peripheren Pulse sind häufig abgeschwächt. Es besteht eine Hepato-, seltener eine Splenomegalie.

Labor: Das CrP ist nur mäßiggradig erhöht. Gelegentlich finden sich eine Leukozytose sowie eine Erhöhung von CK-MB, LDH und SGOT. Bei Verdacht auf Myokarditis sollte eine serologische Diagnostik mit Bestimmung der Virusantikörpertiter oder besser der Nachweis viraler Proteine mittels PCR aus Serum und Stuhl geführt werden. Der direkte Virusgenomnachweis aus dem Myokard kann die Diagnose sichern. Des Weiteren wird das Myokardbiopsiematerial histologisch und immunhistochemisch aufgearbeitet.

EKG: Die Zeichen einer Myokarditis sind sehr unspezifisch: im Akutzustand besteht bei linksventrikulärer Funktionseinschränkung immer eine Sinustachykardie mit starrer Frequenz und Erregungsrückbildungsstörungen. Gelegentlich finden sich Extrasystolen oder sonstige Rhythmusstörungen. Diese EKG-Befunde sind oft flüchtig und variabel.

Echokardiographie: Entsprechend dem klinischen Befund kann ein sehr variables Bild von geringer bis ausgeprägter linksventrikulärer Funktionseinschränkung vorliegen. Relativ häufig findet sich eine Mitralinsuffizienz unterschiedlichen Ausmaßes mit Dilatation des linken Vorhofs, bei Druckerhöhung im kleinen Kreislauf auch eine Trikuspidalklappeninsuffizienz. Bei schwerer linksventrikulärer Funktionsstörung können wandständige Thromben nachweisbar sein.

Röntgen: Je nach Schweregrad der Myokarditis kann ein normales Röntgenbild oder aber eine Herzvergrößerung ohne vitientypische Konfiguration nachweisbar sein. Bei linksventrikulärer Funktionseinschränkung bestehen pulmonale Stauungszeichen.

Differenzialdiagnose: Der Ausschluss eines Fehlabgangs der linken Koronararterie aus der Pulmonalarterie (Bland-White-Garland-Syndrom) wird echokardiographisch oder angiographisch geführt. Dilatative Kardiomyopathien anderer Ursache (s. S. 371 ff) müssen ausgeschlossen werden.

Therapie: In der **Akutphase** der Erkrankung ist Bettruhe mit entsprechendem Monitoring (EKG, Echokardiogramm, Blutdruck, Gewichtskontrolle) sowie eine medikamentöse Therapie der Herzinsuffizienz angezeigt.
Bei **schwerer** linksventrikulärer Funktionseinschränkung ist die Therapie auf der **Intensivstation** durchzuführen. Zur Unterstützung der kardialen Funktion werden Katecholamine, nachlastsenkende Substanzen und Diuretika eingesetzt. Digitalis muss wegen der Arrhythmiegefahr zurückhaltend verabreicht werden. Intubation und maschinelle Beatmung können erforderlich sein. Liegt ein drohendes Myokardversagen vor, besteht die Möglichkeit, ein mechanisches Pumpsystem zur Unterstützung des linken Ventrikels einzusetzen. Dieses Verfahren kann bis zur Kreislaufstabilisierung bzw. bei Bedarf bis zu einer erforderlichen Herztransplantation fortgesetzt werden.
Im Akutstadium werden Gammaglobuline i.v. (2 mg/kgKG/d) verabreicht. Die antiinflammatorische Therapie richtet sich nach den Befunden der Myokardbiopsie. Bei Vorliegen einer Myokarditis mit Virusgenomnachweis kann der Einsatz von Interferon, bei fehlendem Virusnachweis eine immunsuppressive Therapie mit Azathioprin und Kortison erwogen werden. Über Indikation und Wertigkeit dieser Therapieansätze sowie den Zeitpunkt des Einsatzes einer Kortison-Therapie kann derzeit noch nicht abschließend geurteilt werden.
Die Langzeit-Therapie besteht in der Applikation von Digitalis, Diuretika und Nachlastsenkern (ACE-Hemmer und niedrig dosierte Betarezeptorenblocker).

Prognose: Je jünger die Patienten sind, desto höher ist die Mortalitätsrate. In vielen Fällen aber kommt es zum Abklingen der Infektion mit deutlicher Besserung der klinischen und echokardiographischen Befunde. Vor allem initial foudroyante Verläufe weisen erfahrungsgemäß eine relativ hohe Spontanheilungsrate auf.
Bei persistierender Funktionseinschränkung des Myokards im Sinne einer sekundären dilatativen Kardiomyopathie (s. S. 373) muss mit einem chronischen Verlauf gerechnet werden, der unter antikongestiver Therapie häufig über viele Jahre relativ stabil bleibt. Aus diesem Grund sollten über längere Zeiträume konsequente Nachuntersuchungen erfolgen. Bei erneuter Verschlechterung stellt die Herztransplantation eine Option dar.

12.2.2 Infektiöse Endokarditis

▶ **Definition.** Es handelt sich um eine überwiegend bakteriell bedingte Infektion einer oder mehrerer Herzklappen, des muralen Endokards und/oder des vaskulären Endothels. Sekundärläsionen sind Strukturveränderungen der Klappen mit Stenosierung oder Schlussunfähigkeit.

Ätiologie: In ca. 90 % der Fälle ist bei Erkrankung im Kindesalter eine vorbestehende strukturelle Herzerkrankung in Form eines **angeborenen Herzfehlers** bekannt. Die Bakterien haften besonders leicht an Intimaläsionen, die durch einen turbulenten Blutstrom hervorgerufen werden (z. B. an Umgebungsstrukturen von Ventrikelseptumdefekten oder an vorgeschädigten Klappen). In nur etwa 30–40 % der Fälle mit bakterieller Endokarditis ist anamnestisch eine Infektionsursache feststellbar: dabei handelt es sich häufig um einen zahnärztlichen Eingriff, Infektionen des oberen Respirationstraktes oder eine operative Behandlung.
Die **Erreger** der bakteriellen Endokarditis sind mit abnehmender Häufigkeit: α-hämolysierende und andere Streptokokken (vor allem Streptococcus viridans), Staphylococcus aureus und Pneumokokken; gramnegative Erreger sind

selten. Auch andere Mikroorganismen, vor allem Pilze (Candida, Aspergillus) kommen als Ursache einer Endokarditis in Betracht.

Klinik: Je nach Erregertyp ist die klinische Symptomatik unterschiedlich. **α-hämolysierende Streptokokken** (Streptococcus viridans) verursachen einen eher **protrahierten Verlauf (Endocarditis lenta)** mit schleichendem Beginn der klinischen Symptome. Es bestehen intermittierende Fieberschübe über Tage und Wochen bis zu mehreren Monaten, die selten 39 °C erreichen. Neben einem allgemeinen Krankheitsgefühl kann es zu Appetitlosigkeit mit Gewichtsverlust kommen. Weitere **unspezifische Allgemeinsymptome** sind Kopf- oder Gliederschmerzen, Schwächegefühl, Erschöpfung und Übelkeit; ferner können in der Initialphase diffuse Muskel- oder Gelenkschmerzen auftreten. Häufig besteht eine Splenomegalie. **Andere Erreger** verursachen einen **hochakuten Krankheitsbeginn** mit hohem Fieber und septischem Krankheitsbild.
Systolische und diastolische **Herzgeräusche** können neu auftreten oder sich in ihrer Qualität ändern, insbesondere wenn es zu Klappendestruktionen gekommen ist. Selten sind vaskuläre Hauterscheinungen wie **Petechien** an den Extremitäten, **Einblutungen** in Konjunktiven, Wangen- und Gaumenschleimhaut, subunguale Blutungen und **Osler-Knötchen** (wenige millimetergroße schmerzhafte Knötchen von hellroter bis violetter Farbe, die meist an den Fingerbeeren auftreten und vaskuläre Ablagerungen von Immunkomplexen sind). Gefürchtet sind systemische Embolisationen, vor allem in zerebrale Arterien, mit der Folge eines Hirnabszesses.

Diagnostik: Der Erregernachweis spielt bei Verdacht auf bakterielle Endokarditis eine entscheidende Rolle. Vor Behandlungsbeginn sollen 4–6 **Blutkulturen** innerhalb von 12–24 Stunden angelegt werden; ein Rachenabstrich ist ebenso obligat. Alle anderen **Laborwerte** sind von zweitrangiger Bedeutung: Es besteht eine mäßiggradige Leukozytose; BSG und CrP sind in der Regel erhöht, eine Anämie ist nicht ungewöhnlich. Proteinurie und mikroskopische Hämaturie weisen auf eine Immunkomplex-Glomerulonephritis hin.
Echokardiographisch können Vegetationen am muralen Endokard oder an den Klappen in nur ca. 50–60 % der Fälle nachgewiesen werden. Im EKG sind gelegentlich intermittierende atrioventrikuläre Überleitungsstörungen oder Erregungsrückbildungsstörungen nachweisbar.

Therapie: Mit der **antibiotischen Therapie** muss **unmittelbar** nach Entnahme der Blutkulturen begonnen werden. Dabei ist Einsatz von bakterizid wirksamen Antibiotika von großer Bedeutung. Solange der Erreger mit dem Resistenzspektrum noch nicht bekannt ist, erfolgt eine breit gefächerte i.v. antibiotische Therapie mit hochdosiertem Penicillin G (500000 E/kgKG/d), Oxacillin (200 mg/kgKG/d in 4 Dosen) und einem Aminoglykosid (z. B. Gentamicin 2–3 mg/kgKG/d oder Netilmycin). Ist der Erreger bekannt, muss die antibiotische Therapie der Resistenzlage angepasst werden. Die **Behandlungsdauer** beträgt **mindestens 4 Wochen**. Bettruhe sollte für die Dauer von Herzinsuffizienzzeichen eingehalten werden. Je nach Bedarf wird mit Digitalis und Diuretika behandelt. Insbesondere bei foudroyant verlaufender bakterieller Endokarditis besteht die Gefahr der Zerstörung von entzündeten Herzklappen, so dass Intensivmaßnahmen erforderlich sein können. Ein Klappenersatz im Akutstadium wird – soweit möglich – vermieden. Endokarditiden durch Pilzbefall sind schwer zu behandeln; sie bedürfen der Therapie mit Amphotericin B sowie der nachfolgenden chirurgischen Therapie.

Prognose: Die Prognose der bakteriellen Endokarditis ist bei adäquater Antibiotikatherapie gut. Die Mortalität wird heute mit ca. 20 % beziffert. Endokarditiden durch Pilzbefall haben eine schlechte Prognose.

Endokarditis-Prophylaxe: Durch gezielte prophylaktische Antibiotikatherapie kann einer Bakteriämie und damit der Entstehung einer bakteriellen Endokarditis vorgebeugt werden. Indikationen und Durchführung der Endokarditisprophylaxe zeigen Tab. **12.2** und **12.3**.

Klinik: Je nach Erregertyp variable klinische Symptomatik. **α-hämolysierende Streptokokken (Str. viridans)** verursachen einen **protrahierten Verlauf** (Endocarditis lenta). Die Symptome sind unspezifisch, der Verlauf schleichend. Die **übrigen Erreger** rufen meist eine **akute Verlaufsform** mit hochakutem Krankheitsbeginn, hohem Fieber und septischem Krankheitsbild hervor.

Herzgeräusche können neu auftreten oder sich in ihrer Qualität ändern (v. a. bei Klappendestruktionen). Vaskuläre Hauterscheinungen sind **Petechien** an den Extremitäten, **Einblutungen** an Konjunktiven, Wangen- und Gaumenschleimhaut, subunguale Blutungen und **Osler-Knötchen**.

Diagnostik: Neben der charakteristischen **klinischen** Symptomatik spielt die bakteriologische Diagnostik eine entscheidende Rolle. Vor Behandlungsbeginn müssen **Blutkulturen** angelegt werden.

Der **echokardiographische** Nachweis von Klappenläsionen ist nur in 50–60 % der Fälle möglich.

Therapie: Eine bakterielle Endokarditis muss **unmittelbar antibiotisch behandelt** werden; ist der Erreger bekannt, wird die antibiotische Therapie der Resistenzlage angepasst. Die Behandlungsdauer sollte mindestens **4 Wochen** betragen.

Prognose: Die Mortalität beträgt ca. 20 %.

Endokarditis-Prophylaxe: Indikationen zur Endokarditisprophylaxe zeigen Tab. **12.2** und **12.3**.

12.2 Indikation zur Endokarditisprophylaxe

- angeborene Herzfehler (Ausnahme: Vorhofseptumdefekt)
- rheumatische Herzklappenfehler
- prothetischer Klappenersatz und Gefäßprothesen aus Kunststoff
- Zustand nach Herzoperation im ersten Halbjahr postoperativ; danach, wenn Restdefekte oder Reststenosen bestehen
- hypertrophe obstruktive Kardiomyopathie
- Mitralklappenprolaps-Syndrom in Kombination mit Mitralklappeninsuffizienz

hohes Endokarditisrisiko (i.v. Prophylaxe mit Beginn des Eingriffs und 8 h später)*:*
- prothetischer Klappenersatz
- systemikopulmonaler Shunt
- Conduit-Implantationen
- vorangegangene bakterielle Endokarditis

geringes Endokarditisrisiko (eine Endokarditisprophylaxe wird hier nicht generell empfohlen):
- Vorhofseptumdefekt
- Mitralklappenprolaps ohne Klappeninsuffizienz
- ventrikuloatrialer Shunt
- Dialyse-Shunt
- transvenöser Schrittmacher

12.3 Durchführung der einmaligen Antibiotikaprophylaxe (30–60 Minuten vor geplantem Eingriff)

Mund- und Rachenraum: zahn- und HNO-ärztliche instrumentelle Eingriffe diagnostischer und therapeutischer Art	*Penicillin* oral oder i.v.: 50000 IE/kgKG (max. 2 Mega)
Verdauungstrakt und Harnwege: instrumentelle Eingriffe diagnostischer und therapeutischer Art	*Ampicillin* i.v.: 50 mg/kgKG (max. 2 g)
Haut: z.B. Inzision eines oberflächlichen Abszesses	*Flucloxacillin* oral oder i.v.: 50 mg/kgKG (max. 2 g)

12.2.3 Perikarditis

▶ **Definition.** Entzündliche Erkrankung des Perikards, die mit einem Perikarderguss und/oder Fibrosierung einhergeht.

Ätiologie: Die im Kindesalter häufigste Form der Perikarderkrankung ist das **Postkardiotomie-Syndrom,** das nach einem kardiochirurgischen Eingriff auftritt und neben einem Perikarderguss mit Fieber und EKG-Veränderungen in Form von Erregungsrückbildungsstörungen einhergehen kann.
Infektionen des Perikards werden vor allem durch **Viren** (Coxsackie-, Echo-, Adeno-, Influenza-Viren), selten durch Bakterien (Staphylokokken, Streptococcus pneumoniae, H. influenzae, Neisseria meningitidis, Mykobakterien) hervorgerufen. Weitere, sehr seltene Ursachen eines Perikardergusses sind: Traumen, Neoplasien, Autoimmunerkrankungen. Das Kawasaki-Syndrom wird in 20–30 % von einer Perikarditis (fibrinöser Perikarderguss) begleitet (s. S. 570 ff).

Klinik: Die akute Perikarditis geht meist mit Fieber und präkordialen Schmerzen einher. Bei der Pericarditis sicca hört man ein atemunabhängiges systolisch-diastolisches Perikardreibegeräusch. Entwickelt sich ein Perikarderguss, werden die Herztöne leiser. Bei großem Erguss besteht eine venöse Einflussstauung sowohl vor dem rechten als auch vor dem linken Herzen. Klinische Zeichen sind eine deutliche Halsvenen- und Leberstauung sowie eine Tachy- oder Dyspnoe, die mit Angstgefühl verbunden sein kann. Der Puls ist beschleunigt. Der Blutdruck ist erniedrigt und fällt bei großem Erguss im Inspirium besonders stark ab (Pulsus paradoxus) infolge einer zunehmenden Behinderung der Herzfüllung während der thorakalen Druckerhöhung.

◀ **Definition**

Ätiologie: Häufigste Ursachen des Perikardergusses sind: Zustand nach einem herzchirurgischen Eingriff, Virusinfektionen, Autoimmunerkrankungen.

Klinik: Die akute Perikarditis geht meist mit Fieber und präkordialen Schmerzen einher. Bei der Pericarditis sicca hört man ein Perikardreibegeräusch. Ergussbildung führt zur venösen Einflussstauung mit Tachykardie, venöser Einflussstauung und Blutdruck-Abfall.

Komplikationen: Gefürchtet ist die akute **Herztamponade** bei rasch auftretendem Perikarderguss. Bei chronisch persistierender Perikarditis kann es zu einer **Concretio cordis (Panzerherz)** kommen.

Diagnostik: Im **EKG** zeigen sich Kammerendteilveränderungen und, bei ausgeprägtem Erguss, eine Niedervoltage.

Die **Echokardiographie** sichert die Diagnose.

Im **Röntgenbild** besteht bei Perikarderguss eine Kardiomegalie.

Therapie: Die Behandlung der viralen Perikarditis und des Postkardiotomie-Syndroms ist symptomatisch. Bei großem Perikarderguss mit hämodynamischer Beeinträchtigung muss eine Perikardpunktion oder -dränage erfolgen.

Prognose: Bei adäquater Behandlung gut.

12.3 Herztumoren

▶ **Definition**

Häufigkeit: Selten.

Klinik: Die klinischen Symptome variieren stark je nach Größe und Lokalisation der Tumoren.

Diagnostik: Die Diagnose wird **echokardiographisch** gestellt. **Rhabdomyome** sind meist multipel an Ventrikelwänden angeheftet (Abb. **12.24**).

Komplikationen: Die am meisten gefürchtete Komplikation ist die akute **Herztamponade** bei rasch auftretendem Perikarderguss. Bei chronisch rezidivierender Perikarditis kann es infolge Organisation des zwischen den Perikardblättern liegenden Zell- und Fibrinmaterials zu einer **Concretio cordis (Panzerherz)** kommen. Die häufigste Ursache hierfür war früher die tuberkulöse Perikarditis.

Diagnostik: Elektrokardiographisch zeigt sich im frischen Stadium einer Perikarditis eine ST-Streckenhebung in den Ableitungen I, II sowie links präkordial, die mit abgeflachten T-Wellen verbunden ist. Bei ausgeprägtem Erguss besteht eine Niedervoltage. Im 2. Stadium (nach mindestens 3 Wochen) findet sich ein (spitz-) negatives T. Im Stadium 3 (nach mehreren Wochen bis Monaten) normalisieren sich die Erregungsrückbildungsstörungen wieder.
Die Verdachtsdiagnose wird **echokardiographisch** gesichert. Eine semiquantitative Abschätzung der Ergussmenge ist möglich.
Das **Röntgenbild** ist bei der Pericarditis sicca unverändert; beim Perikarderguss ist eine Vergrößerung des Herzschattens nachweisbar.
Bei der **parainfektiösen Perikarditis** mit Ergussbildung im Rahmen einer Viruserkrankung ist eine spezielle Diagnostik im Allgemeinen nicht erforderlich. Bei Verdacht auf eine bakterielle Ursache muss ein Erregernachweis aus dem Blut oder dem Perikarderguss erfolgen.

Therapie: Die Behandlung des Postkardiotomie-Syndroms und der viralen Perikarditis ist symptomatisch. Bettruhe ist angezeigt, solange Entzündungszeichen und ein Erguss nachweisbar sind. Die antiinflammatorische Therapie wird mit Steroiden (2 mg/kgKG/d) oder mit nichtsteroidalen Antiphlogistika (z. B. Indometacin) sowie mit Diuretika (Furosemid und Spironolacton) durchgeführt. Bei großem Perikarderguss mit hämodynamischer Beeinträchtigung muss eine Perikardpunktion oder -dränage erfolgen. Eine Perikardiozentese oder Perikardektomie ist nur selten erforderlich. Bei der sehr seltenen purulenten Perikarditis werden die besten Therapieerfolge mit gleichzeitiger Verabreichung von Antibiotika und Perikarddränage erzielt.

Prognose: Die virale Perikarditis heilt in den meisten Fällen folgenlos aus. Der postoperative Perikarderguss ist unter Therapie meistens binnen weniger Tage rückläufig und hat eine gute Prognose. Die purulente Perikarditis ist eine schwere Erkrankung; trotzdem ist die Prognose bei früher Diagnosestellung und adäquater Therapie meist gut.

12.3 Herztumoren

▶ **Definition und Einteilung:** Unter den **primären Herztumoren** stellt das Rhabdomyom die häufigste Tumorart dar; es ist in mehr als 50 % mit einer tuberösen Sklerose (Morbus Bourneville-Pringle) vergesellschaftet. Mit abnehmender Häufigkeit findet man Fibrome, Teratome und Myxome, sehr selten Hämangiome und Mesotheliome. Etwa 5–10 % aller Herztumoren sind **maligne** (u. a. Rhabdomyosarkome, Fibrosarkome). **Sekundäre Herztumoren,** wie Lymphosarkome, sind im Kindesalter sehr selten.

Häufigkeit: Herztumoren sind im Kindesalter selten.

Klinik: Die klinische Symptomatik hängt von Lokalisation und Größe des Tumors ab. Obstruktion von Ein- oder Auslasstrakt der Ventrikel sowie Beeinträchtigung einer Klappenfunktion bestimmen die Hämodynamik. Bei intramuralem Sitz ist mit Herzrhythmusstörungen jeglicher Art zu rechnen (Extrasystolen, tachykarde Rhythmusstörungen, AV-Blockierungen). Viele Tumoren bleiben jedoch auch über Jahre asymptomatisch.

Diagnostik: Die Veränderungen in EKG und Röntgenbild sind häufig unspezifisch. Die Diagnose wird **echokardiographisch** gestellt. Dabei ist es in Abhängigkeit von Lokalisation und Struktur auch möglich, auf die Art des Tumors zu schließen. **Rhabdomyome** sind meist multipel, an den Ventrikelwänden oder am interventrikulären Septum angeheftet; gelegentlich liegen sie auch intramural (Abb. 12.24). Bei Vorliegen einer tuberösen Sklerose erfahren sie eine Spontanregression innerhalb der ersten Lebensjahre. **Fibrome** befinden sich häufig intramural in Septum oder freier Wand des linken Ventrikels. **Teratome** sind überwiegend intraperikardial an der Herzbasis lokalisiert. **Myxome** treten zumeist erst ab dem Adoleszentenalter auf; sie sind im linken Vorhof am atrialen Septum angeheftet und sehr mobil, so dass während der Diastole ein Prolaps durch die Mitralklappe in den linken Ventrikel möglich ist.

12.24 Echokardiogramm eines 3-jährigen Kindes mit tuberöser Sklerose und kardialen Rhabdomyomen

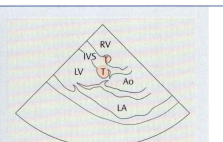

In der präkordialen langen Achse sind 2 vom Ventrikelseptum ausgehende Tumoren (T) zu erkennen. LA = linker Vorhof; LV = linker Ventrikel; Ao = Aorta; IVS = interventrikuläres Septum; RV = rechter Ventrikel.

Differenzialdiagnose: Intrakardiale Thromben können an der Spitze von venösen Verweilkathetern mit langer Liegedauer entstehen und sind daher überwiegend im rechten Vorhof angesiedelt. Im Früh- und Neugeborenenalter sind sie häufig pilzbesiedelt. Wandständige Thromben im linken Ventrikel findet man bei deutlich eingeschränkter Ventrikelfunktion (z. B. bei dilatativer Kardiomyopathie). Auch **Vegetationen** im Rahmen einer **Endokarditis** können tumorösen Veränderungen an Klappen oder intrakardialen Wänden ähnlich sein.

Therapie: Ein operatives Vorgehen ist nur bei hämodynamischen Auswirkungen (Obstruktionen, Klappendysfunktion) oder bedrohlichen, medikamentös-therapierefraktären Rhythmusstörungen angezeigt.

Differenzialdiagnose: Intrakardiale Thromben, Vegetationen im Rahmen einer Endokarditis.

Therapie: Operatives Vorgehen nur bei hämodynamischen Auswirkungen oder bedrohlichen Rhythmusstörungen.

12.4 Kardiomyopathien

▶ **Definition.** Nach der WHO-Definition von 1995 sind **primäre** Kardiomyopathien „Herzmuskelerkrankungen unbekannter Ursache". Bei den **sekundären** Kardiomyopathien liegen systemische Erkrankungen vor, die mit einer Herzbeteiligung einhergehen.

◀ **Definition**

Die **Einteilung** erfolgt in
- hypertrophe Kardiomyopathie (s. u.)
- dilatative Kardiomyopathie (s. S. 373)
- restriktive Kardiomyopathien (s. S. 375)
- arrhythmogene rechtsventrikuläre Dysplasie und
- nicht klassifizierte Formen.

Spezifische Kardiomyopathien sind definierten kardialen oder systemischen Erkrankungen zugeordnet.

12.4.1 Hypertrophe Kardiomyopathien

Primäre hypertrophe Kardiomyopathien

▶ **Definition.** Meist asymmetrische Hypertrophie des linken Ventrikels, wobei das Septum stärker verdickt ist als die linksventrikuläre Hinterwand (Quotient Septumdicke/linksventrikuläre Hinterwand > 1,3). Seltener besteht eine konzentrische Hypertrophie. Die Obstruktion im Bereich des Ausflusstraktes ist von sehr variabler Ausprägung (hypertrophe obstruktive Kardiomyopathie – HOCM); sie kann komplett fehlen (hypertrophe nicht obstruktive Kardiomyopathie – HNCM).

Ätiologie und Häufigkeit: Neuere Befunde zeigen genetische Defekte auf, die auf verschiedenen Chromosomen lokalisiert sein können. In etwa der Hälfte der Fälle handelt es sich um ein familiäres Vorkommen, bei der anderen Hälfte um sporadische Erkrankungen.

Klinik: Die Symptome sind abhängig vom Grad der Wandhypertrophie, der diastolischen Ventrikelkompliance sowie dem Ausmaß der linksventrikulären Ausflusstraktobstruktion. Es bestehen eine herabgesetzte körperliche Belastbarkeit, Dyspnoe, bei älteren Kindern auch pektanginöse Beschwerden, Neigung zu Schwindel und synkopalen Anfällen, insbesondere bei körperlicher Belastung. Im Säuglingsalter herrschen Trinkschwäche und Gedeihstörung vor.

Diagnostik: Auskultatorisch besteht neben einem systolischen Geräusch als Ausdruck einer linksventrikulären Ausflusstraktobstruktion häufig ein dritter oder vierter Herzton.
EKG: Linkshypertrophie, pathologische ST-Strecken mit negativen T-Wellen links-präkordial, P-sinistrocardiale. Zusätzlich können Arrhythmien jeglicher Art auftreten.
Echokardiographie: Überwiegende Hypertrophie des Ventrikelseptums mit variabel ausgeprägter linksventrikulärer Ausflusstraktobstruktion und systolischer Vorwärtsbewegung des anterioren Mitralklappensegels (SAM = systolic anterior movement, Abb. 12.25), verspäteter und reduzierter Aortenklappenöffnungsbewegung.

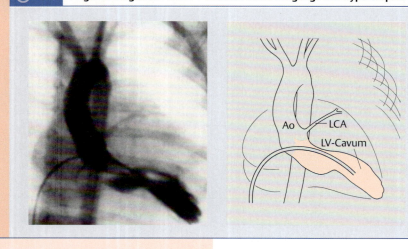

⊙ 12.25 Angiokardiogramm eines 4 Wochen alten Säuglings mit hypertropher obstruktiver Kardiomyopathie

Kontrastmittelinjektion in den linken Ventrikel im p.-a. Strahlengang. Während der Systole ist das linksventrikuläre Cavum deutlich verschmälert mit mittventrikulärer Einschnürung. Der Verlauf der linken Koronararterie (LCA) zeigt das Ausmaß der linksventrikulären Hypertrophie auf.

Differenzialdiagnose: Valvuläre Aortenstenose, membranöse subvalvuläre Aortenstenose.

Therapie: Es werden Medikamente mit negativ inotroper Wirkung (überwiegend Kalziumantagonisten) zur Reduktion der Myokardkontraktilität und zur Verbesserung der diastolischen Ventrikelcompliance eingesetzt (z. B. Verapamil).

Bei höhergradigem Druckgradienten im Ausflusstrakt ist ein operatives Vorgehen mit Myotomie bzw. Myektomie im Bereich des Ventrikelseptums indiziert. Die interventionelle Verödung von Septumperforatorästen birgt die Gefahr eines akuten AV-Block III°.

Prognose: Sehr unterschiedlich, je nach Ausprägung von Hypertrophie und Obstruktion. Plötzliche Todesfälle ereignen sich vor allem bei jugendlichen Patienten im Rahmen von körperlichen Aktivitäten.

Prognose: Plötzliche Todesfälle sind bei der obstruktiven Form häufiger.

Spezifische hypertrophe Kardiomyopathien

Bei Vorliegen einer konzentrisch hypertrophen Kardiomyopathie oder bei Befall beider Ventrikel müssen systemische Erkrankungen ausgeschlossen werden (Tab. 12.4).

Spezifische hypertrophe Kardiomyopathien

Häufig liegt eine Stoffwechselerkrankung zugrunde (Tab. 12.4).

12.4 Ursachen von spezifischen hypertrophen Kardiomyopathien

Neugeborenen- und Säuglingsalter	• mütterlicher Diabetes mellitus während der Schwangerschaft (reversibel) • Frühgeborene mit hochdosierten Katecholamingaben (reversibel) • Säuglinge mit bronchopulmonaler Dysplasie und Kortikoid-Therapie (reversibel) • ACTH-Therapie, z. B. bei BNS-Krämpfen (reversibel)

angeborene Stoffwechselerkrankungen	***Speichererkrankungen***
	• Störungen des Glykogenabbaus:
	  – zytosolische Speicherung (z. B. Glykogenose III, IX)
	  – lysosomale Speicherung (Glukogenose IIa/Pompe, IIb/Danon disease)
	• Störungen des Mukopolysaccharidabbaus
	  – Mukopolysaccharidose I/Pfaundler-Hurler, II/Morbus Hunter, III/Sanfilippo, IV/Morquio, VII/Sly
	• Gangliosidosen, Mukolipidosen
	• Störungen des Glukosylceramidabbaus (Morbus Gaucher)
	• Störungen des Glukosphingolipidabbaus (Morbus Fabry)
	• Störungen der Glykoproteinsynthese (z. B. congenital disorder of glycosylation[CDG]Ia)
	verminderte Energieproduktion
	• Störungen des Pyruvatstoffwechsels
	• Störungen der oxidativen Phosphorylierung (z. B. MELAS-Syndrom, Kearns-Sayre-Syndrom)
	• Fettsäureoxidationsstörungen (Carnitin-Stoffwechselstörung, VLCAD-Mangel)

Akkumulation toxischer Metabolite	• z. B. Tyrosinämie
Assoziation mit genetischen oder Fehlbildungssyndromen	• Noonan- und Ullrich-Turner-Syndrom • Leopard-Syndrom

Differenzialdiagnose: Eine konzentrische Hypertrophie des linken Ventrikels in geringem Ausmaß besteht auch bei arterieller Hypertonie und bei Athleten.

12.4.2 Dilatative Kardiomyopathien

▶ **Definition.** Die Dilatation betrifft überwiegend den linken, selten beide Ventrikel mit systolischer Funktionseinschränkung, fehlender oder geringgradiger Myokardhypertrophie und Vergrößerung der Vorhöfe.

12.4.2 Dilatative Kardiomyopathien

◀ **Definition**

Ätiologie und Häufigkeit: Die **primäre** dilatative Kardiomyopathie ist eine Ausschlussdiagnose. Sie ist im Kindesalter extrem selten; verschiedene genetische Varianten sind mittlerweile bekannt. Die häufigste Ursache der **sekundären** dilatativen Kardiomyopathie ist eine vorangegangene Virusmyokarditis (Tab. 12.5).

Ätiologie und Häufigkeit: Man unterscheidet primäre und sekundäre Formen (Tab. 12.5).

Klinik: Die Symptome entwickeln sich über Wochen bis Monate; zu nennen sind vor allem eine reduzierte körperliche Belastbarkeit sowie eine Tachy- und Dyspnoe. Klinisch imponieren Zeichen der globalen Herzinsuffizienz mit pulmonalvenöser Stauung und Hepato-(Spleno-)megalie. Auskultatorisch besteht ein dritter Herzton oder ein Mitralinsuffizienzgeräusch.

Klinik: Reduzierte körperliche Belastbarkeit mit Tachy- und Dyspnoe, Zeichen der globalen Herzinsuffizienz.

12.5	Ursachen von dilatativen Kardiomyopathien (DCM)
Infektionen	• abgelaufene Virusmyokarditis
Hypoxie	• Bland-White-Garland-Syndrom (Fehlabgang der linken Koronararterie aus der Pulmonalarterie)
pharmakologisch-toxische Substanzen	• Antimetaboliten (z. B. Anthrazykline)
toxische Metabolite	• Hämochromatose (β-Thalassaemia major) • Organazidurie (Propionazidämie, Malonazidurie)
angeborene Stoffwechselerkrankungen	• Störungen der oxidativen Phosphorylierung • Karnitinmangelerkrankungen
neuromuskuläre Erkrankungen	• Muskeldystrophien Typ Duchenne und Becker (im fortgeschrittenen Stadium) • Friedreich-Ataxie • Non compaction (Barth-Syndrom)
idiopathische DCM	• familiäres Vorkommen (ca. 25% aller DCM)

Diagnostik: EKG: Linkshypertrophie, pathologische ST-T-Strecken (Abb. **12.26a**).
Echokardiographie: Dilatation von linkem Ventrikel und Vorhof, eingeschränkte systolische und diastolische Ventrikelfunktion (Abb. **12.26b**).

Diagnostik: EKG: Linkshypertrophiezeichen mit P-sinistrocardiale als Zeichen der Vorhofüberlastung und ST-T-Veränderungen (Abb. **12.26a**).
Echokardiographie: Dilatation des linken Ventrikels mit eingeschränkter systolischer Funktion und pathologischem diastolischem Einstrom, vergrößerter linker Vorhof, Mitralinsuffizienz (Abb. **12.26b**).

12.26 EKG und Echokardiographie-Befund bei dilatativer Kardiomyopathie

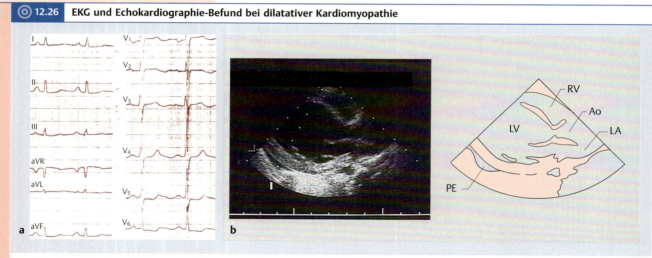

a EKG eines 8-jährigen Mädchens mit dilatativer Kardiomyopathie, Z.n. Mykoplasmenpneumonie und -myokarditis: Normaltyp, p-sinistrocardiale und deutliche Linkshypertrophiezeichen mit linkspräkordialen Erregungsrückbildungsstörungen.

b Echokardiogramm. In der präkordialen langen Achse ist der vergrößerte linke Ventrikel dargestellt, der eine reduzierte systolische Funktion aufweist. Hinter dem linken Ventrikel kleiner Perikarderguss (PE). LA/LV = linker Vorhof/Ventrikel; Ao = Aorta; RV = rechter Ventrikel.

Therapie: Digitalis, Nachlastsenker und Diuretika. Herztransplantation im Endstadium.

Therapie: Es werden Digitalis und Substanzen zur Nachlastsenkung (z. B. ACE-Hemmer, niedrig dosierte Betarezeptorenblocker) sowie Diuretika eingesetzt. Im Stadium der fortbestehenden, hochgradigen Herzinsuffizienz steht die Herztransplantation zur Verfügung.

Prognose: Abhängig von der Ausprägung.

Prognose. Sehr unterschiedlich, je nach Primärerkrankung und Ausprägung.

12.4.3 Restriktive Kardiomyopathie

▶ **Definition.** Der linke Ventrikel ist häufiger betroffen als der rechte. Die Ventrikel sind klein bis normal groß mit geringgradig hypertrophierten, bewegungsarmen Wänden; die diastolische Compliance ist reduziert bei erhaltener systolischer Funktion. Die enddiastolischen und atrialen Druckwerte sind erhöht, die Vorhöfe deutlich dilatiert.

Diese Erkrankung ist im Kindesalter sehr selten; die **Ursache** ist in den meisten Fällen nicht bekannt. Die **Behandlung** ist symptomatisch mit Therapie der Herzinsuffizienz. Die **Prognose** ist bei Erkrankungsbeginn im Säuglingsalter schlecht, weswegen frühzeitig eine Herztransplantation in Erwägung gezogen werden muss.

12.5 Herzinsuffizienz

▶ **Definition.** Unvermögen des Herzens, das zu einer suffizienten Herz-Kreislauf-Funktion erforderliche Herzzeitvolumen in adäquatem Umfang zu befördern und somit die Sauerstoffversorgung der Organe sicherzustellen.

Ätiologie: Ursächlich kommen **strukturelle** kardiale Anomalien und **funktionelle** Faktoren in Betracht (Tab. 12.6); **Kombinationen** liegen z. B. bei akuter Myokarditis und nach herzchirurgischen Eingriffen zugrunde.

12.6 Ursachen der Herzinsuffizienz

strukturelle (mechanische) Faktoren	▪ Shuntvitien mit Volumenbelastung (z. B. großer VSD, weit offener Ductus arteriosus) ▪ hochgradige Obstruktionen im Ein- oder Ausflusstrakt der Ventrikel oder im Verlauf der Aorta (z. B. Klappenstenosen, hypertrophe obstruktive Kardiomyopathie, Aortenisthmusstenose) ▪ Pendelvolumen (z. B. hochgradige Klappeninsuffizienz)
funktionelle Faktoren	▪ myokardiale Dysfunktion (dilatative Kardiomyopathie, akute Myokarditis, postoperative myokardiale Depression, schwere Anämie, Hypoxie, Azidose, Sepsis) ▪ Arrhythmien (supraventrikuläre/ventrikuläre Tachykardien, hochgradige Bradyarrhythmien)

Einteilung: Es wird zwischen einer **akuten** Herzinsuffizienz (z. B. bei tachykarden Rhythmusstörungen) und einer **chronischen** Herzinsuffizienz (z. B. dilatative Kardiomyopathie) unterschieden.

Hämodynamik: Das Auswurfvolumen ist abhängig von:
- Vorlast (enddiastolischer Ventrikeldruck/Vorhofdruck)
- Nachlast (system- bzw. pulmonalarterieller Widerstand)
- Kontraktilität des Ventrikelmyokards
- Herzfrequenz.

Dilatation oder Obstruktion einzelner Herzabschnitte sowie Pendelvolumen bei Klappeninsuffizienz verursachen eine pulmonalvenöse (Linksherzinsuffizienz) oder systemvenöse Stauung (Rechtsherzinsuffizienz). Das reduzierte Auswurfvolumen führt zu Minderperfusion und Sauerstoffmangel der Organe mit einer vergrößerten arteriovenösen O_2-Sättigungsdifferenz aufgrund der gesteigerten peripheren Sauerstoffausschöpfung. Die daraus resultierende neuroendokrine Aktivierung (u. a. reflektorisch erhöhter Sympathikotonus und Aktivierung des Renin-Angiotensin-Aldosteronsystems) führt zum reduzierten Blutfluss in Haut und Abdominalorganen (kühle und blasse Extremitäten, Nierenminderdurchblutung mit Einschränkung der Nierenfunktion), zu Tachykardie und Flüssigkeitsretention. Die Flüssigkeitseinlagerung in der Lunge bei bestehender Linksherzinsuffizienz beeinträchtigt den alveolären Gasaustausch, was die Azidoseneigung zusätzlich fördert.

Klinik: Bei der **akuten Herzinsuffizienz** bestehen Unruhe, grau-blasse Hautfarbe, Tachypnoe und kühle Extremitäten.

Zeichen der **chronischen Herzinsuffizienz** sind Tachykardie, Tachypnoe, Gedeihstörungen und verminderte Belastbarkeit.

Klinisch unterschieden werden Zeichen der **Rechts-** und **Linksherzinsuffizienz** (Tab. 12.7).

Klinik: Zeichen der **akuten Herzinsuffizienz** sind Unruhe, grau-blasses Hautkolorit mit kühlen Extremitäten, Tachypnoe, flacher Puls und erniedrigter arterieller Blutdruck, Hepato(spleno)megalie.

Zeichen der **chronischen Herzinsuffizienz** sind bei Säuglingen Trinkschwäche, vermehrtes Schwitzen, Tachykardie, Tachypnoe, Stauungssymptome und Gedeihstörung; bei älteren Kindern eine verminderte körperliche Belastbarkeit, Tachypnoe und Dystrophie.

Zu unterscheiden sind ferner klinische Zeichen der **Rechts-** und der **Linksherzinsuffizienz,** wobei eine Kombination von beiden (Globalinsuffizienz) möglich ist (Tab. 12.7).

12.7 Zeichen der Rechts- und Linksherzinsuffizienz

Rechtsherzinsuffizienz	• Hepato-/Splenomegalie • Ödeme (generalisiert beim Säugling, prätibial beim älteren Kind) • Aszites • obere Einflussstauung (Halsvenenstauung)
Linksherzinsuffizienz	• Tachy-/Dyspnoe • feinblasige Rasselgeräusche über der Lunge • Orthopnoe, Hüsteln • Lungenödem mit Ateminsuffizienz und Zyanose

Diagnostik: Die Diagnose wird primär klinisch gestellt. **Auskultatorisch** kann ein **Galopprhythmus** bestehen, palpatorisch ein **Pulsus paradoxus.**

Echokardiographisch können strukturelle Anomalien dargestellt und Funktionseinschränkungen nachgewiesen werden.

Röntgenologisch besteht eine Kardiomegalie.

Therapie: Individuell an der Grunderkrankung auszurichten. Allgemeine Maßnahmen (s. Tab. 12.8).

Diagnostik: Die Herzinsuffizienz ist eine primär klinische Diagnose, die im Rahmen der körperlichen Untersuchung gestellt und durch hämodynamische Messwerte und Laborparameter bestätigt wird. **Auskultatorisch** besteht gelegentlich ein **Galopprhythmus;** der 3. Herzton entsteht hierbei durch schnelle Füllung eines steifen, in seiner Compliance reduzierten Ventrikels. Der **Pulsus paradoxus** wird verursacht durch einen Blutdruckabfall bei tiefer Inspiration (Zeichen einer reduzierten ventrikulären Füllung) und einen Blutdruckanstieg bei Exspiration.

Echokardiographisch können strukturelle Anomalien dargestellt und Funktionseinschränkungen nachgewiesen werden.

Röntgenologisch ist eine Kardiomegalie mit passiver pulmonaler Hyperämie nachweisbar.

Labor: In der Blutgasanalyse kann bei akuter Herzinsuffizienz eine metabolische Azidose (erniedrigte Bikarbonatkonzentration) in Kombination mit einer respiratorischen Azidose (erhöhtem pCO_2-Wert) nachgewiesen werden. Die Serumnatriumkonzentration ist häufig erniedrigt, der Kaliumwert erhöht.

Therapie: Die Therapie der akuten wie der chronischen Herzinsuffizienz ist individuell an der Grunderkrankung auszurichten. In Tab. 12.8 sind die wichtigsten Basismaßnahmen zusammengestellt. Sie dienen der Wiederherstellung einer adäquaten Organperfusion mit entsprechend optimiertem Sauerstoffangebot.

12.8 Therapie der Herzinsuffizienz

akute Herzinsuffizienz

kausale Therapie:
- Behebung der Ursache, soweit möglich (z. B. Tachyarrhythmien)

symptomatische Therapie:
- positiv inotrop wirksame Substanzen:
  Dopamin, Dobutamin; Suprarenin v. a. bei Azidose
- Senkung der Nachlast:
  z. B. Nitroprussid-Natrium; Inodilatoren: Phosphodiesterase III-Hemmer (z. B. Milrinon)
- Senkung der Vorlast: Nitroglycerin in niedriger Dosierung (0,5–3 µg/kgKG/min)
- Diuretika: bevorzugt Furosemid
- O_2-Zufuhr, eventuell maschinelle Beatmung, Azidoseausgleich
- Lagerung mit erhöhtem Oberkörper, bilanzierte Flüssigkeitszufuhr

Überwachung der Akuttherapie
- EKG- und Atemmonitor, Pulsoxymeter, (transkutane pO_2/pCO_2-Messung)
- zentralvenöse und arterielle Kanülierung mit kontinuierlicher Druckmessung
- Bilanzierung von Ein-/Ausfuhr (Blasenkatheter)

chronische Herzinsuffizienz
- Digitalis
- Diuretika: Kombination von Furosemid (1–3 mg/kgKG/d in 2–4 ED) und Spironolacton (0,3–0,5 mg/kgKG/d) oral; bei Bedarf zusätzlich Hydrochlorothiazid (1–4 mg/kgKG/d).
- Nachlastsenker: ACE-Hemmer (z. B. Enalapril 0,1–0,3 mg/kgKG/d in 2 ED) oral, β-Rezeptorenblocker in niedriger Dosierung (z. B. Metoprolol).
- körperliche Schonung; bei Säuglingen Sondenernährung, häufige kleine Mahlzeiten
- Gewichtskontrollen

12.6 Akzidentelle und funktionelle Herzgeräusche

▶ **Definition.** Es handelt es sich um Herzgeräusche, die nicht durch eine organische Erkrankung des Herzens und der großen Gefäße hervorgerufen werden und die ohne Krankheitswert sind.

Häufigkeit. Akzidentelle Herzgeräusche kommen sehr häufig vor: bei etwa 50–80 % aller Kinder treten sie überwiegend passager – am häufigsten zwischen dem 4. und 10. Lebensjahr – auf. Im Säuglingsalter ist die Wahrscheinlichkeit, dass ein Herzgeräusch pathologisch ist, größer als im Vorschul- und Schulalter.

Ätiologie: Bei funktionell und strukturell normalem Herzen kann im Bereich der Semilunarklappen ein harmloses Herzgeräusch entstehen, so z. B. durch Vibrationen an der Aortenklappe. Auch sogenannte akzessorische Sehnenfäden im Bereich des linken Ventrikels sind als Ursache bekannt.

Diagnostik: Die Diagnose eines akzidentellen Herzgeräusches ist immer eine **Ausschlussdiagnose.** Vor allem müssen Herzfehler, die ein leises systolisches Geräusch verursachen, ausgeschlossen werden (ASD, Aortenisthmusstenose, leichtgradige Formen der Aorten- und Pulmonalstenose, kleiner persistierender Ductus arteriosus).
Charakteristika der akzidentellen Herzgeräusche zeigt Tab. 12.9.

◀ **Definition**

Häufigkeit. Akzidentelle Herzgeräusche sind sehr häufig. Im Säuglingsalter sind sie seltener als im Kindesalter.

Ätiologie: Akzessorische Sehnenfäden im linken Ventrikel, Vibrationen der Aortenklappe.

Diagnostik: Die Diagnose eines akzidentellen Herzgeräusches ist immer eine **Ausschlussdiagnose.** Herzfehler mit einem leisen Geräusch müssen ausgeschlossen werden.

Charakteristika: s. Tab. 12.9

12.9 Charakteristika akzidenteller Herzgeräusche

- fast ausschließlich systolische Geräusche (ein Diastolikum sollte immer durch eine kardiologische Untersuchung abgeklärt werden)
- Lautstärke maximal 3/6 (kein palpables Schwirren)
- kurzes mittsystolisches Geräusch, das vom ersten und zweiten Herzton abgesetzt ist und einen musikalischen oder vibratorischen Klangcharakter hat (Still-Geräusch)
- häufig Lokalisation im 2.–4. ICR linksparasternal, keine Fortleitung
- Änderung der Lautstärke mit Lageänderung: im Sitzen oder Stehen meist leiser als im Liegen
- phonokardiographisch häufig sinusförmige Schwingungen, Frequenz unter 200 Hz (Still-Geräusch).

Differenzialdiagnose: Funktionelle Herzgeräusche, so z. B.:
- **pulmonales Austreibungsgeräusch** im 2. ICR links parasternal (z. B. bei Fieber)
- systolisches Herzgeräusch bei Neugeborenen und jungen Säuglingen (**physiologische Abgangsstenose** im Bereich der Pulmonalarterienäste)
- **supraklavikuläres arterielles Geräusch** (Turbulenzen am Abgang der Arm-Hals-Gefäße)
- kontinuierliches **systolisch-diastolisches** Herzgeräusch (sog. „Nonnensausen").

Differenzialdiagnose: Differenzialdiagnostisch abgrenzbare, **funktionelle Herz- oder herznahe Geräusche** ohne pathologische Bedeutung sind:
- Das **pulmonale Austreibungsgeräusch** im 2. ICR links parasternal, das bei ansonsten unauffälliger Klappe in Situationen mit hohem Auswurfvolumen entstehen kann (Fieber oder körperliche Belastung, AV-Block III°).
- Das systolische Herzgeräusch bei Neugeborenen und jungen Säuglingen, das Ausdruck einer geringgradigen **physiologischen Abgangsstenose** der beiden Pulmonalarterienäste ist.
- Das **supraklavikuläre arterielle Geräusch,** das durch Turbulenzen am Abgang der Arm-Hals-Gefäße entsteht und häufiger rechts als links zu auskultieren ist.
- Das kontinuierliche **systolisch-diastolische Herzgeräusch** (so genanntes „Nonnensausen"), das von blasendem Klangcharakter ist und überwiegend rechts infraklavikulär zu hören ist. Es entsteht am Venenwinkel zwischen der V. jugularis und der V. cava superior bei anämischen Patienten und kann durch die Kompression der Venen unterdrückt werden.

12.7 Arterielle Hypertonie

12.7 Arterielle Hypertonie

▶ **Definition**

▶ **Definition.** Eine arterielle Hypertonie liegt vor, wenn reproduzierbar an mindestens 3 verschiedenen Tagen bei Mehrfachmessung ein über der 95. Perzentile der Altersnorm liegender systolischer und/oder diastolischer Blutdruck gemessen wird (Abb. **12.27**).

12.27 Normalwerttabelle für den systolischen und diastolischen Blutdruck bei Jungen und Mädchen (24-h-Langzeitblutdruckmessungen)

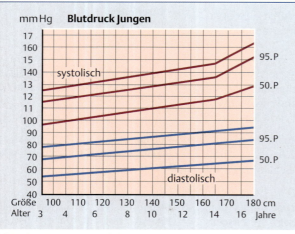
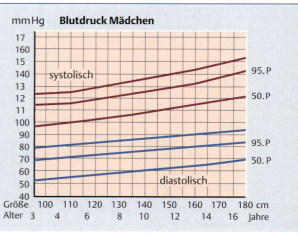

Dargestellt sind die 50. und 95. Perzentile sowie 10 mmHg oberhalb der 95. Perzentile. Werte, die zwischen der 95. Perzentile und 10 mmHg darüber liegen, gelten als geringgradige Hypertonie, Werte darüber als mittelschwere bis schwere Hypertonie (P = Perzentile).

Ätiologie: Man unterscheidet zwischen der essenziellen arterieller Hypertonie und der sekundären, organisch bedingten Hypertonie. Kinder mit einer **essenziellen Hypertonie** sind oft übergewichtig. Im Kindesalter überwiegt die **sekundäre** Hypertonie. Häufigste Ursachen sind renovaskuläre Erkrankungen und die Aortenisthmusstenose (Tab. **12.10**).

Ätiologie: Man unterscheidet zwischen
- essenzieller arterieller Hypertonie und
- sekundärer, organisch bedingter Hypertonie.

Kinder mit einer **essenziellen Hypertonie** sind oft übergewichtig und weisen häufiger eine positive Familienanamnese bezüglich arterieller Hypertonie oder kardiovaskulärer Erkrankungen auf. Übergewicht stellt nicht nur eine prädiabetische Kondition dar, es ist auch bereits bei Kindern und Jugendlichen vermehrt mit hohen Serumtriglyceridwerten und niedrigen HDL-Cholesterin-Spiegeln verbunden. Der Anteil der essenziellen Hypertonie steigt mit zunehmendem Alter an. Im Kleinkindesalter überwiegen die **sekundären Formen**. Häufigs-

12.7 Arterielle Hypertonie

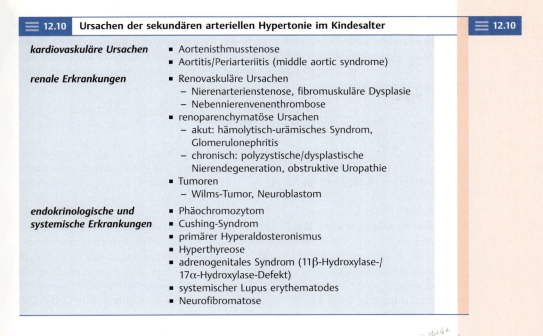

≡ 12.10 Ursachen der sekundären arteriellen Hypertonie im Kindesalter

kardiovaskuläre Ursachen	• Aortenisthmusstenose • Aortitis/Periarteriitis (middle aortic syndrome)

renale Erkrankungen	• Renovaskuläre Ursachen
	  – Nierenarterienstenose, fibromuskuläre Dysplasie
	  – Nebennierenvenenthrombose
	• renoparenchymatöse Ursachen
	  – akut: hämolytisch-urämisches Syndrom, Glomerulonephritis
	  – chronisch: polyzystische/dysplastische Nierendegeneration, obstruktive Uropathie
	• Tumoren
	  – Wilms-Tumor, Neuroblastom

endokrinologische und systemische Erkrankungen	• Phäochromozytom • Cushing-Syndrom • primärer Hyperaldosteronismus • Hyperthyreose • adrenogenitales Syndrom (11β-Hydroxylase-/17α-Hydroxylase-Defekt) • systemischer Lupus erythematodes • Neurofibromatose

te Ursachen im Kindesalter sind renovaskuläre Erkrankungen und die Aortenisthmusstenose (Tab. 12.10).

Klinik: Kinder mit einer arteriellen Hypertonie sind initial häufig beschwerdefrei. Bei ausgeprägtem, länger bestehendem Hypertonus kann es zu Kopfschmerzen, Sehstörungen, Epistaxis und einer Minderung der körperlichen Leistungsfähigkeit kommen. Bei der Aortenisthmusstenose klagen die Kinder darüber hinaus über kalte Füße und nächtliche Beinschmerzen (s. S. 358 ff).
Bei der **hypertensiven Krise** treten Symptome einer Hochdruckenzephalopathie auf: Kopfschmerzen, Sehstörung, Schwindel, Bewusstseinsstörung, neurologische Ausfallerscheinungen, zerebraler Krampfanfall.

Diagnostik: Nach allgemeiner Übereinkunft wird von einer Hypertonie gesprochen, wenn die 95. Perzentile bei mehreren Messungen an verschiedenen Tagen überschritten wird. Bei der Beurteilung der Blutdruckwerte ist ein physiologischer Blutdruckanstieg im Verlauf des Kindesalters zu berücksichtigen, der am besten mit der Körperlänge korreliert. Die Überschreitung eines systolischen Blutdruckwertes von 105 mmHg für Säuglinge und von 110 mmHg für Kinder im 2. Lebensjahr bei wiederholter Einzelmessung bedarf der diagnostischen Abklärung. Die Referenzwerte für alle weiteren Altersstufen sind in Abb. 12.27 aufgeführt. Mit der vollautomatischen 24-Stunden-Langzeit-Blutdruckmessung kann eine Aussage über das Tages-/Nachtprofil gemacht werden.
Wichtig ist eine ausführliche **Familien- und Eigenanamnese** bezüglich Hypertonie, Hyperlipidämie und Adipositas. In der Primärdiagnostik kommt der **klinischen Untersuchung** große Bedeutung zu: **Auskultation** des Herzens – vor allem auch am Rücken zwischen den Schulterblättern (Aortenisthmusstenose) – und des Abdomens; Erfassung von **Pulsqualität und Blutdruckwerten an allen Extremitäten.** Mehrfachkontrollen der Blutdruckwerte, Langzeitblutdruckmessung, **EKG, Echokardiogramm und Augenhintergrunduntersuchungen** sind routinemäßig durchzuführen. Die **Labordiagnostik** umfasst die Bestimmung von Nierenretentionswerten (Harnstoff, Kreatinin), Serumelektrolyten und -glukose, Nüchternblutfettwerten (Cholesterin und Triglyceride), ggf. Insulin, Lipoprotein (a) und Homocystein, Säure-Basen-Status sowie Urinstatus. Hormonuntersuchungen werden je nach Bedarf durchgeführt (Renin-, Aldosteron-Bestimmungen, Katecholamine). An **bildgebenden Maßnahmen** sind ein Ultraschall des Abdomens mit Darstellung der Nieren, Nierenarterien und der ableitenden Harnwege erforderlich, bei Bedarf weiterführende Untersuchungen, wie Miktionszystourethrogramm, i.v. Pyelographie (konventionell radiologisch oder kernspintomographisch).

Klinik: Kinder mit einer arteriellen Hypertonie sind meist lange Zeit beschwerdefrei. Erst später kann es u. a. zu Kopfschmerzen, Sehstörungen und Epistaxis kommen.

Hypertensive Krise. Symptome der Hochdruckenzephalopathie (u. a. Kopfschmerzen, Schwindel, Sehstörungen, neurologische Ausfälle).
Diagnostik: Es werden die altersbezogenen Blutdrucknormalwerte zugrunde gelegt (Abb. 12.27).

Wichtig ist eine ausführliche **Familien- und Eigenanamnese.** In der Primärdiagnostik steht die **klinische Untersuchung** an erster Stelle: Auskultation des Herzens und Abdomens, RR-Messung an allen Extremitäten, EKG, Echokardiogramm und Augenhintergrunduntersuchung.
Labordiagnostik: Nierenretentionswerte, Serumelektrolyte und -eiweiß, Nüchternblutfettwerte, Säure-Basen-Status sowie Urinstatus, ggf. Hormonuntersuchungen.
Bildgebende Maßnahmen: Ultraschall Abdomen inklusive Nieren, Nierenarterien und der ableitenden Harnwege.

Bei länger bestehendem Hochdruck sind im EKG eine Linkshypertrophie und im **Echokardiogramm** eine konzentrische Hypertrophie des linksventrikulären Myokards nachweisbar. Mit der Fundoskopie können Veränderungen an den Netzhautarterien diagnostiziert werden (verschiedene Schweregrade des **Fundus hypertonicus**).

Therapie: Die **sekundären,** organisch bedingten Hypertonieformen bedürfen – soweit möglich – der **kausalen Therapie** (z. B. Operation einer Aortenisthmusstenose).

Erster Schritt in der Therapie der **essenziellen** Hypertonie ist die **Reduktion** eines eventuell bestehenden **Übergewichts** sowie die **Einschränkung der Kochsalzzufuhr.** Außerdem ist für ein maßvolles körperliches Training (Ausdauerbelastung) sowie die Elimination zusätzlicher Risikofaktoren (Rauchen bei Jugendlichen) zu sorgen.

Zur **medikamentösen Blutdrucksenkung** wird initial eine Monotherapie mit ACE-Hemmern (bei Unverträglichkeit: Angiotensin-II-Typ-1-Rezeptorantagonisten), Betarezeptorenblockern, Kalziumantagonisten oder einem Diuretikum durchgeführt. Führt dies nicht zum Erfolg, wird eine Zweierkombination aus den genannten Wirksubstanzen eingesetzt. Bei weiterhin unbefriedigendem Therapieerfolg muss eine 3. Wirksubstanz verabreicht werden (Tab. **12.11**). Ziel ist eine Blutdruckreduktion unter die 95. Perzentile.

Bei der **hypertensiven Krise** sollte bereits vor der Klinikeinweisung eine antihypertensive Therapie eingeleitet werden. Mittel der Wahl ist Nifedipin oral bzw. sublingual (0,1 – 0,2 mg/kgKG in Tropfenform oder als 5-mg-Kapsel, die zerbissen wird). Zur Vorgehensweise in der Klinik s. Tab. **12.12**.

12.11 Dosierungen von Antihypertensiva (orale Dauertherapie)

Substanz	Dosierung (mg/kgKG/d)	Einzeldosen/d
1. ACE-Hemmer		
Enalapril	0,1 – 0,5	2
Captopril	0,5 – 5,0	3
2. β-Rezeptorenblocker		
Propranolol	1 – 2 (max. 5)	3
Metoprolol	1 – 2 (max. 5)	2
3. Kalziumantagonisten		
Nifedipin (Retardpräparat)	0,5 – 2	2
4. Diuretika		
Furosemid	0,5 – 2	2 – 3
Hydrochlorothiazid	1 – 3	1 – 2
5. Vasodilatanzien		
Dihydralazin	1 – 5	2 – 3
6. Periphere α-Rezeptorantagonisten		
Prazosin	0,05 – 0,5	3 – 4
7. Zentrale Sympathikusantagonisten		
Clonidin	0,005 – 0,03	2 – 3

12.12 Medikamente zur akuten Blutdrucksenkung bei hypertensiver Krise

Substanz	Dosierung	Applikation
Nifedipin	0,1 – 0,2 (bis 0,5) mg/kgKG	sublingual
Natrium-Nitroprussid	0,5 – 5,0 (max. 10,0) µg/kgKG/min	DTI, nur auf Intensivstation
Esmolol	200 – 500 µg/kgKG/min	DTI
Urapidil	initial 1 – 3 mg/kgKG, dann 0,5 – 1 mg/kgKG/h	langsam i.v. DTI
Clonidin	0,003 – 0,006 mg/kgKG	langsam i.v.

DTI = Dauertropfinfusion

Prognose: Bei einer im Jugendalter vorliegenden labilen Hypertonie besteht ein erhöhtes Risiko für eine stabile Hypertonie oder eine kardiovaskuläre Komplikation im Erwachsenenalter.

Prophylaxe: Vermeidung von Übergewicht und hoher Kochsalzzufuhr, sorgfältige und langjährige Überwachung bei Feststellung einer grenzwertigen oder labilen Hypertonie, insbesondere bei familiärer Belastung, und konsequente antihypertensive Therapie bei manifester Hypertonie.

Prognose: Bei unbehandelter Hypertonie ist die Lebenserwartung eingeschränkt.

Prophylaxe: Vermeidung von Risikofaktoren bzw. konsequente medikamentöse Therapie können die Prognose günstig beeinflussen.

12.8 Orthostatische Kreislaufdysregulation

▶ **Definition.** Der orthostatischen Kreislaufdysregulation liegt die Unfähigkeit der Schaltstellen des Herz-Kreislauf-Systems zugrunde, ein adäquates Blutdruckniveau bei unterschiedlichen hämodynamischen Bedingungen aufrechtzuerhalten. Die Symptome treten überwiegend zwischen dem 10. und 14. Lebensjahr auf.

Physiologie und Pathophysiologie: Beim Lagewechsel von der Horizontalen in die Vertikale kommt es zu hämodynamischen Veränderungen des Herz-Kreislauf-Systems, die unter physiologischen Bedingungen nicht zu Symptomen führen. Mit Aufrichtung des Körpers in die Vertikale werden etwa 500–700 ml Blut im Splanchnikusgebiet und in den unteren Extremitäten gepoolt. Der dadurch reduzierte venöse Rückstrom zum Herzen hat ein erniedrigtes kardiales Auswurfvolumen und eine Stimulation der kardialen und aortalen Barorezeptoren zur Folge. Diese Situation fördert die sympathische und drosselt die parasympathische Aktivität, was einen Anstieg der Herzfrequenz und eine arterielle Widerstandserhöhung im Systemkreislauf herbeiführt. Dementsprechend findet man folgende messbare Veränderungen des Herzkreislaufs vor:
- der systolische Blutdruck ändert sich nur geringfügig, er kann leicht abfallen
- der diastolische Blutdruck steigt um etwa 12 % des Ausgangswertes
- die Pulsfrequenz steigt um maximal 20 % des Ausgangswertes.

Bei Versagen einer der Stellgrößen in der Regulation des arteriellen Blutdruckes resultiert eine orthostatische Kreislaufdysregulation mit Schwindel, Flimmern vor den Augen und evtl. Synkope. Auslösende oder zugrunde liegende Faktoren sind z. B. ein intravasaler Volumenmangel (hohe Umgebungstemperaturen mit Weitstellung der Gefäßperipherie, Flüssigkeitsdefizit) oder eine neurologisch induzierte Fehlregulation (z. B. Schmerzsynkope).

Klinik:
Subjektiv: Bei chronisch erniedrigtem Blutdruckniveau sind die Kinder vermehrt müde, sie leiden unter mangelnder Konzentrationsfähigkeit und erhöhtem Schlafbedürfnis, Kopfschmerzen, Schwindel und Kälteempfindlichkeit. Die Beschwerden sind morgens am ausgeprägtesten und nehmen im Verlauf des Tages ab. In Akutsituationen – z. B. bei längerem Stehen oder nach dem Aufrichten aus horizontaler Lage – kann es zu ausgeprägtem Schwindel mit Kollaps und Bewusstlosigkeit kommen. Auch bei bestimmten Formen des Ausdauersports (z. B. Langstreckenlaufen) sind die Patienten kollapsgefährdet.
Objektiv: Blasse Gesichts- und Hautfarbe, kühle Extremitäten, Gähnzwang. Bei Kollaps kaum tastbarer, evtl. bradykarder Puls. Die Bewusstlosigkeit hält im Allgemeinen nur wenige Minuten an.

Diagnostik: Entscheidend für die Diagnose ist in erster Linie die vom Patienten angegebene **Beschwerdesymptomatik**. Bei der ärztlichen Untersuchung können gelegentlich normale Blutdruckwerte vorliegen. Dies ist zum einen auf die Inkonstanz der orthostatischen Anpassungsstörung zurückzuführen, zum anderen auf den sog. „Weißkitteleffekt" (Anstieg des Blutdrucks in sympathikotonen Situationen).

12.8 Orthostatische Kreislaufdysregulation

◀ **Definition**

Physiologie und Pathophysiologie: Beim Lagewechsel vom Liegen zum Stehen kommt es zu hämodynamischen Veränderungen, die bei Versagen der Blutdruckregulation zu Symptomen führen können (Müdigkeit, Schwindel, Kopfschmerzen; in akuten Situationen Kollaps und Bewusstseinsverlust).

Klinik:
Multiple **subjektive und objektive Symptome** vor allem morgens nach dem Aufstehen: mangelhafte Konzentrationsfähigkeit, erhöhtes Schlafbedürfnis, Blässe, kühle Extremitäten, Gähnzwang, Kollapsneigung, Synkope.

Diagnostik: Entscheidend für die Diagnose ist in erster Linie die anamnestisch angegebene **Symptomatik**.

Mit dem **Stehversuch nach Schellong** kann das pathologische Kreislaufverhalten objektiviert werden.

Das pathologische Kreislaufverhalten kann durch den **Stehversuch nach Schellong** nachvollzogen werden: Dabei kommt es beim Aufrichten aus der horizontalen Lage zur Verkleinerung der Blutdruckamplitude mit einem unphysiologischen Frequenzanstieg. Man kann zwischen einer Frühform (nach 1–2 Min.) und einer verzögerten Form (nach 7–8 Min.) unterscheiden. Der Aussagewert des „Steh-EKG" ist relativ gering; sekundäre Bradykardien können hiermit jedoch dokumentiert werden. Zusätzliche Veränderungen wie Amplitudenzunahme von P, Senkung der ST-Strecken sowie Abflachung und Negativierung von T in Ableitung II und III sind Ausdruck einer verstärkten Sympathikotonie und können auch physiologischerweise auftreten.

Differenzialdiagnose: Entzündliche Herzerkrankungen, Vitien, Anämie, zerebrale Erkrankungen.

Differenzialdiagnose: Auszuschließen sind organische Erkrankungen: entzündliche Herzerkrankungen, Vitien (Aortenstenose, subvalvuläre Aortenstenose), Anämien, zerebrale Erkrankungen.

Therapie:
Allgemeine Verhaltensregeln stehen vor der medikamentösen Therapie. Vor allem **körperliche Aktivität** und **ausreichende Flüssigkeitszufuhr** sind von Bedeutung.

Therapie:
Allgemeine Verhaltensmaßnahmen:
- regelmäßige körperliche Aktivitäten: Schwimmen, Laufen, Gymnastik (ohne Überanstrengung)
- ausreichende Flüssigkeits- und Kochsalzzufuhr; eventuell Kaffee in altersüblichen Mengen
- häufige kleine Mahlzeiten
- Wechselduschen
- Anpassung der Lebensgewohnheiten an die schlechte Regulationsfähigkeit des Kreislaufs (langsames Aufstehen, Vermeiden von langem Stehen und extremer Hitze usw.).

Führen diese Maßnahmen nicht zu einer Besserung der Beschwerdesymptomatik, kann **medikamentös unterstützt** werden.

Führen diese Maßnahmen nicht zu einer Besserung der Beschwerdesymptomatik, kann **medikamentös unterstützt** werden. Ziel der medikamentösen Therapie ist es zum einen, durch Steigerung des Venentonus die im Venenpool versackte Blutmenge zu mobilisieren und so eine Erhöhung des Herzzeitvolumens zu erreichen. Zum anderen kann mit einer sympathikoton wirksamen Substanz der Blutdruck durch Arteriolenkonstriktion angehoben werden.

Bewährt haben sich z.B. Dihydroergotamin, Oxilofrin, Cafedrin-HCl.

Bewährt haben sich Dihydroergotamin (z.B. 2×1 Tbl. Dihydergot retard oder plus), Oxilofrin (z.B. 3×12 Trpf. Carnigen forte), Cafedrin-HCl/Theoadrenalin-HCl (z.B. 2×1 Tbl. Akrinor, früh morgens und mittags).
Die Therapie wird initial über 2–3 Wochen durchgeführt. Danach sollte sie als Indikationstherapie jeweils über 1–2 Wochen gehandhabt werden (z.B. bei Infekten, Hitzeperioden).

Prognose: Die Symptome bessern sich i.d.R. nach Abschluss der Pubertät.

Prognose: Nach Abschluss der Pubertät ist im Allgemeinen mit einer Besserung der Symptome zu rechnen.

12.9 Herzrhythmusstörungen

Die Einteilung erfolgt in **Störungen der Reizbildung** und der **Erregungsleitung** (Tab. 12.13).

Die Einteilung der Herzrhythmusstörungen erfolgt in **Störungen der Reizbildung** und der **Erregungsleitung** (Tab. 12.13).

12.13 Einteilung der Herzrhythmusstörungen

Reizbildungsstörungen	nomotope Rhythmusstörungen	Sinustachykardie (s. S. 383)
		Sinusbradykardie (s. S. 383)
		Sinusarrhythmie (s. S. 383)
	Ersatzrhythmen	Vorhof- und AV-Ersatzrythmen (s. S. 383)
	heterotope Rhythmusstörungen	supraventrikuläre und ventrikuläre Extrasystolen (s. S. 384)
		supraventrikuläre und ventrikuläre Tachykardien (s. S. 386 ff.)
		langes QT-Syndrom (s. S. 390)
Erregungsleitungsstörungen	sinuatriale Leitungsstörungen	SA-Block (s. S. 391)
	atrioventrikuläre Leitungsstörungen	AV-Block (s. S. 391)
		Sinusknotendysfunktion (s. S. 393)

12.9 Herzrhythmusstörungen

Rhythmusstörungen können bereits präpartal diagnostiziert werden. Mögliche Ursachen sind entwicklungsbedingte Imbalancen des vegetativen Nervensystems im letzten Drittel der Schwangerschaft und in den ersten Lebenswochen sowie strukturelle und funktionelle Herzerkrankungen. Von klinischer Bedeutung im Kindes- und Jugendalter ist das Vorkommen von Arrhythmien im Zusammenhang mit angeborenen Herzfehlern, bei Kardiomyopathien und entzündlichen Herzerkrankungen sowie als Folge herzchirurgischer Eingriffe.

Rhythmusstörungen können in Verbindung mit angeborenen Herzfehlern, Kardiomyopathien, entzündlichen Herzerkrankungen und herzchirurgischen Eingriffen auftreten.

12.9.1 Störungen der Reizbildung

Sinustachykardie und Sinusbradykardie

▶ **Definition.** Man spricht von einer **Sinustachykardie**, wenn die Maximalwerte der Altersstufe temporär oder permanent deutlich überschritten, von einer **Sinusbradykardie**, wenn die Altersnormwerte temporär oder permanent deutlich unterschritten werden. Die Diagnose setzt die Kenntnis der für die einzelnen Altersstufen gültigen Referenzwerte der Herzfrequenz voraus (Tab. **12.14**).

12.9.1 Störungen der Reizbildung

Sinustachykardie und Sinusbradykardie

◀ **Definition**

12.14 Normalwerte der Herzfrequenz in den verschiedenen Altersstufen (Routine-EKG-Ableitung)

Alter	Frequenz/min (Mittelwert)
0–7 Tage	90–160 (125)
1 Woche bis 1 Monat	100–175 (140)
1 bis 6 Monate	110–180 (145)
6 Monate bis 1 Jahr	100–180 (130)
1 bis 5 Jahre	70–150 (110)
5 bis 10 Jahre	65–140 (100)
10 bis 15 Jahre	60–120 (90)
über 15 Jahre	60–100 (80)

12.14

Ätiologie: Als Ursache einer **Sinustachykardie** kommen sympathikotone Zustände, Fieber, schwere Anämien, Herzinsuffizienz, Myokarditis, ein Perikarderguss oder Medikamentenwirkungen (z. B. Atropin) in Betracht. Bei Säuglingen kann die Herzfrequenz unter Sinusrhythmusbedingungen bis 220, gelegentlich sogar bis 230/min ansteigen. Eine **Sinusbradykardie** ist beim körperlich gut trainierten Kind oder Jugendlichen eine physiologische Erscheinung. Auch ein vagoton bedingter nächtlicher Herzfrequenzabfall ist physiologisch und in jedem Langzeit-EKG nachweisbar. Dabei bestehen gelegentlich auch junktionale Ersatzrhythmen.

Therapie: Eine Therapie ist in der Regel nicht erforderlich. Ausnahmen sind pathologische Grundsituationen bzw. hämodynamische Auswirkungen (z. B. hochgradige symptomatische Bradykardie).

Ätiologie: Sinustachykardien können durch Sympathikotonie, schwere Anämien, Herzinsuffizienz, Myokarditis, Fieber, Medikamente ausgelöst werden. Eine **Sinusbradykardie** ist physiologisch bei gut trainierten Kindern (Vagotonie).

Therapie: erforderlich bei pathologischer Grundsituation bzw. hämodynamischer Auswirkung.

Sinusarrhythmie

Die häufigste Form der Sinusarrhythmie im Kindes- und Jugendalter ist die **respiratorische Arrhythmie**. Gegen Ende der Inspiration kommt es zu einer Beschleunigung, in der Endexspiration zu einer Verlangsamung der Herzfrequenz. Sie entsteht durch reflektorische Einflüsse auf den Sinusknoten, ist ohne Krankheitswert und daher auch nicht therapiebedürftig. Die Diagnose wird durch den Auskultations- bzw. EKG-Befund gestellt, der die atemabhängigen Schwankungen der RR-Abstände erkennen lässt.

Sinusarrhythmie

Die häufigste Form im Kindes- und Jugendalter ist die **respiratorische Arrhythmie**. Sie entsteht durch reflektorische Einflüsse auf den Sinusknoten und ist ohne Krankheitswert.

Atriale und junktionale Ersatzrhythmen

▶ **Definition.** Übernahme der Reizbildung durch ein sekundäres Reizbildungszentrum aus dem Vorhofbereich oder der AV-Region.

Atriale und junktionale Ersatzrhythmen

◀ **Definition**

Relativ häufig stellt ein Vorhof- oder AV-Ersatzrhythmus im EKG einen **Zufallsbefund bei Herzgesunden** ohne klinische Relevanz dar.

Unter **pathologischen** Verhältnissen findet man diese Rhythmen vor allem postoperativ nach Eingriffen im Vorhofbereich.

Diagnostik:
EKG-Befunde bei AV-Ersatzrhythmus zeigt Abb. **12.28**.

Relativ häufig stellen Vorhof- oder AV-Ersatzrhythmen einen **Zufallsbefund bei Herzgesunden** ohne klinische Relevanz dar. Sie sind im Langzeit-EKG herzgesunder Kinder überwiegend in Ruhe- und Schlafzuständen nachweisbar. Unter geringer körperlicher Belastung stellt sich schnell wieder ein Sinusrhythmus ein, so z. B. beim Aufstehen aus liegender Position oder nach Kniebeugen. Unter **pathologischen** Verhältnissen findet man diese Rhythmusvarianten vor allem postoperativ nach Eingriffen im Vorhofbereich oder im Zusammenhang mit einem Sick-Sinusknoten-Syndrom (s. S. 393).

Diagnostik (EKG-Befunde):
- **Einfache AV-Frequenzdissoziation:** Bei Verlangsamung der Sinusknotenfrequenz wandert die P-Welle mit regulärer Sinus-Konfiguration allmählich in den QRS-Komplex hinein und erscheint gelegentlich am Ende von QRS wieder; anschließend erfolgt ein allmähliches Zurückwandern („Pendeln" der P-Welle um den QRS-Komplex). Die Sinusknoten-Frequenz ist dabei immer langsamer als die des AV-Knotens.
- **Wandernder Vorhofschrittmacher:** Allmähliche Frequenzverlangsamung mit Veränderung der P-Wellen-Konfiguration durch einen tiefer tretenden atrialen Ersatzrhythmus, d. h. Abflachung der P-Welle bis zur Negativierung in Ableitung II, III und aVF; dann wieder allmähliches Zurückwandern mit Übernahme durch den Sinusknoten.
- **AV- oder junktionaler Ersatzrhythmus:** Übernahme der Schrittmacherfunktion durch den AV-Knoten bei Verlangsamung der Sinusknotenfrequenz. Da die Vorhöfe hierbei in kaudokranialer Richtung erregt werden, zeigen sich im EKG negative P-Wellen in den Ableitungen II, III und aVF; je nach Stellung der P-Wellen zum QRS-Komplex kann auf den jeweiligen Reizursprung in der AV-Region geschlossen werden (Abb. **12.28**).

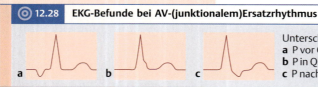

12.28 EKG-Befunde bei AV-(junktionalem) Ersatzrhythmus

Unterschiedliche Stellung der P-Wellen zum QRS-Komplex (Abl. II, III, aVF):
a P vor QRS: „oberer" AV-Rhythmus.
b P in QRS verborgen: „mittlerer" AV-Rhythmus (QRS eventuell gering deformiert).
c P nach QRS: „unterer" AV-Rhythmus.

Extrasystolen

▶ Definition

Häufigkeit: Häufigste Rhythmusstörung bei Kindern und Jugendlichen.

Ätiologie und Pathogenese: Extrasystolen kommen bei akuten oder abgelaufenen entzündlichen Herzerkrankungen sowie bei angeborenen Herzfehlern vor.

Extrasystolen

▶ **Definition.** Vorzeitige Herzaktionen, die von einem Reizbildungszentrum **oberhalb** der Aufteilung des His-Bündels ihren Ausgang nehmen, werden als **supraventrikuläre** Extrasystolen zusammengefasst. Liegt das Reizbildungszentrum **distal** des **His-Bündels**, handelt es sich um **ventrikuläre** Extrasystolen.

Häufigkeit: Extrasystolen stellen die häufigste Rhythmusstörung bei Kindern und Jugendlichen dar.

Ätiologie und Pathogenese: Eine entzündliche Genese wird bei einem Teil der Extrasystolen angenommen, wenngleich, abgesehen von der akuten Myokarditis, der sichere Nachweis eines abgelaufenen entzündlichen Myokardprozesses in der Regel nicht exakt erbracht werden kann. Extrasystolen findet man außerdem in Verbindung mit angeborenen Herzfehlern, Kardiomyopathien und beim Mitralklappenprolaps. Nach Herzoperationen, z. B. nach Korrektur einer Fallot-Tetralogie, stellt das Neuauftreten einer ventrikulären Extrasystolie in jedem Fall eine bedeutsame Folgeerscheinung des herzchirurgischen Eingriffs dar. Seltene Ursachen sind Elektrolytstörungen und Medikamentennebenwirkungen (z. B. Digitalis).

Klinik: Extrasystolen verursachen bei Kindern gewöhnlich keine Symptome. Lediglich bei gehäuftem Auftreten klagen Jugendliche gelegentlich über „Herzstolpern". Die Extrasystolen werden deshalb häufig zufällig bei der Auskultation oder EKG-Ableitung entdeckt.

Diagnostik: Zu EKG-Kriterien von supraventrikulären und ventrikulären Extrasystolen siehe Tab. 12.15 und Abb. 12.29.
Das **Langzeit-EKG** stellt die wichtigste Untersuchungsmethode zur Aufdeckung, Beurteilung von Art und Häufigkeit sowie des Verlaufs extrasystolischer Rhythmusstörungen dar.

Therapie: Isoliert auftretende Extrasystolen im Kindesalter bedürfen **keiner** medikamentösen Behandlung. Dies gilt für Extrasystolen ohne Nachweis einer Grundkrankheit oder bei einem hämodynamisch unbedeutenden Herzfehler.

Klinik: Extrasystolen werden von Kindern häufig subjektiv nicht wahrgenommen und sind daher meist ein Zufallsbefund. Bei gehäuftem Auftreten evtl. Klagen über „Herzstolpern".

Diagnostik: Mit Hilfe des EKG (Tab. 12.15 und Abb. 12.29).
Das **Langzeit-EKG** besitzt in der Diagnostik und Beurteilung einen hohen Stellenwert.

Therapie: Ein großer Teil der Kinder ist **nicht behandlungsbedürftig.**

12.15 EKG-Kriterien supraventrikulärer und ventrikulärer Extrasystolen

supraventrikuläre Extrasystolen	• vorzeitiger Einfall der P-Welle, atypische P-Konfiguration • QRS-Komplex häufig von normaler Form • die postextrasystolische Pause ist meist nicht voll kompensatorisch
ventrikuläre Extrasystolen	• vorzeitiger Einfall eines verbreiterten und deformierten QRS-Komplexes • P-Welle ist meist nicht erkennbar • überwiegend voll kompensatorische Pause (RR-Abstand, der eine Extrasystole einschließt, entspricht dem RR-Intervall zweier Normalschläge).

12.29 Extrasystolen mit unterschiedlichem Reizbildungsursprung

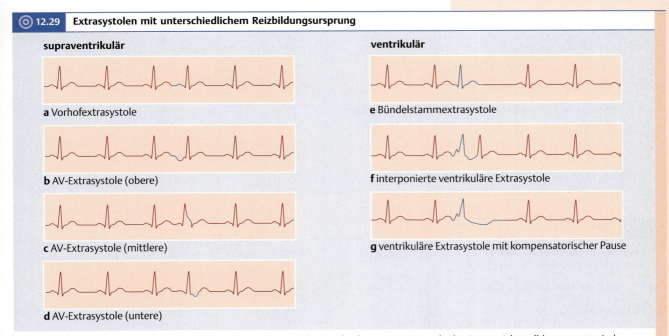

a **Vorhofextrasystole:** P-Welle vorzeitig, deformiert; QRS-Komplex regelrecht. Postextrasystolische Pause nicht voll kompensatorisch.
b **„Obere" AV-Extrasystole:** Dem QS-Komplex geht eine in Abl. II, III und aVF negative P-Welle voraus.
c **„Mittlere" AV-Extrasystole:** Die P-Welle ist im QRS-Komplex verdeckt, der dadurch gering deformiert sein kann.
d **„Untere" AV-Extrasystole:** Die P-Welle der Extrasystole folgt dem QRS-Komplex nach.
e **Bündelstammextrasystole:** Vorzeitige Kammererregung mit schmalem QRS-Komplex ohne erkennbare P-Welle. Kompensatorische postextrasystolische Pause.
f **Interponierte ventrikuläre Extrasystole:** Vorzeitiger Einfall eines deformierten QRS-Komplexes; das die Extrasystole einschließende R-R-Intervall entspricht dem eines normalen Herzzyklus.
g **Kompensierte ventrikuläre Extrasystole:** Der QRS-Komplex deformiert, P-Wellen meist nicht erkennbar. Die Summe des die Extrasystole einschließenden RR-Intervalls entspricht der zweier normaler RR-Abstände (kompensatorische Pause).

Supraventrikuläre Tachykardien

Häufigkeit: Häufigste tachykarde Herzrhythmusstörung bei Kindern.

Ätiologie: Häufig ist keine organische Herzkrankheit nachweisbar. Auftreten jedoch auch bei angeborenen Herzfehlern, nach herzchirurgischen Eingriffen, bei Myokarditis und Kardiomyopathien.

Pathogenese: Entstehungsmechanismen sind überwiegend Reentrykreise, seltener SVT auf fokaler Basis. Ein **paroxysmales Auftreten** ist häufiger als permanente oder intermittierende Formen.

Therapie: Zur Therapie SVT s. Tab. **12.17**.

Im Allgemeinen sind Extrasystolen, die unter körperlicher Belastung sistieren bzw. seltener werden, benigner zu werten als solche, die unter körperlicher Belastung an Häufigkeit zunehmen.

Supraventrikuläre Tachykardien

Häufigkeit: SVT sind die häufigste tachykarde Herzrhythmusstörung im Kindesalter.

Ätiologie: Bei der Mehrzahl der supraventrikulären Tachykardien liegt ein strukturell und funktionell normales Herz vor. Sie können jedoch auch bei angeborenen Herzfehlern, Kardiomyopathien, im Rahmen einer Myokarditis und nach herzchirurgischen Eingriffen entstehen.

Pathogenese: Als zugrunde liegende Pathomechanismen kommen überwiegend Reentrymechanismen, seltener die Automatie eines atrialen Fokus in Betracht. SVT treten im Kindesalter häufiger **paroxysmal** als permanent oder intermittierend auf. Nach dem Ursprungsort bzw. der Lokalisation lassen sich zwei Hauptgruppen unterscheiden (Tab. **12.16**):
- **SVT mit Einschluss des AV-Knotens:** der AV-Knoten ist integrativer Bestandteil der Kreiserregung.
- **SVT ohne Einschluss des AV-Knotens:** die Tachykardie ist ausschließlich im Vorhofbereich oder in der Nähe der AV-Region lokalisiert; zu ihrer Aufrechterhaltung ist der AV-Knoten nicht erforderlich.

Therapie: Die Therapie SVT zeigt Tab. **12.17**.

12.16 Einteilung der supraventrikulären Tachykardien

supraventrikuläre Tachykardien mit Einschluss des AV-Knotens	Anfallsart
I. mit akzessorischen Leitungsbahnen	
▪ Präexzitationssyndrome (s. S. 387)	paroxysmal
▪ permanente junktionale Reentry-Tachykardie (s. S. 387)	intermittierend oder permanent
II. ohne akzessorische Leitungsbahn	
▪ AV-Knoten-Reentry-Tachykardie (s. S. 388)	paroxysmal
supraventrikuläre Tachykardien ohne Einschluss des AV-Knotens	
I. Reentry-Mechanismen	
▪ Vorhofflattern, Vorhofflimmern (s. S. 388)	überwiegend permanent
▪ atriale Reentry-Tachykardie (s. S. 388)	überwiegend permanent
II. fokale atriale und junktionale Tachykardien	intermittierend oder permanent

12.17 Therapie der supraventrikulären Tachykardien

Akuttherapie während des Anfalls (paroxysmale Formen)

▶ **stabile Kreislaufverhältnisse:**

Vagusmanöver	▪ Bauchpresse
	▪ Trinken von kaltem Sprudelwasser
	▪ Sondieren von Eistee (Säuglinge)
	▪ Eisbeutelauflage übers Gesicht (nur für Praxis oder Klinik geeignet)
Medikamente	▪ Adenosin (als Bolus) i.v.
	▪ alternativ: Propafenon oder Verapamil* i.v.

▶ **instabile Kreislaufverhältnisse/ineffektive pharmakologische Therapie:**

apparativ	▪ transthorakale elektrische Kardioversion
	▪ atriales Overdrive-pacing

Anfallsprophylaxe – Dauertherapie

Indikation: bei häufigen und längerdauernden, den Patienten belastenden Anfällen

orale Applikation	▪ Propafenon
	▪ β-Rezeptorenblocker
	▪ Sotalol
	▪ Amiodaron

* Kontraindikation: Neugeborene und junge Säuglinge, Myokarditis, eingeschränkte linksventrikuläre Funktion

SVT mit Einschluss des AV-Knotens

I. SVT mit akzessorischen Leitungsbahnen

- **Präexzitationssyndrome:** Es handelt sich hierbei um die häufigste Form supraventrikulärer Tachykardien im Kindesalter. Beim **Wolff-Parkinson-White-Syndrom (WPW)** besteht eine akzessorische Leitungsbahn zwischen Vorhofmyokard und der Arbeitsmuskulatur der Ventrikel entlang der Zirkumferenz der AV-Klappen (atrioventrikuläre Bahn, **Kent-Bündel).**

Typische **EKG-**Befunde beim WPW-Syndrom sind die Verkürzung der PQ-Zeit, die Delta-Welle zu Beginn des QRS-Komplexes (Ausdruck einer Präexzitation von Kammermyokard) und eine Verbreiterung von QRS. Gleichzeitig bestehen Veränderungen der Repolarisationsstrecke (ST und T) (Abb. **12.30**). Während der Tachykardie verläuft die Erregung in der Regel antegrad über den AV-Knoten und retrograd über die akzessorische Bahn. Dabei ist der QRS-Komplex schmal und regelrecht konfiguriert (orthodrome Tachykardie). Wesentlich seltener verläuft die Kreiserregung antegrad über den Bypasstrakt und retrograd über den AV-Knoten (antidrome Tachykardie). Die WPW-typische QRS-Konfiguration bleibt hier auch während der Tachykardie bestehen.

Relativ selten ist eine akzessorische Konnektion zwischen dem rechten Vorhof und dem rechten Tawara-Schenkel bzw. dem Myokard des rechten Ventrikels (sog. **Mahaim-Bündel**: atriofaszikuläre bzw. atrioventrikuläre Bahn), die bei Patienten mit Ebstein-Anomalie der Trikuspidalklappe auftritt.

- **Permanente junktionale Reentry-Tachykardie:** Es handelt sich um eine seltene Form einer supraventrikulären Tachykardie. Die antegrade Erregung verläuft über den AV-Knoten, die retrograde über eine akzessorische Bahn mit dekrementalen Reizleitungseigenschaften, die im posterioren Septumbereich oder entlang der AV-Klappenringe lokalisiert ist. Die Tachykardien bestehen intermittierend oder permanent. Im **EKG** zeigen sich spitz-negative P-Wellen in Abl. II, III und aVF; das PQ-Intervall ist kürzer als das QP-Intervall.

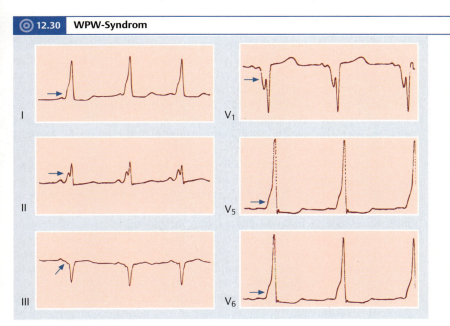

12.30 WPW-Syndrom

Sinusrhythmus, Linkstyp. Linksschenkelblockartige Deformierung von QRS. PQ-Zeit 0,08 s (verkürzt), QRS 0,12 s (verbreitert). Deutlich erkennbare Deltawellen (→) in den Ableitungen I bis III, sowie in V₁ (negativ), V₅ und V₆. Bei dem 12-jährigen Mädchen bestanden seit dem 3. Lebensjahr gelegentliche kurzdauernde paroxysmale Tachykardien, die jeweils spontan sistierten.

II. SVT ohne akzessorische Leitungsbahnen
- **AV-Knoten-Reentry-Tachykardie**

Zweithäufigste SVT-Form im Kindesalter. Im Sinusrhythmus unauffälliges **EKG**. Während der Tachykardie sind die P-Wellen im QRS-Komplex verborgen.

Es handelt sich um die zweithäufigste Form SVT im Kindesalter. Die Kreiserregung findet ausschließlich im bzw. in unmittelbarer Umgebung des AV-Knotens statt. Das **EKG** ist im Sinusrhythmus im Wesentlichen unauffällig; die PQ-Zeit ist jedoch häufig verkürzt. Während der Tachykardie sind die P-Wellen im QRS-Komplex verborgen, da die Vorhöfe etwa zeitgleich mit den Kammern erregt werden.

SVT ohne Einschluss des AV-Knotens

I. Reentry-Mechanismus:

- **Vorhofflattern und Vorhofflimmern:** Das **EKG** zeigt beim **Vorhofflattern** sägezahnähnliche P-Wellen ohne isoelektrische Linie (Frequenz 250–400/min), beim **Vorhofflimmern** Flimmerwellen von unregelmäßiger Form und unterschiedlicher Polarität (Frequenz 400–700/min). Es besteht eine absolute Arrhythmie.

SVT ohne Einschluss des AV-Knotens

I. Reentry-Mechanismus:

- **Vorhofflattern und Vorhofflimmern:** Diese Rhythmusstörungen entstehen entweder in druck- oder volumenbelasteten Vorhöfen oder nach operativen Eingriffen im Vorhofbereich.
  Im **EKG** findet man beim **Vorhofflattern** sägezahnähnliche, meist negative P-Wellen in Abl. II und III ohne dazwischen liegende isoelektrische Linie. Die atrialen Frequenzen liegen zwischen 250 und 400/min, die Überleitung auf die Kammern ist häufig unregelmäßig (1:1- bis 1:4-Überleitung).
- Beim **Vorhofflimmern** sind die Vorhofaktionen von irregulärer Form mit Frequenzen zwischen 400 und 700/min. Es besteht eine absolute Arrhythmie auf Ventrikelebene.

Therapie: Vorhofflattern wird durch elektrische Kardioversion oder Overdrive-Stimulation behandelt. Medikamentös werden Antiarrhythmika eingesetzt. **Vorhofflimmern:** elektrische Kardioversion, anschließend medikamentöse Dauerprophylaxe.

Die **Therapie** bei **Vorhofflattern** und bereits bestehender kardialer Dekompensation besteht primär in der elektrischen transthorakalen Kardioversion oder einer Overdrive-Stimulation. Bei stabilen Kreislaufverhältnissen kann der Versuch einer medikamentösen Therapie mit Propafenon, Sotalol oder Amiodaron unternommen werden. **Vorhofflimmern** wird elektrisch kardiovertiert und anschließend antiarrhythmisch weiterbehandelt.

- **Atriale Reentry-Tachykardien:** Diese Form der SVT findet man postoperativ nach ausgedehnten atrialen Eingriffen. Der Reentry-Kreis ist auf den rechten Vorhof beschränkt; zwischen den einzelnen P-Wellen besteht eine isoelektrische Linie. Die AV-Überleitung ist variabel, am häufigsten besteht eine 2:1- bzw. 3:1-Überleitung.

II. Fokale und atriale und junktionale Tachykardien:

- Fokale atriale Tachykardie

II. Fokale und atriale und junktionale Tachykardien:

- Bei der **fokalen atrialen Tachykardie** besteht zumeist keine kardiale Grunderkrankung. Der Fokus kann in beiden Vorhöfen lokalisiert sein. Im EKG ist die Morphologie des ersten P einer Tachykardie allen folgenden P-Wellen gleich; ferner besteht zu Beginn eine allmähliche Frequenzbeschleunigung (sog. warm-up-Phänomen) sowie am Ende der Tachykardie eine Frequenzverlangsamung (sog. cool-down-Phänomen). Üblicherweise findet sich eine 1:1-Relation zwischen Vorhöfen und Kammern, gelegentlich kommt ein AV-Block II° vor.

- multifokale atriale Tachykardie

- Die **multifokale atriale Tachykardie** kommt am häufigsten im Neugeborenen- und frühen Säuglingsalter vor. Meist findet sich keine kardiale Grunderkrankung. Im EKG bestehen morphologisch mehrere differente P-Wellen mit sehr variabler AV-Überleitung.

- junktionale ektope Tachykardie.

- **Junktional ektope Tachykardie:** Diese fokale Tachykardie aus dem AV-Knotenbereich ist zum einen als kongenitale Arrhythmie mit Auftreten im Neugeborenen- und frühen Säuglingsalter ohne kardiale Grunderkrankung bekannt, zum anderen als postoperative Komplikation nach Eingriffen in AV-Knotennähe (z. B. Verschluss eines VSD).
  Im EKG bestehen ventrikuläre Frequenzen zwischen 160 und 300/min. Der QRS-Komplex ist schmal. Die P-Wellen weisen eine normale Sinusknotenmorphologie mit regelrechter Frequenz auf; sie stehen in keiner Beziehung zu den Kammerkomplexen (AV-Frequenzdissoziation).

Alle permanenten Formen der supraventrikulären Tachykardie bergen die Gefahr, dass sich auf Dauer eine Einschränkung der myokardialen Funktion entwickelt.

Alle permanenten Formen der supraventrikulären Tachykardie mit hoher ventrikulärer Herzfrequenz bergen wegen ihres andauernden Charakters mit erhöhtem myokardialen Energieverbrauch die Gefahr einer myokardialen Funktionseinschränkung mit Entwicklung einer tachykardiebedingten dilatativen Kardiomyopathie in sich. Bei Vorliegen eines solchen Befundes ist eine aggressive antiarrhythmische Therapie oder eine Katheterablation angezeigt.

Ventrikuläre Tachykardie

▶ **Definition.** Definitionsgemäß besteht eine ventrikuläre Tachykardie, wenn eine Serie von fünf oder mehr konsekutiven Kammeraktionen mit verbreitertem und deformiertem QRS-Komplex und einer Frequenz zwischen 150 und 300/min vorliegt. Es besteht eine AV-Dissoziation, seltener eine 1:1 ventrikuloatriale Rückleitung. Bezüglich der Dauer unterscheidet man anhaltende (über 30 Sek.) und nicht anhaltende (weniger als 30 Sek.) Formen.

Häufigkeit und Ätiologie: Ventrikuläre Tachykardien sind eine im Kindes- und Jugendalter relativ seltene Rhythmusstörung. Die meisten ventrikulären Tachykardien entstehen nach operativen Eingriffen im rechtsventrikulären Ausflusstrakt und auf der Basis von Kardiomyopathien oder Ionenkanalerkrankungen, deren Hauptvertreter das lange QT-Syndrom mit Torsades de pointe ist.

Therapie: Akut wird eine elektrische Kardioversion durchgeführt oder Amiodaron i.v. verabreicht. Zur Dauertherapie eignen sich β-Rezeptorenblocker, Sotalol, Amiodaron oder Mexitil.

Kammerflattern und Kammerflimmern

▶ **Definition.** Im EKG bestehen beim **Kammerflattern** haarnadelförmige Kammerdepolarisationen mit Frequenzen um 200–300/min. Bei **Kammerflimmern** sind die Depolarisationen sehr schnell und ungeordnet mit unterschiedlicher Ausschlagshöhe und -richtung. Es liegt ein funktioneller Herzstillstand vor, der zum sofortigen Handeln zwingt (s. auch S. 398).

Ätiologie: Die häufigsten Ursachen von Kammerflattern und Kammerflimmern im Kindesalter sind das lange QT-Syndrom, zyanotische Herzfehler und hypertrophe Kardiomyopathien.

Therapie: Therapeutisch wird eine elektrische Defibrillation durchgeführt.

QT-Verlängerungs-Syndrome

▶ **Definition.** Die QT-Zeit ist der Zeitabschnitt vom Beginn des QRS-Komplexes bis zum Ende der T-Welle.
Für den klinischen Gebrauch hat sich zur Ermittlung der sog. frequenzkorrigierten QT-Zeit (QT$_c$) die von Bazett angegebene Formel bewährt:

$$QT_c = QT/\sqrt{RR(ms)}$$

(QT = gemessene QT-Zeit in ms, RR = Intervall des vorausgegangenen Sinusschlags in ms)
Normalwert: Im Neugeborenen- und Säuglingsalter beträgt der obere QT$_c$-Normalwert geschlechtsunabhängig 440 ms, jenseits dieses Alters für Jungen 440 ms, für Mädchen 460 ms.

Ätiologie: In Tab. 12.18 sind die Ursachen einer QT-Zeit-Verlängerung aufgeführt.

12.18 Ursachen einer QT-Verlängerung

angeborene (genetische) Formen	erworbene (sekundäre) Formen

▪ *Romano-Ward-Syndrom*
  – autosomal-dominante Vererbung (LQT Typ 1–8)
▪ *Jervell/Lange-Nielsen-Syndrom*
  – autosomal-rezessive Vererbung
    (Schwerhörigkeit/LQT Typ 1 und 5)
▪ *weitere sehr seltene, genetische determinierte Formen*
	▪ *Elektrolytstörungen*
	▪ *Hypothyreose*
	▪ *Medikamente*
	  – Antiarrhythmika der Klasse Ia und III, Antibiotika (z.B. Erythromycin), Diuretika, Antihistaminika, Psychopharmaka
	▪ *Bradykardien, vor allem in Kombination mit einem AV-Block III°*

Ventrikuläre Tachykardie

◀ Definition

Häufigkeit und Ätiologie: Im Kindes- und Jugendlichenalter selten. Vorkommen meist im Zusammenhang mit Operationen im rechtsventrikulären Ausflusstrakt, Kardiomyopathien sowie bei QT-Syndrom.

Akuttherapie: Amiodaron i.v. oder elektrische Kardioversion.

Kammerflattern und Kammerflimmern

◀ Definition

Ätiologie: die häufigsten Ursachen sind QT-Syndrom, zyanotische Herzfehler und hypertrophe Kardiomyopathien.

Therapie: elektrische Defibrillation.

QT-Verlängerungs-Syndrome

◀ Definition

Ätiologie: Angeborene und erworbene Formen werden unterschieden (Tab. 12.18).

Angeborene QT-Verlängerung

▶ **Definition.** Das angeborene QT-Syndrom (Syn.: long QT-Syndrom, LQTS) ist gekennzeichnet durch eine Verlängerung der QT-Zeit in Verbindung mit dem Auftreten von Synkopen, die durch lebensbedrohliche ventrikuläre Tachykardien und Kammerflattern/-flimmern verursacht werden. Im EKG finden sich „Torsades de pointe" (Sonderform des Kammerflatterns mit Pendeln der QRS-Komplexe um die Nulllinie).

Nach heutigem Wissen ist eine genetische Determination im Sinne von Punktmutationen in derzeit 8 verschiedenen Genen bekannt. Der Defekt verursacht eine Störung der Kontrolle von kardiomyozytären Kalium- und Natriumkanälen während der Repolarisation.
Klinisch sind folgende **Krankheitsbilder** definiert:
- Romano-Ward-Syndrom mit autosomal-dominantem Erbgang
- Jervell- und Lange-Nielsen-Syndrom mit Innenohrschwerhörigkeit/Taubheit und autosomal-rezessivem Erbgang.

Klinik: Nach physischem oder psychischem Stress Auftreten von Schwindelzuständen und Bewusstlosigkeit, die durch Kammertachykardien ausgelöst werden. Sekundär können durch eine Mangeldurchblutung des Gehirns Krampfanfälle auftreten, die nicht selten als Krampfleiden fehlgedeutet werden. Ein besonders häufiger Auslösemechanismus ist der akute und intensive Kontakt mit kaltem Wasser (z. B. Sprung ins Wasser, Tauchen, Aufdrehen der Dusche) beim LQTS1.

Diagnostik: Im EKG stellen sich P-Wellen und QRS-Komplexe normal dar. Die T-Wellen sind bei den verschiedenen Formen des LQT-Syndroms unterschiedlich konfiguriert: am häufigsten ist das LQTS1 mit spitzem T bei flachem Anstieg. Die dominierende Auffälligkeit ist jedoch die verlängerte QT-Zeit. Sinusbradykardie und höhergradige AV-Blockierungen sind vor allem im Neugeborenen- und frühen Säuglingsalter zu beobachten.
Differenzialdiagnostisch ist bei Auftreten von zerebralen Anfällen die Ableitung eines EEG erforderlich.

Therapie und Prognose: Zentraler Bestandteil der Therapie im Sinne einer Tachykardie-Prophylaxe ist die konsequente, lebenslange Gabe von **β-Rezeptorenblockern** bei den meisten der heute bekannten Formen des angeborenen QT-Syndroms. Ausgeprägte therapieinduzierte Bradykardien machen die Implantation eines Schrittmachers erforderlich. Wurde bei bestehendem LQT-Syndrom unter Therapie bereits eine Reanimation erforderlich, muss die Implantation eines automatischen Kardioverter-Systems in Betracht gezogen werden. Sportliche Aktivitäten mit Spurt- und Wettbewerbscharakter sowie plötzlicher Wasserkontakt sind strikt zu vermeiden. Eine kardiologische Untersuchung aller Familienmitglieder ist indiziert. Die ursprünglich schlechte Prognose konnte in den behandelten Fällen deutlich verbessert werden.

▶ **Klinischer Fall.** Die Erstvorstellung des 6-jährigen Patienten erfolgte 3 Jahre nach dem plötzlichen Tod der Mutter beim Schwimmbadbesuch. Sie habe seit ihrer Kindheit wegen eines bekannten langen QT-Syndroms β-Rezeptorenblocker eingenommen, die während der Schwangerschaft abgesetzt worden waren. Der Patient selbst war während eines Spurts zum Schulbus plötzlich umgefallen und bewusstlos geworden.
Das initiale EKG zeigte eine absolute QT-Zeit von 0,41 s und eine relative QT-Zeit von 130 %; die frequenzkorrigierte QTc-Zeit (nach Bazett) betrug 0,50 s. Der Patient wurde auf Metroprolol eingestellt und ist seit dieser Zeit über 12 Jahre symptomfrei geblieben. Durch eine genetische Untersuchung konnte ein LQTS1 nachgewiesen werden.

Randspalte:

▶ Definition

Punktmutationen in 8 Genen sind heute als Ursache dieser Ionenkanalerkrankung bekannt.

Klinische Krankheitsbilder:
- Romano-Ward-Syndrom
- Jervell- und Lange-Nielsen-Syndrom.

Klinik: Nach psychischem oder physischem Stress plötzliches Auftreten von Synkopen (bedingt durch Kammertachykardien). Sekundär können durch die ZNS-Mangeldurchblutung Krampfanfälle auftreten.

Diagnostik: Charakteristischer EKG-Befund ist die verlängerte QT-Dauer in Verbindung mit dem Auftreten synkopaler Anfälle unter Belastung. Beim Auftreten zerebraler Anfälle: Ableitung eines EEG.

Therapie und Prognose: Eindeutig bewährt hat sich die konsequente und lebensbegleitende Tachykardieprophylaxe mit **β-Rezeptorenblockern**. Bei Nichtansprechen kommen automatische implantierbare Kardioverter-Defibrillatoren-Systeme zur Anwendung.

▶ Klinischer Fall

12.9.2 Störungen der Erregungsleitung

▶ **Definition.** Störungen der Erregungsleitung im Bereich des Sinus- oder AV-Knotens und des His-Purkinje-Systems können zu einer Verzögerung oder vollständigen Unterbrechung der Erregungsübertragung führen. Nach der Lokalisation werden sinuatriale und atrioventrikuläre Erregungsleitungsstörungen unterschieden. Eine Leitungsstörung oder Blockierung innerhalb des Punkinje-Systems (Schenkelblock) geht nicht mit einer Änderung der Herzschlagfolge einher und wird deshalb nicht zu den Rhythmusstörungen gezählt.

Sinuatriale Leitungsstörungen (SA-Block)

Beim **SA-Block I. Grades** ist die Errregungsleitung vom Sinusknoten auf die Vorhöfe verzögert. Da die Erregung des Sinusknotens im Oberflächen-EKG nicht zur Darstellung kommt, ist die Diagnose dieser Form der SA-Leitungsstörung nicht möglich. Der **SA-Block II. Grades** kann mit einer gewissen Sicherheit im EKG diagnostiziert werden (Abb. **12.31b, c**). Bei völligem Ausfall einer Herzaktion ist eine Unterscheidung zwischen einer SA-Leitungsstörung i.S. eines **SA-Block III. Grades** und dem Ausfall einer Sinusknotenerregung (sog. Sinusknotenstillstand) nicht möglich (Abb. **12.31c**).

Diese Leitungsstörungen sind insgesamt sehr selten (Abb. **12.31**).

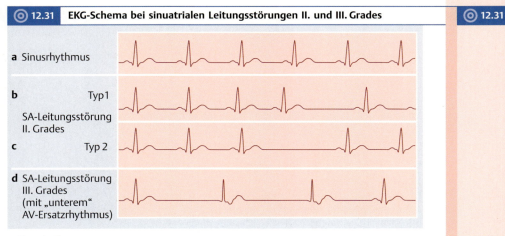

12.31 EKG-Schema bei sinuatrialen Leitungsstörungen II. und III. Grades

a Sinusrhythmus.
b SA-Block II. Grades/Typ 1: Die PP-Abstände werden vor einer Pause zunehmend kürzer. Gleichzeitig wird das TP-Intervall stetig kleiner, bis schließlich eine Vorhofaktion ausfällt.
c SA-Block II. Grades/Typ 2: Es bestehen SA-Leitungsausfälle, die den doppelten oder vielfachen Wert eines normalen PP-Abstandes ausmachen.
d SA-Block III. Grades: Nach einem Sinusschlag zeigt sich eine längere Pause, verursacht durch den völligen Ausfall eines Vorhof-Kammerkomplexes. Die eingestreuten Ersatzschläge bestehen aus einem schlanken QRS-Komplex mit nachfolgendem negativem P („unterer AV-Ersatzrhythmus").

Atrioventrikuläre Leitungsstörungen (AV-Block)

▶ **Definition.** Ein AV-Block liegt vor, wenn eine vom Sinusknoten ausgehende Erregung im AV-Knoten- bzw. His-Bündel-Bereich abnorm verzögert (unvollständiger oder partieller Block) oder unterbrochen (vollständiger oder totaler Block) wird.

AV-Block I. Grades

Verzögerte AV-Überleitung mit verlängerter PQ-Zeit (Abb. 12.32a). Ursachen sind strukturelle oder entzündliche Herzerkrankungen, operative Eingriffe oder Medikamentenwirkungen.

AV-Block II. Grades

Zu unterscheiden sind der AV-Block II. Grades **Typ 1 (Wenckebach)** und **Typ 2 (Mobitz)** (Abb. 12.32c).

AV-Block I. Grades

Im EKG ist die verzögerte AV-Überleitung durch eine konstant verlängerte PQ-Zeit charakterisiert (Abb. 12.32a).

Der AV-Block I. Grades kann bei angeborenen Herzfehlern beobachtet werden, gelegentlich auch nach entzündlichen Herzerkrankungen, nach operativen Eingriffen oder als Medikamentenwirkungen (Digitalis, Verapamil u. a.).

AV-Block II. Grades

Es werden zwei Formen unterschieden:

Typ I (Wenckebach): Die Leitungsstörung beruht auf einer zunehmenden Verzögerung der AV-Überleitung. Im EKG ist die PQ-Zeit zunächst normal; sie verlängert sich zunehmend, bis schließlich die Überleitung auf die Kammern ausfällt.

Typ II (Mobitz): Im EKG bestehen in regelmäßigen oder unregelmäßigen Abständen QRS-Ausfälle. Eine 2:1-AV-Blockierung ist am häufigsten (Abb. 12.32c).

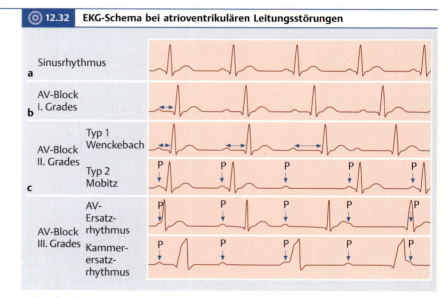

12.32 EKG-Schema bei atrioventrikulären Leitungsstörungen

a Sinusrhythmus.
b AV-Block I. Grades: die PQ-Zeit ist konstant verlängert.
c AV-Block II. Grades Typ 1 (Wenckebach): zunehmende Verlängerung der PQ-Zeit, bis schließlich eine AV-Überleitung nicht mehr stattfindet und eine Kammererregung ausfällt. AV-Block II. Grades Typ 2 (Mobitz): regel- oder unregelmäßige AV-Überleitungsblockierung mit Ausfall der Kammeraktion. Die PQ-Zeit kann normal sein.
d AV-Block III. Grades: vollständige Dissoziation zwischen Vorhof- und Kammererregungen. Für den AV-Ersatzrhythmus spricht ein schlanker QRS-Komplex, der durch eine darin „versteckte" P-Welle deformiert sein kann. Bei einem tertiären Ersatzrhythmus aus dem Kammerbereich ist QRS verbreitert und deformiert.

AV-Block III. Grades

▶ Definition

AV-Block III. Grades

▶ **Definition.** Vollständiger (totaler) Block mit Dissoziation zwischen Vorhof- und Kammererregungen als Folge einer kompletten Unterbrechung der Überleitung von den Vorhöfen auf die Kammern. Zur Aufrechterhaltung einer ausreichenden Kammertätigkeit muss ein Ersatzrhythmus aktiv werden, dessen Ursprung von einem sekundären (AV-Region) oder von einem tertiären Zentrum (Kammern) ausgehen kann. Ein sekundärer AV-Ersatzrhythmus arbeitet mit einer höheren Frequenz als ein ventrikulärer Ersatzrhythmus (Abb. 12.32d).

Ätiologie: Der AV-Block III.° kommt als **isolierte angeborene Anomalie** in Verbindung mit einer mütterlichen Autoimmunerkrankung (z. B. Lupus erythematodes) vor. Als **erworbene** Leitungsstörung kann er nach herzchirurgischen Eingriffen entstehen, z. B. nach dem operativen Verschluss eines VSD.

Klinik: Kinder mit einem angeborenen AV-Block III° sind in ihrem Allgemeinbefinden oft über viele Jahre wenig beeinträchtigt und körperlich relativ gut leistungsfähig. Ein postoperativ entstandener AV-Block III° zeigt fast immer einen ungünstigen Verlauf und erfordert in nahezu allen Fällen die Implantation eines Herzschrittmachers.

Therapie: Die Indikation zur Implantation eines Herzschrittmachers zeigt Tab. 12.19.

12.19 Indikation zur Implantation eines Herzschrittmachers

angeborener AV-Block III. Grades	• Säuglinge mit einer ventrikulären Frequenz < 50–55 Schläge/min oder mit einem angeborenen Herzfehler und einer ventrikulären Frequenz < 70 Schläge/min • Kinder mit einer mittleren Kammerfrequenz < 50 Schläge/min oder Asystolien über der 2- bis 3fachen Basiszyklusdauer • symptomatische Patienten mit einem AV-Block II. oder III°; symptomatische Bradykardie (Präsynkopen, Synkopen), Herzinsuffizienz • ventrikulärer Ersatzrhythmus oder ventrikuläre Dysfunktion • bradykardieinduzierte ventrikuläre Arrhythmien
erworbener AV-Block III. Grades	• persistieren eines AV-Blocks III° mindestens 7 Tage nach einem herzchirurgischen Eingriff
Bradyarrhythmien	• asymptomatische Sinusbradykardie bei einer Herzfrequenz < 35 Schlägen/min oder Asystolie > 3 s Dauer • Sinusknotendysfunktion mit symptomatischer Bradykardie (z. B. unter antiarrhythmischer Therapie)

Sinusknotendysfunktion

▶ **Definition.** Eine Sinusknotendysfunktion (Sick-Sinus-Syndrom) liegt vor, wenn der Sinusknoten als dominierender Schrittmacher des Herzens ausfällt.

Ätiologie: Häufigste Ursachen einer Sinusknotendysfunktion sind herzchirurgische Eingriffe im Vorhofbereich und Druck- oder Volumenbelastung. (Vorhofumkehroperation nach Senning oder Mustard bei Transposition der großen Arterien (s. S. 362), Fontan-Operation (s. S. 356)

Diagnostik: Im EKG zeigen sich Wechsel zwischen atrialen Tachykardien (z. B. Vorhofflattern) und pathologischen Bradykardien, sinuatriale Leitungsstörungen bis hin zum sinuatrialen Block mit Perioden eines Sinusstillstands (Sinuspause).

12.10 Schock und kardiopulmonale Reanimation

12.10.1 Schock

▶ **Definition.** Akutsituation mit Unvermögen des Herz-Kreislauf-Systems, die Organe suffizient mit Blut und einem ausreichenden O_2-Angebot zu versorgen.

Einteilung und Ätiologie: s. Tab. 12.20.

Allgemeine und spezielle Pathologie: Von einigen pathologischen Besonderheiten bei einzelnen Schockursachen abgesehen, lassen sich im Wesentlichen folgende **Schockphasen** charakterisieren:

12.20 Einteilung und Ursachen

Volumenmangel (hypovolämischer Schock)	Verlust von Blut (z. B. Trauma, postoperativ), Plasma (z. B. Verbrennungen), Wasser und/oder Elektrolyten (z. B. Gastroenteritis, Ileus, Hyperthermie)
reduzierte Herzleistung (kardiogener Schock)	
▪ *primär*	tachy- und bradykarde Rhythmusstörungen, reduziertes Auswurfvolumen (z. B. kritische valvuläre Aortenstenose, Kardiomyopathie, akute Myokarditis, postoperativer Zustand, Perikarderguss), myokardiale Ischämie (z. B. beim Bland-White-Garland-Syndrom)
▪ *sekundär*	durch generalisierte Hypoxie (z. B. peripartale Asphyxie), toxische Herzmuskelschädigung (bakterielle Sepsis).
peripheres Kreislaufversagen (erniedrigter peripherer Widerstand)	
▪ *anaphylaktischer Schock*	Medikamente, Kontrastmittel, Insektengift, Nahrungsmittel
▪ *septischer Schock*	z. B. endotoxinvermittelte Vasoparalyse (Septikämie mit gramnegativen Bakterien, vgl. SIRS S. 616)

des Blutvolumens zugunsten von Herz und Gehirn. Bei fortbestehendem Schock mit Organminderdurchblutung kommt es zur **Laktatazidose** mit irreversiblen Organschäden, ferner zur **intravasalen Gerinnung** mit Verbrauchskoagulopathie.

Organbefunde: Entwicklung von Schocklunge, Niereninsuffizienz, Schädigung des Herzmuskels, des Gehirns und der Organe im Splanchnikusgebiet.

Ein **Abfall des Herzzeitvolumens** führt zu einer Stimulation des autonomen Nervensystems mit **erhöhter sympathikotoner Aktivität,** die eine periphere Vasokonstriktion, einen Anstieg der Herzfrequenz und eine gesteigerte myokardiale Kontraktion hervorruft. Die sympathische Stimulation des Nebennierenmarks bewirkt eine Freisetzung von Epi- und Norepinephrin; die Niere setzt Renin frei, das den Renin-Angiotensin-Aldosteron-Mechanismus in Gang bringt. Dabei kommt es zu einer **Umverteilung des Blutvolumens** mit präferenzieller Versorgung der lebenswichtigen Organe. Das heißt die Durchblutung von Darm, Niere, Muskel und Haut wird gedrosselt zugunsten der Durchblutung von Herz und Gehirn. Bei fortbestehendem Schock mit Organminderdurchblutung kommt es zu einer **Laktatazidose,** die ihrerseits die Ventilation stimuliert. Eine länger bestehende schwere Azidose führt zu irreversiblen Organschäden mit Beeinträchtigung des Zellmetabolismus und Unterbrechung der Zellmembranfunktionen (intrazelluläres Ödem, Zelltod). Die Stase des Blutes im Kapillarbereich zusammen mit einer Aggregation von Erythrozyten und Thrombozyten führt zur sog. **intravasalen Gerinnung,** der erhöhte Verbrauch von Gerinnungsfaktoren und Thrombozyten zu gesteigerter Blutungsneigung. Diese Mikrozirkulationsstörung leitet schließlich die irreversible Phase des Schocks ein, die eine terminale Organschädigung zur Folge hat.

Organbefunde: Ca. 48 Stunden nach dem initialen Ereignis bildet sich die typische **Schocklunge** aus. Dieses sog. **ARDS** (acquired respiratory distress syndrome) ist u.a. charakterisiert durch ein pulmonales Ödem und einen alveolären Kollaps mit Erhöhung des Atemwegswiderstands. Ein verminderter Gasaustausch und die Eröffnung von intrapulmonalen Rechts-links-Shunts sind die Folge.
Eine **stark gedrosselte Nierendurchblutung** führt zur reduzierten Clearance von H^+- und K^--Ionen und Wasser mit entsprechender **Oligo- bis Anurie,** zu einem Anstieg der harnpflichtigen Substanzen und des Kaliumwertes im Serum sowie zu einer metabolischen Azidose. Das **Myokard** kann sekundär durch Hypoxie, Azidose oder toxische Substanzen in Mitleidenschaft gezogen werden. Das **Gehirn** verträgt dank seiner exzellenten Autoregulation relativ niedrige mittlere arterielle Druckwerte recht gut. Bei zunehmender Kreislaufinsuffizienz kommt es jedoch zu Infarzierung und intrakraniellem Ödem mit entsprechender zerebraler Schädigung. Die Organe des **Splanchnikusgebietes** – vor allem Leber und Darm – werden ziemlich früh in Form eines Darmwandödems (paralytischer Ileus) und einer Leberinsuffizienz (Produktionsmangel an Eiweiß- und Gerinnungsfaktoren) beeinträchtigt. Neben der Synthesestörung von plasmatischen Gerinnungsfaktoren führt die **disseminierte intravasale Gerinnung** (DIC) zum weiteren Verbrauch von Gerinnungsfaktoren und Thrombozyten (Thrombozytopenie).

Klinik: Im **frühen Schockgeschehen** bestehen bei den meisten Schockarten eine periphere Vasokonstriktion mit kühlen Extremitäten und verzögerter kapillarer Füllungszeit, eine Tachykardie und Hypotension.
Beim septischen Schock sind die Extremitäten initial meist noch warm trotz allgemeiner Hypotension (s. a. SIRS, S. 616). Mit zunehmendem Schockgeschehen kommt es zur Hyperventilation (kompensierte metabolische Azidose), Oligurie und Unruhe oder Apathie. Bei **fortgeschrittenem Schock** ist der Patient blass, kaltschweißig, stuporös, oligo- bis anurisch, die Extremitäten sind kalt-livide, Puls und Atmung hochfrequent mit reduziertem Blutdruck und dekompensierter metabolischer Azidose.
Zur Klinik des anaphylaktischen Schocks s. S. 549, Tab. **15.11**.

Diagnostik und Therapie: Eine Intensivüberwachung des Patienten ist erforderlich (Tab. **12.21**).

12.21 Überwachende und diagnostische Maßnahmen im Schock

Überwachung, initiale Maßnahmen (Überblick über die Vitalfunktionen)	• O_2-Zufuhr über Maske, evtl. Intubation und maschinelle Beatmung • venöser Zugang (möglichst ZVD-Messung) • arterieller Zugang (kontinuierliche Blutdruckmessung) • EKG-Monitor • Blutgasanalyse, Pulsoxymeter (evtl. transkutane Messung von pO_2 und pCO_2) • Blasenkatheter (Flüssigkeitsbilanzierung) • Blutzuckerüberwachung
weitere diagnostische Maßnahmen	• Labor: Blutbild mit Differenzialblutbild, CRP, Elektrolyte, harnpflichtige Substanzen, Gerinnungsstatus, Laktat • ggf. Blutkultur • EKG, Echokardiogramm, Röntgen-Thorax

12.10.2 Kardiopulmonale Reanimation

Ätiologie: Reanimationsereignisse sind am häufigsten postnatal bei **Früh- und Neugeborenen**, wenn die Adaptation von Lunge und Kreislauf gestört ist. Neben Organunreife und -fehlbildung sind hierfür Infektionen und Geburtskomplikationen verantwortlich.
Im **Säuglings- und Kindesalter** sind überwiegend **respiratorische Störungen** (Apnoezustände, obstruktive Atemwegserkrankungen) für einen Herzstillstand verantwortlich. Seltener kardiale Erkrankungen (wie hypertrophe obstruktive oder nicht obstruktive Kardiomyopathie, valvuläre Aortenstenose, Arrhythmien) mit Ausnahme angeborener Herzerkrankungen, Traumen oder Septikämien.

Klinik: Eine Anoxie nach Unterbrechung der Blutzirkulation führt in der Regel bereits nach wenigen Sekunden zur Bewusstlosigkeit, nach ca. einer Minute bildet sich eine lichtstarre Mydriasis aus; der irreversible Hirnschaden ist ohne Reanimationsmaßnahmen nach 3 bis 4 Minuten zu erwarten. Diese Toleranzzeiten können bei Persistenz eines Minimalkreislaufes und/oder Unterkühlung erheblich verlängert sein (z. B. Ertrinkungsunfall im Winter).

Reanimationsmaßnahmen: Reanimationsmaßnahmen sind notwendig bei fehlenden Reaktionen eines meist **blassen** oder **zyanotischen** Patienten auf Ansprache, Kneifen oder Rütteln (cave Trauma!), nicht nachweisbaren Atemexkursionen und Thoraxbewegungen ohne Detektierbarkeit eines oronasalen Atemgasstromes. **Laien** wird die Exploration einer Pulswelle an der A. carotis oder der A. brachialis nicht mehr empfohlen. Sie überprüfen nur noch die Atmung eines Bewusstlosen und führen bei bestehender Apnoe im Kindesalter **sofort 5 initiale Atemspenden** (z. B. Mund-zu-Mund) durch; dabei wird nach Lebenszeichen (z. B. Hustenreiz) gesucht und bei deren Ausbleiben weiter reanimiert. Das **Fach-**

personal führt für max. 10 Sekunden eine Pulskontrolle durch (Brachialispuls an der Oberarm-Innenseite im Säuglingsalter, Karotispuls im Alter > 1 Jahr).

▶ **Merke.** Die ABCD-Regel symbolisiert weiterhin die Abfolge der kardiopulmonalen Reanimationsschritte:
Airway = Atemwege freimachen
Breathing = Beatmung
Circulation = kardiale Funktion/Kreislauf wiederherstellen
Drugs = Medikamente

Eigene Sicherheit bedenken: z. B. Elektrounfälle! Eingreifen erst nach Ausschalten des Stromes; cave: Giftgase, Explosionsgefahr, Einsturzgefahr etc.

▶ **Merke**

- **A: Atemwege frei machen:**
  1. Maßnahme!

- **B: Beatmung:**
  Bei insuffizienter Eigenatmung unter **klinischen Bedingungen** rasche **Intubation**. Bei einem apnoeischen **Neugeborenen** zunächst 100 % Sauerstoff über Maske und Atembeutel. Intubationsindikation: persistierende Zyanose nach 90 sec oder Bradykardie < 100/min.

Stehen **keine weiteren Hilfsmittel** zur Verfügung sollten **initial 5 suffiziente Atemspenden** durchgeführt werden.

Beatmungstechnik ohne Verfügbarkeit weiterer Hilfsmittel: bei **größeren Kindern und Erwachsenen: „Mund-zu-Mund"-Technik**, bei **Säuglingen: Mund und Nase** umfassen.

- **C: Circulation:**
  Neugeborene: Bei Asystolie und Bradykardie < 60 Schläge/min muss mit einer externen Herzdruckmassage begonnen werden. Frequenz von 120 Aktionen/min in einem **Kompressions-Atemspende-Verhältnis von 3 : 1**.

Von der Säuglingsperiode an:
Professionelle Helfer: Verhältnis Herzdruckmassage : Beatmung = **15 : 2**
Laien: Verhältnis Herzdruckmassage : Beatmung = **30 : 2**.

Kompressionsort ist bei Kindern das untere Sternumdrittel.

- **A: Atemwege freimachen:**
  Das Freimachen der Atemwege ist die erste Maßnahme, die auch unmittelbar post natal bei Früh- und Neugeborenen von Bedeutung ist.

- **B: Beatmung:**
  Die Art der Durchführung der Beatmung richtet sich nach dem Alter des Patienten und den zur Verfügung stehenden Mitteln: insuffiziente Eigenatmung sollte unter **klinischen Bedingungen** rasch mittels **Intubation** und maschineller Beatmung stabilisiert werden. Bei einem apnoeischen **Neugeborenen** wird zunächst 100 % Sauerstoff (oder O_2-angereicherte Raumluft; z.Z. Gegenstand fachlicher Diskussion) über Maske und Atembeutel, verbunden mit einer Blähung der Lunge, zugeführt. Die Indikation zur Intubation besteht nach 90 s bei persistierender Zyanose oder einer Bradykardie unter 100/min.

Stehen **keine weiteren Hilfsmittel** zur Verfügung, sollten bei Kindern **initial 5 suffiziente Atemspenden** durchgeführt werden, danach Kontrollen der Kreislaufverhältnisse und der Bewusstseinslage. Die Effektivität der Beatmung wird ausschließlich über den Nachweis einer ausreichenden Thoraxexkursion geführt.

Die Beatmungstechnik erfolgt bei **größeren Kindern und Erwachsenen** ohne Verfügbarkeit weiterer Hilfsmittel mit der **„Mund-zu-Mund"-Technik**, am besten in Rückenlage auf fester flacher Unterlage nach Zurückkippen des Kopfes und Anheben des Kinns (Reklination); bei Verdacht auf Halswirbelsäulen-Verletzung nur beidseitiges Anheben des Unterkiefers (**Esmarch-Handgriff**). **Säuglinge** müssen mittels gleichzeitiger Umfassung von **Mund und Nase** in Neutralstellung des Kopfes beatmet werden.

Stehen patientengerechte Hilfsmittel (Maske und Atembeutel) zur Verfügung, sollten diese selbstverständlich zur Erleichterung und Effektivitätssteigerung der Beatmung eingesetzt werden.

- **C: Circulation:**
  Neugeborene: Bei Asystolie und Bradykardie < 60 Schläge/min beim Neugeborenen muss mit einer externen Herzdruckmassage begonnen werden. In diesem Alter sollte mit einer Frequenz von 120 Aktionen pro Minute in einem **Kompressions-Atemspende-Verhältnis von 3 : 1** reanimiert werden. So ergibt sich eine Frequenz von 90 Thoraxkompressionen zu 30 Beatmungen pro Minute.

Von der Säuglingsperiode an:
Bei professionellen Helfern: festes Verhältnis von **15 : 2** für Herzdruckmassage : Beatmung, als einzelner Helfer ggf. 30 : 2, sofern Wechsel zwischen Kompression/Beatmung problematisch.
Bei Laien: festes Verhältnis von **30 : 2** für Herzdruckmassage : Beatmung.
Sobald der Patient intubiert ist, werden die thorakalen Kompressionen unabhängig von der Beatmung durchgeführt.
Im **Kindesalter** soll die Kompressionsfrequenz wie im Erwachsenenalter 100/min betragen.
Kompressionsort ist bei Kindern jeden Alters das untere Sternumdrittel (nach ERC); die Kompressionstiefe sollte einem Drittel des sagittalen Thoraxdurchmessers entsprechen.

12.10 Schock und kardiopulmonale Reanimation

12.33 Thoraxkompressionstechnik bei Neugeborenen und Säuglingen

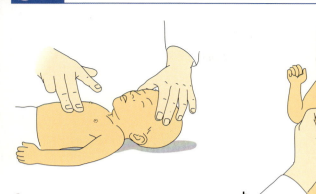

a **2-Finger-Kompressionstechnik:** die Spitzen von zwei Fingern werden annähernd senkrecht auf das Sternum aufgesetzt.
b **Thoraxumfassende 2-Daumentechnik:** beide Hände umfassen den Thorax ganz, beide Daumen dienen zur Kompression.
Druckpunktlokalisation: unteres Sternumdrittel, Kompressionstiefe: $^1/_3$ des Thoraxdurchmessers.

Die **Technik** der Kompression des **Neugeborenen und Säuglings** (< 1 Jahr) ist abhängig von der Zahl der Helfer (Abb. **12.33**):
- **1 Helfer:** Thorax von ventral mit 2 Fingern komprimieren
- **2 (oder mehr) Helfer:** „Brustkorbumfassende Kompression" mit beiden Daumen empfohlen.

Bei **Kindern > 1 Jahr** wird je nach eingeschätzter Größe mit dem Handballen einer Hand oder zusätzlicher Druckunterstützung mittels der zweiten Hand komprimiert.

- **D: Medikamente:**
Als Reanimations-Medikament der Wahl gilt **Adrenalin** (Epinephrin) in einer i.v. Dosis von 0,01 mg/kgKG (1:10 Verdünnung mit NaCl 0,9%!). Die Gabe muss alle 3–5 Minuten wiederholt werden. Vor Anlage eines i.v. Zuganges kann Adrenalin in einer Dosis von 0,03 mg/kgKG intratracheal appliziert werden.

Adrenalin ist bei milder bis mittelschwerer Azidose wirksam, so dass der Ausgleich einer Azidose mit Natriumbikarbonat möglichst gezielt erst nach Vorlage der Blutgasanalyse – ohne Laboranalyse frühestens 20 Minuten nach bis dahin erfolgloser Reanimation – erfolgen sollte (Dosis 0,5–1 mmol/kgKG; wegen des pH-Wertes der Lösung über einen gesonderten venösen Zugang als Kurzinfusion verdünnt, z.B. mit aqua ad injectabilia, ansonsten über eine Zeitdauer von mehr als 2 min. intravenös applizieren; Überdosierung ist strikt zu vermeiden!).

Inwieweit Vasopressin das Adrenalin in der primären medikamentösen Reanimation, insbesondere bei Kammerflimmern, ersetzen oder in anderen Fällen ergänzen wird, bleibt abzuwarten.

Die notfallmäßige Verabreichung von Medikamenten ist auch durch **intraossäre Applikation** möglich. Auf diese Weise können Infusionslösungen kolloidaler oder kristalliner Zusammensetzung und die erforderlichen Reanimations-Medikamente mit gleicher Dosierung appliziert werden. **Ort der Applikation** ist die proximale Tibia 1 cm unterhalb der Tuberositas tibiae. Alle Reanimationspatienten ohne sicheren venösen Zugang sollen ohne Zeitverzögerung, die durch die Suche nach Venenzugängen verursacht wird, unmittelbar mit einem intraossären Zugang versehen werden; der intraossäre Zugang gilt für Kinder aller Altersklassen.

Technik der Kompression des **Neugeborenen und Säuglings** (< 1 Jahr) (Abb. **12.33**):
1 Helfer: Thorax von ventral mit 2 Fingern komprimieren
2 Helfer: „Brustkorbumfassende Kompression" mit beiden Daumen empfohlen.
Kinder > 1 Jahr: Thoraxkompression mit 1 oder 2 Händen.

- **D: Medikamente:**
Als Reanimations-Medikament der Wahl gilt **Adrenalin** (Epinephrin) in einer i.v. Dosis von 0,01 mg/kgKG (1:10 Verdünnung mit NaCl 0,9%!). Die Gabe muss alle 3–5 Minuten wiederholt werden.

Die notfallmäßige Verabreichung von Medikamenten ist auch durch **intraossäre Applikation** möglich. Auf diese Weise können Infusionslösungen kolloidaler oder kristalliner Zusammensetzung und die erforderlichen Reanimations-Medikamente mit gleicher Dosierung appliziert werden.
Applikationsort: proximale Tibia.

12.22 Medikamentöse Maßnahmen bei Notfall-Situationen

Volumenersatz	Flüssigkeitssubstitution initial durch Elektrolytlösungen (Ringerlaktat); Cave: Kaliumzugabe nur bei suffizienter Nierenfunktion. Blutverlust mit einem Hämatokrit < 30–35%: Ersatz durch Erythrozytenkonzentrat Plasmaverlust: Ersatz durch 5%iges Humanalbumin, synthetische Kolloidlösungen, Frischplasma
Azidoseausgleich	Natrium-Bikarbonat 8,4% = 1 molar (1:1 mit Aqua dest. verdünnt), wenn pH < 7,15 oder base excess > −8 mmol/l. Berechnung: BE × kgKG × F_{EZR} (Faktor-Extrazellulärraum: Frühgeborene 0,5; Neugeborene 0,4; Säuglinge 0,3; Kleinkinder 0,25; Schulkinder 0,2)
Sedierung	Midazolam (0,1 mg/kgKG/ED) Luminal initial 5 mg/kgKG, dann 2 mg/kgKG/ED
Analgesie	Herzpatienten: Morphin: 0,05–0,1 mg/kgKG/ED bei starken Erregungszuständen: Fentanyl-Dauertropfinfusion: 2–6 μg/kgKG/h (Intubation)
Katecholamine	Dobutamin: Senkung des pulmonalen und systemischen Gefäßwiderstandes: 5–10 (bis max. 20) μg/kgKG/min Noradrenalin: 0,01–max. 5 μg/kgKG/min (bei Dosen > 0,1 μg/kgKG/min dominiert die α-Rezeptorenstimulation; Indikation: periphere Vasoparalyse zur Anhebung des diastolischen Drucks) Adrenalin: 0,01–2 (max. 5) μg/kgKG/min, bei anaphylaktischem Schock: 0,001–0,005 (max. 0,01) mg/kgKG als ED i.v. Phosphodiesterase III-Hemmer bei myokardialem Pumpversagen und peripherer Vasokonstriktion (s.a. unter Nachlastsenker): z.B. Enoximone 5–10 (max. 20) μg/kgKG/min, Milrinone 0,3– max. 0,7 μg/kgKG/min
Senkung der Nachlast	Nitroprussid-Natrium zur Senkung des arteriellen Widerstandes (z.B. arterielle Hochdruckkrise): 0,5 bis max. 8 μg/kgKG/min Phosphodiesterase III-Hemmer (s.o.) Nitrate (Glyceroltrinitrat): in niedrigen Dosen (0,05–3 μg/kgKG/min) überwiegend venöses Pooling, in höheren Dosen (bis 20 μg/kgKG/min) auch arterielle Vasodilatation
Prostaglandin E_1	duktusabhängige Vitien (kritische valvuläre Aortenstenose, kritische Aortenisthmusstenose, kritische Pulmonalstenose, Pulmonalatresie, Trikuspidalatresie mit pulmonaler Minderdurchblutung): initial 0,05 μg/kgKG/min, dann Reduktion der Dosis in kleinen Schritten bis auf ein Minimum von ca. 0,005 μg/kgKG/min
Diuretika	Furosemid: 0,5–1 (–2) mg/kgKG/ED i.v., bei Ineffektivität: 1–2 mg/kgKG/h als DTI; Hydrochlorothiazid 2–4 mg/kgKG/d
Kortikoide	bei septischem und anaphylaktischem Schock: Prednisolon bis 20 mg/kgKG/ED, evtl. mehrfache Wiederholung nach 4–6 h.

Weitere Medikamente finden in der Reanimation nur in speziellen Fällen Verwendung:
- Kalzium bei Hypokalzämie, Hyperkaliämie, Hypermagnesiämie und Intoxikation mit Kalzium-Antagonisten (5–7 mg/kgKG oder 0,25–0,35 mmol/kgKG);
- Atropin bei AV-Block oder verstärkter Vagusaktivität (0,02 mg/kgKG);
- Magnesium bei Hypomagnesiämie oder Torsades de pointe (s.u.)
- Amiodaron ist bei pulsloser Tachykardie das Antiarrhythmikum der ersten Wahl nach vorab erfolgter dreimaliger frustraner Defibrillation. Die Dosis beträgt 5 mg/kgKG als iv. Bolus.
Lidocain in einer Dosis von 1 mg/kgKG bleibt als Alternativ-Medikation weiter akzeptiert; bei Torsades de pointe sollte Magnesium (20–25 mg/kgKG) gegeben werden.

Elektrische Defibrillation:
Kammerflimmern oder pulslose ventrikuläre Tachykardie sind im Kindesalter insgesamt seltene Ursachen eines Kreislaufstillstandes. In diesen Fällen ist die **frühzeitige Defibrillation** die entscheidende lebensrettende Maßnahme. Die Energie jeder (monophasischen) Defibrillation beträgt **4 Joule/kgKG**; eine Wiederholung ist erst nach mindestens 2 min dauernder kardiopulmonaler Reanimation empfohlen. Die Anwendung von Kinderelektroden ist bis zum Alter von 8 bis 10 Jahren erforderlich. Automatische externe Defibrillatoren können bei Kindern über 8 Jahren verwendet werden; für Kinder zwischen 1 und 8 Jahren können sie mit angepassten Elektrodengrößen Verwendung finden.

13 Erkrankungen des Urogenitalsystems

13.1 Glomeruläre Erkrankungen

13.1.1 Grundlagen

Eine **Klassifikation** der glomerulären Erkrankungen, unter Einschluss sämtlicher klinischer, pathoanatomischer und ätiologischer Gesichtspunkte, ist wegen der nur lockeren Korrelation der einzelnen Parameter nicht möglich. Bewährt hat sich eine **Einteilung nach den histologischen Veränderungen des Schlingenkonvoluts**. Nach dem Ausmaß der betroffenen Glomeruli lassen sich **diffuse** (mehr als 80% aller Glomeruli) von **fokalen** Glomerulusläsionen unterschieden. Der einzelne Glomerulus kann vollständig **(global)** oder nur abschnittsweise **(segmental)** befallen sein (Abb. 13.1). Das Ausmaß der histologischen Veränderungen reicht von minimalen Läsionen bis zu sklerosierenden und nekrotisierenden Prozessen mit oder ohne Beteiligung des Bowman-Kapselepithels.

Unabhängig von der histologischen Einteilung lassen sich **klinisch** nur zwei Entitäten unterscheiden: das **nephritische** und das **nephrotische** Syndrom.

Die **Ätiologie und Pathogenese** der meisten glomerulären Erkrankungen ist nicht in allen Einzelheiten bekannt. Die Veränderungen können angeboren oder erworben sein.

Die **angeborenen Glomerulopathien** sind selten, ihnen liegt meist eine genetisch bedingte Störung im Aufbau der glomerulären Basalmembran zugrunde (z. B. Alport-Syndrom).

Die **erworbenen Glomerulopathien** haben meist eine **Immunpathogenese**, wobei sich zwei Formen unterscheiden lassen:

1. **Immunkomplex-Nephritis**. Diese ist gekennzeichnet durch die Ablagerung löslicher Antigen-Antikörperkomplexe im Mesangium, in den subendothelialen oder subepithelialen Abschnitten der Glomeruluskapillaren sowie in sklerosierten Bezirken. Immunkomplexe können das **Komplementsystem aktivieren**, entweder über den klassischen oder über den alternativen Weg. Die in

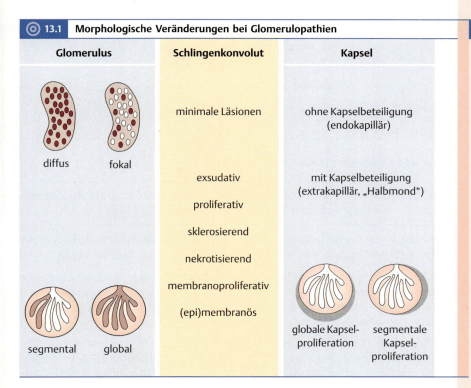

13.1 Morphologische Veränderungen bei Glomerulopathien

2. **Basalmembran-Antikörper-Nephritis.** Hierbei lassen sich Autoantikörper vom IgG-Typ gegen Basalmembranen im Blut und Nierengewebe (in linearer Anordnung entlang der Kapillarschlingen) nachweisen.

13.1.2 Nephritisches Syndrom

▶ **Definition.** Das nephritische Syndrom ist gekennzeichnet durch **Hämaturie, mäßige Proteinurie** bei normalem Serumproteingehalt und **Zylindrurie**. In Abhängigkeit vom Schweregrad der Glomerulusläsionen kommen als fakultative Symptome vor: Ödeme, Hypertension, Einschränkung der Nierenfunktion, Oligurie.

Ätiopathogenese, Morphologie und Verlauf von Krankheiten mit nephritischem Syndrom sind in Tab. 13.1 dargestellt.

13.1 Ätiopathogenese, Morphologie und Verlauf von Krankheiten, die mit einem nephritischen Syndrom einhergehen

Krankheit	Histologie	Immunfluoreszenz	Verlauf
angeboren			
benigne familiäre Hämaturie	dünne Basalmembran	∅	chronisch rezidivierend
progressiv familiäre Nephritis (Alport-Syndrom)	aufgesplitterte Basalmembran	∅	chronisch progredient
erworben			
▶ infektassoziiert			
▪ Poststreptokokken-GN	diffuse Proliferation	granulär IgG, IgM, C_3, C_4	akut
▪ IgA-GN	FSGN, selten EEGN	granulär IgA, C_3, IgG, IgM	rezidivierend (20 % progredient)
▪ ventrikulo-atrialer Shunt	EEGN, MPGN	granulär IgG, IgM, C_3, C_4	chronisch (reversibel)
▪ bakterielle Endokarditis	fokale und diffuse GN	granulär IgG, IgM, C_3, C_4	akut
▶ idiopathisch			
▪ membranoproliferative GN	subendotheliale oder intramembranöse Depots	granulär IgG, C_3, C_4	chronisch progredient
▶ bei Systemerkrankungen			
▪ Purpura Schoenlein-Henoch	FSGN, selten EEGN	IgA, IgG, C_3	akut
▪ Lupus erythematodes	EEGN, MPGN, epimembranöse GN	IgA, IgG, C_3, C_4, Fibrin	akut bis chronisch
▪ Goodpasture-Syndrom	EEGN	linear IgG, C_3	akut, rapid progressiv

GN: Glomerulonephritis, EEGN: endo- und extrakapillare Glomerulonephritis, FSGN: fokal-segmentale Glomerulonephritis, MPGN: membranoproliferative Glomerulonephritis

Benigne familiäre Hämaturie

▶ **Definition.** Autosomal dominant vererbte Synthesestörung der Basalmembran, die mit einer isolierten Hämaturie einhergeht.

Pathogenese: Ein heterozygoter Defekt des COL4A4-Gens führt zu einer Störung der Kollagensynthese mit Verdünnung der glomerulären Basalmembran.

Klinik: Gewöhnlich besteht eine **isolierte** intermittierende oder persistierende **Mikrohämaturie**; bei Infekten oder körperlicher Anstrengung können auch Makrohämaturieschübe auftreten. Die Störung wird meist zufällig bei Routineuntersuchungen entdeckt.

Diagnostik: Der Nachweis einer isolierten Hämaturie bei mehreren Familienmitgliedern ohne begleitende Hörstörungen oder Niereninsuffizienz spricht für eine benigne familiäre Hämaturie. Zur Abgrenzung gegenüber einem Alport-

Syndrom sollte nach 2-jährigem Verlauf der Erkrankung eine Nierenbiopsie durchgeführt werden.

▶ **Merke.** Bei jeder isolierten Hämaturie ist eine Mituntersuchung der Familienangehörigen sinnvoll, um den Kindern unnötige diagnostische Maßnahmen (z. B. Miktionszystourethrogramm, Zystoskopie) zu ersparen.

◀ Merke

Therapie: Eine kausale Behandlung ist nicht möglich und nicht nötig.

Prognose: Sie ist günstig, es besteht eine lebenslange Hämaturie ohne Einschränkung der Nierenfunktion.

Therapie: Kausale Therapie nicht möglich und nicht nötig.
Prognose: Die Prognose ist günstig.

Progressive hereditäre Nephritis (Alport-Syndrom)

Progressive hereditäre Nephritis (Alport-Syndrom)

▶ **Definition.** Es handelt sich um eine seltene X-chromosomal, aber auch autosomal rezessiv oder dominant vererbte chronisch-progrediente Glomerulopathie mit Innenohrschwerhörigkeit und fakultativen Augenveränderungen (Katarakt, Keratokonus und Sphärophakie).

◀ Definition

Pathogenese: Ursachen sind Defekte in den COL4-Genen sowie die mangelhafte oder fehlende Synthese von Kollagen Typ IV (meist der α_5-, α_4- oder α_3-Kette), die zu einer strukturellen **Störung im Aufbau der Basalmembran** mit Verdünnung und Aufsplitterung führt.

Pathogenese: Es besteht eine strukturelle **Störung im Aufbau der Basalmembran**, die zu einer Verdünnung und Aufsplitterung führt.

Klinik: Erstes Anzeichen der Erkrankung ist eine persistierende **Mikrohämaturie** mit intermittierender Makrohämaturie. Dann kommt eine **Proteinurie** hinzu. Erst im späteren Verlauf, meist erst beim Erwachsenen, tritt eine **Innenohrschwerhörigkeit** (in 50%) auf, die vorwiegend die hohen Frequenzen betrifft (Audiogramm!). Selten finden sich **Augenveränderungen** (ca. 10%), meist in Form einer Katarakt, eines Lentikonus anterior oder einer Sphärophakie, selten auch in Form von Makuläsionen oder einer Retinitis pigmentosa. Im weiteren Verlauf entwickelt sich eine **chronisch-progrediente Niereninsuffizienz**.

Klinik: Erste Symptome sind **Mikrohämaturie** und **Proteinurie**. Eine **Innenohrschwerhörigkeit** tritt meist erst im Erwachsenenalter auf. **Augenveränderungen** (Katarakt, Lentikonus, Sphärophakie) sind fakultativ. Es entwickelt sich eine **chronisch-progrediente Niereninsuffizienz**.

Diagnostik: Bei positiver Familienanamnese, Hörstörung und Hämaturie ist die Diagnose klinisch zu vermuten, zu sichern jedoch nur durch eine Nierenbiopsie und ein Audiogramm.

Diagnostik: Klinisch ist die Diagnose zu vermuten, beweisend sind Nierenbiopsie und Audiogramm.

Therapie: Eine spezifische Behandlung gibt es nicht, die Niereninsuffizienz wird symptomatisch behandelt (s. S. 425).

Therapie: Die Niereninsuffizienz wird symptomatisch behandelt (s. S. 425).

Prognose: Bei Jungen ist der Verlauf in der Regel schwerer als bei Mädchen, meist tritt das terminale Nierenversagen in der 3. Lebensdekade ein. Die Erkrankung zeichnet sich jedoch durch eine große Variabilität aus, allerdings sind in den einzelnen Familien die Verläufe über Generationen hinweg ähnlich.

Prognose: Der Verlauf ist bei Jungen schwerer als bei Mädchen, in der 3. Lebensdekade kommt es zu terminalem Nierenversagen.

Akute postinfektiöse Glomerulonephritis

Akute postinfektiöse Glomerulonephritis

▶ **Definition.** Akute exsudativ-proliferative Immunkomplex-Nephritis, die 1–3 Wochen nach einer akuten Infektion (vorwiegend durch β-hämolysierende Streptokokken, aber auch durch Staphylokokken und Viren) auftritt.

◀ Definition

Pathogenese: Sog. nephritogene Typen **β-hämolysierender Streptokokken der Gruppe A** synthetisieren spezifische Antigene (verschiedene Proteine, ein sog. Nephritis-strain-associated protein [NSAP], eine kationische Proteinase u. a.), gegen die der Wirt spezifische Antikörper bildet. Die Schädigung der Glomeruli kann durch zwei Mechanismen erfolgen: Entweder lagern sich präformierte zirkulierende **Immunkomplexe** im Mesangium ab oder das Antigen bindet sich zuerst in situ an bestimmten Strukturen des Glomerulus und reagiert erst danach mit dem entsprechenden Antikörper. Beide Pathomechanismen sind in der Lage, unter **Komplementverbrauch** die Entzündung auszulösen. Durch Proliferation von Endothel- und Mesangiumzellen und Invasion von Leukozyten und Mono-

Pathogenese: Nephritogene Typen **β-hämolysierender Streptokokken der Gruppe A** produzieren verschiedene Antigene (NSAP), gegen die Antikörper gebildet werden. Die mesangiale Ablagerung von **Immunkomplexen** löst unter **Komplementverbrauch** die Entzündung aus, die sich histologisch meist als diffuse endokapilläre Glomerulonephritis (GN) manifestiert (Abb. **13.2**). Elektronenmikroskopisch stellen sich die Immunaggregate als sog. „**humps**" dar.

zyten in den Kapillarschlingen entsteht das Bild einer diffusen endokapillaren exsudativ-proliferativen Glomerulonephritis (GN) (Abb. 13.2). Immunkomplexe und Komplementfaktoren lassen sich im Mesangium entlang der Kapillarwände nachweisen, elektronenmikroskopisch stellen sich die Immunaggregate in der subepithelialen Region als sog. **"humps"** dar.

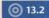

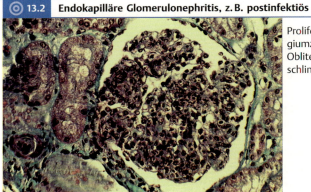

13.2 Endokapilläre Glomerulonephritis, z. B. postinfektiös

Proliferation der Mesangiumzellen mit teilweiser Obliteration der Kapillarschlingen.

Häufigkeit: Betrifft meist Kinder von 2–12 Jahren.

Klinik: Etwa 2 Wochen nach einem Infekt mit nephritogenen Streptokokken kommt es zu **Hämaturie**, je nach Schweregrad der Nierenveränderungen auch zu **Oligurie**, **Ödemen** und **Hypertension**. **Allgemeinsymptome** wie Fieber, Bauchschmerzen, Erbrechen können auftreten. Bei ausgeprägter Hypertension können Linksherzinsuffizienz und Enzephalopathie auftreten.

Diagnostik: Im Urin finden sich Erythrozytenzylinder (Hämaturie) und Protein (selten > 1 g/m² KOF/d). CRP, Harnstoff- und Kreatininwerte sind erhöht, das Hb ist vermindert. **Pathognomonisch** sind **erhöhte Antistreptolysin-(ASL-)Titer und erniedrigte C₃-Spiegel**.

Therapie: Die Elimination der Erreger mit **Penicillin** und **Ausschwemmung der Ödeme** ist oft ausreichend. Bei erhöhtem Blutdruck ist eine antihypertensive Therapie nötig, um kardialen oder zerebralen Komplikationen vorzubeugen.

Prognose: In 95% heilt die GN aus, erhöhte Retentionswerte und verminderte C₃-Spiegel können noch bis zu 3 Monaten, eine Erythrozyturie bis zu 1 Jahr nach Erkrankung nachweisbar sein.

Häufigkeit: Betroffen sind vor allem Kinder im Alter zwischen 2 und 12 Jahren, mit einem Häufigkeitsgipfel im 7.–9. Lebensjahr.

Klinik: 10–14 Tage nach einer Racheninfektion bzw. 3 Wochen nach einer Hautinfektion mit nephritogenen Streptokokken kommt es zur **Hämaturie**, in mehr als der Hälfte der Fälle in Form einer Makrohämaturie. In Abhängigkeit vom Schweregrad der entzündlichen Nierenveränderungen entwickeln sich eine **Oligurie** und **Ödeme**, vorwiegend im Bereich der Augenlider und der Unterschenkel, sowie eine **Hypertension**. An **Allgemeinsymptomen** können sich leichtes Fieber, Abgeschlagenheit, Appetitlosigkeit, Leibschmerzen und gelegentlich Erbrechen einstellen. Als Komplikation der oft exzessiv erhöhten Blutdruckwerte kann sich eine Linksherzinsuffizienz mit Lungenödem und gelegentlich eine hypertensive Enzephalopathie entwickeln. Die Entwicklung einer dialysepflichtigen akuten Niereninsuffizienz ist selten.

Diagnostik: Bei der **Urinuntersuchung** finden sich die Kardinalsymptome des nephritischen Syndroms: Hämaturie, Proteinurie – selten > 1 g/m² KOF/d – und Erythrozytenzylinder. Gelegentlich ist eine vermehrte Ausscheidung von Leukozyten im sterilen und konzentrierten Urin nachzuweisen. Bei der **Blutuntersuchung** findet man ein erhöhtes CRP, Anämie, leichte Leukozytose mit Linksverschiebung und erhöhte Harnstoff- und Kreatininwerte. **Pathognomonisch ist ein erhöhter Antistreptolysin-(ASL-)Titer bei erniedrigten C₃-Spiegeln.** In unbehandelten Fällen lassen sich oft Streptokokken aus dem Rachenabstrich anzüchten.

Therapie: Die Elimination der Bakterien erfolgt durch eine orale 2-wöchige **Penicillin-Behandlung** in einer Dosierung von 100 000 IE/kgKG/d. Die Ausschwemmung der **Ödeme** gelingt mit **Furosemid**. Wichtig ist eine **rasche Behandlung des erhöhten Blutdrucks** zur Verhinderung der kardialen oder zerebralen Komplikationen. Bettruhe ist nur bei Komplikationen notwendig. Eine Tonsillektomie ist nur bei sehr häufigen Tonsillitiden indiziert, die sog. „Herdsanierung" ist überholt.

Prognose: In 95% der Fälle heilt die Erkrankung innerhalb von 6–8 Wochen ab, jedoch können erhöhte Retentionswerte und verminderte C₃-Spiegel noch bis zu 3 Monaten, eine Erythrozyturie bis zu 1 Jahr nach Beginn der Erkrankung nachweisbar sein, ohne dass daraus eine ungünstige Prognose abzuleiten ist.

13.1 Glomeruläre Erkrankungen

▶ **Klinischer Fall.** Ein 8-jähriger Junge mit zahlreichen eitrigen Anginen in der Vorgeschichte erkrankt wieder an einer schweren eitrigen Angina, die nur mit heißen Umschlägen behandelt wird. 10 Tage später kommt es zur Makrohämaturie, zur raschen Abnahme der Urinproduktion und zu Lidödemen. Neben Abgeschlagenheit und Blässe bestehen eine Druckschmerzhaftigkeit der Nierenlogen sowie eine Hypertension von 160/100 mmHg. Im Rachenabstrich lassen sich β-hämolysierende Streptokokken nachweisen, im Blut finden sich ein erhöhter Antistreptolysintiter, niedrige C_3-Spiegel und zirkulierende Immunkomplexe. Es entwickelt sich eine Anurie mit raschem Anstieg der harnpflichtigen Substanzen. Unter Therapie mit Penicillin, Furosemid und viermaliger Hämodialyse kommt es zu einem raschen Abfall der harnpflichtigen Substanzen und einer progredienten Zunahme der Urinproduktion. 6 Wochen später hat der Junge eine normale Kreatinin-Clearance und nur noch eine Mikroerythrozyturie, die ein halbes Jahr später spontan sistiert.

IgA-Glomerulonephritis

▶ **Synonyme:** Berger-Erkrankung, IgA-Nephropathie.

▶ **Definition.** Immunkomplex-Nephritis mit massiven mesangialen Ablagerungen von Immunglobulin A.

Pathogenese: Infolge einer Immunregulationsstörung kommt es nach banalen Infekten der oberen Atemwege zur massiven Produktion von IgA und zur Ablagerung von IgA-haltigen Immunkomplexen im Mesangium der Gloreruluskapillaren, wobei alle Schweregrade von minimalen Läsionen bis zu schweren extrakapillaren GN vorkommen können; meist findet sich das Bild einer fokalsegmentalen GN.

Häufigkeit: Der Erkrankungsbeginn liegt meist im späten Schulalter, Jungen sind doppelt so häufig betroffen wie Mädchen.

Klinik: Charakteristisch ist eine persistierende **Mikrohämaturie** mit rezidivierenden Makrohämaturieschüben, welche besonders bei Infekten der oberen Atemwege und nach körperlicher Anstrengung auftreten und gelegentlich mit einer akuten, meist spontan reversiblen Niereninsuffizienz einhergehen. Eine große Proteinurie (> 1 g/m² KOF/d) oder eine Hypertonie sind selten. In einem Drittel bis der Hälfte der Fälle können erhöhte IgA-Spiegel nachgewiesen werden.

Diagnostik: Die Diagnose ist nur durch den immunfluoreszenzmikroskopischen Nachweis von IgA-Ablagerungen in Nierenbiopsieproben möglich (Abb. 13.3).

Differenzialdiagnose: Die Glomerulonephritis bei **Purpura Schoenlein-Henoch** (s. S. 478) ist klinisch und histologisch der IgA-Nephropathie sehr ähnlich, weshalb beide als unterschiedliche Manifestationen desselben Krankheitsbildes angesehen werden.

Therapie: Eine spezifische Therapie ist nicht möglich. Bei akuten Infekten und Makrohämaturieschüben kann die Gabe von Penicillin erwogen werden. Bei schweren Verläufen ist ein Versuch mit Prednison oder einem ACE-Hemmer gerechtfertigt, eine Plasmaaustauschbehandlung ist umstritten.

IgA-Glomerulonephritis

◀ **Synonyme**

◀ **Definition**

Pathogenese: Eine Immunregulationsstörung führt nach Atemwegsinfekten zu massiver Produktion von IgA und mesangiale Deposition von IgA-haltigen Immunkomplexen, histologisch meist als fokal-segmentale GN.

Häufigkeit: Jungen sind doppelt so häufig betroffen wie Mädchen.

Klinik: Persistierende **Mikrohämaturie** mit Makrohämaturieschüben bei Atemwegsinfekten und körperlicher Anstrengung, selten eine große Proteinurie (> 1 g/m² KOF/d) oder eine Hypertonie. In ca. 30–50% der Fälle sind erhöhte IgA-Spiegel nachzuweisen.

Diagnostik: Die mesangiale Ablagerung von IgA lässt sich in der Nierenbiopsie nachweisen (Abb. 13.3).
Differenzialdiagnose: Purpura-Schoenlein-Henoch.

Therapie: Eine spezifische Therapie gibt es nicht. Bei Infekten kann Penicillin, bei schweren Verläufen können Prednison oder ACE-Hemmer verabreicht werden.

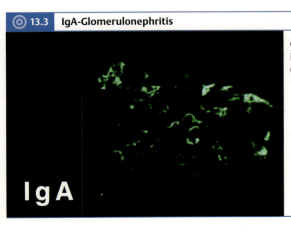

13.3 IgA-Glomerulonephritis

Granuläre IgA-Ablagerungen im Mesangium von zwei Glomerula.

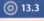

Prognose: Sie ist im Kindesalter im Allgemeinen gut; ungünstige Zeichen sind große Proteinurie und Hypertension. Bei erstmaligem Auftreten im Erwachsenenalter ist in 20–25% der Fälle mit einer Progredienz zur terminalen Niereninsuffizienz zu rechnen.

Membrano-proliferative Glomerulonephritis (MPGN)

▶ **Synonyme.** Mesangio-kapilläre Glomerulonephritis, lobuläre Glomerulonephritis.

▶ **Definition.** Immunkomplex-Nephritis bisher unklarer Genese (wahrscheinlich pathologische Komplementaktivierung), die mit Ablagerungen elektronendichten Materials in die Basalmembran und einer chronischen Proliferation der Mesangiumzellen einhergeht und meist im späten Schul- und frühen Erwachsenenalter beginnt.

Klinik: Erste Zeichen der schleichend einsetzenden MPGN sind eine persistierende **Mikrohämaturie** und **Proteinurie**, die im Verlauf oft so stark wird, dass sich ein nephrotisches Syndrom entwickelt.

Diagnostik: Die Diagnose kann nur durch die elektronenmikroskopische Untersuchung eines Nierenbiopsats gestellt werden (typisch sind intramembranöse Depots). Im Serum sind häufig dauerhaft erniedrigte C3-Komplementspiegel feststellbar.

Therapie: Eine spezifische Therapie ist nicht bekannt. Bei rascher Progredienz ist ein Versuch mit Glukokortikoiden gerechtfertigt, hierunter sind jedoch schwere Verläufe mit Hypertonie beobachtet worden.

Prognose: Häufig entwickelt sich ein chronisch terminales Nierenversagen innerhalb von 5–10 Jahren. Spontanheilungen sind selten.

Glomerulonephritis bei systemischem Lupus erythematodes

▶ **Definition.** Lebensbedrohliche Autoimmunkrankheit, die sämtliche Organe des Körpers betreffen kann. Charakteristisch sind hohe Titer von Autoantikörpern gegen körpereigene Strukturen, vor allem gegen Doppelstrang-DNA, Ablagerung von Immunkomplexen und Defekte der zellulären und humoralen Immunität.

Pathogenese: 60–80% der erkrankten Kinder entwickeln eine Immunkomplex-Nephritis, wobei histologisch alle Glomerulonephritisformen vorkommen können.

Klinik: Die klinischen Symptome sind abhängig von der Schwere der histologischen Veränderungen und variieren dementsprechend von isolierter Mikrohämaturie bis zum nephrotischen Syndrom.

▶ **Merke.** Oft entwickelt sich ein schweres nephritisches Syndrom zusammen mit extrarenalen Organmanifestationen (schmetterlingsförmiges Gesichtserythem, zerebrale Komplikationen u. a.).

Diagnostik: Neben einer stark erhöhten BSG lassen sich im Blut antinukleäre Faktoren, Antikörper gegen Doppelstrang-DNA sowie meist deutlich verminderte C_3- und C_4-Spiegel nachweisen.
Die Diagnose ist eindeutig bei **Nachweis von Autoantikörpern gegen Doppelstrang-DNA**. In 95% finden sich ANA (antinukleare Antikörper). Der Schweregrad der GN ist nur durch eine Nierenbiopsie festzustellen, die deshalb immer durchgeführt werden sollte.

Therapie: Bei leichteren Fällen genügt meist eine Behandlung mit **Glukokortikoiden** (2–3 mg/kg/d), um eine Remission zu erreichen. Unter allmählicher Dosisreduktion muss diese Therapie über 2–3 Jahre durchgeführt werden. Durch zusätzliche Gaben von **Azathioprin** (2–3 mg/kg/d) lassen sich Kortikoide einsparen. In schweren Fällen mit **Niereninsuffizienz** empfiehlt sich eine frühzeitige **Plasmapheresebehandlung** und die Gabe von **Cyclophosphamid** (2–5 mg/kg/d), wobei jedoch bei längerer Anwendung eine Azoospermie zu befürchten ist. Eine Kontraindikation gegen eine Nierentransplantation besteht nicht, da im Transplantat ein Rezidiv der Erkrankung nur selten auftritt.

Prognose: Seit Einführung der immunsuppressiven Therapie hat diese früher lebensbedrohliche Erkrankung viel von ihrem Schrecken verloren, die 10-Jahres-Überlebensrate liegt derzeit bei etwa 80%.

Goodpasture-Syndrom

▶ **Definition.** Seltene Autoimmunerkrankung, mit Autoantikörpern gegen die Basalmembranen von Lunge und Niere.

Klinik: Im Vordergrund steht zunächst die pulmonale Symptomatik mit rezidivierendem Bluthusten **(Hämoptoe)** und **respiratorischer Insuffizienz**. Etwas später gesellen sich nephritische Zeichen hinzu, und unter dem Bild einer rasch fortschreitenden GN kommt es zu baldigem **Nierenfunktionsverlust** und **ausgeprägter Hypertension**.

Diagnostik: Beweisend sind **Basalmembran-Autoantikörper im Serum und** deren Nachweis **in der Nierenbiopsie. Histologisch** finden sich in der Lunge hämorrhagische Infarzierungen und in der Niere das Bild einer schweren nekrotisierenden endo- und extrakapillaren GN mit linearen Ablagerungen von IgG und C_3 an den glomerulären und tubulären Basalmembranen.

Therapie: Durch raschen **Plasmaaustausch** lassen sich die Autoantikörper eliminieren. Deren Resynthese wird durch die Gabe von **Prednison** (2–5 mg/kg/d) und **Cyclophosphamid** (Endoxan 2–3 mg/kg/d) unterdrückt. Wichtig ist eine **rasche Normalisierung der** oft sehr hohen **Blutdruckwerte**.

Prognose: Seit Einführung der Plasmapherese und der immunsuppressiven Therapie hat sich die früher infauste Prognose deutlich gebessert. Bei rascher Diagnosestellung und Behandlungsbeginn sind vollständige Remissionen möglich.

13.1.3 Das nephrotische Syndrom

▶ **Definition.** Das nephrotische Syndrom ist gekennzeichnet durch die Symptomtrias **große Proteinurie** (> 40 mg/m² KOF/h, entsprechend > 1 g/m² KOF/d), **Hypalbuminämie** (< 25 g/l) und **Hyperlipidämie**. Ödeme sind nicht obligat, jedoch bei Erstmanifestation meist in generalisierter Form vorhanden.

Pathophysiologie (Abb. 13.4): Die primäre Störung besteht in einer **vermehrten Durchlässigkeit der glomerulären Basalmembran für Proteine** mit relativ niedrigem Molekulargewicht wie Albumin und Transferrin **(selektive Proteinurie)**. Der resultierende massive renale Albuminverlust kann trotz Stimulation der Syntheserate in der Leber nicht kompensiert werden und führt zur **Hypalbuminämie** mit **Abnahme des kolloidosmotischen Drucks** und dadurch zum Abfließen von Plasmawasser ins Interstitium **(generalisierte Ödembildung)** und zur **Hypovolämie**. Als Gegenregulation kommt es zu einer vermehrten Aldosteron- und ADH-Sekretion bei gleichzeitiger Verminderung des atrialen natriuretischen Peptids. Diese Mechanismen führen zu **vermehrter Natrium- und Wasserrückresorption** und dadurch zur **Verstärkung der Ödembildung**. Bei hochgradiger Hypovolämie kann eine Minderperfusion der Niere mit Einschränkung der glo-

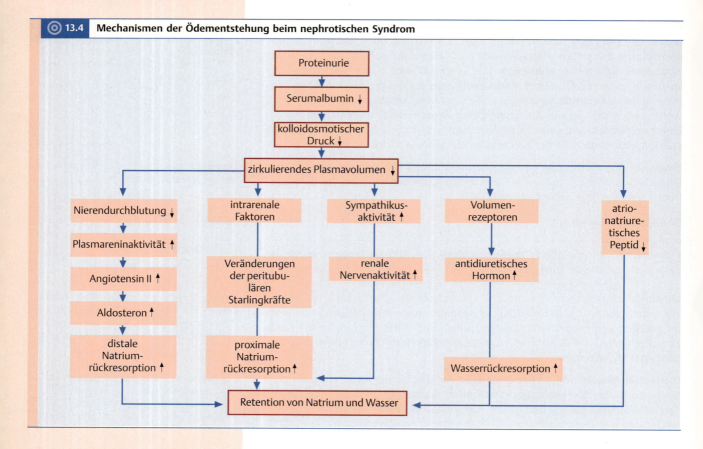

13.4 Mechanismen der Ödementstehung beim nephrotischen Syndrom

Die Ursache der **Hyperlipidämie** ist nicht völlig geklärt. Es wird angenommen, dass die Hypalbuminämie nicht nur zu einer Steigerung der hepatischen Syntheserate für Albumin und Gerinnungsfaktoren, sondern auch für Lipide und Lipoproteine führt.

Ätiologie: Es lassen sich drei Formen des nephrotischen Syndroms unterscheiden:
1. symptomatisch
2. idiopathisch (90 %).
3. kongenital (selten).

Die **Einteilung des idiopathischen nephrotischen Syndroms** erfolgt nach seinem Ansprechen auf eine Prednison-Therapie in **steroidsensible** und **steroidresistente Formen** und nach der pathologischen Anatomie. Am häufigsten finden sich **minimale Glomerulusläsionen** (s. u.), die in der Regel auf Steroide ansprechen.

merulären Filtrationsrate auftreten. Die Hypovolämie und eine gesteigerte Syntheserate von Gerinnungsfaktoren begünstigen eine **Thromboseneigung**.

Die Ursache der **Hyperlipidämie** ist vielschichtig und nicht in allen Einzelheiten geklärt. Es besteht eine umgekehrte Beziehung zwischen den Serumspiegeln von Lipoproteinen und Albumin. Es wird angenommen, dass die Hypalbuminämie nicht nur zu einer Steigerung der hepatischen Syntheserate für Albumin und Gerinnungsfaktoren, sondern auch für Lipide und Lipoproteine führt. Außerdem scheint die Aktivität der Lipoproteinlipase vermindert zu sein.

Ätiologie: Nach den Ursachen lassen sich **symptomatische Formen** im Rahmen einer Grundkrankheit (Systemerkrankungen, chronische Infektionen, Intoxikationen) von den sog. **idiopathischen** und den sehr seltenen **kongenitalen Formen** des nephrotischen Syndroms abgrenzen. Im Kindesalter überwiegen die idiopathischen Formen (mehr als 90 %).

Die **Einteilung des idiopathischen nephrotischen Syndroms** erfolgt nach zwei Gesichtspunkten:
1. nach dem Ansprechen der Proteinurie auf eine standardisierte Prednison-Therapie in **steroidsensible** oder **steroidresistente Formen**
2. nach der **pathologischen Anatomie.**
   Am häufigsten (80 %) finden sich **minimale Glomerulusläsionen** (s. u.), die in der Regel auf Steroide ansprechen. Bei den schwereren Glomerulusveränderungen sind die **fokal-segmentale Glomerulosklerose** (s. S. 409) und die **membrano-proliferative GN** (s. S. 404) gleich häufig (7 %), selten sind dagegen **epimembranöse GN** und andere Formen.

Minimale Glomerulusläsionen

▶ **Synonyme.** Minimal change GN (MCGN), Lipoidnephrose.

Ätiologie: Sie ist unbekannt; wahrscheinlich liegt ein Immunprozess zugrunde.

Häufigkeit: Minimale Glomerulusläsionen treten bevorzugt zwischen dem 3. und 6. Lebensjahr auf.

Klinik: Im Vordergrund steht die **massive Wassereinlagerung,** die meist in Form von **Lidödemen** (Abb. 13.5a), prätibialen und **Knöchelödemen** (Abb. 13.5b) beginnt (lageabhängig), sich dann aber auf weitere Körperpartien einschließlich der Körperhöhlen **(Aszites, Pleuraerguss)** ausdehnen kann. Daraus resultiert eine rasche **Gewichtszunahme** und eine **Abnahme der Urinausscheidung.**
Ödeme im Magen-Darm-Bereich einschließlich Aszites äußern sich in Inappetenz, Übelkeit, Erbrechen und Durchfällen. Pleuraergüsse und ein eher selten auftretendes Lungenödem führen zur Dyspnoe. Bei länger dauernden Ödemen können trophische Hautveränderungen auftreten. Wegen der Hypovolämie besteht eine Neigung zu niedrigen Blutdruckwerten (eine Hypertension spricht eher gegen das Vorliegen von minimalen glomerulären Läsionen).
Die Patienten **neigen zu Thrombosen.** Die Leber ist vergrößert und 1–2 cm unter dem Rippenbogen tastbar. Die ödembedingten Perfusionsstörungen und der renale Verlust von Immunglobulinen sind für die **Infektanfälligkeit** dieser Kinder verantwortlich. Besonders gefürchtet ist die Peritonitis.

Diagnostik: Die Eiweißausscheidung beträgt meist mehrere g/m² KOF/d. Bei minimalen Glomerulusläsionen ist die **Proteinurie** meist selektiv, d. h. das Verhältnis zwischen der Clearance von IgG zu der Clearance von Transferrin oder Albumin liegt unter 0,2. Im **Urin** findet man neben der Proteinurie **hyaline Zylinder,** gelegentlich Leukozyten und in etwa 10 % der Fälle eine Mikroerythrozyturie. Die **Serumelektrophorese** ist pathognomonisch verändert (Abb. 13.5c). Einer Erniedrigung der Albumin- und Immunglobulinfraktionen steht eine Erhöhung der α₂- und β-Globulinfraktionen gegenüber. Es besteht eine massive **Hyperlipidämie** und **Hypercholesterinämie** (Cholesterinwerte bis über 1000 mg/dl). Die Komplementfaktoren sind in der Regel normal oder erhöht, verminderte Werte sprechen gegen das Vorliegen von minimalen Glomerulusläsionen. Oft findet sich eine starke **Aktivierung des Gerinnungssystems** mit Erhöhung des Fibrinogens und fast aller Gerinnungsfaktoren bei gleichzeitigem Antithrombin-III-Mangel.

◀ **Synonyme**

Ätiologie: Wahrscheinlich liegt ein Immunprozess zugrunde.
Häufigkeit: Sie treten bevorzugt zwischen dem 3. und 6. Lebensjahr auf.

Klinik: Die Wasserretention äußert sich zuerst mit **lageabhängigen Ödemen,** z. B. Lidödemen und prätibialen Ödemen (Abb. 13.5), die sich auf andere Körperpartien einschließlich der Körperhöhlen (**Aszites, Pleuraergüsse**) ausbreiten können. Dadurch nimmt das Gewicht zu, die Urinausscheidung ab. Es besteht eine **Thromboseneigung** und **Infektanfälligkeit** (**Cave:** Peritonitis).

Diagnostik: Die tägliche **Proteinurie** kann mehrere Gramm betragen. Die **Serumelektrophorese** zeigt eine deutliche Albumin- und Immunglobulinverminderung bei gleichzeitiger Erhöhung der α₂- und β-Globuline (Abb. 13.5c). Oft finden sich eine massive **Hyperlipidämie** und **Hypercholesterinämie** und eine **Aktivierung des Gerinnungssystems.** Im **Urin** findet man neben der Proteinurie **hyaline Zylinder.**

13.5 Klinische Aspekte und Serumelektrophorese bei einem Patienten mit nephrotischem Syndrom

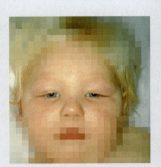

a Deutliche Lidödeme beidseits.

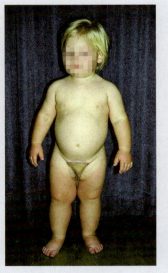

b Generalisierte Ödeme, besonders am Oberlid, Hand- und Fußrücken.

	%
Albumin	65,8
α1	3,6
α2	10,5
β	8,5
γ	11,6

normal

	%
Albumin	39,2
α1	6,7
α2	27,1
β	12,8
γ	14,2

nephrotisches Syndrom

c Serumelektrophorese bei nephrotischem Syndrom im Vergleich zu einer normalen Elektrophorese.

Minimale Glomerulusläsionen sind nur durch Nierenbiopsie zu diagnostizieren. Bei Erkrankungsbeginn im Kleinkindesalter, selektiver Proteinurie, normaler Komplementkonzentration, Fehlen einer Hypertension und Ansprechen auf Prednison ist die Diagnose jedoch höchstwahrscheinlich.

Die Diagnose des nephrotischen Syndroms ist bei Vorliegen der **Symptomtrias** massive **Proteinurie**, **Hypalbuminämie** und **Hyperlipidämie** einfach. Die zugrunde liegenden Glomerulusläsionen sind nur nierenbioptisch zu sichern. Bei Erkrankungsbeginn im Kleinkindesalter, einer selektiven Proteinurie, normaler Konzentration von Komplement und Fehlen einer Hypertension kann jedoch auf eine Nierenbiopsie verzichtet und ein Therapieversuch mit Prednison begonnen werden. Verschwindet unter dieser Therapie die Proteinurie (Remission), so handelt es sich mit großer Wahrscheinlichkeit um minimale Glomerulusläsionen.

Therapie: Mittel der Wahl ist **Prednison**, welches am besten nach einem standardisierten Dosierungsschema verabreicht wird. Auch bei **Rezidiven** wird Prednison nach einem festen Schema verabreicht. Rezidive sind häufig mit Infekten der oberen Atemwege assoziiert. Bei Infekten sind zunächst nur Antibiotika indiziert, Prednison erst bei Fortbestehen der Proteinurie oder Auftreten von Ödemen.

Therapie: Mittel der Wahl sind **Glukokortikoide,** die bei steroidsensiblen Patienten meist innerhalb von 1 Woche zum Sistieren der Proteinurie und zur Ausschwemmung der Ödeme führen. Zur besseren Beurteilung des Behandlungserfolges, zur Vermeidung medikamentöser Nebenwirkungen und zur besseren Verständigung zwischen Patient, Hausarzt und Klinik sollte die Steroidtherapie **standardisiert** durchgeführt werden: **Prednison** 60 mg/m^2/d über 6 Wochen, danach 40 mg/m^2 alternierend jeden 2. Tag für weitere 6 Wochen. Mehr als 90% der Kinder sprechen auf diese Behandlung an, bei der Hälfte kommt es jedoch zu **Rezidiven**. Da bei vielen Kindern das Wiederauftreten der Proteinurie mit einem Infekt der oberen Atemwege assoziiert ist, sollte in diesen Fällen zunächst eine 1-wöchige Antibiotika-Therapie durchgeführt werden. In ca. 30% der Fälle kommt es hierdurch zur Spontanremission. Bleibt die Proteinurie jedoch bestehen oder treten Ödeme auf, sollte eine erneute Steroidtherapie begonnen werden.

Bei **häufigen Rezidiven** oder **Steroidabhängigkeit** können durch **Zytostatika** (Cyclophosphamid) oder **Cyclosporin A** anhaltende Remissionen erzielt werden.

Ein geringer Prozentsatz der Patienten entwickelt eine **Steroidabhängigkeit**, d. h. bei ihnen tritt bereits während oder innerhalb von 2 Wochen nach der Standard-Rezidivbehandlung ein Rezidiv auf. Diese Patienten entwickeln ebenso wie diejenigen mit **häufigen Rezidiven** bald schwere, zum Teil irreversible **Steroidnebenwirkungen** (Katarakt, Osteoporose, psychische Störungen, schweres Cushing-Syndrom). Bei ihnen ist der Einsatz von **Zytostatika** gerechtfertigt, da dadurch anhaltende Remissionen erzielt oder wenigstens das Intervall bis zum Eintreten des nächsten Rezidivs verlängert und die nachfolgende Rezidivfrequenz gesenkt werden kann. Mittel der Wahl ist **Cyclophosphamid** (Endoxan). Gelingt auch mit dieser Therapie keine Rezidivfreiheit, ist der Einsatz von **Cyclosporin A** indiziert. Während der Cyclosporin-A-Therapie besteht meist keine Proteinurie, nach Absetzen der Therapie kommt es jedoch in einem großen Prozentsatz der Fälle wieder zu Rezidiven.

Unterstützend sollte während der Steroidtherapie die Eiweißzufuhr erhöht werden. Eine Salz- und Wasserrestriktion ist nur bei Ödemen notwendig. Zur Ausscheidung der Ödeme werden Diuretika eingesetzt, bei hochgradiger Hypovolämie evtl. in Kombination mit Albumininfusionen. Eine Einschränkung der körperlichen Aktivität oder Bettruhe ist nur bei ausgeprägten Ödemen oder Komplikationen notwendig.

Folgende **unterstützende therapeutische Maßnahmen** sind sinnvoll: Während der Steroidtherapie ist aufgrund der katabolen Stoffwechsellage und des Eiweißverlusts durch Proteinurie eine erhöhte Eiweißzufuhr (2–3 g/kgKG/d) sinnvoll. Eine Salzrestriktion ist nur bei Ödemen notwendig. Die Flüssigkeitszufuhr richtet sich nach der Ausscheidung vom Vortag und der Perspiratio insensibilis. Ödeme können mit Diuretika ausgeschwemmt werden. Bei hochgradiger Hypovolämie ist jedoch wegen der Gefahr des Schocks Vorsicht geboten. In diesen Fällen empfiehlt sich die Infusion von 20%igem salzfreiem Humanalbumin (2–5 mg/kgKG) und erst 30–60 Minuten danach die i.v. Applikation von Furosemid. Antibiotika sind nur bei Vorliegen bakterieller Infektionen indiziert, eine prophylaktische Gabe empfiehlt sich nicht. Eine Einschränkung der körperlichen Aktivität oder Bettruhe ist nur bei ausgeprägten Ödemen oder Komplikationen notwendig. Ansonsten können die Kinder auch unter der Steroidtherapie ein normales Leben einschließlich regelmäßigem Schulbesuch führen.

Prognose: Bei steroidsensiblen minimalen Glomerulusläsionen ist die Prognose auch bei häufigen Rezidiven gut. Oft sistieren die Rezidive in der Pubertät.

Prognose: Die Langzeitprognose bei steroidsensiblen minimalen Glomerulusläsionen ist auch bei häufigen Rezidiven gut. Oft verlieren sich die Rezidive während der Pubertät. Die Nierenfunktion bleibt in der Regel stabil. Etwa 5% der Patienten werden sekundär steroidresistent. Bei diesen und in den Fällen primärer Steroidresistenz ist die Durchführung einer Nierenbiopsie angezeigt, die meist schwere Glomerulusveränderungen mit zweifelhafter Prognose aufdeckt.

13.1 Glomeruläre Erkrankungen

▶ **Klinischer Fall.** Ein 4-jähriger Junge erwacht seit 1 Woche mit zugeschwollenen Augenlidern. Da sich die Schwellungen im Verlauf des Tages zurückbilden, wurde ihnen von den Eltern zunächst keine Bedeutung beigemessen. Erst als die Schuhe nur mit Mühe angezogen werden können und der Hosenbund nicht mehr passt, wird ein Arzt aufgesucht. Dieser stellt im spärlich ausgeschiedenen konzentrierten Urin eine massive Eiweißausscheidung fest und überweist das Kind mit der Verdachtsdiagnose nephrotisches Syndrom in die Klinik. Dort wird neben generalisierten Ödemen mit leichtem Aszites eine Proteinurie von 3 g/m²/d festgestellt. Der Serumalbuminspiegel ist auf die 2,1 g/dl erniedrigt, die Serumelektrophorese zeigt eine Hypoalbuminämie bei gleichzeitiger Erhöhung der α_2- und β-Globulinfraktion. Das Serumcholesterin liegt bei 350 mg/dl, die Triglyzeride bei 320 mg/dl. BSG 43/90 mm n. W., Fibrinogen 560 mg/dl. Komplement normal. Unter der Standard-Prednison-Therapie und Gabe von Furosemid (1–3 mg/kgKG/d) bilden sich die Ödeme rasch zurück, die Proteinurie sistiert. Regelmäßige tägliche Albustix-Kontrollen über 2 Jahre ergaben bisher keinen Hinweis auf ein Rezidiv.

Fokal segmentale Glomerulosklerose

▶ **Definition.** Seltene, meist steroidresistente Form des idiopathischen nephrotischen Syndroms.

Pathogenese: Unbekannt, in den seltenen familiären Fällen wurden Defekte im α-Actinin-4-Gen (ACTN4) oder im CD2-assoziierten Protein-Gen beschrieben.

Klinik: Es finden sich unterschiedliche Schweregrade eines meist steroidresistenten nephrotischen Syndroms. Oft ist die Eiweißausscheidung nicht so ausgeprägt wie bei minimalen Glomerulusläsionen, so dass die Patienten über Jahre hinweg in einem stabilen Zustand zu halten sind.

Diagnostik: Die Diagnose ist nur durch eine Nierenbiopsie und histologische Untersuchung möglich.

Therapie: Bei einem Teil der Patienten kann durch Steroidtherapie eine Remission oder wenigstens eine Abnahme der Proteinurie (Teilremission) erzielt werden. In der Mehrzahl der Fälle liegt jedoch eine Steroidresistenz vor. Wegen der ungünstigen Prognose ist in diesen Fällen eine Cyclosporin-A-Therapie gerechtfertigt, die bei einem geringen Teil der Patienten erfolgreich ist. Vor Beginn der Therapie ist eine molekulargenetische Abklärung sinnvoll, da bei einem Gendefekt Cyclosporin ohne Wirkung bleibt bzw. eher schädlich ist.

Prognose: In der Hälfte der Fälle ist mit dem Fortschreiten in die terminale Niereninsuffizienz zu rechnen. Rekurrenz im Transplantat ist möglich.

13.1.4 Hämolytisch-urämisches Syndrom (HUS)

▶ **Definition.** Seltene, vorwiegend Säuglinge und Kleinkinder betreffende Erkrankung der Endothelzellen, die mit einer hämolytischen Anämie, Thrombozytopenie und akutem Nierenversagen einhergeht.

Pathogenese: Im Anschluss an bakterielle Infekte, meist des Gastrointestinaltraktes, kommt es zu **einer Schädigung des Gefäßendothels**, vor allem der Glomeruluskapillaren mit konsekutiver **intravasaler Gerinnung, Thrombozytenverbrauch,** Okklusion der Glomeruluskapillaren und dadurch zu **mechanischer Hämolyse** und **Urämie**. Der häufigste pathogenetische Faktor ist **Verotoxin** (Synonym: Shiga like toxin), ein bakterielles Toxin, das vorwiegend **von enterohämorrhagischen E. coli** (EHEC,Q157:H7), aber auch **von anderen enteropathogenen Keimen** gebildet wird und in vivo und in vitro Endothelläsionen verursachen kann. Keimreservoir sind meist Rinder. Die Schädigung betrifft vor allem die Gefäße der Nierenrinde, es können aber auch andere Organsysteme, besonders das Gehirn, betroffen sein.

Klinik: 3–10 Tage **nach einer hämorrhagischen Gastroenteritis** mit Erbrechen, abdominalen Koliken und blutigen Durchfällen **oder** nach **einer Atemwegsinfektion** kommt es zu **zunehmender Blässe** und zum **Rückgang bzw. Sistieren der Urinproduktion**. Eintrübung oder Krampfanfälle weisen auf eine zerebrale Beteiligung hin, die prognostisch ungünstig ist. Diese können aber bei hohen Harn-

---

Fokal segmentale Glomerulosklerose

◀ **Definition**

Pathogenese: Unbekannt, seltene familiäre Fälle mit Gendefekten (ACTN4).

Klinik: Der Schweregrad des meist steroidresistenten nephrotischen Syndroms ist unterschiedlich, die Proteinurie oft geringer als bei minimalen Glomerulusläsionen.

Diagnostik: Die Diagnose ist nur durch Nierenbiopsie zu stellen.

Therapie: Es ist ein Versuch mit Prednison und bei Steroidresistenz mit Cyclosporin A gerechtfertigt. Häufig ist jedoch jede Behandlung erfolglos. Vor Therapiebeginn molekulargenetische Abklärung, da beim Gendefekt Cyclosporin ohne Wirkung oder schädlich ist.

Prognose: In 50% der Fälle kommt es zur terminalen Niereninsuffizienz.

13.1.4 Hämolytisch-urämisches Syndrom (HUS)

◀ **Definition**

Pathogenese: Im Mittelpunkt der Erkrankung steht eine **Schädigung der Endothelzellen** durch verschiedene Noxen, am häufigsten **durch Verotoxin**, ein u. a. von **enterohämorrhagischen E. coli** gebildetes Toxin. Die Endothelschädigung führt zu **intravasaler Gerinnung**, Thrombozytenverbrauch, Okklusion der Glomeruluskapillaren und dadurch zu mechanischer Hämolyse und Urämie.

Klinik: 3–10 Tage **nach hämorrhagischer Gastroenteritis** oder **Atemwegsinfektion** entwickelt sich eine **zunehmende Blässe**; die **Urinausscheidung lässt nach**. Bewusstseinsstörungen und Krampfanfälle können

Zeichen einer zerebralen Beteiligung sein und sind, wie auch eine Hypertension, beim Säugling prognostisch ungünstig.

Diagnostik: Zeichen der hämolytischen Anämie sind freies Hämoglobin, niedrige Haptoglobin- und erhöhte LDH-Spiegel im Blut sowie **Fragmentozyten** im Ausstrich (Abb. **13**.6). Es finden sich **Thrombozytopenie** und ein **Anstieg der harnpflichtigen Substanzen**. Die C$_3$-Komplementspiegel können vermindert sein. Die **Urinanalyse** zeigt Hämaturie, Hämoglobinurie und nichtselektive Proteinurie.

stoffspiegeln und Elektrolytentgleisungen auch Folge der urämischen Intoxikation sein und bilden sich dann unter der Dialysebehandlung rasch zurück. Eine schwere Hypertension ist ebenfalls prognostisch ungünstig, bei Erkrankung im Säuglingsalter jedoch selten.

Diagnostik: Neben der Anämie finden sich als Zeichen der Hämolyse im Serum freies Hämoglobin, verminderte Haptoglobinspiegel und erhöhte LDH-Werte. Charakteristisch sind zerstörte, eierschalenförmige Erythrozyten **(Fragmentozyten,** Abb. **13**.6) und eine oft erhebliche **Thrombozytopenie**. Häufig besteht eine Leukozytose. Eine verkürzte partielle Thromboplastinzeit weist auf eine Aktivierung der Gerinnung hin, Fibrinogenspaltprodukte auf eine gleichzeitig bestehende Aktivierung der Fibrinolyse. Je nach Ausmaß der renalen Schädigung finden sich erhöhte Retentionswerte, eine Hypokalzämie und Hyperphosphatämie und bereits im Frühstadium der Erkrankung eine ausgeprägte Hyperkaliämie infolge der Hämolyse. Verminderte C$_3$-Komplementspiegel und erhöhte Transaminasen werden bei einem Teil der Fälle beobachtet. Die **Urinanalyse** zeigt eine Mikro- oder Makrohämaturie, Hämoglobinurie und nichtselektive Proteinurie.

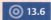

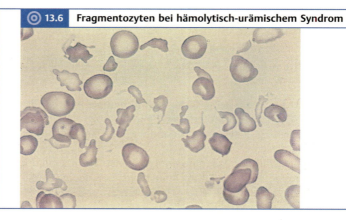

13.6 Fragmentozyten bei hämolytisch-urämischem Syndrom

▶ **Merke**

▶ **Merke.** Die Trias aus hämolytischer Anämie (und Fragmentozyten), Thrombozytopenie und Urämie führt zur Diagnose.

Therapie: Die Behandlung ist symptomatisch: bei mäßiger Niereninsuffizienz Infusion einer Glukose-Kochsalz-Lösung (1:1), bei Versagen dieser Therapie frühzeitige Dialyse.

Therapie: Sie ist nur symptomatisch. Bei Hypovolämie und **mäßiger Niereninsuffizienz** kann durch **Infusion einer Glukose-Kochsalz-Lösung** (1:1) und Gabe von **Furosemid** die Urinproduktion evtl. wieder in Gang gebracht werden. **Bei Versagen** dieser Therapie sollte frühzeitig eine **Dialysebehandlung** begonnen werden, wobei bei Säuglingen aus praktischen Gründen die Peritonealdialyse einer Hämodialyse vorzuziehen ist. Bluttransfusionen sollten nur bei vitaler Indikation gegeben werden, da sie den Krankheitsprozess reaktivieren können und außerdem eine starke Kaliumbelastung darstellen. Bei prognostisch ungünstigen Fällen kommt eine Plasmapherese in Betracht.

Prognose: Sie ist abhängig vom Alter des Patienten und der Dauer der Anurie. Bei Säuglingen ist die Prognose gut. Das Mortalitätsrisiko der akuten Phase liegt bei ca. 5%.

Prognose: Im Säuglingsalter ist die Prognose gut, meist kommt es auch nach länger anhaltender Anurie zu einer Restitutio ad integrum. Bei einem Teil der Fälle kann jedoch noch nach Jahren trotz anfänglicher Normalisierung der Nierenfunktion eine Niereninsuffizienz auftreten. Das Mortalitätsrisiko der akuten Phase konnte durch frühzeitige Dialyse auf unter 5% gesenkt werden. Bei maligner Hypertension entwickelt sich oft rasch eine terminale Niereninsuffizienz.

Prophylaxe: Der Genuss von rohem Rindfleisch und unpasteurisierter Milch sollte vermieden werden.

13.2 Fehlbildungen der Nieren und ableitenden Harnwege

Die embryonale Entwicklung der Nieren und Harnwege ist äußerst kompliziert und deshalb störanfällig. Dementsprechend häufig finden sich angeborene strukturelle oder funktionelle Defekte. Die wichtigsten sind in Tab. 13.2 aufgeführt. Der größte Teil dieser Fehlbildungen tritt während der Embryogenese spontan auf, der Rest, ein Großteil der zystischen Nierenveränderungen, ist genetisch bedingt. Die klinische Symptomatik ist abhängig vom Schweregrad der Veränderungen. Oft bleiben die Kinder über Jahre symptomlos, selbst bei langsam fortschreitender Niereninsuffizienz. Hinweiszeichen sind rezidivierende Harnwegsinfektionen oder eine tastbare Nierenvergrößerung, selten Hämaturie und Hypertension. Seit Einführung der pränatalen Ultraschalldiagnostik wird ein Großteil der Nierenfehlbildungen bereits pränatal diagnostiziert und, falls möglich und nötig, einer entsprechenden Therapie zugeführt.

13.2 Nierenfehlbildungen

Fehlbildung	Vererbung	Fehlbildung	Vererbung
▶ **Nierenagenesie** (s. S. 411)	–	▶ **zystische Nierenerkrankungen** (s. S. 412)	
▶ **Hypoplasie** (s. S. 411)		▪ polyzystische Nierendegeneration	
▪ einfache Hypoplasie	–	– infantil-juvenile	autosomal-rezessiv 6 p21.1 (ARPKD), Gen: PKDH1
▪ Oligomeganephronie	–	– adulte	autosomal-dominant 16 p13.3 (ADPKD1), 4 q21 (ADPKD2)
▪ segmentale Hypoplasie (Ask-Upmark)	–		
▶ **Dysplasie** (s. S. 412)		▪ kortikale Zysten	
▪ einfache Dysplasie	–	– solitär	–
▪ multizystische Dysplasie	–	– bei Syndromen (z. B. Zellweger, Meckel, Jeune)	autosomal-rezessiv
▪ obstruktive Dysplasie	–	▪ medulläre Zysten	
▶ **Lage- und Formanomalien** (s. S. 415)		– Nephronophthise	autosomal-rezessiv 2 q13 (NPH1)
▪ Ektopie, Dystopie	–	– Markschwammniere	–
▪ Hufeisenniere, Kuchenniere	–	▪ multizystische Dysplasie (s. o.)	
▪ Doppelniere	–		

13.2.1 Agenesie

Das einseitige Fehlen von Nierengewebe wird durch Hypertrophie der kontralateralen Niere kompensiert.
Bei **doppelseitiger** Nierenagenesie kommt es wegen ungenügender Fruchtwasserproduktion (Oligohydramnion) zur sog. **Potter-Sequenz** (Synonym: **Oligohydramnion-Sequenz, Potter-Syndrom**) mit typischen Gesichtsveränderungen (weit auseinander liegende Augen, Vogelnase, tief sitzende Ohrmuscheln, fliehendes Kinn), Lungenhypoplasie und Extremitätenanomalien. Die fetale Lungenreifung ist hochgradig behindert, weshalb diese Kinder kurz nach der Geburt an einer respiratorischen Insuffizienz versterben. Auch andere Nierenerkrankungen mit hochgradiger Einschränkung der Nierenfunktion, wie z. B. beidseitige Nierendysplasien, schwere Obstruktion oder infantile Zystennieren, können zu einer Potter-Sequenz führen.

13.2.2 Hypoplasie

Die einfache Hypoplasie ist gekennzeichnet durch eine Reduktion von Nierengewebe, das in seinem anatomischen Aufbau jedoch normal angelegt ist. Die Häufigkeit beträgt 1 : 6000.
Sonderformen:
- **Oligomeganephronie,** bei der eine Reduktion der Anzahl der Nephrone auf ca. ein Zehntel der Norm bei gleichzeitiger Hypertrophie der einzelnen Nephrone vorliegt
- **segmentale Nierenhypoplasie.**

13.2.3 Dysplasie

▶ **Definition.** Bei der Nierendysplasie handelt es sich um eine fehlerhafte Differenzierung des metanephrogenen Gewebes, die bereits sehr früh in der embryonalen Entwicklung auftritt.

Pathogenese: Die **multizystische Dysplasie** tritt spontan und meist einseitig auf. Im Nierenparenchym finden sich multiple große Zysten (Abb. 13.7). Die **obstruktive Dysplasie** findet sich am häufigsten bei männlichen Säuglingen mit hochgradigen Urethralklappen und konsekutiver bilateraler Hydronephrose, daneben auch bei der Bauchmuskelaplasie (Prune-belly-Syndrom). Die Nieren sind hydronephrotisch verändert und zeigen an ihrer Oberfläche kleine Zysten.

Pathogenese: Die **multizystische Dysplasie** entsteht bei frühzeitiger Obliteration des Ureters. Im Nierenparenchym finden sich multiple große Zysten (Abb. 13.7). Tritt dagegen ein Harnstau erst später auf, wird nur die Entwicklung der äußeren Rindenschicht gestört **(obstruktive Dysplasie)**.

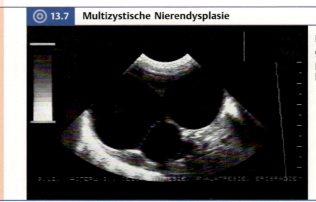

13.7 Multizystische Nierendysplasie

Drei, durch dünne Septen getrennte Zysten, Nierenparenchym nicht nachweisbar.

13.2.4 Zystische Nierenerkrankungen

Es gibt eine Vielzahl von zystischen Nierenveränderungen, die auf den ersten Blick alle sehr ähnlich zu sein scheinen, sich aber in ihrem klinischen Verlauf und ihrem Erbmodus unterscheiden. Die wichtigsten sind in Abb. 13.8 dargestellt.

Die wichtigsten zystischen Nierenveränderungen sind in Abb. 13.8 dargestellt.

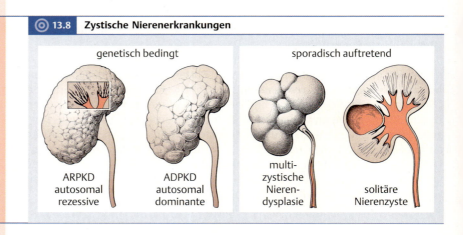

13.8 Zystische Nierenerkrankungen

Erbliche zystische Nierenerkrankungen

Polyzystische Nierendegeneration

▶ **Synonym.** Polycystic kidney disease (PKD).

▶ **Definition.** Die polyzystische Nierendegeneration ist eine erbliche Erkrankung, die durch Auftreten multipler Zysten in den Nieren charakterisiert ist. Nach Erbgang und Manifestationsalter lassen sich zwei Formen unterscheiden:
1. **autosomal-rezessive Form** (**ARPKD**, Zystennieren Typ I nach Potter), wird meist schon bei der Geburt manifest und führt rasch zur terminalen Niereninsuffizienz
2. **autosomal-dominante Form** (**ADPKD**, Zystennieren Typ III nach Potter), wird meist erst im Erwachsenenalter manifest.

Die weit verbreiteten Bezeichnungen „infantiler Typ" für die autosomal-rezessive bzw. „adulter Typ" für die autosomal-dominante Form sind missverständlich, da keine absolute Altersspezifität besteht.

Ätiologie und Pathogenese: Bei der **autosomal-rezessiven Form** wurde das verantwortliche Gen (PKHD1) auf Chromosom 6 in die p21.1-Region lokalisiert, das Genprodukt wurde Fibrozystin genannt und ist wahrscheinlich ein Rezeptorprotein für die Differenzierung der Sammelrohre und Gallengänge. Beide Nieren sind stark vergrößert und gleichmäßig in radiärer Anordnung von 1–8 mm großen Zysten durchsetzt (Abb. 13.9a), die **erweiterten distalen Tubuli und Sammelrohren** entsprechen (Abb. 13.9b). Anzahl und Gestalt der Glomeruli sind zunächst normal, später durch Druckatrophie fibrosiert. Neben den Nierenveränderungen besteht immer eine **periportale Leberfibrose**, bei der Form, die sich bei Neugeborenen manifestiert, auch eine **Gallengangshypoplasie**.

Bei der **autosomal-dominanten Form** wurden bisher zwei Genorte gefunden, 16 p13.3 für ADPKD1, und 4 q21 für ADPKD2. Deren Genprodukte Polyzystin-1 und -2 sind Zellmembranproteine und für die Zell-Zell- oder Zell-Matrix-Interaktion verantwortlich. Das Nierengewebe ist primär normal angelegt und wird durch zunehmende Zystenbildung zerstört. Im Anfangsstadium der Erkrankung ist der Prozess nicht selten einseitig. Später sind meist beide Nieren vergrößert und von zahlreichen Zysten unterschiedlicher Größe (wenige Millimeter bis Zentimeter) durchsetzt (Abb. 13.10). Die Zysten können in allen Tubulusabschnitten vorkommen.

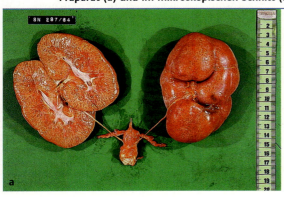
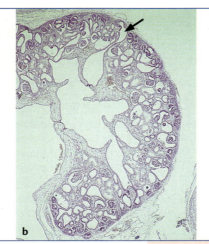

13.9 Autosomal-rezessive polyzystische Nierendegeneration als pathologisches Präparat (a) und im mikroskopischen Schnitt (b)

→ = erweiterte Sammelrohre

Pathologisches Präparat einer autosomal-dominanten polyzystischen Nierendegeneration

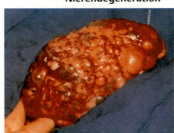

Klinik: In schweren Fällen der **autosomal-rezessiven Form** sind die Nieren bei Neugeborenen vergrößert palpabel und wölben das Abdomen vor. Es bestehen Niereninsuffizienz und Atemnot. Bei milden Formen steht beim Kind die Leberfibrose mit portaler Hypertension klinisch im Vordergrund.

Die **autosomal-dominante Form** manifestiert sich zwischen dem 30. und 50. Lebensjahr meist mit Hypertension und führt zu progredienter Niereninsuffizienz.

Diagnostik: Sonographisch finden sich bei der **autosomal-rezessiven Form** vergrößerte Nieren mit feinfleckiger Verdichtung, bei der **autosomal-dominanten Form** zeigt die Sonographie vergrößerte Nieren mit Zysten unterschiedlicher Größe. Im Ausscheidungsurogramm sind ein komprimiertes Nierenbecken und Kelchausziehungen sichtbar.

Therapie: Bei der **autosomal-rezessiven Form** ist die Behandlung der Niereninsuffizienz und der Hypertension vorrangig, evtl. Nephrektomie. Blutdruckkontrolle und Infektionsprophylaxe bestimmen die Therapie der **autosomal-dominanten Form**.

Prognose: Sie ist bei der **autosomal-rezessiven Form** vom Schweregrad abhängig. Bei der **autosomal-dominanten Form** ist sie wegen der progredienten Niereninsuffizienz langfristig ungünstig.

Juvenile Nephronophthise

Der Erbgang dieser seltenen Erkrankung, die auch als **medulläre Zystenkrankheit** bezeichnet wird, ist autosomal rezessiv. Die Genmutation betrifft Chromosom 2 und 16. Zysten in beiden Nieren führen zu progressivem Verlust der Nephrone und zu Niereninsuffizienz im Kindesalter. Die Therapie entspricht der der chronischen Niereninsuffizienz (s. S. 425).

Klinik: Der Schweregrad der **autosomal-rezessiven Form** ist variabel. In schweren Fällen ist schon pränatal eine Vergrößerung der Nieren sichtbar. Beim Neugeborenen sind die Nieren vergrößert palpabel und wölben das Abdomen vor. Es besteht eine Niereninsuffizienz mit Oligurie und Hypertension. Da die Nieren das Zwerchfell nach oben verdrängen, besteht Atemnot, evtl. eine Herzinsuffizienz.

Bei milden Formen macht sich die Nierenschädigung erst im Erwachsenenalter bemerkbar, im Kindesalter steht die Leberfibrose mit portaler Hypertension klinisch im Vordergrund.

Die **autosomal-dominante Form** manifestiert sich zwischen dem 30. und 50. Lebensjahr. Häufige Symptome sind Hypertension (nachzuweisen bei ca. 75% der Patienten), Flankenschmerzen und Hämaturie. Oft kommt es zu Harnwegsinfektionen. Es entwickelt sich eine progrediente Niereninsuffizienz, die im 4.–5. Lebensjahrzehnt ihr Endstadium erreicht.

Diagnostik: Bei der **autosomal-rezessiven Form** finden sich je nach Schweregrad erhöhte Retentionswerte. Sonographisch stellen sich vergrößerte Nieren mit feinfleckiger Verdichtung („Salz- und Pfeffer-Muster") dar.

Bei der **autosomal-dominanten Form** finden sich in der Sonographie Zysten unterschiedlicher Größe. Die Abdomenübersichtsaufnahme zeigt große Nieren, deren Ränder durch die Zysten „ausgebuchtet" sind, im Ausscheidungsurogramm sind Zysten, eine Kompression des Nierenbeckens durch die Zysten und Kelchausziehungen sichtbar.

Therapie: Bei der **autosomal-rezessiven Form** steht die Behandlung der Niereninsuffizienz und die Normalisierung des erhöhten Blutdrucks im Vordergrund, in schweren Fällen ist die Nephrektomie und in der Folge Dialyse indiziert.

Bei der **autosomal-dominanten Form** liegt der Therapieschwerpunkt in der Blutdruckkontrolle und -einstellung sowie in der Infektionsprophylaxe und -therapie.

Prognose: Die Prognose der **autosomal-rezessiven Form** ist abhängig vom Schweregrad: Neugeborene mit Niereninsuffizienz sterben meist in den ersten Lebensmonaten, in leichten Fällen bleibt die Nierenfunktion bis ins Erwachsenenalter erhalten.

Die Prognose der **autosomal-dominanten Form** ist aufgrund der progredienten Niereninsuffizienz langfristig ungünstig.

Juvenile Nephronophthise

Der Erbgang dieser seltenen Erkrankung, die auch als **medulläre Zystenkrankheit** bezeichnet wird, ist autosomal rezessiv. Bisher wurden zwei Genorte beschrieben, auf Chromosom 2 (2q13) und 16 (16p12), die Funktion des Genproduktes Nephrozystin ist noch nicht vollständig bekannt. Zysten in beiden Nieren führen zu progressivem Verlust der Nephrone und zu Niereninsuffizienz im Kindesalter. Symptome sind Polyurie, Polydipsie und Wachstumsretardierung; komplizierte Verläufe mit Sehstörungen (Retinitis pigmentosa) kommen vor. Das Terminalstadium der Niereninsuffizienz wird meist im späten Schulalter erreicht. Die Therapie entspricht der der chronischen Niereninsuffizienz (s. S. 425).

Nicht erbliche zystische Nierenerkrankungen

Die häufigste Form der nicht erblichen zystischen Nierenerkrankungen ist die multizystische Nierendysplasie (s. S. 412). Solitäre oder multilokuläre einfache Nierenzysten sind selten und werden meist nur zufällig entdeckt.

13.2.5 Anomalien der Lage und Form der Nieren

Die häufigsten Lage- und Formanomalien der Nieren sind in Abb. 13.11 dargestellt.
Lageanomalien wie die **Malrotation** und die **Nierenektopie** kommen relativ häufig vor: Die unilaterale Nierenektopie, z. B. eine **Beckenniere** (kaudal-dystope Niere, Abb. 13.11a), wird bei 1:800 Geburten gefunden. Für die **gekreuzte Dystopie** (Abb. 13.11b) wird eine Häufigkeit von 1:8000 angegeben. Hier sind die Nieren untereinander angeordnet, der Ureter der dystopen Niere zieht über die Mittellinie und mündet auf der gegenüberliegenden Seite in die Blase.
Die wichtigste **Formanomalie** ist die **Hufeisenniere**, die häufigste Form der Verschmelzungsanomalien: Die Nieren sind –vorwiegend am unteren Pol – miteinander verbunden (Abb. 13.11c) und es besteht eine Malrotation: Die Nierenbecken zeigen nach ventral. Hufeisennieren kommen beim Ullrich-Turner-Syndrom gehäuft vor, ebenso andere Nierenfehlbildungen.
Die komplette Fusion beider Nieren wird als **Kuchenniere** bezeichnet (Abb. 13.11d).
Bei der sog. **Doppelniere** liegt meist keine echte Verdopplung der Nierenanlage, sondern nur eine Trennung des Nierenbeckens zwischen oberer und mittlerer Kelchgruppe vor. Das Nierenbecken der oberen Anlage wird demnach aus dem oberen Kelchsystem gebildet, das der unteren aus der mittleren und unteren Kelchgruppe. Die Spaltung des Hohlsystems kann auf das Nierenbecken beschränkt bleiben **(dichotomes Nierenbecken)** oder auch den Ureter in unterschiedlichem Ausmaß betreffen. Bei Vereinigung der Doppelureteren vor Einmündung in die Blase **(Ureter fissus,** Abb. 13.11e) mündet der Ureter meist an normaler Stelle, bei vollständiger Trennung der Ureteren und separater Einmündung in die Blase **(Ureter duplex,** Abb. 13.11e) ist ein Ostium immer **ektop.**
Lage- und Formanomalien der Nieren werden nur symptomatisch, wenn sie zu Harnabflussstörungen führen oder sich infizieren.

Nicht erbliche zystische Nierenerkrankungen

Die häufigste Form ist die multizystische Nierendysplasie (s. S. 412). Einfache Nierenzysten sind selten.

13.2.5 Anomalien der Lage und Form der Nieren

Die häufigsten Lage- und Formanomalien der Nieren sind in Abb. 13.11 dargestellt. Häufige **Lageanomalien** sind die **Malrotation** und die **Nierenektopie**, insbesondere die unilaterale Ektopie, z. B. die **Becken- oder kaudal dystope Niere** (Abb. 13.11a), und die **gekreuzte Dystopie** (Abb. 13.11b).

Die wichtigste **Formanomalie** ist die **Hufeisenniere**, bei der die Nieren – meist am unteren Pol – miteinander verwachsen sind (Abb. 13.11c). Sie tritt bei Ullrich-Turner-Syndrom gehäuft auf.

Eine komplette Fusion der Nieren bezeichnet man als **Kuchenniere** (Abb. 13.11d). Bei der **Doppelniere** liegt meist nur eine Spaltung eines Nierenbeckens **(Dichotomie)** vor, die sich auf den Ureter erstrecken kann. Vereinigen sich die Doppelureteren vor der Mündung in die Blase, spricht man vom **Ureter fissus** (Abb. 13.11e). Münden sie getrennt in die Blase, wobei ein Ostium ektop mündet, spricht man vom **Ureter duplex** (Abb. 13.11e).

Lage- und Formanomalien werden nur bei Harnabflussstörungen symptomatisch.

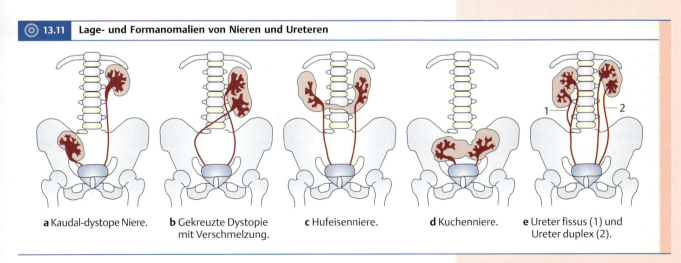

13.11 Lage- und Formanomalien von Nieren und Ureteren

a Kaudal-dystope Niere.   b Gekreuzte Dystopie mit Verschmelzung.   c Hufeisenniere.   d Kuchenniere.   e Ureter fissus (1) und Ureter duplex (2).

▶ **Merke.** Ektop mündende Ostien haben einen insuffizienten Verschlussmechanismus und führen dadurch zum vesikoureteralen Reflux.

◀ Merke

13.2.6 Harnabflussstörungen

Ätiologie und Pathogenese: Der Harntransport ist behindert bei:
- Obstruktion der Harnwege
- Ureterostiuminsuffizienz oder
- Innervationsstörungen.

Der Harnstau führt proximal des Hindernisses zur Hypertrophie der Muskulatur, zur Gefügedilatation (Hydronephrose, Hydroureter, Megazystis) und zur Druckschädigung des Nierenparenchyms. Die wichtigsten Ursachen von Harnabflussstörungen sind in Abb. 13.12 dargestellt.

13.2.6 Harnabflussstörungen

Ätiologie und Pathogenese: Eine Störung des Harntransportes tritt auf bei:
- Obstruktion der ableitenden Harnwege
- Ureterostiuminsuffizienz mit vesikoureteralem Reflux oder
- bei Störungen der Innervation.

Der Harnstau führt proximal des Hindernisses zur Hypertrophie der Muskulatur, zur Gefügedilatation, also zu Hydronephrose, Hydroureter oder Megazystis (hochgradige Erweiterung der Harnblase), und zur Druckschädigung des Nierenparenchyms, deren Ausmaß abhängig ist vom Schweregrad der zugrunde liegenden anatomischen Veränderungen. Die wichtigsten Ursachen von Harnabflussstörungen sind in Abb. 13.12 dargestellt. Abflussstörungen im Bereich des Ureters und der Uretermündung können ein- oder beidseitig vorkommen. Eine Behinderung der Harnblasenentleerung, z.B. bei Urethrastenose, Urethralklappen bei Jungen oder neurogener Blasenstörung (Abb. 13.12), führt immer zum beidseitigen Harnstau.

13.12 Zusammenstellung der Ursachen, die zu einer Harnabflussstörung führen können

a Ursachen im Bereich von Ureteren und Harnblase.
- Stenose des pyelourethralen Übergangs
- Hydronephrose
- Ureterabknickung
- Tumor
- Megaureter
- Stenose oder Insuffizienz des Ureterostiums (evtl. Reflux)
- Ureterozele
- Blasenhalsstenose (Marion)
- Hypertrophie des Colliculus seminalis
- Urethralklappen

b Weitere Ursachen im Bereich der Harnblase.
- Urachuszyste
- Balkenblase
- Blasendivertikel
- Blasentumor
- angeborene oder erworbene Urethrastenose
- Urethralklappe
- Urethrastein
- Meatusstenose

Klinik: Harnabflussstörungen können über Jahre klinisch stumm bleiben; in den meisten Fällen kommt es jedoch früher oder später zur Harnwegsinfektion.
Kolikartige Bauchschmerzen weisen auf Stenosen im Bereich des Ureters hin. Subvesikale Abflusshindernisse äußern sich durch **Miktionsstörungen.**

Diagnostik: Die gestauten Nieren und Harnwege stellen sich **sonographisch** als echoleere Hohlräume dar (Abb. 13.14a). Die Art der Obstruktion ist durch das **Miktionszystourethrogramm** (MCU), das Ausmaß durch **seitengetrennte Bestimmung der Isotopen-Clearance** zu ermitteln.

Klinik: Harnabflussstörungen können über Jahre klinisch stumm bleiben; in den meisten Fällen kommt es jedoch früher oder später zur Harnwegsinfektion. Die klinische Symptomatik ist abhängig von Ort und Ausmaß der Obstruktion. Kinder mit **Stenosen im Bereich des Ureters** haben oft **kolikartige Bauchschmerzen**, die besonders nach reichlicher Flüssigkeitszufuhr auftreten. Hinweise auf eine **Blasenentleerungsstörung**, z.B. durch Urethralklappen, sind **Miktionsstörungen**: unterbrochene Miktionen mit dünnem und schwachem Harnstrahl, seltene Miktion bei prall elastischem Tumor im gesamten Unterbauch, Harninkontinenz und Nachträufeln.

Diagnostik: Im **Sonogramm** stellen sich die gestauten Nieren und Harnwege als echoleere, flüssigkeitsgefüllte Bezirke dar (Abb. 13.14a). Das Ausmaß der Abflussstörung kann mittels **seitengetrennter Bestimmung der Isotopen-Clearance**, am besten kombiniert mit einer Furosemid-Stimulation, beurteilt werden. Im **Miktionszystourethrogramm** (MCU) können vesikoureterorenaler Reflux, Ureterozelen oder Blasenentleerungsstörungen diagnostiziert werden. Eine **i.v. Pyelographie** ist zur Diagnosestellung nur noch selten erforderlich, jedoch präoperativ sinnvoll. Die dynamische MRT kann und wird die strahlenbelastenden Methoden i.v. Pyelographie und Szintigraphie ersetzen; leider steht diese Untersuchungsmethode bisher nicht überall zur Verfügung.

Vesikoureteraler Reflux (VUR)

▶ **Synonym.** Ureterostiuminsuffizienz.

▶ **Definition.** Es handelt sich um einen Rückfluss von Harn aus der Blase in den Ureter mit der Gefahr der Dilatation und Druckatrophie des Nierenparenchyms sowie chronisch rezidivierender Infektionen. Man unterscheidet zwischen primärem, d.h. angeborenem, und sekundärem, d.h. erworbenem vesikoureterorenalem Reflux (VUR).

Ätiologie und Pathogenese: Der **primäre VUR** wird bei 0,5–1% aller Kinder gefunden, Mädchen sind 4-mal häufiger betroffen als Knaben. In 10% der Fälle besteht eine familiäre Disposition. Der ventilartige Verschlussmechanismus des Ureterostiums wird erreicht durch den schrägen Eintritt und Verlauf des Ureters durch die Blasenwand, wobei vor allem das Verhältnis zwischen Ureterdurchmesser und submuköser Tunnellänge entscheidend für die Effektivität ist. Bei senkrechtem Durchtritt des Ureters durch die Blasenwand, besonders bei Ektopie, geht dieser Verschlussmechanismus verloren. Es kommt dann bereits während der Blasenfüllung zum Reflux (low pressure reflux), in weniger stark ausgeprägten Fällen tritt der Reflux erst während der Kontraktion der Blase auf (high pressure reflux).
Der **sekundäre VUR** ist Folge einer Gefügedilatation bei subvesikalem Abflusshindernis oder einer ödematösen Verquellung des Ostiums bei chronischer Zystitis.

Klinik: Symptome entstehen meist nicht durch den VUR, sondern durch die begleitenden Harnwegsinfektionen. Säuglinge und Kleinkinder mit hochgradigem beidseitigem VUR und frühzeitiger Nierenparenchymschädigung fallen durch rezidivierende Fieberschübe, Erbrechen und Gedeihstörungen auf.

Diagnostik: Mittels Miktionszystourethrographie lassen sich fünf Schweregrade unterscheiden (Abb. 13.13).

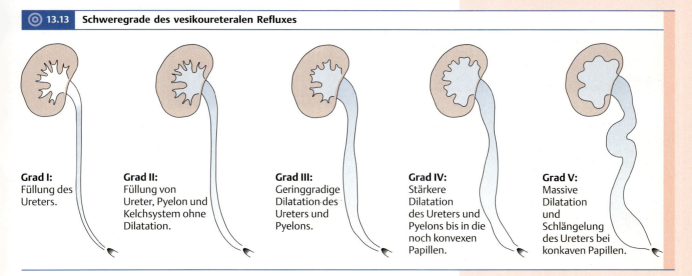

13.13 Schweregrade des vesikoureteralen Refluxes

Grad I: Füllung des Ureters.

Grad II: Füllung von Ureter, Pyelon und Kelchsystem ohne Dilatation.

Grad III: Geringgradige Dilatation des Ureters und Pyelons.

Grad IV: Stärkere Dilatation des Ureters und Pyelons bis in die noch konvexen Papillen.

Grad V: Massive Dilatation und Schlängelung des Ureters bei konkaven Papillen.

Therapie: Die Behandlung des VUR ist nach wie vor umstritten. Wegen einer hohen Spontanheilungsrate sollte bei Vorliegen von Grad I–III mit der operativen Korrektur 1–2 Jahre gewartet werden, bei nachgewiesenen Harnwegsinfektionen ist eine antibiotische Reinfektionsprophylaxe indiziert. Unter der konservativen Therapie sind regelmäßige (3- bis 6-monatige) Sonographiekontrollen notwendig, zur Verlaufsbeobachtung und evtl. Revision. Ein höhergradiger Reflux oder das Auftreten einer arteriellen Hypertonie erfordern frühzeitige operative antirefluxive Maßnahmen.

Prognose: Bei VUR Grad I–III ist eine Spontanheilung möglich, bei Grad IV–V kommt es trotz Operation zu Defektheilung.

Urethralklappen

▶ **Definition**

Pathogenese: s. S. 416 und Abb. 13.12.

Klinik: Bei Kindern mit hochgradigen Urethralklappen kommt es im Säuglingsalter zu Gedeihstörungen, Erbrechen und Urosepsis. Miktionsstörungen weisen auf die Ursache hin (s. S. 416, Abb. 13.12). Bei schleichendem Verlauf entwickelt sich eine Niereninsuffizienz.

Diagnostik: Im Sonogramm sind beidseitige Hydronephrosen (Abb. 13.14a), im MCU die Klappen als zarte Aussparungen nachzuweisen (Abb. 13.14b).

Prognose: Diese ist abhängig vom Schweregrad des VUR und den bei Diagnosestellung bereits eingetretenen Nierenparenchymschäden. Bei VUR Grad I–III sind die Chancen einer Spontanheilung gut, bei Grad IV–V kommt es trotz Operation zu Defektheilung.

Urethralklappen

▶ **Definition.** Urethralklappen sind persistierende embryonale Schleimhautfalten im Bereich der Pars prostatica der Urethra, die während der Miktion segelartig aufgeblasen werden und dadurch den Urinfluss behindern.

Pathogenese: s. S. 416 und Abb. 13.12.

Klinik: Kinder mit hochgradigen Urethralklappen und eingeschränkter Nierenfunktion fallen bereits im Säuglingsalter durch schlechtes Gedeihen, Erbrechen, Wachstumsstillstand und Urosepsis auf. Eine Miktionsstörung (s. S. 416, Abb. 13.12) weist auf die Ursache hin. In vielen Fällen verläuft die Erkrankung schleichend, so dass die Diagnose oft erst bei fortgeschrittener Niereninsuffizienz gestellt wird, z. B. im Rahmen der Abklärung einer Anämie oder eines Minderwuchses.

Diagnostik: Bei großer Harnblase und dem Nachweis beidseitiger Hydronephrosen im Ultraschall (Abb. 13.14a) ist die Diagnose „Urethralklappen" zu vermuten. Im MCU sind die Klappen als zarte Aussparungen nachzuweisen (Abb. 13.14b).

13.14 Diagnostische Befunde bei Urethralklappen

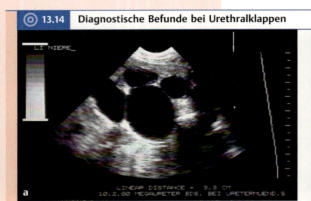 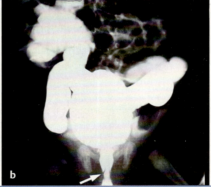

a Sonographisch zeigt sich eine Hydronephrose (erweitertes Nierenbeckenkelchsystem, das sich in Form echofreier Herde darstellt).
b In der Miktionszystourethrographie zeigen sich die Urethralklappen als zarte Aussparungen (→) und ein VUR Grad V mit massiv dilatiertem Nierenbeckenkelchsystem beidseits.

Therapie: Bei Neugeborenen Katheterisierung, ab dem 2.–3. Lebensmonat transurethrale Resektion der Urethralklappen.

Prognose: Sie ist abhängig vom Ausmaß der Schädigung bei Diagnosestellung.

Therapie: Bei Neugeborenen wird zunächst die Harnblase mittels Katheter entlastet. Ab dem 2.–3. Lebensmonat ist eine transurethrale Resektion der Urethralklappen angezeigt. Bei Persistenz des VUR ist evtl. eine Antirefluxplastik anzuschließen.

Prognose: Diese ist abhängig vom Schweregrad der Parenchymschädigung; bei einer Nierenfunktion unter 30 % zum Zeitpunkt der Diagnosestellung und Therapie kommt es meist nach 5–10 Jahren zum terminalen Nierenversagen.

▶ **Klinischer Fall.** Bei einem männlichen Neugeborenen kommt es kurz nach der Geburt zu zunehmendem Erbrechen, Irritabilität, Eintrübung und Auftreten eines generalisierten tonisch-klonischen Krampfanfalls. Bei der diagnostischen Abklärung fallen stark erhöhte Kreatinin- und Harnstoffspiegel sowie eine hochgradige metabolische Azidose auf. Die Harnblase ist oberhalb des Nabels zu tasten. Die Ultraschalluntersuchung zeigt beidseits stark erweiterte Harnwege bei verschmälertem, echoreichem Nierenparenchym, das mit subkortikal gelegenen kleinen Zysten durchsetzt ist. Im MCU werden Segelklappen nachgewiesen, die den Harnstrom fast vollständig hemmen; außerdem besteht beidseits ein vesikoureteraler Reflux Grad V (Abb. 13.14b). Nach sofortiger Harnableitung mittels suprapubischem Katheter bessert sich das klinische Bild rasch, die erhöhten Retentionswerte nehmen deutlich ab, die Nierenfunktion stabilisiert sich bei einer glomerulären Filtrationsrate von 40 ml/min/1,73 m^2 Körperoberfläche. Im Alter von 3 Monaten werden die Klappen transurethral reseziert. In der Folge muss wegen ungenügender Rückbildung des vesikoureteralen Refluxes beidseits eine Antirefluxplastik durchgeführt werden. Bei gleichbleibender Nierenfunktion entwickelt sich der Junge nun normal.

Neurogene Blasenentleerungsstörung

▶ **Definition.** Die neurogene Blasenentleerungsstörung ist Folge eines angeborenen oder erworbenen Defektes der Innervation der Blasen- und Blasensphinktermuskulatur, der eine koordinierte Blasenentleerung verhindert.

Ätiologie und Pathogenese: Häufigste Ursache ist die **Meningomyelozele** bei Spina bifida (s. auch S. 679). Seltene Ursachen bei Kindern sind intraspinale Tumoren, Blutungen, Entzündungen oder Traumen (Querschnittlähmung).
Bei **Läsionen oberhalb des Sakralmarks** (thorakale Meningomyelozele, Querschnittlähmung) bleibt der Reflexbogen zwischen Blase und Sakralmark erhalten, und es entwickelt sich eine **autonome** (= spinale) **Reflexblase**. Bei **Läsionen innerhalb des Sakralmarks** ist die Blasenfunktion abhängig von der Aktivität von Detrusor und/oder Sphincter internus: Bei teilweise **intakter Sphinkteraktivität** kommt es zur **Überlaufblase** (= areflexive Blase): Ab einem bestimmten Blasenfüllungsdruck kommt es zu unwillkürlicher, meist unvollständiger Blasenentleerung und in der Folge zu Hypertrophie des M. detrusor vesicae mit Pseudodivertikeln (Tannenzapfenblase), zunehmender Restharnbildung und Obstruktion der oberen Harnwege. Bei **fehlender Sphinkteraktivität und intakter Detrusorautomatik** kommt es zu kontinuierlichem unwillkürlichem Urinabgang (**Auslaufblase**). Meist liegt eine Mischform der Läsionen vor.

Klinik: Hervorstechendes Merkmal ist eine **Harninkontinenz** mit ständigem oder intermittierendem Harnträufeln. Je nach Ausmaß und Lokalisation der Meningomyelozele bestehen motorische und sensible Ausfallerscheinungen an den Extremitäten mit Lähmungen und trophischen Störungen der Muskulatur, des Knochens und der Haut. Unvollständige Blasenentleerung prädisponiert zu Harnwegsinfektionen.

Diagnostik: Ausmaß und Art der Blasenlähmung kann durch MCU und urodynamische Untersuchungen (Zystomanometrie, Uroflowmetrie) abgeklärt werden (s. S. 913). Häufig sind der Bulbus-spongiosus-, Bulbus-cavernosus- und der Analreflex nicht auslösbar.

Therapie: Ziel ist eine **möglichst vollständige Blasenentleerung**, um chronisch rezidivierende Harnwegsinfektionen und Druckschädigung der Nieren durch VUR zu verhindern. **Bei schlaffer Blase und fehlender Sphinkteraktivität** kann dies durch regelmäßiges Ausdrücken der Blase mittels **Credé-Handgriff** (Druck auf den Unterbauch) erreicht werden (Kontraindikation: VUR). **Bei hypertropher Blase mit erhöhtem Sphinktertonus** sollte zunächst ein Therapieversuch mit einem **α-Rezeptorblocker**, z.B. Phenoxybenzamin, unternommen werden. Da hierdurch die Inkontinenz verstärkt wird, empfiehlt sich bei Mädchen im Schulalter eher die **intermittierende Katheterisierung** (3- bis 4-mal täglich), bei Jungen das Anlegen eines Urinals **(Urinauffangbeutel)**. Bei Versagen der medikamentösen Therapie oder der intermittierenden Katheterisierung ist eine Sphinkterotomie oder die Anlage einer suprapubischen Blasenhautfistel (Vesikokutaneostomie) zu erwägen. Harnwegsinfektionen sollten gezielt und kurzfristig behandelt werden, eine Dauerprophylaxe ist nur selten erforderlich. Die vielschichtigen Probleme von Kindern mit Meningomyelozele erfordern die intensive interdisziplinäre Zusammenarbeit von Hausarzt, Kindernephrologen, Urologen, Neuropädiatern, Neurochirurgen und Orthopäden.

Prognose: Durch eine rechtzeitige Therapie kann die Entwicklung einer sekundären Hydronephrose meist verhindert werden.

◀ Definition

Ätiologie und Pathogenese: Häufigste Ursache im Kindesalter ist eine **Meningomyelozele (Spina bifida)**, seltene Ursachen sind z.B. Tumoren und Traumen.
Bei **Läsionen oberhalb des Sakralmarks** entwickelt sich eine **autonome Reflexblase**. Bei **Läsionen innerhalb des Sakralmarks** ist die Blasenfunktion abhängig von der Aktivität von Detrusor und/oder Sphincter internus: Bei teilweise **intakter Sphinkteraktivität** entsteht eine **Überlaufblase**, bei **fehlender Sphinkteraktivität und intakter Detrusorautomatik** entsteht eine **Auslaufblase**. Meist liegt eine Mischform der Läsionen vor.

Klinik: Es besteht eine Harninkontinenz mit ständigem oder intermittierendem Harnträufeln. Unvollständige Blasenentleerung prädisponiert zu Harnwegsinfektionen.

Diagnostik: Art und Ausmaß der Störung sind durch MCU und urodynamische Untersuchungen zu ermitteln.

Therapie: Ziel ist eine möglichst vollständige Blasenentleerung. Bei schlaffer Blase und fehlender Sphinkteraktivität ist dies durch **manuelle Expression (Credé-Handgriff)** zu erreichen, bei erhöhtem Sphinktertonus durch **α-Rezeptorblockade** oder **intermittierende Katheterisierung** (Mädchen) bzw. **Urinauffangbeutel** (Jungen). Operative Maßnahmen wie Sphinkterotomie oder Vesikokutaneostomie sind nur bei Versagen der konservativen Behandlung indiziert.

Prognose: Bei frühzeitiger Behandlung ist eine Hydronephrose meist zu vermeiden.

13.3 Harnwegsinfektionen

▶ **Definition.** Die bakterielle Infektion der Harnwege und der Nieren ist gekennzeichnet durch:
1. die Besiedelung und Invasion der Harnwege mit pathogenen Bakterien, zu erkennen an einer signifikanten Bakteriurie, und
2. die Abwehrreaktion des Organismus als Antwort auf das infektiöse Agens, die an einer signifikanten Leukoyzturie deutlich wird.

Neben diesen obligaten Merkmalen einer Harnwegsinfektion können fakultativ klinische Symptome und morphologische Veränderungen hinzukommen. Die Besiedelung der Harnwege mit Bakterien ohne Abwehrreaktion des Organismus ist als Kennzeichen der asymptomatischen Bakteriurie zu verstehen.

Pathogenese: Die **Besiedelung** der Harnwege erfolgt entweder **hämatogen** oder **kanalikulär** durch Keimaszension aus dem periurethralen Bereich. Bei Neugeborenen ist die hämatogene Besiedelung am häufigsten, im späteren Alter die kanalikuläre Besiedelung. Nicht jede Keimbesiedlung des Harntraktes führt zur Infektion, da eingedrungene Bakterien normalerweise rasch eliminiert werden. Für das **Angehen einer Infektion** sind folgende Faktoren verantwortlich:
- Fehlbildungen der Niere
- Störungen des Harntransports
- die Virulenz der eingedrungenen Erreger
- die humorale und zelluläre Abwehr des Patienten.

Uropathogene Keime sind in der Regel **gramnegative Bakterien**, die an ihrer Zelloberfläche kleine Fimbrien (Pili) tragen. Mit diesen heften sie sich an der Oberfläche des Uroepithels an und entziehen sich so der Elimination durch den Harnfluss. **Häufigster Keim** ist **E. coli** (80% der Fälle), gefolgt von Proteus mirabilis, Enterokokken, Pseudomonas aeruginosa und Klebsiella pneumoniae. In der Regel entsprechen die im Urin nachgewiesenen E.-coli-Serotypen denen der Stuhlflora. Neben humoralen und zellulären Immunmechanismen scheinen vor allem lokale Faktoren des Uroepithels (Schleimüberzug, Bakterizidie) an der Infektabwehr beteiligt zu sein. Eine Störung dieser Abwehrmechanismen scheint das Angehen der Infektion zu begünstigen.

Die Infektion kann auf die unteren Harnwege beschränkt sein **(Zystourethritis)** oder die oberen Harnwege und das Nierenparenchym einschließen **(Pyelonephritis)**. Eine sichere Lokalisation der Infektion ist nach klinischen Kriterien oft nicht möglich.

Beim Wiederauftreten einer Harnwegsinfektion liegt meist eine **Reinfektion** mit einem anderen Erreger vor. Echte Rezidive mit demselben Erreger oder eine Persistenz des Erregers im Nierenparenchym sind selten.

Häufigkeit: Harnwegsinfektionen gehören mit einem Erkrankungsrisiko von 5% für Mädchen und ca. 1% für Jungen zu den häufigsten bakteriellen Erkrankungen im Kindesalter. Der Häufigkeitsgipfel liegt im Säuglingsalter, in dem Jungen etwas häufiger als Mädchen betroffen sind. Im späteren Lebensalter überwiegen die Mädchen in einem Verhältnis von 10:1.

Klinik: Die klinischen Zeichen sind abhängig vom Alter und Geschlecht des Patienten, der Lokalisation der Infektion und dem Vorliegen zusätzlicher Harnwegsmissbildungen. **Säuglinge und Kleinkinder** weisen **oft uncharakteristische Allgemeinsymptome** auf wie hohes Fieber, zentralnervöse Erscheinungen, blasse oder grau-zyanotische Hautfarbe, aufgetriebenes Abdomen, Erbrechen, Durchfall und Gedeihstörungen. Icterus prolongatus, Tachypnoe, Tachykardie und peripheres Kreislaufversagen weisen auf eine Urosepsis hin. Bei **älteren Kindern** steht die **lokale Symptomatik** im Vordergrund, wobei Dysurie, Pollakisurie und sekundäre Enuresis für eine Infektion der unteren Harnwege sprechen, während Fieber und Schmerzen in den Nierenlagern eine Pyelonephritis anzeigen.

13.3 Harnwegsinfektionen

▶ **Definition**

Pathogenese: Die **Besiedelung** der Harnwege erfolgt **hämatogen** oder **kanalikulär**. Beim Neugeborenen ist die hämatogene, später die kanalikuläre Besiedelung am häufigsten. Zu einer **Infektion** prädisponieren folgende Faktoren:
- Nierenfehlbildungen
- Harntransportstörungen
- Erregervirulenz und
- Störungen der Infektabwehr.

Uropathogene Keime sind in der Regel **gramnegative Bakterien** mit Pili, da diese es den Bakterien ermöglichen, sich am Uroepithel anzuheften.
Häufigster uropathogener Keim ist **E. coli** (80%).

Die Infektion kann auf die unteren Harnwege beschränkt sein **(Zystourethritis)** oder die oberen Harnwege und das Nierenparenchym einschließen **(Pyelonephritis)**.
Beim Wiederauftreten einer Harnwegsinfektion liegt meist eine **Reinfektion** mit einem anderen Erreger vor.

Häufigkeit: Der Häufigkeitsgipfel liegt im Säuglingsalter. Hier sind Jungen häufiger als Mädchen betroffen, später ist das Verhältnis Mädchen:Jungen 10:1.

Klinik: Im **Säuglings- und Kleinkindalter** bestehen oft nur **Allgemeinsymptome** wie hohes Fieber, Erbrechen, Durchfall, Gedeihstörungen. Ikterus und Kreislaufschock sind Hinweise auf eine Urosepsis. Bei **älteren Kindern** stehen **lokale Symptome** im Vordergrund: Pollakisurie und Dysurie weisen auf eine Zystourethritis, Fieber und klopfschmerzhafte Nierenlager auf eine Pyelonephritis hin.

13.3 Harnwegsinfektionen

Diagnostik: Urinanalyse: Bedingung für die Diagnose einer Harnwegsinfektion ist der Nachweis einer „signifikanten" Anzahl von Bakterien und Leukozyten im Urin. Die Definition der Grenzwerte einer **signifikanten Bakteriurie und Leukozyturie** wurden empirisch gewonnen. Die Zahlen sind abhängig von der Uringewinnung. Im **Spontanurin** werden normalerweise weniger als 10^4 Bakterien/ml und weniger als 20 Leukozyten/µl ausgeschieden. Fraglich sind Keimzahlen von 10^4–10^5/ml und Leukozyten von 20–50/µl. Diese Werte sollten kontrolliert werden. Sicher pathologisch sind mehr als 10^5 Bakterien/ml und mehr als 50 Leukozyten/µl im Urin. Die Werte für den **Mittelstrahlurin** sind etwas enger gefasst und alters- und geschlechtsspezifisch. Sicher pathologisch sind mehr als 5×10^4 Bakterien/ml Urin und mehr als 50 Leukozyten/µl bei Mädchen bzw. mehr als 10 Leukozyten/µl Urin bei Jungen über 3 Jahren. Die Diagnose der Harnwegsinfektion erfordert eine saubere Abnahmetechnik und rasche Verarbeitung des Urins.

Diagnostik: Urinanalyse: Beweisend ist der Nachweis einer **„signifikanten" Bakteriurie** ($> 10^5$ Keime/ml Urin) **und Leukozyturie** ($> 50/µl$) im frisch gelassenen, sauber gewonnenen Urin. Bei zweifelhaften Befunden empfiehlt sich die Harngewinnung mittels Blasenpunktion.

▶ **Merke.** Da ein spontan gewonnener Urin immer Bakterien enthält, werden bei längerem Stehenlassen des Urins bei Zimmertemperatur durch Vermehrung der Bakterien rasch signifikante Keimzahlen erreicht, die dann zur Fehldiagnose Anlass geben. Bei allen zweifelhaften Befunden sollte deshalb die Harnwegsinfektion durch Gewinnung eines Blasenpunktionsurins gesichert werden. Dieser Urin ist normalerweise steril und enthält weniger als 10 Leukozyten/µl.

◀ Merke

Neben diesen Hauptkriterien im Urin findet sich manchmal eine Mikrohämaturie, gelegentlich auch eine Makrohämaturie, Letztere sollte jedoch eher an eine Glomerulonephritis denken lassen. **Zeichen für eine Mitbeteiligung des Nierenparenchyms** sind eine leichte bis mäßige Proteinurie, Leukozytenzylinder, die vermehrte Ausscheidung von Bürstensaumenzymen und $β_2$-Mikroglobulin. Entzündliche **Blutveränderungen** wie Leukozyten, beschleunigte BSG und erhöhte CRP-Spiegel finden sich nur bei Entzündungen des Nierenparenchyms. Aufgrund der klinischen und laborchemischen Parameter ist oft eine Aussage über die Lokalisation der Infektion möglich (Tab. 13.3).

Manchmal findet sich außerdem eine Mikrohämaturie, bei **Beteiligung des Nierenparenchyms** u. a. eine leichte bis mäßige **Proteinurie** und **Leukozytenzylinder**. Aufgrund der klinischen und laborchemischen Parameter ist oft eine Aussage über die Lokalisation der Infektion möglich (Tab. 13.3).

13.3 Differenzialdiagnose der Harnwegsinfektionen

Klinik	Pyelonephritis	Zystitis	asymptomatische Bakteriurie
Bakteriurie > 10^5/ml	+	+	+
Leukozyturie	+	+	–
klinische Symptome	+	+	–
Fieber	> 38,5 °C	< 38,5 °C	–
BSG	> 25 mm/h	< 25 mm/h	normal
CRP	↑	–	–
Harnkonzentrationsvermögen	↓	normal	normal
Leukozytenzylinder	+	–	–

Bildgebende Verfahren: Der Einsatz der bildgebenden Verfahren hat das Ziel, infektionsbegünstigende Harnwegsanomalien zu entdecken, bereits eingetretene Parenchymnarben und deren eventuelle Progression nachzuweisen und das Nierenwachstum zu kontrollieren. **Bei jeder gesicherten Harnwegsinfektion** sollte eine **Ultraschalluntersuchung** der Nieren und ableitenden Harnwege erfolgen. **Bei Säuglingen und Knaben** wird auch bei unauffälligem Befund eine **Miktionszystourethrographie** angeschlossen, um einen VUR Grad II–III auszuschließen, der sonographisch nicht sicher diagnostiziert werden kann. Bei älteren Mädchen kann mit der Durchführung der MCU bei unauffälligem Sonographiebefund bis nach dem ersten Rezidiv gewartet werden, wegen der Häufig-

Bildgebende Verfahren: Eine **Ultraschalluntersuchung** der Nieren und ableitenden Harnwege empfiehlt sich **bei jeder Erstmanifestation einer akuten Harnwegsinfektion** zum Ausschluss von Harnwegsanomalien, bei Säuglingen und Knaben auch die Durchführung eines MCU. Bei pathologischem Sonographiebefund ist eine erweiterte radiologische Diagnostik (MCU, nuklearmedizinische Methoden) notwendig.

keit unkomplizierter Harnwegsinfekte. Bei einem **pathologischen Sonographiebefund** ist immer eine **erweiterte Diagnostik** mit MCU und evtl. nuklearmedizinischen Methoden (seitengetrennte Funktionsszintigraphie) notwendig.

Therapie: Ziel der Behandlung ist die Verhütung irreversibler Parenchymschäden oder deren Progression. Neben einer gezielten antibakteriellen Therapie ist die frühzeitige Erfassung von prädisponierenden Harnwegsobstruktionen und ihre eventuelle operative Korrektur von entscheidender prognostischer Bedeutung. Die medikamentöse Behandlung soll sofort nach der Diagnose beginnen. **Bei unkomplizierten Harnwegsinfektionen** ist eine antibiotische Schubbehandlung ausreichend. Mittel der ersten Wahl ist **Cotrimoxazol,** welches bei mehr als 90 % aller neu aufgetretenen Harnwegsinfektionen wirksam ist und deshalb bereits vor Eintreffen des Antibiogramms eingesetzt werden kann. Die weitere Behandlung erfolgt nach der Resistenzlage des Erregers. In den meisten Fällen genügt eine 7-tägige Behandlung. **Bei schweren Harnwegsanomalien oder Urosepsis** gelingt eine Keimelimination meist nur durch eine **hochdosierte intravenöse Therapie nach Antibiogramm**, wobei vor allem **β-Laktamase-stabile Cephalosporine**, **Azylaminopenicilline** und **Aminoglykoside** zur Anwendung kommen. Wegen unerwünschter Nebenwirkungen wie Oto- und Nephrotoxizität sollten Aminoglykoside nicht länger als 14 Tage verabreicht werden, mit Kontrolle der Serumspiegel. Zur Therapiekontrolle sollte der Urin 3–4 Tage nach Beginn und 1 Woche nach Ende der Behandlung untersucht werden. Wegen der Rezidivneigung empfehlen sich in den ersten 6 Monaten nach der Harnwegsinfektion zunächst 4-wöchentliche, danach vierteljährliche Urinkontrollen.

Die **Behandlung bei Wiederauftreten einer Harnwegsinfektion** erfolgt wie beim ersten Schub, außer bei Resistenzentwicklung. Bei häufigen Rezidiven (mehr als drei pro Halbjahr) und/oder Harnabflussstörungen ist nach Behandlung des akuten Schubes eine **Reinfektionsprophylaxe** angezeigt, wobei entweder Nitrofurantoin oder Trimethoprim (1 mg/kg/d) in einer abendlichen Dosis verabreicht wird. Bleibt der Urin steril, kann das Medikament nach 6 Monaten versuchsweise abgesetzt werden. Meist verliert sich die Reinfektionsrate mit zunehmendem Alter des Kindes.

Adjuvante Maßnahmen sind Bettruhe bei Fieber und Schmerzen, erhöhte Flüssigkeitszufuhr und häufige Blasenentleerungen.

Prognose: Sie ist abhängig vom anatomischen Befund bei Diagnosestellung und der Behandlung von Reinfektionen. Bei normalen anatomischen Verhältnissen führen auch häufig rezidivierende Harnwegsinfektionen bei rechtzeitiger Behandlung nicht zu schweren Parenchymdestruktionen. Dagegen ist bei bereits vorhandenen schweren Parenchymdestruktionen und komplizierenden Harnwegsinfektionen eine chronische Niereninsuffizienz zu erwarten.

13.4 Niereninsuffizienz

13.4.1 Akutes Nierenversagen

▶ **Definition.** Unter einem akuten Nierenversagen (ANV) versteht man eine plötzlich auftretende, häufig reversible Einschränkung der Nierenfunktion, die meist mit einem Rückgang der Urinproduktion (Oligurie unter 300 ml/m² KOF/d) und immer mit einem Anstieg der harnpflichtigen Substanzen im Serum einhergeht.

Ätiologie und Pathogenese: Nach dem Ort der Primärschädigung lassen sich drei Formen unterscheiden:
- prärenales (funktionelles) (in ca. 70 % der Fälle)
- renales (ca. 25 %) und
- postrenales (ca. 5 %) Nierenversagen.

Ein **prärenales** Nierenversagen tritt auf bei Krankheiten, die zu einem Kreislaufversagen führen, wie z. B. profuse Gastroenteritis, Blutungen, Verbrennungen, Sepsis, Atemnotsyndrom, Herzfehler.

Beim **renalen** Nierenversagen wird das Nierenparenchym direkt geschädigt, wobei der primäre Angriffspunkt das Tubulussystem, die glomeruläre Kapillarschlinge oder das Interstitium sein kann. Endogene und exogene Toxine oder eine anhaltende kortikale Ischämie führen zu einer akuten Tubuluszellnekrose. Die akute Glomerulonephritis und das hämolytisch-urämische Syndrom betreffen vorzugsweise die Glomeruluskapillaren. Ursachen für eine primär-interstitielle und tubuläre Schädigung sind interstitielle Nephritis, Transplantatabstoßung, Harnsäurenephropathie bei akuter Leukämie und eine Nephrokalzinose bei Vitamin-D-Intoxikation.

Zum **postrenalen** Nierenversagen kommt es bei Obstruktion der ableitenden Harnwege, z. B. bei kongenitalen Fehlbildungen, Urolithiasis, Tumoren oder Verletzungen.

Klinik: Nach dem klinischen Verlauf werden **vier Stadien** des akuten Nierenversagens unterschieden:
1. Initial- bzw. Schädigungsphase (Dauer: Stunden bis Tage)
2. Oligoanurische Phase (Dauer: 8–14 Tage, auch länger)
3. Polyurische Phase (Dauer: 1–12 Tage)
4. Regenerationsphase (Wochen bis Monate).

▶ **Merke.** Nicht selten sind primär normo- bzw. polyurische Verläufe (z. B. im Rahmen eines toxisch ausgelösten ANV).

13.4 Pathologie und Klinik des akuten Nierenversagens

Pathophysiologie	Klinik
▶ Wasser- und Salzretention	Überwässerung (periphere Ödeme, Aszites), Hypertension, Herzinsuffizienz, Perikarditis, Lungenödem, Hirnödem
▶ Hyperkaliämie	Herzrhythmusstörungen (Cave: Herzstillstand)
▶ Azidose	Atmungsstörungen (Kussmaul-Atmung) Kreislaufinsuffizienz
▶ Hyperphosphatämie → Hypokalzämie	Muskelzuckungen
▶ Hypersulfatämie → Hypokalzämie	Tetanie
▶ Retention toxischer Abbauprodukte des Eiweißstoffwechsels (Urämietoxine)	Kopfschmerzen, Bewusstseinsstörung Krämpfe, Koma Anämie, Gerinnungsstörungen Übelkeit, Erbrechen
▶ Katabolismus	Gewichtsabnahme (1 % des KG/d) Infektanfälligkeit

Die klinischen Symptome ergeben sich aus den pathophysiologischen Veränderungen (Tab. 13.4).

Diagnostik: Die Diagnose stützt sich auf die **anamnestischen Angaben** (z. B. Flüssigkeitsverluste, Intoxikationen, Infektionen), die **klinische Untersuchung** (z. B. Ödeme, Hypertension) sowie die **Laborbefunde**: Harnstoff-N und Kreatinin im Serum sind erhöht, es finden sich Elektrolytstörungen (Tab. 13.4). Im **Urin** finden sich Zylinder, Protein, eine verminderte oder erhöhte Osmolalität. Es sollte eine Urinkultur angelegt werden. Die **Sonographie** gibt Auskunft über Größe und Konfiguration der Nieren und über Harnwegsobstruktionen. Bei auffälligem Sonographiebefund können sich radiologische und/oder nuklearmedizinische Untersuchungen sowie evtl. eine Zystoskopie anschließen. Eine Nierenbiopsie ist im Akutstadium meist nicht notwendig, sie sollte jedoch bei länger als 4–6 Wochen anhaltender Anurie zur Beurteilung der Prognose durchgeführt werden.

> **Merke.** Das Verhältnis von Urin- zu Plasmaosmolalität bzw. Harnstoff erlaubt eine Unterscheidung zwischen prärenalem und renalem Nierenversagen. Ein Urin-/Plasmaosmolalitäts-Quotient von mehr als 1,5 weist auf eine prärenale Ursache hin.

Therapie: Eine **Hypoperfusion** bei prärenalem ANV wird durch Infusion von Glukose-Kochsalz- oder Plasmalösungen beseitigt. Bei **Überwässerung** ist die Flüssigkeits-, Kalzium- und Eiweißzufuhr einzuschränken. Eine **Hyperkaliämie** wird notfallmäßig durch Gabe von Kalziumglukonat und Natriumbikarbonat behandelt, zur langsamen Abnahme der Kaliumspiegel führt die Gabe eines Ionenaustauscherharzes oder die Infusion von Glukoselösung mit Insulin. Eine **Azidose** sollte erst bei HCO₃-Spiegeln unter 15 mmol/l mit Natriumbikarbonat behandelt werden. **Hypertensive Krisen** können mit Nifedipin, Diazoxid oder Dihydralazin beherrscht werden. Die Indikation zur **Dialysebehandlung** ist gegeben bei konservativ nicht beherrschbaren Zuständen, fortgeschrittener Urämie, hyperkatabolem Nierenversagen und bei unzureichender Ernährung.

Therapie: Wegen einer vorwiegend günstigen Prognose bei optimalem Einsatz intensivmedizinischer Maßnahmen einschließlich Dialysebehandlung sollten Kinder mit ANV so früh wie möglich in ein pädiatrisch-nephrologisches Zentrum überwiesen werden. Lebensbedrohliche Zustände wie Hyperkaliämie, schwerste metabolische Azidose, Krampfanfälle und hypertone Krise müssen vor der Verlegung behandelt werden.

Die Therapie richtet sich nach den pathophysiologischen Gegebenheiten. Eine **Hypoperfusion** bei prärenalem Nierenversagen kann durch Infusion von physiologischer Kochsalzlösung und 10%iger Glukose (1:1) und/oder 20%igem Humanalbumin (2–5 mg/kgKG) beseitigt werden. Bei **Überwässerung** ist Flüssigkeitsrestriktion notwendig; evtl. kann durch Gabe von Furosemid (1–8 mg/kgKG/d) die Diurese angeregt werden. Zur notfallmäßigen Behandlung der **Hyperkaliämie** empfiehlt sich die Gabe von Kalziumglukonat (0,5 ml/kgKG i.v.) und von Natriumbikarbonat (3 mmol/kgKG). Zu einer langsamen Abnahme erhöhter Kaliumspiegel führt die orale oder rektale Applikation eines Ionenaustauscherharzes (1 g/kgKG) oder die Infusion einer Glukoselösung mit Insulin (1 IE Insulin auf 4–5 g Glukose). Die Behandlung der **Azidose** mit Natriumbikarbonat sollte erst bei HCO₃-Spiegeln unter 15 mmol/l erfolgen, da sie eine erhebliche Natriumbelastung darstellt. **Hypertensive Krisen** können mit Nifedipin, Diazoxid oder Dihydralazin beherrscht werden. Die **Ernährung** sollte kalorienreich (50–80 kcal/kgKG/d), eiweißarm (1 g/kgKG/d), natriumarm und kaliumfrei sein. Die **Flüssigkeitszufuhr** richtet sich nach der Perspiratio insensibilis und der Urinmenge vom Vortag (sofern keine Hypoperfusion oder Überwässerung besteht, s.o.). Anfänglich ist wegen Erbrechens und Durchfalls oft eine **parenterale Ernährung** notwendig.

Die Indikation zur **Dialysebehandlung** ist gegeben bei konservativ nicht beherrschbaren Zuständen, fortgeschrittener Urämie (Serum-Harnstoff-N über 100 mg/dl), hyperkatabolem Nierenversagen (täglicher Anstieg des Serum-Harnstoff-N um mehr als 30 mg/dl) und bei unzureichender Ernährung.

> **Merke.** Da bei einer kompletten Anurie von mehr als 24 Stunden in der Regel nicht mit einer raschen Erholung der Niere zu rechnen ist, sollte sofort eine Dialysebehandlung zur Verhinderung von Komplikationen begonnen werden, ebenso bei einer Hyperkaliämie > 7 mmol/l.

Bei Säuglingen und Kleinkindern wird vorzugsweise die **Peritoneal-**, bei älteren Kindern die **Hämodialyse** durchgeführt.

In der polyurischen Phase ist auf ausreichende Flüssigkeits- und Elektrolytsubstitution zu achten.

Im Säuglings- und Kleinkindesalter wird vorzugsweise die **Peritonealdialyse,** bei älteren Kindern die **Hämodialyse** durchgeführt (über einen Shaldon-Katheter in der V. subclavia oder V. iliaca communis als Gefäßzugang).

In der polyurischen Phase ist auf eine ausreichende Substitution der oft massiven Wasser- und Elektrolytverluste zu achten.

> **Merke.** Besonders wichtig ist eine engmaschige Überwachung des Patienten mit genauer Flüssigkeitsbilanzierung, zweimal täglicher Gewichtskontrolle, Messung des zentralen Venendrucks und kontinuierlicher EKG-Ableitung.

Prognose: Bei prärenalem ANV, toxischer Tubulusnekrose und HUS bei Säuglingen ist die Restitutio die Regel, bei langdauernder Anurie ist die Prognose zweifelhaft.

Prognose: Sie ist abhängig von der Grundkrankheit und der rechtzeitigen Therapie. Eine völlige Abheilung ist die Regel bei prärenalem Nierenversagen, akuter toxischer Tubulusnekrose und hämolytisch-urämischem Syndrom im Säuglingsalter. Bei lang anhaltender Anurie (> 6 Wochen) kommt es meist zu einer Defektheilung.

13.4.2 Chronische Niereninsuffizienz

▶ **Definition.** Die chronische Niereninsuffizienz (CNI) ist gekennzeichnet durch eine irreversible, meist über Jahre fortschreitende Einschränkung der exkretorischen und inkretorischen Nierenfunktion mit konsekutivem Anstieg der harnpflichtigen Substanzen im Serum (Serumkreatinin über 1,2 mg/dl).

Ätiologie: Ursachen der CNI im Kindesalter sind in zwei Drittel der Fälle angeborene Nierenerkrankungen, vor allem die verschiedenen Formen der Hypoplasien und Dysplasien mit oder ohne Harnwegsmissbildungen. In einem Drittel der Fälle sind erworbene Erkrankungen, meist chronische Glomerulonephritiden die Ursache.

Pathophysiologie: Der fortschreitende Untergang von Nephronen führt zu einer Abnahme der glomerulären Filtrationsfläche und der Rückresorptionskapazität. Damit bei eingeschränkter Filtrationsoberfläche pro Zeiteinheit die gleiche Menge harnpflichtiger Substanzen filtriert werden kann, steigt die Konzentration dieser Substanzen im Blut bis zu einem neuen Gleichgewicht an, und zwar exponentiell zur Abnahme der glomerulären Filtrationsrate (GFR), beginnend bei einer Einschränkung der GFR auf ca. 40–50 ml/min/1,73 m² Körperoberfläche. Auf diese Weise wird die Ausscheidung der harnpflichtigen Substanzen bis zu einer Abnahme der GFR auf 5% der Norm aufrechterhalten (Stadium der kompensierten Retention). Erst bei weiterer Einschränkung kommt es zur **Dekompensation** und lebensgefährlichen Intoxikation.

Die Verminderung der tubulären Rückresorptionsoberfläche bei gleichzeitiger Vermehrung der Filtrationslast der verbliebenen Nephren führt zu einer **Abnahme der Harnkonzentrationsfähigkeit** mit konsekutivem Wasser- und Elektrolytverlust (osmotische Diurese) und zu einer Störung der Säureausscheidung. Störungen der Tubulusfunktion treten bei Uropathien früher auf als bei Glomerulopathien. Der **Ausfall der inkretorischen Leistungen der Nieren** – der Synthese von **Erythropoetin** und der Umwandlung von 25-Hydroxy-Cholecalciferol in den aktiven Vitamin-D-Metaboliten **1,25-Dihydroxy-Cholecalciferol** – ist für die Entwicklung der **renalen Anämie** und **Osteopathie** hauptsächlich verantwortlich. 1,25-Dihydroxy-Cholecalciferol stimuliert die Kalziumresorption aus dem Darm. Die verminderte Bildung dieses Metaboliten bei Niereninsuffizienz führt zur Abnahme des Serumkalziums und zu einer Störung der Knochenmineralisation, die sich klinisch bei Kindern als **Rachitis,** bei Erwachsenen als **Osteomalazie** manifestiert. Die Abnahme des Serumkalziums infolge ungenügender Resorption aus dem Darm wird verstärkt durch eine mangelhafte Ausscheidung von Phosphat und Sulfat. Beide Ionen führen durch Bindung von freien Kalziumionen zu einer Verminderung des ionisierten Kalziums und dadurch zu **sekundärem Hyperparathyreoidismus.** Parathormon aktiviert die Freisetzung von Kalzium aus dem Knochen und verstärkt dadurch die Demineralisation. Außerdem induziert es einen verstärkten Knochenumbau, der die Bildung von Faserknochen und Fasergewebe zur Folge hat **(Ostitis fibrosa).** Das im Wachstum befindliche Skelettsystem mit seinem erhöhten Mineralbedarf reagiert besonders empfindlich auf Störungen, insbesondere in Phasen beschleunigten Wachstums wie der Säuglingszeit und der Pubertät. Die schwersten Manifestationen der renalen Osteopathie wie **Spontanfrakturen** und **Epiphysenlösungen** finden sich gehäuft in diesen Altersgruppen und hinterlassen meist bleibende Skelettdeformierungen.

Häufigkeit: In Deutschland erreicht jährlich etwa ein Kind pro 1 Million Einwohner das Terminalstadium der Niereninsuffizienz und wird damit dialysepflichtig, die 4- bis 5fache Zahl befindet sich im prädialytischen Stadium. Es besteht eine deutliche Altersabhängigkeit; jenseits des Kindesalters nimmt die Häufigkeit der Erkrankung kontinuierlich zu.

Klinik: Von den Auswirkungen der Urämie sind nahezu alle Organsysteme betroffen, deshalb ist die klinische Symptomatik komplex (Tab. **13.5**). Die Sympto-

13.5 Symptome der Urämie

Organ bzw. System	Symptom
▶ Gesamtorganismus	Minderwuchs, verzögerte Pubertät
▶ Haut	grau-gelbliche Blässe, Juckreiz, Blutungen
▶ Gehirn	motorische Unruhe, Konzentrationsstörungen, Apathie, Krampfanfälle, Koma
▶ Nerven	Polyneuritis, verminderte Leitungsgeschwindigkeit
▶ Herz und Kreislauf	Hypertension, Herzinsuffizienz, Perikarditis, Rhythmusstörungen
▶ Lunge	Foetor uraemicus, Kussmaul-Atmung, Lungenödem
▶ Magen, Darm	Appetitlosigkeit, Übelkeit, Erbrechen, Durchfall, Gastroenterokolitis
▶ Blut	Anämie, Gerinnungsstörungen
▶ Muskulatur	Schwäche, fibrilläre Zuckungen
▶ Knochen	Demineralisation, Osteopathie

schleichend. **Frühzeichen** sind Polydipsie, Polyurie, Blässe und Wachstumsretardierung. Im weiteren Verlauf treten Knochendeformierungen und Gangstörungen auf (**renale Osteopathie**, Abb. **13.15**). Im **Stadium der dekompensierten Retention** treten Ödeme, Hämorrhagien, Durchfälle und neurologische Störungen auf.

Diagnostik: Im **fortgeschrittenen Stadium** der CNI finden sich erhöhte Harnstoff- und Kreatininwerte, normochrome Anämie, Hypokalzämie, Hyperphosphatämie, erhöhte Parathormonspiegel und eine metabolische Azidose.

me entwickeln sich in der Regel sehr langsam, weshalb die Erkrankung oft erst im fortgeschrittenen Stadium erkannt wird. **Frühzeichen** sind Polydipsie, Polyurie, sekundäre Enuresis, blasses Hautkolorit und Minderwuchs. Im weiteren Verlauf kommt es zu Knochendeformierungen (Abb. **13.15**) und Gangstörungen infolge einer Epiphysiolysis capitis femoris, beides Zeichen der **renalen Osteopathie**. Im Stadium der **dekompensierten Retention** kommt es als Folge der ungenügenden Elimination von Wasser, Salz und toxischen Substanzen zu Ödemen, Hypertension mit Herzinsuffizienz und Lungenödem, Hämorrhagien, erosiver Gastroenterokolitis und zu neurologischen Störungen bis hin zum Coma uraemicum.

Diagnostik: Laborbefunde: Im **Stadium der kompensierten Retention** liegt die Natrium- und Kaliumkonzentration im Serum meist im unteren Normalbereich. Die regelmäßige Bestimmung der endogenen Kreatinin-Clearance erlaubt Aussagen über das Ausmaß und die Progression der Nierenfunktionsstörungen. Im **fortgeschrittenen Stadium** finden sich meist erhöhte Natrium- und Kaliumkonzentrationen im Serum, immer erhöhte Konzentrationen von Serumkreatinin

13.15 Renale Osteopathie mit typischen Deformierungen des Knochenskeletts

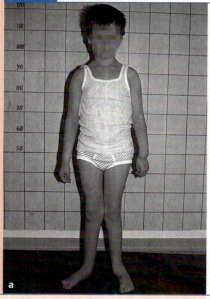
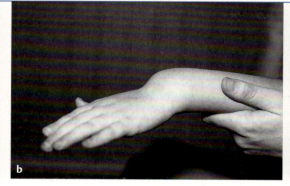
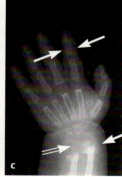

a Genu valgum.
b Fehlstellung des Handgelenks.
c Röntgenologisch zeigen sich subperiostale Resorptionszonen (→) und becherförmige Auftreibungen der Metaphysen (⇒) bei insgesamt vermindertem Kalksalzgehalt.

und Harnstoff, eine normochrome Anämie, Hypokalzämie, Hyperphosphatämie, erhöhte Parathormonspiegel und eine metabolische Azidose.

Röntgenologische Zeichen der renalen Osteopathie sind neben einem verminderten Kalksalzgehalt subperiostale Resorptionszonen als Ausdruck des Hyperparathyreoidismus und becherförmige Auftreibungen der Metaphysen mit submetaphysären Aufhellungszonen als Ausdruck der Rachitis. Diese Veränderungen lassen sich am besten im Handskelett beobachten, weshalb regelmäßige Röntgenaufnahmen der Hand im Abstand von 6 Monaten bis zu 1 Jahr zur Routinekontrolle gehören.

Therapie: Die Behandlung richtet sich nach den pathophysiologischen Veränderungen. Im **Stadium der kompensierten Retention** können die Kinder frei trinken; sie regeln ihren Flüssigkeits- und Salzbedarf zuverlässig nach dem Durstgefühl. Eine **Einschränkung der Eiweißzufuhr** auf den Mindestbedarf (1–1,5 g/kgKG/d) verringert die tägliche Produktionsrate von stickstoffhaltigen Urämietoxinen und damit deren Anstieg im Blut; außerdem scheint sich eine Eiweißbeschränkung günstig auf die Progression der chronischen Niereninsuffizienz auszuwirken. Das Eiweiß sollte biologisch wertvoll sein, d.h. einen möglichst hohen Anteil essentieller Aminosäuren enthalten. Außerdem sollte die Nahrung möglichst kalorienreich sein, um der katabolen Stoffwechsellage und der damit verbundenen Wachstumsretardierung entgegenzuwirken. Der **renale Minderwuchs** wird mit gentechnisch hergestelltem Wachstumshormon behandelt. Die Prophylaxe und Therapie der **renalen Osteopathie** erfolgt durch Gabe von Kalzium (1 g/m^2/d) und 1,25-Dihydroxy-Cholecalciferol (Calcitriol) und eine diätetische und/oder medikamentöse Normalisierung des Serumphosphatspiegels mittels Kalziumkarbonat oder Kalziumazetat. Eine höhergradige **Azidose** (HCO$_3$ unter 15 mmol/l) wird oral mit dünndarmlöslichen Bikarbonatkapseln behandelt. Zur Behandlung der **renalen Anämie** steht heute gentechnisch hergestelltes Erythropoetin zur Verfügung, dessen rechtzeitige Gabe (als subkutane Injektionen) die früher häufig notwendigen Bluttransfusionen weitgehend verdrängt hat. Kinder mit chronischer Niereninsuffizienz sind im Stadium der kompensierten Retention in der Regel voll leistungsfähig und sollten deshalb in ihrer körperlichen Aktivität (einschl. Schulsport) nicht eingeschränkt werden.

Wenn die **Niereninsuffizienz** so **weit fortgeschritten** ist, dass mit lebensbedrohlichen Komplikationen zu rechnen ist, muss eine **Nierenersatztherapie** begonnen werden. Diese erfolgt zunächst meist in Form einer **Dialysebehandlung**, die bis zu einer immer anzustrebenden Transplantation durchgeführt wird. Die Indikation ist gegeben, wenn die glomeruläre Filtrationsrate auf weniger als 5 ml/min/1,73 m^2 abgesunken ist, gewöhnlich liegen dann die Harnstoffwerte über 200 mg/dl. Diese Regel gilt aber nur bedingt, entscheidend für den Beginn der Dialysebehandlung ist der Allgemeinzustand. Herzinsuffizienz, Lungenödem, therapierefraktäre Hypertension und urämische Neuropathie erfordern häufig schon einen Dialysebeginn vor Erreichen des laborchemischen terminalen Stadiums. Grundsätzlich stehen zur Dialysebehandlung zwei Verfahren zur Verfügung: die **Hämodialyse**, bei der das Blut mittels einer künstlichen Niere gereinigt wird, und die **Peritonealdialyse**, bei der die Stoffwechselgifte mittels einer in die Bauchhöhle instillierten Dialyseflüssigkeit entfernt werden. Dabei fungiert das Peritoneum als semipermeable Dialysemembran. Für Kleinkinder und Säuglinge ist meist die Peritonealdialyse besser geeignet als die Hämodialyse. Bei älteren Kindern muss individuell entschieden werden, welche der beiden Methoden eingesetzt wird.

Bei der **Nierentransplantation** kann entweder die Niere eines lebenden Verwandten oder eines toten Spenders verwendet werden. Wegen der vielschichtigen pädiatrischen, chirurgischen, psychologischen und soziologischen Probleme sollten Kinder mit chronischer Niereninsuffizienz grundsätzlich in pädiatrisch-nephrologischen Zentren dialysiert und transplantiert werden. Sie sollten dort frühzeitig vorgestellt werden, damit die nötigen diagnostischen und therapeutischen Schritte rechtzeitig eingeleitet werden können.

13.5 Tubulopathien

Bei den Tubulopathien handelt es sich um angeborene oder erworbene Defekte einzelner oder mehrerer tubulärer Transportfunktionen. 99 % des Glomerulusfiltrates werden während der Passage durch die Nierentubuli wieder rückresorbiert. Diese Rückresorption erfolgt durch aktive, d.h. energieverbrauchende Transportprozesse, die für die jeweiligen organischen und anorganischen Substanzen spezifisch sind. Den Transport bewerkstelligen komplexe Eiweißmoleküle (Kanäle oder Transporter), die in der tubulären Zellmembran verankert sind und deren Synthese genreguliert ist. Neben Transportern für die Rückresorption gibt es auch solche für die Sekretion, vor allem für Wasserstoffionen und exogene Substanzen wie Medikamente. Den **primären Tubulopathien** liegt eine Mutation eines für einen Kanal/Transporter kodierenden Gens zugrunde, je nach Lokalisation des zugehörigen Gens zeigen sie einen charakteristischen Vererbungsmodus. **Sekundäre Tubulopathien** entstehen durch toxische Tubulusschädigung infolge Anhäufung pathologischer Stoffwechselprodukte bei angeborenen Stoffwechselstörungen, als Folge von Intoxikationen (Schwermetalle, Arzneimittel) oder schweren Vitaminmangelzuständen. Meist sind in diesen Fällen mehrere tubuläre Partialfunktionen betroffen im Sinne einer **DeToni-Debré-Fanconi-Sequenz** (s. S. 431).

Nach der Lokalisation der tubulären Transportvorgänge lassen sich Störungen des **proximalen** von denen des **distalen Tubulus** und der **Sammelrohre** unterscheiden. Die resultierenden Veränderungen der Homöostase und der Urinzusammensetzung können zu schweren Allgemeinsymptomen und zur Nierenschädigung führen oder eine harmlose biochemische, nicht behandlungsbedürftige Normvariante darstellen.

13.5.1 Phosphatdiabetes

s. S. 58

13.5.2 Zystinurie

▶ **Definition.** Autosomal-rezessiv vererbte Störung der tubulären Rückresorption von Zystin, einem Disulfid aus zwei Zysteinmolekülen, und den basischen Aminosäuren Lysin, Arginin und Ornithin.

Ätiologie und Häufigkeit: Ursache ist ein Defekt des basischen Aminosäurentransporters, der Genort ist 2 p21. Die Häufigkeit beträgt 1 : 17 000.

Klinik: Bei einer Zystinkonzentration über 300 mg/l bilden sich **Zystinsteine** in den ableitenden Harnwegen (**Nierenkoliken, Hämaturie, rezidivierende Harnwegsinfektionen**).

Diagnostik: Hinweis auf das Vorliegen einer Zystinurie ist eine positive Nitroprussidprobe, beweisend ein typisches Aminosäureausscheidungsmuster.

Therapie: Die **Behandlung** der Zystinurie ist schwierig und oft unzureichend. Vor allem ist eine **reichliche** (2–4 l), gleichmäßig über Tag und Nacht verteilte **Flüssigkeitszufuhr** notwendig. Wegen der besseren Löslichkeit des Zystins im alkalischen Milieu empfiehlt sich die **Alkalisierung des Urins** mit Zitrat oder Bikarbonat. Bei Versagen dieser Maßnahmen ist ein Versuch mit **D-Penicillamin** oder **Merkaptopropionylglyzin** (Thiola) gerechtfertigt. Diese Substanzen bilden mit Zystein besser lösliche gemischte Disulfide und verringern dadurch die Ausscheidung von freiem Zystin. Wegen zum Teil erheblicher Nebenwirkungen sollten diese Substanzen jedoch nur unter strenger ärztlicher Kontrolle verwendet werden.

13.5.3 Renal-tubuläre Azidose (RTA)

Nach dem Ort der primären Störung sind bei der renal-tubulären Azidose 3 Formen zu unterscheiden:
- die proximale renal-tubuläre Azidose (Typ II)
- die distale renal-tubuläre Azidose (Typ I) und
- eine Kombination beider Störungen (Typ III).

Proximale renal-tubuläre Azidose

▶ **Definition.** Es handelt sich um eine **Störung der Bikarbonatrückresorption** im proximalen Tubulus mit renalem Bikarbonatverlust und konsekutiver metabolischer Azidose. Ein isoliertes, passageres oder permanentes Vorkommen ist selten, meist ist die proximale RTA Teil einer generalisierten Tubulopathie (primäres oder sekundäres DeToni-Debré-Fanconi-Syndrom, s. S. 431).

Ätiologie: Bei der isolierten Form liegt ein Defekt des Na^+/HCO_3^--Kotransporter-Gens (SLC4A4) vor.

Klinik: Die Kinder fallen bereits im Säuglingsalter durch Anorexie, Gedeihstörung, Wachstumsretardierung und rezidivierende Dehydratationszustände auf.

Diagnostik: Es besteht eine hyperchlorämische Azidose. Im Urin findet sich trotz der Azidose Bikarbonat. Unter Säurebelastung nimmt die Bikarbonatausscheidung im Urin ab, titrierbare Säure und Ammoniak werden normal ausgeschieden. Der Urin kann auf einen pH-Wert von unter 6,2 angesäuert werden.

Therapie: Zur Substitution der Verluste sind oft hohe Dosen von Bikarbonat (bis über 10 mmol/kgKG/d), gleichmäßig über den Tag verteilt, notwendig. Evtl. führt eine Volumenkontraktion mit Hydrochlorothiazid (1 mg/kgKG/d) zur Verbesserung der Bikarbonatrückresorption.

Distale renal-tubuläre Azidose

▶ **Synonyme.** Klassische RTA, Typ-I-RTA, Gradient-Typ-RTA.

▶ **Definition.** Es handelt sich um einen **Defekt der renalen H-Ionensekretion,** der in den meisten Fällen sporadisch, gelegentlich jedoch auch familiär gehäuft – mit autosomal rezessivem Erbgang – auftritt.

Ätiologie: Ursache ist ein Defekt der Protonen-ATPase oder des basolateralen Anionen-Austauschers.

Pathophysiologie und Klinik: Die ungenügende Ausscheidung saurer Valenzen führt zu einer Demineralisation des Knochens (**Rachitis**) mit konsekutiver Hyperkalzurie und Hyperphosphaturie. Die vermehrte Kalziumausscheidung bei gleichzeitig verminderter Zitraturie fördert die Entwicklung einer **Nephrokalzinose, Nephrolithiasis, chronischen Niereninsuffizienz.** Die Abnahme des Plasmabikarbonats infolge der Azidose führt zu einer Verminderung des Extrazellulärvolumens und zum sekundären Hyperaldosteronismus. Die vermehrte Rückresorption von Natriumchlorid im distalen Tubulus auf Kosten der Kaliumrückresorption führt zur **Hyperchlorämie** und **Hypokaliämie**. Hypokaliämie und Nephrokalzinose beeinträchtigen die Harnkonzentrationsfähigkeit (**Polyurie**).

Diagnostik: Unter Säurebelastung kann der Urin nicht auf einen pH-Wert unter 6,2 angesäuert werden.

Therapie: Durch die Behandlung der Azidose lassen sich die biochemischen und klinischen Veränderungen beseitigen, mit Ausnahme einer bereits vorhandenen Nephrokalzinose. Im Gegensatz zur proximalen RTA sind nur geringe Bikarbonatmengen (1–3 mmol/kgKG/d), über den Tag verteilt, notwendig.

13.5.4 Diabetes insipidus renalis

▶ **Definition.** Beim Diabetes insipidus renalis liegt eine angeborene oder erworbene Resistenz des distalen Tubulus und des Sammelrohres gegen das antidiuretische Hormon (ADH = Vasopressin) vor, die den Verlust des Konzentrationsvermögens der Niere zur Folge hat.

Ätiologie: Bei den familiären Fällen wurde ein Defekt des Vasopressin-Rezeptors mit X-chromosomalem Erbgang oder ein Defekt des Wasserkanals Aquaporin 2 mit autosomal rezessivem Erbgang nachgewiesen.

Klinik: Die Erkrankung manifestiert sich bereits im frühen Säuglingsalter durch **rezidivierende Fieberschübe** und **ausgesprochene Temperaturlabilität**, **Dehydratationszustände** und **Gedeihstörungen**. Im späteren Lebensalter stehen eine **Polydipsie** und **Polyurie** im Vordergrund. Die vermehrte Diurese führt zur Dilatation der Harnwege. Bei häufigen Elektrolytentgleisungen besteht die Gefahr der zerebralen Schädigung.

Diagnostik: Es finden sich eine Hypernatriämie (über 150 mmol/l), eine erhöhte Serumosmolalität (über 310 mosmol/kg H_2O) sowie ein Anstieg der Plasmareninaktivität und des Plasmaaldosterons. Die Osmolalität des Urins ist erniedrigt (unter 200 mosmol/kg H_2O), daneben besteht meist eine vermehrte Ausscheidung der Prostaglandine PGE und PGF_{2a}.

Im Gegensatz zum zentralen Diabetes insipidus kommt es bei Patienten mit Diabetes insipidus renalis nach intranasaler Applikation von DDAVP, einem ADH-Analogon, nicht zu einem Rückgang der Harnmenge und zu keinem Anstieg der Urinosmolalität.

Therapie: Diese besteht in einem Ausgleich der renalen Wasserverluste durch reichliche, über Tag und Nacht verteilte Flüssigkeitszufuhr, bei Säuglingen am besten via Magensonde. Eiweiß- und Kochsalzrestriktion können die Ausscheidung osmotisch wirksamer Substanzen und der dazu notwendigen Wassermenge verringern. Einen ähnlichen Effekt hat auch das Absenken der Natriumkonzentration durch Saluretika, z. B. Hydrochlorothiazid. In Einzelfällen wurde ein Rückgang der Wasserausscheidung und ein Anstieg der Urinosmolalität nach Gabe von Prostaglandinsyntheseinhibitoren, z. B. Indometacin, beobachtet.

13.5.5 Bartter-Syndrom

▶ **Definition.** Das Syndrom ist gekennzeichnet durch eine Hyperplasie des juxtaglomerulären Apparates, Hyperreninismus, Hyperaldosteronismus und hypokaliämische Alkalose bei normalem Blutdruck.

Ätiologie: Als Ursache wurden bisher Mutationen folgender Membranproteine im distalen Tubulus gefunden:
- Sodium-potassium-2-chloride-transporter (NKCC2)
- Kidney-specific chloride channel (CIC-Kb)
- ATP-regulated potassium channel (ROMK).

Die ersten beiden Mutationen (NKCC2 und CIC-Kb) bewirken eine Störung der Chloridresorption und sekundär einen Kaliumverlust, bei der Mutation von ROMK ist die Kaliumrückresorption direkt betroffen.

Pathogenese: Die Hypokaliämie scheint die renale Prostaglandinsynthese zu stimulieren, die wiederum zu einer vermehrten Reninsekretion und dadurch zum Hyperaldosteronismus führt.

Klinik: Die klinischen Zeichen des chronischen Kaliumverlustes sind **Polydipsie**, **Polyurie**, **Salzhunger**, **muskuläre Hypotonie**, **Erbrechen** und **Gedeihstörungen**. Häufig bleiben die Kinder in ihrem Wachstum zurück. Bei Manifestation im **Neugeborenenalter** kommt es zu **lebensbedrohlichen Dehydratationszuständen**

und wegen einer gesteigerten Kalziumausscheidung nicht selten zur **Nephrokalzinose**.

Diagnostik: Die Diagnose ist zu vermuten bei einer chronischen hypokaliämischen Alkalose und gesteigerter Plasmareninaktivität, Aldosteronsekretion und Prostaglandinausscheidung, aber normalem Blutdruckverhalten. Eine molekulargenetische Bestimmung des Ionenkanaldefektes sichert die Diagnose.

Diagnostik: Die Diagnose ist aufgrund der typischen Befundkonstellation zu vermuten. Molekulargenetische Diagnostik ist möglich.

▶ **Merke.** Ein chronischer Laxanzienabusus oder übermäßiger Lakritzegenuss kann zu identischen Laborparametern führen, deshalb ist zur genauen Diagnose die Bestimmung der Chlorid- und Kaliumresorption notwendig.

◀ Merke

Therapie: Eine Normalisierung der Serumkaliumspiegel gelingt durch alleinige orale Kaliumsubstitution meist nicht, so dass zusätzlich ein Aldosteronantagonist, z. B. Spironolacton (1–4 mg/kgKG/d), verabreicht werden muss. Auf eine ausreichende Kochsalzzufuhr ist zu achten. Bei Versagen dieser Therapie kann durch Gabe eines β-Rezeptorblockers die Reninsekretion, durch Gabe von Indometacin (2 mg/kgKG/d) die Prostaglandinsynthese gehemmt werden.

Therapie: Zunächst wird durch Kaliumsubstitution und Gabe von Aldosteronantagonisten versucht, die Serumkaliumspiegel zu normalisieren. Bei mangelnder Wirksamkeit: β-Rezeptorblocker und Prostaglandinsynthesehemmer.

13.5.6 DeToni-Debré-Fanconi-Sequenz

13.5.6 DeToni-Debré-Fanconi-Sequenz

▶ **Definition.** Bei dieser Sequenz handelt es sich um eine komplexe Störung der Tubulusfunktion mit Hyperphosphaturie, Glukosurie, generalisierter Aminoazidurie, renalem Bikarbonat-, Kalium- und Wasserverlust.

◀ Definition

Pathogenese: Neben der seltenen idiopathischen Form kommt die DeToni-Debré-Fanconi-Sequenz häufig als Begleitkrankheit angeborener Stoffwechselstörungen oder erworbener Erkrankungen und Vergiftungen vor (Tab. **13.6**, s. auch Abb. **8.4**, S. 170).

Pathogenese: Häufig als Begleitkrankheit angeborener oder erworbener Erkrankungen und Vergiftungen (Tab. **13.6**).

13.6	Einteilung und Ursachen der DeToni-Debré-Fanconi-Sequenz
▶ *primär (idiopathisch)*	– sporadisch – hereditär
▶ *sekundär*	
■ bei hereditären Stoffwechseldefekten	– Zystinose, Glykogenose, Galaktosämie, Fruktoseintoleranz, Morbus Wilson, Tyrosinämie, Lowe-Syndrom (okulo-zerebro-renales Syndrom)
■ bei Intoxikationen	– Schwermetalle, Maleinsäure, Lysol, Tetrazykline
■ bei erworbenen Krankheiten	– nephrotisches Syndrom, multiples Myelom, Nierentransplantation

13.6

Klinik: Die klinischen Symptome ergeben sich aus der Kombination der einzelnen Tubulusdefekte und bestehen in einer hypophosphatämischen Rachitis, Dehydratation, Muskelschwäche, Polyurie, Gedeihstörungen und Minderwuchs.

Klinik: Rachitis, Dehydratation, Muskelschwäche, Polyurie, Gedeihstörungen und Minderwuchs.

Diagnostik: Die Diagnose beruht auf dem Nachweis der tubulären Transportstörungen.

Diagnostik: Nachweis der tubulären Transportstörungen.

Therapie: Die Behandlung richtet sich nach der Ursache. Ist diese zu behandeln (z. B. Galaktosämie, Fruktoseintoleranz, Morbus Wilson), sistieren auch die Tubulusdefekte. Die symptomatische Behandlung hat das Ziel, die renalen Verluste durch Substitution von Flüssigkeit, Phosphat, Kalium und Bikarbonat auszugleichen. Die Rachitis wird mit Calcitriol behandelt.

Therapie: Die Behandlung richtet sich nach der Ursache. Ist diese nicht zu behandeln, werden die renalen Wasser- und Elektrolytverluste ersetzt und die Rachitis mit Calcitriol behandelt.

Prognose: Diese ist abhängig von der Grundkrankheit. Bei der Zystinose entwickelt sich eine terminale Niereninsuffizienz im späten Kindesalter. Auch bei der idiopathischen Form kann in einzelnen Fällen nach 10–30 Jahren eine Niereninsuffizienz auftreten.

Prognose: Sie ist abhängig von der Grunderkrankung.

13.6 Urolithiasis

▶ **Definition.** Die Urolithiasis ist gekennzeichnet durch die Bildung organischer und anorganischer Konkremente in den ableitenden Harnwegen.

Pathogenese: Die Steinbildung ist abhängig von:
- der **Konzentration lithogener Substanzen** (Kalzium, Oxalat, Harnsäure, Zystin) im Harn
- der **Konzentration von kristallisationshemmenden Stoffen** (Magnesium, Zitrat, Pyrophosphat, Polyanionen, z. B. Uromukosoid) im Harn und
- vom **Urin-pH**.

Prädisponierende Faktoren sind **Infektionen**, vorwiegend mit ureasepositiven Bakterien, **Harnwegsobstruktionen**, **Stoffwechselstörungen** und **Immobilisation**. Infektionen (häufigste Ursache im Kindesalter) prädisponieren zur Bildung von Magnesiumammoniumphosphatsteinen, Stoffwechselstörungen wie Hyperkalzurie und Oxalurie zu Kalziumphosphat- und Kalziumoxalat-Mischsteinen, Zystinurie zu Zystinsteinen, Hyperurikosurie zu Harnsäuresteinen. In vielen Fällen wird jedoch keine Ursache gefunden.

Häufigkeit: Harnsteinerkrankungen sind in Westeuropa mit steigendem Lebensstandard seltener geworden. Bis zu einem Alter von 15 Jahren kann mit einer Häufigkeit von 1 : 45 000 gerechnet werden, wobei 75 % der Patienten jünger als 5 Jahre und Knaben doppelt so häufig wie Mädchen betroffen sind.

Klinik: Im **Säuglings- und Kleinkindesalter** ist die klinische **Symptomatik uncharakteristisch** mit Fieber, Appetitlosigkeit, Erbrechen, Bauchschmerzen und Meteorismus, bei schwerer Infektion auch Pyurie. Im **späteren Lebensalter** treten charakteristische **Nierenkoliken** auf, d. h. anfallsartige heftigste krampfartige Schmerzen, die je nach Steinlokalisation vom Nierenlager bis in die Schamgegend ausstrahlen. Durch Verletzung des Uroepithels kommt es nicht selten zur **Makrohämaturie**.

Diagnostik: Sonographisch lassen sich Steine ab einer Größe von 2–3 mm als echodichte Strukturen mit typischem Schallschatten hinter dem Stein nachweisen (Abb. **13.16**). Die weitere Diagnostik umfasst Abdomenleeraufnahme (Konkremente häufig als kalkdichte Verschattung sichtbar), i. v. Pyelogramm (nach KM-Gabe zeigen sich nicht schattengebende Konkremente als Füllungsdefekte), chemische Urinanalyse (Urin pH, Urinstatus und -sediment, mikrobiologische Untersuchung) und bei Steinabgang bzw. operativer Entfernung die Analyse des Konkrementes.

Therapie: Reichliche Flüssigkeitszufuhr und Bewegung führen bei kleinen Steinen häufig zum Spontanabgang. Bei **Koliken** sind **Spasmolytika** (z. B. Buscopan)

13.16 Urolithiasis im Sonogramm

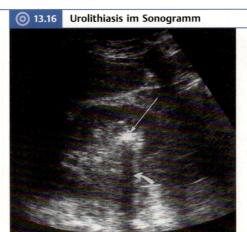

Im Sinus renalis zeigt sich ein reflexreiches Konkrement (Pfeil) mit dorsalem Schallschatten (gebogener Pfeil).

indiziert. Im **Nierenbecken gelegene Steine** lassen sich heute am besten mit der **extrakorporalen Stoßwellentherapie** entfernen, die bereits beim Kleinkind anwendbar ist. Bei **prävesikalem Ureterstein** kann die Extraktion mittels einer Zeiss-Schlinge versucht werden. **Blasensteine** können endoskopisch zertrümmert und eliminiert werden. Bei Versagen dieser Therapie ist eine operative Steinentfernung notwendig, wobei heute der **perkutanen Nephrolitholapaxie** der Vorzug gegeben wird. Prädisponierende Harnwegsobstruktionen sollten operativ beseitigt werden.

Prognose: Bei idiopathischer oder infektbedingter Urolithiasis ist die Prognose gut. Bei metabolischen Ursachen kommt es häufig zu Rezidiven.

Prophylaxe: Sie besteht in reichlicher **Flüssigkeitszufuhr** – auch nachts –, einer **gezielten Therapie von Harnwegsinfektionen** und **Behebung von Harnabfluss-Störungen**. **Diätetische und medikamentöse Maßnahmen** sind **nur bei** nachgewiesener **Stoffwechselstörung** notwendig: Bei der absorptiven Hyperkalzurie empfiehlt sich eine kalziumarme Kost, bei renaler eine natriumarme Kost und Chlorothiazid. Bei der Hyperoxalurie Versuch mit Vitamin B$_6$, die renal-tubuläre Azidose wird mit Natriumbikarbonat bzw. Zitrat behandelt. Bei Harnsäuresteinen sollte der Urin mit Natriumzitrat, evtl. in Kombination mit Allopurinol alkalisiert werden.

werden mit **Spasmolytika** behandelt. Die **extrakorporale Stoßwellentherapie** ist heute die Therapie der Wahl **bei Nierenbeckensteinen**. Selten ist eine **perkutane Nephrolitholapaxie** notwendig.

Prognose: Bei metabolischen Ursachen häufig Rezidive, sonst gute Prognose.

Prophylaxe: Sie besteht in reichlicher **Flüssigkeitszufuhr**, gezielter **Therapie von Harnwegsinfektionen** und **Behebung von Harnabfluss-Störungen**. Bei Stoffwechselstörungen sind zusätzlich diätetische und medikamentöse Maßnahmen notwendig.

13.7 Renovaskuläre Erkrankungen

Zu den renovaskulären Erkrankungen zählen die fibromuskuläre Dysplasie, bei der es zu einer Proliferation der glatten Muskulatur von Arterien, vor allem der Nierenarterien, kommt, außerdem extra- und intrarenale Gefäßstenosen, z.B. bei Neurofibromatose, und die Nierenvenenthrombose. Alle renovaskulären Erkrankungen können zu sekundärer Hypertension, der häufigsten Form der Hypertension im Kindesalter, führen.

Nierenvenenthrombose

▶ **Definition.** Thrombose der intra- oder extrarenalen Nierenvenen.

Ätiologie und Häufigkeit: Sie kommt hauptsächlich bei Neugeborenen mit perinataler Asphyxie, hypovolämischem Schock oder zyanotischen Herzfehlern, Neugeborenen diabetischer Mütter sowie älteren Kindern mit nephrotischem Syndrom vor. Nach Autopsiebefunden sind 2% aller Neugeborenen betroffen.

Klinik: Die Symptomatik entspricht der der Grundkrankheit, außerdem findet sich eine tastbare Vergrößerung einer oder beider Nieren. Bei beidseitiger Nierenvenenthrombose kommt es rasch zur akuten Niereninsuffizienz.

Diagnostik: Bei der **Blutuntersuchung** findet man eine Thrombozytopenie, Zeichen der Verbrauchskoagulopathie, eine metabolische Azidose und die Retention harnpflichtiger Substanzen. Im **Urin** lassen sich immer Erythrozyten und eine oftmals große Proteinurie nachweisen.
Hinweise auf die Diagnose sind die Vergrößerung der Niere(n), Makrohämaturie und Proteinurie.
In der **Sonographie** stellt sich die betroffene Niere stark vergrößert dar mit aufgehobener Markrindengrenze und Reflexvermehrung des Parenchyms. Das Ausmaß der Thrombosierung lässt sich am besten mit der farbkodierten Doppler-Sonographie, evtl. in Verbindung mit einer Szintigraphie nachweisen. Bei Verdacht auf Thrombosierung der V. cava oder der V. renalis kann eine Kavographie notwendig sein, um die Indikation zur operativen Thrombektomie stellen zu können.

Therapie: Im frischen Stadium kann mit Urokinase eine **Fibrinolyse** versucht werden. Zur Therapie der Verbrauchskoagulopathie ist eine **Heparinisierung**

13.7 Renovaskuläre Erkrankungen

Zu den renovaskulären Erkrankungen zählen die fibromuskuläre Dysplasie, extra- und intrarenale Gefäßstenosen und die Nierenvenenthrombose. Alle renovaskulären Erkrankungen können zu sekundärer Hypertension führen.

Nierenvenenthrombose

◀ **Definition**

Ätiologie: Sie betrifft z.B. Neugeborene mit perinataler Asphyxie, hypovolämischem Schock, Neugeborene diabetischer Mütter und ältere Kinder mit nephrotischem Syndrom.

Klinik: Symptome der Grundkrankheit und tastbare Vergrößerung einer oder beider Nieren.

Diagnostik: Im **Blut** finden sich eine Thrombozytopenie, Zeichen der Verbrauchskoagulopathie, metabolische Azidose und Azotämie. Im **Urin** sind Makrohämaturie und Proteinurie nachweisbar.

Sonographisch findet man eine stark vergrößerte Niere mit aufgehobener Markrindengrenze und Reflexvermehrung des Parenchyms. Die fehlende Durchblutung ist mit der Doppler-Sonographie oder Szintigraphie nachzuweisen.

Therapie: Fibrinolyse mit Urokinase nur im frischen Stadium. Durch **Heparinisierung**

(10–30 E/kgKG/h) indiziert. Eine Thrombektomie ist nur bei Thrombosierung der V. cava oder V. renalis erfolgversprechend. Bei akutem Nierenversagen sollte frühzeitig dialysiert werden.

Prognose: Sie ist abhängig vom Ausmaß der Thrombosierung und der Behandlung. In vielen Fällen kommt es zu einem Funktionsverlust des betroffenen Organs. Durch frühzeitige Dialyse konnte das Mortalitätsrisiko von 66 % bei der beidseitigen Nierenvenenthrombose in den letzten Jahren auf 10 % gesenkt werden. Eine Erholung der Nierenfunktion ist jedoch selten.

13.8 Nierentumoren (Nephroblastom)

s. S. 507

13.9 Erkrankungen der äußeren Genitalorgane

13.9.1 Erkrankungen der äußeren Genitalien bei Mädchen

Fehlbildungen

Eine **Synechie der Labia minora oder majora** ist eine häufige Ursache für einen verengten Scheideneingang. Sie kann durch eine lokale Östrogenapplikation gelöst werden.
Bei der **Hymenal-** oder **Scheidenatresie** kommt es zum Sekretstau mit Dilatation der Vagina und des Uterus (**Hydrometrokolpos**) oberhalb des Verschlusses, der sich klinisch nur bei starker Ausprägung als Tumor im Unterbauch manifestiert. Oft wird diese Fehlbildung erst anlässlich der ausbleibenden ersten Menstruation entdeckt, wenn ein **Hämatokolpos** zu Beschwerden führt. Er imponiert als Unterbauchtumor. Die Diagnose ist durch Inspektion und Sonographie leicht zu stellen. Es muss eine operative plastische Korrektur erfolgen.

Entzündungen (Vulvovaginitis)

▶ **Definition.** Bei der Vulvovaginitis handelt es sich um eine Infektion mit unspezifischen oder spezifischen (Neisseria gonorrhoeae) Bakterien, Hefepilzen, Trichomonaden oder Oxyuren.

Pathogenese: Prädisponierende Faktoren sind eine konstitutionelle Abwehrschwäche, Adipositas, mangelnde Genitalhygiene und eingeführte Fremdkörper. Bei rezidivierenden spezifischen Infektionen ist gelegentlich sexueller Missbrauch die Ursache.

Klinik und Diagnostik: Die Kinder klagen über heftigen Juckreiz und Brennen beim Wasserlassen. Das Genitale ist gerötet, je nach Erreger besteht ein wässriger bis eitriger Fluor. Bei Missbrauch finden sich häufig auch Verletzungen des Genitales.

Therapie: Diese richtet sich nach dem Erreger. Bei unspezifischer bakterieller Infektion genügt meist eine lokale Applikation von Antibiotika (z. B. Refobacinsalbe), bei Gonorrhö verabreicht man Penicillin i. m. Trichomonaden werden mit Metronidazol, Mykosen mit Antimykotika behandelt, wobei meist eine Lokalbehandlung genügt. Unterstützende Maßnahmen sind Sitzbäder mit Kamille oder Kaliumpermanganat. Fremdkörper müssen entfernt werden. Wichtig ist die Aufklärung über korrekte Anogenitalhygiene.

13.9.2 Erkrankungen der äußeren Genitalien bei Jungen

Fehlbildungen

Phimose

▶ **Definition.** Angeborene oder erworbene Enge des äußeren Vorhautrings.

Klinik und Diagnostik: Die distal enge Vorhaut lässt sich nicht zurückstreifen. Bei hochgradiger Phimose ist der Meatus externus der Harnröhre nicht zu erkennen. Während der Miktion kann es zum Aufblähen des Vorhautsackes und zur Harnentleerungsstörung kommen. Als **Komplikationen** können eine **Balanitis** (s. S. 439) oder **Paraphimose** auftreten.

Therapie: Bis zum Ende des 2.–3. Lebensjahres ist eine Verklebung der Vorhaut mit der Glans physiologisch. Lösungsversuche sind nicht nur unnötig, sondern vor allem schmerzhaft und können Narbenphimosen verursachen. Eine Zirkumzision ist nur bei Miktionsstörungen, Narbenphimose oder rezidivierender Balanitis indiziert.

Paraphimose

▶ **Definition.** Strangulation der Glans penis durch die zurückgestreifte, nicht reponierbare Vorhaut.

Klinik und Diagnostik: Aufgrund eines Ödems besteht eine schmerzhafte, livide Anschwellung der Glans penis.

Therapie: Durch vorsichtige manuelle Expression der Glans und Zug an der Vorhaut kann zunächst eine Reposition versucht werden. Wegen der Schmerzhaftigkeit ist eine Sedierung und Analgesie, evtl. sogar eine Narkose notwendig. Bei Versagen dieser Maßnahme ist eine dorsale Spaltung des Schnürrings notwendig.

Hypospadie

▶ **Definition.** Unvollständiger Schluss der Harnröhre während der Fetalentwicklung mit ventral ektoper Mündung des Orificium urethrae externum.

Ätiologie und Pathogenese: Eine Hypospadie kann idiopathisch auftreten oder durch hormonelle oder chromosomale Störungen bedingt sein. Den hormonellen Störungen liegt meist eine inadäquate oder fehlende intrauterine Dihydrotestosteronsynthese oder eine Resistenz des Rezeptors für Dihydrotestosteron zugrunde. Sehr selten ist ein Defekt der adrenalen Steroidsynthese (nicht klassisches adrenogenitales Syndrom).

Klinik: Klinisch lassen sich nach der Mündung des Orificium urethrae externum vier Formen unterscheiden: Hypospadia glandis, Hypospadia penis, Hypospadia scrotalis und Hypospadia perinealis. Bei Mündung der Urethra im Bereich des Penis besteht eine ventrale Spaltung des Präputiums und Verkrümmung des Penis (Abb. **13.17a**), so dass bei der Miktion der Harnstrahl nach unten gerichtet ist. Bei Mündung des Orifiziums im Bereich des Skrotums und des Dammes besteht meist ein kleiner Penis und eine Spaltung des Skrotums, bis hin zum Vollbild des Pseudohermaphroditismus masculinus.

Diagnostik:

▶ **Merke.** Bei jeder Hypospadie sollten Hormonuntersuchungen (DHT, 17-OH-Progesteron) erfolgen, bei schwerer Ausprägung auch eine Chromosomenanalyse zur Bestimmung des Geschlechts.

13.17 Hypospadie (a), Epispadie (b) und Blasenekstrophie (c)

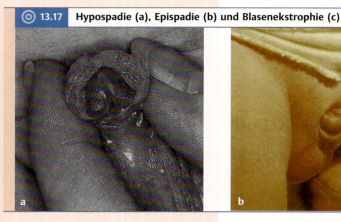
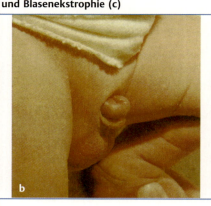
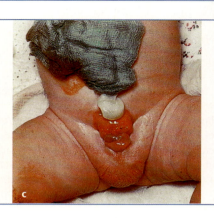

Therapie: Die Hypospadie wird in mehreren Sitzungen operativ korrigiert. Der gekrümmte Penis sollte bis zum Alter von 18 Monaten aufgerichtet sein.

Epispadie

Definition und Klinik: Die Harnröhre ist dorsal gespalten (Abb. 13.17b) mit unterschiedlicher Mündung des Orificium externum. Die schwerste Form geht mit Blasenekstrophie einher (Abb. 13.17c).

Therapie: Die Blasenekstrophie wird postpartal korrigiert, die Epispadie in mehreren Schritten bis zum 5. Lebensjahr.

Maldescensus testis

▶ **Synonyme**

▶ **Definition**

Häufigkeit: 3,4 % aller reifen Neugeborenen weisen eine Fehlposition des Hodens auf, aber nur noch 0,8 % aller Einjährigen.

Klinik: Es lassen sich vier Formen unterscheiden (Abb. 13.18):
1. Retentio testis abdominalis
2. Retentio testis inguinalis
3. Gleithoden und
4. Ectopia testis.

▶ **Merke**

Diagnostik: Leistenhoden lassen sich in warmem Wasser von Pendelhoden abgrenzen.

Therapie: Die operative Korrektur ist abhängig vom Schweregrad der Erkrankung und muss häufig in mehreren Schritten erfolgen. Bis zum Alter von 18 Monaten sollte der gekrümmte Penis aufgerichtet sein, in weiteren Sitzungen erfolgt dann eine Harnröhrenplastik bis zum Beginn des Schulalters.

Epispadie

Definition und Klinik: Es handelt sich um eine sehr seltene Entwicklungsstörung mit dorsaler Spaltung der Harnröhre (Abb. 13.17b) und unterschiedlicher Mündung des Orificium externum. Die schwerste Form geht mit einer ventralen Spaltung des Beckens und **Blasenekstrophie** einher (Abb. 13.17c).

Therapie: Bei Blasenekstrophie erfolgt die operative Rekonstruktion postpartal, die Epispadie wird in mehreren Schritten bis zum 5. Lebensjahr operativ korrigiert.

Maldescensus testis

▶ **Synonyme.** Retentio testis, Kryptorchismus.

▶ **Definition.** Störung des Descensus testis durch hormonale oder mechanische Faktoren.

Häufigkeit: Bei 3,4 % aller reifen Neugeborenen befindet sich der Hoden nicht in normaler Position. Bis zum Alter von 1 Jahr ist eine Spontanmaturation möglich, danach ist ein spontaner Deszensus sehr unwahrscheinlich (0,8 % Maldeszensus jenseits des 1. Lebensjahres).

Klinik: Nach Lage des Hodens ergibt sich folgende Einteilung (Abb. 13.18):
1. **Retentio testis abdominalis:** Der Hoden befindet sich im Abdomen und ist daher nicht tastbar **(eigentlicher Kryptorchismus)**.
2. **Retentio testis inguinalis:** Der Hoden liegt im Bereich des Leistenkanals.
3. **Gleithoden:** Der Hoden liegt vor dem äußeren Leistenring und lässt sich unter Spannung in das Skrotalfach lagern, gleitet aber sofort nach dem Loslassen in die ursprüngliche Position zurück.
4. **Ectopia testis:** Der Hoden liegt außerhalb des physiologischen Deszensusweges (Oberschenkelinnenseite, Damm, unter der Bauchhaut).

▶ **Merke.** Eine zeitweilige Retraktion des normal deszendierten Hodens in den Leistenkanal durch starke Kontraktion des M. cremaster kennzeichnet den nicht behandlungsbedürftigen **Pendelhoden** oder **Wanderhoden** (kein Maldeszensus).

Diagnostik: Die Abgrenzung von Leistenhoden zu Pendelhoden gelingt am besten in warmem Wasser, dann ist der Pendelhoden immer im Skrotum zu tasten.

13.18 Fehllagen des Hodens

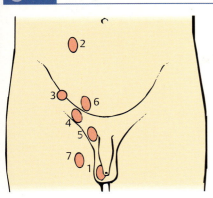

1 normale Position
2 abdominale Retention
3, 4 inguinale Retention
5 Gleithoden bzw. präskrotale Retention im Bereich des Anulus inguinalis
6 ektope Lage suprafaszial
7 ektope Lage subkutan am Oberschenkel

Der Nachweis von Bauchhoden ist oft sehr schwierig, da sie sich sonographisch und szintigraphisch nur schwer darstellen lassen; hilfreich ist dann die MRT (s. S. 914). Wichtig ist der Nachweis von hormonell aktivem Hodengewebe durch Bestimmung der Testosteron-, FSH- und LH-Spiegel.

Therapie: Da der Hoden bei einem großen Teil der Patienten während des 1. Jahres spontan deszendiert, andererseits jenseits des 2. Jahres mit einer progressiven Schädigung, auch des gesunden Hodens, zu rechnen ist, liegt der günstigste Behandlungszeitpunkt innerhalb des 2. Lebensjahres. Zunächst ist, **außer bei ektopen Positionen**, eine **hormonelle Behandlung** indiziert, wobei heute der **intranasalen** Applikation von Gonadotropin-Releasing-Hormon der Vorzug gegeben wird (z. B. Kryptokur 3 × täglich 2 Sprühstöße à 0,2 mg über 4 Wochen), evtl. gefolgt von der i. m. Injektion von Choriongonadotropin (HCG, 1500 IE/Woche über 5 Wochen). Bei Therapieversagen erfolgt die operative Orchidopexie (Fixierung des Hodens). **Abdominale oder ektope Hoden** sind immer **operativ** zu behandeln.

Letztere sind dann im Skrotum zu tasten. Bei beidseits nicht zu tastenden Hoden zeigt der Testosteronspiegel an, ob hormonell aktives Hodengewebe vorhanden ist.

Therapie: Der günstigste Zeitpunkt für die Therapie ist das 2. Lebensjahr. Die Behandlung besteht vorzugsweise in der **intranasalen** Applikation von Gonadotropin-Releasing-Hormon, evtl. gefolgt von der Injektion von HCG. Bei Therapieversagen oder **ektoper Position** ist die **operative Reposition** indiziert.

▶ **Merke.** Ektope Hoden führen zur Infertilität und haben ein erhöhtes Entartungsrisiko.

◀ Merke

Hydrocele testis et funiculi

▶ **Definition.** Ansammlung seröser Flüssigkeit zwischen viszeralem und parietalem Blatt der Tunica vaginalis im Bereich des Hodens und/oder des Samenstrangs (Abb. 13.19).

◀ Definition

Pathogenese: Der idiopathischen, angeborenen Hydrozele, der häufigsten Form, liegt eine unvollständige Obliteration der Tunica vaginalis zugrunde. Selten kann eine Hydrozele als Begleiterscheinung von Entzündungen, Traumen und Hodentumoren auftreten.

Pathogenese: Die Hydrozele ist meist Folge einer unvollständigen Obliteration der Tunica vaginalis.

Klinik: Hydrozelen imponieren als prall elastische, wasserklare, nicht reponierbare Schwellungen des Skrotums.

Klinik: Prall elastische, wasserklare, nicht reponierbare Schwellungen des Skrotums.

Diagnostik: Durch Palpation, Ultraschallbefund und Diaphanoskopie diagnostizierbar.

Diagnostik: Palpation, positive Diaphanoskopie und Ultraschall.

Differenzialdiagnose: Eine Leistenhernie ist abzugrenzen.

Differenzialdiagnose: Leistenhernie.

Therapie: Bei Säuglingen kann wegen einer hohen Spontanremissionsrate zunächst abgewartet werden. Eine Punktion ist wegen der Gefahr der Hodenverletzung kontraindiziert. Bei Persistenz bis ins 2. Lebensjahr ist eine Operation notwendig.

Therapie: Hohe Spontanheilungsrate. Operation nur bei Persistenz der Hydrozele bis in das 2. Lebensjahr.

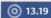

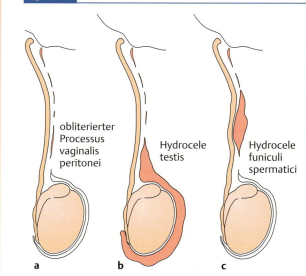

13.19 Hydrozele

a Normalbefund, vollständig obliterierter Processus vaginalis peritonei.
b Unvollständig obliterierter Processus mit Hydrocele testis.
c Unvollständig obliterierter Processus mit Hydrocele funiculi spermatici.
Die Formen b und c können auch gleichzeitig vorliegen.

Varikozele

▶ **Definition.** Erweiterung des Plexus pampiniformis.

Ätiologie: Die idiopathische Varikozele, die häufigste Form, ist durch Klappeninsuffizienz der Vena testicularis bedingt. Sie tritt wegen des hämodynamisch ungünstigen Mündungswinkels der linken V. testicularis in die V. renalis sinistra meist links auf. Selten ist ein Nierentumor, der die abführenden Venen komprimiert, die Ursache (symptomatische Varikozele).

Klinik: Im Bereich des oberen, leicht geschwollenen Skrotums sieht man ein bläulich durchschimmerndes Venenkonvolut, welches im Stehen deutlicher hervortritt.

Diagnostik: Beim stehenden Patienten ist das Venenkonvolut zu tasten und gut sonographisch zu erfassen. Um eine symptomatische Varikozele auszuschließen, sollte immer eine sonographische Untersuchung der Nieren erfolgen.

Therapie: Wegen der Gefahr der Infertilität empfiehlt sich eine hohe Ligatur der Vena testicularis.

Hodentorsion

▶ **Definition.** Drehung des Hodens und des Samenstrangs um die Längsachse. Hierdurch werden die Blutzufuhr und der venöse Abfluss unterbrochen. Hodentorsionen manifestieren sich besonders im Säuglingsalter und während der Pubertät.

Klinik: Plötzlich setzt ein heftiger Schmerz im Skrotum ein, der in die Leistengegend oder den Unterbauch ausstrahlt. Es besteht eine dunkelrote bis livide, derbe Schwellung des Hodens, der etwas aus dem Skrotum retrahiert ist.

▶ **Merke.** Bei Elevation des Hodens kommt es zur Schmerzverstärkung im Gegensatz zur meist eintretenden Erleichterung bei entzündlichen Prozessen (Prehn-Zeichen). Dies ist jedoch kein absolut verlässliches Zeichen.

Diagnostik: Die Diagnose wird anhand der klinischen Zeichen und durch den Nachweis der unterbrochenen Perfusion mittels Ultraschall-Doppler-Untersuchung gestellt.

Therapie: Die Unterbrechung der Perfusion führt rasch zu irreversibler hämorrhagischer Infarzierung des Hodens. Daher ist innerhalb von 6 Stunden nach der Hodentorsion eine operative Detorsion und Fixierung des Hodens notwendig (Orchidopexie). Sicherheitshalber sollte auch der kontralaterale Hoden fixiert werden.

Therapie: Wegen der Gefahr des hämorrhagischen Hodeninfarkts ist innerhalb von 6 Stunden nach Torsion eine operative Detorsion und Fixierung des Hodens notwendig.

Entzündungen

Balanitis

▶ **Definition.** Es handelt sich um eine bakterielle Entzündung des Präputialsackes, begünstigt durch Phimose, Sekretstau, mechanische Reizung oder Windeldermatitis.

◀ **Definition**

Klinik und Diagnostik: Vorhaut, Eichel und Präputialsack sind gerötet und geschwollen. Aus dem Präputialsack kann sich bei Kompression Eiter entleeren. Häufig sind Schmerzen bei der Miktion.

Klinik und Diagnostik: Vorhaut, Eichel und Präputialsack sind gerötet und geschwollen.

Therapie: Meist genügt eine lokale Behandlung mit feuchten Umschlägen mit Kamille oder Rivanol-Lösung. Bei Therapieversagen ist die systemische Gabe von Antibiotika sinnvoll. Bei Rezidiven empfiehlt sich die Zirkumzision.

Therapie: Meist ist eine Lokalbehandlung mit Rivanolumschlägen ausreichend, sonst systemische Antibiotikagabe. Bei Rezidiven Zirkumzision.

Orchitis

▶ **Definition.** Im Kindesalter seltene bakterielle oder virale Entzündung des Hodens, am häufigsten Begleitreaktion bei Mumps.

◀ **Definition**

Klinik: Es besteht eine schmerzhafte, harte Schwellung des Hodens mit Rötung der Skrotalhaut. Die Beschwerden werden durch Hochlagerung gelindert. Seltene Begleitreaktionen sind Fieber, Übelkeit und Erbrechen.

Klinik: Schmerzhafte, harte Schwellung des Hodens mit Rötung der Skrotalhaut; selten Fieber, Übelkeit und Erbrechen.

Diagnostik: Die Diagnose stützt sich auf den Lokalbefund und das Vorliegen von Entzündungsparametern im Blut.

Diagnostik: Lokalbefund und Entzündungsparameter im Blut.

Differenzialdiagnose: Wichtigste Differenzialdiagnose ist die Hodentorsion und die Epididymitis.

Differenzialdiagnose: Hodentorsion, Epididymitis.

Therapie: Hodenhochlagerung und allgemeine antiphlogistische Maßnahmen schaffen oft Erleichterung. Eine Antibiotikatherapie empfiehlt sich nur bei bakterieller Infektion.

Therapie: Hodenhochlagerung und antiphlogistische Maßnahmen. Antibiotika bei bakterieller Infektion.

Prognose: Im Kindesalter ist die Prognose gut, jenseits der Pubertät kommt es nicht selten zur Infertilität.

Prognose: Im Kindesalter gut, jenseits der Pubertät Gefahr der Infertilität.

Prophylaxe: Die Mumpsimpfung (s. S. 34) verhindert die Mumpsorchitis!

Prophylaxe: Mumpsimpfung.

Epididymitis

▶ **Definition.** Schmerzhafte, meist bakteriell bedingte Entzündung des Nebenhodens.

◀ **Definition**

Klinik: Schmerzhafte Schwellung des Nebenhodens, die klinisch oft nicht von einer Orchitis oder Hodentorsion zu unterscheiden ist.

Klinik: Schmerzhafte Nebenhodenschwellung.

Therapie: Antibiotikatherapie (Breitbandantibiose).

Therapie: Antibiotikagabe.

14 Hämatologische und onkologische Erkrankungen im Kindesalter

14.1 Erkrankungen des erythrozytären Systems

14.1.1 Anämie – Grundlagen

▶ **Definition.** Die Anämie ist durch eine unter die Altersnorm verminderte Erythrozytenzahl und/oder Hb-Konzentration im Blut gekennzeichnet. Wichtig ist, die Altersnorm zu beachten: Ein 1 Tag altes Neugeborenes gilt schon mit einem Hb von 14,5 g/dl als anämisch, ein 3 Monate alter Säugling liegt mit 9,5 g/dl noch im Normbereich.

Ätiologie und Pathogenese: Als Ursache für die Anämie kommen drei Hauptmechanismen in Betracht:
- verminderte Produktion von Erythrozyten im Knochenmark
- vermehrter Verlust
- Hämolyse.

Eine **verminderte Produktion** von normalen Erythrozyten kann bedingt sein durch eine **Produktionsstörung** (primär oder sekundär, z. B. bei Leukämie oder Erythropoetinmangel) oder durch eine **Reifungsstörung** infolge Eisen-, Vitamin B_{12}- oder Folsäuremangel, ineffektiver Erythropoese oder bei Thalassämie.
Anämien durch **vermehrten Verlust** entstehen vor allem durch **Blutung,** seltener durch eine **Verteilungsstörung.**
Als Ursache für die **Hämolyse** kommen **Defekte** von **Zellmembran, Hb und Erythrozytenenzymen** sowie **immunologische, mechanische und toxische Störungen** in Frage.

Klinik: Am häufigsten fallen **Abgeschlagenheit** und **Blässe** auf. Ob und welche Symptome auftreten, hängt davon ab, wie stark und wie schnell die Hb-Konzentration abgenommen hat bzw. abnimmt sowie von individuellen Kriterien. Unspezifische Hinweise können **Kopfschmerzen**, **Appetitmangel** und **Leistungsminderung** sein. Auf blasse Haut und Schleimhäute ist zu achten. **Knochenschmerzen** können Ausdruck einer gesteigerten Zellproduktion sein. **Belastungstachykardie** und **-dyspnoe** treten schon bei einem Hb-Spiegel unter 7 g/dl auf, während eine **Dyspnoe und Tachykardie in Ruhe** auf eine massive Anämie von weniger als 3–4 g/dl hinweisen.

Diagnostik: An erster Stelle stehen eine **ausführliche Anamnese** und eine **sorgfältige Untersuchung.** Zusammen mit dem **Blutbild** und der sachkundigen **Beurteilung des Blutausstriches** kann häufig die Diagnose schnell und mit geringem apparativen und finanziellen Aufwand gestellt werden. Nur in Zweifels- oder Ausnahmefällen sind Spezialteste erforderlich.

Anamnese: Das **Herkunftsland** kann Hinweise auf die Art der Anämie geben: Im Mittelmeerraum kommen β-Thalassämie und Glukose-6-Phosphat-Dehydrogenase-Mangel, in Südostasien α-Thalassämie und in Afrika Sichelzellanämie vor. Bei **positiver Familienanamnese** ist es sinnvoll, den Stammbaum aufzuzeichnen. Zum Vererbungsmodus hereditärer Blutkrankheiten s. Tab. **14.1**.
Folgende **Grunderkrankungen** sind mit hämatologischen Veränderungen verbunden:
- **Infektionen:** Ein akuter Infekt kann aufgrund einer immunologisch bedingten Hämolyse und temporärer Markhemmung eine normochrome Anämie, ein chronischer Infekt eine hypochrome Eisenmangelanämie zur Folge haben.

14.1 Erkrankungen des erythrozytären Systems

14.1 Vererbung hereditärer Blutkrankheiten

Vererbungsmodus	Beispiele
autosomal	Hb-Anomalien (dominant), Kugelzellanämie (= Sphärozytose) (meist dominant)
	Stomatozytose (dominant und rezessiv), Diamond-Blackfan-Syndrom (dominant und rezessiv)
	Glykolyse-Defekte (meist rezessiv), Fanconi-Anämie (rezessiv)
	Thalassämie (rezessiv), Sichelzellanämie (rezessiv)
X-chromosomal	Glukose-6-Phosphat-Dehydrogenase-Mangel, Phosphoglyzerat-Kinase-Mangel
	Dyskeratosis congenita, sideroachrestische Anämie

Eine akute bakterielle Infektion führt zu morphologischen Veränderungen der Granulozyten (s. S. 463), eine virale Erkrankung zu Lymphozytenveränderung (s. S. 466)

- **Maligne Erkrankungen:** Bei **Leukämie** findet man infolge einer Produktionsstörung eine normochrome Anämie, dazu häufig Thrombozytopenie und Blasten, bei **myelodysplastischen Syndromen** eine Anämie mit Formveränderungen der Erythrozyten, z. B. Tränenform (Dakryozyten).

▶ **Merke.** Die **Kombination** von erythrozytären, leukozytären und thrombozytären Veränderungen lenkt den Verdacht sowohl auf eine **Leukämie** als auch auf lang andauerndes **unklares Fieber** oder **rheumatische Beschwerden** (s. S. 488).

- **Nierenerkrankungen:** Bei **akutem Nierenversagen** führen urämische Toxine zu verminderter Produktion von erythrozytären Vorstufen und damit zu normochromer Anämie. Die hämolytische Komponente spielt eine untergeordnete Rolle. **Dauer-Dialyse-Patienten** können darüber hinaus einen Eisenmangel (durch Blutung in das Dialysesystem, gastrointestinale Blutung oder häufige Blutentnahmen) oder Folsäuremangel (da Folsäure dialysierbar ist) entwickeln. Beim **hämolytisch-urämischen Syndrom** (s. S. 409) findet man neben den Zeichen einer Niereninsuffizienz eine hämolytische Anämie mit gesteigerter Erythropoese, typischen Fragmentozyten (Eierschalenformen) und eine Thrombozytopenie.
- **Hautanomalien: Petechien** sind pathognomonisch für eine **Thrombozytopenie** und können auf eine Blutungsanämie hinweisen. **Vermehrte Pigmentation** und **Café-au-lait-Flecken** werden bei der **Fanconi-Anämie** (s. S. 459), selten auch bei **chronisch myeloischer Leukämie** (s. S. 495) beobachtet. **Riesenhämangiome** können eine mikroangiopathische Anämie und Thrombozytopenie verursachen.
- **Zyanotische Herzfehler und künstliche Herzklappen:** Diese Erkrankungen führen zu einem hohen Hämatokrit, z. T. auch zu Fragmentozyten und Thrombozytopenie.
- Bei **gastrointestinalen Erkrankungen**, z. B. Morbus Crohn, können eine hypochrome Eisenmangelanämie, eine makrozytäre Vitamin-B$_{12}$- bzw. Folsäuremangelanämie oder eine Entzündungsanämie auftreten. Malabsorption kann – ebenso wie Unterernährung und Mukoviszidose – über einen Eiweißmangel zu einer normozytären hyporegenerativen Anämie führen. Chronische Magen-Darm-Blutungen führen zu einer Blutungsanämie.

Frühgeborene und **dystrophe Neugeborene** verfügen über geringere Eisenreserven; ohne Eisensubstitution führt die Trimenonreduktion (Abnahme der Erythropoese in den ersten 3 Lebensmonaten) bei ihnen nicht selten zur hypochromen Anämie.

▶ **Merke.** Ganz wichtig ist die **Medikamenten-Anamnese**, da viele Arzneimittel hämatologische Veränderungen auslösen können (s. Tab. 14.8, S. 475).

- **Maligne Erkrankungen:** Bei **Leukämie** tritt eine normochrome Anämie auf, oft mit Thrombozytopenie und Blasten, bei **myelodysplastischen Syndromen** eine Anämie mit Dakryozyten.

◀ **Merke**

- **Nierenerkrankungen:** Beim **akuten Nierenversagen** führen urämische Toxine zu normochromer Anämie, bei **Dauer-Dialyse** entsteht eine Anämie durch Eisen- und Folsäuremangel. Beim **hämolytisch-urämischen Syndrom** treten neben Nierenversagen eine hämolytische Anämie mit Fragmentozyten und eine Thrombozytopenie auf.

- **Hautanomalien: Petechien** sind pathognomonisch für Thrombozytopenie, verstärkte **Pigmentation** und **Café-au-lait-Flecken** treten bei Fanconi-Anämie auf. **Riesenhämangiome** können zu mikroangiopathischer Anämie und Thrombozytopenie führen.
- **Zyanotische Herzvitien** und künstliche Herzklappen führen zu Fragmentozyten und Thrombozytopenie.
- Bei **gastrointestinalen Erkrankungen** können eine Eisen-, Vitamin-B$_{12}$- bzw. Folsäuremangelanämie, eine Entzündungsanämie, eine normozytäre hyporegenerative Anämie oder eine Blutungsanämie auftreten.

Bei **Frühgeborenen** und **dystrophen Neugeborenen** kann die physiologische Abnahme der Erythropoese in den ersten 3 Monaten (Trimenonreduktion) ohne Eisensubstitution zur hypochromen Anämie führen.

◀ **Merke**

14 Hämatologische und onkologische Erkrankungen im Kindesalter

Klinische Untersuchung: Besonderes Augenmerk sollte gelegt werden auf:
- Haut und Schleimhäute (Blässe, Ikterus, Zyanose, Petechien, Hämatome)
- Skleren, Augenhintergrund
- Milz und Leber (vergrößert?)
- Herz (Herzgeräusch? Herzfrequenz) (auch nach Belastung)
- Atmung (auch nach Belastung).

Klinische Untersuchung: Besonderes Augenmerk ist zu legen auf: Haut und Schleimhäute (Blässe, Zyanose), Skleren (Ikterus) und Augenhintergrund, das Abdomen (Splenomegalie) und den Kreislauf (Herzgeräusch? Herzfrequenz, Atmung, auch unter Belastung). Die **Blässe** der **Haut** ist oft nur bei ausgeprägter Anämie als klinischer Hinweis verwertbar. Besser spiegelt die Blutarmut der **Lippen**, der **Konjunktiven**, der **Nasenschleimhaut** und des **Augenhintergrundes** eine Anämie wider. Zu einer **Ruhetachykardie** bzw. einem **Herzgeräusch in Ruhe** kommt es erst bei Hb-Konzentrationen unter 4 g/dl. Ein **Ikterus**, der besser an den Skleren (Bilirubin > 2 mg/dl) als an der Haut (> 4 mg/dl) beobachtet wird, deutet auf eine akute **Hämolyse** hin, besonders dann, wenn eine isolierte **Splenomegalie** vorliegt. Eine Splenomegalie kann aber auch Ausdruck einer Aktivierung der Immunabwehr bei akuten und chronischen **Infektionskrankheiten** oder Hinweis auf eine **Speicherkrankheit** oder ein **malignes Geschehen** sein, besonders dann, wenn auch die Leber vergrößert ist. Eine **Zyanose** deutet auf eine Methämoglobinämie (< 1,5 g/dl), sie kann aber auch bei **Anstieg des reduzierten Hb** (> 0,5 g/dl) bei Hypoxie oder bei Sulfhämoglobinämie (> 0,5 g/dl) beobachtet werden. Skelettfehlbildungen deuten auf das Diamond-Blackfan-Syndrom bzw. auf die Fanconi-Anämie hin (s. S. 459). Veränderungen der Haut können wichtige Hinweise auf die Art der Bluterkrankung bieten (s.o.). **Petechien** und **Hämatome** deuten auf eine **Thrombozytopenie** hin, während **Muskel- und Gelenkblutungen** Hinweise auf eine **hereditäre plasmatische Blutungskrankheit** sind, die wiederum durch chronischen Blutverlust Anlass für eine normochrome Anämie sein kann.

Laborwerte: Hinweisend ist ein unterhalb der Altersnorm (s. Tab. 5.2, S. 74) erniedrigter Hb-Wert.

Zur **groben Einteilung der Anämien** dienen:
1. Volumen (MCV), Hb-Gehalt (MCH) und Hb-Konzentration der Erythrozyten
2. Erythrozytenmorphologie
3. Retikulozytenzahl.

Laborwerte: Hinweisend ist eine **Verminderung der Hb-Konzentration im Blut**, des **Hämatokrits** oder der **Erythrozytenzahl**, wobei altersabhängige Normalwerte beachtet werden müssen (s. Tab. 5.2, S. 74).

Zur **groben Einteilung der Anämien** dienen folgende Parameter:
1. **Volumen** (MCV = mean corpuscular volume), **Hb-Gehalt** (MCH = mean corpuscular hemoglobin) und **Hb-Konzentration** (MCHC = mean corpuscular hemoglobin concentration) **der Erythrozyten**
2. **Erythrozytenmorphologie** (Form, Farbe, Größe, Einschlüsse)
3. **Retikulozytenzahl.**

▶ Merke

▶ Merke.

MCV [fl]   = Hämatokrit [%] × 10 geteilt durch Erythrozytenzahl [× 10^{12}/l]
MCH [pg]   = Hb [g/dl] × 100 geteilt durch Erythrozytenzahl [× 10^{12}/l]
MCHC [g/100 ml] = Hb [g/dl] × 100 geteilt durch Hämatokrit [%]

Aus den Parametern des MCV und des MCH lässt sich eine für die Praxis wichtige Einteilung der Anämien ableiten:

mikrozytär/hypochrom (unterhalb der Normalwerte (s. Tab. 5.2, S. 74), z. B. Eisenmangel, chronische Entzündung und Thalassämien

normozytär/normochrom (innerhalb der Altersnorm), z. B. Blutverlust, Hämolyse, Knochenmarkdefekt (Leukämie, aplastische Anämie), Nieren- und Leberversagen

makrozytär/hyperchrom (oberhalb der Normalwerte), z. B. Vitamin-B$_{12}$- und/oder Folsäuremangel, Diamond-Blackfan-Anämie, regenerative Erythropoese.

Achtung: Normale Neugeborene haben sehr große Erythrozyten (s. Tab. 5.2, S. 74).

Erythrozytenmorphologie: Morphologische Besonderheiten können nur im **Blutausstrich** (Differenzialblutbild) beurteilt werden. Abb. 14.1 a zeigt einen normalen Blutausstrich.
- **Formabweichungen:** Eine Anisozytose deutet auf Regeneration hin (Abb. 14.1 b). Poikilozytose, z. B. in Form von Fragmentozyten (Abb. 14.1 c), deutet auf mechanische Hämolyse, hämolytische Anämie oder ineffektive Erythropoese hin.

Erythrozytenmorphologie: Morphologische Besonderheiten können nur im **Blutausstrich** (Differenzialblutbild) beurteilt werden, der bei der Diagnosestellung von Bluterkrankungen eine zentrale Rolle spielt (Abb. 14.1 b–j). Abb. 14.1 a zeigt einen normalen Blutausstrich zum Vergleich.
- **Formabweichungen:** Eine **Anisozytose** liegt vor, wenn gleichzeitig Mikrozyten (< 6 μm) und Makrozyten (> 10 μm), die häufig etwas dunkler (polychromatisch) sind, beobachtet werden (Abb. 14.1b). Zählautomaten zeigen eine große Erythrozytenverteilungsspanne (RDW) an. Dies deutet auf eine starke **Regeneration** hin, wie z. B. nach hämolytischer Anämie, Blutverlust oder einer erfolgreichen Eisen- oder Vitamin-B$_{12}$-Behandlung.

14.1 Erkrankungen des erythrozytären Systems

14.1 Normaler Blutausstrich und morphologische Besonderheiten durch Form-, Farb- oder Größenabweichungen

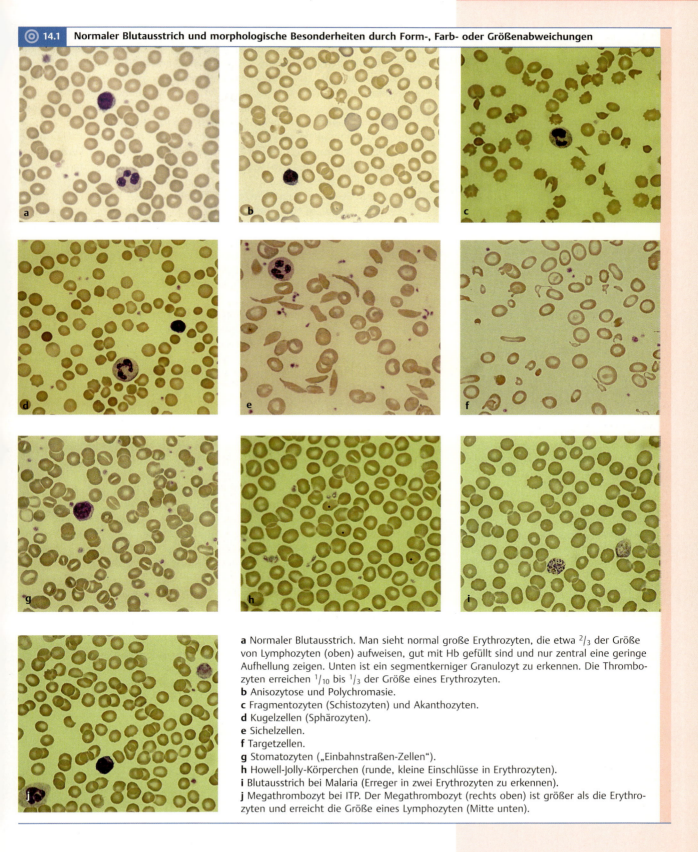

a Normaler Blutausstrich. Man sieht normal große Erythrozyten, die etwa $2/3$ der Größe von Lymphozyten (oben) aufweisen, gut mit Hb gefüllt sind und nur zentral eine geringe Aufhellung zeigen. Unten ist ein segmentkerniger Granulozyt zu erkennen. Die Thrombozyten erreichen $1/10$ bis $1/3$ der Größe eines Erythrozyten.
b Anisozytose und Polychromasie.
c Fragmentozyten (Schistozyten) und Akanthozyten.
d Kugelzellen (Sphärozyten).
e Sichelzellen.
f Targetzellen.
g Stomatozyten („Einbahnstraßen-Zellen").
h Howell-Jolly-Körperchen (runde, kleine Einschlüsse in Erythrozyten).
i Blutausstrich bei Malaria (Erreger in zwei Erythrozyten zu erkennen).
j Megathrombozyt bei ITP. Der Megathrombozyt (rechts oben) ist größer als die Erythrozyten und erreicht die Größe eines Lymphozyten (Mitte unten).

Weitere Formabweichungen sind Kugelzellen (Abb. 14.1 d), die bei Sphärozytose oder Immun-Hämolyse vorkommen, Sichelzellen (Abb. 14.1 e) und Target- oder Schießscheibenzellen (Abb. 14.1 f), die bei Thalassämie, Eisenmangel oder Lebererkrankungen zu finden sind. Stomatozyten (Abb. 14.1 g) kommen bei hereditärer Stomatozytose und Stoffwechselerkrankungen vor. Akanthozyten (Abb. 14.1 c) werden bei Abetalipoproteinämie, Leber- oder Nierenversagen und Vitamin-E-Mangel beobachtet. Dakryozyten findet man bei malignen hämatologischen Erkrankungen.

Unter **Poikilozytose** versteht man unterschiedliche Formen der Erythrozyten, z. B. **Fragmentozyten (Synonym: Schistozyten)** – Halbmond-, Dreieck- oder Eierschalenformen (Abb. 14.1c) –, die auf **mechanische Hämolyse** hindeuten, z. B. beim hämolytisch-urämischen Syndrom oder Herzklappenersatz. Eine **generelle Poikilozytose** mit Keulen-, Birnen-, Halbmond- und Stabformen kommt bei vielen schweren **hämolytischen Anämien** vor, aber auch bei **ineffektiver Erythropoese** und beim **myelodysplastischen Syndrom**.

Kugelzellen (Abb. 14.1d) treten bei Sphärozytose (s. S. 454), Immun-Hämolyse, z. B. bei AB0-Inkompatibilität bei Neugeborenen, oder schwerer Verbrennung auf, **Sichelzellen** (Abb. 14.1e) bei Sichelzellanämie (s. S. 455), **Target-** oder Schießscheibenzellen (Abb. 14.1f) bei Thalassämie (s. S. 448) oder Lebererkrankungen. **Stomatozyten** besitzen eine schlitzförmige Delle, „Einbahnstraßenzeichen" (Abb. 14.1g), und kommen bei hereditärer Stomatozytose (s. S. 453) und bei Stoffwechselerkrankungen vor. **Elliptozyten** kommen bei der hereditären Elliptozytose, **Ovalozyten** bei megaloblastischer Anämie vor. **Akanthozyten** (Stechapfelformen) werden bei Abetalipoproteinämie, Leber- oder Nierenversagen und Vitamin-E-Mangel beobachtet (Abb. 14.1c). **Dakryozyten** (tear drops, Tränenformen) findet man bei malignen hämatologischen Erkrankungen.

- **Farbabweichungen:** Hypochromie (s. Abb. 14.2, S. 447) deutet auf Eisenmangel oder Thalassämie hin, **Hyperchromie** auf Vitamin-B$_{12}$- oder Folsäuremangel. Bei **Polychromasie** weisen die Erythrozyten einen blau-roten Farbton auf (Abb. 14.1b). Sie deutet auf Regeneration der Erythrozyten hin.

- **Größenabweichungen:** Eine **Mikrozytose** ist in der Regel mit einer Hypochromie, eine **Makrozytose** mit einer Hyperchromie kombiniert.

- **Erythrozyten-Einschlüsse:** Die **basophile Tüpfelung** kommt u. a. bei Bleivergiftung oder Hb-Bildungsstörung vor. Howell-Jolly-Körperchen (Abb. 14.1h) weisen auf eine Splenektomie hin. Nur mit **Spezialfärbung** zu sehen sind **Heinz-Innenkörper** und **Siderozyten**. **Malariaerreger** sind im Erythrozyten zu erkennen (Abb. 14.1i).

- **Farbabweichungen:** Bei **Hypochromie**, einem verminderten Farbstoffgehalt des Ausstrichs, findet man auch **Anulozyten**. Sie haben eine zentrale hämoglobinarme Delle von > 1/3 des Zelldurchmessers (s. Abb. 14.2, S. 447) und deuten auf Eisenmangel oder Thalassämie hin. Bei **Hyperchromie** finden sich dunklere und größere Erythrozyten als im normalen Blutbild; sie deutet auf megaloblastäre Anämie, z. B. durch Vitamin-B$_{12}$- oder Folsäuremangel, hin. Bei **Polychromasie** weisen die Erythrozyten einen blau-roten Farbton auf (Abb. 14.1b). Sie sind z. T. identisch mit Retikulozyten (Regeneration).

- **Größenabweichungen** werden genauer durch die automatischen Zellzählgeräte erfasst, bedürfen aber einer Überprüfung im Mikroskop, da kleine Erythrozyten z. B. bei extremer Mikrozytose durch das automatische Zellzählgerät den Thrombozyten zugeordnet werden können. Die Einteilung in mikro-, normo- und makrozytäre Anämie dient für die Praxis als wichtiges Einteilungsprinzip (s. u.), wobei im Allgemeinen eine **Mikrozytose** mit einer Hypochromie und eine **Makrozytose** mit einer Hyperchromie verbunden ist.

- **Einschlüsse in Erythrozyten:** Bei der **basophilen Tüpfelung** weisen kleine Tüpfel auf Retikulozyten, größere auf eine Bleivergiftung, Hb-Bildungsstörung oder dyserythropoetische Anämie hin. **Howell-Jolly-Körperchen** (Abb. 14.1h) sind nach Splenektomie, aber auch nach überstürzter Neubildung von Erythrozyten zu beobachten. **Normoblasten**, also Erythrozytenvorläufer mit Kern, treten bei überstürzter Neubildung von Erythrozyten im peripheren Blut auf. Nur mit **Spezialfärbung** zu sehen sind **Heinz-Innenkörper**, die bei toxischer hämolytischer Anämie, Enzymopathien, instabilen Hämoglobinen oder Milzverlust auftreten, und **Siderozyten**, die bei sideroachrestischer und hämolytischer Anämie vorkommen. **Malariaerreger** kann man in verschiedenen Reifungsstadien im Erythrozyten erkennen, z. B. die Siegelringform, Schüffner-Tüpfelung (Abb. 14.1i).

▶ Merke

▶ **Merke.** Auch die morphologischen Besonderheiten der Leukozyten (s. S. 462) und der Thrombozyten können Hinweise auf die Ursache der Anämie geben, z. B. eine megathrombozytäre Thrombozytopenie (Abb. 14.1j).

Ein **erhöhter Retikulozytenwert** weist – ebenso wie die Polychromasie, Anisozytose und Normoblasten – auf eine verstärkte Erythropoese hin (**Regenerationszeichen**).

Ein **verminderter Retikulozytenwert** in Abwesenheit anderer Regenerationszeichen (s. o.) weist auf einen **Knochenmarkdefekt** (Aplasie, Leukämie, Dyserythropoese) hin.

Die **Retikulozytenzahl** (Normalwerte: ab 7. Lebenstag: 3–10 Promille, perinatal > 30 Promille) spiegelt **Regenerationsverhalten** des Knochenmarks wider. Eine erhöhte Retikulozytenzahl objektiviert die morphologisch durch Polychromasie, Normoblasten und Anisozytose gestellte Verdachtsdiagnose einer regenerativen Anämie.

Eine **Anämie mit einer normalen oder erhöhten Retikulozytenkonzentration** (= 10 Promille oder Index > 3 %) deutet auf einen **Blutverlust** oder auf eine

Hämolyse hin, weil das Knochenmark als Reaktion auf eine Anämie die Erythrozytenproduktion verdreifachen, in Ausnahmefällen sogar verzehnfachen kann. Eine **verminderte Retikulozytenkonzentration** richtet den Verdacht auf ein **Knochenmarkversagen** (Aplasie, Leukämie, Dyserythropoese).

Um die Ursache einer Anämie zu klären, wird folgende **orientierende Labordiagnostik** durchgeführt:

1. **Blutbild** mit Erythrozytenzahl, Hb (MCV, MCH), Leukozyten- und Thrombozytenzahl
2. **Differenzialblutbild** mit Beurteilung der Morphologie von Erythrozyten, Leukozyten und Thrombozyten
3. **Retikulozytenzahl**.

Die **orientierende Labordiagnostik** zur Abklärung einer Anämie umfasst:
- Blutbild
- Differenzialblutbild
- Retikulozytenzahl.

▶ **Merke.** Häufig können die Diagnose und die Differenzialdiagnose einer Anämie aus ein paar Tropfen Blut gestellt werden: Mit dem Blutbild wird die klinische Diagnose objektiviert, mit dem Blutausstrich ist die wichtige pathogenetische Differenzialdiagnose zwischen regenerativer und aregenerativer Anämie zu stellen und oft die Ursache der Anämie anhand morphologischer Auffälligkeiten zu erkennen (s. Tab. **14.3**, S. 446).

◀ **Merke**

Erst **nach Auswertung dieser Kriterien** greift man in Zweifels- und Ausnahmefällen auf **spezielle Untersuchungen** wie die der osmotischen Resistenz bei Kugelzellanämie oder die Hb-Elektrophorese bei V. a. Hb-Anomalien oder Thalassämie zurück.

Eine **Knochenmarkpunktion mit Biopsie** ist dann angezeigt, wenn der Verdacht auf eine aplastische, aregenerative, leukämische oder dyserythropoetische Anämie besteht. Sie ist jedoch meist überflüssig bei gut definierten Anämien, wie z. B. der Eisenmangel- oder Vitamin B_{12}- bzw. Folsäuremangelanämie, der Thalassämie oder der Sphärozytose.

Erst **nach Auswertung dieser Kriterien** sind in Zweifelsfällen **spezielle Untersuchungen**, wie z. B. osmotische Resistenz, Hb-Elektrophorese, indiziert.

Knochenmarkpunktion ist angezeigt bei V. a. eine aplastische, aregenerative, leukämische oder dyserythropoetische Anämie.

14.1.2 Mikrozytäre Anämie

14.1.2 Mikrozytäre Anämie

▶ **Definition.** Anämie mit Verminderung des MCV und/oder des MCH auf Werte unterhalb der Altersnorm (s. Tab. **5.2**, S. 74). Für Kinder über 2 Jahren gilt als grobe untere Grenze für MCV 75 fl, für MCH 25 pg und für MCHC 30 %.

◀ **Definition**

Ätiologie: Ursachen einer mikrozytären Anämie sind **Eisenmangel**, **Eisenverteilungsstörung** wie bei chronischen Entzündungen (Differenzialdiagnose s. Tab. **14.3**, S. 446), **Eisenverwertungsstörung** wie bei **sideroblastischer Anämie** und **Atransferrinämie, Thalassämie**, in seltenen Fällen **Aluminium-** oder **Bleivergiftung, Kupfermangel**, schwere **Mangelernährung** sowie einige seltene **Hämoglobinopathien mit instabilem Hämoglobin**.

Pathogenese: Der Hämoglobingehalt bestimmt die Größe und Farbe der Erythrozyten, die daher bei niedriger Hämoglobinkonzentration pro Zelle blass (hypochrom) und klein (mikrozytär) aussehen. Eine verminderte Produktion von Hämoglobin kann durch ein ungenügendes Eisenangebot (Eisenmangel oder -verwertungsstörung), eine verminderte Produktion von Hämbestandteilen (genetisch bedingt) oder durch toxische Einflüsse hervorgerufen werden.

Diagnostik: Zeigt sich im Blutbild eine mikrozytäre Anämie, sind die in Tab. **14.2** dargestellten Laboruntersuchungen indiziert. Die Kriterien zur Differenzialdiagnose der mikrozytären Anämie zeigt Tab. **14.3**.

Ätiologie: Ursachen sind Eisenmangel, Eisenverteilungs- oder -verwertungsstörung, Thalassämie, selten Aluminium- oder Bleivergiftung, Kupfermangel, schwere Mangelernährung sowie einige seltene Hämoglobinopathien.

Pathogenese: Bei niedriger Hämoglobinkonzentration pro Zelle sind Erythrozyten hypochrom und mikrozytär. Eine verminderte Produktion von Hämoglobin kann durch ein ungenügendes Eisenangebot, eine verminderte Produktion von Hämbestandteilen oder durch toxische Einflüsse bedingt sein.

Diagnostik: Bei mikrozytärer Anämie sind die in Tab. **14.2** dargestellten Labortests indiziert. Differenzialdiagnose der mikrozytären Anämie zeigt Tab. **14.3**.

14.2	Labordiagnostik der mikrozytären Anämie

- Blutausstrich (achte auf Targetzellen, Infektleukozyten (s. S. 443, Abb. **14.1f**)
- Serumeisen; falls noch keine Diagnose, dann
- Ferritin (Transferrin); falls noch keine Diagnose, dann
- Hb-Elektrophorese; falls noch keine Diagnose, dann
- Knochenmarkausstrich und -biopsie mit Eisenfärbung

14.2

14.3 Differenzialdiagnose der mikrozytären Anämie

Krankheit/Kriterium	Eisenmangel	Infekt/Tumor	Sideroachresie	Thalassaemia major
Targetzellen	nein	nein	nein	ja
MCV/RBZ	> 13	> 13	> 13	< 13
Serumeisen	↓	↓	↑	↑
Ferritin	↓	n (↑)	↑	↑
Transferrin	↑	↓ (n)	n	n
Siderozyten	nein	nein	ja	ja
HbF/A$_2$	n	n	n	↑

RBZ = Erythrozytenzahl, n = normal, ↑ = erhöht, ↓ = erniedrigt (Normalwerte s. Tab. 5.2, S. 74)

Eisenmangelanämie

▶ **Definition**

Ätiologie: Eine Eisenmangelanämie entsteht bei ungenügendem Eisendepot (Frühgeborene, Neugeborene und Säuglinge nach Blutverlust), im Kleinkindesalter bei Fehl- oder Mangelernährung, zyanotischen Herzvitien und gastrointestinalen Erkrankungen, im Kindesalter bei chronischen Infekten, Darmerkrankungen, Fehlernährung und chronischem Blutverlust.

Pathogenese: Mangel an Eisen führt zur Synthesestörung eisenhaltiger Proteine, u. a. von Hämo- und Myoglobin.

Klinik: Neben **Anämiezeichen** (s. S. 440) und **Gedeihstörungen** können Dermatitis, Glossitis, brüchige Nägel und erhöhte Infektanfälligkeit auftreten.

Diagnostik: Das **Blutbild** (Abb. **14.2**) zeigt neben der Anämie eine ausgeprägte **Mikrozytose** (MCV meist < 65 fl) und **Hypochromie**. Hinweisend auf eine manifeste Eisenmangelanämie ist eine **Abnahme des Eisenspiegels** auf < 10 µg/dl (normal > 25 µg/dl). Die **Transferrin-Eisen-Sättigung** ist **vermindert**. Sensibelster Parameter für eine Eisenmangelanämie ist das **Serumferritin**, das mit dem Eisenspeicher korreliert. Die Konzentration ist bereits im prälatenten Stadium auf Werte unter 20–10 µg/l vermindert.

Eisenmangelanämie

▶ **Definition.** Mikrozytäre Anämie, die durch einen verminderten Hb-Gehalt wegen Mangels an verfügbarem Eisen bedingt ist.

Ätiologie: Der Eisenmangel ist die **häufigste Ursache** einer mikrozytären, hypochromen Anämie im Kindesalter. Betroffen sind vor allem Säuglinge und Kleinkinder sowie Frühgeborene und Neugeborene mit prä- und postnatalem Blutverlust (Austauschtransfusion, fetomaternaler Blutübertritt), die über ein ungenügendes Eisendepot verfügen. Häufige Ursachen sind einseitige (fleischarme) Ernährung, zyanotische Herzvitien und gastrointestinale Erkrankungen. Bei älteren Kindern spielen chronische Blutungen, chronische Resorptions- und Verdauungsstörungen (Zöliakie) sowie Fehl- und Mangelernährung eine Rolle. Chronische Infekte führen zu einer Eisenverschiebung ins RES. Bei einer therapieresistenten Eisenmangelanämie sollte an eine chronische Darmerkrankung gedacht werden.

Pathogenese: Der Mangel an verfügbarem Eisen im Blut führt zur Synthesestörung von eisenhaltigen Proteinen wie Hämoglobin und Myoglobin und von Proteinen, die im ZNS, im Gastrointestinaltrakt und bei der Infektabwehr wirken sollen.

Klinik: Neben den allgemeinen **Anämiezeichen** (s. S. 440) und **schlechtem Gedeihen** können Windel-Dermatitis, Glossitis, Stomatitis, Mundwinkelrhagaden, spärliches Haarwachstum, brüchige oder Löffelnägel, erhöhte Infektanfälligkeit, Dysphagie, Magen-Darmblutungen, sogar Verhaltensstörungen auftreten.

Diagnostik: Das **Blutbild** (Abb. **14.2**) zeigt neben der Anämie eine ausgeprägte **Mikrozytose** (MCV meist < 65 fl) und **Hypochromie** (MCH meist < 20 pg), hämoglobinarme kleine Anulozyten und stabförmig verformte Erythrozyten. Die **Anisozytose** hat eine verbreiterte Erythrozytenverteilungskurve zur Folge (DD zur Thalassämie). Die Zahl der Retikulozyten ist vor Beginn einer Eisentherapie erniedrigt bis normal. Des Weiteren findet man erhöhte Thrombozytenzahl, nicht zu verwechseln mit einer Pseudothrombozytose. Diese ist darauf zurückzuführen, dass automatische Zellzählgeräte die extrem kleinen Erythrozyten als Thrombozyten einordnen.

Hinweisend auf eine manifeste Eisenmangelanämie ist eine **Abnahme des Eisenspiegels** auf < 10 µg/dl. Aufgrund des Eisenmangels ist die **Eisenbindungskapazität** von Transferrin **erhöht** und die **Transferrin-Eisen-Sättigung** auf unter 16 % **vermindert** (normal > 30 %).

Sensibelster Parameter für eine Eisenmangelanämie ist das **Serumferritin**, das mit dem Eisenspeicher korreliert. Die Konzentration ist bereits im prälatenten Stadium auf Werte unter 20–10 µg/l vermindert (Normalwerte beim Neugeborenen: 150–600 µg/l, Alter > 1 Jahr: 10–120 µg/l).

Therapie:

> ▶ **Merke.** Ein verminderter Eisenspiegel ist, da er allein nichts über die Gesamtsituation aussagt, keine Indikation für eine Eisentherapie.

Bei einer echten Eisenmangelanämie, die durch ein niedriges Ferritin angezeigt wird, verabreicht man **Ferroeisen** (Fe^{2+}), meist in Form von Eisen-II-sulfat (5 mg/kg/d p.o. in drei Einzeldosen). Die Wirksamkeit der Eisentherapie ist an einer Verdoppelung der Retikulozytenzahl frühestens nach 8–12 Tagen zu erkennen. Zur Vermeidung von Rezidiven sollte etwa 5 Monate lang behandelt werden. Häufige **Nebenwirkungen** sind Appetitlosigkeit, Erbrechen, Diarrhö oder Obstipation sowie eine Schwarzfärbung des Stuhls. Bei **Therapieversagen** sind eine Resorptionsstörung, die Kombination der Eisenmangelanämie mit Folsäure- oder Vitamin-B$_{12}$-Mangel, das Weiterbestehen der Grunderkrankung (Morbus Crohn, chronische Blutung, chronische Infektion) oder mangelnde Compliance in Betracht zu ziehen. Eine **parenterale Eisentherapie** ist wegen ihrer Nebenwirkungen (u.a. Thrombophlebitis, Kopfschmerzen, Urtikaria, Fieber, anaphylaktische Reaktionen, Eisenüberladung) nur bei strengster Indikation – Resorptionsstörung bei gesichertem Eisenmangel – und unter einer genauen Berechnung der erforderlichen Eisenmenge angezeigt.

Prophylaxe: Frühgeborenen, dystrophen Neugeborenen und Säuglingen nach Austauschtransfusion gibt man vom 2.–12. Lebensmonat ein Ferropräparat oral (1–3 mg/kg KG/d). Kindern mit zyanotischem Herzfehler und Hypochromie (MCH < 25 pg) erhalten Eisen oral zur Prophylaxe von thromboembolischen Komplikationen, die bei hohem Hämatokrit aufgrund der rigiden Anulozyten verstärkt auftreten können.

▶ **Klinischer Fall.** Ein 2-jähriger Junge wurde wegen eines Herzgeräusches, das auch als Ursache für die zunehmende Müdigkeit angesehen wurde, überwiesen. Er erhielt bisher nur Milch ohne Beifütterung. Bei der Untersuchung fiel ein 3/6-Systolikum mit p.m. im 2. ICR rechts parasternal auf. Die kardiologische Abklärung war unauffällig. Im Blutbild fiel eine mikrozytäre Anämie auf (Hb 7,3 g/dl, MCV 57 fl), im Blutausstrich hypochrome Anulozyten (MCH 15 pg) (Abb. **14.2**). Die Verdachtsdiagnose Eisenmangelanämie wurde durch die verminderte Konzentration von Gesamteisen und Ferritin bestätigt. Unter der Therapie mit Eisen verschwanden Herzgeräusch und Anämie.

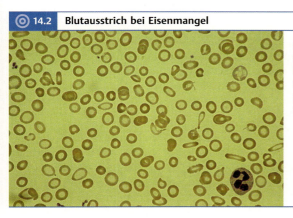

14.2 Blutausstrich bei Eisenmangel

Auffallend sind die kleinen Anulozyten, die eine zentrale hämoglobinarme Zone aufweisen. Zum Größenvergleich rechts unten ein Granulozyt.

Eisenverteilungs- oder Eisenverwertungsstörung

Differenzialdiagnostisch muss man bei einer mikrozytären, hypochromen Anämie auch an eine **Eisenverteilungsstörung** denken, wie sie bei **chronischen Infektionen** oder **Tumoren** (z.B. **Morbus Hodgkin**) auftritt: Es findet eine Verschiebung des Eisens in das RES statt. Im Gegensatz zum Eisenmangel ist der Serumferritingehalt normal oder erhöht (s. Tab. **14.3**, S. 446), eine Eisentherapie ist nicht indiziert!

Zu den **Eisenverwertungsstörungen** zählt der **Transferrinmangel**. Der äußerst seltene **hereditäre Transferrinmangel** (Transferrin < 50 mg/dl) führt meist früh zum Tode infolge von Infektionen (Transferrin wirkt als humoraler Antikörper), Anämie und Siderose lebenswichtiger Organe. **Sekundär** kann ein Transferrinmangel durch Hyperlipidämie **bei nephrotischem Syndrom** durch minimale Glomerulusläsionen auftreten. Der Transferrinspiegel liegt < 150 mg/dl.

Sideroblastische (sideroachrestische) Anämien sind ebenfalls Folge einer Eisenverwertungsstörung, und zwar bei der Hämsynthese. Der Eisen- und Ferritinspiegel im Serum ist erhöht, Transferrin erniedrigt, die Eisenbindungskapazität herabgesetzt. Die Erythroblasten im Knochenmark enthalten vermehrt Eisengranula **(Sideroblasten)**. Neben der **hereditären** X-chromosomal vererbten sideroachrestischen Anämie kommen **sekundäre Formen** bei Bleivergiftung, Urämie, Myelodysplasie, akuter myeloischer Leukämie, Medikamenteneinnahme (u. a. Chloramphenicol, Tuberkulostatika) und Infektanämie vor. Die **Bleivergiftung** geht mit einer mikrozytär-hypochromen und mäßig hämolytischen Anämie mit **basophiler Tüpfelung** der Erythrozyten einher. Da auch ein **Vitamin-B$_6$-(Pyridoxin-)Mangel** eine sideroblastische Anämie hervorrufen kann, ist ein Therapieversuch mit Pyridoxin (50–300 mg/d) angezeigt.

▶ **Merke.** Wenn ein echter Eisenmangel ausgeschlossen wurde, bedürfen Patienten mit mikrozytärer Anämie im Allgemeinen keiner Eisentherapie.

Thalassämie

▶ **Definition.** Bei der Thalassämie handelt es sich um eine heterogene Krankheitsgruppe, die durch eine autosomal-rezessiv vererbte quantitative Störung der Hämoglobin-Polypeptidketten-Synthese verursacht wird. Bei verminderter Synthese der α-Ketten spricht man von α-Thalassämie, bei verminderter Synthese der β-Ketten von β-Thalassämie.

▶ **Merke.** Hämoglobin-Defekte mit einer **verminderten Synthese von normal strukturierten Hämoglobin-Polypeptidketten** bezeichnet man als **Thalassämie-Syndrome**, während **krank machende Abweichungen von der Normalstruktur**, wie z. B. das Hb S (Sichelzellanämie, s. S. 455), als **Hämoglobinopathien** eingeordnet werden.

Häufigkeit und Vorkommen: Das β-Thalassämie-Gen ist weit verbreitet in den östlichen Mittelmeerländern (griechisch: thalassa), in Arabien und in Afrika. Das α-Thalassämie-Gen findet man häufiger in Indien und Südostasien. In Deutschland werden Thalassämien zumeist in Familien beobachtet, die aus diesen Gebieten stammen.

Pathogenese: Das **Hämoglobinmolekül** besteht aus vier Häm-Gruppen mit einem Protoporphyrin-Ring als eisentragendem Grundgerüst und aus vier Globin-Polypeptidketten, von denen je zwei identisch sind. Bei **Normalpersonen** kommen die Hämoglobine HbA$_1$, HbA$_2$ und HbF vor. HbA besteht aus zwei α- und zwei β-Ketten, HbA$_2$ aus zwei α- und zwei δ-Ketten und HbF, das beim Neugeborenen überwiegt, aus zwei α- und zwei γ-Ketten. Innerhalb der ersten Lebenswochen nimmt **HbF** stark ab und erreicht **nach dem 6.–8. Lebensmonat Erwachsenenwerte**. Die prozentuale Normalverteilung (Mittelwerte von elektrophoretischen Messungen) ist in Tab. 14.4 aufgeführt.
Bei **Thalassämien** ist die Synthese der Polypeptidketten gestört. Nach der betroffenen Polypeptidkette unterscheidet man α-, β-, γ- und δ-Thalassämien. Die β-Thalassämien haben die größte klinische Bedeutung, die α-Thalassämien und andere Thalassämieformen sind viel seltener. Bei β-**Thalassämien** werden kompensatorisch γ- und δ-Ketten gebildet, dadurch ist der Anteil von HbF und HbA$_2$ im Vergleich zu Normalpersonen erhöht (Tab. 14.4). Bei α-**Thalassämien** entste-

14.1 Erkrankungen des erythrozytären Systems

14.4 Hb-Verteilung bei Normalpersonen und Thalassämie

Hämoglobin	Ketten	normal	erhöht bei	vermindert bei
A_1	$\alpha_2\beta_2$	97 %	–	β-Thalassämie, α-Thalassämie
A_2	$\alpha_2\delta_2$	2–3 %	β-Thalassämie • T. major: 1–4 % • T. minor: > 3 %	α-Thalassämie
F	$\alpha_2\gamma_2$	0,5 % Neugeborene > 70 %	β-Thalassämie • T. major: 20–90 % • T. minor: gering	
H	β_4	0 %	α-Thalassämie	
Barts	γ_4	0 %	α-Thalassämie	

hen vermehrt β- bzw. γ-Tetramere; β-Tetramere (β₄) werden als HbH, γ-Tetramere (γ₄) als HbB oder HbBarts bezeichnet. Da der vollständige Wechsel von HbF nach HbA erst nach Monaten erfolgt, treten erste Symptome im 3. Lebensmonat auf, bei α-Thalassämie dagegen bereits beim Feten und Neugeborenen.

▶ **Merke.** Als Folge des gestörten Gleichgewichts der Polypeptid-Ketten-Synthese kommt es zu hypochromer Anämie, Hämolyse und ineffektiver Erythropoese.

◀ Merke

Die **hypochrome Anämie** ist durch den intrazellulären Hämoglobinmangel aufgrund der verminderten α- bzw. β-Ketten-Synthese bedingt. Die kompensatorisch vermehrt gebildeten Ketten liegen frei vor, sind in dieser Form instabil und denaturieren intrazellulär zu Innenkörpern. Dabei wird die Lipidperoxidation an der Membran aktiviert. Beide Vorgänge bewirken eine Verkürzung der Lebensdauer der Erythrozyten in der Peripherie (**hämolytische Anämie**) und im Knochenmark eine gesteigerte, aber **ineffektive Erythropoese**. Es besteht ein intrazellulärer Eisenüberschuss. Die chronische Anämie mit enorm gesteigerter Erythropoese führt durch die extrem **gesteigerte Eisenresorption** und die **periphere Hämolyse** zur **Eisenüberladung (Hämosiderose)**, deren Folgen Lebenserwartung und Lebensqualität bestimmen.

Die **hypochrome Anämie** ist durch den intrazellulären Hämoglobinmangel aufgrund der verminderten α- bzw. β-Ketten-Synthese bedingt. Lipidperoxidation und eine verkürzte Lebensdauer der Erythrozyten aufgrund Instabilität freier, im Überschuss gebildeter Ketten führen zu **hämolytischer Anämie** und **ineffektiver Erythropoese**. Die verstärkte Eisenresorption führt zu **Hämosiderose**.

β-Thalassämien

Klinik: Die **homozygote Form** der β-Thalassämie (Cooley-Anämie, Thalassaemia major, klassische Mittelmeeranämie) manifestiert sich ab dem 3.–4. Lebensmonat, wenn der Wechsel in der Synthese von γ- auf β-Ketten unterbleibt. Es finden sich die **Zeichen einer schweren Anämie**: Blässe, Dyspnoe und Tachykardie unter Belastung, evtl. auch in Ruhe. Das Wachstum kann verzögert sein. Aufgrund der gesteigerten Erythropoese sind die Knochenmarkräume stark erweitert. Dies äußert sich in einem **verbreiterten Gesichtsschädel** und ausgeprägter **Hepato- und Splenomegalie** (Abb. 14.3a). **Unbehandelt** führt die Eiseneinlagerung zur **Leber- und Herzinsuffizienz** und zu **endokrinen Störungen** (Hypothyreose, Hypogonadismus, Hypoparathyreoidismus und Diabetes) und damit zum frühzeitigen Tod.

Die **heterozygote** Form ist im Allgemeinen **asymptomatisch** und wird meist zufällig entdeckt. Meist besteht keine Anämie, sondern nur eine Hypochromie und Mikrozytose (**Thalassaemia minor bzw. minima**). Besteht eine geringgradige Anämie, meist mit Ikterus und Splenomegalie, spricht man von **Thalassaemia intermedia** (s. S. 451).
Obwohl Träger der heterozygoten Form der β-Thalassämie meist asymptomatisch sind, ist es wichtig, sie zu identifizieren, um eine unnötige Eisentherapie zu vermeiden und an eine gesteigerte Hämolyse und evtl. transfusionsbedürftige Anämie bei viralen Infekten zu denken.

Diagnostik: Im **Blutbild** fallen bei **Thalassaemia major** neben der schweren Anämie (Hb meist < 8 g/dl) eine ausgeprägte **Mikrozytose** (MCV < 70 fl) und Hypo-

β-Thalassämien

Klinik: Die **homozygote Form** der β-Thalassämie (Thalassaemia major) manifestiert sich ab dem 3.–4. Lebensmonat. Es finden sich die **Zeichen einer schweren Anämie**, ein **verbreiterter Gesichtsschädel, Hepato- und Splenomegalie** (Abb. 14.3a) und evtl. Wachstumsverzögerung. **Unbehandelt** führt die Eiseneinlagerung zur **Leber- und Herzinsuffizienz**, zu endokrinen Störungen und zum frühzeitigen Tod.

Die **heterozygote Form** ist in der Regel **asymptomatisch**, meist findet sich nur eine Hypochromie und Mikrozytose (**Thalassaemia minor** bzw. **minima**). Die Identifizierung ist wichtig, um eine unnötige Eisentherapie zu vermeiden.

Diagnostik: β-Thalassämien: Im Blutbild fallen bei **Thalassaemia major** eine schwere

Anämie, ausgeprägte **Mikrozytose** und **Hypochromie** auf. Im Blutausstrich findet man eine **Anisozytose**, **Poikilozytose** und häufig **Targetzellen**. Entscheidend für die Diagnose ist die **pathologische Hämoglobin-Elektrophorese** (s. Tab. **14.4**). Der **Serumeisen- und der -ferritinspiegel** sind **normal bis erhöht**. Das Röntgenbild zeigt einen **Bürstenschädel** (Abb. **14.3b**).

Thalassaemia minor und **minima** zeigen meist **keine** oder nur eine **geringe Anämie**, jedoch **Hypochromie** und **Mikrozytose**. **HbA$_2$** ist auf das Doppelte der Norm **erhöht**. HbF kann gering erhöht sein.

chromie (MCH < 25 pg) auf. Im **Blutausstrich** findet man eine **Anisozytose**, **Poikilozytose** und häufig **Targetzellen**, die aber auch bei anderen ausgeprägten Mikrozytosen vorkommen können. Entscheidend für die Diagnose ist die **pathologische Hämoglobin-Elektrophorese**. Aufgrund der verminderten β-Ketten-Synthese ist die HbA$_1$-Synthese reduziert. Dagegen ist der Anteil von HbF am Hämoglobin auf Werte zwischen 20 und 90 %, der Anteil von HbA$_2$ auf Werte zwischen 1 und 4 % erhöht (s. Tab. **14.4**). Der **Serumeisen- und der Serumferritinspiegel** sind **normal bis erhöht**. Das Röntgenbild zeigt einen **Bürstenschädel** (Abb. **14.3b**).

Bei der β-**Thalassaemia minor** und **minima** findet sich im Allgemeinen **keine oder nur eine geringgradige Anämie** (Hb > 10 g/dl), sondern nur eine **Hypochromie** und **Mikrozytose**. Ist die Anämie stärker ausgeprägt, ist an eine Thalassaemia intermedia oder einen Eisenmangel zu denken. Die **Hämoglobin-Elektrophorese** zeigt eine **Zunahme des HbA$_2$-Anteils** auf das Doppelte der Norm. Der Anteil von HbF kann gering erhöht sein.

14.3 Hepatosplenomegalie (a) und Bürstenschädel (b) bei Thalassämie

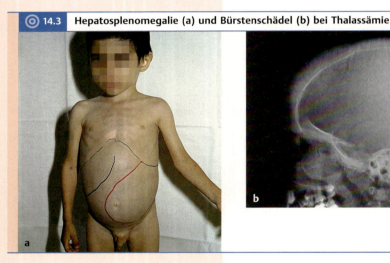

a 10-jähriger Junge mit Thalassaemia major, der aus religiösen Gründen keine Bluttransfusion erhalten hatte. Die Hepatosplenomegalie ist gekennzeichnet. **b** Bürstenschädel bei einem Kind mit Thalassämie.

Therapie: Bei der **Thalassaemia major** werden in regelmäßigen Abständen Erythrozyten substituiert (Hypertransfusion). Um einer Hämosiderose vorzubeugen, verabreicht man mit Beginn der Transfusionen Chelatbildner. Wegen der Gefahr der Hämosiderose ist die **Gabe von Eisen kontraindiziert**. Eine **Splenektomie** sollte in Betracht gezogen werden bei ausgeprägter Splenomegalie, Hyperspleniesyndrom mit Leuko- und Thrombozytopenie oder einem Transfusionsbedarf von 250 ml Konzentrat/kg KG/Jahr. Die **Knochenmarktransplantation** ist derzeit die einzige kurative Therapieoption.

Therapie: Bei der **Thalassaemia major** ist eine in regelmäßigen Abständen – etwa alle 3 Wochen – die Substitution von Erythrozyten erforderlich mit dem Ziel, einen Abfall des Hb-Spiegels unter 10,5 g/dl zu vermeiden und den Spiegel auf 13 – 14 g/dl anzuheben. Mit dieser frühzeitigen **Hypertransfusion,** die nicht erst bei kardiovaskulären Symptomen einsetzen soll, wird eine ineffektive Erythropoese unterdrückt und damit eine Brüchigkeit der Knochen durch ausgeweitete Markräume und eine extramedulläre Erythropoese in Milz und Leber vermieden. Somit wird die Leistungsfähigkeit zwar verbessert und die Ursache der Wachstumsverzögerung beseitigt, aber eine Eisenüberladung in Kauf genommen. Wegen der Gefahr der Hämosiderose ist eine **Eisengabe kontraindiziert**. Zur Hämosideroseprophylaxe sollten bereits im Kleinkindesalter bei Beginn der Transfusionen kontinuierlich **Chelatbildner** (**Deferoxamin**) verabreicht werden. Sie steigern die Eisenausscheidung im Urin und im Stuhl. Eine **Splenektomie** sollte erwogen werden, wenn die Größe der Milz solche Ausmaße annimmt, dass eine erhöhte Verletzungsgefahr besteht, wenn ein Hyperspleniesyndrom mit Leuko- und Thrombozytopenie vorliegt oder der Transfusionsbedarf auf 250 ml Konzentrat/kg KG/Jahr ansteigt. Die **Knochenmarktransplantation** ist derzeit die einzige kurative Therapieoption.

Prognose: Die Prognose der **Thalassaemia major** wird weitgehend von der Entwicklung einer durch Eisenablagerung bedingten Kardiomyopathie bestimmt.

Prognose: Die Prognose der **Thalassaemia major** wird weitgehend von der Entwicklung einer durch Eisenablagerung bedingten Kardiomyopathie bestimmt. Bei strikter Einhaltung der Therapie können die Patienten das 3. – 4. Lebensjahrzehnt mit unterschiedlich starker Invalidisierung erreichen.

α-Thalassämien

Klinik: Im Normalfall erbt ein Kind zwei α-Ketten-Gene von jedem Elternteil; Patienten mit α-Thalassämien besitzen infolge Deletion weniger als vier α-Ketten-Gene. Die Symptomatik hängt von der Zahl der vorhandenen α-Ketten-Gene ab: Bei Deletion aller vier α-Ketten-Gene entstehen ausschließlich funktionslose Tetramere der γ-Ketten (Hb Barts). Dieses sog. **Hb-Barts-Hydrops-fetalis-Syndrom** ist mit dem Leben nicht vereinbar. Bei Deletion von drei α-Ketten-Genen bilden sich Tetramere aus β-Ketten (**HbH-Krankheit**). Es besteht eine mäßiggradige hämolytische Anämie. Die Deletion von zwei α-Ketten führt zur heterozygoten Form der α-Thalassämie, bei der eine leichte mikrozytäre Anämie mit relativer Erythrozytose besteht (**Thalassaemia minima**). Die Deletion einer α-Kette fällt weder klinisch noch laboranalytisch auf und wird meist nur im Rahmen einer Familienuntersuchung entdeckt.

Diagnostik: Beim **Barts-Hydrops-fetalis-Syndrom** besteht eine schwere Anämie mit Mikrozytose und Hypochromie. Die Hämoglobin-Elektrophorese zeigt γ-Tetramere (s. Tab. **14.4**, s. S. 449). Bei der **HbH-Krankheit** finden sich eine Anämie mit Mikrozytose und Hypochromie, Targetzellen und Heinz-Innenkörper; die Hämoglobin-Elektrophorese zeigt β-Tetramere (s. Tab. **14.4**, s. S. 449). Bei Deletion zweier α-Ketten-Gene finden sich lediglich eine Mikrozytose und Hypochromie, aber keine Anämie; die Deletion eines α-Ketten-Gens führt nicht zu hämatologischen Veränderungen.

Therapie: Die leichteren Formen der der α-**Thalassämie** bedürfen keiner speziellen Therapie, für das **Barts-Hydrops-fetalis-Syndrom** gibt es keine Therapie.

Seltene Thalassämievarianten

Unter dem Begriff **Thalassaemia intermedia** werden nach klinischen Gesichtspunkten Patienten eingeordnet, deren Symptome zwischen der Major- und der Minor-Form liegen. Es handelt sich um eine milder verlaufende homozygote oder – seltener – eine schwer verlaufende heterozygote Thalassämie; sie tritt auch bei Kombinationen von α- und β-Thalassämien auf sowie bei homozygoter δβ-Thalassämie, bei der HbH-Erkrankung und bei der heterozygoten Form des Hb Lepore. Bei Letzterem finden sich α-Ketten und Fusionsketten mit β- und γ-Ketten-Aminosäuresequenz. Die homozygote Form des Hb Lepore weist das Krankheitsbild einer Thalassaemia major auf. Obwohl bei Thalassaemia intermedia die Anämie, der Ikterus und die Milzvergrößerung nur mäßig ausgeprägt sind, sind die Patienten wegen der verstärkten Eisenresorption auch ohne Transfusion von Hämosiderose bedroht. Bei Kombinationen von qualitativen und quantitativen Hämoglobinanomalien, wie z. B. der Sichelzell-Thalassämie, finden sich die Symptome beider Erkrankungen.

▶ **Klinischer Fall.** Im Blutbild eines 9 Monate alten gesunden Säuglings fallen eine Hypochromie (MCH 19 pg) und Mikrozytose (MCV 57 fl) bei normalem Hb-Gehalt auf. Im Blutausstrich finden sich eine ausgeprägte Aniso- und Poikilozytose, hypochrome Erythrozyten und viele Targetzellen. Zur Verdachtsdiagnose Thalassaemia minor passt nur der badische Familienname nicht. Die Mutter stammt jedoch aus Südostasien, die Diagnose β-Thalassaemia minor wird durch die Hb-Elektrophorese (HbF: 10,6 %, HbA$_2$ 5,5 %) bestätigt und auch bei der Mutter gestellt.

14.1.3 Normozytäre Anämie

▶ **Definition.** Anämie, bei der Volumen (MCV) und Hämoglobingehalt (MCH) der Erythrozyten im Normbereich (s. Tab. **5.2**, S. 74) liegen. Eine normozytäre Anämie ist im Allgemeinen auch normochrom.

Ätiologie und Pathogenese: Als Ursachen kommen **Blutverlust**, **Hämolyse** und eine reduzierte Produktion von roten Vorstufen im Knochenmark bei **Knochenmarkinsuffizienz** in Betracht. Bei einer Hämolyse oder einem chronischen Blut-

Bei Hämolyse oder chronischem Blutverlust sind die Retikulozyten erhöht, bei Knochenmarkinsuffizienz erniedrigt.

verlust beträgt die Abnahme der Erythrozytenzahl pro Tag bedeutend mehr als 1 % und ist mit einer reaktiven Zunahme der Retikulozytenzahl (Index > 3 %) verbunden, während bei einer Knochenmarkinsuffizienz die Erythrozytenzahl langsamer abnimmt (Überlebenszeit der Erythrozyten etwa 120 Tage) und erythrozytäre Regenerationszeichen nicht vorhanden sind.

Diagnostik: Suche nach einer **Blutungsquelle** und **Erythrozytenanomalien.** Bei negativem Ergebnis Knochenmarkuntersuchung **(Biopsie).**

Diagnostik: Sie umfasst eine sorgfältige Suche nach einer **Blutungsquelle,** nach morphologischen, osmotischen und enzymatischen **Besonderheiten der Erythrozyten** und bei negativem Ergebnis eine Untersuchung des Knochenmarks **(Biopsie).**

Blutungs- oder Verlustanämie

▶ Definition

▶ **Definition.** Eine Blutungs- oder Verlustanämie ist die Folge eines akuten oder chronischen Blutverlusts. Meist ist sie normozytär und normochrom, kommt es infolge der Blutung jedoch zu Eisenmangel, kann sie mikrozytär und hypochrom sein.

Ätiologie: Ursachen bei **Neugeborenen** sind fetomaternale und fetofetale Transfusion und Vitamin-K-Mangel, bei **Säuglingen** Vitamin-K-Mangel, häufige Blutabnahmen und Kuhmilchallergie. Ursachen im **Kindesalter** sind Meckel-Divertikel, Ösophagitis, Ulkus sowie hämorrhagische Diathesen.

Ätiologie: Ursachen bei **Neugeborenen** sind eine **fetomaternale** oder, bei eineiigen Zwillingen, eine **fetofetale Transfusion** und **Vitamin-K-Mangel.** Letzterer führt auch bei **Säuglingen,** besonders voll gestillten, zu Magen-Darm-Blutungen und z. T. beträchtlichem akuten Blutverlust. Bei Säuglingen kommen außerdem **wiederholte Blutentnahmen** sowie eine **Kuhmilchallergie** (mit blutigen Diarrhöen) als Ursachen in Betracht. **Jenseits des Säuglingsalters** führen eine **Ösophagitis,** ein **Ulkus, Meckel-Divertikel** oder **hämorrhagische Diathesen** zu Blutverlust, der im letzteren Fall, z. B. retroperitoneal oder bei Muskelblutung, erheblich sein kann.

Pathophysiologie und Klinik: Eine **akute Blutung** führt zu Hypovolämie, diese zum Einstrom von Flüssigkeit aus dem Interstitium in die Gefäße und aufgrund des Verdünnungseffekts zu normochromer Anämie. Bei **chronischer Blutung** kann – besonders bei Kleinkindern – zusätzlich ein Eisenmangel auftreten.

Pathophysiologie und Klinik: Eine **akute Blutung** hat eine Hypovolämie zur Folge, die zum Einstrom von Flüssigkeit aus dem Interstitium in die Gefäße und infolge des Verdünnungseffekts zu einer normochromen Anämie führt. Die Regeneration der Erythrozyten, die sofort einsetzt, macht sich im peripheren Blut erst nach 4–5 Tagen durch Anstieg der Retikulozytenzahl bemerkbar. Bei einer Anämie durch **chronische Blutung** beträgt der wöchentliche Blutverlust zumeist mehr als 10 %. Da 1 ml Blut etwa 0,5 mg Eisen enthält, entwickelt sich besonders bei Kleinkindern aufgrund ihres geringen Eisendepots eine mikrozytäre hypochrome Anämie.

Diagnostik: Stuhl und Urin werden auf Blut untersucht, eine hämorrhagische Diathese wird ausgeschlossen.

Diagnostik: Stuhl und Urin werden auf Blut untersucht, eine hämorrhagische Diathese sowie eine lokale Blutung wird ausgeschlossen. Bei fetomaternaler Transfusion finden sich fetale Blutzellen und somit ein erhöhter Anteil von HbF im Blut der Mutter.

Therapie: Nach Blutstillung erfolgt bei schwerem Blutverlust eine Transfusion mit Vollblut oder Flüssigkeitsersatz, bei kompensiertem Blutverlust orale Flüssigkeitszufuhr. Bei **chronischem Blutverlust** ist eine **Eisentherapie** indiziert.

Therapie: Kausale Therapie ist die **Blutstillung.** Nach starkem Blutverlust mit Zeichen der Hypovolämie ist eine sofortige Transfusion mit Vollblut (20 ml/kg KG) indiziert bzw. im Notfall die Volumensubstitution mit Elektrolytlösung bzw. Plasmaexpandern. Bestehen keine Zeichen der Hypovolämie, kann eine Flüssigkeitssubstitution per os ausreichen. Bei **chronischen Blutungen,** insbesondere bei Kleinkindern, ist eine **Eisentherapie** indiziert (vgl. S. 447).

Hämolytische Anämien

▶ Definition

▶ **Definition.** Als Hämolyse bezeichnet man die Zerstörung von Erythrozyten aus endogener oder exogener Ursache. Die Lebenszeit der Erythrozyten (normal 120 Tage) ist verkürzt.

Ätiologie: Ursachen sind **korpuskuläre** und **extrakorpuskuläre** Veränderungen.

Ätiologie: Als Ursachen kommen **korpuskuläre** (erythrozytäre) Veränderungen in Betracht, z. B. Abnormalitäten der Membran (s. S. 453), der Enzyme (s. S. 455) oder des Hämoglobins (s. S. 455), oder **extrakorpuskuläre** Veränderungen immunologischer oder mechanischer Art.

14.1 Erkrankungen des erythrozytären Systems

Klinik: Es finden sich die allgemeinen Zeichen der Anämie (s. S. 440), ein mehr oder weniger ausgeprägter Ikterus (Skleren) und meist eine Splenomegalie.

Diagnostik: Hinweise auf eine hämolytische Anämie ergeben sich aus der **Anamnese**, z. B. das **Herkunftsland**: In ehemaligen Malaria-Endemiegebieten des Mittelmeerraumes, Afrikas und Asiens kommen hereditäre hämolytische Anämien gehäuft vor. Bei der Charakterisierung der derzeitigen Beschwerden ist auch auf **nichthämatologische Symptome** zu achten, wie rezidivierende Staphylokokkeninfekte der Haut bei Sichelzellanämie oder Gallensteine im Kindesalter bei Sphärozytose. Beim hämolytisch-urämischen Syndrom kann zuerst das Nierenversagen auffallen (s. S. 409 ff). Weiterhin ist auf die **Symptome von Erkrankungen** zu achten, **die eine Hämolyse auslösen** können: Herzklappenfehler, Schock, Pneumonie, Niereninsuffizienz, Infektion oder Stoffwechselstörung. Wichtig ist auch die **Medikamentenanamnese**, da vor allem Antibiotika, Antikonvulsiva und Schmerzmittel zu Hämolyse führen können. Bei hereditären hämolytischen Anämien ist die **Familienanamnese** häufig positiv: Der Glukose-6-Phosphat-Dehydrogenase-Mangel und der Phosphoglyzerat-Kinase-Mangel werden X-chromosomal vererbt, die meisten Glykolyse-Defekte und die Hämoglobinopathien autosomal (s. Tab. **14.1**. S. **441**).

Die **Laboruntersuchung** ergibt eine **normozytäre, normochrome Anämie mit reaktivem Anstieg der Retikulozyten**. Die Diagnose einer Hämolyse ist einfach, wenn Erythrozyten in großer Zahl **intravaskulär lysieren**, z. B. bei akutem Glukose-6-Phosphat-Dehydrogenase-Mangel, hämolytisch-urämischem Syndrom, Klostridiensepsis oder Fehltransfusion. Das Plasma oder Serum ist braun oder rot verfärbt und zeigt damit eine **Hämoglobinämie** von mehr als 0,03 g/dl an. Die Konzentration des **freien Haptoglobins**, dem Bindungsprotein für Hämoglobin, **fällt** bei Hämoglobinämie sehr schnell ab. Die Konzentrationen des **indirekten Bilirubins**, des **Urobilinogens** sowie der **Laktathydrogenase (LDH)**, die durch die Hämolyse aus Erythrozyten freigesetzt wird, sind erhöht. Zur **Hämoglobinurie** kommt es erst, wenn Haptoglobin gesättigt ist (Hb-Haptoglobin wird nicht glomerulär filtriert). Dies ist meist erst bei einer Hämoglobinämie von mehr als 0,1 g/dl der Fall. Differenzialdiagnostisch ist an eine Myoglobinurie zu denken, wobei der Urin, nicht aber das Serum braun oder rot verfärbt ist. Eine **Hämosiderinurie** ist erst Tage nach der Hämolyse nachzuweisen, wenn das freie Hämoglobin nach der Passage durch den Glomerulus in die Tubuluszellen der Niere aufgenommen wurde, so dass im Urinsediment eisenhaltige Zellen nachgewiesen werden können. Wichtige Informationen über die Ursache der Hämolyse erhält man aus dem **Blutausstrich** in Form von Kugelzellen, Sichelzellen, Elliptozyten, Fragmentozyten, Targetzellen oder Malariaerregern in Erythrozyten.

Der **Autohämolyse-Test** ist ein guter Übersichtstest für korpuskuläre hämolytische Anämien: Er misst die Autohämolyse von frisch gewonnenen Erythrozyten und von Erythrozyten, die für 48 Stunden bei 37 °C mit und ohne Glukose-Zusatz inkubiert wurden.

Weitere wichtige ätiologische Hinweise ergeben die **Untersuchung der Erythrozytenenzyme** (s. u.) und **immunologische Teste** wie der **Coombs-Test** (Anti-Humanglobulin-Test): Im **direkten Coombs-Test** wird Anti-Humanglobulin-Serum, das durch Immunisierung von Kaninchen mit menschlichem Globulin gewonnen wurde, mit Erythrozyten des Patienten inkubiert. Sind die Erythrozyten mit inkompletten Antikörpern beladen, kommt es zur Agglutination. Im **indirekten Coombs-Test** wird Patientenserum mit Testerythrozyten inkubiert. Befinden sich im Patientenserum inkomplette Antikörper, besetzen sie die Testerythrozyten und nach Inkubation mit Anti-Humanglobulin-Serum kommt es zur Agglutination.

Defekte der Erythrozytenmembran

Ätiologie und Häufigkeit: Defekte der Erythrozytenmembran finden sich bei der **hereditären** (zumeist autosomal-dominanter, seltener rezessiver Erbgang) **Sphärozytose** (Kugelzellanämie), der **hereditären Stomatozytose** (Hydrozytose) und der **hereditären Elliptozytose**.

Klinik: Es finden sich Zeichen der Anämie (s. S. 440), ein Ikterus und meist eine Splenomegalie.

Diagnostik: Anamnestische Hinweise:
1. Herkunft aus Mittelmeerraum, Afrika, Asien
2. nichthämatologische Symptome wie rezidivierende Staphylokokkendermatitiden oder Gallensteine
3. Begleiterkrankung, wie Herzklappenfehler, Schock, Pneumonie, Niereninsuffizienz, Infektion, Stoffwechselstörung
4. Medikamente, insbesondere Antibiotika, Antikonvulsiva, Analgetika.

Die **Laboruntersuchung** zeigt eine **normozytäre, normochrome Anämie mit reaktivem Anstieg der Retikulozyten**. Das Plasma oder Serum ist braun oder rot verfärbt (**Hämoglobinämie** > 0,03 g/dl). Die Konzentration des **freien Haptoglobins fällt**. Die Konzentrationen des **indirekten Bilirubins, Urobilinogens** und der **Laktathydrogenase (LDH)** sind erhöht. Zur **Hämoglobinurie** kommt es erst, wenn Haptoglobin gesättigt ist. Eine **Hämosiderinurie** ist erst einige Tage später nachzuweisen. Wichtige Informationen über die Ursache der Hämolyse erhält man aus dem **Blutausstrich** (Kugelzellen, Sichelzellen, Fragmentozyten, Targetzellen, Malariaerreger in Erythrozyten).

Der **Autohämolyse-Test** ist ein guter Übersichtstest für korpuskuläre hämolytische Anämien.

Weitere wichtige ätiologische Hinweise ergeben die **Untersuchung der Erythrozytenenzyme** (s. u.) und **immunologische Teste** wie der **Coombs-Test** (Anti-Humanglobulin-Test): Der **direkte Coombs-Test** weist mit inkompletten Antikörpern beladene Erythrozyten nach. Der **indirekte Coombs-Test** erfasst freie inkomplette Antikörper im Patientenserum.

Defekte der Erythrozytenmembran

Ätiologie und Häufigkeit: Defekte der Erythrozytenmembran finden sich bei den hereditären Erkrankungen **Sphärozytose** (Kugelzellanämie), **Stomatozytose** (Hydrozytose) und **Elliptozytose**.

- **Hereditäre Sphärozytose:** Sie ist die häufigste erbliche hämolytische Anämie in Mitteleuropa (1 auf 5000 Lebendgeburten). Ursache ist ein Defekt der Erythrozytenmembranproteine, meist handelt es sich um einen Mangel an Spektrin. Der meist autosomal-dominant, seltener autosomal-rezessiv vererbte Membrandefekt führt zu **verminderter osmotischer Resistenz** der Erythrozyten, sie nehmen durch Wassereinstrom **Kugelform** an und sind somit weniger flexibel. Dadurch ist ihre Passage durch die Milzsinus erschwert und es kommt zur Hämolyse.

Klinik: Bei fast 50% der Patienten findet sich bereits im Neugeborenenalter ein Ikterus. Die Konzentration des indirekten Bilirubins ist erhöht, daher können bereits im Kindesalter Bilirubin-Gallensteine auftreten. Jenseits des Neugeborenenalters finden sich fast immer **Blässe**, **Ikterus** und **Splenomegalie** in unterschiedlich starker Ausprägung. Systemische Infektionen können **hämolytische Krisen** auslösen; bei Infektionen mit Parvovirus 19 kann darüber hinaus die Erythropoese zum Erliegen kommen mit der Folge einer **aplastischen Krise**. **Megaloblastäre Krisen** entstehen durch Folsäuremangel bei verstärkter Erythropoese.

Diagnostik: Im **Labor** findet sich eine **normozytäre, normochrome Anämie**. Die Retikulozytenzahl im Blutausstrich ist erhöht, außerdem finden sich kleine und farbdichte Sphärozyten (> 10%, s. Abb. **14.1d**, S. 443). Sphärozyten kommen aber auch bei Autoimmunhämolyse, bei AB0-Inkompatibilität des Neugeborenen und bei Hämoglobin-C-Anomalien vor. Das mittlere Erythrozytenvolumen ist normal, obwohl der Ausstrich eine Mikrozytose vortäuscht (Price-Jones-Kurve nach links verschoben). **Beweisend** für eine Sphärozytose ist die **reduzierte osmotische Resistenz**. Bei aplastischen Krisen wird der Stopp der Erythropoese durch ein Absinken der Retikulozytenzahl angezeigt.

Therapie: Bei schwerer Verlaufsform (hoher Transfusionsbedarf) ist die **Splenektomie** die **Therapie der Wahl**, obwohl dadurch die Zahl der Sphärozyten nicht abnimmt. Nach der Milzentfernung ist die Lebenszeit der Erythrozyten trotz des weiter bestehenden Membrandefekts normal, die Anämie und der Ikterus verschwinden. Wegen erhöhter Infektionsgefahr ist die Splenektomie erst nach dem 6. Lebensjahr und nach Pneumokokken- und Haemophilus-influenzae-Impfung sowie anschließender Penicillin-Prophylaxe angezeigt. **Bluttransfusionen** erfolgen nur bei **aplastischen Krisen** und aus **vitaler Indikation**. Megaloblastäre Krisen können durch die tägliche Gabe von Folsäure vermieden werden.

- **Hereditäre Stomatozytose:** Hier besteht ein Defekt der Membranlipide und der Membranproteine. Eine erhöhte Permeabilität der Erythrozytenmembran für Na- und K-Ionen führt zu gesteigertem Einstrom von Natrium und infolgedessen von Wasser in die Erythrozyten. Es kommt zur **osmotischen Hämolyse**. Enzymstörungen wie eine verminderte Glutathionkonzentration sind sekundär. Die Erythrozyten sind rund und zeigen eine becherförmige Einstülpung und eine mundförmige zentrale Aufhellung (**Stomatozyten**, s. Abb. **14.1g**, S. 443).

Klinik: Die autosomal-dominante Form hat einen milden Verlauf, die seltene autosomal-rezessive Form geht mit einer hochgradigen Anämie und Splenomegalie bereits im Kleinkindesalter einher. Aplastische Krisen sind möglich.

Diagnostik: Im Labor finden sich die Zeichen der hämolytischen Anämie und Stomatozyten (5–50% der Erythrozyten). Sie haben eine **reduzierte osmotische Resistenz**. Stomatozyten kommen jedoch auch bei anderen Krankheiten vor (z. B. bei Leberzirrhose, Bleivergiftung, Morbus Duchenne), selten auch bei Gesunden (normalerweise < 3%).

Differenzialdiagnose: Abzugrenzen ist die hereditäre **Xerozytose**, die eine ähnliche Pathogenese wie die Stomatozytose hat, sich von ihr aber durch eine erhöhte osmotische Resistenz der Stomatozyten und das Vorkommen von Targetzellen unterscheidet.

Therapie: Die Splenektomie bringt keine Besserung.

- **Hereditäre Elliptozytose:** Hierbei handelt es sich um unterschiedliche Membrandefekte, die die Bindung von Spektrin, Aktin oder Glycaphorin betreffen. Die Anämiesymptome sind daher unterschiedlich ausgeprägt. Diagnostisch hinweisend sind Elliptozyten im peripheren Blutausstrich.

- **Hereditäre Elliptozytose:** Es kommen unterschiedliche Membrandefekte mit unterschiedlichen Anämiesymptomen vor.

▶ **Klinischer Fall.** Das 6-jährige Mädchen kam wegen eines hartnäckigen Hustens und zunehmender Müdigkeit zur Aufnahme. Neben dem Lungenbefund, der auf eine Mykoplasmenpneumonie zurückzuführen war, fielen Blässe sowie eine deutlich vergrößerte Milz auf. Das Hb betrug 7,4 g/dl, die Retikulozytenzahl war erhöht. Im Blutausstrich fanden sich Sphärozyten, die Price-Jones-Kurve war nach links verschoben. Die Verdachtsdiagnose Kugelzellanämie wurde durch die verminderte osmotische Resistenz bestätigt. Beim Vater, seiner Mutter und seiner Schwester bestand ebenfalls eine Kugelzellanämie. Nach wiederholten hämolytischen Krisen und Gallensteinkoliken wurden im Alter von 7 Jahren eine Splenektomie und eine Cholezystektomie durchgeführt. Seither ist das Mädchen beschwerdefrei.

◀ Klinischer Fall

Defekte der Erythrozytenenzyme

Verschiedene hereditäre Defekte der Erythrozytenenzyme führen durch Stoffwechselstörungen zu einer **sekundären Membranschädigung** oder einer **erhöhten Anfälligkeit gegenüber oxidativem Stress**. Dieser wird durch Favabohnen, Infektionen und Medikamente (z. B. Aniline, Methylenblau, Naphthalin, Sulfonamide, bei hoher Dosierung auch Phenazetin, Acetylsalicylsäure, Vitamin C, Paracetamol, Chloramphenicol, Trimethoprim, Nitrofurantoin, Tuberkulostatika) ausgelöst.

Defekte der Erythrozytenenzyme

Verschiedene hereditäre Enzymdefekte führen durch Stoffwechselstörungen zu **sekundärer Membranschädigung** oder **erhöhter Anfälligkeit gegenüber oxidativem Stress**. Auslöser sind Favabohnen, Infektionen und Medikamente.

Glukose-6-Phosphat-Dehydrogenase-Mangel: Er wird X-chromosomal rezessiv vererbt. Betroffene erkranken seltener an Malaria als Personen ohne diesen Enzymdefekt. Aufgrund dieses Selektionsvorteils ist der Glukose-6-Phosphat-Dehydrogenase-Mangel in Malariagebieten verbreitet. Vor allem bei Neugeborenen, insbesondere Frühgeborenen, führen die o. g. Medikamente zu hämolytischen Krisen und infolgedessen zu Hämoglobin- und Methämoglobinämie. Im Blutbild findet man als Folge der oxidativen Schädigung **Heinz-Innenkörper**. Schwere hämolytische Krisen werden mit Erythrozyten-Transfusionen behandelt. Eine Splenektomie ist nicht erforderlich. Die oxidierenden Noxen müssen vermieden werden.

Glukose-6-Phosphat-Dehydrogenase-Mangel: Der X-chromosomal rezessiv vererbte macht Betroffene resistenter gegenüber Malaria, er ist daher in Malariagebieten verbreitet. Vor allem bei Neu- und Frühgeborenen führen die o. g. Noxen zu Hämolyse. Im Blutbild findet man **Heinz-Innenkörper**.

Pyruvatkinase-Defekt (Pyruvatkinasemangel): Er wird autosomal-rezessiv vererbt und hat eine chronische hämolytische Anämie unterschiedlicher Ausprägung zur Folge. Bei Neugeborenen kann der Pyruvatkinase-Defekt zu einer austauschpflichtigen Hyperbilirubinämie führen. In schweren Fällen ist die Splenektomie angezeigt, die im Gegensatz zu anderen nicht-sphärozytären hämolytischen Anämien zu einer Besserung der Symptomatik führt.

Pyruvatkinase-Defekt (Pyruvatkinasemangel): Er wird autosomal-rezessiv vererbt und kann bei Neugeborenen zu austauschpflichtiger Hyperbilirubinämie führen. In schweren Fällen ist die Splenektomie angezeigt.

Seltenere Enzymdefekte: Glukosephosphat-Isomerase-Mangel, Defekte im Adeninnukleotid- und Glutathionstoffwechsel sowie im Pentosephosphat-Zyklus.

Sichelzellanämie und andere Hämoglobinopathien

Sichelzellanämie und andere Hämoglobinopathien

▶ **Definition.** Unter **Hämoglobinopathien** versteht man **qualitative Veränderungen des Hämoblobinmoleküls**, während quantitative Veränderungen als Thalassämie-Syndrome bezeichnet werden. Die Hämoglobinopathien werden autosomal-dominant, die Thalassämien autosomal-rezessiv vererbt.

◀ Definition

Die **Sichelzellanämie** ist die häufigste Hämoglobinopathie überhaupt. Eine Punktmutation im β-Globin-Locus des Chromosoms 11 führt zur Produktion des abnormen **HbS**, das bei der homozygoten Form der Sichelzellanämie (HbSS) bei Abnahme des Sauerstoffdrucks aggregiert und zu sichelförmiger Verformung und Rigidität der Erythrozyten führt. Sie verlegen die Endstrombahn, so dass **thrombotische Komplikationen** auftreten. Patienten mit der heterozygoten Form (HbAS) erkranken seltener an Malaria als Personen ohne HbS. Aufgrund dieses Selektionsvorteils ist die Sichelzellanämie in Malariagebieten häufig.

Die **Sichelzellanämie** ist die häufigste Hämoglobinopathie und besonders in (ehemaligen) Malariagebieten verbreitet (Selektionsvorteil). **HbS** aggregiert bei der homozygoten Form der Sichelzellanämie (HbSS) bei vermindertem Sauerstoffdruck, die Erythrozyten nehmen eine rigide Sichelform an und verlegen die Endstrombahn (**Thrombose**).

Heterozygote zeigen **meist keine Symptome**, selten treten in großen Höhen Schmerzen auf. **Homozygote** sind **in den ersten Lebensmonaten** wegen des noch überwiegenden HbF-Anteils **unauffällig**, da das HbF die Löslichkeit des HbS im Erythrozyten verbessert. Aus demselben Grunde haben Patienten aus dem arabischen Raum, deren HbF-Anteil höher ist, einen leichteren Krankheitsverlauf. **Ab dem 4.–6. Lebensmonat** verursachen die rigiden Sichelzellen äußerst schmerzhafte **Vasookklusionen** und **Infarkte**. Abdominale Koliken und Knocheninfarkte können auftreten, ZNS-Infarkte äußern sich durch Kopfschmerzen, Paresen, Krämpfe und Sehstörungen. Niereninfarkte haben akut eine Hämaturie und langfristig eine Niereninsuffizienz zur Folge. Anfangs besteht eine Splenomegalie, die jedoch durch **rezidivierende Milzinfarkte** in eine Schrumpfung übergeht und mit einem Funktionsverlust einhergeht (funktionelle Asplenie als eine der Ursachen der erhöhten Infektneigung). Das Risiko von Salmonellen-Osteomyelitiden ist gesteigert. Osteomyelitische Herde im Bereich der Metatarsalia und Metakarpalia führen zu einer schmerzhaften Schwellung von Hand- und Fußrücken, dem sog. **Hand-Fuß-Syndrom**.

Parvovirusinfektionen können wie bei Sphärozytose zu **aplastischen Krisen** führen.

Patienten mit der **heterozygoten Form** der Sichelzellanämie sind meist **laboranalytisch unauffällig**, selten finden sich Hämaturie mit Bakteriurie und Hyposthenurie. Ihr Blutbild zeigt meist nur nach Sauerstoffentzug Sichelzellen. Die Hb-Elektrophorese weist etwa 25–40 % HbS auf, der Rest besteht aus HbA mit geringen Mengen von HbF und HbA$_2$. Doppelt Heterozygote z. B. mit Thalassämie oder Hb-C haben gering ausgeprägte Symptome. Im Blutbild von **Homozygoten** werden die typischen **sichelförmigen Erythrozyten** (s. Abb. **14.1e**, S. 443) besonders dann sichtbar, wenn der Finger vor der Kapillarblutabnahme gestaut und dadurch hypoxämisch wurde. Die Hypoxämie, die die Sichelzellbildung fördert, kann auch extravasal in einer Feuchtkammer provoziert werden. Neben den Sichelzellen fallen im Blutbild eine Leukozytose (30 000–40 000/µl bei vasookklusiven Krisen) und eine Thrombozytose auf. Beweisend ist die **Hb-Elektrophorese**, die nur **HbS** mit unterschiedlicher Menge von HbF, jedoch **kein HbA** zeigt.

Die vasookklusiven Krisen werden durch **intravenöse Flüssigkeitszufuhr** und **Azidoseausgleich**, bei ZNS-Symptomatik ggf. durch Austauschtransfusionen behandelt. Bei leichten Schmerzen genügt die Gabe von Acetylsalicylsäure, bei starken Schmerzen können Opioide notwendig sein. Als **Prophylaxe** dient Hydroxyurea, das den Prozentsatz von HbF erhöht. (> 10 % HbF schützt vor Krämpfen und Osteonekrose, > 20 % vor Schmerzattacken.) Im Vergleich zu den vasookklusiven Krisen ist die durch Hämolyse oder aplastische Krisen bedingte Anämie zweitrangig und nur in Ausnahmefällen eine Indikation zur Transfusion. Die einzig **kurative Therapie** ist die **allogene Knochenmarktransplantation**.

Bei der **Hämoglobin-C-Anämie** findet sich eine weitere, instabile Variante des Hämoglobins, die zur intrazellulären Kristallisation neigt. Es besteht eine geringe Anämie mit Splenomegalie und gelegentlichen Gelenkschmerzen sowie eine Neigung zu Salmonellen-Osteomyelitiden.

Immunhämolytische Anämien

Immunhämolytische Anämien sind **erworben**. Sie können durch körperfremde (Allo-)Antikörper oder körpereigene (Auto-)Antikörper bedingt sein. Hämolysen durch **Alloantikörper** sind heute durch die Qualitätssicherung in der Transfusionsmedizin extrem selten. Zum **Morbus haemolyticus neonatorum** s. S. 108 ff. **Autoantikörper** gegen Erythrozyten treten bei unterschiedlichsten Erkrankungen auf, z. B. bei Infektionen, besonders der Atemwege (EBV, Mykoplasmapneumonie, Hepatitis, HIV und andere virale Infekte), malignen Lymphomen und Lupus erythematodes, und nach Einnahme bestimmter Medikamente, z. B. Penicillin und Chinin. Es handelt sich um inkomplette Antikörper, die mit dem Coombs-Test (s. o.) nachweisbar sind. Bei Autoantikörperanämie können zur Immunsuppression Glukokortikoide allein oder mit Immunglobulinen eingesetzt werden. Die Transfusion von Erythrozyten sollte nur bei vitaler Indikation (drohender Blutungsschock) erfolgen.

▶ **Merke.** Bei Autoantikörperanämie sollten aktive Immunisierungen (Impfungen) vermieden werden, da sie – ebenso wie Infektionen – bei Patienten mit Wärmeautoantikörper-Anämie hämolytische Krisen auslösen können.

Mechanische Hämolyse (Schistozytäre hämolytische Anämie)

Ätiologie: Ursache der mechanischen Hämolyse sind meist Hindernisse (Fibrinfäden, Fremdoberflächen) in der arteriellen Strombahn.

Diagnostik: Hinweisend sind im Labor **fragmentierte Erythrozyten** (**Schistozyten**, Eierschalenformen, s. Abb. 14.1c, S. 443) in Verbindung mit Hämolyseparametern. Meist liegt auch eine Thrombozytopenie vor.

Differenzialdiagnose: Differenzialdiagnostisch kommen ein hämolytisch-urämisches Syndrom (s. S. 409), thrombotisch-thrombozytopenische Purpura (TTP), mechanische Herzklappen und eine Abstoßungsreaktion nach Transplantation in Betracht.

Hypoplastische Anämien

▶ **Definition.** Bei hypoplastischen Anämien ist, bedingt durch eine gestörte Bildung oder Ausreifung der Erythrozytenvorstufen, nur die Erythropoese isoliert gedrosselt. Erythrozytäre Regenerationszeichen fehlen.

Akute transiente Erythroblastopenie

Ätiologie: Als Ursache der Verarmung des Knochenmarks an roten Vorstufen wird ein Inhibitor vermutet, der einen Stopp der Erythropoese zwischen Stammzelle und determinierten Erythroblasten verursacht. Auslöser der transienten Erythroblastopenie können Infekte, Medikamente und chronische Hämolysen sein, idiopathische Formen sind jedoch am häufigsten.

Häufigkeit: Die akute transiente Erythroblastopenie ist die häufigste normozytär-normochrome Anämie im Säuglings- und Kleinkindesalter.

Klinik: Es treten Zeichen der Anämie (s. S. 440) ohne Vergrößerung von Leber, Milz und Lymphknoten auf.

Diagnostik: Das Hb kann bis auf 3 g/dl absinken. Es besteht eine **Retikulozytopenie** (Index < 0,3 %). Dadurch unterscheidet sich das Krankheitsbild deutlich von normozytär-normochromen Anämien durch Blutverlust oder durch Hämolyse. Das Knochenmark ist arm an Vorstufen der roten Zellreihe.
Bei manchen Patienten ist auch die Myelopoese reduziert, woraus eine unterschiedlich ausgeprägte Neutropenie, nicht selten auch eine Thrombozytopenie resultieren kann. Die Diagnose kann erschwert sein, wenn sie in der Phase der Regeneration gestellt wird. Dann können die Retikulozytose und die erythropoetische Hyperplasie eine hämolytische Anämie nahe legen, das ansteigende HbF dagegen eine Hämoglobinopathie.

Therapie: Da eine Regeneration der Erythropoese wahrscheinlich ist, kann im Allgemeinen abgewartet werden, besonders dann, wenn ein Retikulozytenanstieg den baldigen Hämoglobinanstieg andeutet. Bluttransfusionen sind nur bei vitaler Indikation (drohender Schock, Herzinsuffizienz) indiziert. Bei der sekundären Form müssen – soweit möglich – alle Auslöser ausgeschaltet werden.

▶ **Klinischer Fall.** Ein 11 Monate altes Mädchen wurde wegen zunehmender Müdigkeit und Ohnmachtsanfällen aufgenommen. Bei der Untersuchung fiel ein gelblich-blasses Hautkolorit auf, das Kind wurde ohnmächtig. Es bestand eine Tachykardie, über dem Erb-Punkt war ein Systolikum der Stärke 2/6 zu auskultieren, über den Karotiden ein Strömungsgeräusch. Es bestand keine Organomegalie. Labor: Hb 4,3 g/dl, MCH 27 pg, Retikulozyten 2 ‰; einmal wurde Erythrozytenkonzentrat (100 ml) gegeben. Wochen später normalisierte sich der Hb-Gehalt. Das Mädchen ist seither unauffällig.

Chronische kongenitale hypoplastische Anämie (Diamond-Blackfan-Anämie)

▶ **Definition.** Progressive, makrozytäre und normochrome Anämie mit selektiver Hemmung der Erythropoese.

Ätiologie: Die Erkrankung kann sowohl autosomal-rezessiv als auch -dominant (Gen-Locus Chromosom 19q13) vererbt werden. Die meisten Fälle treten sporadisch auf. Ursache ist wahrscheinlich eine Anomalie der erythrozytären Stammzellen, die sich nicht durch Erythropoetin stimulieren lassen.

Klinik: Die Anämie äußert sich durch **Blässe**, meist in den ersten 6 Lebensmonaten, in 50 % der Fälle vor dem 3. Lebensmonat, in 35 % bereits bei der Geburt oder innerhalb des 1. Lebensmonats. Oft sind Mangel- oder Frühgeborene betroffen. **Fehlbildungen** wie Mikrozephalus, Mikrophthalmus, Hypertelorismus und hoher Gaumen sind häufig. 50 % der Patienten sind minderwüchsig, 1/3 haben Herzfehler, Nierenmissbildungen oder Fehlbildungen der Finger, insbesondere des Daumens (z. B. einen doppelten und dreigliedrigen Daumen). Die Kinder können geistig retardiert sein.

Diagnostik: MCV und **HbF** sind **erhöht**. HbF weist ein fetales Muster auf, ebenso die Erythrozytenenzyme. Im Blutausstrich finden sich **große Ovalozyten**. Die Zahl der Retikulozyten ist stark vermindert, die der Leukozyten normal, die der Thrombozyten eher erhöht.

Differenzialdiagnose: Eine chronische Erythroblastopenie kann als Begleiterscheinung auftreten bei chronischen Nierenerkrankungen, Hypothyreose, Mangel- und Fehlernährung, Thymom, chronischen Infekten, Nebenniereninsuffizienz, rheumatoider Arthritis, Lupus erythematodes, akuter Leukämie, Hypophyseninsuffizienz und Erkrankungen, bei denen eine Splenomegalie besteht.

Therapie: Die Erkrankung wird mit **Kortikosteroiden** behandelt, die jedoch erst nach dem 1. Lebensjahr verabreicht werden sollen. Im 1. Lebensjahr erfolgen Transfusionen. Bei der Langzeittherapie mit Steroiden darf die Maximaldosis von 0,5 mg/kgKG/d nicht überschritten werden. Bei Nichtansprechen auf Kortikoide müssen die Patienten wiederholt transfundiert werden, dabei ist die Gefahr der Hämosiderose durch Chelatbildner (Deferoxamin) zu reduzieren. Therapieversuche mit hämatopoetischen Wachstumsfaktoren blieben bisher ohne Erfolg. Heilung bringt nur die Knochenmarktransplantation.

Dyserythropoese

▶ **Definition.** Eine Dyserythropoese liegt vor, wenn Retikulozyten im peripheren Blut nicht oder in verminderter Zahl vorhanden sind, obwohl im Knochenmark ausreichend rote Vorstufen zu finden sind. Die Dyserythropoese wird daher auch als pseudoaplastische Anämie, aplastische Anämie mit hyperzellulärem ineffektivem Mark oder Kurzschlusserythropoese bezeichnet.

Ätiologie: Neben autosomal vererbten Formen (kongenitale dyserythropoetische Anämie Typ I–III), die auch zusammen mit rezidivierenden multifokalen Osteomyelitiden auftreten können, kommt eine sekundäre Dyserythropoese bei so unterschiedlichen Krankheitsbildern wie Thalassämie, megaloblastischer Anämie, sideroblastischer Anämie, Osteopetrose, aplastischen Anämien mit Resterythropoese und bei myeloproliferativen Erkrankungen vor.

Klinik und Diagnostik: Die Patienten zeigen die Zeichen einer Anämie, die sich im Blutbild als normozytär und normochrom, gelegentlich aber makrozytär erweist. Die vermehrte Eisenresorption kann zu Symptomen der Eisenüberlagerung (oder Thalassämie) führen. Skelettdeformitäten wie Syndaktylien und Fehlen einzelner Falangen sind vermehrt vorhanden.

Therapie: Sie ist symptomatisch und beschränkt sich auf die Transfusion von Erythrozyten und die Gabe des Chelatbildners Deferoxamin zur Hämosiderose-Prophylaxe.

Aplastische Anämie (Panzytopenie)

▶ **Definition.** Als aplastische Anämie, genauer: Panzytopenie, bezeichnet man eine Verminderung der Erythrozyten, Granulozyten und Thrombozyten im peripheren Blut und ihrer Vorstufen im Knochenmark.

Ätiologie: Meist ist die Ursache unbekannt (**idiopathische Panzytopenie**). **Genetische Formen** der Panzytopenie stellen die Fanconi-Anämie, die Dyskeratosis congenita und das Shwachman-Diamond-Bodian-Syndrom dar. Die **Fanconi-Anämie** wird autosomal-rezessiv vererbt. Der DNA-Repair-Mechanismus ist gestört, es besteht eine abnorme Brüchigkeit der Chromosomen (multiple Chromosomendefekte); das Risiko, an einem Malignom zu erkranken, ist erhöht. Die **Dyskeratosis congenita** wird X-chromosomal-dominant vererbt, das **Shwachman-Diamond-Bodian-Syndrom** autosomal-rezessiv. Die **erworbene Form** der Panzytopenie wird durch Medikamente, Schadstoffe, Strahlen oder Infektionen ausgelöst, die Auslöser lassen sich jedoch – mit Ausnahme der Virushepatitis – nur selten nachweisen.

Klinik: Die Panzytopenie äußert sich durch **Blässe**, **Infektanfälligkeit** (rezidivierende Infekte) und **Blutungsneigung**: **Hautblutungen** und **Nasenbluten** sind häufig. Da die Erkrankung schleichend beginnt, fallen die zunehmende Blässe und eingeschränkte Belastbarkeit zunächst kaum auf. Zumeist erfolgt die Vorstellung des Patienten erst, wenn die Erkrankung weit fortgeschritten ist und disseminierte Blutungen und therapieresistente fieberhafte bakterielle Infekte bestehen.
Die genetischen Formen der Panzytopenie sind oft mit Fehlbildungen assoziiert. Patienten mit **Fanconi-Anämie** sind sehr klein. Oft bestehen Skelettanomalien wie Radiusaplasie, Daumenaplasie und Mikrozephalie; ferner finden sich Hyperpigmentation und Café-au-lait-Flecken. Seltenere Anomalien sind Nierenmissbildungen, Hypogonadismus und Herzfehler. Bei der **Dyskeratosis congenita** ist die Panzytopenie mit Dystrophie der Nägel, Leukoplakie der Schleimhäute und einer retikulären braunen Hautpigmentierung verbunden. Beim **Shwachman-Diamond-Bodian-Syndrom** ist die – nur selten ausgeprägte – Knochenmarkhypoplasie mit einer exokrinen Pankreasinsuffizienz, Kleinwuchs und metaphysären Dysostosen kombiniert.

Diagnostik: Die Zahl der Retikulozyten ($< 20 000/\mu l$), Granulozyten ($< 500 \mu l$) und Thrombozyten ($< 20 000 \mu l$) im peripheren Blut ist vermindert. Gradmesser für den Schweregrad ist die Zahl der neutrophilen Granulozyten im peripheren Blut. Die Erythrozyten sind normo- bis makrozytär und normochrom. Die Knochenmarkbiopsie zeigt eine Markhypoplasie ($> 30\%$).

Therapie: Medikamente, die als Auslöser in Frage kommen, sind abzusetzen. Medikamente, die die Blutstillung verändern, sind zu vermeiden. Die **symptomatische Behandlung** besteht in der **Infektionsprophylaxe bzw. -therapie** und in der **Substitution von Blutbestandteilen**. Zu beachten ist, dass die Substitution nur bei strengster Indikation und nach kompletter Zelltypisierung durchgeführt werden soll, da sonst die Gefahr der Sensibilisierung besteht. Bei Sensibilisierung ist das Risiko einer Abstoßungsreaktion nach **Knochenmarktransplantation** – der einzigen kurativen Therapieoption – erhöht. Granulozyten sollten nur bei einer Neutropenie von $< 500/\mu l$ und nachgewiesener gramnegativer Sepsis oder bei Pilzsepsis transfundiert werden. Vor einer Knochenmarktransplantation oder wenn sich kein geeigneter Spender findet, werden immunsuppressive Medikamente (z. B. Antilymphozytenglobulin [ALG], Ciclosporin A) eingesetzt. Die Behandlung der aplastischen Anämie erfolgt in prospektiven Therapiestudien.

14.1.4 Makrozytäre (megaloblastäre) Anämie

▶ **Definition.** Eine makrozytäre Anämie ist gekennzeichnet durch ein über die Altersnorm (Tab. 5.2, s. S. 74) erhöhtes MCV und eine Makrozytose im Knochenmark. Zumeist liegt eine Störung des Vitamin-B_{12}- oder des Folsäurestoffwechsels zugrunde. Große Erythrozyten können aber auch im Rahmen einer Regeneration, beim Blackfan-Diamond-Syndrom (s. S. 458) vorkommen.

Vitamin-B_{12}- und Folsäuremangelanämie

Ätiologie: Der Mangel an Vitamin B_{12} und/oder Folsäure wird am häufigsten durch **mangelnde Zufuhr** aufgrund extrem einseitiger Ernährung, z. B. bei Verzicht auf Fleisch, Fisch, Milch, Käse und Ei oder bei hypoallergener Kost ohne Vitaminsubstitution, oder durch **Resorptionsstörungen** bei chronischen Magen-Darm-Erkrankungen hervorgerufen. Zahlreiche **Medikamente** interferieren mit dem Folsäuremetabolismus, wie Primidon, Phenytoin und Phenobarbital, Cotrimoxazol und Pyrimethamin (Daraprim) und Zytostatika aus der Gruppe der Folsäureantagonisten wie Methotrexat und Aminopterin. Ein relativer Vitamin-B_{12}- und/oder Folsäuremangel kann auch durch **gesteigerten Verbrauch** bei hämolytischer Anämie oder bei erhöhtem Stoffwechselumsatz auftreten, wie bei Hyperthyreose und Neoplasien. Seltener sind **hereditäre Störungen**, z. B. Mangel an Intrinsic-Faktor, dem Resorptionsfaktor von Vitamin B_{12} (Morbus Biermer, **perniziöse Anämie**), Mangel an Transcobalamin II, dem Transportprotein für Vitamin B_{12}, Mangel an Resorptionsfaktoren für Folsäure sowie kongenitale Enzymdefekte des Vitamin-B_{12}- und/oder des Folsäure-Stoffwechsels.

Pathogenese: Folsäure und Vitamin B_{12} sind für die DNA- und RNA-Synthese von entscheidender Bedeutung. Ihr Mangel führt zu verzögerter Zellteilung, die sich frühzeitig auf die Erythropoese auswirkt: Die Erythroblasten und die Erythrozyten im peripheren Blut sind groß, ihr Hämoglobingehalt ist erhöht. Es besteht eine **makrozytäre, hyperchrome Anämie**. Auch andere Zellen mit hohem Turnover sind frühzeitig betroffen, z. B. die Epithelien des Gastrointestinaltrakts.

Klinik: Nur ganz selten – bei ausgeprägter Fehlernährung, Vitamin-B_{12}-Resorptionsstörung oder Mangel an Transcobalamin II – manifestiert sich die **perniziöse Anämie** bereits im Kindesalter. Meist äußert sich ein Mangel an Vitamin B_{12} und/oder Folsäure als Gedeihstörung, Entwicklungsverzögerung, durch Mundwinkelrhagaden und Glossitis; evtl. besteht ein Ikterus.

Diagnostik: Im **peripheren Blutbild** fallen makrozytär-hyperchrome Erythrozyten auf. Nicht selten findet man Normoblasten und Erythrozyten mit basophiler Tüpfelung. Die Granulozyten können hypersegmentiert sein, die Thrombozyten übergroß. Die Zahl der Retikulozyten ist, gemessen am Schweregrad der Anämie, niedrig (Dyserythropoese), die der Granulozyten und Thrombozyten kann vermindert sein (Abb. 14.4). Charakteristischerweise sieht man im **Knochenmark** große Vorstufen der roten Blutzellen (Megaloblasten), aber auch der weißen Zellreihe (Riesenmyelozyten, Riesenstabkernige).

Differenzialdiagnose: Die makrozytäre Anämie beim X-chromosomal vererbten **Lesch-Nyhan-Syndrom** (s. S. 194) spricht auf Adenin an. Auch bei der autosomal-rezessiv vererbten **Orotazidurie** tritt eine makrozytäre Anämie auf, die auf Uridin anspricht.

Therapie: Da Vitamin-B_{12}-bedingte neurologische Symptome durch die Gabe von Folsäure verstärkt werden können, muss zuerst ein Vitamin-B_{12}-Mangel ausgeschlossen werden. Dies kann entweder durch Bestimmung des Vitamin-B_{12}-Spiegels im Serum (normal 200–800 pg/ml) oder ex juvantibus (Anstieg der Retikulozyten wenige Tage nach Gabe von 1–2 mg Vitamin B_{12} i. m.) geschehen. Erst bei Nichtansprechen auf Vitamin B_{12} und bei vermindertem Serumfolsäurespiegel (< 3–5 ng/ml) sollte Folsäure gegeben werden.

14.4 Blutausstrich bei makrozytärer Anämie

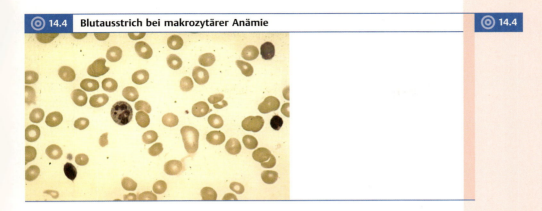

▶ **Klinischer Fall.** Ein 1-jähriger Junge wurde in schwerstkrankem Zustand aufgenommen: Er war apathisch, wirkte entkräftet, hatte halonierte Augen, Hand- und Fußrückenödeme und eine schmutzig-blassbraune Haut. Der Puls war mit 154/min beschleunigt, es bestand eine Hepatomegalie. Anamnestisch war zu erfahren, dass der Junge seit mehreren Wochen lange, bis zu 20 Stunden dauernde Schlafphasen hatte. Es bestand eine Anämie mit einem Hb von 4,7 g/dl (Ursache der Ödeme). Der Blutausstrich zeigte eine Makrozytose (MCV 109 fl) mit Hyperchromie (MCH 37 pg) und Polychromasie, eine Anisozytose und Poikilozytose mit Fragmentozyten und Dakryozyten. Die Zahl der Thrombozyten lag bei 107 000/μl, die der Leukozyten bei 3500/μl, beide lagen somit an der unteren Normgrenze. Die Thrombozyten waren auffallend groß, die Granulozyten hypersegmentiert. Die anamnestisch gestellte Verdachtsdiagnose „alimentär bedingte megaloblastäre Anämie" wurde durch den Nachweis der verminderten Konzentration von Vitamin B_{12} bzw. Folsäure im Serum und durch das Ansprechen auf die fehlenden Vitamine bestätigt.

14.1.5 Methämoglobinämie

▶ **Definition.** Erhöhung des Methämoglobins (Fe^{3+}-haltige Hb-Form) über die Normgrenze von 0,8 % des Gesamthämoglobins.

Ätiologie: Meist entsteht Methämoglobin bei **Exposition gegenüber Substanzen mit oxidierender Wirkung**. Hierzu zählen Nitrit, Kaliumchlorid, Anilinfarbstoffe (Stempelfarben), Diesel-Zusätze, Schuhputzmittel und Medikamente wie Azulfidine, Furadantin, Phenacetin, Sulfonamide und Vitamin-K-Analoga. In seltenen Fällen kann eine **Pudendusanästhesie** mit Prilocain (Amidtyp) unter der Geburt zur Methämoglobinämie beim Neugeborenen führen. Im frühen Säuglingsalter kann bei Darminfektionen mit nitritbildenden Bakterien oder bei **hohem Nitratgehalt des Wassers** – Nitrat wird im Darm in Nitrit umgewandelt – eine Methämoglobinämie auftreten. Auch alte Kohlrabi-, Karotten- oder Spinat-**Konserven** haben einen hohen Nitratgehalt.
Eine **hereditäre** Methämoglobinämie ist selten: Bei der **Hämoglobin-M-Anomalie**, einer Hämoglobinopathie, liegt das Eisen im Hämoglobin aufgrund einer Mutation im Globinanteil des Moleküls dauerhaft als Fe^{3+} vor. Beim autosomal-rezessiv vererbten **Methämoglobinreduktase(= Diaphorase)-Mangel** kann Methämoglobin nicht zu Hämoglobin reduziert werden.

Klinik: Da Fe^{3+} keinen Sauerstoff binden kann, kommt es zu Hypoxämie. Besonders gefährdet sind Säuglinge, da HbF eine erhöhte Oxidierbarkeit aufweist. Klinische Zeichen treten meist bei einem Methämoglobinanteil von > 5 % des Gesamthämoglobins auf, und zwar in Form einer **schmutzig-grau-braunen Zyanose ohne sonstige Zeichen der Hypoxie**. Bei einem Methämoglobinanteil von etwa 40 % kommt es zu Dyspnoe, Tachykardie und Kopfschmerzen, bei > 50 % tritt Bewusstlosigkeit ein, letal ist ein Methämoglobinanteil von 70–80 % am Gesamthämoglobin.

Diagnostik: Als Schnelltest kann ein Bluttropfen auf Filterpapier gebracht werden. Die braune Farbe bleibt dabei unverändert – im Gegensatz zur kardiogenen Zyanose, bei der das Blut rot wird. Die weitere Diagnostik umfasst den Nachweis von Methämoglobin im Blut, die Hämoglobin-Elektrophorese zum Nachweis oder Ausschluss einer Hämoglobin-M-Anomalie und den Nachweis oder Ausschluss eines Methämoglobinreduktasemangels.

Therapie: Bei **Neugeborenen** ist ab einem Methämoglobinanteil von 15–20 % die Behandlung mit dem Reduktionsmittel **Methylenblau** (0,1 %) indiziert, das bei Überdosierung zur Hämolyse führen kann. Die Zyanose verschwindet meist innerhalb von 30 Minuten, wenn nicht, wird die Behandlung nach 30 Minuten wiederholt. Bei sehr schwerer Intoxikation ist eine Austauschtransfusion indiziert, falls erforderlich, eine Nachbehandlung mit Ascorbinsäure oder Methylenblau.

14.1.6 Polyglobulie

▶ **Definition.** Unter Polyglobulie versteht man einen konstanten Anstieg von Hämoglobin, Erythrozytenzahl und Hämatokrit über die altersentsprechende Norm (bei älteren Kindern, wenn Hämatokritwert > 55 %). Man unterscheidet zwischen **absoluter Polyglobulie** (**Erythrozytose**), bei der die Erythrozytenzahl erhöht ist, und **relativer Polyglobulie**, die durch eine Abnahme des Plasmavolumens bedingt ist.

Ätiologie und Pathogenese: Die häufigste Ursache der **absoluten Polyglobulie** ist eine Hypoxämie. Bei Hypoxämie wird vermehrt Erythropoetin ausgeschüttet, das die Proliferation und Differenzierung roter Vorstufen stimuliert. Mit dem Schweregrad der Polyglobulie steigt die Viskosität des Blutes und damit die Gefahr thromboembolischer Komplikationen. Häufigste Ursache der Hypoxämie sind die **angeborenen zyanotischen Herzvitien**. Oft wird die Polyglobulie durch einen Eisenmangel kompliziert. Da dadurch die Rigidität der Zellen und die Viskosität des Blutes erhöht werden, ist eine Eisenprophylaxe indiziert. Überschreitet der Hämatokrit 65 %, ist ein operativer Eingriff – im besten Fall die korrigierende Herzoperation – indiziert, um die Oxygenierung zu verbessern und so thromboembolische Komplikationen zu vermeiden. Bei einem Hämatokrit von über 75 % muss notfallmäßig ein Aderlass oder eine Erythrapherese durchgeführt werden. Weitere Ursachen der Hypoxämie sind **Lungen- und Nierenerkrankungen**, **Methämoglobinämie** und **Sulfhämoglobinämie** sowie **Stress**, **Erythropoetin-produzierende Tumoren**, z. B. Wilms-Tumor (Nephroblastom), Hypernephrom, Hepatom, Kleinhirnhämangiome sowie **Nierenzysten**.

Eine **relative Polyglobulie** findet sich z. B. bei **akuter Dehydratation** oder bei **Verbrennung**.

Klinik: Rötlich-zyanotische Haut, Kopfschmerzen, Dyspnoe, Sehstörungen, Schwindel infolge erhöhter Viskosität.

Therapie: Die Therapie ist immer abhängig von der zugrunde liegenden Erkrankung. Bei Behandlung der Erkrankung bessert sich die Polyglobulie.

14.2 Erkrankungen des leukozytären Systems

Die **Funktion** der Leukozyten besteht vornehmlich in der **Abwehr von Bakterien und Viren sowie von anderen Fremdkörpern**.
Granulozyten und Monozyten, die im Knochenmark unter dem Einfluss von Wachstumsfaktoren (GM-CSF, G-CSF) aus einer gemeinsamen determinierten Stammzelle gebildet werden, können Fremdkörper **phagozytieren**. Die Stammzellen der **Lymphozyten** befinden sich ebenfalls im Knochenmark; die Differenzierung erfolgt in den primären lymphatischen Organen. Lymphozyten sind an der Immunabwehr beteiligt: **B-Lymphozyten**, zu denen auch die Plasmazellen zählen, vermitteln die **humorale Immunität**: Sie bilden **Antikörper (Immunglobuline)**. **T-Lymphozyten** vermitteln die **zelluläre Immunität**.

14.2 Erkrankungen des leukozytären Systems

Die **Normalwerte** von Leukozyten sind **altersabhängig** und zeigen besonders während der Perinatalperiode erhebliche Abweichungen von der Erwachsenennorm (s. Tab. **5.2**, S. 74).
Altersbedingte Besonderheiten gelten auch für das **Differenzialblutbild** (s. Tab. **5.2**, S. 74). Als orientierende Gedächtnisstütze kann die **Vierer-Regel** dienen:

> ▶ **Merke.** Am 4. Lebenstag und im 4. Lebensjahr ist das Verhältnis von Granuloyzten und Lymphozyten etwa gleich; vorher und nachher überwiegen, wie beim Erwachsenen, die Granulozyten, dazwischen die Lymphozyten.

Diagnostisch viel wichtiger als quantitative Veränderungen sind **morphologische Besonderheiten**, die über Reaktionen und Funktionen der Leukozyten informieren.

14.2.1 Anomalien der Granulozyten

Anomalien der neutrophilen Granulozyten

Morphologische Anomalien

Bei **toxischer Granulation** (Abb. **14.5a**) enthalten neutrophile Granulozyten große, rote Primär-(α-)Granula, die gewöhnlich nur in Promyelozyten vorkommen. **Döhle-Körperchen** (Abb. **14.5b**) sind schlierenförmige und fleckenartige blau angefärbte RNA-Reste. **Vakuolen** entsprechen den Phagosomen. Diese morphologischen Anomalien deuten auf eine **bakterielle Infektion** hin. Toxische Granulationen können mit der Alder-Granulationsanomalie verwechselt werden, die bei Patienten mit Mukopolysaccharidosen vorkommt (Abb. **14.5c**). An **Döhle-Körperchen** erinnern die Einschlusspartikel bei der May-Hegglin-Anomalie, die mit einer Thrombozytopenie mit Megathrombozyten einhergeht.
Beim Chediak-Higashi-Syndrom sind grobfleckige Riesengranula in Neutrophilen mit Leukopenie und partiellem Albinismus kombiniert. Bei Patienten mit **Carnitinmangel** finden sich Lipidvakuolen in den neutrophilen Granulozyten. **Hypersegmentierung**, d.h. ≥ 5 Segmente bei $> 5\%$ der Neutrophilen findet man beim Vitamin-B_{12}- oder Folsäuremangel.

14.5 Granulozytenanomalien

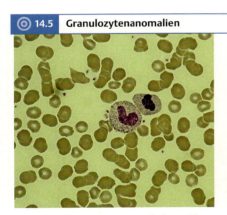 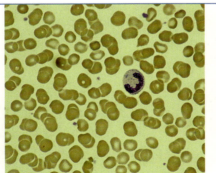 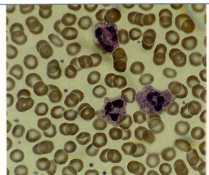

a Toxische Granulation. Der linke stabkernige Granulozyt enthält rote Granula.

b Döhle-Körperchen. Das Döhle-Körperchen ist gegen 11 Uhr als bläulicher Einschluss im stabkernigen Granulozyten erkennbar.

c Alder-Granulationen in Granulozyten eines Patienten mit Mukopolysaccharidose Typ IV.

Neutrophilie

▶ **Synonym:** Neutrozytophilie.

▶ **Definition.** Erhöhung der Neutrophilenzahl über die Altersnorm (s. Tab. 5.2, S. 74), beim älteren Kind > 8000/μl. Man unterscheidet zwischen **reaktiver Neutrophilie**, die durch Adrenalinausschüttung bedingt ist, und **Infektionsneutrophilie**.

Ätiologie: Zu einer **reaktiven Neutrophilie** kommt es z. B. nach heftigem Schreien („Schreileukozytose" nach schwieriger Blutabnahme), körperlicher und seelischer Belastung, nach Trauma, besonders im Schädelbereich, nach Operationen, Verbrennungen, Hypoxämie, Krampfanfällen, Azidose oder durch Medikamente, z. B. Adrenalin, Kortikosteroide, Allopurinol, Barbiturate, Digitalis und Sulfonamide. Es besteht eine Neutrophilie ohne Linksverschiebung (s. u.) und ohne morphologische Infektionszeichen. Sie ist auf eine Mobilisation der Neutrophilen an den Gefäßwänden, des sog. Marginalpools, zurückzuführen.

Eine **Infektionsneutrophilie** findet sich, zusammen mit den oben erwähnten morphologischen Besonderheiten, **bei bakteriellen Infektionen**. Es kommt zu einer **Linksverschiebung**, d. h. einem vermehrten Auftreten unreifer neutrophiler Granulozyten, also von Stabkernigen, Metamyelozyten und vereinzelt Myelozyten, im peripheren Blut. Das Verhältnis der unreifen Neutrophilen zur Gesamtzahl der Neutrophilen (unreife + Segmentkernige) beträgt mehr als 0,3. Wenn unter dem Reiz der Bakterientoxine auch Promyelozyten und Myeloblasten aus dem Knochenmark ausgeschüttet werden, spricht man von einer **leukämoiden Reaktion**. Diese ist mit einer Zunahme der Leukozytenzahl auf Werte > 50 000/μl verbunden. Hier ist die Differenzialdiagnose zwischen schwerer Allgemeininfektion und Leukämie, besonders der chronischen myeloischen Leukämie (s. S. 495), nicht immer einfach.

Differenzialdiagnose: Differenzialdiagnostisch muss bei einer Linksverschiebung an eine **Pelger-Hüet-Anomalie** gedacht werden. Es handelt sich um eine Kernsegmentierungsstörung mit autosomal-rezessivem Erbgang ohne klinische Relevanz, die mit einer Häufigkeit von ca. 1 : 6000 vorkommt. Die Kerne der segmentkernigen Neutrophilen haben Hantelform (Abb. 14.6) und können daher mit Stabkernigen verwechselt werden. Pelger-Zellen können als Begleiterscheinung **(Pseudo-Pelger)** bei (Prä-)Leukämien, schweren Infektionen (z. B. Tuberkulose, Masern), Knochentumoren und nach Therapie mit Sulfonamiden oder Colchizin vorkommen.

Therapie: Die Therapie ist immer abhängig von der zugrunde liegenden Erkrankung. Bei z. B. Infektionen sind diese zu behandeln.

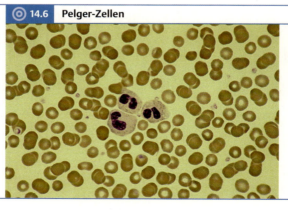

14.6 Pelger-Zellen

Die Kerne der Segmentkernigen haben die Form einer Hantel.

▶ **Klinischer Fall.** Blut- und Knochenmarkausstrich eines 5-jährigen Mädchens wurden zur Beurteilung gesandt, da bei dem schlechten Allgemeinzustand, dem hohen Fieber und der massiven Linksverschiebung die Differenzialdiagnose zwischen foudroyanter Sepsis und Leukämie getroffen werden sollte. Die Zahl der Leukozyten betrug 5500/µl, es bestand eine massive Linksverschiebung mit 63 % Stabkernigen. Es fiel auf, dass die Stabkernigen meist gelappt waren und z. T. einen verklumpten Kern hatten, so dass der Verdacht einer Pelger-Hüet-Anomalie geäußert wurde. Die Diagnose wurde wahrscheinlich, als auch beim Vater Pelger-Zellen gefunden wurden und die lebensbedrohliche Krankheit sich im weiteren Verlauf als Masern herausstellte.

Neutrozytopenie

▶ **Definition.** Verminderung der neutrophilen Granulozyten (Stab- und Segmentkernige) auf Werte unterhalb der Altersnorm (s. Tab. **5.2**, S. 74), im Allgemeinen unter $1,5 \times 10^9$/l.
Agranulozytose: Neutrophilenzahl $< 0,5 \times 10^9$/l.

Ätiologie: Ursachen sind verminderte oder ineffektive Produktion im Knochenmark, oder vermehrte Destruktion im peripheren Blut. Man unterscheidet kongenitale und erworbene Formen. Bei den **kongenitalen Neutropenien**, der benignen familiären Neutropenie, der zyklischen Neutropenie, der infantilen malignen Agranulozytose (Kostmann-Syndrom) und dem Shwachman-Diamond-Syndrom, ist die Produktion neutrophiler Granulozyten vermindert. Ursache ist eine Reifungs- und Differenzierungshemmung der Vorläuferzellen auf verschiedenen Ebenen. Im Extremfall sind frühe Vorstufen betroffen. Eine **erworbene Neutropenie** kann durch Medikamente, Autoimmunprozesse oder Infektionen, insbesondere Virusinfektionen bedingt sein. Dabei kann eine verminderte oder ineffektive Produktion oder vermehrte Destruktion von Neutrophilen im peripheren Blut vorliegen. Eine **Neutropenie bei Neugeborenen** ist meist die Folge von Infektionen, seltener eines Autoimmunprozesses, einer Austauschtransfusion oder eines Lupus erythematodes der Mutter.
Eine Neutrozytopenie tritt auch im Rahmen einer Panzytopenie auf (s. S. 459).

Klinik: Bei einer Neutrophilenzahl zwischen 0,5 und $1,5 \times 10^9$/l besteht erhöhte Infektionsgefahr, insbesondere für Haut und Mund, bei einer Zahl $< 0,5 \times 10^9$/l sind schwere Infektionen wie Sepsis und Pneumonie möglich.
Ein typisches Frühsymptom der **kongenitalen Neutropenien** ist der späte Nabelschnurabfall mit schmierigem Nabelgranulom. Bei der **benignen Neutropenie** treten ab ca. dem 2. Lebensjahr chronische, jedoch meist nicht lebensbedrohliche Infektionen auf. Bei der **zyklischen Neutropenie** treten in regelmäßigen Abständen neutropenische Phasen auf, in denen es zu Hautinfektionen, Pharyngitis, Gingivitis u. ä. Schleimhautinfektionen und Fieber kommen kann, die jedoch nach Ende der Neutropenie rasch zurückgehen. Bei der **infantilen malignen Agranulozytose (Kostmann-Syndrom)** kommt es schon beim Neugeborenen zu rezidivierenden oder chronischen, häufig lebensbedrohlichen Infektionen. Beim **Shwachman-Diamond-Syndrom** ist die Neutropenie mit einer Pankreasinsuffizienz kombiniert.

Diagnostik: Wenn der Patient asymptomatisch ist und eine leere Anamnese aufweist, kann man abwarten und das Blutbild nach etwa 1–2 Wochen wiederholen. Eine Knochenmarkpunktion ist indiziert, wenn der Patient vermehrte und lang andauernde Infekte hat und wenn die Neutropenie länger als 2 Wochen dauert. Das Blutbild weist häufig erhöhte Monozyten auf, eine Kompensation des Abwehrdefizits. Autoantikörper gegen Granulozyten finden sich bei der Autoimmunneutropenie.

Differenzialdiagnose: In Betracht zu ziehen sind chronische Infektionen, z. B. Leishmaniose, Leukämie, Panzytopenie und Myelodysplasie.

Therapie: Bei **zyklischer Neutropenie** und beim **Kostmann-Syndrom** steigt durch den Wachstumsfaktor **G-CSF** die Neutrophilenzahl so, dass die Infektionsgefahr

Eosinophilie

▶ **Definition.** Anstieg der eosinophilen Granulozyten auf > 450/µl.

Ätiologie und Pathogenese: Eosinophile sind zytotoxische Effektorzellen bei Wurminfektionen und spielen eine immunmodulierende Rolle. Während Basophile durch die Histaminfreisetzung aus den Mastzellen eine Allergie oder eine Anaphylaxie auslösen können, wirken Eosinophile dieser Reaktion durch Mastzell- und Histamin-inaktivierende Mechanismen entgegen. Zu einer **Eosinophilie** kommt es bei einer Vielzahl von Erkrankungen:

- **Parasitosen**, z. B. Wurmerkrankungen, Skabies
- **allergischen Erkrankungen**, z. B. Heuschnupfen, Asthma
- **Hauterkrankungen**, z. B. Ekzema exfoliativa, Neurodermitis, Urtikaria, Neugeborenenerythem, Skleroderma, Psoriasis
- **Erkrankungen des Magen-Darm-Trakts**, z. B. Colitis ulcerosa, Morbus Crohn
- **Immundefekten** wie kongenitaler HIV-Infektion, Hyper-IgE-Syndrom
- **malignen Erkrankungen**, z. B. Eosinophilen-Leukämie, (Non-)Hodgkin-Lymphome, chronisch myeloische Leukämie
- **Nierenerkrankungen**, z. B. interstitielle Nephritis
- **hypereosinophilen Syndromen:** Hierzu zählen das Löffler-Syndrom (eosinophiles Lungeninfiltrat), das eosinophile Granulom, die Periarteriitis nodosa und disseminierte eosinophile Kollagenkrankheiten. Ihnen gemeinsam ist eine Eosinophilenzahl > 1500/µl. Bei 40 % der Patienten besteht eine Anämie, bei 20 % eine Thrombozytopenie. Die Patienten sind meist über 10 Jahre alt.

▶ **Merke.** Eine Eosinophilie tritt auch **nach fieberhaften Infekten** auf („Morgenröte der Genesung").

Zu beachten ist, dass auch **Medikamente** eine Eosinophilie auslösen können, z. B. Antikonvulsiva, Antihypertensiva, Antibiotika. Kortikosteroide und β-Sympathikomimetika dagegen senken die Zahl der Eosinophilen.

Basophilie

Eine Zunahme der basophilen Granulozyten auf > 5 % der Gesamtleukozytenzahl findet man u. a. als Hypersensitivitäts-Indikator bei medikamentöser und Nahrungsallergie, außerdem bei myelodysplastischen Syndromen, chronisch myeloischer Leukämie und nach Splenektomie.

14.2.2 Anomalien der Lymphozyten

Morphologische Besonderheiten

Atypische Lymphozyten, auch Reizformen, Virozyten, Lymphomonozyten, Pfeiffer-Zellen genannt, findet man beim **Pfeiffer-Drüsenfieber (infektiöse Mononukleose**, Epstein-Barr-Virusinfektion, s. S. 600 ff), aber auch bei anderen Viruserkrankungen, z. B. **CMV-Infektion**. Es handelt sich um „gereizte", d. h. aktivierte Lymphozyten, meist T-Lymphozyten. Sie sind sehr groß, das Zytoplasma ist homogen, unterschiedlich blau gefärbt und ohne Granula (Abb. **14.7**). Die Zellmembran kann durch Erythrozyten sehr leicht verformt werden und nimmt dabei einen blauen Rand an. Der Kern ist aufgelockert und homogenisiert, die typische „Landkartenstruktur" der normalen Lymphozyten fehlt zumeist.

14.7 Pfeiffer-Zellen bei infektiöser Mononukleose

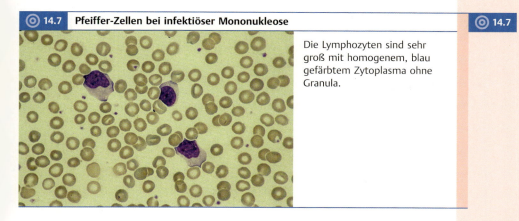

Die Lymphozyten sind sehr groß mit homogenem, blau gefärbtem Zytoplasma ohne Granula.

Differenzialdiagnose: In Betracht kommt eine **akute Leukämie,** da die atypischen Lymphozyten leukämischen Blasten ähneln können. Klarheit schaffen die Serologie (EBV bzw. CMV positiv) und evtl. eine Knochenmarkpunktion: Bei Pfeiffer-Drüsenfieber und CMV-Infektion sind Thrombo-, Erythro- und Myelopoese nicht stark verdrängt.
Bei **Speichererkrankungen** (Morbus Niemann-Pick, s. S. 179, Mukolipidose II, s. S. 171, und Morbus Tay-Sachs, s. S. 177) finden sich **vakuolisierte Lymphozyten.**

Lymphozytose

Ätiologie: Erhöhte Lymphozytenzahlen findet man bei verschiedenen Viruserkrankungen, z. B. beim **Pfeiffer-Drüsenfieber,** bei der **akuten infektiösen Lymphozytose,** einer vor allem bei Kleinkindern auftretenden fieberhaften Erkrankung mit Husten und Schluckbeschwerden, die wahrscheinlich durch ein lymphotropes Virus verursacht wird, und beim **Keuchhusten** (**Pertussis,** Abb. **14.8**). Bei Letzterem ist die Lymphozytenmorphologie normal.

Differenzialdiagnose: Differenzialdiagnostisch ist eine Leukämie in Betracht zu ziehen. In diesem Fall sind im Blutausstrich Blasten zu finden und die Erythro- und Thrombozytenzahl ist vermindert. Ggf. muss eine Knochenmarkbiopsie erfolgen.

Differenzialdiagnose: In Betracht kommt eine **akute Leukämie.** Klarheit schaffen die Serologie und ggf. eine Knochenmarkpunktion.

Vakuolisierte Lymphozyten finden sich bei **Speichererkrankungen.**

Lymphozytose

Ätiologie: Erhöhte Lymphozytenzahlen findet man bei verschiedenen Viruserkrankungen, z. B. bei Pfeiffer-Drüsenfieber, bei der **akuten infektiösen Lymphozytose** und bei **Keuchhusten** (**Pertussis,** Abb. **14.8**). Bei Letzterem ist die Lymphozytenmorphologie normal.

Differenzialdiagnose: Leukämie.

14.8 Lymphozytose bei Pertussis

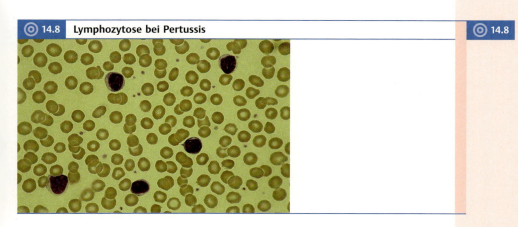

▶ **Klinischer Fall.** Ein 3 Monate alter Säugling wurde wegen eines 2 Wochen anhaltenden Hustens und zunehmender Trinkschwäche mit Verdacht auf Pneumonie überwiesen. Blutbild: Leukozytose (56 400/μl, davon 72 % Lymphozyten (Abb. **14.8**); die Thrombozytenzahl war mit 716 000/μl erhöht. Die Verdachtsdiagnose Pertussis konnte durch den Nachweis von Bordetella pertussis im Nasenabstrich gesichert werden, die typischen stakkatoähnlichen Hustenattacken traten erst später auf.

◀ **Klinischer Fall**

Lymphozytopenie

▶ **Definition.** Die Lymphozytenzahl liegt unterhalb der Altersnorm (Tab. **5.2**, S. 74), beim älteren Kind unterhalb 1000/µl.

Ätiologie: Hereditäre und erworbene Immundefektsyndrome (s. Kap. **15.1.2**, S. 537 ff), maligne Erkrankungen, Morbus Hodgkin, Kollagenerkrankungen, Steroid-Therapie, Urämie.

14.2.3 Monozytose

▶ **Definition.** Erhöhung der Monozytenzahl über die Altersnorm (Tab. **5.2**, s. S. 74, im Allgemeinen > 800/µl).

Eine **Monozytose** tritt auf nach bakteriellen und viralen Entzündungen, bei Neutropenie (gutes prognostisches Zeichen bei toxischer Agranulozytose) und bei malignen Erkrankungen (Morbus Hodgkin, myeloproliferative Erkrankungen, Leukämie und Präleukämie). Abakterielle Entzündungen wie Lupus erythematodes, chronische Hauterkrankungen wie Psoriasis und Neurodermitis und Ileitis terminalis können ebenfalls mit einer Monozytose einhergehen. Beim Zusammentreffen von Granulozytopenie, Anämie und Thrombozytopenie mit einer Monozytose muss eine Monozytenleukämie in Betracht gezogen werden.

▶ **Merke.** Bei infektiöser Mononukleose besteht keine Monozytose, sondern eine Lymphozytose (atypische, da „gereizte" Lymphozyten, vgl. S. 600).

14.3 Erkrankungen des thrombozytären Systems

14.3.1 Thrombozytose

▶ **Definition.** Thrombozytenzahl > 500 000/µl.

Eine **primäre Thrombozytose** ist selten, sie tritt bei myeloproliferativen Erkrankungen auf. Meist ist die Thrombozytose **sekundär.** Am häufigsten tritt sie nach Infektionen auf, hier besonders bei Säuglingen unter 6 Monaten. Weitere Ursachen sind Hypoxämie, Traumen und Operationen, besonders die Splenektomie, außerdem Stress-Situationen, Frühgeburt und Immunprozesse. Diese sekundären Thrombozytosen, die Werte bis 2 Millionen Thrombozyten/µl erreichen können, verlaufen praktisch immer ohne Thrombose und bedürfen in der Regel keiner antithrombotischen Prophylaxe.

▶ **Merke.** Bei sekundärer Thrombozytose besteht im Allgemeinen kein erhöhtes Thromboserisiko.

14.3.2 Thrombozytopenie

s. S. 473.

14.3.3 Thrombozytopathien

s. S. 475.

14.4 Blutungskrankheiten

14.4.1 Diagnostik

Eine ausführliche Anamnese und sorgfältige körperliche Untersuchung ermöglichen in vielen Fällen bereits die für die Praxis wichtige Unterscheidung zwischen Störungen der primären und der sekundären Hämostase. Anhand der sich daraus ergebenden Verdachtsdiagnose kann die Ursache mit wenigen gezielten Laboruntersuchungen weitgehend abgeklärt werden.

Anamnese

Bei **positiver Familienanamnese** kann man anhand des Stammbaums Rückschlüsse auf die Blutungskrankheit ziehen: Eine **X-chromosomal** vererbte Blutungskrankheit (Hämophilie A und B, Wiskott-Aldrich-Syndrom) tritt nur bei Jungen auf und wird von den meist symptomlosen Müttern übertragen. **Autosomal** vererbte Blutungskrankheiten, wie das Von-Willebrand-Jürgens-Syndrom und die Thrombasthenie Glanzmann können Jungen und Mädchen und deren Väter und Mütter treffen. Eine **negative Familienanamnese** schließt jedoch hereditäre Blutungskrankheiten nicht aus (Spontanmutation).
Blutungen bei 3–7 Wochen alten voll gestillten Säuglingen mit **Gedeihstörung oder Ikterus** sind verdächtig auf die Spätform der Vitamin-K-Mangelblutung. **Petechien** und **Hämatome nach** einem etwa 1–3 Wochen zurückliegenden grippalen oder gastrointestinalen **Infekt** weisen auf eine Immunthrombozytopenie.
Lang anhaltende Blutungen direkt **nach** einem **Trauma** deuten auf eine thrombozytäre Ursache wie Thrombozytopenie hin, bei Koagulopathien können dagegen mehrere Stunden zwischen Trauma und Blutung vergehen (**Spätblutung**).
Die **Medikamentenanamnese** sollte alle Arzneimittel erfassen, die innerhalb von 1–2 Wochen vor Auftreten der Blutungssymptome eingenommen wurden. Blutungsfördernd sind – neben Antikoagulanzien – Antibiotika, Antikonvulsiva, Zytostatika und Schmerzmittel, hier vor allem die in vielen Medikamenten enthaltene Acetylsalicylsäure (Tab. **14.8**, S. 475).
Eine sorgfältige Anamnese schließt auch Fragen nach hereditären oder erworbenen **Grundkrankheiten** ein, die eine **Blutungsneigung** hervorrufen; dazu gehören akute und chronische Nieren- und Lebererkrankungen, Leukämie, Kollagenosen, Stoffwechselerkrankungen, Glykogenose und Albinismus.

Körperliche Untersuchung

Am Anfang der Untersuchung steht die Inspektion der in der Anamnese genannten Blutungsquelle, z.B. bei Nasenbluten des Locus Kiesselbachi oder postoperativ des Wundbettes. Die Inspektion der Haut und Schleimhäute gibt Hinweise darauf, ob eine Störung der primären oder der sekundären Hämostase oder eine Vasopathie vorliegt (Tab. **14.5**): Typisch für eine **Störung der primären Hämostase** sind **Haut- und Schleimhautblutungen**, vor allem Nasenbluten, häufig auch lang andauernde Menstruationsblutungen. **Petechien**, d.h. flohstichartige Punktblutungen, sind typisch für **Thrombozytopenien**. Treten Petechien bei einem männlichen Säugling zusammen mit Kratzspuren auf, muss an das Wiskott-Aldrich-Syndrom (s. S. 544) gedacht werden, das durch die Trias Thrombozytopenie, Ekzemneigung und Infektanfälligkeit gekennzeichnet ist. Typisch für eine **Störung der sekundären Hämostase**, d.h. für Gerinnungsfaktormangel (**Koagulopathien**), sind **schmerzhafte Einblutungen in Muskeln und Gelenke**. Die **Hautblutungen sind großflächiger** (Sugillationen, Suffusionen, s. Tab. **14.5**). Häufig handelt es sich um Spätblutungen (s.o.). Nasenbluten ist seltener als bei Störungen der primären Hämostase. Petechien kommen äußerst selten vor. Schlecht verheilte **Narben mit Keloidbildung** weisen auf einen **Faktor-XIII-Mangel** oder auf das **Ehlers-Danlos-Syndrom** hin. **Blutungen** im Verlauf einer **akuten, foudroyanten Erkrankung**, z.B. bei Sepsis durch gramnegative Keime, sind Hinweise auf eine **Verbrauchskoagulopathie.** Sie führt zu intravitalen Totenflecken der Haut, zu Schockniere, Schockleber und Schocklunge.

14 Hämatologische und onkologische Erkrankungen im Kindesalter

14.5 Klinik und Laboranalytik bei Störungen der primären und sekundären Hämostase und bei Vasopathien

Krankheitsursache/Symptom bzw. Diagnostik	Störung der primären Hämostase (z. B. Thrombozytopenie)	Störung der sekundären Hämostase (z. B. Hämophilie)	Vasogene Blutung
▶ **sichtbare Blutung**			
▪ Petechien*	häufig	nie	häufig
▪ Ekchymosen*, Schleimhautblutungen	häufig	selten	häufig
▪ Suffusion, Sugillation*	selten	häufig	häufig
▪ Hämatome*	häufig	häufig	häufig
▶ **unsichtbare Blutung**			
▪ Einblutung in Gelenk, Muskel	sehr selten	häufig	sehr selten
▶ **Spätblutung***	selten	häufig	sehr selten
▶ **Screening-Test**	Blutungszeit	PTT	Kapillarresistenz

* Petechien: feinste stecknadelkopfgroße Blutungen; Ekchymosen: kleinflächige Hautblutungen; Sugillationen: kleinere flächenhafte Blutungen; Suffusionen: große flächenhafte Blutungen; Hämatome: größere, raumfordernde Blutansammlungen im Gewebe; Spätblutung: zwischen Trauma und Blutung liegt ein Intervall von Stunden.

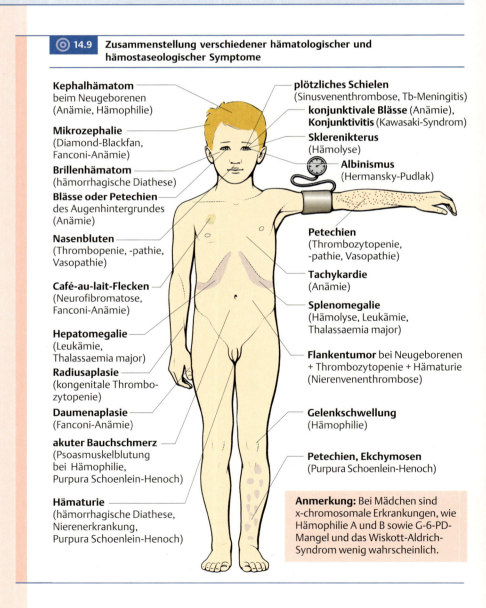

14.9 Zusammenstellung verschiedener hämatologischer und hämostaseologischer Symptome

14.4 Blutungskrankheiten

Sind **Effloreszenzen mit dem Glasspatel wegdrückbar**, handelt es sich nicht um eine Thrombozytopenie, sondern um eine **isolierte Vasopathie**. Die Lokalisation der Petechien lässt Rückschlüsse auf das Krankheitsbild zu: Bei der **Purpura Schoenlein-Henoch** (s. S. 478) treten sie vorzugsweise an den Streckseiten der unteren Extremitäten und am Gesäß auf.

Labordiagnostik

Tab. **14.6** und **14.7** zeigen, wie man mit wenig Blut und Testen gezielt Informationen über die Ursachen einer Störung der Hämostase gewinnt.

14.6 Informationswert der Übersichtsteste und deren Kombinationen

Übersichts-Teste Hämostase-Komponenten			in vitro			in vivo	
			BB	PTT	Quick	BZ	KR
primär		Gefäße					
	Zellen	Zahl					
		Funktion					
	Von-Willebrand-Faktor						
sekundär	Plasma-Faktoren	XII					
		XI					
		IX*					
		VIII					
		VII*+					
		V+					
		X*+					
		II*+					
		I+					

BB Blutbild und Differenzialblutbild
PTT partielle Thromboplastinzeit
Quick Quick-Wert
BZ Blutungszeit
KR Kapillarresistenz

■ Aussage definitiv
□ Aussage möglich
□ keine Aussage

* Vitamin-K-abhängig
+ leberabhängig

Berücksichtigt werden müssen altersspezifische Besonderheiten

14.7 Differenzialdiagnose von Blutungen mittels Anamnese, Klinik und vier Grunduntersuchungen (PTT, PT, BZ, Blutbild)

pathologischer Test	Verdachtsdiagnose	weitere Diagnostik	häufigste Diagnose
PTT, PT, BZ, TZ	Verbrauchskoagulopathie	■ Thrombophilie-Diagnostik (s. u.) D-Dimere, Spaltprodukte	■ Schock (hypoxämisch, septisch, toxisch)
BZ, TZ (PTT, PT normal)	Thrombozytopenie	Blutbild: ■ Megathrombozyten ■ + Fragmentozyten ■ ↓ RBZ, ↓ WBZ, Blasten	■ ITP, Bernard-Soulier-Syndrom ■ HUS ■ Leukämie
BZ (PTT grenzwertig) (PT, TZ normal)	Von-Willebrand-Syndrom	■ Von-Willebrand-Faktor, F VIII, Ri-Aggr ↓	■ Von-Willebrand-Syndrom
BZ (PTT, PT, TZ normal)	Thrombozytopathie	Thrombozytenfunktionsteste: ■ ↓ Kollagen-Aggregation ■ ↓ Retraktion	■ Aspirin(-like-defect) ■ Thrombasthenie Glanzmann
PTT (PZ, BZ, TZ normal)	Koagulopathie des endogenen Aktivierungsweges	Bestimmung von Einzelfaktoren: ■ ↓ F VIII, F IX ■ ↓ F XI, ↓ F XII	■ Hämophilie A, B ■ Faktor-XI-XII-Mangel
	temporäre Hemmkörper	■ Inkubation mit Normalplasma	■ Inhibitor
PTT, PT (BZ, TZ normal)	Koagulopathie des endogenen und exogenen Aktivierungsweges: Vitamin-K-Mangel	Koller-Test (= Vitamin-K-Gabe) Fibrinogen normal oder ↑, oder Normalisierung nach Vitamin K (Koller-Test) ■ wenn Normalisierung	■ Vitamin-K-Mangel
	Synthesestörung	■ wenn keine Normalisierung ■ Bestimmung von Fibrinogen, F II, F V, F X	■ Leberfunktionsstörung ■ Einzelfaktor-Mangel
PT (PTT, BZ, TZ normal)	F-VII-Mangel	■ Bestimmung von F VII	■ Faktor-VII-Mangel

BZ = Blutungszeit, PTT = partielle Thromboplastinzeit, PT = Prothrombinzeit (Quick-Wert), BB = Blutbild, TZ = Thrombozytenzahl, RBZ = Erythrozytenzahl, WBZ = Leukozytenzahl, Ri-Aggr = Ristocetin-Aggregation, ITP = Immunthrombozytopenie, HUS = hämolytisch-urämisches Syndrom

---

Sind **Effloreszenzen wegdrückbar**, liegt eine **Vasopathie** vor. Bei Purpura Schoenlein-Henoch finden sie sich meist an den Streckseiten der Beine und am Gesäß.

Labordiagnostik

Tab. **14.6** und **14.7** zeigen, wie man mit wenig Blut und Testen Ursachen einer Störung der Hämostase eruieren kann.

14.6

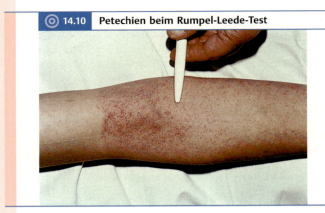

14.10 Petechien beim Rumpel-Leede-Test

Die **primäre Hämostase** umfasst vor allem Zellen, insbesondere Thrombozyten, und vaskuläre Faktoren, aber auch den Von-Willebrand-Faktor (vWF), die wichtigste plasmatische Komponente der primären Hämostase. Er lässt die Thrombozyten am verletzten Endothel haften (Adhäsion) und aggregieren; beteiligt sind auch das Fibrinogen und der Faktor V. **Störungen der primären Hämostase** lassen sich am besten durch **In-vivo-Teste am Patienten** nachweisen. Die **Kapillarresistenz** ist mit dem **Rumpel-Leede-Test** zu prüfen: Mittels einer Blutdruckmanschette wird der Arm des Patienten 5 Minuten bei 60 mmHg gestaut. Treten mehr als fünf Petechien auf (Abb. **14.10**), ist eine Vasopathie oder eine hochgradige Thrombozytopenie wahrscheinlich. Eine empfindlichere Methode ist die **Bestimmung der Blutungszeit**, wobei bei Kindern nur Methoden, die standardisierte minimale Wunden von weniger als 2 mm verursachen, verwendet werden sollen. Sie spiegelt das Zusammenspiel zwischen Thrombozyten und weiteren Faktoren wie Blutdruck, Strömungs- und Schergeschwindigkeit des Blutes, Temperatur und vor allem Endothel wider, das den Von-Willebrand-Faktor und antihämostatische Substanzen wie Prostazykline und Proteaseinhibitoren sezerniert.

Wichtige Informationen über die Ursache von Störungen der primären Hämostase gibt der **Blutausstrich**: Er zeigt z.B., wenn eine Thrombozytopenie Folge einer Leukämie ist. Finden sich im Blutausstrich Megathrombozyten, das sind junge Thrombozyten, spiegelt dies eine gesteigerte Thrombozytopoese wider. Die Ursache einer Thrombozytopenie ist dann nicht im Knochenmark, sondern in der Peripherie zu suchen; meist liegt eine vermehrte Thrombozytendestruktion vor. Megathrombozyten können aber auch auf das Bernard-Soulier-Syndrom (s. S. 477) oder zusammen mit spindelförmigen Einschlusskörperchen in den Leukozyten auf die May-Hegglin-Anomalie hindeuten. Fragmentozyten deuten auf ein Strömungshindernis im arteriellen System hin und zusammen mit einer akuten Nierenfunktionsstörung und Thrombozytopenie auf ein hämolytisch-urämisches Syndrom (HUS, s. S. 409 f), bei dem die thrombotische Einengung der Nierengefäße eine wichtige pathogenetische Rolle spielt.

Eine **Störung der sekundären Hämostase** spiegelt vor allem **Koagulopathien** wider; sie lässt sich durch **In-vitro-Teste** nachweisen. Bei der **partiellen Thromboplastinzeit** (**PTT**, partial thromboplastin time) gibt man zum Zitratplasma des Patienten einen Thrombozytenersatz (partielles Thromboplastin) und oberflächenaktives Kaolin hinzu. Sie erfasst Mangelzustände plasmatischer Gerinnungsfaktoren des endogenen und des gemeinsamen Aktivierungsweges mit großer Genauigkeit, liefert jedoch keine Information über zelluläre, vor allem nicht über thrombozytäre Störungen. Beim **Quick-Test (Prothrombinzeit, PT)**, der besser als reagenzunabhängige **INR** (international normalized ratio = Verhältnis der PT des Patienten zur PT eines Normalpools) angegeben werden sollte, gibt man dem Zitratplasma des Patienten Gewebsthromboplastin zu. Er liefert exakte Informationen über den exogenen und den gemeinsamen Aktivierungsweg und damit über leberabhängige Gerinnungsfaktoren: Fibrinogen (F I), das Vitamin-K-unabhängig ist, und die meisten Vitamin-K-abhängigen Faktoren

(F II, VII, X). Um eine Hämophilie zu diagnostizieren, ist der Quick-Test jedoch ungeeignet. Die endgültige Abklärung der plasmatischen Gerinnungsstörung erfolgt durch **Einzelfaktorenbestimmung**.

Sind **PTT und Quick-Test pathologisch**, dann ist an einen Mangel der Vitamin-K-abhängigen Gerinnungsfaktoren F II, VII, IX und X und der Faktoren I und V zu denken. Differenzialdiagnostisch kommen vor allem ein Vitamin-K-Mangel und eine Leberfunktionsstörung in Frage. Ein **Vitamin-K-Mangel** ist wahrscheinlich, wenn bei vermindertem Quick-Wert der Fibrinogenspiegel normal ist, und ist bewiesen, wenn nach Vitamin-K-Gabe der Quick-Wert ansteigt. Bei einer **Leberfunktionsstörung** sind neben dem Quick-Wert auch die Vitamin-K-unabhängigen Faktoren I und V sowie Antithrombin vermindert. Differenzialdiagnostisch ist an einen hereditären isolierten Mangel der Faktoren I, II, V oder X zu denken, der durch Einzelfaktorenanalyse abgeklärt werden kann. Im Gegensatz zum Vitamin-K-Mangel sind bei einer Verbrauchskoagulopathie der Quick-Wert und meist auch Fibrinogen und Thrombozytenzahl vermindert. Eine **verlängerte Blutungszeit bei normaler Thrombozytenzahl** ist ein Hinweis auf eine Thrombozytenfunktionsstörung, deren weitere Abklärung im Speziallabor erfolgt (Untersuchung der Thrombozytenaggregation, Bestimmung der Konzentration des von-Willebrand-Faktors) (Tab. **14.9**). Eine **verlängerte Blutungszeit bei verlängerter PTT** deutet auf das Von-Willebrand-Jürgens-Syndrom hin.

▶ **Merke.** Wichtig ist die Kenntnis der altersentsprechenden **Normalwerte**. Besonders beim Neugeborenen weichen sie erheblich von der Erwachsenennorm ab. So sind die Vitamin-K-abhängigen Gerinnungsfaktoren II, VII, IX und X, und damit der Quick-Wert, z. T. auf die Hälfte vermindert, ebenso antikoagulatorische Faktoren wie Antithrombin, Plasminogen, Protein C und S. Weiterhin ist die Thrombozytenfunktion reduziert. Globalteste der primären (Blutungszeit) und der sekundären Hämostase (Gerinnungszeit) sind jedoch normal.

Bei einer Reihe von Gerinnungsstörungen sind **molekularbiologische Untersuchungen** möglich und sinnvoll. Insbesondere bei der **Hämophilie** kann durch Bestimmung der zugrunde liegenden genetischen Veränderung eine sichere Aussage über den Überträgerstatus einer Frau getroffen und eine pränatale Diagnostik ermöglicht werden. In der **Thrombophiliediagnostik** spielt die Bestimmung verschiedener Polymorphismen, wie z. B. des Prothrombins oder von MTHFR, ebenfalls eine Rolle.

14.4.2 Störungen der primären Hämostase

▶ **Definition.** s. S. 472 f

Thrombozytopenien

▶ **Definition.** Unter Thrombozytopenie versteht man eine Verminderung der Thrombozyten auf Werte unter 100 000/μl.

Ätiologie: Ursache ist entweder ein Verlust von Thrombozyten im peripheren Blut aufgrund immunologischer, infektiöser, mechanischer, medikamentös-toxischer und thrombogener Prozesse **(Verlust- oder periphere Thrombozytopenie)** oder eine insuffiziente Produktion im Knochenmark **(Produktions- oder zentrale Thrombozytopenie)**. Eine Thrombozytopenie kann hereditär oder erworben sein.

Hereditäre Thrombozytopenien

Die hereditären Thrombozytopenien werden meist autosomal-dominant vererbt. Die Zahl der thrombozytären Vorstufen im Knochenmark kann normal (**megakaryozytäre Form**) oder reduziert (**a- oder hypomegakaryozytäre Form**) sein. Megakaryozytäre Formen sind die May-Hegglin-Anomalie und das X-chromosomal vererbte Wiskott-Aldrich-Syndrom. Amegakaryozytär sind die **Fanconi-Anämie** und das **Radiusaplasie-Thrombozytopenie-Syndrom**.

Immunthrombozytopenie

▶ **Definition**

Klinik: Bei Kindern bis 8 Jahren treten, meist nach einem Virusinfekt, Petechien und Hämatome ohne wesentliches Krankheitsgefühl auf. Die Milz ist nicht vergrößert.

Diagnostik: Im Blutbild finden sich wenige (meist ≤ 20 000/µl), z. T. große (junge) Thrombozyten.

Therapie: Traumen und gerinnungsalterierende Medikamente (Tab. 14.8) sind zu vermeiden. Meist normalisiert sich die Thrombozytenzahl innerhalb von Tagen bis Wochen bis Monaten. Die Gabe von Immunglobulinen forciert den Anstieg der Thrombozytenzahl. Ob sie oder Glukokortikoide massive Blutungen verhindern, ist nicht bewiesen. In Notfällen werden zu den o. g. Medikamenten auch Thrombozyten und Erythrozyten eingesetzt.

Verlauf: Eine **chronische ITP** besteht, wenn die Thrombozytopenie länger als 6 Monate dauert. Sie kommt bei ca. 10 % aller ITP-Patienten vor, häufiger bei Kindern über 10 Jahren und bei Mädchen. Spontanremissionen sind selten.

Andere erworbene Thrombozytopenien

Begleitthrombozytopenien kommen als megakaryozytäre Form beim HUS, Kasabach-Merritt-Syndrom, bei Lupus erythematosus disseminatus, zyanotischen Vitien u. a. vor, als amegakaryozytäre Form bei Sepsis, Hepatitis, Leukämie und Neuroblastom.

Beim **Neugeborenen** kann eine **Alloimmunthrombozytopenie** auftreten. Sie ist die Folge einer Sensibilisierung der Mutter gegen kindliche Thrombozytenantigene, kann bereits beim ersten Kind zu einer hochgradigen Thrombozytopenie führen. Da eine Hirnblu-

bzw. erhöht (**megakaryozytäre Form**) oder reduziert (**a- oder hypomegakaryozytäre Form**) sein. Die megakaryozytäre Form kann mit granulozytären Einschlusskörperchen einhergehen (**May-Hegglin-Anomalie**) und zusammen mit dem **Fechtner-Syndrom**, einer Variante des Alport-Syndroms mit interstitieller Nephritis, kongenitaler Katarakt und Taubheit, auftreten. Megakaryozytär ist auch das X-chromosomal rezessiv vererbte **Wiskott-Aldrich-Syndrom** (s. S. 544). Zu den amegakaryozytären Formen zählen die autosomal-rezessiv vererbte **Fanconi-Anämie**, bei der die Thrombozytopenie unter dem Bild der Panzytopenie (s. S. 17) auftritt, und das autosomal-dominant vererbte **Radiusaplasie-Thrombozytopenie-Syndrom**.

Immunthrombozytopenie

▶ **Definition.** Die Immunthrombozytopenie (ITP) ist eine Verlustthrombozytopenie. Die Thrombozyten werden im peripheren Blut mit Immunglobulinen beladen und im RES abgebaut, wodurch die Lebensdauer der Thrombozyten verkürzt wird.

Klinik: Betroffen sind vor allem Kinder bis zum 8. Lebensjahr. Viele Patienten haben Tage bis Wochen zuvor einen Virusinfekt durchgemacht. Sie weisen meist Petechien und Hämatome am ganzen Körper auf ohne wesentliches Krankheitsgefühl. Schleimhautblutungen sistieren meist spontan. Die Milz ist palpatorisch nicht vergrößert.

Diagnostik: Die Thrombozytopenie ist ausgeprägt (meist ≤ 20 000/µl), im Blutausstrich findet man große (junge) Thrombozyten. Andere Blutzellen und das Knochenmark sind unauffällig. Die Megakargozytenzahl ist normal, häufig reaktiv erhöht.

Therapie: Verletzungsrisiken und gerinnungsalterierende Medikamente (Tab. 14.8), hier besonders acetylsalicylsäurehaltige Fiebermittel, sollten vermieden werden. Lokale Blutungen sind mit Druckverband bzw. Tamponade im Allgemeinen gut zu beherrschen. Bei den meisten Patienten normalisiert sich die Thrombozytenzahl innerhalb von Tagen bis Wochen bis Monaten. Die Gabe von Glukokortikoiden und Immunglobulinen forciert den Anstieg der Thrombozytenzahl, da sie deren Abbau blockieren. Der Beweis, ob schwerwiegende Blutungen oder die äußerst seltene Hirnblutung dadurch verhindert werden, steht aus. Bei massiven und lebensbedrohlichen Blutungen werden Thrombozyten, Erythrozyten, Immunglobuline und Glukokortikoide mit und ohne Splenektomie eingesetzt.

Verlauf: Eine **chronische ITP** liegt vor, wenn die Thrombozytopenie länger als 6 Monate dauert. Sie kommt bei etwa 10 % aller ITP-Patienten vor, häufiger bei Kindern über 10 Jahren und bei Mädchen, und wird, mit unterschiedlichem Erfolg, mit Immunglobulinen und/oder Glukokortikoiden behandelt. Spontanremissionen sind selten, können aber noch nach Jahren auftreten.

Andere erworbene Thrombozytopenien

Begleitthrombozytopenien kommen als megakaryozytäre Form beim **hämolytisch-urämischen Syndrom** (HUS) (s. S. 409f), beim Kasabach-Merritt-Syndrom (gekennzeichnet durch kavernöse Riesenhämangiome, Verbrauchskoagulopathie und Verlustthrombozytopenie), bei Lupus erythematodes disseminatus, zyanotischen Herzfehlern, künstlichen Herzklappen sowie bei extrakorporaler Zirkulation vor. Sepsis, Hepatitis, Leukämie und Neuroblastom können zu einer erworbenen amegakaryozytären Thrombozytopenie führen.

Beim **Neugeborenen** kann eine **Alloimmunthrombozytopenie** (Häufigkeit 1 : 5000) auftreten. Sie ist, wie die Rhesus-Inkompatibilität, die Folge einer Sensibilisierung der Mutter gegen kindliche Thrombozytenantigene. Sie kann bereits beim ersten Kind auftreten und zu einer hochgradigen Thrombozytopenie führen. Schon wenige Stunden nach der Geburt treten Petechien, Ekchymosen

14.8 Medikamente (Auswahl), die Blutzellen und Gerinnung verändern

Veränderte Parameter/Medikamente	Erythrozyten	Leukozyten	Thrombozyten	Plasmafaktoren
▶ **Antiinfektiva**				
▪ Chloramphenicol	↓ (KM) Sb EP	↓ N	TP	↓
▪ Penicillin Sulfonamide	↓ EP Im cha	↓ (N)	TP	↓
▪ Tuberkulostatika	Sb Im cha			↓
▪ Virustatika (Aciclovir)	Meg			↓
▪ Antimalariamittel	Enz, (KM) Meg cha	↓ (N)	TP	↓
▶ **Antipyretika/Analgetika/Antirheumatika**				
▪ Acetylsalicylsäure		↓ (N)	TF, TP	
▪ Phenacetin Novalgin	↓ L cha Im		TP	
▶ **Antikonvulsiva**				
▪ Valproat			TF, TP	↓ Fib
▪ Carbamazepin	Im	↑ Eos		
▪ Primidon Barbiturate	(KM) Meg, Im	↑ Eos	TP	
▪ Hydantoine Thiazide	Meg Im EP	↓ (N) ↑ Eos	TF	
▶ **Andere**				
▪ Phenothiazine Thiazide	Im	↓	↓	
▪ Zytostatika	KM	KM	KM	↓
▪ Penicillamin	Im (KM)	↑ Eos		
▪ Antihypertonika	Im (KM)	↑ Eos		
▪ Antihistaminika	(KM) cha		↓	
▶ **Diuretika**	(KM), Meg			

TF = Thrombozytenfunktion, TP = Thrombozytopenie, KM = Knochenmarkaplasie, N = neutrophile Granulozyten, L = Lyse, Sb = sideroblastisch, Meg = megaloblastisch, EP = Erythroblastopenie, Im = Immunhämolyse, cha = chemisch-allergische Hämolyse, Enz = enzymatische Hämolyse, Eos = Eosinophile, Fib = Fibrinogen, ↑ = erhöht, ↓ = erniedrigt.
Medikamente, die über die Schwangere intrauterin oder postpartal beim Neugeborenen eine Blutung auslösen können, sind auf S. 478 und 482 f aufgeführt.

und Schleimhautblutungen auf. Da eine Hirnblutung droht, müssen rasch mütterliche Thrombozyten transfundiert werden. Differenzialdiagnosen: Autoimmunthrombozytopenie (dann findet sich auch bei der Mutter eine Thrombozytopenie), Thrombozytopenie aufgrund einer Infektion (Röteln, Zytomegalie, Herpes simplex, Coxsackie B, Listeriose, Lues, Toxoplasmose, bakterielle Sepsis u. a.), Verbrauchsthrombozytopenie (z. B. bei gramnegativer Sepsis, Sepsis durch Streptokokken der Gruppe B oder bei Nierenvenenthrombose [Flankentumor, Hämat- und Oligurie]), hereditäre Thrombozytopenie (s. o.) sowie medikamentös verursachte Thrombozytopenie (Tab. 14.9).

tung droht, müssen sofort mütterliche Thrombozyten transfundiert werden. Differenzialdiagnosen: Autoimmunthrombozytopenie, Infektions-Verbrauchsthrombozytopenie, oder Nierenvenenthrombose, hereditäre Thrombozytopenie sowie medikamentös verursachte Thrombozytopenie (Tab. 14.9).

Thrombozytopathien

▶ **Definition.** Thrombozytopathien sind durch eine gestörte Thrombozytenfunktion charakterisiert.

Ätiologie: Die Thrombozytenfunktionsstörung kann endogen, d. h. durch einen Defekt der Thrombozyten, bedingt sein oder durch das Fehlen eines plasmatischen oder vaskulären Faktors, der zur Thrombozytenfunktion benötigt wird (exogen).

Klassifikation: Kriterien für die Klassifikation sind die Pathogenese und die Ätiologie. So unterscheidet man hereditäre und erworbene, endogene und exogene Thrombozytopathien. Hereditäre endogene Thrombozytopathien sind die Thrombasthenie Glanzmann, der Storage-pool-Defekt, das Bernard-Soulier-Syndrom, die May-Hegglin-Anomalie und Freisetzungsstörungen. Eine hereditäre exogene Thrombozytopathie ist das Von-Willebrand-Syndrom, hier fehlt der plasmatische Von-Willebrand-Faktor, der zur Thrombozytenfunktion benötigt wird. Erworbene Thrombozytopathien treten im Rahmen von Erkrankungen

Thrombozytopathien

◀ Definition

Ätiologie: Die Funktionsstörung kann endogen (im Thrombozyten) oder exogen (durch Plasma- oder vaskuläre Faktoren) sein.

Klassifikation: Hereditär und endogen sind Thrombasthenie Glanzmann, Storage-pool-Defekt, Bernard-Soulier-Syndrom, May-Hegglin-Anomalie und Freisetzungsstörungen, exogen das Von-Willebrand-Syndrom. Erworbene Thrombozytopathien sind durch Erkrankungen oder Medikamente bedingt. Die Unterscheidung erfolgt durch Thrombozytenfunktionsteste (Tab. 14.9).

14.9 Differenzialdiagnose hereditärer Thrombozytopathien

Thrombozytopathie	Adhäsion	Aggregation	Retraktion	Defekte/Besonderheit
Thrombasthenie Glanzmann	↓	↓ ADP, Koll	↓	Thrombozytenmembran (GPIIb-IIIa-Komplex)
Bernard-Soulier-Syndrom	n (↓)	↓ Risto	n (↓)	Riesenthrombozyten Thrombozytenmembran (GPIb-V-IX-Komplex)
Storage-pool-Defekt	↓	↓ ADP, Koll Risto	n	Thrombozyteninhalt
May-Hegglin-Anomalie	n (↑)	ADP, Koll	n	Riesenthrombozyten Döhle-Körperchen
Von-Willebrand-Syndrom	↓ (↓)	↓ Risto	n	↓ vWF
Typ 1				↓ vWF-Ag = ↓ vWF-F
Typ 2				vWF-F < vWF-Ag
Typ 3				vWF-Ag und vWF-F

↑ = verstärkt, (↑) = leicht verstärkt, ↓ = vermindert, (↓) gering vermindert, n = normal, Risto = Ristocetin, Koll = Kollagen, ADP = Adenosindiphosphat, vWF-Ag = Von-Willebrand-Faktor-Antigen, vWF-F = vWF-Funktion

oder als Folge der Einnahme von Medikamenten auf. Die Differenzialdiagnose der Thrombozytopathien erfolgt durch Thrombozytenfunktionsteste (Tab. 14.9).

Klinik: Es besteht ein thrombozytärer Blutungstyp mit Haut- und Schleimhautblutungen, Hämatomen und Ekchymosen. Die Blutung setzt meist unmittelbar nach der Verletzung ein.

Klinik: Im Vordergrund stehen Schleimhautblutungen, vor allem Nasen- und Zahnfleischbluten sowie Menorrhagien. Seltener sind Blutungen aus dem Magen-Darm- und dem Harntrakt. Petechiale Blutungen treten meist nur bei gleichzeitiger Verminderung der Thrombozytenzahl auf. Häufig sind Hämatome und Ekchymosen. Bei Verletzungen, Zahnextraktionen und Operationen tritt die Blutung, im Gegensatz zu Koagulopathien, meist sofort auf.

Von-Willebrand-Syndrom

▶ **Definition**

▶ **Definition.** Beim autosomal-dominant vererbten Von-Willebrand-Jürgens-Syndrom (WJS) liegt ein quantitativer oder qualitativer Mangel des Von-Willebrand-Faktors (vWF) vor.

▶ **Merke**

▶ **Merke.** Das WJS ist mit einer Häufigkeit von etwa 1% das häufigste hereditäre Blutungsübel, aber nur ein geringer Bruchteil der Patienten ist behandlungsbedürftig.

Pathogenese: Hauptfunktion des multimeren Plasmaproteins vWF ist die Brückenbildung zwischen Thrombozyten und verletztem Endothel, die es den Thrombozyten ermöglicht zu aggregieren. Im peripheren Blut bildet er Komplexe mit F VIII und schützt ihn vor Proteolyse.

Pathogenese: Der vWF ist ein multimeres Plasmaprotein. Er bindet an den Glykoprotein-Ib/IX-Rezeptor der Thrombozytenmembran und am Subendothel und bildet so eine Brücke zwischen Thrombozyten und dem verletzten Endothel, die es den Thrombozyten ermöglicht zu aggregieren. Im peripheren Blut bildet er Komplexe mit F VIII und schützt ihn vor Proteolyse, daher können bei WJS die Konzentration des vWF-Antigens und die F-VIII-Aktivität vermindert sein. Der vWF beeinflusst somit sowohl die primäre als auch die sekundäre Hämostase.

Das WJS wird in **drei Typen** eingeteilt: Bei Typ 1 ist die Konzentration von vWF vermindert, bei Typ 3 fehlt vWF. Bei **Typ 2** liegt ein **qualitativer Defekt** vor.

Das WJS wird nach der Art des vWF-Defekts in **drei Typen** eingeteilt: Bei WJS **Typ 1 und Typ 3** liegt ein **quantitativer Defekt** vor: Bei Typ 1, der häufigsten Form, ist die Konzentration von vWF vermindert, bei Typ 3 fehlt vWF. Bei **Typ 2** liegt ein **qualitativer Defekt** vor, je nach Art des Defekts werden Subtypen unterschieden.

Klinik: Typisch sind **Schleimhautblutungen** (Abb. 14.11a). Bei **Typ 3** treten **außerdem** die für die Hämophilie typischen **Gelenkblutungen** auf (Abb. 14.11b).

Klinik: Typisch sind **Schleimhautblutungen** (Abb. 14.11a), die in leichten Fällen nur nach Operationen oder Traumen, in schweren Fällen spontan auftreten. Da bei Typ 3 der vWF fehlt und mit ihm der Stabilisator für Faktor VIII, treten bei **Typ 3 außerdem** die für die Hämophilie typischen **Gelenkblutungen** auf (Abb. 14.11b).

14.11 Schleimhautblutung (a) und Gelenkblutung (b) beim Von-Willebrand-Syndrom

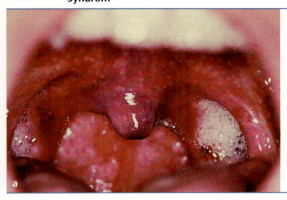
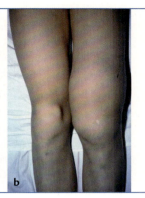

Diagnostik: Die Blutungszeit ist in leichten Fällen normal, in schweren Fällen verlängert. Bei Typ 1 und 3 sind die Faktor-VIII-Aktivität, die Konzentration von vWF und die ristocetininduzierte Thrombozytenaggregation vermindert. Da im Stress und bei Infektionen der vWF ansteigt, ist eine endgültige Diagnose erst nach wiederholt pathologischen Befunden zu stellen. Zur Einteilung in die Subtypen des Typ 2 ist die quantitative und qualitative Analyse der Von-Willebrand-Multimere notwendig. Die Funktion des vWF ist niedriger als die Menge. Beim Subtyp 2 N (Normandie) ist die vWF-Konzentration normal, die Bindungsfähigkeit des defekten vWF an F VIII vermindert, infolgedessen ist auch die Konzentration an Faktor VIII vermindert. Hier kann die Fehldiagnose Hämophilie resultieren.

Therapie: Es gibt zwei Therapieoptionen: **vWF-haltige F-VIII-Präparate** (beachte: hochgereinigte und gentechnisch gewonnene F-VIII-Präparate enthalten keinen Von-Willebrand-Faktor) und **DDAVP**, das die Konzentration von vWF ansteigen lässt. Sie werden je nach Schweregrad des Krankheitsbildes eingesetzt. vWF-haltige F-VIII-Präparate können wie bei Hämophilie dosiert werden. Der Einsatz von DDAVP ist nur bei Typ 1 sinnvoll; bei Typ 2 wirkt es selten, bei Typ 3 nie. Bei Typ 2 b kann DDAVP eine Thrombozytopenie auslösen.

Andere hereditäre Thrombozytopathien

Bei der **Thrombasthenie Glanzmann** handelt es sich um autosomal-rezessiv vererbte **endogene Thrombozytendefekte**: Mangel an basischem Membranglykoprotein (GPIIb-IIIa-Komplex), an membrangebundenem kontraktilem Thrombasthenin sowie unterschiedliche Enzymdefekte. **Haut- und Schleimhautblutungen** treten vor allem nach Operationen oder Traumen auf. Die Retraktion der Thrombozyten ist vermindert (Tab. **14.9**). Bei diesem endogenen Thrombozytendefekt ist nur die **Transfusion von Thrombozyten** wirksam, sie sollte wegen der Gefahr der Isoantikörperbildung jedoch nur in Notfällen angewandt werden. Beim autosomal-rezessiv vererbten **Bernard-Soulier-(Riesenthrombozyten-)Syndrom** liegt neben einer Thrombozytopenie ein Synthesedefekt des Thrombozyten-Glykoprotein-Ib-V-IX-Komplexes vor, wodurch der Rezeptor des Von-Willebrand-Faktors ausfällt. Diagnostisch fällt neben einer deutlich verlängerten Blutungszeit eine pathologische Ristocetin-Aggregation bei normalem Von-Willebrand-Faktor auf (endogener Thrombozytendefekt). Die meisten Thrombozyten sind mit einem Durchmesser von 3–8 µm übergroß. Die Thrombozytentransfusion ist wirksam, sollte jedoch wegen der Immunisierungsgefahr nur in Notfällen angewandt werden.

Als **Storage-pool-Defekt** werden Thrombozytopathien zusammengefasst, bei denen die in den Thrombozytenorganellen (dense bodies, Alpha-Granula, Lysosomen) gespeicherten Substanzen vermindert sind. Sie werden autosomal – meist dominant – vererbt. Die verminderte Freisetzung von Serotonin, ADP, Ca^{++} und Thrombozytenfaktor 3 führt zu einer ausgeprägten Thrombozytenfunktionsstörung.

Beim autosomal-rezessiv vererbten **Hermansky-Pudlak-Syndrom** ist der Speicherdefekt der Thrombozyten mit einem tyrosinasepositiven okulokutanen Albinismus kombiniert.

Als **Freisetzungsdefekt** werden Krankheitsbilder zusammengefasst, bei denen der Thrombozyteninhalt normal, die Freisetzung jedoch gestört ist. Sie weisen ein ähnliches Muster pathologischer Thrombozytenfunktionstests auf wie der Storage-pool-Defekt.

Begleitthrombozytopathien

Begleitthrombozytopathien treten sowohl bei hereditären als auch bei erworbenen Erkrankungen auf. Zu den **hereditären Erkrankungen** zählen Ehlers-Danlos-Syndrom, Osteogenesis imperfecta, Trisomie 21, Alport-Syndrom, Glykogenose, Mukopolysaccharidosen, Morbus Wilson, Homozystinurie und Isovalerianazidämie. Zu den **erworbenen Erkrankungen** gehören chronische Niereninsuffizienz, chronische Lebererkrankungen, Leukämie und Diabetes mellitus.

Medikamente, die die Thrombozytenfunktion stören können, sind in Tab. **14.8** (S. 475) aufgeführt. Werden Nitrofurantoin, Sulfonamide, Kumarine, Hydantoine, Phenobarbiturate, Phenylbutazon, Phenothiazine und Thiazide in der Schwangerschaft verabreicht, können sie zu qualitativen und quantitativen Veränderungen der Thrombozyten des Fetus und postpartal zu Blutungen führen.

Vaskuläre Blutungskrankheiten (Vasopathien)

▶ **Definition.** Vasopathien sind Blutungskrankheiten, die durch eine isolierte Schädigung der Gefäße verursacht werden.

Purpura Schoenlein-Henoch

Ätiologie: Es handelt sich um eine generalisierte allergische Vaskulitis der kleinen Gefäße. Sie tritt am häufigsten im Klein- und Schulkindalter nach Infekten der oberen Luftwege auf.

Klinik: Die Lokalisation der schubweise verlaufenden Vaskulitis bestimmt das klinische Bild. Bei Befall der **Hautgefäße** finden sich Purpura und Ekchymosen vor allem an den Streckseiten der Beine (Abb. **14.12**), zusammen mit makulösen, makulopapulösen, papulösen oder gelegentlich kokardenartigen Hautveränderungen, und am Gesäß. **Gelenkbefall** äußert sich in schmerzhafter Schwellung und Bewegungseinschränkung **(Purpura rheumatica)**. Eine Vaskulitis des **Magen-Darm-Trakts** führt zu Magen-Darm-Blutungen und kolikartigen Bauchschmerzen **(Purpura abdominalis)**, es kann zur Invagination kommen. In ca. einem Drittel der Fälle sind die **Nieren** betroffen, es kommt zu einer **Glomerulonephritis** mit Mikro- oder Makrohämaturie. Selten befällt die Vaskulitis die **Hirngefäße** und kann dann zu Krampfanfällen, Paresen und Bewusstseinseinschränkungen führen.

14.12 Ekchymosen an den Streckseiten der Beine bei Purpura Schoenlein-Henoch

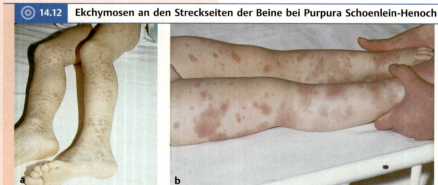

a Typische Ausprägung von petechialen Hautblutungen; insbesondere sind die Streckseiten der Unterschenkel betroffen.
b Purpura Schoenlein-Henoch bei einem 2 Jahre alten Kind. Die Hautefloreszenzen sind hier im Gegensatz zu größeren Kindern anders ausgeprägt, z. T. großflächiger. Die Erscheinungsformen dieser Krankheit sind sehr mannigfaltig.

Diagnostik: Die Diagnose erfolgt aus der typischen Klinik. Plasmatische Gerinnungsteste, Thrombozytenzahl und -funktion sind im Normbereich, manchmal ist die Kapillarresistenz reduziert.

Therapie und Prognose: Die Spontanheilungsrate ist hoch, daher ist die generelle Anwendung von Antibiotika oder Glukokortikosteroiden nicht indiziert. Nur bei kolikartigen Bauchschmerzen wird Prednison empfohlen. Die Prognose ist für die überwiegende Mehrzahl der Kinder als gut anzusehen; sie ist ungünstig bei schwerer Nephritis, da diese zur Niereninsuffizienz führen kann.

Andere Vasopathien

Die **Purpura simplex hereditaria (Morbus Davis)** ist eine autosomal-rezessiv vererbte Vasopathie, die vor allem zu Petechien führt. Beim autosomal-dominant vererbten **Morbus Osler-Rendu** finden sich scharf begrenzte Teleangiektasien vor allem an der Lippe, der Zunge, an den Fingern und Schleimhäuten; die seltene Lokalisation im ZNS und in der Lunge kann lebensbedrohliche Folgen haben. Erworbene Gefäßdefekte liegen beim **Vitamin-C-Mangel (Skorbut)** und beim **Kawasaki-Syndrom** (s. S. 570 ff) vor. Eine reduzierte Kapillarresistenz wird nicht selten bei **Allergien**, besonders beim ampicillininduzierten morbilliformen Exanthem beobachtet.

Beim **autosomal-dominant vererbten Ehlers-Danlos-Syndrom** (s. auch S. 817 f) führt die Störung der Kollagensynthese bzw. -vernetzung zu Beeinträchtigung der vaskulären Blutstillung und z. T. der Thrombozytenadhäsion. Auch die Blutungsneigung beim Marfan-Syndrom und beim Groenblad-Strandberg-Syndrom soll so entstehen. Eine spezifische Behandlung ist nicht bekannt.

14.4.3 Störungen der sekundären Hämostase

▶ **Definition.** Störungen der sekundären Hämostase (Koagulopathien oder plasmatische Blutungskrankheiten) werden durch den Mangel eines oder mehrerer plasmatischer Gerinnungsfaktoren verursacht.

Hereditäre Koagulopathien

Hämophilie A

▶ **Definition.** Bei der Hämophilie A besteht ein Mangel an Faktor-VIII-Gerinnungsaktivität (F VIII:C).

Ätiologie und Häufigkeit: Der Erbgang ist X-chromosomal-rezessiv. Ursache der verminderten Faktor-VIII-Aktivität ist eine Mutation des für Faktor VIII kodierenden, auf dem X-Chromosom lokalisierten Gens. Sie kommt bei 1 auf 10 000 Geburten männlichen Geschlechts vor. Eine negative Familienanamnese schließt eine Hämophilie A nicht aus, da etwa ein Drittel der Fälle sporadisch auftritt.

Pathogenese: Aufgrund der Genmutation kann Faktor VIII fehlen oder inaktiv sein. In beiden Fällen ist der Ablauf des endogenen Aktivierungsweges gestört und mit ihm die Fibrinbildung, was zu einem insuffizienten Wundverschluss führt. Das vaskuläre und thrombozytäre Hämostasesystem, also die primäre Hämostase, sind jedoch intakt, die Blutungszeit ist deshalb normal.

Klinik: Das klinische Bild hängt vom Schweregrad der Hämophilie ab. Bei **schwerer Hämophilie** (F VIII:C < 1%) treten ab dem Krabbelalter vor allem schmerzhafte Gelenkblutungen spontan auf, die zu Gelenkdestruktion (Blutergelenk) führen können. Bei den ebenfalls sehr schmerzhaften Muskelblutungen kann der Blutverlust ganz erheblich sein. Die Psoasmuskelblutung kann mit einer Appendizitis verwechselt werden. Nach Traumen treten Blutungen oft erst mit einer Latenzzeit von mehreren Stunden auf (Spätblutung). Selten manifestiert sich die Hämophilie bereits beim Neugeborenen in Form einer intrakraniellen

Blutung oder eines Brillenhämatoms. Bei **mittelschwerer Hämophilie** (F VIII:C > 1–5%) treten Blutungen oft erst nach einer Verletzung oder Zahnextraktion auf, bei **leichter Hämophilie** (F VIII:C > 5–15%) meist nach einer größeren Verletzung oder ausgedehnteren Operation.

Diagnostik: Bei normaler Thrombozytenzahl und Blutungszeit weist eine verlängerte PTT bei normalem Quick-Wert auf eine Störung des endogenen Aktivierungsweges (F VIII, IX, XI, XII) hin; um die endgültige Diagnose zu stellen und den Schweregrad der Hämophilie A zu ermitteln, muss man die F-VIII-Gerinnungsaktivität bestimmen (s. Tab. 14.6, S. 471 und 14.7, S. 471). Bei untypischem Erbgang und unbefriedigender Therapie ist ein Von-Willebrand-Subtyp 2 N (s. S. 476) auszuschließen.

Molekularbiologische Untersuchungen erlauben eine sichere Aussage darüber, ob eine Frau **Überträgerin** der Erkrankung ist. Die **pränatale Diagnostik** erfolgt ebenfalls am besten durch molekularbiologische Untersuchung aus einer Chorionzottenbiopsie in der 10.–12. Schwangerschaftswoche und ist in den meisten Fällen aussichtsreich. Die pränatale Diagnostik erfolgt wesentlich leichter, wenn die Art der genetischen Veränderung von einem Indikatorfall schon bekannt ist.

Therapie: Die **Blutung** ist so schnell wie möglich zu **stillen**, damit die Schmerzen nachlassen und bei einer Gelenkblutung die Gelenkfunktion rasch wieder hergestellt wird. Mittel der Wahl sind **F-VIII:C-Konzentrate**. 1 Einheit F-VIII:C/kg KG erhöht den F-VIII:C-Spiegel um etwa 1,5%. Da die Halbwertszeit von F VIII ca. 12 Stunden beträgt, muss, wenn eine längere Therapie nötig ist, innerhalb von 6–12 Stunden erneut substituiert werden. Die Dosierung erfolgt je nach Schweregrad der Blutung, Blutungstyp und -ort. Ziel einer Dauerbehandlung (3× wöchentliche Therapie) ist es, eine schwergradige in eine mittelschwere Hämophilie umzuwandeln, wodurch rezidivierende Gelenkblutungen reduziert werden. **Nebenwirkungen** sind **Virusinfektionen**, u. a. Hepatitiden und HIV-Infektion, die Bildung von Antikörpern **(Hemmkörpern)** gegen F VIII und **Thrombozytenfunktionsstörungen**, die an einer verlängerten Blutungszeit zu erkennen sind. Die Anwendung virusinaktivierter bzw. gentechnologisch hergestellter Präparate bietet weitgehend Schutz vor Virusinfektionen. Infektiöse und immunologische Nebenwirkungen noch unbekannter Art sind jedoch nie ganz auszuschließen.

▶ **Merke.** Bei der Therapie mit Plasmaderivaten gilt: So viel wie nötig, so wenig wie möglich!

Nichttraumatische Blutungen aus den oberen Harnwegen sind meist durch **Prednison** zu stillen. Fibrinolyseinhibitoren sind kontraindiziert, da sie zu renalen Gerinnseln und Nierenkoliken führen können.

Bei **leichter bis mittelgradiger Hämophilie** ist die Gabe von **DDAVP**, das die Konzentration von F-VIII:C um das Zwei- bis Dreifache ansteigen lässt, eine Alternative zu F-VIII-Konzentraten.

Blutungsfördernde Medikamente (Tab. 14.8, s. S. 475), besonders acetylsalicylsäurehaltige Schmerzmittel, sind zu **vermeiden**. **Krankengymnastik** und die Stabilisierung der Gelenke durch **Muskeltraining** (Schwimmen, Wandern, Radfahren) sind wichtig für die Prävention der Gelenkdestruktion und damit für die Verbesserung der Lebensqualität.

▶ **Klinischer Fall.** Ein 9 Monate alter Junge wurde vom älteren Bruder in die Gegend der Nasenwurzel geschlagen. Einige Stunden später fiel den Eltern eine Schwellung der Nasenwurzel auf, die sich innerhalb der nächsten Stunde blau verfärbte und auf beide Augenhöhlen übergriff. Bei der Aufnahme zeigte sich ein massives Brillenhämatom und eine Sickerblutung bis zum Kinn (Abb. 14.13a). Aufgrund der Anamnese – es handelte sich um eine Spätblutung – und des Blutungstyps war eine thrombozytäre Blutung wenig wahrscheinlich; die normale Blutungszeit schloss eine Thrombozytopenie und -pathie aus. Die verlängerte PTT bestätigte die Verdachtsdiagnose einer plasmatischen Gerinnungsstörung. Der normale Quick-Wert schloss einen Vitamin-K-Mangel sowie eine Leberfunktionsstörung aus. Die F-VIII-Aktivität betrug weniger als 1%, somit war die Diagnose „Hämophilie A" gesichert. Der Therapieerfolg nach Substitution mit F-VIII-Konzentrat ist aus Abb. 14.13b zu ersehen.

Diagnostik: Eine verlängerte PTT bei Normalwerten von Quick, Blutungszeit und Thrombozytenzahl weist auf eine Hämophilie hin; die endgültige Diagnose und der Schweregrad werden durch Bestimmung der F-VIII-C ermittelt.

Die **pränatale Diagnose** und die **Überträgerinnen-Diagnostik** ist in den meisten Fällen durch **molekularbiologische Methoden** möglich.

Therapie: Mittel der Wahl bei Blutungen ist die Gabe von **F-VIII:C-Konzentrat**. Wegen der kurzen Halbwertszeit von F VIII muss bei längerer Therapiedauer innerhalb von 6–12 Stunden erneut substituiert werden. Die Dosierung richtet sich nach Schweregrad der Blutung, Blutungstyp und -ort. **Nebenwirkungen** sind **Virusinfektionen** (Hepatitis, HIV), deren Risiko durch Anwendung virusinaktivierter oder gentechnologisch gewonnener Präparate zu minimieren ist, **Hemmkörperbildung** und **Thrombozytenfunktionsstörungen**.

▶ Merke

Nichttraumatische Blutungen aus den oberen Harnwegen sind meist durch **Prednison** zu stillen. Fibrinolyseinhibitoren sind kontraindiziert.

Bei **leichter und mittelgradiger Hämophilie** kann **DDAVP** die F-VIII-Konzentration steigern.

Blutungsfördernde Medikamente (Tab. 14.8, s. S. 475), besonders acetylsalicylsäurehaltige Schmerzmittel, sind zu **vermeiden**. Wichtig sind **Krankengymnastik** und Stabilisierung der Gelenke durch **Muskeltraining**.

▶ Klinischer Fall

14.13 Suffusion bei Hämophilie vor (a) und nach (b) Behandlung mit F-VIII-Konzentrat

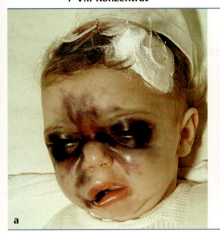
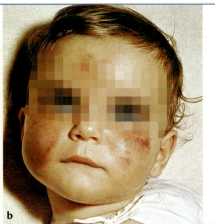

Seltenere hereditäre Koagulopathien

Bei der Hämophilie B besteht ein **Mangel an Faktor IX**; sie kommt bei 1 von 30 000 männlichen Neugeborenen vor. Erbgang und klinisches Bild entsprechen der Hämophilie A. Die Diagnose wird durch Einzelfaktorenbestimmung gestellt. Die Therapie besteht in der Gabe von F-IX-haltigen Präparaten. Da die Halbwertszeit von Faktor IX länger ist als die von Faktor VIII, beträgt das Intervall bei wiederholter Gabe 12–24 Stunden.

Patienten mit **Mangel an F II, F V, F VII** oder **F X** fallen früh durch Nabelblutungen und gastrointestinale Blutungen auf. Diese Blutungskrankheiten werden aber im Gegensatz zur Hämophilie autosomal-rezessiv vererbt. Der Quick-Wert ist vermindert, die PTT meist verlängert (Ausnahme: beim F VII-Mangel ist die PTT immer normal (s.Tab. **14.6**, s. S. 471 und **14.7**, s. S. 471). Die endgültige Diagnose wird durch Einzelfaktorenbestimmung gestellt. Die Therapie besteht in der Gabe von Prothrombinkomplex-Konzentraten (**Cave:** Thromboserisiko; enthalten deshalb Heparin). Aus diesem Grund – wenn möglich – Einzelfaktoren-Konzentrate bzw. frisch gefrorenes Plasma (z. B. beim F-V-Mangel) verwenden.

Das klinische Bild des autosomal-rezessiv vererbten **Faktor-XI-Mangels** gleicht dem der leichten Form der Hämophilie.

Der **Mangel an Faktor I** (Fibrinogen) wird ebenfalls autosomal-rezessiv vererbt und manifestiert sich bereits beim Neugeborenen durch Nabelblutungen. Gelenkblutungen sind selten, dagegen können auch nach kleinen Verletzungen erhebliche Blutungen auftreten. Die Behandlung erfolgt mit Fibrinogenkonzentrat.

Beim autosomal-rezessiv vererbten **Mangel an Faktor XIII** treten bereits beim Neugeborenen Nabelblutungen, später Keloide und Wundheilungsstörungen, nicht selten auch Hirnblutungen auf. PTT und Quick sind unauffällig, da die Gerinnung bis zur Fibrinbildung normal abläuft. Das Fehlen des fibrinstabilisierenden Faktors XIII macht sich im Thrombelastogramm durch eine Verschmälerung der Amplitude bemerkbar; die Diagnose wird gesichert durch die Bestimmung von Faktor XIII. Man verabreicht Faktor-XIII-Konzentrate.

Patienten mit dem autosomal-rezessiv vererbten **Faktor-XII-(Hageman-Faktor-) Mangel** zeigen im Allgemeinen keine Blutungsneigung. Die Patienten fallen meist bei Routineuntersuchungen durch eine verlängerte PTT auf.

Erworbene Koagulopathien

Vitamin-K-Mangel-Blutung

▶ **Definition.** Blutung, die durch einen Mangel an Vitamin-K-abhängigen Gerinnungsfaktoren (F II, VII, IX und X) bedingt ist.

Ätiologie, Pathogenese und Häufigkeit: Reduziertes Vitamin K ist Koenzym der Carboxylase, die verschiedene Proteine carboxyliert und dadurch funktionsfähig macht. Darunter sind pro- (F II, VII, IX, X) und antikoagulatorische Protein-C- und -S-Proteine. Obwohl die Vitamin-K-Spiegel des Neugeborenen niedrig sind, ist die Hämostase ausbalanciert und bedarf keiner Vitamin-K-Substitution. Folgende **Risikofaktoren** prädisponieren zu einem behandlungsbedürftigen Vitamin-K-Mangel mit Absinken der Konzentration der Vitamin-K-abhängigen Faktoren unter die altersentsprechende Normgrenze: vonseiten der Mutter sind es **Geburtskomplikationen** und **Medikamente** (z. B. Kumarine, Phenytoin, Primidon, Phenobarbital, Antibiotika, Laxanzien), vonseiten des Kindes **ausschließliche Ernährung durch Muttermilch**, **später Fütterungsbeginn** (> 12 Stunden), **länger dauernde parenterale Ernährung**, **Malabsorption**, **Cholestase**, **Enteritis**. Die Häufigkeit dürfte im Promillebereich liegen. Ganz selten liegt ein hereditärer Defekt der γ-Carboxylase vor.

Klinik: Zwischen dem 2. und 5. Lebenstag (**klassische Form**) treten bei sonst gesunden, meist gestillten Neugeborenen Blutungen vor allem aus dem Magen-Darm-Trakt, seltener im ZNS auf. Bei mütterlichen Risikofaktoren (s. o.) kann die Blutung bereits am 1. Lebenstag auftreten (**Frühform**). Die **Spätform** der Vitamin-K-Mangel-Blutung tritt erst nach der 1. Lebenswoche, zumeist zwischen der 3. und 7. Lebenswoche, bei meist voll gestillten und vorwiegend männlichen Säuglingen auf. Bei einem Teil der Blutungen, die zur Hälfte im ZNS lokalisiert sind, handelt es sich um die Erstmanifestation von Krankheiten, die mit Cholestase einhergehen, wie Gallengangsatresie, α$_1$-Antitrypsinmangel, Mukoviszidose und Zytomegalieinfektion.

Diagnostik: s. Tab. **14.7**, S. 471.

Differenzialdiagnose: Zu **Verbrauchskoagulopathie** s. Tab. **14.9**, S. 476. Bei **Lebererkrankungen** finden sich Ikterus und Hepatomegalie, pathologische Leberfunktionsteste, eine verminderte Konzentration von Fibrinogen (im Gegensatz zu Vitamin-K-Mangel, bei dem sie normal oder sogar erhöht ist) und ein negativer Koller-Test (Tab. **14.7**). Bei einer **hereditären Koagulopathie** ist die Familienanamnese häufig positiv und vermindert die Konzentration nur eines einzigen Gerinnungsfaktors, z. B. die von F VIII.

Therapie: Bei einer schweren Blutung kann Vitamin K langsam (!) intravenös gegeben werden (**Cave:** Gefahr einer anaphylaktoiden Reaktion). Oft ist innerhalb von etwa 30–60 Minuten sowohl klinisch als auch laboranalytisch eine Besserung zu beobachten, wenngleich der Gerinnungsstatus sich erst nach Stunden normalisiert. Bei lebensbedrohlicher Blutung ist gleichzeitig die Gabe von Prothrombinkomplex-Konzentraten indiziert.

Prophylaxe: Da die Risikofaktoren oft nicht erkannt werden und ZNS-Blutungen häufig sind, wird die Vitamin-K-Prophylaxe bei allen Neugeborenen empfohlen (s. S. 61).

▶ **Klinischer Fall.** Ein 4 Wochen alter Säugling wurde wegen unstillbarer Blutung aus dem Mund vorgestellt. Das Kind war voll gestillt. Der Verdacht auf eine Vitamin-K-Mangelblutung wurde durch einen auf 2 % verminderten Quick-Wert verstärkt und durch die Blutstillung und Normalisierung des Quick-Werts bereits 30 Minuten nach Gabe von Vitamin K bewiesen. Plasmaderivate wurden nicht benötigt.

Produktionskoagulopathien

Schwere Blutungen werden im Anfangsstadium von Lebererkrankungen nur selten beobachtet, weil die Synthese von prokoagulatorischen Faktoren (F I, II, VII, IX, X) und antikoagulatorischen Faktoren (Antithrombin, Protein C, Protein S) gleichermaßen beeinträchtigt ist. Erst bei schwerer Hepatitis und im Spätstadium chronischer Lebererkrankungen wie Leberzirrhose, Galaktosämie, Morbus Wilson kommt es zu einer unbalancierten Synthesestörung. Diese wird durch die eingeschränkte Eliminationsfähigkeit des retikuloendothelialen Systems noch kompliziert: Zwischenprodukte, die beim Gerinnungsvorgang auftreten, können nicht mehr entfernt werden und zu Thrombozytopathie und Thrombozytopenie, ja sogar zu einer Verbrauchskoagulopathie führen. Der Quick-Wert ist immer vermindert; die Abgrenzung zum Vitamin-K-Mangel geschieht am besten durch den Koller-Test: Nach Gabe von Vitamin K steigt der Quick-Wert nur bei Patienten mit Vitamin-K-Mangel, nicht aber bei Leberkranken (s.Tab. **14.6**, s.S. 471 und **14.7**, s.S. 471).

Therapeutisch steht die Behandlung der Grundkrankheit, nicht die Substitution von Gerinnungsfaktoren im Vordergrund. Nur massive Blutungen sowie eine bevorstehende Operation erfordern die Gabe von Prothrombinkomplex-Konzentraten (etwa 30 E/kg KG) und/oder von frisch gefrorenem Frischplasma, das auch Fibrinogen, Faktor XIII, Antithrombin und Protein C enthält.

Immunkoagulopathien

Antikörper gegen einen spezifischen Gerinnungsfaktor treten im Kindesalter sehr selten auf, dagegen kommt häufig das sog. **Lupusantikoagulans** vor. Dabei handelt es sich um erworbene Antikörper gegen Phospholipide und an Phospholipide gebundene Gerinnungsfaktoren wie Faktor II oder Protein C. Der Nachweis erfolgt einerseits durch Gerinnungsteste durch Hemmung der phospholipidabhängigen Aktivierung der Gerinnung oder durch den Nachweis von Phospholipid-Antikörpern durch ELISA (enzyme-linked-immunosorbent assay). Ein Lupusantikoagulans findet sich häufig bei systemischem LE und anderen immunologischen Erkrankungen, im Kindesalter aber auch häufig transient nach banalen viralen Infekten. Es ist nur ausnahmsweise mit einer Blutungsneigung verbunden, kann aber mit einer Thromboseneigung assoziiert sein.

Verlustkoagulopathien

Verlustkoagulopathien treten bei Erkrankungen auf, die mit extravasalen Proteinverlusten verbunden sind, z.B. beim **nephrotischen Syndrom.** Bei Flüssigkeitsverlust nach **Verbrennungen** und bei **Dialysepatienten** ist die genaue Analyse der pro- und antikoagulatorischen Faktoren erforderlich, um festzustellen, welche fehlen. Die Substitution von Gerinnungsfaktoren kann das Hämostasegleichgewicht stören, wenn gleichzeitig auch Gerinnungsinhibitoren wie Antithrombin und Protein C durch den Flüssigkeitsverlust reduziert sind.

Verbrauchskoagulopathien

Eine Verbrauchskoagulopathie entsteht, wenn in Schocksituationen (hypoxisch, septisch, hypovolämisch) gerinnungsaktivierende Substanzen zu einer intravasalen Gerinnung führen und dabei Gerinnungsfaktoren und Thrombozyten verbraucht werden. Ein Beispiel ist die **fulminante Meningokokkensepsis**, die aus den Meningokokken freigesetzten Endotoxine aktivieren die Gerinnung, es kommt zum Endotoxinschock, der zu Funktionseinschränkungen von Nieren, Lungen und Leber und zu **bilateralen hämorrhagischen Infarkten der Nebennieren** (Waterhouse-Friderichsen-Syndrom) führt.

Das klinische Bild ist gekennzeichnet durch Petechien, Schleimhautblutungen, **intravitale Totenflecke** – kalte, livide Hautbezirke, in denen das Blut stagniert –, Schockzeichen wie Oligo- und Hämaturie (Schockniere), Atemnot (Schocklunge), cholestatischer Ikterus (Schockleber) sowie Krämpfe und Somnolenz als Folge von Mikrothrombosen in Hirngefäßen. Die Zeichen einer Meningitis können bestehen. Die Symptomatik entwickelt sich typischerweise innerhalb weniger Stunden.

Beim Vollbild sind sowohl Gerinnungs- als auch Fibrinolysetests pathologisch (PTT verlängert, Quick-Wert, Plasminogen, Antithrombin vermindert). Die Zahl der Thrombozyten und Leukozyten ist reduziert. Durch die reaktive Fibrinolyse ist die Konzentration der Spaltprodukte erhöht.

Entscheidend ist die frühzeitige antibiotische Therapie (s.S. 631), außerdem Schockbekämpfung: Beatmung, Volumensubstitution, Ausgleich des Säure-Basen- und Elektrolyt-Haushalts. Stehen Blutungen im Vordergrund, verabreicht

14.5 Thrombosen

▶ **Definition.** Verschluss von Blutgefäßen durch Blutgerinnsel.

Thrombosen im Kindesalter werden nicht selten übersehen, weil nicht daran gedacht wird. Sie sind zwar seltener als im Erwachsenenalter, aber häufiger als vermutet und haben gravierende Folgen. Die Mortalität beträgt 2%, Rezidive treten bei jedem 10., postthrombotische Syndrome bei jedem 5. Kind auf.

Ätiologie und Pathogenese: Zu einer Thrombose können Veränderungen der Gefäßwand, der Blutzusammensetzung und der Strömungsgeschwindigkeit führen (Virchow-Trias, Tab. **14.10**).

Meist treffen mehrere Risikofaktoren hereditärer oder erworbener Art zusammen. Thromboembolien treten weitaus am häufigsten im Neugeborenenalter auf, da hier prädisponierende Risikofaktoren zusammentreffen, wie zentrale Katheter, kleiner Gefäßdurchmesser, langsamer Blutstrom, hoher Hämatokrit und ein besonderes Hämostasesystem (s. S. 469 ff). Der zweite, kleinere Altersgipfel liegt in der Pubertät, in der ebenfalls mehrere Risikofaktoren wie hormonelle Umstellung, Pille und Rauchen zusammentreffen können.

Klinik: Anzeichen für **venöse Thrombosen** sind Schmerz, Schonhaltung, Bewegungseinschränkung, Schwellung, livide Verfärbung, verstärkte Venenzeichnung und Einflussstauung.

14.10 Risikofaktoren der Thromboembolie (Virchow-Trias)

Risikofaktor	Erkrankungen, Ursachen
Veränderungen der Gefäßwand	Fremdmaterialien in der Blutbahn: Herz- und zentraler Katheter, mechanische Herzklappen Diabetes mellitus Trauma: Operation, Verbrennung Endokarditis Vaskulitis: Kawasaki-Syndrom, hämolytisch-urämisches Syndrom Carbohydrate-deficient-glycoprotein-(CDG-)Syndrom
Hyperkoagulabilität	
▪ erworben, z. T. durch Verlust oder Verbrauch der unter „hereditär" angeführten Faktoren	Infektionen: gramnegative Sepsis, Colitis ulcerosa zyanotische Herzfehler, nephrotisches Syndrom Antiphospholipid-Antikörper erhöhtes Lipoprotein (a), Hyperhomozystinämie Malignome Medikamente (Glukokortikoide, Asparaginase, Antikonzeptiva)
▪ hereditär	APC-(aktiviertes Protein C)Resistenz (häufigste Form), bedingt durch Mutation des F V (Leiden); F-II-Mutation erhöhte Konzentration von F VIII bzw. von F VII Hyperhomozystinämie Mangel oder Defekt von Inhibitoren der plasmatischen Gerinnung wie Antithrombin, Protein C, S, Heparin-Kofaktor II erhöhte Lipoproteine erhöhter Plasminogenaktivator-Inhibitor (PAI-1-)Spiegel Polymorphismen von Thrombozytenmembran-Glykoproteinen
Stase	Dehydratation, Polyglobulie, Schock Immobilisation, Adipositas Riesenhämangiom (Kasabach-Merrit) Sichelzellanämie Hyperleukozytose (Leukozytenzahl > 100 000/ μl) bei Leukämie

Etwa ein Drittel der katheterinduzierten Thrombosen bei Neugeborenen werden klinisch nicht erkannt, weil die genannten Symptome beim Neugeborenen nicht immer ausgeprägt sind. **Nierenvenenthrombosen** sind durch die Trias Flankentumor, Makrohämaturie und Thrombozytopenie charakterisiert.

Die Symptomatik bei **Sinusvenenthrombose** ist je nach Ausmaß und Lokalisation der Thrombose variabel und fluktuierend: Während ältere Kinder meist durch Kopfschmerzen und Schielen auffallen, sind die Leitsymptome bei Neugeborenen meist epileptische Anfälle, Hyperexzitabilität, Lethargie oder Somnolenz sowie Zeichen der intrazerebralen Druckerhöhung wie vorgewölbte Fontanelle, Stauungspapille. Bei Thrombosen im Bereich des Sinus sagittalis treten außerdem Halbseitenlähmung, Nackensteifigkeit und Koma auf.

Arterielle Thrombosen sind meist Folge eines Arterienkatheters. Bei Thrombose der A. femoralis, tibialis, brachialis oder radialis sind betroffene Extremitäten blass und kalt, die Arterie pulslos. Bei Thrombose der A. renalis kommt es zu Hämaturie, bei Pulmonalisthrombose zu Dyspnoe und Thoraxschmerz, bei Thrombose der A. cerebri media zu Hemiparese, der A. basilaris zu Hirnstammsymptomen (s. S. 685).

Eine **Purpura fulminans** beim Neugeborenen kann auf einen homozygoten oder doppelt heterozygoten Mangel an Antithrombin, Protein C und/oder Protein S hinweisen. Die Purpura ist die Folge von Kapillarthrombosen und interstitiellen Blutungen. Die Ekchymosen entwickeln sich unbehandelt zu gangränosen Nekrosen weiter. Therapeutisch wurden FFP (für den Notfall), die Substitution der fehlenden Faktoren sowie Vitamin-K-Antagonisten eingesetzt.

Diagnostik: In der Pädiatrie ist die **Anamnese** besonders hilfreich, weil sich häufig thrombophile Risikofaktoren eruieren lassen. Hereditäre Risikofaktoren sind anzunehmen, wenn Thrombosen
- in der Verwandtschaft vor dem 40. Lebensjahr oder während der Schwangerschaft
- an ungewöhnlicher Stelle, z. B. mesenterial oder zerebral,
- wiederholt auftreten

oder wenn nach Virusinfekt, z. B. Windpocken, oder oraler Antikoagulation Hautnekrosen auftreten.

Bildgebende Verfahren sind entscheidend für die Diagnose: Die **Phlebographie**, der Goldstandard zur Bestimmung der Ausdehnung der Thrombose, ist indiziert bei V. a. Thrombose der tiefen Becken-, Bein- oder Armvenen, der **Farbdoppler** bei V. a. Thrombose der großen Venenstämme im Becken, Oberschenkel oder Knie. **Laborteste** sind ebenfalls wichtig: Eine normale Konzentration der **D-Dimere** schließt eine Thrombose mit großer Wahrscheinlichkeit aus; die **Gerinnungsdiagnostik** dient dem Nachweis einer hereditären Ursache und als Basis für therapeutische Maßnahmen.

Therapie: Es gibt zwei Therapieoptionen:
- Antikoagulanzien, also Heparin, Hirudin oder Kumarinderivate, verhindern, dass sich der Thrombus vergrößert,
- Fibrinolytika wie Urokinase oder r-tPA lösen den Thrombus auf.

Eine Abschätzung des Risiko-Nutzen-Verhältnisses beider Optionen ist gegenwärtig nicht möglich. Symptomatisch wird mit Kompressionsstrümpfen, ggf. mit Schmerzmitteln behandelt. Eine Thrombektomie ist nur in Ausnahmefällen, wie z. B. bei kompletter Obstruktion einer großen Arterie, indiziert.

Risiken: Blutung, heparininduzierte Thrombozytopenie, Osteopenie (bei Langzeit-Prophylaxe).

Prophylaxe: Postoperativ sind altersgerechte Mobilisationsübungen (Muskelpumpe, kreislaufstimulierende Bewegungsübung, Atemgymnastik) indiziert. Eine primäre Prävention mit Heparin ist bei Kindern nur unter besonderen Umständen nötig, z. B. zum Offenhalten von Kathetern, bei Herzkatheterisierung, nach Herzoperation und bei angeborener Thrombophilie, wenn weitere Risikofaktoren hinzukommen. Eine lebenslange primäre Prophylaxe mit Kuma-

---

ausgeprägt. Bei **Nierenvenenthrombose** finden sich ein Flankentumor, Makrohämaturie und Thrombozytopenie. Bei **Sinusvenenthrombose** fallen ältere Kinder meist durch Kopfschmerzen und Schielen auf, bei Neugeborenen treten meist Anfälle, Lethargie und Zeichen der intrazerebralen Druckerhöhung auf. Bei Sinus-sagittalis-Thrombose finden sich außerdem Hemiparese und Koma.

Zeichen **arterieller Thrombosen** sind Blässe und Kälte der betroffenen Extremitäten und Pulslosigkeit, Hämaturie (A. renalis), Dyspnoe und Thoraxschmerz (A. pulmonalis), Hemiparese (A. cerebri), Hirnstammsymptome (A. basilaris).

Eine **Purpura fulminans** beim Neugeborenen kann durch einen Mangel antikoagulatorischer Faktoren bedingt sein. Die Ekchymosen entwickeln sich unbehandelt zu gangränosen Nekrosen weiter.

Diagnostik: Eine hereditäre Ursache ist wahrscheinlich, wenn Thrombosen in der Verwandtschaft vor dem 40. Lebensjahr oder rezidivierend auftreten oder nach Virusinfekt oder oraler Antikoagulation Hautnekrosen auftreten. Entscheidend sind **bildgebende Verfahren** wie die **Phlebographie** (Goldstandard) und der **Farbdoppler.** Normale **D-Dimere** schließen eine Thrombose mit großer Wahrscheinlichkeit aus.

Therapie: Optionen sind die Antikoagulation durch Heparin, Hirudin oder Kumarine oder Fibrinolyse durch Urokinase oder r-tPA. Symptomatisch wird mit Kompressionsstrümpfen, ggf. mit Schmerzmitteln behandelt. Eine Thrombektomie ist nur in Ausnahmefällen indiziert.

Prophylaxe: Eine primäre Prävention mit Heparin ist bei Kindern selten nötig, z. B. zum Offenhalten von Kathetern, bei Herzkatheterisierung und bei Kindern mit multiplen Risikofaktoren. Eine lebenslange primäre Prophylaxe ist indiziert bei homozygotem Mangel an Protein C und bei Herzklappenprothe-

14.6 Tumorerkrankungen im Kindesalter

Ätiologie: Die Ätiologie maligner Erkrankungen im Kindesalter ist unklar. Sowohl **exogene** (radioaktive Bestrahlung, Chemikalien, Viren) als auch **endogene** Einflüsse werden diskutiert, wobei einer endogenen Disposition im Kindesalter eine größere Bedeutung beigemessen werden muss als bei Erwachsenen. Über 100 **genetisch bedingte** Erkrankungen sind mit einem **erhöhten Risiko** behaftet, an einem Tumor zu erkranken. Hierzu zählen u. a. der Morbus Down, die Neurofibromatose von Recklinghausen, die Tuberöse Sklerose, das Beckwith-Wiedemann-Syndrom, das MEN I- und MEN IIb-Syndrom (**m**ultiple **e**ndokrine **N**eoplasien) und Immundefekterkrankungen (Bruton-Agammaglobulinämie, Wiskott-Aldrich-Syndrom, DiGeorge-Syndrom, Ataxia teleangiectatica, Chediak-Higashi-Syndrom). Auch durch DNA-Reperaturdefekte bedingte Erkrankungen wie die Fanconi-Anämie oder Xeroderma pigmentosum weisen eine erhöhte Tumorrate auf. Bei vielen kindlichen Malignomen lassen sich typische chromosomale Aberrationen in den Tumorzellen und z. T. auch in gesunden Körperzellen (Retinoblastom: 13q-, Wilmstumor 11p-) nachweisen. Tumorerkrankungen können familiär gehäuft auftreten.

Häufigkeit: Tumorerkrankungen stellen nach Unfällen die **zweithäufigste Todesursache bei Kindern** dar. Sie treten mit einer Häufigkeit von ca. 13 auf 100 000 Kinder unter 15 Jahren auf, wobei die Inzidenz im Säuglingsalter mit 23 pro 100 000 am höchsten liegt und bis zum 5. Lebensjahr kontinuierlich abnimmt. Die Inzidenz in verschiedenen Altersgruppen ist abhängig vom Tumortyp. So ist die Inzidenz des Morbus Hodgkin und maligner Knochentumoren höher bei älteren Kindern, während das Neuroblastom und der Wilms-Tumor typischerweise im Säuglings- und Kleinkindesalter auftreten. Jungen erkranken etwas häufiger als Mädchen. Eine Ausnahme bilden Keimzelltumoren, deren Inzidenz bei Mädchen etwas höher ist.

Die **häufigsten malignen Erkrankungen im Kindesalter** sind Leukämien, Hirntumoren, Lymphome, Neuroblastome, Weichteilsarkome, Nephroblastome und Knochensarkome (Abb. **14.14**).

▶ **Merke.** Die häufigste maligne Erkrankung ist die akute lymphatische Leukämie mit einem Anteil von über 25 % bei einer Häufigkeit aller Leukämien von 35 %. Jede andere Einzeldiagnose macht einen Anteil von unter 10 % aus.

Diagnostik: Die Diagnose maligner Erkrankungen muss **so früh wie möglich** erfolgen, da die **Tumormasse** und das **Ausbreitungsstadium** bei Diagnose **wichtige prognostische Parameter** darstellen. Im Gegensatz zu Tumoren bei Erwachsenen weisen kindliche Malignome eine höhere Proliferationsrate und dadurch ein schnelleres Wachstum auf. Fassbare klinische Symptome entziehen sich beim Kind dem direkten Blick länger, als dies bei Karzinomerkrankungen des Erwachsenen der Fall ist. Die ersten Symptome eines Malignoms im Kindesalter sind zudem häufig sehr uncharakteristisch und lassen sich nicht selten anderweitig erklären. Im Gegensatz zu Erwachsenen gibt es nur wenige sinnvolle

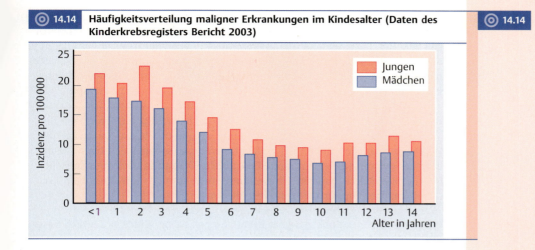

14.14 Häufigkeitsverteilung maligner Erkrankungen im Kindesalter (Daten des Kinderkrebsregisters Bericht 2003)

Vorsorgeuntersuchungen, hierzu zählen Untersuchungen des Serum-Calcitonins und eine molekulargenetische Diagnostik bei Mitgliedern einer Familie, in der ein medulläres Schilddrüsenkarzinom diagnostiziert wurde. Ein Screening auf Katecholamine im Säuglingsalter zur frühzeitigen Diagnose des Neuroblastoms hat nicht zum Rückgang von Patienten mit initialen Metastasen geführt.

▶ **Merke.**
1. Bei jedem unklaren Krankheitsbild und insbesondere bei Auftreten einer Schwellung oder unklaren Schmerzen ist immer auch an ein Malignom zu denken.
2. Bei Erkrankungen mit einem erhöhten Tumorrisiko, z. B. Morbus Recklinghausen (→ Hirntumor) oder Aniridie (→ Nephroblastom), sollte regelmäßig auf vorhandene Tumorzeichen untersucht werden: Neurostatus bei Morbus Recklinghausen, abdominelle Sonographie bei Aniridie.
3. Bei V. a. einen malignen Tumor muss immer eine bildgebende Diagnostik der entsprechenden Körperregion erfolgen. Methoden der ersten Wahl sind Ultraschall, CT und MRT. Bestätigt sich hier der V. a. einen malignen Tumor, ist unverzüglich Kontakt mit einem pädiatrischen Onkologen aufzunehmen.

◀ **Merke**

Die Diagnose eines Malignoms muss **immer histopathologisch oder zytologisch** gestellt werden. **Ausnahmen** bilden das **Nephroblastom** (jenseits des 6. Lebensmonats kann eine sichere Diagnose nur durch bildgebende Verfahren gestellt werden), das **Hepatoblastom** und das **Neuroblastom,** die durch die typische Bildgebung und entsprechende Tumormarker sicher diagnostiziert werden. Zur exakten histopathologischen oder zytologischen Diagnose sind neben konventionellen auch immunhistologische Untersuchungen notwendig. Außerdem ist Tumormaterial immer zur Chromosomenanalyse, zu molekulargenetischen Untersuchungen und zur Tumoranzüchtung zu gewinnen.

Die Diagnose eines Malignoms wird **immer histologisch oder zytologisch** gestellt. Ausnahmen bilden das Nephroblastom, das Hepatoblastom und das Neuroblastom. Tumormaterial ist zur Chromosomenanalyse, Molekulargenetik und Anzüchtung zu asservieren.

Therapie: Die Therapie maligner Erkrankungen im Kindesalter ist **immer auf Heilung ausgerichtet.** Sie umfasst je nach Diagnose Operation, Radiatio, Chemotherapie und psychosoziale Betreuung und ist immer gekennzeichnet durch eine **intensive interdisziplinäre Zusammenarbeit** zwischen Pädiatern, Kinderchirurgen, Strahlentherapeuten, Psychologen und Sozialarbeitern. Der Pädiater hat zusätzlich die Aufgabe der Koordination des Behandlungskonzeptes. Die Behandlung der meisten kindlichen malignen Erkrankungen ist in **überregionale Therapieoptimierungsstudien** eingebettet, die sowohl ein Höchstmaß an therapeutischer Sicherheit und Effektivität für die jeweilige Tumorart gewährleisten als auch angesichts der Seltenheit der Tumoren zu neuen Erkenntnissen über den jeweiligen Tumor und letztlich zu wirksameren Therapien führen. Trotz der in den verschiedenen Protokollen genau festgelegten Therapiepläne sollen Kinder mit malignen Erkrankungen nur in solchen Kinderkliniken behandelt wer-

Therapie: Die Therapie maligner Erkrankungen im Kindesalter ist **immer auf Heilung ausgerichtet**. Sie ist gekennzeichnet durch eine interdisziplinäre Zusammenarbeit und eingebettet in multizentrische **Therapieoptimierungsstudien**. Die Behandlung soll nur in Therapiezentren mit ausreichender Erfahrung durchgeführt werden. **Entscheidend für die Prognose ist** neben der frühzeitigen Diagnose **die korrekte Durchführung der Therapie**. Dazu ist die Kenntnis der verschiedenen Therapieelemente ebenso wichtig wie das Wissen um mögliche Therapiekomplikationen, deren Vermeidung und Behandlung (Supportivtherapie).

den, die über entsprechende Erfahrungen verfügen. Die Behandlung ist aggressiv und mit z.T. lebensbedrohlichen akuten, aber auch chronischen Nebenwirkungen behaftet. **Entscheidend für die Prognose ist** neben der frühzeitigen Diagnose **die korrekte Durchführung der Therapie**. Dazu ist die Kenntnis der verschiedenen Therapieelemente ebenso wichtig wie das Wissen um mögliche Therapiekomplikationen, deren Vermeidung und Behandlung (Supportivtherapie).

▶ **Merke.** Es sind z.B. zur Diagnosestellung primär radikale Operationen nur anzustreben, wenn keine Verstümmelung resultiert. Ebenso muss bei der Wahl einer Biopsiestelle immer bedacht werden, dass repräsentatives Tumormaterial gewonnen werden muss. Eine zweite Operation nach zytostatischer oder strahlentherapeutischer Behandlung muss immer radikal erfolgen und die ehemalige Biopsienarbe mit einschließen.

Prognose: Die Prognose maligner Erkrankungen ist bei Kindern **deutlich besser als bei Erwachsenen**. Sie ist abhängig von der jeweiligen Erkrankung, der Tumorzellmasse bei Diagnose und der durchgeführten Therapie bzw. dem Ansprechen auf diese Therapie. Für die Gesamtgruppe aller kindlichen Malignome liegt die 5-Jahresüberlebensrate bei über 80%. In Tab. 14.11 ist die 5-Jahresüberlebensrate der häufigsten Malignome im Kindesalter aufgeführt.

14.11 5-Jahresüberlebensrate der häufigsten kindlichen Malignome (in %)

Retinoblastom	97	Osteosarkom	68
Morbus Hodgkin	95	Neuroblastom	67
Keimzelltumoren	88	Ewing-Sarkom	64
Wilms-Tumor	86	Rhabdomyosarkom	64
Langerhanszell-Histiozytose	85	Hirntumoren	52
Non-Hodgkin-Lymphom	83	AML	47
ALL	82		

14.6.1 Leukämien

▶ **Definition.** Charakteristikum der Leukämien ist die Proliferation unreifer hämatopoetischer Zellen, welche die normale Hämatopoese im Knochenmark verdrängen und extramedullär Organe infiltrieren.

Ätiologie und Pathogenese: Die Ätiologie der Leukämien ist unbekannt. **Prädisponierende Faktoren** sind **Erkrankungen mit chromosomalen Anomalien** (Fanconi-Anämie, Down-Syndrom) oder **Immundefekterkrankungen** (Ataxia teleangiectatica, Wiskott-Aldrich-Syndrom, Agammaglobulinämie). Eine Exposition gegenüber bestimmten **Karzinogenen** (radioaktive Strahlung, Benzol, Procarbazin, alkylierende Substanzen) erhöht das Risiko, an einer Leukämie zu erkranken. Charakteristisch für Leukämien ist ein unkontrolliertes Wachstum unreifer hämatopoetischer Zellen (Blasten), die die normale Hämatopoese im Knochenmark verdrängen und so zu Anämie, Thrombozytopenie und Granulozytopenie führen und die extramedullär Organe infiltrieren.

Häufigkeit: Die Leukämien haben an den kindlichen Malignomen einen Anteil von 35–40% und sind damit die **häufigsten malignen Erkrankungen im Kindesalter.** 80% der Leukämien sind akute lymphatische Leukämien (ALL), 18% akute myeloische Leukämien (AML) und nur 2% chronisch myeloische Leukämien (CML). Die chronisch lymphatische Leukämie (CLL) kommt bei Kindern nicht vor.

Klassifikation: Die Einteilung in ALL, AML und CML erfolgt anhand morphologischer, zytochemischer, immunologischer, biochemischer, zytogenetischer und molekulargenetischer Merkmale. ALL und AML werden weiter unterteilt in Subtypen, die eine unterschiedliche Prognose besitzen und durch die Klassifikation einer risikoadaptierten Therapie zugeführt werden können.

Die **zytomorphologische Klassifikation** (**FAB**: **F**rench **A**merican **B**ritish) richtet sich nach der Zellgröße, der Zellkernform, dem Kernchromatin, den Nukleoli, dem Zytoplasmaanteil, der Basophilie des Zytoplasmas sowie den Vakuolen und Granula im Zytoplasma (Abb. **14.15**). Die ALL wird zytomorphologisch in die FAB-Typen L1–L3, die AML in M0–M7 unterteilt. Einer der wichtigsten Klassifikationsparameter ist die **immunologische Zuordnung**. Dies gilt insbesondere für die ALL. Immunologisch lassen sich 2–4 % der Leukämien nicht sicher der lymphatischen oder myeloischen Reihe zuordnen. Hier finden sich myeloische und lymphatische Antigene auf einer Leukämiezelle (Hybridleukämie). Die Prognose dieser Leukämien ist ungünstig. Die **zytochemische Differenzierung** erfolgt mit Hilfe verschiedener Färbungen (Tab. **14.12**).

Die **zytomorphologische Klassifikation** (**FAB**) richtet sich nach Zellgröße, Zellkernform, Kernchromatin, Nukleoli, Zytoplasmaanteil, Basophilie des Zytoplasmas und den Vakuolen und Granula im Zytoplasma (Abb. **14.15**). Wichtig ist die **immunologische Klassifikation.** Leukämien mit lymphatischen und myeloischen Markern (Hybridleukämien) haben eine ungünstige Prognose. Die **zytochemische Klassifikation** erfolgt durch Färbungen (Tab. **14.12**).

14.15 Knochenmarkausstrich bei ALL (a) und AML (b)

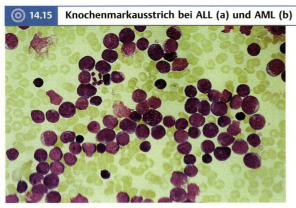

a Man erkennt Lymphoblasten vom Typ FAB L1/L2.

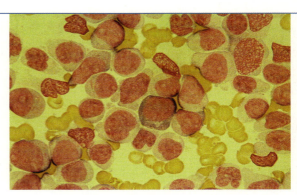

b Man erkennt myeloische Blasten vom Typ FAB M2; Nachweis von Auer-Stäbchen.

14.12 Zytochemische Klassifikation der Leukämien

Leukämietyp/ Färbung	ALL	AML	AMoL	EL
PAS	+	–	–	++
SP	+	–	–	(+)
POX	–	++	(+)	(+)
EST	–	(+)	++	+

ALL: akute lymphatische Leukämie, AML: akute myeloische Leukämie, AMol: akute Monoblastenleukämie, EL: Erythroleukämie, PAS: Perjodazid-Schiff, SP: saure Phosphatase, POX: Peroxidase, EST: Esterase

14.12

Klinik: Die Symptomatik entwickelt sich meist innerhalb weniger Wochen. Die Kinder klagen über Müdigkeit, sind schlapp und appetitlos. Häufig besteht Fieber als Folge begleitender Infektionen bei Granulozytopenie. Es können Nasenbluten oder sonstige Schleimhautblutungen auftreten. Eine Hirnblutung kündigt sich durch retinale oder subkonjunktivale Einblutungen an. Die meisten Kinder geben z. T. sehr heftige Knochenschmerzen an. Insbesondere Kleinkinder wollen plötzlich nicht mehr laufen und nur noch getragen werden. Etwa $^2/_3$ der Kinder weisen eine generalisierte Lymphknotenvergrößerung auf. Die Lymphknoten sind meist verbacken und derb. Ein Befall mediastinaler Lymphknoten oder des Thymus kann zur Kompression der Trachea mit Dyspnoe und inspiratorischem Stridor führen. Leber und Milz sind fast immer vergrößert. Ihre Konsistenz ist derb. Da die Blasten sich extramedullär überall (Knochen, Gelenke, Nieren, Haut, Gastrointestinaltrakt, Myokard u.a.) absiedeln können, ergibt sich **neben den typischen Symptomen Blässe**, **Blutungsneigung** und **Abwehrschwäche** ein sehr **buntes klinisches Bild**: So können Gelenkbeschwerden, Hautinfilt-

Klinik: Die Symptomatik entwickelt sich meist innerhalb weniger Wochen. Die Kinder sind müde, fiebern inappetent, haben weise Petechien, Hämatome, Nasenbluten oder andere Schleimhautblutungen treten auf. Eine Hirnblutung kündigt sich durch retinale oder subkonjunktivale Einblutungen an. Knochenschmerzen und generalisierte Lymphknotenvergrößerung sind häufig. Fast immer bestehen Hepato- und Splenomegalie. **Neben den typischen Symptomen Blässe, Blutungsneigung, Abwehrschwäche** und Allgemeinsymptomen können Gelenkbeschwerden, Hautinfiltrate, Hodenschwellung, bei ZNS-Infiltration Krampfanfälle, Sehstörungen und Hirndruckzeichen auftreten. Kopfschmerzen und Hirnnervenausfälle können Zeichen einer Meningeosis leucaemica sein.

rate, eine Hodenschwellung, bei ZNS-Infiltration Krampfanfälle, Sehstörungen und Hirndruckzeichen auftreten. Kopfschmerzen und Hirnnervenausfälle können Zeichen einer Meningeosis leucaemica sein. Bei myeloischen Leukämien sind manchmal Zahnfleisch, Speicheldrüsen und Tränendrüsen infiltriert, was zu Gingivahyperplasie und verminderter Speichel- und Tränensekretion führt (Mikulicz-Syndrom). Außerdem können Allgemeinsymptome wie Gewichtsabnahme und Schweißneigung auftreten.

Diagnostik: Die Diagnose wird durch das **Blutbild** inklusive Differenzialblutbild und den **Knochenmarkausstrich** gestellt (Abb. 14.16). Die Leukozytenzahl kann normal sein oder auch > 100 000/μl liegen. Das Knochenmark ist durch leukämische Blasten infiltriert, die normale Hämatopoese verdrängt, das **Zellbild monomorph**. Bei den akuten Leukämien beträgt der Blastenanteil an der Gesamtzellzahl im Knochenmark > 25%; Zwischenstufen der Myelopoese fehlen (**Hiatus leucaemicus**). Die MRT weist die Ausdehnung der Infiltration nach (Abb. 14.17a). Immer ist eine **zytologische Untersuchung des Liquor cerebrospinalis** nötig (Abb. 14.17b), um einen ZNS-Befall auszuschließen. Die **abdominale Sonographie** ist angezeigt.

Durch vermehrten Zelluntergang steigen Harnsäure, LDH, Kalium und Phosphat an bei Abfall des Kalziums (**Tumorlysesyndrom**). Diese Elektrolytkonstellation wird nach Therapiebeginn durch Zunahme des Zelluntergangs verstärkt und kann zu irreversiblem Herzstillstand führen.

▶ **Merke**

Differenzialdiagnose: Sie umfasst hämatologische Erkrankungen wie ITP, Panzytopenie, maligne Erkrankungen mit Knochenmarkinfiltration, z. B. Neuroblastom, rheumatische Erkrankungen, Osteomyelitis und Mononukleose.

Therapie: Behandlungsziel ist die Heilung. Die Therapie richtet sich nach dem Leukämietyp, bei **akuten Leukämien** erfolgt sie in mehreren Phasen: **Induktions-, Konsolidierungs-, Reintensivierungs- und Erhaltungstherapie**. Ziel ist die komplette Remission bzw. ihre Erhaltung. Neben der antileukämischen Therapie ist eine Supportivtherapie notwendig. Unbehandelt führt eine Leukämie zum Tode.

Diagnostik: Oft kann aufgrund der Symptomatik eine Verdachtsdiagnose gestellt werden. Zur endgültigen Diagnose sind ein **Blutbild** – Erythrozyten- und Retikulozytenzahl, Hb-Gehalt, Leukozytenzahl, Differenzialblutbild, Thrombozytenzahl – sowie eine Knochenmarkuntersuchung notwendig (Abb. 14.16). Die Leukozytenzahl kann im Normbereich liegen, aber auch Werte über 100 000/μl mit einem unterschiedlichen Anteil an leukämischen Blasten sind möglich. Im **Knochenmarkausstrich** findet sich eine diffuse Infiltration durch leukämische Blasten mit Verdrängung der normalen Hämatopoese, das **Zellbild** ist **monomorph**. Bei den akuten Leukämien beträgt der Anteil der Blasten an der Gesamtzellzahl im Knochenmark > 25%; Zwischenstufen der Myelopoese fehlen (**Hiatus leucaemicus**). Eine MRT des Knochenmarks kann die Ausdehnung der leukämischen Infiltration im Markraum gut darstellen (Abb. 14.17a). Diese Untersuchung ist zur Diagnostik nicht notwendig. Immer ist jedoch eine **zytologische Untersuchung des Liquor cerebrospinalis** erforderlich (Abb. 14.17b), um einen ZNS-Befall auszuschließen oder nachzuweisen. Die **abdominale Sonographie** erfasst die Hepatosplenomegalie, intraabdominale Lymphome und Niereninfiltrate. Eine Mediastinalverbreiterung ist röntgenologisch nachweisbar.

Durch vermehrten Zelluntergang steigen im Serum Harnsäure, LDH, Kalium und Phosphat an bei gleichzeitigem Abfall des Kalziums (**Tumorlysesyndrom**). Die Hyperkaliämie kann durch eine gleichzeitig bestehende Nierenfunktionseinschränkung (Infiltrate in der Niere oder Harnsäurenephropathie) verstärkt werden. Diese Elektrolytkonstellation kann bereits bei Diagnose der Leukämie nachweisbar sein. Sie wird nach Therapiebeginn durch Zunahme des Zelluntergangs verstärkt und kann zu einem irreversiblen Herzstillstand (Hyperkaliämie bei gleichzeitiger Hypokalzämie) führen.

▶ **Merke.** Vor Therapiebeginn muss deshalb der Elektrolythaushalt normalisiert sein, die Diurese sollte forciert und die Hyperurikämie mit Allopurinol oder Urokinase behandelt werden.

Differenzialdiagnose: Sie umfasst hämatologische Erkrankungen (idiopathische Thrombopenie, akute Erythroblastopenie, Panzytopenie), andere maligne Erkrankungen, die mit einer Knochenmarkinfiltration einhergehen können (Neuroblastom, Rhabdomyosarkom, Ewing-Sarkom), insbesondere aber auch rheumatische Erkrankungen, die Osteomyelitis und die Mononukleose. Eine sichere Differenzierung ist nur über eine Knochenmarkuntersuchung möglich.

Therapie: Behandlungsziel bei Leukämien ist die Vernichtung der gesamten Leukämiezellpopulation und damit die Heilung. Die Therapie der Leukämien richtet sich nach dem Leukämietyp, bei **akuten Leukämien** erfolgt sie in mehreren Phasen: **Induktions-, Konsolidierungs-, Reintensivierungs- und Erhaltungstherapie**. Ziel der Induktionstherapie ist die komplette Remission, d. h. die Elimination der Blasten im peripherem Blut und im Knochenmark (< 5% Blasten im Knochenmark) sowie der Organinfiltrationen. Ziel der weiteren Phasen ist eine Erhaltung der Remission. Neben der eigentlichen antileukämischen Therapie ist eine Supportivtherapie notwendig, um den Komplikationen der Leukämie und Nebenwirkungen der aggressiven zytostatischen Therapie vorzubeugen bzw. sie zu behandeln. Blutungen können eine Behandlung mit Thrombozytenkonzentraten und Frischplasma erfordern. Unbehandelt führt eine Leukämie immer zum Tod.

14.16 Symptome, Diagnostik und Therapie der Leukämien

	ALL	AML	JMML	CML
Beginn	akut	akut	subakut	chronisch
Alter	Median 4 $^{10}/_{12}$	Median 7 $^{11}/_{12}$	1–3 Jahre	>10 Jahre
	Schwere Σ	Schwere Σ	Schwere	Schwere
Müdigkeit	ø → +++ 80%	ø → ++ 25%	ø → ++	ø → +
Blässe	ø → +++ 80%	ø → ++ 25%	ø → ++	ø → +
Fieber	ø → ++ 61%	ø → +++ 34%	+ → +++	ø → +
Blutungen	ø → ++ 48%	ø → +++ 70%	ø → ++	ø → +
Knochenschmerzen	ø → +++ 23%	ø → ++ 18%	ø → ++	ø → +
Lymphome	ø → +++ 50%	ø → +++ 14%	ø → ++	ø → +
Splenomegalie	ø → +++ 63%	ø → +++ 50%	+ → +++	++ → ++++
Hepatomegalie	ø → +++ 68%	ø → +++ 50%	+ → +++	+ → +
neurol. Symptome	ø → ++	ø → ++	ø → +	ø → +
Gingivahyperplasie	ø	ø → ++	ø	ø
Mikulicz-Syndrom	ø	ø → ++	ø	ø

Blutbild

	Hiatus leucaemicus	Hiatus leucaemicus	alle Zellen der Myelopoese im Blutbild	
Erythrozytenzahl	n → ↓↓↓	n → ↓↓↓	n → ↓↓	n → ↓
Thrombozytenzahl	n → ↓↓↓	n → ↓↓↓	n → ↓↓	↑ → ↓↓
Leukozytenzahl	↓ → ↑↑	↓ → ↑↑	n → ↑↑↑	↑ → ↑↑↑
Granulozytenzahl	n → ↓↓↓	n → ↓↓	↑ → ↑↑↑	↑ → ↑↑↑
Monozytenzahl	n → ↓	n → ↑↑↑	> 1 x 10^9/l	↑ → ↓

Knochenmark

Morphologie	diffuse Infiltration und Verdrängung durch Lymphoblasten L1 bis L3	durch Myeloblasten M0 bis M7 Auer-Stäbchen	Verhältnis Myelopoese/Erythropoese	
			2 : 1 → 5 : 1	10 : 1 → 50 : 1
Zytochemie	POX ø PAS ø → +++	M0 POX ø, M1-M4 POX +++, M5–M7 POX ø	Blasten	alkalische Leukozytenphosphatase negativ t(9;22) Philadelphia-Chromosom
Immunologie	T, B, Null, c-ALL			
Zytogenetik	spezifische Aberrationen bekannt			

Diagnostik eines extramedullären Organbefalls
(ZNS [→ Lumbalpunktion] Mediastinum, Hoden, Knochen, Nieren etc.)

Diagnostik und Therapie
– metabolischer Störungen (Hyperkaliämie, Hypokalzämie, Hyperurikämie, Hyperphosphatämie, LDH-Erhöhung)
– humoraler Gerinnungsstörungen (insbesondere AML)
– einer Nierenfunktionsstörung
– eines Hyperleukozytosesyndroms

Differenzialdiagnose	ITP, rheumatoide Arthritis, Morbus Pfeiffer, Bauchtumor, aplastische Anämie, Lymphome, Neuroblastom	Kala Azar

Therapie	Polychemotherapie unterschiedlich für Non-B- und B-ALL	Polychemotherapie	Supportivtherapie	Hydroxyurea Interferon Imatinib
Knochenmarktransplantation	in 2. CR	in 1. CR bei Hochrisiko-AML	immer indiziert	in chronischer Phase
Prognose	92%	47%	Heilung nur nach KMT möglich	
	Überlebensrate nach 5 Jahren			

M0 akute undifferenzierte Leukämie
M1 akute myeloblastische Leukämie ohne Ausdifferenzierung (24%)
M2 akute myeloblastische Leukämie mit Ausdifferenzierung (23%)
M3 akute Promyelozytenleukämie (4%)
M4 akute myelomonozytäre Leukämie (26%)
M5 akute Monoblastenleukämie (20%)
M6 Erythroleukämie (2%)
M7 Megakaryozytenleukämie (1%)

T–ALL : t(11;14)
B–ALL : t(8;14), t(8;22), t(2;8)
prä-B-ALL : t(1;19)
Null-ALL : t(9;22)
AML FAB M2 : t(8;21)
FAB M3 : t(15;17)
FAB M4 : inv(16)
Fab M5 : t(9;11)
CML : t(9;22)

CR komplette Remission
ITP Idiopathische Thrombopenie
KMT Knochenmarkstransplantation
POX Peroxidase
PAS Perjodazid-Schift
ø negativ
→ bis
+ gering ausgeprägt
++ mäßig ausgeprägt
+++ stark ausgeprägt
++++ sehr stark ausgeprägt
n normal
↓ vermindert
↑ erhöht

14.17 Befunde bei Leukämie

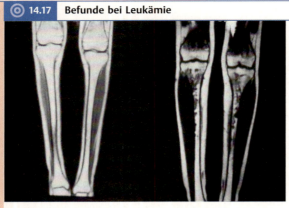

a MRT: links Normalbefund, rechts leukämische Infiltration, signalarme Bezirke im Markraum.

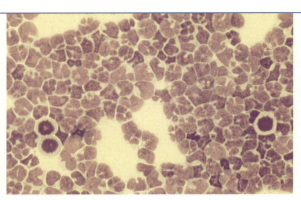

b Liquorzytologie: Liquorpleozytose mit zytologischem Nachweis von leukämischen Blasten und 3 Mitosen.

Akute lymphatische Leukämie (ALL)

▶ **Definition.** Häufigste Leukämieform, die von unreifen lymphatischen Zellen ausgeht und bei über 80 % der Kinder heilbar ist.

Häufigkeit: Die ALL ist mit 25 % aller Krebserkrankungen die häufigste maligne Erkrankung im Kindesalter. Die Inzidenz liegt bei 3,5/100 000 Kinder unter 15 Jahren. Jungen erkranken im Verhältnis 1,2 : 1 häufiger als Mädchen. Ein Altersgipfel liegt im Kleinkindesalter zwischen 3 und 5 Jahren.

Klassifikation: Die Klassifikation erfolgt nach den auf S. 489, Tab. **14.12** beschriebenen Kriterien. Am wichtigsten ist die immunologische Unterteilung. Je nach Antigenmuster des Lymphoblasten unterscheidet man folgende immunologische Hauptformen der ALL:
- B-Vorläufer-Zell-ALL (84 % aller ALL): Hierzu gehören die prä-prä-B-ALL, die common ALL und die prä-B-ALL
- B-ALL (3 %)
- T-ALL (13 %): Hierzu gehören die frühe, die kortikale und die reife T-ALL
- AUL (unklassifizierbar) und
- ALL mit Koexpression myeloischer Marker.

Zytogenetische und molekulargenetische Untersuchungen erlauben eine weitere Einteilung in prognostisch ungünstige Formen. Hierzu zählen ALL mit Translokationen, z. B. die Philadelphia-Chromosom-positive ALL (t[9,22]) und die ALL mit t(4,11), die typischerweise bei Säuglingen vorkommt.

Stratifikation in Risikogruppen: Hinsichtlich des Rezidivrisikos lassen sich **Risikogruppen mit unterschiedlicher Prognose und Therapieintensität** unterscheiden (s. Prognose S. 491).

Therapie: Die Therapie der ALL richtet sich nach der Risikogruppe und soll immer in **Therapieoptimierungsstudien** erfolgen. Kinder mit einer B-ALL werden grundsätzlich anders behandelt als Kinder mit Non-B-ALL.
Wichtige Medikamente in der Behandlung der Non-B-ALL sind Kortison, Vincristin, Anthracycline, Asparaginase, Cytarabin, Cyclophosphamid, Methotrexat, 6-Mercaptopurin und 6-Thioguanin. Die Medikamente werden immer in Kombination verabreicht und erstrecken sich über die oben dargestellten Therapiephasen (s. S. 490). Die Remissions-Erhaltungstherapie muss bis 24 Monate nach Diagnose, mit 6-Mercaptopurin und Methotrexat, durchgeführt werden. Das Langzeitergebnis wird wesentlich von der Intensität der Induktionsphase bestimmt.

Akute lymphatische Leukämie (ALL)

▶ Definition

Häufigkeit: Die ALL ist die häufigste maligne Erkrankung im Kindesalter. Ein Altersgipfel liegt im Kleinkindesalter zwischen 3 und 5 Jahren.

Klassifikation: Je nach Antigenmuster des Lymphoblasten unterscheidet man folgende immunologische Hauptformen der ALL:
- B-Vorläufer-Zell-ALL (84 % aller ALL)
- B-ALL (3 %)
- T-ALL (13 %)
- AUL (unklassifizierbar) und
- ALL mit Koexpression myeloischer Marker.

Zytogenetik und Molekulargenetik erlauben die weitere Einteilung in prognostisch ungünstige Formen.

Stratifikation in Risikogruppen: Hinsichtlich des Rezidivrisikos lassen sich Risikogruppen mit unterschiedlicher Prognose und Therapieintensität unterscheiden (s. Prognose S. 491).

Therapie: Sie richtet sich nach der Risikogruppe und soll immer in **Therapieoptimierungsstudien** erfolgen.
Wichtige Medikamente in der Behandlung der Non-B-ALL sind Kortison, Vincristin, Anthracycline, Asparaginase, Cytarabin, Cyclophosphamid, Methotrexat, 6-Mercaptopurin und 6-Thioguanin. Die Dauer der Remissions-Erhaltungstherapie muss sich bis 24 Monate nach Diagnose erstrecken. Zu den Therapiephasen s. S. 490.

> **Merke.** Eine zusätzliche Behandlung des ZNS ist zur Vermeidung von ZNS-Rezidiven notwendig.

Die Behandlung des ZNS wird heute nur noch selten (bei T-ALL und initialem ZNS-Befall) in Form einer niedrig dosierten (12 Gy) **Ganzschädelbestrahlung** durchgeführt, da mit der **prolongierten intrathekalen Methotrexattherapie** gleich gute Ergebnisse erzielt werden.

Die Behandlung der Kinder mit einer **B-ALL** besteht aus Therapieblöcken mit vorwiegend Methotrexat und einer Kombination der oben erwähnten Medikamente. Eine rasche Abfolge der über jeweils eine Woche dauernden Therapieblöcke ist notwendig. Dagegen kann auf eine **prophylaktische Schädelbestrahlung**, sowie eine **Remissions-Erhaltungstherapie verzichtet** werden. Bei initialem ZNS-Befall wird eine intensivierte intrathekale Therapie mit Methotrexat, Kortison und Cytarabin durchgeführt. Die gesamte Therapiedauer erstreckt sich über 6 Monate.

Eine **Knochenmarktransplantation** ist in erster Remission nur bei Hochrisikopatienten indiziert. Bei frühen, d.h. während der Chemotherapie oder bis zu 6 Monaten nach deren Beendigung auftretenden Rezidiven muss eine allogene Knochenmarktransplantation durchgeführt werden, da sie kurativ sein kann. Bei späteren Rezidiven kann bei einem Drittel der Kinder auch durch erneute Polychemotherapie eine zweite Langzeitremission erzielt werden.

Prognose: Die Prognose der ALL ist abhängig von den bereits genannten Faktoren und der durchgeführten Therapie. Sie ist, insgesamt gesehen, gut: Die Rate kompletter Remissionen liegt über 95%, die **Überlebensrate nach 5 Jahren** bei über **80%**. Bei Säuglingen, Kindern über 10 Jahren und männlichem Geschlecht ist die Prognose ungünstiger. Eine hohe Leukämiezellmasse zum Zeitpunkt der Diagnose – häufig bei T-ALL –, initialer ZNS-Befall und Translokationen, z.B. t(9;22) und t(4;11), gehen mit einer schlechten Prognose einher. Bei gutem Ansprechen auf Kortison, d.h. < 1000 Blasten nach 8 Tagen alleiniger Kortisontherapie, ist die Heilungsrate deutlich höher. Die 5-Jahresüberlebensrate der Kinder mit B-ALL beträgt über 70%. Bei dieser Form der ALL beschränken sich Rezidive auf das 1. Jahr nach Diagnose.

Mit einer **prolongierten intrathekalen Methotrexattherapie** sind gleich gute Ergebnisse erreichbar wie mit einer Schädelbestrahlung (Ausnahme: initialer ZNS-Befall, T-ALL).
Die Therapie der **B-ALL** besteht aus Therapieblöcken mit Methotrexat und einer Kombination oben genannter Medikamente. Eine **prophylaktische Schädelbestrahlung** und eine **Remissions-Erhaltungstherapie** sind nicht notwendig.

Eine **Knochenmarktransplantation** ist in erster Remission nur selten notwendig. Sie ist indiziert bei einem frühen Rezidiv, da sie dann eine kurative Chance darstellt.

Prognose: Die Prognose der ALL ist, insgesamt gesehen, gut. Die Rate kompletter Remissionen liegt bei über 95%, die **Überlebensrate nach 5 Jahren** bei über **80%**. Bei schlechtem Ansprechen auf Kortison, Vorliegen bestimmter Translokationen und bei B-ALL ist die Prognose trotz intensivierter Therapie schlechter.

> **Klinischer Fall.** Ein 3-jähriger Junge ist seit wenigen Wochen zunehmend müde und blass. Er klagt über Schmerzen in den Beinen, will nicht mehr laufen, sondern getragen werden. Er hat Ohrenschmerzen und Fieber > 38 °C. Es finden sich petechiale Einblutungen, Hämatome und zervikal beidseits verbackene Lymphknotenpakete. Die Milz ist 3 cm, die Leber 4 cm derb unter dem Rippenbogen tastbar. Das Blutbild zeigt eine normochrome Anämie mit einem Hb von 5 g/dl. Die Thrombozyten liegen bei 18000/μl, die Leukozyten bei 27000/μl mit 77% Lymphoblasten. Die LDH ist auf 650 U/l, die Harnsäure auf 8 mg/dl erhöht. Der Knochenmarkausstrich zeigt eine Verdrängung der normalen Hämatopoese mit diffuser Infiltration von Lymphoblasten vom L1-Typ nach FAB. Die weitere Klassifizierung ergibt eine common-ALL ohne chromosomale Veränderungen. Ein Befall der Meningen liegt nicht vor. Nach Einordnung in die entsprechende Risikogruppe beginnt sofort die Therapie; gutes Ansprechen auf Kortison. Nach Beendigung der Induktionstherapie besteht eine komplette Erstremission. 6 Jahre nach Diagnose befindet sich der Junge weiterhin in kompletter, anhaltender Erstremission. Es bestehen keine Spätschäden. Der Junge kann als geheilt betrachtet werden.

Akute myeloische Leukämie (AML)

> **Synonym:** Akute Nonlymphozyten-Leukämie, ANLL.

> **Definition.** Zweithäufigste Leukämie im Kindesalter, die von unreifen myeloischen Zellen ausgeht und bei 50% der Kinder heilbar ist.

Häufigkeit: Die AML hat einen Anteil von 18% an den Leukämien. Die Inzidenz liegt bei 0,6/100 000 Kinder unter 15 Jahren. Jungen erkranken im Verhältnis 1,1 : 1 häufiger als Mädchen. Ein Altersgipfel liegt bei Säuglingen und Kindern bis 2 Jahren.

Akute myeloische Leukämie (AML)

◄ **Synonym**

◄ **Definition**

Häufigkeit: Die AML hat einen Anteil von 18% an den Leukämien. Jungen erkranken häufiger. Kinder bis 2 Jahre sind am häufigsten betroffen.

Klassifikation: Die AML lässt sich in acht Untergruppen unterteilen, denen sich charakteristische zytogenetische Befunde zuordnen lassen (s. Abb. **14.16**, S. 491).

Das **Risiko eines Rezidivs** lässt sich anhand des Subtyps, der Leukämiezellmasse bei Diagnose, des ZNS-Befalls, morphologischer und zytogenetischer Befunde (Tab. **14.13**) und des Ansprechens auf die Therapie abschätzen.

Klassifikation: Die Klassifikation erfolgt nach den auf S. 489, Tab. **14.12**, beschriebenen Kriterien. Nach der FAB-Klassifikation sind acht Untergruppen (M0 bis M7) abzugrenzen, denen sich charakteristische zytogenetische Befunde zuordnen lassen (s. Abb. **14.16**, S. 491); durch immunologische Differenzierung sind myelomonozytäre Antigene nachzuweisen.

Wie bei der ALL lässt sich bei der AML das **Risiko eines Rezidivs** abschätzen. Die wichtigsten Kriterien sind auch hier der Subtyp, die Leukämiezellmasse bei Diagnose, ZNS-Befall, morphologische und zytogenetische Befunde (Tab. **14.13**) und das Ansprechen auf die Therapie. Anhand dieser Kriterien teilt man die Patienten mit AML in **Risikogruppen mit unterschiedlicher Prognose und Therapieintensität** ein. Initialer ZNS-Befall und spätes Ansprechen auf die Therapie bedeuten ein hohes Rezidivrisiko.

14.13 Prognostische Faktoren bei AML

AML-Subtyp	Prognose gut bei	Prognose schlecht bei	Risikofaktoren für Frühtod
FAB M0	?	?	unbekannt
FAB M1	Auerstäbchen positiv	Auerstäbchen negativ	Leukozytenzahl > 150 000/µl
FAB M2	t(8,21)	Leukozyten > 20 000/µl	Leukozytenzahl > 150 000/µl
FAB M3	t(15,17)		FAB M3 per se Risikofaktor für Frühtod, durch die Gabe von Retinoiden (ATRA) wesentlich verbessert
FAB M4	inv (16) mit Eosinophilie	Eosinophilie im Mark < 3 %	Leukozytenzahl > 150 000/µl
FAB M5		allen Patienten [t(9,11)]	Leukozytenzahl > 100 000/µl oder extramedullärer Befall
FAB M6	allen Patienten		unbekannt
FAB M7		allen Patienten [t(1,22)]	unbekannt

Das **Risiko eines Frühtodes** durch Blutung oder Leukostase lässt sich ebenfalls abschätzen (Tab. **14.13**). Es ist bei der AML deutlich höher als bei der ALL.

Das **Risiko eines Frühtodes**, also des Todes kurz vor oder nach dem Zeitpunkt der Diagnose, kann ebenfalls abgeschätzt werden (Tab. **14.13**). Es ist im Gegensatz zur ALL deutlich erhöht, am höchsten bei der akuten Monoblastenleukämie. Ursache ist eine Blutung oder eine Leukostase infolge einer Hyperleukozytose, d. h. einer Leukozytenzahl > 100 000/µl. Durch die Gabe von **Retinoiden** hat sich das **Risiko von Blutungen** bei der **akuten Promyelozytenleukämie (FAB M3) deutlich erniedrigt.**

Therapie: Zur **Induktions-, Konsolidierungs- und Reintensivierungstherapie** werden u. a. Cytarabin, Anthracycline, Etoposid und Thioguanin eingesetzt. Die prophylaktische Schädelbestrahlung ist umstritten. Zur dauerhaften Remission ist in regelmäßigen Abständen eine lang anhaltende Knochenmarkaplasie herbeizuführen. Hierzu dienen Thioguanin und Cytarabin. Bei Patienten mit hohem Rezidivrisiko ist in erster Remission eine Knochenmarktransplantation indiziert.

Therapie: Die Therapie der AML sollte immer in kinderonkologischen Therapiezentren durchgeführt werden. Zur **Induktions-, Konsolidierungs- und Reintensivierungstherapie** werden Cytarabin, Anthracycline (z. B. Daunorubicin), Etoposid (= VP16), Thioguanin, Cyclophosphamid und Prednison eingesetzt. Auf eine prophylaktische Schädelbestrahlung kann auch bei regelmäßigen intrathekalen Cytarabingaben nicht sicher verzichtet werden. Um eine dauerhafte, komplette Remission zu erreichen, muss die zytostatische Therapie in regelmäßigen Abständen eine schwere, lang anhaltende Knochenmarkaplasie herbeiführen. Die **Dauertherapie** besteht aus Thioguanin und Cytarabin über eine Gesamtdauer von 1,5 Jahren ab Beginn der Induktionsbehandlung. Patienten mit einem hohen Rezidivrisiko sollen in erster kompletter Remission eine allogene Knochenmarktransplantation erhalten. Die Therapie der **Promyelozytenleukämie** wird heute durch die intermittierende Gabe von Retinoiden (ATRA) ergänzt. Kinder mit einem **Down-Syndrom** erhalten wegen erhöhter Toxizitäten der Zytostatika eine weniger aggressive Behandlung.

Um Blutungen und Komplikationen einer Leukostase zu verhindern bzw. zu beherrschen, ist eine **Supportivtherapie** erforderlich. Zur Stabilisierung der Hämostase dienen Thrombozytenkonzentrate und Frischplasma, zur Verbesserung der Rheologie des Blutes eine erhöhte Flüssigkeitszufuhr, Urinalkalisierung und der Ausgleich metabolischer Störungen. Bei bestehender Leukostase oder sehr hohen Blastenzahlen im peripheren Blut kann eine Blutaustauschtransfusion lebensrettend sein.

Wegen der häufigen Komplikationen (Blutung, Leukostase) sind **Supportivmaßnahmen** notwendig: In erster Linie in der Stabilisierung der Hämostase (Thrombozytenkonzentrate, Frischplasma) und der Rheologie des Blutes (erhöhte Flüssigkeitszufuhr, Urinalkalisierung).

▶ **Merke.** Die Gabe von Erythrozytenkonzentrat sollte nur bei lebensbedrohlichen Anämien erfolgen, um die Viskosität des Blutes nicht weiter zu erhöhen.

◀ Merke

Prognose: Die Prognose der AML ist schlechter als die der ALL. 20–30 % der Patienten erreichen keine Remission; 50 % von ihnen sind Nonresponder auf die zytostatische Therapie und 50 % sterben an frühen Komplikationen (Blutung, Leukostase). Kinder mit refraktärer AML können auch durch eine Knochenmarktransplantation kaum geheilt werden. Die Überlebensrate nach 5 Jahren liegt für die Gesamtgruppe der AML bei 47 %. Sie ist höher bei Kindern mit den oben dargestellten günstigen prognostischen Kriterien. Kinder mit einem **Morbus Down** haben trotz reduzierter Therapie eine 80%ige Heilungsrate. Die Prognose der akuten **Promyelozytenleukämie** hat sich durch die Gabe von Retinoiden (ATRA) auf über 80 % verbessert.

Prognose: Die Prognose ist schlechter als die der ALL. Maximal 80 % der Patienten erreichen eine Remission. Die Überlebensrate nach 5 Jahren liegt bei 47 %. Bei der akuten **Promyelozytenleukämie** hat sich die Prognose durch die Gabe von Retinoide (ATRA) auf über 80 % verbessert.

▶ **Klinischer Fall:** Ein 14-jähriges Mädchen erkrankt akut mit hohen Temperaturen und Halsschmerzen. Sie ist schlapp und müde. Der Hausarzt stellt gerötete Tonsillen, eine geringe Vergrößerung zervikaler, axillärer und inguinaler Lymphknoten, eine druckschmerzhafte Lebervergrößerung (3 cm in der MCL unter dem Rippenbogen) fest, die Milz ist gerade tastbar. Er äußert den Verdacht auf Mononukleose. Ein Blutbild wird nicht angefertigt. Im Verlauf von 1 Woche entwickeln sich septische Temperaturen, das Allgemeinbefinden verschlechtert sich deutlich, das Mädchen ist appetitlos, sie nimmt 2 kg an Gewicht ab und wird zunehmend kraftlos. Die Lymphknoten am Hals schwellen zu verbackenen Paketen an, Leber und Milz nehmen an Größe deutlich zu. Nachdem eine spontane subkonjunktivale Blutung am linken Auge aufgetreten ist, erfolgt eine erneute Vorstellung beim Arzt, der die Verdachtsdiagnose einer akuten Leukämie stellt und das Mädchen in die Klinik einweist. Auf der Fahrt in die Klinik treten zusätzlich Kopfschmerzen und Sehstörungen auf. Bei Aufnahme ist das Mädchen verwirrt, hoch fiebernd, blass. Neben den verbackenen Lymphknotenpaketen und der Hepatosplenomegalie finden sich multiple Hämatome und Petechien der Haut sowie subkonjunktival und eine Gingivahyperplasie. Das Blutbild zeigt eine Anämie mit einem Hb von 7 g/dl und eine Leukozytose von 150 000/μl. Daneben bestehen die Zeichen einer Verbrauchskoagulopathie. Harnsäure und LDH sind massiv erhöht. Das Kreatinin liegt bei 1,5 mg/dl. Die zytologische Untersuchung des Liquors ergibt eine Meningeosis leucaemica. Die Differenzierung der Myeloblasten führt zur Diagnose einer akuten Monoblastenleukämie (AML FAB M5). Unter der sofort eingeleiteten Supportivtherapie stabilisiert sich der klinische Zustand des Mädchens zusehends. Durch die zytostatische Therapie wird jedoch keine Remission erzielt. Das Mädchen verstirbt nach wenigen Wochen aufgrund der therapierefraktären Leukämie an einer Hirnblutung.

Chronisch myeloische Leukämie (CML)

Chronisch myeloische Leukämie (CML)

▶ **Definition.** Die chronisch myeloische Leukämie (CML) ist charakterisiert durch eine gesteigerte Hämatopoese in Knochenmark, Milz und Leber. Im peripheren Blut finden sich massenhaft Zellen der Granulopoese, und zwar alle Reifungsstufen. Es findet sich ein spezifischer zytogenetischer Marker, das Philadelphia-Chromosom [t(9,22)].

◀ Definition

Ätiologie und Pathogenese: Die CML entsteht durch maligne Entartung der multipotenten hämatopoetischen Stammzellen, die Ursache der Entartung ist jedoch unbekannt. Folge ist eine exzessive Myelopoese in Knochenmark, Leber und Milz. Die Granulozyten sind funktionsfähig. Nach unbestimmter Dauer mündet die stabile Phase der Myelopoese in einen myeloischen oder lymphatischen **Blastenschub** mit Knochenmarkinsuffizienz. Ein Blastenschub tritt schneller auf, wenn neben dem Philadelphia-Chromosom andere chromosomale Aberrationen vorliegen.

Ätiologie und Pathogenese: Die CML entsteht durch maligne Entartung der multipotenten hämatopoetischen Stammzellen, die Ursache der Entartung ist jedoch unbekannt. Die Granulozyten sind funktionsfähig. Die stabile Phase der Myelopoese mündet in einen **Blastenschub**.

Häufigkeit: Die CML ist im Kindesalter selten. Sie macht weniger als 2 % aller Leukämien im Kindesalter aus.

Häufigkeit: Die CML ist im Kindesalter selten (< 2 % der Leukämien).

Klinik: Klinisches Leitsymptom ist eine **Splenomegalie**. Ein Blastenschub äußert sich durch Leistungsminderung, Blässe, verstärkte Blutungsneigung und evtl. Fieber.

Diagnostik: Klinisches Bild, Blutbild, Knochenmarkausstrich und eine verminderte Aktivität der LAP begründen die Diagnose. Kriterien zur Differenzierung zwischen JMML und CML zeigt Tab. 14.14.

Klinik: Der Verlauf ist chronisch. Klinisch ist die CML durch eine ausgeprägte **Splenomegalie** gekennzeichnet, die Konsistenz der Milz ist derb. Ein Blastenschub äußert sich durch Leistungsminderung, Blässe, verstärkte Blutungsneigung und evtl. Fieber aufgrund von Infektionen.

Diagnostik: Die Diagnose wird durch das klinische Bild, das Blutbild, den Knochenmarkausstrich und den Nachweis einer verminderten Aktivität der alkalischen Leukozytenphosphatase (LAP) gestellt. Dem Nachweis des Philadelphia-Chromosoms in den Leukämiezellen kommt eine wesentliche Bedeutung zu. Die Erkrankung ist von der juvenilen myelomonozytären Leukämie (JMML) abzugrenzen (Tab. 14.14).

14.14 Differenzierung zwischen JMML und CML

	JMML	CML
Alter	1–3 Jahre	10–14 Jahre
t(9,22)	negativ	positiv
HbF	erhöht	negativ
Leukozytenzahl	< 100 000/µl	> 100 000/µl
Monozyten	> 1000/µl	–
Thrombozytenzahl	vermindert	normal
Blutungsneigung	vorhanden	Fehlt
Granulopoese: Erythropoese im Knochenmark	2:1–5:1	10:1–50:1
Splenomegalie	mäßig ausgeprägt	deutlich ausgeprägt

Differenzialdiagnose: JMML, leukämoide Reaktionen.

Therapie und Prognose: Nur eine **allogene Knochenmarktransplantation** führt zur Heilung. Bei medikamentöser Therapie ist die Prognose schlecht. Durch Imatinib kann eine molekulargenetische Remission erzielt werden.

Differenzialdiagnose: Neben der JMML sind leukämoide Reaktionen abzugrenzen.

Therapie und Prognose: Eine Heilung ist nur durch eine **allogene Knochenmarktransplantation** möglich. Die stabile Phase der CML kann durch Hydroxyurea oder Interferon verlängert werden. Einen Fortschritt in der Behandlung stellt der **Tyrosinkinaseinhibitor** Imatinib dar, durch den eine molekulargenetische Remission erzielt werden kann (von noch unbekannter Dauer). Im Blastenschub kann eine intensive Polychemotherapie nach den Protokollen der ALL oder AML entsprechend dem vorherrschenden Blastentyp durchgeführt werden. Die Überlebenszeit liegt im Schnitt ohne Transplantation bei 5 Jahren.

14.6.2 Myelodysplastische Syndrome (MDS) und Juvenile Myelomonozytäre Leukämie (JMML)

▶ **Definition**

▶ **Definition.** Heterogene Gruppe seltener hämatopoetischer Erkrankungen, die durch eine periphere Zytopenie – Anämie, Leuko- und Thrombozytopenie –, eine Dysplasie der Blutzellen und einen geringen Blastenanteil im Knochenmark charakterisiert sind und in akute Leukämien übergehen.

Klassifikation: Unterschieden werden 4 Erkrankungen:
- refraktäre Anämie (RA)
- refraktäre Anämie mit Ringsideroblasten (RARS)
- refraktäre Anämie mit Exzess von Blasten (RAEB)
- refraktäre Anämie mit Exzess von Blasten in Transformation (RAEB-t).

Ätiologie und Pathogenese: Sie sind unbekannt. Bei etwa einem Drittel entsteht das MDS auf dem Boden einer Grunderkrankung. Das Risiko für eine JMML ist bei der Neurofibromatose Typ 1 und beim Noonan-Syndrom erhöht. Es finden sich eine **Monosomie 7** und **Trisomie 8**.

Klassifikation: Beim MDS werden nach FAB-Kriterien folgende 4 Erkrankungen unterschieden:
- refraktäre Anämie (RA) mit weniger als 5% Blasten
- refraktäre Anämie mit Ringsideroblasten (RARS)
- refraktäre Anämie mit Exzess von Blasten (RAEB) mit 5–20% Blasten
- refraktäre Anämie mit Exzess von Blasten in Transformation (RAEB-t) mit < 30% Blasten im Knochenmark.

Ätiologie und Pathogenese: Sie sind unbekannt. Beim MDS sind Jungen und ältere Kinder, bei der JMML Kleinkinder häufiger betroffen. Bei etwa einem Drittel entsteht das MDS auf dem Boden einer Grunderkrankung (z.B. Fanconi-Anämie, Kostmann-Syndrom, Shwachman-Diamond-Syndrom). Das Risiko für eine JMML ist bei der Neurofibromatose Typ 1 (auf das 200fache) und auch beim Noonan-Syndrom erhöht. An **charakteristischen zytogenetischen Befunden** finden sich eine **Monosomie 7** und eine **Trisomie 8**.

Klinik: Beim MDS überwiegen die Symptome der **peripheren Zytopenie**: Müdigkeit, Blässe, Infektionen und Blutungsneigung. Ein extramedullärer Organbefall tritt nicht auf. Bei der **JMML** findet sich dagegen ein vorgewölbtes Abdomen bedingt durch eine **Splenomegalie**. Neben Hautinfiltraten kommt es auch hier zu Infektionen und einer vermehrten Blutungsneigung.

Therapie: Supportive Maßnahmen haben einen hohen Stellenwert. Die zytostatische Therapie ist von zweifelhaftem Erfolg. **Kurativ** ist nur die **allogene Knochenmarktransplantation (KMT)**.

Prognose: Ohne Knochenmarktransplantation ist die Prognose schlecht. Die Erkrankung verläuft progressiv und mündet nach unterschiedlich langem Verlauf in eine akute Leukämie.

14.6.3 Maligne Lymphome

Man unterscheidet primäre von sekundären Lymphomen. Bei primären Lymphomen sind Zellen des lymphatischen Gewebes maligne entartet. Primäre Lymphome werden unterteilt in Morbus Hodgkin und Non-Hodgkin-Lymphome (s. u.). Sekundäre Lymphome sind Metastasen anderer Malignome im Lymphknoten.

Non-Hodgkin-Lymphome (NHL)

▶ **Definition.** Die Non-Hodgkin-Lymphome (NHL) sind primäre maligne Tumoren des lymphatischen Gewebes. Die Zellen des lymphatischen Gewebes proliferieren ungehemmt. Nahezu alle NHL im Kindesalter sind hochmaligne und unterscheiden sich nur durch ihren Anteil von < 25 % an der Gesamtzellzahl im Knochenmark von akuten Leukämien.

Ätiologie und Pathogenese: Die Ätiologie der NHL ist unbekannt. Prädisponierende Faktoren sind angeborene Immundefektsyndrome wie die Ataxia teleangiectatica und das Wiskott-Aldrich-Syndrom sowie immunsuppressive Therapien. Das Auftreten des Epstein-Barr-Virus (EBV) korreliert mit dem des afrikanischen Burkittlymphoms, das die häufigste kindliche Krebserkrankung in Äquatorialafrika darstellt. Das Burkittlymphom zeigt spezifische Translokationen [t(8,14), t(8,22), t(2,8)].

Häufigkeit: Die Inzidenz liegt bei 0,8/100 000 Kinder unter 15 Jahren. Jungen erkranken 2,8-mal häufiger als Mädchen. Ein Altersgipfel liegt um das 10. Lebensjahr. Unter 5 Jahren sind NHL sehr selten, im Säuglingsalter eine Rarität.

Klassifikation: NHL werden anhand histologischer, zytologischer, zytochemischer, immunologischer und zytogenetischer Befunde klassifiziert. Sie werden **histologisch** nach der **Kiel-Klassifikation** in **lymphoblastische Lymphome** (mit knapp 70 % größte Gruppe), Lymphome vom Burkitt-Typ, pleomorphe, immunoblastische, zentroblastische, großzellig anaplastische und unklassifizierbare Lymphome unterteilt. Für die Therapiestratifizierung sind die **immunologische Klassifikation** in B-Lymphozyten- oder Non-B-Lymphozyten-Lymphom und anhand der Expression des Oberflächenantigens Ki 1 in die Ki-1-positiven großzelligen anaplastischen Lymphome entscheidend. Die zytologischen, zytochemischen und zytogenetischen Kriterien entsprechen denen bei ALL.

Stadieneinteilung: Die Stadieneinteilung erfolgt nach Murphy (Tab. **14.15**).

Klinik: Wegen der hohen Wachstumsgeschwindigkeit der NHL ist die **Anamnese kurz**. Das klinische Bild hängt von der Lokalisation der Lymphome ab: Neben derben, schmerzlosen oberflächlichen **Lymphknotenpaketen** liegt oft eine **akute Notfallsymptomatik** vor, z. B. Orthopnoe mit inspiratorischem Stridor bei Mediastinallymphom, akutes Abdomen aufgrund einer ileozökalen Invagination bei intraabdominalem Lymphom, Oligo- bzw. Anurie bei Harnwegsobstruktion durch ein Lymphom oder ausgedehntem Nierenbefall, Querschnittssymptoma-

14.15 Stadieneinteilung der Non-Hodgkin-Lymphome nach Murphy

Stadium	Befund
Stadium I	Einzellokalisation Ausnahme: Lokalisation im Abdomen, Mediastinum, Epiduralraum (s. Stadium III)
Stadium II	mehrere Lokalisationen auf einer Zwerchfellseite lokalisierte gastrointestinale Lymphome
Stadium III	Lokalisationen beidseits des Zwerchfells Mediastinaltumoren disseminierte abdominale Lymphome epidurale Lymphome
Stadium IV	alle NHL mit Befall des ZNS und/oder Knochenmark (< 25 %)

14.18 Symptome, Diagnostik, Therapie und Prognose der Lymphome

Klinik	Non-B-NHL	B-NHL	Morbus Hodgkin
	sämtliche Lymphknotenstationen können befallen sein und zu derben Lymphknotenpaketen führen		
	typisch: mediastinal → Husten, Dyspnoe Stridor, obere Einfluss-Stauung	typisch: Darm, Mesenterium → Ileus, akutes Abdomen Kiefer, Nasenneben- höhlen → Schmerzen, Tonsillenhyperplasie epidural → Querschnitt	typisch: B-Symptomatik: Fieber (Pel-Ebstein), Gewichtsabnahme, Nachtschweiß

Diagnostik
- bildgebende Diagnostik (Ultraschall, CT, MRT), Labordiagnostik (LDH, metabolische Störungen)
- Knochenmarkpunktion (Knochenstanze), Liquorzytologie, Pleurazytologie; immer immunologische Typisierung der Blasten notwendig
- Lymphknotenhistologie, -zytogenetik, -molekulargenetik, -immunologie

Kiel-Klassifikation

Therapie		(Burkittlymphom)	Reed-Sternberg-Zelle Staging-Untersuchung
	Polychemotherapie	Polychemotherapie	Polychemotherapie Involved-field- Bestrahlung
Prognose	> 80 % Heilungsrate	> 80 % Heilungsrate	> 80 % Heilungsrate

tik bei epiduralem Tumor und Krampfanfälle bei ZNS-Befall (Abb. **14.18**). Primärer Knochen- und Hautbefall ist möglich. Die abdominalen und epiduralen Lymphome sind meist B-Zell-Lymphome, das Mediastinallymphom ist in der Regel ein T-Zell-Lymphom. An den übrigen Lokalisationen kommen B- und Non-B-Lymphome vor.

Diagnostik: s. Abb. 14.18: Die Diagnose wird durch eine **Lymphknotenbiopsie** gestellt. Das Biopsat muss histologisch und immunologisch untersucht werden. Zytologische, zytochemische und zytogenetische Untersuchungen sind anzustreben. Insbesondere bei einem Mediastinaltumor mit Orthopnoe kann die Diagnose durch zytologische und immunologische Untersuchung eines oft vorhandenen Pleuraergusses gestellt werden. Ähnlich wie bei der ALL kann es zu metabolischen Entgleisungen (Tumorlysesyndrom) kommen. Dies gilt insbesondere für das Burkitt-Lymphom. Die LDH kann erhöht sein. Sie besitzt eine prognostische Bedeutung bei den B-Zell-NHL.

▶ **Merke.** Zum exakten Staging sind der Einsatz bildgebender Verfahren (Sonographie des Abdomens, Röntgenaufnahmen von Thorax und Skelett, MRT des Schädels und Kopf-Hals-Bereichs) sowie eine Untersuchung des Knochenmarks und des Liquor cerebrospinalis notwendig.

Differenzialdiagnose: Sie wird durch die Lokalisation der Erkrankung bestimmt. In Betracht kommen insbesondere Infektionen (Mononukleose, Tuberkulose und andere Lymphadenitiden), Morbus Hodgkin und andere Malignome sowie Morbus Crohn.

Therapie: B-Zell-, Non-B-Zell- und Ki-1-Antigen-positive großzellige anaplastische Lymphome werden unterschiedlich behandelt. Eine Bestrahlung des Primärtumors ist nicht erforderlich. Bei Non-B-Zell- und B-Zell-Lymphomen entspricht die Therapie weitgehend der der ALL. Die Behandlung soll in Therapieoptimierungsstudien erfolgen. Ki-1-Antigen-positive Lymphome werden wie B-Zell-Lymphome behandelt. Auch bei initialem ZNS-Befall kann ohne Prognoseverschlechterung auf eine Schädelbestrahlung verzichtet werden. Eine prophylaktische Schädelbestrahlung ist nur bei Non-B-Zell-Lymphomen ab Stadium III und jenseits des Säuglingsalters notwendig.

Prognose: Die Prognose der NHL ist gut. Die Überlebensrate nach 5 Jahren liegt bei über 80 %. Die Überlebenschance bei Non-B-Zell-NHL liegt, unabhängig vom Stadium, bei 80 %, bei B-Zell-NHL im Stadium I und II bei über 90 %, im Stadium III über 70 % und im Stadium IV über 60 %. Ein gutes Ansprechen auf die zytostatische Therapie, eine geringe initiale Tumorzellmasse und fehlender ZNS-Befall wirken sich günstig auf die Prognose aus. Rezidive der B-Zell-Lymphome sind infaust.

▶ **Klinischer Fall.** Ein 5-jähriger Junge erkrankt mit zunehmender Orthopnoe und inspiratorischem Stridor. Klinisch ist eine obere Einfluss-Stauung zu erkennen. Supraklavikulär tastet man beidseits derbe Lymphome. Die Röntgenthorax-Aufnahme zeigt eine ausgeprägte Mediastinalverbreiterung (Abb. **14.19a**), die histologische Untersuchung eines supraklavikulären Lymphknotens das Bild eines lymphoblastischen Lymphoms vom T-Zell-Typ. Das Knochenmark und der Liquor cerebrospinalis weisen keine Blasteninfiltration auf. Der Junge erhält die entsprechende Polychemotherapie und eine prophylaktische Schädelbestrahlung. Eine lokale Sanierung des Mediastinaltumors durch eine Operation oder Bestrahlung ist nicht notwendig. Bereits 4 Wochen nach Diagnose hat sich der Röntgenbefund des Thorax normalisiert (Abb. **14.19b**). 6 Jahre nach Diagnose befindet sich der Junge weiterhin in kompletter, anhaltender Erstremission.

Diagnostik: s. Abb. 14.18: Die Diagnose wird durch histologische und immunologische Untersuchung eines **Lymphknotenbiopsats** gestellt. Wie bei ALL kann ein Tumorlysesyndrom auftreten. Die LDH kann erhöht sein (prognostischer Marker bei B-Zell-NHL).

◀ **Merke**

Differenzialdiagnose: Infektionen, Morbus Hodgkin, andere Malignome, Morbus Crohn.

Therapie: B-Zell-, Non-B-Zell- und Ki-1-Antigen-positive großzellige anaplastische Lymphome werden unterschiedlich behandelt. Eine Bestrahlung des Primärtumors ist nicht erforderlich. Non-B-Zell- und B-Zell-Lymphome werden weitgehend wie die ALL, Ki-1-Antigen-positive Lymphome wie B-Zell-Lymphome behandelt.

Prognose: Die Prognose ist gut. Die Überlebensrate nach 5 Jahren liegt bei über 80 %. Gutes Ansprechen auf die zytostatische Therapie, geringe initiale Tumorzellmasse und fehlender ZNS-Befall sind prognostisch günstig. Rezidive der B-Zell-Lymphome sind infaust.

◀ **Klinischer Fall**

◉ 14.19 **Röntgenthorax-Befund bei T-Zell-Non-Hodgkin-Lymphom**

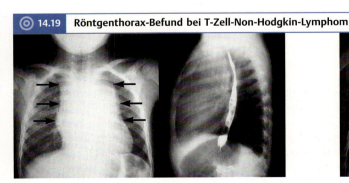
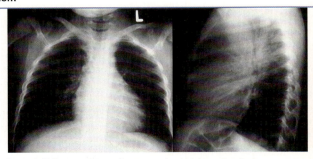

a Mediastinalverbreiterung (Pfeile) bei T-Zell-Non-Hodgkin-Lymphom. **b** Unauffälliger Röntgenthorax nach erreichter Remission.

Morbus Hodgkin

▶ **Definition:** Der Morbus Hodgkin ist ein malignes Lymphom, dessen histologisches Kennzeichen die Reed-Sternberg-Zelle ist. Er kann sämtliche Lymphknotenstationen betreffen; extranodaler Befall als Primärmanifestation ist selten.

Ätiologie und Häufigkeit: Die Ätiologie ist unbekannt. Die Inzidenz liegt bei 0,5/100 000 Kinder unter 15 Jahren. Jungen erkranken 1,4-mal häufiger als Mädchen. Mit einer Erkrankung vor dem 3. Lebensjahr ist nicht zu rechnen. Die Inzidenz steigt mit dem Alter an. Die beiden Häufigkeitsgipfel liegen jenseits des Kindesalters (15.– 30. und 45.– 55. Lebensjahr).

Klassifikation: Histologisch lassen sich nach der Reye-Klassifikation 4 Subtypen differenzieren (Tab. 14.16). Allen gemeinsam ist die Reed-Sternberg-Zelle.

Stadieneinteilung: Die Stadieneinteilung erfolgt nach der Ann-Arbor-Klassifikation (Tab. 14.17).

14.16 Reye-Klassifikation des Hodgkin-Lymphoms

Subtypen	Häufigkeit
lymphozytenreicher Typ	13 %
nodulär-sklerosierender Typ	44 %
Mischtyp	39 %
lymphozytenarmer Typ	4 %

14.17 Stadieneinteilung des Morbus Hodgkin (Ann-Arbor-Klassifikation)

Stadium	Befund
Stadium I*	Befall einer einzelnen Lymphknotenregion (I) oder eines einzelnen extralymphatischen Organs (IE)
Stadium II*	Befall mehrerer Lymphknotenregionen auf einer Seite des Zwerchfells (II) oder lokalisierter Befall extralymphatischer Organe mit Lymphknotenbefall auf einer Seite des Zwerchfells (IIE)
Stadium III*	Befall von Lymphknotenregionen auf beiden Seiten des Zwerchfells mit oder ohne lokalisierten extralymphatischen Organbefall (IIIE) oder Milzbefall (IIIS) oder beidem (IIIES)
Stadium IV*	diffuser oder disseminierter Befall von einem oder mehreren extralymphatischen Organen mit oder ohne Lymphknotenbefall

* Jedes Stadium wird zusätzlich in die Kategorien A und B unterteilt:
▶ A Fehlen definierter Allgemeinsymptome
▶ B Vorhandensein definierter Allgemeinsymptome: Fieber > 38 °C, Gewichtsverlust > 10 % in 6 Monaten, Nachtschweiß

Klinik: Die Symptomatik entwickelt sich langsamer als bei den NHL, der Verlauf ist selten so foudroyant. Das häufigste Erstsymptom ist die **schmerzlose, derbe zervikale Lymphknotenschwellung**. Begleitzeichen einer regionalen Entzündung wie Rötung und Überwärmung fehlen. Selten bestehen die in Tab. 14.17 aufgeführten Allgemeinsymptome zum Zeitpunkt der Diagnose. Fieber kann eine Infektion vortäuschen, es muss nicht dem Typ Pel-Epstein entsprechen, der durch Perioden von hohem Fieber mit fieberfreien Intervallen charakterisiert ist. Das **klinische Bild** variiert mit der Lokalisation der Lymphome und ist daher **sehr bunt**. Diese können Kompressionserscheinungen an benachbarten Organen bewirken. Mediastinale Lymphome können zu Husten und einer oberen Einfluss-Stauung führen. Intraabdominale Lymphome können zu Obstruktion der Ureteren führen. Als Folge der Erkrankung und der Therapie ist die **zelluläre Immunität gestört**. Daher besteht ein **erhöhtes Infektionsrisiko**. Bis zu einem Drittel der Kinder erkrankt an einem Herpes zoster, der nicht selten generalisiert. Das Risiko infektiöser Komplikationen steigt, wenn aus diagnostischen oder therapeutischen Gründen eine Splenektomie durchgeführt wurde.

Diagnostik: Die Diagnose wird durch **histologische Untersuchung einer Lymphknotenbiopsie** gestellt. Es ist entscheidend, die Ausbreitung des Lymphoms exakt zu bestimmen (**Staging**), um eine Über- oder Unterbehandlung zu verhindern. Das Staging erfolgt mittels bildgebender Verfahren (Sonographie, CT, MRT), Knochenmark- und Liquoruntersuchung. Eine diagnostische selektive Laparatomie ist nicht mehr indiziert. Auf eine Splenektomie soll wegen Zunahme des Infektionsrisikos verzichtet werden.

Differenzialdiagnose: Abzugrenzen sind NHL (s. S. 497), andere Malignome und Infektionen (das gleiche Spektrum wie bei den NHL).

Therapie: Die Therapie ist eine **Kombination aus Polychemotherapie und Bestrahlung**. Sie orientiert sich am Stadium der Erkrankung und sollte nur in **Therapieoptimierungsstudien** erfolgen. An Zytostatika werden Prednison, Procarbazin (bei Jungen Ersatz von Procarbazin durch Etoposid, um eine Infertilität zu vermeiden), Vincristin, Adriamycin und Cyclophosphamid in bestimmten Kombinationen eingesetzt. Vom Stadium der Erkrankung und der Wirksamkeit der Chemotherapie hängt die Dosis der Radiatio ab. Es werden grundsätzlich nur involvierte Lymphknotenregionen bestrahlt (**Involved-Field-Bestrahlung**).

Die **Supportivtherapie** betrifft in erster Linie die Prophylaxe und Therapie infektiöser Komplikationen. Hierzu zählen u. a. eine **Impfung mit Pneumokokken-Vakzine**, falls eine Splenektomie vorgesehen ist, eine **Penicillinprophylaxe nach Splenektomie** oder **nach Bestrahlung der Milz**. Sollte während der Behandlung eine Transfusion von Blutbestandteilen notwendig werden, müssen diese bestrahlt werden, um eine GvH-Reaktion zu vermeiden.

Prognose: Der Morbus Hodgkin besitzt die beste Prognose aller kindlichen Malignome. Die Überlebensrate nach 5 Jahren liegt bei 95%. Bei einem Teil der Patienten treten als Folge der Radiatio und Chemotherapie Spätfolgen auf (Weichteilatrophien, Störungen der Skelettentwicklung, Hypothyreose, Infertilität, Zweitmalignome).

14.6.4 Histiozytosen

▶ **Definition.** Erkrankungen des Monozyten-/Makrophagensystems, deren Kennzeichen die Infiltration von Organen durch Histiozyten ist und die nicht maligne sein müssen.

Ätiologie und Klassifikation: Nach ihrer Ätiologie lassen sich Histiozytosen in mehrere Gruppen unterteilen (Tab. 14.18). Es ist wichtig, reaktive Histiozytosen, nicht neoplastische und neoplastische Histiozytosen voneinander abzugrenzen. Die Differenzialdiagnose ist schwierig und auch durch histologische Untersuchungen mit Einsatz immunologischer, elektronenoptischer und gentechnologischer Methoden nicht immer leicht. Dies liegt an der großen Variabilität der zellulären Differenzierung bei Ähnlichkeit des klinischen Bildes. Histiozytosen können familiär gehäuft auftreten. Die Langerhanszell-Histiozytose ist die häufigste Histiozytose (s. u.).

Langerhanszell-Histiozytose

▶ **Synonym:** Histiozytosis X

▶ **Definition.** Die Langerhanszell-Histiozytose ist eine nicht maligne Erkrankung, die durch eine Proliferation der Langerhanszellen (zählen zu den dendritischen Zellen der Haut) gekennzeichnet ist.

14.18	Klassifikation der Histiozytosen nach ihrer Ätiologie
reaktive Histiozytosen	<ul><li>Infektionen (Tuberkulose, Toxoplasmose, kongenitale Röteln, Zytomegalie)</li><li>Sinushistiozytose mit massiver Lymphadenopathie</li><li>familiäre erythrophagozytische Lymphohistiozytose</li><li>Retikulohistiozytose mit Hypergammaglobulinämie</li><li>Sarkoidose</li></ul>
nichtneoplastische Histiozytosen	<ul><li>Lipidspeichererkrankungen</li><li>proliferative Erkrankungen normaler Histiozyten – Graft-versus-host-Erkrankung – Immunmangelsyndrome</li></ul>
neoplastische Histiozytosen	<ul><li>Monozytenleukämie</li><li>maligne Histiozytose</li></ul>
Langerhanszell-Histiozytose (Histiozytosis X)	

Typische Verlaufsformen:
- **disseminiert:** Abt-Letterer-Siwe-, Hand-Schüller-Christian-Syndrom,
- **lokalisiert:** eosinophiles Granulom.

Ätiologie und Häufigkeit: Die Ätiologie ist unbekannt. Disseminierte Verläufe treten gehäuft bei Säuglingen und Kleinkindern, lokalisierte zwischen dem 5. und 15. Lebensjahr auf.

Pathologie: Kennzeichnend ist die Langerhanszelle mit ihren Birbeck-Granula und typischem Antigenmuster. Begleitend finden sich Eosinophile und andere Entzündungszellen. Die Histiozytose verläuft lokalisiert oder disseminiert.

Klinik: Das **eosinophile Granulom** betrifft fast ausschließlich den **Knochen**. Es ist symptomlos oder fällt durch eine oft schmerzlose Schwellung auf.
Beim **Hand-Schüller-Christian-Syndrom** steht neben **multiplen eosinophilen Granulomen** ein **Diabetes insipidus** im Vordergrund. Weitere Symptome können Exophthalmus, Lymphknotenschwellung, Hepatosplenomegalie, Fieber, Dyspnoe, Diarrhö sein.
Beim Abt-Letterer-Siwe-Syndrom steht der **Befall der Haut** (Abb. **14.20a**) im Vordergrund. Außerdem können Petechien, Lymphknotenschwellung, Hepatosplenomegalie, Dyspnoe und Diarrhö auftreten. Beide Verläufe weisen eine kürzere Anamnese auf als das isolierte eosinophile Granulom.

Diagnostik: Beim **eosinophilen Granulom** des Knochens zeigt das Röntgenbild einen **ausgestanzten Knochendefekt**, beim **Hand-Schüller-Christian-Syndrom** multiple Osteolysen des Schädels (Abb. **14.20b**).

Typische Verlaufsformen:
- **disseminiert:** Abt-Letterer-Siwe-, Hand-Schüller-Christian-Syndrom,
- **lokalisiert:** eosinophiles Granulom.

Ätiologie und Häufigkeit: Die Ätiologie ist unbekannt. Die Inzidenz liegt bei 0,4/100 000 Kinder unter 15 Jahren. Jungen erkranken 1,3-mal häufiger als Mädchen. Ein Altersgipfel findet sich im Säuglings- und Kleinkindesalter. Dies gilt insbesondere für disseminierte Verlaufsformen. Lokalisierte Erkrankungen zeigen eine Häufung zwischen dem 5. und 15. Lebensjahr.

Pathologie: Charakteristisch ist der Nachweis der Langerhanszelle. Diese ist elektronenoptisch durch sog. Langerhans-Granula bzw. Birbeck-Granula gekennzeichnet. Immunologisch lassen sich auf der Langerhanszelle spezifische Antigene nachweisen. Außerdem findet sich eine variable Anzahl verschiedener Entzündungszellen, wie Eosinophile, Neutrophile, seltener Lymphozyten und Plasmazellen. Die Histiozytose kann lokalisiert oder disseminiert verlaufen.

Klinik: Das **eosinophile Granulom** betrifft hauptsächlich den **Knochen**, am häufigsten Schädel, Becken und lange Röhrenknochen. Mehrere Knochen können gleichzeitig betroffen sein. Das Granulom kann symptomlos sein oder es findet sich eine oft indolente, manchmal auch schmerzhafte Schwellung über dem entsprechenden Knochen. Der Befall eines Wirbelkörpers kann zu seinem Zusammensintern mit konsekutiver Schonhaltung (z. B. Lendenstreckspeife) führen. Neurologische Ausfälle können auftreten. Isolierter Befall der Haut oder Lymphknoten ist möglich.
Beim **Hand-Schüller-Christian-Syndrom** finden sich **multiple eosinophile Granulome des Knochens mit Weichteilbefall**. Die Anamnese erstreckt sich über 1–6 Monate. Typischer klinischer Befund ist der **Diabetes insipidus** durch Befall der Sella turcica. Weitere Symptome können Gedeihstörung, Fieber, Lymphknotenschwellungen, **Exophthalmus**, Hepatosplenomegalie, Dyspnoe und Diarrhö sein.
Beim **Abt-Letterer-Siwe-Syndrom** steht der **Hautbefall** im Vordergrund. Das klinische Bild (Abb. **14.20a**) erinnert an eine seborrhoische Dermatitis. Die Veränderungen betreffen vor allem Rumpf- und Kopfhaut. Es besteht ein schütterer Haarwuchs, zusätzlich können eine Thrombopenie mit Petechien, generalisierte Lymphome, eine Hepatosplenomegalie, Dyspnoe und Diarrhö auftreten. Das klinische Bild kann eine Sepsis vortäuschen. Beide Verläufe weisen eine kürzere Anamnese auf als das isolierte eosinophile Granulom.

Diagnostik: Beim **eosinophilen Granulom** des Knochens findet sich ein typischer Röntgenbefund mit einem **ausgestanzten Knochendefekt**. Beim **Hand-Schüller-Christian-Syndrom** zeigen sich im Röntgenbild multiple knöcherne Läsionen des Schädels („Landkartenschädel", Abb. **14.20b**).

14.20 Befunde bei Histiozytosis

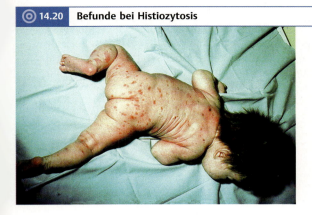

a Hautbefall mit braungelben bis rötlichen Makulopapeln bei Histiozytosis X.

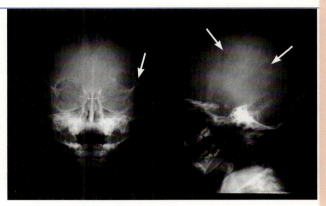

b Landkartenschädel bei Histiozytosis X mit multiplen Osteolysen (Pfeile).

▶ **Merke.** Auch bei lokalisiert erscheinenden Erkrankungen muss man sorgfältig nach weiteren Manifestationen suchen, um eine disseminierte Verlaufsform zu diagnostizieren. Die Diagnostik umfasst eine Skelettszintigraphie, Röntgenuntersuchungen des gesamten Skeletts, eine Knochenmark- und Liquoruntersuchung sowie eine endokrinologische Funktionsdiagnostik des Hypophysenvorder- und -hinterlappens. Bei pulmonaler Manifestation muss eine Lungenfunktionsdiagnostik erfolgen. Die Diagnose wird immer durch histologische Untersuchung einer Biopsie gestellt.

◀ Merke

Differenzialdiagnose: Die anderen Histiozytosen sind abzugrenzen. Immunologische Befunde und der elektronenoptische Nachweis der **Birbeck-Granula** erlauben eine sichere Diagnose.

Differenzialdiagnose: Die anderen Histiozytosen sind abzugrenzen.

Therapie: Beim **eosinophilen Granulom** des Knochens erfolgt die operative Kürettage des Herdes, falls dieser gut zugänglich ist. Eine lokale Radiatio mit 5–15 Gy ist nur bei Rezidiv und Inoperabilität des Herdes indiziert. Spontanremissionen sind möglich. Bei einem isolierten Hautbefall sollte bei Progression eine Therapie mit Kortison erfolgen. **Disseminierte Verlaufsformen** erfordern eine zytostatische Therapie mit Prednison und Vinblastin.

Therapie: Die Behandlung des **eosinophilen Granuloms** des Knochens besteht in einer Kürettage des Herdes. Nur Rezidive sollten bestrahlt werden. **Disseminierte Erkrankungen** werden zytostatisch behandelt.

Prognose: Die Prognose der lokalisierten Verlaufsformen ist sehr gut. Rezidive sind nach operativer Kürettage selten. Wie sich disseminierte Verlaufsformen entwickeln, ist schwer vorauszusagen. Die Erkrankung kann spontan zum Stillstand kommen oder eine kaum zu beeinflussende rasche Progredienz zeigen. Grundsätzlich ist die Prognose um so schlechter, je jünger das Kind, je schlechter der Allgemeinzustand ist und je mehr Symptome das Kind aufweist.

Prognose: Bei lokalisierten Formen gut. Die Prognose disseminierter Verlaufsformen ist umso ungünstiger, je jünger das Kind oder je ausgedehnter die Erkrankung ist.

▶ **Merke.** Die Anzahl der infiltrierten Organe und das Ausmaß der Infiltration bestimmen die Prognose.

◀ Merke

Durch eine zytostatische Therapie kann die Prognose der disseminierten Verläufe verbessert werden. Insbesondere reduziert sie die Intensität der **Spätschäden** wie Diabetes insipidus, Minderwuchs und weitere endokrinologische Ausfälle, Lungenfibrose, Taubheit, orthopädische Probleme, neurologische Ausfälle und Störungen der emotionalen und intellektuellen Entwicklung.

Eine zytostatische Therapie vermag die Prognose zu verbessern und reduziert die Intensität der Spätschäden.

Maligne Histiozytose

Die maligne Histiozytose ist gekennzeichnet durch eine destruktive lokale oder systemische Infiltration maligner Histiozyten in vorwiegend Lymphknoten, Leber, Milz, Knochenmark und Haut; kann aber alle Körperorgane betreffen. Die

Maligne Histiozytose

Die maligne Histiozytose ist durch einen rasch progredienten Verlauf mit Infiltration unterschiedlicher Organe durch maligne Histiozytäre Zellen gekennzeichnet. Die Erkrankung kann in jedem Alter auftreten und betrifft mehr Jungen als Mädchen. Eine Polychemotherapie kann zu Remissionen führen.

14.6.5 Solide Tumoren

Zur Übersicht s. Abb. **14.21**.

histologische Diagnose ist schwierig. Differenzialdiagnostisch müssen insbesondere die benignen reaktiven Histiozytosen abgegrenzt werden. Jungen erkranken häufiger als Mädchen. Die Erkrankung kann in jedem Lebensalter auftreten. Der Verlauf ist rasch progressiv. Durch eine intensive Polychemotherapie, die sich an der der B-Zell-Lymphome orientiert, können Remissionen erzielt werden. Die Langzeitprognose nach intensiver Chemotherapie ist unbekannt.

14.6.5 Solide Tumoren

Zur Übersicht s. Abb. **14.21**.

14.21 Solide Tumoren

	Neuroblastom	Nephroblastom	Osteosarkom	Ewing-Sarkom	Rhabdomyosarkom	Retinoblastom	Keimzelltumor
Alter [Jahre] Median	1 6/12	3 3/12	14 5/12	14 2/12	5 9/12	1 3/12	3 11/12
Häufigkeitsverteilung	(Kurve)	(Kurve)	(Kurve)	(Kurve)	(Kurve)	(Kurve)	(Kurve)
Klinik typische Symptome	• Bauchtumor • Sanduhrtumor (Querschnitt) • Lidekchymosen • Horner-Syndrom	• Bauchtumor • hoher Anteil symptomlos	• Schmerz • Schwellung häufig am Knie	• Schmerz • Schwellung • Fieber • Nachtschweiß	• Schwellung • Exophthalmus • Harnverhalt • Obstipation • Hirnnervenlähmung	• Katzenauge • Strabismus	• schmerzloser Hodentumor • akutes Abdomen (Tumorruptur) • Steißbeinteratom
Besonderheit	• 60 % haben bei Diagnose Metastasen • Stadium IV–S im Säuglingsalter • Spontanremission möglich	• Koinzidenz mit anderen Fehlbildungen (WAGR*, Wiedemann-Beckwith) • Stadium V: bilateral	• befällt Metaphysen • Rö: Spikulae	• befällt Diaphysen und platte Knochen • Rö: Zwiebelschalen	• typische Lokalisation intraorbital urogenital paramenigeal Extremitäten	• sporadischer und familiärer Typ mit dominanter Vererbung und bilateraler Erkrankung	• Tumormarker AFP, β-HCG im Verlauf wichtig
Therapie	Operation Chemotherapie Radiatio KMT	Chemotherapie Operation Chemotherapie ± Radiatio	Biopsie Chemotherapie Operation Chemotherapie	Biopsie Chemotherapie Operation ± Radiatio Chemotherapie	Biopsie Chemotherapie Operation ± Radiatio Chemotherapie	Operation lokale Radiatio	Operation Chemotherapie Radiatio
Prognose	Stadium IV schlecht 5-Jahresüberleben 53 %	gut 5-Jahresüberleben 82 %	5-Jahres-Überleben 65 % abhängig von Tumorresponse	5-Jahres-Überleben 55 % abhängig von Tumorgröße und -response	5-Jahres-Überleben 64 % abhängig von Lokalisation und Tumorresponse	gut	5-Jahres-Überleben 88 %

***W**ilms-Tumor, **A**niridie, **G**enitalanomalien, mentale **R**etardierung

Neuroblastom

▶ **Definition**

Ätiologie und Pathogenese: Das Neuroblastom ist ein maligner embryonaler Tumor, der aus den Zellen der Neuralleiste hervorgeht. Die Ätiologie ist unbekannt. Zytogenetisch findet sich in höheren Stadien **eine**

Neuroblastom

▶ **Definition.** Das Neuroblastom, nach den Hirntumoren der zweithäufigste maligne, solide Tumor im Kindesalter, geht von Zellen der Neuralleiste aus.

Ätiologie und Pathogenese: Das Neuroblastom, ein maligner embryonaler Tumor, entsteht wie die benigne Variante, das Ganglioneurom, aus den Zellen der Neuralleiste, dem Ursprung der Ganglien des Sympathikus und des Nebennierenmarks. Die Ätiologie ist unbekannt. In seltenen Fällen tritt der Tumor familiär gehäuft auf. Es wird vermutet, dass die **Amplifikation**, d.h. die verstärkte Expression, **des zellulären Onkogens N-myc** zur Progression des Neuroblastoms beiträgt. Die Amplifikation scheint die Folge einer Deletion des kurzen Arms von Chromosom 1 (**1p-Deletion**) zu sein, die bei nahezu allen Neuroblastomen in höheren Stadien gefunden wird. Im Stadium IV-S findet sich typischerweise ein triploider Chromosomensatz. **Spontane Regressionen** des Tumors sind **bekannt**. Bei der Hälfte der Kinder entwickelt sich das Neuroblastom im **Nebennierenmark**. Andere Lokalisationen liegen **entlang des Grenzstrangs** (zervikal, thorakal und abdominal). Das Neuroblastom kann als sog. „Sanduhrtumor" mit einem intraspinalen, extraduralen Tumoranteil auftreten (Abb. **14.22**). Es hat nicht nur die Tendenz, lokal infiltrativ zu wachsen, sondern auch **sehr frühzeitig zu metastasieren**, in Knochen, Knochenmark, Leber, Lymphknoten, Haut und Orbita (s. Abb. **14.23**).

1p-Deletion. Die **Amplifikation des N-myc-Onkogens** ist mit einer Tumorprogression assoziiert. **Spontane Regressionen** des Tumors sind **bekannt**. In 50% der Fälle tritt der Tumor in der **Nebenniere** auf, außerdem **entlang des Grenzstrangs**. Er kann intraspinal, aber extradural wachsen („Sanduhrtumor", Abb. **14.22**). Das Neuroblastom wächst tendenziell lokal infiltrativ und **metastasiert frühzeitig** in Knochen, Knochenmark, Leber, Lymphknoten, Haut und Orbita (s. Abb. **14.23**).

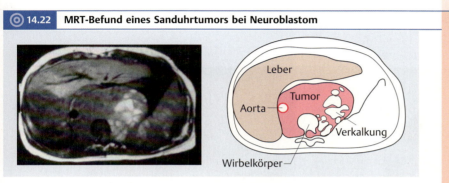

14.22 MRT-Befund eines Sanduhrtumors bei Neuroblastom

Der Tumor hat einen intraspinalen, extraduralen Anteil („Sanduhr"-Form).

Häufigkeit: Er kommt am häufigsten im Säuglings- und Kleinkindesalter vor. Die Inzidenz liegt bei 8,7 Erkrankungen auf 1 Million Kinder unter 15 Jahren. Bei Neugeborenen ist ein Neuroblastom in situ häufiger als klinisch manifeste Neuroblastome.

Klassifikation: Histologisch wird das Neuroblastom nach Hughes in **3 Malignitätsgrade** eingeteilt (Tab. **14.19**). In 50% liegt Grad 3 vor.
Es lassen sich **5 klinische Stadien** unterscheiden (Tab. **14.20**). Die meisten Kinder (> 60%) werden im Stadium IV diagnostiziert. Vom Stadium IV mit Metastasen

Häufigkeit: Die Inzidenz liegt bei 8,7 Erkrankungen pro 1 Million Kinder unter 15 Jahren.

Klassifikation: s. Tab. **14.19**.

Fünf klinische Stadien (Tab. **14.20**). Die meisten Kinder weisen bei Diagnose Metastasen auf (Stadium IV).

14.19 Malignitätsgrade des Neuroblastoms nach Hughes

Malignitätsgrad	Befund
Grad 1	Mischbild aus undifferenzierten Zellen und reifen Ganglienzellen
Grad 2	unreife Zellen und einige ausreifende Ganglienzellen
Grad 3	undifferenzierte, „kleine, blaue Zellen", manchmal Rosettenbildung

14.20 Stadieneinteilung des Neuroblastoms nach Evans

Stadium	Befund
Stadium I	Der Tumor ist auf das Ursprungsorgan begrenzt.
Stadium II	Der Tumor infiltriert die Umgebung, aber überschreitet die Mittellinie nicht, Lymphknotenbefall möglich.
Stadium III	Der Tumor überschreitet die Mittellinie.
Stadium IV	Der Tumor ist in andere Organe metastasiert.
Stadium IV-S	Neuroblastom im Säuglingsalter mit Metastasen in Leber, Haut oder Knochenmark. Keine Skelettmetastasen (bessere Prognose als Stadium IV)

Bei Säuglingen ist wegen der besseren Prognose das Stadium IV-S abzugrenzen.

Klinik: Im Vordergrund stehen **in niedrigen Stadien** lokale Symptome wie Horner-Syndrom, Husten, Dyspnoe, Querschnittlähmung. Im **metastasierten Stadium** überwiegen **Allgemeinsymptome** wie Fieber, Schmerzen, Inappetenz und Abgeschlagenheit sowie Knochenschmerzen, daneben finden sich auch Tumorschwellungen (Abb. **14.23a**). Charakteristisch sind **Lidekchymosen** (Abb. **14.23b**). Hormone des Tumors können einen **arteriellen Hypertonus** und chronische Diarrhö auslösen.

unterscheidet man wegen der besseren Prognose das Stadium IV-S; es tritt im Säuglingsalter auf und ist durch eine fehlende Knochenmetastasierung gekennzeichnet.

Klinik: Kinder mit einem **lokalisierten Neuroblastom** weisen typische lokale Symptome auf: ein **Horner-Syndrom** (Lokalisation Hals), **Husten, Dyspnoe** (intrathorakale Lokalisation), eine **Querschnittlähmung** („Sanduhrtumor") oder ein **vorgewölbtes Abdomen**. Allgemeinsymptome wie **Fieber, Schmerzen, Inappetenz und Abgeschlagenheit** sowie **Knochenschmerzen** stehen **beim metastasierten Neuroblastom** im Vordergrund. Daneben finden sich **Tumorschwellungen** sowohl des Primärtumors als auch von Metastasen (Abb. **14.23a**). Charakteristisch sind **Lidekchymosen** bei Orbitainfiltration (Abb. **14.23b**). Manchmal stehen Symptome im Vordergrund, die sich durch vom Tumor produzierte Hormone entwickeln wie **arterielle Hypertonie** und **chronische Diarrhö**. Selten findet sich eine **infantile myoklonische Enzephalopathie** mit Myoklonien, Opsoklonien (schleudernde Augenbewegungen), Tremor, einer Ataxie und Muskelhypotonus.

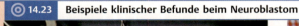

14.23 Beispiele klinischer Befunde beim Neuroblastom

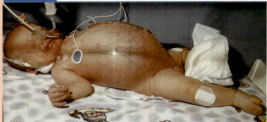

a Mädchen mit Neuroblastom Stadium IV-S mit immens gespanntem Abdomen.

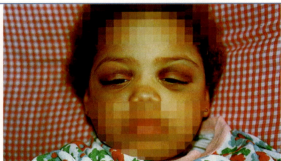

b Lidekchymosen bei einem Mädchen mit Neuroblastom und Orbitainfiltration.

Diagnostik: Eine **erhöhte Ausscheidung von Metaboliten der Katecholamine** im Urin oder Serum ist beweisend für das Neuroblastom. LDH, Ferritin und Neuronspezifische Enolase (NSE) im Serum können erhöht sein. Zum Ausschluss einer Metastasierung in das Knochenmark ist eine Knochenmarkpunktion erforderlich (Abb. **14.24a**).

Diagnostik: Beim Neuroblastom werden **Metabolite des Katecholaminstoffwechsels** (Vanillinmandelsäure, Homovanillinsäure) **vermehrt ausgeschieden**. Sie sind Tumormarker, stellen also wichtige Parameter zur Diagnose und Verlaufskontrolle dar. **Erhöhte Werte im Urin** oder Serum sind **beweisend für ein Neuroblastom**. Weiterhin können LDH, Ferritin und Neuronspezifische Enolase (NSE) im Serum erhöht sein. Zum Ausschluss einer Metastasierung in das Knochenmark ist eine Knochenmarkpunktion erforderlich (Abb. **14.24a**). Der Tumor ist sonographisch und röntgenologisch darzustellen.

▶ **Merke**

▶ **Merke.** Ein intraspinaler Tumoranteil („Sanduhrtumor") muss wegen der Gefahr des Auftretens einer Querschnittsymptomatik immer durch eine CT oder MRT ausgeschlossen werden.

Zur Diagnostik und Verlaufsbeurteilung wird die MIGB-Szintigraphie eingesetzt (Abb. **14.24b**).
Die Amplifikation des N-myc-Onkogens wird bestimmt.

J-131-Meta-Benzylguanidin (MIBG) wird von adrenergem Gewebe aufgenommen und zur szintigraphischen Darstellung von Neuroblastomen bei Diagnose und im Verlauf eingesetzt (Abb. **14.24b**).
Des Weiteren muss der Tumor auf die Amplifikation des N-myc-Onkogens untersucht werden.

Differenzialdiagnose: Nephroblastom, Lymphome und verschiedene Sarkome (Katecholamine im Urin bestimmen!).

Differenzialdiagnose: Abzugrenzen sind das Nephroblastom, Lymphome und verschiedene Sarkome. Die wichtigste Untersuchung zur Differenzierung ist die Bestimmung der Katecholaminmetaboliten im Urin.

Therapie: Die Therapie richtet sich nach dem **Alter des Kindes** und dem **Stadium der Erkrankung**. Sie ist im Rahmen von Therapiestudien durchzuführen. Lokalisierte Tumoren

Therapie: Die Therapie des Neuroblastoms richtet sich nach dem **Alter des Kindes** und dem **Stadium der Erkrankung**. Sie sollte im Rahmen einer Therapiestudie durchgeführt werden. Lokalisierte Tumoren werden primär operiert. Bei lokalisierter Erkrankung und fehlender N-myc-Amplifikation kann ohne Chemo-

14.24 Typische Befunde bei Neuroblastom

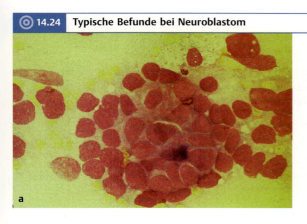
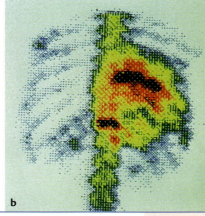

a Knochenmarkinfiltration durch Neuroblastomzellen (Rosettenform).
b MIBG-Szintigraphie (Ausschnitt) eines Neuroblastoms paravertebral links.

therapie eine Spontanregression abgewartet werden. In allen anderen Situationen ist nach Tumoroperation eine Kombinationschemotherapie und/oder Strahlentherapie notwendig. Im Stadium IV ist nach primärer zytostatischer Therapie bei gutem Ansprechen eine Operation des Primärtumors indiziert. Die postoperative Therapie in diesem Stadium schließt eine weitere Chemotherapie, aber auch eine Radiotherapie, eine ^{131}J-MIBG-Therapie und die Knochenmarktransplantation in Remission ein. Im Stadium IV-S ist eine individuelle Therapie notwendig. Eine milde Chemotherapie steht im Vordergrund. Eine zwingende Indikation zur sofortigen Operation ist die drohende Querschnittlähmung bei „Sanduhrtumoren". Der Stellenwert von Antikörpertherapien gegen Oberflächenantigene von Neuroblastomzellen wird zur Zeit ebenso wie die Gabe von Retinoiden zur Differenzierungsinduktion prospektiv untersucht.

Prognose: Die Heilungsraten sind im Stadium I und II mit über 90 % sehr gut und im Stadium III und IV-S mit 60 – 70 % gut. Kinder jenseits des 1. Lebensjahrs im Stadium IV und solche mit Rezidiven haben eine sehr schlechte Prognose. Die wichtigsten prognostischen Parameter stellen die LDH, das Alter und die Resektabilität des Primärtumors dar. Je höher die LDH, je älter das Kind und je größer der Resttumor nach Operation, desto schlechter ist die Prognose. Neben diesen Parametern geht die Amplifikation des N-myc-Onkogens mit einer schlechten Prognose einher.

Screening: Ein Screening auf Katecholamine im Säuglingsalter ist zur Stellung einer Frühdiagnose nicht sinnvoll, da die Häufigkeit der Patienten mit metastasiertem Neuroblastom dadurch nicht abnimmt. Dagegen steigt sogar die Häufigkeit von Neuroblastomen in niedrigen Stadien an, die ansonsten wegen spontanen Regressionen nie diagnostiziert worden wären.

Nephroblastom

▶ **Synonym:** Wilms-Tumor.

▶ **Definition.** Das Nephroblastom ist ein maligner embryonaler Tumor der Niere, der bei adäquater Therapie eine ausgezeichnete Prognose besitzt.

Ätiologie und Pathogenese: Die Ätiologie ist unbekannt. In den Tumorzellen kann sich eine Deletion im Bereich des kurzen Arms von Chromosom 11 finden; sie betrifft ein Tumorsuppressorgen (WT1-Gen). Familiäre Häufung ist in 1 % bekannt. In ca. 10 % der Fälle ist der **Tumor mit Fehlbildungen assoziiert**, wie Aniridie, Hypertrophie einer Körperhälfte, dem Exomphalus-Makroglossie-Gigantismus-Syndrom und urogenitalen Fehlbildungen. Das Nephroblastom metastasiert in die Lunge und die regionalen Lymphknoten.

---

werden primär operiert. Bei N-myc-Amplifikation ist nach Tumoroperation eine Kombinationschemotherapie und/oder Strahlentherapie notwendig. Im Stadium IV und erreichter Remission ist eine Knochenmarktransplantation indiziert, bei drohender Querschnittlähmung („Sanduhrtumor") die sofortige Operation.

Prognose: Die Heilungsraten liegen im Stadium I und II bei über 90 %, im Stadium III und IV-S zwischen 60 – 70 %. Die Prognose im Stadium IV ist schlecht. Prognostisch ungünstig: z. B. hohe LDH, höheres Alter, größer Resttumor nach OP, N-myc-Amplifikation.

Screening: Ein Screening auf Katecholamine im Säuglingsalter ist zur Stellung einer Frühdiagnose nicht sinnvoll.

Nephroblastom

◀ Synonym

◀ Definition

Ätiologie und Pathogenese: Ist unbekannt; in Tumorzellen kann sich eine Deletion eines Tumorsuppressorgens (WT1-Gen) im kurzen Arm des Chromosoms 11 finden. In ca. 10 % der Fälle ist der **Tumor mit Fehlbildungen assoziiert**. Er metastasiert in Lunge und regionale Lymphknoten.

Häufigkeit: Häufigster Nierentumor bei Kindern unter 15 Jahren; Mädchen sind häufiger betroffen als Jungen.

Häufigkeit: Das Nephroblastom ist mit einer Inzidenz von 1:100 000 der häufigste Nierentumor bei Kindern unter 15 Jahren. Mädchen erkranken etwas häufiger als Jungen. 85 % aller Patienten sind jünger als 6 Jahre.

Klassifikation: s. Tab. **14.21**, am häufigsten ist die intermediäre Malignität.

Klassifikation: Histologisch lässt sich das Nephroblastom in drei Gruppen mit unterschiedlichem Malignitätsgrad unterteilen. Am häufigsten (in ca. 80 % der Fälle) findet sich die intermediäre Malignität (Standardhistologie) (Tab. **14.21**).

Stadieneinteilung: s. Tab. **14.22**.

Stadieneinteilung: Bei diesem Tumor lassen sich 5 Stadien gegeneinander abgrenzen (Tab. **14.22**).

14.21

14.21 Histologische Klassifikation des Nephroblastoms und weiterer Nierentumoren nach präoperativer Chemotherapie

Malignitätsgrad	*histologische Subtypen*	
I	günstige Histologie (niedrige Malignität)	▪ konnatal mesoblastisches Nephrom ▪ zystisch partiell differenziertes Nephroblastom ▪ total nekrotisches Nephroblastom
II	Standardhistologie (intermediäre Malignität)	▪ Mischtyp ▪ epithelreiches oder stromareiches Nephroblastom ▪ regressives Nephroblastom
III	ungünstige Histologie (hohe Malignität)	▪ Nephroblastom mit diffuser Anaplasie ▪ blastenreiches Nephroblastom ▪ Klarzellensarkom (primär in den Knochen metastasierendes Nephroblastom) ▪ maligner Rhabdoidtumor der Niere

14.22

14.22 Stadieneinteilung des Nephroblastoms

Stadium	*Befund*
I	auf die Niere beschränkt, vollständig entfernbar
II	reicht über die Niere hinaus, vollständig entfernbar
III	unvollständige Tumorentfernung oder Lymphknotenbefall
IV	Fernmetastasen
V	bilaterales Nephroblastom

Klinik: Hauptsymptom ist die **schmerzlose Vorwölbung des Abdomens**. Seltenere Symptome sind Schmerz, Fieber, Hämaturie, Harnwegsinfekt, Gewichtsstillstand, Obstipation, Durchfall, Erbrechen. 10 % der Patienten sind bei Diagnose symptomfrei (Zufallsbefund).

Klinik: Hauptsymptom ist die **schmerzlose Vorwölbung des Abdomens** (**Tumorschwellung**). Nur 25 % der Kinder klagen über Schmerzen und nur 18 % weisen eine Hämaturie auf. Weitere uncharakteristische Beschwerden können Fieber, Obstipation oder Durchfall, Erbrechen oder Gewichtsstillstand bzw. -abnahme sein. In seltenen Fällen wird der Tumor im Rahmen der Abklärung eines Harnwegsinfektes diagnostiziert. 10 % aller Nephroblastome sind bei Diagnose symptomlos und werden bei den ärztlichen Vorsorgeuntersuchungen zufällig entdeckt.

Diagnostik: Die Diagnose wird durch bildgebende Verfahren gestellt: Mit der **Sono- und Urographie, CT und MRT** können Tumorgröße und -ausdehnung, ein Tumorthrombus in der V. cava sowie Lymphknotenmetastasen nachgewiesen werden (Abb. **14.25** und **14.26**).

Diagnostik: Die Diagnose wird durch bildgebende Verfahren gestellt. Durch die **Sonographie** lassen sich Tumorgröße und -ausdehnung (Lagebeziehungen zu Nachbarorganen), Lymphknotenmetastasen und ein Tumorthrombus in der V. cava nachweisen. **CT oder MRT** ergänzen die Bildgebung (Abb. **14.25** und **14.26**). Im **Urogramm** zeigt sich typischerweise eine Aufspreizung des Nierenbeckenkelchsystems; bei großen Tumoren kann die Kontrastmittelausscheidung fehlen („stumme Niere“). Bei bilateralen Tumoren und bei Tumorenukleation ist eine Angiographie notwendig.

▶ **Merke**

▶ **Merke.** Die zweite Niere muss vor operativen Maßnahmen immer dargestellt werden, um eine Einzelniere oder bilaterale Tumoren auszuschließen.

14.25 Sonographischer (a) und computertomographischer (b) Befund eines Nephroblastoms der linken Niere

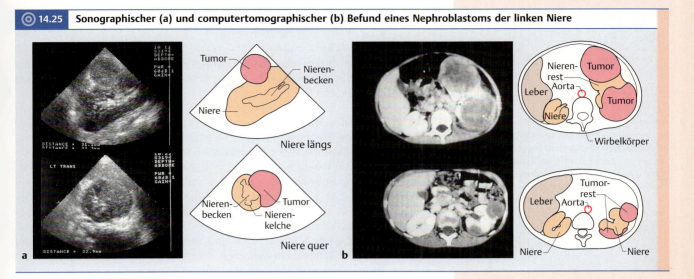

14.26 MRT-Befund eines Nephroblastoms der linken Niere

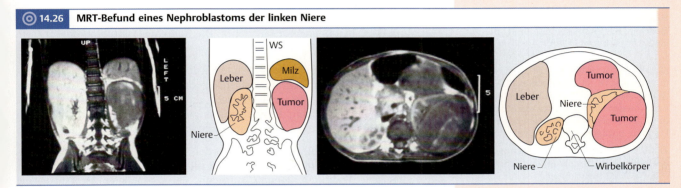

Differenzialdiagnose: Abzugrenzen sind das Neuroblastom und nicht maligne Nierenerkrankungen wie Zystennieren.

Therapie: Sie richtet sich nach dem Alter des Kindes, dem histologischen Subtyp des Tumors und dem Stadium der Erkrankung und sollte immer im Rahmen von klinischen Studien erfolgen. An Therapieelementen stehen **Operation, Chemo- und Radiotherapie** zur Verfügung. Bei **der operativen Tumorentfernung** besteht die **Gefahr der Tumorruptur** und **Aussaat** des Tumors im Abdomen mit Verschlechterung der Prognose.

▶ **Merke.** Die Operation eines Nephroblastoms sollte daher nur durch einen erfahrenen Kinderchirurgen oder Urologen erfolgen.

Nur bei Kindern unter 6 Monaten ist immer eine primäre Tumornephrektomie durchzuführen. Bei älteren Kindern wird die Tumormasse durch eine initiale Chemotherapie (Vincristin, Actinomycin D) reduziert und anschließend die Tumornephrektomie durchgeführt. Bei präoperativer Chemotherapie beruht die Diagnose des Nephroblastoms nur auf bildgebenden Befunden; sie muss zweifelsfrei sein. Eine Tumorbiopsie ist nicht indiziert. Die weitere Therapie dieser Kinder richtet sich nach dem postoperativen Stadium und der Histologie. Eine lokale Bestrahlung ist erst ab Stadium III notwendig. Bei bilateralen Tumoren erfolgt nach einer präoperativen Chemotherapie beidseits die Tumorenukleation. Metastasen sollten operativ entfernt werden.

Prognose: Die Prognose ist gut. Die rezidivfreie Überlebensrate nach 5 Jahren liegt für alle Patienten bei über 80 %, im Stadium I bei über 90 %. Durch eine präoperative Chemotherapie kann bei über 50 % der Patienten ein Stadium I erzielt werden.

Differenzialdiagnose: Neuroblastom, Zystennieren.

Therapie: Erfolgt je nach Alter, Histologie und Stadium der Tumorerkrankung. **Operation, Chemo- und Radiotherapie** sind möglich. Bei **Operation Gefahr der Tumorruptur** mit Verschlechterung der Prognose.

◀ **Merke**

Nur Kinder unter 6 Monaten werden primär operiert. Bei älteren Kindern wird durch eine initiale Chemotherapie die Tumormasse reduziert. Die postoperative Behandlung orientiert sich an der Histologie und dem Stadium der Erkrankung. Eine lokale Bestrahlung ist nur ab Stadium III notwendig. Bei bilateralen Tumoren erfolgt nach einer präoperativen Chemotherapie die Tumorenukleation.

Prognose: Gut, die rezidivfreie Überlebensrate nach 5 Jahren liegt für alle Patienten bei über 80 %, im Stadium I über 90 %.

Maligne Knochentumoren

Osteosarkom

▶ **Definition.** Das Osteosarkom ist der häufigste Knochentumor. Er ist durch die Bildung von Osteoid gekennzeichnet und befällt vor allem die Metaphysen der langen Röhrenknochen.

Ätiologie und Pathogenese: Die Ätiologie des Osteosarkoms ist unbekannt. Eine **prädisponierende** Erkrankung ist der Morbus Paget, der im Kindesalter ohne Bedeutung ist. Daneben treten bei **multiplen Osteochondromatosen** (Ollier-Erkrankung) gehäuft Osteosarkome auf. Das Osteosarkom ist der **häufigste Zweittumor** nach vorausgegangener kindlicher maligner Erkrankung, insbesondere nach einem Retinoblastom. Familiäre Häufung ist bekannt. Selten tritt ein Osteosarkom primär multizentrisch auf. Am häufigsten ist der distale Femur betroffen (bei 50%), gefolgt von der proximalen Tibia und dem proximalen Humerus. Selten sind Becken, Wirbelsäule und Schädel befallen. Das Osteosarkom **metastasiert am häufigsten in die Lunge**. Gelegentlich treten **„Skip-Metastasen"** auf, d. h. Tumorzellnester proximal des Primärtumors ohne nachweisbare Verbindung zum Primärtumor.

Häufigkeit: Die Inzidenz liegt bei 0,3/100 000 Kinder unter 15 Jahren. Jungen erkranken 1,6-mal häufiger als Mädchen. Die Hälfte aller Osteosarkome tritt im 2. Lebensjahrzehnt auf.

Klassifikation: Nach den vorherrschenden histologischen Elementen unterscheidet man osteoblastische, chondroblastische und fibroblastische Osteosarkome. Sonderformen sind das teleangiektatische, das kleinzellige, das periostale und das parostale Osteosarkom. Letzteres muss wegen seiner guten Prognose nach alleiniger operativer Entfernung von den anderen Varianten differenziert werden.

Klinik: Das häufigste initiale Symptom ist der **Schmerz**, gefolgt von einer **Bewegungseinschränkung** und einer **sicht- und tastbaren Schwellung** (Abb. 14.27a). Pathologische Frakturen können auftreten. Bei pulmonaler Metastasierung kommt es zu Husten und Dyspnoe.

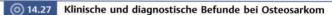

14.27 Klinische und diagnostische Befunde bei Osteosarkom

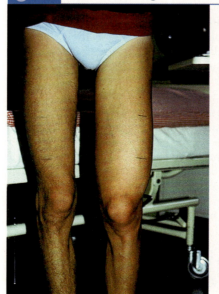
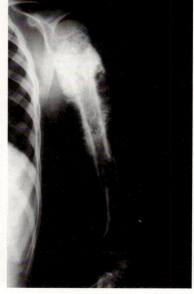

a Tumorschwellung im Bereich des linken distalen Oberschenkels.

b Nativröntgenbefund am linken Humerus mit pathologischer Spontanfraktur und Spikulae.

Diagnostik: Anhaltende, unklare Knochenschmerzen, insbesondere bei gleichzeitiger Schwellung müssen röntgenologisch geklärt werden. Ein typisches **Nativröntgenbild** mit Destruktion des Knochens und Spikulae zeigt Abb. **14.27b**. Ergänzend müssen eine **CT-und MRT-Untersuchung** und eine **Knochenszintigraphie** erfolgen. Zur Diagnose des Tumors erfolgt eine **Probebiopsie**. Metastasen sind durch die Skelettszintigraphie, Röntgenaufnahmen und eine CT-Untersuchung der Lunge auszuschließen. Die alkalische Phosphatase und die LDH können erhöht sein. Nach einer präoperativen Chemotherapie wird das Ansprechen des Tumors auf diese Behandlung im histologischen Präparat und durch Knochenszintigraphie beurteilt. „Good response" liegt vor, wenn mehr als 90 % des Tumors im histologischen Präparat devitalisiert sind, im anderen Fall spricht man von „poor response". Die Abnahme der Nuklidspeicherung im Tumor korreliert sehr gut mit der histologisch ermittelten „response".

Differenzialdiagnose: Abzugrenzen sind andere Malignome (Chondrosarkome, Fibrosarkome, NHL, Histiozytosen, Riesenzelltumoren), Knochenmetastasen, gutartige Knochentumoren (Osteochondrom, Osteoblastom, aneurysmatische Knochenzyste), Myositis ossificans, fibröse Dysplasie, vermehrte Kallusbildung und Osteomyelitis. Die Abgrenzung erfolgt klinisch, röntgenologisch und histologisch und kann schwierig sein.

Therapie: Die Therapie, die immer in Therapiestudien durchgeführt werden sollte, ist eine Kombination aus **Chemotherapie** und **Operation**. Das Osteosarkom ist im Gegensatz zum Ewing-Sarkom nicht radiosensibel. Eine primäre radikale Operation ist nicht notwendig; zunächst erfolgt eine 10-wöchige neoadjuvante Chemotherapie. Die wichtigsten Zytostatika sind hochdosiertes Methotrexat mit Leukovorin-Rescue, um die potentiell letale MTX-Dosis nach 24 h spiegelgesteuert in gesunden Zellen zu antagonisieren, Cisplatin, Adriamycin und Ifosfamid. Die anschließende Operation muss den Tumor radikal entfernen. Gelingt dies ohne Amputation, kann eine Endoprothese implantiert werden. Postoperativ muss die zytostatische Therapie fortgesetzt werden. Lungenmetastasen müssen operativ entfernt werden. Bei spät auftretenden isolierten Lungenmetastasen kann die alleinige operative Entfernung zu einer erneuten Langzeitremission führen.

Prognose: Sie hängt ab vom **Ansprechen auf die Chemotherapie**: Eine histologische „good response" ist prognostisch günstig, die Überlebensrate nach 5 Jahren liegt dann bei 65 %. Nach alleiniger operativer, radikaler Entfernung des Tumors liegt die Heilungsrate dagegen bei maximal 20 %. Weitere prognostische Faktoren sind **Tumorgröße** und **Lokalisation**. Stammtumoren und große Tumoren korrelieren, wie auch eine hohe Aktivität der **LDH** und/oder **alkalischen Phosphatase** mit einer schlechten Prognose.

▶ **Merke.** Patienten mit initialen Lungenmetastasen haben keine schlechtere Prognose, wenn neben dem Primärtumor auch die Lungenmetastasen operativ entfernt werden.

Ewing-Sarkom

▶ **Definition.** Das Ewing-Sarkom ist der zweithäufigste kindliche Knochentumor. Er geht vom bindegewebigen Knochenmarkgerüst aus und befällt vor allem die Diaphysen und platte Knochen.

Ätiologie und Häufigkeit: Die Ätiologie ist unbekannt. Histogenetisch stammt der Tumor von pluripotenten Zellen des Neuralrohrs ab. In den Tumorzellen findet sich immer eine Veränderung des EWS-Gens auf Chromosom 22, am häufigsten eine Translokation (t[11;22]). Das Ewing-Sarkom hat einen Anteil von 10–15 % an den malignen Knochentumoren und tritt am häufigsten bei Jugendlichen auf (über 80 % der Tumoren bei unter 20-Jährigen). Die Inzidenz liegt bei 0,3/100 000 Kinder unter 15 Jahren. Jungen sind 1,3-mal häufiger betroffen als Mädchen. Bei Schwarzen kommt das Ewing-Sarkom sehr selten vor.

Pathologie: Das Ewing-Sarkom befällt die Diaphysen der Röhrenknochen der Beine, am häufigsten des Femur, und kommt in platten Knochen (z. B. Becken, Skapula, Rippen) vor. Es metastasiert früh in Lunge und Knochen, bei fast 20 % der Patienten finden sich zum Zeitpunkt der Diagnose Metastasen.

Pathologie: Der Tumor besteht aus unreifen, dichtstehenden, uniformen, rundkernigen Zellen ohne abgrenzbare Zellgrenzen oder Nukleoli. Makroskopisch ist er grauweiß und schleimig bis zähflüssig. In $^{2}/_{3}$ der Fälle ist er im Bereich der Beine ($^{1}/_{4}$ allein im Femur) und dem Beckengürtel lokalisiert. Prinzipiell kann aber jeder Knochen betroffen sein. Im Gegensatz zum Osteosarkom befällt das Ewing-Sarkom die Diaphysen der Röhrenknochen und häufiger platte Knochen wie Becken, Skapula, Wirbelkörper und Rippen. Es metastasiert früh in Lunge und Knochen. Bei fast 20 % der Patienten finden sich zum Zeitpunkt der Diagnose Metastasen.

Klinik: Im Vordergrund stehen **Schmerz, Schwellung** und **Bewegungseinschränkung**. Fieber, Gewichtsabnahme und Juckreiz können hinzukommen.

Klinik: Die Anamnese kann sich über Monate erstrecken. Im Vordergrund stehen **Schmerzen** und eine **diffuse Schwellung,** die oft fehlgedeutet werden. In Abhängigkeit von der Lokalisation kann eine **Bewegungseinschränkung** vorliegen. Tritt Fieber hinzu, so ist die häufigste Fehldiagnose die Osteomyelitis. Nachtschweiß, Juckreiz und eine unklare Gewichtsabnahme können weitere Symptome sein.

▶ **Merke**

▶ **Merke.** Bei jeder Osteomyelitis ist differenzialdiagnostisch ein Ewing-Sarkom in Betracht zu ziehen.

Diagnostik: Durch Nativröntgenaufnahmen, CT (Abb. 14.28) und MRT lassen sich Größe, Ausdehnung und Lagebeziehungen des Tumors erfassen. Die Diagnose wird durch histologische Untersuchung einer **Biopsie** gestellt. Zum Ausschluss von Metastasen erfolgt ein Staging.

Diagnostik: Mit Nativröntgenaufnahmen, CT und MRT sind Größe, Ausdehnung und Lagebeziehungen des Primärtumors zu Nachbarstrukturen zu erfassen (Abb. 14.28, s. auch Abb. 22.38, S. 918). Im Nativröntgenbild zeigen sich typische zwiebelschalenförmige Periostabhebungen. Die Diagnose wird durch die histologische Untersuchung einer **Biopsie** gestellt. Zum Ausschluss von Metastasen ist ein Staging mittels Knochenszintigraphie, CT der Lunge sowie zytologischer Untersuchung des Knochenmarks und Liquors erforderlich. Eine erhöhte Serumaktivität von LDH und Ferritin sind von prognostischer Bedeutung.

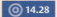

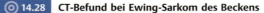

14.28 **CT-Befund bei Ewing-Sarkom des Beckens**

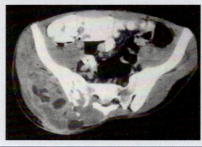
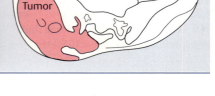

Differenzialdiagnose: s. Osteosarkom.

Differenzialdiagnose: Sie entspricht der des Osteosarkoms; die wichtigste ist die Osteomyelitis.

Therapie: Sie besteht aus einer Kombination von aggressiver **Chemotherapie, Operation und Bestrahlung**. Nach ca. 10-wöchiger Polychemotherapie wird der Primärtumor lokal saniert. Eine Totalresektion des Tumors ist anzustreben. Da der Tumor entlang des Markkanals wächst, muss der gesamte tumortragende Knochen operiert und/oder bestrahlt werden. Initiale Lungenmetastasen müssen operiert oder bestrahlt werden. Patienten mit initialen Knochenmetastasen haben nur durch eine Knochenmarktransplantation eine Chance auf Heilung.

Therapie: Der Tumor ist strahlensensibel. Die Therapie besteht aus einer Kombination von **Polychemotherapie, Operation und Bestrahlung** und sollte immer in Therapiestudien durchgeführt werden. Eine primäre Operation ist nicht indiziert. Es wird eine aggressive systemische Polychemotherapie durchgeführt, bei der Cyclophosphamid, Ifosfamid, Adriamycin, Dactinomycin, Vincristin und Etoposid nach bestimmten Schemata miteinander kombiniert werden. Ca. 10 Wochen nach Beginn der Chemotherapie muss der Primärtumor lokal saniert werden, eine Totalresektion des Tumors ist anzustreben. Da der Tumor entlang des Markkanals wächst, muss der gesamte tumortragende Knochen operiert und/ oder bestrahlt werden. Nach lokaler Sanierung muss die systemische Polychemotherapie fortgesetzt werden. Die gesamte Therapiedauer beträgt 12 Monate. Initiale Lungenmetastasen müssen operativ entfernt oder bestrahlt werden. Bei

Patienten mit initialer Knochenmetastasierung besteht wahrscheinlich nur durch eine Hochdosis-Chemotherapie mit anschließender Stammzelltransplantation eine Chance auf Heilung.

Prognose: Die Überlebensrate nach 5 Jahren liegt bei 64 %. Die Prognose ist abhängig vom initialen Tumorvolumen, dem Vorhandensein von Metastasen, dem Ansprechen auf die zytostatische Therapie und der Art der durchgeführten Therapie. Die Lokalisation spielt eine untergeordnete Rolle.

Weichteilsarkome

▶ **Definition.** Weichteilsarkome sind maligne solide Tumoren, die von mesenchymalen Stammzellen ausgehen und eine Differenzierung in unterschiedliche Weichteilgewebe zeigen. Der wichtigste Vertreter ist das Rhabdomyosarkom.

Ätiologie und Häufigkeit: Die Ätiologie ist unbekannt. In betroffenen Familien wird eine erhöhte Rate von Mammakarzinomen beobachtet. Die Inzidenz liegt bei 1–1,5 auf 100 000 Kinder unter 15 Jahren. Weichteilsarkome treten in jedem Lebensalter auf, wobei embryonale Sarkome das Kleinkindesalter bevorzugen, differenzierte Sarkome bevorzugt nach dem 10. Lebensjahr auftreten. Jungen erkranken 1,4-mal häufiger als Mädchen.

Klassifikation: Immunhistologische Untersuchungen spielen, da sie den Differenzierungs- und den Reifegrad der Tumoren erfassen, in der Klassifikation der verschiedenen Weichteilsarkome eine entscheidende Rolle. Die häufigsten Sarkome sind das **Rhabdomyosarkom** (RMS, 50 % aller Weichteilsarkome), das **Synovialsarkom**, das **Fibrosarkom** und der **maligne periphere neuroektodermale Tumor** (MPNET, Askintumor).

Klinik: Die Anamnesedauer und die klinischen Symptome richten sich nach der Lokalisation und Ausdehnung des Tumors. Ein häufiges Symptom ist eine rasch zunehmende, derbe, nicht oder wenig **schmerzhafte Schwellung**. Das **Rhabdomyosarkom** befällt in bis zu $1/3$ der Fälle die Orbita, es ist dort die häufigste Neubildung (häufiger als das Retinoblastom) und führt dann zu einem Exophthalmus. Weitere häufige Lokalisationen sind der Kopf-Hals-Bereich, der Urogenitaltrakt und die Extremitäten. Ein Befall des Kopf-Hals-Bereichs äußert sich durch Sinusitis, Wangenschwellung, Kieferschmerzen, Otitis media oder bei Infiltration neben den Meningen („parameningeale" Lokalisation, s. Abb. **14.21**, S. 504) durch Fazialisparese, ein Befall des Urogenitaltrakts durch Harnverhalt, Schmerzen, Obstipation und Hämaturie, und ein Befall der Extremitäten durch Schwellung, Schmerz und Bewegungseinschränkung. Das klinische Bild primär generalisierter Verlaufsformen kann dem einer Leukämie oder eines Non-Hodgkin-Lymphoms ähneln. Metastasen treten vorwiegend in Lunge und Knochenmark auf.

Diagnostik: Sonographie, CT und MRT stehen im Vordergrund. Spezifische serologische oder blutchemische Untersuchungsmethoden gibt es nicht. Um das Stadium der Erkrankung zu ermitteln, bedient man sich neben bildgebenden Verfahren der zytologischen Knochenmark- und Liquoruntersuchung. Die endgültige Diagnose ist nur durch histologische Untersuchung einer **Biopsie** zu stellen, die initial niemals zu einer Verstümmelung führen darf (z. B. einer Amputation).

Differenzialdiagnose: Bei den unspezifischen Erstsymptomen ist das Spektrum der Differenzialdiagnosen groß. Hierzu zählen andere Malignome, gutartige Tumoren sowie nicht tumoröse Erkrankungen wie Osteomyelitis und Entzündungen anderer Genese.

Therapie: Sie ist vom histologischen Subtyp des Weichteilsarkoms abhängig und sollte immer in kontrollierten prospektiven Studien erfolgen. Auf systemische **Chemotherapie** sprechen nur das Rhabdomyosarkom, das Synovialsarkom, das extraossäre Ewing-Sarkom, der MPNET, das Leiomyosarkom und undifferenzierte Sarkome an. Nach einer ca. 12–24-wöchigen zytostatischen Therapie mit einer Kombination von Cyclophosphamid, Ifosfamid, Vincristin, Adriamycin, Actinomycin D und Etoposid wird der Tumor durch **Operation und/oder Radiotherapie** lokal saniert, dann auch unter Inkaufnahme bleibender Verstümmelungen. Für die lokale Tumorkontrolle spielt die Radiotherapie eine elementare Rolle. Kein oder nur ein geringes Ansprechen zeigt insbesondere das Neurofibrosarkom. Hier sind operative Maßnahmen entscheidend.

Prognose: Die Prognose ist abhängig vom histologischen Subtyp, dem initialen Tumorstadium, dem Ansprechen auf die Chemotherapie und der Lokalisation. Eine komplette Remission ist bei über 90 % der Patienten ohne initiale Metastasen zu erzielen. Die Überlebensrate nach 5 Jahren liegt für alle Patienten mit einem Rhabdomyosarkom bei 64 %. Die **beste Prognose** besteht bei **orbitaler und paratestikulärer**, die schlechteste bei parameningealer Lokalisation und Lokalisation im Bereich der Extremitäten. Die Hochdosischemotherapie mit Stammzellentransplantation hat die Prognose bei Metastasen nicht verbessert!

▶ **Klinischer Fall:** Ein 4-jähriger Junge entwickelt plötzlich eine Fazialisparese rechts. Die Eltern führen den „Schiefstand des Mundes" auf ein Bagatelltrauma mit Schädelprellung zurück. Abgesehen von der Fazialisparese ist der Untersuchungsbefund unauffällig, der Junge ist insbesondere fieber- und infektfrei. Auf eine bildgebende Diagnostik und eine Lumbalpunktion wird verzichtet. Es erfolgt eine antiphlogistische Behandlung. Hierunter bessert sich die Parese nicht. Im Verlauf von 3 Wochen entwickelt sich zusätzlich eine Abduzensparese rechts. Außerdem klagt der Junge über Ohrenschmerzen und entwickelt Fieber bis 39 °C. Bei der HNO-ärztlichen Untersuchung wird der Verdacht auf eine chronische Otitis media mit Polypen im Mittelohr geäußert. CT- und MRT-Untersuchung zeigen eine tumoröse Destruktion des Felsenbeins mit einem paramenigealen Tumoranteil. Die histologische Untersuchung einer Tumorbiopsie ergibt die Diagnose eines Rhabdomyosarkoms. Eine CT der Lungen zeigt multiple Metastasen. Weitere Metastasen werden nicht gefunden. Im Liquor cerebrospinalis sind Tumorzellen nicht eindeutig nachweisbar. Das Knochenmark ist tumorfrei. Unter der zytostatischen Therapie und der Radiatio kommt es nur vorübergehend zu einer Besserung der Fazialis- und Abduzensparese. Kernspintomographisch bleibt immer ein Resttumor nachweisbar, der nach 8 Monaten erneut an Größe zunimmt. Es treten zusätzlich Lymphknotenmetastasen am Hals auf. Der Junge verstirbt nach 1,5 Jahren an seinem Tumorleiden.

Keimzelltumoren

▶ **Definition.** Keimzelltumoren entwickeln sich aus pluripotenten Keimzellen. Sie treten intra- und extragonadal auf und sind benigne oder maligne.

Ätiologie und Pathogenese: Die Ätiologie ist unbekannt. Die pluripotenten Keimzellen wandern in der 4. Gestationswoche vom Dottersack bis zur Gonadenanlage. Hieraus erklären sich die verschiedenen histologischen Typen (Teratom, Germinom, Dottersacktumor, Chorionkarzinom) und deren unterschiedliche Lokalisationen (Gonaden und sakrokokzygeal [jeweils 20–30 %], retroperitoneal, Mediastinum, ZNS [jeweils 12 %]). **Prädisponierender Faktor** ist ein **Maldescensus testis**.

Häufigkeit: Die Inzidenz liegt insgesamt bei 0,5 auf 100 000 Kinder unter 15 Jahren. Mädchen erkranken 1,4-mal häufiger als Jungen.

Klassifikation: Die Klassifikation erfolgt anhand der Histogenese (Abb. **14.29**). Das Seminom ist der häufigste Keimzelltumor des Hodens, das Germinom ein Keimzelltumor des ZNS, das Dysgerminom ein Keimzelltumor des Ovars. Alle drei haben einen identischen Aufbau. Ordnet man die Tumoren nach abnehmendem Malignitätsgrad an, ergibt sich folgende Reihenfolge: embryonales Karzinom, Chorionkarzinom, Dottersacktumor, Seminom/Germinom/Dysgerminom, matures Teratom. Letzteres ist der einzige benigne Keimzelltumor. Mischtumoren kommen vor, z. B. das (maligne) Teratokarzinom.

Klinik: Die klinische Symptomatik ist abhängig von der Lokalisation des Tumors. Die **häufigste Lokalisation** ist **gonadal**. Erstes Symptom **testikulärer Tumoren** ist die schmerzlose skrotale Schwellung. Maligne testikuläre Tumoren sind im Gegensatz zu einigen malignen **Ovarialtumoren** nicht endokrin aktiv. Endokrin inaktive Ovarialtumoren bleiben lange symptomlos und sind häufig sehr groß,

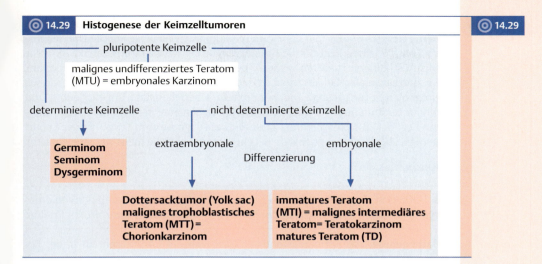

14.29 Histogenese der Keimzelltumoren

bevor sie diagnostiziert werden. Hier stehen Bauchschmerzen im Vordergrund. Ein akutes Abdomen kann Erstsymptom bei Spontanruptur eines solchen Tumors sein. Am zweithäufigsten treten **thorakale Keimzelltumoren** auf. Sie liegen fast ausschließlich im vorderen oberen Mediastinum und führen zu tracheobronchialer Obstruktion mit Husten und Dyspnoe sowie einer oberen Einfluss-Stauung. 90% der **sakrokokzygealen Keimzelltumoren** sind bei Geburt zwischen Rektum und Os coccygeum tast- und sichtbar. Sie können sich in das kleine Becken erstrecken und zu Störungen der Blasen- und Mastdarmfunktion führen. Sie sollten bereits pränatal durch Ultraschalluntersuchungen diagnostiziert werden. **Intrakraniale Keimzelltumoren** sind im Bereich der Pinealis- oder der suprasellären Region lokalisiert und verursachen Hirndruckzeichen (Kopfschmerzen, Erbrechen), Sehstörungen und Störungen der Hypophysenfunktion.

Diagnostik: Im Vordergrund der diagnostischen Maßnahmen stehen die klinische Untersuchung, die CT und MRT sowie der präoperative Nachweis der **Tumormarker Alpha-Fetoprotein** (AFP) und **humanes β-Choriongonadotropin** (β-HCG). Diese Tumormarker können sowohl im Liquor als auch im Serum erhöht sein. Hohe AFP-Werte finden sich beim Dottersacktumor und beim embryonalen Karzinom, hohe β-HCG-Werte beim Chorionkarzinom. Normale Konzentrationen schließen einen Keimzelltumor aber nicht aus. **Erhöhte Konzentrationen** dieser Marker **im Liquor** bei Pinealistumoren sind **beweisend für hochmaligne, nicht germinomatöse Keimzelltumoren**. Das Staging bei gonadaler Lokalisation erfolgt durch eine „Staging-Laparotomie" mit Routinebiopsien der Lymphknotenstationen im Becken und paraaortal. Bei sakrokokzygealer Lokalisation ist ein intrapelviner Anteil durch bildgebende Verfahren auszuschließen. Bei extragonadaler Lokalisation sind CT- und MRT-Untersuchungen am wichtigsten.

Differenzialdiagnose: Sie umfasst in Abhängigkeit der Lokalisation andere Malignome (Weichteilsarkome, Hirn-, Mediastinaltumoren). Bei Hodentorsion und Orchitis ist immer ein Malignom auszuschließen.

Therapie: Die Therapie richtet sich nach der Lokalisation des Tumors und dem histologischen Typ. Sie sollte immer im Rahmen von Therapiestudien erfolgen. Bei **benignen** Keimzelltumoren steht die **Tumorresektion** im Vordergrund, bei **malignen** ist **zusätzlich** in Abhängigkeit vom Stadium eine **Chemotherapie** notwendig. Nur Germinome, Dysgerminome und Seminome sind strahlensensibel. Diese werden in Abhängigkeit vom Stadium durch Chemotherapie und Bestrahlung behandelt. Die wichtigsten Zytostatika sind Bleomycin, Etoposid, Cisplatin, Vinblastin und Ifosfamid. **Sakrokokzygeale Tumoren** werden mit dem **gesamten Steißbein in toto entfernt,** um Rezidive zu vermeiden. Beim intrakranialen Germinom ist eine alleinige kraniospinale Radiotherapie ausreichend. Benigne intrakraniale Teratome müssen nach unvollständiger Tumorentfernung lokal bestrahlt werden.

rialtumoren stehen Bauchschmerzen im Vordergrund. Am zweithäufigsten sind **thorakale Keimzelltumoren**. Sie führen zu Husten, Dyspnoe und oberer Einfluss-Stauung. Tumoren der **Steißbeinregion** sollten bereits intrauterin diagnostiziert werden. Sie können zu Störungen der Blasen- und Mastdarmfunktion führen. Bei **intrakranialer Lokalisation** treten Hirndruckzeichen, Sehstörungen und Störungen der Hypophysenfunktion auf.

Diagnostik: Neben klinischer Untersuchung, CT und MRT ist der präoperative Nachweis der **Tumormarker** AFP und β-HCG entscheidend: AFP ist erhöht bei Dottersacktumor und embryonalem Karzinom, β-HCG bei Chorionkarzinom. Hohe AFP- und β-HCG-Konzentrationen im Liquor bei Pinealistumoren sind beweisend für einen malignen, nicht germinomatösen Keimzelltumor. Das **Staging** erfolgt bei gonadaler Lokalisation durch Laparotomie, bei sakrokokzygealen Tumoren durch CT und MRT.

Differenzialdiagnose: Andere Neoplasien, Hodentorsion, Orchitis.

Therapie: Sie richtet sich nach der Lokalisation und Histologie. **Benigne** Tumoren werden **operativ** entfernt, **maligne zusätzlich zytostatisch** behandelt. Die wichtigsten Zytostatika sind Bleomycin, Etoposid, Cisplatin, Vinblastin und Ifosfamid. Nur Germinome, Dysgerminome und Seminome sind strahlensensibel. **Steißbeinteratome** müssen zusammen **mit dem Steißbein operativ entfernt** werden. Intrakraniale Germinome werden nur bestrahlt.

Prognose: Sie hängt wesentlich von der Lokalisation, dem histologischen Typ, dem Alter des Kindes und dem Tumorstadium bei Diagnose ab. Die Überlebensrate nach 5 Jahren liegt für die Gesamtgruppe der Keimzelltumoren bei 88 %. Die nichttestikulären Tumoren weisen eine schlechtere Prognose auf als testikuläre. Bei intrakranialer Lokalisation sind hohe AFP- bzw. β-HCG-Konzentrationen prognostisch ungünstig. Die rezidivfreie Überlebensrate für Patienten mit einem Teratom liegt bei über 90 %. Die Überlebensrate bei hochmalignen Tumoren liegt bei 70 %. Steißbeinteratome sind bei Diagnose zum Zeitpunkt der Geburt benigne, bei Diagnose nach dem 6. Lebensmonat sind sie meist maligne entartet.

Retinoblastom

▶ **Definition.** Das Retinoblastom ist ein maligner Netzhauttumor, der von embryonalen Zellen ausgeht. Er ist der häufigste intraokuläre Tumor im Kindesalter.

Pathogenese: Das Retinoblastom-Gen (Rb) liegt auf Chromosom 13 in der Region 13q14. Der Verlust eines Rb-Gens ist nicht ausreichend zur Entwicklung eines Retinoblastoms, sondern erst der Verlust beider Allele (**Zwei-Mutationen-Theorie von Knudson**). Das Retinoblastom tritt hereditär oder sporadisch auf (Tab. 14.23). Beim **hereditären Typ** ist in sämtlichen Körperzellen ein Allel verloren gegangen, so dass bereits eine Mutation, nämlich der Verlust des zweiten Allels in einer Retinazelle, zur Entwicklung eines Retinoblastoms führt. Beim **sporadischen Typ** dagegen müssen zwei Mutationen eine Retinazelle treffen, um in dieser Zelle beide Rb-Allele zu deletieren. Erst dann kommt es zur Tumorentwicklung. Leidet ein Elternteil an einem Retinoblastom, besteht für jedes Kind eine 50 %ige Wahrscheinlichkeit, das mutierte Rb-Gen vererbt zu bekommen (dominanter Erbgang). Es erkrankt aber nur, wenn auch das zweite Rb-Allel in einer Retinazelle verloren geht.

Wie sich der Erbmodus bei einem Kind mit neu diagnostiziertem Retinoblastom darstellt, zeigt Abb. 14.30. Bilaterale Retinoblastome sind immer hereditär.

Häufigkeit: Das Hauptmanifestationsalter liegt im 1. Lebensjahr. 80 % der Patienten sind jünger als 4 Jahre. Die Inzidenz liegt bei 0,4 auf 100 000 Kinder unter 15 Jahren. Jungen und Mädchen sind gleich häufig betroffen.

Pathologie: Das Retinoblastom kann multifokal auftreten. Es wächst in den Glaskörper des Auges sowie entlang des N. opticus in das Gehirn vor und führt zu einer Meningeosis. Die hämatogene Metastasierung erfolgt in das Knochenmark, den Knochen und in Lymphknoten.

Klinik: $2/3$ bis $3/4$ der Kinder weisen als wichtigstes Symptom eine **Leukokorie** („Katzenauge", Abb. 14.31), d. h. eine weiße Pupille auf. Sie ist ein Hinweis auf eine „Masse" hinter der Linse. Strabismus, ein rotes, schmerzhaftes Auge und Visusverschlechterung bis hin zur Amaurose sind bedingt durch Infiltration der Makula, Zerstörung oder Abhebung der Retina und den sich im Glaskörper ausbreitenden Tumor; Schmerzen und ein rotes Auge sind Folge eines Glaukoms aufgrund des Tumorwachstums.

14.23 Unterschiede zwischen hereditärem und sporadischem Typ des Retinoblastoms

hereditärer Typ	sporadischer Typ
frühere Diagnose	spätere Diagnose
bi- und unilaterales Vorkommen	unilaterales Vorkommen
1. Mutation auf Keimzellebene	zwei somatische Mutationen
für die Nachkommen besteht ein Risiko der Erkrankung von 50 %	Nachkommen gesund
erhöhtes Risiko für weitere Malignome, insbesondere Osteosarkom	kein erhöhtes Risiko für weitere Malignome

14.30 Darstellung des Erbmodus bei Retinoblastom

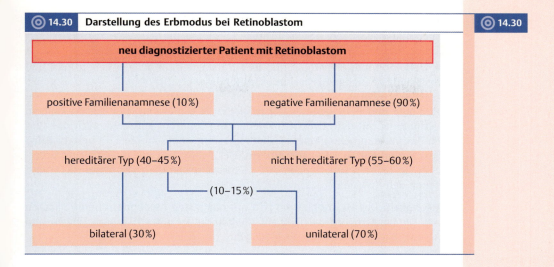

14.31 „Katzenauge" bei einem Retinoblastom des rechten Auges

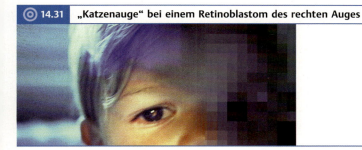

Diagnostik: Die Diagnose wird durch die Untersuchung des Augenhintergrundes gestellt. Eine **Tumorbiopsie ist kontraindiziert**. Zur Stadieneinteilung dient die zytologische Untersuchung des Liquor cerebrospinalis und des Knochenmarks. CT und MRT zeigen die intraokuläre Ausdehnung des Tumors.

▶ **Merke.** Eine genaue Inspektion der Augen und der Pupillen kann zu einer frühzeitigen Diagnose dieses Tumors führen. Eine genaue Erhebung der Familienanamnese und die Inspektion des vermeintlich gesunden Auges in regelmäßigen Abständen sind notwendig, da der Tumor bilateral auftreten kann. Auch Geschwister des Patienten sollten untersucht werden.

Therapie: Die Behandlung kann in chirurgische und konservative Maßnahmen unterteilt werden. **Konservative**, d. h. **bulbuserhaltende Maßnahmen** sind nur dann indiziert, wenn ein Restvisus erhalten werden kann. Zu den konservativen Maßnahmen zählen die Lichtkoagulation, die Kryotherapie, episklerale Plaque-Bestrahlung, externe Bestrahlung und Chemotherapie. Die Entstehung einer **radiogenen Katarakt** und eines **Zweittumors** im Strahlenfeld (Osteosarkom) muss beachtet werden. Eine zytostatische Therapie ist bei Metastasen indiziert. Die **Enukleation** des Auges steht bei unilateralen Tumoren im Vordergrund. Bei bilateralen Tumoren muss meistens ein Auge enukleiert werden, beim weniger betroffenen Auge versucht man, durch konservative Maßnahmen einen Restvisus zu erhalten. Ist beidseits kein Restvisus nachweisbar, müssen beide Augen enukleiert werden (Bulbus einschließlich mind. 10 mm des Sehnervs).

Prognose: Die geschätzte 5-Jahresüberlebensrate für alle Patienten liegt bei 97 %. Liegt eine Infiltration der Chorioidea oder des Sehnervs bis zum Absetzungsrand vor, ist die Prognose wegen erhöhter Metastasenrate schlechter. Bei bilateralen Tumoren ist die Prognose wegen erhöhter Rezidivrate, Metastasen und Zweitmalignomen schlechter als bei unilateralem Tumor.

Diagnostik: Untersuchung des Augenhintergrundes. **Tumorbiopsie ist kontraindiziert!** Das Staging erfolgt mittels CT, MRT und zytologischer Untersuchung von Liquor und Knochenmark.

◀ **Merke**

Therapie: Konservative, d. h. **bulbuserhaltende Maßnahmen** wie Lichtkoagulation, Kryotherapie, Plaque- und externe Bestrahlung sind nur dann indiziert, wenn ein Restvisus erhalten werden kann. Eine Chemotherapie ist bei Metastasen indiziert. Die **Enukleation** des Auges steht bei unilateralen Tumoren im Vordergrund. Bei bilateralen Tumoren muss meistens ein Auge enukleiert werden, das weniger betroffene wird konservativ behandelt.

Prognose: Die 5-Jahresüberlebensrate liegt bei 97 %. Prognostisch ungünstig sind eine Infiltration der Chorioidea und des Sehnervs sowie bilaterale Tumoren.

Lebertumoren

Hepatoblastom

▶ **Definition.** Das Hepatoblastom ist ein maligner epithelialer Lebertumor und der häufigste maligne Lebertumor im Kindesalter.

Ätiologie und Pathogenese: Die Ätiologie ist unbekannt. Der Tumor kann in Verbindung mit dem Beckwith-Wiedemann-Syndrom auftreten, auch das synchrone Vorkommen mit einem Nephroblastom ist beschrieben. Es besteht **keine Assoziation mit dem Hepatits-B-Virus.** Der Tumor tritt meist solitär und bevorzugt im rechten Leberlappen auf. Metastasen betreffen vor allem die Lunge, selten den Knochen.

Häufigkeit: Das Hepatoblastom tritt am häufigsten bei Kindern unter 2 Jahren auf. Die Inzidenz liegt bei 0,09 auf 100 000 Kinder unter 15 Jahren. Jungen sind 1,7-mal häufiger betroffen als Mädchen.

Klinik: Meist findet sich ein **asymptomatischer abdominaler Tumor.** Anorexie, Gewichtsverlust, Erbrechen und Bauchschmerzen können auftreten. Der Tumor kann mit einer Hemihypertrophie und isosexuellen Präpubertät assoziiert sein. Selten sezerniert er neben AFP auch β-HCG. Selten liegt ein Ikterus bei Diagnose vor.

Diagnostik: Ungefähr 10 % der Hepatoblastome werden bei Vorsorgeuntersuchungen entdeckt. Bei $2/3$ der Patienten ist die Konzentration von Alpha-Fetoprotein (AFP) erhöht. Zur Abgrenzung des hepatozellulären Karzinoms dient die Hepatitis-B-Serologie. Das Staging erfolgt mittels Sonographie, CT (auch der Lunge), MRT sowie Knochenszintigraphie. Bei fehlender AFP-Erhöhung ist eine Biopsie notwendig.

Differenzialdiagnose: Abzugrenzen sind benigne Lebertumoren, das hepatozelluläre Karzinom, das Neuroblastom und das Nephroblastom.

Therapie: Die Therapie sollte in prospektiven Therapiestudien erfolgen. Die Tumorresektion ist für die Prognose entscheidend. Das Ziel ist eine **radikale Tumorexstirpation**. Dies kann bei einem Teil der Patienten erst durch Vorbehandlung mit Zytostatika (Ifosfamid, Cisplatin, Adriamycin) erreicht werden. Eine intraarterielle Applikation der Zytostatika in die A. hepatica ist möglich. Eine Radiotherapie ist nicht kurativ.

Prognose: Die Heilungsrate liegt für die gesamte Gruppe bei 80 %. Heilbar sind nur Kinder, deren Tumor komplett reseziert worden ist.

Hepatozelluläres Karzinom

▶ **Definition.** Das hepatozelluläre Karzinom ist das zweithäufigste Malignom der Leber im Kindesalter.

Pathogenese: Es besteht eine enge Assoziation zum Hepatits-B-Virus. Außerdem kommt der Tumor gehäuft bei Kindern mit einer hereditären Tyrosinämie vor, die das 2. Lebensjahr überleben. Hier scheint die Zirrhose eine ursächliche Rolle zu spielen. Das Metastasierungsmuster entspricht dem des Hepatoblastoms.

Häufigkeit: Sehr seltener kindlicher Tumor, der vorwiegend bei Jungen auftritt. Das mediane Erkrankungsalter liegt bei 12 Jahren.

Klinik und Diagnostik: Leitsymptom ist die **abdominale Schwellung**. Gewichtsverlust, Anorexie, Ikterus und weitere Allgemeinsymptome sind häufiger als beim Hepatoblastom. Die Diagnostik erfolgt wie beim Hepatoblastom.

Therapie: Im Vordergrund steht die **radikale Tumorentfernung**. Nur bei $1/3$ der Kinder ist sie erreichbar. Chemotherapeutisch wirksam sind Adriamycin, Etoposid und 5-Fluoruracil. Mit diesen Medikamenten lassen sich nur partielle Remissionen erzielen.

Prognose: Sie ist schlechter als die des Hepatoblastoms. Die Heilungsrate liegt unter 30 %.

Hirntumoren

▶ **Definition.** Heterogene Gruppe sowohl benigner als auch maligner Tumoren des ZNS.

Ätiologie und Pathogenese: Die Ätiologie der Hirntumoren ist unbekannt. Familiär gehäuftes Vorkommen ist beschrieben. Neben **radioaktiver Strahlung** werden insbesondere **Nitrosamine und Hydrazine** zu effektiven ZNS-Karzinogenen gerechnet. So stellte man bei Kindern nach einer Schädelbestrahlung wegen einer Tinea capitis eine erhöhte Rate an Meningeomen und malignen Hirntumoren fest. Zytogenetisch finden sich in Hirntumorzellen verschiedene Anomalien. Bei einer Reihe **hereditärer Syndrome** ist die Inzidenz von Hirntumoren erhöht: Neurofibromatose von Recklinghausen, tuberöse Sklerose, von-Hippel-Lindau-Syndrom, Turcot-Syndrom.

▶ **Merke.** Die Kenntnis dieser Syndrome ist von großer klinischer Bedeutung: Diese Patienten sind regelmäßig auf Tumorzeichen zu untersuchen.

Häufigkeit: Ungefähr 20 % aller malignen Erkrankungen im Kindesalter sind primäre Tumoren des ZNS. Die Inzidenz liegt bei 2,0–2,8 auf 100 000 Kinder unter 15 Jahren. ZNS-Tumoren sind die zweithäufigste Tumorart im Kindesalter und die größte Gruppe solider Tumoren.

Klassifikation und Pathologie: Die histologische Klassifikation von Hirntumoren beruht auf morphologischen, immunhistochemischen und histogenetischen Befunden, wobei der vorherrschende Zelltyp die Basis zur Einordnung darstellt (WHO-Klassifikation). Zusätzlich kann jeder Tumor in einer anaplastischen oder nicht anaplastischen Variante auftreten. Die nicht anaplastische Variante hat den Malignitätsgrad 1–2, die anaplastische Variante den Malignitätsgrad 3–4 (WHO-Grad).
Die häufigsten Hirntumoren sind die **Astrozytome** mit einem Anteil von fast 50 %. Die zweitgrößte Gruppe bilden mit 20 % die **primitiven neuroektodermalen Tumoren (PNET)**. Dies sind embryonale Tumoren, die sich histologisch und klinisch gleichen. Bei Sitz im Kleinhirn werden sie als Medulloblastome bezeichnet. Diese stellen den überwiegenden Anteil der PNET, den Rest bilden Ependymoblastome und Pinealoblastome. Die übrigen histologischen Hirntumortypen (s. u.) treten wesentlich seltener auf.
Maligne Hirntumoren führen zu einer Metastasierung im Liquorraum **(Abtropfmetastasen)**. Fernmetastasen sind ausgesprochen selten und werden häufig auf ventrikulokardiale bzw. -peritoneale Shuntsysteme zurückgeführt.

Lokalisation: Neben dem histologischen Typ spielt die Lokalisation des Tumors im ZNS für die Therapie und Prognose eine entscheidende Rolle. Im Gegensatz zu Erwachsenen tritt der überwiegende Anteil der kindlichen Hirntumoren **in medianen Bereichen und infratentoriell** auf, so dass sie sich meistens in unmittelbarer Nähe des Ventrikelsystems befinden. Dies erklärt auch die bei Kindern ganz im Vordergrund stehende Hirndrucksymptomatik durch Entwicklung eines Hydrocephalus occlusus.

Klinik: Im Vordergrund stehen **Hirndruckzeichen** wie Kopfschmerzen, Übelkeit, Erbrechen und Wesensänderung. Wegen dieser uncharakteristischen Symptome werden immer wieder sehr lange Anamnesezeiten beobachtet.

▶ **Merke.** Bei Schilderung obiger Symptome ist immer so lange an erhöhten Hirndruck zu denken, bis eine andere Ursache für diese Symptome gefunden wurde.

Neben Hirndrucksymptomen treten fokale neurologische Symptome auf (Tab. 14.24).

Neben den typischen Symptomen des Hirndrucks treten fokale neurologische Störungen auf. Die Art der neurologischen Symptomatik lässt Rückschlüsse auf die Tumorlokalisation zu. Symptomatik und Befunde bei Hirntumoren sind in Tab. 14.24 dargestellt.

14.24 Symptomatik und Befunde bei Hirntumoren

Allgemeinsymptome	Häufigkeit	fokale Symptome	Häufigkeit
Kopfschmerzen	64%	Stauungspapille	45%
Erbrechen	50%	Ataxie	44%
Müdigkeit, Somnolenz	21%	Visusstörungen	40%
Leistungsknick	20%	Schwindel	34%
Wesensänderung	11%	Hirnnervenparesen	28%
vermehrtes Kopfwachstum	5%	Paresen	24%
akuter Hirndruck (Somnolenz bis Koma, Bradykardie)	5%	Krämpfe	16%
		Sprachstörungen	6%
		hormonelle Störungen	5%
Retardierung	4%	Opisthotonus, Schiefhals	4%
Anorexie, Kachexie	3%	Sensibilitätsstörungen	2%

Diagnostik: Bei der Erhebung der **Anamnese** müssen Art und Ausprägung der Symptome genau eruiert werden. Insbesondere morgendliches Nüchternerbrechen, die Kombination von Allgemein- und neurologischen Symptomen und eine Zunahme der Symptomatik sind verdächtig auf einen Hirntumor.

An erster Stelle der apparativen Diagnostik steht die **kraniale MRT und CT mit und ohne Kontrastmittel**. Die MRT ist im Bereich der Wirbelsäule und der hinteren Schädelgrube der CT überlegen. Bei Säuglingen ist eine **Ultraschalluntersuchung** sinnvoll. **Angiographische Untersuchungen** zum Ausschluss oder Nachweis arteriovenöser Missbildungen oder Aneurysmen schließen sich der CT- oder MRT-Diagnostik an. Die **spinale MRT** und **Liquorzytologie** dienen bei Tumoren, die in den Liquorraum metastasieren, dem Staging (keine Lumbalpunktion bei erhöhtem Hirndruck!). **EEG und evozierte Potentiale** dienen der Funktionsdiagnostik, die **Bestimmung von Tumormarkern** hilft bei der Differenzialdiagnose und der Abschätzung der Prognose.

▶ Merke

Differenzialdiagnose: Nicht-neoplastische Raumforderungen wie subdurale Hämatome, Abszesse, Gefäßfehlbildungen, Meningitis und Enzephalitis.

Therapie (s. Abb. 14.32): Operation und Radiatio sind am wichtigsten. Die Chemotherapie ist bei PNET, anaplastischen Gliomen und malignen Keimzelltumoren indiziert.

Diagnostik: Bei der Erhebung der **Anamnese** müssen Art und Ausprägung der Symptome genau eruiert werden. Für ein Nachlassen der Leistungen, eine Wesensänderung, aber auch Kopfschmerzen können Eltern meistens verständliche Erklärungen abgeben. Nicht selten werden ein Bagatelltrauma, die beginnende Pubertät, Schulstress und andere Gründe angeführt. Erklärungsversuche der Eltern und des Kindes sind deshalb immer zu hinterfragen. Insbesondere sind morgendliches Nüchternerbrechen, die Kombination von Allgemein- und neurologischen Symptomen und eine Zunahme der Symptomatik verdächtig auf einen Hirntumor.

An erster Stelle der apparativen Diagnostik steht die **kraniale MRT mit und ohne Kontrastmittel**. Die CT weist nur eine Sensitivität von über 90% auf. Ihre Grenzen liegen vor allem im Bereich der hinteren Schädelgrube und den basalen Anteilen der Temporallappen. Hier führt die unmittelbare Nähe der Felsenbeinstrukturen zu Artefakten. Die MRT ist insbesondere bei Tumoren im Bereich der Wirbelsäule und der hinteren Schädelgrube der CT überlegen. Bei Säuglingen mit noch offener Fontanelle ist eine **Ultraschalluntersuchung** als einfache diagnostische Maßnahme sinnvoll. Die Nativröntgenaufnahme des Schädels ist wegen fehlenden zusätzlichen Informationsgewinns nicht notwendig. **Angiographische Untersuchungen** zum Ausschluss oder Nachweis arteriovenöser Missbildungen oder Aneurysmen schließen sich an die CT- oder MRT-Diagnostik an. Die **spinale MRT** und die **Liquorzytologie** dienen bei Tumoren, die in den Liquorraum metastasieren, zum Staging (keine Lumbalpunktion bei erhöhtem Hirndruck!). **EEG und sensorisch evozierte Potentiale** dienen der Funktionsdiagnostik bei Hirntumoren. Die **Bestimmung von Tumormarkern (AFP, β-HCG, Polyamine)** im Serum und Liquor cerebrospinalis trägt zur Differenzialdiagnose und Abschätzung der Prognose bei.

▶ **Merke.** Die Diagnose eines Hirntumors sollte immer durch histologische Untersuchung einer Biopsie gestellt werden.

Dies gilt auch für inoperable Tumoren (z.B. im Bereich des Hirnstamms), in diesen Fällen ist eine stereotaktische Biopsie indiziert.

Differenzialdiagnose: Sie umfasst nicht-neoplastische intrakranielle Raumforderungen, wie chronisch subdurale Hämatome und Hirnabszesse sowie Gefäßfehlbildungen, subakute Meningitiden, lokalisierte Enzephalitiden und die Zerebellitis.

Therapie (s. Abb. 14.32): Operation und Radiotherapie stellen die wichtigsten Pfeiler in der Behandlung von Hirntumoren dar. Eine Chemotherapie ist bei

14.32 Symptome, Diagnostik und Therapie von Hirntumoren

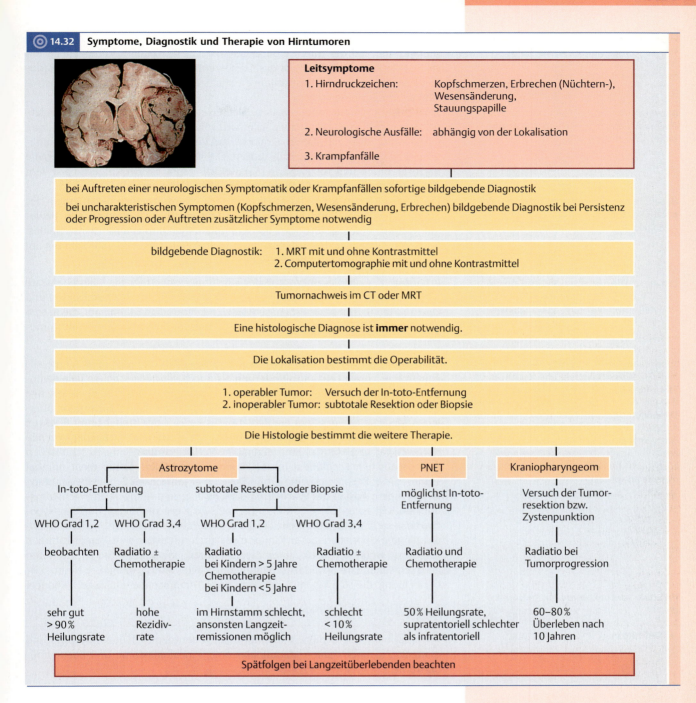

PNET, anaplastischen Gliomen und malignen Keimzelltumoren indiziert. Sie wird bei inoperablen niedergradigen Gliomen bei Kindern unter 5 Jahren evaluiert, um die Strahlenbehandlung wegen der potentiellen Spätfolgen zu postponieren.

Am Anfang stehen **operative Maßnahmen**. Größe, Lokalisation des Tumors und der Allgemeinzustand des Patienten bestimmen das initiale Vorgehen. Besteht eine akute Hirndrucksymptomatik infolge Verlegung der Liquorwege, ist eine Ventilimplantation als Entlastungsoperation indiziert (**Cave**: Gefahr der Tumorzellaussaat). Grundsätzlich ist die **möglichst radikale Tumorentfernung** das Ziel. Die **Radiotherapie** wird heute meist mittels eines Linearbeschleunigers durchgeführt. Strahlendosis und Strahlenfeld richten sich nach der Histologie des Tumors. **Kinder unter 3–5 Jahren** sollten wegen der nicht abgeschlossenen Hirnreifung und den damit verbundenen schweren Spätfolgen möglichst **keine**

Tumorgröße und -lokalisation sowie Allgemeinzustand bestimmen **operatives Vorgehen**; bei Liquorzirkulationsstörung Ventilimplantation (**Cave**: Tumorzellaussaat!). Ziel: **möglichst radikale Tumorentfernung**.

Die **Radiotherapie** wird heute meist mittels eines Linearbeschleunigers durchgeführt. Die Strahlendosis und das Strahlenfeld richten sich nach der Tumorart. **Kinder unter 3–5**

Schädelbestrahlung erhalten. Eine Sonderform der Bestrahlung stellt die **Brachytherapie** dar, bei der durch eine stereotaktische Punktion vorübergehend ein radioaktiver Strahler (Seed) in das Tumorzentrum implantiert wird. Indikationen für stereotaktische Bestrahlungen sind insbesondere niedergradige Astrozytome der Stammganglien.

Eine **Chemotherapie** sollte nur in prospektiven kontrollierten Studien erfolgen. Als wirksame Zytostatika haben sich Nitrosoharnstoffe, Methotrexat, Cisplatin, Carboplatin, ARA-C, Ifosfamid, Etoposid und Vincristin erwiesen. Eine Kombination ist wirksamer als Einzelsubstanzen. Die Verabreichung der Chemotherapie nach Operation und vor Radiatio (**Sandwichtherapie**) ist bei Kindern nach dem 3. Lebensjahr und unter 5 Jahren und bei Metastasen sinnvoll.

Die Betreuung von Kindern mit Hirntumoren erfordert neben der Therapie des Tumors die **Behandlung neurologischer Störungen**, insbesondere von Bewegungs-, Seh- und Hörstörungen, von Krampfanfällen und einem Hydrozephalus. Nach Abschluss der Tumorbehandlung stehen **Rehabilitationsmaßnahmen** im Vordergrund therapeutischer Bemühungen.

Prognose: Für die Gesamtgruppe der Hirntumoren beträgt die Überlebensrate nach 5 Jahren 52 %. Die Prognose hängt von der Histologie, der Lokalisation und Operabilität ab. Die beste Prognose weisen niedergradige Gliome auf, die in toto entfernt werden können. Eine infauste Prognose besitzen die Hirnstammtumoren.

Spätfolgen: Langfristig wird der Lebensweg dieser Kinder mehr durch eine allgemeine **zerebrale Leistungsminderung** als durch neurologische Ausfälle beeinträchtigt. Eine Abnahme kognitiver Funktionen und manchmal schwere geistige Retardierung findet man bei 20–30 % der Kinder, die einen Hirntumor überleben. Ursache ist vor allem die Radiatio. Bis zu 70 % der Kinder unter 6 Jahren entwickeln intellektuelle Störungen, die schon 6 Monate nach Therapieende nachweisbar sein können. Eine allgemeine Verlangsamung kann zu schulischen und beruflichen Problemen führen. **Endokrine Ausfälle** spielen nicht nur bei Tumoren der Sellaregion eine große Rolle. 2–4 Jahre nach Schädelbestrahlung ist mit einem **Ausfall des Wachstumhormons** aufgrund Mangels an Wachstumshormon-Releasing-Faktor (GRH) zu rechnen. Eine behandlungsbedürftige **Hypothyreose** steht an zweiter Stelle der zu erwartenden endokrinen Ausfälle. Durch das längere Überleben dieser Kinder muss auch mit selteneren Komplikationen gerechnet werden. Hierzu zählen **Zweittumoren**, sowohl erneute Hirntumoren als auch sekundäre Schilddrüsenkarzinome nach vorausgegangener Neuroaxisbestrahlung, die sich bis zu 7–18 Jahre nach Therapieende entwickeln können.

Primitive neuroektodermale Tumoren (PNET)

▶ **Definition.** Diese Tumore sind embryonalen neuroepithelialen Ursprungs und maligne. Zu ihnen zählen Medulloblastome, Pinealoblastome und Ependymoblastome.

Pathologie: Wichtigster und häufigster Vertreter der PNET ist das **Medulloblastom**, das im Bereich des Kleinhirnwurms entsteht und in enger Nachbarschaft zum Dach des 4. Ventrikels liegt. Es wächst rasch. 40 % aller Tumoren der hinteren Schädelgrube sind Medulloblastome. PNET, insbesondere der hinteren Schädelgrube, neigen zur Metastasierung in den Liquorraum (**Abtropfmetastasen**). Selten werden systemische Metastasen, vorwiegend Knochenmetastasen, beobachtet. Hierfür sind Shuntsysteme mitverantwortlich. Supratentoriell kommen PNET überwiegend in den Hemisphären vor.

Häufigkeit: Zweitgrößte Gruppe (20 %) kindlicher Hirntumoren. Der Altersgipfel liegt um das 5. Lebensjahr mit einem Überwiegen des männlichen Geschlechts.

Klinik: Bei **Medulloblastomen** stehen Hirndruckzeichen mit Kleinhirnsymptomen (Ataxie, Intentionstremor), bei **supratentoriellen PNET** lokale neurologische Symptome, z.B. motorische Ausfälle, Apraxie, und Krampfanfälle im Vordergrund. Die Zeitspanne vom Auftreten des ersten Symptoms bis zur Diagnose beträgt durchschnittlich 3–10 Monate.

Diagnostik: s. unter Hirntumoren S. 519 f.

Therapie: Die **radikale operative Entfernung** des Tumors ist anzustreben. Auf eine Implantation von Shuntsystemen sollte wegen der Gefahr der Metastasierung möglichst verzichtet werden. Eine **postoperative kraniospinale Bestrahlung** ist indiziert. Eine Chemotherapie ist in kontrollierten prospektiven Studien durchzuführen. Konnte der Tumor nicht vollständig entfernt werden, führt eine Chemotherapie zur Prognoseverbesserung.

Prognose: Der wichtigste prognostische Faktor ist die **postoperative Tumorgröße**. Weitere Faktoren sind das Alter des Kindes (ältere Kinder haben eine bessere Prognose) und die Tumorlokalisation. Supratentorielle PNET sind prognostisch ungünstiger (nach 5 Jahren leben maximal 30% der Patienten) als infratentorielle. Die 5-Jahresüberlebensrate der Medulloblastome insgesamt liegt je nach Studie zwischen 30 und 70%. Spätrezidive nach über 10 Jahren sind möglich.

Diagnostik: s. S. 519 f.

Therapie: Die **radikale operative Entfernung** des Tumors ist anzustreben. **Postoperativ** ist eine **kraniospinale Bestrahlung** indiziert. Eine Chemotherapie ist in kontrollierten Studien indiziert, sie verbessert die Prognose.

Prognose: Der wichtigste prognostische Faktor ist die **postoperative Tumorgröße**, weitere Faktoren sind das Alter des Kindes und die Tumorlokalisation. Die 5-Jahresüberlebensrate liegt zwischen 30 und 70%. Spätrezidive sind möglich.

▶ **Klinischer Fall.** Ein 8-jähriger Junge klagt seit 2 Monaten über zunehmende in den Nacken ausstrahlende Kopfschmerzen und Übelkeit. Seit 2 Wochen zusätzlich morgendliches Nüchternerbrechen. Nach dem Erbrechen deutliche Besserung der Übelkeit und der Kopfschmerzen. Nach Angaben der Mutter ist der Junge in letzter Zeit zunehmend anhänglich, viel ruhiger und „lieber" geworden. In der Schule sei er unkonzentriert, seine Leistungen hätten sich verschlechtert. Daneben fiel eine zunehmende Ungeschicklichkeit auf, so stoße er manchmal ein Glas einfach um, wenn er es zum Trinken nehmen wolle und weise zeitweise einen torkelnden Gang auf. Wegen Auftreten von Doppelbildern wird der Junge bei einem Augenarzt vorgestellt. Dieser diagnostiziert eine Abduzensparese und Stauungspapillen beidseits. Bei der körperlichen Untersuchung fallen eine deutliche Stand- und Gangataxie, ein Intentionstremor beidseits und eine Fallneigung nach hinten im Romberg-Stehversuch auf. Der klinische Verdacht auf einen Kleinhirntumor wird durch eine sofortige kraniale CT mit i. v.-Kontrastmittelgabe bestätigt. Im MRT (Abb. **14.33**) zeigt sich ebenfalls eine infratentorielle Raumforderung, der Spinalkanal ist frei von Abtropfmetastasen. Der Tumor kann operativ makroskopisch in toto entfernt werden. Die histologische Untersuchung ergibt das Bild eines Medulloblastoms (PNET). 3 Jahre nach Diagnose und entsprechender Therapie befindet sich der Junge weiterhin in anhaltender Erstremission. Die postoperativ deutlich verschlechterte Ataxie hat sich unter einer krankengymnastischen Therapie normalisiert. Er ist jedoch in seinem Konzentrationsvermögen und seiner Leistungsfähigkeit seither deutlich eingeschränkt. Seit 6 Monaten deutliche Minderung des Längenwachstums mit laborchemisch nachweisbarem Wachstumshormonmangel.

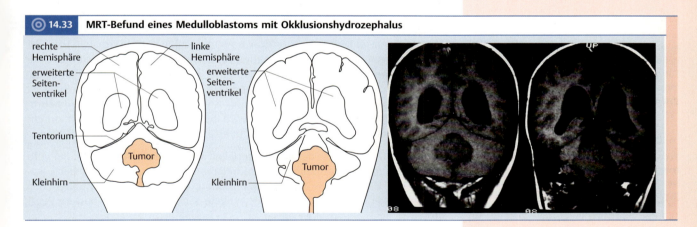

14.33 MRT-Befund eines Medulloblastoms mit Okklusionshydrozephalus

Astrozytome

▶ **Definition.** Astrozytome stellen die größte Gruppe kindlicher Hirntumoren dar. Sie gehen von Astrozyten aus und können sowohl benigne als auch maligne sein.

Ätiologie und Pathologie: Die Ätiologie ist unbekannt. Zu unterscheiden sind infra- und supratentorielle Astrozytome mit soliden und zystischen Anteilen (Tab. **14.25**). Infratentorielle Astrozytome sind meist benigne, supratentorielle Astrozytome können anaplastisch sein. Die Lokalisation und das histologische Grading bestimmen die Therapie und Prognose dieser Tumoren.

Astrozytome

◀ **Definition**

Ätiologie und Pathologie: Die Ätiologie ist unbekannt. Zur Differenzierung s. Tab. **14.25**. Infratentorielle Astrozytome sind meist benigne, supratentorielle evtl. anaplastisch.

14.25 Differenzierung zwischen infra- und supratentorieller Lokalisation beim Astrozytom

Lokalisation/Kriterien	infratentoriell	supratentoriell
Häufigkeit	15 % aller Hirntumoren	35 % aller Hirntumoren
Histologie	WHO Grad I/II* 85 % pilozytisch	50–75 % WHO Grad I/II* 25–50 % WHO Grad III/IV*
exakte Lokalisation	50 % Kleinhirn 50 % Hirnstamm	50 % Hemisphären (meist anaplastisch) 50 % Dienzephalon, Chiasma, Thalamus, Hypothalamus, Basalganglien

*WHO-Grad I/II: benigne Astrozytome, WHO Grad III/IV: anaplastische, maligne Astrozytome

Häufigkeit: Altersgipfel der infratentoriellen Astrozytome: 1. Lebensjahrzehnt, der supratentoriellen 2.–4. Lebensjahr, ein zweiter Gipfel in der Adoleszenz.

Klinik: Die klinische Symptomatik der infratentoriellen Astrozytome entspricht der der Medulloblastome. Supratentorielle Astrozytome sind durch **Hirndrucksymptome, fokale neurologische Ausfälle** und **Krampfanfälle** gekennzeichnet.

Therapie: Die **radikale Tumoroperation** steht im Vordergrund. Bei **nicht radikaler Operation** ist auch bei niedergradigen Astrozytomen eine **lokale Radiotherapie** indiziert. Im Bereich der Stammganglien oder bei anderen inoperablen supratentoriellen Lokalisationen kann eine **Brachytherapie** durchgeführt werden. **Chemotherapie** ist – in Form einer Therapieoptimierungsstudie – **bei Inoperabilität und neurologischer Progression** indiziert.

Prognose: Bei **infratentoriellen Astrozytomen sehr gut**. Bei supratentorieller Lokalisation von Größe, Lokalisation, Tumorgrading und dem Alter des Kindes abhängig.

Hirnstammtumoren

▶ **Definition**

Ätiologie und Pathologie: Die Ätiologie ist unbekannt. Ca. 50 % der Tumoren entwickelt sich in der Pons. Der überwiegende Anteil sind Astrozytome.

Häufigkeit: Sie machen 15 % aller Hirntumoren aus. Das Hauptmanifestationsalter liegt zwischen 5 und 8 Jahren.

Häufigkeit: Der Altersgipfel der infratentoriellen Astrozytome liegt im 1. Lebensjahrzehnt, ein Altersgipfel der supratentoriellen Astrozytome zwischen 2 und 4 Jahren, ein zweiter Gipfel in der Adoleszenz. Bei beiden Lokalisationen überwiegt das männliche Geschlecht.

Klinik: Die Symptomatik infratentorieller Astrozytome entspricht der des Medulloblastoms (s. S. 522). Die Anamnesedauer ist jedoch meist länger. Bei den supratentoriellen Tumoren stehen ebenfalls **Hirndrucksymptome** (Kopfschmerzen, Erbrechen, Wesensänderung) im Vordergrund. Zusätzlich finden sich unterschiedliche **fokale neurologische Störungen**, wie z. B. Paresen, dystone Bewegungsstörungen oder eine Chorea. Sensibilitätsstörungen sind selten. 25 % aller Kinder mit einem supratentoriellen und über 50 % aller Kinder mit Astrozytomen der Hemisphären erleiden einen **Krampfanfall**. Dieser beginnt zunächst als einfach fokaler Anfall (Jackson-Anfall), generalisiert jedoch meist.

Therapie: Die **radikale Tumoroperation** steht im Vordergrund. Bei **nicht radikaler Operation** ist auch bei niedergradigen Astrozytomen eine **lokale Radiotherapie** indiziert. Im Bereich der Stammganglien oder bei anderen inoperablen supratentoriellen Lokalisationen kann eine **Brachytherapie** (Bestrahlung mittels eines stereotaktisch implantierten radioaktiven Seeds) durchgeführt oder der weitere Verlauf, insbesondere bei pilozytischen Astrozytomen des Chiasmabereichs, zunächst abgewartet werden. Kurzfristige Verlaufsuntersuchungen mittels CT oder MRT sind anschließend notwendig, um eine Tumorprogression und damit die Indikation zur Radiotherapie frühzeitig zu erkennen. Eine **Chemotherapie** ist nur im Rahmen von Therapieoptimierungsstudien **bei Inoperabilität und neurologischer Progression** indiziert. Sie wird bei Kindern unter 5 Jahren durchgeführt, um die Strahlentherapie erst in einem höheren Alter durchzuführen.

Prognose: Die Prognose der **infratentoriellen Astrozytome** ist **sehr gut**. Bei vollständiger Tumorentfernung sind die Kinder geheilt. Bei supratentorieller Lokalisation ist die Prognose von der Lokalisation, der Größe, dem histologischen Grad und der Operabilität abhängig. Jüngere Kinder haben eine bessere Prognose.

Hirnstammtumoren

▶ **Definition.** Zu den Hirnstammtumoren werden alle Tumoren, unabhängig von der Histologie, zusammengefasst, die in dieser Lokalisation vorkommen.

Ätiologie und Pathologie: Die Ätiologie ist unbekannt. Fast die Hälfte der Tumoren entwickelt sich in der Pons. 50 % der Tumoren sind niedergradige, 40 % anaplastische Astrozytome und 10 % sind den Ependymomen oder den PNET zuzuordnen. Sie können endo- oder exophytisch wachsen.

Häufigkeit: Hirnstammtumoren machen 15 % aller Hirntumoren im Kindesalter aus. Jungen und Mädchen erkranken gleich häufig. Das Hauptmanifestationsalter liegt zwischen 5 und 8 Jahren.

Klinik: Doppelbilder und andere Sehstörungen, bedingt durch Ausfälle insbesondere des III., V., VI., VII., IX. und X. Hirnnervs, Bewegungsstörungen bis zu spastischen Tetraparesen, bulbäre Sprachstörungen, emotionale Labilität und Wesensänderungen kennzeichnen das klinische Bild. Kopfschmerzen, Übelkeit und Erbrechen treten erst spät, bei Verlegung des Aquädukts mit Okklusionshydrozephalus auf.

Diagnostik: Der **MRT** kommt die größte Bedeutung zu. Eine Funktionsdiagnostik ist mittels BAEP (**B**rain **A**uditory **E**voked **P**otentials; akustisch evozierte Potenziale) möglich. Immer ist eine **histologische Diagnose** anzustreben, die nur ausnahmsweise durch eine offene Biopsie, aber stets durch die stereotaktische Technik möglich ist.

Therapie: Bei exophytischem Wachstum ist nur selten eine Resektion möglich. Die Operation geht mit einer hohen Letalität einher und ruft neurologische Ausfälle hervor. Daher ist eine sorgfältige Risiko-Nutzen-Analyse nötig. Auch bei niedergradigen Astrozytomen ist die **externe Bestrahlung** indiziert. Eine zusätzliche Chemotherapie kann bei anaplastischen Astrozytomen und PNET durchgeführt werden.

Prognose: Die Prognose ist, bedingt durch die Lokalisation, sehr schlecht. Durch die Radiotherapie geht die neurologische Symptomatik bei fast allen Kindern zurück. Die meisten Tumoren rezidivieren jedoch innerhalb weniger Monate; diese Patienten sterben innerhalb von 2 Jahren. Nur Kinder mit einem niedergradigen Astrozytom weisen längere Überlebenszeiten auf.

Kraniopharyngeom

▶ **Definition.** Das Kraniopharyngeom ist ein aus der Rathke-Tasche abgeleiteter benigner Hirntumor.

Pathogenese und Pathologie: Es handelt sich um einen dysontogenetischen Tumor, der sich aus der Rathke-Tasche ableitet. Er kann intra- und/oder suprasellär (häufiger) lokalisiert sein und besteht aus soliden und zystischen Anteilen.

Häufigkeit: Ungefähr 8 % aller kindlichen Hirntumore sind Kraniopharyngeome. Jungen und Mädchen erkranken gleich häufig. Das Kraniopharyngeom tritt am häufigsten zwischen dem 8. und 15. Lebensjahr auf.

Klinik: Die Hauptsymptome sind **Sehstörungen** bis zur Amaurose und **endokrinologische Ausfälle,** selten Kopfschmerzen oder andere Hirndruckzeichen. Typisch sind **Gesichtsfeldausfälle,** wobei am häufigsten eine **bitemporale Hemianopsie** vorliegt. Endokrinologisch stehen **Minderwuchs, Diabetes insipidus centralis und Störungen der Pubertätsentwicklung** im Vordergrund. Außerdem können dienzephale Symptome wie Schlafstörungen, Temperaturregulationsstörungen und Verhaltensstörungen auftreten.

Diagnostik: Bereits aus einer seitlichen Schädelaufnahme kann bei typischer klinischer Symptomatik die Diagnose vermutet werden. Wegweisend sind **supra- bzw. intraselläre Verkalkungen** neben dem Befund einer „Drucksella". Durch CT und MRT lassen sich die genaue Ausdehnung, Lagebeziehung und zystische Anteile darstellen (Abb. **14.34**). Eine exakte Untersuchung des Gesichtsfeldes und eine Funktionsdiagnostik des Hypophysenvorder- und -hinterlappens sind notwendig.

Therapie: Die Therapie muss individuell gestaltet werden. **Operative Maßnahmen** und **Radiotherapie** sind die wichtigsten Elemente. Der Versuch, den Tumor radikal zu operieren, sollte immer interdisziplinär mit Neurochirurgen diskutiert werden und sich möglichst nicht nur auf kleine, nicht in das Zwischenhirn reichende, solide Tumoren beschränken. Bei größeren Tumoren steigt die operative Mortalität und postoperative Morbidität erheblich an. Zystische An-

14.34 MRT-Befund eines Kraniopharyngeoms. Es füllt die gesamte Sella turcica aus und reicht bis zum Hypothalamus. Die Hypophyse ist nicht mehr sichtbar.

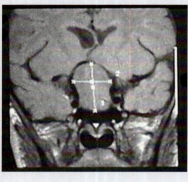
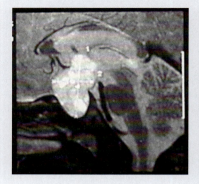
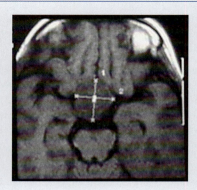
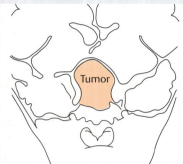
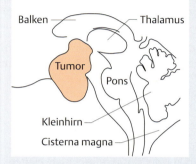
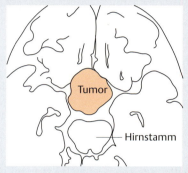

Prognose: Sie ist von der Tumorausdehnung und Resektabilität abhängig. Zystische Tumoren sind prognostisch günstiger. Eine Radiotherapie verbessert die Prognose. Nach 10 Jahren leben noch 60–80 % der Kinder. Spätfolgen sind Visusstörungen, endokrine Ausfälle und zerebrale Anfälle.

teile können punktiert werden. **Eine Bestrahlung** ist **bei Inoperabilität und Tumorprogression** indiziert. Bei fehlender klinischer Tumorprogression kann man zunächst abwarten und den weiteren Verlauf beobachten. Bei rezidivierenden Zysten besteht die Möglichkeit der stereotaktischen Injektion eines Radionuklids (Betastrahler) in die Zystenhöhle. Wegen der unmittelbaren Nachbarschaft der Sehnerven zum Tumor müssen Strahlendosis und Strahlenfeld genau berechnet werden. Eine Chemotherapie ist nicht indiziert. Neben der Tumorbehandlung müssen vorhandene **Hormonausfälle substituiert** werden.

Prognose: Die Prognose ist von der Tumorausdehnung und Resektabilität abhängig. Patienten, bei denen der Tumor in toto entfernt werden kann, sind geheilt. Zystische Tumoren weisen eine bessere Prognose auf als rein solide Tumoren. Die Bestrahlung hat die Prognose verbessert. Bei subtotaler Resektion und nachfolgender Bestrahlung liegt die 10-Jahresüberlebensrate zwischen 60 und 80 %. Als Spätfolgen treten bei den Überlebenden insbesondere Visusstörungen, endokrine Ausfälle und eine therapierefraktäre Adipositas auf, ca. ein Viertel der Kinder entwickelt ein Krampfleiden.

Rückenmarktumoren

▶ **Definition**

Rückenmarktumoren

▶ **Definition.** Zu den Rückenmarktumoren zählen alle intraspinalen intraduralen Tumoren. Abzugrenzen sind die intraspinalen extraduralen Tumoren.

Pathogenese und Pathologie: Eine erhöhte Inzidenz findet sich bei Kindern mit einem Morbus Recklinghausen. Am häufigsten sind Astrozytome, gefolgt von Ependymomen. Die Hauptlokalisation ist thorakal, gefolgt von zervikal und lumbal.

Pathogenese und Pathologie: Eine erhöhte Inzidenz findet sich bei Kindern mit einem Morbus Recklinghausen. Zwei Drittel sind Astrozytome, überwiegend niedriggradig und häufig mit großen Zysten einhergehend. An zweiter Stelle werden Ependymome diagnostiziert. Die Hauptlokalisation ist thorakal, gefolgt von zervikal und lumbal.

Häufigkeit: 4–6 % der kindlichen Tumoren des ZNS sind im Rückenmark lokalisiert. Der Altersgipfel liegt um das 10. Lebensjahr. Jungen erkranken häufiger als Mädchen.

Klinik: Wegen ihres langsamen Wachstums wird die Diagnose häufig erst nach einer Anamnesedauer von bis zu 2 Jahren gestellt. Hauptsymptome sind **motorische Ausfälle**, **Gangstörungen**, Schmerzen, Sensibilitätsstörungen sowie **Störungen der Blasen- und Mastdarmfunktion**. Die motorischen Ausfälle sind sehr variabel und können bis zur Tetraparese reichen. Oft beherrschen die **Schmerzen** vollkommen das klinische Bild. Sie werden meist in Höhe des Tumorareals lokalisiert und treten **verstärkt nachts sowie bei Lachen, Husten und Niesen** auf. Eine **Skoliose** kann lange Zeit das Hauptsymptom eines intraspinalen Tumors darstellen. Bei langem Krankheitsverlauf können Hirndrucksymptome auftreten.

Diagnostik: Im Vordergrund steht die **MRT**, die am besten die Ausdehnung im Rückenmark sowie zystische Bereiche des Tumors darstellen kann. Auf eine Myelographie kann bei Durchführung einer MRT verzichtet werden. Im Liquor cerebrospinalis findet sich eine Eiweißerhöhung als Zeichen eines „Stoppliquors".

Differenzialdiagnose: Extradurale Tumoren, die Syringomyelie und entzündliche Erkrankungen müssen abgegrenzt werden.

Therapie: Eine operative Exploration ist bei jedem Patienten zur Diagnostik und Therapie indiziert. Mittels mikrochirurgisch-neurochirurgischer Techniken sollte der Versuch einer **radikalen Tumorentfernung** unternommen werden. Bei ausgedehnten Tumoren muss die Wirbelsäule zusätzlich stabilisiert werden. Im Anschluss an die Operation wird wie bei zerebralen Tumoren eine Radiotherapie durchgeführt. Eine Chemotherapie ist bei malignen Tumoren indiziert. Nach Abschluss der Tumorbehandlung sind Rehabilitationsmaßnahmen notwendig.

Prognose: Sie unterscheidet sich nicht von der Prognose zerebraler Tumoren mit gleicher Histologie und bei gleicher Therapie.

Sonstige Tumoren

Ungefähr 6 % der kindlichen Tumoren gehören nicht zu den bisher besprochenen Tumorentitäten. In diese Gruppe fallen sehr unterschiedliche Tumoren, die alle sehr selten sind. Der Hauptanteil dieser Gruppe sind Tumoren der endokrinen Organe.

Schilddrüsentumoren

▶ **Definition.** Zu den beim Kind seltenen Schilddrüsentumoren zählen Adenome und Karzinome mit meist fehlender Hormonaktivität und meist gutartigem klinischem Verlauf.

Klassifikation und Ätiologie: Es kommen hauptsächlich papilläre, seltener follikuläre und medulläre **Schilddrüsenkarzinome** vor. Die Ätiologie ist unbekannt. Ein Zusammenhang zu einer 5–10 Jahre zurückliegenden radioaktiven Bestrahlung der Kopf- oder Halsregion besteht. Medulläre Schilddrüsenkarzinome werden im Rahmen des MEN-II-Syndroms (multiple endokrine Neoplasien: marfanoider Habitus, multiple Mukosaneurome, Phäochromozytom, medulläres Schilddrüsenkarzinom) beobachtet. Sie werden autosomal-dominant vererbt.

Häufigkeit: Schilddrüsentumoren machen nur 1 % aller kindlichen Tumoren aus und treten meist erst nach dem 10. Lebensjahr auf. Sie sind bei Mädchen häufiger als bei Jungen.

Klinik: Das Erstsymptom ist entweder ein **indolenter Knoten im Bereich der Schilddrüse** oder eine **zervikale Lymphadenopathie**. Die meisten Patienten sind euthyreot. Die Diagnose eines medullären Schilddrüsenkarzinoms kann und sollte gestellt werden, bevor klinische Symptome auftreten.

Diagnostik: Normale Schilddrüsenhormonwerte, ein oder mehrere kalte Knoten in der Schilddrüsenszintigraphie und der Nachweis echoarmer Bezirke in der Schilddrüsensonographie führen zur Diagnose. Zur Diagnose des medullären Schilddrüsenkarzinoms ist die Konzentration von Serumcalcitonin und CEA zu bestimmen. In Familien mit MEN-Syndrom oder medullärem Schilddrüsenkarzinom sind bei Familienmitgliedern molekulargenetische Untersuchungen notwendig, um Anlageträger zu identifizieren.

Differenzialdiagnose: Zysten, Adenome und eine Thyreoiditis müssen ausgeschlossen werden.

Therapie: Der Tumor wird reseziert. Eine totale Thyreoidektomie ist nur bei beidseitigem Befall und beim medullären Schilddrüsenkarzinom indiziert, da dies meist multifokal auftritt. Bei unvollständiger Resektion oder Metastasen muss beim nicht-medullären Typ eine Radiojodtherapie mit ^{131}J durchgeführt werden. Eine externe Radiotherapie und eine Chemotherapie sind nicht angezeigt. Die notwendige lebenslange Substitution mit Schilddrüsenhormonen dient auch zur Unterdrückung der TSH-Sekretion. Kinder, bei denen molekulargenetisch die Anlage für ein medulläres Schilddrüsenkarzinom gefunden wurde, müssen vor der Einschulung prophylaktisch thyreoidektomiert werden.

Prognose: Bei differenzierten Karzinomen sehr gut, wenn der Tumor in toto entfernt werden konnte. Aber auch Patienten mit Metastasen können langfristig nach entsprechender Therapie bei guter Lebensqualität überleben. Spätrezidive sind bekannt. Beim medullären Schilddrüsenkarzinom muss im weiteren Verlauf die Manifestation anderer endokriner Neoplasien frühzeitig erkannt werden.

14.6.6 Spätfolgen maligner Erkrankungen

Ungefähr 80% aller Kinder mit einer malignen Erkrankung können heute geheilt werden. Aufgrund dieses dramatischen Fortschritts der beiden letzten Jahrzehnte ist zunehmend die **„Qualität des Überlebens"** in medizinischer, psychologischer und intellektueller Hinsicht bei den therapeutischen Bemühungen zu berücksichtigen. Bis zu 40% aller geheilten Kinder weisen Behinderungen auf, die ihre Lebensqualität einschränken.

▶ **Merke.** Will man beurteilen, ob eine Tumorbehandlung erfolgreich ist, müssen außer den Heilungsraten auch die Folgen der Therapie und die Qualität des Überlebens berücksichtigt werden.

Klinisch bedeutsame Spätfolgen maligner Erkrankungen sind in Tab. **14.26** dargestellt.
Da Spätfolgen häufig erst Jahre nach Abschluss der eigentlichen Tumortherapie auftreten, müssen die Kinder **langfristig ärztlich überwacht** werden. Bei Nachuntersuchungen darf deshalb nicht nur nach den Zeichen eines Spätrezidivs, sondern muss vor allem auch nach Spätfolgen gefahndet werden, um entsprechende Therapie- und Rehabilitationsmaßnahmen einleiten zu können.

▶ **Merke.** Ziel der Behandlung maligner Erkrankungen im Kindesalter muss heute sein, das Risiko für Spätfolgen zu minimieren, ohne die hohen Heilungsraten zu verschlechtern.

14.26 Spätfolgen maligner Erkrankungen im Kindesalter

Lokalisation/Art der Spätfolge	Beispiele
Spätfolgen am Körperbau	Minderwuchs nach Schädelbestrahlung bei Hirntumoren Skelettdeformitäten: - Skoliose nach Bestrahlung bei Wilms-Tumor - verkürzte Wirbelsäule nach spinaler Bestrahlung Beckendeformitäten, Extremitätenverkürzung nach Radiatio Amputation einer Extremität nach Knochentumoren Weichteildefekte nach Rhabdomyosarkomen der Orbita, nach chirurgischer Tumorentfernung und Bestrahlung Weichteilatrophien nach Bestrahlung Enukleation eines Auges, z. B. nach Retinoblastom
Spätfolgen an inneren Organen	Kardiomyopathie nach Anthracyclinen Lungenfibrose nach Bleomycin Nephritis nach Bestrahlung der Niere Nierenfunktionseinschränkung, z. B. nach Cisplatin chronische Hepatitis, HbS-Antigen-Positivität Schilddrüsenfunktionsstörungen, z. B. nach Hirntumoren und Radiatio, nach Morbus Hodgkin und Halsbestrahlung Störungen der Hypophysenfunktion: STH-Mangel nach Schädelbestrahlung, Diabetes insipidus bei Langerhanszell-Histiozytosis Infertilität, z. B. nach Beckenbestrahlung, nach Procarbazin, Cyclophophamid
neurologische Spätfolgen	Querschnittlähmung, z. B. nach intraspinalen Tumoren Paresen, Krampfanfälle und/oder Hirnnervenausfälle insbesondere nach Hirntumoren Gehörverlust nach Cisplatin oder Schädelbestrahlung
intellektuelle Entwicklungsstörungen, insbesondere nach Schädelbestrahlung bei Hirntumoren	Minderbegabung nach Schädelbestrahlung
psychosoziale Spätfolgen	fehlender Schulabschluss, Einzelgänger
genetische Folgen	erhöhtes Zweittumorrisiko Risiko einer Schwangerschaft mit genetischen Aberrationen

14.6.7 Psychosoziale Gesichtspunkte

Die Tumorerkrankung darf niemals nur als Krankheit eines Organs betrachtet werden. Krebserkrankungen bei Kindern sind ein ganzheitliches Problem.

▶ **Merke.** Ziel der Behandlung krebskranker Kinder ist nicht nur die somatische Heilung, sondern auch die Vermeidung psychischer Störungen.

Während der Erkrankung durchlaufen das kranke Kind und seine Familie mehrere Phasen der Auseinandersetzung mit der Erkrankung: Die **Phase der initialen Diagnose,** gekennzeichnet durch eine Periode intensiver Aktivität aufgrund der zahlreichen medizinischen Untersuchungen, stellt eine extreme Stress-Situation dar, die mit der Gewissheit einer lebensbedrohlichen Erkrankung endet. Es folgt die **Phase der Adaptation und Akzeptanz der Erkrankung,** in der versucht wird, trotz der Belastung durch Krankheit und Therapie so viel Normalität in das tägliche Leben einfließen zu lassen wie nur möglich. Hieran schließt sich die **Phase der Therapiebeendigung und Rückkehr zum „normalen Leben"** an. Bei Kind und Eltern ist die Angst um die Bedrohung durch die Erkrankung noch nicht vollständig verschwunden. Gerade die Zeit der Therapiebeendigung erleben viele Eltern als sehr angsterfüllt (bleibt das Kind auch in Remission?). Erleidet das Kind ein **Rezidiv,** so wiederholt sich die initiale Phase der Krankheitsauseinandersetzung, wobei sie noch bedrohlicher erlebt wird und durch noch mehr Ängste gekennzeichnet ist. Schließlich gibt es bei den Patienten, die nicht geheilt werden können, die **Phase der Auseinandersetzung mit Sterben und Tod.**

Ausschlaggebend für die Art der Krankheitsverarbeitung für Kind und Eltern ist die Art und Weise, wie Ärzte und das übrige medizinische Personal die initiale

14.6.7 Psychosoziale Gesichtspunkte

Krebserkrankungen sind immer ein ganzheitliches Problem.

◀ Merke

Während der Erkrankung durchlaufen das kranke Kind und seine Familie mehrere Phasen der Auseinandersetzung mit der Erkrankung:
- initiale Diagnose
- Adaptation und Akzeptanz
- Therapiebeendigung
- evtl. Rezidiv
- evtl. Tod.

Ehrlichkeit, Offenheit und Gesprächsbereitschaft des Behandlungsteams sind wichtige Voraussetzungen zur Krankheitsbewältigung.

Phase gestalten. Wichtig sind in erster Linie Ehrlichkeit und Offenheit des Behandlungsteams sowohl gegenüber den Eltern als auch gegenüber dem Kind. Das Team muss alle notwendigen diagnostischen und therapeutischen Maßnahmen ausreichend und verständlich erklären, wenn gewünscht, auch mehrmals. Ausführliche Informationen über das Krankheitsbild, die Komplikationen, Prognose und über psychosoziale Hilfestellungen sind ebenso unentbehrlich. Dies kann nur von einem funktionierenden Team aus Ärzten, Pflegepersonal, Psychologen und Sozialarbeitern bewältigt werden. Bei aller Ehrlichkeit darf jedoch **niemals** das Gefühl der Hoffnungslosigkeit oder Ausweglosigkeit entstehen oder gar dem Kind oder den Eltern übermittelt werden.

▶ **Merke.** Dem Kind darf auch bei einem Rezidiv niemals die Hoffnung auf Heilung genommen werden.

Hilfestellungen für das Kind und seine Eltern können zusätzlich **schriftliche**, für Laien verständliche **Informationen** über alle Aspekte maligner Erkrankungen im Kindesalter sein. Diese Artikel oder Bücher **ersetzen aber niemals ein ärztliches Gespräch.** Der Arzt muss Eltern und Kind immer wieder seine Gesprächsbereitschaft zu allen Problemen signalisieren. Gespräche mit dem Kind sollten möglichst gemeinsam mit den Eltern erfolgen und in der Sprache altersgemäß auf das Kind ausgerichtet sein. Es müssen **Angebote** für das Kind und die Eltern bestehen, ihre **Ängste zu artikulieren und zu bewältigen.** Die Ängste des Kindes können in Abhängigkeit vom Alter durch Gespräche, im Spiel, beim Malen oder durch Musik ausgelebt werden. Kann ein Kind nicht geheilt werden, so sollte auch im Gespräch mit dem Kind der Tod nicht verdrängt werden. Das **Kind weiß in aller Regel um seinen bevorstehenden Tod.** Gespräche mit dem Kind über Tod und Sterben betreffen hauptsächlich Fragen und Ängste des Alleingelassenwerdens und des Alleinlassens der Eltern, Geschwister und Freunde. Auch wenn eine Heilung nicht möglich ist, sollte dem Kind die Hoffnung gegeben werden, dass es nicht länger leiden muss, schmerzfrei sein wird, dass keine weiteren diagnostischen oder therapeutischen Maßnahmen mehr durchgeführt werden und dass seine Eltern und/oder Freunde bei ihm sein werden. Für das sterbende Kind ist es eine große Beruhigung zu wissen, dass es nicht allein gelassen wird. Zusammenfassend kann die psychosoziale Betreuung durch das onkologische Team während der Erkrankung als „Begleitung" des Kindes und der Eltern beschrieben werden.

▶ **Merke.** Die Betreuung krebskranker Kinder bedeutet nicht nur für das Kind und die betroffene Familie, sondern auch für das Behandlungsteam eine enorme psychische Belastung. Die räumliche, strukturelle und personelle Ausstattung onkologischer Stationen muss deshalb so gestaltet sein, dass genügend Zeit verbleibt, um die psychosoziale Betreuung durchführen zu können und neue Kraft zu schöpfen.

Hier sind häufig unkonventionelle Abläufe im Krankenhausbetrieb notwendig. Stirbt z. B. das Kind im Krankenhaus, so sollte allen Personen, die das Kind sehen wollen, zu jeder Zeit erlaubt sein, zu ihm zu gehen. Elterninitiativen krebskranker Kinder haben wesentlich dazu beigetragen, die psychosoziale Betreuung und die Situation krebskranker Kinder zu verbessern.

14.7 Transplantation hämatopoetischer Stammzellen

▶ **Synonym.** Knochenmarktransplantation, periphere Blutstammzelltransplantation.

▶ **Definition.** Die Transplantation hämatopoetischer Stammzellen ist eine Therapie, bei der einem Spender hämatopoetische Stammzellen entweder durch Punktion aus dem Knochenmark oder durch Leukopherese aus dem peripheren Blut entnommen werden und einem Empfänger nach Aufbereitung intravenös infundiert werden.

Man unterscheidet folgende **Formen** der Stammzelltransplantation:
- **Autologe Transplantation:** Spender und Empfänger sind identisch. Dem Patienten wird in Remission Knochenmark entnommen. Dieses kann kryokonserviert und im Falle eines Rezidivs nach erneuter Vorbehandlung infundiert werden. Eine Reinigung des Knochenmarks von verbliebenen Tumorzellen (Purging) ist durch immunologische Verfahren und Zytostatika möglich.
- **Allogene Transplantation:** Spender und Empfänger sind HLA-identisch. Meistens handelt es sich um Geschwister. Ist der Spender kein Geschwister, liegt eine **Fremdspendertransplantation** vor.
- **Syngene Transplantation:** Spender und Empfänger sind eineiige Zwillinge (Sonderform der allogenen Transplantation).
- **Haploidentische Transplantation:** Spender und Empfänger sind nur haploidentisch in der HLA-Typisierung. Der Spender ist ein Elternteil.

Vor einer Transplantation wird immer eine **Konditionierung** durchgeführt: eine aggressive Therapie mit Zytostatika, evtl. auch Ganzkörperbestrahlung. Ziel ist es, das Immunsystem des Empfängers zu supprimieren, damit das zu transplantierende Knochenmark nicht abgestoßen wird, und bei malignen Erkrankungen alle noch im Körper verbliebenen Tumorzellen zu zerstören. Infolge der Konditionierung kommt es zum völligen Untergang der Hämatopoese im Knochenmark. Somit stellt die Stammzelltransplantation einen hämatologischen Rescue nach einer myeloablativen Therapie dar.

Indikationen: Eine Stammzelltransplantation wird durchgeführt bei **aplastischer Anämie**, **schweren Immunmangelerkrankungen**, **malignen Erkrankungen**, insbesondere **Leukämien**, und bestimmten angeborenen **Stoffwechselerkrankungen** (z.B. Adrenoleukodystrophie, metachromatische Leukodystrophie). Bei malignen Erkrankungen – mit Ausnahme der Leukämien – ist eine Stammzelltransplantation nur indiziert bei disseminierten Verlaufsformen nach Erreichen einer möglichst kompletten Remission. Sie ist die einzige Heilungsmöglichkeit für Patienten mit bestimmten Leukämien und wenigen soliden Tumoren.

Komplikationen und Spätfolgen: Komplikationen sind ein **fehlendes Angehen des Knochenmarks im Empfänger**, eine **Graft-versus-Host-(GvH-)Erkrankung**, **Infektionen** und **Blutungen** während der panzytopenischen Phase bis zum Angehen (Take) des Knochenmarks nach gewöhnlich 3–4 Wochen und darüber hinaus bis zu 6 Monaten. Bei der GvH-Erkrankung löst das Spendermark immunologische Reaktionen gegen verschiedene Organe des Empfängers aus, die sich klinisch als Dermatitis, Arthritis, Hepatitis oder Diarrhö zeigen, in verschiedenen Schweregraden ablaufen und bis zum Tod führen können. Zur Vermeidung dieser Reaktion verabreicht man prophylaktisch Ciclosporin A. Außerdem erzeugt die allogene Knochenmarktransplantation eine erwünschte Graft-versus-Leucemia- oder Graft-versus-Tumor-Reaktion, d.h. immunologische Reaktionen gegen im Körper noch verbliebene Leukämie- oder Tumorzellen. An **Spätfolgen** sind vor allem Folgen einer Ganzkörperbestrahlung – Katarakt, Lungenfibrose, Zweitmalignome – und einer chronischen GvH-Erkrankung zu beachten.

Prognose: Für den **Empfänger** ist sie abhängig von Komplikationen der Transplantation und der Grundkrankheit. Rezidive maligner Erkrankungen können auch nach der Transplantation auftreten. Für den **Spender** besteht nur ein Narkoserisiko.

Prognose: Die Prognose des **Empfängers** ist von auftretenden Komplikationen der Stammzelltransplantation und von der Grundkrankheit abhängig. Bei malignen Erkrankungen können auch nach einer Transplantation Rezidive auftreten. 50% der transplantierten Kinder mit einer Leukämie können geheilt werden. Für den **Spender** besteht außer einem Narkoserisiko (bei Entnahme der Stammzellen aus dem Knochenmark) keine Gefährdung.

15 Immunologie, Allergologie und rheumatische Erkrankungen

15.1 Immunologie

15.1.1 Grundlagen

Das Immunsystem lässt sich unterteilen in das unspezifische, angeborene Abwehrsystem (angeborene Immunität) und das spezifische, erworbene Abwehrsystem (erworbene Immunität). Die wesentlichen Aufgaben sind die Abwehr von Infektionserregern und die Tumorabwehr.

Unspezifisches Abwehrsystem

Das unspezifische Abwehrsystem setzt sich aus mechanischen, humoralen und zellulären Abwehrmechanismen zusammen. Mechanische Barrieren sind die Haut, das Flimmerepithel der Atemwege und der muköse Belag der Schleimhäute. Das humorale Abwehrsystem besteht aus **Komplementsystem**, Akute-Phase-Proteinen und den im mukösen Belag enthaltenen Proteinen Lysozym und Laktoferrin. Zu den zellulären Abwehrmechanismen zählen **Granulozyten**, Makrophagen und **natürliche Killerzellen** (NK-Zellen).

Komplementsystem

Das Komplementsystem ist das wichtigste Mediatorsystem entzündlicher Reaktionen. Es besteht aus etwa 20 im Serum in inaktiver Form vorliegenden Proteinen. Die **Aktivierung des Komplementsystems** erfolgt auf klassischem, alternativem oder auf dem Lektinaktivierungsweg. Beim **klassischen Weg** wird C1 durch Bindung an einen Komplex aus IgM oder IgG und Antigen aktiviert. Es folgt die kaskadenartige Aktivierung der übrigen Komponenten in der Reihenfolge C2, C4, C5–C9 durch Proteolyse und/oder Komplexbildung. Beim **alternativen Weg** wird C3 durch Endotoxine, Properdin oder C3-Proaktivator, beim **Lektinaktivierungsweg** durch das Mannose bindende Protein (MBP) aktiviert, Antikörper sind nicht beteiligt. MBP lagert sich an Mannan in der Zellwand von Bakterien an. Alle drei Wege münden nach Spaltung von C3 in die Effektorphase, in deren Verlauf es zur Lyse der Zielzellen, z. B. von Bakterien, kommt. Die Spaltprodukte **C3a, C4a und C5a** sind **biologisch hochaktive Entzündungsmediatoren** (Anaphylatoxine).

Hauptaufgaben des Komplementsystems sind die Abwehr von Bakterien und Viren, die Elimination von Immunkomplexen und die Aktivierung von Entzündungsmediatoren.

Granulozyten

Am unspezifischen Abwehrsystem sind vorwiegend neutrophile Granulozyten beteiligt. Angelockt durch chemotaktische Stimuli (IL-1, TNF-α, IL-8) verlassen sie den Blutstrom und wandern zum Ort der Infektion bzw. Entzündung. Dort phagozytieren sie die Erreger oder Fremdstoffe. Die Phagozytose induziert die Synthese mikrobizider Sauerstoffradikale („respiratory burst").

> ▶ **Merke.** Bei angeborenen Störungen der Granulozytenfunktion wird zwischen Defekten der Phagozytose und denen der Sauerstoffradikalenbildung unterschieden.

Natürliche Killerzellen

Natürliche Killerzellen (NK-Zellen) sind eine eigenständige Gruppe von Lymphozyten, die sich zu einem frühen Zeitpunkt der Lymphopoese aus einer Stammzelle entwickeln und die Prägung im Thymus umgehen. Sie wirken zytotoxisch auf virusinfizierte und tumorös veränderte Zellen. Aktiviert werden sie z. B. durch Interferone, die von virusinfizierten Zellen gebildet werden.

Spezifisches Abwehrsystem

Das spezifische Abwehrsystem besteht aus zellulären (T- und B-Lymphozyten) und humoralen Komponenten (Antikörpern und Zytokinen). Es lässt sich unterteilen in die spezifische zelluläre Abwehr (T-Zell-System) und die spezifische humorale Abwehr, die vom B-Zell-System gebildeten Antikörper (s. S. 535).

T-Lymphozyten

T-Vorläuferzellen wandern aus dem Knochenmark in den Thymus, in dem ihre Differenzierung und Prägung zu immunkompetenten T-Lymphozyten stattfindet. Diese exprimieren auf ihrer Oberfläche den T-Zell-Rezeptor (TCR) und CD-Oberflächenantigene; jeder TCR ist mit dem Oberflächenantigen CD3 assoziiert, außerdem entweder mit CD4 oder CD8.

Nach Antigenkontakt entwickeln sich CD4-positive Zellen vorwiegend zu T-Helfer-, teils zu zytotoxischen T-Zellen, CD8-positive Zellen entwickeln sich zu zytotoxischen Zellen und zu T-Suppressorzellen. Außerdem entstehen Gedächtniszellen.

T-Helferzellen lassen sich in Th1- und Th2-Zellen unterteilen. Die von Th1-Zellen sezernierten Zytokine stimulieren zytotoxische T-Zellen. Die Th1-abhängige Immunantwort (Leit-Zytokine INF-γ und IL-2) ist verantwortlich für die mikrobielle Abwehr und Immuntoleranz. Die Zytokine aus Th2-Zellen stimulieren B-Zellen zur Produktion von Antikörpern. Die Th2-abhängige Immunantwort ist IL-4/IL-5-abhängig und für die IgE-vermittelte allergische Reaktion typisch.

Zytotoxische T-Zellen lysieren nach Bindung von Zytokinen Zielzellen und Tumorzellen, regulatorische T-Zellen (**T-Suppressorzellen**) unterdrücken die Immunantwort von T-Zellen und anderen Effektorzellen.

Tab. 15.1 fasst die Aufgaben und Charakteristika des T-Zellsystems zusammen.

▶ Merke

B-Lymphozyten

B-Lymphozyten repräsentieren ca. 5–15% der zirkulierenden Lymphozyten. Nach Antigenkontakt differenzieren sie zu Antikörper sezernierenden **Plasmazellen** und **Gedächtniszellen**. Aufgaben und Charakteristika s. Tab. 15.1.

Spezifisches Abwehrsystem

Das spezifische Abwehrsystem besteht aus zellulären – T- und B-Lymphozyten – und humoralen Komponenten, den Antikörpern und Zytokinen. Es kann unterteilt werden in die spezifische zelluläre Abwehr (T-Zell-System) und die spezifische humorale (antikörpervermittelte) Abwehr, die vom B-Zell-System gebildeten Antikörper. Das spezifische Abwehrsystem entsteht im Rahmen eines Reifungsprozesses durch Kontakte mit Antigenen, denen es im Laufe des Lebens ausgesetzt ist (s. S. 535).

T-Lymphozyten

T-Lymphozyten stammen von einer mit den B-Lymphozyten gemeinsamen Stammzelle im Knochenmark ab. T-Vorläuferzellen wandern in den Thymus, in dem ihre Differenzierung und Prägung (durch klonale Selektion) zu immunkompetenten T-Lymphozyten stattfindet. Diese machen ca. 65% der peripheren Lymphozyten aus. Sie exprimieren auf ihrer Oberfläche den T-Zell-Rezeptor (TCR) sowie andere Erkennungsstrukturen und Rezeptoren (z. B. für Zytokine). Jeder TCR ist mit dem Oberflächenantigen CD3 assoziiert (es vermittelt die Signaltransduktion), außerdem entweder mit CD4 oder CD8 (CD = Cluster of differentiation). CD4 vermittelt (über MHC-Klasse-II-Proteine) die Bindung an Antigene intrazellulärer Erreger (z. B. virale Peptide), CD8 (über MHC-Klasse-I-Proteine) die Bindung an Antigene extrazellulärer Erreger; beide stabilisieren so die Interaktion zwischen TCR und Peptidantigen. Die Verteilung dieser Oberflächenantigene kann diagnostisch mit Hilfe der Durchflusszytometrie bestimmt werden. Eine Abnahme der Zellzahl CD4-positiver Lymphozyten deutet z. B. auf eine HIV-Infektion hin.

Nach Antigenkontakt entwickeln sich CD4-positive Zellen vorwiegend zu T-Helferzellen, z. T. auch zu zytotoxischen T-Zellen, CD8-positive Zellen entwickeln sich zu zytotoxischen T-Zellen und zu T-Suppressorzellen. Außerdem entstehen Gedächtniszellen.

T-Helferzellen sezernieren Zytokine. Sie lassen sich in Th1- und Th2-Zellen unterteilen, die sich aus einer gemeinsamen Vorläuferzelle, der Th0-Zelle, entwickeln. Die Differenzierung in Th1- bzw. Th2-Zellen ist von der Stimulation durch Zytokine (IL-4 und IL-12) abhängig. Die von Th1-Zellen sezernierten Zytokine stimulieren zytotoxische T-Zellen. Die Th1-abhängige Immunantwort (Leit-Zytokine INF-γ und IL-2) ist verantwortlich für die mikrobielle Abwehr, Tumorelimination und Immuntoleranz. Die Zytokine aus Th2-Zellen stimulieren B-Zellen zur Produktion von Antikörpern, z. B. IgE. Die Th2-abhängige Immunantwort ist IL-4/IL-5-abhängig und für die IgE-vermittelte allergische Reaktion typisch. Man vermutet, dass die Zunahme atopischer, also IgE-induzierter Erkrankungen in den westlichen Industrieländern durch Überwiegen der Th2- über die Th1-Immunantwort bedingt ist („Th2-Athlet, Th1-Schwächling").

Zytotoxische T-Zellen lysieren nach Bindung von Zytokinen Zielzellen, z. B. virusinfizierte Zellen und Tumorzellen. **Regulatorische T-Zellen** (früher als T-Suppressorzellen bezeichnet) sind in der Lage, Immunantworten von T-Zellen und anderen Effektorzellen zu unterdrücken.

Die Aufgaben und Charakteristika des T-Zell-Systems sind in Tab. 15.1 zusammengefasst.

▶ **Merke.** T-Zellen sind für die spezifische zelluläre Immunabwehr verantwortlich und steuern die Immunglobulinproduktion der B-Zellen.

B-Lymphozyten

B-Lymphozyten repräsentieren ca. 5–15% der zirkulierenden Lymphozyten. Sie weisen u. a. IgM und IgD (s. u.) auf ihrer Oberfläche auf. Nach Antigenkontakt differenzieren sie zu **Plasmazellen**, die Antikörper produzieren und sezernieren, und zu **Gedächtniszellen**. Aufgaben und Charakteristika des B-Zell-Systems sind in Tab. 15.1 dargestellt.

15.1 Aufgaben und Charakteristika des T- und B-Zell-Systems

T-Zell-System

- Antigenerkennung nach Prozessierung durch Makrophagen
- T-Helferzellen regulieren die Immunglobulinproduktion der B-Zellen
- Zytotoxische Effektorzellen zerstören virusinfizierte Zellen und intrazelluläre Erreger
- Bildung von Gedächtniszellen

B-Zell-System

- Erkennung nativer Proteine
- Differenzierung zur Plasmazelle
- Bildung von spezifischen Antikörpern durch Plasmazellen
- Abwehr von Bakterien durch Aktivierung von Makrophagen und Komplementsystem
- Bildung von Gedächtniszellen

▶ **Merke.** B-Zellen sind für die Immunglobulinproduktion verantwortlich.

Antikörper

Antikörper sind Proteine, die bei der Elektrophorese des Blutplasmas in der β- und γ-Globulinfraktion wandern und deshalb als Immunglobuline bezeichnet werden. Sie bestehen aus zwei schweren Ketten (H-Ketten, heavy chains) und zwei leichten Ketten (L-Ketten, light chains), die jeweils identisch und durch Disulfidbrücken verbunden sind (Abb. 15.1). Jede Kette hat Regionen mit variabler und mit konstanter Aminosäuresequenz.

Die schwere Kette ist maßgebend für die Zugehörigkeit zur Immunglobulinklasse. Nach der Primärstruktur der H-Ketten unterscheidet man fünf Klassen von Immunglobulinen: IgA, IgM, IgG, IgD und IgE (Tab. 15.2). Innerhalb der IgG-Klasse unterscheidet man nach der Struktur der antigenbindenden Region der schweren Kette und den biologischen Eigenschaften vier Subklassen (IgG-1 – IgG-4), innerhalb der IgA-Klasse zwei Subklassen (IgA-1 und IgA-2).

Bei Spaltung eines Immunglobulins durch Pepsin entstehen zwei, durch Papain drei Fragmente: ein F(ab)$_2$- und ein Fc-Fragment bzw. zwei Fab-Fragmente und ein Fc-Fragment. Die Fab-Region ist für die Spezifität des Immunglobulins verantwortlich, sie enthält die Antigenbindungsstelle. Der Fc-Teil – für alle Immunglobulinklassen konstant – ist für die Komplementaktivierung oder die Bindung an Makrophagen verantwortlich.

Die Spezifität eines Immunglobulins beruht auf dem Prinzip der klonalen Selektion von B-Zellen.

Durch Rearrangement von Genen, die für die Synthese der Schwerketten verantwortlich sind, ist ein B-Zell-Klon in der Lage, verschiedene Immunglobulinklassen zu synthetisieren **(Isotypen-Switch)**.

Bezüglich der Antikörperbildung des Fetus s. S. 76. Neugeborene sind durch die diaplazentar übertragenen IgG der Mutter geschützt (Nestschutz, Leihimmunität). IgA und IgM sind außer bei intrauteriner Infektion nur in Spuren vorhanden. Nach der Geburt fällt die IgG-Konzentration im Serum vorübergehend mit Tiefpunkt im 3.–4. Lebensmonat, da die IgG der Mutter abgebaut werden und die Eigensynthese noch nicht voll eingesetzt hat. Dann steigen die IgG-, IgA- und IgM-Konzentrationen und erreichen mit 5–10 Jahren fast die Erwachsenenwerte.

▶ **Merke.** Die Konzentration der Immunglobuline im Serum ist altersabhängig.

Zytokine

Zytokine sind Polypeptide, deren Funktion es ist, das Überleben, Wachstum und die Differenzierung von Zellen zu kontrollieren. Jede lebende kernhaltige Zelle kann Zytokine produzieren. Die Art und Quantität der Zytokinproduktion hängt von der Zellart, der Differenzierungsphase und dem Aktivierungszustand der

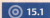

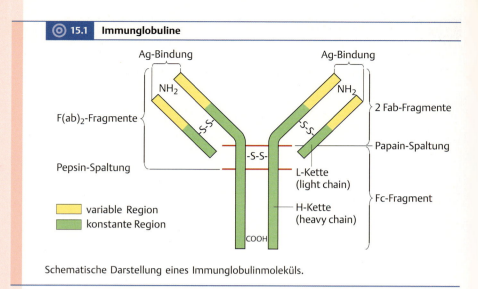

15.1 Immunglobuline

Schematische Darstellung eines Immunglobulinmoleküls.

15.2 Charakteristika der Immunglobuline

Charakteristikum	IgG	IgA	IgM	IgD	IgE
Bezeichnung der schweren Kette	γ	α	μ	δ	ε
Molekulargewicht (Da)	150 000	160 000	970 000	184 000	188 000
Halbwertszeit (in Tagen)	21	6	5	3	2
mittlere Konzentration (mg/ml)	9–14	1,5–3	1,5	0,03	0,00005
Komplementaktivierung	+	–	+	–	–
Plazentapassage	+	–	–	–	–

steuert ihre Genexpression und damit die Differenzierung, reguliert die Bindegewebesynthese und lockt bei Gewebeschädigung Zellen des Abwehrsystems an (Chemotaxis).

Klinisch wichtige Zytokine zeigt Tab. 15.3.

HLA-(Human-leucocyte-antigen-)System

Jedes Individuum besitzt spezifische Transplantations- oder Gewebsantigen-Eigenschaften, die sich am besten an den Lymphozyten nachweisen lassen. Je mehr HLA-Eigenschaften übereinstimmen, desto geringer ist die Wahrscheinlichkeit einer Abstoßungsreaktion bei Organ- und Knochenmarktransplantationen.

Von Bedeutung ist auch die Assoziation von HLA mit Erkrankungen, z. B. von HLA-B27 mit Spondylitis ankylosans.

Zelle ab. Zytokine binden an spezifische Rezeptoren auf der Zellmembran von Lymphozyten u. a. Zellen. Dadurch werden Zellen zu Teilung und Wachstum angeregt, wird die Genexpression und damit die Zelldifferenzierung gesteuert, die Bindegewebesynthese reguliert und bei Gewebeschädigung werden Zellen des Abwehrsystems angelockt (Chemotaxis).
Klinisch wichtige Zytokine zeigt Tab. 15.3.

HLA-(Human-leucocyte-antigen-)System

Jedes Individuum besitzt spezifische Transplantations- oder Gewebsantigen-Eigenschaften – ähnlich wie Blutgruppenantigene –, die sich am besten auf Lymphozyten nachweisen lassen. Diese HLA sind auf dem kurzen Arm von Chromosom 6 lokalisiert und können als allele Gene vererbt werden, so dass jeder Organismus zwei komplette HLA-Sätze besitzt. Die HLA-Typisierung ist besonders bei Organ- und Knochenmarktransplantationen von großer Bedeutung, da die Wahrscheinlichkeit einer Abstoßungsreaktion um so geringer ist, je mehr HLA-Eigenschaften übereinstimmen.
Eine zusätzliche Bedeutung hat das HLA-System dadurch gewonnen, dass bestimmte HLA besonders häufig bestimmten Erkrankungen zugeordnet sind, z. B. HLA-B27 der Spondylitis ankylosans und HLA-B8 der Zöliakie.

15.3 Klinisch wichtige Zytokine

Zytokin	Herkunft	Zielzelle	Biologische Funktion
GM-CSF*	T-Lymphozyten und andere Zellen	hämatopoetische Vorläuferzellen, mononukleäre Phagozyten	Wachstums- und Differenzierungsfaktor für alle Zellreihen der Hämatopoese
IL-1	aktivierte mononukleäre Phagozyten, Endothel-, Epithelzellen und andere Zellen	mononukleäre Phagozyten, Endothelzellen, T- und B-Zellen, NK-Zellen	Stimulation von T- und B-Zellen, Induktion von hepatischen Akute-Phase-Proteinen, Fieber und Kachexie, Regulation der Entzündung
IL-2	aktivierte T-Zellen	T- und B-Lymphozyten, NK-Zellen, Phagozyten	Wachstums- und Aktivierungsfaktor für T- und B-Zellen und NK-Zellen
IL-3	T-Lymphozyten, Mastzellen	hämatopoetische Vorläuferzellen	Wachstums- und Differenzierungsfaktor der Hämatopoese
IL-4	aktivierte Th2-Zellen, Mastzellen, basophile und eosinophile Granulozyten	T- und B-Lymphozyten, mononukleäre Phagozyten	T-Zell-Wachstumsfaktor, Stimulation der IgE-Synthese
IL-5	aktivierte Th2-Zellen, Mastzellen	B-Zellen, eosinophile Granulozyten	fördert Wachstum und Differenzierung eosinophiler Granulozyten
IL-6	aktivierte mononukleäre Phagozyten, Endothelzellen, aktivierte T-Zellen, Fibroblasten	T- und B-Lymphozyten, hämatopoetische Vorläuferzellen, Hepatozyten	Stimulation von T- und B-Zellen, Synthese von Akute-Phase-Proteinen
IL-8	Fibroblasten, Keratinozyten, Endothelzellen, Synovialzellen, Monozyten	neutrophile Granulozyten, T-Lymphozyten, Fibroblasten	Chemotaxis, Aktivierung von Granulozyten
IL-10	aktivierte Th2-Zellen, mononukleäre Phagozyten, B-Zellen, Thymozyten	T-Zellen, mononukleäre Phagozyten, dendritische Zellen, NK-Zellen, Mastzellen	Hemmung der inflammatorischen Wirkung von Makrophagen, fördert Ig-Produktion
IL-12	mononukleäre Phagozyten, B-Zellen und andere Zellen	T-Zellen, NK-Zellen	fördert Differenzierung zu Th1-Zellen, Induktion von IFN-γ
IL-18	hämatopoetische und nichthämatopoetische Zellen	Th1-Zellen	Stimulation von IFN-γ in Th1-Zellen
IFN-γ**	aktivierte Th0- und Th1-Zellen, NK-Zellen	mononukleäre Phagozyten, T- und B-Zellen, Granulozyten, andere Zellen	induziert den Isotypen-Switch in B-Zellen und die Differenzierung von Th1-Zellen
TNF-α	aktivierte mononukleäre Phagozyten, T-Zellen, eosinophile Granulozyten, NK-Zellen, andere Zellen	neutrophile Granulozyten, Endothelzellen, Lymphozyten, Hepatozyten, andere Zellen	Stimulation mononukleärer Phagozyten und von T- und B-Zellen, Induktion von Fieber, Chemotaxin für Granulozyten, Induktion von Akute-Phase-Proteinen

* GM-CSF wird zur Behandlung von Neutropenien eingesetzt.
** Interferone (IFN-γ und TFN-α) werden therapeutisch bei chronischen Hepatitiden und Papillomen eingesetzt.

15.1.2 Immundefekt-Erkrankungen

Analog zu den „Säulen" des Immunsystems lassen sich unspezifische und spezifische Immundefekte unterscheiden. Zu den unspezifischen Immundefekten gehören Störungen des Komplementsystems und der Granulozytenfunktion; zu Abweichungen der Granulozytenzahl von der Norm s. Kap. 14 (s. S. 463). Spezifische Immundefekte werden unterteilt in solche, die vorwiegend das T-Zell-System, das B-Zell-System oder beide Zellsysteme betreffen.
Bei angeborenen, d. h. primären Immundefekten sind in vielen Fällen definierte Mutationen nachweisbar. Erworbene – sekundäre – Immundefekte treten im Rahmen von Erkrankungen, z. B. viralen Infektionen (HIV), Mangelernährung, malignen Tumoren, Autoimmunerkrankungen oder von immunsuppressiver Therapie auf.

Primäre Komplementdefekte

Primäre Komplementdefekte machen insgesamt etwa 1 % der Immundefekte aus und können alle Komplementfaktoren betreffen. Oft besteht eine erhöhte Anfälligkeit gegenüber bakteriellen Infektionen, besonders durch Pneumokokken und

Meningokokken. Primäre Komplementdefekte treten gehäuft bei rheumatoider Arthritis, Vaskulitis, Dermatomyositis und systemischem Lupus erythematodes auf.

Eine Sonderform und die häufigste Form eines primären Komplementdefektes stellt das **Fehlen des C1-Inaktivators** dar, das zum **hereditären** – autosomal-dominant vererbten – **angioneurotischen Ödem** (**HANE**) führt.

Die Patienten fallen durch akute, rezidivierende Schwellungen von Haut und Schleimhäuten auf. Bei Beteiligung des Larynx kann es zu einem lebensbedrohlichen Larynxödem, bei Beteiligung des Darms zu abdominalen Koliken und Diarrhö kommen.

Bei akuter, lebensbedrohlicher Schwellung wird C1-Inaktivator substituiert. Danazol, ein schwach wirksames Androgen, lässt die Konzentration von C1-Inaktivator ansteigen. Bei häufigen Schwellungen kann ein Versuch mit Danazol als Dauertherapie unternommen werden.

An zweiter Stelle steht der **C2-Defekt**, der sich meist durch schwere bakterielle Infektionen äußert. Weitere primäre Komplementdefekte sind noch seltener.

Primäre Granulozytenfunktionsdefekte

s. Tab. 15.4.

15.4 Wichtige kongenitale Granulozytenfunktionsdefekte

Erkrankung	Pathogenese	Symptomatik/Befunde	Diagnostik	Therapie
septische Granulomatose	defekter oxidativer Burst: verminderte Produktion von H_2O_2 aufgrund von Enzymdefekten. Z. B. Zytochrom-B-Mangel, dadurch Phagozytose von katalasepositiven Keimen (Staphylococcus aureus) unmöglich; Phagozytose katalasenegativer Keime (Haemophilus influenzae, Pneumokokken) intakt Erbgang X-chromosomal-rezessiv oder autosomal-rezessiv	rezidivierende, abszedierende und granulomatöse Entzündungen durch Bakterien oder Pilze (Aspergillen) Haut: Dermatitis, Furunkel, Lymphadenopathie Lungeninfiltrate mit Pneumonie Gastrointestinaltrakt: ulzerative Stomatitis, Diarrhöen Hepatomegalie	Untersuchung des oxidativen Stoffwechsels der Granulozyten	Infektionsprophylaxe mit Cotrimoxazol bei manifester Infektion Antibiotika entsprechend Erregerspektrum bzw. Antimykotika evtl. Knochenmarktransplantation (kurativ)
Chediak-Higashi-Syndrom	Mangel an Kathepsin G und Elastase in Neutrophilen autosomal-rezessiver Erbgang	Riesengranula in Neutrophilen Leukopenie mit rezidivierenden bakteriellen Infekten partieller okulokutaner Albinismus (Pigmentmangel der Iris und der Kopfhaare) mit Lichtscheu Blutungsneigung Hepatosplenomegalie	verlängerte Blutungszeit bei normaler Thrombozytenzahl Riesengranula in Neutrophilen verminderte Chemotaxis und Bakterizidie	Infektionsprophylaxe mit Cotrimoxazol bei manifester Infektion Antibiotika entsprechend Erregerspektrum Ascorbinsäure evtl. Knochenmarktransplantation (kurativ)

Primäre T-Zell-Defekte

Überblick

Angeborene, überwiegend das T-Zell-System betreffende Defekte äußern sich meist schon in den ersten Lebensmonaten durch eine **schwere Gedeihstörung** (**Dystrophie**), **opportunistische Infektionen** mit Pilzen (z. B. Candida, Aspergillus) oder Parasiten (z. B. Pneumocystis carinii, Toxoplasma) sowie **schwere virale Infektionen** (Varizellen, Herpes, CMV).

▶ **Merke.**
- Immunisierungen mit Lebendimpfstoffen sind kontraindiziert, da sie zu **schweren Impfkomplikationen** führen können.
- Die Transfusion von Blutprodukten, die immer einige immunkompetente Lymphozyten enthalten, kann zu einer **Graft-versus-Host-Reaktion** führen. Blutprodukte müssen daher vor der Transfusion bestrahlt werden.

Die **Diagnostik** umfasst die **quantitative Analyse der Lymphozyten** mittels monoklonaler Antikörper, **Funktionstests der T-Lymphozyten** – Intrakutantest mit standardisierten Antigenen (s. S. 547) und In-vitro-Stimulation – sowie molekularzytogenetische Untersuchungen.

DiGeorge-Syndrom

▶ **Definition.** Isolierter T-Zell-Defekt mit kongenitaler Thymushypo- bzw. -aplasie.

Pathogenese: Eine gestörte Entwicklung der 3. und 4. Schlundtasche sowie der entsprechenden Kiemenbögen führt zu Hypo- oder Aplasie des Thymus mit T-Zell-Defekt, Hypoplasie der Nebenschilddrüsen mit Hypoparathyreoidismus, Herzfehlern – vorwiegend der großen Gefäße – und zu fazialer Dysmorphie. Bei über 90 % der Kinder ist eine Mikrodeletion an Chromosom 22 q11.2 nachweisbar. Das DiGeorge-Syndrom wird daher mit dem Conotruncal Anomaly Face Syndrome, dem Shprintzen- und dem velokardiofazialen Syndrom unter dem Akronym „**CATCH 22**" zusammengefasst: Es steht für **c**ardiac abnormality, **a**bnormal facies, **t**hymic hypoplasia, **c**left palate, **h**ypocalcemia, **22**nd chromosome.

Klinik: Die Ausprägung der Symptomatik ist extrem variabel. Frühestes Symptom kann ein morbilliformes Exanthem (Abb. 15.2) in den ersten Lebenstagen sein, Folge einer Graft-versus-Host-Reaktion diaplazentar übertragener mütterlicher Lymphozyten. Bei starker Ausprägung treten beim Neugeborenen aufgrund des Hypoparathyreoidismus Hypokalzämie und tetanische Krämpfe, aufgrund des T-Zell-Defekts rezidivierende Pilz- oder Virusinfektionen auf; kongenitale Herzfehler wie Fallot-Tetralogie, persistierender Truncus arteriosus, Ventrikelseptumdefekt oder eine aberrierende rechte Arteria subclavia kommen hinzu. Die Kinder haben eine charakteristische Fazies mit tief sitzenden, dysplastischen Ohren, breiter, kurzer Nase mit evertierter Nasenbodenebene, fischartig geformtem Mund, Hypertelorismus, antimongoloider Lidachsenstellung und Mikrognathie.

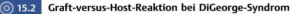
15.2 Graft-versus-Host-Reaktion bei DiGeorge-Syndrom

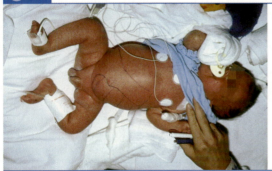

5 Tage altes Neugeborenes mit morbilliformem Exanthem als Folge einer Graft-versus-Host-Reaktion und Hepatosplenomegalie als Ausdruck einer schweren Systemerkrankung.

Diagnostik: Im Säuglingsalter ist eine – auch rezidivierende – Hypokalzämie charakteristisch. Die Zahl der zirkulierenden T-Lymphozyten ist reduziert. Die Serumkonzentration der Immunglobuline kann auch bei mangelhafter Funktion von IgA- und IgG-Antikörpern normal sein.

Therapie: Die Hypokalzämie kann mit Kalzium und 1,25-(OH)$_2$-Cholecalciferol behandelt werden. Infektionen werden antibiotisch bzw. antimykotisch behandelt. Nur bei dem sehr seltenen schweren DiGeorge-Syndrom (T-Zellen < 5%) ist die Knochenmarktransplantation Therapie der Wahl.

Prognose: Bei gering ausgeprägter Symptomatik bildet sich der T-Zell-Defekt nach dem Säuglingsalter zurück und die Prognose ist von den assoziierten Fehlbildungen (Herzfehler) und der Ausprägung des Hypoparathyreoidismus abhängig.

Die **Diagnostik** umfasst die **Lymphozytenzählung** im peripheren Blut, **Funktionstests der T-Lymphozyten** sowie molekularzytogenetische Untersuchungen.

DiGeorge-Syndrom

◀ **Definition**

Pathogenese: Eine gestörte Entwicklung der 3. und 4. Schlundtasche führt zu Hypo- oder Aplasie des Thymus mit T-Zell-Defekt, Hypoplasie der Nebenschilddrüsen mit Hypoparathyreoidismus, Herzfehlern und fazialer Dysmorphie. Meist besteht eine Mikrodeletion an Chromosom 22 q11.2. Das Syndrom wird daher mit klinisch ähnlichen Syndromen als „CATCH 22" zusammengefasst.

Klinik: Die Ausprägung der Symptomatik ist extrem variabel. Frühestes Symptom kann ein morbilliformes Exanthem (Abb. 15.2) als Folge einer Graft-versus-Host-Reaktion sein. Bei starker Ausprägung des Syndroms treten beim Neugeborenen tetanische Krämpfe, rezidivierende Pilz- oder Virusinfektionen, kongenitale Herzfehler und eine faziale Dysmorphie (tief sitzende, dysplastische Ohren, Hypertelorismus, Mikrognathie u.a.) auf.

Diagnostik: Im Säuglingsalter ist eine Hypokalzämie charakteristisch. Die Zahl der zirkulierenden T-Lymphozyten ist reduziert.

Therapie: Bei Hypokalzämie werden Kalzium und 1,25-(OH)$_2$-Cholecalciferol, bei Infektionen Antibiotika bzw. Antimykotika eingesetzt. Bei schwerem DiGeorge-Syndrom Knochenmarktransplantation.

Prognose: Sie ist u.a. vom Schweregrad des Herzfehlers und Hypoparathyreoidismus abhängig.

Chronische mukokutane Candidiasis

▶ **Definition.** Chronische Pilzinfektion der Haut und Schleimhäute mit Defekt der spezifischen zellulären Immunabwehr, häufig mit einer Endokrinopathie kombiniert.

Ätiologie und Pathogenese: Die Ätiologie ist unklar. Es besteht ein spezifischer T-Zell-Defekt gegenüber Candida, die Abwehr von viralen und bakteriellen Infektionen ist nicht gestört. Zusätzlich kann ein IgA-Mangel bestehen, der zu Atemwegsinfektionen prädisponieren kann.

Klinik und Diagnostik: Es besteht eine chronische Candidainfektion der Haut und Schleimhäute. Endokrine Begleiterkrankungen wie Nebenniereninsuffizienz, Hypothyreose und Hypoparathyreoidismus können sich im Abstand von einigen Jahren entwickeln.
Es finden sich hohe Konzentrationen von Candida-Antikörpern.

Therapie: Die chronische Pilzinfektion erfordert eine Dauertherapie mit Antimykotika, z. B. Ketoconazol. Zusätzlich erfolgt eine Substitution der fehlenden Hormone.

Primäre B-Zell-Defekte

▶ **Synonyme.** Primäres Antikörpermangelsyndrom, primärer Defekt der humoralen Immunität.

Überblick

Patienten mit angeborenen Immundefekten, die überwiegend das B-Zell-System betreffen, bilden nach Antigenkontakt **keine oder nur unzureichend spezifische Antikörper**. In den meisten Fällen ist die Synthese mehrerer Immunglobulinklassen, z. B. IgG, IgA und IgM oder der IgG-Subklassen gestört.
Typische Folgen eines primären B-Zell-Defekts sind **rezidivierende Infektionen vor allem durch bekapselte Bakterien** (z. B. Pneumokokken, Meningokokken, H. influenzae) **und Staph. aureus**, also Otitis media, Sinusitis, Bronchitis, Pneumonie oder Meningitis. Bei verzögerter Diagnosestellung und verspätetem Behandlungsbeginn können sich bei Pneumonie rasch Bronchiektasen entwickeln.
Bei Verdacht auf einen primären B-Zell-Defekt empfiehlt es sich, als **Screening** die in Tab. 15.5 genannten Untersuchungen durchzuführen.
Die WHO unterscheidet acht primäre B-Zell-Defekte. Klinisch ist es erforderlich, diese in schwere und partielle Defekte einzuteilen (Tab. 15.6).
Bei **schweren Defekten** ist die Konzentration aller Immunglobulinklassen im Serum stark vermindert: die des IgG beträgt < 1 g/l, IgM und IgA sind fast nicht nachweisbar. Spezifische Antikörper, z. B. Isoagglutinine und Candida-Antikörper, fehlen. Die Betroffenen weisen typischerweise eine chronische Sinusitis auf. Das Risiko, an einem Malignom zu erkranken, ist erhöht.

15.5 Basisdiagnostik bei Verdacht auf primären B-Zell-Defekt

quantitative Analyse von Immunglobulinen	*quantitative Analyse von Lymphozyten im peripheren Blut*
▶ IgG, IgA, IgM, IgE im Serum ▶ IgG-Subklassen 1–4 im Serum ▶ (sekretorisches) IgA im Speichel ▶ Infolge Impfung gebildete Immunglobuline • gegen Peptidantigene (z. B. Tetanus) • gegen Polysaccharidantigene (z. B. die Kapselbestandteile von Pneumokokken; diagnostische Impfung ab 2. Lebensjahr)	▶ B-Lymphozyten ▶ T-Lymphozyten

15.6 Primäre B-Zell-Defekte

primärer B-Zell-Defekt	wegweisende Laborbefunde Serum-Immunglobuline	B-Lymphozyten im peripheren Blut	Therapie (neben antibiotischer bzw. antimykotischer Therapie von Infektionen)
schwere Defekte			
X-chromosomale Agammaglobulinämie	alle Klassen vermindert	stark vermindert oder fehlend	lebenslange Substitution von Immunglobulinen aller Klassen
autosomal-rezessive Agammaglobulinämie	alle Klassen vermindert	stark vermindert	lebenslange Substitution von Immunglobulinen aller Klassen
common variable immunodeficiency	variable Verminderung mehrerer Immunglobulinklassen (z. B. IgG, IgA und/oder IgM) Tetanus- und Pneumokokken-Antikörper fehlen	meist normal evtl. vermehrt unreife B-Lymphozyten vorhanden	lebenslange Substitution der unzureichend produzierten Immunglobuline
Hyper-IgM-Syndrom	IgM erhöht oder normal, IgG und IgA vermindert	normal	Lebenslange Substitution der unzureichend produzierten Immunglobuline. Knochenmarktransplantation indiziert (wegen erhöhter Inzidenz von Gallengangsmalignomen). Bei Neutropenie ggf. Einsatz von G-CSF
partielle Defekte			
transitorische Hypogammaglobulinämie	IgG vermindert	normal	IgG-Substitution nur in schweren Fällen
selektiver IgA-Mangel	IgA < 0,05 g/l, sekretorisches IgA nicht nachweisbar	normal evtl. vermehrt unreife B-Lymphozyten vorhanden	Immunglobulinsubstitution nur bei Nachweis einer Störung der spezifischen Immunität, da die Patienten Antikörper gegen IgA bilden können und es dann zu Anaphylaxie kommen kann
selektiver IgG-Subklassenmangel	Verminderung einer oder mehrerer der IgG-Subklassen (meist erhöhte Konzentration der übrigen Subklassen → Gesamt-IgG evtl. normal)	normal evtl. vermehrt unreife B-Lymphozyten vorhanden	Immunglobulinsubstitution nur in schweren Fällen und bei eingeschränkter Impfantwort auf Pneumokokken. Als Langzeitprophylaxe hat sich Cotrimoxazol und Azithromycin bewährt
Antikörpermangel mit normaler Immunglobulinkonzentration	normal Pneumokokken-Antikörper fehlen	normal	

▶ **Merke.** Nach Immunisierung bleibt die Antikörperantwort aus.

◀ **Merke**

Bei **partiellen Defekten** ist die Antikörperantwort auf Proteine meist intakt, die auf Polysaccharide (Pneumokokken, schwache Antigene) meist gestört. Mit zunehmendem Alter reift das Immunsystem aus, so dass es sich um einen Immundefekt mit günstiger Prognose handelt.

Bei **partiellen Defekten** sind i.d.R. Antikörper gegen Proteine vorhanden; die Prognose ist günstig.

Schwere B-Zell-Defekte

X-chromosomale Agammaglobulinämie (Typ Bruton, s. auch Tab. 15.6): Aufgrund der Mutation einer B-Zell-spezifischen Tyrosinkinase (Btk; Genlocus Xq21.3–22) kommt es zum Reifungsstopp der B-Lymphozyten auf der Stufe der Prä-B-Zellen. Die Inzidenz der X-chromosomalen Agammaglobulinämie liegt bei 4–6 auf 10^6 Lebendgeburten. Ab dem 3.–6. Lebensmonat (wenn die mütterlichen Immunglobuline weitgehend abgebaut sind) treten rezidivierende bakterielle Infektionen vor allem der Lungen, aber auch Sepsis und Osteomyelitis auf. Schwere Verläufe von Virusinfektionen (insbesondere durch Echovirus) sind möglich. Bei frühzeitiger Diagnose und Therapie ist die Prognose günstig.

Common variable immunodeficiency (CVID, s. auch Tab. 15.6): Dies ist der dritthäufigste primäre Immundefekt nach dem IgA-Mangel und IgG-Subklassen-

Schwere B-Zell-Defekte

X-chromosomale Agammaglobulinämie (Typ Bruton): Die Mutation einer B-Zell-spezifischen Tyrosinkinase führt zum Differenzierungsstopp bei den Prä-B-Zellen. Symptome treten ab 3.–6. Lebensmonat auf. Bei frühzeitiger Diagnose und Therapie ist die Prognose günstig.

Common variable immunodeficiency (CVID): Meist ab dem 2. und 3. Lebensjahr zehnt treten neben rezidivierenden bakteriellen Infekten und Bronchiektasen (häufig) Gastritis, Diarrhö und Malabsorption auf. Lymphadenopathie, Splenomegalie und Autoimmunerkrankungen können hinzukommen. Die Prognose hängt vom Auftreten von B-Zell-Lymphomen (erhöhte Inzidenz) und Bronchiektasen ab.

Hyper-IgM-Syndrom: Aufgrund der Mutation des CD-40-Liganden unterbleibt der Isotypen-Switch. Die Anfälligkeit für bakterielle und Pneumocystis-carinii-Infektionen ist erhöht. Hämolytische Anämie, Neutropenie und Lymphadenopathie können auftreten.

▶ **Klinischer Fall**

mangel. Die Prävalenz wird auf 1:10 000 bis 1:50 000 geschätzt. Als Ursache werden Störungen der B-Zell-Differenzierung und der T-Zell-Funktion, speziell der T-Helferzellen, diskutiert.
Der Erbgang ist autosomal-dominant oder -rezessiv. Typischerweise erkranken die Patienten im 2. und 3. Lebensjahrzehnt (late onset hypogammaglobulinemia). Neben rezidivierenden bakteriellen Infektionen (s.o.), kommt es häufig zur Ausbildung von Bronchiektasen. Zusätzlich treten Gastritis, Diarrhöen und Malabsorption auf. Oft sind eine Lymphadenopathie und Splenomegalie vorhanden. Es besteht eine Neigung zu Autoimmunphänomenen wie Immunzytopenie, rheumatoider Arthritis und Autoimmun-Endokrinopathien. Die Prognose hängt vom Auftreten von B-Zell-Lymphomen (erhöhte Inzidenz) und Bronchiektasen ab.

Hyper-IgM-Syndrom (s. auch Tab. 15.6): Ursache dieses meist X-chromosomal vererbten Immundefekts ist die Mutation des CD-40-Liganden, eines Membranproteins von T-Lymphozyten, das essenziell für die Interaktion mit antigenpräsentierenden Zellen und den Isotypen-Switch ist. Aufgrund der Mutation findet der Isotypen-Switch der Plasmazelle von IgM zu IgG, IgA und IgE nicht statt. Die Anfälligkeit für bakterielle und Pneumocystis-carinii-Infektionen ist erhöht. Hämolytische Anämie und Neutropenie können auftreten (wahrscheinlich bedingt durch Autoantikörper), ebenso Lymphadenopathie. Da die Inzidenz maligner Gallengangstumoren erhöht ist, ist die Prognose schlechter als bei der X-chromosomalen Agammaglobulinämie.

▶ **Klinischer Fall.** Ein 9 Monate alter, männlicher Säugling erkrankt an einer schweren Pneumonie. Er war bereits zweimal an eitriger Otitis und Pyodermie erkrankt, die jeweils eine antibiotische Behandlung erforderten. Wegen der Häufigkeit und der Schwere der bakteriellen Infektionen in der zweiten Hälfte des 1. Lebensjahres erfolgt eine Immundiagnostik. IgG ist im Serum nur in Spuren, IgA und IgM sind nicht nachzuweisen. In der Durchflusszytometrie sind B-Zellen nicht nachzuweisen. Es handelt sich somit um eine X-chromosomale Agammaglobulinämie, die eine regelmäßige hochdosierte Immunglobulinsubstitution erfordert.

Partielle B-Zell-Defekte

Transitorische Hypogammaglobulinämie: Bis ins 2. Lebensjahr hinein verminderte IgG-Synthese. Nur bei einem Teil der Betroffenen treten ab dem 6. Lebensmonat rezidivierende bakterielle oder Pilzinfektionen auf, bis sich die IgG-Synthese normalisiert.

Selektiver IgA-Mangel: Dieser häufigste Immundefekt ruft v.a. in Kombination mit IgG-Subklassenmangel und T-Zell-Defekten Symptome hervor. Atemwegsinfektionen, Atopie und chronische Darmerkrankungen können vermehrt auftreten.

Selektiver IgG-Subklassenmangel: Bei Kindern mit IgG-2- und IgG-4-Mangel können rezidivierende Pneumokokken- und Haemophilus-influenzae-Infektionen auftreten, bei IgG-1- und IgG-3-Mangel chronische Atemwegsinfektionen bakterieller bzw. viraler Genese. Der IgG-1-Mangel ist eine echte Hypogammaglobulinämie. Da die Reifung der IgG-Subklassen uneinheitlich erfolgt, sollte die Diagnose erst nach dem 1. Lebensjahr gestellt werden.

Partielle B-Zell-Defekte

Transitorische Hypogammaglobulinämie (s. auch Tab. 15.6): Hierbei bleibt die Serum-IgG-Konzentration, nachdem sie im 3.–4. Lebensmonat durch Abbau der mütterlichen IgG ihren Tiefpunkt erreicht hat, bis ins 2. Lebensjahr hinein vermindert. Als Ursache werden familiäre Polymorphismen der IgG-1-Allotypsynthese vermutet. Frühgeborene sind bevorzugt betroffen. Manche Kinder sind nur wenig infektanfällig, fallen jedoch durch den pathologischen Laborwert auf, bei anderen treten nach dem 6. Lebensmonat rezidivierende bakterielle oder Pilzinfektionen auf (s.o.), bis sich die IgG-Synthese normalisiert.

Selektiver IgA-Mangel (s. auch Tab. 15.6): Dies ist der häufigste Immundefekt (1:500–1:700 Neugeborene). Zugrunde liegt wahrscheinlich eine Störung der T-Zell-abhängigen Immunglobulinproduktion. IgA-Mangel wird vor allem symptomatisch, wenn er mit IgG-Subklassenmangel und Störungen der zellulären Immunität kombiniert ist (Infektionen durch bekapselte Bakterien, s.u., opportunistische Infektionen, s.o.). Atopische Erkrankungen (s. S. 168) und chronische Darmerkrankungen (Colitis ulcerosa, Morbus Crohn, Zöliakie) können gehäuft auftreten.

Selektiver IgG-Subklassenmangel (s. auch Tab. 15.6): Die Symptomatik richtet sich nach der Funktion der betroffenen Subklasse: IgG-2 spielt eine Rolle bei der Antikörperantwort auf Polysaccharide, weshalb bei Patienten mit IgG-2- und IgG-4-Mangel rezidivierende Pneumokokken- und Haemophilus-influenzae-Infektionen auftreten können (s. Tab. 15.5). IgG-1 und IgG-3 sind für die Immunantwort auf Peptidantigene von Bedeutung. Bei beiden sind chronische Atemwegsinfektionen häufig. Diese sind bei IgG-1-Mangel bakterieller, bei IgG-3-Mangel viraler Genese. IgG-1 macht 70% des Gesamt-IgG aus, so dass der IgG-1-Mangel als echte Hypogammaglobulinämie, nicht als Subklassenmangel aufzufassen ist. Die Reifung der IgG-Subklassen erfolgt uneinheitlich, so dass die Diagnose eines Subklassendefektes erst nach dem 1. Lebensjahr gestellt werden sollte. Eine Übernahme der Funktionen zwischen den einzelnen Subklassen ist möglich. Der IgG-Subklassenmangel kann mit IgA-Mangel kombiniert sein. Die klinische Relevanz des IgG-2-Mangels kann durch diagnostische Pneumokokken-Impfung überprüft werden. Bei relevantem IgG-2-Mangel ist die Produktion von Pneumokokken-Antikörpern im Gegensatz zu der von Tetanus-Antikörpern gestört.

▶ **Klinischer Fall.** Ein 2-jähriger Junge erkrankt an einer Pneumonie, die nur mangelhaft auf Antibiotika anspricht. Da das Kind bereits mehrfach an Otitis media und zweimal an Pneumonie erkrankt und jeweils eine antibiotische Therapie notwendig war, erfolgt eine Immundiagnostik. Es finden sich normale Werte für IgA, Gesamt-IgG und IgM. Die IgG-Subklassenbestimmung ergibt eine verminderte Konzentration von IgG-2 und IgG-4. Eine erneute Kontrolle bestätigt diese Befunde. Die diagnostische Impfung gegen Pneumokokken weist eine gestörte Antikörperbildung nach. Aus diesem Befund ergibt sich die typische Konstellation eines klinisch relevanten IgG-Subklassenmangels.

Primäre B- und T-Zell-Defekte (Kombinierte Immundefekte)

Überblick

Kombinierte Immundefekte äußern sich durch
- opportunistische Infektionen und eine schwere Gedeihstörung (Merkmale des T-Zell-Defektes),
- rezidivierende Infektionen vor allem durch bekapselte Bakterien (Merkmal des B-Zell-Defekts),
- Ekzeme.

▶ **Merke.** Wie für primäre T-Zell-Defekte gilt: Lebendimpfstoffe sind kontraindiziert und Blutprodukte müssen vor Transfusion bestrahlt werden.

Einen Überblick über kombinierte Immundefekte gibt Tab. 15.7.

15.7 Kombinierte Immundefekte

Bezeichnung des Immundefekts	zugrunde liegender genetischer Defekt
■ schwerer kombinierter Immundefekt (severe combined immunodeficiency, SCID)	
– X-chromosomal	Mutation der gamma chain von IL-2, IL-4 u. a.
– autosomal-rezessiv (Agammaglobulinämie Schweizer Typ)	RAG1-, RAG2-Defekt
■ Adenosin-Deaminase-Defekt	T- und B-Zell-Defekt durch toxische Metaboliten
■ Purinnukleosid-Phosphorylase-Defekt	T- und B-Zell-Defekt durch toxische Metaboliten
■ MHC-II-Defekt	Mutation der Transkription der MHC-Expression
■ Retikuläre Dysgenesie	Stammzellendefekt
■ CD3g- oder CD3e-Defekt	Defekte Transkription der CD3**G**- oder -**E**-Kette
■ CD8-Defekt	Mutation des Zap-70-Kinase-Gens
■ Wiskott-Aldrich-Syndrom	Mutation des WASP-Proteins
■ Ataxia teleangiectatica (Louis-Bar-Syndrom)	Mutation des ATM-Gens auf Chromosom 11q22-23

Schwerer kombinierter Immundefekt (SCID)

Bei SCID, einem der **häufigsten** und **am schwersten verlaufenden Immundefekte**, besteht eine Ausreifungsstörung des lymphatischen Systems mit Hypoplasie aller lymphatischen Organe. Der Erbgang ist autosomal- oder X-chromosomal-rezessiv. Bereits in den ersten Lebenswochen treten neben zunehmender Ge-

ses Exanthem typisch. T-Lymphozyten sind meist stark vermindert oder fehlen, spezifische Antikörper fehlen. Die Hautreaktion auf spezifische Antigene und In-vitro-Lymphozytenfunktionstests sind negativ. Neben der Chemotherapie von Infektionen ist eine Knochenmarktransplantation angezeigt.

deihstörung und bronchopulmonalen oder generalisierten Infektionen (Abb. 15.3), Candidiasis und chronische Enteritis auf. Eine Graft-versus-Host-Reaktion durch diaplazentar übertragene Lymphozyten ruft ein makulopapulöses Exanthem hervor. Die Racheninspektion bzw. eine Sonographie zeigt, dass die Tonsillen bzw. der Thymus fehlen. Immunkompetente T-Lymphozyten sind in der Regel stark vermindert oder fehlen. Spezifische Antikörper sind nicht nachzuweisen. Die Hautreaktion auf spezifische Antigene und die In-vitro-Stimulation der Lymphozyten sind negativ. Ohne Therapie sterben die Kinder im Säuglingsalter. Infektionen werden mit Antibiotika, Antimykotika bzw. Virustatika behandelt. Therapie der Wahl ist die Knochenmarktransplantation.

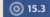

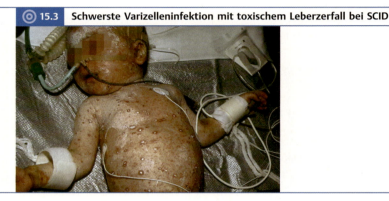

15.3 Schwerste Varizelleninfektion mit toxischem Leberzerfall bei SCID

Wiskott-Aldrich-Syndrom

Aufgrund einer Störung der Membranfunktion von Lympho- und Thrombozyten und der Immunantwort auf Polysaccharidantigene treten bei Neugeborenen Schleimhautblutungen, später Infekte und ein Ekzem auf. Das Malignomrisiko ist erhöht. Thrombozyten und IgM im Serum sind stark vermindert, IgA und IgE erhöht. Die Therapie besteht in Infektionsprophylaxe und -therapie, Immunglobulinsubstitution und Knochenmarktransplantation (kurativ).

Ataxia teleangiectatica (Louis-Bar-Syndrom)

Diese autosomal-rezessiv vererbte Mutation führt zu verstärkter Chromosomenbrüchigkeit (erhöhtes Lymphomrisiko!). Meist besteht ein Mangel an IgA und IgE, oft auch an IgG-Subklassen. Häufig verschlechtert sich die T-Zell-Funktion zunehmend. Ab dem 3.–6. Lebensjahr treten eine progressive Ataxie, Teleangiektasien (Abb. 15.4), rezidivierende bakterielle Infektionen und Dystrophie auf. Die Entwicklung ist verzögert. Meist ab dem 2. Lebensjahrzehnt kommt es zu schwersten pulmonalen Infektionen. Dann ist neben Chemotherapie Immunglobulinsubstitution indiziert. Tod meist im 2.–3. Lebensjahrzehnt durch pulmonale Insuffizienz oder Lymphom.

Wiskott-Aldrich-Syndrom

Diese X-chromosomal-rezessiv vererbte Mutation (Tab. 15.7) führt zu einer Störung der Membranfunktion von Lymphozyten und Thrombozyten und der Immunantwort auf Polysaccharidantigene. Ab dem Neugeborenenalter treten Schleimhautblutungen (z. B. Darmblutungen) auf. In den ersten Lebensjahren kommen zunächst bakterielle (s.o.) und Pneumocystis-jiroveci-Infektionen, später Virusinfektionen und ein Ekzem hinzu. Es besteht eine progressive Dysfunktion der T-Lymphozyten. Das Risiko des Auftretens von malignen Lymphomen, ALL oder Hirnblutungen ist erhöht. Die Thrombozytenzahl ist stark vermindert, die der B-Zellen normal. Die Serumwerte für IgG sind normal, die für IgA und IgE erhöht, für IgM deutlich vermindert. Chemotherapie von Infektionen, Infektionsprophylaxe mit Cotrimoxazol sowie Immunglobulinsubstitution sind indiziert. Kurativ ist nur die Knochenmarktransplantation.

Ataxia teleangiectatica (Louis-Bar-Syndrom)

Diese autosomal-rezessiv vererbte Mutation (Tab. 15.7) führt zu einer Störung der Zellzykluskontrolle und der DNA-Reparatur, so dass vermehrt Chromosomenbrüche (Chromosom 14) und Translokationen auftreten. Infolge des DNA-Reparaturdefekts sind Strahlensensibilität und Lymphomrisiko erhöht. Die Konzentration von IgA und IgE und den IgG-Subklassen ist vermindert (→ gestörte Immunantwort auf bekapselte Bakterien), die von alpha-Fetoprotein ist erhöht. Oft besteht eine Lymphopenie. Der Thymus ist dysplastisch. Ab dem 3.–6. Lebensjahr treten eine progressive zerebelläre Ataxie und Teleangiektasien an den Konjunktiven (Abb. 15.4), an den Ohren und im Schulter- und Halsbereich sowie rezidivierende bakterielle Infektionen (s.o.) auf. Aufgrund einer schweren Dystrophie sind die Kinder ab dem 10. Lebensjahr rollstuhlpflichtig. Die motorische, intellektuelle und sexuelle Entwicklung ist verzögert. In der Regel treten ab dem 2. Lebensjahrzehnt schwerste Pneumonien auf. Dann ist (abgesehen von der antibiotischen Therapie, wie bei jeder Infektion) eine Immunglobulinsubstitution indiziert. Für die neurologischen Symptome existiert keine Therapie. Die Mehrzahl der Patienten verstirbt im 2.–3. Lebensjahrzehnt an pulmonaler Insuffizienz oder einem Lymphom.

15.4 Teleangiektasien der Konjunktiva bei Ataxia teleangiectatica

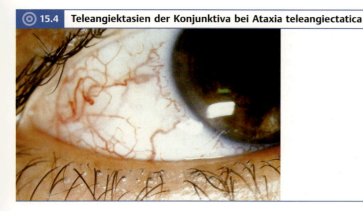

Hyper-IgE-Syndrom

▶ **Synonym.** Buckley- oder Hiob-Syndrom.

Bei diesem Syndrom sind das spezifische und das unspezifische Abwehrsystem beeinträchtigt:
- Es besteht eine Dysbalance der T-Helferzellen (Th-2 > Th-1) mit verminderter IFNγ-Produktion. Eine Störung des B-Zell-Systems führt zu sehr hohen IgE-Werten (> 5000 U/ml) und erhöhter Anfälligkeit für Staphylokokkeninfektionen (Pyodermien, Pneumonie, Gelenkinfektionen).
- Eine Störung der Chemotaxis (Granulozyten!) äußert sich in areaktiven „kalten" Abszessen (Abb. 15.5a).

Typisch sind ein schweres Ekzem (Abb. 15.5b) und vergröberte Gesichtszüge. Atopische Krankheitsbilder (s. S. 548) können auftreten. Das Differenzialblutbild zeigt eine Eosinophilie. Die Therapie ist symptomatisch. Eine Staphylokokkeninfektions-Dauerprophylaxe (z. B. mit oralem Cephalosporin oder Cotrimoxazol) wird empfohlen.

◀ **Synonym**

Hierbei sind spezifisches und unspezifisches Abwehrsystem beeinträchtigt:
- Dysbalance der T-Helferzellen (→ IFNγ ↓) und B-Zell-Defekt (→ IgE ↑↑, vermehrt Staphylokokkeninfektionen)
- gestörte Chemotaxis (→ „kalte" Abszesse, Abb. 15.5a).

Typisch sind ein schweres Ekzem (Abb. 15.5b), vergröberte Gesichtszüge und Eosinophilie. Die Therapie ist symptomatisch; Staphylokokkeninfektions-Dauerprophylaxe empfohlen.

15.5 Hyper-IgE-Syndrom

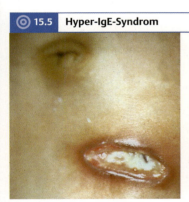
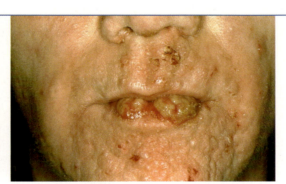

a Areaktiver „kalter" Abszess.   **b** Schwerstes Ekzem mit Papillom der Lippe.

Erworbene Immundefekte

Erworbene Immundefekte sind häufiger und zeigen ein variableres klinisches Bild als die angeborenen Immundefekte.
Erworbene **T-Zell-Defekte** können die Folge von akuten Leukosen, Masern (negative Tuberkulinreaktion), AIDS (s. S. 598), zytostatischer Therapie oder von Bestrahlungen sein.
Erworbene **B-Zell-Defekte** sind häufig die Folge von Proteinverlust über die Niere (nephrotisches Syndrom), den Darm (Protein-loosing-Enteropathie) oder bei schweren Verbrennungen. Auch Lymphome können zu B-Zell-Defekten führen.

Erworbene Immundefekte

Sie sind häufiger und vielgestaltiger als die angeborenen Formen.

T-Zell-Defekte treten bei akuter Leukämie, Masern, AIDS, Zytostatika- oder Radiotherapie auf.

B-Zell-Defekte sind Folge von Proteinverlust (nephrotisches Syndrom, Enteropathie, Verbrennungen) oder Lymphomen.

15.2 Allergische Erkrankungen

15.2.1 Grundlagen

▶ **Definition.** Unter einer **Allergie** versteht man eine spezifische Änderung der Immunitätslage im Sinne einer krankmachenden Überempfindlichkeit. Die Bereitschaft, gegen unschädliche Umweltstoffe IgE-Antikörper zu bilden, bezeichnet man als **Atopie**.

Klassifikation: In Anlehnung an Coombs und Gell unterscheidet man vier Typen der Überempfindlichkeitsreaktion (Abb. 15.6):
- **Typ I:** IgE-vermittelte Reaktion vom Soforttyp, Synonym: anaphylaktische Reaktion, Atopie, z. B. allergische Rhinokonjunktivitis, allergisches Asthma bronchiale
- **Typ II:** zytotoxische Reaktion (IgM- oder IgG-vermittelt), z. B. autoimmunhämolytische Anämie
- **Typ III:** Immunkomplexreaktion (IgM- oder IgG-vermittelt), z. B. allergische Alveolitis (=IgG-vermittelt)
- **Typ IV:** Reaktion vom verzögerten Typ (T-Zell-vermittelt), z. B. Tuberkulinreaktion, Kontaktekzem.

▶ **Merke.** Die häufigste Überempfindlichkeitsreaktion im Kindesalter ist die Typ-I-Reaktion.

Ätiologie: Stoffe, die eine allergische Reaktion auslösen können, nennt man **Allergene**. Im Wesentlichen werden Inhalationsallergene (Bestandteile von Pollen, Tierepithelien, Hausstaubmilben und Schimmelpilzsporen), Nahrungsmittel-, Arzneimittel-, Kontakt- und Insektengiftallergene unterschieden. Die Allergene sind meist nur ein kleiner Bestandteil der Allergenträger; bei Pollen sind z. B. Proteine der Innenhaut Allergene, bei Hausstaubmilben Fäzesbestandteile.

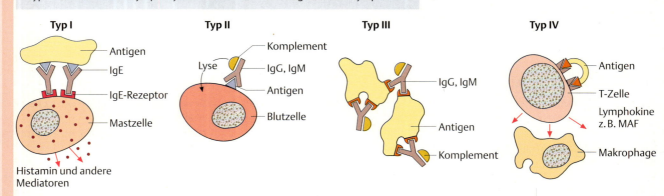

15.6 Die vier Überempfindlichkeitsreaktionen nach Coombs und Gell

Typ I IgE-tragende Mastzellen setzen nach Antigenbindung Mediatoren frei.
Typ II Zellgebundene Antikörper aktivieren Komplement.
Typ III Zirkulierende oder gewebsständige Immunkomplexe aktivieren Komplement.
Typ IV Sensibilisierte T-Lymphozyten serzernieren nach Antigenkontakt Lymphokine.

Pathogenese: An der Pathogenese der Typ-I-Reaktion sind genetische Faktoren beteiligt: Kinder, deren Eltern beide die gleiche IgE-vermittelte Allergie haben, sind mit einer Wahrscheinlichkeit von über 70 % auch von dieser Allergie betroffen. Immunologisch ist ein relatives Überwiegen der Th2- über die Th1-Zellen nachzuweisen.

15.2.2 Diagnostische Prinzipien und Differenzialdiagnose

Diagnostische Prinzipien

Die **Anamnese** ist ein wichtiges diagnostisches Instrument: So liefert die Familienanamnese Hinweise auf ein Atopierisiko (Tab. 15.8). Milchschorf in der Vorgeschichte kann ein Zeichen einer Allergie sein. Die Anamnese dient auch dazu, mögliche Allergene aufzudecken.

15.8 Atopierisiko des Neugeborenen nach der Familienanamnese

Familienanamnese	Atopierisiko in %
keine Atopie bei den nächsten Verwandten	– 12
ein Elternteil mit Atopie	– 20
beide Eltern Atopiker mit der gleichen allergischen Manifestation	– 70

Hauttest. Je nachdem, ob eine Typ-I- oder eine Typ-IV-Reaktion vorliegt, werden unterschiedliche Testverfahren eingesetzt:
Zur Diagnostik der **Typ-I-Reaktion** wird hauptsächlich der **Haut-Prick-Test** eingesetzt (Abb. 15.7). Beim **Scratch-Test** wird im Gegensatz zum Pricktest zuerst die Haut angeritzt, dann das Allergen aufgebracht. Beim **Reibetest** wird das Allergen, z. B. Tierhaare, in die Haut eingerieben und beim **Intrakutantest** in einer speziellen Verdünnung streng intrakutan appliziert. Der Test ist positiv, wenn sich eine Quaddel bildet.
Der Diagnostik der **Typ-IV-Reaktion** dient der **Epikutantest (Pflastertest)**: Das Allergen wird mittels eines Pflasters für 48 Stunden auf die Haut aufgebracht. Nach 48 und 72 Stunden (in Sonderfällen auch später) wird die Testreaktion abgelesen. Hauptbeurteilungskriterium ist das Infiltrat. Ein Epikutantest mit nutritiven oder inhalativen Allergenen wird auch als Patch-Test bezeichnet.
Ein positiver Befund beim Hauttest muss nicht immer klinische Relevanz besitzen, diese lässt sich, wenn Anamnese und Testergebnis nicht übereinstimmen, durch Provokationstests (s. u.) nachweisen.

15.7 Haut-Prick-Test (positives Testergebnis)

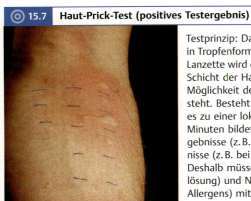

Testprinzip: Das Allergen wird als verdünnter Extrakt in Tropfenform auf die Haut aufgebracht. Mit einer Lanzette wird durch den Tropfen hindurch die oberste Schicht der Haut angeritzt, so dass eine verbesserte Möglichkeit der Antigen-Antikörper-Reaktion besteht. Besteht eine IgE-vermittelte Allergie, kommt es zu einer lokalen Typ-I-Reaktion und nach 5–20 Minuten bildet sich eine Quaddel. Falsch positive Ergebnisse (z. B. Urtikaria) und falsch negative Ergebnisse (z. B. bei Antihistaminikatherapie) sind möglich. Deshalb müssen immer Positiv-Kontrollen (Histaminlösung) und Negativ-Kontrollen (Lösungsmittel des Allergens) mitgetestet werden.

Laboruntersuchungen. Zur Diagnostik der **Typ-I-Reaktion** können Gesamt-IgE und spezifisches IgE bestimmt werden.

Die Bestimmung des **Gesamt-IgE**, d.h. der Konzentration aller zirkulierenden IgE-Antikörper, hat an Bedeutung verloren, da Erhöhungen des Gesamt-IgE auch bei parasitären Erkrankungen, viralen Infekten und Malignomen vorkommen und bei Atopikern die Gesamt-IgE-Werte in Einzelfällen trotz deutlicher Erhöhung spezifischer IgE-Antikörper im Normbereich liegen können. Bei der Einschätzung des Atopierisikos von Neugeborenen spielt das Gesamt-IgE in der klinischen Routine keine Rolle.

Multiallergen-Suchtests, die verschiedene **spezifische IgE-Antikörper** erfassen und als Screeningverfahren bei Verdacht auf inhalative oder Nahrungsmittelallergien verwendet werden, sind in ihrer Aussagekraft dem Gesamt-IgE überlegen. Im peripheren Blut zirkulierende spezifische IgE-Antikörper sind durch das RAST-(Radioallergosorbenttest-)Verfahren nachzuweisen. Ein positives RAST-Ergebnis muss jedoch nicht klinisch relevant sein. Insbesondere Nahrungsmittelsensibilisierungen können klinisch stumm sein.

Bei bestimmten Fragestellungen ist zur weiterführenden Typ-I-Diagnostik die **Konzentrationsbestimmung der Mediatoren der Typ-I-Reaktion**, z. B. von Histamin, sinnvoll.

Bei Verdacht auf eine **Typ-III-Reaktion** kann die Ouchterlony-Methode zum Nachweis präzipitierender **spezifischer IgG-Antikörper** eingesetzt werden.

Der **Provokationstest** kann zur Klärung der klinischen Relevanz positiver Hautteste und RAST-Untersuchungen eingesetzt werden. Beispiele sind die nasale Provokation bei allergischer Rhinitis und die orale Provokation bei Nahrungsmittelallergie. Die Allergene werden in steigenden Konzentrationen verabreicht. Wegen der Gefahr starker allergischer Symptome bis hin zum Schock ist die Indikation streng zu stellen.

Differenzialdiagnose

Von einer Typ-I-Reaktion abzugrenzen ist die **pseudoallergische Reaktion**. Hier werden Mediatoren ohne direkte Beteiligung spezifischer Immunmechanismen freigesetzt, z. B. bei Mastzelldegranulation durch ein Medikament. Da die Mediatorwirkung bei beiden Reaktionsformen dieselbe ist, entspricht das klinische Bild der pseudoallergischen Reaktion dem der Typ-I-Reaktion.

15.2.3 Atopische Krankheitsbilder

Überblick

Unter Atopie versteht man die genetische Disposition, auf geringe Konzentrationen bestimmter, eigentlich unschädlicher Umweltstoffe (z. B. Nahrungsmittel, Pollen) mit Überempfindlichkeitsreaktionen vom Typ I zu reagieren. Diese Reaktion kann sich in Form unterschiedlicher Krankheitserscheinungen äußern. Die häufigsten dieser Krankheitserscheinungen zeigt Tab. **15.9**, die häufigsten atopischen Krankheitsbilder sind in Tab. **15.10** aufgeführt.

15.9 Häufige Krankheitserscheinungen bei Manifestationen einer Typ-I-Reaktion (Atopie)

- atopisches Ekzem (s. S. 790), Erythem, Flush (Erythem mit Hitzegefühl)
- Urtikaria/Quincke-Ödem (s. S. 795)
- Rhinitis/Konjunktivitis
- bronchiale Obstruktion
- gastrointestinale Symptomatik (z. B. Diarrhö, Blutung, Bauchschmerz)
- anaphylaktischer Schock mit Vorstufen (s. Tab. **15.11**)

15.2 Allergische Erkrankungen

15.10 Häufige atopische Krankheitsbilder

- atopisches Ekzem (s. S. 790)
- allergische Rhinokonjunktivitis (zur allergischen Rhinitis s. S. 303)
- allergisches Asthma bronchiale (s. S. 320)
- Arzneimittelallergie (z. B. gegen Penicillin) (s. S. 796)
- Nahrungsmittelallergie
- Insektengiftallergie

15.11 Schweregrade des anaphylaktischen Schocks und seiner Vorstadien

Grad	Klinik
I (leichte Allgemeinreaktionen)	• Juckreiz, Urtikaria (durch flüchtige, juckende Quaddeln gekennzeichnetes Exanthem), Flush (Erythem mit Hitzegefühl) • Heiserkeit, Dyspnoe • Unruhe, Kopfschmerzen
II (ausgeprägte Allgemeinreaktionen = beginnender Schock)	• Juckreiz, Urtikaria, Flush • Tachykardie, Hypotonie • Bronchospasmus, Dyspnoe, Larynxödem • Stuhldrang, Übelkeit
III (bedrohliche Allgemeinreaktionen = Schock)	• Juckreiz, Urtikaria, Flush • Schock mit Hypotension • Bronchospasmus mit bedrohlicher Dyspnoe • Bewusstseinstrübung • akutes Abdomen, Erbrechen, Stuhl- und Urinabgang
IV (vitales Organversagen) Prodromalsymptome	• Atem- und Kreislaufstillstand • Brennen, Hitzegefühl an Zunge, Rachen, Handteller und Fußsohle

Atopische Krankheitsbilder können sich bereits im frühen **Säuglingsalter** manifestieren (Abb. 15.8). Meist handelt es sich um eine Nahrungsmittelallergie, deren häufigstes Symptom das atopische Ekzem ist; die zweithäufigsten Symptome sind Urtikaria und Quincke-Ödem. Die wichtigsten Nahrungsmittelallergene sind Kuhmilchproteine und Hühnereiweiß. Gastrointestinale Symptome wie Erbrechen, Diarrhö oder abdominelle Koliken sind seltener, pulmonale Symptome bilden die Ausnahme in dieser Altersgruppe.

Im **Kleinkindalter** entwickelt sich häufig eine Toleranz gegenüber den frühen Nahrungsmittelsensibilisierungen. Atopisches Ekzem, Urtikaria und Quincke-Ödem bilden sich zurück. In diesem Alter beginnt häufig die inhalative Sensibilisierung. **Allergische Rhinokonjunktivitis** und **Asthma bronchiale** treten in den

Atopische Krankheitsbilder können sich bereits im frühen **Säuglingsalter** manifestieren (Abb. 15.8).

Im **Kleinkindalter** entwickelt sich häufig eine Toleranz gegenüber Nahrungsmittelsensibilisierungen und die inhalative Sensibilisierung beginnt. **Allergische Rhinokonjunktivitis** und **allergisches Asthma bronchiale** treten in den Vordergrund.

15.8 Der natürliche Verlauf atopischer Krankheitsbilder im Kindesalter (nach Graß und Wahn)

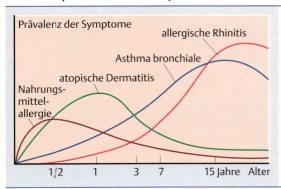

Der **anaphylaktische Schock** tritt v. a. bei Insektengift-, Latex-, Nahrungsmittel- und Arzneimittelallergien auf.

Vordergrund. Die Hauptallergene sind Pollen, Hausstaubmilben und Tierepithelien. Das Asthma bronchiale ist jedoch auch im Kindesalter keine ausschließlich allergische Erkrankung, die Allergie lediglich ein häufiger Auslöser.
Eine weiteres atopisches Krankheitsbild im Kindesalter ist der **anaphylaktische Schock**. Er tritt hauptsächlich als Maximalvariante bei Insektengift-, Latex-, Nahrungsmittel- und Arzneimittelallergien auf.

▶ **Klinischer Fall.** Ein 4 Monate alter Säugling wird mit einem schweren Quincke-Ödem und Dyspnoe vom Notarzt zur stationären Aufnahme gebracht. Die Eltern berichten, dass das Kind ca. 40 Minuten vor der Aufnahme eine Flasche mit Kuhmilchformula bekommen habe. Kurz darauf trat eine Lippenschwellung mit periorlem Erythem, anschließend ein urtikarielles Exanthem im Gesicht auf, das sich auf den ganzen Körper ausbreitete und in ein Quincke-Ödem überging (Abb. **15.9**). Gleichzeitig begann das Kind zu husten und entwickelte eine Dyspnoe. Bisher wurde das Kind gestillt, lediglich auf der Entbindungsstation habe es einmal nachts eine Flasche mit Kuhmilchformula erhalten. Die Erstversorgung besteht in Volumensubstitution und Gabe von Cortison. Da eine pulmonale Obstruktion besteht, wird inhalativ ein β_2-Mimetikum appliziert. Darunter bessert sich der Allgemeinzustand rasch und die klinische Symptomatik bildet sich zurück. Durch eine spätere Allergietestung mittels Hauttest und RAST wird eine Kuhmilchallergie nachgewiesen. Die Anamnese lässt darauf schließen, dass die Kuhmilchgabe auf der Entbindungsstation die Sensibilisierung gegen Kuhmilch induziert hat und es bei der Reexposition mit Kuhmilch im 4. Monat zu einer anaphylaktischen Reaktion kam. Bei der weiteren Ernährung muss zumindest für das 1. Lebensjahr auf Kuhmilchprodukte verzichtet werden.

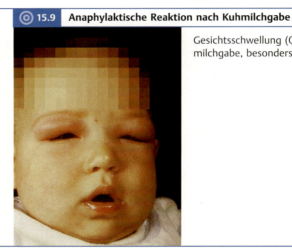

15.9 Anaphylaktische Reaktion nach Kuhmilchgabe

Gesichtsschwellung (Quincke-Ödem) nach Kuhmilchgabe, besonders auffällig im Bereich der Lider.

Prinzipien der Therapie und Prävention

Therapie: Ist eine **Expositionsprophylaxe** nicht möglich, kann eine **medikamentöse Prophylaxe** z. B. mit Antihistaminika und Antileukotrienen erfolgen. Dieselben Substanzen werden zur **medikamentösen Therapie** eingesetzt, ggf. auch Steroide. Zur Therapie des anaphylaktischen Schocks und seiner Vorstufen s. Tab. **15.12**.

Derzeit nur bei schwerem allergischem Asthma zugelassen ist die **subkutane Applikation sog. Anti-IgE-Antikörper**.

Eine weitere Therapieoption ist die **Hyposensibilisierung**.

▶ **Merke**

Prinzipien der Therapie und Prävention

Therapie:. An erster Stelle steht bei allen atopischen Krankheitsbildern die **Expositionsprophylaxe**. Ist diese nicht möglich, kann eine **medikamentöse Prophylaxe** versucht werden. Hier werden Antagonisten der Hauptmediatoren eingesetzt, z. B. Antihistaminika und Antileukotriene. Dasselbe gilt für die **medikamentöse Therapie**. Bei stärkeren allergischen Reaktionen kommen Steroide in Abhängigkeit vom Schweregrad topisch oder systemisch zum Einsatz (s. einzelne Krankheitsbilder). Die medikamentöse Therapie des anaphylaktischen Schocks und seiner Vorstufen zeigt Tab. **15.12**.
Die neueste Entwicklung bei der Behandlung IgE-vermittelter Allergien stellt die **subkutane Applikation sog. Anti-IgE-Antikörper** dar. Diese gentechnologisch hergestellten IgG-Antikörper müssen in 4-wöchigen Abständen appliziert werden. Sie senken die IgE-Spiegel vorübergehend entsprechend ihrer Halbwertszeit. Derzeit sind sie nur für das schwere allergische Asthma zugelassen.
Als weitere Therapieform kann eine **Hyposensibilisierung** durchgeführt werden.

▶ **Merke.** Hauptindikationsgebiete der Hyposensibilisierung sind die Insektengiftallergie, die Pollinose und das allergische Asthma. Nahrungsmittel- und Arzneimittelallergien werden i. d. R. nicht hyposensibilisiert.

15.2 Allergische Erkrankungen

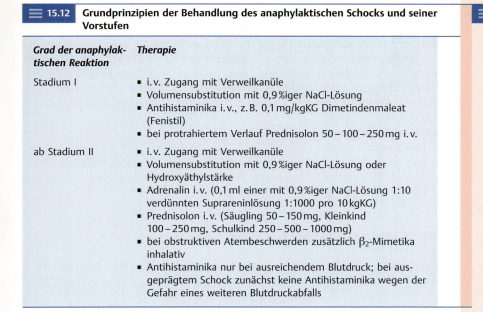

15.12 Grundprinzipien der Behandlung des anaphylaktischen Schocks und seiner Vorstufen

Grad der anaphylaktischen Reaktion	Therapie
Stadium I	- i.v. Zugang mit Verweilkanüle - Volumensubstitution mit 0,9 %iger NaCl-Lösung - Antihistaminika i.v., z.B. 0,1 mg/kgKG Dimetindenmaleat (Fenistil) - bei protrahiertem Verlauf Prednisolon 50–100–250 mg i.v.
ab Stadium II	- i.v. Zugang mit Verweilkanüle - Volumensubstitution mit 0,9 %iger NaCl-Lösung oder Hydroxyäthylstärke - Adrenalin i.v. (0,1 ml einer mit 0,9 %iger NaCl-Lösung 1:10 verdünnten Suprareninlösung 1:1000 pro 10 kgKG) - Prednisolon i.v. (Säugling 50–150 mg, Kleinkind 100–250 mg, Schulkind 250–500–1000 mg) - bei obstruktiven Atembeschwerden zusätzlich β_2-Mimetika inhalativ - Antihistaminika nur bei ausreichendem Blutdruck; bei ausgeprägtem Schock zunächst keine Antihistaminika wegen der Gefahr eines weiteren Blutdruckabfalls

Bei der Hyposensibilisierung wird das Allergen, das in der vorangegangenen Diagnostik als klinisch relevanter Auslöser der Symptome erkannt wurde, in steigenden Dosen zugeführt, um eine Toleranz zu induzieren. Der Wirkmechanismus beruht wahrscheinlich auf einem Wechsel der Immunitätslage vom Th2- zum Th1-Typ. Der Allergenextrakt wird subkutan appliziert, initial in wöchentlichen Abständen, nach der Initialphase alle 4 Wochen. Die Behandlungsdauer beträgt in der Regel 3 Jahre. Gute Erfolge zeigen sich vor allem bei Insektengift- und bei Pollenallergie. Die Zufuhr des Allergens kann in seltenen Fällen allergische Symptome (z.B. Urtikaria, Asthma, im Extremfall einen anaphylaktischen Schock) hervorrufen. Deshalb darf die Hyposensibilisierung nur unter strenger ärztlicher Überwachung durchgeführt werden. Bei Inhalationsallergien werden nicht mehr als drei Allergene in einem Allergenextrakt kombiniert, bei Insektengiftallergien sollte der Extrakt nur ein Allergen enthalten.

Prävention: Da mit o.g. Therapiemöglichkeiten bei der Mehrzahl der Patienten zwar eine Symptombesserung bzw. Symptomfreiheit, meist aber keine Heilung erzielt werden kann, ist die Prävention von besonderer Bedeutung. Präventive Maßnahmen sollen die Zahl der atopischen Krankheitsbilder reduzieren oder zumindest den Manifestationszeitpunkt hinausschieben und möglicherweise den Schweregrad mindern. Die **Ernährung im Säuglingsalter** spielt dabei eine herausragende Rolle (Tab. 15.13), da gerade durch frühen Kontakt mit Fremdeiweiß in der Nahrung die Entwicklung einer Nahrungsmittelallergie gebahnt werden kann. Deshalb sollte als erste Maßnahme über **6 Monate gestillt** werden. Eine Diät der Mutter wird nicht empfohlen. Falls die Muttermilch zur

Das Allergen, das als klinisch relevanter Auslöser der Symptome erkannt wurde, wird in steigenden Dosen zugeführt, um eine Toleranz zu induzieren. Initial wird es in wöchentlichen Abständen subkutan gespritzt, anschließend alle 4 Wochen. Die Behandlungsdauer beträgt in der Regel 3 Jahre. Gute Erfolge zeigen sich vor allem bei Insektengift- und Pollenallergie. Da die Zufuhr des Allergens allergische Symptome hervorrufen kann, darf sie nur unter strenger ärztlicher Überwachung erfolgen.

Prävention: Da keine kausale Therapie möglich ist, kommt der **Atopieprävention** eine vermehrte Bedeutung zu. Die **Ernährung** im Säuglingsalter spielt eine herausragende Rolle (Tab. 15.13), da durch einen frühen Kontakt mit Fremdeiweiß die Entwicklung einer Nahrungsmittelallergie gebahnt werden kann. Das Kind sollte **6 Monate lang gestillt** werden, Beikost frühestens im 5. Monat und mit schmalem Spektrum eingeführt werden. Kuhmilch-, Ei- und Sojaprodukte sind in den ersten 6 Monaten zu meiden.

15.13 Ernährungsempfehlung zur Prävention atopischer Erkrankungen im Säuglingsalter (modifiziert nach B. Niggemann, R. Bergmann, U. Wahn)

Risikogruppe nach Familienanamnese	0.–(4.)–6. Lebensmonat empfehlen	eliminieren	6.–12. Lebensmonat empfehlen	eliminieren	> 12. Lebensmonat empfehlen
I (kein erhöhtes Risiko)	Stillen bzw. SMN	Beikost	Stillen bzw. SMN Beikost	–	Mischkost
II (Familienanamnese positiv, noch keine allergischen Symptome)	Stillen bzw. Hydrolysatnahrung (HA)	Beikost	Stillen bzw. SMN allergenarme Beikost	Ei, Fisch, Nuss	Mischkost

SMN = Säuglingsmilchnahrung (altersentsprechende Anfangsnahrung bzw. nach 4 Monaten Folgemilch)

Ernährung des Kindes nicht ausreicht, sollte das Kind eine Säuglingsanfangsnahrung auf Hydrolysatbasis erhalten. Mit der Einführung der Beikost muss mindestens bis zum Beginn des 5. Lebensmonats gewartet und das Spektrum der Beikost sollte möglichst schmal gehalten werden (z. B. vier Grundnahrungsmittel – eine Getreide-, eine Obst-, eine Gemüse-, eine Fleischsorte). Jede Beikostkomponente sollte einzeln in den Speiseplan eingeführt werden. Kuhmilch-, Ei- oder Sojamilchprodukte sollten in den ersten 6 Monaten völlig gemieden werden.

Weitere präventive Maßnahmen sind:
- Passivrauchen zu vermeiden,
- das häusliche Milieu von Hausstaubmilben zu befreien, inklusive Encasing = Umhüllen der Matratze mit einem allergenundurchlässigen Bezug, um die inhalative Allergenexposition möglichst zu reduzieren.

15.3 Rheumatische Erkrankungen

Gelenk- und Gliederschmerzen kommen bei Kindern häufig, chronische rheumatische Erkrankungen dagegen selten vor (Tab. **15.14**).

15.14 Inzidenz und Prävalenz von rheumatischen Erkrankungen/Beschwerden im Kindesalter bis 16 Jahre pro 100 000 Kindern

Erkrankung/Beschwerden	Inzidenz	Prävalenz
Gelenkschmerzen/Gliederschmerzen	–	5000 – 20 000
akute rheumatische Arthritis	200 – 300	200 – 300
juvenile idiopathische Arthritis (chronische Arthritis)	5 – 7	25 – 35
Kollagenosen	0,6 – 1,2	3 – 6

15.3.1 Akute rheumatische Arthritis

▶ **Synonyme.** Reaktive Arthritis, infektassoziierte Arthritis.

▶ **Definition.** Gelenkentzündungen, die durch unterschiedliche Infektionen ausgelöst werden – meist als Folgeerscheinung (postinfektiös), selten als Begleitphänomen (parainfektiös) – ohne Erregernachweis im Gelenk.

Ätiologie und Pathogenese: Als Trigger kommen **bakterielle** und **virale Infektionen** in Frage (Tab. **15.15**). Die Infektion manifestiert sich fern vom Gelenk – im Falle der bakteriellen Erreger am häufigsten im Darm. Die Pathogenese ist nur bruchstückhaft bekannt. Oft besteht eine familiäre Disposition. Überwiegend werden immunpathologische Reaktionen angenommen. Das gilt vor allem für die Arthritis nach Darminfektionen mit gramnegativen Bakterien, bei denen bakterielle Bestandteile in der Synovialflüssigkeit nachweisbar sind.

Häufigkeit: Die akute rheumatische Arthritis ist die häufigste Erkrankung des rheumatischen Formenkreises beim Kind (Tab. **15.14**).

Klinik: Meist 1 – 2 (max. 4) Wochen nach Infektion tritt eine **Mon- oder Oligoarthritis**, gelegentlich auch Polyarthritis, vorwiegend der Gelenke der unteren Extremitäten auf. Die Arthritis kann nur wenige Tage, jedoch auch mehrere Wochen bis Monate andauern und rezidivieren. Sie geht gelegentlich mit Fieber, einem Exanthem und vor allem nach bakteriellen Infektionen mit einer allgemeinen Leistungsminderung einher.

15.15 Auslöser der akuten rheumatischen Arthritis

Bakterien		Viren	
häufig	weniger häufig	häufig	weniger häufig
Salmonellen der Gruppe B	Streptokokken der Gruppe A	Rötelnvirus	Hepatitisviren
Yersinia enterocolitica	Shigellen	Parvovirus B19 (Erreger der Ringelröteln)	EBV
Campylobacter jejuni	Brucellen Chlamydien Borrelien Mykoplasmen		Varizellen Mumpsvirus Coxsackievirus Cytomegalievirus Adenovirus

Eine Sonderform ist das **Reiter-Syndrom** mit der Symptomen-Trias **Arthritis, Konjunktivitis** und **Urethritis**, zusätzlich evtl. Hautveränderungen. Bleibt die Arthritis über mehr als 6–8 Wochen bestehen, droht ein chronischer Verlauf. Die **Lyme-Arthritis** (Erreger: Borrelia burgdorferi) manifestiert sich typischerweise erst Monate bis Jahre nach der Infektion, am häufigsten als **einseitige Gonarthritis** mit ausgeprägtem Gelenkerguss.

Diagnostik: Vorgeschichte, epidemiologische Situation und klinischer Befund sind entscheidend für die Erregersuche und Antikörperbestimmung.

▶ **Merke.** Bei Kindern mit Arthritis stets nach vorausgegangenen Infektionen fragen und bei unklarer Diagnose, auch bei negativer Anamnese, Antikörper gegen Borrelia burgdorferi bestimmen.

Differenzialdiagnose: Septische Arthritis, chronische Arthritis, Fremdkörper-Synovialitis; bei Monoarthritis auch aseptische Knochennekrosen, Osteochondrosis dissecans, Tumoren, Osteoidosteom.

Therapie: Die Kinder erhalten **nichtsteroidale Antirheumatika (NSAR)**, um die Schmerzen zu lindern und die Entzündungsreaktion zu hemmen. Die erkrankten Gelenke werden mehrfach täglich gekühlt und – bei Befall der unteren Extremität – zunächst teilweise vom Körpergewicht entlastet. Zur Erhaltung der Beweglichkeit erfolgt Krankengymnastik.
Bei Lyme-Arthritis antibiotische Behandlung (s. S. 649).

Prognose: Die akute rheumatische Arthritis hinterlässt keine morphologischen Gelenkschäden.

▶ **Merke.** Im Gegensatz zu chronischen Arthritiden bleiben die Gelenkstrukturen bei den akuten aseptischen Arthritiden erhalten.

15.3.2 Rheumatisches Fieber

▶ **Definition.** Akute systemische Entzündungsreaktion nach Infektion mit bestimmten Serotypen β-hämolysierender Streptokokken der Gruppe A.

Ätiologie und Pathogenese: Die Erkrankung wird durch eine Infektion der oberen Luftwege, meist Angina tonsillaris, durch bestimmte β-hämolysierende Streptokokken der Gruppe A ausgelöst.
Pathogenetisch bedeutsam ist neben der Virulenz der Erreger (M-Proteine) eine strukturelle Ähnlichkeit von Erregerantigen mit synovialen, kardialen und zerebralen Wirtsantigenen. Dieses **molekulare Mimikry** führt dazu, dass die gegen die Streptokokken gebildeten Antikörper auch gegen körpereigene Strukturen

Häufigkeit: Die Erkrankung hat einen Häufigkeitsgipfel bei Schulkindern.

Klinik: Meist 10–20 Tage nach einer Infektion der oberen Luftwege treten **Allgemeinsymptome** und **hohes Fieber** auf. Hinzu kommen in unterschiedlichem Muster Symptome von Seiten der Gelenke, des Herzens, der Haut und des ZNS.

Die **Arthritis** manifestiert sich überwiegend an großen Gelenken, wobei sie innerhalb von Tagen auf andere Gelenke überspringt.

Bei 40–80% tritt eine **Karditis** auf. Leitsymptome sind Tachykardie mit Anstieg der Herzfrequenz im Schlaf über 80/min sowie Rhythmusstörungen. Bei Endokarditis systolische bzw. diastolische Geräusche.

Bei etwa 4–5% entwickelt sich ein **Erythema marginatum**.

Noduli rheumatici sind indolente subkutane Knötchen entlang der Fußsehnen und an Knochenvorsprüngen.

Die **Chorea minor (Sydenham)** ist eine seltene Spätmanifestation. Typisch sind unwillkürliche, ungezielte, ausfahrende Bewegungen, Grimassieren, Sprach- und Schluckstörungen (verstärkt bei Zielbewegungen, im Schlaf abnehmend), meist mit Muskelhypotonie.

Der **Streptokokkennachweis** erfolgt kulturell im **Rachenabstrich** bzw. durch **Anstieg der Streptokokken-Antikörpertiter**. **CRP** und **BSG** sind erhöht.

▶ Merke

Diagnostik: Bei **Karditis** im **EKG** verlängertes PQ-Intervall und ST-Senkung typisch. **Echokardiogramm** (Kontraktilität, Funktion der Herzklappen) mit **Farbdoppler** zur **Frühdiagnose** wichtig.

Die **Diagnose** wird nach den **Jones-Kriterien** (Tab. 15.16) gestellt.

Differenzialdiagnose: s. Haupttext.

---

gerichtet sind. Prädisponierend wirken das Alter, sozioökonomische und genetische Faktoren.

Häufigkeit: Das rheumatische Fieber befällt Jungen und Mädchen gleich häufig mit Bevorzugung des Schulalters. Vor dem 5. Lebensjahr kommt es kaum vor. In Industrieländern ist es selten geworden (< 1–3/100 000 Kinder).

Klinik: 1–4 Wochen, meist 10–20 Tage nach einer – evtl. inapparenten – Infektion der oberen Luftwege treten **Allgemeinsymptome** wie Kopf- und Bauchschmerzen, Blässe, Müdigkeit und Schweißausbrüche auf. Diese sind in der Regel verbunden mit **hohem Fieber** um 39–40 °C, das anfangs meist als Kontinua verläuft. Der Rachenring ist oft gerötet, die zervikalen Lymphknoten sind vergrößert. Dazu treten in unterschiedlichem Muster spezielle Symptome von Seiten der Gelenke, des Herzens, der Haut und des ZNS auf:
Die **Arthritis** manifestiert sich überwiegend an großen Gelenken wie Knie-, Ellenbogen-, Sprung- und Handgelenk mit schmerzhafter Schwellung und Überwärmung. Charakteristischerweise springt die Arthritis innerhalb von Tagen auf andere Gelenke über. Meist sind nur wenige Gelenke gleichzeitig befallen.
Die **Karditis** stellt das Hauptproblem dar; ihre Häufigkeit beträgt 40–80%. Es handelt sich vorwiegend um eine Endo- oder Myokarditis, seltener um eine Pankarditis. Leitsymptom ist eine Tachykardie mit Anstieg der Herzfrequenz im Schlaf über 80/min oder Arrhythmie. Die Myokarditis kann zur Herzinsuffizienz führen. Die Endokarditis befällt die Mitral- und Aortenklappe. Sie führt zu wechselnden systolischen bzw. diastolischen Geräuschen.
Bei etwa 4–5% der Patienten entwickelt sich vor allem am Rumpf ein **Erythema marginatum (Erythema anulare)**: ein blassrotes, flüchtiges, ring- und girlandenförmiges Exanthem.
Als **Noduli rheumatici** werden indolente subkutane Knötchen entlang der Sehnen am Fuß sowie an den Knochenvorsprüngen von Unterarm und Darmbeinkamm bezeichnet. Sie sind nur bei 3–4% der Kinder zu erwarten.
Die **Chorea minor (Chorea Sydenham)** tritt als seltene Spätmanifestation nach Wochen bis Monaten mit einer Häufigkeit von 10–15% auf. Typisch sind unwillkürliche, ungezielte, ausfahrende Bewegungen mit Grimassieren, Sprach- und Schluckstörungen, die sich bei gezielten Bewegungen verstärken und im Schlaf verschwinden. Sie sind meist mit einer Hypotonie der Muskulatur verbunden, die bis zur Gehunfähigkeit führen kann. Für die Verlaufskontrolle ist besonders das Schriftbild geeignet.
Eine **Streptokokkeninfektion** lässt sich durch **Rachenabstrich** und kulturellen Nachweis der Erreger bzw. durch **Anstieg der Streptokokken-Antikörpertiter** nachweisen. Da der Antistreptolysintiter unzuverlässig ist, müssen bei klinischem Verdacht auf rheumatisches Fieber Antikörper gegen weitere Streptokokkenantigene bestimmt werden. Die **allgemeinen Entzündungsparameter** CRP und BSG sind erhöht.

▶ **Merke.** Eine normale BSG schließt ein rheumatisches Fieber weitgehend aus.

Diagnostik: Der Nachweis bzw. Ausschluss einer **Karditis** gelingt mittels EKG und Echokardiogramm: Im **EKG** kann sich die Karditis als Störung der Erregungsüberleitung (verlängertes PQ-Intervall) und Erregungsrückbildung (ST-Senkung) zeigen. Das **Echokardiogramm** gibt Auskunft über die Kontraktilität sowie Veränderungen an den Herzklappen. Eine Klappeninsuffizienz kann frühzeitig mit dem **Farbdoppler-Echokardiogramm** erkannt werden.
Die **Diagnose** wird nach den revidierten **Jones-Kriterien** (Tab. 15.16) gestellt, nach **sorgfältiger Abgrenzung von ähnlichen Erkrankungen**.

Differenzialdiagnose: Andere akute rheumatische Arthritiden, systemische juvenile idiopathische Arthritis, septische Arthritis, systemische Vaskulitis-Syndrome, Morbus Crohn, Kollagenosen, maligne Systemerkrankungen.

15.16 Jones-Kriterien zur Diagnose des rheumatischen Fiebers

Hauptkriterien
1. Karditis
2. Arthritis (wandernd)
3. Chorea minor (Sydenham)
4. Erythema marginatum
5. subkutane Knötchen

Nebenkriterien
1. Fieber
2. Arthralgien
3. verlängertes PQ-Intervall im EKG
4. BSG und CRP erhöht

Zur Diagnose „rheumatisches Fieber" müssen zwei Hauptkriterien oder ein Haupt- und zwei Nebenkriterien sowie der Nachweis eines vorausgegangenen Streptokokkeninfektes vorliegen.

Therapie: In der akuten Phase ist eine stationäre Behandlung mit **Bettruhe** angezeigt, die bei Herzbeteiligung zwingend einzuhalten ist. Bei begründetem Verdacht auf rheumatisches Fieber wird **Penicillin** 100 000 IE/kgKG/d, bei Penicillinallergie Erythromycin 40 mg/kgKG/d für 2 Wochen verabreicht. Als **Antiphlogistikum** kommt meist Acetylsalicylsäure zum Einsatz, 60–80 mg/kgKG/d in 4 Einzeldosen.
Tritt eine **Myo-** und **Endokarditis** auf, werden zusätzlich **Glukokortikoide** verabreicht, anfangs 1,5–2 mg/kg/d in einer morgendlichen Einzeldosis. Nach ca. 2 Wochen beginnt man die Dosis zu reduzieren.
Bei **Chorea minor** erfolgt ebenfalls eine Penicillintherapie, Antiphlogistika sind wirkungslos. Wichtig ist eine ruhige Umgebung. Unruhige Kinder sind mit Phenobarbital oder Diazepam zu sedieren.
Die **Rezidivprophylaxe** erfolgt mit Benzathinpenicillin (z.B. Tardocillin 1200), 1,2 Mio. IE alle 3–4 Wochen i.m., oder 2×täglich 200 000–300 000 IE Penicillin V oral. Bei gesicherter Diagnose wird die Rezidivprophylaxe 5 Jahre, bei Herzbeteiligung 10 Jahre bis ins Erwachsenenalter fortgesetzt. Eine Tonsillektomie senkt die Rezidivquote nicht.

Verlauf und Prognose: **Herzbeteiligung** und Rezidive bestimmen den Verlauf. Als Spätfolgen drohen vor allem kombinierte Mitral- und Aortenvitien. Durch eine konsequente Rezidivprophylaxe wird die Langzeitprognose entscheidend verbessert, die sonst durch eine Rezidivquote von über 50 % mit zunehmend häufiger Karditis belastet ist. Neben dem akuten wird ein chronischer Verlauf mit „silenter Karditis" diskutiert, die erst Monate oder Jahre später über kardiale Symptome zur Diagnose führt.

▶ **Merke.** Die Gefahr bei rheumatischem Fieber liegt in der Herzbeteiligung, besonders in der Entwicklung von Mitral- und Aortenvitien. Durch die frühzeitige Behandlung und Rezidivprophylaxe können die Herzkomplikationen entscheidend reduziert werden.

15.3.3 Juvenile idiopathische Arthritis (JIA)

▶ **Synonyme.** Juvenile chronische Arthritis, juvenile rheumatoide Arthritis (besonders USA).

▶ **Definition.** Arthritis unbekannter Ätiologie mit Beginn vor dem 16. Geburtstag und Dauer von mindestens 6 Wochen. Arthritis wird definiert als Schwellung eines Gelenkes oder Bewegungseinschränkung mit Schmerzen.

Ätiologie und Pathogenese: Sie sind unklar. Als auslösende Ursachen werden Infektionen, Traumen und Stresssituationen diskutiert, pathogenetisch autoimmunologische und neuropathologische Vorgänge bei genetischer Disposition.

Häufigkeit: Die Inzidenz in Deutschland beträgt ca. 5–6/100 000 Kindern und Jugendlichen bis 16 Jahre.

Klassifikation:
- Systemische Arthritis
- RF-negative Polyarthritis
- RF-positive Polyarthritis
- Oligoarthritis; > 6 Monate: persistierende Oligoarthritis, erweiterte Oligoarthritis
- Enthesitisassoziierte Arthritis
- Psoriasisarthritis
- Undifferenzierte Arthritis

Klinik: Im Vordergrund steht die anhaltende **Mono-, Oligo- oder Polyarthritis**. Auch **Tenosynovitis** der Hände, Finger (Flexotenosynovitis!) und Füße und **Bursitis** können auftreten.

Die Arthritis führt schmerzbedingt zu **gelenkspezifischen Bewegungseinschränkungen und Schonhaltungen** (evtl. Fehlstellungen) (Abb. **15.10**).

Häufigkeit: Nach umfassenden prospektiven und retrospektiven Untersuchungen muss in Deutschland mit einer Inzidenz von etwa 5–6/100 000 Kindern und einer Prävalenz von 20–30/100 000 Kindern und Jugendlichen bis 16 Jahren gerechnet werden.

Klassifikation: Nach klinischem Bild, Alter, Geschlecht und Familienanamnese werden 7 Kategorien unterschieden:
- Systemische Arthritis
- RF-negative Polyarthritis
- RF-positive Polyarthritis
- Oligoarthritis; > 6 Monate: persistierende Oligoarthritis, erweiterte Oligoarthritis
- Enthesitisassoziierte Arthritis
- Psoriasisarthritis
- Undifferenzierte Arthritis

Klinik: Im Vordergrund steht bei allen Kategorien die anhaltende Arthritis eines Gelenks **(Monarthritis)**, einiger **(Oligoarthritis)** oder zahlreicher Gelenke **(Polyarthritis)**. Die Oligoarthritis ist in der Regel asymmetrisch, wobei große Gelenke dominieren. Die Polyarthritis betrifft große und kleine Gelenke (Fingergelenke) in überwiegend symmetrischem Muster. Auch Sehnenscheiden an Händen und Füßen **(Tenosynovitis)** sind oft entzündet, seltener Schleimbeutel **(Bursitis)**. Auf eine Flexotenosynovitis der Finger ist besonders zu achten. Ausgehend von einer Arthritis können sich Synovialzysten entwickeln. Sie treten besonders häufig in der Kniekehle (Baker-Zyste) auf, aber auch am Oberarm (bei Arthritis im Schultergelenk).

Die Arthritis verändert schmerzbedingt das Muskelgleichgewicht und führt zu **gelenkspezifischen Bewegungseinschränkungen und Schonhaltungen**. Sie müssen frühzeitig erkannt und behandelt werden, um Kontrakturen und Gelenkfehlstellungen (Abb. **15.10**) zu vermeiden.

15.10 Gelenkfehlstellungen bei Arthritis

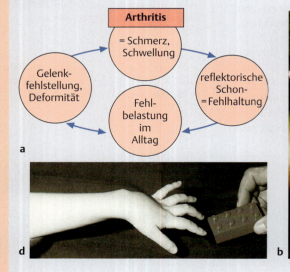
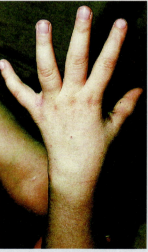
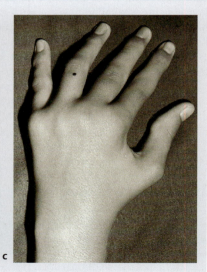

a Schmerzkreis zur Pathogenese von Bewegungseinschränkungen und Gelenkfehlstellungen. Entscheidend ist die Schmerzverarbeitung im ZNS.
b Beginnende Handskoliose. Die Arthritis im Handgelenk bedingt eine Schonhaltung: Karpus und Mittelhand weichen nach ulnar, die Finger kompensatorisch in den Grundgelenken nach radial ab. Dadurch entsteht eine Zickzackhand.
c Im weiteren Verlauf treten oft Fehlstellungen am Daumen sowie den übrigen Fingern auf. Es droht die fixierte Deformität mit bleibender Behinderung.
d Gelenkfehlstellungen der Nachbargelenke durch Fehlbelastungen, Kompensations- und Ausweichbewegungen. Die Arthritis des Handgelenks führt zu einer Beugestellung, die bei allen Alltagsbelastungen zunimmt. Die nicht erkrankten Finger werden in den Grundgelenken kompensatorisch überstreckt, um das Greifen bei gebeugtem Handgelenk zu ermöglichen.

Die JIA verursacht **Wachstumsstörungen**: Die **allgemeine Wachstumsgeschwindigkeit** kann **vermindert** sein, was besonders bei schweren systemischen Verläufen zum **Kleinwuchs** führen kann. **Lokal** wird das **Wachstum** durch die chronische Arthritis gelenkspezifisch **angeregt oder gehemmt**; meist resultiert ein Minderwuchs. Auch die Dysfunktion des Gelenks kann das Wachstum hemmen. Das gilt vor allem für die Hand, den Fuß und den Unterkiefer.

Beispiele für lokale Wachstumsstörungen sind die Ossifikationsbeschleunigung der Hand- und Fußwurzelknochen (Abb. 15.11), das verstärkte Wachstum des Kniegelenks und die Verkürzung von Fingern und Zehen.

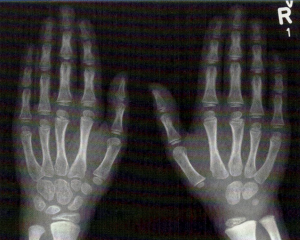

15.11 Ossifikationsbeschleunigung der Handwurzelknochen bei Arthritis

Die Arthritis des linken Handgelenks hat bei dem 7-jährigen Mädchen zu einer beschleunigten Ossifikation der Handwurzelknochen geführt. Die Handwurzel ist im Vergleich zur gesunden rechten Seite verschmälert, die Ulna im Vergleich zum Radius verkürzt, die linke Hand insgesamt kleiner.

▶ **Merke.** Bei der chronischen Arthritis ist das Kind in seiner gesamten Entwicklung betroffen, d. h. in seiner Leistungsfähigkeit und im Bewegungsdrang eingeschränkt. Je jünger das Kind beim Auftreten der Erkrankung ist, umso stärker ist die motorische und psychosoziale Entwicklung gefährdet.

Diagnostik: Die entscheidenden diagnostischen Hinweise gibt das klinische Bild in Relation zu Alter und Geschlecht. Die Labordiagnostik umfasst die Bestimmung des IgM-Rheumafaktors (eines Autoantikörpers gegen Immunglobuline der Klasse G), der antinukleären Antikörper (ANA) sowie den Nachweis von HLA-B27. Bei der Mehrzahl der Erkrankungen finden sich allgemeine Entzündungszeichen (CRP und BSG erhöht, Serumalbumine und Serumeisen vermindert, Alpha-2- und γ-Globuline erhöht).

▶ **Merke.** Normale Laborbefunde schließen die JIA nicht aus.

Die Diagnosefindung gleicht einem Puzzlespiel und ist oft erst nach Wochen möglich. Beweisende klinische oder serologische Befunde fehlen.
Zur Definition der Kategorien gehören auch Exklusionen. Die international vorgegebenen Exklusionen sind im Folgenden dargelegt und ihre Kombination bei den jeweiligen Kategorien aufgeführt.
Exklusionen:
- a) Psoriasis beim Patienten oder einem Verwandten ersten Grades
- b) HLA-B27-positiver Junge mit Beginn der Arthritis nach dem 6. Geburtstag
- c) HLA-B27-assoziierte Erkrankung bei einem Verwandten ersten Grades
- d) IgM-Rheumafaktor positiv
- e) Systemische Arthritis

Therapie: s. S. 563 ff.

Systemische juvenile idiopathische Arthritis (SJIA)

▶ **Synonyme.** Still-Syndrom, systemische juvenile chronische Arthritis (SJCA).

▶ **Definition.** Arthritis mit täglichem Fieber von mindestes 2 Wochen Dauer, begleitet von einem oder mehreren der folgenden Symptome: 1. flüchtiges Exanthem, 2. generalisierte Lymphknotenschwellung, 3. Hepato- und/oder Splenomegalie, 4. Serositis; Exklusionen (S. 557): a, b, c, d.

Häufigkeit: Die SJIA tritt beim Kleinkind auf, evtl. schon im 1. Lebensjahr, der Gipfel liegt im 2.–5. Lebensjahr. Ein Beginn bei Schulkindern ist selten. Jungen und Mädchen erkranken gleich häufig. Die SJIA hat einen Anteil von etwa 10 % an der JIA.

Klinik: Obligat ist das **hohe, intermittierende Fieber**, das oft schon morgens über 39 °C ansteigt und mindestens 2 Wochen anhält. Es ist kombiniert mit einem blassroten, polymorphen, kleinfleckigen **Exanthem**, das oft nur während des Fiebers zu finden ist, und mit Lymphadenopathie. Die inneren Organe sind in wechselndem Ausmaß beteiligt, im Vordergrund **Hepato-** und **Splenomegalie**, **Perimyokarditis** bzw. **Polyserositis** mit Pleuritis und Peritonitis.
Die Arthritis manifestiert sich meist als **Polyarthritis**, selten als **Oligoarthritis**. Sie kann gleichzeitig mit dem Fieber auftreten oder Wochen, Monate, gelegentlich auch Jahre nachfolgen. Eine **Tenosynovitis** an Händen und Füßen tritt häufig auf, wobei vor allem die Beugesehnen betroffen sind.

Diagnostik: Stets bestehen ausgeprägte Entzündungszeichen wie stark erhöhte Werte für BSG und CRP, Dysproteinämie; Leukozytose mit Linksverschiebung, Thrombozytose und Anämie. Im Gelenkpunktat findet sich eine hohe Zellzahl. Segmentkernige Leukozyten überwiegen, wodurch die Abgrenzung der septischen Arthritis erschwert wird. Spezielle immunologische Befunde (Rheumafaktor, ANA) fehlen.

Differenzialdiagnose: Sepsis bzw. septische Arthritis mit oder ohne Osteomyelitis, reaktive Arthritiden, Arthritis bei Morbus Crohn oder Colitis ulcerosa, maligne Systemerkrankungen (insbesondere Leukosen), systemische Vaskulitis-Syndrome bzw. Kawasaki-Syndrom, Kollagenosen (insbesondere Lupus erythematodes disseminatus), Virusinfektionen wie Zytomegalie, EBV-Infektion, Hepatitis B, infantile Sarkoidose, periodische Fiebersyndrome.

▶ **Merke.**
- Bei Gelenkschwellungen mit Funktionseinschränkung auch maligne Erkrankungen in die Differenzialdiagnose einbeziehen!
- Besteht eine Iridozyklitis, liegt keine SJIA, sondern meist eine infantile Sarkoidose vor.

Therapie: s. S. 563 ff.

▶ **Merke.** Vor Beginn der Therapie mit Immunsuppressiva oder Kortikoiden muss eine Leukämie durch Knochenmarkpunktion ausgeschlossen werden.

Prognose: Die SJIA verläuft typischerweise in Schüben mit allmählichem Nachlassen der systemischen Zeichen; später tritt die chronische Arthritis in den Vordergrund. Zunächst sind die Gelenke der Hände, Füße und Halswirbelsäule, im weiteren Verlauf die Hüftgelenke besonders durch destruierende Veränderungen gefährdet.
Das Leben der Kinder wird durch Infektionen bedroht. In bis zu 10 % der Fälle entwickelt sich als Folge der chronischen Entzündung eine **Amyloidose**. Dabei bildet das Entzündungsprotein Serumamyloid A Fibrillen, die sich in Geweben und Organen einlagern und deren Funktion zunehmend beeinträchtigen. Am

häufigsten ist die Nierenamyloidose, aber auch Leber, Milz, Darm, Herz, Schilddrüse u.a. können Amyloid einlagern. Die Diagnose wird histologisch gestellt, zur Biopsie eignen sich Fettgewebe, Rektum oder Niere.

▶ **Klinischer Fall.** Das 2½-jährige Mädchen erkrankte 2 Monate vor der Aufnahme mit Fieber (39 °C) und Schmerzen der linken Schulter und des linken Ellenbogens. Dann fiel eine Schwellung beider Sprunggelenke auf, die sich links auf den Mittel- und Vorderfuß erstreckte. Das Mädchen wollte nicht mehr stehen oder gehen. Leber und Milz waren mäßig vergrößert, so dass uns das Kind unter der Verdachtsdiagnose SJIA überwiesen wurde.
Die Laborbefunde zeigten eine mit 55 mm in der 1. Stunde deutlich beschleunigte BSG und einen CRP-Anstieg auf 6,7 mg/dl. BB: 8,9 Mio. Erythrozyten, 10,2 g/dl Hb, 8300 Leukozyten/μl, 178000 Thrombozyten/μl, Differenzialblutbild unauffällig.

Im Röntgenbild kamen feinfleckige Spongiosaaufhellungen mit leichter Periostabhebung im Bereich des Os metatarsale I zur Darstellung. Alter und Fieber passten gut zur SJIA. Auch das Muster des Gelenkbefalls war einzuordnen. Gegen die Diagnose sprachen recht wechselhafte Gelenkschwellungen. Es fehlte das meist während des Fiebers auftretende Exanthem. Atypisch war vor allem die relativ niedrige Thrombozytenzahl, die bei der SJIA meist deutlich erhöht ist. Die Knochenmarkpunktion brachte die Klärung. Es handelte sich um eine akute Leukämie.

Rheumafaktor-negative und Rheumafaktor-positive Polyarthritis

◀ Rheumafaktor-negative und Rheumafaktor-positive Polyarthritis

▶ **Synonyme.** Seronegative bzw. seropositive Polyarthritis.

◀ Synonyme

▶ **Definition.** Arthritis von 5 oder mehr Gelenken während der ersten 6 Krankheitsmonate.
Rheumafaktor (RF)-negative Polyarthritis: RF negativ, Exklusionen (s. S. 557): a, b, c, d, e.
Rheumafaktor (RF)-positive Polyarthritis: RF positiv, Exklusionen (s. S. 557): a, b, c, e.

◀ Definition

Häufigkeit: Die RF-negative, wesentlich häufigere Form kann in jedem Alter beginnen, die RF-positive Form meist erst ab dem 8.– 10. Lebensjahr. Mädchen sind von beiden Formen deutlich häufiger betroffen als Jungen. Die RF-negative Form ist mit etwa 20 %, die RF-positive Form mit etwa 3 % an der JIA beteiligt.

Klinik: Zu Beginn können Allgemeinsymptome wie leichtes Fieber, Müdigkeit und Morgensteifigkeit auftreten, bevor die Arthritis das Krankheitsbild zunehmend beherrscht. Sie kann sich schleichend oder rasch entwickeln. Zunächst sind oft nur wenige Gelenke befallen, bis nach wenigen Wochen oder Monaten das Vollbild entsteht. Dann sind meist acht und mehr Gelenke betroffen. Die **Polyarthritis** befällt **große und kleine Gelenke**, auch die Gelenke der **Halswirbelsäule** und die **Kiefergelenke**, in überwiegend **symmetrischem Muster**. Die Kinder fallen durch abnorme Haltung und Bewegungsmuster auf (Abb. 15.12). Oft entstehen erhebliche Gelenkkontrakturen.

Diagnostik: Diagnostisch wegweisend ist das klinische Bild. BSG und CRP sind oft erhöht. ANA können bei beiden Formen nachweisbar sein, der IgM-Rheumafaktor definitionsgemäß nur bei der RF-positiven Form; gefordert wird ein zweimaliger Nachweis des Rheumafaktors im Abstand von 3 Monaten (quantitative Bestimmung mittels Nephelometer oder Waaler-Rose-Test).

Differenzialdiagnose: Abzugrenzen sind andere Formen der JIA, reaktive Arthritis, Kollagenosen, maligne Erkrankungen, Stoffwechselstörungen (Morbus Gaucher u.a. Lipidosen), Immundefekte und die diabetische Cheiropathie.

Therapie: s. S. 563 ff.

Prognose: Sie ist bei der RF-negativen Form günstiger als bei der RF-positiven Form, aber es besteht ein hohes Risiko bleibender Funktionseinschränkungen.

Häufigkeit: Die RF-negative, wesentlich häufigere Form kann in jedem Alter beginnen, die RF-positive meist ab dem 8.– 10. Lebensjahr, Mädchen häufiger als Jungen.

Klinik: Nach eventuellen Prodromi entwickelt sich eine **symmetrische Arthritis großer und kleiner Gelenke**, auch der **Kiefer- und Halswirbelsäulengelenke**. Die Kinder fallen durch abnorme Haltung und Bewegungsmuster auf (Abb. 15.12).

Diagnostik: Wegweisend ist die Klinik. Evtl. finden sich ANA. Zur Diagnose der RF-positiven Form muss der Rheumafaktor 2-mal im Abstand von 3 Monaten quantitativ nachweisbar sein.

Differenzialdiagnose: s. Haupttext.

Therapie: s. S. 563 ff.

Prognose: Die RF-negative Form hat eine günstigere Prognose als die RF-positive Form.

15.12 Schonhaltung bei Polyarthritis

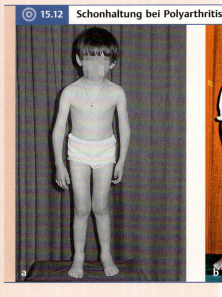
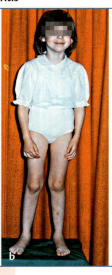

a Das 8-jährige Mädchen mit Polyarthritis weist eine Schonhaltung zahlreicher Gelenke, besonders eine Beugehaltung der Ellenbogen-, Hüft-, Knie-, aber auch der Finger- und Zehengelenke auf. Es bestehen deutliche Funktionseinbußen, der Gang ist kleinschrittig und roboterhaft mit eingeschränkter Rumpfrotation.
b 1½ Jahre später haben sich unter Therapie die Fehlhaltungen vollständig ausgeglichen, das Kind hat seine Fröhlichkeit wiedererlangt.

Oligoarthritis

▶ **Synonyme.** Oligoarthritis Typ I, frühkindliche Oligoarthritis.

▶ **Definition.** Arthritis von 1–4 Gelenken während der ersten 6 Krankheitsmonate. Exklusionen (s. S. 557): a, b, c, d, e. Nach 6-monatigem Verlauf unterscheidet man eine persistierende Oligoarthritis (< 5 Gelenke) von einer erweiterten Oligoarthritis (≥ 5 Gelenke).

Häufigkeit: Mädchen sind 4-mal häufiger betroffen als Jungen, meist Kleinkinder 2–5 Jahre. An der JIA ist die Oligoarthritis mit etwa 40% beteiligt.

Klinik: Am Anfang ist oft nur 1 Gelenk, später sind 2–4, bei erweiterter Oligoarthritis auch 5 und mehr Gelenke in überwiegend **asymmetrischem Muster** betroffen. Im Vordergrund steht das **Kniegelenk** (Abb. 15.13a). Je jünger das Kind bei Auftreten der Erkrankung, umso schneller entwickeln sich **Schonhaltungen mit Ausweichbewegungen**. Bei bis zu 50% der Kinder tritt eine **chronische Iridozyklitis** auf (Abb. 15.13b). Sie verläuft überwiegend ohne äußere Symptome, führt jedoch oft zu bleibenden Schäden mit Sehbehinderung.

Oligoarthritis

▶ Synonyme

▶ Definition

Häufigkeit: Mädchen sind 4-mal häufiger betroffen als Jungen.

Klinik: Die Oligoarthritis mit überwiegend **asymmetrischem Muster** betrifft meist das Kniegelenk (Abb. 15.13a). Häufig besteht eine **chronische**, meist symptomlose **Iridozyklitis** (Abb. 15.13b), die zu bleibender Visusminderung führen kann.

15.13 Frühkindliche Oligoarthritis

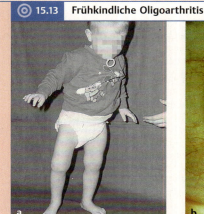
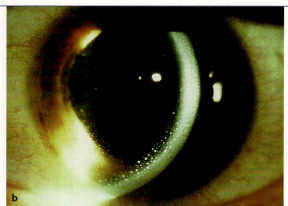

a Isolierte Arthritis des rechten Kniegelenks bei Oligoarthritis. Knapp 2-jähriges Mädchen mit typischer Beugehaltung des betroffenen Gelenks und Gangstörung.
b Chronische Iridozyklitis bei Oligoarthritis. Aufleuchten der Entzündungspartikel bei der Untersuchung an der Spaltlampe. Da sich die Entzündungspartikel in der Wärmeströmung der Augenvorderkammer bewegen, spricht man von Zellströmung.

Diagnostik: Wegweisend sind Klinik und Alter. Allgemeine Entzündungszeichen sind oft nur mäßig ausgeprägt oder fehlen. ANA sind in 60–80 % der Fälle nachzuweisen und signalisieren ein erhöhtes Iridozyklitisrisiko.

▶ **Merke.** Besteht eine Oligoarthritis, muss zum Nachweis bzw. Ausschluss einer Iridozyklitis alle 6 Wochen eine Spaltlampenuntersuchung erfolgen.

Differenzialdiagnose: Septische Arthritis, reaktive Arthritis, Coxitis fugax, Traumen, aseptische Knochennekrosen, Osteochondrosis dissecans, knöcherne Tumoren und maligne Erkrankungen, Fremdkörperverletzungen.

Therapie: s. S. 563 ff.

Prognose: Auf lange Sicht verläuft die Arthritis meist günstig, jedoch kann sie auch hartnäckig rezidivieren und zu Gelenkdestruktion führen. Bei chronischer Iridozyklitis kommt es häufig zu Defektheilung, beginnend meist mit hinteren Synechien (Entrundung der Pupille), gefolgt von bandförmiger Keratopathie und Katarakt. Langfristig drohen Sekundärglaukom und Phthisis bulbi.

▶ **Klinischer Fall.** Bei einem 4-jährigen Mädchen traten plötzlich eine Schwellung des linken Kniegelenks und ein hinkender Gang auf. Die Eltern dachten zunächst an ein Trauma, zumal das Mädchen zuvor mit dem Fuß umgeknickt war und nicht über Schmerzen klagte. Bei der Untersuchung war das linke Knie erheblich verdickt, überwärmt und in seiner Streckfähigkeit eingeschränkt. Normale BSG und CRP sprachen scheinbar gegen Rheuma, die Borrelien-Antikörper waren negativ. Die Untersuchung beim Augenarzt ergab eine einseitige Iridozyklitis. Dies und der Nachweis von ANA führten zur Diagnose der juvenilen idiopathischen Arthritis, Kategorie Oligoarthritis.

Enthesitis-assoziierte Arthritis

▶ **Synonyme.** Oligoarthritis Typ II, HLA-B27-assoziierte Arthritis, juvenile Spondylarthropathie.

▶ **Definition.**
1. Arthritis und Enthesitis (Sehnenansatzentzündung), oder
2. Arthritis und mindestens 2 der folgenden Merkmale: (A) Schmerzen der Iliosakralgelenke und/oder entzündlicher LWS-Schmerz; (B) HLA-B27 positiv; (C) Beginn der Arthritis bei einem Jungen älter als 8 Jahre; (D) Spondylitis ankylosans, Enthesitis-assoziierte Arthritis, Sakroiliitis mit entzündlicher Darmerkrankung, Reiter-Syndrom oder akute Uveitis bei einem Verwandten ersten Grades. Exklusionen (s. S. 557): a,d,e.

Pathogenese: Es besteht eine genetische Disposition. Bei Verwandten liegen häufig Spondylitis ankylosans oder andere HLA-B27-assoziierte Erkrankungen wie Morbus Crohn oder Colitis ulcerosa oder seronegative Spondylarthropathien vor.

Häufigkeit: Die Erkrankung tritt zu 80 % bei Jungen auf, meist im Schulalter. An der JIA ist die Enthesitis-assoziierte Arthritis mit etwa 25 % beteiligt.

Klinik: Typisch ist die **Trias asymmetrische Arthritis, Enthesitiden** und **Rückenschmerzen**. Die Arthritis beginnt als Mono- oder Oligoarthritis vorwiegend der großen Gelenke der unteren Extremitäten. Zu Beginn stehen meist die Knie- oder auch Sprunggelenke im Vordergrund, im weiteren Verlauf sind zunehmend die Hüftgelenke sowie die Zehengrundgelenke gefährdet. Das zweite Leitsymptom bilden **Sehnenansatzschmerzen** infolge **Enthesitis**. Sie sind vor allem an der Ferse, am Ansatz der Achillessehne und/oder Plantaraponeurose lokalisiert, aber auch am Knie, Beckenkamm und vielen anderen Stellen möglich. Die **lumbosakralen Rückenschmerzen** treten oft erst später hinzu und müssen erfragt werden. In 10–20% tritt eine **akute Iridozyklitis** mit konjunktivaler Rötung, Schmerzen und Lichtscheu auf.

Diagnostik: Wegweisend sind Klinik und Familienanamnese. **HLA-B27** ist in 70–80% **positiv**. Die Sakroiliitis ist im MRT frühzeitig nachweisbar. Erstes röntgenologisches Zeichen ist eine meist einseitige Gelenkspalterweiterung (Abb. **15.14**).

Diagnostik: Wegweisend sind das klinische Bild und die Familienanamnese. Allgemeine Entzündungszeichen sind bei der Mehrzahl der Kinder vorhanden. In 70–80% ist **HLA-B27 positiv**. Die Sakroiliitis kann frühzeitig durch die MRT bestätigt werden. Erstes röntgenologisches Zeichen der Sakroiliitis ist eine meist einseitige, großbogige Gelenkspalterweiterung mit unscharfer und unregelmäßiger Begrenzung im lateralen Anteil. Es folgen Reparationsvorgänge mit Sklerosierung und zunehmendem knöchernem Umbau (Abb. **15.14**).

15.14 Sakroiliitis bei Enthesitis-assoziierter Arthritis

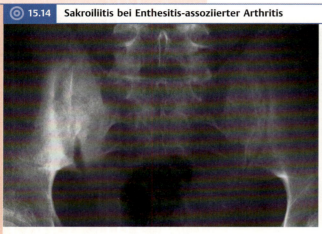

a 15-jähriger Junge mit Sakroiliitis rechts im Frühstadium: großbogige Demineralisation, unscharfe und unregelmäßige Begrenzung mit beginnender Sklerosierung.

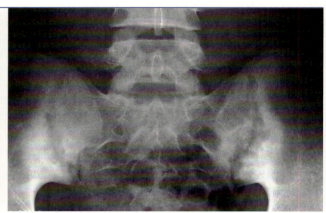

b Doppelseitige Sakroiliitis in fortgeschrittenem Stadium bei einem 17-jährigen Jugendlichen: Es zeigt sich eine breite Umbauzone mit vielgestaltigen destruktiven und reparativen Veränderungen und beginnender knöcherner Überbrückung. Deutliche Osteosklerose.

Differenzialdiagnose: s. Haupttext.

Differenzialdiagnose: Sie umfasst andere HLA-B27-assoziierte Arthritiden, mit denen Überlappungen möglich sind, wie Arthritis bei Morbus Crohn und Colitis ulcerosa, juvenile Arthritis psoriatica, reaktive Arthritiden nach bakteriellen Darminfektionen und Reiter-Syndrom. Abzugrenzen sind auch Traumen und Fremdkörperverletzungen sowie Infektionen, besonders eine Borreliose, ferner aseptische Nekrosen, Epiphysenlösungen des Hüftkopfes, Osteochondrosis dissecans, Adoleszentenchondrolyse, Knochentumoren.

Therapie: s. S. 563 ff.

Therapie: s. S. 563 ff.

Prognose: Trotz mehrerer Schübe kommt die Erkrankung bei den meisten Patienten zum Stillstand. Einige Patienten entwickeln als Erwachsene einen Morbus Bechterew.

Prognose: Die Hüft- und Zehengrundgelenke sind bezüglich einer Gelenkdestruktion stärker gefährdet als Knie- und Sprunggelenke. Trotz mehrerer Schübe kommt die Mehrzahl der Erkrankungen zur Ruhe. Nur ein kleinerer Teil der Kinder und Jugendlichen entwickelt nach dem 20. Lebensjahr eine ankylosierende Spondylitis (Morbus Bechterew).

▶ **Klinischer Fall.** Ein 12-jähriger Schüler erkrankte ohne vorherige Infektion mit einer Arthritis des rechten Kniegelenkes, die mit einem ausgeprägten Erguss verbunden war. Nachdem einige Jahre zuvor eine Fremdkörperarthritis am gleichen Kniegelenk aufgetreten war, bestand zunächst der Verdacht auf ein Rezidiv. Während der folgenden Wochen und Monate kam eine Entzündung beider Ellenbogen und des linken Sprunggelenkes hinzu. Die klinische Untersuchung, Röntgenaufnahmen, Sonographie und Laboruntersuchungen ermöglichten keine Einordnung des Krankheitsbildes.

Unter Diclofenac trat keine befriedigende Besserung ein. Während der folgenden 10 Monate flackerte die Arthritis immer wieder auf, mit mehrfachen Fieberschüben bis 39 °C, die einige Tage bis zu 1–2 Wochen anhielten. Dabei nahm der Junge ohne Auftreten von Bauchschmerzen oder Durchfall 4 kg an Gewicht ab. Er fühlte sich schlapp und leistungsunfähig.
CRP und BSG waren anhaltend erhöht bzw. stark beschleunigt. Alle übrigen Befunde blieben negativ. HLA-B27 war nicht nachweisbar.
Die Diagnose wurde durch die Koloskopie mit Biopsie geklärt. Sie zeigte den typischen Befund einer Enteritis regionalis Crohn.

Psoriasisarthritis

▶ **Definition.**
1. Arthritis und Psoriasis, oder
2. Arthritis und mindestens 2 der folgenden Merkmale: (A) Daktylitis, (B) Tüpfelnägel oder Onycholyse; (C) Psoriasis bei einem Verwandten ersten Grades. Exklusionen (s. S. 557): b, c, d, e.

Häufigkeit: Die Psoriasisarthritis ist mit 5–10% an der JIA beteiligt.

Klinik: Die **Arthritis** ist **meist oligoartikulär**, gelegentlich polyartikulär. Als typisch gilt eine Arthritis in den **Finger- bzw. Zehenmittel- oder -endgelenken** sowie der **Befall eines Finger- oder Zehenstrahles** (=Daktylitis). In 70–80% der Fälle finden sich **Nagelveränderungen** wie Tüpfelnägel, Hyperkeratosen, Onycholyse oder Ölfleck. Die Psoriasis ist evtl. nur gering ausgeprägt. Sie kann gleichzeitig auftreten oder der Arthritis noch nach vielen Jahren folgen; nur selten geht sie der Arthritis voraus.

Diagnostik: Wegweisend ist die Klinik. Allgemeine Entzündungszeichen sind mäßig ausgeprägt oder fehlen. HLA-B27 ist in 30–40%, ANA sind in etwa 40–60% der Fälle positiv.

Prognose: Die Prognose ist vor allem bei Oligoarthritis meist günstig. Bei hoch entzündlichem Verlauf kommt es gelegentlich jedoch zu schweren Gelenkdestruktionen.

Undifferenzierte Arthritis

▶ **Definition.** Idiopathische Arthritis, welche die Kriterien für keine oder für mehr als eine der anderen Kategorien erfüllt.

Therapie der juvenilen idiopathischen Arthritis

Eine kausale Therapie ist bisher nicht möglich. Ziel der symptomatischen Therapie ist es,
- den Entzündungsprozess zu stoppen,
- Gelenkfunktionen zu erhalten bzw. wiederherzustellen und Achsenfehlstellungen zu vermeiden bzw. zu korrigieren,
- Kleinwuchs sowie lokale Wachstumsstörungen zu vermeiden,
- trotz der schmerzhaften Arthritis dem Kind eine altersgemäße körperliche, geistige und psychosoziale Entwicklung zu ermöglichen.

Hierzu müssen die Kategorie der Arthritis, das Alter des Kindes, Krankheitsaktivität und -verlauf berücksichtigt werden.
Die Therapie umfasst Medikamente, physio-, ergotherapeutische und eventuell operative Maßnahmen sowie eine sozialpädagogische und psychologische Betreuung, erfordert also eine enge Kooperation aller Beteiligten. Soweit alle therapeutischen Möglichkeiten genutzt werden, besteht bei der Mehrzahl der Erkrankungen die Chance, die therapeutischen Ziele zu erreichen.

Medikamentöse Therapie: Folgende Gruppen von Medikamenten stehen zur Verfügung:
- nichtsteroidale Antirheumatika (NSAR)
- Basismedikamente (Langzeitmedikamente = langsam wirkende Antirheumatika = krankheitsmodifizierende Medikamente)
- Glukokortikoide
- Biologika.

▶ **Merke**

▶ **Merke.** Für ihre Anwendung beim Kind gelten folgende Regeln:
- Es kommen nur Medikamente zur Anwendung, bei denen Erfahrungen beim Erwachsenen vorliegen.
- Für Kleinkinder und jüngere Schulkinder ist die galenische Zubereitung als Saft wünschenswert, um exakt dosieren zu können und die Einnahme zu erleichtern.
- Mit Glukokortikoiden ist umso mehr Zurückhaltung geboten, je jünger das Kind ist.

Nichtsteroidale Antirheumatika wirken analgetisch und antiphlogistisch (Letzteres erst nach mehreren Wochen). Sie stellen die **1. Stufe der medikamentösen Therapie** dar.

Nichtsteroidale Antirheumatika wirken schmerzlindernd, fiebersenkend (jeweils mit sofortiger Wirkung) und (nach mehreren Wochen bis Monaten) entzündungshemmend. Sie stellen die **1. Stufe der medikamentösen Therapie** dar. Geeignet sind Indometacin, Ibuprofen (jeweils als Saft verfügbar), Diclofenac und Naproxen. Zunächst sollte mit der Hälfte der therapeutischen Dosis begonnen werden.

Basismedikamente (z. B. Chloroquin, Sulfasalazin, Methotrexat) induzieren eine Remission. Sie werden bei **ausgeprägter Krankheitsaktivität**, besonders bei **Polyarthritis**, zusätzlich zu NSAR eingesetzt.

Basismedikamente dämpfen die autoimmunologische Reaktion langfristig und induzieren (nach mehreren Monaten der Einnahme) eine Remission. Sie werden bei **ausgeprägter Krankheitsaktivität**, besonders bei **polyarthritischem Verlauf**, zusätzlich zu NSAR frühzeitig eingesetzt. Zur Verfügung stehen Chloroquin, Hydroxychloroquin, Sulfasalazin sowie die Immunsuppressiva Methotrexat, Azathioprin, Leflunomid und Ciclosporin A. Die Indikationsstellung, Dosierung und Überwachung der Therapie bleibt Kinderrheumatologen vorbehalten.

Glukokortikoide haben eine ausgeprägte antiphlogistische Wirkung. Wegen erheblicher Nebenwirkungen (Wachstumsstillstand, Osteoporose) ist die Indikation streng zu stellen. **Indikationen für die systemische Anwendung** sind:
- SJIA mit Perimyokarditis
- systemische bzw. polyartikuläre SJIA-Formen, die auf NSAR plus Basismedikamente unzureichend ansprechen
- „Stoßtherapie" bei schwerkranken Kindern zu Beginn der medikamentösen Langzeittherapie.

Indikationen für die lokale Anwendung sind **Iridozyklitis** und **Mono- bzw. Oligoarthritis** (intraartikuläre Applikation).

Biologika sind hochwirksame Substanzen. Bei der JIA kommen v. a. Anti-TNFα-Therapien (Etanercept) zum Einsatz.

Glukokortikoide haben eine ausgeprägte entzündungshemmende Wirkung. Im Hinblick auf erhebliche unerwünschte Wirkungen (Wachstumsstillstand, Osteoporose mit Gefahr von Hüftkopfnekrose und Wirbelkörper-Impressionsfrakturen) ist die **Indikation streng zu stellen**, zumal die Kinder innerhalb von Wochen „kortisonpflichtig" werden und die unerwünschten Wirkungen mit der Zeit zunehmen. **Indikationen für die systemische Anwendung** sind:
- **SJIA mit Perimyokarditis:** Prednisolon sollte in einer Dosis von 1–2 mg/kg/d morgens vor 8.00 Uhr eingenommen werden. Sobald eine Besserung erzielt ist, wird die Dosis allmählich reduziert. Um das Längenwachstum nicht zu hemmen, strebt man eine Zieldosis unter 0,15–0,2 mg/kg/d an.
- **Systemische bzw. polyartikuläre SJIA-Formen**, wenn NSAR und Basismedikamente unzureichend wirksam sind. Prednisolon wird als Einzeldosis (0,1–0,15 mg/kg/d) morgens vor 8.00 Uhr verabreicht. Günstiger ist die Gabe der doppelten Dosis jeden 2. Tag (alternierende Gabe).
- **„Stoßtherapie"** bei schwerkranken Kindern in der **Einleitungsphase der medikamentösen Langzeittherapie:** Man verabreicht 10–20 mg Prednisolon/kg/d als Infusion an 3 Tagen mit jeweils 1 Tag Pause dazwischen.

Indikationen für die lokale Anwendung sind **Iridozyklitis** – in Zusammenarbeit mit dem Augenarzt – und **Mono- bzw. Oligoarthritis** als intraartikuläre Applikation von Triamcinolonhexacetonid und anderen Steroiden.

Biologika sind hochwirksame Substanzen, die gegen entzündungsfördernde Zytokine gerichtet sind. Bei der JIA kommen insbesondere Anti-TNFα-Therapien zum Einsatz. Etanercept (Enbrel) ist für die Behandlung der polyartikulären JIA (≥5 Gelenke) ab 4 Jahren zugelassen. Andere Antizytokin-Therapien müssen im Kindesalter bisher noch „Off Label" erfolgen. Dazu zählt der IL1-Antagonist Anakinra (Kineret®) bei der SJIA.

Nichtmedikamentöse Therapie: s. Tab. 15.17. Frühzeitige, konsequente Physiotherapie ist zur Prophylaxe von Gelenkkontrakturen essenziell. Kinder und Eltern müssen umfassend informiert und in die Therapie (v. a. die Physiotherapie) und alle Entscheidungen einbezogen werden.

Nichtmedikamentöse Therapie: s. Tab. 15.17. Frühzeitige, konsequente (schmerzfreie!) Physiotherapie ist zur Prophylaxe von Gelenkkontrakturen und Achsenfehlstellungen essenziell (Prophylaxe ist leichter als Korrektur!). Die Eltern sollten in den verschiedenen Bereichen als Ko-Therapeuten gewonnen werden, damit sie z. B. zu Hause einfache physiotherapeutische Maßnahmen mit dem erkrankten Kind durchführen können. Kinder und Eltern müssen umfassend informiert und in alle Entscheidungen einbezogen werden, um ein enges Vertrauensverhältnis zu schaffen. Hoffnung und Zuversicht helfen, die Krankheit zu

15.17 Nichtmedikamentöse Therapie der JIA

physiotherapeutische Maßnahmen	ergotherapeutische Maßnahmen	operative Maßnahmen	sozialpädagogische und psychologische Betreuung
Tonusminderung der Muskulatur, die das Gelenk in Fehlstellung zieht, z. B. durch passiv-assistives Durchbewegen	Anfertigung von Lagerungs- und Funktionsschienen für Hand- und Fingergelenke	Synovektomie (Entfernung der erkrankten Synovialis) bei Mon- oder Oligoarthritis, die auf medikamentöse und lokale Maßnahmen unzureichend anspricht	Unterstützung bei der Krankheitsbewältigung inkl. Training in Schmerzbewältigungsstrategien
schonende Dehnung verkürzter Strukturen; Ziel: Erweiterung des Bewegungsradius	Gelenkschutztraining	Korrektur von Kontrakturen und Achsenfehlstellungen, wenn durch intensive Physiotherapie kein ausreichender Erfolg zu erzielen ist	Beratung der Familie inkl. Hilfe bei Behörden und Ämtern
gezielte Aktivierung der Muskelgruppen, die der Fehlstellung entgegenwirken Trainieren des Muskelzusammenspiels	sensomotorische Schulung in Verbindung mit kreativen handwerklichen Maßnahmen	Gelenkersatz (z. B. Hüftprothese) nach Wachstumsfugenschluss (Ultima ratio)	Förderung des Schulunterrichts, der auch in der Klinik fortgesetzt werden muss Berufsberatung, Ausbildungs- und Arbeitsplatzbeschaffung
Schulung des Muskelzusammenspiels physiologischer Bewegungsabläufe	Selbständigkeitstraining inkl. Anpassung von Hilfsmitteln		Beratung bzgl. steuerlicher Erleichterungen und Pflegegeld

bewältigen. Hilfreich ist der Elternkreis rheumakranke Kinder e.V., eine Selbsthilfegruppe unter dem Dach der Deutschen Rheuma-Liga (www.rheuma-liga.de).

15.3.4 Immunologische Erkrankungen des Bindegewebes und Gefäßsystems (kindliche Kollagenosen)

Kollagenosen (Tab. 15.18) sind Autoimmunerkrankungen. Sie sind teilweise durch spezifische Immunreaktionen charakterisiert, die die Diagnose erleichtern. Die kindlichen Formen weisen häufig vaskulitische Phänomene auf. Meist sind mehrere Organsysteme befallen, wobei das Befallsmuster auch innerhalb der Grunderkrankung erheblich variieren kann. Verlauf und Prognose hängen meist vom Ausmaß der Organbeteiligung ab. Die Arthritis verläuft meist günstig.

15.3.4 Immunologische Erkrankungen des Bindegewebes und Gefäßsystems (kindliche Kollagenosen)

Kollagenosen (Tab. 15.18) sind Autoimmunerkrankungen, teilweise mit spezifischen Immunreaktionen. Sie befallen unterschiedliche und meist mehrere Organsysteme.

15.18 Klassifikation der Kollagenosen

- Lupus erythematodes disseminatus (LED) = systemischer Lupus erythematodes (SLE)
- juvenile Dermatomyositis
- Sklerodermie
- Mixed Connective Tissue Disease (MCTD) = Sharp-Syndrom
- Sjögren-Syndrom
- undifferenzierte Kollagenosen und Overlap-Syndrome

Im Kindesalter ist das Raynaud-Phänomen (anfallsartige Ischämie meist an den Fingern, zunächst Blässe, dann Zyanose und reaktive Hyperämie) in etwa 90 % der Fälle mit einer Kollagenose assoziiert.

Häufiges Zeichen einer kindlichen Kollagenose ist das Raynaud-Phänomen.

Lupus erythematodes disseminatus (LED)

▶ **Synonym.** Systemischer Lupus erythematodes, SLE.

▶ **Definition.** Chronisch entzündliche Autoimmunerkrankung, die sich an Haut, Bewegungsapparat, inneren Organen und ZNS manifestiert und vor allem ältere Schulkinder und Jugendliche – insbesondere Mädchen – betrifft.

Ätiologie und Pathogenese: Es besteht eine genetische Disposition. In der Familie sind meist Autoimmunerkrankungen zu finden. Virale und bakterielle Infektionen sowie UV-Exposition können begünstigend bzw. auslösend wirken. Entscheidend ist das Auftreten von Antikörpern gegen Bestandteile des Zellkernes, besonders Doppelstrang-DNS (ds-DNS).

Klinik: Die Erkrankung kann akut, aber auch schleichend beginnen. Beim Kind überwiegt der **plötzliche Beginn mit Fieber, Abgeschlagenheit, Müdigkeit, Kraftlosigkeit** und **Gewichtsverlust**. Bei schleichendem Verlauf stehen Leistungsabfall, Myalgien und Exantheme – besonders an lichtexponierten Stellen – im Vordergrund. Eine Oligoarthritis oder wandernde Arthritis tritt oft auf.
Das klassische **Schmetterlingserythem** findet man nur bei der Hälfte der Kinder. **Vaskulitische Veränderungen** mit kleinen Blutaustritten um die Fingernägel, livedoretikuläre Veränderungen mit oder ohne Nekrosen an den Handinnenflächen sowie Erytheme, **Ulzera der Mundschleimhaut** können frühzeitig auftreten, ebenso **Raynaud-Phänomen** und Haarausfall.
Nahezu alle Organe und serösen Häute können miterkranken. Vor allem der Befall von Nieren und ZNS kann den Verlauf komplizieren. Bei $2/3$ der Kinder kommt es zur **Nephritis** (in 40 % die prognostisch ungünstige, diffus proliferative Form) mit Proteinurie, Hämaturie, Hypertonie. Der **Befall des ZNS** manifestiert sich in Form von psychischen Auffälligkeiten, choreatiformen Symptomen und Krämpfen.
Eine **Sonderform** ist der **neonatale Lupus erythematodes**, der durch mütterliche Autoantikörper (Anti-SS-A, Anti-SS-B) bedingt ist. Die Mutter ist häufig klinisch unauffällig. Neugeborene weisen Hautveränderungen und evtl. einen AV-Block auf, der einen Schrittmacher erfordern kann.

Diagnostik: Die Diagnose ergibt sich aus dem klinischen Bild und den Autoimmunreaktionen. Beweisend sind **Antikörper gegen ds-DNS und Sm-Antigen**. Häufig sind folgende Autoantikörper nachweisbar: ANA (in 95 %), Antikörper gegen SS-A/Ro bzw. SS-B/La oder Erythrozyten (positiver Coombs-Test), Rheumafaktor. Typischerweise ist die BSG stark erhöht, das CRP jedoch meist normal. Häufig finden sind Leukopenie und Thrombopenie, evtl. eine Anämie. Die Komplementfaktoren im Serum sind meist vermindert.

Differenzialdiagnose: JIA, vor allem SJIA, reaktive Arthritis, systemische Vaskulitis-Syndrome, Sharp-Syndrom oder andere Kollagenosen.

Therapie: Sie richtet sich nach Krankheitsaktivität und Organbefall. **Glukokortikoide** werden bei akuter Verschlechterung oder schwerwiegender Organmanifestation in Form einer wiederholten Stoßtherapie mit 20–30 mg/kgKG i. v. oder oral mit 2 mg/kgKG/d, sonst niedrig dosiert (0,1–0,2 mg/kgKG/d) eingesetzt. Bei Exanthem oder Arthritis gibt man **Hydroxychloroquin**, bei schwerer Hautvaskulitis oder Organbefall frühzeitig **Immunsuppressiva**: Azathioprin, Methotrexat, evtl. auch Ciclosporin A oder Mycophenolsäure. Liegt eine bedrohliche Nephritis oder ein ZNS-Befall vor, kann Cyclophosphamid angezeigt sein. Außerdem symptombezogen NSAR, Antikonvulsiva und Antihypertensiva.

Prognose: Die Überlebenschancen haben sich dank der abgestuften Immunsuppression in den letzten Jahrzehnten deutlich gebessert. Die Überlebensrate nach 5 Jahren ist auf über 90 %, nach 10 Jahren auf über 80 % angestiegen. Wesentliche Gefahren bilden die Nieren- und ZNS-Beteiligung sowie opportunistische Infektionen.

Juvenile Dermatomyositis

▶ **Definition.** Multisystemische Erkrankung mit nekrotisierender Vaskulitis der kleinen Gefäße vor allem der Muskulatur und Haut; tritt vorrangig im Alter zwischen 4 und 12 Jahren und bevorzugt bei Mädchen auf.

Ätiologie und Pathogenese: Die Ursache ist unbekannt. Man vermutet, dass u. a. Viren bei genetischer Disposition einen Autoimmunprozess auslösen, der zu der Vaskulitis führt.

Klinik: Die Symptome entwickeln sich **schleichend** über Monate mit Schwierigkeiten beim Anziehen und Treppensteigen **oder akut** mit hohem Fieber, Schmerzen in den Extremitäten und Gewichtsverlust. Stets besteht eine **symmetrische Muskelschwäche** mit Überwiegen der Schulter- und Beckenregion.
Die Hautveränderungen umfassen **Lilaverfärbung** und erythematöse **Schwellung der Lider** und/oder Erytheme im Gesicht (Abb. **15.15**) und am Rumpf, **Kollodiumplaques** (anfänglich Schwellung und fleckige Rötung, später blassrote Hautatrophie) über den Streckseiten der Fingergelenke und **Teleangiektasien** am verdickten Nagelfalz. Letztere sind mit der Lupe zu erkennen. Es besteht die Gefahr **vaskulitischer Ulzera** und Nekrosen im Bereich des Darmtraktes mit **Darmperforation** und diffuser Peritonitis (Cave: akutes Abdomen, s. S. 231). Der Befall der Schlundmuskulatur ist durch Schluckstörungen, Räuspern und Sprachschwierigkeiten mit **Aspirationsgefahr** zu erkennen. Außerdem können Herz- (Perimyokarditis) und Lungenbeteiligung (interstitielle Pneumonie), Hepatosplenomegalie, Arthralgien, Arthritis, vaskulitische Ödeme am Augenhintergrund und ZNS-Symptome (Verhaltensstörungen, Lernschwierigkeiten) auftreten.

Klinik: Die Symptome beginnen **schleichend** oder **akut**. Immer besteht eine **symmetrische Muskelschwäche**.

Charakteristisch sind **Lilaverfärbung** und **Schwellung der Lider** und/oder Erytheme im Gesicht (Abb. **15.15**), **Kollodiumplaques** über den Streckseiten der Fingergelenke und **Teleangiektasien** am verdickten Nagelfalz. Durch **vaskulitische Ulzera** besteht die Gefahr der **Darmperforation** und Peritonitis (Cave: akutes Abdomen, s. S. 231).

15.15 Juvenile Dermatomyositis

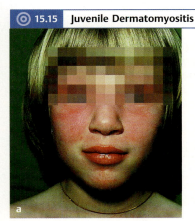 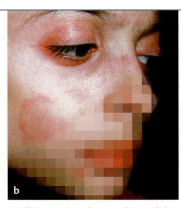

Charakteristisch sind das Gesichtserythem, die Lilafärbung der Ober- und Unterlider sowie das Lidödem verbunden mit einer symmetrischen Muskelschwäche.

Diagnostik: Wegweisend ist das klinische Bild. Die Muskelenzyme (CK, GOT, LDH und Aldolase) sind meist erhöht. Das Elektromyogramm (schmerzhaft) ist wenig hilfreich. Im MRT in T2-gewichteten Frequenzen erhöhtes Signal als Ausdruck eines entzündlichen Ödems. Eine Muskelbiopsie ist selten notwendig; sie kann normal ausfallen.

Therapie: Glukokortikoide sind unumgänglich: Prednisolon wird als Stoßtherapie (20–30 mg/kgKG/d, 3–4×jeden 2. Tag i.v., danach 0,2 mg/kgKG/d) oder anfangs in einer Dosis von 1–2 mg/kgKG/d oral verabreicht. Anschließend wird die Dosis je nach klinischem Bild bis auf 0,2 mg/kgKG/d oder darunter vermindert. **Immunsuppressiva** (Azathioprin bzw. Methotrexat, in schweren Fällen Methotrexat plus Ciclosporin A) helfen, Kortikoide einzusparen.
Frühzeitig muss eine **Physiotherapie** begonnen und konsequent weitergeführt werden, um Kontrakturen und Behinderungen (Rollstuhl) zu vermeiden.

Prognose: Zu **Beginn** besteht **akute Lebensgefahr** vor allem durch Darmperforation bzw. Aspirationspneumonie. Auf längere Sicht entwickeln 30–40% der Kinder eine **Kalzinose** mit Kalkablagerungen in der Haut sowie entlang der Faszien und Sehnenscheiden. Nach 3–5–10 Jahren heilt die Dermatomyositis meist aus. Muskelverkürzungen und Gelenkkontrakturen beeinträchtigen oft die Beweglichkeit, können bei konsequenter Physiotherapie jedoch meist verhindert werden.

Diagnostik: Wegweisend ist das klinische Bild. Die Muskelenzyme sind meist erhöht. Das MRT zeigt ein Muskelödem.

Therapie: Prednisolon wird als Stoßtherapie oder täglich verabreicht und anschließend die Dosis in Abhängigkeit vom klinischen Bild reduziert. Außerdem werden **Immunsuppressiva** eingesetzt.

Wichtig ist die frühzeitige und konsequente **Physiotherapie**.

Prognose: Zu **Beginn** besteht **akute Lebensgefahr** durch Darmperforation oder Aspiration. Auf längere Sicht entwickeln 30–40% der Kinder eine **Kalzinose.** Nach Jahren heilt die Dermatomyositis meist aus.

Sklerodermie

▶ **Definition**

▶ **Definition.** Fibrosierende und sklerosierende Bindegewebserkrankung, die sich beim Kind meist lokalisiert, selten generalisiert manifestiert. Mädchen erkranken häufiger als Jungen.

Ätiologie und Pathogenese: Diskutiert werden eine genetische Disposition und Endothelschäden mit Aktivierung des Immunsystems.

Ätiologie und Pathogenese: Möglicherweise liegt eine genetische Disposition vor. Exogene Noxen (Viren? Umweltfaktoren?) als mögliche Ursache einer Endothelläsion mit Aktivierung des Immunsystems, Fibroblastenproliferation und Stimulation der Matrixsynthese werden diskutiert.

Klinik: Die häufigste Erkrankungsform, die **lokalisierte (zirkumskripte) Sklerodermie,** manifestiert sich als **Morphea** (rundliche, rötlich-livide Hautschwellung mit Übergang in Atrophie) oder als **lineare Form** (bandförmiger fibrotischer Umbauvorgang).

Klinik: Die beim Kind häufigste Erkrankungsform, die **lokalisierte (zirkumskripte) Sklerodermie,** manifestiert sich als Morphea oder als lineare Form. Die **Morphea** beginnt meist umschrieben, seltener auch generalisiert als rundliche, rötlich-livide Hautverfärbung und Schwellung, die in eine Atrophie mit Verhärtung, Hypo- oder Hyperpigmentierung übergeht. Bei der **linearen Form** sind die Hautveränderungen bandförmig angeordnet. Sie können eine ganze Extremität umfassen. Durch Atrophie und ausgeprägte Induration der Subkutis und Muskulatur können erhebliche Fehlstellungen mit Wachstumsstörungen entstehen.

Bei der seltenen **progressiven systemischen Sklerodermie** tritt ein Ödem der Hände auf, dehnt sich aus, verhärtet und geht in eine Atrophie über. Die Finger werden dünn und spitzen sich zu (Abb. **15.16a**). Im Gesicht führt die Hautatrophie zu Mikrostomie, Lippenatrophie und perioraler Hautstraffung (Abb. **15.16b**). Motilitätsstörungen des Ösophagus, Lungenfibrose, Perimyokarditis und Niereninfarkte können auftreten.

Bei der im Kindesalter seltenen **progressiven systemischen Sklerodermie** tritt neben Allgemeinsymptomen (z. B. Abgeschlagenheit) eine ödematöse Schwellung der Hände auf, die sich auf die Unterarme ausdehnt, verhärtet und in eine Atrophie übergeht. In über 90 % der Fälle besteht ein Raynaud-Phänomen. Aufgrund der Atrophie spitzen sich die Finger zu (Abb. **15.16a**), Nekrosen der Fingerkuppen sind möglich. Die Hautatrophie kann sich auf den gesamten Körper ausdehnen. Im Gesicht führt sie zu Mikrostomie, Lippenatrophie und perioraler Straffung. Es resultiert ein maskenhaftes Gesicht mit reduzierter Mimik und Tabaksbeutelmund (Abb. **15.16b**). Die Zunahme des kollagenen Bindegewebes innerer Organe kann zu Motilitätsstörungen und Verkürzung des Ösophagus mit Schluckstörungen, zu Lungenfibrose, Perimyokarditis und Niereninfarkten mit Hypertonie führen.

⊚ 15.16 Systemische Sklerodermie

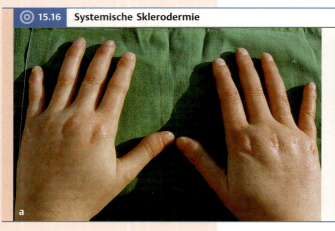 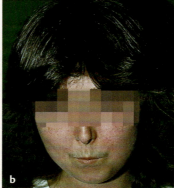

a Typische Veränderungen bei systemischer Sklerodermie: Ödeme im Bereich der Handrücken, zunehmende Hautatrophie im Bereich der Finger mit Zuspitzung und Substanzverlust im Bereich der Endglieder.
b Nach 6 Jahre dauerndem Krankheitsverlauf Zuspitzung der Nase und Mikrostomie durch Schrumpfung der Haut im Bereich von Nase und Mund.

Eine Sonderform ist das **CREST-Syndrom**.

Das **CREST-Syndrom** ist eine Sonderform, charakterisiert durch Kalzinose, Raynaud-Phänomen, Ösophagusdysfunktion, Sklerodaktylie und Teleangiektasien.

Diagnostik: Wegweisend ist die Klinik. Oft sind ANA, seltener Scl-70-AK nachweisbar.

Diagnostik: Wegweisend ist das klinische Bild. Oft sind ANA und IgM-Rheumafaktor, seltener spezifische Antikörper wie Anti-Scl-70 nachweisbar.

Therapie: Vermeidung von Kälteexposition; wichtig sind konsequente Physiotherapie und ein möglichst frühzeitiger Einsatz von Immunsuppressiva.

Therapie: Kälteexposition ist zu vermeiden, bei kühlen Temperaturen sind frühzeitig Handschuhe und warme Kleidung zu tragen. Wichtig ist auch eine konsequente Physiotherapie. Die medikamentöse Therapie – eingesetzt werden Azathioprin, Methotrexat und Glukokortikoide – kann bei frühzeitigem Beginn den generalisierten fibrotischen Prozess eindämmen.

Prognose: Der Verlauf gestaltet sich äußerst variabel.
Bei lokalisierter Sklerodermie können Funktionsbehinderungen und Wachstumsstörungen auftreten. Der systemische Verlauf wird vom Befall der inneren Organe bestimmt. Die Überlebensrate liegt nach 5 Jahren bei 95 %.

Sharp-Syndrom

▶ **Synonym.** Mixed connective tissue disease, MCTD.

▶ **Definition.** Kombination von Symptomen des systemischen Lupus erythematodes, der systemischen Sklerodermie, der Dermatomyositis und/oder der chronischen Arthritis, verbunden mit Antikörpern gegen U1-RNP.

Klinik: Das klinische Bild ist bunt und variabel: 90 % der Kinder zeigen ein **Raynaud-Phänomen**, viele eine **Polyarthritis**, häufig mit **Noduli** entlang der Sehnen und im Gelenkbereich, dazu makulopapulöse **Exantheme** und **sklerodermieartige Hautveränderungen**. Typisch ist eine **rezidivierende Parotisschwellung**. Hepatosplenomegalie, Muskelschwäche, Perikarditis, Pleuritis, Nierenbeteiligung, periartikuläre Kalkablagerungen können hinzukommen.

Diagnostik: Die wichtigsten Hinweise liefert das klinische Bild. Gesichert wird die Diagnose durch hohe Werte von Antikörpern gegen U1-RNP.

Differenzialdiagnose: Polyarthritische Formen der juvenilen idiopathischen Arthritis, LED, progressive Sklerodermie, undifferenzierte Kollagenosen.

Therapie: Überwiegend immunsuppressive Behandlung und Physiotherapie.

Undifferenzierte Kollagenosen und Overlap-Syndrome

▶ **Definition.** Krankheitsbilder mit klinischen Zeichen einer Kollagenose, die keiner definierten Diagnose zugeordnet werden können. Bei Overlap-Syndromen sind charakteristische Symptome von zwei oder mehr klassischen Kollagenosen kombiniert.

Klinik: Die Symptomatik ist **vielfältig**. Im Vordergrund stehen Raynaud-Phänomen, Muskelschmerzen und Muskelschwäche sowie Arthralgien oder Arthritiden und Exantheme. Darüber hinaus können innere Organe beteiligt sein. Eine undifferenzierte Kollagenose kann sich im Verlauf zu einem definierten Krankheitsbild wandeln. Ferner wurde durch die Entdeckung bislang unbekannter Antikörperphänomene die Zusammengehörigkeit bestimmter Symptome erkannt.

Diagnostik: Wegweisend ist die Klinik. ANA und Rheumafaktor können positiv sein. Gelegentlich sind spezielle Autoantikörper vorhanden, die auf typische Symptomkonstellationen hinweisen, beispielsweise Anti-PM-SCL oder Anti-KU bei Polymyositis mit Sklerodermie oder Anti-Jo-1 bei Myositis, interstitieller Lungenerkrankung, Arthritis und Raynaud-Phänomen (Anti-Synthetase-Syndrom).

Therapie: Sie richtet sich nach der Symptomatik. Meist ist eine immunsuppressive Langzeitbehandlung erforderlich.

Sjögren-Syndrom

Das Sjögren-Syndrom – **Keratokonjunctivitis sicca** und **Xerostomie**, daher auch Sicca-Syndrom genannt – kommt als eigenständiges Krankheitsbild oder zusammen mit anderen rheumatischen Erkrankungen vor, beim Kind überwiegend mit Kollagenosen. Als Pathomechanismus wird ein Autoimmunprozess in exokrinen Drüsen diskutiert. In 60–70 % der Fälle sind Anti-SS-A- und Anti-SS-B-Antikörper nachzuweisen. Die zugrunde liegende rheumatische Erkrankung muss behandelt, die Tränenflüssigkeit ersetzt werden.

15.3.5 Systemische Vaskulitissyndrome

Als Vaskulitis bezeichnet man die Entzündung von Blutgefäßen. Sie kommt bei zahlreichen rheumatischen Erkrankungen im Kindesalter vor: nahezu obligat bei den kindlichen Kollagenosen, fakultativ bei den verschiedenen Formen der akuten postinfektiösen Arthritiden (besonders nach Streptokokkeninfektionen) sowie bei der juvenilen idiopathischen Arthritis.

Systemische Vaskulitissyndrome betreffen den gesamten Organismus, wobei die Gefäßentzündung als dominierender Prozess das Krankheitsbild bestimmt. Die Klassifikation der Vaskulitissyndrome bleibt trotz mehrerer Vorschläge unbefriedigend. Sie erfolgt überwiegend nach der Größe der betroffenen Gefäße. Alle Gefäßtypen können betroffen sein: große, mittelgroße, kleine Arterien, Arteriolen, Kapillaren, Venolen oder Venen.

Die drei wichtigsten kindlichen Vaskulitisformen und typische Krankheitsbilder sind:

- **leukozytoklastische Vaskulitis** mit Befall der Arteriolen, Kapillaren und Venolen. Die häufigste klinische Manifestation ist die **Purpura Schoenlein-Henoch** (s. S. 478), für deren Pathogenese die Ablagerung vor allem von IgA in den kleinen Gefäßen bedeutsam ist.
- **Polyarteriitis (Periarteriitis)** mit Befall kleiner, mittelgroßer und großer Arterien. Dieser Gruppe ist das **mukokutane Lymphknoten-Syndrom (Kawasaki-Syndrom,** s. u.) zuzurechnen. Die Arteriitis vom Polyarteriitis-Typ gefährdet das Leben der Kinder v. a. durch den Befall der inneren Organe.
- Die selteneren **granulomatösen Vaskulitiden**, wie die **Wegener-Granulomatose** (s. u.).

Mukokutanes Lymphknotensyndrom (Kawasaki-Syndrom)

▶ **Definition.** Ausgeprägte systemische Vaskulitis kleiner, mittelgroßer und großer Gefäße mit charakteristischer Kombination von Haut- und Schleimhautveränderungen, Lymphknotenschwellungen sowie Befall von Gelenken und inneren Organen. Bevorzugt erkranken Kleinkinder im Alter von 2–5 Jahren.

Ätiologie und Pathogenese: Sie sind unbekannt. Möglicherweise lösen verschiedene Infektionen immunpathologische Vorgänge aus. Diskutiert wird vor allem eine Störung der zellulären Immunabwehr unter dem Einfluss von Superantigenen.

Klinik: Die **akute Phase** der Erkrankung beginnt mit **hohem Fieber** über mindestens 5 Tage. Die Kinder sind reizbar und wirken schwer krank. Es finden sich meist zervikale **Lymphknotenschwellungen** und ein stammbetontes, scarlatini- oder morbiliformes bzw. dem Erythema exsudativum multiforme ähnliches **Exanthem** (Abb. 15.17a).

In der **zweiten Phase,** ab dem 4. bis 5. Krankheitstag, kann das hohe Fieber andauern. An den Handflächen (Abb. 15.17b) und Fußsohlen entwickelt sich ein **Erythem**, an den Augen eine ausgeprägte **konjunktivale Gefäßinjektion** mit kleinen Gefäßknäueln (Abb. 15.17c). Sehr typisch sind die **lachsroten,** trockenen und rissigen **Lippen** und eine **Erdbeerzunge** (Abb. 15.17d). Dazu kommen Arthralgien und Arthritiden in unterschiedlichem Muster.

Die Organbeteiligung zeigt sich u. a. in einer Hepato- und Splenomegalie (Tab. 15.19).

Die **dritte Phase**, die Rekonvaleszenz, beginnt nach ca. 10–14 Tagen mit einer Entfieberung; die Haut schuppt sich an den Fingerspitzen (Abb. 15.17e) und Zehen, die Arthritiden klingen ab.

Der weitere Verlauf ist im Wesentlichen von der **Beteiligung der Koronararterien** bestimmt: Bei etwa 20–30% der unbehandelten Patienten finden sich **Läsionen** in Form von Aneurysmen oder längerstreckigen Dilatationen. Daraus können sich Stenosen oder ein Verschluss entwickeln.

15.17 Mukokutane Symptome beim Kawasaki-Syndrom

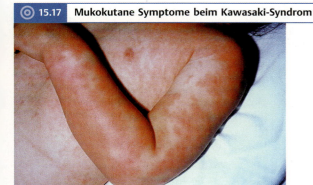

a Unspezifisches polymorphes Exanthem an Stamm und Extremitäten.

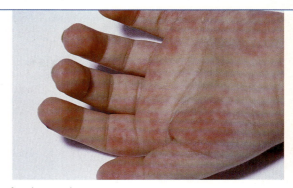

b Palmarerythem.

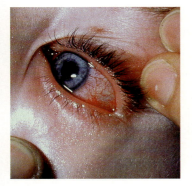

c Konjunktivitis.

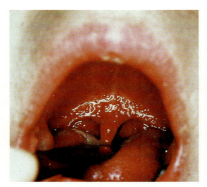

d Deutliche Rötung und Schwellung der Mundschleimhäute.

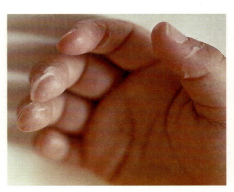

e Groblamelläre Schuppung der Fingerkuppen.

Extrakardiale Arterien wie proximale Arm- und Beinarterien, mesenchymale, renale sowie intrakranielle Arterien können bei bis zu 5–10 % der unbehandelten Patienten in gleicher Weise betroffen sein.

Diagnostik: Die Diagnose wird vor allem klinisch gestellt: Sind **mindestens 5 der 6** in Tab. **15.19** dargestellten **Hauptsymptome** oder 4 Hauptsymptome und Koronaraneurysmen vorhanden, liegt ein Kawasaki-Syndrom vor. Vor allem im 1. Lebensjahr sind auch oligosymptomatische Formen möglich. Zu den **Laborbefunden** s. Tab. **15.20**.
Von Anfang an ist eine sorgfältige **kardiale Diagnostik** notwendig. Im Mittelpunkt steht die **Echokardiographie,** mit deren Hilfe die proximal gelegenen **Koronararterienaneurysmen** überwiegend gut darzustellen sind. Alternativ wird eine Angiographie durchgeführt. Im EKG kommen meist nur unspezifische Veränderungen (Sinustachykardie) zur Darstellung.

Therapie: Sie ist am effektivsten, wenn sie frühzeitig in der 1. Krankheitswoche einsetzt. Man verabreicht Immunglobuline mit intaktem Fc-Segment in hoher Dosis (2 g/kgKG) i. v., außerdem Acetylsalicylsäure (40–80 mg/kgKG/d auf 4 Tagesdosen verteilt bis zur Entfieberung, anschließend 3–5 mg/kgKG/d über ca. 6 Wochen, bis die Laborwerte normalisiert sind). Bei nachgewiesenen Koronaraneurysmata muss die Gabe von Acetylsalicylsäure in niedriger Dosis mindestens 1 Jahr fortgesetzt werden.

Prognose: Die Prognose hängt vor allem von der Koronarbeteiligung ab: Die früher hohe Letalität von > 3 % konnte auf unter 0,5 % gesenkt werden. Häufigste Todesursache ist bei über 50 % der Fälle ein Myokardinfarkt, seltener Myokarditis mit Myokardversagen oder Arrhythmien. Rezidive des Kawasaki-Syndroms sind selten.

Extrakardiale Arterien sind bei etwa 5–10 % der unbehandelten Patienten betroffen.

Diagnostik: Die Diagnose ergibt sich aus den Hauptsymptomen (Tab. **15.19**) und typischen Laborbefunden (Tab. **15.20**).

Wichtig ist die **echokardiographische Untersuchung** (Alternative: Angiographie) zum Nachweis der **koronaren Aneurysmen**.

Therapie: Am effektivsten ist ein Therapiebeginn in der 1. Krankheitswoche. Man verabreicht Immunglobuline (in hoher Dosis i. v.) und Acetylsalicylsäure.

Prognose: Sie hängt von der Beteiligung der Koronararterien ab, die seit dem Einsatz von Immunglobulinen seltener geworden ist.

15 Immunologie, Allergologie und rheumatische Erkrankungen

15.19 Kawasaki-Syndrom

Hauptsymptome
- hohes Fieber über 5 Tage ohne nachweisbare anderweitige Ursache
- Hautveränderungen an den Extremitäten:
  - Palmar- und Plantarerythem im akuten Stadium
  - halbmondförmige Schuppung der Fingerspitzen (2.–3. Woche)
- polymorphes Exanthem am Stamm
- hochrote Lippen (sog. Lacklippen), Enanthem, Erdbeerzunge
- verstärkte Füllung der bulbären Konjunktivalgefäße („Konjunktivitis")
- Vergrößerung der seitlichen Halslymphknoten

Begleitsymptome
- **Magen-Darm-Trakt:** Erbrechen, Enteritis, uncharakteristische Bauchschmerzen
- **Gelenke:** Schmerzen und Schwellung kleiner und großer Gelenke
- **Leber/Gallenwege:** Hepatomegalie, leichte Erhöhung der Transaminasen und des Bilirubins, selten Hydrops der Gallenblase
- **Milz:** Splenomegalie
- **Niere:** Leukozyturie, Proteinurie
- **ZNS:** Meningismus, leichte Pleozytose und Eiweißerhöhung im Liquor
- **Herz:** Myokarditis, Perikarditis
- **Arterien:** Aneurysmen der proximalen Koronararterien, seltener der extrakardialen Arterien

15.20 Typische Laborbefunde beim Kawasaki-Syndrom

- stark erhöhte BSG (> 50 mm/1. Stunde)
- erhöhtes CRP
- Leukozytose und/oder Linksverschiebung
- Anämie (Hb < 9 g/100 ml)
- Thrombozytose > 500 000/mm^3 (ab 2.–3. Woche)
- Erhöhung von α_2-Globulin (> 10 rel.), Tumornekrosefaktor und IL-6

▶ **Klinischer Fall.** Ein 2-jähriges Kind erkrankte akut mit hohem Fieber, Gelenkschmerzen und allgemeinem schwerem Krankheitsgefühl. Gegen Ende der 1. Krankheitswoche bestanden ein unspezifisches, polymorphes Exanthem mit Palmarerythem, eine starke Rötung und Schwellung der Mundschleimhaut und Konjunktivitis (Abb. 15.17e). Die BSG betrug 85/127 mm, das CRP lag bei 114 mg/l. In der 2. Woche entwickelte sich eine Thrombozytose von maximal 960 000 Thrombozyten/mm^3. In der 3. Krankheitswoche war die typische Schuppung der Fingerkuppen zu beobachten (Abb. 15.17e). Im Anschluss an die Gabe von Immunglobulinen und Acetylsalicylsäure trat eine rasche Besserung ein. Eine Beteiligung der Koronararterien bestand nicht.

Wegener-Granulomatose

▶ **Definition.** Lebensbedrohliche, nekrotisierende Vaskulitis mit Granulombildung kleinerer und mittelgroßer Gefäße bei überwiegender Manifestation an Respirationstrakt und Nieren.

Klinik: Der Verlauf ist meist biphasisch: Die **Initialphase** (Monate bis Jahre) ist durch eine hämorrhagische Rhinitis, Sinusitis und Otitis evtl. auch durch Lungeninfiltrate charakterisiert.
Die **Generalisationsphase** beginnt mit **Fieber, Gewichtsverlust** und akuter **Entzündung der Luftwege** und Lungen sowie der Nasennebenhöhlen und des Mittelohrs. Etwa 85 % der Kinder entwickeln eine **hämorrhagische Nephritis** mit der Gefahr des Nierenversagens. Arthralgien und Arthritiden, Episkleritis, Hautefloreszenzen sowie andere Organmanifestationen (Herz, ZNS) können hinzukommen.

Diagnostik: Wegweisend ist das klinische Bild. Charakteristisch (in 60–90 % nachweisbar) sind **antineutrophile zytoplasmatische Antikörper** (**c-ANCA**, Zielprotein: Proteinase 3). BSG und CRP sind erhöht, außerdem finden sich eine

Leuko- und Thrombozytose. Histologisch können Granulome und/oder Vaskulitis durch Biopsie der Nasenschleimhaut nachgewiesen werden.

▶ **Merke.** Bei hämorrhagischer Atemwegsentzündung in Kombination mit Mikrohämaturie an Wegener-Granulomatose denken!

Therapie und Prognose: In der akuten Phase **Glukokortikoide** in hoher Dosis sowie **Cyclophosphamid,** später Methotrexat bzw. Cotrimoxazol; dadurch wurde die früher fatale Prognose wesentlich verbessert.

15.3.6 Periodische Fiebersyndrome

▶ **Definition.** Wiederkehrende Fieberattacken mit gleich bleibender Fieberdauer, die mit einer abakteriellen Entzündung vor allem der serösen Häute, der Synovia, Epidermis und/oder Konjunktiva einhergehen. Im fieberfreien Intervall sind die Kinder meist gesund und gedeihen gut.

Ätiologie: Gemeinsamer Nenner ist eine genetisch bedingte Störung der Regulation der Entzündungsreaktion. Die meisten periodischen Fiebersyndrome sind erblich, wobei auch Doppelmutationen möglich sind. Lediglich das PFAPA-Syndrom tritt sporadisch auf.

Klinik und Diagnostik: Klinisches Bild und Diagnostik der häufigsten periodischen Fiebersyndrome sind in Tab. 15.21 zusammengefasst. Ein wesentliches diagnostisches Hilfsmittel ist der Fieberkalender mit Häufigkeit und Dauer der Fieberattacken sowie Begleitsymptomen. Im Fieberschub sind BSG und CRP erhöht, im fieberfreien Intervall – Wochen bis Monate – jedoch normal. Mikrobiologische Tests (Rachenabstrich, Urin) sind negativ.

Differenzialdiagnose: Sie umfasst die systemischen Erkrankungen des rheumatischen Formenkreises (SJIA, Vaskulitissyndrome, kindliche Kollagenosen), Morbus Crohn und Colitis ulcerosa sowie andere Fieberzustände mit und ohne Infektion (S. 581).

▶ **Klinischer Fall.** Ein 7-jähriger türkischer Junge erkrankte mit unklarem Fieber um 39 °C, verbunden mit Bauch- und flüchtigen Knieschmerzen. Nach 2 Tagen war alles wieder vorbei. Bei einer ähnlichen Attacke 2 Monate später erfolgte wegen des druckempfindlichen Abdomens eine Appendektomie, ohne dass die Diagnose Appendizitis bestätigt werden konnte. In der Folgezeit wiederholten sich ähnliche Fieberzustände mit Bauchweh im Abstand von mehreren Wochen und Monaten. Es entwickelte sich eine Arthritis des linken Kniegelenkes. Gelegentlich klagte der Junge bei hohem Fieber auch über Schmerzen im Brustkorb. Die Eltern berichteten über eine flüchtige, schmerzhafte, handtellergroße gerötete Hautverdickung am linken Unterschenkel. Ähnliche Erkrankungen in der Familie fehlen. Dennoch ergibt sich aus der ethnischen Abstammung und Symptomatik der dringende Verdacht auf ein FMF. Unter Langzeitbehandlung mit Colchicin blieben weitere Schübe aus.

15.21 Charakteristika wichtiger periodischer Fiebersyndrome

Syndrom	Familiäres Mittelmeerfieber (FMF)	PFAPA-Syndrom (periodisches Fieber, aphthöse Stomatitis, Pharyngitis, Adenitis)	Hyper-IgD-Syndrom (HIDS)	Tumornekrosefaktor-Rezeptor-1-assoziiertes periodisches Syndrom (TRAPS)
Gendefekt Genort	Marenostrin/Pyrin, 16p13	unbekannt	Mevalonatkinase, 12q24	TNF-Typ-1-Rezeptor, 12p13
Erbgang	autosomal-rezessiv	sporadisch	autosomal-rezessiv	autosomal-dominant
Alter bei Beginn	< 20 Jahre, Mehrzahl < 10 Jahre	< 5 Jahre, im Mittel 3 Jahre	< 1 Jahr	< 20 Jahre, oft < 5 Jahre
Fieberdauer	1–3 Tage	3–6 Tage	3–7 Tage	Tage bis Wochen
Periodizität	unregelmäßig	4–9 Wochen	unregelmäßig	unregelmäßig
Leitsymptom(e) – neben dem periodischen Fieber	Polyserositis Bauch- und/oder Thoraxschmerzen (Peritonitis und/oder Pleuritis) Mon- oder Oligoarthritis großer Gelenke (Synovitis)	Stomatitis, Pharyngitis, Adenitis (Schwellung der Halslymphknoten)	Bauchschmerzen mit Erbrechen und Durchfall, Adenitis (Schwellung der Halslymphknoten), Arthritis, meist Polyarthritis großer Gelenke	Konjunktivitis, periorbitales Ödem, schmerzhafte erythematöse Plaques, lokale Myalgien und Arthralgien
Zusatzsymptome	flüchtige, schmerzhafte, erysipelartige Rötung bes. der unteren Extremitäten	oft Kopfschmerzen, Bauchschmerzen, Myalgien, Arthralgien, Konjunktivitis, periorbitales Ödem	meist makulopapulöses Exanthem, Hepato- und Splenomegalie	oft kolikartige Bauchschmerzen und Durchfall
Komplikationen	Amyloidose (30 %)	–	–	Amyloidose
diagnostisch richtungs-weisende Information	Herkunft des Patienten aus dem östlichen Mittelmeerraum, Familienanamnese, klinisches Bild (zahlreiche Mutationen)	fixe Periodizität + klinisches Bild (Ausschlussdiagnose)	Familienanamnese, klinisches Bild, IgD-Serumspiegel konstant > 100 U/ml, Aktivität der Mevalonatkinase < 30 %. Bestätigung der Diagnose durch Nachweis des Gendefekts	Familienanamnese, niedriger Serumspiegel des löslichen TNF-Typ-1-Rezeptors (kann auch fehlen). Bestätigung der Diagnose durch Nachweis des Gendefekts
Therapie	Colchicin (lebenslang) in > 95 % wirksam, verhindert Amyloidose	Glukokortikoide (einmalig zu Beginn des Fieberschubs) evtl. Cimetidin für 6–12 Monate (in 30 % langfristige Symptomminderung), bei Wirkungslosigkeit evtl. Tonsillektomie und Adenotomie	bislang nur symptomatisch, bei schwerkranken Kindern Versuch mit Etanercept	Glukokortikoide hoch dosiert im Fieberschub meist wirksam, TNFα-Antagonist Etanercept, evtl. mit Pausen (Gewöhnungseffekt)

Weitere Fiebersyndrome mit Mutationen auf **Genort 1q44** mit **tage- bis wochenlangen** Fieberattacken sind:
- **CINCA-Syndrom** (**C**hronic-**i**nfantile-**n**eurological-**c**utaneous-and-**a**rticular-**s**yndrome): großer Kopf mit Sattelnase, Urtikaria, chronische Meningitis, destruktive Arthritis, Minderwuchs, Seh- und Hörstörung; aussichtsreiche Therapie mit IL1-Antagonist Anakinra.
- **MW-Syndrom** (**M**uckle-**W**ells-**S**yndrom): Bauchschmerzen, Monarthritis, Urtikaria, Schwerhörigkeit; aussichtsreiche Therapie mit IL1-Antagonist Anakinra.
- **FCAS** (**f**amiliäres **k**älteinduziertes **a**utoinflammatorisches **S**yndrom): Kälteintoleranz, Konjunktivitis, Urtikaria, Arthritis

15.3.7 Rheumatische Erkrankungen unklarer nosologischer Zuordnung

Chronisch rekurrierende multifokale Osteomyelitis (CRMO)

▶ **Definition.** Überwiegend im Kindes- und Jugendalter beginnende aseptische mono- oder multifokale Osteomyelitis, die über Jahre in Schüben verläuft und sich selbst limitiert. Mädchen erkranken doppelt so häufig wie Jungen.

Ätiologie und Pathogenese: Bislang unbekannt, wahrscheinlich immunpathologischer Prozess. Latente Infektionen (Propionibakterien, atypische Mykobakterien) und genetische Komponenten werden diskutiert.

Klinik: Ohne wesentliche Allgemeinsymptome klagen die Kinder über lokale **Schmerzen**. Bevorzugt befallen sind die **Metaphysen von Tibia** und **Femur** (oft sind sie auch verdickt und überwärmt), gefolgt von Klavikula und Fuß, Wirbelkörper und Becken; bei gelenknaher Manifestation von einer Arthritis begleitet. Alle Skelettbereiche können betroffen sein. 10–20 % der Kinder weisen eine palmoplantare Pustulose (Bläschen und Pusteln mit keratotischem Umbau) auf, die der Psoriasis zugeordnet wird.

Diagnostik: Der Verdacht ergibt sich aus der Klinik und dem **Röntgenbild**: Typisch sind **osteolytische Herde** mit oder ohne Periostreaktion, die frühzeitig mit sklerosierenden Veränderungen einhergehen und oft in einen **hyperostotischen Umbau** münden. An den langen Röhrenknochen führen metaphysäre, meist an die Epiphysenfugen angrenzende Osteolyseherde mit Randsklerose zur Diagnose (Abb. 15.18). Zum Nachweis in den Bereichen Wirbelsäule, Becken, Hand und Fuß kann das MRT überlegen sein. Im Zweifelsfall kann das Szintigramm stumme Manifestationen aufdecken. **Histologisch** handelt es sich um eine unspezi-

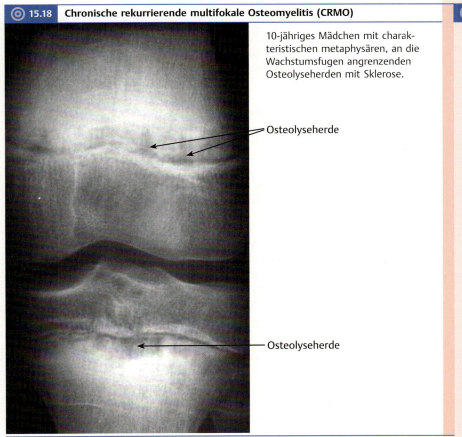

15.18 Chronische rekurrierende multifokale Osteomyelitis (CRMO)

10-jähriges Mädchen mit charakteristischen metaphysären, an die Wachstumsfugen angrenzenden Osteolyseherden mit Sklerose.

fische chronische Entzündung mit überwiegend lymphoplasmazellulärer Infiltration und fibrotischem Umbau.

Differenzialdiagnose. Septische Osteomyelitis, chronische Arthritiden, aseptische Knochennekrosen.

Therapie und Prognose: NSAR lindern die Schmerzen. Je nach Klinik sind Physiotherapie und Hilfsmittelversorgung (Wirbelsäulenkorsett) wichtig. Evtl. Gabe von Immunsuppressiva. Azithromycin, Bisphosphonate und Calcitonin, auch Biologica werden diskutiert. Die Langzeitprognose ist durch den selbstlimitierenden Verlauf günstig.

Infantile Sarkoidose

▶ **Definition.** Granulomatöse Systemerkrankung mit Beginn im Säuglings- oder Kleinkindalter, die nahezu alle Organe befällt, insbesondere Haut, Gelenke und Augen.

Klinik: Charakteristisch ist das länger anhaltende **intermittierende Fieber** unklarer Genese im frühen Kindesalter, meist verbunden mit der Trias **follikuläres Exanthem** (Apfelsinenhaut), **Arthritis** großer und kleiner Gelenke und chronische **Uveitis** (Entzündung der Augenvorderkammer).
Leber- und Milzvergrößerung, Parotisschwellung, Herz- sowie ZNS-, Lungen- und Nierenbeteiligung können in unterschiedlichem Muster hinzutreten.

Diagnostik: Der Verdacht ergibt sich aus dem unklaren Fieber mit Exanthem, Arthritis und Uveitis; Letztere wird durch Spaltlampenuntersuchung diagnostiziert. BSG und CRP sind erhöht. Bestätigt wird die Diagnose histologisch durch Nachweis der typischen Granulome.

Differenzialdiagnose: Systemische juvenile idiopathische Arthritis (Uveitis schließt SJIA aus), Morbus Behçet, systemische Vaskulitissyndrome.

Therapie und Prognose: Das Vorgehen ähnelt dem bei SJIA (s. S. 558). Neben NSAR sind meist Glukokortikoide notwendig, bei bedrohlichem Organbefall 2 mg/kgKG/d; Ziel < 0,2 mg/kgKG/d, dazu Immunsuppressiva wie Methotrexat oder Azathioprin, evtl. auch Biologika. Die Manifestation am ZNS und den inneren Organen kann bedrohlich sein. Häufig bleibende Schäden an Gelenken und Augen.

Makrophagen-Aktivierungssyndrom (MAS)

▶ **Synonym.** Hämophagozytierendes Syndrom.

▶ **Definition.** Lebensbedrohliche Störung der Immunregulation mit Aktivierung der Makrophagen, beispielsweise als Komplikation bei systemischer juveniler idiopathischer Arthritis (SJIA).

Ätiologie und Pathogenese: MAS tritt meist bei Kindern mit einer rheumatischen oder malignen Grunderkrankung auf, insbesondere bei SJIA. Auslösend können Infektionen und Medikamente wirken. Entscheidend ist eine ausgeprägte Aktivierung der Makrophagen mit Hämophagozytose und massiver Freisetzung von Zytokinen wie TNFα oder Interferon γ.

Klinik: Neben plötzlich auftretendem, meist **hohem Fieber** kommt es zu **zentralnervösen Symptomen** wie Bewusstseinstrübung, Unruhe und Krampfanfällen, außerdem Lymphknoten-, Leber- und Milzschwellung, Ikterus, Ödemen und Blutungen. Gleichzeitig bessert sich die Grunderkrankung (Arthritis).

▶ **Merke.** Bei Fieber mit zentralnervösen Symptomen und Besserung der Grunderkrankung (SJIA) an MAS denken!

Diagnostik: **Leuko-** und **Thrombopenie** sowie Hb-Abfall (Panzytopenie). Triglyceride, Transaminasen und Bilirubin steigen an, typisch ist ein exzessiv hohes Ferritin. Die PTT ist verlängert, das Fibrinogen vermindert. Der Nachweis von hämophagozytierenden Makrophagen im Knochenmarkpunktat gelingt nicht immer.

Differenzialdiagnose: Reaktivierung der Grunderkrankung, Infektion, Reye-Syndrom, andere Nebenwirkungen der Medikamente.

Therapie und Prognose: Sofortiges Absetzen aller Medikamente, Glukokortikoide in hoher Dosis (5–10 mg/kgKG), bei schwerem Verlauf zusätzlich Ciclosporin A. Hohe Letalität, entscheidend sind frühzeitige Diagnose und Therapie.

15.3.8 Schmerzverstärkende Syndrome

Schmerzverstärkende Syndrome sind Krankheitsbilder, bei denen (oft starke) Schmerzen bestehen, objektive Befunde jedoch fehlen oder gering ausgeprägt sind. Man unterscheidet die sog. Wachstumsschmerzen, generalisierte Schmerzverstärkungssyndrome (juvenile Fibromyalgie) und das CRPS (complex regional pain syndrome). Alle diese Syndrome treten zunehmend häufiger auf.

Wachstumsschmerzen

▶ **Definition.** Plötzliche, abends oder in der Nacht einsetzende Schmerzattacken, die sich in der Folgezeit mehrfach wiederholen. Sie werden meist in den unteren Extremitäten lokalisiert.

Ätiologie und Pathogenese: Sie sind bislang unbekannt. Man vermutet, dass es durch eine verminderte Schmerzschwelle oder eine Störung der zentralen Schmerzverarbeitung bereits bei alltäglichen Belastungen oder leichten Überlastungen zu Schmerzzuständen kommt. Es besteht eine familiäre, also genetische Disposition.

Klinik: Wachstumsschmerzen beginnen im Alter zwischen 4 und 12 Jahren. Vor allem Kleinkinder erkranken, Jungen und Mädchen sind gleichermaßen betroffen. Die Kinder klagen typischerweise **am Abend oder in der Nacht** über **plötzlich einsetzende Schmerzzustände.** Die Schmerzen werden meist in die Region der Schienbeine, Waden oder Oberschenkel, seltener in der Leistenbeuge, dem Rücken oder den oberen Extremitäten lokalisiert. Sie werden als „tief liegend", dumpf oder auch krampfartig empfunden und wiederholen sich in unregelmäßigen Abständen, auch an mehreren Tagen nacheinander. **Tagsüber** sind die Kinder **beschwerdefrei.**

Diagnostik: Die Diagnose wird durch das Beschwerdebild und die Familienanamnese gestellt. Die Laborbefunde sind immer normal.

Differenzialdiagnose: In Betracht kommen Hypermobilitäts-Syndrom, reaktive Arthritis, juvenile idiopathische Arthritis, Osteoidosteom, Leukämie und Neuroblastommetastasen.

Therapie: Massieren bessert die Schmerzen meist rasch, wenn erforderlich, kann zur Schmerzlinderung Paracetamol oder Ibuprofen eingesetzt werden.

Generalisierte Schmerzverstärkungssyndrome

▶ **Synonym.** Juveniles Fibromyalgiesyndrom.

▶ **Definition.** Ausgeprägte, diffuse Schmerzen im Bereich der Gelenke oder der Muskulatur, verbunden mit vegetativen Störungen bei Kindern ab 8–10 Jahren, mit zunehmender Häufigkeit bei Adoleszenten. Es erkranken überwiegend Mädchen in immer früherem Alter.

Ätiologie und Pathogenese: Wahrscheinlich nozizeptive Störung mit verminderter Schmerzschwelle und zentraler Überempfindlichkeit. Als Auslöser werden Arthritiden, Traumen, psychosoziale und körperliche Belastung beobachtet. Die **Schmerzverstärkung** kann **primär** oder **sekundär** im Gefolge einer **juvenilen Arthritis** auftreten.

Klinik: Es bestehen ausgeprägte, meist **symmetrisch** auftretende **Schmerzen an verschiedenen Gelenken**. Meist sind obere und untere Extremitäten und der Rumpf betroffen. Typisch sind schmerzhafte **Druckpunkte** („tender points"). Dazu kommen **Kopf-** und **Bauchschmerzen, Schlafstörungen** und **Müdigkeit,** eingeschränkte Leistungsfähigkeit und **Angstzustände**.

Diagnostik: Wegweisend ist, dass die Patienten ohne adäquate Emotionen über stärkste Schmerzen klagen.

Die Gelenke sind äußerlich unauffällig.

Differenzialdiagnose: s. Haupttext.

Therapie: NSAR lindern die Schmerzen kaum. Trizyklische Antidepressiva in niedriger Dosis können in schweren Fällen erleichternd wirken. Positiv wirkt sich eine **multimodale Therapie** aus, bei der Schmerzbewältigungsstrategien vermittelt und die Patienten z. B. durch Physio- oder Ergotherapie aktiviert werden.

Verlauf und Prognose: Die Beschwerden schränken die Kinder im Alltag zunehmend ein. Belastungssituationen lösen Schübe aus.

Komplexes regionales Schmerzsyndrom (CRPS)

▶ **Synonyme**

▶ **Definition**

Ätiologie und Pathogenese: Vermutet wird eine durch chronischen Stress verursachte nozizeptive Störung mit verminderter Schmerzschwelle oder zentraler Überempfindlichkeit, so dass bereits Alltagsbelastung Schmerzzustände auslösen kann. Es besteht eine familiäre Häufung. Als Auslöser werden Arthritiden, Traumen, psychosoziale und körperliche Überlastungen beobachtet, die eine gesteigerte Schmerzempfindung (zentrale Sensibilisierung) sowie eine Beeinträchtigung des vegetativen Nervensystems und des neuroendokrinen Systems induzieren. Die in der Literatur dargestellten Störungen verschiedener Neurotransmitter und neuroendokrinen Dysregulationen dürften eher Folge als Ursache sein. Die Schmerzverstärkung kann **primär**, d. h. ohne erkennbare Ursache, oder **sekundär** im **Gefolge einer juvenilen Arthritis** auftreten, insbesondere nach mehrjährigem Verlauf einer Polyarthritis.

Klinik: Die Patienten klagen über ausgeprägte, meist **symmetrisch** auftretende **Schmerzen im Bereich verschiedener Gelenke**, wobei meist die oberen und die unteren Extremitäten sowie der Rumpf betroffen sind. Nasskaltes Wetter, körperliche Belastungen und Stresssituationen fördern die Schmerzen. Sie beeinträchtigen den Alltag der Betroffenen oft erheblich. Typisch sind schmerzhafte **Druckpunkte** („tender points") in Gelenknähe, im Nacken- und Rückenbereich. Dazu kommen vegetative Beschwerden wie **Kopf-** und **Bauchschmerzen, Schlafstörungen** und **Müdigkeit,** eingeschränkte Leistungsfähigkeit, **Angstzustände** und auch depressive Verstimmungen. Die Schmerzen werden oft dadurch verstärkt, dass die Kinder und Jugendlichen nicht ernst genommen werden.

Diagnostik: Die Schilderung der Beschwerden lässt bereits die Diagnose ahnen. Die Kinder und Jugendlichen klagen über stärkste Schmerzen, zeigen aber gleichzeitig kaum adäquate Emotionen. Die Schmerzstärke wird auf einer VAS-Skala von 1 – 10 meist im oberen Bereich bei 8 – 10 angegeben.
Die Gelenke sind äußerlich unauffällig. Bewegungseinschränkungen, wenn überhaupt vorhanden, treten nur schmerzbedingt auf.

Differenzialdiagnose: Chronische Arthritiden, Hypermobilitäts-Syndrom, kindliche Kollagenosen.

Therapie: Die Behandlung gestaltet sich äußerst schwierig. Die Schmerzen und vielseitigen Beschwerden der Kinder und Jugendlichen sind immer **ernst zu nehmen**. Im Gegensatz zur Arthritis lindern NSAR bei Schmerzverstärkungssyndromen die Beschwerden kaum. Trizyklische Antidepressiva in niedriger Dosis können in schweren Fällen erleichternd wirken. Positiv wirkt sich eine **multimodale Therapie** aus. Sie umfasst eine detaillierte Information und Schulung, ärztliche, psychologische, sozialpädagogische, physiotherapeutische und ergotherapeutische Betreuung sowie Massagen und Elektrotherapie. Im Vordergrund stehen Schmerzbewältigungsstrategien und Aktivierung der Patienten.

Verlauf und Prognose: Die Beschwerden schränken die Kinder im Alltag zunehmend ein. Sportliche Aktivitäten werden aufgegeben, es kommt zu Fehlzeiten in der Schule und der Ausbildung und schließlich zur sozialen Isolation. Änderungen im Lebenslauf oder sozialen Umfeld mit positiver Auswirkung können zu einer spontanen Besserung führen, Belastungssituationen lösen jedoch meist wieder Schmerzschübe aus.

Komplexes regionales Schmerzsyndrom (CRPS)

▶ **Synonyme.** Algodystrophie, sympathische Reflexdystrophie.

▶ **Definition.** Im späten Kindesalter bzw. in der Adoleszenz auftretender lokalisierter Schmerz, meist im distalen Bereich einer Extremität, der mit trophischen Störungen und Funktionsverlust verbunden ist.

Ätiologie und Pathogenese: Wahrscheinlich kommt es stressbedingt zur Sensibilisierung der peripheren und zentralen Nozizeption. Bagatelltraumen oder Operationen können als Auslöser fungieren.

Klinik: Die Hand oder der Fuß wird zunehmend weniger bewegt, kaum belastet und in einer oft **bizarren Fehlhaltung** muskulär fixiert. Es besteht eine **diffuse Schwellung** und Bewegungseinschränkung (Abb. 15.19). Die betroffene Region ist oftmals kalt, marmoriert oder bläulich verfärbt und enorm **berührungsempfindlich** (Hyperalgesie). Ohne Therapie verstärken sich Schmerz und Fehlstellung rasch, die Extremität wird **funktionslos**.

Ätiologie und Pathogenese: Man vermutet eine Sensibilisierung der Nozizeption z. B. nach Trauma.

Klinik: Die Hand oder der Fuß wird kaum belastet und in einer oft **bizarren Fehlhaltung** muskulär fixiert. Es besteht eine **diffuse Schwellung** (Abb. 15.19), oft mit livider Verfärbung und **Hyperalgesie**.

15.19 Komplexes regionales Schmerzsyndrom (CRPS)

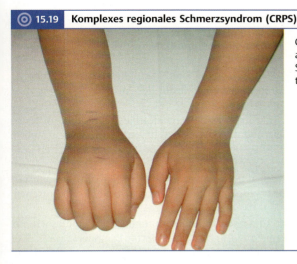

CRPS des rechten Unterarmes mit deutlicher Schwellung und Beugehaltung der Finger.

15.19

Diagnostik: Die Diagnose ergibt sich aus dem klinischen Bild. Dabei werden die starken Schmerzen oft erstaunlich emotionslos geschildert.

Differenzialdiagnose: Eine schwer wiegende Verletzung und eine chronische Arthritis müssen ausgeschlossen werden.

Therapie und Prognose: Entscheidend ist die frühzeitige Behandlung. Die Extremität muss trotz der starken Schmerzen berührt und belastet werden. Eine Desensibilisierung erfolgt z. B. durch Handtuchrubbeln oder Wechselbäder. Die Kinder müssen zur Belastung von Arm oder Bein liebevoll, aber konsequent angeleitet werden. Oft sind sie erstaunlich gut zu motivieren. Bei frühzeitigem Therapiebeginn kann sich die Symptomatik in Tagen bis Wochen vollständig zurückbilden. – Überlappungen von generalisierten und lokalisierten (CRPS) schmerzverstärkenden Syndromen kommen öfter vor.

Diagnostik: Wegweisend ist die Klinik.

Differenzialdiagnose: s. Haupttext.

Therapie und Prognose: Frühzeitige Behandlung ist entscheidend. Die schmerzhafte Extremität muss desensibilisiert und belastet werden.

▶ **Klinischer Fall.** Ein 10-jähriger Junge klagte nach einem Tritt gegen das Schienbein beim Fußballspielen über anhaltende Schmerzen im Unterschenkel. Wenige Tage später entwickelte sich eine diffuse Schwellung des gesamten Fußes einschließlich des distalen Unterschenkels. Der Bereich war stark berührungsempfindlich, kühl und blass-livide verfärbt. Jede Bewegung des Fußes war extrem schmerzhaft, das Bein konnte nicht mehr belastet werden. Unter Verdacht auf eine septische Arthritis kam der Junge in die Klinik. Sein Allgemeinzustand war nicht beeinträchtigt, kein Fieber, Laborwerte und Röntgenbild unauffällig. Der Junge schilderte stärkste Schmerzen im Bein, lächelte dabei und wirkte emotional erstaunlich stabil.
Es wurde klinisch die Diagnose CRPS gestellt und sofort eine Therapie mit Desensibilisierung und Belastungsübungen begonnen. Der Junge war sehr kooperativ, tolerierte die schmerzhafte Behandlung gut und freute sich über die täglichen Fortschritte. Eine Woche nach Therapiebeginn konnte er schmerzfrei und voll belastbar entlassen werden.

16 Infektionskrankheiten

16.1 Begriffsbestimmungen

▶ **Definitionen.**
Infektiosität: Fähigkeit der Mikroorganismen (Bakterien, Viren, Pilze, Protozoen), in den Makroorganismus (Mensch, Tiere) einzudringen, sich zu vermehren und pathogene Wirkungen zu erzielen (menschenpathogen, tierpathogen).
Kontagiosität: Maß für die Übertragbarkeit und Haftfähigkeit eines Erregers. Der Kontagiositätsindex ist die Zahl der Erkrankten unter 100 empfänglichen exponierten Personen. Kontagiosität und Infektiosität sind also nicht gleichzusetzen. Tetanuserreger sind infektiös, aber Patienten mit Tetanus sind nicht kontagiös.
Kolonisation (Besiedelung): Anwesenheit von Mikroorganismen auf Haut oder Schleimhäuten.
Virulenz: Quantitatives Maß der krankmachenden Eigenschaften der Mikroorganismen gegenüber dem Makroorganismus (Anzahl der Mikroorganismen, ihre Haftfähigkeit, Infektiosität und Toxizität).
Pathogenität: Fähigkeit der Mikroorganismen (qualitatives Merkmal), im Makroorganismus definierte lokale und allgemeine Erscheinungen hervorzurufen.
Disposition: Empfänglichkeit, Ansprechbarkeit des Körpers für Krankheiten (angeboren, erworben).
Infektion: Eindringen von Erregern in den Organismus, die sich dort vermehren.
Inkubationszeit: Zeit zwischen Exposition und Auftreten der ersten klinischen Symptome.
Inzidenz: Anzahl der Neuerkrankungen an einer Krankheit pro Zeiteinheit im Verhältnis zu einer bestimmten Zahl (10 000) exponierter Personen.
Prävalenz: Zahl der an einer bestimmten Krankheit Erkrankten (oder Häufigkeit eines Merkmals) im Verhältnis zur Anzahl der untersuchten Personen an einem Stichtag.
Morbidität: Anzahl der an einer bestimmten Krankheit erkrankten Patienten/10 000 Einwohner/Jahr.
Mortalität: Anzahl der an einer definierten Krankheit verstorbenen Patienten/10 000 Einwohner/Jahr.
Letalität: Anteil der tödlich endenden Fälle einer Krankheit in Prozent (also Sterberate der betroffenen Personen in %). Häufig werden hierzulande Mortalität und Letalität gleichgesetzt, was zu Missverständnissen führt. Eine Angabe der Mortalität in Prozent ist falsch!

▶ **Merke.** Häufig wird der Terminus „Infektion" als Oberbegriff für Kolonisation, Infektion und Infektionskrankheit benutzt. Es ist jedoch besser, auch in der ärztlichen Praxis exakt zu formulieren (Abb. **16.1**). Bei einer Kolonisation oder Infektion ist eine Behandlung oft nicht notwendig. Das gilt ganz besonders dann, wenn mikrobiologische Untersuchungsergebnisse eine Infektion anzeigen, ohne dass die Synopsis aller Befunde auf eine Krankheit hinweist. Solche Personen entwickeln häufig eine Immunität, ohne krank zu sein, z. B. bei Virusinfektionen. Erst wenn die Erreger pathogene Reaktionen auslösen, liegt eine Infektionskrankheit vor. Neben den invasiven Infektionskrankheiten gibt es lokale Infektionskrankheiten. In der Regel kommt es hier nicht zu einer Immunreaktion des Makroorganismus (Abszess, Zystitis).

16.1 Terminologie der Wechselwirkung zwischen Mikro- und Makroorganismus

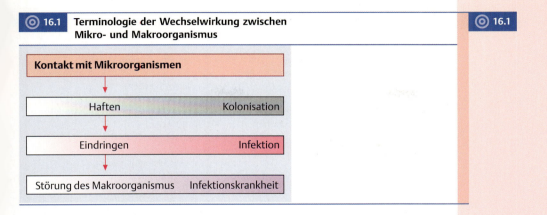

16.2 Leitsymptom Fieber

▶ **Definition.** Von Fieber spricht man bei einer rektalen Körpertemperatur > 38 °C. Temperaturen bis 38 °C werden als subfebril bezeichnet.

Einteilung: Die unterschiedlichen Fieberarten zeigt Abb. 16.2.

16.2 Fieberarten

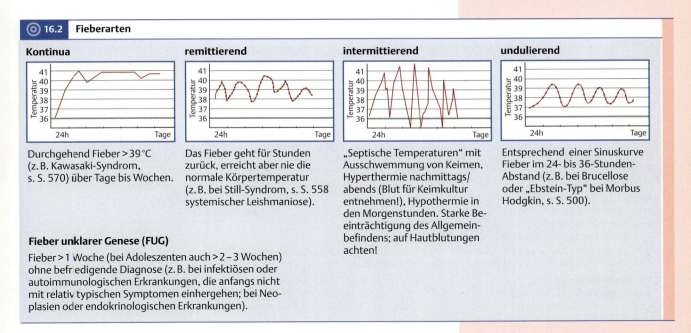

Kontinua
Durchgehend Fieber > 39 °C (z. B. Kawasaki-Syndrom, s. S. 570) über Tage bis Wochen.

Fieber unklarer Genese (FUG)
Fieber > 1 Woche (bei Adoleszenten auch > 2–3 Wochen) ohne befriedigende Diagnose (z. B. bei infektiösen oder autoimmunologischen Erkrankungen, die anfangs nicht mit relativ typischen Symptomen einhergehen; bei Neoplasien oder endokrinologischen Erkrankungen).

remittierend
Das Fieber geht für Stunden zurück, erreicht aber nie die normale Körpertemperatur (z. B. bei Still-Syndrom, s. S. 558 systemischer Leishmaniose).

intermittierend
„Septische Temperaturen" mit Ausschwemmung von Keimen, Hyperthermie nachmittags/abends (Blut für Keimkultur entnehmen!), Hypothermie in den Morgenstunden. Starke Beeinträchtigung des Allgemeinbefindens; auf Hautblutungen achten!

undulierend
Entsprechend einer Sinuskurve Fieber im 24- bis 36-Stunden-Abstand (z. B. bei Brucellose oder „Ebstein-Typ" bei Morbus Hodgkin, s. S. 500).

Fiebermessung: Die Temperatur wird **rektal** gemessen. Bei der Messung **oral, axillär** oder im **Ohr** liegt sie um 0,3–0,6 °C niedriger. Die beiden letzten Methoden weisen große Schwankungen auf.

Ursachen: Fieber stellt im Kindesalter (seltener bei unreifen und reifen Neugeborenen) ein sehr häufiges Symptom dar, dessen Ursache geklärt werden sollte. **Meist** liegt dem Fieber eine **bakterielle oder virale Infektion** zugrunde, die sich in der Regel rasch diagnostizieren lässt. Bei Kleinkindern finden sich am häufigsten Infektionen der oberen Luftwege, eine Otitis media oder deren Folgeerkrankungen. Von der Vielzahl der möglichen Ursachen zeigt Tab. 16.1 die wichtigsten auf. Rezidivierende fieberhafte Episoden kommen besonders häufig beim Kleinkind vor, die Abgrenzung von periodischen Fiebersyndromen (s. Tab. 15.21, S. 574) ist oft schwierig.

16.1 Fieberursachen bei Kindern

häufig	selten
• typische Viruskrankheiten (z. B. Infekte der oberen Atemwege, Bronchitis, Bronchopneumonie) • Otitis media • Prodromalstadien von Virusinfektionskrankheiten (z. B. Masern, Exanthema subitum, EBV-Infektion) • Enteritis • Tonsillitis • Harnwegsinfekt • Bakteriämie/Sepsis (z. B. Streptococcus B bei Frühgeborenen) • Durstfieber (Dehydratation) • Bewegungstemperaturen (Nachmessung nach einer Ruhepause von ca. 30 min)	• bakterielle Darminfektionen (auch tropische Infektionskrankheiten) • Kawasaki-Syndrom • rheumatisches Fieber • systemischer Lupus erythematodes • „Drug-Fieber" • Intoxikationen (z. B. Atropin, Anticholinergika) • Diabetes insipidus centralis • ALL oder andere Leukämie bzw. maligne Erkrankungen (z. B. Neuroblastom) • periodische Fiebersyndrome • Endokarditis • systemische juvenile chron. Arthritis • Malaria

Diagnostik: s. Tab. 16.2.

Diagnostik: Zur Basisdiagnostik gehören eine gründliche **Anamnese** (Fragestellungen s. Tab. 16.2) und die **körperliche Untersuchung**, die immer am entkleideten Kind erfolgen sollte. Sofern hierdurch keine klare Diagnose gestellt werden kann, sind Labor- und evtl. apparative Untersuchungen indiziert (Tab. 16.2).

16.2 Diagnostisches Vorgehen bei Fieber

Diagnostik

Anamnese und Erstbefunde
- Beginn und Verlauf des Fiebers (Fieber nachmessen!)
- Begleitsymptome: z. B. Husten, Bronchitis, Durchfall, Schmerzen (v. a. Kopfschmerzen, Glieder- und Gelenkschmerzen), bei NG und Säuglingen: Trinkschwäche, Hyperexzitabilität
- Reaktion des Kindes: adäquat, schläfrig, schlecht weckbar
- Medikamente („Drug-Fieber?")
- Umgebungserkrankungen (Familie, Kindergarten, Schule)
- Vorerkrankungen
- Auslandsaufenthalte

körperliche Untersuchung
- Lungenbefund (verschärftes AG, Rasselgeräusche, bei NG und Säuglingen Einziehungen, Tachypnoe)
- Ohren- und Rachenbefund
- abdomineller Tast- und Auskultationsbefund
- Inspektion der Haut (Exanthem, Blutungen, Hautturgor, lokale Entzündungszeichen wie Schwellung, Rötung o. ä.)
- meningitische Zeichen (bei NG und Säuglingen Fontanelle beachten)

Laboruntersuchungen
- Urinstatus: bei V.a. HWI, Nephritis (Merke: Blut im Urin rechtfertigt die sofortige Krankenhauseinweisung, V.a. Nierentrauma, Nephritis)
- Blutbild mit Differenzialblutbild (Leukozytose oder Leukopenie? Linksverschiebung?) Merke: Leukozytenzahl > 15000/µl oder < 5000/µl rechtfertigt die sofortige Krankenhauseinweisung, da bedrohlicher Verlauf möglich (z. B. Meningitis, Sepsis, Leukämie)
- CRP (Infekt?)
- Azetonprobe im Urin: bei V.a. Diabetes mellitus, Dehydratation (bei hochfieberhaftem Infekt)
- Blut- und Urinzucker: bei V.a. Coma diabeticum (ausgelöst durch einen Infekt bei noch nicht klinisch manifestem Diabetes mellitus)
- Stuhlprobe (Blut im Stuhl): bei V.a. mechanischen Ileus, Kolitis
- Rachenabstrich (z. B. Streptokokken-Schnelltest), Abstrich Nase, evtl. Augen
- Blutkulturen: bei V.a. Sepsis
- Lumbalpunktion: bei V.a. Meningitis (Merke: Hohes Fieber kann meningitische Zeichen auslösen, Meningismus bedeutet aber nicht immer Meningitis, Klärung nur durch Lumbalpunktion möglich)

apparative Diagnostik
- Sonographie des Abdomens, der Niere und der ableitenden Harnwege: bei V.a. Erkrankungen der Bauchorgane oder ableitenden Harnwege
- Röntgen-Thorax: bei V.a. Pneumonie
- Röntgen und/oder MRT: bei V.a. Osteomyelitis
- Echokardiographie: bei V.a. rheumatische Erkrankung, Endo-, Peri- oder Myokarditis

16.2 Leitsymptom Fieber

Weiteres Vorgehen: Wichtig ist die Einschätzung der Bedrohlichkeit der Situation (Krankenhauseinweisung erforderlich?). Ist unklar, welche Krankheit vorliegt, sollte das Kind erneut in der Praxis vorgestellt werden oder ein Hausbesuch erfolgen (bei Säuglingen ggf. schon nach 1 h!). Im Falle einer Zustandsverschlechterung ist eine unverzügliche Wiedervorstellung notwendig.
Eine Klinikeinweisung und klinische Behandlung ist immer dann dringend anzuraten, wenn das Kind (insbesondere der Säugling), einen kranken Eindruck macht, d. h. lethargisch ist, kaum Augenkontakt aufnimmt, Dehydratationszeichen, Hautblutungen oder Exantheme aufweist und/oder die Atemfrequenz > 60/min beträgt (Tachypnoe).

Weiteres Vorgehen: Konnte keine klare Diagnose gestellt werden bzw. bei Zustandsverschlechterung muss das Kind erneut in der Praxis vorgestellt werden.

Ist das Kind (insbes. der Säugling) lethargisch, dehydriert oder zeigt Tachypnoe (Atemfrequenz > 60/min) oder Hautveränderungen, sollte eine Klinikeinweisung erfolgen.

▶ **Merke.** Fieber bei Säuglingen, insbesondere wenn < 3 Monate, ist stets Zeichen einer ernsthaften Erkrankung und muss immer weiter geklärt werden. Hohes Fieber bei Säuglingen < 3 Monate legt den dringenden Verdacht auf eine bedrohliche bakterielle oder virale Infektion nahe.

◀ Merke

Therapie: Die Therapie des Fiebers ist symptomatisch. Fieber ist ein wichtiger Abwehrmechanismus. Ab einer Temperatur von 39 °C sollte es aber gesenkt werden, bei Neigung zu Fieberkrämpfen (s.S. 722) schon ab einer Temperatur von 38,5 °C. Medikamentöse und zusätzliche Maßnahmen der Fiebersenkung zeigt Tab. 16.3.
Neben der symptomatischen Therapie hat sich die Behandlung natürlich nach der jeweils vorliegenden Ursache zu richten. Beim Verdacht auf folgende Erkrankungen ist sofortiges Handeln erforderlich: **Meningitis**, (s.S. 620), **Enzephalitis** (s.S. 702), **Sepsis** (s.S. 616), **Harnwegsinfekt/Urosepsis** (s.S. 420) und **Osteomyelitis** (s.S. 825).

Therapie: Die Therapie des Fiebers ist symptomatisch. Fieber sollte ab 39 °C gesenkt werden, bei Neigung zu Fieberkrämpfen schon ab 38,5 °C. Medikamentöse und zusätzliche Maßnahmen zeigt Tab. 16.3.

16.3	Symptomatische Therapiemöglichkeiten bei Fieber
medikamentös	• *Ibuprofen**: 5 – 7,5 mg/kgKG bis zu 4 × tgl., wirkt sehr stark antipyretisch (stärkster Hemmer der Prostaglandinsynthese) mit vorteilhafter therapeutischer Breite • *Paracetamol**: 10 – 15 mg/kgKG bis zu 4 × tgl., geringe therapeutische Breite, bei hoher Dosierung Intoxikation möglich • *Acetylsalicylsäure**: 10 – 20 mg/kgKG bis zu 4 × tgl., wird wegen der Möglichkeit der Entstehung eines Reye-Syndroms kaum mehr eingesetzt • *Metamizol**: 10 – 15 mg/kgKG bis zu 3 – 4 × tgl., nur einsetzen, wenn durch o.g. Medikamente keine ausreichende Fiebersenkung erreicht werden konnte. Die i.v. Gabe muss wegen der Gefahr eines Schocks langsam erfolgen. Bei Säuglingen < 3 Monate oder < 5 kg ist Metamizol kontraindiziert.
weitere Maßnahmen	• *Wadenwickel* (Wasser nur 5 – 10 °C unter der Körpertemperatur) • *Körperoberfläche unbedeckt* lassen (z. B. bei Atropinintoxikation mit hohem Fieber) • *ausreichende Flüssigkeitszufuhr:* reichlich zu trinken anbieten, besonders wenn erhöhter Flüssigkeitsverlust durch Erbrechen und Durchfälle besteht (gilt v. a. für Säuglinge) • *Merke:* Der Flüssigkeitsverlust durch Fieber kann 60 – 120 ml/24 h/°C Temperaturanstieg betragen. Ist eine ausreichende Flüssigkeitszufuhr nur durch Infusionen möglich, ist eine klinische Behandlung erforderlich.

*Näheres zu Gegenanzeigen, Anwendungsbeschränkungen, Neben- und Wechselwirkungen sowie Dosierung s. „Rote Liste"

16.3 Virale Krankheiten

Ätiologie und Pathogenese: Viren sind infektiöse Mikroorganismen, die aus Desoxyribonukleinsäure (DNA) oder Ribonukleinsäure (RNA), einem Proteinmantel (Kapsid) und manchmal noch aus einer Hülle bestehen. Viren sind 25–350 nm groß. Sie besitzen keinen eigenen Stoffwechsel und können sich daher nur in Wirtszellen vermehren. Für die Überwindung einer Virusinfektion sind spezifische Antikörper und das zelluläre Immunsystem verantwortlich. Nach einer Virusinfektion besteht meist eine jahre- bis jahrzehntelange, erregerspezifische Immunität.

Diagnostik: Die Diagnose einer Virusinfektion kann nur teilweise aus Anamnese und klinischem Untersuchungsbefund, hämatologischen und chemischen Befunden gestellt werden. Meist ist eine virologische Diagnostik erforderlich. Sie beinhaltet den Nachweis der viralen Antigene, der viralen Nukleinsäuren (PCR), des Erregers (Virusisolierung und Anzüchtung in Zellkulturen) oder von virusspezifischen Antikörpern.

16.3.1 Atemwegsinfektionen (virale)

▶ **Synonyme.** Grippaler Infekt, fieberhafter Infekt, akute respiratorische Erkrankung, common cold disease.

Einteilung: Häufig erfolgt eine Unterteilung in „obere" und „untere" Atemwegsinfektionen. Zu den Infektionen des **oberen** Respirationstrakts rechnet man die unkomplizierte Atemwegsinfektion (Rhinitis, Pharyngitis, Tracheitis), die akute Otitis media, die akute Sinusitis und den Krupp. Zu den Infektionen der **unteren** Atemwege zählen die Bronchitis und die verschiedenen Pneumonieformen.

Ätiologie und Pathogenese: Die **unkomplizierte Atemwegsinfektion** wird zu 90–95% durch etwa 200 verschiedene Viren verursacht, vor allem durch Rhinoviren (> 100 Serotypen), Respiratory syncytial-(RS-), Parainfluenza-, Adeno- und Coronaviren, humanes Metapneumovirus sowie Influenzaviren (s. S. 602). Im Säuglingsalter sind RS-Viren neben Parainfluenza- und Adenoviren die häufigsten Erreger.
Viren sind neben A-Streptokokken (s. S. 626) auch häufig die Ursache für eine **Tonsillopharyngitis**. In der Ätiopathogenese der akuten **Otitis media** spielen Viren ebenfalls eine nicht unbedeutende Rolle, häufigste Erreger sind jedoch Pneumokokken und Haemophilus influenzae. Die Erreger des **Krupp** (die Bezeichnung „Pseudokrupp" ist eigentlich nicht mehr zeitgemäß) sind vor allem Parainfluenza-(Typ-1-), Influenza- und Rhinoviren, seltener das Masernvirus, VZV und EBV. Für eine nennenswerte Bedeutung von Luftverunreinigungen in der Ätiologie des Krupp gibt es keinen Beweis. Die akute **Bronchitis** und die Bronchiolitis werden fast ausschließlich durch die o. g. Viren verursacht. Die ambulant erworbene **Pneumonie** (s. S. 325) wird dagegen eher selten durch Viren hervorgerufen (Ausnahme: RSV in den ersten 2 Lebensjahren), meist sind Pneumokokken, Mykoplasmen und Chlamydophila spp. die Erreger.

Häufigkeit: Atemwegsinfektionen sind die häufigsten Infektionskrankheiten. Sie sind für etwa 70% aller Konsultationen bei Kinderärzten im niedergelassenen Bereich verantwortlich. Ein Kind macht in den ersten 10 Lebensjahren durchschnittlich 3–8 Atemwegsinfektionen pro Jahr durch.

Klinik: Die **Inkubationszeit** beträgt je nach Erreger 12 Stunden bis 3 Tage. Asymptomatische und subklinische Infektionen kommen häufig vor. Bei einer Erkrankung werden vorwiegend Rhinitis, Pharyngitis, Tracheitis und Bronchitis diagnostiziert. Manche Kinder erkranken überaus oft (rezidivierende Atemwegsinfektion, „infektanfälliges" Kind). Risikofaktoren für diese Patienten sind u. a. Rauchen in der Umgebung, kurzfristiges Stillen und Besuch von Gemeinschaftseinrichtungen.

Komplikationen: Bei allen Organmanifestationen kann es zu einer **bakteriellen Sekundärinfektion** kommen, meist durch Haemophilus influenzae, Streptococcus pneumoniae, Moraxella catarrhalis, Staphylococcus aureus und A-Streptokokken. Schwere Komplikationen sind vor allem bei einer akuten Otitis media (Mastoiditis, Meningitis, häufige Rezidive) und bei Pneumonien (Ateminsuffizienz, Pleuritis) zu befürchten.

Seit 2003 wird weltweit über das **„Schwere akute respiratorische Syndrom" (SARS)** berichtet. Der häufigste Erreger ist ein neues Coronavirus. Prodromi sind Fieber, Kopf- und Muskelschmerzen sowie nach 3–7 Tagen Auftreten eines trockenen Hustens aufgrund der Beteiligung der unteren Atemwege (Falldefinition im Internet unter: www.rki.de und www.cdc.gov). Kinder erkranken seltener und leichter als Erwachsene, bei Patienten > 40 Jahre ist die Letalität hoch. Die Behandlung sollte wie bei der Pneumonie (s. S. 325) erfolgen (frühzeitige Beatmung). Es gibt kein wirksames Virostatikum.

Diagnostik: Für die Diagnose sind Anamnese, klinische Befunde und die epidemiologische Situation entscheidend. Eine Erregerisolierung ist bei Komplikationen bzw. bei Verdacht auf eine bakterielle Sekundärinfektion anzustreben. Das gilt ganz besonders bei immundefizienten Patienten.

Es gibt keinen befriedigenden **Parameter** der es ermöglicht, eine virale Ätiologie von einer bakteriellen zu unterscheiden. Hilfreich sind Labormethoden wie Blutbild und C-reaktives Protein (CRP). Leukozytose, Neutrophilie und Linksverschiebung sowie hohe CRP-Werte im Serum sprechen eher für eine bakterielle Ätiologie. Der Schnelltest auf A-Streptokokken (Tonsillitis) kann sinnvoll sein, er kann jedoch auch bei der viralen Tonsillopharyngitis eines Streptokokkenträgers positiv ausfallen.

Differenzialdiagnose: Am wichtigsten ist die Unterscheidung zwischen Virusinfektion und bakterieller Primär- und Sekundärinfektion. Bei der Otitis media ist ein Seromukotympanon auszuschließen.

▶ **Merke.** Die häufigen viralen Atemwegsinfektionen, auch „grippaler Infekt" genannt, sind nicht mit der Grippe (Influenza) gleichzusetzen.

Therapie: Virusinfektionen der Atemwege werden meist symptomatisch behandelt. Bei einer schweren Infektion durch RS-Viren kann Ribavirin versucht werden; zur antiviralen Therapie bei Influenza s. S. 602. Antibiotika sind in der Regel nicht indiziert. Als Ausnahme gelten u. a. Atemwegsinfektionen mit überwiegend bakterieller Ätiologie (Pneumonie, z.T. auch akute Otits media), Komplikationen (anhaltendes Fieber oder erneuter Fieberanstieg) und Erkrankungen bei Patienten mit Abwehrschwäche.

Prognose: Sie ist in den meisten Fällen gut. Andererseits kann aber selbst eine Rhinitis, z.B. beim Säugling, eine schwere Krankheit sein (hohes Fieber, Nahrungsverweigerung etc.). Risikofaktoren sind u. a. erstes Lebensjahr, Stadium der Rekonvaleszenz und Immundefizienz einschließlich schwerer chronischer Krankheiten.

Prophylaxe: Empfängliche Personen sollten, wenn möglich, engeren Kontakt zu Patienten mit akuter Atemwegsinfektion vermeiden. Der Nutzen von Immunglobulinen und den zahlreich angebotenen Immunstimulanzien pflanzlicher Herkunft ist nicht bewiesen. Es gibt gegen die meisten Erkrankungen keine Impfung (Influenza s. S. 602). Die passive Immunprophylaxe mit Palivizumab schützt vor einer RSV-Infektion. Kinder mit rezidivierender Bronchitis sollten den Kontakt mit Luftschadstoffen und möglichen Allergenen meiden.

Komplikationen: Bei allen Organmanifestationen kommen **bakterielle Sekundärinfektionen** vor. Schwere Komplikationen treten besonders bei akuter Otitis media und Pneumonie auf. Eine neue schwere Form der Infektion der unteren Atemwege ist **SARS** (Schweres akutes respiratorisches Syndrom), ausgelöst durch ein neues Coronavirus. Es gibt kein wirksames Virostatikum.

Diagnostik: Anamnese und klinischer Status sind entscheidend. Erregerisolierung ist bei V. a. bakterielle Sekundärinfektion sinnvoll.

Labordiagnostik: Blutbild und C-reaktives Protein können bei der Unterscheidung zwischen bakterieller und viraler Infektion hilfreich sein.

Differenzialdiagnose: Wichtig ist die Unterscheidung zwischen viraler und bakterieller Infektion.

◀ Merke

Therapie: Virale Atemwegsinfektionen werden meist symptomatisch behandelt, bei bakterieller Sekundärinfektion kommen Antibiotika zum Einsatz.

Prognose: Im Allgemeinen ist die Prognose gut. Risikofaktoren für komplizierte Formen sind u. a. erstes Lebensjahr, Stadium der Rekonvaleszenz und Immundefizienz.

Prophylaxe: Immunglobuline und pflanzliche Immunstimulanzien haben meist keinen Nutzen. Kinder mit häufigen Bronchitiden sollten den Kontakt mit Luftschadstoffen oder möglichen Allergenen meiden.

16.3.2 Enterovirus-Infektionen

Allgemeines: Zu den Enteroviren, die zur Familie der Picornaviren gehören, rechnet man Coxsackie-, ECHO- (**e**ntero-**c**ytopathogenic-**h**uman-**o**rphan) und Polioviren. Enteroviren können verschiedene Organe befallen. Am bekanntesten ist die **Poliomyelitis**. Deutschland ist frei von Poliomyelitis, eine Infektion im Ausland ist jedoch noch möglich.

Ätiologie und Pathogenese: Zur Gruppe der Coxsackie-A-Viren zählen 23, zur Gruppe der Coxsackie-B-Viren 6, zur Gruppe der ECHO-Viren 31 und zu den Polioviren 3 Serotypen. Neue Virusisolate werden jetzt keiner Gruppe mehr zugeordnet, sondern fortlaufend nummeriert: Enterovirus 68–71. Innerhalb der Serotypen gibt es Varianten, die sich u.a. in der Virulenz unterscheiden. Die Viren vermehren sich überwiegend im oberen Gastrointestinaltrakt. Einziges Erregerreservoir ist der Mensch. Die Übertragung erfolgt im Wesentlichen fäkal-oral und durch direkten Kontakt mit Nasen-Rachen-Sekreten (nicht aerogen). Einige Virustypen werden bis zu 6 Wochen im Stuhl ausgeschieden. Die Infektion hinterlässt eine typenspezifische Immunität.

Häufigkeit: Enteroviren kommen weltweit vor. Der Erkrankungsgipfel liegt zwischen Juni und September („Sommergrippe").

Klinik: Die **Inkubationszeit** beträgt 2–35, im Mittel 3–6 Tage. Infektionen durch nicht poliovirale Enteroviren bleiben bei > 95% der Infizierten klinisch inapparent. Im Falle einer Erkrankung sind Herpangina (Coxsackie A), Hand-Fuß-Mund-Krankheit (Coxsackie A, Enterovirus 71), Exantheme, hämorrhagische Konjunktivitis (meist Enterovirus 70), Myalgia epidemica (Bornholm-Krankheit, meist Coxsackie B), Myoperikarditis, spinale Muskellähmungen, aseptische Meningitis und Enzephalitis am häufigsten; Neugeborene erkranken meist schwer.

▶ **Merke.** Bei jeder schlaffen Lähmung ist eine Infektion durch Enteroviren, einschließlich Polioviren, auszuschließen.

Diagnostik: Eine exakte klinische Diagnose ist nur ausnahmsweise möglich (z.B. bei Krankheitsbildern wie Herpangina, Hand-Fuß-Mund-Krankheit, Myalgia epidemica). Blutbild, BSG und CRP zeigen häufig ähnliche Veränderungen wie bei einer bakteriellen Infektion. Die Klärung der Ätiologie ist durch **Virusisolierung** (eine Virusisolierung aus dem Stuhl reicht aber nicht aus), PCR und gezielte (!) serologische Diagnostik möglich.

Therapie und Prophylaxe: Die Behandlung ist symptomatisch. Es gibt keine Impfung gegen nicht poliovirale Enteroviren. Zur Vorbeugung gegen Poliomyelitis wird heutzutage die inaktivierte Vakzine empfohlen. Wichtig sind hygienische Maßnahmen (Händewaschen).
Poliomyelitis ist eine **meldepflichtige** Krankheit (namentlich bei Verdacht/Erkrankung/Tod). Außerdem ist der Nachweis des Poliovirus vom Labor zu melden.

16.3.3 Erythema infectiosum

▶ **Synonyme.** Ringelröteln, Megalerythem.

▶ **Definition.** Akute Viruskrankheit mit charakteristischem Exanthem.

Ätiologie und Pathogenese: Die Krankheit wird durch **Parvovirus B19**, ein umhülltes DNA-Virus, verursacht (gilt als das kleinste humanpathogene Virus). Das Virus vermehrt sich in mitotischen Zellen, bevorzugt in Erythroblasten, und hemmt die Bildung von Erythrozyten. Der virale Rezeptor ist die Blutgruppensubstanz P. Der Mensch ist das einzige Erregerreservoir. Die Übertragung erfolgt über Tröpfchen und Kontakt (Hände), selten auch durch Bluttransfusion. Die

Infektion geht mit einer hohen Virämie einher. Die Kontagiosität ist 4–10 Tage nach der Inokulation am höchsten (Versuch mit Freiwilligen). In der Schwangerschaft können die Viren den Fetus infizieren.

Häufigkeit: Die Durchseuchungsraten mit Parvovirus B19 betragen bei Kindern im Vorschulalter etwa 5–10 % und bei Erwachsenen etwa 60–70 %. Epidemien kommen immer wieder vor.

Häufigkeit: Die Durchseuchungsrate beträgt 5–10 % im Vorschulalter, bei Erwachsenen 60 %

▶ **Merke.** Patienten mit Exanthem sind praktisch nicht mehr ansteckend. Personen, die erstmalig Kontakt zu einem Kind im Exanthemstadium haben, können sich also nicht mehr infizieren.

◀ **Merke**

Klinik: Die **Inkubationszeit** beträgt 1–2 Wochen. Bei den meisten Menschen bleibt die Infektion klinisch stumm. Nur 15–20 % der Infizierten erkranken mit dem typischen Exanthem: Im Gesicht entstehen große rote Flecken, die zu einem erysipelartigen Exanthem konfluieren (Schmetterlingsfigur); in den nächsten Tagen entwickelt sich ein konfluierendes makulopapulöses Exanthem an den Streckseiten der Extremitäten und in der Gluäalregion, durch zentrales Abblassen erhalten die Effloreszenzen ein girlanden- und gitterförmiges Aussehen (Abb. 16.3). Das Exanthem kann innerhalb der nächsten 1–7 Wochen rezidivieren. Das Allgemeinbefinden der Patienten ist wenig beeinträchtigt; subfebrile Körpertemperaturen und grippeähnliche Symptome können auftreten. Abortive Formen (grippeähnliche Symptome ohne Exanthem) sind nicht selten. Bei jungen Erwachsenen ist ein vaskulitisches Exanthem an Händen und Füßen beschrieben (glove and sock syndrome). Bei **Patienten mit Immundefizienz** gibt es aufgrund der gestörten Viruselimination chronisch-rezidivierende Anämien. **Patienten mit einer chronisch-hämolytischen Anämie** und verkürzter Erythrozyten-Überlebenszeit, die mit Parvovirus B19 infiziert werden, erkranken meist nicht mit einem Exanthem, sind aber dennoch sehr krank, vor allem wegen aplastischer Krisen.

Klinik: Die meisten Infektionen sind asymptomatisch. In 15–20 % entwickelt sich ein charakteristisches Exanthem, das im Gesicht schmetterlingsförmig, an den Streckseiten der Extremitäten girlandenförmig aussieht (Abb. 16.3). Das Allgemeinbefinden ist kaum beeinträchtigt, subfebrile Temperaturen und grippeähnliche Symptome kommen vor. Es gibt Formen ohne Exanthem. Chronisch-rezidivierende Anämien sind bei Patienten mit **Immundefizienz**, aplastische Krisen bei Patienten mit **chronisch hämolytischer Anämie** möglich.

16.3 Erythema infectiosum

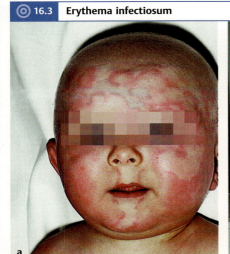 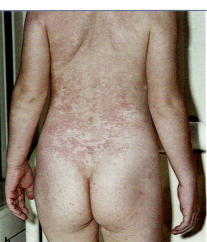

a Gesichtserythem unter Aussparung von Kinn, Lippenregion und Nasenspitze (schmetterlingsförmig).
b Girlandenförmiges Exanthem an den Streckseiten der Extremitäten, aber auch am Stamm und im Gesicht.

Komplikationen: Besonders bei Mädchen und jungen Frauen können **Arthralgien** mit bevorzugtem Befall der kleinen Gelenke auftreten, die 2 Wochen bis mehrere Monate anhalten. Eine Parvovirus-B19-Infektion des Fetus verursacht eine hochgradige Anämie und einen **Hydrops fetalis**; ein Abort oder eine Totgeburt können die Folgen sein. Embryopathien sind nicht bekannt.

Diagnostik: Bei typischer Symptomatik ist, insbesondere während einer Epidemie, die klinische Diagnose möglich. In unklaren Fällen und bei Verdacht

Komplikationen: Besonders bei Mädchen und jungen Frauen können **Arthralgien** auftreten. Die Infektion mit Parvovirus B19 in der Schwangerschaft kann beim Fetus eine schwere Anämie mit **Hydrops fetalis** verursachen, Embryopathien treten nicht auf.

Diagnostik: Bei typischem Exanthem ist eine klinische Diagnose möglich. Im Zweifelsfall und in der Schwangerschaft ist der Nachweis von spezifischen Antikörpern und/oder Parvovirus-B19-DNA möglich. Der DNA-Nachweis eignet sich auch gut für die Untersuchung des Neugeborenen. Infizierte Schwangere sollten wöchentlich mittels Sonographie untersucht werden.

auf eine Infektion oder Erkrankung in der Schwangerschaft kann Blut auf spezifische IgM- und IgG-Antikörper untersucht werden. Weiterhin stehen PCR und Nukleinsäurehybridisierung zum Nachweis von Parvovirus-B19-DNA zur Verfügung. Diese Methoden sind besonders bei einer Infektion des Fetus zu empfehlen (Nachweis des Virusgenoms im Knochenmark), da spezifische IgM-Antikörper häufig fehlen. Um frühzeitig einen Hydrops fetalis zu erkennen, sind infizierte Schwangere wöchentlich mittels Sonographie zu untersuchen.

Differenzialdiagnose: Tab. 16.4 und Tab. 16.5.

Differenzialdiagnose: Andere Krankheiten mit makulopapulösem Exanthem (Tab. 16.4 und Tab. 16.5) und Krankheiten mit Gelenkbeschwerden kommen in Frage.

16.4 Differenzierung von ausgewählten Infektionskrankheiten mit makulopapulösem Exanthem

Diagnose	Inkubationszeit (Tage)	Prodromi (Tage)	Exanthemform	Exanthemlokalisation	Mund	Fieber	Blutbild
Masern (s. S. 603)	8–12	4 (3–5)	großfleckig, konfluierend	Ausbreitung von oben (hinter den Ohren) nach unten	Koplik-Flecken, Enanthem	zweigipflig, beim 2. Anstieg Exanthemausbruch	Leukopenie mit Neutrophilie und Linksverschiebung
Röteln (s. S. 608)	14–21	1–2	mittelfleckig, nicht konfluierend	Beginn im Gesicht, Ausbreitung über Stamm und Extremitäten	keine, evtl. zartes Enanthem	gering, kann auch fehlen	Vermehrung von Plasmazellen
Erythema infectiosum (s. S. 586)	7–14	0	im Gesicht erysipelartig, sonst konfluierend, girlandenförmig	Gesicht, Streckseiten der Extremitäten, Glutäalregion	keine	subfebril	keine wesentlichen Besonderheiten
Exanthema subitum (s. S. 589)	5–15	3	mittelfleckig	nach Entfieberung, generalisiert, teilweise konfluierend	Enanthem	3 (–5) Tage hoch	initial Leukozytose, später Leukopenie mit Lymphozytose

16.5 Differenzialdiagnose exanthematischer Krankheiten nach Erregern

Ätiologie	Formen des Exanthems		
	makulopapulös	vesikulär	petechial/purpural
Viren	Masern Röteln Exanthema subitum Erythema infectiosum Krankheiten durch Adeno-, Coxsackie-, ECHO- und Parainfluenzaviren Mononucleosis infectiosa Hepatitis B	Herpes simplex Varizellen Herpes zoster Herpangina Hand-Fuß-Mund-Krankheit Kuh- und Affenpocken Molluscum contagiosum	hämorrhagische Masern hämorrhagische Varizellen Zytomegalie hämorrhagisches Fieber (Gelbfieber, Dengue, Lassafieber etc.) Hantavirusinfektionen
Bakterien	Streptokokken – Scharlach – Erysipel – Erythema anulare – toxisches Schock-Syndrom Staphylokokken – Dermatitis exfoliativa – toxisches Schock-Syndrom Lyme-Borreliose Leptospirose Listeriose Lues Krankheiten durch Mykoplasmen Erysipeloid Salmonellosen	Dermatitis exfoliativa Impetigo	Sepsis mit disseminierter intravasaler Gerinnung Meningokokken-Sepsis Sepsis durch Pseudomonas, H. influenza u. a. subakute Endokarditis

Fortsetzung Tab. 16.5 ▶

16.5 Differenzialdiagnose exanthematischer Krankheiten nach Erregern (Fortsetzung)

Ätiologie	Formen des Exanthems		
	makulopapulös	vesikulär	petechial/purpural
Rickettsien	Fleckfieber		Fleckfieber
Pilze	Candidose der Haut	Candidose der Haut Tinea	
Protozoen	Toxoplasmose		Malaria
immunologisch	Erythema exsudativum multiforme Lupus erythematodes Dermatomyositis Erythema nodosum urtikarielle Vaskulitis	Erythema exsudativum multiforme	thrombozytopenische Purpura Purpura Schoenlein-Henoch Periarteriitis nodosa
Medikamente	Arzneimittelexanthem	Arzneimittelexanthem	Arzneimittelexanthem
unbekannt	Kawasaki-Syndrom		

Therapie: Es gibt keine antivirale Therapie. Eine symptomatische Behandlung ist meist nicht notwendig. Beim Hydrops fetalis sind wiederholte intrauterine Erythrozytentransfusionen angezeigt (s. S. 109).

Prognose: Bei einem ansonsten gesunden Kind ist die Prognose gut. Bei der fetalen Infektion sind rechtzeitige Diagnose und Therapie entscheidend.

Prophylaxe: Es gibt bisher keinen Impfstoff. Die Wirksamkeit von Immunglobulin ist nicht bewiesen. Schwangere mit Kontakt zu Kindern im Exanthemstadium sollten beruhigt werden (s. o.). Patienten mit einer starken Virusvermehrung dürfen keinen Kontakt zu immundefizienten Patienten haben. Sie sollten ohne Isolierung nicht auf einer onkologischen Station behandelt werden. Nach Kontakt mit infektiösen Patienten ist Händewaschen die wichtigste Maßnahme.

Therapie: Keine antivirale Therapie. Bei Hydrops fetalis intrauterine Erythrozytentransfusionen.

Prognose: Die Prognose ist meist gut.

Prophylaxe: Es gibt keine wirksame Immunprophylaxe. Infizierte Patienten sind von immundefizienten Patienten zu isolieren.

16.3.4 Exanthema subitum

▶ **Synonyme.** Dreitagefieber, Roseola infantum.

▶ **Definition.** Das Exanthema subitum ist eine akute, gutartige Viruskrankheit mit generalisiertem Exanthem, das im Anschluss an eine meist 3-tägige Fieberperiode nach Entfieberung auftritt.

Ätiologie und Pathogenese: Die Krankheit wird durch das humane Herpesvirus Typ 6 (HHV-6), ein DNA-Virus, vereinzelt auch durch das HHV-7 verursacht (Tab. 16.7). Es existieren 2 Serotypen. Nach Abklingen der akuten Infektion persistiert das Virus wie alle Herpesviren lebenslang im Körper (latente Infektion) und kann reaktiviert werden. Der Mensch ist das einzige Erregerreservoir für HHV-6. HHV-7 kommt ubiquitär vor. Die Übertragung erfolgt vorwiegend durch Speichel, möglicherweise auch über Tröpfchen. Seropositive gesunde Kinder und Erwachsene sind ein kontinuierliches Erregerreservoir und können das Virus intermittierend ausscheiden.

Häufigkeit: Das Exanthema subitum ist die häufigste exanthematische Viruskrankheit der ersten 2 Lebensjahre. Im 3. Lebensjahr sind nahezu alle Kinder durchseucht.

Klinik: Die **Inkubationszeit** beträgt 5–15 Tage. Typisch ist hohes Fieber unklarer Ätiologie für 3(–5) Tage. Nach Entfieberung kann sich sehr schnell (subito) ein generalisiertes makulopapulöses, teilweise konfluierendes Exanthem ausbilden. Begleitet werden kann das Exanthem von einem Enanthem, von Lidödemen, Enteritis, Husten und zervikalen Lymphknotenschwellungen. Abortive Formen,

16.3.4 Exanthema subitum

◀ **Synonyme**

◀ **Definition**

Ätiologie und Pathogenese: Erreger ist das humane Herpesvirus 6 (HHV-6), selten auch HHV-7. Sie persistieren lebenslang im Körper (latente Infektion). Der Mensch ist das einzige Erregerreservoir. Das Virus wird durch Speichel und evtl. durch Tröpfchen übertragen.

Häufigkeit: Meist erkranken Kinder in den ersten 2 Lebensjahren.

Klinik: Inkubationszeit 5–15 Tage. Typisch ist hohes Fieber über 3(–5) Tage, nach Entfieberung entwickelt sich ein generalisiertes makulopapulöses, teilweise konfluierendes Exanthem, z. T. mit Enanthem. Abortive Formen (z. B. ohne Exanthem) sind nicht selten. Bei **immundefizienten** Patienten sind Pneumonie, Hepatitis, Enzephalitis, Retinitis möglich.

z.B. Fieber ohne Exanthem, sind nicht selten. Bei älteren Kindern kann die Krankheit mononukleoseähnlich sein (Hepatitis [s. S. 591] etc.). Konnatale Infektionen kommen, wenn überhaupt, sehr selten vor. Bei **immunsupprimierten** Patienten sind persistierende Exantheme, interstitielle Pneumonie, Hepatitis, Enzephalitis und Retinitis beschrieben. Ob ein Zusammenhang zwischen HHV-6-Infektion und lymphoproliferativen Krankheiten besteht, ist unklar.

Komplikationen: Häufig sind Fieberkrämpfe.

Komplikationen: Der plötzliche initiale Anstieg der Körpertemperatur ist nicht selten von Fieberkrämpfen begleitet. Eine Enzephalitis ist sehr selten.

Diagnostik: Bei typischem Krankheitsbild ist die Diagnose klinisch möglich. Das **Blutbild** zeigt während der initialen Fieberphase eine Leukozytose, während der Exanthemphase Leukopenie mit relativer Lymphozytose. Besser sind der Nachweis von spezifischem IgM oder von Virus-DNA durch PCR (in Blut, Urin, Speichel, Liquor).

Diagnostik: Bei typischem Verlauf kann die Diagnose klinisch gestellt werden. Im **Blutbild** ist während des initialen Fiebers eine Leukozytose nachweisbar, die mit Ausbruch des Exanthems in eine Leukopenie mit relativer Lymphozytose übergeht. Besser sind der Nachweis spezifischer IgM-Antikörper oder der Nachweis einer Serokonversion von HHV-IgG-Antikörpern (durch 2 Blutabnahmen) mittels ELISA oder IFT.
HHV-6-DNA kann mit der PCR in Blut, Urin, Speichel und Liquor nachgewiesen werden. Ein positiver Befund ist aber immer in Verbindung mit anderen Befunden und Symptomen zu interpretieren (latente Infektion).

Differenzialdiagnose: In Betracht kommen andere fieberhafte Krankheiten und Krankheiten mit makulopapulösem Exanthem (s. Tab. 16.4, Tab. 16.5) sowie die Meningitis (bei Fieberkrampf).

Differenzialdiagnose: Während des Fieberstadiums sind andere fieberhafte Krankheiten abzugrenzen (z.B. Harnwegsinfektion, Pneumonie, Meningitis), während des Exanthemstadiums umfasst die Differenzialdiagnose andere Krankheiten mit makulopapulösem Exanthem (s. Tab. 16.4 und Tab. 16.5). Bei Fieberkrampf immer an Meningitis denken (evtl. Lumbalpunktion).

Therapie und Prognose: Die Behandlung beschränkt sich auf symptomatische Maßnahmen (Fiebersenkung, Diazepam oder Clonazepam bei Fieberkrampf). Die Prognose ist gut.

Therapie und Prognose: Die Behandlung ist symptomatisch (Fiebersenkung), bei Fieberkrampf Diazepam oder Clonazepam mit möglichst nachfolgender stationärer Einweisung. Es gibt keine durch klinische Studien bewiesene antivirale Therapie. Bei Enzephalitis könnte man versuchen, mit Ganciclovir oder Foscarnet (in vitro gegen HHV-6 wirksam) zu behandeln. Die Prognose ist, außer bei Auftreten einer Enzephalitis, gut. Fieberkrämpfe hinterlassen keinen Dauerschaden.

Prophylaxe: Es gibt keine wirksame Immunprophylaxe.

Prophylaxe: Eine Impfung gibt es nicht. Die Wirksamkeit von Immunglobulinen ist nicht bewiesen. Eine Isolierung ist nicht erforderlich.

16.3.5 Frühsommer-Meningoenzephalitis (FSME)

▶ **Synonyme**

▶ **Definition**

16.3.5 Frühsommer-Meningoenzephalitis (FSME)

▶ **Synonyme.** Zeckenenzephalitis, zentraleuropäische Enzephalitis.

▶ **Definition.** Die Frühsommer-Meningoenzephalitis ist eine vorwiegend in Europa vorkommende akute Viruskrankheit des ZNS, bei der die Viren durch Zecken übertragen werden.

Ätiologie und Pathogenese: Das FSME-Virus gehört zu den Flaviviren, Untergruppe Arboviren. Das Virus wird durch Ixodes ricinus (Holzbock) auf den Menschen übertragen. Der Stich bleibt nicht selten unbemerkt.

Ätiologie und Pathogenese: Das FSME-Virus gehört zu den Flaviviren, Untergruppe Arboviren (**ar**thropod **bo**rne viruses), die von Arthropoden (Zecken, Mücken, Sandfliegen) übertragen werden. Arboviren kommen weltweit vor. Hauptüberträger des FSME-Virus sind Zecken. Der wichtigste Vertreter ist Ixodes ricinus, der Holzbock. Als Reservoir dienen neben Zecken Wildtiere, für die das FSME-Virus meistens apathogen ist. Eine einmal infizierte Zecke bleibt zeitlebens Virusträger. Durch den Zeckenstich werden neben virushaltigem Speichel auch anästhesierende Substanzen übertragen, weshalb viele Patienten sich nicht an den Stich erinnern können.

Häufigkeit: FSME-Endemiegebiete sind vor allem Bayern, Baden-Württemberg, Hessen, Österreich, Südost- und Osteuropa und Südschweden. Am häufigsten werden Personen infiziert, die sich aus beruflichen Gründen oder während ihrer Freizeit in verseuchten Gebieten aufhalten.

Häufigkeit: Die FSME kommt vor allem in Süddeutschland (Bayern, Baden-Württemberg, Hessen), Österreich, Südosteuropa, Osteuropa einschließlich Russland und Ostseeanrainern vor. Kleinere Naturherde gibt es auch in west- und südeuropäischen Ländern.
Konkrete Angaben zu deutschen Endemiegebieten findet man unter www.zecke.de/fsme und www.rki.de.

Die Naturherde in den neuen Bundesländern befinden sich seit Mitte der siebziger Jahre in einem endemisch latenten Zustand, d.h. es besteht nur ein äußerst geringes Infektionsrisiko.

Die höchste Durchseuchungsrate in den endemischen Regionen findet man bei Waldarbeitern, Pilz- und Beerensammlern, Wanderern etc.

Klinik: Die **Inkubationszeit** beträgt 3–14 Tage nach dem Zeckenstich. Bei über 70% der Infizierten bleibt die Infektion asymptomatisch. Die Krankheit macht sich zunächst mit grippeähnlichen Symptomen bemerkbar. Nach einem symptomfreien Intervall kommt es bei einem Teil der Patienten zu einer zweiten Krankheitsphase mit **Meningitis, Meningoenzephalitis** oder **Meningoenzephalomyelitis**. Die Meningitis äußert sich unter anderem durch hohes Fieber, Erbrechen, Kopfschmerzen und Nackensteifigkeit. Schwere Formen und Defektheilungen sind im Kindesalter selten.

Diagnostik: Der Nachweis von spezifischen **IgM-Antikörpern** sichert die Diagnose (ELISA, IFT). Eine Virusisolierung und der Nachweis von Virusgenomsequenzen mit der PCR aus Liquor und Serum sind nur in der ersten Krankheitsphase möglich. Mittels spezifischer IgG-Antikörper können ältere Infektionen und die Durchseuchung der Bevölkerung festgestellt werden. Auch der Erfolg einer Impfung lässt sich durch IgG-Antikörperbestimmung verfolgen.

Differenzialdiagnose: Bei anamnestischen Hinweisen auf einen Zeckenstich muss an andere, durch Zecken übertragene Krankheiten (z.B. Borreliose, s. S. 647) gedacht werden. Auch eine durch andere Erreger verursachte Meningitis und Enzephalitis kommen infrage.

Therapie und Prognose: Die Behandlung ist symptomatisch. Die Prognose ist im Kindesalter günstig (meist leichte Formen). Bei Enzephalitis und Enzephalomyelitis, die beide besonders bei über 30-jährigen Patienten vorkommen, ist die Prognose ungünstiger (Gefahr von Lähmungen, Defektheilungen).

Prophylaxe: Personen, die sich vorübergehend oder dauerhaft in FSME-Risikogebieten aufhalten (einschließlich Freizeitaktivitäten), sollten geimpft werden (aktive Immunisierung). Die Indikation zur Impfung ist bei Kindern unter 3 Jahren zurückhaltend zu stellen (höhere Rate von Fieberreaktionen) (s. S. 36). FSME-Immunglobulin sollte Kindern weder prä- noch postexpositionell verabfolgt werden (schwere Krankheitsverläufe!). Weiterhin wird empfohlen, abdeckende Kleidung zu tragen und Repellents zu verwenden, um Zeckenstiche zu vermeiden. Nach Aufenthalten im Freien sollte man den Körper (einschließlich des behaarten Kopfes) nach Zecken absuchen, ggf. Zecken frühzeitig entfernen. Der direkte oder indirekte Nachweis des Krankheitserregers ist **meldepflichtig**, soweit eine akute Infektion vorliegt.

16.3.6 Hepatitis

Allgemeines: Eine Hepatitis kann durch Hepatitisviren, verschiedene andere Viren, Bakterien, Protozoen und durch Toxine hervorgerufen werden sowie Folge einer Autoimmunkrankheit sein. Von den Hepatitisviren sind bisher mindestens 5 bekannt (Tab. **16.6**). Sie verursachen die Virushepatitis A, B, C, D und E; neu entdeckt sind das Hepatitis-G-Virus und das TT-Virus.

Hepatitis A

Ätiologie und Pathogenese: Das Hepatitis-A-Virus (HAV) ist sehr stabil. Es vermehrt sich im Darm und in den Hepatozyten. Die Übertragung erfolgt fäkal-oral, selten auch über kontaminierte Meeresfrüchte (z.B. Austern). Ein infizierter Patient ist gewöhnlich 2 Wochen vor bis 1(–2) Wochen nach Ausbruch der Krankheit ansteckend. Neugeborene können das HAV über Monate ausscheiden. Die Zytopathogenität des HAV ist gering. Die Leberzellnekrosen entwickeln sich vermutlich als Folge der zellulären Immunantwort gegen virusinfizierte Leberzellen.

16.6 Virushepatitiden

	Hepatitis A (HAV)	Hepatitis B (HBV)	Hepatitis C (HCV)	Hepatitis D (HDV)	Hepatitis E (HEV)
Virus	Picorna/RNA	Hepadna/DNA	Flavi/RNA	Viroid/RNA	Calici/RNA
Größe (nm)	27–32	42	38–45	36	32
Inkubationszeit	28 (14–28) Tage	3 (1–6) Monate	8 (2–26) Wochen	3 (2–6) Monate	40 (20–75) Tage
Übertragung					
– fäkal-oral	+	–	?	–	+
– Blut	(+)	+	+	(+)	(+)
– sexuell	(+)	+	(+)	(+)	?
– perinatal	(+)	+	+	+	?
Chronifizierung	–	+	+	+	–
Labordiagnose	anti-HAV-IgM	HBsAg, anti-HBcAg, HBeAg, HBV-DNA	anti-HCV, HCV-RNA	anti-HDV, HDV-RNA	anti-HEV, HEV-RNA

+ = ja, (+) = selten, – = nein

Häufigkeit: Nur etwa 5 % der deutschen Kinder in der Altersgruppe bis 10 Jahre sind immun.

Klinik: Die **Inkubationszeit** beträgt ca. 4 Wochen. Asymptomatische und anikterische Formen überwiegen. Respiratorische und gastrointestinale Symptome, dunkler Urin und entfärbter Stuhl sind typisch für apparente Formen. Eine fulminante Hepatitis ist selten.

Diagnostik: GPT, GOT, γ-GT und Bilirubin im Serum sind erhöht. Nachweis von Anti-HAV-IgM im Serum sichert die Diagnose.

Differenzialdiagnose: Vor allem Hepatitis durch andere Hepatitisviren (Tab. 16.6), infektiöse Mononukleose und Zytomegalie sind auszuschließen.

Therapie und Prognose: Die Behandlung ist symptomatisch, die Prognose günstig.

Prophylaxe: Hygienische Maßnahmen (Händewaschen) reduzieren das Risiko der Schmierinfektion. Die Impfung nach dem 1. Lebensjahr ist für Kinder sinnvoll (auch in der frühen Inkubationsphase). Alternativ kann Standardimmunglobulin gegeben werden.

Häufigkeit: Früher war die Hepatitis A in Mitteleuropa eine „Kinderkrankheit". Durch den verbesserten Hygienestandard sind heutzutage nur weniger als 5 % der deutschen Kinder in den ersten 10 Lebensjahren mit HAV durchseucht. Kinder und Jugendliche sind also meist nicht immun, was bei Reisen in Endemiegebiete zu beachten ist. In Deutschland aufgewachsene ausländische Kinder infizieren sich häufig während des Urlaubs im Heimatland und können nach ihrer Rückkehr in Kindereinrichtungen Infektionsquelle sein.

Klinik: Die **Inkubationszeit** beträgt 28 (14–48) Tage. Bei Kindern überwiegen asymptomatische und leichte anikterische Formen. Die klinisch apparente Hepatitis beginnt nicht selten mit Symptomen einer fieberhaften, respiratorischen Infektion gefolgt von Übelkeit, Erbrechen, Oberbauchschmerzen, Inappetenz, dunklem Urin, entfärbtem Stuhl und manchmal Ikterus (zuerst an den Konjunktiven sichtbar). Nach 2–4 Wochen ist die Krankheit meist überstanden, es gibt aber auch zwei- und mehrphasige Verläufe über mehrere Monate. Eine fulminante Hepatitis mit Leberversagen ist sehr selten.

Diagnostik: Die Serumwerte von GPT, GOT, γ-GT und (bei Ikterus) von direktem und indirektem Bilirubin sind erhöht. Durch den Nachweis von anti-HAV-IgM (persistiert etwa 3 Monate, manchmal aber auch länger als 1 Jahr) wird die Diagnose gesichert. Anti-HAV-IgG persistiert lebenslang und bestätigt die Immunität.

Differenzialdiagnose: In Frage kommen Hepatitis durch andere Hepatitisviren (Tab. 16.6), Herpesviren (v.a. infektiöse Mononukleose, Zytomegalie) und Enteroviren, außerdem Toxoplasmose, Leptospirose, Listeriose, Reye-Syndrom, Arzneimittelreaktionen, Pilzintoxikation, Stoffwechselstörungen, Gallenwegserkrankungen.

Therapie und Prognose: Die Behandlung ist symptomatisch, es gibt keine kausale Therapie. Die Patienten können zu Hause behandelt werden. Die Prognose ist im Allgemeinen günstig; eine chronische Hepatitis oder ein Trägerstatus sind nicht bekannt. Lediglich bei fulminanter Hepatitis ist mit hoher Letalität zu rechnen.

Prophylaxe: Schmierinfektionen müssen verhindert werden (z.B. durch gute persönliche Hygiene, Händewaschen). Die Impfung gefährdeter Kinder nach dem 1. Lebensjahr ist zu empfehlen. Nach Exposition (in der frühen Inkubationsphase) ist die Impfung als so genannte Riegelungsimpfung sinnvoll (sie „überholt" – ähnlich wie die Masernimpfung – die natürliche Infektion und kann eine Erkrankung verhindern). Alternativ kann Standardimmunglobulin verabreicht werden (s. S. 36). Der Besuch von Schule und Kindertagesstätten ist bei Wohlbefinden 2 Wochen nach Erkrankungsbeginn möglich.

Die akute Virushepatitis (A, B, C, D, E) (namentlich bei Verdacht/Erkrankung/Tod) ist **meldepflichtig.** Zusätzlich ist der Erregernachweis zu melden.

Hepatitis B

Ätiologie und Pathogenese: Das Hepatitis-B-Virus (HBV), früher DANE-Partikel genannt, besteht aus 3 Antigenen: Hepatitis-B-Oberflächen-Antigen (HBsAg, früher Australia-Antigen), Hepatitis-B-Kern-Antigen (HBcAg), HBeAg (ein Spaltprodukt des HBcAg). Das HBsAg setzt sich aus 3 Proteinen zusammen. Es gibt mindestens 9 Subtypen und mehrere Mutanten (Prä-Core-Mutante: bei Infektion mit diesem Typ wird kein HbeAg und daher auch kein Anti-HBe gebildet; S-Varianten: können anti-HBs-positive Kinder und somit auch geimpfte Kinder infizieren). Gegen jedes Antigen werden Antikörper gebildet; wichtig sind Anti-HBs (zeigt Immunität an), Anti-HBc (IgG und IgM) und Anti-HBe. Das HBV kommt vor allem in Blut, Speichel, Sperma, Vaginalsekret und in mit Blut kontaminierten Körpersekreten vor. Die Übertragung erfolgt im Wesentlichen über Intimkontakte und bei hoher Konzentration an HBV durch Kontakt mit minimalen Mengen an Blut (0,1 µl) (Nadelstichverletzung!) oder Blutprodukten. Eine Übertragung von HBV durch eine Transfusion ist in Deutschland sehr selten geworden.

Eine infektiöse Schwangere überträgt das Virus selten intrauterin, aber häufig sub partu. 70–95 % der Neugeborenen HBeAg-positiver Mütter werden infiziert, bei HBsAg-positiven, HBeAg-negativen Müttern beträgt die Infektionsrate „nur" 10–20 %.

Häufigkeit: Weltweit gibt es etwa 300 Mio. HBsAg-Träger (ständige Infektionsquelle). In Deutschland sind 0,3–0,5 % der Einwohner Träger von HBsAg.

▶ **Merke.** Am häufigsten erkranken Jugendliche und junge Erwachsene. Die Hepatitis B kann auch als Geschlechtskrankheit bezeichnet werden.

Klinik: Die **Inkubationszeit** beträgt ca. 90 (40–180) Tage. Asymptomatische und subklinische Formen kommen häufig vor. Eine apparente Hepatitis B kann klinisch einer Hepatitis A ähneln. Extrahepatische Manifestationen wie Arthralgien, Exantheme (Gianotti-Crosti-Syndrom), Myalgien, Vaskulitis, Glomerulonephritis, Myoperikarditis und Kryoglobulinämie sind möglich. Eine Infektion mit HBV während der Schwangerschaft verursacht keine Fehlbildungen beim Kind, eine akute Hepatitis B in der Spätschwangerschaft erhöht aber die Frühgeborenenrate. Vertikal infizierte Kinder bleiben meistens klinisch symptomfrei, werden aber oft zu chronischen Virusträgern (s.o.). Eine fulminante Hepatitis kommt bei etwa 1 % der Patienten mit einer apparenten Hepatitis B vor.

Diagnostik: Eine **akute Hepatitis B** wird durch den Nachweis von Anti-HBc-IgM bewiesen. Das HBsAg ist wenige Wochen bis Monate nach Erkrankungsbeginn im Serum vorhanden. Die wichtigsten Marker für eine aktive Virusreplikation und damit für eine Infektiosität sind HBeAg und HBV-DNA. Beide Marker persistieren nach einer akuten Hepatitis B etwa 6–8 Wochen.

Eine Persistenz von HBsAg über 6 Monate wird bei Patienten mit Befunden einer Hepatitis als **chronische Hepatitis** definiert. Eine Persistenz von HBV-DNA über 8 Wochen nach einer akuten Hepatitis B legt den Verdacht auf die Entwicklung einer chronischen Hepatitis nahe. Patienten mit chronischer Hepatitis B durch eine Prä-Core-Mutante sind HBsAg-positiv, aber HBeAg-negativ, obwohl eine aktive Infektion mit HBV-Replikation besteht. Histologisch unterscheidet man die chronisch-persistierende und die chronisch-aktive Hepatitis. Patienten, die länger als 6 Monate HBsAg-positiv sind und keine wesentlichen histologischen Veränderungen zeigen, werden als **HBsAg-Träger** bezeichnet.

Therapie: Es gibt keine kausale Therapie. Kortikosteroide begünstigen eine Chronifizierung und sind zu vermeiden.
Bei Kindern mit einer HBeAg-positiven chronischen Hepatitis oder einem HBeAg-positiven Trägerstatus mit Erhöhung der Serumtransaminasen und HBV-

16 Infektionskrankheiten

DNA > 10⁴ Kopien/ml kann man versuchen, durch Behandlung mit Interferon α 5MU/m² KOF, 3 × pro Woche s. c. über 6 Monate oder Lamivudin, 3 mg/kgKG/d per os über 52 Wochen, eine Serokonversion zu Anti-HBe zu induzieren und damit die Viruselimination zu beschleunigen. In Erprobung sind Peginterferon, Adefovir und Entecavir.

Prognose: Bei fulminanter Hepatitis ist die Letalität hoch. Infektionen bei Neugeborenen werden in bis zu 85% chronisch! Bei chronischer Hepatitis drohen Leberzirrhose und hepatozelluläres Karzinom. Zusätzliche Infektion mit dem Hepatitis-D-Virus verschlechtert die Prognose.

Prognose: Bei fulminanter Hepatitis B ist die Letalität hoch. Die Chronifizierungsrate ist altersabhängig; bei Neugeborenen bis zu 85%, bei Kleinkindern 25–40%, bei Erwachsenen 5–10%. Die Prognose der chronischen Hepatitis B wird vom Zeitpunkt der Serokonversion von HBeAg zu Anti-HBe bestimmt. Bleibt diese aus, drohen Leberzirrhose und hepatozelluläres Karzinom. Eine Koinfektion (gleichzeitige Infektion) oder eine Superinfektion (auf eine chronische HBV-Infektion aufgepfropfte Infektion) mit dem Hepatitis-D-Virus verschlechtert die Prognose deutlich.

Prophylaxe: Bei Umgang mit infektiösem Material sollte man Handschuhe tragen und Einmalgeräte benutzen. Postexpositionell kann spezifisches Immunglobulin (innerhalb von 12 Stunden) die Erkrankung verhindern. Zu Impfung und passiver Immunprophylaxe s. S. 28.

Prophylaxe: Maßnahmen zur Verhinderung einer perkutanen oder mukokutanen Übertragung von HBV: Beim Umgang mit infektiösem Material (Blut) Handschuhe tragen und Einmalgeräte verwenden, gebrauchte Kanülen in festen Behältern entsorgen, Bissverletzungen vermeiden etc. Eine Isolierung ist nicht notwendig. HBsAg-positive Kinder können in der Regel Gemeinschaftseinrichtungen besuchen (Aufklärung, Hygiene etc.). Zu Impfung und passiver Immunprophylaxe s. S. 28. Simultan geimpfte Neugeborene von HBsAg-positiven Müttern können gestillt werden. Eine Trennung von Mutter und Kind nach der Geburt ist nicht erforderlich.

Zur **Meldepflicht** s. S. 593. Vom Laborarzt wird der Nachweis des Erregers gemeldet soweit der Nachweis auf eine akute Infektion hinweist. Virusträger und chronische Hepatitis werden in einigen Bundesländern freiwillig gemeldet.

Meldepflicht.

Hepatitis C

Ätiologie und Pathogenese: Vom Hepatitis-C-Virus gibt es 6 Genotypen und über 90 Subtypen. In Mitteleuropa sind Ia und Ib am häufigsten. Der Infizierte bildet Anti-HCV-Antikörper. Die häufigsten bekannten Übertragungswege sind der intravenöse Drogenabusus und Sexualkontakte; Nadelstichverletzung und vertikale Transmission sub partu sind zu beachten.

Hepatitis C

Ätiologie und Pathogenese: Das Hepatitis-C-Virus (HCV) ist ein den Flaviviren ähnliches RNA-Virus (Tab. **16.6**). Es existieren mindestens 6 Genotypen und über 90 Subtypen. In Mitteleuropa sind die Genotypen Ia und Ib am häufigsten. Mutationen sind häufig. Nach einer Infektion werden Anti-HCV-Antikörper gebildet. Das HCV wird überwiegend durch intravenösen Drogenabusus und Sexualkontakte, seltener durch Dialyse und Haushaltkontakte und kaum noch durch Blut und Blutprodukte übertragen. Eine vertikale Übertragung kommt bei ca. 5% der Kinder HCV-RNA-positiver Mütter vor. Das Infektionsrisiko bei einer Nadelstichverletzung ist geringer als bei der Hepatitis B.

Häufigkeit: In Deutschland sind etwa 0,2–0,8% der Einwohner anti-HCV-positiv.

Häufigkeit: Weltweit gibt es etwa 150 Mio. HCV-Infizierte, in Europa sind es ca. 4 Mio. In Deutschland entfallen 10–15% der gemeldeten Hepatitispatienten auf die Hepatitis C, etwa 0,2–0,8% der Einwohner sind anti-HCV-positiv.

Klinik: Asymptomatische und subklinische Formen sind häufig, sonst wie Hepatitis A und B.

Klinik: Die **Inkubationszeit** beträgt 8 (2–26) Wochen. Asymptomatische und subklinische Formen sind häufig. Eine apparente Hepatitis kann klinisch einer Hepatitis A oder B ähneln. Eine Infektion mit HCV während der Schwangerschaft verursacht keine Fehlbildungen.

Diagnostik: Anti-HCV wird mit ELISA und HCV-RNA mit der PCR nachgewiesen. Bei einer möglichen vertikalen Transmission sollte HCV-RNA nachgewiesen werden.

Diagnostik: In der Routinediagnostik wird Anti-HCV mit ELISA-Tests nachgewiesen (hohe Sensitivität und Spezifität). Sie erlauben aber keine Differenzierung zwischen akuter und chronischer Hepatitis C und Trägerstatus. Daher ist bei Nachweis von Anti-HCV eine PCR (oder ein Immunoblot) angezeigt, um die Virämie zu bestätigen oder auszuschließen. Darüber hinaus sollte der Genotyp bestimmt werden. Bei einer vertikalen HCV-Infektion kann HCV-RNA ab 1–2 Monate nach der Geburt nachgewiesen werden. Die Untersuchung von Nabelschnurblut ist nicht sinnvoll.

Therapie: Keine kausale Therapie. Versuch mit Interferon (heute meist als Peginterferon), evtl. in Kombination mit Ribavirin.

Therapie: Es gibt keine spezifische Therapie. Die chronische Hepatitis C (und evtl. auch die akute Hepatitis C) kann mit α-Interferon, 3–5 MU/m² KOF, 3 × pro Woche s. c., plus Ribavirin, 15 mg/kgKG/d, über 12 Monate behandelt werden. Als Interferon wird heute meist Peginterferon (Interferon mit langer Halbwertszeit, das nur 1-mal/Woche verabfolgt werden muss) verordnet. Das Ziel der antiviralen Therapie ist eine anhaltende virologische Remission. Die Erfolgsaussichten sind bei einer Infektion mit den Genotypen 2 oder 3 gut.

Prognose: Chronische Formen sind sehr häufig. Die Chronifizierungsrate beträgt bei Erwachsenen 60–80%, im Kindesalter ist sie aber wahrscheinlich niedriger. Komplikationen der chronischen HCV-Infektion sind Leberzirrhose und das hepatozelluläre Karzinom. Risikofaktoren für eine erhöhte Progredienz sind Koinfektion mit anderen Hepatitisviren oder HIV, Alkoholkonsum, hepatotoxische Medikamente und Non-Hodgkin-Lymphome.

Prophylaxe: Eine Immunprophylaxe gibt es nicht. Es bleibt daher nur die Expositionsprophylaxe. Bei anti-HCV-positiven Schwangeren sollte HCV-RNA quantitativ untersucht werden. Die akute Hepatitis C (nicht dagegen die chronische Form) ist meldepflichtig, s. S. 593. Mütter mit chronischer Hepatitis C und HCV-infizierte Mütter mit niedriger Viruslast oder negativem Nachweis von HCV-RNA dürfen ihr Kind stillen.

16.3.7 Herpes-simplex-Virus-Infektionen

▶ **Definition.** Die Herpes-simplex-Viren (HSV) verursachen Krankheiten der Haut und Schleimhäute sowie selten auch der inneren Organe. Nach der akuten Infektion persistiert das Virus (latente Infektion) und kann reaktiviert werden.

Ätiologie und Pathogenese: Die Herpes-simplex-Viren gehören zur Gruppe der humanpathogenen Herpesviren (Tab. 16.7). Es gibt 2 Typen: Das **HSV-1** verursacht meist Krankheiten von Haut und Schleimhäuten oberhalb des Nabels, während Infektionen durch **HSV-2** vorwiegend unterhalb der Gürtellinie lokalisiert sind (Genitalbereich). Das HSV-2 ist außerdem meist für Erkrankungen des Fetus und Neugeborenen verantwortlich. Die Übertragung von HSV erfolgt von Mensch zu Mensch durch engen Kontakt (z. B. bei HSV-2 v. a. Geschlechtsverkehr, Geburt). Die meisten HSV-Infektionen bleiben klinisch stumm. Man nimmt an, dass eine HSV-1-Infektion immunkompetenter Personen bei 90% der Infizierten asymptomatisch bleibt, bei 9% subklinisch verläuft und dass die bekannten Krankheitsbilder nur bei etwa 1% der infizierten Personen vorkommen. Alle infizierten Personen stellen aber ein Erregerreservoir dar. Bei

Prognose: Hohe Chronifizierungsrate. Komplikationen sind Leberzirrhose und hepatozelluläres Karzinom.

Prophylaxe: Es gibt nur eine Expositionsprophylaxe, keine Immunprophylaxe. Infizierte Schwangere quantitativ auf HCV-RNA untersuchen. Meldepflicht.

16.3.7 Herpes-simplex-Virus-Infektionen

◀ **Definition**

Ätiologie und Pathogenese: HSV-1 verursacht meist Krankheiten im orofazialen Bereich, **HSV-2** ist vor allem für Infektionen im Genitalbereich und Herpes neonatorum verantwortlich (Tab. 16.7). Die Viren werden durch engen Kontakt übertragen. Die meisten Infektionen bleiben bei immunkompetenten Personen inapparent. Diese Personen sind aber ein Erregerreservoir. Nach Primärinfektion persistiert das Virus in sensorischen Ganglien (latente Infektion). Durch fieberhafte Infektionen, UV-Bestrahlung, Immunsuppression und andere Faktoren kann

16.7 Humanpathogene Herpesviren

Herpesvirus	Krankheiten	Ort der Persistenz
Herpes-simplex-Virus, Typ 1 (HSV-1)	Gingivostomatitis, Panaritium, Keratokonjunktivitis, Eczema herpeticatum, Enzephalitis	sensorische Ganglienzellen
Herpes-simplex-Virus, Typ 2 (HSV-2)	Herpes genitalis, Herpes neonatorum	sensorische Ganglienzellen
Varicella-zoster-Virus (VZV)	Varizellen, Herpes zoster	sensorische Ganglienzellen
Zytomegalievirus (CMV)	Zytomegalie	Granulozyten, Monozyten
Epstein-Barr-Virus (EBV)	infektiöse Mononukleose, lymphoproliferative Krankheiten, Burkitt-Lymphom?	B-Lymphozyten
Humanes Herpesvirus 6 (HHV-6)	Exanthema subitum	T-Lymphozyten
Humanes Herpesvirus 7 (HHV-7)	Exanthema subitum (selten)	T-Lymphozyten
Humanes Herpesvirus 8 (HHV-8)	Exanthem, Kaposi-Sarkom	B-Lymphozyten

es zur Reaktivierung kommen. Beim Neugeborenen führen HSV-Infektionen fast immer zur klinischen Manifestation.

Neugeborenen und immundefizienten Patienten führt eine HSV-Infektion fast immer zur klinischen Manifestation. Nach der Primärinfektion persistiert das Virus in Zellen der regionären sensorischen Ganglien als latente Infektion, die durch fieberhafte Infektionen (Pneumonie), UV-Bestrahlung, Menstruation, Immunsuppression und viele andere Faktoren reaktiviert werden kann. Nach neuraler zentrifugaler Wanderung des Virus kommt es zu einem inapparenten (Rekurrenz) oder apparenten Rezidiv (Rekrudeszenz) der Infektion.

Häufigkeit: 30–90% der Erwachsenen sind mit HSV-1 durchseucht. Bei HSV-2 hängt der Durchseuchungsgrad von der sexuellen Aktivität ab.

Häufigkeit: HSV-Infektionen sind weltweit verbreitet. Die Durchseuchung mit HSV-1 beträgt bei Erwachsenen, abhängig vom sozioökonomischen Umfeld, 30–90%. Die Durchseuchungsrate mit HSV-2 ist von der sexuellen Aktivität abhängig (hoch bei häufigem Partnerwechsel). Die Häufigkeit des Herpes neonatorum wird mit 1:2000–1:5000 Lebendgeburten angegeben.

Klinik: Die **Inkubationszeit** beträgt 1–26 Tage. Bei Kleinkindern kommt die **Gingivostomatitis** (Stomatitis aphthosa) mit Bläschen und Aphthen im Mund und an den Lippen am häufigsten vor (Abb. 16.4a). Rezidive zeigen sich meist in Form des **Herpes labialis** mit Rötung, Brennen, Spannungsgefühl, Bläschen und Krusten perioral. Die Läsionen heilen ohne Narbenbildung ab.

Klinik: Die **Inkubationszeit** schwankt zwischen 1 und 26 Tagen. Die **Gingivostomatitis** (Stomatitis aphthosa) ist das häufigste Krankheitsbild einer HSV-Infektion bei Kleinkindern. Charakteristisch sind zahlreiche Bläschen und schmerzhafte Aphthen an den Lippen und im Mund (Abb. 16.4a). Hohes Fieber, Schluckbeschwerden, Nahrungsverweigerung und regionale Lymphknotenschwellungen können die Stomatitis zu einer schweren Krankheit werden lassen. Die Rezidive treten später meist in Form des **Herpes labialis** auf. Dabei entsteht perioral eine lokalisierte Rötung mit Juckreiz, Brennen und Spannungsgefühl, danach entwickeln sich Papeln, Bläschen und Krusten; die Läsionen heilen ab, ohne Narben zu hinterlassen.

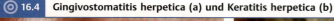

16.4 Gingivostomatitis herpetica (a) und Keratitis herpetica (b)

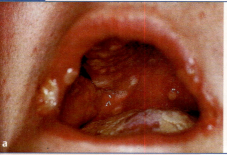
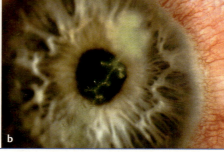

a Intensive, schmerzhafte Rötung der Mundschleimhaut und Lippenregion mit zahlreichen, fibrinbedeckten Aphthen, die sich aus schubweise auftretenden Bläschen entwickeln.
b Keratokonjunktivitis (sog. Keratitis dendritica). Anfärbung der Läsion mit Fluorescein.

Durch Autoinokulation (z.B. Daumenlutschen) kann das **Herpes-Panaritium** (Abb. 16.5a) entstehen. Bei Kindern mit Neurodermitis kann sich ein **Eczema herpeticatum** mit zahlreichen, dicht stehenden Bläschen, hohem Fieber und Allgemeinsymptomen entwickeln (Abb. 16.5b). Die **Keratokonjunktivitis** durch HSV (Abb. 16.4b) ist bei Kindern eher selten.

Das **Herpes-Panaritium** (Abb. 16.5a) entsteht meist durch sekundäre Autoinokulation („Abklatschinfektion"), z.B. durch Daumenlutschen bei florider Gingivostomatitis herpetica. Bei Kindern mit einer Neurodermitis kann eine primäre HSV-Infektion zum **Eczema herpeticatum** (Abb. 16.5b) führen. Dabei finden sich zahlreiche, dicht stehende Bläschen, verbunden mit hohem Fieber; das Allgemeinbefinden der Patienten ist stark beeinträchtigt. Die meist einseitige **HSV-Keratokonjunktivitis** (Abb. 16.4b) tritt bei Kindern jenseits des Neugeborenen-

16.5 Herpes-Panaritium (a) und Eczema herpeticatum (b)

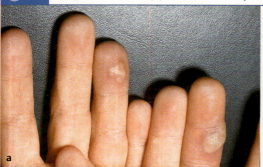
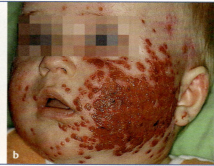

a Herpes-Panaritium („Abklatschinfektion")
b Im Ekzembereich finden sich linsengroße, einzeln oder in Gruppen angeordnete Bläschen und Pusteln, die platzen, ulzerieren und verkrusten.

alters eher selten auf. Neben der Hornhaut können Uvea und Retina beteiligt sein. Alle diese Krankheiten können rezidivieren.

Die **genitalen HSV-Infektionen** äußern sich mit Bläschen und später mit Ulzerationen im Bereich von Vulva und Zervix bzw. Glans und innerer Vorhaut. Die primäre Infektion kann mit Lymphknotenschwellungen, Fieber und anderen stärkeren Allgemeinerscheinungen einhergehen. Die Rezidive sind oft auffallend mild und können leicht übersehen werden. Genitale HSV-Infektionen finden sich meist bei Jugendlichen, bei jüngeren Kindern muss an sexuellen Missbrauch gedacht werden.

Bei Patienten mit einer (zellulären) **Immundefizienz** kann sowohl eine primäre Infektion als auch eine Reaktivierung zu schweren disseminierten Krankheitsbildern führen. Dabei können u.a. ZNS (Enzephalitis, s. Abb. **22.8**, S. 901), Auge, Lunge (Pneumonie), Leber und Gastrointestinaltrakt (Ösophagitis) betroffen sein.

Konnatale HSV-Infektion: Die seltene diaplazentare Infektion des Fetus verursacht ein Krankheitsbild mit Hypotrophie, bullösem Exanthem, Mikrozephalus und Augenbeteiligung (Mikrophthalmus, Chorioretinitis, Katarakt).

Herpes neonatorum: Das HSV wird während der Passage durch den Geburtskanal übertragen. Bei einer primären HSV-Infektion der Mutter werden ca. 50% der vaginal entbundenen Neugeborenen infiziert, bei Herpesrezidiven sind es etwa 5%. Das infizierte Kind erkrankt nach etwa einer Woche, manchmal aber auch erst nach mehreren Wochen (bis 6. Lebenswoche). Nach dem Organbefall unterscheidet man 3 Formen, die annähernd gleich häufig vorkommen:
- Erkrankung von Haut, Schleimhäuten und Auge
- Erkrankung des ZNS (Herpesenzephalitis)
- disseminierte systemische Infektion (sepsisartiges Krankheitsbild mit Beteiligung von Haut, Schleimhäuten, ZNS, Lunge, Leber).

Nur ²/₃ aller erkrankten Neugeborenen zeigen bullöse Effloreszenzen. Eine Beteiligung des ZNS äußert sich durch Krämpfe, Bewusstseinsstörung und andere neurologische Symptome.

▶ **Merke.** Zu Beginn der Krankheit können die Symptome sehr unspezifisch sein (Hyperexzitabilität, Lethargie, Ateminsuffizienz, Zyanose etc.). Die Unterscheidung von einer bakteriellen Sepsis ist dann schwierig.

Komplikationen: Gefürchtet ist vor allem die Enzephalitis. Sie kann sowohl bei primärer HSV-Infektion als auch (seltener!) nach einer Reaktivierung auftreten. Die Ursache ist fast immer HSV-1 (Ausnahme: Herpes neonatorum, s.o.). Es handelt sich um eine fokale, hämorrhagisch-nekrotisierende Entzündung der Temporal- und Frontallappen. Die Kinder sind schwer krank (progressive neurologische Symptomatik bis hin zum Koma).

Diagnostik: Bei einem typischen Exanthem im Mund- oder Genitalbereich ist die klinische Diagnose möglich. Das HSV lässt sich aus Bläschen, Schleimhautabstrichen, Liquor (Neugeborene) und bioptischem Material isolieren und anzüchten. Weiterhin kann man das HSV-Antigen mittels EIA und direkter Immunfluoreszenz oder die HSV-DNA mittels PCR und Hybridisierung in infiziertem Material nachweisen. Der Antikörpernachweis ist wenig hilfreich. Für eine Enzephalitis sprechen fokale Veränderungen im Kernspintomogramm und im EEG. Eine Hirnbiopsie ist nicht angezeigt. Liquor wird am besten mit der PCR untersucht.

Differenzialdiagnose: In Betracht kommen andere Krankheiten mit bläschenförmigem Exanthem (Tab. **16.5**) wie Zoster, Herpangina, Impetigo contagiosa und andere bakterielle Infektionen je nach Lokalisation der HSV-Infektion. Eine Enzephalitis ist von der Meningitis zu unterscheiden. Bei V.a. eine konnatale oder neonatale Herpes-simplex-Virus-Infektion sind immer auch Toxoplasmose, Zytomegalie, Röteln etc. auszuschließen.

Genitale Infektionen mit Bläschen und Ulzerationen an Vulva und Zervix bzw. Glans und Präputium, bei Primärinfektion oft auch mit Lymphknotenschwellungen und Fieber, treten vor allem bei Jugendlichen auf.

Schwere disseminierte Infektionen mit Ösophagitis, Enzephalitis (s. Abb. **22.8**, S. 901), Pneumonie etc. finden sich bei Patienten mit **Immundefizienz**.

Die seltene intrauterine Infektion verursacht ein bullöses Exanthem, Mikrozephalus und Augenbeteiligung.

Herpes neonatorum: Bei HSV-Primärinfektion in der Schwangerschaft und vaginaler Entbindung werden ca. 50% der Neugeborenen infiziert, bei Herpesrezidiven der Mutter sind es 5%. Man unterscheidet drei Formen:
- Befall von Haut, Schleimhäuten, Auge
- Erkrankung des ZNS
- disseminierte Infektion.

Nur ²/₃ aller Kinder zeigen Bläschen.

◀ **Merke**

Komplikationen: Die fokale nekrotisierende Enzephalitis wird meist durch HSV-1 verursacht (außer bei Neugeborenen, s.o.) Sie kann sowohl bei Erstinfektion als auch (seltener) nach einer Reaktivierung auftreten.

Diagnostik: Bei Bläschen mit typischer Lokalisation ist die klinische Diagnose möglich. In Zweifelsfällen kann eine Virusanzucht aus Bläschen oder Schleimhautabstrichen oder der Nachweis von HSV-Antigen und viraler DNA erfolgen. Bei Enzephalitisverdacht Liquor mit PCR untersuchen!

Differenzialdiagnose: Andere Krankheiten mit bläschenförmigem Exanthem (Tab. 16.5). Bei Neugeborenen sind auch Toxoplasmose, Zytomegalie, Röteln etc. auszuschließen.

Therapie: Die HSV-Infektion ist antiviral behandelbar. Voraussetzung ist aber ein Behandlungsbeginn innerhalb von 24 Stunden nach den ersten Symptomen! Indikationen für eine systemische Therapie mit Aciclovir i. v. (!) sind Enzephalitis (3 × 15 mg/kgKG/d, 21 Tage), Herpes neonatorum (3 × 20 mg/kgKG/d, 21 Tage), Eczema herpeticatum, sonstige schwere Formen einer HSV-Infektion und HSV-Infektionen immundefizienter Patienten (3 × 5 – 10 mg/kgKG/d, 7 – 14 Tage).

> ▶ **Merke.** Die Möglichkeit der kausalen Therapie erfordert eine Frühdiagnose. Schwere (Enzephalitis) und lebensbedrohliche Formen sind bereits bei Verdacht zu behandeln! Der Beginn der virostatischen Therapie darf auf gar keinen Fall durch Kernspintomographie, EEG oder andere Untersuchungen verzögert werden! Stellt sich später heraus, dass die virostatische Therapie nicht indiziert ist, wird sie sofort abgebrochen.

Eine lokale virostatische Behandlung mit Aciclovir ist nur bei einer Augenbeteiligung zu empfehlen, evtl. auch im Frühstadium (Brennen, Spannungsgefühl) einer Haut-/Schleimhauterkrankung (Herpes genitalis, Herpes labialis). Für die Therapie einer Keratokonjunktivitis stehen neben Aciclovir noch mehrere ältere Virostatika zur Verfügung wie Idoxuridin, Trifluridin und Vidarabin. Die Stomatitis wird im Allgemeinen nur symptomatisch behandelt. Das Eczema herpeticatum erfordert wegen der häufigen bakteriellen Sekundärinfektion eine zusätzliche systemische antibiotische Behandlung.

Prognose: Enzephalitis, Herpes neonatorum und alle disseminierten Formen haben bei einer nicht rechtzeitigen Behandlung mit Aciclovir eine schlechte Prognose: Letalität und Defektheilungsrate sind hoch. Bei einer Augenbeteiligung (Keratitis) droht Erblindung. Alle anderen Formen haben eine gute Prognose, können sich aber vereinzelt zu einer schweren Krankheit (Stomatitis) ausweiten oder durch häufige Rezidive die Lebensqualität beeinträchtigen (Herpes genitalis).

Prophylaxe: Frauen mit floridem Herpes genitalis am Geburtstermin sollten möglichst durch Sectio entbunden und/oder mit Aciclovir, 3 × 400 mg p. o., behandelt werden. Neugeborene, die infiziert sein könnten, sind mindestens 2 Wochen stationär zu beobachten und virologisch mehrfach zu kontrollieren. Mütter mit einer rekurrierenden HSV-1-Infektion (Herpes labialis, Stomatitis) sollten am besten isoliert werden. Sie können ihr Kind pflegen und stillen, jedoch nicht küssen; ein Kontakt des Kindes zu den Hauteffloreszenzen muss unterbleiben (Läsionen abdecken, Mundschutz tragen, Hände desinfizieren). Eine primäre HSV-Infektion des Personals oder der Besucher verbietet jeglichen Kontakt mit dem Kind, bei rekurrierenden Infektionen ist ein Kontakt erlaubt, wenn die Übertragung von HSV durch entsprechende Maßnahmen (s. o.) verhindert werden kann. Neugeborene mit neonatalem Herpes oder positiver HSV-Kultur ohne klinische Symptome müssen im Krankenhaus isoliert werden. Kinder mit unkompliziertem Herpes labialis oder leichter Gingivostomatitis können Kindereinrichtungen besuchen. Kinder mit akutem Ekzem sollten vor HSV-Kontakt geschützt werden.

16.3.8 HIV-Infektion

▶ **Synonyme.** Human Immunodeficiency Virus (HIV) Infection, acquired Immunodeficiency Syndrome (AIDS)

▶ **Definition.** Die HIV-Infektion ist eine systemische Virusinfektion, die zum progredienten Untergang von CD4-positiven Zellen (T-Helferzellen, Makrophagen) führt und damit zu schweren opportunistischen Infektionen disponiert.

Ätiologie und Pathogenese: Vom HIV gibt es 2 Typen, Typ 1 und Typ 2. In Europa herrscht Typ 1 vor. Das HIV gehört zu den Retroviren. Zielzellen der Infektion sind CD4-Zellen (T-Helferzellen, Makrophagen). Das retrovirale Genom wird in die humane DNA integriert (latente Infektion). Die HIV-Replikation ist zunächst niedrig. Nach unterschiedlich langer Zeit kommt es dann durch Kofaktoren zu einer verstärkten Vermehrung und Ausschüttung von HIV. Die Verminderung der T-Helferzellen bedingt eine schwere Immundefizienz mit opportunistischen Infektionen als Folge. Kinder werden vor allem vertikal von HIV-positiven Müttern infiziert. Die vertikale Übertragung erfolgt intrauterin und peripartal. Eine Übertragung von HIV mit der Muttermilch ist hierzulande eher selten.

Häufigkeit: Etwa 70% aller neu mit HIV infizierten Kinder leben in Afrika südlich der Sahara. Die HIV-Seroprävalenz der Neugeborenen beträgt in Deutschland 0,27‰. Ohne Prophylaxe wird mit ca. 30 HIV-infizierten Neugeborenen/Jahr gerechnet, mit Prophylaxe sind es vermutlich „nur" 5 Infizierte/Jahr. Zur Epidemiologie in Deutschland siehe: www.rki.de.

Klinik: Die mittlere **Inkubationszeit** beträgt bei horizontaler Infektion (z. B. durch Blutprodukte) ca. 8–10 Jahre. Bei vertikal infizierten Kindern wird eine Inkubationszeit von 2–3 Jahren angegeben. Das klinische Bild des vertikal infizierten Kindes variiert stark: Vom frühzeitigen Erkrankungsbeginn im Säuglingsalter bis zum Beginn der Krankheit im Schulalter gibt es alle Übergänge. Die Frühsymptome wie Lymphadenopathie, Hepatosplenomegalie, Dermatitis, Parotisschwellungen und rezidivierende Atemwegsinfektionen sind unspezifisch und nur im Zusammenhang mit der mütterlichen Anamnese (HIV-Antikörpertest) zu interpretieren. Bei fortschreitender Infektion kommen weitere Symptome und Folgekrankheiten hinzu: persistierendes Fieber, chronische oder rezidivierende Durchfälle, schwere, rezidivierende bakterielle Infektionen, Herpesvirus-Infektionen, Mykosen (z. B. persistierende orale Candidose, Ösophagitis), Toxoplasmose (Enzephalitis), lymphoide interstitielle Pneumonie, Pneumocystis-carinii-Pneumonie und maligne Tumoren (z. B. B-Zell-Lymphome).
Bei Hämophiliepatienten ähnelt das klinische Bild dem des Erwachsenen. Zu Enzephalitis bei HIV s. S. 707.

Diagnostik: Die Diagnose einer HIV-Infektion wird durch Antikörpertests gesichert (ELISA als Suchtest, Western Blot oder anderen Bestätigungstest). Da maternale Antikörper diaplazentar übertragen werden, sind alle Kinder infizierter Mütter zunächst HIV-Antikörper-positiv. Eine Unterscheidung zwischen maternalen und kindlichen Antikörpern ist in den ersten 18 Lebensmonaten kaum möglich. In dieser Phase kann die Diagnose durch Nachweis der HIV-RNA/DNA mittels PCR (ermöglicht auch die Ermittlung der Viruslast) oder durch die HIV-Kultur bzw. den Nachweis des p24-Antigens gestellt werden. Bei fortgeschrittener HIV-Infektion sind Blutbildveränderungen nicht selten (Anämie, Leuko- und Thrombozytopenie).

Therapie: Sie ist aufgrund des medizinischen Fortschritts ständig im Wandel begriffen. Deshalb sollte die antivirale Therapie (Nukleosidanaloga, Proteaseinhibitoren etc.) und die begleitende Therapie (Immunglobuline etc.) in spezialisierten Zentren oder unter Anleitung derselben erfolgen. Die Therapie der Sekundärinfektionen sollte möglichst gezielt sein.

Prognose: Bisher infaust.

Prophylaxe: Maßnahmen zur Reduktion der vertikalen Transmission: HIV-infizierte Frauen sollten nach Möglichkeit auf eine Schwangerschaft verzichten, ggf. ist eine Abruptio in Betracht zu ziehen. Durch virostatische Behandlung der Schwangeren und des Neugeborenen sowie Entbindung durch Sectio lässt sich das Risiko einer Transmission auf < 1% reduzieren. Zur Prophylaxe opportunistischer Infektionen bei HIV-infizierten Kindern empfehlen sich die Expositionsprophylaxe (Verzicht auf Genuss von rohem Fleisch, Vorsicht beim Umgang mit Haustieren, kein Kontakt zu Tauben etc.), Chemoprophylaxe (Cotrimoxazol, Nystatin etc.) und Impfungen.

Ätiologie und Pathogenese: HIV befällt Zellen mit CD4-Antigen an der Oberfläche. HIV-RNA wird im Zellgenom integriert. Durch Kofaktoren kann die latente Infektion in eine aktive Infektion übergehen, die eine Zerstörung von infizierten Zellen und damit eine Immundefizienz verursacht. Kinder werden in Deutschland vorwiegend vertikal (intrauterin und peripartal) infiziert.

Häufigkeit: Die meisten neu infizierten Kinder leben in Afrika. In Deutschland beträgt die HIV-Seroprävalenz der Neugeborenen 0,27‰.

Klinik: Der Erkrankungsbeginn bei vertikaler Infektion ist meist im 2. Lebensjahr, z. T. aber auch erst im Schulalter. Die Frühsymptome sind unspezifisch. Besondere pädiatrische Krankheiten bei fortschreitender Infektion sind die lymphoide interstitielle Pneumonie und schwere rezidivierende bakterielle Infektionen.

Diagnostik: HIV-Antikörpertests erlauben keine Unterscheidung zwischen maternalen und kindlichen Antikörpern. Bei vertikaler Infektion kann die Diagnose in den ersten 18 Monaten daher nur durch den Erregernachweis gestellt werden: HIV-RNA/DNA (Ermittlung der Viruslast).

Therapie: Die Behandlung HIV-infizierter Kinder mit antiretroviralen Substanzen, Immunglobulinen etc. sollte unter Anleitung von spezialisierten Zentren erfolgen.

Prognose: Infaust.

Prophylaxe: HIV-infizierte Frauen sollten eine Schwangerschaft vermeiden, ggf. ist die Abruptio zu erwägen. Besteht trotzdem ein Kinderwunsch, kann das Risiko einer vertikalen Infektion des Kindes durch virostatische Therapie von Mutter und Kind und Entbindung durch Sectio reduziert werden.

Der normale Umgang mit HIV-infizierten Kindern ist unbedenklich. Bei Kontakt mit kontaminiertem Material sollten Handschuhe getragen werden. Bei Exposition (Nadelstichverletzung) empfiehlt sich die sofortige Reinigung und Desinfektion, evtl. auch virostatische Behandlung.

Meldepflicht!

16.3.9 Infektiöse Mononukleose

▶ **Synonyme**

▶ **Definition**

Ätiologie und Pathogenese: Das EBV aus der Gruppe der Herpesviren (s. Tab. **16.7** S. 595) infiziert Epithelzellen im Rachenraum und anschließend B-Lymphozyten, die zu Lymphoblasten transformiert werden. Nach der Infektion persistiert das Virus und kann reaktiviert werden. Das Virus wird meist durch Speichel übertragen.

Häufigkeit: Am häufigsten erkranken hierzulande Adoleszente. Bei Kleinkindern bleibt die Infektion inapparent.

Klinik: Die **Inkubationszeit** beträgt 10–50 Tage. Die Erstinfektion mit EBV verursacht die infektiöse Mononukleose mit Fieber, Lymphadenopathie, Angina (Abb. **16.6**), Hepatitis, Splenomegalie, Exanthem. Bei Kindern sind auch asymptomatische oder abortive Formen möglich.

⊙ 16.6

Der normale Umgang mit HIV-positiven Kindern ist unbedenklich. Bei Kontakt mit kontaminiertem Material (z. B. Versorgung blutender Wunden) sollten Handschuhe getragen werden. Bei Verletzungen mit kontaminierter Kanüle (Nadelstichverletzung) oder Kontamination von Schleimhaut oder entzündlich veränderter Haut empfiehlt sich die sofortige gründliche Reinigung und Desinfektion (Desinfektionsmittel auf alkoholischer Basis) und eine virostatische Behandlung. Beginn innerhalb der ersten Stunde nach der Kontamination.
Der **Nachweis** von HIV ist nicht namentlich zu **melden**.

16.3.9 Infektiöse Mononukleose

▶ **Synonyme.** Mononucleosis infectiosa, Pfeiffer-Drüsenfieber.

▶ **Definition.** Die infektiöse Mononukleose ist die Erstmanifestation einer Epstein-Barr-Virus-(EBV-)Infektion bei immunkompetenten älteren Kindern und Erwachsenen.

Ätiologie und Pathogenese: Das EBV gehört zu den humanpathogenen Herpesviren (s. Tab. **16.7** S. 595). Es gibt 2 unterschiedliche Stämme, das EBV-1 (ubiquitär) und das EBV-2 (bei immundefizienten Patienten). Das EBV infiziert primär Epithelzellen im Rachenraum und sekundär B-Lymphozyten, die zu Lymphoblasten transformiert werden, sich nahezu unbegrenzt teilen können (Immortalisation) und heterophile Antikörper bilden. Bei immunkompetenten Personen werden die Lymphoblasten weitgehend eliminiert. Bei den atypischen Lymphozyten im Blutausstrich („Pfeiffer-Zellen") handelt es sich zum größten Teil um diese zytotoxischen T-Zellen. Nach der Infektion persistiert das EBV lebenslang in den B-Lymphozyten und kann reaktiviert werden. Der Mensch ist das einzige Erregerreservoir. Die Übertragung von EBV erfolgt meist durch Speichel („kissing disease"), selten durch Blutprodukte oder Organtransplantation. EBV kann noch Monate und Jahre nach der Krankheit mit dem Speichel ausgeschieden werden.

Häufigkeit: Am häufigsten erkranken Adoleszente. Nach dem 30. Lebensjahr sind fast alle Menschen mit EBV durchseucht. Infizierte Kleinkinder erkranken fast nie.

Klinik: Die **Inkubationszeit** schwankt zwischen 10 und 50 Tagen. Die Erstinfektion mit EBV verursacht bei immunkompetenten älteren Kindern, Jugendlichen und Erwachsenen das Krankheitsbild der infektiösen Mononukleose mit Fieber bis zu 3 Wochen, Lymphknotenschwellungen über mehrere Wochen, schwerer Angina (Abb. **16.6**), die aber auch fehlen kann, Hepatosplenomegalie und Exanthem. Bei Kindern kann eine Infektion auch asymptomatisch bleiben oder abortiv verlaufen (leichte grippale Symptome, Transaminasenerhöhung).

⊙ 16.6 **Tonsillopharyngitis bei infektiöser Mononukleose**

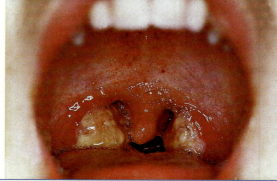

Intensive Schwellung und Rötung der Tonsillen mit grauweißen bis gelbgräulichen dicken, nicht auf die Umgebung übergreifenden Belägen. Im Bereich des weichen Gaumens und der Uvula Rötung der Schleimhaut, oft mit Petechien.

Bei **immundefizienten Patienten** können schwere lymphoproliferative Krankheitsbilder bis hin zu malignen B-Zell-Lymphomen entstehen. Bestimmte Lymphome, wie das Burkitt-Lymphom, der Morbus Hodgkin, das Nasopharyngealkarzinom und einige T-Zell-Lymphome, sind mit EBV assoziiert, ein kausaler Zusammenhang ist jedoch noch nicht bewiesen. Die Haarleukoplakie, eine produktive EBV-Infektion im Epithel der Zunge, kommt im Kindesalter kaum vor.

Komplikationen: Sie betreffen das Zentralnervensystem (Meningoenzephalitis, Guillain-Barré-Syndrom), das Immunsystem (Hepatitis, Milzruptur, Lymphome, Hypo- und Hypergammaglobulinämie, Bildung von Autoantikörpern), das hämatopoetische System (Anämie, Thrombozytopenie, Granulozytopenie, Hämophagozytose), das Herz (Myo- und Perikarditis), die Haut (Ampicillin-Exantheme, Urtikaria, Vaskulitis) und die Nieren (Nephritis).

Diagnostik: Bei typischer Symptomatik lässt sich die Diagnose mittels **Blutbild** stellen, das charakteristische Veränderungen zeigt: Leukozytose (Lymphozytose) mit bis zu 90% mononukleären Zellen, sog. „Drüsenfieberzellen" (Abb. **16.7**). Die **Transaminasen** sind fast immer erhöht (Hepatitis). Im Blut lassen sich bei älteren Kindern heterophile Antikörper mit der Paul-Bunnell-Reaktion oder mittels Schnelltest (Monospot) nachweisen. Die Verdachtsdiagnose kann am besten serologisch durch **Nachweis spezifischer IgM- und IgG-Antikörper** bestätigt werden (Tab. **16.8**). Eine akute Mononukleose ist Anti-VCA-positiv und Anti-EBNA-negativ. EBV kann aus Speichel, Blut und lymphatischem Gewebe nachgewiesen werden.

Differenzialdiagnose: Die Angina ist gegen eine Tonsillopharyngitis infolge einer A-Streptokokken- oder Virusinfektion sowie gegen eine Diphtherie und Angina Plaut Vincenti abzugrenzen. Lymphknotenschwellungen können auch durch bakterielle oder virale Infektionen verursacht werden oder ein Symptom von Toxoplasmose, Leukämie, Morbus Hodgkin und Non-Hodgkin-Lymphomen sein. Andere Krankheiten mit Exanthem sind in Tab. **16.5** (s. S. 589) aufgeführt. Die Differenzialdiagnose der Hepatitis umfasst die Virushepatitiden A–E und die

Bei **immundefizienten Kindern** sind schwere lymphoproliferative Krankheitsbilder bekannt. Das EBV ist mit malignen Tumoren (z. B. Burkitt-Lymphom) assoziiert.

Komplikationen: Sie sind nicht sehr häufig, können aber schwer sein: Meningoenzephalitis, Milzruptur, Hepatitis, Störung der Hämatopoese (Anämie, Thrombozytopenie), Exantheme u. a.

Diagnostik: Charakteristische **Blutbildveränderungen:** Leukozytose mit bis 90% mononukleären Zellen („Drüsenfieberzellen", Abb. **16.7**). Die **Transaminasen** sind meist erhöht, heterophile Antikörper sind bei älteren Kindern nachweisbar (Schnelltest). Zur Bestätigung **Antikörper-Nachweis** durchführen (Tab. **16.8**).

Differenzialdiagnose: Sie ist wegen der vielfältigen Symptomatik umfangreich. Differenzialdiagnosen beim Exanthem zeigt Tab. **16.5** (s. S. 589).

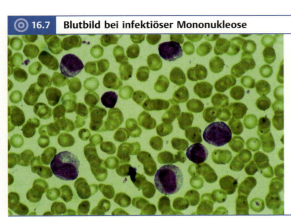

16.7 Blutbild bei infektiöser Mononukleose

Atypische Lymphozyten mit ovalem oder bohnenförmigem Kern und basophilem, fein vakuolisiertem Plasma, z. T. an Monozyten erinnernd.

16.8 Serologische Befunde verschiedener Stadien einer EBV-Infektion

Diagnose	Anti-VCA-IgG	Anti-VCA-IgM	Anti-EA	Anti-EBNA
akute Infektion	+	+	+/−	−
länger zurückliegende Infektion	+	−	−	+
chronisch-aktive Infektion	++	−/+	++	−/+
keine Infektion	−	−	−	−

VCA = Viruskapsidantigen, EA = Early Antigen, EBNA = Epstein-Barr-Virus-Kernantigen

Therapie: Es gibt keine antivirale Therapie. Antibiotika sind nicht indiziert, Ampicillin und Amoxicillin sind kontraindiziert (schwere Exantheme möglich!). Die Behandlung ist symptomatisch (Bettruhe, Antipyretika), evtl. Kortikosteroide (z. B. bei massiver Tonsillenhypertrophie, Thrombozytopenie).

Prognose: Im Allgemeinen günstig.

Prophylaxe: Übertragung der Erreger vermeiden („kissing disease").

16.3.10 Influenza

▶ **Synonym**

Ätiologie und Pathogenese: Bei den Influenzaviren unterscheidet man Typ A, B und C. Das Genom ist fragmentiert, der Austausch von Genomsegmenten kann zu neuen Subtypen führen. Solche starken Antigenveränderungen nennt man **Shift**. Kleinere Antigenveränderungen werden als **Drift** (bei Typ A und B möglich) bezeichnet. Die Viren werden durch Tröpfchen und kontaminierte Gegenstände übertragen. Kontagiosität besteht 24 Stunden vor bis etwa 3 Tage nach Beginn der Grippe.

Häufigkeit: Grippesaison ist von Dezember bis April. Eine Antigen-Drift bewirkt etwa alle 3–5 Jahre eine Epidemie, ca. alle 10–20 Jahre führt eine Antigen-Shift zur Pandemie.

Klinik: Inkubationszeit 2–7 Tage. Bei Säuglingen ohne Leihimmunität ist ein sepsisähnliches Bild möglich. Kleinkinder: Bronchitis, Bronchiolitis, Krupp, gastrointestinale Symptome. Bei älteren Kindern kommt es zu hohem Fieber, Kopf- und Gliederschmerzen, retrosternalen Schmerzen, Pharyngitis. Bisweilen lange Rekonvaleszenz.

Komplikationen: Sie betreffen Lunge, Ohr, Herz-Kreislauf-System und ZNS. Gefährdet sind v. a. Säuglinge, Kleinkinder, Schwangere, alte Menschen und Patienten mit schweren Grundkrankheiten. Bakterielle Sekundärinfektionen verschlechtern das Krankheitsbild erheblich.

---

unspezifisch reaktive Hepatitis. Ähnliche Blutbildveränderungen wie bei Mononukleose kommen u. a. bei der Zytomegalie vor.

Therapie: Eine kausale Therapie gibt es nicht. Aciclovir ist nicht wirksam. Die Krankheit wird symptomatisch behandelt (Antipyretika, Bettruhe). Bei Komplikationen (massive Tonsillenhypertrophie, Thrombozytopenie) können Kortikosteroide versucht werden. Im akuten Stadium sollte keine Tonsillektomie mehr durchgeführt werden. Eine antibiotische Therapie ist nicht indiziert, auch nicht bei einer Tonsillopharyngitis mit Belägen. Ampicillin und Amoxicillin sind kontraindiziert (teilweise schwere Exantheme). Die Therapie mit Interferon etc. bei lymphoproliferativen Formen bleibt Spezialkliniken vorbehalten.

Prognose: Die Prognose ist günstig. Die infektiöse Mononukleose ist bei immunkompetenten Patienten eine selbstlimitierende Krankheit.

Prophylaxe: Eine Isolierung im Krankenhaus ist nicht erforderlich. Ein Impfstoff befindet sich im Entwicklungsstadium.

16.3.10 Influenza

▶ **Synonym.** Grippe.

Ätiologie und Pathogenese: Von den Influenzaviren sind 3 Typen bekannt, Typ A, B und C. Typ A kann anhand der Oberflächenantigene Hämagglutinin (H) und Neuraminidase (N) unterteilt werden. Das Genom ist fragmentiert, so dass durch Austausch der einzelnen Segmente (Reassortment) neue Subtypen entstehen können. Solche starken Antigenveränderungen werden **Antigen-Shift** genannt. Kleinere Veränderungen der Oberflächenantigene sind Antigenvariationen eines Subtyps. Sie entstehen durch Punktmutationen und werden als **Antigen-Drift** bezeichnet. Sie kommen auch beim Typ B vor. Als Reservoir für Influenzaviren werden viele Vogelarten, das Schwein und das Pferd angesehen. Die Übertragung erfolgt über Tröpfchen und indirekten Kontakt (kontaminierte Gegenstände). Eine Epidemie beginnt meist in Kindergruppen. Kontagiosität besteht 24 Stunden vor bis etwa 3 Tage nach Auftreten der ersten klinischen Symptome.

Häufigkeit: In Abständen von 10–20 Jahren führt eine Antigen-Shift zur weltweiten Pandemie. Etwa alle 3–5 Jahre treten infolge der Antigen-Drift kleinere Epidemien auf. Die meisten Erkrankungen werden im Zeitraum von Dezember/Januar bis März/April beobachtet (typische Grippesaison). Zur aktuellen Epidemiologie in Deutschland siehe www.influenza.rki.de/agi.

Klinik: Die **Inkubationszeit** beträgt 2–3(–7) Tage. Säuglinge erkranken meist an obstruktiver Bronchitis und Bronchiolitis. Bei jungen Säuglingen ohne Leihimmunität kommen sepsisähnliche Krankheitsbilder vor. Kleinkinder entwickeln oft gastrointestinale Symptome, Krupp und Exantheme. Schulkinder und Jugendliche zeigen eine ähnliche Symptomatik wie Erwachsene: Fieber, Abgeschlagenheit, Kopf- und Gliederschmerzen, retrosternale Schmerzen, Pharyngitis, Husten und Nasenbluten. Die Rekonvaleszenz kann sich über Wochen hinziehen.

Komplikationen: Sie können sehr ernst sein. Bedroht sind vor allem Säuglinge, Kleinkinder, Schwangere, Menschen > 60 Jahre und Patienten mit chronischen Krankheiten und schweren Grundleiden. Bedeutsame Komplikationen betreffen vorwiegend die Atemwege (Pneumonie durch das Virus selbst oder durch bakterielle Sekundärinfektion, akute Otitis media), das Herz-Kreislauf-System (Myokarditis, Insuffizienz) und das ZNS (Enzephalitis, Myelitis). Bakterielle Sekundärinfektionen verschlechtern das Krankheitsbild erheblich. Evtl. ist das Reye-Syndrom (bei Gabe von Salizylaten) mit der Influenza assoziiert.

Diagnostik: Influenza-A-Schnelltests haben eine Sensitivität von ca. 80%. Die Virusisolierung aus Rachenspülwasser oder Nasensekret ist möglich. Die Serodiagnostik (ELISA, KBR etc.) ist wenig hilfreich. Aus epidemiologischen Gründen (Erfassung der aktuellen Erregerantigene, Impfstoffproduktion) ist sie jedoch anzustreben.

Differenzialdiagnose: Alle viralen Atemwegsinfektionen, sog. „grippaler" Infekt.

Therapie: Amantadin oder Rimantidin können die Krankheit (Influenza A) abmildern. Die Behandlung muss aber in den ersten 24(–48) Stunden nach Ausbruch der Krankheit begonnen werden. Das gilt auch für die neueren Neuraminidasehemmer Oseltamivir, für Kinder ab 1 Jahr (2 × 30 – 75 mg/d per os) und Zanamivir für Schulkinder ab 12 Jahren (2 × 10 mg/d per inhalationem). Die Neuraminidasehemmer wirken auch gegen Influenza B. Bei Kindern keine Salizylate zur Fiebersenkung verwenden (Gefahr des Reye-Syndroms, s. S. 285)!

Prognose: Die Influenza ist im Gegensatz zum „grippalen" Infekt eine schwere Krankheit. Die Letalität ist relativ hoch. Im Kindesalter sind besonders Säuglinge, Kleinkinder und Kinder mit Grundkrankheiten gefährdet.

Prophylaxe: Der sicherste Schutz ist die jährliche Impfung, die zumindest alle Personen mit Risikofaktoren erhalten sollten und alle, die das Virus auf gefährdete Personen übertragen können (z. B. medizinisches Personal). Der Impfschutz beginnt 2 Wochen post vaccinationem. Nicht oder zu spät geimpfte Personen können prophylaktisch Oseltamivir, 1 × 30 – 1 × 75 mg/d p. o. für 7 Tage (zugelassen für Kinder ab 1 Jahr) oder Zanamivir (zugelassen ab 13 Jahre, 75 mg/d für 7 Tage) oder Amantadin (ausnahmsweise und nur bei Influenza A) erhalten. Eine Expositionsprophylaxe ist schwierig.

16.3.11 Masern

▶ **Synonyme.** Morbilli, Measles.

▶ **Definition.** Masern sind eine weltweit verbreitete, hoch kontagiöse akute Viruskrankheit, die durch eine konstante Inkubationszeit, ein typisches Prodromalstadium und ein generalisiertes Exanthem gekennzeichnet ist.

Ätiologie und Pathogenese: Das lympho- und neurotrope Masernvirus ist ein RNA-Virus aus der Familie der Paramyxoviren. Es gibt nur einen Serotyp. Die Eintrittspforten sind die Schleimhaut der Atemwege und die Konjunktiven. Mit dem Auftreten des Exanthems erscheinen Antikörper und beenden die Virämie. Typische durch das Masernvirus hervorgerufene Veränderungen sind vielkernige retikuläre Riesenzellen im lymphatischen System, umschriebene Nekroseherde der Schleimhäute, z. B. die Koplik-Flecken, die Riesenzellpneumonie und die Enzephalitis. Davon zu trennen sind die bakteriellen Sekundärinfektionen, die vornehmlich im Respirationstrakt vorkommen. Der Mensch ist das einzige Erregerreservoir. Die Übertragung des Masernvirus erfolgt über Tröpfchen, sehr selten auch durch Luftzug. Der Infizierte ist 3 – 5 Tage vor bis 4 Tage nach Exanthemausbruch kontagiös. Masern sind hoch kontagiös, der **Kontagionsindex** beträgt **über 95 %**.

Häufigkeit: Die Morbidität ist in Deutschland aufgrund mangelnder Durchimpfung noch hoch. Bei hohen Durchimpfungsraten lassen sich Masern nahezu beseitigen (z. B. USA, ehemalige DDR).

Klinik: Die **Inkubationszeit** beträgt 8 – 12 Tage. Typisch ist der zweiphasige Verlauf (Abb. 16.8). Das Prodromalstadium beginnt mit Fieber, Schnupfen, trockenem Husten, starker **Konjunktivitis** mit ausgeprägter Lichtscheu und reduziertem Allgemeinbefinden. Am 3. oder 4. Tag zeigen sich ein Enanthem im Mund

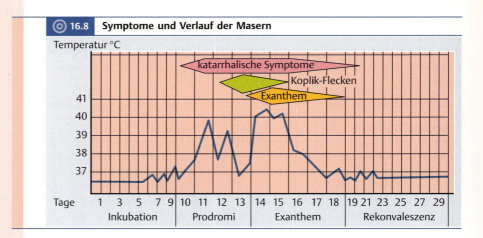

16.8 Symptome und Verlauf der Masern

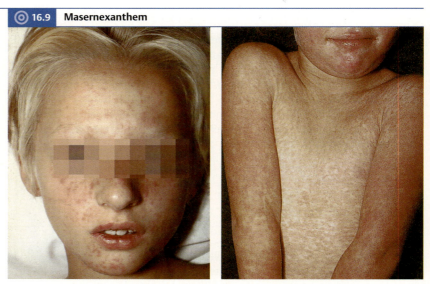

16.9 Masernexanthem

Großfleckige, unregelmäßig begrenzte, leicht erhabene, konfluierende Effloreszenzen, die am 4. Krankheitstag hinter den Ohren beginnen und sich über das Gesicht und dann über Stamm und Extremitäten ausbreiten.

schleimhaut. Das Exanthem beginnt hinter den Ohren und im Gesicht, Ausbreitung von oben nach unten (Abb. **16.9**). Nach 3–4 Tagen blassen die Flecken in der Reihenfolge der Ausbreitung ab.

Mitigierte Masern kommen bei Säuglingen und nach Gabe von Immunglobulin vor. Die Symptome sind milder, die Krankheitsdauer ist kürzer.

Masern bei Immundefizienz: Das Exanthem kann fehlen („weiße Masern"). Sepsisähnliches Krankheitsbild.

und Rachen und die charakteristischen **Koplik-Flecken:** kalkspritzerartige weißliche, festhaftende Stippchen mit gerötetem Hof, meist auf der Wangenschleimhaut gegenüber den unteren Molaren. Das Exanthem (Abb. **16.9**) beginnt hinter den Ohren, am Hals und im Gesicht und breitet sich innerhalb von 3 Tagen über Stamm und Extremitäten aus. Es ist makulopapulös, teilweise konfluierend („morbilliform") und manchmal hämorrhagisch (ohne prognostische Bedeutung). Nach 3–4 Tagen blasst das Exanthem in der Reihenfolge der Ausbreitung (von oben nach unten) ab, wird bräunlich und verschwindet, oft unter zarter, kleieförmiger Schuppung.

Mitigierte Masern: Säuglinge sind im ersten Lebenshalbjahr aufgrund diaplazentar übertragener Antikörper geschützt. Im 2. Lebenshalbjahr besteht eine Teilimmunität. Im Falle einer Erkrankung an Masern findet man eine längere Inkubationszeit, abgeschwächte Symptome und eine kürzere Krankheitsdauer. Diese abortive Form kann auch nach Gabe von Immunglobulinen auftreten.

Masern bei immundefizienten Patienten: Foudroyant-toxische Form, die von klassischen Masern völlig abweichen kann. Das Exanthem kann fehlen oder schnell verblassen („weiße Masern"). Riesenzellpneumonie, Enzephalitis (mit Hyperpyrexie, Krämpfen), Schock und Blutungen.

Atypische Masern: Sie traten früher nach Infektion mit dem Wildvirus nach Impfung mit dem Totimpfstoff (nicht mehr im Handel) auf. Das Exanthem beginnt distal an den Extremitäten, schwere Pneumonien.

Komplikationen: Durch das **Masernvirus selbst** bedingt sind Krupp, Bronchitis, Riesenzellpneumonie, Meningitis serosa, Enzephalitis (mit hoher Defektheilungsrate und hoher Letalität) und die subakute sklerosierende Panenzephalitis (SSPE). Die SSPE ist selten, sie tritt etwa 6–8 Jahre nach den Masern auf und endet tödlich. **Bakterielle Sekundärinfektionen** können in jedem Stadium der Masern auftreten. Besonders häufig sind Otitis media und Bronchopneumonie. **Immunologisch bedingte Komplikationen** begründen sich durch die für Masern typische anergische Phase von etwa 6 Wochen. Der Tuberkulintest fällt negativ aus. In dieser Zeit ist die Abwehr gegen Infektionserreger reduziert. Eine Zweitinfektion (z. B. Keuchhusten) kann die Prognose verschlechtern, eine chronische Infektion (z. B. Tuberkulose) kann aktiviert werden.

Komplikationen: Häufig sind Krupp, akute Otitis media und Pneumonie. Seltene, aber sehr schwere Komplikationen sind Enzephalitis und SSPE. Aufgrund der Anergie können Zweitinfektionen schwerer verlaufen und chronische Infektionen aktiviert werden.

Diagnostik: Die Diagnose lässt sich meist klinisch stellen. Im Blutbild zeigt sich eine Leukozytopenie und, obwohl Virusinfektion, eine Neutrophilie mit Linksverschiebung. Die Diagnose sollte heute möglichst immer durch Bestimmung der virusspezifischen IgM-Antikörper im ELISA ab dem 3. oder 4. Exanthem-Tag gesichert werden. Die Virusanzucht aus Rachenspülwasser und Lymphozyten ist schwierig und meist nicht notwendig.

Diagnostik: Meist ist eine klinische Diagnose möglich, sollte aber durch spezifisches IgM mit ELISA gesichert werden. Das Blutbild zeigt eine Leukozytopenie mit Neutrophilie und Linksverschiebung.

Differenzialdiagnose: Andere exanthematische Krankheiten wie Röteln, Exanthema subitum, Scharlach und Arzneimittelexantheme müssen ausgeschlossen werden. Bei den makulopapulösen Exanthemen unterscheidet man gern zwischen morbilliformem, scarlatiniformem und rubeoliformem Exanthem. Keines dieser Exantheme ist pathognomonisch für eine Krankheit (s. Tab. 16.4 und Tab. 16.5). Wichtigste Differenzialdiagnose im Prodromalstadium ist eine Atemwegsinfektion durch respiratorische Viren (s. S. 584). Konjunktivitis und Beginn des Exanthems hinter den Ohren sprechen für Masern. Bei Bauchschmerzen an Appendizitis denken.

Differenzialdiagnose: Andere Krankheiten mit Exanthem (s. Tab. 16.4, Tab. 16.5), vor allem Röteln, Exanthema subitum, Scharlach, außerdem unkomplizierte virale Atemwegsinfektionen (s. S. 584) und Arzneimittelexantheme sind auszuschließen.

Therapie: Es gibt keine antivirale Therapie. Die Behandlung ist symptomatisch (z. B. hustenstillende Medikamente, bei starker Konjunktivitis Zimmer abdunkeln). Bakterielle Sekundärinfektionen werden antibiotisch behandelt (Amoxicillin, Cephalosporine).

Therapie: Die Behandlung ist symptomatisch. Antibiotika werden bei bakteriellen Komplikationen eingesetzt.

Prognose: Sie ist abhängig von den Komplikationen, die bei Erwachsenen häufiger als bei Kindern sind. In Deutschland kann man noch an Masern sterben!

Prognose: Sie wird durch die häufigen Komplikationen bestimmt.

Prophylaxe: Die wichtigste prophylaktische Maßnahme ist die Masernimpfung (s. S. 34 f.). Die Hühnereiweißallergie ist keine Kontraindikation. Bei einer Exposition verhindern Masernimpfung (Riegelungsimpfung) oder die Gabe von humanem Standardimmunglobulin, 0,25–0,5 ml/kgKG i. m., bis 3 Tage nach der Exposition den Ausbruch von Masern. Kinder mit Masern sind im Krankenhaus bis 4 Tage nach Beginn des Exanthems zu isolieren. Bei immundefizienten Kindern ist die Isolierung zu verlängern.

Prophylaxe: Wichtig ist die Masernimpfung (s. S. 34 f.). Bei Exposition können eine Riegelungsimpfung oder humanes Immunglobulin den Ausbruch der Masern verhindern. Erkrankte sollten im Krankenhaus bis 4 Tage nach Beginn des Exanthems (bei immundefizienten Kindern länger) isoliert werden.

Masern sind bei Krankheitsverdacht, Erkrankung und Tod **meldepflichtig.** Außerdem ist vom Labor der Erregernachweis zu melden.

Meldepflicht!

16.3.12 Mumps

▶ **Synonyme.** Parotitis epidemica, Ziegenpeter.

◀ Synonyme

▶ **Definition.** Mumps ist eine akute, hoch kontagiöse, systemische Viruskrankheit, die vorzugsweise die Speicheldrüsen, mitunter aber auch Pankreas, ZNS, Keimdrüsen und andere Organe befällt.

◀ Definition

Häufigkeit: Es erkranken vorwiegend Schulkinder, Jungen häufiger als Mädchen.

Ätiologie und Pathogenese: Das Mumpsvirus vermehrt sich im Respirationstrakt und in den Speicheldrüsen und gelangt über eine Virämie in andere Organe. Erregerreservoir ist nur der Mensch. Das Virus wird über Tröpfchen und Speichelkontakt übertragen. Kontagiosität besteht 5 Tage vor bis 9 Tage nach Krankheitsbeginn. Auch bei einer asymptomatischen Infektion werden Viren ausgeschieden.

Klinik: **Inkubationszeit** 16 – 18 Tage. Nur ca. $2/3$ der Infizierten erkrankt. Symptome sind Fieber, Schwellung der Speicheldrüsen (besonders die Parotis ist ein- oder beidseitig betroffen [Abb. **16.10**]), Meningitis und Pankreatitis. Seltener sind Orchitis (20% nach der Pubertät), Epididymitis, Oophoritis und Mastitis.

Eine Mumpsembryopathie ist nicht bekannt. Junge Säuglinge erkranken selten.

16.10

Komplikationen: Enzephalitis, Akustikus-Neuritis, Labyrinthitis, u. a.

Diagnostik: Meist ist die klinische Diagnose möglich. Serum-Amylase ist oft erhöht. Im Liquor findet man bei Meningitis eine lymphozytäre Pleozytose. Bei Bedarf ist der Nachweis von spezifischen IgM-Antikörpern möglich.

Differenzialdiagnose: Lymphadenitis colli, Parotitis purulenta, rezidivierende Sialadenitis, Meningitis und Enzephalitis anderer Ätiologie. Bei Orchitis auch Hodentorsion, Trauma, Tumor.

Häufigkeit: Heutzutage erkranken vorwiegend Schulkinder, etwa 10% der Patienten sind älter als 15 Jahre. Jungen erkranken signifikant häufiger als Mädchen.

Ätiologie und Pathogenese: Das Mumpsvirus, ein umhülltes RNA-Virus, gehört zu den Paramyxoviren. Das Virus gelangt durch den Nasen-Rachen-Raum in den Körper, vermehrt sich im Respirationstrakt und in den Speicheldrüsen und siedelt sich über eine Virämie in verschiedenen Organen an. Mumps kommt nur beim Menschen vor. Das Virus wird aerogen über Tröpfchen, durch direkten Kontakt (Küssen etc.) und durch speichelkontaminierte Gegenstände übertragen. Urin und Muttermilch, mit denen das Virus auch ausgeschieden wird, spielen bei der Übertragung keine wesentliche Rolle. Die Periode der Virusausscheidung reicht vom 5. Tag vor bis zum 9. Tag nach Ausbruch der Krankheit. Auch Personen mit einer inapparenten Infektion scheiden das Virus aus.

Klinik: Die **Inkubationszeit** beträgt 12 – 25, im Mittel 16 – 18 Tage. Etwa $1/3$ aller Infizierten bleibt symptomlos. Die Erkrankten leiden an einer Sialadenitis, häufig auch an einer Meningitis (unbemerkt bis 70%) und an einer Pankreatitis (15 – 40%). Von den Speicheldrüsen ist vor allem die Glandula parotis ein- oder doppelseitig befallen (Abb. **16.10**), erkennbar an der Schwellung vor dem Ohr mit abstehendem Ohrläppchen und Kauschmerzen. Meist besteht hohes Fieber und der Allgemeinzustand ist reduziert. Selten sind Epididymitis, Orchitis (20% nach der Pubertät, sehr schmerzhaft), Oophoritis, Mastitis, Akustikus-Neuritis und Labyrinthitis.

Eine Mumpsembryopathie ist nicht bekannt. Neugeborene von perinatal an Mumps erkrankten Müttern sind bei der Geburt bereits infiziert, erkranken in der Regel jedoch nicht. Junge exponierte Säuglinge sind bei einer mütterlichen Immunität gewöhnlich geschützt.

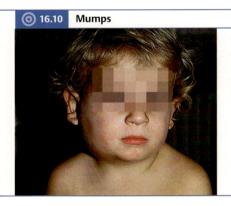

16.10 Mumps

Die Parotitis beginnt meist einseitig mit einer unscharf abgegrenzten, teigigen, schmerzhaften Schwellung vor und unter dem Ohr, die das Ohrläppchen abstehen lässt.

Komplikationen: Meningoenzephalitis, Akustikus-Neuritis, Labyrinthitis, Myelitis, Thyreoiditis, Myokarditis, Arthritis, Keratitis, Retinitis, Nephritis und thrombozytopenische Purpura sind seltene Komplikationen. Die Existenz eines viral induzierten Diabetes mellitus ist nicht bewiesen.

Diagnostik: Das klinische Bild ist meist charakteristisch. Amylase im Serum ist oft erhöht. Bei Bedarf können spezifische IgM-Antikörper mit dem ELISA nachgewiesen werden (beachte, dass es falsch positive Befunde gibt). Möglich sind auch der RNA-Nachweis und die Virusanzucht aus Rachenabstrich, Speichel und Liquor. Spezifische IgG-Antikörper beweisen Immunität. Der Liquor zeigt bei Meningitis eine lymphozytäre Pleozytose.

Differenzialdiagnose: Lymphadenitis colli, Parotitis purulenta, rezidivierende Sialadenitis bzw. Parotisschwellung durch Sekretstau (Speichelsteine) oder Zysten. Meningitis und Enzephalitis anderer Ätiologie. Bei Orchitis auch an Hodentorsion, Trauma und Tumor denken.

Therapie: Die Behandlung ist symptomatisch, z.B. mit Analgetika/Antipyretika.

Prognose: Bei Enzephalitis sind Dauerschäden häufig. Bleibende Hörschäden bis hin zu Taubheit durch Beteiligung des N. statoacusticus kommen bei 1 von 10 000 Patienten vor. Die Prognose der Meningitis ist dagegen gut, auch bei hoher Pleozytose. Eine Orchitis kann Infertilität zur Folge haben, die aber nur selten komplett ist.

▶ **Merke.** Man sollte immer eindeutig zwischen Meningitis oder Meningoenzephalitis (sehr häufig, gute Prognose) und Enzephalitis (selten, schlechte Prognose) unterscheiden.

Prophylaxe: Hospitalisierte Patienten sollten isoliert werden. Der Besuch von Gemeinschaftseinrichtungen ist bei Wohlbefinden 9 Tage nach Krankheitsbeginn wieder möglich. Ein spezifisches Immunglobulin ist nicht verfügbar und auch nicht erforderlich. Alle Kinder sollten 2-mal geimpft werden (s.S. 34f.).

16.3.13 Respiratory-Syncytial-Virus-(RSV-)Infektionen

Ätiologie und Pathogenese: Die RSV ist ein großes RNA-Virus aus der Familie der Paramyxoviren. Es gibt 2 Subtypen (Typ A und B). Der Mensch ist das einzige Erregerreservoir. Die Übertragung der Viren erfolgt über Tröpfchen und durch Schmierinfektion. Die RSV-Infektion kommt vorwiegend im Winter vor. Reinfektionen treten lebenslang auf. Die Zielorgane der neutralisierenden Antikörper sind die G-Proteine (binden an spezifische Zellrezeptoren) und die F-Proteine (fördern die Fusion des Virus mit den Zellen und bilden das Syncytium). Das F-Protein ist genetisch stabiler als das G-Protein.

Häufigkeit: Das RSV ist die häufigste Ursache für Atemwegsinfektionen bei Kindern in den ersten 2 Lebensjahren. Bis zum Ende des 2. Lebensjahres sind fast alle Kinder durchseucht.

Klinik: Die Inkubationszeit beträgt 3–6 Tage. Die Virusausscheidung dauert 3–8 Tage, bei Frühgeborenen und Immundefizienten bis 4 Wochen (und länger). Häufige Krankheitsbilder sind obstruktive Bronchitis, Bronchiolitis, Pneumonie und Otitis media. Reinfektionen äußern sich meist als obere Atemwegsinfektionen.

Diagnostik: Antigennachweise mittels ELISA aus Nasopharyngealsekret mit einer Sensitivität und Spezifität von 90–95% erlauben eine schnelle Diagnose.

Therapie: Bei Hypoxämie ist die Gabe von Sauerstoff notwendig. Stationär werden β2-Sympathikomimetika unter pulsoxymetrischer Kontrolle und die Beatmung angewendet. Die Wirksamkeit der Inhalation von Ribavirin ist nicht bewiesen.

Prognose: Gefährdet sind besonders Kinder in den ersten 2 Lebensjahren mit chronischen Lungenkrankheiten (bronchopulmonaler Dysplasie) und Frühgeborene. Reinfektionen können bei immundefizienten Patienten schwere Atemwegsinfektionen verursachen.

Prophylaxe: Wichtig sind Hygienemaßnahmen. Säuglinge sollten im Krankenhaus kohortiert werden; Händewaschen und Händedesinfektion. Die passive Immunprophylaxe mit Palivizumab (monoklonaler humanisierter Antikörper, sehr teuer) ist während der RSV-Saison Risikokindern (u.a. Frühgeborenen im 1. Lebensjahr) zu empfehlen.

Therapie: Die Behandlung ist symptomatisch (Analgetika).

Prognose: Fertilitätsstörungen kommen nach Orchitis vor. Die Prognose der Meningitis ist gut, bei Enzephalitis sind Dauerschäden häufig. Hörschäden sind nach Befall des VIII. Hirnnervs möglich.

◀ **Merke**

Prophylaxe: Alle Kinder sollten 2-mal geimpft werden (s.S. 34f.). Eine passive Immunprophylaxe ist nicht erforderlich.

16.3.13 Respiratory-Syncytial-Virus-(RSV-)Infektionen

Ätiologie und Pathogenese: Vom RSV gibt es 2 Subtypen. Diese werden über Tröpfchen und durch Schmierinfektion übertragen. Die RSV-Saison dauert von Nov./Dez. bis März/April. Reinfektionen sind häufig und lebenslang.

Häufigkeit: Die RSV-Infektion ist die häufigste Atemwegsinfektion in den ersten 2 Lebensjahren.

Klinik: Erkrankte leiden oft an Bronchiolitis (erstes Lebenshalbjahr), Laryngitis subglottica, obstruktiver Bronchitis, Otitis media und Pneumonie.

Diagnostik: Antigennachweis mittels ELISA.

Therapie: O₂, Salbutamol, Ipratropiumbromid, Beatmung; ausnahmsweise Ribavirin.

Prognose: Wichtige Risikogruppen sind Kinder mit bronchopulmonaler Dysplasie und unreife Frühgeborene.

Prophylaxe: Händewaschen und Händedesinfektion, Kohortierung im Krankenhaus. Monatliche Gabe von Palivizumab während der RSV-Saison an Kinder mit Risikofaktoren (sehr teuer).

16.3.14 Röteln

▶ **Synonyme.** Rubella, Rubeola, German Measles.

▶ **Definition.** Röteln sind eine weltweit verbreitete exanthematische, gutartige Viruskrankheit mit Lymphadenopathie, die in der Frühschwangerschaft schwere Folgen für das Kind haben kann (konnatale Röteln).

Ätiologie und Pathogenese: Das Rötelnvirus ist ein umhülltes RNA-Virus. Nach Befall der Nasen-Rachen-Schleimhaut entwickelt sich eine Virämie, die während der Schwangerschaft via Plazenta zu einer Infektion der Frucht führen kann. Da das Rötelnvirus nicht sehr pathogen ist, kommt es nur selten zum Abort oder zur Totgeburt, häufig aber zur Beeinträchtigung der Organogenese. Art und Schwere der Fruchtschäden hängen vom Zeitpunkt der Infektion ab. Mit zunehmendem Schwangerschaftsalter nimmt das Risiko einer Schädigung des Kindes ab. Bei einer primären Infektion in der 2.–6. SSW sind über 60% der Kinder geschädigt, bei einer Infektion der Mutter in der 13.–17. SSW erkranken „nur" 10% der Kinder. Eine Infektion der Mutter nach dem 4. Schwangerschaftsmonat führt nicht häufiger zu einer Schädigung des Kindes als bei einer Schwangerschaft ohne Röteln. Das Rötelnvirus kommt nur beim Menschen vor. Die Übertragung erfolgt über nasopharyngeale Sekrete. Ansteckungsfähigkeit besteht 7 Tage vor bis 7 Tage nach Exanthemausbruch. Kinder mit konnatalen Röteln können das Virus über ein Jahr ausscheiden.

Häufigkeit: Infolge unzureichender Durchimpfung verschiebt sich das Altersmaximum der Infizierten immer weiter zu Adoleszenten und Erwachsenen. In Deutschland sind etwa 5–10% der Frauen im gebärfähigen Alter nicht immun. Man rechnet daher mit ca. 100 geschädigten Kindern pro Jahr (konnatale Röteln).

Klinik: Die **Inkubationszeit** beträgt 14–21 Tage. Bei bis zu 50% der infizierten Personen bleibt die Infektion asymptomatisch. Manchmal bestehen leichte grippale Prodromalsymptome. Im Falle einer Erkrankung sind meist diskrete makulopapulöse, nicht konfluierende Effloreszenzen („rubeoliform") im Gesicht (ohne Aussparung der Mundpartie), am Körper und an den Extremitäten (Abb. **16.11**) sowie nuchale, okzipitale und retroaurikuläre Lymphknotenschwellungen charakteristisch. Die Körpertemperatur ist nur mäßig oder gar nicht erhöht. Das Exanthem klingt nach 1–3 Tagen ab. Besonders bei Jugendlichen und Erwachsenen, bevorzugt beim weiblichen Geschlecht, kann es zu einer transienten Arthritis (auch ohne Exanthem) kommen.

Konnatale Röteln: Die klassische Trias (Gregg-Syndrom) besteht aus Fehlbildungen von **Herz, Auge und Zentralnervensystem.** Neben den in Tab. **16.9** aufgeführten Symptomen findet man noch Frühgeburtlichkeit und beim Neugeborenen

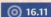

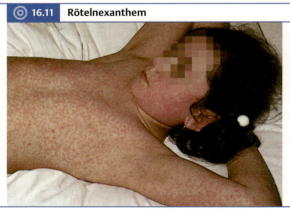

16.11 Rötelnexanthem

Runde und ovale, klein- bis mittelgroße, gering erhabene, einzeln stehende, rosarote Effloreszenzen.

16.3 Virale Krankheiten

16.9 Häufigkeit der Symptome bei konnatalen Röteln (%)

Taubheit	80–90
intrauterine Dystrophie	50–85
Katarakt	35
Retinopathie	35
offener Ductus arteriosus	30
Pulmonalstenose u. a. kardiale Fehlbildungen	25
schwere Verhaltensstörungen	10–20
Meningoenzephalitis	10–20
Hepatosplenomegalie	10–20
Hepatitis	5–10
Purpura	5–10
Mikrophthalmus	5

Mikrozephalus, Ikterus, Myokarditis, interstitielle Pneumonie, diskrete blaurote Hautefloreszenzen (blueberry muffin), röntgenologisch Entkalkungszonen nahe den Metaphysen der langen Röhrenknochen (celery stalks) und Thrombozytopenie. Ein komplettes klinisches Bild ist jedoch selten, oft erscheinen die Neugeborenen sogar klinisch unauffällig. Die gezielte Untersuchung ergibt dann aber Hinweise auf die schwere Schädigung. Nicht selten sind monosymptomatische Formen, am häufigsten ist die Schwerhörigkeit. Später fallen Gedeihstörungen, eine Beeinträchtigung der motorischen und geistigen Entwicklung und Immundefekte auf.

Komplikationen: Komplikationen sind selten; thrombozytopenische Purpura oder Enzephalitis sind möglich.

Komplikationen: Selten (thrombozytopenische Purpura, Enzephalitis).

Diagnostik: Die klinischen Symptome sind oft wenig charakteristisch (Anamnese beachten). Im Blutbild findet man manchmal eine Vermehrung von Plasmazellen. Eine Virusisolierung aus Nasensekret und Körperflüssigkeiten ist möglich, in der Praxis aber nur selten indiziert. Die Diagnose wird meist serologisch durch den Nachweis von spezifischen IgM-Antikörpern mit dem ELISA gestellt. Bei der Interpretation der Befunde ist zu beachten, dass geringe Mengen an spezifischem IgM auch bei einer Reinfektion und bei einigen anderen Infektionen, z. B. durch Epstein-Barr-Viren, gebildet werden und dass die IgM-Antikörper über ein Jahr persistieren können.

Diagnostik: Die klinische Diagnose ist oft schwierig (Anamnese!). Im Blutbild findet man evtl. vermehrte Plasmazellen. Zuverlässiger ist der serologische Nachweis von spezifischen IgM-Antikörpern (oder der Nachweis eines 4fachen Titeranstiegs im HHT).

▶ **Merke.** Ein spezifischer IgM-Nachweis bestätigt nicht immer eine akute Infektion! Das gilt auch für andere Virusinfektionen! Um einen falsch positiven IgM-Befund auszuschließen, sollte man, z. B. in der Schwangerschaft, zusätzlich ein Serumpaar (2 Blutabnahmen im Abstand von 14 Tagen) auf IgG-Antikörper untersuchen lassen. Ein IgG-Antikörpertiter im Hämagglutinationstest (HHT) von ≥ 1 : 32 vor Krankheitsbeginn zeigt Immunität an und schließt eine Infektion des Fetus aus.

◀ Merke

Zur Diagnose der konnatalen Röteln ist der Erregernachweis durch PCR (auch pränatal möglich) oder durch Virusanzucht erforderlich. Der spezifische IgM-Nachweis kann unsicher sein. IgG-Antikörper werden von der Mutter übertragen und sind diagnostisch erst verwertbar, wenn sie über das 2. Lebenshalbjahr hinaus persistieren.

Konnatale Röteln werden durch den Nachweis des Erregers (PCR, Kultur) bewiesen.

▶ **Merke.** Junge Frauen sollten möglichst **vor** einer Schwangerschaft auf Röteln, Zytomegalie, Toxoplasmose etc. untersucht werden (Blutabnahme), um im Falle einer Infektion oder Reinfektion in der Schwangerschaft mikrobiologische Befunde richtig interpretieren und die verängstigte Patientin schnell und gut beraten zu können.

◀ Merke

Differenzialdiagnose: Sie umfasst Krankheiten mit makulopapulösem Exanthem und Lymphknotenschwellungen.

Differenzialdiagnose: Neben Krankheiten mit makulopapulösem Exanthem (Tab. 16.4 und Tab. 16.5) kommen Krankheiten mit Lymphknotenschwellungen wie infektiöse Mononukleose und Zytomegalie infrage. Bei konnatalen Röteln müssen konnatale Infektionen durch andere Erreger ausgeschlossen werden (v.a. Zytomegalie und Toxoplasmose).

▶ **Merke**

▶ **Merke.** Die wichtigsten nichtbakteriellen Erreger konnataler Infektionen (Tab. 16.10) lassen sich unter dem Merkwort „TORCH" zusammenfassen (**T**oxoplasma gondii; **o**thers = VZV, Hepatitis-B-Virus, HIV, Parvovirus B19; **R**ötelnvirus; **C**MV; **H**SV Typ 1 und 2).

16.10 Pränatale Infektionen

Krankheit	Erreger	Manifestation	Vorbeugung	Therapie
Toxoplasmose	Toxoplasma gondii	konnatale Toxoplasmose	Erkennung und Behandlung der Erstinfektion während der Schwangerschaft, Infektionsverhütung durch allgemeine Maßnahmen; seronegative Schwangere sollten Kontakt zu Katzen meiden und kein rohes Fleisch essen	Pyrimethamin + Sulfadiazin
Varizellen	Varicella-zoster-Virus	fetales Varizellensyndrom (mütterliche Windpocken 8. bis 21. SSW); konnatale Varizellen (mütterliche Windpocken 5 Tage vor bis 2 Tage nach der Geburt)	aktive Immunisierung seronegativer Frauen mit Kinderwunsch, Varizellen-zoster-Immunglobulin (gefährdete Neugeborene, Schwangere im letzten Schwangerschaftsmonat)	symptomatisch, Aciclovir
AIDS	HIV 1, HIV 2	erworbenes Immundefektsyndrom des Neugeborenen bzw. Kindes	Verhütung der Infektion, Verzicht auf Schwangerschaft, Abruptio, virostatische Therapie der Schwangeren und des Neugeborenen, Entbindung durch Sectio	Nukleosidanaloga, Proteaseinhibitoren etc.
Erythema infectiosum	Humanes Parvovirus B19	Spontanabort, fetale Anämie, Hydrops fetalis, Totgeburt	keine aktive oder passive Immunisierung	intrauterine Austauschtransfusion bei Hydrops fetalis
Röteln	Rötelnvirus	Rötelnembryopathie, konnatale Röteln	Rötelnschutzimpfung, evtl. Abruptio bei gesicherter Infektion in der Frühschwangerschaft	symptomatisch
Zytomegalie	Zytomegalievirus	konnatale Zytomegalie	keine aktive oder passive Immunprophylaxe	Ganciclovir (Nutzen noch nicht erwiesen)
Listeriose	Listeria monocytogenes	Totgeburt, konnatale Listeriose	kein Verzehr von Hackfleisch, roher Milch, Käserinde, Behandlung der Schwangeren-Listeriose	Ampicillin + Gentamicin
Lues	Treponema pallidum	Lues connata	Luessuchreaktion bei der Schwangerenvorsorge, Behandlung der mütterlichen Lues	Penicillin G

Therapie: Es gibt keine antivirale Therapie. Kinder mit konnatalen Röteln benötigen eine umfassende Betreuung.

Prognose: Bei konnatalen Röteln hängt die Prognose von den Fehlbildungen ab, sonst ist sie gut.

Prophylaxe: Wichtig ist die 2-malige Impfung von Mädchen und Jungen (s. S. 34f.). Bei Röteln in der Frühschwangerschaft ist die Abruptio zu empfehlen. Die Wirkung des spezifischen Immunglobulins (innerhalb von

Therapie: Eine kausale Therapie ist nicht möglich. Bei postnatal erworbenen Röteln ist meist keine Behandlung erforderlich. Kinder mit konnatalen Röteln müssen wegen der schweren Defekte umfassend betreut werden.

Prognose: Bei postnatal erworbenen Röteln ist die Prognose günstig (außer bei der seltenen Enzephalitis), bei konnatalen Röteln ungünstig.

Prophylaxe: Ziel ist die Verhütung konnataler Röteln. Alle Kinder, also auch die Jungen, sollten zweimal gegen Röteln geimpft werden (s. S. 34f.). Weiterhin sollte jede junge Frau, die nicht immun ist, geimpft werden. Bei Mitarbeiterinnen in Krankenhäusern, Arztpraxen, Schulen, Kindergärten etc. sollte die Immunität gegen Röteln serologisch nachgewiesen sein. Im Falle einer Schwangerschaft ist eine schnelle und optimale Diagnostik anzustreben. Bei Röteln in der Frühschwangerschaft ist eine Abruptio zu empfehlen. Die Gabe von spezifischem Immunglobulin verhindert, auch wenn sie innerhalb von 72 Stunden nach der Exposition erfolgt, nicht sicher die Infektion des Fetus. Kinder mit postnatal erworbenen Röteln oder mit konnatalen Röteln müssen im Krankenhaus isoliert werden, wenn Kontakt zu schwangeren Schwestern und Ärztinnen bestehen könnte, bis 7 Tage nach Ausbruch des Exanthems bzw. bis zum Vorliegen mehrerer negativer Nasopharyngeal- und Urinkulturen.

Der Nachweis des Rötelnvirus bei konnataler Infektion ist **meldepflichtig**.

72 Stunden nach Exposition verabreicht) st unsicher. Im Krankenhaus müssen Patienten mit Röteln isoliert werden, wenn Kontaktmöglichkeit zu Schwangeren besteht.

Konnatale Röteln (Virusnachweis) sind **meldepflichtig**.

16.3.15 Varizellen/Zoster

▶ **Synonyme.** Windpocken/Gürtelrose.

▶ **Definition.** Varizellen sind eine akute, hoch kontagiöse Viruskrankheit, die durch ein generalisiertes, schubweise auftretendes, vesikuläres Exanthem gekennzeichnet ist. Die sich anschließende latente Infektion kann reaktiviert werden und zum Zoster, einer Neuritis mit gruppiert angeordneten Bläschen in einem oder mehreren Dermatomen, führen.

Ätiologie und Pathogenese: Das Varicella-zoster-Virus (VZV) gehört zu den humanpathogenen Herpesviren (s. Tab. 16.7, S. 595). Erregerreservoir ist ausschließlich der Mensch. Die Übertragung erfolgt vorwiegend über infektiöse Tröpfchen und durch direkten Kontakt mit Varizellen-Effloreszenzen, seltener durch Kontakt mit Zoster-Effloreszenzen (die Primärinfektion durch Kontakt mit Zoster-Effloreszenzen führt zu Windpocken). Eine Übertragung mit der Luft („Windpocken") ist eher selten. Die Kontagiosität beginnt 1–2 Tage vor Ausbruch des Exanthems und besteht so lange, wie frische Bläschen vorhanden sind; i. d. R. bei immunkompetenten Patienten bis zum 5. Tag nach Exanthemausbruch (protrahierte Varizellen bei Patienten mit Abwehrschwäche sind länger ansteckend!). Das VZV tritt über die Schleimhäute des Respirationstraktes in den Körper ein. Durch die Virämie kommt es zur hämatogenen Aussaat in Haut und Schleimhäute und zum klinischen Bild der Windpocken. Gelegentlich werden auch verschiedene innere Organe befallen. Danach persistiert das Virus in sensorischen Ganglienzellen. Durch Reaktivierung entsteht der Zoster, der sich meist auf ein oder mehrere Dermatome beschränkt und nur selten in generalisierter Form auftritt. Eine intrauterine VZV-Infektion kann das seltene **fetale Varizellen-Syndrom** (Varizellenembryopathie), **konnatale Varizellen** und Zoster in den ersten Lebensjahren hervorrufen.

VZV-Antikörper werden diaplazentar übertragen und schützen Säuglinge in den ersten Lebensmonaten weitgehend vor einer Infektion. Erkrankt eine Mutter aber im Zeitraum von 5 Tagen vor bis 2 Tage nach der Geburt an Varizellen (im Unterschied zum Zoster), werden keine bzw. keine ausreichenden Antikörpermengen auf das Neugeborene übertragen, so dass dieses meist schwer erkrankt.

Häufigkeit: Etwa 95% aller Kinder werden bis zum 14. Lebensjahr infiziert. Der Zoster tritt gewöhnlich erst nach dem 5. Lebensjahrzehnt auf. Im Kindesalter kommt er vorwiegend bei Patienten mit einer zellulären Immundefizienz (Leukämie, Hodgkin-Lymphom etc.) und nach einer VZV-Infektion in utero oder im 1. Lebensjahr vor. Etwa 2% der Kinder von Schwangeren mit Varizellen (Erkrankung meist zwischen 8. und 21. SSW) leiden an einem fetalen Varizellen-Syndrom.

Klinik: Varizellen: Die **Inkubationszeit** beträgt meist 14–16 Tage mit Schwankungen von 10–21 Tagen, nach Gabe von VZV-Immunglobulin bis 28 Tage. Die meisten infizierten Personen erkranken. Prodromi sind selten. Innerhalb weniger Stunden treten, manchmal unter Juckreiz, in dieser Reihenfolge rote Flecken,

16.3.15 Varizellen/Zoster

◀ Synonyme

◀ Definition

Ätiologie und Pathogenese: Das VZV wird meist durch Tröpfchen und Kontakt mit Varizellen-Effloreszenzen übertragen, seltener durch Kontakt mit Zoster-Bläschen. Die Kontagiosität beginnt 1–2 Tage vor Exanthemausbruch und besteht so lange, wie frische Bläschen vorhanden sind (meist 5 Tage). Über eine Virämie besiedelt das VZV Haut und Schleimhäute. Anschließend persistiert das Virus in sensorischen Ganglienzellen. Durch Reaktivierung entsteht der **Zoster**. Varizellen in graviditate können das **fetale Varizellen-Syndrom** (Varizellenembryopathie), **konnatale Varizellen** und Zoster in den ersten Lebensjahren verursachen. Die intrauterine Infektion kann asymptomatisch bleiben. Bei Windpocken der Mutter 5 Tage vor bis 2 Tage nach der Geburt erkrankt das Neugeborene meist schwer.

Häufigkeit: Bis zum 14. Lebensjahr sind ca. 95% aller Kinder mit VZV durchseucht. Zoster ist im Kindesalter selten. Bei Varizellen in der Schwangerschaft leiden ca. 2% der Kinder am fetalen Varizellen-Syndrom.

Klinik: Varizellen: Die Inkubationszeit beträgt 14–16 (10–21) Tage. Das charakteristische Exanthem (z. T. mit Juckreiz), besteht aus roten Flecken, Papeln, Bläschen, Pusteln

16.12 Klinischer Aspekt bei Varizellen

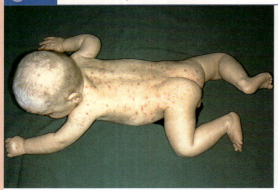
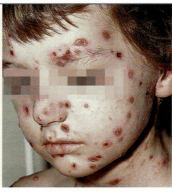
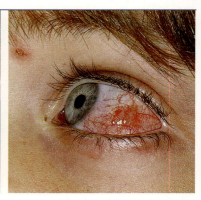

a 7 Monate alter Säugling mit Varizellen. **b** Kleinkind mit Varizellen. **c** Massiver Bindehautbefund bei Varizellen.

Die Abbildungen **a** und **b** zeigen die Polymorphie des Windpockenausschlages: rote Flecken, Papeln, Bläschen und beginnende Krustenbildung.

und Krusten. Effloreszenzen in verschiedenen Entwicklungsstadien finden sich nebeneinander (Bild des „Sternenhimmels", Abb. **16.12**). Befallen sind besonders Kopf (auch behaarter Kopf), Rumpf und Schleimhäute. Bis zum Abfallen der letzten Krusten können 2 Wochen vergehen. Zukünftig ist vermehrt mit Durchbruchvarizellen zu rechnen (leichte Form der Varizellen nach Impfung).

Fetales Varizellen-Syndrom: Die Neugeborenen können Hautnarben, Muskelhypoplasien, Augen- und ZNS-Anomalien aufweisen.

Konnatale Varizellen: Bei Varizellen der Mutter am Ende der Schwangerschaft erkranken die Kinder in den ersten 10–12 Lebenstagen an Windpocken. Der Schweregrad ist unterschiedlich.

Zoster: Effloreszenzen wie bei Varizellen, jedoch auf ein oder mehrere Dermatome begrenzt (Abb. **16.13**). Die postzosterische Neuralgie im Kindesalter selten und meist leicht.

Komplikationen: Durch Streptokokken oder Staphylokokken bedingte Sekundär-

Papeln, Bläschen und Pusteln auf. Bläschen und Pusteln reißen ein, trocknen, verkrusten (Abb. **16.12**). Nicht jede Effloreszenz zeigt alle Stadien. Da außerdem in den nächsten Tagen mehrere Schübe folgen, ergibt sich das Bild des „Sternenhimmels" (verschiedene Stadien nebeneinander). Die Effloreszenzen sind vor allem am Kopf (einschließlich der behaarten Regionen), am Rumpf und auf den Schleimhäuten (Mundhöhle, Konjunktiven, Genitale) lokalisiert. An den Extremitäten ist das Exanthem weniger ausgeprägt, Handteller und Fußsohlen sind meist nicht befallen. Die Intensität des Exanthems variiert: wenige bis einige hundert Effloreszenzen, kleine bis große Bläschen. Das Exanthem dauert etwa 5 Tage. Bis zum Abfallen der Borken vergehen ca. 2 Wochen. Der Allgemeinzustand mit und ohne Fieber ist gewöhnlich gut.

Zukünftig müssen vermehrt **Durchbruchvarizellen** beachtet werden. Diese leichte Form der Varizellen (meist < 50 Effloreszenzen, die oft nur makulopapulös sind, selten Fieber und Komplikationen) wird durch das Wildtypvirus verursacht und tritt frühestens 43 Tage nach der Impfung auf. Jedes Jahr nach der Impfung erkranken etwa 1–4% der Geimpften. Aufgrund der atypischen Symptomatik kann das Krankheitsbild fehlgedeutet werden. Die Kontagiosität ist geringer als bei Varizellen.

Fetales Varizellen-Syndrom: Das Neugeborene kann verschiedene Fehlbildungen aufweisen, die häufigsten sind Hautdefekte (Narben), Skelett- und Muskelhypoplasien, Augenanomalien (Mikrophthalmus, Anisochorie, Katarakt, Chorioretinitis), ZNS-Anomalien (Atrophie, Ventrikeldilatation, Kleinhirnhypoplasie). Die intrauterine VZV-Infektion kann aber auch asymptomatisch bleiben.

Konnatale Varizellen: Bei Varizellen der Mutter am Ende der Schwangerschaft erkranken die Kinder in den ersten 10–12 Lebenstagen an Windpocken. Ausdehnung und Schweregrad der Krankheit sind unterschiedlich (von einzelnen Bläschen bis hin zu schweren Organmanifestationen wie Pneumonie und Enzephalitis).

Zoster: Die Reaktivierung der VZV-Infektion macht sich durch Fieber, Abgeschlagenheit und Schmerzen im betroffenen Dermatom bemerkbar. Nach 3–4 Tagen sieht man Effloreszenzen wie bei Varizellen, jedoch auf ein oder mehrere Hautsegmente begrenzt (Abb. **16.13**), einzelne aberrierende Effloreszenzen können vorkommen. Die postzosterische Neuralgie ist bei Kindern im Gegensatz zu Erwachsenen leicht oder fehlt ganz. Schwellung der regionären Lymphknoten und Störung der Sensibilität sind selten. Im Kindesalter erkranken meist immunkompetente Kinder.

Komplikationen: Bakterielle Sekundärinfektion, meist durch Streptokokken und Staphylokokken verursacht, Impetigo, Narbenbildung, Abszesse, nekrotisierende

16.13 Zoster

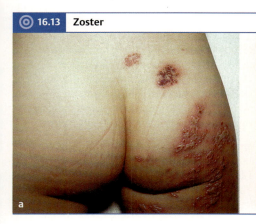
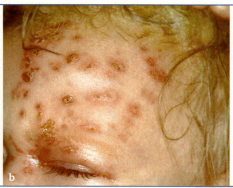

a Kleinere und größere, dicht stehende, z. T. konfluierende Bläschen mit wässrigem Inhalt auf gerötetem Grund, die halbseitig segmental lokalisiert sind.
b 16 Monate alter Junge mit Zoster. Exanthem wie bei Varizellen, jedoch ausschließlich im Versorgungsbereich vom N. trigeminus I.

Fasziitis und Toxin-Schock-Syndrom (s. S. 624). Weiterhin Zerebellitis (häufig), Enzephalitis (selten), zerebrale Vaskulitis (Hemiplegie, Aphasie, Visusausfälle – auch noch mehrere Monate nach Varizellen oder Zoster), Pneumonie (viral oder bakteriell bedingt), Thrombozytopenie, Hepatitis, Arthritis. Die Komplikationsrate ist bei Säuglingen und nach dem 16. Lebensjahr am höchsten. Ob das Reye-Syndrom mit Varizellen assoziiert ist, ist nicht bewiesen. Besondere Komplikationen des Zosters sind die bleibende Sehstörungen beim Zoster ophthalmicus sowie Hörstörungen, Fazialisparese und heftige Ohrenschmerzen beim Zoster oticus.

Bei **Kindern mit T-Zell-Defekt** sind Komplikationen wie Pneumonie, Enzephalitis, Hepatitis, Pankreatitis etc. besonders häufig und meist sehr schwer, außerdem treten immer wieder Schübe mit frischen Effloreszenzen auf. Ein Zoster kann bei diesen Kindern generalisieren und ist dann kaum von Varizellen zu unterscheiden. Vereinzelt wird über Zweitvarizellen und rezidivierende VZV-Infektionen berichtet.

Diagnostik: Die Diagnose ist in der Regel klinisch zu stellen (bei Varizellen nach Bläschen auf dem behaarten Kopf suchen). Der Erregernachweis gelingt mit der PCR oder dem Virusantigen-Direktnachweis (Schnelltest). Spezifische Antikörper lassen sich mittels ELISA und indirektem IFT nachweisen.

Differenzialdiagnose: Krankheiten mit vesikulärem Exanthem (Tab. 16.5), Strophulus infantum (behaarter Kopf und Mundschleimhaut sind hier nicht befallen), Insektenstiche, Urtikaria und Erythema exsudativum multiforme mit Blasenbildung. Zoster generalisatus und Eczema herpeticatum können Windpocken ähnlich sein. Bei beginnendem Zoster muss man auch an Neuralgie, Pleuritis, Myositis, Erysipel und Herpes simplex denken.

Therapie: Bei Patienten mit Risikofaktoren (s. u.) und bei schweren Formen ist eine antivirale Therapie mit Aciclovir indiziert: 30(–45) mg/kgKG/d i. v. Wird Aciclovir per os gegeben, ist es wegen der schlechten Bioverfügbarkeit mit 60–80 mg/kgKG/d hoch zu dosieren. Als Alternative können Brivudin oder Famciclovir (3 × 125–250 mg/d per os) verabreicht werden (beide Virostatika sind jedoch für Kinder und Jugendliche nicht zugelassen). Unkomplizierte Varizellen und ein unkomplizierter Zoster werden symptomatisch behandelt (Juckreiz mit Tannosynt Lotio mildern, Fingernagelpflege); keine Salizylate zur Fiebersenkung (Reye-Syndrom). Bei bakteriellen Sekundärinfektionen kann eine Antibiotikatherapie notwendig sein.

▶ **Merke.** Alle Virostatika müssen innerhalb von 48(–72) Stunden nach Krankheitsbeginn verabreicht werden. Bei einer zu erwartenden schlechten Prognose (s. u.) sollte man deshalb sofort, evtl. bereits bei Verdacht, behandeln.

---

infektionen sind häufig. Weiterhin kommen Zerebellitis, Enzephalitis, zerebrale Vaskulitis, Pneumonien (primär viral oder bakteriell) und Thrombozytopenien vor.

Bei Kindern mit **Immundefizienz** ist die Komplikationsrate hoch. Zoster kann generalisieren. Zweitvarizellen sind möglich (selten). Bei Zoster ophthalmicus können Sehstörungen, beim Zoster oticus Hörstörungen und Fazialisparese auftreten.

Diagnostik: Das klinische Bild ist meist typisch, im Zweifelsfall Erreger (PCR) oder Virusantigen nachweisen.

Differenzialdiagnose: Exantheme mit Bläschen (Tab. 16.5), Strophulus, Insektenstiche. Eczema herpeticatum und Zoster generalisatus sind Varizellen ähnlich. Bei beginnendem Zoster auch an Neuralgie, Pleuritis, Myositis und Erysipel denken.

Therapie: Aciclovir i. v. ist bei gefährdeten Kindern bzw. schweren Erkrankungen indiziert. Bei bakteriellen Sekundärinfektionen Antibiotika mit Wirkung gegen Strepto- und Staphylokokken verordnen.

◀ Merke

Prognose: Sie ist ernst bei abwehrgeschwächten Patienten (auch unter systemischer Kortikosteroidtherapie) und bei Kindern mit akutem Ekzem, bei einer Enzephalitis (gut dagegen bei einer Zerebellitis!), bei Zoster ophthalmicus und oticus, bei konnatalen Varizellen mit Krankheitsbeginn zwischen 5. und 10. (– 12.) Lebenstag (Kinder von Müttern, die in der Zeit zwischen 5 Tage vor und 2 Tage nach der Geburt an Varizellen erkranken) und bei postnatal erworbenen Varizellen von Frühgeborenen in den ersten 6 Lebenswochen. Zoster in graviditate hat für das Neugeborene keine wesentlichen negativen Folgen.

Prophylaxe: Expositionsprophylaxe: Während eines stationären Aufenthaltes sollten Kinder mit Varizellen oder Zoster isoliert werden. Weiterhin sollten alle exponierten, empfänglichen Patienten vom 8. – 21. Tag bzw. bei Gabe von VZV-Immunglobulin bis zum 28. Tag nach Beginn der Exposition sowie Neugeborene von Müttern mit Varizellen während der Perinatalperiode abgesondert werden. Neugeborene mit einem fetalen Varizellen-Syndrom müssen nicht isoliert werden. Der Nutzen des „Lüftens" ist nicht bewiesen. Ein Besuch von Kindergemeinschaftseinrichtungen kann nach Ende des kontagiösen Stadiums (5 Tage nach Auftreten der letzten frischen Effloreszenzen) erlaubt werden.

Passive Immunprophylaxe: Die Gabe von VZV-Immunglobulin innerhalb von 96 Stunden nach Expositionsbeginn (beachte: Kinder mit Varizellen sind 1 – 2 Tage vor Exanthemausbruch kontagiös) kann eine Erkrankung verhindern oder die Krankheit abschwächen. Dosis: 1 ml/kgKG i. v. oder 0,2 – 0,5 ml/kgKG, max. 5 ml, i.m. Indikationen sind u. a. exponierte (empfängliche) Kinder mit Abwehrschwäche, gefährdete Neugeborene, postnatal exponierte Frühgeborene in den ersten 6 Lebenswochen (in Abhängigkeit von der mütterlichen Anamnese und vom Geburtsgewicht) und exponierte Schwangere im letzten Schwangerschaftsmonat. Ob das fetale Varizellen-Syndrom durch VZV-Immunglobulin verhindert werden kann, ist nicht bewiesen.

Impfung: Die aktive Immunisierung mit Lebendimpfstoff ist für alle Kinder zu empfehlen (s. S. 36). Die Impfung ist auch für die postexpositionelle Varizellenprophylaxe von Wert. Durch die Impfung werden die Morbidität und die Komplikations- und Hospitalisierungsrate der Varizellen reduziert sowie eine Herdimmunität induziert. Die Auswirkung der Varizellenimpfung auf die Zosterinzidenz der älteren Bevölkerung ist noch nicht bekannt.

Chemoprophylaxe: Aciclovir, 45 mg/kgKG/d per os, über 7 Tage, in der 2. Inkubationswoche.

16.3.16 Zytomegalie

▶ **Definition.** Die Zytomegalie ist eine weltweit verbreitete Viruskrankheit, die vorwiegend bei immundefizienten Patienten und als konnatale Infektion vorkommt.

Ätiologie und Pathogenese: Das Zytomegalievirus (CMV) ist das größte Virus aus der Gruppe der humanpathogenen Herpesviren (s. Tab. 16.7). Es vermehrt sich in epithelialen Zellen. In fast allen Organen verwandeln sich infizierte Zellen durch den zytopathogenen Effekt des CMV zu Riesenzellen mit Kerneinschlusskörpern („Eulenaugenzellen"). Nach der Infektion persistiert das Virus lebenslang in Granulozyten und Monozyten und kann reaktiviert werden, z. B. durch Immunsuppression. Das Virus wird monate- bis jahrelang im Speichel, Urin und Genitalsekret ausgeschieden. Die Ursache der konnatalen Zytomegalie ist fast immer eine CMV-Erstinfektion (und nur ausnahmsweise eine rekurrierende Infektion) in der Schwangerschaft. Neben der vertikalen Übertragung (diaplazentar und sub partu) wird das CMV horizontal über Speichel, Muttermilch, Urin und andere Körperflüssigkeiten, außerdem durch Blutprodukte und transplantierte Organe, übertragen.

Häufigkeit: In Deutschland sind etwa 50 % der Erwachsenen mit dem Zytomegalievirus durchseucht. Man nimmt an, dass etwa 0,2 (– 0,4) % der Neugeborenen infiziert sind (konnatale CMV-Infektion), aber nur ca. 10% dieser Kinder zeigen klinische Symptome (konnatale Zytomegalie).

Klinik: Die **Inkubationszeit** einer CMV-Infektion beträgt nach einer Organtransplantation 4 Wochen bis 4 Monate und nach einer Bluttransfusion 3–12 Wochen. Die CMV-Infektion bleibt bei immunkompetenten Personen fast immer asymptomatisch. Bei einer Erkrankung erinnert die Symptomatik an eine Mononukleose mit Fieber, Lymphadenopathie und Hepatosplenomegalie (z.T. auch Blutbildveränderungen wie bei Mononukleose). Bei Patienten mit (zellulärer) Immundefizienz führt die Infektion häufig zu Chorioretinitis, Pneumonie, Ösophagitis, chronischer Diarrhö und Hepatitis. Bei postnatal durch Blutprodukte infizierten Frühgeborenen ist ein septisches Krankheitsbild mit Hepatosplenomegalie und Ateminsuffizienz beschrieben.

Konnatale Zytomegalie: 90% der intrauterin infizierten Kinder zeigen im Neugeborenenalter keine Symptome. Neugeborene mit einer konnatalen Zytomegalie fallen postnatal oder in den ersten Lebenswochen bis -monaten durch niedriges Geburtsgewicht, Trinkschwäche, Mikrozephalus, Chorioretinitis, intrazerebrale Verkalkungen, Krämpfe, Hepatosplenomegalie, Ikterus, Hautblutungen (Thrombozytopenie), Pneumonie und psychomotorische Retardierung auf.
Im Gegensatz zur intrauterinen Infektion verläuft die **frühpostnatal erworbene CMV-Infektion** fast immer asymptomatisch. Ausnahme s.o.

Diagnostik: Die Diagnose ist klinisch nur zu vermuten. Aus Urin, Speichel, Blut und anderen Körperflüssigkeiten können CMV isoliert und das immediate early Antigen mittels monoklonaler Antikörper, das Genom (PCR, DNA-Hybridisierung) und Eulenaugenzellen nachgewiesen werden. Eine Zytomegalie ist aber erst bewiesen (latente Infektion), wenn der Erregernachweis mit der klinischen Symptomatik in Einklang steht. Spezifische IgM- und IgG-Antikörper lassen sich mit ELISA und indirektem IFT nachweisen. Die konnatale Zytomegalie wird am besten durch Erregernachweis in den ersten 2 Lebenswochen (!) diagnostiziert. Außerdem sind immer andere Ursachen einer konnatalen Infektion auszuschließen.

Differenzialdiagnose: Bei einer konnatalen Infektion ist die Zytomegalie von Röteln, Herpes neonatorum, Toxoplasmose, Listeriose, Lues connata und Morbus haemolyticus neonatorum abzugrenzen.

Therapie: Eine CMV-Infektion immundefizienter Patienten, einschließlich Patienten unter Immunsuppression, wird kausal mit Ganciclovir behandelt. Bei Nachweis von resistenten Stämmen kann Foscarnet versucht werden (in vitro wirksam gegen CMV). Auch bei Säuglingen mit einer symptomatischen konnatalen CMV-Infektion (Zytomegalie) ist ein Therapieversuch mit Ganciclovir sinnvoll: 10–15 mg/kgKG/d i.v. über 6 Wochen, anschließend Erhaltungsdosis (5 mg/kgKG/d i.v. an 3 Tagen der Woche über mindestens 6 Wochen oder 60–120 mg/kgKG/d p.o. als Valganciclovir über mindestens 6 Monate).

Prognose: Bei Retinitis besteht die Gefahr der Erblindung, bei Pneumonie und Enzephalitis ist die Letalität trotz virostatischer Therapie hoch. Die symptomatische konnatale CMV-Infektion führt bei etwa 90% der Kinder, die asymptomatische CMV-Infektion bei ca. 5–15% der Kinder zu Spätfolgen wie Hör- und Sehschäden (bis zur Erblindung), Zahndefekten und psychomotorischer Retardierung.

Prophylaxe: Jede Frau im gebärfähigen Alter sollte ihren CMV-Antikörperstatus kennen (und zwar **vor** einer Schwangerschaft [s. S. 611, Tab. **16.10**], Gleiches gilt für Röteln und Toxoplasmose). Eine Isolierung im Krankenhaus ist nicht erforderlich. Die Einhaltung der hygienischen Regeln (Händedesinfektion) verhindert eine Übertragung weitgehend. Kinder mit CMV-Ausscheidung können Gemeinschaftseinrichtungen besuchen. Seronegative Empfänger sollten möglichst Blutprodukte und Organe von seronegativen Spendern erhalten. Das Risiko einer CMV-Übertragung durch Bluttransfusionen lässt sich auch durch Einsatz leukozytendepletierter Präparate (Filter) reduzieren. Die prophylaktische Gabe von CMV-spezifischem Immunglobulin, evtl. auch von Aciclovir, kann das Erkrankungsrisiko nach Transplantation senken. Eine Impfung ist noch nicht verfügbar.

Klinik: Bei Immunkompetenten bleibt die Infektion meist asymptomatisch; Fieber, Lymphadenopathie und Hepatosplenomegalie kommen vor (ähnliches Bild wie bei Mononukleose). Immundefiziente Patienten erkranken an Retinitis, Pneumonie, Ösophagitis, chronischer Diarrhö, Hepatitis. Bei Frühgeborenen ist ein septisches Krankheitsbild möglich.

Konnatale Zytomegalie: Mikrozephalus, Chorioretinitis, Meningoenzephalitis, paraventrikuläre Verkalkungen, Hepatosplenomegalie, Ikterus, Pneumonie, Hautblutungen und Dystrophie sind typische Symptome.

Die **frühpostnatal erworbene Infektion** verläuft dagegen meist asymptomatisch.

Diagnostik: Die Diagnose erfordert Nachweis von CMV (Kultur), Antigen, Genom (PCR, Hybridisierung) oder Eulenaugenzellen plus klinische Symptomatik. Die konnatale Zytomegalie wird durch den Erregernachweis in den ersten 2 Lebenswochen und Ausschluss anderer Ursachen diagnostiziert.

Differenzialdiagnose: Bei konnataler Zytomegalie, vor allem Röteln, Toxoplasmose und Herpes neonatorum.

Therapie: Bei konnataler Zytomegalie und Erkrankungen immundefizienter Patienten sollte Ganciclovir i.v. versucht werden. Bei Ganciclovir-Resistenz kann evtl. Foscarnet eingesetzt werden.

Prognose: Pneumonie und Enzephalitis sind lebensbedrohlich. Bei Chorioretinitis droht Erblindung. Bei konnataler Zytomegalie sind schwere Spätschäden nicht selten.

Prophylaxe: CMV-Antikörperstatus **vor** einer Schwangerschaft bestimmen. Eine Isolierung von Kindern mit CMV-Ausscheidung ist nicht erforderlich, jedoch sollte unbedingt auf hygienische Maßnahmen (Händedesinfektion) geachtet werden. Seronegative Empfänger sollten, soweit möglich, Blutprodukte und Organe von seronegativen Spendern erhalten. Spezifisches CMV-Immunglobulin kann das Erkrankungsrisiko nach einer Transplantation senken.

16.4 Bakterielle Infektionen

16.4.1 Sepsis

▶ **Definitionen: Systemic inflammatory response syndrome (SIRS):** systemische entzündliche Reaktion auf eine Vielzahl schwerer Schädigungen (z. B. Infektion, Trauma, Verbrennung).
Sepsis: systemische entzündliche Reaktion auf eine Infektion (= SIRS durch Infektion).
Septischer Schock: Sepsis mit Hypotonie trotz ausreichender Volumensubstitution zusammen mit Perfusionsstörungen, die zum Multiorganversagen führen können.
Multiorganversagen: schwere Organfunktionsstörungen bei einem akut kranken Patienten; eine Homöostase lässt sich ohne Interventionen nicht aufrechterhalten.

Ätiologie: Erreger der Sepsis sind überwiegend gramnegative Stäbchenbakterien (70–80 %), aber auch grampositive Kokken (20–30 %) spielen eine Rolle. Mischinfektionen kommen vor.
Bei nosokomialen Infektionen kam es in den letzten Jahren zu einer Zunahme der Infektionen durch koagulasenegative Staphylokokken und Enterokokken. Aber auch Fälle von Candida-Sepsis treten in zunehmendem Maße auf.
Bei Patienten ohne Dispositionsfaktoren (Grundkrankheit) findet sich oft ein Infektionsfokus als Ausgangspunkt der Sepsis oder eine „Eintrittspforte" für die Erreger. Für die verschiedenen Eintrittspforten gibt es jeweils ein typisches Erregerspektrum (Tab. **16.11**).

Tab. 16.11 Beziehungen zwischen Eintrittspforte und Erreger bei Sepsis

Eintrittspforte	häufige Erreger
Harnwege	E. coli Enterokokken
Atemwege	Pneumokokken Haemophilus influenzae Enterobakterien (selten)
Darm (oft polymikrobielle Infektionen)	E. coli Klebsiellen Enterobacter Proteus Pseudomonas Bacteroides
Haut, Weichteile, Wunden	Staphylococcus aureus A-Streptokokken
Gefäßkatheter	Staphylococcus aureus Staphylococcus epidermidis

Bei Patienten mit Neutropenie bzw. Immunsuppression findet sich oft kein Fokus, die Erregereintrittspforte bleibt unbekannt (Darm?). Allerdings muss, insbesondere bei Nachweis von Staphylokokken, immer an eine Katheter-Infektion (ZVK) gedacht werden. Häufig entstammen hier die Erreger der Sepsis der patienteneigenen Bakterienflora (endogene Infektion), aber auch exogene Infektionen treten auf (bei nosokomialen Infektionen z. B. Pseudomonas sp., Serratia sp.).

Pathogenese: Die entscheidenden pathogenetischen Faktoren der Sepsis sind einerseits der **Patient**, oft mit entsprechender **Disposition** (Immunschwäche, Neutropenie, chronische Krankheit, Trauma, diagnostische und therapeutische Maßnahmen wie operativer Eingriff, Intubation, Beatmung, Gefäß- und Blasenkatheter) und andererseits der **Erreger**.

Toxische Bakterienbestandteile und durch diese ausgelöste Reaktionen des Makroorganismus bewirken ein komplexes Geschehen, das vaskuläre, metabolische und hämodynamische Veränderungen umfasst. Die Folge ist eine Schädigung der Organe unterschiedlicher Ausprägung bis zum Tod.

Bakterielle Endo- und Exotoxine stimulieren die Ausschüttung von Entzündungsmediatoren (Interleukine, Tumor-Nekrose-Faktor, Histamin, Serotonin, Sauerstoffradikale, Proteasen usw.). Dies führt u. a. über Wirkungen an Zellmembranen, Aktivierung von Leukozyten und humoralen Abwehrsystemen zu den für den septischen Schock typischen Veränderungen:
- Abnahme des peripheren Vasomotorentonus
- Abnahme des Herzzeitvolumens (HZV)
- Störung der Sauerstoffaufnahme und der peripheren Sauerstoffutilisation
- Zunahme der Gefäßpermeabilität durch Endothelschädigung mit Flüssigkeitsabstrom ins Interstitium
- disseminierte intravaskuläre Gerinnung (DIC).

Es kommt zu einer Verteilungsstörung des zirkulierenden Blutvolumens (distributiver Schock) mit Zunahme des venösen Blutpools. Im Lungenkreislauf kommt es durch Vasokonstriktion und Kapillarverschluss durch Mikrothromben zur Erhöhung des pulmonalarteriellen Druckes. Durch Erhöhung des HZV **(hyperdynamischer Schock = Frühphase)** wird zunächst versucht, diese Verteilungsstörung zu kompensieren. In fortgeschrittenen Stadien ist auch die Myokardfunktion beeinträchtigt, so dass trotz des verminderten systemischen Gefäßwiderstands das Schlagvolumen wieder abfällt **(Spätphase)**. Hält aufgrund der Zirkulationsstörung die unzureichende Sauerstoffversorgung des Gewebes an, kann der septische Schock ins Multiorganversagen übergehen (Atemnotsyndrom, Nieren-, Leberversagen, hypoxische Schädigung von intestinalen Organen und ZNS).

Häufigkeit: Die Sepsisinzidenz hat in den letzten 2–3 Jahrzehnten zugenommen (u. a. infolge höherer Überlebensraten bei Patienten in Neonatologie, Intensivmedizin, Onkologie; aber auch durch zunehmend invasivere diagnostische und therapeutische Maßnahmen). Im Kindesalter treten die meisten septischen Infektionen in der Neonatalperiode auf (überwiegend nosokomiale Infektionen, vor allem durch koagulasenegative Staphylokokken).

Klinik: Klinische Symptome und Befunde können je nach Alter des Patienten, Erreger, Verlauf und Stadium der Sepsis bzw. Schockphase unterschiedlich sein. Zu den Hauptsymptomen zählen Fieber (oft mit Schüttelfrost), Tachykardie und Hypotension (Spätsymptom!). Weitere Symptome und Befunde s. Tab. 16.12.

Bakterien und toxische Bakterienbestandteile (z. B. Endotoxine) lösen bei der Sepsis einen komplexen Prozess aus.

Der Makroorganismus reagiert auf Endo- und Exotoxine der Bakterien durch Ausschüttung von Mediatoren. Durch Wirkungen an Leukozyten, Zellmembranen und humoralen Abwehrsystemen entwickelt sich der septische Schock:
- Abnahme des peripheren Vasomotorentonus und des HZV
- Störung der Sauerstoffaufnahme und -utilisation
- Zunahme der Gefäßpermeabilität
- DIC.

Folge ist ein distributiver Schock mit Zunahme des venösen Blutpools. Durch Vasokonstriktion und Kapillarverschlüsse im Lungenkreislauf nimmt der pulmonalarterielle Druck zu. Zunächst wird das HZV kompensatorisch erhöht **(hyperdynamischer Schock)**. Später fällt das Schlagvolumen infolge der beeinträchtigten Myokardfunktion wieder ab. Bei anhaltender Gewebehypoxie kommt es zum Multiorganversagen.

Häufigkeit: Die Sepsisinzidenz hat in den letzten 20–30 Jahren zugenommen (v. a. in Neonatologie, Onkologie, Intensivmedizin). Meist sind es Hospitalinfektionen.

Klinik: Symptome und Befunde sind je nach Alter des Kindes, Erreger, Verlauf und Stadium der Sepsis unterschiedlich. Typisch sind Fieber (z. T. mit Schüttelfrost), Tachykardie, Hypotension (Tab. 16.12).

16.12	Klinische Symptome und Befunde der Sepsis bzw. des septischen Schocks
Allgemeinzustand	Fieber (evtl. auch Hypothermie), Schüttelfrost
Herz, Kreislauf	Tachykardie, Hypotension
Haut	verlängerte Rekapillarisierungszeit, Rötung, Blässe, Blutungen, Mikroembolien
Niere	Oligurie, Anurie
Leber	Ikterus, Hepatomegalie
Lunge	Dyspnoe, Tachypnoe, Ateminsuffizienz (ARDS)
ZNS	Verwirrtheit, Irritabilität, Lethargie, Koma, Krampfanfälle, Meningismus
Magen-Darm-Trakt	Übelkeit, Erbrechen, Durchfall, Blutungen

> **Merke**

> **Merke:** Der oft rasch progrediente Verlauf der Sepsis erfordert schnelles Handeln. Diagnostik und Therapie laufen daher parallel.

Diagnostik:
Grundprinzipien des Vorgehens bei Sepsis:
- Schnelles Handeln!
- Diagnostik und Therapie verlaufen zunächst parallel!

Diagnostische Maßnahmen zeigt Tab. **16.13**.

Diagnostik:
Grundprinzipien: Kein Zeitverzug, da der Verlauf oft rasch progredient ist. Diagnostik und therapeutische Intervention laufen parallel: Wiederherstellung bzw. Aufrechterhaltung des Herzzeitvolumens, Entscheidung über gerinnungsorientierte Therapie, frühzeitige Beatmung, Beginn der Antibiotikatherapie sofort nach Entnahme der Blutkultur(en)! Diagnostische Maßnahmen zeigt Tab. **16.13**.

16.13 Diagnostische Maßnahmen bei Verdacht auf Sepsis

Blut	Säure-Basen-Status, pO_2, Laktat, Blutzucker, Elektrolyte, Nieren-, Leberwerte, Eiweiß, Bilirubin, Gerinnungsstatus, D-Dimere, CRP, BSG, Blutbild, Blutkultur(en), evtl. Endotoxin-Nachweis, Blutgruppe
Liquor bzw. andere Punktate	Zellen, Eiweiß, Glukose, Laktat, Mikroskopie, bakteriologische Kultur
Urin	Zellen, Eiweiß, Glukose, bakteriologische Kultur
Abstriche entzündeter Haut- bzw. Schleimhautareale sowie Katheter- bzw. Tubusspitzen	bakteriologische Kultur
Monitoring der Vitalparameter (einschl. ZVD)	
bildgebende Diagnostik	Ultraschall, Echokardiographie, Röntgen, CT, MRT – je nach Situation
Spezialisten hinzuziehen (je nach Notwendigkeit)	z. B. Kinderchirurg, Augen-, HNO-Arzt, Neuropädiater

> **Merke**

> **Merke.** Eine negative Blutkultur schließt eine Sepsis nicht aus! Mögliche Ursachen sind z. B. Entnahmefehler, intermittierende Bakteriämie, bereits erfolgte Gabe von Antibiotika, Vorliegen einer Toxinämie und keiner Bakteriämie.

Differenzialdiagnosen: Infektionen durch Viren, Protozoen, S. Typhi und nichtinfektiöse Erkrankungen.

Therapie: Die primäre Behandlung hat zum Ziel, Kreislauf und Sauerstoffversorgung zu sichern und den Erreger zu bekämpfen.

Basismaßnahmen: Ein Kind mit Sepsis sollte in eine Intensivstation aufgenommen werden (Monitoring der Vitalfunktionen). Ein „Sepsisherd" muss möglichst beseitigt werden (z. B. chirurgische Herdsanierung, Entfernung infizierter Katheter).

Antibiotikatherapie: Sofort nach Entnahme des Untersuchungsmaterials wird eine parenterale Antibiotikatherapie eingeleitet, die das vermutete Erregerspektrum abdeckt (meist Kombination von 2 oder 3 Substanzen). Es gibt keine „Standard-Sepsis-Kombination", Auswahl immer entsprechend der aktuellen Situation treffen.

Differenzialdiagnosen: Hochfieberhafte Virusinfektion, Typhus, rheumatisches Fieber, Morbus Still, Malaria, toxisches Schock-Syndrom, Kawasaki-Syndrom, kardiogener Schock (z. B. hypoplastisches Linksherzsyndrom), hämolytisch-urämisches Syndrom, Ileus.

Therapie: Die wichtigsten Maßnahmen sind:
- Wiederherstellung bzw. Aufrechterhaltung des Herzzeitvolumens und der Oxygenierung
- Behandlung bzw. Vorbeugung der DIC
- Antibiotikatherapie.

Basismaßnahmen: Ein Kind mit Sepsis sollte auf der Intensivstation behandelt werden, um die Vitalfunktionen zu überwachen. Für ausreichenden venösen Zugang ist zu sorgen (möglichst ZVK). Die Infektionsquelle sollte, soweit möglich, beseitigt werden, z. B. chirurgische Herdsanierung, Entfernung infizierter Gefäßkatheter (dabei abwägen, ob Belassen des Katheters für lebenswichtige supportive Therapie und Antibiotikagabe möglich ist).

Antibiotikatherapie: Nach Gewinnung des erforderlichen Untersuchungsmaterials wird sofort eine parenterale Therapie unter Berücksichtigung der mutmaßlichen Erreger eingeleitet (kalkulierte Therapie). In der Regel ist eine Kombination (2 oder 3 Mittel) notwendig. Die Auswahl richtet sich nach folgenden Kriterien:
- Vorerkrankungen, vorausgegangene Antibiotikatherapie
- mögliche Eintrittsporte (kutane, respiratorische, enterogene, urogenitale Sepsis)

- Hinweise auf bestimmte Erreger aufgrund von Laborbefunden oder Klinik (z. B. typische Hauteffloreszenzen)
- Ort der Erkrankung (zu Hause, Krankenhaus, Auslandsreise)
- Nieren- und Leberfunktion
- Notwendigkeit, spezielle Erreger zu erfassen (z. B. Pseudomonas, Anaerobier, Enterokokken, Sprosspilze) oder hohe Wirkspiegel in bestimmten Organen (z. B. Hirn, Knochen) zu erzielen.

Beispiele für eine kalkulierte Therapie:
- Amino- oder Acylureidopenicillin (evtl. mit β-Laktamase-Inhibitor) plus Aminoglykosid
- Cephalosporin (2.– 4. Generation) plus Aminoglykosid (evtl. plus Amino- oder Ureidopenicillin).

Beispiele: Oft ist die Kombination aus β-Laktam-Antibiotikum (Amino-/Ureidopenicillin oder Cephalosporin) + Aminoglykosid indiziert.

Bei Verdacht auf bestimmte Erreger ist eine Modifikation erforderlich:
- Staphylokokken: Flucloxacillin, Vancomycin, Teicoplanin, Clindamycin, Linezolid
- Anaerobier: Metronidazol, Clindamycin, Carbapenem
- Pseudomonas: Piperacillin, Ceftazidim, Cefepim, Meropenem, Aminoglykoside, Ciprofloxacin
- Enterokokken: Ampicillin, Mezlocillin, Piperacillin, Vancomycin, Teicoplanin, Linezolid.

Bei Verdacht auf Infektion durch hochresistente Erreger und/oder Mischinfektion kann z. B. Meropenem, evtl. mit einem Aminoglykosid und/oder Glykopeptid eingesetzt werden.
Die kalkulierte Antibiotikatherapie wird nach Eintreffen von Kulturbefund und Antibiogramm ggf. umgestellt und als gezielte Therapie fortgesetzt.

Modifikation je nach vermutetem Erreger:
- Staphylokokken: Flucloxacillin, Vancomycin, Clindamycin
- Anaerobier: Metronidazol, Clindamycin
- Pseudomonas: Piperacillin, Ceftazidim, Meropenem
- Enterokokken: Ampicillin, Mezlocillin, Vancomycin.

Bei Verdacht auf hochresistente Erreger wird oft ein Carbapenem eingesetzt, evtl. zusätzlich Aminoglykosid und/oder Glykopeptic.

Später wird die Therapie ggf. je nach Kulturergebnis und Antibiogramm geändert.

Supportive Therapie (s. auch S. 398 und S. 483):
- Art und Menge der Infusionslösung sowie Einsatz von Katecholaminen (Dopamin, Dobutamin, Adrenalin, Noradrenalin) hängen von der klinischen Situation bzw. der Schockphase ab. Die Infusionstherapie erfolgt unter Kontrolle der Kreislaufparameter (einschließlich der echokardiographischen Untersuchung der myokardialen Pumpfunktion), Urinproduktion und Laborwerten.
- Die Indikation zur Beatmung ist großzügig zu stellen. Die Entscheidung dazu hängt vor allem vom klinischen Zustand des Patienten ab. Auch Sauerstoffinsufflation und Überdruckatmung (CPAP) kommen in Betracht.
- Zur Vorbeugung bzw. Behandlung von Störungen der Blutgerinnung werden Heparin, Antithrombin III, Protein C und ggf. FFP (gerinnungsaktives Plasma) und rtPA bzw. Streptokinase eingesetzt.
- Weitere Maßnahmen je nach Situation: Schräglagerung bei drohendem Hirnödem (Oberkörperhochlagerung, Kopf in Mittelstellung), Antikonvulsiva, Bluttransfusion, Fiebersenkung, Schmerzbekämpfung, bei Glukosetoleranzstörung (Hyperglykämie) Insulin i. v., bei Niereninsuffizienz Dialyse, Antazida zur Ulkusprävention, chirurgische Eingriffe (Abszessdrainage, Beseitigung von Obstruktionen, Entfernung von Nekrosen, infizierter Katheter u. a.). Eine therapeutische Hypothermie ist zu erwägen.

Supportive Therapie:
- Volumensubstitution und Einsatz von Katecholaminen richten sich nach klinischer Situation und Laborwerten.
- Die Indikation zur Beatmung sollte großzügig gestellt werden. Auch Sauerstoffinsufflation und Überdruckatmung kommen in Betracht.
- Gerinnungsorientierte Maßnahmen umfassen die Gabe von Heparin, AT III, Protein C, rtPA bzw. Streptokinase.

Die Meinungen zur Gabe von Immunglobulin sowie Kortikosteroiden sind nicht einheitlich.

Prognose: Die Sepsis kann zum Organ- bzw. Multiorganversagen führen; außerdem können Blutungen (DIC, Stressulkus) und zusätzliche Infektionen (z. B. Katheterinfektion, Candida-Sepsis) auftreten. **Frühtodesfälle** sind meist durch irreversible Hypotension, **Spättodesfälle** durch Multiorganversagen bedingt.

Prophylaxe: Hierzu zählen Impfungen (H. influenzae, Pneumokokken, Meningokokken), die Chemoprophylaxe bei Kontakt mit Erregern, die häufig eine Sepsis auslösen (z. B. Meningokokken), Vermeidung von Risikofaktoren für nosokomia-

Prognose: Organ- bzw. Multiorganversagen sind die wichtigsten Komplikationen. **Frühtodesfälle** sind meist auf irreversible Hypotension, **Spättodesfälle** auf Multiorganversagen zurückzuführen.

Prophylaxe: Sie umfasst:
- Dispositionsprophylaxe (Impfung, Vermeidung von Risikofaktoren)

- Chemoprophylaxe (Kontakt mit potenziellen Sepsiserregern)
- Expositionsprophylaxe (Hygienemaßnahmen).

16.4.2 Bakterielle Meningitis

Ätiologie und Pathogenese: Die wichtigsten Erreger bei Kindern sind zurzeit Meningo- und Pneumokokken.

Im 1. bis 3. Lebensmonat sind B-Streptokokken, E. coli und Listerien, bei Säuglingen ab 4. Monat und Kleinkindern Meningokokken und Pneumokokken, bei Schulkindern Meningo- und Pneumokokken am häufigsten.

Bei Patienten mit bestimmen **Dispositionsfaktoren** kann das Erregerspektrum abweichen (Tab. 16.14).

Oft geht der Meningitis eine **Virusinfektion** voraus.

Die meisten bakteriellen Meningitiden bei Kindern sind **primäre (hämatogene) Meningitiden**. **Sekundäre bakterielle Meningitiden** entstehen posttraumatisch, postoperativ oder als fortgeleitete Infektion.

le Infektionen (z. B. Beschränkung invasiver Interventionen auf das notwendige Maß), regelmäßige Kontrollen von Wundflächen und Kathetereintrittsstellen auf lokale Entzündungszeichen, Einhalten der Hygienevorschriften.

16.4.2 Bakterielle Meningitis

Ätiologie und Pathogenese: Relativ häufig vorkommende bakterielle Meningitiserreger sind in Deutschland Meningokokken, Pneumokokken und Borrelia burgdorferi. Selten bzw. sehr selten sind heute z. B. Meningitiden durch H. influenzae Kapseltyp B, Staphylokokken, Listerien, Treponema pallidum, Mycobacterium tuberculosis.

Die Häufigkeit bestimmter Meningitiserreger zeigt einen Zusammenhang mit dem Alter der Patienten:
- Im 1. bis 3. Lebensmonat sind Erkrankungen durch B-Streptokokken, E. coli und Listerien am häufigsten.
- Bei Säuglingen (ab 4. Monat) und Kleinkindern sind bakterielle Meningitiden meist durch Meningokokken und Pneumokokken bedingt.
- Schulkinder und (jüngere) Erwachsene erkranken vor allem an Meningitiden durch Meningokokken, Pneumokokken, Borrelia burgdorferi und Mycoplasma pneumoniae.

Bei Patienten mit **Dispositionsfaktoren** muss auch mit anderen Erregern gerechnet werden. Bei diesen Patienten kommt es manchmal zu rekurrierenden Meningitiden (Tab. 16.14).

Oft geht der bakteriellen Meningitis eine **bahnende respiratorische Virusinfektion** voraus.

Primäre bakterielle Meningitiden entstehen **hämatogen**. Auf die Besiedelung des Nasopharynx folgt die Invasion der Erreger ins Blut mit Absiedelung im ZNS. Die hämatogene Streuung kann auch von anderen Infektionsherden (z. B. Endokarditis, Haut-, Weichteil-, Knocheninfektionen) ausgehen. Bei **sekundären bakteriellen Meningitiden** können die Erreger bei einem neurochirurgischen

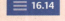

16.14 Beziehung zwischen Dispositionsfaktoren und Ätiologie der bakteriellen Meningitis

Dispositionsfaktor	Erreger
Asplenie (anatomisch oder funktionell)	Pneumokokken, Meningokokken, H. influenzae
Immundefekt	
– zellulärer Immundefekt (Transplantation, HIV, Lymphom, Neutropenie)	Listerien, Pseudomonas aeruginosa, Enterobakterien
– humoraler Immundefekt (HIV, Komplementsystem)	Pneumokokken, H. influenzae, Meningokokken
Neutropenie, zentraler Venenkatheter	Enterobakterien, Pseudomonas, S. epidermidis, S. aureus
Otitis media, Sinusitis	Pneumokokken, H. influenzae
Schädel-Hirn-Trauma (bzw. angeborene Fehlbildung im Kopfbereich)	Pneumokokken, H. influenzae, Pasteurella multocida (nach Hundebiss)
Dermalsinus, Myelomeningozele, Dermoidzyste	S. aureus, gramnegative Stäbchenbakterien (z. B. E. coli), seltener auch Anaerobier
ventrikuloperitonealer Shunt	S. aureus, S. epidermidis, selten: Pneumokokken, H. influenzae, Meningokokken
neurochirurgischer Eingriff	S. aureus, Enterokokken, gramnegative Stäbchenbakterien

16.4 Bakterielle Infektionen

Eingriff direkt ins ZNS gelangen oder durch direkte Ausbreitung des infektiösen Prozesses kommt es bei Otitis media, Mastoiditis, Sinusitis, Fehlbildungen (Dermalsinus, Myelomeningozele) bzw. posttraumatisch (nach Wochen, Monaten oder Jahren) zur Meningitis.

Häufigkeit: Die Inzidenz bakterieller Meningitiden (Abnahme in Industrieländern) wird durch verschiedene Faktoren beeinflusst, z. B.:
- Ausmaß und Qualität prophylaktischer Maßnahmen (Hib-Impfung, Pneumokokken-Impfung, Meningokokken-Impfung, Rifampicin-Prophylaxe)
- soziale und hygienische Aspekte (Expositionsprophylaxe)
- Verfügbarkeit und Einsatz wirksamer Antibiotika bei bakteriellen Infektionen des Respirationstraktes in der Praxis
- hauptsächlich betroffen sind Säuglinge und Kleinkinder.

Klinik: Fieber, Erbrechen und Kopfschmerzen sind die häufigsten Symptome. Die meningitischen Zeichen finden sich erst ab Kleinkindalter, z. B. Nackensteife, Kernig-Zeichen (Beugung im Hüftgelenk führt zur Beugung im Kniegelenk), Brudzinski-Zeichen (passives Vorwärtsbeugen des Kopfes bewirkt Beugung der Beine in Knie- und Hüftgelenk). Bei Säuglingen stehen schrilles Schreien (später Lethargie), Nahrungsverweigerung und vorgewölbte Fontanelle im Vordergrund. Weitere Symptome sind Lichtscheu, Verwirrtheit, Bewusstseinsstörungen bis zur Bewusstlosigkeit, Krampfanfälle, Hirnnervenlähmungen, petechiale oder größere Hautblutungen. Auf Hautefloreszenzen muss sorgfältig geachtet werden (Meningokokken! s. S. 630).
Die Symptomatik kann akut bis perakut, aber auch schleichend beginnen. Neugeborene, Patienten mit gestörter Immunabwehr und Patienten nach neurochirurgischen Operationen (z. B. Liquor-Shunt) zeigen oft atypische oder gering ausgeprägte Symptome und Befunde.

Komplikationen: Im Verlauf kann es zum septischen Schock, zu Hirninfarkten, Hirnabszessen, subduralen Ergüssen (oder Empyemen) kommen. Außerdem kann sich ein Hirnödem entwickeln (Gefahr der Herniation!).

Diagnostik: Die wichtigste diagnostische Maßnahme ist die **Lumbalpunktion**. Gründe, auf diese zu verzichten bzw. sie erst später durchzuführen sind: Hinweise auf erhöhten Hirndruck (z. B. Stauungspapille) bzw. fokale neurologische Zeichen (vorher MRT durchführen), Thrombozytenzahl $< 50\,000/\mu l$ bzw. Anzeichen einer Gerinnungsstörung, kardiorespiratorische Instabilität (z. B. bei Frühgeborenen oder im Schock).

Untersuchung des Liquors: Farbe, Trübung, Zellzahl, Zelldifferenzierung, Eiweiß-, Glukose-Konzentration, Laktat, Mikroskopie (Gram-Färbung), bakteriologische Kultur, evtl. Antigen- bzw. Antikörpernachweis bzw. PCR.
Folgende Befunde weisen auf eine „klassische" bakterielle Meningitis hin:
- trüber Liquor, Nachweis von Bakterien
- Zellzahl $> 1000/\mu l$, $> 70\%$ neutrophile Leukozyten
- Protein $> 1000\,mg/l$
- Laktat $> 4,5\,mmol/l$
- Liquor/Blutglukose-Relation $< 0,5$.

Diese Laborbefunde müssen immer im Zusammenhang mit klinischen und sonstigen Befunden interpretiert werden. Es gibt auch bakterielle Meninigitiden mit klarem Liquor und gering- bis mäßiggradiger Pleozytose (sog. „seröse Meningitis"), dabei kann es sich handeln um:
- Infektionen durch Mycoplasma pneumoniae, Listerien, Mykobakterien, Borrelien, Treponemen, Leptospiren, Brucellen, Rickettsien
- die Frühphase einer Meningitis durch „typische Erreger"
- eine Meningitis bei Hirnabszess oder subduralem Empyem.

Häufigkeit: Die bakterielle Meningitis bei Kindern tritt in Industrieländern zunehmend seltener auf.
Es erkranken vor allem Säuglinge und Kleinkinder.

Klinik: Fieber, Erbrechen und Kopfschmerzen sind am häufigsten. Meningitische Zeichen findet man erst ab Kleinkindalter (Nackensteife, Kernig- und Brudzinski-Zeichen); beim Säugling vorgewölbte Fontanelle und Nahrungsverweigerung; Lichtscheu, Krampfanfälle, Hirnnervenausfälle und Petechien bzw. flächige Hautblutungen sind weitere Symptome und Befunde.

Die Symptome können akut oder schleichend einsetzen. Bei Neugeborenen, Kindern mit Abwehrschwäche und nach neurochirurgischen Eingriffen ist das Bild oft atypisch

Komplikationen: Septischer Schock, Hirnabszesse, Subduralerguss oder -empyem sowie Hirnödem mit Herniation.

Diagnostik: Wichtigste Maßnahme ist die **Lumbalpunktion** (Kontraindikationen: Hirndrucksteigerung, fokale neurologische Zeichen, Herz-Kreislauf-Insuffizienz, Blutgerinnungsstörung).

Liquoruntersuchungen: Zellzahl, Zelldifferenzierung, Eiweiß, Glukose, Erregernachweis.

Typische Befunde bei bakterieller Meningitis sind:
- trüber Liquor
- Pleozytose
- Eiweißkonzentration erhöht
- verminderte Glukosekonzentration
- Nachweis von Bakterien.

Bakterielle Meningitiden mit klarem Liquor bzw. geringgradiger Pleozytose finden sich u. U. bei Infektionen durch Mykoplasmen, Listerien, Mykobakterien, Borrelien, Treponemen, Leptospiren, Brucellen, Rickettsien; bei Hirnabszess, subduralem Empyem und in der Frühphase einer Meningitis durch „typische Erreger".

Ein mononukleäres Zellbild findet man bei Meningitiden durch Borrelien, Mykobakterien, Listerien.
Blut: Blutkulturen gehören zur Standarddiagnostik bei Meningitis. Bei Verdacht auf Mykoplasmen, Chlamydien, Borrelien, Legionellen können serologische Untersuchungen sinnvoll sein.

Weitere Diagnostik:
- Augenhintergrund
- Sonographie
- ggf. MRT und EEG.

Differenzialdiagnosen: Virusmeningitis, ZNS-Tumoren, Subduralerguss bzw. -empyem, Intoxikation u. a.

Therapie: Die wichtigsten Maßnahmen sind **sofortige Antibiotikatherapie** nach Entnahme von Blut- und Liquorkultur und Sicherung der Vitalfunktionen.
Die initiale Antibiotikatherapie ist immer eine **kalkulierte Therapie.** Am häufigsten werden initial Cefotaxim oder Ceftriaxon eingesetzt.

Die Antibiotikatherapie wird **gezielt** fortgeführt, wenn Erreger und Antibiogramm bekannt sind.

Die **Dauer** der Antibiotikatherapie ist abhängig von Erreger und Verlauf.

Die **supportive Therapie** umfasst Maßnahmen zur Sicherung der Vitalfunktionen, ggf. Hirnödembehandlung, Antipyretika, Antikonvulsiva, chirurgische Maßnahmen (z. B. bei Empyem, Hydrozephalus).

Dexamethason in den ersten 2 Tagen (1. Dosis vor Beginn der Antibiotikatherapie) soll Risiko von Spätschäden vermindern.

Prognose: Je früher die Diagnose gestellt und die Behandlung eingeleitet wird, desto besser ist die Prognose. Mögliche Spätfolgen: Krampfleiden, Hörstörungen, Hirnnervenlähmungen, Hydrozephalus, Verhaltensstörungen. Nachbetreuung ist wichtig, damit Spätschäden erkannt und behandelt werden können.

Prophylaxe:
Immunprophylaxe: Impfungen sind möglich gegen Hib, Pneumokokken und Meningokokken.

Erreger bakterieller ZNS-Infektionen mit mononukleärem Zellbild sind Borrelia burgdorferi, Mycobacterium tuberculosis und Listerien (Einzelfälle).

Blutuntersuchungen: Blutkulturen (aerob und anaerob) gehören zur Standarddiagnostik bei Verdacht auf bakterielle Meningitis. Bei Verdacht auf bestimmte, schwer nachweisbare Erreger können serologische Untersuchungen indiziert sein (Nachweis von Antikörpern z. B. gegen Mycoplasma pneumoniae, Chlamydien, Legionellen, Borrelien, Leptospiren).

Weitere Diagnostik:
- Augenhintergrund (Stauungspapille?)
- Sonographie (bei offener Fontanelle)
- MRT-Indikationen: Verdacht auf erhöhten Hirndruck, Hirnabszess, Hirninfarkt, subduralen Erguss, bei rekurrenter Meningitis
- EEG: nach Krampfanfällen, bei Hinweis auf Defektheilung ggf. zusätzlich FAEP, SSEP.

Differenzialdiagnosen: Virusmeningitis bzw. -meningoenzephalitis, Polyneuritis bzw. Polyradikulitis, ZNS-Tumor mit Affektion der Hirnhäute, Subduralerguss bzw. -empyem, Hirnabszess, Intoxikation, Arzneimittelnebenwirkung, Sarkoidose, Lupus erythematodes, Kawasaki-Syndrom.

Therapie: Die wichtigsten Maßnahmen sind **sofortige Antibiotikatherapie** (nach Entnahme der Blut- und Liquorkultur) und Sicherung vitaler Funktionen.
Kalkulierte Antibiotikatherapie: Die Wahl des Antibiotikums ist davon abhängig, ob eine Infektion durch einen häufig vorkommenden (meist gut empfindlichen) oder einen seltenen (evtl. resistenten) Erreger vermutet wird.
Die bakterielle Meningitis durch „übliche" Erreger wird initial meistens mit Cefotaxim oder Ceftriaxon behandelt. Tagesdosen:
- Cefotaxim: 150–200 mg/kgKG (verteilt auf 3–4 Einzeldosen), maximal 8 g/d
- Ceftriaxon: 1. Dosis 100 mg/kgKG (1 Einzeldosis), danach tgl. einmal 75 mg/kgKG, maximal 4 g/d.

Beim geringsten Verdacht auf Listerieninfektion Zugabe von Ampicillin.

Nach Eintreffen des Kulturergebnisses wird die Therapie ggf. umgestellt und je nach Erreger und Antibiogramm **gezielt** fortgeführt, z. B. bei Meningokokken oder Pneumokokken Penicillin G (s. S. 629).

Therapiedauer: mindestens 4 Tage bei Meningokokken, mindestens 7 Tage bei Pneumokokken, H. influenzae sowie Meningitis ohne Erregernachweis; bei anderen Erregern richtet sich die Dauer nach dem Verlauf.
Symptomatische bzw. supportive Therapie: Diese erfolgt nach klinischen Erfordernissen unter Einbeziehung von Infusions- und Schocktherapie (Flüssigkeitsbilanzierung), Beatmung, Hirnödembehandlung, Monitoring. Zur supportiven Therapie zählen antipyretische, antikonvulsive und chirurgische Maßnahmen (z. B. bei Subduralempyem, Hydrozephalus).
Der günstige Effekt von Dexamethason auf überschießende Entzündungsabläufe kann vermutlich das Risiko von Spätschäden (z. B. Hörschäden) reduzieren. Eine 2-tägige Gabe von 2×täglich 0,4 mg/kgKG erscheint praktikabel, wobei die 1. Gabe vor der initialen Antibiotikagabe erfolgen sollte.

Prognose: Zeitpunkt von Diagnosestellung und Therapiebeginn, Typ und Virulenz des Erregers, Abwehrlage des Patienten, Qualität der Therapie und eventuelle Komplikationen beeinflussen die Prognose. Mögliche Spätfolgen der Meningitis sind Hörstörungen, Krampfleiden, Hirnnervenlähmungen, Entwicklungsrückstand, Verhaltensstörungen und psychische Defektsyndrome, Ataxie, Hydrozephalus. Kinder, die eine bakterielle Meningitis durchgemacht haben, sollten unbedingt nachbetreut werden.

Prophylaxe:
Immunprophylaxe: Möglich sind Impfungen gegen Haemophilus influenzae (s. S. 32), Pneumokokken (s. S. 34) und Meningokokken (s. S. 34):

Chemoprophylaxe: Eine Prophylaxe mit Rifampicin ist Personen mit intensivem Kontakt zu Patienten mit Haemophilus-influenzae- oder Meningokokken-Meningitis zu empfehlen. Sie kann Sekundärinfektionen verhindern und reduziert die Zahl der Keimträger. Zur Sanierung des Mund-Nasen-Rachen-Raumes erhalten auch die erkrankten Kinder vor Entlassung Rifampicin (wenn sie mit Ampicillin bzw. Penicillin behandelt wurden).

Isolierung: Eine Isolierung der Patienten mit bakterieller Meningitis ist für 24 (bis 48) Stunden nach Therapiebeginn empfehlenswert.

Meldepflicht: Meningokokken-Meningitis/-Sepsis und Nachweise von Meningokokken bzw. H. influenzae in Liquor und Blut sind meldepflichtig.

16.4.3 Infektionen durch grampositive Kokken

Staphylococcus aureus

Ätiologie und Pathogenese: Die Erreger können durch Kontakt oder Tröpfchen, seltener durch kontaminierte Gegenstände übertragen werden. Haut- und Weichteilinfektionen entstehen meist als Folge von Verletzungen oder operativen Eingriffen. Infektionen des Respirationstrakts können durch vorausgehende Virusinfektionen gebahnt werden. Kinder mit Mukoviszidose sind disponiert für S.-aureus-Pneumonien. Gesunde Kinder sind in 20–30 % permanent oder transitorisch mit S. aureus besiedelt (Hauptreservoir: Nase, aber auch Haut und Rachen).

Häufigkeit: S.-aureus-Infektionen kommen häufig vor.

Krankheitsbilder: Typische Erkrankungen sind Impetigo (s. auch S. 778, Abb. 19.8a), Phlegmone, Furunkel (s. auch S. 779, Abb. 19.9), Abszesse, Paronychie, infizierte Verbrennungswunden, Osteomyelitis, Arthritis, (Pleuro-)Pneumonie, Lungenabszess, Endo-/Perikarditis, Sepsis und Lymphadenitis. Seltener sind Sinusitis, Otitis, Hirnabszess, Meningitis (bei Patienten mit Liquorableitung).

Diagnostik und Differenzialdiagnosen: Die Diagnose basiert auf dem mikroskopischen und kulturellen Nachweis von S. aureus in geeignetem Untersuchungsmaterial (Blut, Punktate, Eiter, Liquor, Abstrich, Katheterspitze). Differenzialdiagnostisch abzugrenzen sind Infektionen durch Streptokokken bzw. andere bakterielle Erreger. Die Unterscheidung zwischen Staphylokokken- und Streptokokkeninfektionen aufgrund des klinischen Bildes ist nicht möglich.

Therapie: Von leichteren Hautinfektionen abgesehen, erfolgt meist eine systemische Therapie mit gegen S. aureus wirksamen Antibiotika, z. B. Flucloxacillin, Cefazolin, Cefuroxim, Clindamycin, Fosfomycin. Methicillin-(Oxacillin-)resistente S.-aureus-(MRSA-)Stämme sind nicht nur gegenüber Betalaktam-Antibiotika (Penicilline, Cephalosporine, Carbapeneme) resistent, sondern in der Regel auch gegenüber verschiedenen anderen Antibiotika. Wirksam sind Vancomycin, Teicoplanin, Linezolid. Bei Abszedierung sind chirurgische Eingriffe notwendig.

Prognose: Haut- und Weichteilinfektionen haben meist eine gute Prognose. Sepsis, Endokarditis und abszedierende Pneumonie sind schwere, z. T. letal endende Infektionen.

Prophylaxe: Als Prophylaxe steht die Beachtung der Regeln der Krankenhaushygiene im Vordergrund. Bei chirurgischen Eingriffen mit hohem Infektionsrisiko kann eine perioperative Antibiotikaprophylaxe angezeigt sein.
MRSA-Isolate von stationären Patienten müssen in einer fortlaufenden Liste erfasst werden.

Staphylokokken-Toxin-Syndrome

Dermatitis exfoliativa neonatorum

▶ **Synonyme:** Staphylococcal scalded skin syndrome, Syndrom der verbrühten Haut, früher: Morbus Ritter von Rittershain.

Ätiologie und Pathogenese: Es handelt sich um Infektionen durch Staphylokokken, die epidermolytisches Toxin (Exfoliatin) produzieren. Das Toxin erreicht hämatogen die Haut und führt dort zur Bildung intraepidermaler Blasen ohne begleitende Entzündung. Im Blaseninhalt lassen sich keine Staphylokokken nachweisen.

Klinik: Die Erkrankung geht meist von einer lokalisierten Staphylokokken-Infektion aus (z. B. Omphalitis, Konjunktivitis, Dermatitis). Zunächst entwickelt sich eine skarlatiniforme Erythrodermie, häufig mit Fieber. Danach schießen Blasen auf, die platzen und nässende Wunden hinterlassen. Das Nikolski-Phänomen ist positiv.

Diagnostik: Die Diagnose basiert auf dem klinischen Bild, der Nachweis von Staphylokokken ist hinweisend, beweisend ist das typische histologische Bild.

Differenzialdiagnosen: Andere Erkrankungen mit Blasenbildung wie Lyell-Syndrom (toxische epidermale Nekrolyse mit subepidermaler Blasenbildung und epidermaler Nekrose), schwere Formen des Erythema exsudativum multiforme (Stevens-Johnson-Syndrom), bullöse Arzneiexantheme, Eczema herpeticatum u. a.

Therapie und Prognose: Neben lokaler Wundbehandlung und supportiven Maßnahmen wie bei Verbrühung (z. B. Flüssigkeitsersatz) ist eine systemische Antibiotikatherapie mit Flucloxacillin oder Cephalosporin (1./2. Generation) erforderlich. Bei korrekter Behandlung heilen die Wunden meist komplikationslos ab.
Die Prophylaxe besteht in frühzeitiger Behandlung von Staphylokokkeninfektionen bei Neugeborenen. Erkrankte sollten isoliert werden.

Staphylogene Nahrungsmittelvergiftung

Ätiologie und Pathogenese: Verursacht durch Enterotoxin bildende Stämme von S. aureus, die sich in kontaminierten Speisen (Salate, Mayonnaise usw.) vemehren und Enterotoxine bilden. Da die Toxine z. T. thermostabil sind, kommen auch gegarte Speisen in Betracht.

Häufigkeit: Durch Staphylokokken-Enterotoxine bedingte Erkrankungen sind die häufigste Form der Lebensmittelvergiftung.

Klinik, Diagnostik und Therapie: Oft sind mehrere bzw. viele Personen gleichzeitig betroffen. Wenige (oft nur 1–2) Stunden nach der Nahrungsaufnahme kommt es akut zu krampfartigen Bauchschmerzen, Übelkeit, Erbrechen und Durchfall. Staphylokokken lassen sich in Speiseresten und evtl. im Stuhl nachweisen. Die Therapie ist symptomatisch. Meist sistieren die Symptome nach 12–24 Stunden spontan.

Staphylokokken-Enterokolitis

Schwere Enteritis (meist blutig-schleimiger Durchfall) durch Enterotoxin produzierende S.-aureus-Stämme. Häufig Folge einer Behandlung mit Antibiotika, die gegenüber Staphylokokken unwirksam sind.

Toxisches Schocksyndrom (TSS)

Ätiologie und Pathogenese: Dem TSS liegt eine Infektion durch S.-aureus-Stämme zugrunde, die Toxic-Shock-Syndrome-Toxin-1 (TSST-1) oder Enterotoxin B bzw. C produzieren. Es kann sich um Wundinfektionen nach Trauma bzw. Operation oder um bakterielle Sekundärinfektionen, z. B. nach Varizellen oder viralen Atemwegsinfektionen, handeln. Die genannten Toxine wirken als Superantigene. Wichtig ist die Assoziation zur Menstruation („Tamponkrankheit"). Heute machen menstruelle TSS-Fälle aber nur noch etwa die Hälfte aller TSS-Erkrankungen aus.

Häufigkeit: Die Erkrankung betrifft vor allem Adoleszente und jüngere Erwachsene. Jüngere Kinder erkranken eher selten.

Klinik und Diagnostik: Haupt- und Nebenkriterien für das TSS zeigt Tab. 16.15. Die Hauptkriterien und mindestens 3 Nebenkriterien müssen erfüllt sein, um die Diagnose zu stellen.

Häufigkeit: Am häufigsten bei Jugendlichen und jungen Erwachsenen.

Klinik und Diagnostik: Für die Diagnose müssen die Haupt- und mindestens 3 Nebenkriterien erfüllt sein (Tab. 16.15).

16.15 CDC-Kriterien beim toxischen Schocksyndrom

Hauptkriterien	Nebenkriterien
- Fieber (≥38,9 °C) - diffuse makuläre Erythrodermie, nach 1 bis 2 Wochen Schuppung (v. a. Handinnenflächen, Fußsohlen, Finger, Zehen) - Hypotension, orthostatische Dysregulation, Tachykardie, Zyanose, Ödeme, Schock	- Schleimhaut (Konjunktiva, Pharynx, Vagina): Hyperämie, Ulzera - Magen-Darm-Trakt: Erbrechen, Diarrhö, Bauchschmerzen - Muskulatur: Myalgien - Lunge: Tachypnoe, ARDS - Niere: Oligurie, Kreatininanstieg - Leber: Anstieg von Transaminasen/Bilirubin - Blut: Thrombozytopenie, DIC - ZNS: Kopfschmerzen, Somnolenz, Konfusion

CDC = Centers for Disease Control and Prevention

Laborbefunde: Neben den in Tab. 16.15 genannten Befunden können Anämie, Neutrophilie mit Linksverschiebung, erhöhte Kreatinphosphokinase, Hypokalzämie und Hypophosphatämie nachweisbar sein. Blutkulturen sind meist steril. „Sterile" Leukozyturie und Liquor-Pleozytose kommen vor. S. aureus kann in Abstrichen nachgewiesen werden (cave: gesunde Keimträger!).

Differenzialdiagnosen: Andere Erkrankungen durch S. aureus (z. B. Sepsis, Dermatitis exfoliativa neonatorum), Infektionen durch A-Streptokokken (z. B. Sepsis, Scharlach, Streptokokken-TSS) und andere Erreger (z. B. Meningokokkensepsis, Leptospirose, Rickettsiose, Masern, Enterovirus-Infektionen) sowie nichtinfektiöse Erkrankungen (z. B. toxische epidermale Nekrolyse, Stevens-Johnson-Syndrom, Arzneimittelnebenwirkung, Kawasaki-Syndrom) sind auszuschließen.

Therapie: Neben organspezifischen supportiven Maßnahmen (u. a. Schockprophylaxe bzw. -behandlung) ist eine i.v. Antibiotikatherapie mit gegen S. aureus wirksamen Substanzen erforderlich (Clindamycin plus Cephalosporin der 2. Generation) sowie eine Fokussanierung. Der Einsatz von Kortikosteroiden und Immunglobulinen kann in Betracht gezogen werden.

Prognose: Im Verlauf des TSS können Herzinsuffizienz, Lungenödem, ARDS, DIC, Niereninsuffizienz und Enzephalopathie auftreten. Die Letalitätsrate beträgt 2–4 %.

Laborbefunde: Neben den Befunden in Tab. 16.15 kann es zu Anämie, Neutrophilie, Erhöhung der Kreatinkinase, Hypokalzämie und -phosphatämie kommen. Blutkulturen sind meist steril. S. aureus kann in Abstrichen nachgewiesen werden.

Differenzialdiagnosen: Die wichtigsten Differenzialdiagnosen sind das toxische Schocksyndrom durch Streptokokken und das Kawasaki-Syndrom.

Therapie: Neben supportiven Maßnahmen sind Antibiotikatherapie und Fokussanierung erforderlich.

Prognose: Mögliche Komplikationen sind (Multi)organversagen und DIC. Die Letalität beträgt 2–4 %.

Infektionen durch koagulasenegative Staphylokokken

Zu den koagulasenegativen Staphylokokken (KNS) gehören S. epidermidis, S. haemolyticus, S. saprophyticus. Bei Gesunden sind dies harmlose Saprophyten (Haut, Schleimhäute), bei verminderter Infektionsabwehr (Frühgeborene, Immundefekt, Therapie mit Zytostatika, Immunsuppressiva) sowie Patienten mit Implantaten (Gelenk, Herzklappen, zentrale Venenkatheter, Liquorshunts) kann es zu schweren, meist nosokomialen Infektionen kommen. 60–80 % aller Sepsisfälle in neonatologischen Intensivstationen und 40–65 % aller Katheterinfektionen werden durch KNS verursacht.

Es sind überwiegend nosokomiale Infektionen (Neonatologie!). Bei verminderter Infektionsabwehr (Frühgeborene) und Patienten mit implantierten Fremdkörpern (z. B. Venenkatheter) kann es zu schweren Infektionen kommen.

Therapie und Prognose: Da KNS gegenüber verschiedenen Antibiotika resistent sein können, immer Antibiogramm. Oft müssen infizierte Fremdkörper entfernt werden. Die Letalitätsrate der neonatalen KNS-Sepsis ist relativ gering.

A-Streptokokken

Ätiologie und Pathogenese: A-Streptokokken sind Kettenkokken mit β-Hämolyse auf Blutagar. Sie werden durch Tröpfchen oder direkten Kontakt übertragen.

Häufigkeit: Erkrankungen sind im Alter von 4–12 Jahren am häufigsten. 20% der gesunden Kinder sind Keimträger. Folgekrankheiten sind heute selten.

Krankheitsbilder: Typische Erkrankungen sind Tonsillopharyngitis, Scharlach, Impetigo, Phlegmone, Erysipel und Lymphadenitis. Mögliche Komplikationen: Sepsis, STSS.

Folgekrankheiten: 1–3 Wochen nach einer A-Streptokokkeninfektion können rheumatisches Fieber bzw. Glomerulonephritis auftreten.

Diagnostik: Neben Anzüchtung (Kultur) gibt es Schnelltests zum Antigennachweis.

Therapie, Prognose und Prophylaxe: Penicillin ist Mittel der Wahl (in besonderen Fällen auch prophylaktisch). Alternativen: Cephalosporine, Makrolide. Die Prognose ist meist gut.

Tonsillopharyngitis

Häufigkeit: Die bakterielle Tonsillopharyngitis wird am häufigsten durch A-Streptokokken verursacht.
Klinik: Typisch sind akuter Beginn mit Fieber, Hals- und Schluckschmerzen, geröteten, geschwollenen Tonsillen (Abb. **16.14**) und zervikaler Lymphknotenschwellung.

Therapie und Prognose: KNS-Hospitalstämme sind oft sehr resistent. Ein Antibiogramm ist unbedingt notwendig. Fremdkörperinfektionen lassen sich nicht immer allein durch Antibiotika beherrschen. Oft muss das Implantat bzw. der Katheter entfernt werden. Die Prognose der neonatalen KNS-Sepsis ist relativ günstig.

A-Streptokokken

Ätiologie und Pathogenese: A-Streptokokken sind Kettenkokken, auf Blutagar zeigen sie β-Hämolyse. Für die Virulenz entscheidend ist das M-Protein (es gibt 60 M-Serotypen). Die Immunität ist typspezifisch. Die Übertragung erfolgt durch Tröpfchen oder direkten Kontakt (keine „fliegende" Infektion), seltener durch Lebensmittel.

Häufigkeit: Erkrankungen durch A-Streptokokken sind bei Kindern im Alter von 4–12 Jahren am häufigsten. Bis zu 20% der gesunden Kinder sind Keimträger (Rachen). Die Inzidenz der Folgekrankheiten nach Streptokokkeninfektion ist rückläufig.

Krankheitsbilder: Häufig sind Tonsillopharyngitis (s. u.), Scharlach (s. u.), Impetigo, Erysipel, Phlegmone (Zellulitis) und Lymphadenitis colli, seltener sind Otitis media, Sinusitis, Osteomyelitis, Arthritis. Mögliche Komplikationen sind Sepsis und Toxic-Shock-Syndrome (STSS).

Folgekrankheiten: Es handelt sich um Spätkomplikationen, die 1–3 Wochen nach einer A-Streptokokkeninfektion auftreten können (rheumatisches Fieber, Glomerulonephritis).

Diagnostik: Die mikrobiologische Diagnostik umfasst Kultur (Rachen-, Wundabstrich, Eiter, Punktate, Blut), Schnelltests zum Antigennachweis (Rachenabstrich) und Nachweise von Streptokokken-Antikörpern im Serum (ASR, Anti-DNAse B).

Therapie, Prognose und Prophylaxe: Mittel der Wahl ist Penicillin (es gibt keine A-Streptokokken mit Penicillinresistenz). Alternativen sind z. B. Cephalosporine und Makrolide (es gibt makrolidresistente Stämme!). Die Prognose der meisten Erkrankungen ist gut. Selten kommt es zu Sepsis bzw. Toxic-Shock-Syndrome. Die Prophylaxe umfasst die Expositions- und in besonderen Fällen die Antibiotikaprophylaxe.

Tonsillopharyngitis

Häufigkeit: A-Streptokokken sind die wichtigsten Erreger der bakteriellen Tonsillopharyngitis. Die Erkrankung kommt bei Schulkindern am häufigsten vor.
Klinik: Typischerweise akuter Beginn, schnell ansteigendes Fieber, Halsschmerzen, Schluckbeschwerden, starkes Krankheitsgefühl, evtl. Kopf- und Bauchschmerzen, Übelkeit, Erbrechen. Die Tonsillen sind gerötet, geschwollen, oft mit Exsudat bzw. Exprimat (Abb. **16.14**). Man findet meist einige große schmerz-

16.14 A-Streptokokken-Tonsillopharyngitis

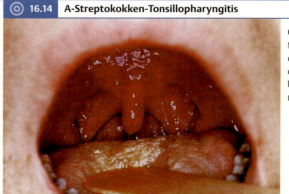

Geschwollene, intensiv gerötete Tonsillen, oft mit Exsudat. Hochrote Schwellung der Rachenhinterwand, der Uvula und des weichen Gaumens.

hafte Lymphknoten an den Kieferwinkeln. Zusätzlich können flüchtiges skarlatiniformes Erythem, Himbeerzunge und palatinale Petechien auftreten.

Diagnostik und Differenzialdiagnosen: Viele Patienten zeigen nicht die klassischen Symptome. Das klinische Bild allein ermöglicht nicht die Unterscheidung zwischen bakterieller und viraler Tonsillitis. Laboruntersuchungen sind hier hilfreich, z. B. ein **A-Streptokokken-Schnelltest**. Bei positivem Testergebnis wird die Therapie eingeleitet, bei negativem Ergebnis kann man evtl. eine Kultur anlegen.

Für virale Genese sprechen eher subfebrile Temperatur, geringe Halsschmerzen, geringeres Krankheitsgefühl, nur leichte Schwellung der Kieferwinkel-Lymphknoten, gleichzeitiges Bestehen von Husten, Heiserkeit, seröser Rhinitis, Stomatitis, gleichzeitige Erkrankung mehrerer Familienmitglieder, unauffälliges oder lymphomonozytäres Blutbild, normale oder gering beschleunigte BSG. Weitere Differenzialdiagnosen sind infektiöse Mononukleose, Diphtherie, Angina Plaut-Vincenti.

Therapie und Prognose: Fieber und Schmerzen werden mit Antipyretika, Mundpflege, evtl. Gurgeln mit Antiseptika oder Kamillenextrakt behandelt. Bei Verdacht auf A-Streptokokken-Tonsillitis bzw. Nachweis von A-Streptokokken wird eine Therapie mit Penicillin eingeleitet, z. B. Penicillin V (p.o.) 100 000 IE/kgKG/d, aufgeteilt auf 2–3 Dosen, für 10 Tage. Ein Versagen der Penicillintherapie ist meist auf Einnahmefehler zurückzuführen. Bei Penicillinallergie können orale Cephalosporine oder Makrolide eingesetzt werden (es gibt makrolidresistente Stämme). Bei adäquater Therapie bilden sich die Symptome innerhalb weniger Tage zurück. Komplikationen (Peritonsillarabszess, Sepsis) und Folgekrankheiten sind heute selten.

Scharlach

Ätiologie und Pathogenese: Es handelt sich um eine Lokalinfektion (meist Tonsillopharyngitis, seltener Wundinfektion) durch A-Streptokokken, die **erythrogenes Toxin** produzieren (es gibt 3 Toxine: A, B und C). Bei unzureichender antibakterieller und antitoxischer Immunität kommt es zu toxischen Fernwirkungen (Exanthem), u. U. auch zu Folgekrankheiten.

Klinik: Die Inkubationszeit beträgt 2–5 Tage. Auf das Prodromalstadium mit Fieber, Halsschmerzen, vergrößerten Halslymphknoten (Tonsillopharyngitis), belegter Zunge und evtl. Erbrechen folgt nach 12–48 Stunden das typische Exanthem (Abb. **16.15a**): dicht stehende, hellrote Makulopapeln, beginnend am Schenkeldreieck, dann übergreifend auf Rumpf und Extremitäten, außerdem Enanthem des weichen Gaumens, typische Wangenrötung (mit perioraler Blässe). Der Zungenbelag wird nach einigen Tagen abgestoßen, durch Hervortreten der roten, geschwollenen Papillen entsteht das Bild der Himbeer- oder Erdbeerzunge (Abb. **16.15b**). In der 2.–4. Krankheitswoche kommt es zur Hautschuppung, zuerst kleieförmig an Gesicht, Stamm und Extremitäten, dann lamellös an Händen und Füßen (Abb. **16.15c**). Schwere Verläufe bzw. **Komplikationen** (z. B. Myokarditis, interstitielle Nephritis, Rheumatoid, hämorrhagischer Scharlach, Otitis media, Sinusitis, Peritonsillarabszess, Sepsis) und Folgekrankheiten (akutes rheumatisches Fieber, Glomerulonephritis) sind selten.

Diagnostik und Differenzialdiagnosen: Scharlach ist meist eine Blickdiagnose. In Zweifelsfällen können die o. g. Laboruntersuchungen zum Nachweis von A-Streptokokken weiterhelfen (s. S. 626). Das Exanthem ist abzugrenzen von Röteln, Masern, Varizellen, anderen viralen Exanthemen, Allergie, Staphylokokken-Toxic-Shock- und Kawasaki-Syndrom. Zu Differenzialdiagnosen der Tonsillopharyngitis s. S. 626.

Therapie und Prognose: Scharlach wird wie die A-Streptokokken-Tonsillopharyngitis behandelt (s. S. 626). Die Prognose ist meist günstig. Die Patienten sind meist nach 1–2 Tagen fieberfrei und nach 24 Stunden nicht mehr kontagiös (Besuch von Kindergarten/Schule wieder möglich). Beim sog. Scharlachrezidiv („zweites Kranksein") dürfte es sich meist um Reinfektionen handeln.

Diagnostik und Differenzialdiagnosen: Laboruntersuchungen (z. B. **Schnelltest auf A-Streptokokken**) unterstützen die Abgrenzung von der viralen Tonsillopharyngitis. Bei Letzterer sind häufig gleichzeitig Husten und Schnupfen vorhanden, Halsschmerzen, Krankheitsgefühl und Lymphknotenschwellungen sind nicht so ausgeprägt. Differenzialdiagnostisch kommen auch infektiöse Mononukleose und Diphtherie in Betracht.

Therapie und Prognose: Bei Verdacht auf bzw. bei nachgewiesener A-Streptokokken-Infektion wird mit Penicillin behandelt. Therapieversager beruhen meist auf ungenügender Compliance. Bei korrekter Behandlung bilden sich die Symptome binnen weniger Tage zurück. Komplikationen (z. B. Peritonsillarabszess) sind selten.

Scharlach

Ätiologie und Pathogenese: Scharlach ist eine Infektion durch A-Streptokokken, die **erythrogene Toxine** produzieren.

Klinik: Anfangs besteht eine Tonsillopharyngitis, die Zunge ist stark belegt. Nach 12–48 Stunden entwickelt sich ein feinfleckiges Exanthem (Abb. **16.15a**) mit Wangenrötung und perioraler Blässe. Der Zungenbelag wird abgestoßen, es entsteht das Bild der „Himbeerzunge" (Abb. **16.15b**). In der 2.–4. Woche kommt es zur Hautschuppung (Abb. **16.15c**). Schwere Verläufe, **Komplikationen** und Folgekrankheiten sind selten.

Diagnostik und Differenzialdiagnosen: Meist reicht die Blickdiagnose aus. Exantheme bei Masern, Röteln und anderen Virusinfektionen, Allergien, Kawasaki-Syndrom sind auszuschließen.

Therapie und Prognose: Scharlach wird wie die A-Streptokokken-Tonsillopharyngitis behandelt (s. S. 626). Die Prognose ist meist gut.

16.15 Befunde bei Scharlach: Exanthem (a), Himbeerzunge (b) und Hautschuppung (c)

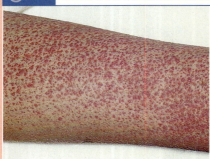 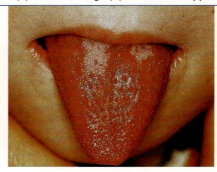 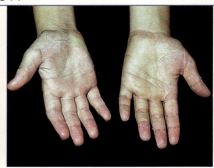

a Kleine bis stecknadelkopfgroße, nicht-konfluierende, dichtstehende, erst blassrosa, dann hochrote Fleckchen, die das Hautniveau leicht überragen und sich dadurch samtartig anfühlen.

b Stärkeres Hervortreten der hochroten, geschwollenen Papillen.

c Hautschuppung in der 2.–4. Krankheitswoche.

Schwere systemische A-Streptokokken-Infektionen

Ätiologie und Pathogenese: Erreger sind Streptokokken mit bestimmten M-Antigenen, die Exotoxine produzieren. Die Erkrankung geht meist von Haut- und Weichteilinfektionen aus (z. B. Wundinfektionen, superinfizierte Varizellen).

Häufigkeit: Die Inzidenz nimmt zu, Kinder sind relativ selten betroffen.

Krankheitsbilder: Sepsis, STSS und nekrotisierende Fasziitis.

Klinik: Akuter Beginn mit Fieber, starken Schmerzen, Hautefloreszenzen, Ödemen, Nekrosen, Hypotonie und evtl. Schock mit Organversagen.

Diagnostik und Differenzialdiagnosen: Die Diagnose orientiert sich an den CDC-Kriterien (Tab. **16.16**). Differenzialdiagnostisch kommen v. a. Staphylokokken-TSS und Kawasaki-Syndrom in Betracht.

Therapie und Prognose: Die Behandlung umfasst Antibiotika (z. B. Clindamycin, Cephalosporine), chirurgische und supportive Maßnahmen.
Es besteht das Risiko eines Multiorganversagens, die Letalitätsrate ist hoch.

Pneumokokken (Streptococcus pneumoniae)

Ätiologie und Pathogenese: Pneumokokken sind grampositive Diplokokken. Eine Disposition für Infektionen besteht u. a. im Säuglingsalter, bei Immundefekten und bei Asplenie.

Schwere systemische A-Streptokokken-Infektionen

Ätiologie und Pathogenese: Erreger sind meist A-Streptokokken mit den M-Antigenen 1 oder 3 (seltener 12, 18, 28), die pyrogene Exotoxine (SPE-A, SPE-B, SPE-C) produzieren. Ausgangspunkt der Erkrankung sind meist Haut- und Weichteilinfektionen (z. B. Wundinfektion nach Trauma oder chirurgischem Eingriff, superinfizierte Varizellen, anogenitale Infektionen) sowie respiratorische Infektionen (Pharyngitis, Pneumonie). Bei manchen Patienten findet sich keine eindeutige Eintrittspforte.

Häufigkeit: Am häufigsten erkranken Erwachsene; Kinder sind relativ selten betroffen (z. B. nach Varizellen). Insgesamt nimmt die Inzidenz weltweit zu.

Krankheitsbilder: Sepsis, Streptokokken-Toxic-Shock-Syndrome (STSS) und nekrotisierende Fasziitis sind Beispiele für schwere systemische A-Streptokokken-Infektionen.

Klinik: Die Symptomatik der Lokalinfektion kann vorausgehen. Typisch ist eine plötzliche Verschlechterung des Allgemeinbefindens mit Fieber ($> 38,5\,°C$), starken Schmerzen an der Infektionsstelle, Exanthem, Hautblasen, Petechien, Ödemen, Nekrosen sowie Hypotension. Es kann zum Schock mit Multiorganversagen kommen.

Diagnostik und Differenzialdiagnosen: Die Diagnose orientiert sich beim STSS an den Kriterien des CDC (Tab. **16.16**) und basiert auf klinischem Bild und Laborbefunden: Entzündungsindikatoren, Gerinnungsstatus, Leber- und Nierenwerte; Erregernachweis aus Wundsekret, Abstrichen, Punktaten und Blut. Wichtige Differenzialdiagnosen sind Staphylokokken-Toxic-Shock- und Kawasaki-Syndrom.

Therapie und Prognose: Die Behandlung sollte auf einer Intensivstation erfolgen und umfasst Antibiotika (Clindamycin, Cephalosporine), chirurgische und supportive Maßnahmen (z. B. Vasopressoren, Antithrombin III, Steroide, Immunglobuline, Plasmapherese, Beatmung).
Bei raschem Fortschreiten kann es frühzeitig zum Multiorganversagen kommen. Die Letalitätsrate beträgt 20–50 % (bei Fasziitis) bzw. 80 % (bei Myositis).

Pneumokokken (Streptococcus pneumoniae)

Ätiologie und Pathogenese: Pneumokokken sind grampositive Diplokokken, es gibt 90 Serovare. Kapselpolysaccharide sind verantwortlich für Virulenz und typenspezifische Immunität. Dispositionsfaktoren für Pneumokokken-Infektionen sind Säuglingsalter, Immundefekte, Fehlen von Komplementfaktoren, Zu-

16.16 CDC-Kriterien für das STSS

Kriterium	Bedeutung
1. Erregernachweis	
• Nachweis von A-Streptokokken aus einem normalerweise „sterilen" Untersuchungsmaterial	definitives STSS
• Nachweis von A-Streptokokken aus normalerweise nicht sterilem Untersuchungsmaterial	wahrscheinliches STSS
2. Klinik: Hypotension/Schock plus	
• beeinträchtigte Nierenfunktion • Gerinnungsstörung oder Thrombozytopenie • Leberbeteiligung • ARDS • generalisiertes Exanthem • nekrotisierende Fasziitis/Myositis/Gangrän	mindestens 2 der Kriterien müssen erfüllt sein

CDC = Centers for Disease Control and Prevention

stand nach Splenektomie, vorausgegangene Virusinfektion, Sichelzellanämie. Es handelt sich überwiegend um außerhalb der Klinik erworbene Spontaninfektionen. Gesunde Kinder haben oft Pneumokokken in der Rachenflora.

Häufigkeit: Pneumokokken-Infektionen kommen im Kindesalter häufig vor, besonders bei Kindern im Alter zwischen 6 Monaten und 4 Jahren.

Krankheitsbilder: Wichtig sind z. B. Meningitis, Pneumonie bzw. Pleuropneumonie, Otitis media, Sinusitis und Sepsis (z. B. nach Splenektomie). Seltener sind primäre Peritonitis (z. B. beim nephrotischen Syndrom), Arthritis, Osteomyelitis, Endo- bzw. Perikarditis und Zellulitis (Phlegmone).

Diagnostik: Für den Erregernachweis (mikroskopisch, kulturell) kommen Blut, Liquor, Pleura- und andere Punktate, Sputum, Eiter und Wundabstriche in Betracht. Es ist möglich, Pneumokokken-Antigen in Körperflüssigkeiten nachzuweisen. In Anbetracht steigender Resistenzraten darf auf Antibiogramme nicht verzichtet werden.

Differenzialdiagnosen: Abzugrenzen sind insbesondere Organinfektionen durch andere bakterielle Erreger (z. B. Meningokokken, H. influenzae). Im Falle einer Pneumonie müssen u. a. Infektionen durch Viren, Mykoplasmen, Chlamydien und Legionellen ausgeschlossen werden.

Therapie: Penicillin ist Mittel der Wahl. In Deutschland sind Pneumokokken noch überwiegend penicillinempfindlich. Etwa 9 % der Stämme sind intermediär resistent, 1–2 % sind resistent. Aus Ländern West-, Süd- und Südosteuropas wird über hohe Raten penicillinresistenter Stämme berichtet. Bei Infektionen durch diese Stämme Therapie mit Vancomycin, evtl. Linezolid. Bei Penicillinallergie Therapie mit Cephalosporinen (in etwa 5 % Kreuzallergie), Makroliden (bis zu 30 % der Stämme sind resistent) oder Linezolid.

Prognose: Die Prognose hängt davon ab, welches Organ betroffen ist. Die Pneumonie hat heute eine relativ gute Prognose, die Meningitis eine schlechtere als z. B. Meningitiden durch H. influenzae oder Meningokokken. Die Sepsis bei Kindern nach Splenektomie zeigt häufig einen foudroyanten Verlauf und endet oft letal.

Prophylaxe: Es gibt verschiedene Pneumokokken-Vakzinen (s. S. 34).

Häufigkeit: Pneumokokken-Infektionen sind bei Kindern häufig, vor allem im Alter zwischen 6 Monaten und 4 Jahren.

Krankheitsbilder: Typische Erkrankungen sind Pneumonie, Otitis media, Sinusitis, Meningitis und Sepsis (z. B. nach Splenektomie).

Diagnostik: Die Diagnose beruht auf der Anzucht (Kultur) oder dem Nachweis von Pneumokokken-Antigen.

Differenzialdiagnosen: Klinisch kann man Pneumokokken-Infektionen nicht von Infektionen durch andere Bakterien unterscheiden.

Therapie: Penicillin ist Mittel der Wahl. In Deutschland ist die Rate der Pneumokokken mit Penicillinresistenz z. Z. gering. Hohe Raten penicillinresistenter Stämme in einigen Ländern Europas.

Prognose: Die Pneumonie hat eine gute, die Meningitis eine schlechtere Prognose. Die Sepsis bei Kindern nach Splenektomie verläuft oft foudroyant und letal.

Prophylaxe: Es gibt Impfstoffe (s. S. 34).

16.4.4 Infektionen durch gramnegative Kokken

Infektionen durch Meningokokken

Ätiologie und Pathogenese: Meningokokken sind gramnegative Diplokokken. Aufgrund spezifischer Kapselpolysaccharide werden sie in Serogruppen eingeteilt. Die wichtigsten sind A, B, C, Y und W-135. Bekapselte Stämme sind virulent, unbekapselte gelten als relativ apathogen. In Deutschland sind $2/3$ der Erkrankungen durch Serogruppe B bedingt.

Die Übertragung erfolgt durch Tröpfchen, Eintrittspforte ist der Respirationstrakt. Kontaktpersonen von Erkrankten haben ein etwa 300–400fach höheres Erkrankungsrisiko als Personen ohne Kontakt. Die Inkubationszeit beträgt meist weniger als 4 Tage.

Bei der Elimination der Erreger spielt Komplement eine wichtige Rolle. Personen mit Störungen der Komplementkaskade haben ein erhöhtes Risiko zu erkranken. Komplementdefekte spielen auch bei chronischer Meningokokkämie eine Rolle.

Systemische Infektionen: Meningokokken können u.a. Sepsis, Meningitis oder Pneumonie verursachen. Ein Teil der später im Krankheitsverlauf (5.–7. Tag) auftretenden Organbeteiligungen (z. B. Peri- bzw. Myokarditis, Endophthalmitis, Arthritis) ist offensichtlich nicht auf eine primäre Erregerinvasion zurückzuführen; hier scheinen zirkulierende Immunkomplexe pathogenetisch eine Rolle zu spielen (reaktive Prozesse).

Lokalinfektionen: Meningokokken können Ursache von Tonsillopharyngitis, Sinusitis, Konjunktivitis und Urogenitalinfektionen sein. Diese Lokalinfektionen können zum Ausgangspunkt für systemische Infektionen werden.

Häufigkeit: In Industrieländern zählt man jährlich etwa 1–2 systemische Meningokokken-Infektionen pro 100 000 Einwohner. Es gibt sporadische Erkrankungen und Fallhäufungen, z. B. in Kindergärten, seltener in Schulen. Die meisten Patienten sind ältere Säuglinge (6.–12. Lebensmonat) und Kleinkinder, etwa 50 % aller Erkrankungen betreffen Kinder bis zum 4./5. Lebensjahr. Bei Gesunden findet man eine Meningokokken-Besiedelungsrate der Rachenschleimhaut von 10–15 %, in der Umgebung Erkrankter steigt sie auf 40–60 %. Meningokokken sind die häufigsten Erreger der bakteriellen Meningitis (s. S. 620).

Klinik: Bei **systemischer Infektion** mit Organmanifestation steht die **Meningitis** im Vordergrund (s. S. 620). Meningokokken sind einerseits die häufigsten Erreger der bakteriellen Meningitis, andererseits ist die Meningitis die häufigste klinische Manifestation einer invasiven Meningokokken-Infektion. Sie kann mit oder ohne septische Symptome verlaufen. Charakteristische Hautbefunde wie Petechien und Ekchymosen finden sich bei 60–70 % der Patienten mit systemischen Meningokokken-Infektionen.

Bei systemischer Infektion ohne Organmanifestation (**Sepsis**) sind Fieber und Hautefloreszenzen die Hauptsymptome, im weiteren Verlauf können Schocksymptome hinzukommen. Die **Hautveränderungen** können zu Beginn diskret und u. U. nur beim entkleideten Kind erkennbar sein (Abb. **16.16a**). Sie zeigen sich vor allem am Stamm und an den Beinen. Je nach Krankheitsphase bzw. -verlauf können sie in Aussehen und Anzahl variieren (Maculae, Petechien, Ekchymosen, [Abb. **16.16b**]).

Etwa 10–20 % aller systemischen Infektionen verlaufen als **perakute Meningokokken-Sepsis** (Purpura fulminans, **Waterhouse-Friderichsen-Syndrom [WFS]**, Abb. **16.16c**). Viele sich schnell vergrößernde Hautläsionen sprechen für fulminanten Verlauf, dann kommen Tachykardie, Tachypnoe, Hypotonie, Unruhe und im weiteren Verlauf Hypothermie und Somnolenz (bis zum Koma) hinzu. Es besteht keine Meningitis. Meist kommt es zum Exitus letalis, der Pathologe findet häufig Nebennierenblutungen (Folge und nicht Ursache eines solch schweren Verlaufs).

16.16 Meningokokken-Sepsis

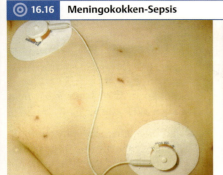 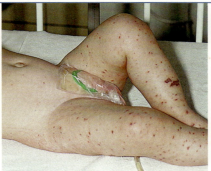 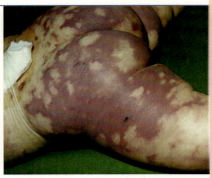

a Zu Beginn der Erkrankung sind z. T. nur einzelne Petechien erkennbar.

b Bei fortgeschrittener Erkrankung sieht man oft zahlreiche Petechien und flächenhafte Hautblutungen.

c Kind mit Waterhouse-Friderichsen-Syndrom und Hautnekrosen.

Der **Meningokokken-Pneumonie** geht meist ein respiratorischer Virusinfekt voraus. Die Kinder zeigen typische Symptome und Befunde einer Pneumonie. Hauteffloreszenzen und andere Anzeichen einer Sepsis fehlen meist.
Systemische Infektionen bei Patienten mit **Komplementdefekten** zeigen häufig einen rekurrierenden und eher leichten Verlauf.

Diagnostik: Eine schnelle Diagnostik liegt im Interesse der Erkrankten und Kontaktpersonen (Beginn der Chemoprophylaxe). Die Diagnostik basiert auf klinischen Symptomen bzw. Befunden und Erregernachweis.
Die **Blutkultur** ist nur bei etwa 50 % der systemischen Infektionen positiv. Es sollten jeweils 2–3 Blutkulturen angelegt werden.
Der Erregernachweis im **Liquor** gelingt bei Meningitis in 60–90 % der Fälle mittels Kultur und/oder Mikroskopie.
In Serum, Liquor und Urin ist der **Nachweis von Meningokokken-Antigen** durch verschiedene Methoden möglich. Der Antigennachweis ist wichtig, wenn bereits eine Antibiotikatherapie eingeleitet wurde (der Test ist aber nicht sehr sensitiv). Zukünftig dürfte der Erregernachweis im Liquor mittels PCR eine Rolle spielen.

Differenzialdiagnosen: Vor allem Sepsis und Meningitis durch andere Bakterien sind abzugrenzen. Die Symptomatik eines WFS kann z. B. auch durch H. influenzae oder Pneumokokken hervorgerufen werden. Weitere Differenzialdiagnosen sind bakterielle Endokarditis (Hauteffloreszenzen!), Vaskulitiden (z. B. Purpura Schoenlein-Henoch), thrombozytopenische Purpura, Leukämie, Toxic-Shock-Syndrome.

Therapie: Die Behandlung von Patienten mit systemischen Meningokokken-Infektionen umfasst die sofortige Antibiotikagabe und Maßnahmen zur Sicherung der Vitalfunktionen.

Antibiotika: Bis zum Vorliegen des bakteriologischen Befundes wird meist Cefotaxim oder Ceftriaxon eingesetzt. Bei Nachweis von Meningokokken wird die Therapie mit Penicillin G fortgesetzt (0,2–0,5 Mio. IE/kgKG/d, verteilt auf 4–6 Einzeldosen, max. 20 Mio. IE/d). Bei Stämmen mit verminderter Penicillinempfindlichkeit bzw. Resistenz oder Penicillinallergie wird die Behandlung mit Cephalosporinen fortgeführt. Bei unkomplizierter Meningokokken-Infektion beträgt die Therapiedauer 4 Tage, bei Komplikationen ist eine längere Behandlung indiziert.

Weitere Maßnahmen: Zur Therapie bei drohenden Blutungen bzw. bei Entwicklung einer DIC s. S. 395.

Die **Meningokokken-Pneumonie** verläuft meist ohne Hautbefunde oder andere Sepsiszeichen.
Rekurrierende systemische Infektionen bei Patienten mit **Komplementdefekten** verlaufen meist leicht.

Diagnostik: Die Diagnose basiert auf typischer Klinik und Erregernachweis.

2–3 **Blutkulturen** sind unverzichtbar. Bei ca. 50 % der systemischen Infektionen ist die Blutkultur positiv.
Die **Liquorkultur** ist bei Meningitis in 60–90 % positiv.
Der **Antigennachweis** in Serum, Liquor, Urin ist wichtig bei Patienten, die bereits Antibiotika erhalten haben.

Differenzialdiagnosen: Sepsis und Meningitis durch andere Bakterien (bei WFS z. B. Pneumokokken, H. influenzae), Endokarditis, Vaskulitis, hämatologische Erkrankungen mit Thrombozytopenie, Toxic-Shock-Syndrome.

Therapie: Sofortiger Einsatz von Antibiotika und supportiven Maßnahmen.

Antibiotika: Initial meist Cephalosporine (3. Generation), nach Erregernachweis evtl. Umstellung auf Penicillin. Bei unkompliziertem Verlauf beträgt die Therapiedauer 4 Tage.

Weitere Maßnahmen: Zur Therapie bei drohender Blutung/DIC s. S. 395.

Prognose: Die unkomplizierte Meningitis hat eine relativ gute Prognose. Bei Schock und DIC und besonders beim WFS ist die Letalität hoch.

Nach Sepsis mit DIC kann es zu Defektheilungen kommen.

Letalitätsrate bei Meningokokken-Infektionen insgesamt: 5–10 %.

Prophylaxe: Bei Kontaktpersonen empfiehlt sich eine **Chemoprophylaxe** mit Rifampicin (eignet sich auch zur Sanierung von Keimträgern). Alternativen sind Minocyclin, Cephalosporine der 3. Generation und Chinolone.

Es gibt verschiedene **Impfstoffe**, aber noch keinen Impfstoff, der vor Infektionen durch die Serogruppe B schützt.

Meldepflicht: Meningokokken-Sepsis/-Meningitis sind meldepflichtig.

16.4.5 Infektionen durch grampositive Stäbchenbakterien

Diphtherie

Ätiologie und Pathogenese: Corynebacterium diphtheriae ist ein grampositives Stäbchen. Stämme, die mit einem Phagen infiziert sind, produzieren ein **Toxin**, das zur Erkrankung führt. Die Übertragung erfolgt durch Tröpfchen oder Kontakt.

In verschiedenen Organen kann es zu Entzündung und Nekrose kommen. Auf den Schleimhäuten bilden sich membranöse Beläge aus abgestorbenen Zellen und entzündlichem Exsudat („Pseudomembranen").

Häufigkeit: Diphtherie kommt in Deutschland selten vor.

Klinik: Die Inkubationszeit beträgt 2–5 Tage. Die Verdachtsdiagnose sollte beim Auftreten verdächtiger Symptome bei Ungeimpften gestellt werden.

Typische klinische Symptome: Halsschmerzen, zervikale LKS, Pseudomembranen im Rachen, Stridor, beeinträchtigter Allgemeinzustand.

Verlaufsformen:
- **Rachendiphtherie:** Tonsillopharyngitis mit weißlich-gelben, schwer abwischbaren Belägen, die auf Gaumen und Uvula übergreifen können (Abb. **16.17**).
- **Nasendiphtherie:** V. a. bei Säuglingen blutig-eitriger Schnupfen mit Erosionen und Krusten.

Prognose: Die Entwicklung eines Schocks oder einer DIC ist prognostisch ungünstig. Das WFS endet oft tödlich. Die Meningokokken-Meningitis hat dagegen bei rechtzeitig begonnener, adäquater Therapie eine relativ günstige Prognose. Bei Sepsis und DIC können thromboembolische Gefäßverschlüsse zu Nekrosen führen, die eine Amputation erforderlich machen oder Wachstumsstörungen der Extremitäten zur Folge haben.
Die Gesamtletalität der Meningokokken-Infektionen in Industrieländern liegt bei 5–10 % (Meningitis 1–5 %, Sepsis einschließlich WFS 20–50 %).

Prophylaxe: Bei Kontaktpersonen empfiehlt sich eine **Chemoprophylaxe**, z. B. mit Rifampicin. Auch Keimträger können mit Rifampicin in 80–90 % saniert werden (z. B. Patienten, die eine Meningokokken-Erkrankung durchgemacht haben. Penicillin beseitigt das Keimträgertum nicht!). Alternativen zu Rifampicin sind Minocyclin, Ceftriaxon und Ciprofloxacin. Ärzte und Schwestern erhalten im Allgemeinen nur dann eine Chemoprophylaxe, wenn es zu einem engen Kontakt gekommen ist (z. B. Mund-zu-Mund-Beatmung).
Es gibt **Polysaccharid-Impfstoffe** sowie einen konjugierten **Meningokokken-C-Impfstoff** mit hoher Effektivität. Eine B-Vakzine ist nicht verfügbar (Näheres s. S. 34).

Meldepflicht: Verdacht, Erkrankung und Tod durch Sepsis und Meningitis durch Meningokokken sind meldepflichtig.

16.4.5 Infektionen durch grampositive Stäbchenbakterien

Diphtherie

Ätiologie und Pathogenese: Erreger ist Corynebacterium diphtheriae, ein grampositives, nicht sporenbildendes pleomorphes Stäbchenbakterium. Der entscheidende pathogenetische Faktor ist das **Diphtherie-Toxin**. Die genetische Information zur Exotoxinbildung befindet sich in Bakteriophagen, die in das Genom der Bakterienzelle integriert werden. Erregerquellen sind Erkrankte und Keimträger. Die Übertragung geschieht durch Kontakt oder Tröpfchen.
Der Manifestationsindex beträgt 15–20 %. Das Exotoxin kann zu Ödem, fibrinöser Entzündung und Nekrosen in verschiedenen Organen führen (z. B. Myokard). Auf den Schleimhäuten von Nase, Rachen, Larynx und Trachea bilden sich membranöse Beläge („Pseudomembranen"). Nach überstandener Infektion besteht meist lang dauernde Immunität. Erkrankte sind ohne Therapie etwa 4 Tage lang kontagiös.

Häufigkeit: Da die Infektion nur Personen ohne bzw. ohne ausreichenden Impfschutz betrifft, ist die Inzidenz in Deutschland sehr niedrig. Durch nachlassende Schutzimpfungen kam es in den neunziger Jahren des vergangenen Jahrhunderts in einigen Ländern Osteuropas zu Epidemien.

Klinik: Die Inkubationszeit beträgt 2–5 Tage. Die **Verdachtsdiagnose** sollte gestellt werden bei Patienten mit verdächtigen klinischen Symptomen, die ungeimpft sind bzw. deren Impfstatus unbekannt ist, insbesondere nach Aufenthalt in Endemie- bzw. Epidemiegebieten oder nach Kontakt mit Erkrankten.

Typische klinische Symptome und Befunde: Halsschmerzen, vergrößerte zervikale Lymphknoten, Pseudomembranen mit serosanguinösem Sekret, Stridor, Gaumensegelparalyse, systemische toxische Zeichen, Fieber.
Man unterscheidet verschiedene Verlaufsformen:
- **Rachendiphtherie:** Auf den Tonsillen sieht man weißlich-gelbe, konfluierende Beläge, die auf Gaumen und Uvula übergreifen können (Abb. **16.17**). Beim Versuch, die Beläge zu entfernen, blutet es. Typisch ist ein süßlicher Foetor ex ore.
- **Nasendiphtherie:** Besonders bei Säuglingen kann ein blutig-eitriger Schnupfen mit Erosionen und Krusten am Naseneingang auftreten (z. T. einseitig).

- **Kehlkopfdiphtherie:** Typisch sind Heiserkeit bis zur Aphonie und Luftnot mit Stridor („echter Krupp").
- **Weitere Formen:** Haut- und Nabeldiphtherie sind in Industrieländern selten, kommen aber in Entwicklungsländern häufiger vor. Touristen können nach Kontakt mit diesen Patienten an Haut-, aber auch an Rachendiphtherie erkranken.

Komplikationen: Es gibt schwere Formen (toxische oder maligne Diphtherie) mit Kreislaufinsuffizienz, Myokarditis, neurologischen Ausfällen (z. B. Augenmuskel- und Fazialisparesese), Leber- und Nierenschädigung sowie Blutungen durch Gefäßschädigung. Ausgehend von einer Rachendiphtherie kann sich ein ausgeprägtes kollaterales Ödem entwickeln („Cäsarenhals"). Ausgedehnte Membranen können durch Obstruktion der Luftwege zu respiratorischer Insuffizienz führen. Bei der Hautdiphtherie kommt es selten zu toxischen Komplikationen.

- **Kehlkopfdiphtherie:** Heiserkeit bis Aphonie, Luftnot mit Stridor („echter Krupp").

Komplikationen: Es gibt schwere Formen mit massivem Ödem („Cäsarenhals"), Kreislaufinsuffizienz, Myokarditis und neurologischen Ausfällen (z. B. Fazialisparese). Membranen können zu lebensbedrohlicher Atemwegsobstruktion führen.

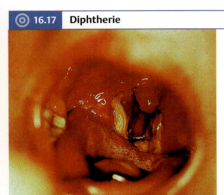

16.17 Diphtherie

Gerötete und geschwollene Tonsillen mit gelbweißen, festhaftenden Belägen.

Diagnostik und Differenzialdiagnosen: Zur Diagnosesicherung sollte für den kulturellen Erregernachweis ein Rachenabstrich vom Rand (oder unterhalb der Pseudomembranen) entnommen werden. Mittels PCR kann in kurzer Zeit festgestellt werden, ob der angezüchtete Stamm Toxin produziert oder nicht. Bei Obdachlosen, Alkoholikern und Immunsupprimierten sollten auch Blutkulturen angelegt werden, bei diesen Personen ist der Übergang von der Hautdiphtherie zu systemischen Infektionen fließend. Die **Differenzialdiagnosen** umfassen Tonsillitis durch A-Streptokokken, Mononukleose, Angina Plaut-Vincenti, Epiglottitis, Laryngotracheobronchitis durch andere Erreger.

Therapie und Prognose: Schon bei Verdacht muss sofort die Behandlung mit Antitoxin (Pferdeserum, cave: mögliche anaphylaktische Reaktionen!) eingeleitet werden. Außerdem wird eine Therapie mit einem Makrolid oder Penicillin durchgeführt. Intubation oder Tracheotomie können erforderlich sein. Die Letalitätsrate liegt bei 10–20 %. Bei Hautdiphtherie kann auf Antitoxin evtl. verzichtet werden.

Prophylaxe: Die wichtigste Maßnahme ist die aktive Immunisierung (s. S. 31). Erkrankte müssen isoliert werden. Personen, die engen Kontakt mit Erkrankten hatten, sollten prophylaktisch Antibiotika erhalten.

Meldepflicht: Verdacht, Erkrankung und Tod.

Listeriose

Ätiologie und Pathogenese: Listerien sind grampositive Stäbchen. Wichtigster Vertreter ist Listeria (L.) monocytogenes. Intrazellulär sind die Erreger vor Immunabwehr und Wirkung von Antibiotika bis zu einem gewissen Grade geschützt. Schwangere sind besonders empfänglich für Infektionen durch Listerien. Sie können den Erreger intrauterin oder sub partu auf das Kind übertragen, auch wenn sie nicht manifest erkrankt sind, die Folge ist eine **Frühinfektion des**

Diagnostik und Differenzialdiagnosen: Der Erreger wird durch Kultur von Rachenabstrichen nachgewiesen. Auszuschließen sind Tonsillitis, Epiglottitis und Krupp durch andere Erreger.

Therapie und Prognose: Die wichtigste Maßnahme ist die Antitoxingabe! Außerdem wird mit Penicillin oder Makrolid behandelt. Letalität: 10–20 %.

Prophylaxe: Die beste Prophylaxe ist die aktive Immunisierung (s. S. 31)! Erkrankte müssen isoliert werden.

Meldepflicht: Verdacht, Erkrankung und Tod.

Listeriose

Ätiologie und Pathogenese: Listerien sind grampositive Stäbchen, der wichtigste Vertreter ist L. monocytogenes. Sie vermehren sich intrazellulär. **Neonatale Frühinfektionen** sind vertikale Infektionen (Schwangere sind relativ empfänglich für Infektionen). Neonatale Spätinfektionen können horizontale (nosokomiale) Infektionen sein. Jenseits der Neonatalperiode sind Nahrungsmittel die wichtigste Keimquelle. Listerien vermehren sich auch bei Kühlschranktemperatur.

Orale Aufnahme der Keime führt nach der Neonatalperiode selten zu Erkrankungen. Bei Patienten mit Immundefizienz kann es zu **Meningitis, Meningoenzephalitis**, Sepsis, Hepatitis, Endophthalmitis, Endo- und Perikarditis, Arthritis u. a. kommen.

Häufigkeit: Listeriosen betreffen im Kindesalter überwiegend Neugeborene (meist in der 1. Lebenswoche).

Klinik:
- **Prä- und perinatale Infektion:** Nach intrauteriner Infektion sind Abort, Totgeburt oder Geburt eines schwer kranken Kindes möglich.
  Frühinfektion: septisches Krankheitsbild mit Pneumonie, Hepatosplenomegalie, makulopapulösen Hautveränderungen.
  Spätinfektion: Symptome einer Meningitis oder Enzephalitis stehen im Vordergrund.
- **Infektionen jenseits der Neonatalperiode:** Bei Schwangeren oft keine oder uncharakteristische Symptome („Grippe"). Bei Patienten mit Abwehrschwäche meist Meningitis/Meningoenzephalitis (s. S. 702).

Diagnostik und Differenzialdiagnosen: Der kulturelle Erregernachweis aus Liquor, Blut oder Mekonium sichert die Diagnose. Andere Sepsis-/Meningitiserreger sind auszuschließen.

Therapie: Therapie der Wahl ist die Kombination Ampicillin + Aminoglykosid.

Prognose: Die Letalität ist bei Neugeborenenlisteriose (besonders Frühinfektionen) hoch (gesamt ca. 30 %).

Prophylaxe: Gefährdete Patienten sollten Nahrungsmittel, die Listerien enthalten könnten, meiden.

Tetanus

Ätiologie und Pathogenese: Der Erreger ist Cl. tetani, ein grampositives, anaerobes sporenbildendes Stäbchen. Es ist in der Natur weit verbreitet. Zur Infektion kommt es meist nach Verletzungen (auch Bagatelltrauma, in Entwicklungsländern Nabelwunde).

Neugeborenen. Spätinfektionen können auch durch horizontale Übertragung entstehen (Hände, Geräte, Instrumente). Jenseits der Neonatalperiode stehen (mit Ausnahme mancher Hospitalinfektionen) Nahrungsmittel als Keimquelle im Vordergrund: rohes Gemüse, Milch, Käse, Eiscreme, Fleisch, Wurst. L. monocytogenes kann sich auch bei Kühlschranktemperatur vermehren.

Die Aufnahme der Erreger über Nahrungsmittel führt jenseits der Neonatalperiode selten zu Erkrankungen, z. B. bei Patienten mit angeborener oder erworbener Immundefizienz (Malignome, Therapie mit Immunsuppressiva oder Kortikosteroiden, chronische Hämodialyse u.a.). Bei diesen Patienten kommt es meist zu einer **Meningitis** oder **Meningoenzephalitis** (Sonderform: Rhombenzephalitis). Weitere mögliche Erkrankungen sind Sepsis, Arthritis, Peritonitis, Hepatitis, Leberabszess, Endophthalmitis, Lymphadenitis, Endo- bzw. Perikarditis.

Häufigkeit: In Mittel- und Westeuropa treten 1–4 (–10) Fälle pro 1 Mio. Einwohner und Jahr auf. Meist sind es sporadische Infektionen. Etwa $1/3$ aller Listeriosen betrifft Schwangere und Neugeborene. Bei Neugeborenen überwiegen die Frühinfektionen (d. h. in der 1. Lebenswoche).

Klinik:
- **Prä- und perinatale Infektion:** Die intrauterine Infektion kann eine Fehl- oder Totgeburt zur Folge haben oder zur Geburt eines schwer kranken Kindes führen (z. B. als Granulomatosis infantiseptica).
  Frühinfektionen (bis 5. Lebenstag): Oft sind es Frühgeborene. Im Vordergrund stehen septische bzw. respiratorische Symptome (RDS, Pneumonie), z. T. finden sich auch Hepatosplenomegalie, charakteristische Hautveränderungen (makulopapulös, vesikopapulös, petechial) oder Meningitiden.
  Spätinfektionen (nach 5. Lebenstag): Der Anteil der reifen Neugeborenen ist höher. Die ZNS-Symptomatik (Meningitis, Enzephalitis) steht im Vordergrund.
- **Infektionen jenseits der Neonatalperiode:** Bei Schwangeren verläuft die Infektion oft asymptomatisch oder mit uncharakteristischen Symptomen wie bei einem grippalen Infekt. Bei Patienten mit Abwehrschwäche bestehen meist Symptome und Befunde einer Meningitis oder Meningoenzephalitis (s. S. 702). Es gibt auch typhusähnliche oder septische Krankheitsbilder mit Pneumonie, Hepatosplenomegalie u. a.

Diagnostik und Differenzialdiagnosen: Die Diagnose wird durch kulturellen Erregernachweis aus Blut- und Liquorkulturen bzw. Mekonium gesichert. Differenzialdiagnostisch kommen andere Erreger einer Sepsis oder Meningitis bzw. Meningoenzephalitis in Betracht.

Therapie: Therapie der Wahl ist Ampicillin in Kombination mit einem Aminoglykosid (Synergismus). Auch Cotrimoxazol ist wirksam.

Prognose: Die Letalitätsrate ist heute noch beträchtlich (insgesamt ca. 30 %), am höchsten ist sie mit 40–60 % bei Frühinfektionen. Nach Enzephalitis muss mit bleibenden Schäden gerechnet werden.

Prophylaxe: Risikopatienten (Schwangere, Immunsupprimierte) sollten möglichst Nahrungsmittel meiden, die Listerien enthalten können, z. B. Rohmilch und Weichkäse (gilt auch für den Umgang mit Nahrungsmitteln in der Küche).

Tetanus

Ätiologie und Pathogenese: Der Erreger des Tetanus (Wundstarrkrampf) ist Clostridium (Cl.) tetani, ein grampositives, nur anaerob wachsendes Stäbchenbakterium. Cl. tetani ist in der Natur weit verbreitet (Boden, Staub, Kot von Mensch und Tier). Seine Sporen (Dauerformen) sind gegen Austrocknung und Hitze resistent. Infektionen entstehen meist exogen durch Verletzungen (auch Bagatelltraumen), vor allem durch Eindringen von kontaminierten Fremdkörpern. In Entwicklungsländern führt die Infektion der Nabelwunde bei Neugeborenen zum Tetanus neonatorum.

Nach Eindringen ins Gewebe vermehren sich die Erreger unter anaeroben Verhältnissen (nekrotisches Gewebe, Mischinfektion mit Sauerstoff verbrauchenden Bakterien) im Bereich der Eintrittspforte und bilden Exotoxine (z. B. Tetanospasmin), welche hämatogen und über Nervenbahnen das ZNS erreichen. Die Toxine rufen einen erhöhten Tonus sowie Muskelspasmen hervor.

Häufigkeit: In Industrieländern kommen Tetanuserkrankungen selten vor, in Entwicklungsländern sind sie wesentlich häufiger.

Klinik: Die Dauer der Inkubationszeit hängt von der Art der Verletzung und der eingebrachten Keimmenge ab und beträgt meist 3–14 Tage (manchmal auch mehrere Monate). Verlaufsformen:

- **Generalisierte Form:** Der Beginn ist schleichend mit Allgemeinsymptomen und Irritabilität. Es folgen Spasmen der Kau- und Gesichtsmuskulatur. Der Mund kann nicht vollständig geöffnet werden (Trismus). Es entsteht der typische Gesichtsausdruck („Risus sardonicus"). Später kommt es auch zu tonischen und paroxysmalen Spasmen anderer quergestreifter Muskeln, die durch äußere Reize (Licht, Geräusch, Berührung) ausgelöst und im Krankheitsverlauf heftiger werden (z. B. Opisthotonus durch Spasmen der Rücken- und Nackenmuskulatur). Auch Larynx- und Atemmuskeln können beteiligt sein. Später kann das vegetative Nervensystem mitbetroffen sein (Fieber, Schwitzen, Tachykardie, Hypertonie, Dysurie, Harnretention). Das Bewusstsein ist ungetrübt.
- **Lokalisierte Form:** Hier sind die Muskeln im Bereich der Eintrittspforte betroffen. Der lokalisierte Tetanus kann in die generalisierte Form übergehen.
- **Neonataler Tetanus:** Er äußert sich durch Trinkschwäche, Opisthotonus und Konvulsionen.

Komplikationen: Der Befall der Atem- und Larynxmuskulatur kann zur respiratorischen Insuffizienz und Aspirationspneumonie, heftige Spasmen können zu Frakturen (z. B. der Wirbelkörper) führen.

Diagnostik und Differenzialdiagnosen: Die Diagnose wird in erster Linie klinisch gestellt, ergänzt durch eine sorgfältige Anamnese (Tetanusschutzimpfung, Verletzungen?). Der Nachweis des Tetanustoxins in Wundmaterial oder Serum des Patienten ist mittels Tierversuch möglich. Differenzialdiagnostisch abzugrenzen sind Spasmen anderer Genese, z. B. bei Vergiftungen, hypokalzämischer Tetanie, Epilepsie.

Therapie: Neben einer korrekten Wundversorgung (Débridement) ist die Gabe von humanem Tetanus-Hyperimmunglobulin erforderlich, um die zirkulierenden Toxine zu neutralisieren. Außerdem erhält der Patient Penicillin G i. v. für 10–14 Tage. Weitere Maßnahmen je nach Verlauf: z. B. Abschirmung gegenüber akustischen und optischen Reizen, Muskelrelaxation, Beatmung, Sedierung, Intensivpflege und Überwachung.

Prognose und Prophylaxe: Auch bei optimaler Behandlung liegt die Letalitätsrate bei 20–50 % (respiratorische Insuffizienz, kardiovaskuläre Komplikationen). Die beste Prophylaxe ist die Tetanusimpfung (s. S. 31).

Botulismus

Ätiologie und Pathogenese: Erreger ist Clostridium (Cl.) botulinum, ein sporenbildendes, grampositives, anaerob wachsendes Stäbchen, das Neurotoxine bildet. Die Erreger kommen in Erde, Staub, Oberflächenwasser sowie im Darm bestimmter Tiere (Schweine, Fische) vor. Infektionsquellen sind meist durch Sporen kontaminierte Nahrungsmittel, in denen es unter anaeroben Bedingungen zur Germination, Vermehrung und Toxinproduktion kommt. Nach oraler Aufnahme toxinhaltiger Nahrungsmittel werden die Toxine rasch resorbiert. Die Nahrungsmittel sind nicht immer geschmacklich oder optisch verändert, auch zeigen Konserven nicht unbedingt Zeichen der Gasbildung wie „Bombage". Botulinustoxine gehören zu den **stärksten bakteriellen Toxinen**, die Aufnahme sehr geringer Mengen (< 1 µg) kann bereits zum Tode führen. Die **Toxinwirkung** beruht auf einer Hemmung der Acetylcholinfreisetzung an motorischen Endplatten der peripheren Nerven, die Folge sind schlaffe Lähmungen. In der Regel handelt es sich um **Intoxikationen durch toxinhaltige Lebensmittel**, nicht um eine Kolonisation bzw. Infektion.

Bei Säuglingen im Alter bis 8 Monate ist in seltenen Fällen auch eine Kolonisation des Dickdarms nach oraler Aufnahme von Sporen (z. B. sporenhaltiger Honig) mit nachfolgender Toxinproduktion und -resorption im Darm möglich (für Erwachsene sind die Sporen ungefährlich). Die Folge ist der **Säuglingsbotulismus**. Sehr selten sind Wundinfektionen durch Cl. botulinum mit Toxinproduktion im Gewebe, ähnlich wie bei Tetanus **(Wundbotulismus)**.

Bei Säuglingen ist auch eine Kolonisation des Darms nach oraler Aufnahme sporenhaltiger Nahrung beschrieben, hier wird das Toxin im Darm gebildet. Folge ist der seltene **Säuglingsbotulismus**. Beim seltenen **Wundbotulismus** geht die Toxinbildung von infizierten Wunden aus.

Häufigkeit: Botulismus ist selten.

Häufigkeit: Botulismus ist eine seltene Erkrankung.

Klinik: Die Inkubationszeit beträgt meist 12–36 Stunden.

Klinik: Je nach aufgenommener Toxinmenge beträgt die Inkubationszeit 12–36 Stunden (in Einzelfällen 2 Stunden bis 8 Tage). Die Symptome können akut oder schleichend einsetzen.

Bei einigen der Patienten kommt es zunächst zu Übelkeit und Erbrechen. Die ersten Lähmungen betreffen meist die Augenmuskeln (Doppelbilder, verschwommenes Sehen). Dann kommen Schluck- und Sprachstörungen hinzu, später Ateminsuffizienz, Tachykardie, Störungen der Stuhl- und Harnentleerung bei klarem Bewusstsein.

Bei einem Teil der Patienten kommt es zunächst zu gastrointestinalen Symptomen (Übelkeit, Erbrechen). Die Lähmungserscheinungen betreffen oft zuerst die Augenmuskulatur (Doppelbilder, verschwommenes Sehen). Es folgen Schluck-, Sprachstörungen und Mundtrockenheit. Das Sensorium bleibt dabei intakt. Später treten Ateminsuffizienz, Tachykardie und Störungen der Harn- und Stuhlentleerung auf. Beim Säuglingsbotulismus findet man Trinkschwäche, Hypotonie, Obstipation, Ptosis und Mydriasis sowie Lähmungserscheinungen im Versorgungsgebiet weiterer Hirnnerven.

Diagnostik und Differenzialdiagnosen: Die Diagnose beruht auf Anamnese, Klinik, Toxinnachweis (Magensaft, Stuhl, Speisereste) und Erregernachweis bei Säuglingsbotulismus (Stuhl).

Neurologische Erkrankungen mit ähnlicher Symptomatik sind abzugrenzen.

Diagnostik und Differenzialdiagnosen: Die Diagnose basiert auf Anamnese (oft erkranken mehrere Personen gleichzeitig), klinischer Symptomatik und Toxinnachweis in Serum, Mageninhalt, Stuhl und Speiseresten durch Tierversuch (Maus). Bei Verdacht auf Säuglingsbotulismus sollte außerdem der kulturelle Erregernachweis im Stuhl des Patienten erfolgen.

Abzugrenzen sind Erkrankungen mit ähnlicher klinischer Symptomatik: Myasthenia gravis, Guillain-Barré-Syndrom, Enzephalitis, Poliomyelitis.

Therapie: Magen- und Darmentleerung, Gabe von Antitoxin und supportive Maßnahmen sind erforderlich.

Therapie: Sofortige Magen- und Darmentleerung, Gabe von Antitoxin (polyvalentes Antiserum vom Pferd) zur Neutralisation noch nicht gebundener Toxine (zu beachten sind evtl. auftretende allergische bzw. anaphylaktische Reaktionen). Überwachung bzw. Aufrechterhaltung der Vitalfunktionen. Eine spezifische Therapie des Säuglingsbotulismus gibt es nicht. Die Gabe von Antitoxin wird nicht empfohlen. Die orale Gabe von Penicillin ist umstritten.

Prognose und Prophylaxe: Die Letalitätsrate liegt bei 5–10 %. Die Prophylaxe besteht im sachgerechten Umgang mit Nahrungsmitteln bzw. in der sachgerechten Herstellung.

Prognose und Prophylaxe: Die Patienten können an Ateminsuffizienz oder sekundären Infektionen versterben, die Letalitätsrate liegt bei 5–10 %. Die Letalität des Säuglingsbotulismus ist relativ niedrig. Die Prophylaxe besteht in der sachgemäßen Herstellung von Nahrungsmitteln bzw. im sachgerechten Umgang mit diesen. Säuglinge sollten im 1. Lebensjahr keinen Honig erhalten.

Meldepflicht: Botulismus ist meldepflichtig.

Meldepflicht: Botulismus ist meldepflichtig (Verdacht, Erkrankung, Tod).

Clostridium difficile

Ätiologie und Pathogenese: Cl. difficile ist ein Sporen bildendes, anaerobes Stäbchen, das Zytotoxin und Enterotoxin produziert. Der Erreger kommt im Darm gesunder Kinder vor, besonders im Säuglingsalter.

Häufig geht der Erkrankung eine Antibiotikagabe (z. B. Clindamycin) voraus, die wahrscheinlich zu Selektion der Erreger und verstärkter Toxinbildung führt, daher die Bezeichnung **antibiotikaassoziierte Enterokolitis**. Erkrankungen treten meist im Krankenhaus auf.

Clostridium difficile

Ätiologie und Pathogenese: Clostridium (Cl.) difficile ist ein Sporen bildendes, grampositives, anaerob wachsendes Stäbchenbakterium, das Enterotoxin (Toxin A) und Zytotoxin (Toxin B) produziert. Der Erreger findet sich bei gesunden Säuglingen in ca. 30–60 %, bei älteren Kindern in 1–10 % im Darm.

Unter Antibiotikatherapie kann es zur Selektion der Erreger und zu vermehrter Toxinproduktion im Darm kommen, die Folge ist eine **antibiotikaassoziierte Enterokolitis**. Nahezu alle üblichen Antibiotika kommen als Ursache in Betracht (z. B. Clindamycin, Aminopenicillin, Cephalosporine). Die meisten Erkrankungen treten bei Patienten im Krankenhaus auf. Hier kann es auch zu Fallhäufungen kommen.

Klinik: Leitsymptome sind wässrige oder blutig-schleimige, evtl. eitrige Durchfälle („pseudomembranöse Enterokolitis"), Fieber und krampfartige Bauchschmerzen.
Als **Komplikationen** können toxisches Megakolon und Darmperforationen auftreten.

Therapie: Schon bei Verdacht sollte das Antibiotikum abgesetzt werden. Bei leichteren Erkrankungen reicht diese Maßnahme oft aus, ansonsten symptomatische Maßnahmen (Ausgleich von Wasser- und Elektrolytverlust, Intensivpflege) und Erregerbekämpfung mit Metronidazol oder Vancomycin (oral).

16.4.6 Infektionen durch gramnegative Stäbchenbakterien

Haemophilus influenzae

Ätiologie und Pathogenese: H. influenzae ist ein kleines, gramnegatives, sporenloses Stäbchen, das häufig zur Normalflora des Nasen-Rachen-Raums gehört. Die Bakterien können Kapseln bilden, am wichtigsten sind Stämme mit Kapselantigen b. Sie sind Ursache der meisten systemischen H.-influenzae-Infektionen. Lokale respiratorische Infektionen (Otitis, Sinusitis, Bronchitis) werden meist durch unbekapselte Stämme verursacht. Lokalen und systemischen Infektionen geht oft eine Virusinfektion des Respirationstraktes voraus. Im Einzelfall ist es meist unmöglich zu klären, ob es sich um eine endogene oder exogene Infektion handelt. Allerdings haben Kinder aus der Wohngemeinschaft oder der Kindergartengruppe eines Indexfalles ein deutlich erhöhtes Erkrankungsrisiko. Die ersten Lebensjahre disponieren für derartige Infektionen, weil zu dieser Zeit in der Regel protektive Antikörper gegen Typ b fehlen bzw. ungenügend produziert werden.

Häufigkeit: Die Inzidenz systemischer H.-influenzae-Infektionen ist in Regionen mit hoher Hib-Durchimpfungsrate extrem zurückgegangen. Systemische Infektionen durch H. influenzae sind bei Kindern in den ersten 3–4 Lebensjahren am häufigsten.

Klinik:
- **Meningitis:** Die Erkrankung betrifft meist Kinder im Alter von 6–18 Monaten. Rasch entwickelt sich das klinische Bild einer purulenten Meningitis, u. U. mit septischem Schock (s. S. 620).
- **Epiglottitis:** Die betroffenen Kinder sind etwas älter (etwa 3–6 Jahre). Der Verlauf ist meist perakut. Typisch sind hohes Fieber, Schluckbeschwerden, Speichelfluss, Atemnot, kloßige Sprache. Durch Anschwellen der Epiglottis kann es schnell zur Ateminsuffizienz kommen (s. S. 311, Tab. 11.8).
- **Phlegmone („Zellulitis"):** Die Infektion tritt meist als Wangen-, Orbital- bzw. Periorbitalphlegmone in Erscheinung. Die Region ist geschwollen, warm, u. U. livid verfärbt.
- **Otitis media** (H. influenzae ist der zweithäufigste Erreger der Otitis media im Kindesalter).
- Weitere klinische Manifestationen: **Sinusitis, Pneumonie** (besonders bei Säuglingen und Kleinkindern), **hämatogene Osteomyelitis, Arthritis.**

Diagnostik: Im Vordergrund steht der Erregernachweis (z. B. Blutkultur, Liquorkultur). Bei Meningitis ist auch der Nachweis von H.-influenzae-Antigen im Liquor möglich.

Therapie: Wegen des Risikos von Infektionen durch resistente Stämme (β-Laktamasen) werden heute bei der kalkulierten Therapie systemischer Infektionen Cephalosporine der 3. Generation, z. B. Cefotaxim, empfohlen. Bei lokalisierten Infektionen kommen orale Cephalosporine (2./3. Generation) in Betracht.

Prognose: Auch bei regelrechter Therapie können nach **Meningitis** Schwerhörigkeit (5–10%) und andere neurologische Schäden (bis 20%) zurückbleiben. Die Letalität beträgt etwa 5%.

Prophylaxe: Die Hib-Impfung bietet einen zuverlässigen Schutz.

Pertussis

Ätiologie und Pathogenese: B. pertussis, der Erreger des Keuchhustens, ist ein kleines, gramnegatives Stäbchen. Infektionsquellen sind Kranke (Stadium catarrhale), aber auch Keimträger. Übertragung durch Tröpfchen.

Keuchhusten ist hoch kontagiös. Der Kontagionsindex beträgt ca. 90 %.

Häufigkeit: Die Pertussis-Inzidenz in einer Region wird vor allem von der Durchimpfungsrate bestimmt.

Klinik: Inkubationszeit: 1–2 Wochen. Die Erkrankung dauert ca. 6–8 Wochen und läuft in 3 Stadien ab:
- **Stadium catarrhale** (1–2 Wochen): Symptome einer Erkältung.
- **Stadium convulsivum** (2–4 Wochen): **stakkatoartige Hustenanfälle** mit tiefer Inspiration und Hervorwürgen von Schleim oder Erbrechen, evtl. Apnoe mit Zyanose und Einflussstauung.
- **Stadium decrementi** (1–2 Wochen): Die Hustenanfälle werden leichter und klingen ab.

▶ **Merke**

Bei **jungen Säuglingen** kommt es nicht selten zu bedrohlichen **Apnoe-Anfällen** im Anschluss an uncharakteristischen Husten.

Komplikationen: Es kann zu Pneumonien und Otitis media kommen (oft Sekundärinfektion durch Pneumokokken oder H. influenzae). Die Pertussis-Enzephalopathie ist eine seltene Komplikation.

Diagnostik: Die Diagnose beruht auf Anamnese, klinischem Bild und mikrobiologischen Befunden.

Erregernachweis: Die Anzucht aus tiefen Nasopharyngealabstrichen erfordert Spezialnährböden (Direktausstrich) bzw. ein spezielles Transportmedium und gelingt nur in der 1.–3. Woche. Schneller und sensitiver ist die PCR.

Prophylaxe: Die Hib-Impfung bietet einen zuverlässigen Schutz. Bei nicht bzw. nicht komplett immunisierten Kindern mit Kontakt zu einem Kind mit einer H.-influenzae-b-Infektion ist eine Prophylaxe mit Rifampicin empfehlenswert.

Pertussis

Ätiologie und Pathogenese: Bordetella (B.) pertussis, der Erreger des Keuchhustens (Pertussis), ist ein kleines, gramnegatives, sporenloses Stäbchen. Infektionsquellen sind Kranke (Ende der Inkubationszeit, katarrhalisches Stadium) und Keimträger. Die Erreger werden durch Tröpfchen übertragen, gelangen über die Atemwege in die Bronchien, haften an Epithelzellen und vermehren sich. Wichtige Virulenzfaktoren sind Pertussis-Toxin und Filamenthämagglutinin.
Pertussis ist hoch kontagiös. Der Kontagionsindex für Kinder ohne Impfschutz beträgt ca. 90 %, d. h. fast alle empfänglichen Kinder erkranken nach Exposition.

Häufigkeit: Die Pertussis-Inzidenz in einer Region wird im Wesentlichen von der Durchimpfungsrate bestimmt. Erkrankungen werden am häufigsten gegen Ende des Winters und im Frühjahr beobachtet.. An Pertussis können Menschen aller Altersklassen erkranken. Bei hoher Durchimpfungsrate erkranken vor allem junge Säuglinge (1.–4. Lebensmonat), Adoleszente und Erwachsene.

Klinik: Die Krankheitsdauer beträgt im Allgemeinen 6–8 Wochen, die Inkubationszeit 1–2 (–3) Wochen. Der Krankheitsverlauf lässt sich in 3 Stadien einteilen:
- **Stadium catarrhale** (1–2 Wochen): uncharakteristischer Husten, Schnupfen, subfebrile Temperaturen, Konjunktivitis.
- **Stadium convulsivum** (2–4 Wochen): Typisch sind paroxysmale, evtl. mehrfach aufeinander folgende, **stakkatoartige Hustenattacken** (besonders nachts) mit vorgestreckter Zunge und nachfolgender tiefer Inspiration. Es kann zu Zyanose, Einflussstauung und Apnoen kommen. Am Ende der Hustenattacke würgt das Kind glasigen Schleim heraus (und ist erschöpft), auch Erbrechen ist nicht selten. Mögliche Begleiterscheinungen der Hustenanfälle sind Petechien, Konjunktivalblutungen und Zungenbandgeschwüre.
- **Stadium decrementi** (1–2 Wochen): Die Hustenanfälle werden langsam milder und klingen schließlich ab.

▶ **Merke:** Perseveration von Hustenanfällen ist noch über Wochen (bis Monate) möglich; dies ist keine Zweiterkrankung an Pertussis.

Bei jungen Säuglingen und Erwachsenen sind die typischen Stadien oft nicht erkennbar. Beim **jungen Säugling** kann der „Hustenanfall" atypisch verlaufen, nach uncharakteristischem Husten wird das Kind plötzlich livid oder blass **(apnoischer Anfall)**.

Komplikationen: Schwere und komplizierte Verlaufsformen, die oft mit Fieber einhergehen, kommen v. a. bei jüngeren Kindern vor. Mögliche Komplikationen sind Pneumonie und Otitis media (meist Superinfektionen durch Pneumokokken oder H. influenzae). Seltener treten Krampfanfälle und die Pertussis-Enzephalopathie (Risiko einer bleibenden Schädigung) auf.

Diagnostik: Die Diagnose basiert auf Anamnese (fehlender oder nicht ausreichender Impfschutz, Kontakt zu Erkrankten), klinischem Bild und mikrobiologischen Befunden.
Erregernachweis: Ein dünner, biegsamer Tupfer wird mit 0,9 %iger NaCl-Lösung angefeuchtet, durch die Nase tief in den Nasen-Rachen-Raum vorgeschoben, dort 5–10 s belassen und direkt auf Spezialnährböden ausgestrichen oder sofort in ein geeignetes Transportmedium eingebracht. Der Erregernachweis durch kulturelle Anzüchtung aus Nasopharyngealsekret gelingt meist nur in der 1.–3. Woche der Erkrankung. Falsch negative Ergebnisse können Folge technischer Fehler oder bereits erfolgter Antibiotikagabe sein. Eine andere, sensitivere, spezifischere und schnellere Nachweismethode ist die PCR.

Serologische Diagnostik: Spezifische IgM-, IgG- und IgA-Antikörper sind ca. 3–4 Wochen nach Erkrankungsbeginn nachweisbar (im frühen Stadium convulsivum noch negativ). IgA-AK werden nur nach Infektion durch B. pertussis gebildet, nicht nach Pertussis-Impfung.

Blutbild: Typisch ist eine Leukozytose mit absoluter und relativer (bis 80%) Lymphozytose ab 2. Krankheitswoche. Bei Säuglingen oder teilimmunisierten Patienten kann die Lymphozytose auch fehlen.

Differenzialdiagnosen: Pertussiforme Krankheitsbilder können auch hervorgerufen werden durch Infektionen mit Bordetella parapertussis, Chlamydia trachomatis, Mycoplasma pneumoniae, Moraxella catarrhalis, Adeno- und RS-Viren. Abzugrenzen ist auch eine Fremdkörperaspiration.

Therapie: Säuglinge sollten wegen des oft schweren Krankheitsverlaufs stationär behandelt werden.

Antibiotika: Die Behandlung mit Antibiotika sollte frühzeitig beginnen. Mittel der Wahl sind Makrolide. Als Alternative kommt Cotrimoxazol (6–8 mg Trimethoprim/kgKG/d in 2 ED) in Betracht. Durch Antibiotikagabe im St. catarrhale und frühen St. convulsivum wird der Krankheitsverlauf günstig beeinflusst und die Kontagiosität beendet. Im späten St. convulsivum sind die Symptome toxinbedingt und durch Antibiotika kaum noch beeinflussbar. Bei Superinfektion durch andere Erreger kommen z. B. Aminopenicillin plus β-Laktamase-Inhibitor oder Cephalosporine in Betracht (B. pertussis ist cephalosporinresistent).

Symptomatische Maßnahmen: Salbutamol soll Häufigkeit und Dauer der Hustenattacken reduzieren. Kortikosteroide können den Krankheitsverlauf bei Säuglingen mit schwerer Pertussis evtl. günstig beeinflussen. Zufuhr von reichlich Flüssigkeit ist zur Verflüssigung des Schleims wichtig. Nach Abschluss der Behandlung können Kinder wieder eine Gemeinschaftseinrichtung besuchen.

Prognose: Die Letalitätsrate ist bei adäquater Behandlung niedrig.

Prophylaxe:
Impfung: s. S. 31. **Chemoprophylaxe:** Eine Prophylaxe mit einem Makrolid ist bei engem Kontakt empfänglicher Kinder mit kontagiösen Pertussis-Patienten sinnvoll. Besonders zu schützen (weil besonders gefährdet) sind Säuglinge bzw. Kinder mit kardialen oder pulmonalen Grundleiden.

Infektionen durch Enterobakterien

Ätiologie und Pathogenese: Enterobakterien sind gramnegative, sporenlose, relativ anspruchslose Bakterien mit beachtlicher Widerstands- und Vermehrungsfähigkeit in der Umwelt. Der natürliche Standort der meisten Arten ist der Darm von Mensch und Tier. Ein gemeinsamer Faktor in der Pathogenese von Infektionen durch diese Erreger sind Lipopolysaccharide der äußeren Bakterienmembran, die beim Zerfall frei werden und im Organismus als **Endotoxine** wirken; sie können Fieber, Schock und Verbrauchskoagulopathie verursachen. Viele Bestandteile dieser Bakterien sind Antigene, die zur Antikörperbildung führen und im Labor die exakte Identifizierung ermöglichen. Zu den Enterobakterien zählen Salmonellen, Shigellen, E. coli, Klebsiella, Enterobacter, Proteus u. a.

Diagnostik: Die Labordiagnostik basiert auf kulturellem Erregernachweis mit nachfolgender Identifizierung mittels biochemischer und serologischer Methoden.

Typhus, Paratyphus

Ätiologie und Pathogenese: Erreger des Typhus ist Salmonella (S.) Typhi, Erreger des Paratyphus sind S. Paratyphi A, B oder C. Infektionsquelle ist der Mensch (z. B. Kranke, Rekonvaleszenten, Ausscheider). Die Erreger werden mit Stuhl und Urin ausgeschieden und fäkal-oral, z. B. über kontaminiertes Wasser oder Lebensmittel aufgenommen. Es kommt zur **Bakteriämie** (Generalisation). Die Keime gelangen in verschiedene Organe (Leber, Milz, Knochenmark, Myokard,

darm ist durch Keimvermehrung in den Peyer-Plaques die Entwicklung von Ulzera möglich.

Häufigkeit: Typhus und Paratyphus sind in Industrieländern selten.

Klinik: Typhus und Paratyphus sind klinisch nicht zu unterscheiden. Die Erkrankung beginnt mit grippeartigen Symptomen und stufenförmigem Fieberanstieg bis auf 39–40 °C. Nach einer Woche persistiert das Fieber als Kontinua bei relativer Bradykardie. Weitere Symptome und Befunde sind Hepatosplenomegalie, Bewusstseinsstörungen, Roseolen, **Erbsbreistühle**. Ab 3. Woche bilden sich die Symptome zurück. Bei Kindern ist der Verlauf oft leichter mit uncharakteristischer Symptomatik.

Komplikationen: Darmblutung und -perforation sind die wichtigsten Komplikationen.

Diagnostik und Differenzialdiagnosen: Der **Erregernachweis** ist bis zum ca. 10. Krankheitstag durch Blutkultur möglich, danach durch Stuhl- (evtl. auch Urin-)kultur. Ein Anstieg **agglutinierender Antikörper** ist ab der 2. Woche nachweisbar.

Therapie: Wirksame Antibiotika sind Cephalosporine (3. Gen.) und Ciprofloxacin. Behandlungsdauer meist 14 Tage.

Prognose: Bei adäquater Therapie beträgt die Letalitätsrate < 1 %. Bei manchen Patienten kommt es zur anhaltenden Ausscheidung von Erregern mit dem Stuhl; hält diese länger als 3 Monate an, spricht man von **Dauerausscheidern**.

Prophylaxe: Am wichtigsten ist **Expositionsprophylaxe** (stationäre Aufnahme, Einhaltung der Hygienevorschriften). **Aktive Immunisierung** ist möglich.
Typhus und Paratyphus sind **meldepflichtig**.

Infektionen durch Enteritis-Salmonellen

Ätiologie und Pathogenese: Haus- und Nutztiere sind die Infektionsquellen für den Menschen. Die Übertragung auf den Menschen erfolgt meist durch kontaminierte tierische Lebensmittel, die Infektionsdosis ist relativ hoch. Nach Invasion der Dünndarmmukosa vermehren sich die Keime in Makro-

ZNS usw.). Im Dünndarm kann es durch Keimvermehrung in den Peyer-Plaques zu Nekrosen und Ulzerationen (Gefahr von Blutungen und Perforationen) kommen. Typhus und Paratyphus sind zyklische Infektionskrankheiten.

Häufigkeit: Typhus und Paratyphus kommen in Industrieländern selten und sporadisch vor, z. B. nach Reisen in Endemiegebiete. In Entwicklungsländern sind sie endemisch.

Klinik: Die Inkubationszeit beträgt 1–2 (–3) Wochen. Typhus und Paratyphus sind klinisch nicht zu unterscheiden. Die Krankheit beginnt mit stufenweisem Temperaturanstieg, Kopfschmerzen, Inappetenz, zunehmendem Krankheitsgefühl, Husten, Obstipation sowie gebläthem Adomen. Am Ende der 1. Woche besteht Fieber als Kontinua mit 39–40 °C (relative Bradykardie). Es kann zu Bewusstseinsstörungen kommen (Halluzinationen, Somnolenz bis hin zum Koma). Leber und Milz sind vergrößert. Auf der Haut (vor allem am Stamm) finden sich Roseolen (kleine Makulae, die bakteriellen Embolien entsprechen). Die Zunge ist grau-braun belegt. Charakteristisch sind **erbsbreiartige Stühle** bei druckschmerzhaftem Abdomen, dieses Symptom fehlt aber oft. Ab 3. Woche bilden sich die Symptome langsam zurück. Bei Kindern sind die Krankheitszeichen (z. B. Fieberkurve) manchmal uncharakteristisch und relativ gering ausgeprägt. Dieser Verlauf in Stadien ist typisch für Patienten, die nicht mit Antibiotika behandelt werden.

Komplikationen: Die wichtigsten sind Darmblutung bzw. -perforation mit Gefahr der Peritonitis. Die Bakteriämie kann zu Myokarditis, Osteomyelitis und Erkrankung weiterer Organe durch metastatische Absiedelung der Erreger führen.

Diagnostik und Differenzialdiagnosen: Der **Erregernachweis** ist in den ersten 10 Krankheitstagen vor allem durch Blutkulturen möglich, später aus dem Stuhl (evtl. auch Urin). Zu Beginn der Erkrankung und ab der 2. Woche können serologische Untersuchungen auf **agglutinierende Antikörper** gegen O-Antigene veranlasst werden.

Therapie: Cephalosporine der 3. Generation (Cefotaxim, Ceftriaxon) sind wirksam. Jenseits des 14. Lebensjahres kann auch Ciprofloxacin eingesetzt werden. Die Behandlungsdauer beträgt im Allgemeinen 14 Tage. Bei ausgeprägten Symptomen zu Beginn der Erkrankung kann der kurzfristige Einsatz von Kortikosteroiden sinnvoll sein.

Prognose: Bei rechtzeitigem Therapiebeginn liegt die Letalitätsrate unter 1 %, Rezidive sind selten. Nach Abschluss der Behandlung sind innerhalb von einer Woche 3 bakteriologische Stuhluntersuchungen (bei Möglichkeit auch Untersuchung von Duodenalsaft) vorgeschrieben. In 2–4 % kann es zu einer länger anhaltenden Ausscheidung der Erreger mit dem Stuhl kommen. Hält diese länger als 3 Monate an, gilt der Betroffene als **Dauerausscheider** und unterliegt besonderen Regelungen durch die Gesundheitsbehörden.

Prophylaxe: Am wichtigsten ist die **Expositionsprophylaxe** (stationäre Aufnahme, Einhaltung der Hygienevorschriften). Kontaktpersonen müssen erfasst und untersucht werden. Eine Schutzimpfung ist möglich.

Meldepflicht: Typhus und Paratyphus sind meldepflichtig (Verdacht, Erkrankung, Tod).

Infektionen durch Enteritis-Salmonellen

Ätiologie und Pathogenese: Es gibt ca. 2000 verschiedene Serovare, von denen in Deutschland etwa 20 endemisch sind. Infektionsquellen für den Menschen sind Haus- und Nutztiere. Die Übertragung erfolgt durch kontaminierte Nahrungsmittel (Fleisch, Eier, Milch, Milchprodukte), nur in Ausnahmefällen fäkaloral von Mensch zu Mensch (z. B. bei Neugeborenen). Zu klinischen Symptomen kommt es erst nach Aufnahme hoher Keimzahlen (Infektionsdosis > 10^5 Keime), d. h. in der Regel ist eine Keimvermehrung im kontaminierten Nahrungsmittel vorangegangen. Die Erreger durchdringen zunächst die Epithelzellen der Dünndarmmukosa und werden dann von Makrophagen aufgenommen, in denen sie sich vermehren. Folge der Infektion ist eine erhöhte Ausscheidung von Flüssigkeit und Elektrolyten (Diarrhö).

Häufigkeit: Die Inzidenz der Salmonellen-Enteritiden zeigt seit etwa 10 Jahren in den Industrieländern eine steigende Tendenz. Die gemeldeten machen aber nur einen Teil der tatsächlichen Infektionen aus. Die Dunkelziffer dürfte beträchtlich sein.

Klinik: 8–48 Stunden nach Aufnahme der kontaminierten Lebensmittel entwickelt sich eine Enteritis mit Erbrechen, Leibschmerzen, wässrigen (selten blutigen) Durchfällen und häufig Fieber. Die Symptome klingen nach ca. 2–4 Tagen ab. Vor allem bei Patienten mit Abwehrschwäche kann es durch hämatogene Streuung der Erreger zur Sepsis und zu Absiedelungen in andere Organe kommen (z. B. Osteomyelitis, Arthritis, Meningitis, Pneumonie).

Diagnostik und Differenzialdiagnosen: Entscheidend sind (nach Möglichkeit wiederholte) Stuhluntersuchungen zum kulturellen Nachweis der Erreger, bei septischen Verläufen auch Blutkulturen und Kulturen von Punktaten, Eiter etc. Abzugrenzen sind Darminfektionen anderer Ätiologie (z. B. durch Viren oder Staphylokokken), septische Erkrankungen durch andere Erreger, nichtinfektiöse Erkrankungen mit Durchfällen.

Therapie: Im Vordergrund steht die Substitution der Wasser- und Elektrolytverluste, meist durch Infusionen (bei leichteren Erkrankungen evtl. auch durch orale Elektrolytlösungen). Bei Enteritiden sind Antibiotika im Allgemeinen nicht indiziert, da sie den klinischen Verlauf kaum günstig beeinflussen, die Dauer der Keimausscheidung aber verlängern können. Bei Verdacht auf systemische Infektionen können Ampicillin/Amoxicillin, Cephalosporine (3. Generation) oder Cotrimoxazol eingesetzt werden (wegen zunehmender Resistenzen u. U. auch Ciprofloxacin).

Prognose und Prophylaxe: Bei immunkompetenten Kindern jenseits des Säuglingsalters verläuft die Erkrankung in der Regel gutartig. Schwere Erkrankungen, evtl. mit Exitus letalis, können bei abwehrgeschwächten Patienten und Neugeborenen auftreten. Die Prophylaxe besteht vor allem in hygienischen Maßnahmen (Veterinärhygiene, Lebensmittelüberwachung).

Meldepflicht: Die Meldepflicht entsprechend Infektionsschutzgesetz ist zu beachten.

Bakterielle Ruhr

Ätiologie und Pathogenese: Shigellen sind die Erreger der bakteriellen Ruhr. Die Gattung Shigella umfasst 4 Arten, die biochemisch und serologisch unterschieden werden: **Shigella (Sh.) sonnei** (Erreger der Sommerruhr oder E-Ruhr, kommt in Mitteleuropa vor), **Sh. flexneri** (Erreger der Flexner-Ruhr, in Mitteleuropa und in tropischen Ländern) sowie die vorwiegend in tropischen Ländern vorkommenden **Sh. dysenteriae** (Erreger der toxischen Shiga-Kruse-Ruhr) und **Sh. boydii**. Infektionsquelle ist der Mensch (Erkrankte, symptomlose Ausscheider). Die Übertragung erfolgt fäkal-oral als Schmierinfektion oder indirekt über kontaminierte Lebensmittel (Fliegen!) oder Wasser. In Deutschland spielt die Übertragung in Kindereinrichtungen eine wichtige Rolle. Die Erreger sind hoch kontagiös, die Infektionsdosis ist klein. Nach oraler Aufnahme siedeln sich die Erreger im unteren Dünn- und Dickdarm an. Besonderes Kennzeichen der Shigellen ist ihre Invasivität. Sie dringen in die Epithelzellen der Mukosa ein und zerstören sie. Dies führt zu ausgedehnten Ulzerationen, gelegentlich mit Bildung von Pseudomembranen.

Häufigkeit: Die bakterielle Ruhr kommt weltweit vor. In Deutschland sind vor allem Infektionen durch Sh. sonnei (E-Ruhr) endemisch, Erkrankungen durch Sh. flexneri kommen selten vor. Erkrankungshäufungen werden im Sommer und

Klinik: Nach kurzer Inkubationszeit kommt es zur Enteritis mit wässrigem, später blutig-schleimigem Durchfall und Tenesmen, evtl. auch Fieber.

Komplikationen: Darmblutung, Darmperforation, Krampfanfälle, Reiter-Syndrom.

Diagnostik: Die Diagnose beruht auf klinischem Bild und kulturellem Erregernachweis im Stuhl. Wichtig sind Antibiogramme.

Differenzialdiagnosen: Andere Erreger können ähnliche Krankheitsbilder hervorrufen, auch Morbus Crohn und Colitis ulcerosa sind auszuschließen.

Therapie: Im Vordergrund steht die Substitution der Wasser- und Elektrolytverluste. Außerdem erfolgt eine Antibiotikatherapie (z. B. Cephalosporine der 3. Gen., Chinolone).

Prognose: Die Letalitätsrate liegt in Industrieländern unter 1 %.

Prophylaxe: Hygienische Maßnahmen stehen im Vordergrund (Expositionsprophylaxe).

Shigella-Infektionen sind **meldepflichtig**.

Infektionen durch Escherichia coli

Ätiologie und Pathogenese: Bei E. coli unterscheidet man **fakultativ-pathogene** Stämme, die zur normalen Darmflora gehören und z. B. Harnwegs-, Wund- und neonatale Infektionen (Sepsis, Meningitis) hervorrufen können und **obligat-pathogene** Stämme mit Virulenzfaktoren, die Darminfektionen verursachen.

Diagnostik: Bei extraintestinalen Infektionen reicht der kulturelle Nachweis von E. coli aus. Bei Darminfektionen ist die Diagnostik komplizierter, da obligat-pathogene Arten von normalen Darmbewohnern abgegrenzt werden müssen. Die Differenzierung der obligat-pathogenen Arten ist aufwendig und gehört nicht zur Routinediagnostik. Zu den einzelnen Erkrankungen s. Tab. **16.17**.

Frühherbst („Sommerdiarrhö") beobachtet. Betroffen sind vor allem Kinder im Alter von 1–9 Jahren.

Klinik: Nach einer Inkubationszeit von meist 2–5 Tagen zeigen sich Symptome einer Enteritis mit zunächst wässrigem Durchfall, später sind die Stühle oft blutig-schleimig (nur selten bei Sh.-sonnei-Infektionen). Die Patienten klagen über Leibschmerzen und Tenesmen. Die Erkrankung kann mit Fieber, Lethargie und Kopfschmerzen einhergehen.

Komplikationen: Hierzu zählen Darmblutung, Perforationsperitonitis, Krampfanfälle, selten kommt es zu einem Reiter-Syndrom (Arthritis, Urethritis, Konjunktivitis).

Diagnostik: Die Diagnose beruht auf dem klinischen Bild und dem kulturellen Erregernachweis im Stuhl (Einsatz von Selektivnährböden, meist kombiniert mit Salmonellendiagnostik). Die Stuhlmikroskopie zeigt oft Leuko- und Erythrozyten. Die Stuhlproben müssen umgehend dem Labor übergeben werden, andernfalls sind geeignete Transportmedien zu benutzen. Wichtig sind Antibiogramme (zunehmende Resistenzen).

Differenzialdiagnosen: Ruhr ist ein klinischer Begriff. Ähnliche Krankheitsbilder können z. B. durch Amöben (Amöben-Ruhr), andere Bakterien (z. B. „Pyozyaneus-Ruhr" der Säuglinge) oder Viren verursacht werden. Auch entzündliche Darmerkrankungen anderer Genese kommen in Betracht (z. B. Morbus Crohn, Colitis ulcerosa).

Therapie: Im Vordergrund stehen Flüssigkeits- und Elektrolytersatz. Außerdem ist eine Antibiotikatherapie für 5 Tage indiziert, um die Dauer der Erkrankung und der Erregerausscheidung zu verkürzen (z. B. Cephalosporine der 3. Gen., Chinolone, Cotrimoxazol nur bei nachgewiesener Empfindlichkeit).

Prognose: Die Letalitätsrate liegt in Industrieländern unter 1 %. Die Erreger werden selten länger als 3 Monate ausgeschieden.

Prophylaxe: Wichtig sind Isolierung der Patienten, Tragen von Schutzkitteln, Händedesinfektion und Desinfektion von Ausscheidungen und Gegenständen, mit denen der Patient Kontakt hatte. Von entscheidender Bedeutung ist ein hoher Standard in der Lebensmittelhygiene. Auch der Fliegenbekämpfung kommt Bedeutung zu.

Meldepflicht: Die Meldepflicht entsprechend IfSG ist zu beachten.

Infektionen durch Escherichia coli

Ätiologie und Pathogenese: Bei Escherichia (E.) coli handelt es sich um gramnegative, aerob wachsende Stäbchenbakterien. Hauptstandort ist der Darm von Mensch und Tier. E. coli gilt als Indikatorkeim für fäkale Verunreinigungen von Wasser und Lebensmitteln. Man unterscheidet **fakultativ-pathogene** Stämme der normalen Darmflora von **obligat-pathogenen** Stämmen, die bestimmte, z. T. phagen- oder plasmidkodierte Virulenzfaktoren aufweisen und Darminfektionen hervorrufen, die **meldepflichtig** sind (Verdacht, Erkrankung, Tod).

Diagnostik: Die kulturelle Anzucht aus verschiedenen Untersuchungsmaterialien und die Abgrenzung von anderen Enterobakterien ist möglich. Die Diagnose von intestinalen Infektionen ist dagegen komplizierter, da sich E. coli als normaler Darmbewohner in jeder Stuhlprobe nachweisen lässt. Die weitere Differenzierung der Erreger kann aber bei schweren Erkrankungen (z. B. mit HUS) sinnvoll sein, besonders, wenn mehrere Patienten erkranken und ein epidemiologischer Zusammenhang vermutet wird. Zu den einzelnen, durch darmpathogene E. coli hervorgerufenen Erkrankungen s. Tab. **16.17**.

16.17 Infektion durch darmpathogene E. coli

Erreger	Ätiologie/Vorkommen	Klinik	Therapie	Komplikationen	Prognose
Enterotoxische E. coli (ETEC)	„Reisediarrhö" in warmen Ländern, verursacht durch verschiedene Exotoxine, „Montezumas Rache"	wässriger Durchfall (7–14 Tage), z. T. schwerer Verlauf	Flüssigkeits- und vor allem Elektrolytersatz. Nur bei schweren Verläufen Antibiotika	bei frühzeitiger parenteraler Flüssigkeitszufuhr: keine	gut
Enteroinvasive E.coli (EIEC)	E. coli 028, 029, 0124, u. a., Virulenz wie Shigellen, Übertragung durch Nahrung, in Deutschland selten	ruhrähnliche Kolitis, blutig-schleimige Durchfälle, Exsikkose	Flüssigkeits- und Elektrolytersatz. Bei schweren Verläufen Antibiotika	bei frühzeitiger parenteraler Flüssigkeitszufuhr: keine	gut
Enteropathogene E. coli (EPEC)	E. coli 026, 055, 086 u. a., vor allem Säuglinge und Kleinkinder, fäkal-orale und Nahrungsübertragung, in Deutschland selten	leichter bis schwerer Durchfall, evtl. rasche Exsikkose bis zum Koma	bilanzierte Flüssigkeits- und Elektrolytzufuhr, keine Antibiotikatherapie	keine, falls die Exsikkose frühzeitig behoben wird	gut
Enterohämorrhagische E. coli (EHEC)	E. coli 0157:H7 u. a. Serotypen, Bildung von Verotoxinen; mögliche Infektionsquellen: Rinder; Übertragung durch kontaminierte Lebensmittel	hämorrhagische Kolitis	Flüssigkeits- und Elektrolytzufuhr; Antibiotika-Therapie wird nicht empfohlen	Hämolytisch-urämisches Syndrom (HUS), vor allem bei Kleinkindern und älteren Menschen	bei HUS ungewiss, 10–30 % chronische Niereninsuffizienz

Infektionen durch Klebsiella, Enterobacter, Serratia, Proteus

Diese Keime spielen vor allem eine Rolle als Erreger nosokomialer Infektionen, z. B. in Neonatologie und Intensivmedizin. Wegen ihrer meist ausgeprägten Antibiotikaresistenz gelten sie als „Problemkeime". Sie verursachen bei disponierten Patienten vielfältige, z. T. schwere Infektionen (z. B. Harntraktinfektionen, Sepsis).

Infektionen durch Pseudomonas

Ätiologie und Pathogenese: Unter den Pseudomonas-Arten ist Pseudomonas (P.) aeruginosa der wichtigste Vertreter. Es handelt sich um gramnegative sporenlose Stäbchen mit geringen Kultivierungsansprüchen. Typisch sind Bildung blaugrüner Farbstoffe (blaugrüner Eiter) und charakteristischer Geruch. Pseudomonas-Arten sind in der Umwelt weit verbreitet (Erde, Wasser, Pflanzen). Auch im Krankenhaus finden sie in feuchtem Milieu ausreichende Lebensbedingungen (z. B. Blumenvasen, Waschbecken, Vernebler). Die pathogene Wirkung beruht auf Exotoxinen und Enzymen mit destruierender Wirkung auf Gewebe (Elastase, Proteasen, Hämolysine). Bei chronischen Infektionen (z. B. bronchopulmonale Infektion bei Mukoviszidose) finden sich oft Stämme mit ausgeprägter Schleimkapsel, die vor Phagozytose schützt.

Meist handelt es sich um nosokomiale Infektionen. Die Erreger werden direkt (Hände, Kittel), durch Aerosole (Beatmung) sowie Instrumente und Geräte übertragen. Empfänglich sind vor allem hospitalisierte Patienten mit Grundkrankheiten, die zur Beeinträchtigung der Abwehr führen (z. B. Operationen, Verbrennungen, Malignome), aber auch Neu- und Frühgeborene. Neben exogenen gibt es auch endogene Infektionen.

Krankheitsbilder: Möglich sind Wundinfektionen (z. B. nach Verbrennungen bzw. Operationen), Harnwegsinfektionen (besonders bei Harnentleerungsstörungen), Pneumonie (z. B. bei Beatmung, Mukoviszidose), Sepsis (besonders bei Patienten mit malignen Erkrankungen und Granulozytopenie), Endokarditis (bei Drogensüchtigen), chronisch-suppurative Otitis media, maligne Otitis externa. Auch Haut- (Ecthyma gangraenosum) und Knocheninfektionen (z. B. nach penetrierenden Fußverletzungen) kommen vor.

Diagnostik: Wichtig sind der kulturelle Erregernachweis und das Antibiogramm.

Therapie: Meropenem, Piperacillin, Aminoglykoside, Ceftazidim, Cefepim, Ciprofloxacin sind wirksam. Bei systemischer Infektion sollte man β-Laktame mit Aminoglykosiden kombinieren.

Prognose: Systemische Infektionen bei Patienten mit schwerer Grunderkrankung haben eine ernste Prognose.

Prophylaxe: Im Vordergrund stehen Expositionsprophylaxe (Krankenhaushygiene) und ein vernünftiger Umgang mit Antibiotika.

Häufungen nosokomialer Infektionen sind **meldepflichtig**.

Yersinien

Ätiologie und Pathogenese: Yersinien sind gramnegative, aerobe Stäbchenbakterien. Sie können sich auch bei 4 °C noch vermehren. Die Übertragung erfolgt meist über kontaminierte Lebensmittel bzw. Wasser. Wichtigster Vertreter ist **Yersinia (Y.) enterocolitica**.
Yersinien können eine Ileokolitis mit mesenterialer Lymphadenitis, lymphoider Hyperplasie und Abszessen in den Peyer-Plaques verursachen.

Das Krankheitsbild hängt vom Alter des Patienten und Vorhandensein von Dispositionsfaktoren ab (z. B. Diabetes mellitus). Bei Kindern sind **Enteritis** und **Pseudoappendizitis** häufigste Manifestationen. Andere Manifestationen (Osteomyelitis, Meningitis, Sepsis, chronische Verlaufsformen) sind bei Kindern selten. Erythema nodosum und reaktive Arthritis sind mögliche Folgen.

Häufigkeit: Y. enterocolitica ist Ursache von ca. 2–4 % aller Enteritiden.

Klinik: Man unterscheidet zwei Verlaufsformen:
- **Enteritis:** Übelkeit, Erbrechen, wässrig-schleimiger Durchfall (evtl. Blutbeimengung).
- **Pseudoappendizitis:** Fieber, Schmerzen im rechten Unterbauch.

Diagnostik und Differenzialdiagnosen: Kultureller **Erregernachweis im Stuhl** (Blut, Gewebematerial) und Antikörpernachweis mittels Immunoblot. Die Lymphadenitis mesenterialis wird **sonographisch** diagnostiziert. Abzugrenzen sind Appendizitis, Enteritis, Lymphadenitis durch andere Erreger, Morbus Crohn.

Diagnostik: Die Diagnose kann durch kulturellen Erregernachweis geführt werden. Antibiogramme sind in Anbetracht häufiger Resistenzen wichtig.

Therapie: Gegenüber P. aeruginosa sind meist wirksam: Piperacillin, Ceftazidim, Cefepim, Meropenem, Gentamicin, Tobramycin, Amikacin, Ciprofloxacin. Bei systemischen Infektionen sollten β-Laktame mit Aminoglykosiden kombiniert werden. Zur Lokaltherapie (z. B. Inhalation bei Mukoviszidose) kommen auch Polymyxine in Frage.

Prognose: Systemische Pseudomonas-Infektionen, besonders bei Patienten mit schwerer Grundkrankheit, können binnen weniger Tage zum Exitus letalis führen.

Prophylaxe: Die Einhaltung krankenhaushygienischer Regeln (insbesondere korrekte Wartung und Aufbereitung von Geräten und Instrumenten) ist entscheidend. Es dürfen nur Desinfektionsmittel verwendet werden, die auch gegen Pseudomonas wirksam sind. Wichtig ist ein vernünftiger Umgang mit Antibiotika.

Meldepflicht: Häufungen nosokomialer Infektionen sind **meldepflichtig**.

Yersinien

Ätiologie und Pathogenese: Yersinien sind gramnegative, aerobe Stäbchenbakterien. Sie sind in der Tierwelt weit verbreitet. Die optimale Vermehrungstemperatur beträgt 28 °C, aber auch bei 4 °C findet noch Vermehrung statt. Die Übertragung auf den Menschen erfolgt meist über Lebensmittel (bzw. Wasser), selten durch direkten Tierkontakt. Wichtigster Vertreter ist **Yersinia (Y.) enterocolitica**.
Yersinien können eine oberflächliche ulzeröse Ileokolitis mit mesenterialer Lymphadenitis, lymphoider Hyperplasie und Abszessbildung in den Peyer-Plaques verursachen. Bei Y. pseudotuberculosis (bei Kindern selten!) entstehen außerdem epitheloide Granulome in den mesenterialen Lymphknoten.

Das Krankheitsbild hängt vom Alter des Patienten und evtl. vorhandenen Dispositionsfaktoren ab (z. B. Diabetes mellitus, Leberzirrhose, Immunsuppression, Niereninsuffizienz).
Im Kindesalter kommt es in 90–95 % der Fälle zu enteralen bzw. mesenterialen Manifestationen (80–85 % **Enteritis**, 10–15 % **Pseudoappendizitis**). Andere Manifestationen sind bei Kindern selten (etwa 5 % aller Infektionen), z. B. Osteomyelitis, Meningitis, Abszesse (Leber, Milz, Hirn), Sepsis. Chronische Verlaufsformen sind möglich. Besonders bei entsprechender Disposition (HLA-Typ B27) können immunpathologische Reaktionen (reaktive Arthritis, Erythema nodosum) auftreten.

Häufigkeit: Y. enterocolitica ist für etwa 2–4 % der akuten Enteritiden verantwortlich.

Klinik: Die Inkubationszeit beträgt 3–10 Tage (evtl. länger). Man kann zwei Verlaufsformen unterscheiden (Übergangsformen und atypische Verläufe kommen vor):
- **Enteritis:** Meist erkranken Säuglinge und Kleinkinder. Symptome sind Übelkeit, Erbrechen, Fieber, Leibschmerzen und wässrig-schleimige Durchfälle (evtl. mit Blutbeimengung).
- **Pseudoappendizitis:** Betroffen sind meist Schulkinder und Jugendliche. Fieber und Schmerzen im rechten Unterbauch.

Diagnostik und Differenzialdiagnosen: Die Diagnostik beruht auf dem **Erregernachweis im Stuhl** (Blut, Gewebematerial) mittels bakteriologischer Kultur und dem Nachweis von **Antikörpern** mittels Immunoblot-Technik. Die Lymphadenitis mesenterialis wird **sonographisch** diagnostiziert. Abzugrenzen sind akute Appendizitis und mesenteriale Lymphadenitis durch andere Erreger (auch Tuberkulose), Enteritis durch andere Erreger, Morbus Crohn.

Therapie: Die enteritische Form verläuft meist selbstlimitierend, so dass auf Antibiotika oft verzichtet werden kann. Ist eine Therapie indiziert, kommen Cotrimoxazol, Ciprofloxacin oder Doxycyclin in Betracht.

Prognose und Prophylaxe: Akute Erkrankungen verlaufen im Allgemeinen gutartig. Die Diarrhö dauert meist nur wenige Tage. Der Genuss von ungekochtem Fleisch und roher Milch sollte vermieden werden.

Meldepflicht: Die Meldepflicht entsprechend IfSG ist zu beachten.

Infektionen durch Campylobacter

Ätiologie und Pathogenese: Campylobacter-(C.-)Infektionen kommen weltweit vor. Infektionsquellen sind Wild-, Haus- und Nutztiere. Die Übertragung auf den Menschen erfolgt durch tierische Nahrungsmittel (Fleisch, Milch, Milchprodukte) oder Wasser. Besonders empfänglich sind Säuglinge und Kleinkinder.
Es handelt sich um gramnegative, sporenlose Stäbchen mit besonderen Nährbodenansprüchen. Wichtigster Vertreter ist C. jejuni.
C. fetus ssp. fetus kann bei Abwehrgeschwächten systemische Infektionen verursachen (Endokarditis, Meningitis, Arthritis, Sepsis).

Häufigkeit: C. jejuni soll für ca. 5–15 % (altersabhängig) der enteralen Infektionen in Industrieländern verantwortlich sein. In den Sommer- und Herbstmonaten kommt es zu Fallhäufungen.

Klinik: Nach einer Inkubationszeit von 2–6 Tagen kommt es zu wässrigen, z.T. blutigen Durchfällen, Übelkeit, Kopfschmerzen, Fieber, Glieder- und Bauchschmerzen. Die Erkrankung dauert meist eine Woche und ist selbstlimitierend.

Komplikationen: Bei disponierten Patienten (Träger von HLA-B27) kann es zu einer reaktiven Arthritis (bzw. Reiter-Syndrom), selten zu einem Guillain-Barré-Syndrom kommen.

Diagnostik: Die Diagnose basiert auf dem kulturellen Erregernachweis im Stuhl, ggf. im Blut, bei reaktiven Prozessen evtl. Antikörpernachweis im Serum.

Differenzialdiagnosen: Enterokolitiden durch andere Erreger, Morbus Crohn, Colitis ulcerosa.

Therapie und Prognose: Die Therapie besteht vor allem im Ersatz von Wasser und Elektrolyten. Makrolide können die Dauer der Beschwerden und der Keimausscheidung verkürzen (Resistenzen sind möglich). Auch Gyrasehemmer sind wirksam. Bei systemischen Infektionen kommen auch Aminoglykoside oder Imipenem in Betracht. Die Prognose der unkomplizierten Enteritis ist gut.

Prophylaxe: Entscheidend sind hygienische Maßnahmen (Lebensmittelhygiene, ausreichendes Erhitzen von Nahrungsmitteln).

Meldepflicht: Die Meldepflicht entsprechend IfSG ist zu beachten.

Infektionen durch Legionellen

Ätiologie und Pathogenese: Legionellen sind gramnegative, unbekapselte, sporenlose Stäbchen. Insgesamt gibt es mehr als 35 Arten (mindestens 17 sind humanpathogen). Sie kommen weltweit vor. Klinisch am bedeutsamsten ist Legionella (L.) pneumophila (12 Serovare).
Sie lassen sich in verschiedenen natürlichen Gewässern nachweisen. Nach Einleitung in artifizielle Wassersysteme (Wasseraufbereitungsanlagen, Warmwasserleitungen, Armaturen, Klimaanlagen, Badebecken) können sie sich rasch, begünstigt durch eine Wassertemperatur zwischen 25 und 45 °C, vermehren.
Zu einer Infektion kommt es durch Einatmen legionellenhaltigen Wassers als Aerosol (Duschen, Whirlpools, klimatisierte Räume). Eine Übertragung von Mensch zu Mensch scheint es nicht zu geben.
In den Atemwegen vermehren sich die Legionellen intrazellulär. In den befallenen Lungenabschnitten entwickelt sich eine z.T. nekrotisierende Pneumonie

(Manifestationsindex 1–9 %). Es erkranken überwiegend Personen mit beeinträchtigter Immunabwehr (z. B. Transplantierte, Patienten mit Kortikosteroid-Therapie, Raucher). Meist sind es ältere Menschen. Entsprechend den jeweiligen Umständen handelt es sich um sporadische Fälle oder es kommt zu mehr oder weniger umfangreichen Fallserien (z. B. Reisegruppen). Kinder mit normaler Immunabwehr erkranken selten, hier kommt es eher zu subklinischen Infektionen.

Häufigkeit: Die Anzahl der Legionellen-Pneumonien in Deutschland wird mit 8 000–12 000 Fällen pro Jahr angegeben. Legionellosen können sporadisch und epidemisch auftreten.

Klinik: Die Inkubationszeit beträgt 2–12 Tage. Die Legionellen-Pneumonie (**Legionärskrankheit**) beginnt mit Fieber (39–40 °C), Kopfschmerzen, Schwäche, Myalgien. Einige Tage später folgen trockener Husten (später evtl. produktiv), Atemnot, pleuritische Schmerzen und evtl. Hämoptysen. Relativ häufig werden Durchfälle und neurologische Auffälligkeiten beobachtet. Bei einem Teil der Patienten verläuft die Pneumonie schwer.

Diagnostik und Differenzialdiagnosen: Das Röntgenbild zeigt fleckige Infiltrate bzw. das Bild einer interstitiellen Pneumonie. Da in der Frühphase typische Befunde fehlen, ist die Diagnostik schwierig. Die Methode der Wahl ist der Nachweis von L.-pneumophila-Antigen im Urin. Des Weiteren kann der Erreger mittels Immunfluoreszenz in BAL, Trachealsekret, Pleurapunktat oder Sputum nachgewiesen oder aus diesen Materialien kulturell angezüchtet werden. Der Nachweis von Legionellen-Antikörpern im Serum hat für die Akutdiagnostik von Erkrankten keine diagnostische Bedeutung. **Differenzialdiagnostisch** abzugrenzen sind respiratorische Infektionen mit ähnlicher Symptomatik anderer Ätiologie, z. B. durch Mykoplasmen, Chlamydien oder Viren.

Therapie: Das „klassische" Mittel war bisher Erythromycin, evtl. kombiniert mit Rifampicin. Neue Makrolide (insbesondere Azithromycin) und Chinolone sind aber offensichtlich effektiver! Schwere Infektionen sollten daher mit diesen Mitteln behandelt werden.

Prognose: Die Prognose hängt vom evtl. vorliegenden Grundleiden und vom Zeitpunkt der Behandlung mit einem wirksamen Antibiotikum ab. Die Angaben zur Letalität schwanken zwischen 5 und 20 %.

Prophylaxe: Wichtig ist die korrekte Wartung von Warmwasser- und Klimaanlagen, besonders im Krankenhaus. Vor allem Immunsupprimierte müssen in Pflegeeinheiten betreut werden, die legionellenfrei sind.

Bartonellen (Katzenkratzkrankheit)

Ätiologie und Pathogenese: Bartonellen sind kleine, gramnegative, sporenlose Stäbchen, die ausschließlich intrazellulär leben. Sie gehören zu den Rickettsien (früher als Rochalimea bezeichnet). Als Erreger der Katzenkratzkrankheit gilt Bartonella (B.) henselae. Der Erreger wird bei engem Kontakt mit (vor allem jungen) Katzen übertragen. Die Katzen selbst sind symptomfrei. Eintrittspforten der Infektion sind die Haut (in 50 % obere Extremität) und seltener die Konjunktiven.

Krankheitsbilder: In typischen Fällen kommt es zu einer Lokalinfektion mit Beteiligung der regionären Lymphknoten (klassische Katzenkratzkrankheit). Seltenere Manifestationen sind okuloglanduläres Syndrom (Morbus Parinaud), Enzephalopathie, Myelitis, Erythema nodosum, Leber- und Milzbeteiligung, Lymphadenitis mesenterialis, osteolytische Läsionen, Endokarditis, atypische Pneumonie und thrombozytopenische Purpura.

Häufigkeit: Die Katzenkratzkrankheit kommt weltweit sporadisch vor. Betroffen sind überwiegend Kinder, aber auch Adoleszente.

Häufigkeit: In Deutschland gibt es pro Jahr ca. 8 000–12 000 Fälle von Legionellen-Pneumonien.

Klinik: Die Pneumonie (**Legionärskrankheit**) äußert sich durch Fieber, Kopfschmerzen, Myalgien, Husten, Atemnot, Pleuraschmerzen und evtl. Hämoptysen, Durchfall, neurologische Symptome.

Diagnostik und Differenzialdiagnosen: Das Röntgenbild zeigt fleckige Infiltrate bzw. das Bild einer interstitiellen Pneumonie. Der Erregernachweis ist schwierig. Methode der Wahl ist die Untersuchung des Urins auf Legionella-Antigen.
Abzugrenzen sind respiratorische Infektionen durch andere Erreger, z. B. Mykoplasmen, Chlamydien, Viren.

Therapie: Mittel der Wahl sind neue Makrolide und Chinolone.

Prognose: Die Letalität liegt zwischen 5 und 20 %.

Prophylaxe: Disponierte Patienten müssen in legionellenfreien Pflegeeinheiten betreut werden.

Bartonellen (Katzenkratzkrankheit)

Ätiologie und Pathogenese: Bartonellen sind kleine, gramnegative Stäbchen, die zu den Rickettsien gehören und intrazellulär leben. B. henselae ist Erreger der Katzenkratzkrankheit. Eintrittspforte ist meist die Haut.

Krankheitsbilder: Meist kommt es zu einer Lokalinfektion mit Beteiligung der regionären Lymphknoten (klassische Katzenkratzkrankheit). Andere Manifestationen mit Befall innerer Organe bzw. des Nervensystems sind selten.

Häufigkeit: Erkrankungen kommen weltweit vor, vorwiegend bei Kindern und Adoleszenten.

Klinik: Die Inkubationszeit beträgt 6–12 (3–30) Tage. In typischen Fällen zeigt sich zunächst eine Hautveränderung an der Inokulationsstelle. Aus einer kleinen roten Papel entwickelt sich ein Bläschen (bzw. eine Pustel) und schließlich eine Kruste (Dauer 1–2 Wochen). Bei 30–50 % der Patienten tritt leichtes Fieber auf. 1–6 Wochen nach Auftreten der Primärläsion entwickelt sich eine regionäre Lymphadenopathie (meist ein, seltener mehrere tastbar vergrößerte, schmerzhafte Lymphknoten). In 10–15 % der Fälle kommt es zur Abszedierung dieser Lymphknoten. Meist bilden sich die Allgemeinsymptome innerhalb von 2–3 Wochen und die Lymphadenopathie innerhalb von 2–4 Monaten (selten erst nach 1–2 Jahren) zurück (auch ohne Therapie).

Diagnostik: Die Diagnose basiert auf Anamnese, klinischem Befund und Antikörpernachweis (Antikörper lassen sich in 85–95 % der Fälle nachweisen). Auch die histologische Untersuchung (z. B. eines Lymphknotens) kann diagnostisch relevant sein. Der kulturelle Erregernachweis ist möglich, aber schwierig. Eine weitere Möglichkeit ist der Nachweis von Bartonella-DNS mittels PCR.

Differenzialdiagnosen: maligne Lymphome (z. B. Morbus Hodgkin), Lymphadenitis durch andere Erreger (z. B. S. aureus, Str. pyogenes, typische und atypische Mykobakterien) und die Sarkoidose.

Therapie und Prognose: Antibiotika sollten bei schweren Verlaufsformen sowie bei Patienten mit beeinträchtigter Immunabwehr eingesetzt werden, z. B. Azithromycin oder Clarithromycin plus Rifampicin. Die Prognose ist im Allgemeinen gut, auch bei Organmanifestationen. Bei Leber- bzw. Milzbeteiligung können Verkalkungen zurückbleiben.

16.4.7 Infektionen durch Borrelien, Treponemen, Leptospiren

Infektionen durch Borrelia burgdorferi (Lyme-Borreliose)

Ätiologie und Pathogenese: Borrelien sind relativ große gramnegative Schraubenbakterien. Erregerreservoire sind vor allem Nager, aber auch Vögel und Haustiere. Borrelia (B.) burgdorferi wird durch Zecken (in Mitteleuropa Ixodes ricinus) übertragen. Die Borrelien gelangen von der Haut über Lymphbahnen in regionale Lymphknoten. Durch Invasion in Blutgefäße erreichen sie Leber, Milz, Gelenke, ZNS u. a. Organe. B. burgdorferi kann in veschiedenen Organen über Monate bis Jahre persistieren

Häufigkeit: Infektionen durch B. burgdorferi kommen in vielen Regionen der Welt vor und treten vor allem in bewaldeten, zeckenreichen Gebieten während der Sommer- und Herbstmonate auf. Betroffen sind Personen aller Altersklassen. Trotz hoher Durchseuchung der Zecken mit B. burgdorferi in Mitteleuropa (bis 30 %) ist das Erkrankungsrisiko mit 2–4 % relativ niedrig.

Klinik: Man kann den klinischen Verlauf in 3 Stadien einteilen. Die Erkrankung kann sich auch erst im fortgeschrittenen Stadium klinisch manifestieren. Die Inkubationszeit beträgt etwa 7 (3–32) Tage.
Stadium 1 (Erythema migrans): 1–4 Wochen nach Zeckenstich zeigt sich ein ringförmiges Erythem, das sich bei zentraler Abblassung zentrifugal ausbreitet (Abb. 16.18). Es können Fieber, Übelkeit, Müdigkeit, Myalgien und Arthralgien („Sommergrippe") auftreten.
Stadium 2 (frühe disseminierte Infektion): Nach einigen Wochen kommt es zu wandernden Arthralgien und Myalgien, die Stunden bis Tage anhalten. Gelenkschwellungen werden selten beobachtet. Hautveränderungen (Lymphadenosis cutis benigna, „Lymphozytom" mit umschriebenen Schwellungen und Rötungen, z. B. an Ohrläppchen, Mamille), neurologische (Fazialisparese, Symptome einer Meningitis oder Enzephalitis, radikuläre Schmerzen), kardiale (Myokarditis mit AV-Block) und ophthalmologische Symptome kommen vor (Uveitis, Chorioretinitis, Konjunktivitis).

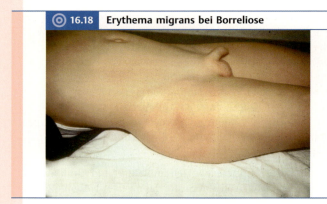

16.18 Erythema migrans bei Borreliose

Man erkennt eine Rötung, die sich zentrifugal ausbreitet und zentral abblasst.

Stadium 3 (chronische Infektion): 60 % der unbehandelten Patienten erkranken an Arthritiden mit rezidivierenden Symptomen, die ein oder mehrere Gelenke betreffen können. Auch neurologische Symptome (periphere Neuropathie, progressive Enzephalomyelitis) und als Spätmanifestation atrophische Hautveränderungen (Acrodermatitis chronica atrophicans) sind möglich.

Diagnostik: Anamnese, klinischer Befund und Antikörpernachweis.

Serologie: Positive Suchtests (ELISA) sind durch Western-Blot zu bestätigen. IgM-Antikörper sind erst ca. 4 Wochen nach Erkrankungsbeginn nachweisbar, IgG nach 6–8 Wochen. Eine Unterscheidung zwischen aktiver Infektion und Seronarbe ist nicht möglich (Borreliose-Antikörper finden sich nicht selten bei Gesunden). Daher sind die Befunde im Zusammenhang mit der Klinik zu interpretieren. Bei Neuroborreliose und Arthritis ist eine autochthone Antikörperproduktion nachweisbar.

Kultureller Erregernachweis und PCR sind nicht sensitiver als die Serologie. Der Liquor zeigt bei Meningitis eine lymphozytäre Pleozytose.

Differenzialdiagnosen: Erythema migrans: Erysipel, Insektenstich, Kontaktekzem; Neuroborreliose: Meningitis durch andere Erreger, multiple Sklerose; Lyme-Arthritis: juvenile idiopathische Arthritis, reaktive Arthritis, Trauma.

Therapie: Sie ist abhängig vom Krankheitsverlauf und -stadium.
- **Erythema migrans:** Doxycyclin oder Amoxicillin oral.
- **Stadium 2 und 3:** Ceftriaxon/Cefotaxim für 2–4 Wochen.

Stadium 3 (chronische Infektion): Meist stehen neurologische Symptome (periphere Neuropathie, progressive Enzephalomyelitis mit Para- und Tetraparesen) im Vordergrund oder Gelenk- und Muskelschmerzen (Lyme-Arthritis, Myositis). Eine Arthritis mit Gelenkschwellung und Schmerzen tritt bei ca. 60 % der unbehandelten Patienten mit Erythema migrans auf, im Durchschnitt 6 Monate nach der Infektion. Meist handelt es sich um rezidivierende Mono- oder Oligoarthritiden der großen Gelenke der unteren Extremitäten (bei fast allen Patienten ist ein Kniegelenk betroffen). Atrophische Hautveränderungen mit Pigmentverschiebungen sind dermatologische Spätmanifestationen, die sich erst im Erwachsenenalter zeigen (Acrodermatitis chronica atrophicans).

Diagnostik: Die Diagnose basiert auf der Anamnese (ein Zeckenstich wird nur von ca. 50 % der Patienten angegeben), dem klinischen Bild (das Erythema migrans ist recht charakteristisch, in den Stadien 2 und 3 ist die Symptomatik allerdings vieldeutig) und serologischen Befunden.

Serologie: Zum Antikörpernachweis setzt man als Suchtest einen ELISA ein. Positive Befunde sollten durch Western-Blot (Nachweis spezifischer Banden) bestätigt werden. Im Stadium 1 werden erst ca. 3–4 Wochen nach Erkrankungsbeginn IgM- und nach 6–8 Wochen IgG-Antikörper gebildet, die auch nach erfolgreicher Therapie über Monate oder Jahre persistieren können. Bei Spätformen findet man meist hochtitrig IgG-Antikörper. Wie bei allen serologischen Untersuchungen kann man dabei nicht zwischen aktiver Infektion und „Seronarbe" unterscheiden, was bei Borreliose auch für IgM-Antikörper gilt (viele gesunde Menschen ohne anamnestischen Hinweis auf Borreliose haben Antikörper gegen Borrelien, möglicherweise als Folge einer subklinisch verlaufenen Infektion). Die Antikörperbefunde müssen im Zusammenhang mit dem klinischen Befund interpretiert werden. Bei Neuroborreliose kann eine intrathekale Antikörperbildung (Liquor), bei der Arthritis eine autochthone Antikörperproduktion (Gelenkpunktat) nachgewiesen werden.

Der kulturelle Erregernachweis und die PCR-Diagnostik bieten gegenwärtig gegenüber den genannten Verfahren keinen Sensitivitätsvorteil. Im Liquor ist bei Meningitis eine lymphozytäre Pleozytose bei erhöhtem Eiweiß nachweisbar.

Differenzialdiagnosen: Bei Erythema migrans sind Insektenstiche, Kontaktekzem und Erysipel auszuschließen, bei Neuroborreliose periphere Neuropathien anderer Genese (z. B. viral, durch Tumor) und Meningitiden durch andere Erreger sowie multiple Sklerose. Bei Lyme-Arthritis sind Gelenkinfektionen durch andere Erreger, reaktive Arthritis, Gelenktrauma und juvenile idiopathische Arthritis auszuschließen.

Therapie: Die Art der Antibiotikatherapie hängt vom Krankheitsstadium und von eventuellen Organmanifestationen ab:
- **Erythema migrans:** Die Therapie erfolgt bei Kindern > 10 Jahren mit Doxycyclin, bei Kindern < 10 Jahren mit Amoxicillin für 2–3 Wochen p. o. Bei Penicillin- bzw. Ampicillinallergie Cefuroxim-Axetil oder Azithromycin.

- **Stadium 2:** Bei leichten Erkrankungen 10–14 Tage Ceftriaxon/Cefotaxim (Fortsetzung per os), bei schwereren Erkrankungen (2–)4 Wochen.
- **Stadium 3:** (2–)4 Wochen Ceftriaxon/Cefotaxim.

Prognose: Bei adäquater Frühbehandlung ist die Prognose gut. Im Spätstadium gestaltet sich die Behandlung deutlich schwieriger.

Prophylaxe: In Endemiegebieten ist Tragen heller Kleidung (Zecken gut sichtbar), langärmeliger Hemden bzw. Blusen sowie langer Hosen und das Auftragen von Repellents (z. B. Autan) angebracht. Der Körper sollte nach Zecken abgesucht, Zecken schnell und vollständig entfernt werden.

Infektionen durch Treponemen (Syphilis, Syn.: Lues)

Konnatale Syphilis

Ätiologie und Pathogenese: Erreger ist Treponema (T.) pallidum. Die Infektion des Fetus kann in jedem Stadium der Gravidität und in jedem Syphilis-Stadium der nicht oder ungenügend behandelten Mutter erfolgen. Die Übertragungsrate ist umso höher, je kürzer der zeitliche Abstand zwischen Infektion der Mutter (vor der Schwangerschaft) und Konzeption ist. Infiziert sich die Mutter während der Schwangerschaft, beträgt die Übertragungsrate 100 %. Neben der transplazentaren Infektion ist auch eine Infektion des Kindes bei Geburt möglich.

Häufigkeit: In Deutschland heute eine seltene Erkrankung.

Klinik: Die intrauterine Infektion führt in 30–40 % der Fälle zu Abort, Totgeburt oder Tod des Kindes kurz nach der Geburt. Etwa 50–60 % der infizierten Kinder sind bei Geburt klinisch unauffällig. Ein Teil der Neugeborenen (meist Frühgeborene) zeigt unmittelbar post natum uncharakteristische Symptome und Befunde, z. B. Dyspnoe, Ödeme, Hepatosplenomegalie, Hauteffloreszenzen, gebläthes Abdomen.
In der folgenden Zeit (v. a. im 2./3. Lebensmonat) können weitere Symptome und Befunde hinzukommen oder erstmalig auftreten: Fieber, makulopapulöse oder vesikuläre Effloreszenzen (später Hautschuppungen, Abb. **16.19a**), Petechien, Fissuren (z. B. am Nagelfalz), Mundwinkelrhagaden, Blässe (durch Anämie), Ikterus, Ödeme, Hepatosplenomegalie, nachlassende Trinkleistung, Gedeihstörung, Schleimhautulzera (Plaques muqueuses), Pseudoparalyse (durch Osteochondritis oder Periostitis, Abb. **16.19b**), Lymphknotenschwellungen, Condylomata lata, therapieresistente Durchfälle und Laryngitis.
Klinische Symptome und Befunde einer Meningitis treten meist zwischen 3. und 6. Lebensmonat auf.
Bei manchen Kindern zeigen sich erst im Kleinkindalter oder später Symptome und Befunde durch Beteiligung verschiedener Organe, z. B. Uveitis, interstitielle Keratitis, Tonnenzähne, Schwellungen der Kniegelenke, Verdickungen an der Tibia (Säbelscheidentibia als Folge einer hypertrophischen Periostitis), gummö-

Prognose: Bei frühzeitiger, adäquater Therapie ist die Prognose gut.

Prophylaxe: Im Vordergrund steht die Expositionsprophylaxe (Tragen von körperbedeckender, heller Kleidung, schnelle und vollständige Entfernung von Zecken).

Infektionen durch Treponemen (Syphilis, Syn.: Lues)

Konnatale Syphilis

Ätiologie und Pathogenese: Erreger ist T. pallidum. Der Erreger kann bei nicht oder ungenügend behandelter Syphilis einer Schwangeren transplazentar auf den Fetus übertragen werden (seltener bei Geburt).

Häufigkeit: In Deutschland ist die Erkrankung selten.

Klinik: Abort, Totgeburt oder Tod des Kindes kurz nach Geburt sind möglich. Viele Kinder sind bei Geburt unauffällig, einige zeigen unspezifische Symptome und Befunde (Atemnot, Ödeme, Hepatosplenomegalie, Hauteffloreszenzen).

Weitere Symptome können in den ersten Lebensmonaten hinzukommen oder erstmalig auftreten: z. B. makulopapulöse Hautveränderungen Abb. **16.19a**), Petechien, Ikterus, Hepatosplenomegalie, Schleimhautulzera, Lymphknotenschwellungen, Durchfälle, Condylomata lata, Pseudoparalyse (z. B. durch Periostitis, Abb. **16.19b**).

Im 3.–6. Monat können Meningitissymptome auftreten.

Manchmal macht sich die Erkrankung erst im Kleinkindalter oder später bemerkbar: Uveitis, Keratitis, Tonnenzähne, Schwellung der Kniegelenke, Säbelscheidentibia, Sattelnase, Taubheit, Rhagaden, Hirnnervenausfälle, Krampfanfälle.

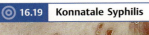

16.19 Konnatale Syphilis

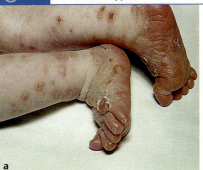
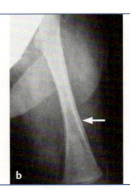

a Makulopapulöse Hautveränderungen bei einem Neugeborenen.
b Periostitis (Doppelkonturen der Kortikalis [Pfeil]).

se Ulzera am Gaumen, Vorwölbung der Stirn, Sattelnase, Taubheit, Rhagaden (perioral, perinasal, perianal), Hydrozephalus, Hirnnervenausfälle und Krampfanfälle.

Diagnostik: Im Vordergrund steht der Antikörpernachweis.

Serodiagnostik: Diese wird erschwert durch transplazentar übertragene mütterliche Ak. Mit dem kindlichen Serum sollte immer gleichzeitig auch mütterliches Serum untersucht werden.

Mit dem **TPHA-Test** werden treponemenspezifische IgG- und IgM-Ak nachgewiesen. Ein positiver IgM-Ak-Nachweis beim Kind spricht für eine konnatale Syphilis.

Mit dem CMT- bzw. VDRL-Test werden nicht treponemenspezifische Antikörper nachgewiesen (in der Frühphase der Infektion und bei unbehandelter Syphilis).

Liquoruntersuchung: Pleozytose, erhöhtes Eiweiß und ein erhöhter Ak-Index sprechen für eine ZNS-Infektion.

Erregernachweis: Der Erregernachweis in Exsudaten von Haut- oder Schleimhautläsionen durch Dunkelfeldmikroskopie spielt in der Praxis keine große Rolle.

Bildgebende Diagnostik: Im Vordergrund stehen röntgenologisch nachweisbare Knochenveränderungen.

Weitere Labordiagnostik: CRP, Transaminasen, Blutbild, Bilirubin im Serum.

Differenzialdiagnosen: Konnatale Infektionen wie Röteln, Toxoplasmose, HSV-Infektion.

Therapie: Mittel der Wahl ist Penicillin G i.v. oder Procain-Penicillin G i.m. (Benzathin-Penicillin führt nicht zu ausreichenden Liquorspiegeln). Die Behandlungsdauer beträgt meist 10–14 Tage.

Bei Therapiebeginn kann es zur **Jarisch-Herxheimer-Reaktion** kommen.

Infektionen durch Leptospiren

Ätiologie und Pathogenese: Leptospiren sind zarte spiralige Stäbchenbakterien. Infektionsquellen sind Tiere (Nager, Haustiere). Die Übertragung auf den Menschen erfolgt durch direkten Kontakt (z. B. Hunde) und über Wasser, das mit dem Urin infizierter Tiere kontaminiert wurde.

Eintrittspforten sind Hautverletzungen und Schleimhäute. Über eine Bakteriämie (lepto-

Diagnostik: Im Vordergrund steht der Nachweis von Antikörpern, möglichst aus Venenblut (kein Nabelschnurblut).

Serodiagnostik: Die Serodiagnostik wird erschwert durch den transplazentaren Transfer mütterlicher IgG-Antikörper (Ak). Immer sollten daher Serumproben von Mutter und Kind (und möglichst auch Liquor des Kindes) gleichzeitig und im selben Labor untersucht werden (zur Erfassung von Titerveränderungen sowie für Titervergleiche).

Im Vordergrund steht der **TPHA- bzw. TPPA-Test**, der treponemenspezifische IgG- und IgM-Ak nachweist, ca. 4 Wochen nach Infektion positiv wird und lebenslang reaktiv bleiben kann. Bei positiver bzw. zweifelhafter Reaktion besteht Verdacht auf konnatale Syphilis. Diese kann durch den Nachweis spezifischer IgM-Ak gesichert werden (IgM-Ak stammen vom Kind, da sie die Plazentaschranke nicht überwinden können).

Ist der IgM-Ak-Test negativ, handelt es sich mit großer Wahrscheinlichkeit um passiv übertragene mütterliche IgG-Ak.

Mit dem CMT- bzw. VDRL-Test werden Antikörper gegen bei Gewebezerfall freigesetzte lipoidale Antigene nachgewiesen, die auch mit T.-pallidum-Antigenen reagieren. Diese Antikörper lassen sich vor allem in der Frühphase der Infektion und bei unbehandelter Syphilis nachweisen. Falsch positive Ergebnisse sind möglich. Die quantitative Bestimmung eignet sich zur Therapiekontrolle.

Liquoruntersuchung: Auch bei asymptomatischer Infektion kann eine ZNS-Beteiligung vorliegen. Für diese sprechen: Pleozytose, erhöhte Eiweißkonzentration und ein erhöhter Ak-Index (lokale spezifische Ak-Produktion).

Erregernachweis: T. pallidum kann u. U. in Haut- und Schleimhaut-Exsudaten (evtl. aber auch in Fruchtwasser, Plazenta- und Nabelschnurabstrichen) mittels Dunkelfeldmikroskopie nachgewiesen werden.

Bildgebende Diagnostik: Röntgenologisch feststellbare Knochenveränderungen finden sich bei 50–90 % der Kinder mit konnataler Syphilis. Diese Veränderungen sind hinweisend, aber nicht syphilisspezifisch (Abb. **16.19b**). CT, MRT und andere Untersuchungen kommen bei speziellen Fragestellungen zum Einsatz.

Weitere Labordiagnostik: Bei konnataler Syphilis können auch erhöhte CRP- und Transaminasen-Werte, Anämie, Thrombozytopenie und Hyperbilirubinämie nachgewiesen werden.

Differenzialdiagnosen: Andere konnatale Infektionen (Röteln, Zytomegalie, Toxoplasmose, HSV-Infektionen), außerdem Arm-Plexuslähmung (bei Neugeborenen) sowie andere Ursachen für Hepatosplenomegalie.

Therapie: Mittel der Wahl ist Penicillin G. Neugeborene erhalten 100 000–200 000 IE/kgKG/d Penicillin G i.v., verteilt auf 2 (1. Lebenswoche) bzw. 3 Dosen (ab 2.–4. Lebenswoche) oder einmal täglich 50 000 IE/kgKG Procain-Penicillin G i.m. (Benzathin-Penicillin führt nicht zu ausreichenden Liquorspiegeln). Die Behandlungsdauer beträgt meist 10–14 Tage.

2–6 Stunden nach Therapiebeginn können Fieber, Kopfschmerzen, Myalgien auftreten **(Jarisch-Herxheimer-Reaktion)**.

Infektionen durch Leptospiren

Ätiologie und Pathogenese: Leptospiren sind zarte spiralige Stäbchen. Infektionsquellen sind Wildtiere (vor allem Nager) und Haustiere (z. B. Schwein, Hund), die die Erreger mit dem Urin ausscheiden. Die Übertragung auf den Menschen geschieht bei Kontakt mit erregerhaltigem Urin bzw. mit verunreinigtem Wasser. Auch beim Kontakt mit Fleisch infizierter Tiere kann man sich infizieren. L. canicola wird häufig durch direkten Kontakt mit Hunden auf den Menschen übertragen.

Nach Eindringen über Hautverletzungen, Konjunktiven oder Schleimhäute des oberen Verdauungstraktes gelangen die Erreger in regionale Lymphknoten, wo sie sich vermehren. Sie brechen in die Blutbahn ein (leptospirämische Phase), gelangen in verschiedene Organe (Leber, Niere, ZNS) und rufen dort eine generalisierte Vaskulitis hervor (Stadium der Organmanifestation, sog. Immunphase). Die Erkrankung hinterlässt eine bleibende, serovarspezifische Immunität.

Die Erreger der wichtigsten Leptospirosen in Europa sind L. icterohaemorrhagiae (Morbus Weil, schwerste, meist ikterische Verlaufsform), L. canicola (Kanikolafieber, mittelschwere Leptospirose), L. pomona (Schweinehüterkrankheit, meist leichter Verlauf), L. hyos und L. grippotyphosa (Feld-, Ernte-, Sumpffieber, benigne, meist anikterische Leptospirose).

Häufigkeit: Leptospirosen kommen weltweit vor. Erkrankungshäufungen werden im Sommer und Frühherbst beobachtet.

Klinik: Die Inkubationszeit beträgt 1–2 Wochen. Subklinische und uncharakteristische Verläufe sind häufig. Der **typische Verlauf ist biphasisch** (zweigipfelige Fieberkurve). Die Krankheit beginnt mit Fieber (Schüttelfrost), Kopfschmerzen, Myalgien, Übelkeit, Erbrechen und Lethargie. Konjunktivitis und Exantheme können auftreten. Dieses leptospirämische Stadium dauert 3–7 Tage. Dann klingt das Fieber ab, steigt aber bald wieder an. Im 2. Krankheitsstadium (Immunstadium) können Symptome und Befunde einer Meningitis, Leberfunktionsstörung mit Ikterus und Nephritis, evtl. mit Hämaturie (bis hin zum passageren Nierenversagen) auftreten. Die Symptome bestehen 3–4 Wochen und klingen dann langsam ab.

Diagnostik und Differenzialdiagnosen: In der 1. Krankheitsphase können die Erreger in Blut und Liquor, in der 2. Phase im Urin nachgewiesen werden. Der Erregernachweis gelingt allerdings nicht immer. Daher steht der **Nachweis von Antikörpern** (Agglutinations-Lysis-Tests und andere Methoden) ab Ende der 1. Krankheitswoche im Vordergrund (maximale Antikörperspiegel nach 6–8 Wochen).

Differenzialdiagnostisch abzugrenzen sind Meningitiden durch andere Erreger (v. a. Borrelien, Mykobakterien, Viren), Hepatitis, Enterovirus-Infektionen, Salmonellose, Brucellose, rheumatisches Fieber, toxisches Schock-Syndrom u. a.

Therapie: Wichtig ist ein frühzeitiger Therapiebeginn, z. B. mit Penicillin G oder (bei älteren Kindern) Doxycyclin. Die Behandlungsdauer beträgt 7 Tage.

Prognose und Prophylaxe: Anikterische Verlaufsformen haben eine gute Prognose. Die ikterischen Formen (Morbus Weil) haben eine Letalität von 10–25 %. Erkrankte und Kontaktpersonen müssen nicht isoliert werden. Als prophylaktische Maßnahmen sind funktionierende Abwasserbeseitigung und Nagetierbekämpfung wichtig.

16.4.8 Infektionen durch Mycoplasma pneumoniae

Ätiologie und Pathogenese. Mykoplasmen sind sehr kleine, unter dem Lichtmikroskop kaum sichtbare Mikroorganismen. Sie besitzen keine Zellwand und sind daher unempfindlich gegen β-Laktam-Antibiotika.

Die Erreger werden durch Tröpfchen oder direkten Kontakt mit infizierten Personen übertragen. Die Keime binden sich an Epithelzellen der Atemwege und bewirken hier Entzündung und Ziliostase. Die Infektion hinterlässt keine bleibende Immunität.

Häufigkeit: M.-pneumoniae-Infektionen treten weltweit, hauptsächlich bei Kindern und jüngeren Erwachsenen, auf. Nicht selten erkranken mehrere Kinder einer Kindereinrichtung bzw. Personen eines Haushalts hintereinander. Erkrankungen treten während des ganzen Jahres auf, vor allem aber im Spätsommer und Herbst.

Klinik: Die Inkubationszeit beträgt etwa 3 Wochen (10–25 Tage). Meist kommt es nur zu einer **Pharyngitis** oder **Tracheobronchitis**. Bei einem kleineren Teil der Patienten entwickelt sich eine „atypische" Pneumonie (s. S. 331).

Komplikationen: Sind selten. Zu den pulmonalen Komplikationen zählen Pleuraerguss, Lungenabszess, Pneumatozele, Lungenfibrose, ARDS und Atelektasen. Extrapulmonale Komplikationen können verschiedene Organe betreffen: z. B. ZNS (Meningitis, Enzephalitis, Guillain-Barré-Syndrom), Herz (Peri-, Myokarditis), Blut (hämolytische Anämie, DIC, Thrombozytopenie), Gelenke (Arthralgie, Arthritis) und Magen-Darm-Trakt (Hepatitis, Pankreatitis, Enteritis).

Diagnostik: Die Verdachtsdiagnose wird zunächst klinisch gestellt. Die BSG ist meist beschleunigt, das Blutbild zeigt eine Neutrophilie bei normaler oder leicht erhöhter Leukozytenzahl. Bei Pneumonien finden sich in 75 % der Fälle im Serum **erhöhte Kälteagglutinintiter**. Das **Röntgenbild** zeigt am häufigsten vergrößerte Hiluslymphknoten mit interstitiellen Lungeninfiltraten. Die Diagnose wird meist **serologisch** durch den Nachweis von Antikörpern im Serum gesichert.

Der **Antigennachweis** in Sekreten des Respirationstrakts kann im Einzelfall sinnvoll sein.

Differenzialdiagnosen: Respiratorische Infektionen bzw. Pneumonien durch Viren, Chlamydien, Legionellen, Rickettsien, Mykobakterien und „typische" Pneumonie-Erreger (s. S. 327, Tab. 11.10) sowie Lungentumor oder -infarkt.

Therapie und Prognose: Zur Therapie s. S. 330. Die Prognose ist bei unkompliziertem Verlauf gut. Rezidive kommen in seltenen Fällen vor.

16.4.9 Infektionen durch Ureaplasma urealyticum

Ätiologie und Pathogenese: Erregerreservoir ist der Genitaltrakt. Die Keime kommen auch bei Gesunden vor. Die Übertragung erfolgt durch sexuelle Kontakte bzw. bei Geburt. Eventuell spielen die Erreger eine Rolle bei der Entstehung der bronchopulmonalen Dysplasie bei Frühgeborenen. Bei sehr unreifen Frühgeborenen können sie Pneumonien hervorrufen. Bei männlichen Adoleszenten können Ureaplasmen zu Urethritis führen. Ureaplasmen wurden bei Bartholinitis, Salpingitis, Endometritis und Douglas-Abszess nachgewiesen.

Therapie: Makrolide, evtl. auch Doxycyclin.

16.4.10 Infektionen durch Chlamydien

Ätiologie. Zur Gattung Chlamydia (C.) gehören C. trachomatis, C. pneumoniae (s. S. 331), C. psittaci. Chlamydien sind sehr kleine Bakterien, die sich ausschließlich in eukaryoten Wirtszellen vermehren.

Infektionen durch Chlamydia trachomatis

Ätiologie und Pathogenese: C. trachomatis umfasst 15 Serotypen. Die Typen D bis K verursachen urogenitale Infektionen (Übertragung durch Sexualkontakt), Konjunktivitis und Pneumonie bei Neugeborenen bzw. jungen Säuglingen (Übertragung bei Geburt) und eine Einschlusskonjunktivitis jenseits der Neonatalperiode (durch Schmierinfektion bzw. Schwimmbadwasser). Die Typen A bis C verursachen das Trachom.

Häufigkeit: Infektionen durch C. trachomatis sind weltweit verbreitet. So betrifft z. B. das Trachom Millionen Menschen in Ägypten, China, Indien und führt häufig zur Erblindung (Serogruppen A, B und C).

Klinik: Infektionen im Kindesalter betreffen vor allem Neugeborene und junge Säuglinge. Die perinatal erworbene Infektion führt meist zwischen dem 5. und 14. Lebenstag zur Konjunktivitis (Rötung, schleimig-eitrige Sekretion, Lidödem). Die Symptome treten meist einseitig auf und können ohne Therapie Monate anhalten. Bei etwa der Hälfte dieser Kinder kommt es zwischen der 4. und 12. Woche zur Pneumonie (in etwa 50 % mit Otitis media). Fieber fehlt meist, es finden sich trockener (z. T. pertussoider) Husten, Tachypnoe, Bronchovesikuläratmen, später fein- und grobblasige Rasselgeräusche.

Diagnostik und Differenzialdiagnosen: Neben klinischen Symptomen weisen bei der Pneumonie des jungen Säuglings eine Eosinophilie und erhöhte BSG auf eine Chlamydieninfektion hin. Die Verdachtsdiagnose wird durch den Nachweis spezifischer **Antikörper** (IgG, besonders IgM) im Serum bestätigt. Der **Erregernachweis** gelingt mikroskopisch oder durch Zellkultur. Das **Röntgenbild** der Lunge zeigt beidseitig interstitielle und fleckförmige alveoläre Infiltrate, Atelektasen und Überblähung. **Differenzialdiagnostisch** abzugrenzen sind neonatale Konjunktivitis durch andere Erreger (z. B. Gonokokken) und Pneumonien anderer Ätiologie.

Therapie, Prognose und Prophylaxe: Makrolide sind Antibiotika der Wahl. Sie sollten auch bei der Konjunktivitis systemisch verabreicht werden (neben lokaler Anwendung), um die Entwicklung einer Pneumonie zu verhindern. Die **Prognose** einheimischer Infektionen ist meist gut. Die Credé-Augenprophylaxe verhindert eine Chlamydieninfektion nicht.

16.4.11 Infektionen durch Mykobakterien

Tuberkulose

▶ **Definition.** Die Tuberkulose ist eine weltweit verbreitete, chronische bakterielle Infektionskrankheit, die durch Granulombildung im infizierten Gewebe und zellvermittelte Überempfindlichkeit charakterisiert ist. Hauptmanifestationsort ist die Lunge.

Ätiologie und Pathogenese: Mykobakterien sind langsam wachsende, säurefeste, stäbchenförmige Bakterien, die sich nur auf Spezialnährböden anzüchten lassen. Die Tuberkulose wird in Deutschland fast ausschließlich durch **Mycobacterium (M.) tuberculosis** hervorgerufen. Die Übertragung erfolgt meist aerogen über Tröpfchen von Mensch zu Mensch. Infektionsquellen sind fast ausschließlich Erwachsene mit (oft noch nicht diagnostizierter) offener Lungentuberkulose, häufig Familienmitglieder. Infektionen über die Nahrung („Fütterungstuberkulose" durch M. bovis) und diaplazentare Infektionen sind in Industrieländern sehr selten. Besonders gefährdet sind neben Säuglingen, Kleinkindern und Adoleszenten immunsupprimierte Patienten und unterernährte Personen.
Das histologische Bild ist durch entzündliche Infiltrationen mit Epitheloidzellen und Langhans-Riesenzellen (Tuberkel) gekennzeichnet. Im weiteren Verlauf kommt es zu Nekrose („Verkäsung"), Fibrose und Verkalkung. In den verkalkten Herden können die Erreger jahrelang überleben.
In der Pathogenese spielen zelluläre Immunprozesse eine wichtige Rolle. Es entwickelt sich eine Allergie vom verzögerten Typ gegen Bestandteile der Erreger, die diagnostisch verwertbar ist **(Tuberkulinreaktion)**. Im Bereich der Eintrittspforte (meist Lunge) entsteht 4–12 Wochen nach Inhalation der Erreger ein entzündlicher Herd (sog. **Primärherd**). Von dort aus erreichen die Bakterien über Lymphbahnen regionale Lymphknoten, wo sie eine Entzündung auslösen (Primärherd und beteiligte Lymphknoten bilden den sog. **Primärkomplex**). Primärkomplexe können seltener auch im Hals- oder im Abdominalbereich (nach oraler Infektion) auftreten.
Der Primärkomplex bildet sich meist spontan zurück. Nur selten kommt es vom Primärkomplex ausgehend zur Ausbreitung der Infektion in das umgebende Gewebe oder durch Einbruch in den Bronchus zur bronchogenen Aussaat in Lunge oder obere Atemwege **(Primärtuberkulose)**. Durch **hämatogene Streuung** können die Erreger weiter entfernte Organe erreichen. Meist kommt es nach Primärinfektion zu einer lebenslangen Balance zwischen Erreger und Immunsystem. Primärkomplexe (und durch hämatogene Streuung entstandene Herde) bilden latente Herde. Nach einer Latenzzeit von Jahren bis Jahrzehnten kann es bei entsprechender Disposition (Schwangerschaft, hohes Alter, Krankheiten, Hunger, AIDS, gestörte Immunabwehr) zur Reaktivierung dieser Herde kommen **(Sekundärtuberkulose)**. Durch Reaktivierung unbehandelter Primärherde und

ZNS, Nieren und Knochen betroffen sein. Die schwersten Verlaufsformen nach hämatogener Aussaat sind **Miliartuberkulose** und Sepsis tuberculosa acutissima.

Häufigkeit: In Industrieländern ist die Tuberkulose heute selten. Weltweit ist sie aber eine der wichtigsten Todesursachen. In Deutschland sind oft Kinder von Ausländern betroffen.

Klinik: Die Symptomatik hängt davon ab, welches Organ betroffen ist und welches Stadium der Erkrankung vorliegt. Häufig sind die Symptome uncharakteristisch: subfebrile Temperaturen, Müdigkeit, Nachtschweiß, Gewichtsverlust.

- **Primäre Lungentuberkulose:** Häufig geringe oder keine Symptome. Bronchialobstruktion durch vergrößerte Hiluslymphknoten möglich (Husten, Stridor, Bronchospasmus). Bei der seltenen potenziell letalen primären Lungentuberkulose ausgeprägte klinische Symptome (Fieber, Anorexie, produktiver Husten, deutliche Pneumonie).
- **Pleuritis tuberculosa:** Meist beidseitig mit Erguss. Symptome sind Fieber, Reizhusten, Schmerzen (Perikarditis und Peritonitis sind selten).
- **Postprimäre Lungentuberkulose:** Meist bei Adoleszenten oder Erwachsenen (kann z. B. von reaktivierten Herden in der Lungenspitze ausgehen, Neigung zu Kavernenbildung). Oft geringe Symptome (Husten, Auswurf, Ermüdbarkeit, Nachtschweiß).
- **Miliartuberkulose:** Die Patienten sind schwer krank (rascher körperlicher Verfall). Bei Lungenbefall kann es zu Tachypnoe und Zyanose kommen. Der Auskultationsbefund kann unauffällig sein.
- **Meningitis tuberculosa:** Schleichender Beginn mit Fieber, Apathie, Kopfschmerzen, Erbrechen, dann meningitische Zeichen, Krampfanfälle, Somnolenz, Hirnnervenausfälle, evtl. Koma.
- **Lymphknotentuberkulose:** Multiple, beidseitige, indolente, derbe Schwellungen zervikaler Lymphknoten mit Neigung zu Einschmelzung (häufigste extrapulmonale Tuberkulose).
- **Abdominelle Tuberkulose** (selten): Diarrhö, blutige Stühle, Bauchschmerzen (Symptome ähnlich wie bei Morbus Crohn).
- **Urogenitaltuberkulose:** Meist nach der Pubertät, hinweisend: rezidivierende Hämaturie oder sterile Leukozyturie.
- **Skeletttuberkulose:** Bei Kindern selten, meist Spondylitis.

sekundäre Streuung oder durch Exazerbation latenter Streuherde entstehen die **Organ-Tuberkulosen**. Sie verlaufen meist chronisch mit käsig einschmelzender Entzündung (Kavernen). Am häufigsten sind Lunge, ZNS, Nieren und Knochen betroffen.
Die schwersten Verlaufsformen bei hämatogener Streuung sind die **Miliartuberkulose** und die Sepsis tuberculosa acutissima.

Häufigkeit: Die Tuberkulose bei Kindern ist in Industrieländern (hoher Ernährungs- und Hygienestandard, effektive Therapie Erkrankter, Expositions- und Chemoprophylaxe) heute selten. In Entwicklungsländern ist sie noch immer eine Krankheit mit hoher Inzidenz und Letalität. Weltweit ist die Tuberkulose eine der wichtigsten Todesursachen. Bei in Deutschland erkrankten Kindern handelt es sich meist um Kinder ausländischer Bürger.

Klinik: Die Inkubationszeit beträgt 2–8 Wochen. Die Symptomatik hängt davon ab, welches Organ betroffen ist (> 90 % der Erkrankungen bei Kindern betreffen die Lunge), welches Stadium der Infektion und welche Verlaufsform vorliegen. Die Symptome sind oft uncharakteristisch: Appetitlosigkeit, Gewichtsabnahme, Nachtschweiß, Müdigkeit, nachlassende Leistungsfähigkeit, Fieber oder subfebrile Temperaturen. Ein Erythema nodosum kann auftreten.

- **Primäre Lungentuberkulose:** Sie verläuft oft asymptomatisch oder mit wenig ausgeprägten, uncharakteristischen Symptomen (leichtes Fieber, Müdigkeit, Appetitlosigkeit). Vergrößerte Lymphknoten, z. B. im Hilusbereich, können zu partieller oder kompletter Bronchusobstruktion mit Husten, Stridor oder Bronchospasmen führen. Bei der seltenen, potenziell letalen primären Lungentuberkulose kommt es zu ausgeprägten klinischen Symptomen (Fieber, Anorexie, produktiver Husten, Gewichtsverlust, deutliche Pneumonie).
- **Pleuritis tuberculosa:** Sie tritt meist einige Monate nach der Primärinfektion auf, meist beidseitig mit Pleuraerguss. Symptome sind Fieber, Reizhusten und Schmerzen. Die Beteiligung von Perikard (mögliche Spätfolge: Pericarditis constrictiva) und Peritoneum ist seltener.
- **Postprimäre Lungentuberkulose:** Tritt meist in der Adoleszenz oder bei Erwachsenen auf, z. B. durch Reaktivierung von Herden in den Lungenspitzen. Die entzündlichen Infiltrate neigen zur Einschmelzung mit Kavernenbildung (nach Anschluss an einen Bronchus). Der Patient ist dann hoch kontagiös (offene Tuberkulose). Die klinische Symptomatik ist oft relativ gering ausgeprägt (z. B. Husten, Auswurf, Nachtschweiß, rasche Ermüdbarkeit).
- **Miliartuberkulose:** Betroffen sind meist Patienten mit geschwächter Immunabwehr. Sie sind schwer krank („galoppierende Schwindsucht"). Der pulmonale Befall kann mit Tachypnoe und Zyanose einhergehen, der Auskultationsbefund kann unauffällig sein. Infiltrate in anderen Organen können z. B. als Hautläsionen oder Hepatosplenomegalie in Erscheinung treten.
- **Meningitis tuberculosa:** Sie entsteht hämatogen meist in den ersten 6 Monaten nach der Primärinfektion. Die Symptomatik entwickelt sich allmählich: Fieber, Apathie, Reizbarkeit, Kopfschmerzen, Erbrechen u. a. Es folgen typische meningitische Zeichen und im weiteren Verlauf Krampfanfälle, Verwirrtheit, Somnolenz, Hirnnervenausfälle. Bei ausbleibender Behandlung folgen Bewusstlosigkeit, unregelmäßige Atmung, Hyperpyrexie.
- **Lymphknotentuberkulose** (häufigste extrapulmonale Tbk): Oft finden sich multiple zervikale Lymphknotenschwellungen auf beiden Seiten. Die Lymphknoten sind hart, nicht druckschmerzhaft und meist nicht mit der Haut verbacken. Nicht selten kommt es zur Einschmelzung oder Fistelbildung.
- **Abdominelle Tuberkulose** (selten): Chronische Diarrhö, blutige Stühle, Meteorismus, Aszites, chronischer Subileus, Splenomegalie, Bauchschmerzen (oft ähnliche Symptomatik wie bei Morbus Crohn).
- **Urogenitaltuberkulose:** Sie manifestiert sich üblicherweise erst nach langer Latenzzeit, meist erst nach der Pubertät. Hinweise sind rezidivierende Hämaturien oder sterile Leukozyturie.
- **Skeletttuberkulose:** Knochenbefall durch Tuberkulose tritt bei Kindern selten auf, z. B. in Form der Spondylitis tuberculosa.

Diagnostik: Wichtig ist eine sorgfältige Anamnese (Fragen nach BCG-Impfung, Kontakt zu einer Person mit Tuberkulose bzw. mit chronischem Husten, zu Asylbewerbern, Auslandsaufenthalt, Einwanderung, Immunsuppression (krankheits- oder therapiebedingt).

Tuberkulinhauttest (Mendel-Mantoux): Prototyp einer Immunreaktion vom verzögerten Typ. Man appliziert 0,1 ml Tuberkulin streng intrakutan (Innenseite Unterarm), bei hochgradigem Verdacht 1 Tuberkulin-Einheit (TE), sonst 10 TE, die Ablesung erfolgt nach 72 Std. Im positiven Fall kommt es zu einer tastbaren Induration von mindestens 5 mm Durchmesser. Bei der Interpretation des Befundes werden das Alter des Kindes, eine evtl. vorausgehende BCG-Impfung, aktueller Kontakt zu einem Patienten mit offener Tuberkulose bzw. häufige Kontakte zu einer Risikopopulation berücksichtigt (Abb. **16.20a**).

Ein **schwach positiver** Befund kann bedingt sein durch eine Infektion mit **atypischen Mykobakterien** oder eine **BCG-Impfung**. Die Stärke der Tuberkulinreaktion nach BCG-Impfung wird beeinflusst durch das Alter des Kindes bei Impfung, Art des Impfstoffs, Anzahl der Impfungen und dem Abstand zwischen Impfung und Tuberkulintest. Man kann nach einer BCG-Impfung mit einem positiven Tuberkulintest für 5–10 Jahre rechnen. Eine Induration von > 15 mm spricht bei einem BCG-geimpften Kind für eine Infektion durch M. tuberculosis.

Neben technischen Fehlern gibt es Situationen, die zu einem **falsch negativen** Testergebnis führen können: z. B. anergische Reaktionslage durch Immundefekte, AIDS, Steroid- bzw. immunsuppressive Therapie. Eine transitorische Anergie kann durch Infektionen (z. B. Masern, Mumps, Varizellen) sowie Impfungen (Masern, Mumps) induziert werden. Bei frischen Infektionen (erste 3–10 Wochen) ist der Test noch negativ, bei schweren Verlaufsformen wie Miliartuberkulose kann die Tuberkulinreaktion schwächer oder negativ werden.

Neuere Tests erlauben es, M.-tuberculosis-aktivierte T-Lymphozyten im Blut nachzuweisen. Eine Differenzierung zwischen Tuberkulose, Infektion durch atypische Mykobakterien und Zustand nach BCG-Impfung wird dadurch möglich.

Röntgen: Die Thoraxaufnahme ist bei Tuberkulinkonversion auch ohne pulmonale Symptome indiziert. Der Primärkomplex (Abb. **16.20b**) bleibt allerdings radiologisch oft inapparent. Bei der **primären Lungentuberkulose** findet man vergrößerte Hilus- und Mediastinallymphknoten (in ca. 90% einseitig, in etwa 10% beidseitig). Sichtbare Verkalkungen sind frühestens nach 6 Monaten zu erwarten. Bei **Miliartuberkulose** zeigt das Röntgenbild der Lunge beidseitig typische peripher gelegene miliare Herde („Schneeflockenlunge"). Bei nicht eindeutigen Röntgenbefunden kann ein CT indiziert sein.

Liquor: Bei Verdacht auf ZNS-Beteiligung erfolgt eine Lumbalpunktion. Im Falle einer Meningitis findet sich meist eine mäßiggradige (überwiegend lymphomonozytäre) Pleozytose mit (je nach Stadium) mehr oder weniger deutlich erhöhter Eiweiß- und verminderter Glukosekonzentration. Der Liquor wird mikroskopisch und kulturell auf Mykobakterien untersucht (evtl. auch mit molekulardiagnostischen Methoden).

Diagnostik: Wichtig ist eine sorgfältige Anamnese (BCG-Impfung, Kontakt zu Personen mit Tuberkulose, Immunsuppression, Auslandsaufenthalt etc.).

Tuberkulinhauttest (Mendel-Mantoux): 72 Stunden nach intrakutaner Applikation von Tuberkulin wird die Reaktion abgelesen. Die Interpretation des Befundes erfolgt unter Berücksichtigung der individuellen Umstände (Abb. **16.20a**).

Ein **schwach positiver** Tuberkulintest kann durch Infektion mit **atypischen Mykobakterien** oder **BCG-Impfung** bedingt sein. Nach Impfung ist der Test ca. 5–10 Jahre lang positiv.

Falsch negative Ergebnisse kommen vor bei Immundefekt, immunsuppressiver Therapie, vorübergehend bei bestimmten Infektionen (Masern, Mumps, Varizellen, Influenza, Pertussis) und Masern- oder Mumps-Impfung. Bei frischer Infektion (erste 3–10 Wochen) und Miliartuberkulose kann der Test ebenfalls negativ ausfallen.

Neuere Tests erlauben den Nachweis M.-tuberculosis-aktivierter T-Lymphozyten.

Röntgen: Bei Tuberkulinkonversion immer Lunge röntgen (Primärkomplex [Abb. **16.20b**] ist radiologisch aber oft inapparent).

Primäre Lungentuberkulose: meist einseitig vergrößerte Hilus- und Mediastinallymphknoten.

Miliartuberkulose: beidseitig peripher gelegene miliare Herde (Schneeflockenlunge).

Liquor: Bei Meningitis findet sich eine mäßiggradige Pleozytose (lymphozytär), Eiweiß ist erhöht, Glukose vermindert. Auch die kulturelle und mikroskopische Untersuchung auf Mykobakterien ist erforderlich.

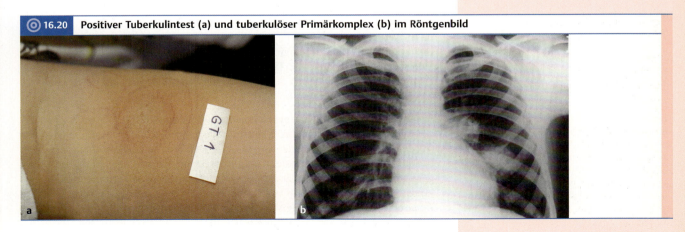

16.20 Positiver Tuberkulintest (a) und tuberkulöser Primärkomplex (b) im Röntgenbild

Urin: Bei der Urogenitaltuberkulose finden sich eine unterschiedlich ausgeprägte, „sterile" Leukozyturie und evtl. Hämaturie.

Mikrobiologische Diagnostik: Bei Verdacht auf Lungentuberkulose kann der Erregernachweis aus Sputum (Materialgewinnung an mindestens 3 aufeinander folgenden Tagen), Magenspülflüssigkeit (an 3 Tagen gewonnen, jeweils morgens nüchtern), Tracheal- bzw. BAL-Aspirat oder Pleurapunktat erfolgen, bei Verdacht auf Urogenitaltuberkulose aus Morgenurin (Probengewinnung an 3 aufeinander folgenden Tagen).

Der mikroskopische Nachweis säurefester Stäbchen ist kein Beweis für eine Tuberkulose (es kann sich auch um atypische Mykobakterien handeln). Die Anzucht der Mykobakterien ist für Differenzierung und Empfindlichkeitstestung unerlässlich. In Abhängigkeit von der Keimdichte ist ein Ergebnis nach 1–8 Wochen zu erwarten (Ergebnis des Antibiogramms ca. 1 Woche später). Der bakteriologische Nachweis einer Lungentuberkulose gelingt bei Kleinkindern nur selten.

Der DNA-Nachweis (z. B. durch PCR) kann zurzeit die klassischen Nachweisverfahren noch nicht ersetzen. Wegen der Notwendigkeit der Prüfung der angezüchteten Erreger auf Empfindlichkeit bzw. Resistenz gegenüber Antituberkulotika ist immer der kulturelle Erregernachweis anzustreben.

Differenzialdiagnosen: Von einer Lungentuberkulose abzugrenzen sind chronisch-rezidivierende Bronchitis bzw. Pneumonie durch andere Erreger, Infektionen durch atypische Mykobakterien, Fremdkörperaspiration, Tumor, Sarkoidose, Mukoviszidose, Fehlbildung des Bronchialsystems bzw. der Lunge.

Therapie: Eine Lungentuberkulose kann heute ambulant behandelt werden. Indikationen für die stationäre Therapie sind offene Tuberkulose, schlechter Allgemeinzustand, schwere Grundkrankheit, schlechte soziale Bedingungen und resistente Erreger. Die Therapie sollte immer als **Kombinationstherapie** durchgeführt werden. In der Regel ist eine Therapiedauer von vielen Monaten notwendig.

Zunächst gibt man für 2 Monate Isonikotinsäurehydrazid (INH) plus Rifampicin (RMP) plus Pyrazinamid (PZA) täglich. Dann folgt eine Behandlung über 4 Monate (bei primär unkomplizierter Tuberkulose) bzw. 7 Monate und länger (bei primär komplizierter Tuberkulose) mit INH und RMP. Bei initialem Verdacht auf resistente Erreger wird zusätzlich Ethambutol oder Streptomycin verabreicht, bis das Ergebnis des Antibiogramms vorliegt. Bei Multiresistenz der Erreger kommen weitere Substanzen in Betracht (Protionamid, Chinolone, Rifabutin, Clofazimin, Paraaminosalicylsäure u. a.). Dabei müssen mindestens zwei Medikamente eingesetzt werden, auf die die Erreger ansprechen.

Bei bestimmten Verlaufsformen kann die zusätzliche Gabe von Prednisolon sinnvoll sein (z. B. bei endobronchialer Tuberkulose, Pleuritis exsudativa, Miliartuberkulose, Perikarditis, Meningitis tuberculosa).

Prognose: Sie ist abhängig vom Zeitpunkt des Behandlungsbeginns, evtl. vorhandenen Grunderkrankungen und bereits eingetretenen Organschäden. Die Primärtuberkulose hat bei adäquater Therapie im Allgemeinen eine gute Prognose. Patienten mit „offener" Tuberkulose sind etwa 2–4 Wochen nach Therapiebeginn nicht mehr kontagiös. Die Prognose der Tuberkulosemeningitis ist bei frühzeitiger Diagnostik und Therapie gut, bei verzögertem Behandlungsbeginn ist mit bleibenden Schäden zu rechnen. Bei der Miliartuberkulose ist die Letalität auch mit Behandlung hoch.

Prophylaxe: Zur **Expositionsprophylaxe** sollten Patienten mit offener Lungen-Tuberkulose isoliert werden, bis 3 konsekutive Sputen mikroskopisch negativ sind (in der Regel 3 Wochen nach Beginn einer wirksamen Chemotherapie). Auch Patienten mit extrapulmonaler Tuberkulose sind zu isolieren, wenn eine Erregerausscheidung, z. B. mit Urin oder Eiter (abszedierende Lymphknoten-Tuberkulose) stattfindet.

Generell ist bei Behandlung von Patienten mit Erregerausscheidung darauf zu achten, dass keine infektiösen Aerosole entstehen (Verbandwechsel, keine offene Spülung von Wunden). Strenge Isolierungsmaßnahmen sind bei Patienten mit resistenten Stämmen notwendig.

Chemoprophylaxe: Tuberkulin-negative, nicht BCG-geimpfte, offensichtlich gesunde Kinder erhalten nach Kontakt mit an offener Lungentuberkulose Erkrankten INH, 6–10 mg/kgKG/d (je nach Alter des Patienten) in 1–2 Einzeldosen (max. 300 mg) über 3 Monate. Ist der Tuberkulintest nach Ablauf dieser Zeit positiv, wird die INH-Gabe als präventive Chemotherapie fortgeführt.

Präventive Chemotherapie: Nicht BCG-geimpfte, klinisch gesunde Kinder (unauffälliges Röntgenbild der Lunge) mit positivem Tuberkulintest erhalten 6–10 mg/kgKG/d INH (je nach Alter des Patienten) auf 1–2 Einzeldosen verteilt (maximal 300 mg) für 9–12 Monate. Insbesondere betrifft dies Kinder im Alter ≤5 Jahren sowie alle Kinder mit nachweisbarer Tuberkulinkonversion.

Eine präventive Chemotherapie ist auch bei Kindern mit Tuberkulin-Starkreaktion (Induration von > 15 mm) und Patienten mit bekannter inaktiver Tuberkulose bei erhöhtem Reaktivierungsrisiko (z. B. durch Immunsuppression) indiziert.

BCG-Impfung: Aufgrund der problematischen Nutzen-Risiko-Relation wird die BCG-Impfung in Deutschland nicht mehr empfohlen. In Einzelfällen gilt sie noch als indiziert (Aufenthalt bzw. Rückkehr in Länder mit hoher Tuberkuloseprävalenz, erhöhte Tuberkulosemorbidität im sozialen Umfeld).

Meldepflicht: Tuberkulose ist meldepflichtig (Erkrankung, Tod).

Infektionen durch andere Mykobakterien

▶ **Definition.** Unter dem Begriff MOTT (mycobacteria other than tuberculosis) fasst man alle Mykobakterien außer M. tuberculosis und M. leprae zusammen. Erkrankungen durch MOTT wurden früher als atypische Mykobakteriosen und werden heute als Umweltmykobakteriosen bezeichnet.

Ätiologie: MOTT sind potenziell humanpathogene säurefeste Stäbchenbakterien. Es gibt über 80 verschiedene Spezies. MOTT kommen in Erde, Staub, Wasser (auch Leitungswasser) und bei Tieren vor.

Pathogenese: Die Übertragung auf den Menschen erfolgt z. B. durch Wasser, Staub- oder Bodenkontakt. Eine direkte Übertragung von Mensch zu Mensch scheint keine Rolle zu spielen.

Krankheitsbilder: Die Infektionen verlaufen bei immunkompetenten und immundefizienten Patienten unterschiedlich.

Die häufigste Erkrankung bei immunkompetenten Kindern im Alter von 1–5 Jahren durch MOTT (v. a. M. avium intracellulare, M. scrofulaceum, M. malmoense) ist die **chronische zervikofaziale Lymphadenitis**. Zu den lokalisierten extrapulmonalen Erkrankungen zählt auch das Schwimmbad-Granulom (M. marinum).

Bei Immundefizienz (z. B. AIDS) sind Infektionen durch verschiedene MOTT-Spezies möglich (hauptsächlich M. avium intracellulare, aber auch M. kansasii). Neben Lungenerkrankungen (Verlauf ähnlich wie Tuberkulose) kann es zu disseminierten Infektionen und intestinalen, kutanen und systemischen Manifestationen (u. U. mit ZNS-Beteiligung) kommen. Bei Patienten mit vorbestehender Lungenerkrankung sind chronische pulmonale Infektionen am häufigsten.

Häufigkeit: MOTT-Erkrankungen werden in Regionen mit niedriger Tuberkuloseinzidenz häufiger diagnostiziert. Exakte Angaben zur Inzidenz in Deutschland fehlen.

Klinik: Bei der **chronischen zervikofazialen Lymphadenitis** kommt es meist zur unilateralen, nicht schmerzhaften Lymphknotenschwellung. Sie besteht meist schon seit Wochen oder Monaten und spricht nicht auf übliche Antibiotika an. Allgemeinsymptome fehlen in der Regel. Die Haut über den Lymphknoten ist zunächst unverändert, später wird sie dünn und verfärbt sich rot-violett. Im weiteren Verlauf kann es zu Spontanperforation, Fistelung und Vernarbungen kommen.

Diagnostik und Differenzialdiagnosen: MOTT lassen sich aus verschiedenen Untersuchungsmaterialien (Blut, Eiter, Sputum, Wundabstriche, Biopsate, Bronchialsekret u. a.) in der **Kultur** anzüchten. Zur Diagnostik von Organinfektionen gehören auch die verschiedenen Methoden der **bildgebenden Diagnostik.**
Histologisch findet sich (wie bei Tuberkulose) eine chronische granulomatöse Entzündung. Der **Tuberkulin-Test** fällt meist schwach positiv aus (Kreuzreaktion).
Differenzialdiagnostisch abzugrenzen sind Infektionen durch M. tuberculosis, andere Bakterien (Staphylokokken, Streptokokken, Bartonella henselae, Aktinomyzeten), Toxoplasmen, aber auch Lymphome und Leukämie (bei Lymphadenitis).

Therapie und Prognose: Die Behandlung hängt von der Art der Organmanifestation und Grunderkrankung ab. Sie ist wegen der oft geringen Empfindlichkeit gegenüber Antituberkulotika schwierig.
Die Standardtherapie bei **zervikaler Lymphadenitis** ist die chirurgische Exstirpation der betroffenen Lymphknoten einschließlich der Fistelgänge. Inzision und Drainage sind unzureichend. Wenn eine komplette Entfernung nicht möglich ist, werden Antibiotika eingesetzt, um ein Rezidiv zu verhindern (Clarithromycin oder Azithromycin in Kombination mit Rifampicin bzw. Rifabutin über mehrere Monate).
Invasive Infektionen mit Organbeteiligung (meist bei Immundefizienz) machen immer eine Antibiotikatherapie über viele Monate erforderlich. Zum Einsatz kommen neben Makroliden auch Ethambutol, Protionamid, Ciprofloxacin, Amikacin, Clofazimin u. a. Bei Immundefizienz ist der Behandlungserfolg unsicher, oft gelingt es nicht, den Erreger völlig zu eradizieren und den Prozess zur Abheilung zu bringen.

16.5 Pilzinfektionen

Allgemeines: Bei Patienten auf der Intensivstation, in der Neonatologie und Hämatologie-Onkologie steht der Arzt oft vor dem Problem einer möglichen Pilzinfektion, der Interpretation eines mykologischen Befundes (Besiedelung?, Infektion?) bzw. der Frage des Beginns oder der Beendigung einer antimykotischen Therapie.

16.5.1 Candida-Infektionen

Ätiologie und Pathogenese: Häufigster Erreger systemischer Pilzinfektionen ist **Candida (C.) albicans**. Der relative Anteil von „Non-albicans-Arten" scheint zuzunehmen.
Candida-Arten gehören zur Normalflora der Schleimhäute des Menschen (Mundhöhle, Darm, Genitalregion). Bei längerdauernder Antibiotikatherapie kann es zur Vermehrung dieser Pilze kommen. Bei entsprechender Disposition kann aus der Kolonisation eine lokale oder systemische Candidose hervorgehen.
Zu den **Dispositionsfaktoren** gehören Unreife (Frühgeborene), Gefäßkatheter, Störungen der Immunabwehr (z. B. zelluläre Immundefekte, Leukosen, Therapie mit Kortikosteroiden und Antibiotika), aber auch schwere Operationen (v. a. Transplantationen), großflächige Hautwunden (z. B. Verbrennungen), Diabetes mellitus, Mukoviszidose, Malignome und (selten) Endokrinopathien. Mögliche Eintrittspforten für systemische Candida-Infektionen sind Darm, Respirationstrakt, Wunden und Gefäßkatheter.
Säuglinge, insbesondere in den ersten Lebensmonaten, sind besonders empfänglich für Mund- und Windelsoor.

Häufigkeit: Die meisten Pilzinfektionen bei Kindern werden durch Candida-Arten hervorgerufen. Die Inzidenz von Candida-Infektionen hat in den letzten 10–20 Jahren zugenommen. Überwiegend handelt es sich um endogene Infektionen, exogene (meist nosokomiale) Infektionen kommen vor.

Klinik: Das Spektrum klinischer Symptome reicht vom nahezu asymptomatischen Mundsoor bis zur Sepsis. Hinzu kommt, dass das klinische Bild durch Symptome der Grundkrankheit überdeckt werden kann. Das klinische Bild hängt von Art und Ausmaß des Organbefalls ab.

- **Mundsoor:** Charakteristisch sind weiße Beläge (s. S. 784, Abb. **19.12**), die sich mit dem Spatel nicht leicht abwischen lassen. Kratzt man den Belag ab, entsteht eine (evtl. blutende) Erosion. Säuglinge mit ausgeprägtem Mundsoor trinken schlechter. Bei disponierten Patienten kann es zum Übergang des Soors auf Larynx, Epiglottis und Ösophagus mit entsprechenden Symptomen kommen.
- **Candida-Ösophagitis:** Besonders bei Patienten mit gestörter zellulärer Immunität muss mit dieser Komplikation gerechnet werden. Hinweise sind retrosternale Schmerzen, Übelkeit, Erbrechen, Dysphagie; asymptomatischer Verlauf kommt vor.
- **Windeldermatitis**: Gefördert durch die Einwirkung von Urin und Stuhl entstehen rötliche, papulovesikuläre, später auch pustulöse Effloreszenzen, zunächst einzelstehend, später konfluierend (s. S. 793).
- **Chronische mukokutane Candidose:** Haut, Schleimhaut und Nägel sind gleichzeitig befallen (die Nägel sind krümelig, dystroph); es handelt sich um ein seltenes Krankheitsbild bei zellulärem Immundefekt (s. S. 784).
- **Candida-Infektionen der Harnwege:** Diese treten nur bei disponierten Patienten auf (anatomische Fehlbildungen, häufige Antibiotikagaben, Diabetes mellitus). Eine Nierenbeteiligung mit Candidurie kann hämatogen im Rahmen einer Candida-Sepsis bzw. Candidämie auftreten, es gibt aber auch aszendierende Harnwegsinfektionen. Pilzbezoare können zu Obstruktionen der ableitenden Harnwege (bis zur Harnsperre) führen.
- **Gefäßkatheterinfektionen** mit Candidämie: Die Besiedelung des Katheters geht meist von der Haut im Bereich der Eintrittsstelle aus mit nachfolgender Infektion (intermittierende Candidämie).
- **Candidämie, Candida-Sepsis, systemische (disseminierte) Candidose:** Die Übergänge zwischen diesen Zuständen sind fließend. Charakteristisch ist persistierendes Fieber bei sich verschlechternder klinischer Symptomatik und ausbleibender Wirkung von Antibiotika. Schreitet die Infektion fort, entwickeln sich u. U. schwere Krankheitsbilder mit Befall verschiedener Organe (z. B. Herz, Niere, Leber, Milz, Knochen, Haut, Muskulatur, ZNS) bzw. septischem Schock. Besonders schwer verlaufen **Candida-Endokarditis** (meist Patienten mit künstlicher Klappe) und **Candida-Meningitis bzw. -Enzephalitis**. Hämatogen entstandene Hautläsionen und Myalgien können Hinweis auf eine Candidämie sein.

Diagnostik: Haut- und Schleimhautcandidosen beim Kind sind bei typischer Ausprägung oft Blickdiagnosen. In weniger eindeutigen Fällen bzw. bei Verdacht auf eine systemische Infektion ist der **kulturelle** und **mikroskopische Pilznachweis** von großer Bedeutung. Als Untersuchungsmaterialien kommen Abstriche, Bronchialsekret, BAL-Sekret, Punktate, Blut, Liquor und Urin in Betracht. Als Beweis für eine Candidose gilt (neben dem histologischen Nachweis von Pseudomyzelien und Sprosszellen im Gewebe) die Anzüchtung von Candida aus normalerweise sterilen Körperflüssigkeiten bzw. -regionen (Blut, Liquor, Punktate). Bei vielen Patienten mit disseminierter Candidose bleiben Blutkulturen negativ. Im Stuhl gilt das Vorkommen von C. albicans bis zu einer Keimzahl von 10^3/g Stuhl noch als physiologisch. Bei Candida-Nachweis in Haut- und Schleimhautabstrichen ist es schwierig, zwischen Infektion und Besiedelung zu unterscheiden (ebenso bei Sputum).

▶ **Merke:** Haut- und Schleimhautcandidosen sind meist Blickdiagnosen (s. auch S. 784, Abb. **19.12**).

Klinik: Das Spektrum reicht vom asymptomatischen Mundsoor bis zur Sepsis. Das klinische Bild hängt von Art und Ausmaß des Organbefalls und von der Grundkrankheit ab.

- **Mundsoor:** Typisch sind weiße, schwer abwischbare Beläge auf der Mundschleimhaut. Entfernt man die Beläge, sieht man (evtl. blutende) Erosionen.
- **Ösophagitis**: meist bei Patienten mit gestörter zellulärer Immunität. Retrosternaler Schmerz, Übelkeit, Erbrechen und Dysphagie.
- **Windeldermatitis:** Gefördert durch das feuchtwarme Milieu entwickeln sich typische Effloreszenzen (s. S. 793).
- **Chronische mukokutane Candidose:** seltenes Krankheitsbild (s. S. 784).
- **Candida-Harnwegsinfektionen:** können bei disponierten Patienten sowohl hämatogen als auch aszendierend entstehen (z. B. bei Diabetes, Fehlbildungen).
- **Katheterinfektion:** Besiedelung von Gefäßkathetern mit nachfolgender Fungämie.
- **Disseminierte Candidose (Candida-Sepsis):** Persistierendes Fieber und sich verschlechternder Allgemeinzustand bei ausbleibender Wirkung von Antibiotika können Anzeichen einer Candida-Sepsis sein. Im Verlauf kann sich ein septischer Schock entwickeln und ein Befall verschiedener Organe. **C.-Endokarditis** und **C.-Meningitis** sind besonders schwere Erkrankungen.

Diagnostik: Haut-, Schleimhautbefall: meist **Blickdiagnose**. Wichtig ist der **kulturelle** und **mikroskopische Pilznachweis** in verschiedenen Untersuchungsmaterialien. Blutkulturen sind oft negativ. Als Beweis für eine Infektion gilt (neben histologischem Nachweis der Pilzinvasion in Gewebeschnitten) das Anzüchten von Hefen aus normalerweise sterilen Körperflüssigkeiten (z. B. Blut, Liquor).

◀ Merke

Resistenzbestimmungen gegenüber Antimykotika können in Einzelfällen sinnvoll sein.

Serologie: Der Nachweis von Candida-Antigen bzw. -Antikörpern im Serum ist nicht immer leicht zu interpretieren. Die Tests können auch bei Kolonisation positiv ausfallen. Nachweis von IgM-Antikörpern gegen Candida mittels ELISA spricht für eine akute mukokutane bzw. invasive Infektion. Bei Patienten mit Immundefekt evtl. eine verminderte Antikörperbildung.

Weitere Untersuchungen: Bestimmung der Entzündungsparameter, bildgebende Diagnostik je nach Organlokalisation, Endoskopie (Ösophagitis). Bei hämatogen entstandener Endophthalmitis finden sich Läsionen am Augenhintergrund.

Differenzialdiagnosen: Haut-, Schleimhaut-, Organerkrankungen durch andere Erreger bzw. Ursachen.

▶ **Merke**

Therapie: Dispositionsfaktoren sollten beseitigt werden, soweit möglich (z. B. Katheter entfernen).

Antimykotika: Haut- und Schleimhautcandidosen: lokale Behandlung mit Nystatin, Miconazol, Clotrimazol, evtl. Fluconazol systemisch bei Immunsupprimierten.
Bei Windelsoor: lokale Therapie und orale Applikation des Antimykotikums gegen die Pilze im Darm.
Bei **Candida-Zystitis** evtl. Blasenspülungen mit Amphotericin B.
Eine **systemische antimykotische Therapie** erfolgt meist bereits bei entsprechendem klinischem Verdacht als kalkulierte Therapie, z. B. mit Amphotericin B i. v., Therapiedauer: meist 3–4 Wochen.

Prognose: Grunderkrankung, Schweregrad der Mykose und Art der Therapie bestimmen die Prognose. Sie ist günstig bei Haut- und Schleimhautmykosen, während bei Sepsis, Meningitis, Endokarditis die Letalität hoch ist.

Resistenzbestimmungen gegenüber Antimykotika sind keine Routinemethoden. Die Ergebnisse ermöglichen keine Vorhersage des Therapieerfolgs. In Einzelfällen sollte die Empfindlichkeit geprüft werden.

Serologie: Die Ergebnisse serologischer Untersuchungen (Antigen- bzw. Antikörpernachweis) sind nicht immer leicht zu interpretieren. Auch bei einer Kolonisation werden Antikörper gebildet. Aufgrund nicht ausreichender Empfindlichkeit der serologischen Methoden kann andererseits bei negativem Reaktionsausfall (insbesondere der Antigen-Tests) eine Mykose nicht sicher ausgeschlossen werden. Die Bestimmung der Immunglobulinklassen mittels ELISA, speziell Anti-Candida-IgM, erlaubt die Abgrenzung akuter mukokutaner und invasiver Candida-Infektionen, wobei der gleichzeitige Nachweis von IgA für eine Schleimhautinfektion spricht. Allerdings muss bei Immunsupprimierten mit einer verminderten Immunantwort gerechnet werden.

Weitere Untersuchungen: Zur Diagnostik gehören auch Blutbild, BSG, CRP sowie Parameter der Leber- und Nierenfunktion. Je nach Organlokalisation werden bildgebende Untersuchungen eingesetzt bzw. Endoskopie bei V. a. Ösophagitis. Die Fundoskopie zeigt bei Candidämie bzw. Sepsis oft (manchmal frühzeitig) verdächtige Infiltrationen („Cottonwool-Plaques") am Augenhintergrund als Ausdruck einer hämatogen entstandener Endophthalmitis. Risikopatienten sollten regelmäßig vom Augenarzt untersucht werden.

Differenzialdiagnosen: Abzugrenzen sind z. B. Haut-, Schleimhaut- bzw. Organinfektionen durch Viren (HSV, CMV), Bakterien (z. B. Erysipel, Sepsis) bzw. Erkrankungen anderer Genese (mechanisch, allergisch, toxisch).

▶ **Merke:** Die Entscheidung für den Beginn einer systemischen antimykotischen Therapie bei klinischem Verdacht basiert im Einzelfall auf anamnestischen, klinischen, mykologischen und histologischen Befunden sowie Ergebnissen der bildgebenden Diagnostik.

Therapie: Dispositionsfaktoren sollten nach Möglichkeit beseitigt werden: z. B. Entfernung von Kathetern, Beendigung einer Antibiotika- oder Kortikosteroid-Therapie (wenn das Krankheitsbild dies erlaubt).

Antimykotika: Haut- und Schleimhautcandidosen können mit Nystatin, Miconazol oder Clotrimazol lokal behandelt werden. Bei Immunsupprimierten kommt auch Fluconazol (systemisch) in Betracht. Da Soor im Windelbereich fast immer mit einer Pilzvermehrung im Darm einhergeht, sollte das Antimykotikum nicht nur lokal, sondern auch oral appliziert werden. Bei Candida-Ösophagitis haben sich Azole (Fluconazol) bewährt, auch Amphotericin B i. v. (in kleinen Dosen) kommt in Betracht. Bei **Candida-Zystitis** werden Blasenspülungen mit Amphotericin B durchgeführt.
Die Therapie bei Verdacht auf Vorliegen einer **systemischen Candidose** wird meist **vor** Vorliegen eines Pilznachweises begonnen und u. U. auch bei dessen Ausbleiben fortgeführt (z. B. neutropenische Patienten mit Fieber, das nicht auf Antibiotika anspricht). In diesen Fällen erfolgt häufig eine i. v. Kombinationstherapie mit Amphotericin B und 5-Fluorocytosin (insbesondere bei Neutropenie, Meningitis, Endophthalmitis). Die Kombination zeigt in vielen Fällen einen Synergismus und soll das Auftreten von Resistenzen verzögern. Bei resistenten Candida-Stämmen kommt Voriconazol in Betracht. Die Therapiedauer beträgt meist 3–4 Wochen.

Prognose: Der Krankheitsverlauf ist von der Grundkrankheit, dem Ausmaß und Schweregrad der Mykose sowie von Art und Dosis des Antimykotikums, Zeitpunkt des Therapiebeginns und von der Therapiedauer abhängig. Haut- und Schleimhaut-Soor beim gesunden Säugling haben eine gute Prognose. Die Letalität bei Candida-Sepsis, -Meningitis, -Endokarditis ist beträchtlich.

Prophylaxe: Die wirksamste Maßnahme besteht in der Vermeidung bzw. Beseitigung von Dispositionen (z. B. keine unnötige Antibiotikatherapie, Vermeidung bzw. Entfernung von Gefäßkathetern).

Chemoprophylaxe: Insbesondere bei Neugeborenen und Säuglingen mit Disposition für eine Candidose, z. B. bei systemischer Antibiotikatherapie, hat sich die prophylaktische orale Gabe eines Antimykotikums (z. B. Nystatin oder Miconazol) bewährt. Solange Frühgeborene noch keine Nahrung vertragen, wird die Mundschleimhaut mit dem Antimykotikum eingepinselt.

Auch bei anderen Risikopatienten kann durch orale bzw. lokale Applikation von Nystatin u. U. eine Mykose verhindert werden. Der prophylaktische Einsatz von Fluconazol bei onkologischen Patienten mit anhaltender Neutropenie wird häufig empfohlen, kann allerdings zur Zunahme der Besiedelungsrate (evtl. auch Infektionsrate) durch fluconazolresistente Pilze (z. B. C. krusei, Aspergillen) führen.

Überwachung von Risikopatienten: Der prophylaktische Wert regelmäßiger mykologischer Überwachungskulturen bei Risikopatienten wird unterschiedlich beurteilt. Bei Nachweis von Sprosspilzen in Haut- und Schleimhautabstrichen und/oder Urin (insbesondere bei mehrfachem Nachweis) sollte der Arzt aber an die Möglichkeit einer invasiven Mykose denken und dementsprechend handeln. Ergebnisse von Überwachungskulturen können auch erste Hinweise auf Zunahme bestimmter Pilzspezies ergeben (z. B. C. krusei, C. tropicalis, Aspergillen).

Hygienische Maßnahmen (Händewaschen, Handschuhe etc.) sind besonders in Intensiv- und Transplantationseinheiten wichtig, da in diesen Bereichen die Übertragung von Candida ssp. von einem Patienten zum anderen durch medizinisches Personal nachgewiesen werden konnte.

16.5.2 Aspergillus-Infektionen

Ätiologie und Pathogenese: Wichtigster Erreger ist **Aspergillus (A.) fumigatus**. Die Übertragung erfolgt aerogen durch Inhalation. Aspergillosen entstehen praktisch nur bei Patienten mit Grundkrankheiten, z. B. Tuberkulose, AIDS, Mukoviszidose, Malignome (insbesondere bei Neutropenie), septische Granulomatose, andere Immundefekte. Ein besonders großes Risiko für invasive Aspergillosen besteht nach Transplantation. Bei Immunsupprimierten neigen Aspergillen dazu, in die Wand von Blutgefäßen einzudringen. Dies kann zu Infarzierung bzw. Nekrose und hämatogener Dissemination führen.

Häufigkeit: Aspergillus-Sporen kommen ubiquitär vor, z. T. kann man sie auch auf den Schleimhäuten Gesunder als Saprophyten finden. Erkrankungen sind selten, die Inzidenz hat allerdings zugenommen. Fallhäufungen in Kliniken wurden mit Baumaßnahmen, defekten Klimaanlagen oder Kühlschränken assoziiert.

Klinik: Am häufigsten ist die Lunge betroffen. Die pulmonale Aspergillose kann sich durch Fieber, Dyspnoe, trockenen Husten, Hämoptysen und pleuritische Schmerzen äußern. Je nach Abwehrlage kann es sich um eine invasive Aspergillose (bei Tumorpatienten bzw. Immunsuppression) oder ein Aspergillom (z. B. bei Tuberkulose, Bronchiektasen, Herzvitien) handeln. Asthmoide Beschwerden können Ausdruck einer allergischen bronchopulmonalen Aspergillose sein (z. B. bei Mukoviszidose). Auch eine chronische Aspergillus-Sinusitis ist möglich. Sie ist von der allergischen Aspergillus-Sinusitis zu unterscheiden.

Durch hämatogene Streuung können auch andere Organe betroffen sein (z. B. ZNS [in ca. 30 %], Knochen, Herz, Haut).

Diagnostik und Differenzialdiagnosen: Die Diagnose basiert auf dem (möglichst) mehrfachen **mikroskopischen** und/oder **kulturellen** Nachweis von Aspergillus. Der Erregernachweis in der Blutkultur gelingt selten. Bei stark immunsupprimierten Patienten wird der Aspergillus-Nachweis in Bronchialsekret und BAL-Flüssigkeit (kulturell oder Nachweis von Aspergillus-Antigen) als pathognomonisch für eine pulmonale Aspergillose angesehen. Aspergillus-Antigen kann auch im Serum oder Liquor nachgewiesen werden.

Es ist oft schwierig, zwischen Kolonisation und Infektion zu unterscheiden. Beweisend für die Infektion sind der **histologische** Nachweis von Aspergillus-Myzelien im Gewebe und die mykologische Anzüchtung aus **Biopsaten**, z. B. der Lunge („Goldstandard"). Nachweise in Schleimhautabstrichen sind nur im Zusammenhang mit klinischen Befunden relevant. Serologisch können Präzipitine, bei allergischer Aspergillose IgE-Antikörper mittels RAST nachgewiesen werden. Das **Röntgenbild** der Lunge kann verdächtige Rundherde zeigen (evtl. mit charakteristischer Luftsichel), diese Befunde sollten Anlass für ein CT sein. Bei Verdacht auf eine Aspergillus-Sinusitis sind bildgebende Diagnostik sowie Sinuspunktion von Bedeutung.

Differenzialdiagnostisch abzugrenzen sind vor allem systemische Mykosen durch andere Pilzarten.

Therapie: Therapie der Wahl war bisher Amphotericin B in hoher Dosis. Bei Unwirksamkeit oder Unverträglichkeit von konventionellem Amphotericin B kann liposomales Amphotericin B eingesetzt werden. Manche Autoren empfehlen auch die Kombination mit 5-Fluorocytosin.

Itraconazol ist eine vielversprechende Alternative, u. U. kann nach initialer Amphotericin-B-Gabe bei klinischer Stabilisierung die Therapie mit Itraconazol fortgesetzt werden.

Das neue Antimykotikum Voriconazol ist bei invasiven Aspergillosen deutlich besser wirksam als Amphotericin B. Ein weiteres neues Antimykotikum ist Caspofungin.

Aspergillome werden operativ entfernt. Bei Sinusitis spielen Drainage und Wiederherstellung der Ventilation eine wichtige Rolle.

Prognose: Die Prognose wird wesentlich von der Grundkrankheit mitbestimmt. Frühzeitige Stellung der Diagnose sowie Therapie sind besonders wichtig. Dennoch ist die Letalitätsrate invasiver Aspergillosen beträchtlich.

16.5.3 Cryptococcus-Infektionen

Ätiologie, Pathogenese und Häufigkeit: Cryptococcus (Cr.) neoformans kommt weltweit vor. Besonders häufig wird der Erreger in Taubenkot gefunden. Die Übertragung erfolgt aerogen durch Inhalation.

Cr. neoformans siedelt sich primär in der Lunge an. Die pulmonale Infektion kann inapparent verlaufen. Hämatogen oder lymphogen können weitere Organe befallen werden (ZNS, Nieren, Haut, Lymphknoten). Gefährdet sind besonders Patienten mit AIDS, Malignomen bzw. nach Transplantation. Cr. neoformans ist der häufigste Meningitis-Erreger bei AIDS-Patienten.

Klinik: Die Symptome der Cr.-Meningitis ähneln denen der Tuberkulose-Meningitis (s. S. 654). Hautinfiltrate können in Ulzerationen übergehen.

Diagnostik und Differenzialdiagnosen: Im Liquor lassen sich mikroskopisch (Tuschepräparat nach Burri) Sproßpilzzellen mit einem Hof (= Kapsel) erkennen. Die kulturelle Anzucht ist möglich. Methoden zum Antikörpernachweis sind verfügbar. Bei florider Infektion kann lösliches Cr.-Antigen in Serum, Liquor und Urin mittels Latextest nachgewiesen werden. Der Abfall des Antigen-Titers gilt als Maß für die Effektivität einer Therapie.

Abzugrenzen sind Infektionen durch andere Pilze (Candida albicans, Aspergillen), Mykobakterien und Toxoplasmen.

Therapie, Prognose und Prophylaxe: Die Behandlung erfolgt mit Amphotericin B in Kombination mit 5-Fluorocytosin.

Bei AIDS-Patienten folgt auf eine erfolgreiche Behandlung meist eine lebenslange Reinfektionsprophylaxe (bzw. Suppressionstherapie) zur Vermeidung von Rezidiven (z. B. mit Fluconazol). Unbehandelt verläuft die Cryptococcus-Meningitis letal, bei adäquater Behandlung beträgt die Letalität bei AIDS-Patienten 10–30 %.

Disponierte Patienten sollten Tierkontakte (Tauben!) meiden.

16.5.4 Infektionen durch Dermatophyten

S. Kap. Hautkrankheiten S. 781.

16.6 Parasitosen

▶ **Definition.** Obwohl alle am oder im Menschen lebenden Mikroorganismen als Parasiten (Mitesser, Schmarotzer) anzusehen sind, werden in der Medizin nur die durch Einzeller (Protozoen), Würmer (Helminthen) und Gliederfüßler (Arthropoden) verursachten Erkrankungen als Parasitosen bezeichnet.

Klassifikation: Parasitosen können nach ihrer Lokalisation eingeteilt werden:
- **intestinale Parasitosen:** auf den Darm beschränkt
- **extraintestinale Parasitosen:** andere innere Organe betreffend
- **Ektoparasitosen:** durch ausschließlich auf oder in der Haut lebende Arthropoden (Ektoparasiten) verursachte Erkrankungen (s. S. 786).

16.6.1 Intestinale Parasitosen

Intestinale Helmintheninfektionen

Ätiologie: Intestinale Helmintheninfektionen werden durch Fadenwürmer (Nematoden) und Bandwürmer (Zestoden) verursacht, deren adulte Stadien im Darm des Menschen leben und sich fortpflanzen (Tab. 16.18).

Pathogenese: Infizierte Menschen scheiden mit dem Stuhl die larvenhaltigen Eier oder die Larven der in Tab. 16.18 aufgeführten Würmer aus. Diese Eier oder Larvenstadien sind bereits infektiös oder benötigen Stunden bis Wochen an der Luft, um infektiös zu werden, oder reifen nach Aufnahme in einem Zwischenwirt zu infektiösen Stadien heran.

Nematodeninfektionen werden fäkal-oral oder fäkal-transkutan übertragen.
- **fäkal-orale Transmission:** Die Eier oder Larvenstadien werden über kontaminierte Hände oder Lebensmittel oral aufgenommen. Die geschlüpften bzw. aufgenommenen Larven entwickeln sich im Darm zu erwachsenen Würmern. Nur bei der Spulwurminfektion durchwandert die im oberen Dünndarm freigesetzte Larve die Darmwand, um in die Lunge zu gelangen, wo sie durch die Gefäße in die Alveolen wandert. Retrograd gelangt sie über die Trachea in den Darm, wo sie zum adulten Wurm reift.

16.18 Intestinale Helmintheninfektionen

Erreger	Erkrankung
Fadenwürmer (Nematoden)	
Hakenwürmer (Ancylostoma duodenale, Necator americanus*)	Ankylostomiasis
Spulwürmer (Ascaris lumbricoides*, Abb. 16.21a)	Askariasis
Madenwürmer (Enterobius vermicularis*, Abb. 16.21b)	Enterobiasis (Oxyuriasis)
Zwergfadenwürmer (Strongyloides stercoralis*)	Strongyloidiasis
Trichinella spiralis	Trichinose
Peitschenwürmer (Trichuris trichiura*)	Trichuriasis
Bandwürmer (Zestoden)	
Fischbandwurm (Diphyllobothrium latum*)	Diphyllobothriasis
Gurkenkernbandwurm (Dipylidium caninum)	Dipylidiasis
Rinderbandwurm (Taenia saginata, Abb. 16.21c)	Taeniasis
Schweinebandwurm (Taenia solium)	
Zwergbandwurm (Hymenolepis nana*)	Hymenolepiasis

* In Klammern aufgeführt sind die Erreger mit der größten humanmedizinischen Relevanz.

16.5.4 Infektionen durch Dermatophyten

S. S. 781.

16.6 Parasitosen

◀ **Definition**

Klassifikation: Parasitosen können nach ihrer Lokalisation eingeteilt werden. Je nachdem, ob der Darm, ein anderes inneres Organ oder die Haut betroffen ist, unterscheidet man **intestinale** bzw. **extraintestinale Parasitosen** und **Ektoparasitosen**.

16.6.1 Intestinale Parasitosen

Intestinale Helmintheninfektionen

Ätiologie: Adulte Faden- und Bandwürmer, die im Darm parasitieren (Tab. 16.18).

Pathogenese: Infizierte Menschen scheiden infektiöse Eier oder Larven der Erreger aus.

Bei **Nematoden** gibt es zwei Übertragungswege:
- **fäkal-oral:** Die Eier oder Larven werden mit kontaminierten Nahrungsmitteln geschluckt.
- **fäkal-transkutan:** Die Larven von Haken- und Zwergfadenwürmern durchbohren bei Kontakt die Haut, gelangen durch das Gefäßsystem in die Lunge und von hier retrograd in den Darm.

16.18

- **fäkal-transkutane Transmission:** Die mit dem Stuhl ausgeschiedenen Zwergfadenwurmlarven und die aus den ausgeschiedenen Eiern nach Tagen geschlüpften Hakenwurmlarven durchbohren bei Berührung die intakte menschliche Haut, gelangen über Lymphe und Blut in die Lunge und retrograd in den Darm.

16.21 Erregerstadien intestinaler Helmintheninfektionen

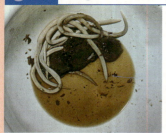
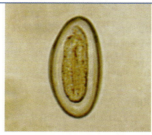
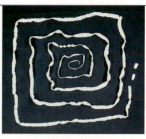

a Mit dem Stuhl ausgeschiedene adulte Spulwürmer der Art **Ascaris lumbricoides**. Sie können eine Länge von bis zu 40 cm erreichen.

b Ei von **Enterobius vermicularis** in der Lichtmikroskopie (Länge ca. 50 μm); erkennbar sind die optisch dichte Eiwand sowie die von ihr umschlossene Larve.

c Ungefärbte Glieder (Proglottiden) des Rinderbandwurms **(Taenia saginata)**, der bis zu 5 m lang werden kann.

Die häufigsten **Bandwurminfektionen** (Taeniasis) werden durch Aufnahme des infizierten Fleisches von Zwischenwirten übertragen.

Häufigkeit: Intestinale Helmintheninfektionen kommen bei mindestens einem Drittel aller Menschen vor. In Deutschland sind sie eine Rarität; bei Kindern am häufigsten ist hier vermutlich die Enterobiasis.

Klinik: Intestinaler Wurmbefall ist meist asymptomatisch. Unspezifische Symptome sind Bauchschmerzen, Diarrhö und Obstipation. Enterobiasis und Dipylidiasis führen oft zu perianalem Juckreiz, Hakenwurmbefall zu Blutverlust, Fischbandwurmbefall zu Vitamin-B$_{12}$-Mangel.

Wandernde Larven können kutane (juckendes Exanthem) und pulmonale (Husten, radiologisch erkennbare Infiltrate) Symptome hervorrufen.

Diagnostik: Intestinaler Wurmbefall wird in der Regel durch **mikroskopischen Nachweis von Eiern und Larven im Stuhl** diagnostiziert. Enterobius vermicularis legt die Eier perianal ab, sodass die Stuhluntersuchungen negativ bleiben. Hier führen Abklatschpräparate der perianalen Haut zur Diagnose.

Bandwurminfektionen werden über die Aufnahme infektiöser Eier (Hymenolepiasis), das versehentliche Verschlucken von Zwischenwirten (Katzen- und Hundeflöhe bei der Dipylidiasis) oder die Aufnahme von Parasitenstadien durch den Verzehr infizierten Fleisches der Zwischenwirte (Fische, Schweine, Rinder) übertragen.

Häufigkeit: Nach Schätzungen der Weltgesundheitsorganisation (WHO) lebt weltweit 1 Milliarde Menschen mit Hakenwürmern, weitere 750 Millionen mit Spul- und Peitschenwürmern. In Deutschland ist der intestinale Wurmbefall aufgrund des hohen Hygienestandards eine Rarität. Verlässliche epidemiologische Daten zu Helmintheninfektionen in Deutschland fehlen, jedoch steht im Kindesalter vermutlich die Madenwurminfektion (Enterobiasis) an erster Stelle.

Klinik: Der Wurmbefall des Darmes ist meist asymptomatisch, kann aber auch unspezifische abdominelle Beschwerden (Schmerzen, Diarrhö, Obstipation) verursachen. Enterobiasis und Dipylidiasis gehen häufig mit perianalem Pruritus einher, der insbesondere nachts auftritt und zu Schlaf- und Konzentrationsstörungen führen kann. Hakenwurminfektionen können mit Blut- und Eisenverlust einhergehen und zu mikrozytärer Anämie führen. Fischbandwurmbefall kann einen Vitamin-B$_{12}$-Mangel auslösen und so eine makrozytäre Anämie hervorrufen.

Durch die Haut wandernde Larven können innerhalb von Stunden zu einem juckenden Exanthem (Larva-migrans-cutanea-Syndrom, s. S. 667) führen, das auch unbehandelt innerhalb von Tagen abheilt. Larvenwanderung durch die Lungen kann sich klinisch durch Husten, radiologisch durch wandernde, sog. Löffler-Infiltrate äußern.

Diagnostik: Der Nachweis von Nematoden-Eiern oder -Larven oder Bandwurmgliedern (Proglottiden) gelingt üblicherweise durch **mikroskopische Stuhluntersuchungen**. Da Parasiten intermittierend ausgeschieden werden, sollten bei Verdacht auf intestinale Parasitosen drei Stuhlproben von verschiedenen Tagen untersucht werden. Enterobius vermicularis legt die Eier perianal ab, sodass die Stuhluntersuchungen negativ bleiben. Der Nachweis der Eier gelingt durch die Mikroskopie von Klebestreifen, die morgens auf die perianale Haut aufgeklebt, sofort wieder entfernt und auf einen Objektträger geklebt werden (Abklatschpräparat). Zwergfadenwurmlarven werden nur in geringer Zahl ausgeschieden, sodass sie sich meist nur mittels spezieller Kultur nachweisen lassen.

Eine Eosinophilie findet man typischerweise bei Infektion mit Haken- oder Zwergfadenwürmern während der Larvenwanderung und bei Hymenolepiasis.

> ▶ **Merke.** Ebenso wenig wie der Nachweis einer Eosinophilie eine Wurminfektion beweist, schließt eine fehlende Eosinophilie eine Helmintheninfektion aus!

Der Nachweis von Antikörpern ist diagnostisch nicht relevant.

Therapie: Die Wahl des Anthelminthikums richtet sich nach der Wurmart (Tab. 16.19). Die Lebensspanne der Nematoden ist auf Monate bis zwei Jahre begrenzt, sodass bei Ausschluss einer Reinfektion die Infektion auch ohne Therapie selbstlimitierend ist. Helmintheninfektionen mit Möglichkeit der Autoinfektion, wie Enterobiasis, Hymenolepiasis oder Strongyloidiasis, sistieren nicht spontan. Da Anthelminthika keine Wirkung auf Eier haben, ist bei der Enterobiasis typischerweise eine mehrzeitige Therapie an den Tagen 1, 14 und 28 erforderlich, um eine Eradikation zu erzielen. Bandwurminfektionen können unbehandelt jahrzehntelang persistieren.

16.19 Therapie intestinaler Helmintheninfektionen

Erreger	Therapeutika der 1. Wahl
Fadenwürmer (Nematoden)	Benzimidazole (z. B. Mebendazol), Pyrantel
Bandwürmer (Zestoden)	Praziquantel, Niclosamid

Prophylaxe: Je nach Wurmart und Infektionsweg lassen sich Infektionen vermeiden durch Händewaschen, Bereitstellung sauberen Trinkwassers (Vermeidung von Kontaminationen mit Fäkalien), Benutzung von Toiletten, das Tragen fester Schuhe, Ektoparasitenbekämpfung bei Haustieren, Verzicht des Verzehrs von unzureichend gegartem oder rohem Fleisch und Fisch.

Intestinale Protozoeninfektionen

Ätiologie und Pathogenese: Die in Tab. 16.20 aufgeführten Erreger parasitieren im Darm. Infizierte scheiden Protozoenzysten mit dem Stuhl aus, die umweltresistent sind und über Monate infektiös bleiben. Die Infektionen werden **fäkal-oral übertragen**. Nach Aufnahme wandeln sich die Zysten in sog. Trophozoiten (auf die Ernährung gerichtete Form) um, die sich vermehren. Amöben und Flagellaten vermehren sich im Darmlumen, während Kokzidien in Darmzellen eindringen und sich intrazellulär vermehren.

16.20 Intestinale Protozoeninfektionen

Erreger	Erkrankung
Entamoeba histolytica	intestinale Amöbiasis (Amöbenruhr), extraintestinale Amöbiasis (Amöbenleberabszess nach hämatogener Streuung)
Giardia lamblia (= Lamblia intestinalis, L. duodenalis)	Giardiasis (Lambliasis)
Kokzidien	
▪ Cryptosporidium parvum, Cryptosporidium hominis	Kryptosporidiose
▪ Cyclospora cayetanensis	Cyclosporiasis
▪ Isospora belli	Isosporiasis

Häufigkeit: Die Amöbiasis wird typischerweise aus Ländern mit niedrigem Hygienestandard importiert, jedoch nur sehr selten im Kindesalter. Die nach In-

sporidiose in Deutschland gemeldet. Die übrigen intestinalen Protozoonosen sind überwiegend importiert und seltener.

Klinik: Bei **Amöbiasis** können blutig-schleimige Diarrhöen auftreten **(Amöbenruhr)**. Unabhängig davon kann sich ein **Amöbenleberabszess** entwickeln. Er geht mit Fieber und Leberschmerzen einher. Beide Erkrankungsformen sind lebensbedrohlich.

Bei ausgeprägtem **Lamblienbefall** kommt es zu Malabsorption mit Steatorrhö und evtl. Wachstumsverzögerung.

Kokzidien verursachen v. a. Diarrhöen. Kryptosporidiose bei Immunsupprimierten ist potenziell lebensbedrohlich.

Diagnostik: Intestinale Protozoeninfektionen werden durch **mikroskopische Stuhluntersuchungen**, der **Amöbenleberabszess sonographisch** und durch Nachweis spezifischer **Antikörper** im Serum diagnostiziert.

Therapie: Die symptomatische **Amöbiasis** wird mit einem Nitroimidazol therapiert. Zur Eradikation der Zysten im Darm ist die alleinige oder zusätzliche Gabe von Paromomycin oder Diloxanidfuroat erforderlich.

Symptomatischer **Lamblienbefall** wird mit einem Nitroimidazol behandelt.

Bei intakter Immunität ist bei **Isosporiasis** oder **Cyclosporiasis** nur bei anhaltenden Symptomen eine Cotrimoxazoltherapie indiziert. **Kryptosporidiose** wird bei Immunsupprimierten symptomatisch behandelt (z. B. Rinderkolostrum).

16.6.2 Extraintestinale Parasitosen

Extraintestinale Helmintheninfektionen

Ätiologie, Pathogenese und Klinik: Ursache ist die – in Deutschland dank hohen Hygienestandards und Entwurmung von Haus- und Nutztieren seltene – akzidentelle Infektion mit Larvenstadien tierpathogener Würmer (Tab. **16.21**). Da der Mensch ein Fehlwirt ist, erreichen die Würmer das adulte Stadium nicht.

---

fektionsschutzgesetz meldepflichtige Giardiasis wird auch in Deutschland erworben; pro Jahr werden ca. 4000 nachgewiesene Infektionen gemeldet. Während Kryptosporidien auch in deutschen Gewässern gefunden werden (ca. 800 gemeldete Erkrankungen pro Jahr), werden die beiden anderen humanpathogenen Kokzidienarten aus dem Ausland importiert oder durch importierte Nahrungsmittel übertragen.

Klinik: Der Darmbefall mit Amöben **(Amöbiasis)** bleibt überwiegend asymptomatisch. Es können aber auch Tage bis Monate nach der Infektion blutig-schleimige Durchfälle auftreten **(Amöbenruhr)**, meist begleitet von Fieber. Unabhängig von der Darmsymptomatik können sog. Magnaformen des Erregers in Gefäße der Darmwand wandern und nach hämatogener Streuung zu einem **Amöbenleberabszess** führen, der mit Fieber, Leberschmerzen sowie je nach Lokalisation mit Oberbauch- und Brustschmerzen einhergeht. Sowohl die Amöbenruhr als auch der Leberabszess sind lebensbedrohlich.

Heftiger **Lamblienbefall** führt, da sich die Trophozoiten an die Wand des oberen Dünndarms heften und eine Atrophie der Mikrovilli bewirken, zu Malabsorption. Sie äußert sich in übel riechenden Blähungen und Steatorrhö, evtl. auch in Wachstumsverzögerung.

Auch bei den **Kokzidieninfektionen** stehen Durchfälle im Vordergrund, selten von geringem Fieber begleitet. Die Infektion ist beim Immungesunden typischerweise selbstlimitierend. Kryptosporidiose kann bei Immunsupprimierten zu lebensbedrohlichen Diarrhöen und Gallengangserkrankungen mit Leberzirrhose führen.

Diagnostik: Der Nachweis der Erreger gelingt durch **mikroskopische Stuhluntersuchung**. Da Protozoen intermittierend ausgeschieden werden, sollten drei Stuhlproben von verschiedenen Tagen untersucht werden. Bei sonographischem Verdacht auf einen **Amöbenleberabszess** sind **Antikörper** gegen E. histolytica im Serum beweisend.

Der Nachweis von Giardia lamblia und Kryptosporidien ist meldepflichtig.

Therapie: Amöbiasis bedarf umgehend einer 5- bis 10-tägigen Therapie mit einem Nitroimidazol (z. B. Metronidazol). Besserung des Allgemeinzustandes und rückläufige laborchemische Entzündungszeichen zeigen den Therapieerfolg an, während ein Leberabszess über Monate sonographisch nachweisbar bleibt und Antikörper persistieren können. Zur Rezidivprophylaxe muss bei Amöbenruhr und -leberabszess eine zusätzliche Behandlung mit Paromomycin oder Diloxanidfuroat für 8–10 Tage durchgeführt werden, um die Amöbenzysten im Darm zu eliminieren.

Der symptomatische **Lamblienbefall** wird mit Tinidazol oder Ornidazol für 1–2 Tage oder mit Metronidazol für 5–10 Tage therapiert.

Isosporiasis und **Cyclosporiasis** sollten beim Immungesunden nur bei anhaltender Symptomatik mit Cotrimoxazol therapiert werden. Eine kausale Therapie der **Kryptosporidiose** ist bisher nicht bekannt. Bei Immunsupprimierten sistiert die Symptomatik sehr schnell nach Rekonstitution der zellulären Immunität. Rinderkolostrum kann zur symptomatischen Therapie des Durchfalls vorübergehend erfolgreich eingesetzt werden.

16.6.2 Extraintestinale Parasitosen

Extraintestinale Helmintheninfektionen

Ätiologie, Pathogenese und Klinik: Weltweit sind die durch Filiarien (Onchocerca volvulus, Wuchereria bancrofti) verursachten Erkrankungen wie Onchozerkose und lymphatische Filariasis die häufigsten extraintestinalen Helmintheninfektionen. Da diese sehr selten nach Deutschland importiert werden, wird hierzu auf Lehrbücher der Tropenmedizin und Parasitologie verwiesen. Die in Deutschland bedeutsamen extraintestinalen Helmintheninfektionen werden durch Larvenstadien meist tierpathogener Würmer verursacht. Bei akzidenteller

16.21 Extraintestinale Infektionen mit Helminthenlarven

Erreger	Erkrankung	Pathogenese und Klinik
Fadenwürmer (Nematoden)		
Larven tierpathogener Hakenwürmer (Ancylostoma caninum und Ancylostoma brasiliense*)	Larva-migrans-cutanea-Syndrom (LMC, Larva migrans externa, Hautmaulwurf, creeping eruption)	Larven von Hunde- und Katzenhakenwürmern durchdringen die menschliche Haut, gelangen aber nicht in tiefere Hautschichten, irren also in der Haut umher. Aus- und Abscheidungen der Larven verursachen eine allergische Reaktion, die zu einer rötlichen „Spur" führt (Hautmaulwurf).
Larven tierpathogener Spulwürmer (Toxocara canis und Toxocara cati*)	Toxokariasis	orale Aufnahme von Eiern → Freisetzung von Larven im Dünndarm → die Larven durchdringen die Darmwand und wandern im Körper (Larva-migrans-visceralis, LMV). Unspezifische abdominelle Beschwerden, bei Augen- oder ZNS-Befall Visuseinschränkung bzw. Lähmungen oder Krampfanfälle.
Bandwürmer (Zestoden)		
Larven des Schweinebandwurms (Taenia solium)	Zystizerkose	orale Aufnahme von Eiern → Freisetzung von Larven im Dünndarm, die die Darmwand durchwandern → hämatogene Streuung → Absiedlung und Entwicklung zu Finnen (Zystizerken) v.a. in Skelettmuskulatur und Gehirn → Bildung von Zysten mit granulomatöser Entzündung und später Verkalkung. Die Symptomatik ist abhängig von der Lokalisation der Zysten: ZNS-Befall äußert sich z. B. in Paresen und Krampfanfällen.
Larven des Hundebandwurms (Echinococcus granulosus)	zystische Echinokokkose (Hydatidenkrankheit)	orale Aufnahme von Eiern → Larven → hämatogene Streuung (s. Schweinebandwurm) → Absiedlung in Leber und/oder anderen Organen. Es entwickelt sich eine verdrängend wachsende flüssigkeitsgefüllte Zyste (Hydatide), in der Tochterzysten mit Kopfanlage (Skolex) entstehen. Meist ist die Zyste asymptomatisch, bei Lokalisation in der Leber können Oberbauchbeschwerden auftreten. Eine Zystenruptur kann eine anaphylaktische Reaktion und eine Aussaat in andere Organe auslösen.
Larven des Fuchsbandwurms (E. multilocularis)	alveoläre Echinokokkose	orale Aufnahme von Eiern → Larven → hämatogene Streuung → Absiedlung in Leber, selten auch in andere Organe; es bildet sich eine Zyste (mit Kopfanlage), an deren Außenseite Tochterzysten mit Kopfanlage entstehen, sodass die alveoläre Echnikokkose infiltrierend wie ein Malignom wächst. Unbehandelt hat diese Erkrankung eine hohe Letalität. Auch hier kann eine Zystenruptur eine anaphylaktische Reaktion und eine Aussaat in andere Organe verursachen.

* In Klammern aufgeführt sind die Erreger mit der größten humanmedizinischen Relevanz.

Infektion mit Eiern oder Larven der in Tab. 16.21 aufgeführten tierpathogenen Helminthen kann der Mensch zum Fehlwirt bzw. zum nicht vorgesehenen Zwischenwirt werden. Daher können sich die Parasiten nicht bis zu adulten Würmern entwickeln, jedoch können die Larven und Zysten je nach Lokalisation die Gesundheit erheblich beeinträchtigen. Durch konsequente Entwurmung der Haus- und Nutztiere sowie allgemeine Hygienemaßnahmen sind akzidentelle Infektionen in Deutschland selten.

Diagnostik: Da die Parasiten sich nicht zu adulten Würmern entwickeln, sind auch keine Parasitenstadien wie Eier oder Larven in Körperausscheidungen nachweisbar, sodass die Verdachtsdiagnose nur durch Nachweis spezifischer **Antikörper** im Serum, ggf. in Liquor und Augenkammerwasser, bzw. durch den Nachweis von **Parasitenteilen in den Zysten** gesichert werden kann. Ausnahme: Der „Hautmaulwurf" wird klinisch diagnostiziert.
Der Nachweis von Echinokokkus ist meldepflichtig.

Therapie: Larva migrans cutanea wird lokal mit einem Benzimidazol (z. B. Tiabendazol) therapiert, bei ausgeprägtem oder hartnäckigem Befall wird zusätzlich mit sehr gutem Erfolg einmalig Ivermectin p.o. verabreicht.
Die nachgewiesene **Toxokariasis** erfordert eine mehrwöchige Therapie mit Albendazol, bei Augenbefall müssen zusätzlich Steroide gegeben werden.
Die **Zystizerkose** wird je nach Zustand und Lokalisation der Zyste mit Albendazol und/oder Praziquantel, ggf. zusätzlich neurochirurgisch therapiert.
Die **zystische Echinokokkose** wird mit Albendazol über drei Monate therapiert. Alternativ kommen chirurgische Zystenentfernung unter Albendazolschutz in Betracht sowie je nach Lokalisation auch das sog. PAIR-Verfahren. Dabei wird unter Ultraschallkontrolle die Zyste punktiert, der Inhalt aspiriert, Alkohol oder

Diagnostik: Zur Diagnose führt der Antikörpernachweis (i.d.R. im Serum) oder der **Nachweis von Parasitenteilen in Zysten**.

Therapie: Bei **Larva migrans cutanea** ist in der Regel eine lokale Benzimidazol-(z. B. Tiabendazol-)Therapie ausreichend.

Toxokariasis wird mit Albendazol, bei Augenbefall zusätzlich mit Steroiden behandelt.

Zysten von Bandwürmern (**Zystizerkose, Echinokokkose**) erfordern je nach Entwicklungsstand ggf. eine invasive operative oder lebenslange medikamentöse (z. B. Albendazol-)Therapie.

20%ige Kochsalzlösung instilliert, für ca. eine Stunde belassen und dann reaspiriert. Zysten können aber auch „absterben", sodass die Vorgehensweise in Abhängigkeit vom sonographischen Befund mit einem Behandlungszentrum abgesprochen werden sollte. Ist der Befall bei **alveolärer Echinokokkose** beschränkt, kommt eine Leberteilresektion mit nachfolgender Albendazoltherapie, sonst nur eine lebenslange Albendazoltherapie in Betracht.

Extraintestinale Protozoeninfektionen

Leishmaniasis

Ätiologie, Pathogenese und Klinik: Diese im Mittelmeerraum, in Afrika, Lateinamerika und Asien endemische, in Deutschland jedoch seltene (meist importierte) Erkrankung wird durch Leishmanien hervorgerufen. Erregerreservoir sind Nagetiere und Hunde, Überträger sind Schmetterlingsmücken (Phlebotomen, sand flies). Im Menschen befallen sie das mononukleäre Phagozytensystem; mögliche Befallmuster und Symptome zeigt Tab. 16.22.

16.22 Leishmaniasis

Erkrankungsform	Ausbreitung der Erreger	Klinik
kutane Leishmaniasis (KL, Orient- oder Aleppobeule)	auf die Haut am Inokulationsort beschränkt	juckende Papel, die ulzeriert und dann von Schorf bedeckt wird, aber nicht abheilt
mukokutane Leishmaniasis (ML)	vom Inokulationsort auf angrenzende Haut und Schleimhäute	nicht heilende Haut- und Schleimhautulzerationen
viszerale Leishmaniasis (VL, Kala-Azar)	vom Inokulationsort über die Lymphe in Organe des mononukleären Phagozytensystems (z. B. Milz, Leber, Knochenmark)	täglich auftretendes, häufig zweigipfeliges Fieber, Allgemeinsymptome (Leistungsminderung, Gewichtsverlust, Nachtschweiß), Hepatosplenomegalie, bei ausgeprägter Knochenmarkdepression Anämie, Blutungen (Thrombopenie) und bakterielle, septische Infektionen (Leukopenie), unbehandelt in 90% der Fälle letal

Diagnostik: Die Diagnose wird gesichert durch den mikroskopischen Nachweis intrazellulär gelegener Leishmanien im Abstrich oder in der Biopsie (je nach Erkrankungsform Haut- [KL], Schleimhaut- [ML] oder Knochenmark-, Leber- oder Milzbiopsie [VL]). Es sollte versucht werden, die Erreger mittels Kultur bzw. ihre DNA mittels PCR nachzuweisen. Bei entsprechender Symptomatik ist der Nachweis spezifischer Antikörper mittels Immunfluoreszenz beweisend für eine VL.

Differenzialdiagnose: Die Abgrenzung der KL von Pyodermien gelingt meist durch die Anamnese, denn die Pyodermie hat eine kurze Inkubationszeit und die Hautulzerationen haben wechselnde Lokalisationen. Die häufigste Differenzialdiagnose der VL sind Leukämien.

Therapie: Die KL der Alten Welt heilt unbehandelt unter Narbenbildung innerhalb eines Jahres ab. Die Abheilung lässt sich beschleunigen durch lokale Paromomycin-Therapie oder mehrfache Unterspritzungen mit Antimonpräparaten. Die aus Lateinamerika importierte KL, die ML und die VL werden systemisch behandelt: Mittel der Wahl ist liposomales Amphotericin B.

Malaria

Ätiologie, Pathogenese und Klinik: Diese weltweit häufigste, in weiten Teilen der Tropen und Subtropen endemische Infektionskrankheit, wird durch Plasmodien verursacht (Tab. 16.23). Diese werden von dämmerungs- und nachtaktiven

16.23 Malaria

Erreger	Erkrankungsform	Klinik und Verlauf
P. ovale, P. vivax	Malaria tertiana (alle 48 h ein Fieberschub)	Nach einer Inkubationszeit von wenigstens 5, meistens 7–10 Tagen (Malaria tropica) aber auch noch nach Wochen oder Monaten treten Kopf-, Nacken-, evtl. Gliederschmerzen, Fieber mit Schüttelfrost und bei Kindern häufig gastrointestinale Beschwerden auf. Nach der Art auftretender Komplikationen (z. B. akute Niereninsuffizienz, intravasale Hämolyse, Krampfanfälle) unterteilt man die Malaria tropica in eine komplizierte und unkomplizierte Form (Näheres s. www.dtg.org).
P. malariae	Malaria quartana (alle 72 h ein Fieberschub)	
P. falciparum	Malaria tropica (anhaltendes oder nicht rhythmisches Fieber)	

Anophelesmücken von Mensch zu Mensch übertragen. Im Menschen findet nur eine ungeschlechtliche Vermehrung in der Leber und in Erythrozyten statt.

Diagnostik und Differenzialdiagnosen: Bei unklarem Fieber nach Aufenthalt in einem Endemiegebiet muss an eine Malaria gedacht und diese ausgeschlossen oder nachgewiesen und therapiert werden. Der Erregernachweis erfolgt mikroskopisch im **„dicken Tropfen"** und im **Blutausstrich**. Typisch, aber nicht spezifisch und nicht immer vorhanden sind: Thrombozytopenie, seltener Anämie, erhöhte LDH-Konzentration, (Hepato-)Splenomegalie. Differenzialdiagnostisch kommen andere Tropenkrankheiten, wie Dengue-Fieber, Katayama-Fieber, Leishmaniasis, Trypanosomiasis in Betracht, wobei der Erregernachweis die Diagnose sichert, die bei Verdacht innerhalb von Stunden gestellt werden sollte. Der Nachweis von Plasmodien ist meldepflichtig.

Therapie: Die Therapie richtet sich nach dem Erregertyp, dem Vorkommen von Chloroquin- und/oder weiteren Resistenzen im Endemiegebiet und der Schwere der Erkrankung. Malaria quartana und Malaria tertiana können ambulant mit Chloroquin therapiert werden. Zur Rezidivprophylaxe bei Malaria tertiana ist eine 14-tägige Therapie mit Primaquin nötig, dem einzigen Medikament, das auf die Hypnozoiten in der Leber wirkt. Die unkomplizierte Malaria tropica wird stationär mit Mefloquin, Atovaquon/Proguanil oder Artemether-Lumefantrin therapiert. Die komplizierte Malaria tropica wird unter intensivmedizinischen Bedingungen mit Chinin i. v. behandelt, ggf. in Kombination mit Clindamycin oder Doxycyclin. Zu Dosierungen und aktuellen Therapieempfehlungen siehe die Leitlinien der Deutschen Gesellschaft für Tropenmedizin und Internationale Gesundheit (DTG) unter www.awmf-online.de.

Prophylaxe: Sie besteht aus der Aufklärung des Reisenden über das Malariarisiko, aus Expositions- und Chemoprophylaxe. Aktuelle Empfehlungen sind unter www.dtg.org abrufbar.

Toxoplasmose

Ätiologie und Pathogenese: Die Erkrankung wird durch die Einzeller Toxoplasma gondii verursacht, deren einziger bekannter Endwirt die Katze ist.
Katzen infizieren sich durch das Fressen von Zwischenwirten (z. B. Nagetieren). Bei nichtimmunen, insbesondere jungen Katzen kommt es zur geschlechtlichen Vermehrung der Toxoplasmen im Darm und zur Ausscheidung infektiöser Parasitenstadien (Oozysten). Diese nimmt der Mensch durch Kontakt mit Katzenkot (kontaminierte Hände bzw. Nahrungsmittel) auf. Die aus den Oozysten freigesetzten Tachyzoiten dringen in Zellen ein und vermehren sich ungeschlechtlich; es kommt zur Parasitämie. Die Wirtsreaktion führt dazu, dass sich Tachyzoiten vor allem in Skelett- und Herzmuskulatur und im Gehirn in Zysten umwandeln, in denen infektiöse Bradyzoiten persistieren. Diese Zysten finden sich auch in den Zwischenwirten und anderen akzidentellen Wirten (z. B. Schweinen). Beim Essen von unzureichend gegartem Schweinefleisch können aus den aufgenommenen Zysten Tachyzoiten freigesetzt werden.

Bei Erstinfektion während der Schwangerschaft ist eine diaplazentare Übertragung möglich. Die Häufigkeit der kindlichen Infektion korreliert positiv mit dem Alter der Schwangerschaft, die Schwere korreliert negativ mit dem Infektionszeitpunkt. Bei Infektion im letzten Schwangerschaftstrimenon ist das Übertragungsrisiko auf den Fetus also hoch, die Wahrscheinlichkeit einer kindlichen Schädigung jedoch gering; im 1. Trimenon verhält es sich umgekehrt.

Häufigkeit: Der Erreger ist in Deutschland bei Haus-, Nutz- und Nagetieren weit verbreitet. Seroepidemiologischen Untersuchungen zufolge entspricht die Durchseuchung des Menschen etwa dem Lebensalter, d. h. bei 10% der 10-Jährigen sind spezifische Antikörper nachweisbar. Pro Jahr werden weniger als 20 konnatale Infektionen in Deutschland gemeldet.

Klinik: Die **postnatale Toxoplasmose** verläuft meist klinisch inapparent oder mit selbstlimitierenden Symptomen wie Halsschmerzen, Lymphadenopathie und gelegentlich Fieber. Da die Zysten im Körper lebenslang persistieren, kann es bei Immunsuppression zur Reaktivierung einer latenten Toxoplasmose kommen, typischerweise als Enzephalitis, aber auch als generalisierte Infektion mit Pneumonie.

Die **konnatale Toxoplasmose** kann sich bereits bei Geburt mit der Trias Hydrozephalus (Abb. 16.22), intrazerebrale Verkalkungen und Chorioretinitis manifestieren (Zeichen der frühen intrauterinen Infektion mit Enzephalitis) oder als fieberhafte Erkrankung mit Hepatosplenomegalie, Ikterus und Dyspnoe. Die konnatale Toxoplasmose kann aber auch asymptomatisch sein und die Chorioretinitis erst Monate bis Jahre später manifest werden (Visusverlust, u. U. beidseitig).

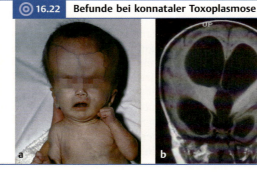

16.22 Befunde bei konnataler Toxoplasmose

a Ausgeprägter Hydrozephalus bei einem Säugling.
b Starke Erweiterung des gesamten Ventrikelsystems (Hydrocephalus internus).

Diagnostik: Wesentlich ist der Nachweis spezifischer IgG-, IgA- und IgM-Antikörper sowie die Bestimmung ihrer Affinität und Avidität. Bei Verdacht auf eine Erstinfektion während der Schwangerschaft sollte frühzeitig ein Konsiliarlabor zur Interpretation der Ergebnisse der Immundiagnostik hinzugezogen werden. Die **postnatale Toxoplasmose** wird durch Nachweis spezifischer Antikörper diagnostiziert.

Der Nachweis einer **konnatalen Toxoplasmose** kann pränatal evtl. durch Erregernachweis aus Nabelschnurblut und Plazentabiopsie mittels Kultur oder Tierversuch oder mittels PCR versucht werden. Bei Neugeborenen kann ein Erregernachweis mit den genannten Methoden aus dem Liquor versucht werden. Wesentlich ist der Nachweis spezifischer IgM- und IgA-Antikörper. Er ist bei bis zu 25 % der infizierten Neugeborenen nicht möglich, sodass die Infektion erst über den Titeranstieg im ersten Lebenshalbjahr diagnostiziert werden kann.

Die konnatale Toxoplasmose ist meldepflichtig.

Therapie: Die **postnatale Toxoplasmose** klingt auch unbehandelt spontan ab. Die reaktivierte Toxoplasmose beim Immunsupprimierten wird 4–6 Wochen mit Pyrimethamin und Sulfadiazin behandelt. Bei anhaltender Immunsuppression ist eine kontinuierliche Sekundärprophylaxe erforderlich.

Für die Prävention der **konnatalen Toxoplasmose** sind die frühe Diagnose und die frühzeitige Therapie mit Pyrimethamin und Sulfadiazin der Schwangeren wesentlich. Die Wirksamkeit der postnatal begonnenen Therapie einer konnatalen Toxoplasmose mit Pyrimethamin und Sulfadiazin konnte unabhängig von der Dauer und Art in Studien nicht sicher belegt werden.

Prophylaxe: Toxoplasma-gondii-seronegative Schwangere sollten rohes oder unzureichend gegartes Fleisch nicht verzehren und auf peinliche Händehygiene nach Gartenarbeit und nach Zubereitung von Gemüse sowie Fleisch achten. Sie sollten den Kontakt mit jungen Katzen, die nicht ausschließlich im Haus gehalten werden, und insbesondere den Kontakt mit Katzenkot meiden.

16.6.3 Ektoparasitosen

s. S. 786

17 Neuropädiatrie

17.1 Allgemeine Grundlagen

Untersuchung des Nervensystems beim Kind: Die Entwicklungsvorgänge, die sich während der Kindheit am Nervensystem vollziehen, haben zur Folge, dass nicht nur seine Struktur, sondern auch seine Funktionsweise ständigen Änderungen unterliegt. Dies hat Konsequenzen für Diagnostik und Therapie. Es erfordert eine komplexe Sichtweise, die genetische Faktoren und Einflüsse der Umwelt berücksichtigt.

Bei der neurologischen Untersuchung wird die Funktion des zentralen und des peripheren Nervensystems in Abhängigkeit vom Entwicklungsstand differenziert geprüft. Anhand anamnestischer Informationen und der Untersuchungsbefunde – wesentlich sind die Symptome und die Verlaufsdynamik – lässt sich ein **neurologisches Syndrom** diagnostizieren (Abb. 17.1 und 17.2). Dieses ermöglicht eine Lokalisation der Funktionsstörung. Pathogenese und Ätiologie sind meist erst durch weitere Untersuchungen zu erschließen.

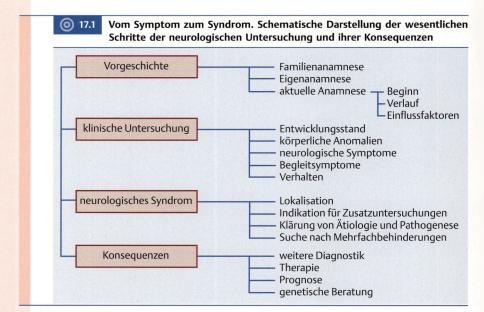

17.1 Vom Symptom zum Syndrom. Schematische Darstellung der wesentlichen Schritte der neurologischen Untersuchung und ihrer Konsequenzen

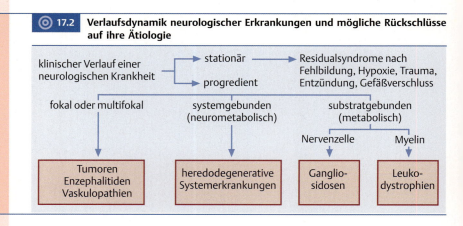

17.2 Verlaufsdynamik neurologischer Erkrankungen und mögliche Rückschlüsse auf ihre Ätiologie

17.2 Leitsymptom Kopfschmerz

▶ **Definition.** In den Bereich des Kopfes lokalisierte schmerzhafte Beschwerden unterschiedlicher Qualität, die primär, ohne organpathologisches Korrelat (idiopathisch), oder sekundär, als Folge einer Grunderkrankung (symptomatisch), vorkommen.

Ätiologie: Kopfschmerzen treten bei Kindern immer häufiger auf. Bereits im Vorschulalter haben 20% der Kinder, bis zum Ende der Grundschulzeit > 50% Kopfschmerzerfahrungen. Akute Kopfschmerzen finden sich häufig in Verbindung mit einem Infekt. Bei chronischen bzw. rezidivierenden Kopfschmerzen handelt es sich meistens um Spannungskopfschmerzen oder um Migräne. Eine Übersicht möglicher Ursachen kindlicher Kopfschmerzen gibt Tab. 17.1.

17.1 Mögliche Ursachen von Kopfschmerzen bei Kindern und ihre (Begleit-)Symptome

Ursachen	Symptome
▶ **idiopathischer (primärer) Kopfschmerz**	
Spannungskopfschmerz (meist bei älteren Kindern) ▪ episodische Form (< 15 Tage/Monat) ▪ chronische Form (> 15 Tage/Monat)	beidseitiger, häufig stirnbetonter oder ringförmig um den Kopf (wie ein Band) als drückend oder ziehend empfundener Schmerz ohne Erbrechen oder neurologische Begleitsymptome, ggf. depressive Begleitsymptomatik
psychogener Kopfschmerz	beidseitiger, häufig im Bereich des Schläfenlappens lokalisierter, dumpfer Kopfschmerz, der bevorzugt in stress- und belastungsabhängigen Situationen auftritt
Migräne (Näheres s. S. 675)	ab dem Pubertätsalter meist halbseitige, pochende Kopfschmerzen in Verbindung mit Übelkeit, Erbrechen und Lichtscheu, mit oder ohne neurologische Begleitsymptomatik (s. S. 675); im Kleinkindalter ist der Kopfschmerz häufig beidseits frontal lokalisiert
Clusterkopfschmerzen	im Kindesalter sehr selten, besonders heftiger, periodisch auftretender, einseitig retro- bis periorbital oder temporal lokalisierter Kopfschmerz, der mit vegetativen Begleitsymptomen einhergeht
▶ **symptomatischer bzw. organischer (sekundärer) Kopfschmerz**	
begleitender Kopfschmerz bei Infektionen (z. B. fieberhafter Infekt)	akuter, diffuser Kopfschmerz in Verbindung mit Zeichen eines Infektes
fortgeleiteter Kopfschmerz bei Otitis media, Sinusitis, Zahnaffektionen, HWS-Syndrom	lokalisierter, evtl. lageabhängiger Kopfschmerz (z. B. Zunahme der Symptomatik beim Beugen des Kopfes nach vorne/unten)
Kopfschmerz durch meningeale Reizung bei Sonnenstich, Meningitis, Enzephalitis, Meningeosis leucaemica	beidseitiger Kopfschmerz, Nackensteife, Fieber, evtl. Benommenheit und neurologische Begleitsymptome
Kopfschmerz durch intrakranielle Drucksteigerung bei raumforderndem intrakraniellem Tumor (am häufigsten Tumoren der hinteren Schädelgrube oder im Bereich des oberen Halsmarks), durch eine Subarachnoidalblutung, einen Hydrozephalus occlusus oder posttraumatisch	diffuser, progredienter beidseitiger Kopfschmerz, häufig einhergehend mit Erbrechen, Übelkeit und neurologischen Begleitsymptomen (posttraumatische Kopfschmerzen können in unmittelbarem Anschluss oder einige Zeit nach einem Schädel-Hirn-Trauma auftreten)
Kopfschmerz durch intrakranielle Druckabnahme nach Liquorpunktion oder nach Schädel-Hirn-Trauma mit Liquorverlust	diffuser, mitunter lageabhängiger Kopfschmerz, häufig in Verbindung mit Übelkeit
vasomotorische Kopfschmerzen bei Hypertonie oder Hypotonie, selten bei vaskulären Prozessen (z. B. AV-Fehlbildung, Aneurysma, Kollagenosen)	heftige, oft pulsierende Kopfschmerzen unterschiedlicher Lokalisation
benigner paroxysmaler Schwindel	über Stunden, manchmal länger, tritt vor allem im Kleinkindalter, plötzlicher Schwindel in Verbindung mit Unwohlsein, Blässe und Hinfallen auf
metabolisch bedingter Kopfschmerz bei Hypoglykämie, auch bei Hypoxie, Hyperkapnie, Anämie oder anderen metabolischen Störungen, Beschwerden bei Schlafapnoe-Syndrom	diffuser Kopfschmerz bei Hypoglykämie z. B. in Verbindung mit Zittern, Schweißausbruch, Heißhunger
Kopfschmerz durch Sehfehler wie Hyperopie, Myopie oder Astigmatismus, Glaukom	chronisch, diffuser Kopfschmerz, auch im Bereich der Augen lokalisiert, der häufig z. B. durch längeres Lesen verstärkt wird

Fortsetzung Tab. 17.1 ▶

17.2 Leitsymptom Kopfschmerz

◀ Definition

Ätiologie: s. Tab. 17.1.

17.1 Mögliche Ursachen von Kopfschmerzen bei Kindern und ihre (Begleit-) Symptome (Fortsetzung)

Ursachen	Symptome
▶ **symptomatischer bzw. organischer (sekundärer) Kopfschmerz**	
Kopfschmerz durch Intoxikation, z. B. durch Alkohol, Nikotin, Kohlenmonoxid	akuter, diffuser Kopfschmerz, Übelkeit und Erbrechen
medikamentös induzierter Dauerkopfschmerz	diffuser Kopfschmerz, häufig durch Analgetikamissbrauch induziert

Diagnostik: Meist kann die Diagnose schon durch die **Anamnese** und **körperliche/neurologische Untersuchung** gestellt werden (Tab. 17.2).

Diagnostik: Zur Basisdiagnostik gehören eine gründliche **Anamnese** sowie die **körperliche**, vor allem **neurologische Untersuchung**. Sehr hilfreich für die Diagnose ist das Führen eines Kopfschmerz-Tagebuchs (z. B. um Triggerfaktoren zu erkennen). Meist kann durch diese Maßnahmen bereits die Diagnose gestellt werden, eine weiterführende apparative Diagnostik ist eher selten erforderlich, darf jedoch bei Bedarf nicht versäumt werden (Tab. 17.2).

17.2 Diagnostisches Vorgehen bei Kopfschmerzen

Diagnostik	Fragestellung	
Anamnese	Seit wann besteht der Kopfschmerz (Dauer)?	• akut oder chronisch • rezidivierend (Häufigkeit?) • zunehmend (progredient)
	Welcher Art (Schmerzqualität) und Intensität ist der Kopfschmerz?	• z. B. dumpf, stechend, pulsierend, bohrend, drückend, ziehend • vernichtend, stark, mäßig, leicht
	Wo ist der Kopfschmerz lokalisiert?	• einseitig (z. B. Migräne) • beidseitig (z. B. Spannungskopfschmerz) • Schläfengegend (z. B. psychogener Kopfschmerz)
	Wann tritt der Kopfschmerz auf?	• nach Genuss bestimmter Lebensmittel (Nüsse, Käse), z. B. bei Migräne • bevorzugt nachts, z. B. bei Sinusitis, adenoider Hyperplasie, psychiatrischer oder neurologischer Ursache • belastungsabhängig (Stress), z. B. psychogener oder Spannungskopfschmerz
	Begleitsymptome?	• Übelkeit, Erbrechen, Lichtempfindlichkeit (z. B. Migräne) • fieberhafter Infekt (z. B. begleitender Kopfschmerz)
	psychische Belastung?	• Depression, Stress (z. B. Spannungskopfschmerz)
	Vorerkrankungen?	• z. B. Infekte, Infektionen (Ohren), Exantheme
Anamnese beim Kleinkind	Kleinkinder sind nicht in der Lage, die Schmerzen zu verbalisieren. Folgende Verhaltensweisen können hier eventuell hinweisend sein und sind über die Eltern zu erfragen: Kind zieht sich zurück, legt sich hin, meidet Licht und Lärm, greift sich an den Kopf, zaust sich die Haare	

körperliche Untersuchung
Ganzkörperuntersuchung einschließlich:
- neurologischer Untersuchung (dem Alter des Kindes angepasst)
- Blutdruckmessung (z. B. Hypertonie, orthostatische Dysregulation)
- Hirnnervenprüfung (z. B. Augenmotilität, Mimik, evtl. Fundoskopie)
- Auskultation der Halsgefäße (z. B. arteriovenöses Aneurysma)
- Prüfung der HWS und der Schulter- und Nackenmuskulatur (z. B. HWS-Syndrom)
- augenärztliche Untersuchung (Fundus, Gesichtsfeld, Sehschärfe)
- HNO-Untersuchung (z. B. Sinusitis)
- Zahnstatus (z. B. Zahnwurzelabszess)

Laboruntersuchungen
- Blutbild, CRP (Entzündungszeichen?)
- Glukose (Nüchternwert, Glukosebelastung)
- Liquordiagnostik: bei V.a. entzündliche ZNS-Erkrankung (z. B. Meningitis)
- Molekulargenetische Analyse: z. B. bei familiärer hemiplegischer Migräne

weiterführende Diagnostik (Notwendigkeit und Reihenfolge der Untersuchungen ergeben sich aus Anamnese und klinischem Befund)
- EEG: z. B. V.a. Epilepsieäquivalent, Anfallsleiden, raumfordernde Prozesse
- Schellong-Test: bei V.a. orthostatische Dysregulation
- Schlaflabor: z. B. bei verstärkt in der Nacht auftretenden Kopfschmerzen, V.a. Schlafapnoe-Syndrom
- Röntgen: V.a. Sinusitis, Z.n. Schädeltrauma
- MRT, evtl. CT: bei V.a. raumfordernden Prozess, Subarachnoidalblutung, Z.n. Schädeltrauma

> **Merke.** Bei Kindern unter 3 Jahren ist Kopfschmerz ein seltenes Symptom, das prinzipiell weiter zu klären ist. Daneben bedürfen Kopfschmerzen, die lange anhalten, mit neurologischen Ausfällen oder progredientem Erbrechen einhergehen, ebenfalls immer einer weiterführenden Diagnostik.

Therapie: Im Vordergrund der Therapie kindlicher Kopfschmerzen steht zunächst die **nicht medikamentöse Behandlung**, so können leichte Kopfschmerzen häufig schon durch Ruhe, Entspannung oder Ablenkung zum Verschwinden gebracht werden (s. auch „Prophylaxe"). Stärkere und länger anhaltende Schmerzen bedürfen jedoch der **medikamentösen Therapie**. In erster Linie kommen Ibuprofen (10–15 mg/kgKG) und Paracetamol (15–20 mg/kgKG), meist als Einzeldosis, zum Einsatz (bis zu 3×tgl.; Näheres zur Therapie der Migräne s. S. 676). Bei organisch bedingten Kopfschmerzen hängt die Therapie von der jeweils vorliegenden Grunderkrankung ab (s. jeweilige Krankheitsbilder).

Prophylaxe: Allgemeinmaßnahmen: ausreichende Flüssigkeitszufuhr, regelmäßige Nahrungsaufnahme, ausreichende Schlafzeiten, ggf. Freizeitaktivitäten reduzieren (mehr Ruhe), Bewegung an der frischen Luft. Entscheidend ist das Führen eines **Kopfschmerz-Tagebuchs**, um Triggerfaktoren zu erkennen. Bei chronischen Spannungskopfschmerzen, aber auch bei Migräne, können **Entspannungs- und Biofeedback-Verfahren** vorbeugend eingesetzt werden, um Stärke bzw. Anfallshäufigkeit der Kopfschmerzen zu reduzieren.

17.2.1 Migräne

> **Definition.** Diese Störung im zerebralen Gefäßsystem wird von verschiedenen Ursachen in einem komplexen, bezüglich vieler Details noch nicht geklärten, pathogenetischen Geschehen ausgelöst. Sie führt zu anfallsartigen Kopfschmerzen und wird von vegetativen und/oder neurologischen Funktionsstörungen begleitet.

Formen und Klinik:
- **Migräne ohne Aura:** Plötzliche heftige Kopfschmerzen, die im Kindesalter häufig bilateral oder bifrontal angegeben werden. Die typische Hemikranie tritt meist erst ab dem Pubertätsalter auf. Erbrechen, Übelkeit, Lichtscheu, Blässe und Abgeschlagenheit sind übliche Begleiterscheinungen. Das beschwerdefreie Intervall ist von unterschiedlich langer Dauer. Eine familiäre Belastung kommt häufig vor (ca. 80%).
- **Migräne mit Aura:** Aurasymptome wie visuelle Symptome, Flimmerskotome und Reizbarkeit sind im Kindesalter relativ selten. Sie verschwinden meist rasch, mitunter treten Seh- und Hörstörungen bzw. Dysästhesien auf. Gelegentlich kommen komplexe Illusionen vor („Alice-im-Wunderland-Syndrom").
- **Komplizierte Migäne (Migraine accompagnée):** Flüchtige, manchmal Stunden bis Tage anhaltende Hemiplegie, Sensibilitätsstörungen, Sprach- und Sprechschwierigkeiten, die in Verbindung mit meist einseitigen Kopfschmerzen auftreten. Bei positiver Familienanamnese ist an die familiäre hemiplegische Migräne zu denken.
- **Ophthalmologische Migräne:** Seltene Sonderform der Migräne, die meist vor dem 10. Lebensjahr mit starken einseitigen, in ihrer Intensität wechselnden, Kopfschmerzen und mit Augenmuskelparesen einhergeht. Ursache sind häufig Aneurysmen.
- **Basilarismigräne:** heftiger Schwindel mit Übelkeit, Gleichgewichts- und Sehstörungen. Später oft Migräne mit Aura (s.o.).
Selten ist die konfusionelle Migräne mit einem Gefühl der Ich-Entfremdung (Status migraenosus).
- **Abdominelle Migräne:** geht mit zyklischem Erbrechen aber ohne Kopfschmerzen einher. Meist bei Kleinkindern.

Diagnostik: Die Familienanamnese und der klinische Befund geben erste Hinweise. Das detaillierte diagnostische Vorgehen zeigt Abb. 17.3. Bei der komplizierten Migräne finden sich im Gegensatz zur einfachen Migräne im EEG oft deutliche Herdbefunde, die relativ schnell wieder verschwinden.

▶ **Merke.** Andere Ursachen, die das Bild einer Migräne hervorrufen können (z. B. Hirntumoren), müssen ausgeschlossen werden.

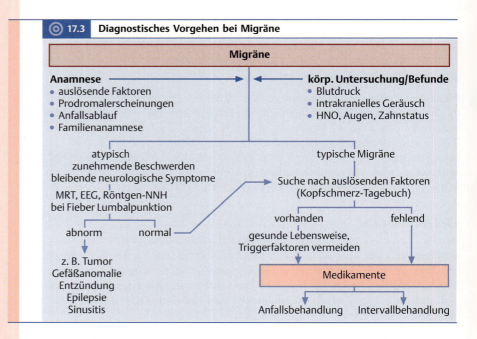

17.3 Diagnostisches Vorgehen bei Migräne

Differenzialdiagnose: Vor allem Gefäßveränderungen (z. B. Aneurysmen, Angiome), entzündliche Veränderungen, Tumoren (z. B. Kraniopharyngeome) oder Verletzungsfolgen können migräneartige Beschwerden verursachen (s. Tab. 17.1, S. 674).

Therapie: Prinzipiell ist eine vernünftige Lebensführung wichtig, die auch allgemein roborierende Maßnahmen (z. B. Wechselduschen) enthalten sollte. Durch genaue Beobachtung (Migräne-Tagebuch) ist herauszufinden, welche Faktoren (z. B. Käse, Nüsse) migräneauslösend sind, da diese dann gemieden werden können.

Beim **akuten Migräneanfall** ist zunächst eine Reizabschirmung (z. B. abgedunkelter Raum) günstig, kühlende Umschläge auf die Stirn können zudem schmerzlindernd wirken. Insbesondere bei Kleinkindern kann die Migräneattacke ggf. durch Schlaf kupiert werden. Zur **medikamentösen** Therapie eignen sich besonders Ibuprofen (7,5–10 mg/kgKG) und Paracetamol (10–15 mg/kgKG), wobei die Dosis bis zu 3(–4) × tgl. wiederholt werden kann. Ergotaminhaltige Medikamente sind nur ausnahmsweise indiziert. Bei schweren und durch o.g. Medikamente nicht beherrschbaren Attacken kann ggf. der Serotonin-Antagonist Sumatriptan als Nasenspray verabreicht werden (ab dem 6. Lebensjahr, 10–20 mg), dies sollte jedoch einem Kopfschmerzspezialisten vorbehalten sein.

Eine **Intervallbehandlung** ist indiziert, wenn die Kopfschmerzattacken mehr als 3 × pro Monat auftreten, sehr stark sind, länger als 48 h anhalten und die Akutbehandlung versagt oder unerwünschte Nebenwirkungen verursacht. Die ß-Blocker Metoprolol bzw. Propranolol sind Mittel der 1. Wahl (1–2 mg/kgKG/d, bevorzugt abends). Der Calcium-Antagonist Flunarizin ist effektiv (ab 40 kgKG 5 bzw. 10 mg abends), weist aber ein hohes Nebenwirkungsspektrum auf.

Wesentlich in der Therapie der kindlichen Migräne ist die **nichtmedikamentöse Prophylaxe**. Hier spielen insbesondere verhaltensmedizinische Verfahren (Entspannungs- und Biofeedbackverfahren, Erlernen von Stress- und Schmerzbewältigung, Reizverarbeitungstraining) eine große Rolle und weisen eine hohe Erfolgsrate auf.

Prognose: Die Prognose ist schwer voraussehbar. Bei ca. einem Drittel der Patienten verschwinden die Symptome mit der Pubertät, bei einem Drittel werden sie besser und bei einem weiteren Drittel persistieren sie lebenslang.

17.3 Fehlbildungen und Entwicklungsstörungen des Nervensystems

▶ **Definition.** Als **Fehlbildung (Malformation)** im engeren Sinne bezeichnet man eine primäre Anlagestörung. Wird die Entwicklung einer primär normalen Anlage aufgrund exogener Ursachen gestört, spricht man von einer **Disruption**. Mechanisch bedingte Verformungen oder Lageanomalien bezeichnet man als **Deformation**. **Dysplasien** sind Folge einer Störung der Gewebedifferenzierung.

Klassifikation: Die Einteilung der Fehlbildungen des Nervensystems orientiert sich noch an der Embryogenese. In Zukunft müssen molekulargenetische Gesichtspunkte (Genwirkungen) stärker berücksichtigt werden.

Ätiologie: Fehlbildungen entstehen, wenn die Organbildung in der Embryonalphase gestört wird. Die Ursache sind genetische oder chromosomale Anomalien sowie exogene Faktoren. Häufig sind Fehlbildungen multifaktorieller Genese.

Häufigkeit: Größere Fehlbildungen kommen bei etwa einem von 100 neugeborenen Kindern (einschließlich Totgeburten) vor. Mit 70–80% übertrifft die Häufigkeit der Anomalien des Zentralnervensystems die der übrigen Organe, zu 90% handelt es sich um dysrhaphische Fehlbildungen.

Klinik: Die Auswirkungen von Fehlbildungen des Nervensystems werden von Art, Lokalisation und Ausdehnung der entstandenen Läsionen bestimmt. Manche Anomalien verursachen keine Symptome, andere sind nicht oder nur kurz mit dem Leben vereinbar. Häufig finden sich Bewegungsstörungen, Intelligenzminderung, zerebrale Anfälle und Verhaltensauffälligkeiten. In unterschiedlicher Kombination gehen sie meist mit einer verzögerten körperlichen Entwicklung einher.

Komplikationen: Bei Fehlbildungen des Nervensystems können Regulationsstörungen von Atmung, Kreislauf oder Temperatur auftreten. Behinderung der Liquorpassage führt zum Verschlusshydrozephalus. Durch „Keimversprengung" wird die Bildung von Tumoren begünstigt (z. B. Hamartome).

Diagnostik: Hinweise auf die Ätiologie erbringen die Anamnese – Familiengeschichte, Verlauf von Schwangerschaft und Geburt, Lebensbedingungen der Familie, Exposition gegenüber Viren, Chemikalien oder Strahlen – und der klinische Befund: Äußere Anomalien, z. B. eine kraniofaziale Dysmorphie, können auf Fehlbildungen des Gehirns, Hautveränderungen im Bereich der Medianlinie an Schädel und Rücken auf eine Dysrhaphie hindeuten. Der Kopfumfang liegt häufig unterhalb der Norm (Mikrozephalie).
Bildgebende Verfahren sichern die Diagnose: Sonographie, die beim Säugling durch die offene Fontanelle noch gut möglich ist, Computertomographie (CT) und besonders die Magnetresonanztomographie (MRT).
Neurophysiologische Untersuchungen, z. B. EEG, EVP, dokumentieren funktionelle Veränderungen, z. B. bei vegetativen Regulationsstörungen.

Therapie: Es sind lediglich symptomatische Maßnahmen möglich.

Prognose: Das Kind ist häufig körperlich und geistig behindert.

Prophylaxe: Durch genetische Beratung und evtl. pränatale Diagnose lässt sich ein Wiederholungsrisiko feststellen.

Folsäuresubstitution dient der Prophylaxe dysrhaphischer Fehlbildungen.

17.3.1 Dysrhaphische Fehlbildungen (Neuralrohrdefekte)

Störungen der Neuralrohrentwicklung führen zur Dysrhaphie. Sie findet sich in der Medianlinie des Körpers und kann unterschiedlich ausgeprägt sein.

Anenzephalie

Die schwerste Fehlbildung des Gehirns ist nicht mit längerem Leben vereinbar. Kalotte und Großhirnhemisphären fehlen, der Gesichtsschädel aber ist weitgehend normal ausgebildet (Abb. **17.4a**).

Die pränatale Diagnose durch Ultraschall (Abb. **17.4b**) wird mit dem Nachweis von **α-Fetoprotein** in der Amnionflüssigkeit gesichert. Das Wiederholungsrisiko beträgt 3–5 %.

Therapie: Die Behandlung kann bei Fehlbildungen nur symptomatisch sein; bestimmte Komplikationen, z. B. ein Verschlusshydrozephalus, erfordern spezielle Maßnahmen.

Prognose: Vielfach führen Fehlbildungen zu einer deutlichen Beeinträchtigung der Entwicklung sowie zu körperlicher und geistiger Behinderung. Die Lebenserwartung kann stark vermindert sein.

Prophylaxe: Durch genetische Beratung lässt sich ggf. ein Wiederholungsrisiko feststellen. Bei manchen Fehlbildungen ist eine pränatale Diagnose möglich, oft durch Ultraschall oder Untersuchung von Amnionflüssigkeit bzw. Nabelschnurblut.
Teratogene Substanzen sollten gemieden werden. Zur Prophylaxe dysrhaphischer Fehlbildungen wird Frauen im gebärfähigen Alter die Folsäuresubstitution empfohlen (0,4 mg/d).

17.3.1 Dysrhaphische Fehlbildungen (Neuralrohrdefekte)

Eine Störung der Entwicklung des Neuralrohrs führt zur Dysrhaphie. Sie findet sich immer in der Medianlinie des Körpers. Je nach Anzahl der beteiligten Strukturen kann sie recht unterschiedlich ausgeprägt sein: Das Spektrum reicht vom Wirbelbogendefekt bis zur doppelten Anlage des Rückenmarks **(Diplomyelie)** oder der Teilung des Rückenmarks durch knöcherne oder bindegewebige Septen **(Diastematomyelie)**. Höhlen im Bereich des Zentralkanals führen zu **Syringomyelie**.

Anenzephalie

Die schwerste Fehlbildung am rostralen Ende des Neuralrohrs kommt bei 0,5–2 von 10 000 Neugeborenen vor. Kalotte und Großhirnhemisphären fehlen, der Gesichtsschädel aber ist weitgehend normal ausgebildet (Abb. **17.4a**). Reste der Hirnstrukturen bilden die sog. Area cerebrovasculosa. Teile des Di- bzw. Mesenzephalons und die Hypophyse sind vorhanden, der N. opticus fehlt. Anenzephale Kinder können gelegentlich einige Wochen überleben.
Bei Ultraschalluntersuchungen (Abb. **17.4b**) ist schon pränatal sowohl die mangelnde Ausbildung des Kopfes als auch ein gestörtes Bewegungsverhalten zu erkennen. Die pränatale Diagnose wird durch Nachweis von **α-Fetoprotein** in der Amnionflüssigkeit gesichert. Heute ist die Diagnose meist Anlass für eine Interruptio. Das Wiederholungsrisiko beträgt 3–5 %.

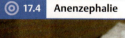

17.4 Anenzephalie

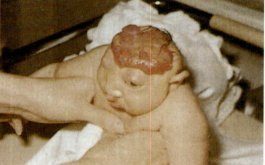

a Klinischer Befund.

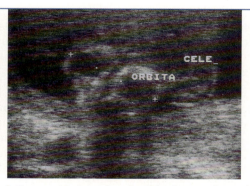

b Sonographischer pränataler Befund. Man erkennt das typische Froschkopfphänomen mit Protrusio bulbi beidseits und eine als „Cele" bezeichnete Struktur, die rudimentärer Zerebralsubstanz entspricht.

Enzephalozele

Als Enzephalozele bezeichnet man eine Vorwölbung von Haut, Hirnhäuten und Teilen des Gehirns durch eine median gelegene Lücke am Hirn- oder Gesichtsschädel. In Kombination mit anderen Anomalien kommt die Enzephalozele bei Fehlbildungssyndromen vor, z. B. beim Meckel-Gruber-Syndrom. Am häufigsten ist sie okzipital lokalisiert, selten nasal, frontoethmoidal oder parietal. Die Symptomatik wird von der Größe des prolabierten Hirnanteils bestimmt, der besonders bei okzipitalen Enzephalozelen recht ausgedehnt sein kann (Exenzephalie). Eine operative Behandlung ist möglich. Im Anschluss werden Hydrozephalus und Mikrozephalie beobachtet.

Spina bifida

▶ **Definition.** Die Spina bifida ist eine dysrhaphische Fehlbildung der Wirbelsäule, evtl. auch des Rückenmarks. Bei **Spina bifida occulta** liegt lediglich ein Defekt des Wirbelbogens vor. Bei **Spina bifida cystica (aperta)** wölben sich zusätzlich Rückenmarkhäute (Meningozele), evtl. auch Rückenmarkgewebe (Meningomyelozele) durch den Wirbelbogendefekt vor (Abb. 17.5). Bei der **Myelozele** liegt das Rückenmark im Niveau der Hautoberfläche.

Ätiologie: Welche exogenen Einflüsse außer einem Folsäuremangel bei der Genese der Spina bifida von Bedeutung sind, ist unklar. Genetische Faktoren spielen eine gewisse Rolle, zusammen mit Umwelteinflüssen führen sie im Sinn eines Schwellenwerteffektes zur Manifestation der Dysrhaphie. Das **Wiederholungsrisiko** beträgt 3–5 %. Zur Prävention wird die Gabe von Folsäure (4 mg/d) empfohlen (s. S. 53).

Häufigkeit: Ihre Häufigkeit ist regional unterschiedlich. In Deutschland ist mit einer Frequenz von 1–3 auf 1000 Geburten zu rechnen; jahreszeitliche und säkulare Schwankungen sind beobachtet worden.

Klinik: Die Dysrhaphie bei Spina bifida ist meist lumbal oder sakral, seltener zervikal oder thorakal gelegen. Ausnahmsweise kommt sie ventral vor (split notochord syndrome). Eine Dysrhaphie am unteren Ende des Rückenmarks ist immer von Haut bedeckt, meist mit Hautgrübchen, einem Haarbüschel, Pigmentfleck oder anderen Hautveränderungen, nicht selten auch mit einem Lipom und einer Verdickung sowie bindegewebigen Verwachsung des Filum terminale **(tethered cord,** s. Abb. 22.1, S. 898) kombiniert. Dies verhindert die Aszension des Rückenmarks während des Wachstums. Eine Dysrhaphie tritt oft zusammen mit einer **Arnold-Chiari-Anomalie** vom Typ II auf, bei der das Kleinhirn fehlgebildet und durch das Foramen magnum nach kaudal verlagert ist (s. Abb. 17.6, S. 680).

Enzephalozele

Die Enzephalozele ist eine Vorwölbung von Haut, Hirnhäuten und Teilen des Gehirns durch eine median gelegene Lücke am Hirn- oder Gesichtsschädel. Sie tritt meist okzipital, seltener frontal auf. Eine operative Behandlung ist möglich, danach werden jedoch Hydrozephalus und Mikrozephalie beobachtet.

Spina bifida

◀ **Definition**

Ätiologie: Man nimmt eine multifaktorielle Genese an. Das **Wiederholungsrisiko** beträgt 3–5 %. Prävention mit Folsäure (4 mg/d) (s. S. 53).

Häufigkeit: Die Häufigkeit beträgt in Deutschland 1–3 auf 1000 Geburten.

Klinik: Die Dysrhaphie ist vor allem lumbal und sakral, seltener thorakal oder zervikal lokalisiert. Eine Dysrhaphie am unteren Ende des Rückenmarks ist immer von Haut bedeckt, dabei kommen Lipome und eine Verdickung des Filum terminale vor **(tethered cord syndrome,** s. Abb. 22.1, S. 898). Die Dysrhaphie kann zusammen mit einer **Arnold-Chiari-Anomalie** vom Typ II auftreten (s. Abb. 17.6, S. 680).

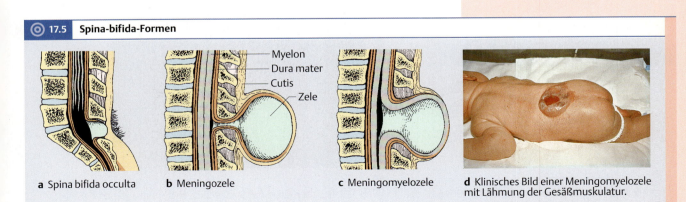

17.5 Spina-bifida-Formen

a Spina bifida occulta b Meningozele c Meningomyelozele d Klinisches Bild einer Meningomyelozele mit Lähmung der Gesäßmuskulatur.

Folge der Dysrhaphie ist eine komplette oder inkomplette **Querschnittslähmung** mit schlaffer, selten spastischer Parese unterhalb der Läsion, Sensibilitätsstörungen, Blasen- und Darmlähmung (Obstipation, Kotsteine, Analprolaps). Die neurogene Blasenstörung kann zu Nierenfunktionsstörungen führen.

Muskuläres Ungleichgewicht verursacht Kontrakturen und Deformierungen (Skoliose, Klumpfüße), Sensibilitätsstörungen begünstigen Veränderungen der Trophik und Dekubitus.

Bei 80–90 % der Patienten entsteht ein **Verschlusshydrozephalus**, z. B. durch eine Arnold-Chiari-Anomalie (Abb. 17.6a).

Diagnostik: Hautveränderungen und eine Parese geben Hinweise auf die Diagnose. Sie wird durch bildgebende Verfahren, insbesondere Sonographie und MRT (Abb. 17.6b) gesichert.

Diagnostik der neurogenen Blasenstörung: Sonographie und Miktionszystourethrographie.

Eine pränatale Diagnose ist durch Bestimmung von α-Fetoprotein (AFP) in der Amnionflüssigkeit möglich, ein Screening durch AFP-Bestimmung im Serum der Mutter.

Je nach Lokalisation und Ausprägung der Dysrhaphie des Rückenmarks besteht eine komplette oder inkomplette **Querschnittslähmung**. Unterhalb der Schädigungsebene beobachtet man eine schlaffe, selten auch eine spastische Parese, Sensibilitätsstörungen sowie eine Beeinträchtigung der Blasen- und Darmfunktion. Besteht eine Sphinkteratonie, kommt es zu einer „Durchlaufblase", besteht eine Sphinkter-Detrusor-Dyssynergie, zu einer „Überlaufblase" mit Wandhypertrophie und Pseudodivertikeln. In jedem Fall hat die neurogene Blasenstörung durch Restharnbildung und rezidivierende Infektionen ungünstige Auswirkungen auf die Nierenfunktion. Die neurogene Darmstörung führt zu Obstipation und zur Bildung von Kotsteinen. Ein Analprolaps kann auftreten.

Nicht selten verursacht das muskuläre Ungleichgewicht zwischen gelähmter und funktionsfähiger Muskulatur bereits intrauterin Gelenkkontrakturen und Deformierungen wie Skoliose oder Klumpfüße. Im Bereich der paretischen Extremitäten besteht eine Neigung zu Dekubitalgeschwüren und trophischen Störungen.

Bei 80–90 % der Patienten tritt ein **Verschlusshydrozephalus** auf, bedingt durch eine Arnold-Chiari-Anomalie vom Typ II (Abb. 17.6a), durch Veränderungen im Bereich der hinteren Schädelgrube oder eine Aquäduktstenose.

Diagnostik: Hautveränderungen und Paresen geben Hinweise auf die Diagnose. Sie wird mittels bildgebender Verfahren, insbesondere Sonographie und MRT (Abb. 17.6b), gesichert. Letztere ist besonders dazu geeignet, ein „Tethered Cord" oder eine Kompression des Hirnstamms im Bereich der hinteren Schädelgrube nachzuweisen. Das Röntgenbild des Schädels zeigt nicht selten einen Lücken- oder Wabenschädel.

Frühzeitig ist durch Bestimmung der Restharnmenge mittels Ultraschall, Miktionszystourethrogramm und ggf. Ausscheidungspyelographie zu klären, welche Form der neurogenen Blasenstörung vorliegt.

Eine pränatale Diagnose ist durch Ultraschalluntersuchung sowie durch Bestimmung von α-Fetoprotein (AFP) und Azetylcholinesterase in der Amnionflüssigkeit möglich. Ein Screening kann durch AFP-Bestimmung im Serum der Mutter erfolgen. Inwieweit die Diagnose als Indikation zur Interruptio angesehen werden kann, ist individuelle Entscheidung der Eltern.

17.6 Schematische Darstellung der Veränderungen am kraniozervikalen Übergang und MRT-Befund bei Arnold-Chiari-Anomalie Typ II

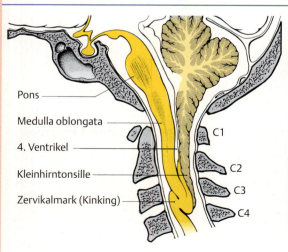

a Die Kleinhirntonsillen sind nach kaudal verlagert, der 4. Ventrikel und die Medulla oblongata ausgezogen mit Kinking am Übergang zum Zervikalmark.

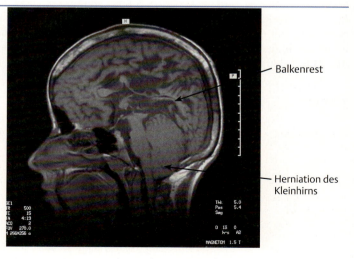

b 12 Jahre alter Junge mit Spina bifida, Hydrozephalus und Balkendysgenesie.

17.3 Fehlbildungen und Entwicklungsstörungen des Nervensystems

Therapie: Eine **Spina bifida aperta** sollte innerhalb der ersten Lebenstage operativ verschlossen werden, um die Infektionsgefahr zu beseitigen. Ausfallserscheinungen sind nicht zu bessern, manchmal nehmen Paresen nach der Operation sogar noch zu.

Bei **Verschlusshydrozephalus** (s. S. 685) ist eine Shuntoperation erforderlich (ventrikuloatrialer oder ventrikuloperitonealer Shunt).

Mehrfach behinderte Spina-bifida-Kinder sollten durch ein interdisziplinäres Team, bestehend aus Pädiater, Neuropädiater, Orthopäde, Urologe, Neurochirurg, Physiotherapeut, Ergotherapeut u. a. betreut werden (Abb. 17.7). Verschiedene Hilfsmittel wie Schienen, Stehapparat, Rollstuhl können ein weitgehend selbstständiges Leben ermöglichen. Die Selbsthilfeorganisation „Arbeitsgemeinschaft Spina bifida und Hydrozephalus" gibt wirksame Unterstützung.

Sorgfältige Kontrolluntersuchungen sind besonders in Phasen vermehrten Wachstums nötig, z. B. während der Pubertät, zumal sich dann auch verstärkt psychosoziale Probleme einstellen.

Therapie: Die **Spina bifida aperta** muss kurz nach der Geburt operativ verschlossen werden, um einer Infektion vorzubeugen.

Bei **Verschlusshydrozephalus** (s. S. 685) frühzeitig liquorableitende Operation.

Die Betreuung mehrfach behinderter Spina-bifida-Kinder sollte interdisziplinär erfolgen (Abb. 17.7).

Sorgfältige Kontrolluntersuchungen sind besonders in Phasen vermehrten Wachstums nötig, z. B. während der Pubertät.

17.7 Behandlungsmaßnahmen bei Spina bifida

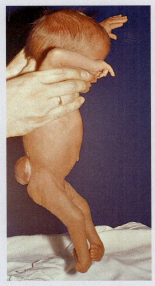

Neurochirurg
Meningozele
Myelomeningozele
Hydrozephalus

Kinderurologe
Inkontinenz
Retention
Pyelonephritis
Niereninsuffizienz

Kinderchirurg
anorektale Inkontinenz

Kinderorthopäde
Skoliose
Lordose
Hüftluxation
Kontrakturen
Fußdeformitäten
Ulzera

Orthopädiemechaniker
Orthesen

Pädiater/Neuropädiater/Neurologe
Hydrozephalus
Blasenfunktion

Physiotherapeut

Ergotherapeut

Logopäde

Psychologe

Sozialpädagoge/Sozialarbeiter

Bei dem abgebildeten Kind liegt eine Meningomyelozele mit Blaseninkontinenz (Harnträufeln beim Hochnehmen), Parese der Gesäßmuskeln und der Beine vor.

▶ **Klinischer Fall.** Nach der Geburt des Kindes fiel sofort eine rötliche Vorwölbung in der Lumbalregion auf. Sonst wurden bei dem kräftigen, lebensfrischen Neugeborenen – bis auf eine leichte Bewegungsarmut der Beine – keine Störungen festgestellt. Die Schwangerschaft war normal verlaufen, Eltern und zwei Geschwister waren gesund. Am 2. Lebenstag wurde der Defekt operativ verschlossen. Die Beweglichkeit der Beine blieb unverändert. Der Anus des Kindes war nicht kontrahiert, beim Hochnehmen des Kindes kam es zudem zu Harnträufeln. In der 2. Lebenswoche nahm der Kopfumfang stark zu; es fielen weite Schädelnähte und Verknöcherungsstörungen der Kalotte auf. Das MRT zeigte ein deutlich erweitertes Ventrikelsystem sowie eine Arnold-Chiari-Anomalie vom Typ II. Somit war eine liquorableitende Operation erforderlich. Das Kind erholte sich rasch und machte bei der Physiotherapie gute Fortschritte. Es wurde kein Restharn gefunden, später traten trotzdem immer wieder Harnwegsinfekte auf, die antibiotisch behandelt wurden. Im Alter von 2 Jahren waren bei guter Stabilität der Hüftmuskeln Schienen anzupassen, mit denen Gehen möglich wurde. Das Kind konnte einen Regelkindergarten besuchen. Wegen einer Insuffizienz des Ventrikeldränagesystems, die sich durch Kopfschmerzen, Erbrechen und Bewusstseinsstörung bemerkbar machte, war akut eine Operation nötig. Später erfolgte die Einschulung. Die Ausbildung einer Skoliose erforderte das Tragen eines Korsetts.

17.3.2 Dysgenesien des ZNS

Holoprosenzephalie

▶ **Definition.** Als Holoprosenzephalie bezeichnet man eine unvollständige oder fehlende Differenzierung des Prosenzephalons, das sich aus dem Telenzephalon (Riechhirn, Basalganglien, Balken, Kommissuren und Hemisphären) und dem Dienzephalon (Hypothalamus, Thalamus und 3. Ventrikel) zusammensetzt. Das Spektrum reicht vom isolierten Fehlen des Riechhirns (Arrhinenzephalie) bis zum Fehlen der Trennung der Hemisphären, oft auch von Thalami und Stammganglien. Dann ist nur ein Ventrikel angelegt (Monoventrikulie, Zyklopenventrikel).

Ätiologie: Mögliche Ursachen sind Genmutationen mit autosomal-dominantem oder -rezessivem Erbgang (Gen HPE auf Chromosom 2, 18, 21), Chromosomenanomalien, vor allem das Pätau-Syndrom (Trisomie 13) und das 18p-Syndrom, sowie Teratogene, z. B. Dioxin.

Klinik: Mögliche Folgen sind ein schwerer Entwicklungsrückstand mit epileptischen Anfällen, Mikrozephalie, Muskelrigidität und vegetative Regulationsstörungen. Damit assoziiert treten Gesichtsfehlbildungen (mediane Lippen-Kiefer-Gaumenspalte, singulärer Schneidezahn) und Hypotelorismus auf.

Diagnostik und Therapie: Sonographie, CT und MRT sichern die Diagnose. Die Therapie ist symptomatisch.

Anomalien der Medianstrukturen des Gehirns

Anomalien von in der Mittellinie des Gehirns gelegenen Strukturen kommen isoliert und im Rahmen komplexer Fehlbildungen vor. Bei der **Agenesie** (Synonym: **Aplasie**) **des Corpus callosum**, dem Balkenmangel, fehlt die große Kommissur und damit die Verbindung zwischen den Hemisphären, der 3. Ventrikel ist nach oben verlagert, die Seitenventrikel sind nach lateral disloziert (Abb. **17.8**). Die Anordnung der Windungen an der Medianseite der Hemisphären ist verändert. Da andere Kommissuren vorhanden sind und zusätzlich Probst-Bündel ausgebildet werden, ist keinesfalls immer ein Diskonnektionssyndrom (split brain) zu beobachten. Balkenmangel wird zwar häufiger bei

17.8 Anomalien der Medianstrukturen des Gehirns

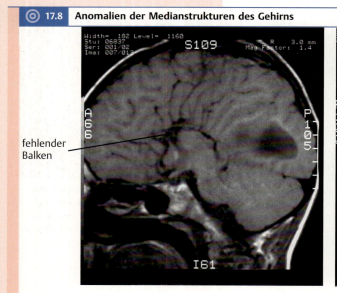
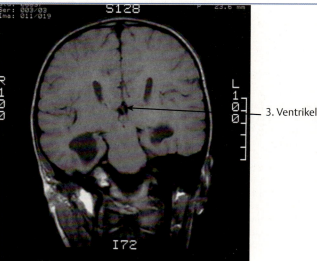

MRT bei Balkenmangel (Agenesie des Corpus callosum) im sagittalen (**a**) und frontalen Bild (**b**). Veränderungen des Furchenreliefs, Hochstand des 3. Ventrikels.

17.3 Fehlbildungen und Entwicklungsstörungen des Nervensystems

Patienten mit zerebralen Anfällen, geistiger Behinderung und zerebralen Bewegungsstörungen beobachtet, dies könnte aber Folge von Ausleseeffekten sein. Er ist als Zufallsbefund bei Menschen ohne zerebrale Störungen festgestellt worden.
Auch das Septum pellucidum kann fehlen, ohne dass Symptome auftreten. Höhlen im Bereich der Medianstrukturen – Cavum septi pellucidi und Cavum Vergae oder 5. Ventrikel – sind Normvarianten.
Gelegentlich treten Fehlbildungstumoren wie Balkenlipom oder Hamartome auf.

Störungen der Hirnrindenentwicklung

Die Zellschichten der Hirnrinde und die Gyri bzw. Sulci der Hirnoberfläche entstehen, nachdem die Neuroblasten von ihrem Ursprungsort im Bereich der subependymalen, periventrikulären Keimlagerzone entlang den Fortsätzen von Gliazellen an ihren Bestimmungsort gewandert sind; dabei kommen die am weitesten außen gelegenen Zellen aus den tiefsten Schichten. **Migrationsstörungen** entstehen um den 3.–4. Schwangerschaftsmonat. Es resultiert eine Fehlverschaltung von Nervenzellen, häufig auch eine mangelnde oder veränderte Ausbildung der Furchen. Die nur geringgradige Anlage von Großhirnwindungen bezeichnet man als **Agyrie** oder, wenn breite, plumpe Windungen vorliegen, als **Pachygyrie,** zusammengefasst auch als **Lissenzephalie**. Das Vorliegen abnorm kleiner und schmaler Windungen bezeichnet man als Mikrogyrie, eine vermehrte Anzahl als Polygyrie.
Die **Lissenzephalie** tritt isoliert oder im Rahmen von Syndromen auf, z. B. beim **Miller-Dieker-Syndrom**, bedingt durch eine Deletion am Chromosom 17 (17 p13). Hier beobachtet man zusätzlich eine faziale Dysmorphie sowie andere Anomalien. Autosomal-rezessive Vererbung kommt vor (Lis1-Gen). Die Symptome der Lissenzephalie sind unspezifisch: Mikrozephalie, zerebrale Anfälle, Bewegungsstörungen und geistige Behinderung. Die Diagnose ist durch CT und MRT einfach zu stellen (Abb. 17.9a). Die Therapie ist symptomatisch.

Auch das Septum pellucidum kann symptomlos fehlen.
Höhlen im Bereich der Medianstrukturen sind Normvarianten.
Gelegentlich treten Fehlbildungstumoren auf.

Störungen der Hirnrindenentwicklung

Migrationsstörungen entstehen um den 3.–4. Schwangerschaftsmonat und führen zu einer Fehlverschaltung von Neuronen. Die Ausbildung der Großhirnfurchen ist beeinträchtigt: Die mangelnde oder geringgradige Ausbildung von Großhirnwindungen bezeichnet man als **Agyrie** oder, wenn breite, plumpe Windungen vorliegen, als **Pachygyrie,** zusammengefasst als **Lissenzephalie**. Auch Mikrogyrie und Polygyrie können auftreten.

Die **Lissenzephalie** tritt isoliert oder bei Syndromen, z. B. dem **Miller-Dieker-Syndrom** (Deletion am Chromosom 17) auf. Sie geht mit Mikrozephalie, zerebralen Anfällen, Bewegungsstörungen und geistiger Behinderung einher. Der Befund bei CT und MRT (Abb. **17.9a**) ist typisch. Die Therapie ist symptomatisch.

17.9 Störungen der Hirnrindenentwicklung

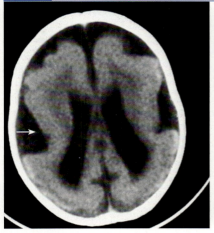

a CT bei **Lissenzephalie:** 3 Monate alter Säugling mit Mikrozephalie, schwerer Retardierung, Bewegungsstörung und zerebralen Anfällen. Pachygyrie mit deutlicher Einsenkung im Bereich der Sylvischen Fissur (Pfeil).

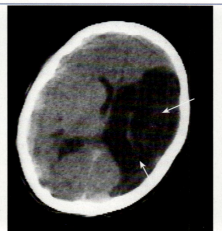

b Porenzephalie im CT-Bild: 8 Jahre altes Mädchen mit Hemiparese, geistiger Behinderung und therapieresistenten Anfällen. Ausgedehnter Parenchymdefekt (Pfeile), Kommunikation mit dem Ventrikelsystem.

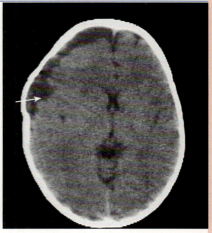

c CT bei temporaler **Arachnoidalzyste** (Pfeil): 3 Jahre alter Junge mit knöcherner Vorwölbung ohne neurologische Symptome. Volumenvermehrung im Bereich der betroffenen Schädelhälfte.

▶ **Klinischer Fall.** Das zweite Kind gesunder Eltern (Schwester altersgemäß entwickelt) wurde nach ungestörter Schwangerschaft normal geboren, sein Kopfumfang lag im Bereich der 10. Perzentile. In den ersten Wochen war die Entwicklung unauffällig, dann wurden abnorme Haltung und Beweglichkeit sowie vermehrte Unruhe bemerkt. Bei der Untersuchung im Alter von 3 Monaten war eine dystone Bewegungsstörung sowie ein deutlicher Entwicklungsrückstand festzustellen. Seit einigen Tagen traten auch tonische Krämpfe auf. Das EEG zeigte neben hypersynchroner Aktivität auffallend hohe Beta-Wellen über den vorderen Hirnabschnitten. Bei der CT waren die Veränderungen der Lissenzephalie (Typ I) zu erkennen (Abb. 17.9a).

Das jetzt 2 Jahre alte Kind ist in seiner Entwicklung stark zurückgeblieben, mikrozephal (Kopfumfang unterhalb der 3. Perzentile) und hat immer wieder epileptische Anfälle, obwohl eine antikonvulsive Behandlung durchgeführt wird. Es besteht eine spastische infantile Zerebralparese mit geistiger Behinderung.

Die **Porenzephalie**, eine umschriebene Höhlenbildung, ist Folge einer Destruktion von Hirnrinde und -mark, oft bedingt durch Zirkulationsstörungen. Die Höhlen kommunizieren meist mit dem Ventrikelsystem (Abb. 17.9b). Auch bei großen Defekten können die Ausfallserscheinungen recht gering sein. Abgegrenzt werden müssen echte Fehlbildungen und **Arachnoidalzysten** (Abb. 17.9c).

Bei der **Porenzephalie** kommt es meist aufgrund pränataler Infarkte nach Gefäßverschluss, selten durch echte Fehlbildungen wie Schizenzephalie, zur umschriebenen Destruktion von Hirnrinde und angrenzendem Mark. Es entstehen Höhlen, die meist mit dem Ventrikelsystem kommunizieren (Abb. 17.9b). Der Defekt kann erstaunlich groß sein, ohne deutliche Ausfallserscheinungen zu verursachen. Die Unterscheidung von echten Fehlbildungen ist oft nur durch histologische Untersuchung möglich. Porenzephale Höhlen sind von **Arachnoidalzysten** zu differenzieren, die sich insbesondere in der Temporalregion finden: Falls sie keinen Abfluss haben, wirken sie raumfordernd und führen zur Kompression von Hirngewebe, nicht selten auch zu einer Vorwölbung der Kalotte (Abb. 17.9c). Dann ist eine operative Behandlung notwendig.

Folge von Migrationsstörungen sind **Heterotopien (Dystopien)**, versprengte Gruppen von Nervenzellen in der weißen Substanz. Sie können die Ursache von Funktionsausfällen sein.

Folge von Migrationsstörungen sind **Heterotopien** (Synonym: **Dystopien**), versprengte Gruppen von Nervenzellen in der weißen Substanz. Möglicherweise bilden sie die morphologische Grundlage mancher Hirnfunktionsstörungen, z. B. von Teilleistungsschwächen und epileptischen Anfällen.

Störung der Massenentwicklung des Gehirns

Mikrozephalie

Störung der Massenentwicklung des Gehirns

Mikrozephalie

▶ **Definition**

▶ **Definition.** Man spricht von Mikrozephalie, wenn der frontookzipitale Kopfumfang unterhalb der 3. Perzentile liegt und ein deutliches Missverhältnis zwischen Hirn- und Gesichtsschädel besteht.

Ätiologie: Ursachen sind genetisch bedingte Störungen, Chromosomenanomalien und exogene Einflüsse.

Ätiologie: Ursache ist ein vermindertes Hirnwachstum (Mikroenzephalie). Es kann genetisch bedingt, Folge pränataler Infektionen (Röteln, Zytomegalie), einer maternalen Hyperphenylalaninämie und der Einwirkung ionisierender Strahlen oder Chemikalien sein. Mikrozephalie tritt bei verschiedenen Fehlbildungs-Retardierungs-Syndromen auf, vor allem bei Chromosomenanomalien (Down-Syndrom).

Bei **primärer Mikrozephalie** liegt der Kopfumfang schon bei Geburt unterhalb der Norm. Eine **sekundäre Mikrozephalie** entsteht nach hypoxisch-ischämischer Enzephalopathie oder Enzephalitis.

Bei **primärer Mikrozephalie** liegt der Kopfumfang schon bei Geburt unterhalb der Norm, dann ist eine pränatale Ursache wahrscheinlich. Bei Hirnschädigung durch hypoxisch-ischämische Enzephalopathie des Neugeborenen oder entzündliche Hirnerkrankungen im Säuglingsalter resultiert eine **sekundäre Mikrozephalie**, oft mit vorzeitigem Verschluss der Fontanelle.

Klinik: Kopfumfang unterhalb der 3. Perzentile (Missverhältnis zwischen Hirn- und Gesichtsschädel), geistige Behinderung, Bewegungsstörungen und zerebrale Anfälle.

Klinik und Diagnostik: Der Kopfumfang liegt unterhalb der 3. Perzentile. Es besteht ein Missverhältnis zwischen Hirn- und Gesichtsschädel. Die geistige und motorische Entwicklung ist verzögert; Bewegungsstörungen und zerebrale Anfälle kommen vor.

Makrozephalie

Makrozephalie

▶ **Definition**

▶ **Definition.** Man spricht von Makrozephalie, wenn der frontookzipitale Kopfumfang oberhalb der 97. Perzentile liegt.

Ätiologie: Makrozephalie kann Folge von Genmutationen sein, bei verschiedenen Syndromen, Glutarazidurie Typ 1 oder abnormer Massenzunahme des Gehirns auftreten.

Ätiologie: Makrozephalie kann Folge von Genmutationen sein oder bei verschiedenen Syndromen auftreten, z. B. beim zerebralen Gigantismus (Sotos-Syndrom) oder bei Fragilem-X-Syndrom. Weitere mögliche Ursachen sind eine Organoazidurie (Glutarazidurie Typ 1) bzw. eine abnorme Massenzunahme des Gehirns (Megalenzephalie), die mitunter halbseitig vorkommt.

Klinik und Diagnostik: Die Makrozephalie muss nicht immer Symptome verursachen. Da sie mit Differenzierungsstörungen der Hirnstruktur einhergehen kann, wird gelegentlich die Entwicklung eines Hamartoms, d.h. eines Fehlbildungstumors beobachtet.

Besonders beim Säugling kann die Makrozephalie von einem Hydrozephalus, Subduralerguss, von Tumoren und Speicherkrankheiten verursacht sein. Mit Hilfe von Sonographie und anderen bildgebenden Verfahren muss die Diagnose gestellt werden.

Klinik und Diagnostik: Die Makrozephalie kann symptomlos bleiben. Gelegentlich entwickelt sich ein Hamartom.

Besonders beim Säugling sind Hydrozephalus, Subduralerguss, Tumoren und Speicherkrankheiten als Ursachen einer Makrozephalie möglich.

17.3.3 Hydrozephalus

▶ **Definition.** Unter einem Hydrozephalus versteht man die Erweiterung der Liquorräume, verursacht durch Störungen der Liquorzirkulation, -produktion oder -resorption sowie eine Atrophie von Hirngewebe.

Klassifikation:
- nach der Pathogenese: Bei partieller oder totaler Blockade der Liquorwege entsteht ein **Verschlusshydrozephalus (H. occlusus** oder **obstructivus)**, bei vermehrter Liquorproduktion ein **H. hypersecretorius,** bei unzureichender Resorption an den Arachnoidalzotten (Pacchioni-Granulationen) ein **H. non-(a-)resorptivus.**
- rein deskriptiv: Bei Erweiterung der Ventrikel spricht man vom **H. internus**, bei Erweiterung des Subarachnoidalraums vom **H. externus**, bei Kombination beider und erhaltener Kommunikation zwischen inneren und äußeren Liquorräumen vom **H. communicans**. Ein **Hydrocephalus e vacuo** entsteht durch Atrophie von Hirngewebe ohne Störung der Liquordynamik (Normaldruckhydrozephalus).

Ätiologie: Der **H. occlusus** macht 60% aller Fälle von Hydrozephalus aus. Primär ist er Folge von Fehlbildungen wie Aquäduktatresie oder -stenose, die gelegentlich geschlechtsgebunden rezessiv vererbt wird (L1CAM-Gen), sekundär durch Blutungen oder Entzündungen, Tumoren oder Gefäßanomalien bedingt. Der **H. hypersecretorius** (10% der Hydrozephalusfälle) kommt als Folge einer Hyperplasie des Plexus chorioideus, bei Entzündungen und Intoxikationen, aber auch beim Plexuspapillom vor. Einen **H. nonresorptivus** (30%) beobachtet man nach Haubenmeningitis oder Blutungen (subarachnoidal oder subdural).

Klinik: Die Symptomatik des „aktiven", d.h. wachsenden Hydrozephalus wird vom Manifestationsalter bestimmt: Beim **Säugling** vergrößert sich der Kopfumfang rasch, die große Fontanelle ist vorgewölbt, die Schädelvenen sind gestaut und das „Sonnenuntergangsphänomen" ist zu beobachten. Es wird verursacht durch eine vermehrte Vorwölbung der Stirn oder eine vertikale Blickparese infolge Hirndrucksteigerung (Abb. 17.10a). Das Kind wirkt auffallend unruhig, schreit schrill und lehnt beruhigendes Umhertragen ab. Strabismus ist häufig, eine Stauungspapille selten festzustellen. Die motorische und geistige Entwicklung können verzögert sein.

Wenn die **Schädelnähte bereits geschlossen** sind, macht sich die Hirndrucksteigerung durch Kopfschmerzen, Erbrechen, Stauungspapille und Verhaltensänderungen bemerkbar. Bei akuter Massenverlagerung besteht die Gefahr der Herniation von Hirngewebe; dann treten Bewusstlosigkeit, Streckkrämpfe und Atemlähmung auf. Anzeichen einer Massenverlagerung sind veränderte Reaktionsfähigkeit, abnorme Pupillenreaktion, pathologische Reflexe und Meningismus.

Diagnostik: Ein Hydrozephalus ist anhand des klinischen Befundes (Kopfumfangskurve) zu vermuten und wird durch bildgebende Verfahren – Sonographie bei offener Fontanelle, CT und vor allem MRT (Abb. 17.10, s. auch

◀ **Definition**

Klassifikation
- nach der Pathogenese: **Verschlusshydrozephalus (H. occlusus** oder **obstructivus), H. hypersecretorius, H. non-(a-)resorptivus**.

- rein deskriptiv: **H. internus** (Ventrikelerweiterung), **H. externus** (Erweiterung des Subarachnoidalraums), **H. communicans** (Kombination), **Hydrocephalus e vacuo** (Normaldruckhydrozephalus).

Ätiologie: Der **H. occlusus** ist durch Fehlbildungen, Blutungen, Entzündungen, Tumoren oder Gefäßanomalien bedingt. Der **H. hypersecretorius** ist Folge einer Hyperplasie oder eines Papilloms des Plexus chorioideus, von Entzündungen oder Intoxikationen. Einen **H. nonresorptivus** beobachtet man nach Haubenmeningitis oder Blutungen.

Klinik: Ein wachsender Hydrozephalus äußert sich beim **Säugling** durch eine rasche Vergrößerung des Kopfumfangs, eine gespannte, vorgewölbte Fontanelle, gestaute Schädelvenen, das „Sonnenuntergangsphänomen" (Abb. 17.10a) und auffallende Unruhe. Strabismus ist häufig, eine Stauungspapille selten. Die Entwicklung kann verzögert sein.

Sind die **Schädelnähte geschlossen,** führt Hirndrucksteigerung zu Kopfschmerz, Erbrechen, Stauungspapille und Verhaltensänderungen. Durch Massenverlagerung besteht die Gefahr der Herniation von Hirngewebe.

Diagnostik: Der klinische Befund deutet auf die Diagnose hin, Sonographie, CT und MRT sichern sie (Abb. 17.10). Manchmal ist die Messung des intrakraniellen Druckes nötig.

17.10 Befunde und Diagnostik bei Hydrozephalus

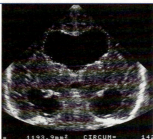

a Hydrozephalus bei 6 Monate altem Kind: Starkes Kopfwachstum in den letzten 3 Wochen. Prominente Stirn, vorgewölbte Fontanelle.

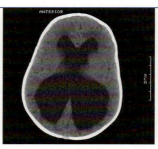

b Sonogramm: erweiterte Ventrikel bei frontaler Schallebene (Koronarschnitt).

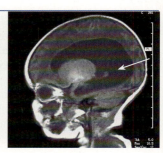

c CT: deutliche Erweiterung des Ventrikelsystems.

d Sagittales Bild im MRT: Erweiterung des Seitenventrikels (Pfeil). Aquäduktstenose.

Abb. **22.4**, S. 899) – bestätigt. Neben der Doppler-Sonographie sind zur Überprüfung der Liquordynamik gelegentlich Gabe von Kontrastmittel oder Isotopen sowie die Messung des intrakraniellen Druckes mittels epiduraler, subduraler oder intraventrikulärer Druckfühler notwendig.

Differenzialdiagnose: Vom Hydrozephalus abzugrenzen sind Blutungen, Subduralerguss, Tumoren, Stoffwechselstörungen mit Speicherung, Makrozephalie, Achondroplasie, Osteogenesis imperfecta, Rachitis u. a.

Therapie: Nach Möglichkeit muss die Ursache des Hydrozephalus beseitigt werden, z. B. ein die Liquorpassage verlegender Tumor. Gelingt dies nicht, ist eine liquorableitende Dränage erforderlich. Nach intraoperativer Druckmessung wird ein geeignetes Ventil mit ventrikuloatrialem oder ventrikuloperitonealem Shunt installiert. Häufige Komplikationen mit Indikation zur Revision sind Obstruktion des zentralen oder peripheren Katheterendes, Diskonnektion, Abstoßung und Infektion des Systems mit „Ventilsepsis". Durch endoskopische Operationen können schonend Kommunikationen zwischen Ventrikelsystem und Subarachnoidalraum geschaffen werden.

Gelegentlich ist, als symptomatische Therapie, die Liquorproduktion z. B. durch Diuretika bzw. den Carboanhydrasehemmer Azetazolamid zu beeinflussen.

Prognose: Bei rechtzeitiger Behandlung kann die Entwicklung eines Kindes mit Hydrozephalus völlig normal verlaufen, auch wenn mehrere Revisionen des Shuntsystems erforderlich sind. Bedeutsam ist jeweils die Ursache des Hydrozephalus, weshalb bei kongenitalem Hydrozephalus die Prognose besonders vorsichtig gestellt werden muss. Eine spontane Kompensation führt zum „arretierten" Hydrozephalus.

Differenzialdiagnose: Blutungen, Subduralerguss, Tumoren, Stoffwechselstörungen mit Speicherung, Makrozephalie u. a.

Therapie: Nach Möglichkeit muss die Ursache beseitigt werden. Ist dies nicht möglich, wird ein liquorableitendes System eingesetzt (ventrikuloatrialer oder ventrikuloperitonealer Shunt). Komplikationen sind relativ häufig und erfordern eine rasche Behandlung. Mitunter sind endskopische Operationen möglich.

Gelegentlich ist die Liquorproduktion medikamentös, z. B. durch Diuretika, zu beeinflussen.

Prognose: Bei rechtzeitiger Behandlung kann die Entwicklung normal verlaufen; wichtig für die Prognose ist die Ursache des Hydrozephalus.

▶ **Klinischer Fall.** Der 9 Monate alte Junge wurde eingewiesen, nachdem ein abnormes Kopfwachstum aufgefallen war. Er hatte schon bei der Geburt einen relativ großen Schädel, was als Familieneigenheit angesehen wurde, zumal die Entwicklung normal verlief. Bei der Untersuchung wurden ein Kopfumfang über der 97. Perzentile, eine vorgewölbte Stirn, gestaute Schädelvenen, eine große, gespannte Fontanelle sowie ein Sonnenuntergangsphänomen festgestellt. Der Muskeltonus in den Beinen war leicht vermehrt. Sonographie und MRT bestätigten die Verdachtsdiagnose: Seitenventrikel und 3. Ventrikel waren deutlich erweitert, während der 4. Ventrikel nicht dilatiert erschien. Somit konnte eine Aquäduktstenose als Ursache angenommen werden (Abb. **17.10d**). Nach Anlegen eines ventrikuloperitonealen Shuntsystems nahm der Kopfumfang etwas ab. Wegen Insuffizienz der Dränage wurden mehrere Revisionen erforderlich. Die Entwicklung des Kindes verlief weitgehend normal; eine motorische Dyskoordination konnte durch physiotherapeutische Maßnahmen gut beeinflusst werden. Der Junge besucht jetzt die Realschule.

17.3.4 Fehlbildungen von Strukturen der hinteren Schädelgrube

Bei der Entwicklung von Kleinhirn und Hirnstamm kann es zur Aplasie, Hypoplasie oder Fehldifferenzierung kommen. Gelegentlich wird dabei die Liquorzirkulation beeinträchtigt.

Die **Kleinhirnhypoplasie** (Abb. 17.11) betrifft das gesamte Kleinhirn oder einzelne Strukturen (Kleinhirnwurm, Hemisphären). Als Begleitanomalien kommt dies beim Carbohydrate-Deficient-Glycoprotein(CDG)-Syndrom vor. Meist besteht eine Ataxie in unterschiedlicher Ausprägung (Rumpf- oder Extremitätenataxie), manchmal bleibt aber selbst eine Aplasie des Kleinhirns symptomlos.

Beim **Dandy-Walker-Syndrom** führt eine Fehlbildung des Kleinhirnwurms zu zystischer Erweiterung des 4. Ventrikels mit oder ohne Verschluss der Aperturen und zum Hochstand von Tentorium und Torcular (Confluens sinuum). Wird die Liquorpassage beeinträchtigt, entsteht ein Hydrozephalus. Die Diagnose ist zu vermuten, wenn sich bei vergrößertem Kopfumfang die Okzipitalschuppe besonders stark vorwölbt. Bestätigung bringen Sonographie und MRT. Eine Dränage der Ventrikel, oft auch der Zyste ist erforderlich.

Die **Arnold-Chiari-Anomalie**, eine Verlagerung des fehlgebildeten Zerebellums in das Foramen magnum, kommt in verschiedenen Varianten mit unterschiedlicher Ausdehnung vor (Typ I bis IV). Am häufigsten ist Typ II, der als assoziierte Fehlbildung bei Spina bifida auftritt und die Liquorpassage beeinträchtigt (Abb. 17.6, S. 680). Gelegentlich entstehen lokal Kompressionserscheinungen mit Hirnnervenausfällen und Atemstörungen durch Druck auf den Hirnstamm. Eine Liquordränage ist erforderlich, manchmal auch entlastend eine Operation mit Dekompression der hinteren Schädelgrube.

Beim autosomal-rezessiv vererbten **Joubert-Syndrom** findet sich eine Kleinhirnhypoplasie mit Opsoklonus, Nystagmus, Ataxie und periodischer Hyperventilation (Tachypnoe). Die Gesamtentwicklung ist unterschiedlich stark beeinträchtigt.

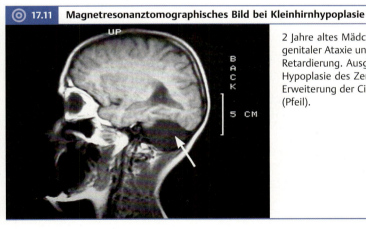

17.11 Magnetresonanztomographisches Bild bei Kleinhirnhypoplasie

2 Jahre altes Mädchen mit kongenitaler Ataxie und allgemeiner Retardierung. Ausgeprägte Hypoplasie des Zerebellums, Erweiterung der Cisterna magna (Pfeil).

17.3.5 Fehlbildungen der Hirnnerven

Eine Aplasie von Hirnnervenkernen, vor allem des Ncl. abducens und des Ncl. facialis, wird im Rahmen des **Möbius-Syndroms** beobachtet; beim **Poland-Syndrom** ist sie kombiniert mit Extremitätenanomalien, z. B. Aplasie des M. pectoralis und Fingerdefekten.

Bei **Fazialisfehlinnervation** treten während des Saugens Mitbewegungen im M. orbicularis oculi und Tränenabsonderung („Krokodilstränen") auf. Beim Marcus-Gunn-Phänomen ist ein „jaw winking" auf einen Faseraustausch zwischen den Kernen des 7., 5. und 3. Hirnnerven zurückzuführen.

Beim **Klippel-Feil-Syndrom** kommen aufgrund einer Dysfunktion zervikaler Nerven ausgeprägte assoziierte Bewegungen vor.

Beim **Klippel-Feil-Syndrom** sind zervikale Nerven als Folge von Anomalien der Wirbelsäule, besonders am kraniozervikalen Übergang, beeinträchtigt. Es werden ausgeprägte assoziierte Bewegungen (Synkinesien) beobachtet.

17.3.6 Schädelanomalien

▶ **Definitionen**

▶ **Definitionen.** Das Wachstum der Belegknochen des Schädels erfolgt an den Nähten und ist eng auf die Massenzunahme des Gehirns abgestimmt. Bei vorzeitiger Verknöcherung der Nähte (prämature Nahtsynostose, Kraniostenose) kommt es zu Formanomalien: bei Sagittalnahtsynostose zu **Dolichozephalie** (Langschädel) oder **Skaphozephalie** (Kahnschädel), bei vorzeitiger Synostose der Koronarnaht zu **Brachyzephalie** (Kurzschädel), bei Synostose mehrerer Nähte zu **Turri-** oder **Oxyzephalie** (Turmschädel), oder **Akrozephalie** (Spitzschädel) (Abb. **17.12**), oft verbunden mit abnormem Wachstum der Schädelbasis. Eine Synostose der Frontalnaht führt zu **Trigonozephalie**, einem Dreiecksschädel mit vorspringender Stirn, einseitige Synostose, z. B. der Lambdanaht, zu **Plagiozephalie** (Schiefschädel).
Als Normvarianten kommen **3. Fontanelle** oder **Foramina parietalia permagna** vor. Bei Spina bifida, selten isoliert, wird ein **Lückenschädel** oder Wabenschädel beobachtet, er hat keine klinische Bedeutung.

17.12 Schematische Darstellung verschiedener Formen von Kraniostenose

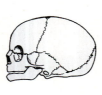
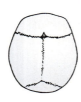
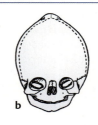
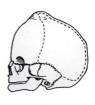

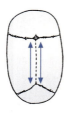
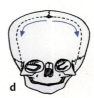
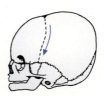
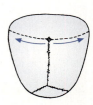

a Normaler kindlicher Schädel.
c Kraniostenose der Sagittalnaht, Dolichozephalus.
b Kraniostenose aller Nähte, Turmschädel (Oxyzephalus).
d Kraniostenose der Koronarnaht, Brachyzephalus.

Ätiologie: Kraniostenosen kommen im Rahmen genetisch bedingter Syndrome vor (z. B. Apert-Syndrom).

Ätiologie: Kraniostenosen beobachtet man im Rahmen von (genetisch bedingten) Syndromen, z. B. bei Dysostosis craniofacialis (Crouzon-Syndrom) oder Akrozephalosyndaktylie (Apert-, Saethre-Chotzen-, Carpenter-Syndrom). Selten tritt eine Kraniostenose nach Dränage eines Hydrozephalus, bei Hypothyreose oder Hypophosphatasie auf. Vielfach bleibt die Ursache unklar (evtl. Mutation des FGFR-Gens).

Klinik und Diagnostik: Gelegentlich treten bei Missverhältnis zwischen Hirn- und Schädelwachstum Zeichen der Hirndrucksteigerung auf.

Die Diagnose wird mittels Röntgenaufnahmen und CT gestellt.

Klinik und Diagnostik: Die abnorme Schädelform fällt bald nach der Geburt auf. Gelegentlich entstehen wegen eines Missverhältnisses zwischen Kopf- und Hirnwachstum Zeichen einer Hirndrucksteigerung (Kopfschmerzen, Erbrechen, Stauungspapille, neurologische Symptome).
Die Nahtsynostose ist im Röntgenbild durch verstärkte Sklerosierung gut zu erkennen, meist sind später die Impressiones digitatae der Kalotte deutlich vermehrt, beim CT wird eine dreidimensionale Darstellung möglich.

Therapie: Bei ausgedehnter Kraniotomie werden neue Nähte geschaffen. Eine „Rekonstruktion" des Schädels ist vor allem bei Synostosen im Bereich der Schädelbasis und bei Hirndrucksymptomen erforderlich. Die Indikation muss rechtzeitig, d. h. während des intensiven Wachstums im 1. Lebensjahr, gestellt werden. Beim Plagiozephalus kann eine Behandlung mit speziell angepasstem Helm erfolgen.

17.3.7 Phakomatosen (neurokutane Syndrome)

Phakomatosen sind die Folge ektodermaler Dysplasien, also von Differenzierungsstörungen der Haut und des Nervensystems, die auch zusammen mit mesodermalen Anomalien auftreten können. Ursache sind meist autosomal-dominante Genmutationen. Die Ausprägung der Symptome ist wegen wechselnder Expressivität und schwankender Penetranz des dominanten Gens bzw. genetischer Heterogenie recht unterschiedlich, die Symptomatik gelegentlich progredient. Nicht selten entstehen Tumoren.

Neurofibromatose

Die häufigste Phakomatose wird autosomal-dominant vererbt. Neumutationen werden in 50 % der Fälle beobachtet.

Neurofibromatose 1 (von-Recklinghausen-Syndrom)

Ätiologie und Häufigkeit: Die Neurofibromatose 1 (NF-1, Typ I) macht 90 % der Fälle von Neurofibromatose aus, das verantwortliche Gen liegt auf Chromosom 17 (Genprodukt Neurofibromin).

Klinik: Beim Neugeborenen oder Kleinkind beobachtet man multiple Café-au-lait-Flecken (s. Abb. **17.13a**) und auch Pigmentflecken in der Achselhöhle („axillary Freckling"). Später entstehen Neurinome und Neurofibrome vor allem entlang der peripheren Nerven. Eine maligne Entartung zu metastasierenden Neurofibrosarkomen ist möglich. Im ZNS entwickeln sich ebenfalls Tumoren, vor allem Astrozytome und Gliome, z. B. Optikusgliome, neben diffusen Veränderungen (Abb. **17.13b**). Irishamartome treten auf (Lisch-Knötchen). Gelegentlich beobachtet man Riesenwuchs von Körperteilen, z. B. als Rankenfibrom im Gesicht; auch Skoliose, Schädelasymmetrie und Knochenveränderungen wie Pseudarthrosen der Unterschenkelknochen kommen vor. Epileptische Anfälle können auftreten.

Therapie: Bei ausgedehnten Kraniostenosen müssen im 1. Lebensjahr operativ neue Nähte geschaffen werden.

17.3.7 Phakomatosen (neurokutane Syndrome)

Phakomatosen sind die Folge ektodermaler Dysplasien, also von Differenzierungsstörungen von Haut und Nervensystem, auch von mesodermalen Strukturen. Ursache sind meist dominante Genmutationen. Es können Tumoren entstehen.

Neurofibromatose

Neumutationen der autosomal-dominant vererbten Phakomatose sind häufig.

Neurofibromatose 1 (von-Recklinghausen-Syndrom)

Ätiologie und Häufigkeit: Sie macht 90 % der Fälle von Neurofibromatose aus (verantwortliches Gen auf Chromosom 17).

Klinik: Bei NF-1 treten Café-au-lait-Flecken (Abb. **17.13a**) „axillary Freckling", Neurinome, Neurofibrome und zentrale Tumoren (Abb. **17.13b**) auf, evtl. auch Skelettanomalien (Skoliose) und epileptische Anfälle. Neurofibrome können maligne entarten.

17.13 Befunde bei Neurofibromatose 1

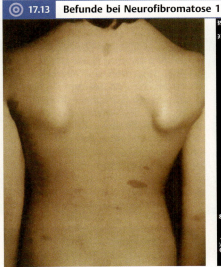

a Café-au-lait-Flecken am Rumpf.

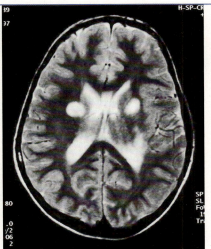

b MRT-Befund: Signalintensive Areale im Bereich der Stammganglien („unidentified bright objects"), Bedeutung noch unklar (Gliaveränderungen?).

Diagnostik und Therapie: Diagnostische Kriterien (s. Haupttext) sind zu beachten. Die Therapie ist symptomatisch.

Neurofibromatose 2

Ätiologie: Das verantwortliche Gen liegt auf Chromosom 22.

Klinik: Neurinome, insbesondere bilaterale Akustikusneurinome, sind charakteristisch (Hörverlust!). Café-au-lait-Flecken fehlen.

Diagnostik und Therapie: Nachweis bilateraler Akustikusneurinome oder Auftreten zentraler Tumoren bei Verwandten 1. Grades. Die Therapie ist symptomatisch.

Tuberöse Sklerose (Bourneville-Pringle-Syndrom)

▶ **Definition**

Ätiologie: Das verantwortliche Gen ist auf Chromosom 9 oder 16 lokalisiert (autosomal-dominanter Erbgang).

Klinik und Diagnostik: Erste Symptome im Säuglingsalter können BNS-Krämpfe sein, ansonsten weiße blattförmige Flecken der Haut (Abb. **17.14a**). Im Schulalter treten Adenofibrome auf den Wangen auf: **Adenoma sebaceum (Pringle)** (Abb. **17.14b**). **Chagrinlederhaut** wird vor allem am Rücken, **Koenen-Tumoren** werden sub- und periungual beobachtet. In der Ventrikelwand finden sich verkalkende Gliaknötchen (Abb. **17.14c**). Gelegentlich entstehen Riesenzellastrozytome bzw. Hamartome im Herzen (Rhabdomyom), in den Nieren und Lungen. Oft fin-

Diagnostik und Therapie: Diagnostische Kriterien sind das Auftreten von mindestens sechs Café-au-lait-Flecken (Durchmesser mehr als 5 mm) oder von Lisch-Knötchen, Neurofibromen, Optikusgliom oder Knochenveränderungen bzw. eine positive Familienanamnese. Die Therapie ist symptomatisch, störende bzw. wachsende Tumoren werden entfernt.

Neurofibromatose 2

Ätiologie: Das verantwortliche Gen liegt auf Chromosom 22 (Genprodukt Schwannomin oder Merlin).

Klinik: Bei Neurofibromatose 2 (NF-2, Typ II) treten zentral und peripher Neurinome auf, charakteristisch sind bilaterale Akustikusneurinome (Hörverlust!). Außerdem entwickeln sich häufig Astrozytome. Café-au-lait-Flecken fehlen.

Diagnostik und Therapie: Die Diagnose wird gestellt, wenn bilaterale Akustikusneurinome oder bei einem Verwandten 1. Grades zentrale Tumoren auftreten. Die Therapie ist symptomatisch: Tumoren werden entfernt.

Tuberöse Sklerose (Bourneville-Pringle-Syndrom)

▶ **Definition.** Erbliches Dysplasiesyndrom mit der Trias Adenoma sebaceum, Epilepsie und geistige Behinderung.

Ätiologie: Nach molekulargenetischen Untersuchungen ist das verantwortliche Gen auf dem Chromosom 9 oder auf Chromosom 16 gelegen (Genprodukt Hamartin bzw. Tuberin). Der Erbgang ist autosomal-dominant.

Klinik und Diagnostik: Nicht selten sind BNS-Krämpfe im Säuglingsalter die ersten Symptome, ansonsten weiße blatt- oder lanzettförmige Flecken auf der Haut des Rumpfes (Abb. **17.14a**) bzw. an den proximalen Extremitätenabschnitten. Im Schulalter entsteht ein **Adenoma sebaceum (Pringle)**: Auf den Wangen finden sich orangerötliche Adenofibrome in schmetterlingsförmiger Ausdehnung (Abb. **17.14b**). Kleinste Fibrome, vor allem am Rücken, verleihen der Haut eine lederartige Oberfläche **(Chagrinlederhaut)**. Fibrome an den Nägeln (sub- und periungual) werden als **Koenen-Tumoren** bezeichnet. Auch an der Gingiva bilden sich Fibrome. Durch bildgebende Verfahren (CT und MRT) sind frühzeitig verkalkende Knötchen aus Gliagewebe in der Ventrikelwand oder im Hirnparenchym nachzuweisen (Abb. **17.14c**). Gelegentlich entstehen Riesenzellastrozytome, die raumfordernd sind oder die Liquorpassage verlegen. Hamartome kommen

17.14 Tuberöse Sklerose

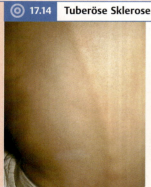 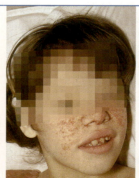 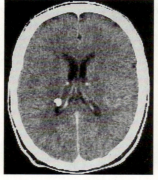 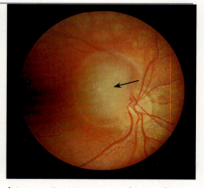

a Tuberöse Sklerose bei einem 12-jährigen Mädchen mit geistiger Behinderung, zerebralen Anfällen und Zerebralparese: Weiße blattförmige Hautflecken am Rücken.

b Adenoma sebaceum (Pringle).

c CT bei tuberöser Sklerose: Verkalkte Gliaknötchen im Bereich der Ventrikelwand.

d Astrozytäres Hamartom der Netzhaut an der Papille bei tuberöser Sklerose (Pfeil).

17.4 Neurometabolische und degenerative Erkrankungen des Nervensystems

auch im Herzen (Rhabdomyom, schon bei Neugeborenen), in den Nieren und in der Lunge vor. Zystennieren und Lungenfibrose können auftreten. Häufig finden sich Gliomknötchen am Augenhintergrund (Abb. 17.14d). Im Röntgenbild zeigen sich Sklerosierung und Strukturanomalien der Knochen.

Vielfach, aber nicht immer, resultiert eine schwere Mehrfachbehinderung mit Intelligenzminderung, zerebralen Anfällen und Bewegungsstörung.

Therapie und Prognose: Die Behandlung kann nur symptomatisch sein. Die Lebenserwartung ist vor allem durch das Tumorrisiko vermindert.

▶ **Klinischer Fall.** Ein 6 Monate alter Junge wurde zur Untersuchung gebracht, weil die Eltern seit etwa 3 Wochen kurzdauernde Zuckungen beobachtet hatten, die sie und die konsultierte Kinderärztin zunächst als Erschrecken deuteten. Zudem sei das Kind in letzter Zeit weniger lebhaft. Schon bei der Untersuchung wurden typische BNS-Krämpfe beobachtet; das EEG zeigte eine Hypsarrhythmie. Am Rumpf und an den Oberschenkeln waren weiße, blattförmige Flecken zu sehen. Der CT-Befund (Abb. 17.14c) bestätigte die Diagnose einer tuberösen Sklerose durch Nachweis mehrerer subependymal gelegener Gliaknötchen. Mit einer ACTH-Behandlung und durch Antikonvulsiva waren die Anfälle zu vermindern, aber nicht völlig zu beseitigen; im EEG wurde weiterhin hypersynchrone Aktivität nachgewiesen. Die Entwicklung des Kindes verlief langsam. Trotz Physiotherapie und Frühförderung lernte der Junge erst mit 3 Jahren laufen, er sprach mit 6 Jahren wenige Wörter. Weiterhin hatte er kurzdauernde tonische Anfälle, die durch Antikonvulsiva (Vigabatrin) beeinflusst wurden. Mit 8 Jahren trat ein Adenoma sebaceum auf (Abb. 17.14b). Bei der ophthalmologischen Untersuchung wurden Gliaknötchen am Fundus beobachtet, ohne dass eine Sehbehinderung vorliegt. Mit 12 Jahren musste ein Riesenzellastrozytom entfernt werden.

Sturge-Weber-Syndrom

▶ **Synonym.** Enzephalotrigeminale Angiomatose.

Ätiologie und Klinik: Das Sturge-Weber-Syndrom tritt sporadisch auf, selten familiär. Es ist gekennzeichnet durch einen angeborenen, meist einseitigen Naevus flammeus im Ausbreitungsgebiet eines Trigeminusastes (s. S. 776, Abb. 19.6) und durch Angiome der **homolateralen** Hirnhälfte. Sie führen im 1. Lebensjahr zu Hemiparese und Halbseitenanfällen; oft entsteht ein Glaukom.

Diagnostik: Allgemeine und augenärztliche Untersuchung, MRT und evtl. CT.

Therapie: Die Therapie ist symptomatisch (Glaukom- und antiepileptische Therapie). Bei therapieresistenten Anfällen ist ein neurochirurgischer Eingriff in Betracht zu ziehen.

Weitere Phakomatosen

Weitere Phakomatosen sind das **Syndrom des linearen Naevus sebaceus** (Schimmelpenning-Feuerstein-Mims) mit sklerodermieähnlichen Hautveränderungen und Hirnfehlbildungen, die **Incontinentia pigmenti** (Bloch-Sulzberger) mit charakteristischem Exanthem und Hirnfunktionsstörungen, das **Ito-Syndrom** (Incontinentia pigmenti achromians), das **von-Hippel-Lindau-Syndrom** mit angiomatöser Fehlbildung im Kleinhirn und in der Retina und das **Louis-Bar-Syndrom** (s. S. 700).

17.4 Neurometabolische und (heredo-)degenerative Erkrankungen des Nervensystems

17.4.1 Allgemeine Grundlagen

Angeborene Stoffwechselstörungen verursachen häufig infolge genetisch bedingter Enzymdefekte auch Veränderungen am Nervensystem. Heredodegenerative Erkrankungen (hereditäre Systemdegenerationen) führen zu vorzeitigem Untergang von Neuronen oder Bahnen eines bestimmten Funktionssystems, ohne dass abnorme Stoffwechselprodukte nachzuweisen sind.

Ätiologie und Pathogenese: Während viele Stoffwechselstörungen aufgeklärt wurden, sind die Kenntnisse über degenerative Erkrankungen oft lückenhaft, obwohl auch diese meist von Genmutationen verursacht werden. Molekulargenetische Methoden haben manche Fortschritte in der Diagnostik gebracht, wie Mitochondriopathien oder peroxisomale Erkrankungen zeigen.

Stoffwechselstörungen werden überwiegend autosomal-rezessiv, degenerative Erkrankungen auch autosomal-dominant oder geschlechtsgebunden vererbt. Genetische Heterogenie oder Polymorphismen, auch die Wirkung von Regulatorgenen und anderen Einflüssen erklären die Vielfalt der Erscheinungen sowie das unterschiedliche Manifestationsalter.

Klinik und Diagnostik: Gemeinsames Kennzeichen dieser Krankheiten ist eine fast immer nachweisbare Progredienz der Symptome, was beim Kind zuerst einen Entwicklungsknick verursacht. Er fällt zu unterschiedlichen Zeiten auf, selten schon bei Geburt (pränatale Entwicklungsstörung), häufiger in den ersten Lebensjahren, gelegentlich erst im Jugend- oder Erwachsenenalter: Erlernte Fähigkeiten gehen wieder verloren. Wegen der progredienten Symptomatik sind die neurometabolischen und die (heredo-)degenerativen Erkrankungen des Nervensystems in Tab. 17.3 bis 17.6 als (neuro-)degenerative Erkrankungen zusammengefasst.

Wichtige diagnostische Hinweise gibt die Familienanamnese. Immer ist die Verlaufsdynamik der Symptome zu beachten. Die betroffenen Funktionssysteme sind am neurologischen Symptom zu erkennen (Abb. 17.2). Veränderungen der Sinnesorgane, Beteiligung parenchymatöser Organe, EEG-Befunde und das neurologische Bild (Tab 17.3 und 17.4) sind wichtig bei der Planung von Zusatzuntersuchungen (Tab. 17.5 und 17.6), die möglichst rationell eingesetzt werden sollten (Abb. 17.15–17.17).

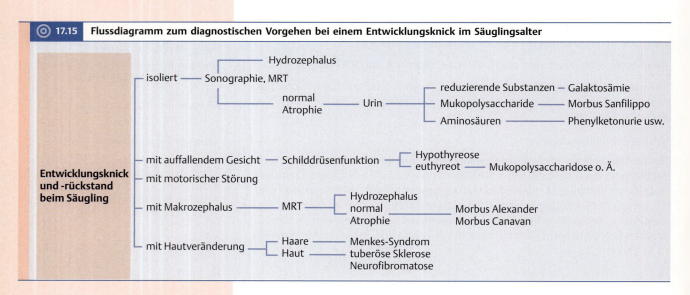

17.15 Flussdiagramm zum diagnostischen Vorgehen bei einem Entwicklungsknick im Säuglingsalter

17.3 Neurologische Symptome bei degenerativen Erkrankungen

Manifestation	Art der degenerativen Erkrankung	
	primär neuronaler Befall Poliodystrophien	primär myelinärer Befall Leukodystrophien (s. auch S. 182)
Frühsymptome	Demenz, Verhaltensänderung, Anfälle, Visusverlust	motorische Symptome Spastik, Paresen, Ataxie
Spätsymptome	motorische Symptome	Demenz, Anfälle

17.4 Neurometabolische und degenerative Erkrankungen des Nervensystems

17.16 Flussdiagramm zum diagnostischen Vorgehen bei verzögerter geistiger Entwicklung (Entwicklungsknick) mit Bewegungsstörung im Säuglingsalter

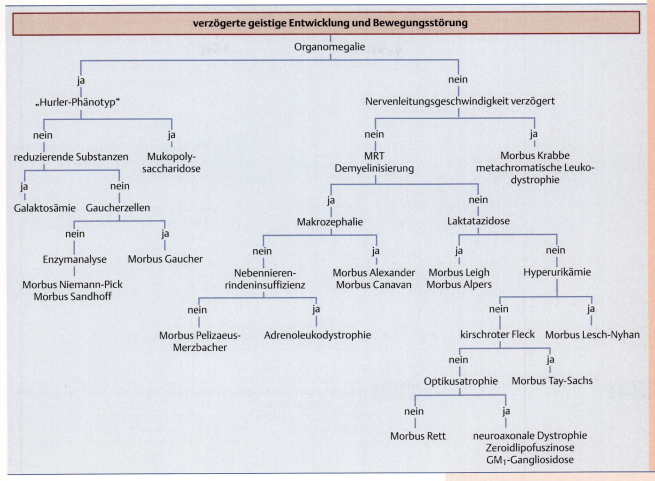

Tab. 17.4 Klinische Leitsymptome neurodegenerativer Erkrankungen

Kopf, ZNS	• Mikrozephalie • Megalenzephalie • „Startle Reaction"	• Areflexie/Ataxie • vergröberte Gesichtszüge • Gingivahyperplasie
Augen	• Korneatrübung • Katarakt • Optikusatrophie • Papillenödem • kirschroter Makulafleck	• Retinitis pigmentosa • tapetoretinale Degeneration • gestörte Pupillenmotorik • gestörte Okulomotorik
Haut	• abnorme Pigmentierung • Ödeme	• Angiokeratoma corporis diffusum • Ichthyosis
Gastrointestinaltrakt, Abdomen	• Hernien • rezidivierendes Erbrechen	• Hepatosplenomegalie • Splenomegalie
allgemein	• vergrößerte Lymphknoten	

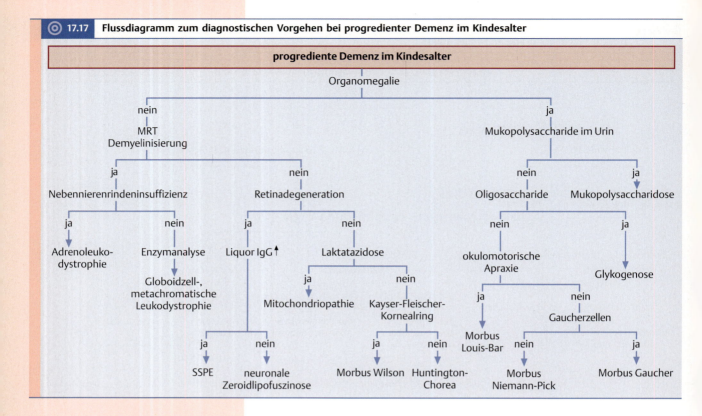

17.17 Flussdiagramm zum diagnostischen Vorgehen bei progredienter Demenz im Kindesalter

17.5 Screening-Untersuchungen bei begründetem Verdacht auf neurodegenerative Erkrankungen

▶ hämatologische Untersuchung	Blutausstrich (vakuolisierte Lymphozyten, Leukozyteneinschlusskörper), Knochenmark (Speicherzellen)
▶ Urinuntersuchung	Aminosäuren, organische Säuren, Mukopolysaccharide, Oligosaccharide, Lipide, Arylsulfatase
▶ einfache chemische Blutuntersuchungen	Coeruloplasmin, Kupfer, Blutgase, Laktat, Pyruvat, Transferrin
▶ Röntgenuntersuchung	Skelettveränderungen (Dysostosis multiplex)
▶ Liquoruntersuchung	Gesamteiweiß, Gammaglobuline (evtl. Masernantikörper), basisches Myeloprotein
▶ EEG und Nervenleitungsgeschwindigkeit	

17.6 Gezielte Untersuchungen bei neurodegenerativen Erkrankungen

Art der Untersuchung	Indikationen
Magnetresonanztomographie	Leukodystrophien und Krankheiten der Basalganglien
evozierte Potenziale	unspezifische Veränderungen
Elektroretinographie	neuronale Zeroidlipofuszinosen Hallervorden-Spatz-Krankheit
Nebennierenrindenfunktion	Adrenoleukodystrophie
gesättigte langkettige Fettsäuren	Adrenoleukodystrophie Zellweger-Syndrom
Enzymuntersuchungen (Serum, Leukozyten, Fibroblasten)	Gangliosidosen, metachromatische Leukodystrophie Morbus Niemann-Pick, Fukosidose Mukopolysaccharidosen usw.
molekulargenetische Untersuchung	Mitochondriopathien
Biopsien – Haut – Bindehaut – N. suralis – Leber – Hirn	je nach Fragestellung, z. B. – neuronale Zeroidlipofuszinose – infantile neuronale Dystrophie – Mukolipidose IV – progressive Myoklonusepilepsie (Lafora) – ophthalmoplegische Neurolipidose
andere Untersuchungen – Phytansäure – Kupferstoffwechsel	je nach Verdacht – Refsum-Syndrom – Wilson-Krankheit

17.4.2 Neurometabolische Erkrankungen

Störungen des Aminosäuren-, Kohlenhydrat- und Lipidstoffwechsels

s. S. 150, Kap. 8

Störungen des Kupferstoffwechsels

Hepatolentikuläre Degeneration

▶ **Synonym.** Morbus Wilson.

▶ **Definition.** Eine autosomal-rezessiv vererbte Störung der Kupferausscheidung aus den Leberzellen in die Galle (Defekt einer Kupfer-transportierenden ATPase in der Leberzellmembran) führt zu Kupferspeicherung in Leber, Stammganglien und Kornea (Kayser-Fleischer-Kornealring).

Klinik und Diagnostik: Eine Manifestation vor dem 6. Lebensjahr ist selten. Bei Kindern kommt es zuerst zu Symptomen der „chronischen Hepatitis" mit Hepatosplenomegalie und Ösophagusvarizen, zu unklaren Fieberschüben mit Ikterus (Hämolyse) und Koliken. Später treten extrapyramidal-motorische Bewegungsstörungen (Choreoathetose, Dystonie, Tremor, Rigor) und psychopathologische Symptome (Verwirrtheit, Wesensänderung, Demenz) in den Vordergrund, bei rascher Progredienz kommen auch zerebrale Anfälle vor.
Hinweise auf die Diagnose sind der Kayser-Fleischer-Kornealring, der am besten mittels Spaltlampe nachgewiesen wird (Abb. **17.18**), verminderte Serumwerte von Coeruloplasmin und Kupfer sowie eine erhöhte Kupferausscheidung im Urin. Beweisend ist ein erhöhter Kupfergehalt in der Leber (Biopsie). Der Heterozygotennachweis gelingt mit Radiokupfer, das Gen ist auf Chromosom 13 q14-21 lokalisiert.

Therapie: Die Behandlung erfolgt mit D-Penicillamin, kupferarmer Diät und Kaliumsulfid.

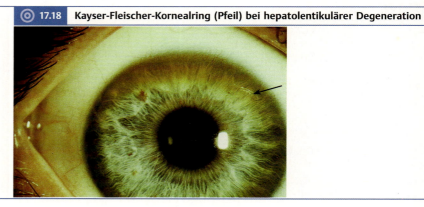

17.18 Kayser-Fleischer-Kornealring (Pfeil) bei hepatolentikulärer Degeneration

Prognose: Bei erfolgreicher Therapie ist die Lebenserwartung kaum beeinträchtigt.

Kinky-Hair-Krankheit (Menkes-Syndrom)

Durch eine geschlechtsgebunden rezessiv vererbte Störung zellulärer Funktionen kommt es zu verminderter intestinaler Kupferresorption und zu mangelnder Verwertung des Minerals bei der Enzymsynthese. Kupfer und Coeruloplasmin im Serum sind erniedrigt. Bereits in den ersten Lebenswochen treten nach Icterus prolongatus zerebrale Anfälle, eine Hypothermie und subdurale Hygrome auf. Das Haar ist pigmentarm und eigenartig struppig (Pili torti). Die Kinder haben einen typischen Gesichtsausdruck („Karpfenmund") und entwickeln sich kaum weiter. Selten werden die ersten Lebensjahre überlebt. Bei älteren Kindern kann eine Megazystis, die ausgeprägte Erweiterung der Harnblase, Beschwerden verursachen. Die parenterale Gabe von Kupferhistidin ist hilfreich.

Störungen des Harnstoffzyklus

s. S. 192

Störungen des renal-tubulären Transportsystems

Das **okulozerebrorenale Syndrom** (Synonym: **Lowe-Syndrom**) ist eine X-chromosomal rezessiv vererbte Tubulopathie. Ihr liegt ein Defekt des Gens OCRL1 auf Xq23–26 zugrunde, das für das Enzym Inositolphosphonat-5-Phosphatase kodiert. Bei den betroffenen Knaben beobachtet man Katarakt und kongenitales Glaukom, Muskelhypotonie, Insuffizienz der Nierentubuli mit Hyperaminoazidurie, Rachitis, Minderwuchs und geistige Behinderung. Die Therapie ist mit diätetischen Maßnahmen symptomatisch.

Peroxisomale Erkrankungen

Zerebrohepatorenales Syndrom (Zellweger-Syndrom)

▶ **Definition.** Bei der autosomal-rezessiv vererbten Erkrankung ist die Bildung der Peroxisomen gestört, in Leberzellen sind keine Peroxisomen nachweisbar. Alle peroxisomalen Funktionen sind beeinträchtigt (Abbau gesättigter langkettiger Fettsäuren, von Wasserstoffperoxiden sowie Synthese von Cholesterin, Gallensäuren und Plasmalogenen).

Häufigkeit: 1 : 100 000.

Klinik: Ein Neugeborenes mit Zellweger-Syndrom fällt durch kraniofaziale Dysmorphie, extreme Muskelhypotonie, Zystennieren und Hepatomegalie, gelegentlich mit Cholestase, auf. In den ersten Lebensmonaten werden Gedeihstörung, Epilepsie und Entwicklungsrückstand beobachtet.

Prognose. Bei adäquater Therapie günstig.

Kinky-Hair-Krankheit (Menkes-Syndrom)

Mangelnde Resorption und Verwertung von Kupfer hat Enzymstörungen zur Folge. Es kommt zu zerebralen Anfällen, Hypothermie und Entwicklungsstillstand. Subdurale Hygrome treten auf. Typisch sind Pili torti und ein „Karpfenmund". Die parenterale Gabe von Kupferhistidin ist hilfreich.

Störungen des Harnstoffzyklus

s. S. 192

Störungen des renal-tubulären Transportsystems

Beim **okulozerebrorenalen Syndrom (Lowe-Syndrom)**, einer X-chromosomal rezessiv vererbten Tubulopathie, treten Katarakt, Glaukom, Muskelhypotonie, Niereninsuffizienz, Minderwuchs und geistige Behinderung auf. Die Therapie ist symptomatisch (Diät).

Peroxisomale Erkrankungen

Zerebrohepatorenales Syndrom (Zellweger-Syndrom)

▶ **Definition**

Häufigkeit: 1 : 100 000.

Klinik: Neugeborene fallen durch kraniofaziale Dysmorphie, Muskelhypotonie, Zystennieren und Hepatomegalie auf. In der Folge treten Gedeihstörung, Epilepsie, Entwicklungsrückstand auf.

17.4 Neurometabolische und degenerative Erkrankungen des Nervensystems

Diagnostik und Therapie: Für die Diagnose sind die Bestimmung der Pipecolinsäure und der langkettigen Fettsäuren im Serum sowie die elektronenmikroskopische Untersuchung von Peroxisomen im Leberbiopsat hilfreich. Das Serum-Eisen ist erhöht. Eine kausale Therapie existiert nicht.

Prognose: Die Patienten sterben noch im Säuglingsalter.

Adrenoleukodystrophie

▶ **Definition.** Autosomal-rezessiv- oder X-chromosomal rezessiv vererbte Erkrankung mit Störung im Abbau überlangkettiger Fettsäuren durch einen noch unbekannten Enzymdefekt.

Häufigkeit: 1 : 20 000 – 50 000.

Klinik: Bei der X-chromosomal-rezessiven Form stehen Ataxie, Seh-, Hör- und Sprachstörungen, Leistungsabbau und Krämpfe im Vordergrund; später die Nebennierenrindeninsuffizienz mit Hyperpigmentation. Bei der autosomal rezessiven Form (neonatal): Muskelhypotonie, psychomotorische Entwicklungsstörungen, Schwerhörigkeit, Retinitis pigmentosa und Nebennierenrindeninsuffizienz.

Diagnostik: Nachweis der überlangkettigen Fettsäuren im Plasma und in Fibroblasten. Im MRT zeigen sich demyelinisierte und atrophierte Hirnbezirke. Eine pränatale Diagnose ist möglich.

Therapie: Bei Nebennierenrindeninsuffizienz Kortisonsubstitution. Versuch mit Zufuhr ungesättigter Fettsäuren (Lorenzos Öl), Knochenmarktransplantation.

Prognose: Die Prognose ist schlecht; Tod zwischen 6. Monat und 7.– 10. Lebensjahr.

Lysosomale Erkrankungen

s. S. 176, Kap. 8

Mitochondriopathien

Die Störung mitochondrialer Enzyme („powerhouse disorders") hat unterschiedliche Krankheitssymptome zur Folge. Meist sind Muskeln, Herz und Gehirn betroffen (s. Kearns-Sayre-, MELAS- und MERRF-Syndrom; MELAS = Mitochondrial Encephalomyopathy with Lactic Acidosis and Strokelike Episodes, MERRF = Myoclonic Epilepsy with Ragged Red Fibers, S. 858). Diagnostischer Hinweis ist eine Laktatazidose.

Die **subakute nekrotisierende Enzephalopathie (Leigh-Krankheit)** ist ein durch klinische Symptome definiertes, wahrscheinlich heterogenes Krankheitsbild. Rezessiv vererbte Enzymdefekte betreffen den Pyruvatstoffwechsel und sind wahrscheinlich mitochondrial lokalisiert. Vielfach findet man eine erhöhte Konzentration von Pyruvat und Laktat in den betroffenen Organen. In den ersten beiden Lebensjahren treten unspezifische Symptome auf: Anorexie, Erbrechen, Hypotonie, Hyporeflexie, pyramidale, extrapyramidale und zerebelläre Bewegungsstörungen sowie zerebrale Anfälle. Relativ charakteristisch sind progrediente Hirnnervenparesen (Nystagmus, Strabismus, Optikusatrophie, Dysphagie) sowie Episoden von Tachy- und Dyspnoe. Dies führt meist rasch zum Tod. Das MRT zeigt Signalveränderungen im Bereich der Basalganglien. Oft wird die Diagnose erst bei der neuropathologischen Untersuchung gestellt (Bild der Wernicke-Enzephalopathie).

Andere neurometabolische Erkrankungen

Spongiöse Dystrophie

Die spongiöse Dystrophie (Canavan-van-Bogaert-Bertrand-Krankheit) verursacht ein autosomal-rezessiv vererbter Defekt der im Zytoplasma lokalisierten

---

Diagnostik und Therapie: Diagnose durch erhöhte Konzentrationen von Pipecolinsäure sowie langkettigen Fettsäuren und die Elektronenmikroskopie von Leberbiopsat. Keine Therapiemöglichkeit.

Prognose: Tod noch im Säuglingsalter.

Adrenoleukodystrophie

◀ **Definition**

Häufigkeit: 1 : 20 000 – 50 000.

Klinik: X-chromosomal-rezessive Form: Ataxie, Seh-, Hör- und Sprachstörungen und Krämpfe; später NNR-Insuffizienz mit Hyperpigmentation. Autosomal rezessive Form: Muskelhypotonie, psychomotorische Entwicklungsstörungen, Retinitis pigmentosa und NNR-Insuffizienz.

Diagnostik: Nachweis der überlangkettigen Fettsäuren im Plasma und in Fibroblasten.

Therapie: Bei NNR-Insuffizienz Kortisongabe, ggf. Zufuhr ungesättigter Fettsäuren, Knochenmarktransplantation.

Prognose: Schlecht; frühzeitiger Tod.

Lysosomale Erkrankungen

s. S. 176, Kap. 8

Mitochondriopathien

Eine Störung mitochondrialer Enzyme hat wegen deren vielfältiger Aufgaben sehr unterschiedliche Symptome. Hinweisend ist eine Laktatazidose.

Der **subakuten nekrotisierenden Enzephalopathie (Leigh-Krankheit)** liegen rezessiv vererbte Defekte von wahrscheinlich mitochondrial lokalisierten Enzymen des Pyruvatstoffwechsels zugrunde. Vielfach sind Pyruvat und Laktat in den betroffenen Organen erhöht. Bis zum 2. Lebensjahr treten Erbrechen, Hypotonie, Hyporeflexie, Bewegungsstörungen, progrediente Hirnnervenparesen und Atemstörungen auf, die meist rasch zum Tode führen.

Andere neurometabolische Erkrankungen

Spongiöse Dystrophie

Die spongiöse Dystrophie (Canavan-van-Bogaert-Bertrand-Krankheit) verursacht ein autosomal-rezessiv vererbter Defekt der im Zytoplasma lokalisierten Aspartocyclase. Im 1. Lebensjahr treten Entwicklungsstillstand und Muskelhypotonie, zerebrale Anfälle, Erblindung und Makrozephalie auf. Das MRT zeigt Veränderungen der weißen Substanz (Abb. **17.19**).

Aspartocyclase. Im 1. Lebensjahr kommt es zu Entwicklungsstillstand und Muskelhypotonie, später zu Spastik, Anfällen und Erblindung. Es wird eine Makrozephalie beobachtet. Bei progredientem Verlauf beträgt die Lebenserwartung nicht mehr als 5 Jahre. Im MRT werden Veränderungen der weißen Substanz gesehen (Abb. **17.19**). Die Autopsie zeigt subkortikal spongiöse Veränderungen, Riesenmitochondrien in Astrozyten und intramyelinäre Vakuolen. Gentechnisch orientierte Therapie wird versucht.

17.19 MRT-Befund bei spongiöser Dystrophie

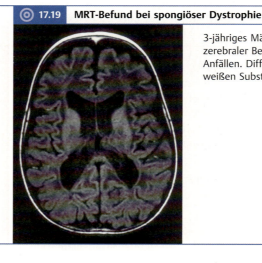

3-jähriges Mädchen mit Entwicklungsstillstand, zerebraler Bewegungsstörung und zerebralen Anfällen. Diffuse ödematöse Veränderung der weißen Substanz.

Leukodystrophien
s. S. 182

Rett-Syndrom

Als Ursache des Rett-Syndroms wird eine Störung im Stoffwechsel neurotropher Substanzen diskutiert (Gen MeCP2). Nach ungestörter Entwicklung im 1. Lebensjahr tritt ein Entwicklungsstillstand ein, erworbene Fähigkeiten gehen verloren. Ataxie, autistische Verhaltensweisen mit stereotypen Handbewegungen und Mikrozephalie treten auf, evtl. auch zerebrale Anfälle.

Leukodystrophien
s. S. 182

Rett-Syndrom

Das Rett-Syndrom wird fast nur bei Mädchen beobachtet. Das verantwortliche Gen (MeCP2) ist auf dem X-Chromosom lokalisiert. Die Pathogenese ist unklar, diskutiert wird eine Störung im Stoffwechsel neurotropher Substanzen. Nach zunächst ungestörter Entwicklung im 1. Lebensjahr kommt es zum Stillstand bzw. Verlust bereits erworbener Fähigkeiten und zu einer Ataxie mit zunehmender Koordinationsstörung. Das Verhalten weist autistische Züge auf, charakteristisch sind stereotype Wasch- und Wringbewegungen der Hände und ein Verlust manipulativer Funktionen. Regelmäßig entsteht eine sekundäre Mikrozephalie. Nicht selten werden Hyperventilation und zerebrale Anfälle beobachtet.

17.4.3 (Heredo-)degenerative Erkrankungen des Nervensystems

Erkrankungen der Stammganglien

Chorea Huntington

Diese Erkrankung mit autosomal-dominantem Erbgang ist beim Kind selten und zunächst durch Rigor, zerebelläre Symptome sowie Anfälle gekennzeichnet, später treten in rascher Progredienz Verhaltensänderung, choreatische Bewegungen, Demenz und Dysarthrie auf. Der Ncl. caudatus atrophiert. Entscheidend ist der Nachweis des Huntington-Gens auf Chromosom 4 p16.3.

Erkrankungen der Stammganglien

Chorea Huntington

Die autosomal-dominant vererbte Krankheit beginnt meist im Erwachsenenalter. Gelegentlich führt sie schon beim Kind zu Symptomen; die Genmutation auf dem Chromosom 4 p16.3 ist dann meist vom Vater ererbt. Bei der rigid-hypokinetischen Erkrankungsform des Kindes stehen Rigor, zerebelläre Symptome sowie Anfälle im Vordergrund. Später werden in rascher Progredienz Verhaltensänderung und unwillkürliche choreatische Bewegungen, Demenz und Dysarthrie beobachtet. Bildgebende Verfahren zeigen eine Atrophie des Ncl. caudatus. Hinweise auf die Diagnose gibt die Stammbaumanalyse (Spontanmutationen sind selten), entscheidend ist der Nachweis des Huntington-Gens.

17.4 Neurometabolische und degenerative Erkrankungen des Nervensystems

▶ **Klinischer Fall.** Bei einem 3 Jahre alten Mädchen wurden zunehmende Schwierigkeiten beim Gehen bemerkt, es wirkte unsicher und stürzte häufig. Man fand eine Tonusvermehrung der Beinmuskeln und vermutete eine spastische Diplegie; das EEG zeigte hypersynchrone Aktivität, so dass kleine Anfälle möglich erschienen. Durch Gabe von Antikonvulsiva und Physiotherapie konnte keine Besserung erreicht werden. Wegen des Verdachts auf eine degenerative Erkrankung wurden umfangreiche Laboruntersuchungen durchgeführt, die keinen pathologischen Befund ergaben. Bisher hatte die Mutter immer angegeben, alle Angehörigen seien gesund; als der Vater einmal zu Besuch kam, wurde bei ihm eine auffallende Bewegungsunruhe bemerkt und Nachfrage ergab, dass vor kurzem eine Chorea Huntington diagnostiziert wurde, an der auch seine Mutter und deren Vorfahren gelitten hatten. Damit waren die Symptome beim Kind als rigide Form dieser Krankheit zu identifizieren. Sie nahmen in den folgenden Monaten zu, es traten auch choreatische Dyskinesien auf. Im MRT wies eine Ventrikelerweiterung auf die Degeneration im Bereich der Stammganglien hin. Das Kind verstarb im Alter von 5 Jahren.

Torsionsdystonie (Dystonia musculorum deformans)

Ätiologie und Pathogenese: Die Torsionsdystonie ist als Folge von Neurotransmitterstörungen anzusehen und existiert in mehreren Varianten von unterschiedlicher Ausprägung und unterschiedlichem Erbgang: Das Segawa-Syndrom wird autosomal-dominant vererbt; es gibt auch Formen mit autosomal oder X-chromosomal rezessivem Erbgang.

Klinik und Diagnostik: Nach zunächst fluktuierenden Symptomen, z.B. Bewegungsstörungen durch plötzlichen muskulären Hypertonus einer Extremität, werden bald dauernd Tortikollis, dystone Verdrehung um die Körperachse und zunehmend fixierte Deformierung der Extremitäten beobachtet; meist besteht keine Demenz. Beim Segawa-Syndrom beobachtet man im Allgemeinen tageszeitliche Schwankungen. Die Diagnose wird nach Ausschluss traumatischer, toxischer, entzündlicher und metabolischer Ursachen gestellt (molekulargenetische Untersuchung) mit Nachweis von Mutationen im GTP-Cyclohydrolase I-Gen auf Chromosom 14q.22.1-2).

Differenzialdiagnose: Abzugrenzen sind durch Medikamente verursachte extrapyramidale Störungen, die z.B. nach Gabe von Neuroleptika oder Metoclopramid (Paspertin) auftreten. Auch bei Stoffwechselstörungen (z.B. Glutarazidurie Typ 1), Immunprozessen, Komplikationen bei onkologischer Therapie, Tumoren in den Stammganglien oder dem Fahr-Syndrom mit Verkalkungen im Bereich der Basalganglien treten ähnliche Symptome auf.

Therapie: Die Symptome des Segawa-Syndroms sprechen auf Behandlung mit Dopamin gut an. Mitunter sind Neuroleptika wirksam, z.B. Tiaprid oder Butyrophenone.

Heredoataxien

Degenerative Veränderungen des zerebellären Systems und seiner Verbindungen zeigen unterschiedliche Erbgänge, Symptome und Manifestationszeiten. Charakteristische Symptome sind Ataxie mit Rumpfinstabilität und Gleichgewichtsstörung, ausfahrend-ungezielte Bewegungen (Dysmetrie, Dyssynergie), Muskelhypotonie, Intentionstremor und Nystagmus. Zusätzlich können Augen, Ohren, Haut oder Immunsystem in Mitleidenschaft gezogen sein. Die Progredienz der Symptome hilft bei der Abgrenzung von anderen Ursachen (Trauma, Entzündung, Entwicklungsstörung, Intoxikation).

Spinozerebelläre Heredoataxie (Friedreich-Krankheit)

Die für die Erkrankung verantwortliche Genmutation, eine GAA-Trinukleotid-Expansion, befindet sich auf Chromosom 9q, der Erbgang ist autosomal-rezessiv. Im Schulalter, selten schon früher, stellen sich langsam progredient ataktische Symptome (s.o.) ein, einschließlich einer Dysarthrie. Die Muskeleigenreflexe sind abgeschwächt oder fehlen. Dies ist die Folge einer neuralen Muskelatrophie, die auch zur Verlängerung der Nervenleitungsgeschwindigkeit führt. Pathologische Reflexe wie das Babinski-Phänomen treten auf. Häufig findet man einen Hohlfuß. Eine Kardiomyopathie kann bei Kindern das erste Symptom sein, sich aber auch erst später einstellen, ebenso ein Diabetes mellitus. Die Ataxie hat eine zunehmende körperliche Behinderung zur Folge. Die Diagnose ergibt sich aus dem klinischen Bild. Die Therapie ist symptomatisch.

Torsionsdystonie (Dystonia musculorum deformans)

Ätiologie und Pathogenese: Die Torsionsdystonie ist Folge von Neurotransmitterstörungen und existiert in mehreren Varianten von unterschiedlicher Ausprägung und unterschiedlichem Erbgang.

Klinik und Diagnostik: Nach zunächst intermittierendem muskulären Hypertonus treten dauerhaft Tortikollis, Drehung um die Körperachse und Deformierung der Extremitäten auf, beim Segawa-Syndrom mit tageszeitlichen Schwankungen.

Differenzialdiagnose: Abzugrenzen sind medikamentös bedingte extrapyramidale Störungen, Stoffwechselstörungen, Immunprozesse, Komplikationen bei onkologischer Therapie, Tumoren in den Stammganglien und das Fahr-Syndrom.

Therapie: Bei Segawa-Syndrom ist Dopamin wirksam, ansonsten evtl. Neuroleptika.

Heredoataxien

Degenerative Veränderungen des zerebellären Systems und seiner Verbindungen zeigen unterschiedliche Erbgänge, Symptome und Manifestationszeiten. Kennzeichnend sind Ataxie, Dysmetrie, Muskelhypotonie, Intentionstremor und Nystagmus, allesamt progredient.

Spinozerebelläre Heredoataxie (Friedreich-Krankheit)

Die für die Erkrankung verantwortliche Genmutation auf Chromosom 9q wird autosomal-rezessiv vererbt.

Die Erkrankung ist durch langsam progrediente aktaktische Symptome, abgeschwächte oder fehlende Muskeleigenreflexe, pathologische Reflexe (Babinski), Hohlfüße, Kardiomyopathie und Diabetes mellitus gekennzeichnet. Die Diagnose ergibt sich aus dem klinischen Bild. Die Therapie ist symptomatisch.

Zerebelläre Ataxie (Nonne-Pierre-Marie-Krankheit)

Die Kleinhirnsymptome beginnen später als bei der Friedreich-Krankheit, der Verlauf ist langsamer. Bei Kindern sind verschiedene Formen der kongenitalen Ataxie abzugrenzen, die als Folge von Entwicklungsstörungen des Kleinhirns auftreten.

Ataxia teleangiectatica (Louis-Bar-Syndrom)

▶ **Definition.** Kennzeichen dieser den Phakomatosen nahestehenden Erkrankung sind eine progrediente Ataxie, Teleangiektasien der Konjunktiven und ein IgA-Mangel mit Infektneigung.

Ätiologie und Pathogenese: Die Erkrankung wird autosomal-rezessiv vererbt. Das verantwortliche Gen liegt auf Chromosom 1q22-23. In der Pathogenese spielt möglicherweise die Beeinträchtigung des DNS-Repair-Mechanismus eine Rolle, womit Chromosomenbrüchigkeit, Radiosensitivität, Immundefekte und Veränderungen an Gehirn und Haut zu erklären wären.

Klinik: Beim Kleinkind entsteht eine Stand- und Gangataxie. Frühzeitig treten aufgrund des Mangels an IgA, evtl. auch an IgG, Infekte vor allem der Atemwege auf. Es bilden sich Teleangiektasien im Bereich der Konjunktiven, später auch an Ohrmuscheln und Gesichtshaut. Im Schulalter nehmen die ataktischen Symptome deutlich zu. Nicht selten werden okulomotorische Dyspraxie und Nystagmus beobachtet. Später treten extrapyramidal-motorische Bewegungsstörungen auf, es bildet sich eine Demenz aus. Neben der Neigung zu bösartigen Tumoren des lymphoretikulären Systems beobachtet man eine vorzeitige Alterung zahlreicher Organe.

Diagnostik: Die Konzentration von IgA, evtl. auch IgG, ist vermindert, die von α-Fetoprotein erhöht. Die molekulargenetische Analyse ist beweisend.

Therapie: Es gibt bisher keine kausale Therapie.

▶ **Klinischer Fall.** Ein 3 Jahre altes Mädchen musste wegen rezidivierender Atemwegsinfektionen immer wieder behandelt werden; eine Mukoviszidose wurde durch einen normalen Schweißtest ausgeschlossen. Die Immunglobuline waren vermindert. Im Alter von 6 Jahren trat eine langsam zunehmende Ataxie mit Gangunsicherheit und Ungeschicklichkeit auf; jetzt wurden auch Teleangiektasien im Bereich der Konjunktiven bemerkt. Die Diagnose des Louis-Bar-Syndroms war durch Nachweis vermehrter Chromosomenbrüchigkeit, erhöhter α-Fetoproteinspiegel und verminderter IgA- und IgG-Werte zu sichern. Bei progredientem Verlauf kam es zu Dyskinesien und fortschreitender Demenz.

Degenerative Erkrankungen des spinalen Systems

Spastische Spinalparalyse

▶ **Definition.** Charakteristisch für die autosomal-dominant oder rezessiv vererbte Erkrankung sind eine Entmarkung der langen Bahnen des Rückenmarks (Pyramidenbahn, Tractus gracilis, Kleinhirnseitenstrang) und eine Degeneration der Betz-Riesenzellen im motorischen Kortex. Dies hat eine langsam zunehmende spastische Tonusvermehrung mit Reflexsteigerung und pathologischen Reflexen zur Folge.

Klinik und Diagnostik: Zunächst tritt eine spastische Parese der Beine, später der Arme, evtl. auch eine Pseudobulbärparalyse auf. Ataxie, Nystagmus, Dysarthrie, Optikusatrophie und Demenz können hinzukommen. Lage- und Vibrationsempfinden sind intakt.
Im Kindesalter manifeste Formen sind meist autosomal-rezessiv vererbt; dann ist die Diagnose schwierig. Bei der autosomal-dominanten Form findet man häufig Symptome bei den Eltern.

Differenzialdiagnose: Spinale Tumoren können ein ähnliches Bild verursachen und werden durch bildgebende Verfahren ausgeschlossen. Die Friedreich-Krankheit ist durch das gestörte Lage- und Vibrationsempfinden, Zerebralparesen sind durch den Verlauf abzugrenzen.

Spinale Muskelatrophie

s. S. 855

Degenerative Erkrankungen peripherer Nerven

s. S. 859

17.5 Entzündliche Erkrankungen des Nervensystems

Ätiologie: Ursachen entzündlicher Erkrankungen des Nervensystems sind Erreger, meistens Bakterien, Viren, Prionen oder Pilze, „neuroallergische Vorgänge" bei para- und postinfektiösen Erkrankungen oder chemische Noxen.

Klinik und Diagnostik: Die entzündlichen Erkrankungen unterscheiden sich in ihrem Verlauf und in ihrer Prädilektion für bestimmte Strukturen des Nervensystems: Meist setzen sie akut ein, aber auch subakute, intermittierende und chronische Verläufe kommen vor. Je nachdem, ob es sich um eine Polioenzephalitis, Leukenzephalitis, Myelitis oder Radikulitis handelt, entstehen unterschiedliche Syndrome.
Die ätiologische Diagnose kann schwierig sein, da nicht immer ein Erreger zu identifizieren ist. Hinweise geben epidemiologische Beobachtungen, Verlaufsdynamik, klinische Befunde und Allgemeinsymptome, Liquoranalyse, EEG-Befunde und bildgebende Verfahren.

17.5.1 Meningitiden

▶ **Definition:** Es handelt sich um eine Entzündung der Hirnhäute und benachbarter Strukturen.

Ätiologie: Bei Neugeborenen ist eine Meningitis meist durch E. coli, Listerien, Streptokokken, Pseudomonas oder Proteus bedingt, bei Kleinkindern häufig durch Meningokokken, Pneumokokken und Haemophilus influenzae Typ b. Die genannten Erreger verursachen eine eitrige Meningitis. Seröse Meningitiden werden von Viren, Borrelien und Mycobacterium tuberculosis hervorgerufen.

Klinik und Diagnostik: Zur Neugeborenenmeningitis s. S. 117, zur bakteriellen Meningitis s. S. 620.

Therapie:
- Neugeborenenmeningitis s. S. 117
- eitrige (bakterielle) Meningitis s. Tab. **17.7**.

Prognose: Ausschlaggebend sind das Alter des Kindes, die Art des Erregers und eine rasch wirksame Therapie. Zwar ist die Letalität durch Antibiotika deutlich gesunken, doch treten auch heute noch Folgeschäden auf, z. B. Schwerhörigkeit, Taubheit, Bewegungsstörungen, zerebrale Anfälle und Beeinträchtigung der geistigen Entwicklung.
Bei basaler Meningitis (Tuberkulose) kann ein Verschlusshydrozephalus entstehen. Virus- und Borrelienmeningitiden haben mitunter einen langwierigen chronischen Verlauf; die Prognose ist aber meist günstig.

17.7 Behandlungsschema der eitrigen (bakteriellen) Meningitis (jenseits der Neugeborenen-Säuglingsperiode)

Erreger	Therapeutika			
	Alternativen bei nachgewiesener Erregerempfindlichkeit			minimale Behandlungsdauer (Tage)
	I	II	III	
unbekannt oder H. influenzae	Cefotaxim, Ceftriaxon oder Ceftazidim	Ampicillin	Vancomycin oder Chloramphenicol	7 (evtl. bis 21)
S. pneumoniae oder N. meningitidis	Ampicillin oder Penicilllin	Cefotaxim, Ceftriaxon oder Ceftazidim	Vancomycin oder Chloramphenicol	7 – 10 (evtl. nur 4)
Substanz	**Dosierung**			
	Alter < 1 Jahr	Alter > 1 Jahr	maximale Tagesdosis (ab 7. Lebensjahr)	
Cefotaxim	3 – 4 × 50 mg/kgKG	4 × 50 mg/kgKG	3 – 4 × 2 g	
Ceftazidim	3 × 50 – 75 mg/kgKG	3 × 50 – 75 mg/kgKG	3 × 2,5 g	
Ceftriaxon	1 × 100 mg/kgKG, danach 1 × 75 mg/kgKG	1 × 75 – 100 mg/kgKG	1 × 2 (–4) g	
Ampicillin	4 × 50 – 100 mg/kgKG	4 × 75 – 100 mg/kgKG	4 (– 6) × 2,5 g	
Chloramphenicol	3 – 4 × 25 mg/kgKG (unter Blutspiegelkontrolle)	4 × 25 – 50 mg/kgKG (unter Blutspiegelkontrolle)	4 × 0,5 – 0,75 g	
Penicillin G	6 × 50 000 IE/kgKG	6 × 50 000 – 75 000 IE/kgKG	6 × 1,5 – 4 Mill. IE	
Vancomycin	3 × 10 – 15 mg/kgKG	3 × 15 – 20 mg/kgKG	3 × 1,5 g	

17.5.2 Enzephalitiden

▶ **Definition**

Ätiologie und Pathogenese: Eine primäre Enzephalitis wird häufig durch Viren, gelegentlich durch Prionen, Protozoen oder Pilze, selten durch Bakterien hervorgerufen. Bei bakteriellen und viralen Meningitiden kann sich eine Meningoenzephalitis entwickeln, mit reaktivem Hirnödem, perivaskulären Infiltraten, Mikrogliaproliferation, Nervenzelldegeneration und sekundärer Demyelinisierung. Bei den para- und postinfektiösen Enzephalopathien stehen Immunreaktionen (mit perivaskulären Infiltraten und Demyelinisierung) im Vordergrund.

Klinik: Meist akut und oft nach einer Vorerkrankung treten Fieber, Kopfschmerzen und Erbrechen auf, anschließend eine zunehmende Bewusstseinsstörung, Anfälle, Meningismus, Lähmungen oder Dyskinesien. Nach der Symptomkombination sind verschiedene Verlaufsformen zu unterscheiden.

Komplikationen: Bei intrakranieller Drucksteigerung droht die Gefahr der Herniation.

17.5.2 Enzephalitiden

▶ **Definition.** Bei der Enzephalitis kommt es zur Entzündung des Hirnparenchyms, nicht selten verbunden mit einer Meningitis.

Ätiologie und Pathogenese: Eine primäre Enzephalitis wird häufig durch Viren (Herpes-simplex-Virus [HSV], Varizella-zoster-Virus [VZV], Zytomegalie- [CMV], Masern-, Mumps-, Enteroviren), gelegentlich durch Prionen, Protozoen oder Pilze, selten durch Bakterien, hervorgerufen. Bei bakteriellen und viralen Meningitiden kann es zu Mitbeteiligung des Gehirns kommen (Meningoenzephalitis). Die Erkrankungen treten sporadisch, aber auch endemisch oder epidemisch auf (z. B. Frühsommer-Meningoenzephalitis). Die Infektion erfolgt hämatogen, selten fortgeleitet entlang der Nerven. Die Folgen sind ein reaktives Hirnödem, perivaskuläre Infiltrate, Mikrogliaproliferation, Nervenzelldegeneration (Neuronophagie, Bildung von Einschlusskörperchen) und sekundäre Demyelinisierung. Bedeutsam ist immer das immunologische Wechselspiel zwischen Erreger und Wirt, besonders bei den Prionen- und „Slow-Virus"-Infektionen, also der SSPE bzw. der im Rahmen onkologischer Behandlung auftretenden multifokalen Leukenzephalopathie. Bei den para- und postinfektiösen Enzephalopathien stehen Immunreaktionen im Vordergrund; es kommt zu perivaskulären Infiltraten und Demyelinisierung.

Klinik: Häufig wird von einer katarrhalischen Vorerkrankung berichtet. Meist akut setzen Allgemeinsymptome ein: Fieber, Kopfschmerzen und Erbrechen. Es treten eine zunehmende Bewusstseinsstörung, generalisierte oder fokale Anfälle, Meningismus, Lähmungen oder Hyperkinesien sowie stereotype Bewegungen (Flockenlesen) auf. Nach der Symptomkombination werden somnolente, somnolent-konvulsive, paretische und dyskinetische Verlaufsformen unterschieden; manchmal stehen psychopathologische und ataktische Symptome im Vordergrund.

Komplikationen: Bei intrakranieller Drucksteigerung droht die Gefahr der Herniation von Hirngewebe mit Streckkrämpfen und Atemstörung. Eine Enzephalitis kann Residualsyndrome wie geistige Behinderung, zerebrale Anfälle, Bewegungsstörungen und Funktionsminderung der Sinnesorgane nach sich ziehen. Sie entstehen durch Untergang von Nervenzellen und Demyelinisierung.

Diagnostik: Hinweisend sind die Kardinalsymptome Fieber, Bewusstseinsstörung, neurologische Reiz- und Ausfallserscheinungen sowie apparative Untersuchungen (Abb. 17.20). Der Schweregrad der Bewusstseinsstörung lässt sich anhand der Glasgow-Koma-Skala (Tab. 17.8) feststellen. Im Liquor findet man oft, jedoch nicht immer, eine mäßige Pleozytose mit Eiweiß- und Glukosevermehrung. Verschiebungen in der Elektrophorese deuten auf eine Störung der Blut-Liquor-Schranke hin, ebenso Elektrolyt- und Enzymveränderungen. Das EEG zeigt eine ausgeprägte Allgemeinstörung, auch Seitendifferenzen, Herdbefunde sowie hypersynchrone Aktivität. CT und MRT ergeben Hinweise auf Ödem, Schrankenstörung und Demyelinisierung. Die Ätiologie ist durch Erregernachweis zu klären; Antigene und Antikörper sind nicht immer zu erfassen, jedoch kann die PCR weiterhelfen.

Differenzialdiagnose: Bei schweren Allgemeinerkrankungen, besonders bei Fieber, kann das Nervensystem beteiligt sein. Hirntumoren und andere raumfordernde Prozesse wie ein Abszess, Intoxikationen, metabolische und degenerative Erkrankungen gehen im Allgemeinen mit normaler Körpertemperatur einher.

Therapie: Bei bakteriellen Enzephalitiden werden gezielt Antibiotika, bei HSV- oder VZV-Enzephalitis wird Aciclovir eingesetzt. Durch Hyperventilation, Diuretika, Dexamethason oder Barbiturate ist der erhöhte intrakranielle Druck zu senken, am besten bei kontinuierlicher Messung. Als symptomatische Therapie werden Antikonvulsiva und Antipyretika sowie Kortikoide, vor allem bei para- und postinfektiösen Enzephalopathien gegeben. Auf das Immunsystem wirken-

Die Enzephalitis kann Residualsyndrome wie geistige Behinderung, zerebrale Anfälle und Bewegungsstörungen nach sich ziehen.

Diagnostik: Hinweisend sind die Kardinalsymptome Fieber, Bewusstseinsstörung, neurologische Reiz- und Ausfallserscheinungen. Das diagnostische Vorgehen ist in Abb. 17.20 dargestellt. Der Schweregrad der Bewusstseinsstörung lässt sich anhand der Glasgow-Koma-Skala (Tab. 17.8) ermitteln. Im Liquor finden sich oft Pleozytose und Eiweißvermehrung. Das MRT zeigt Ödem und Demyelinisierung. Die Ätiologie ist durch Erregernachweis zu klären.

Differenzialdiagnose: Schwere Allgemeinerkrankungen; bei Hirntumor, Intoxikation, metabolischen und degenerativen Erkrankungen ist die Körpertemperatur meist normal.

Therapie: Bei bakteriellen Enzephalitiden werden gezielt Antibiotika, bei HSV- oder VZV-Enzephalitis wird Aciclovir eingesetzt. Der erhöhte intrakranielle Druck muss gesenkt werden. Symptomatisch sind Antipyretika und Antikonvulsiva zu verabreichen, evtl. auch Kortikoide. Wichtig sind Neurointensivpflege und frühzeitige Rehabilitation.

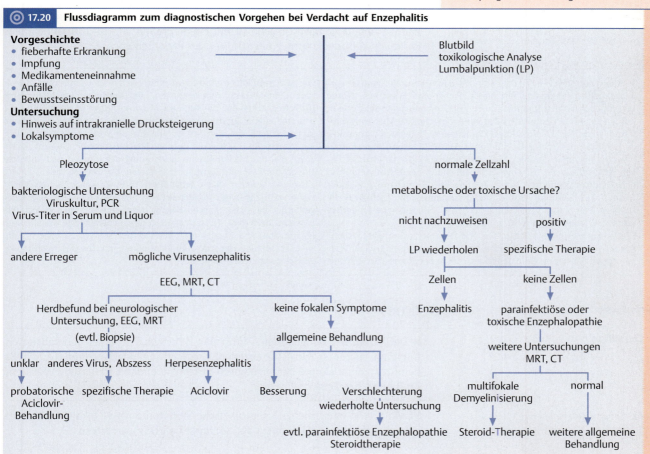

17.20 Flussdiagramm zum diagnostischen Vorgehen bei Verdacht auf Enzephalitis

17.8 Glasgow-Koma-Skala (GKS)

Die Skala hilft dabei, die Komatiefe eines Patienten anhand verschiedener Kriterien festzulegen und Veränderungen im Verlauf sowie in Beziehung zu anderen Symptomen zu verfolgen. Da die Verwendung der Glasgow-Koma-Skala bei Kindern unter 36 Monaten wegen der fehlenden verbalen Kommunikation nur beschränkt einsetzbar ist, wurde für jüngere Kinder eine modifizierte Skala entwickelt. Die Punktewerte (P.) der neurologischen Funktionen I–III werden addiert, die maximale Punktzahl ist 15, die minimale 3. Neurointensivpflege ist erforderlich, wenn der Wert weniger als 8 Punkte beträgt.

	I Augen öffnen		II beste verbale Kommunikation		III beste motorische Reaktion	
GKS für Kinder > 36 Monate und Erwachsene	spontan	4 P.	konversationsfähig, orientiert	5 P.	auf Aufforderung	6 P.
	auf Aufforderung	3 P.	konversationsfähig, desorientiert	4 P.	auf Schmerzreiz gezielte Abwehrreaktion	5 P.
	auf Schmerzreiz	2 P.	inadäquate Äußerungen (Wortsalat)	3 P.	auf Schmerzreiz abnorme Abwehr (Anziehen der Arme)	4 P.
	kein Augenöffnen auf Schmerzreiz	1 P.	unverständliche Laute	2 P.	auf Schmerzreiz Beugeabwehr (abnorme Beugung)	3 P.
			keine Reaktion auf Ansprache	1 P.	auf Schmerzreiz Strecksynergismen	2 P.
					keine motorische Antwort auf Schmerzreiz	1 P.
GKS für Kinder < 36 Monate	spontan	4 P.	plappern, brabbeln	5 P.	spontane Bewegungen	6 P.
	auf Schreien	3 P.	schreien, aber tröstbar	4 P.	auf Schmerzreiz gezielte Abwehrreaktion	5 P.
	auf Schmerzreiz	2 P.	schreien, untröstbar stöhnen oder	3 P.	auf Schmerzreiz abnorme Abwehr	4 P.
	kein Augenöffnen auf Schmerzreiz	1 P.	unverständliche Laute	2 P.	auf Schmerzreiz Beugeabwehr	3 P.
			keine Lautäußerung	1 P.	auf Schmerzreiz Strecksynergismen	2 P.
					keine motorische Antwort auf Schmerzreiz	1 P.

Prognose: Bei geringem Alter, langer Bewusstlosigkeit und häufigen Anfällen ist die Prognose ungünstig. Residualsyndrome kommen bei 20–30% der Patienten vor.

de Substanzen wie Interferon, Immunglobuline und Isoprinosin können versucht werden. Wichtig ist eine sorgfältige Neurointensivpflege mit geeigneter Lagerung, Blasenkatheterisierung, Dekubitus- und Spitzfußprophylaxe. Frühzeitig sollten Rehabilitationsmaßnahmen eingeleitet werden.

Prognose: Im akuten Krankheitsstadium ist es schwierig, den weiteren Verlauf abzuschätzen. Ungünstig sind junges Alter, langdauernde Bewusstlosigkeit und häufige Anfälle. Je nach Ursache ist mit einer Letalität von 5–30% zu rechnen. Residualsyndrome kommen bei 20–30% der Patienten vor.

▶ **Klinischer Fall.** Der 9 Jahre alte, bis dahin gesunde, normal entwickelte Junge erkrankte mit Blässe, Fieber und Erbrechen, wurde zunehmend verwirrt und inkontinent. Bei der Aufnahme reagierte er nur auf Licht und Geräusche, nicht auf Ansprache. Die Muskeleigenreflexe waren schwach auszulösen, das Babinski-Phänomen war positiv, es bestand ein leichter Opisthotonus. Das EEG zeigte eine mittelschwere Allgemeinstörung und hypersynchrone Aktivität über der linken Hemisphäre, das CT eine Dichteanhebung der Hirnrindenregion nach Kontrastmittelgabe sowie Zeichen des Hirnödems. Im Liquor wurden 380 Zellen/μl und 81 mg/dl Gesamteiweiß nachgewiesen. Der VZV-Titer betrug 1:8, nach 3 Wochen 1:256. Hinweise für andere Virusinfektionen waren nicht zu finden.
Die Therapie erfolgte mit Aciclovir und Dexamethason, später Isoprinosin. Während der ersten beiden Wochen kam es zu septischen Temperaturen; das Röntgenbild des Thorax zeigte pneumonische Infiltrate, weshalb Antibiotika gegeben wurden. Nach 3 Wochen traten stereotype Schmatz- und Kaubewegungen, Augenverdrehen und allgemeine Übererregbarkeit auf, die sich nach Verabreichung von Phenytoin, Tiaprid und einem Butyrophenon besserten. Unter intensiver physiotherapeutischer Betreuung kam es langsam zur Restitution motorischer Funktionen. Im EEG war nur noch eine leichte Allgemeinstörung nachzuweisen, das MRT ließ eine Erweiterung der inneren und äußeren Liquorräume sowie Signalveränderungen im Bereich der Stammganglien erkennen. Nach Behandlung in einer Rehabilitationsklinik war etwa 1 Jahr später stundenweise Schulbesuch möglich. Es bestand weiterhin eine choreatische Bewegungsunruhe, die sich allmählich besserte. Seit dem 11. Lebensjahr treten generalisierte Anfälle auf (Grand mal), die durch Antikonvulsiva nur schwer zu beherrschen sind. Es besteht eine Lernbehinderung; wegen der Gesamtsituation ist Hausunterricht erforderlich.

Herpesenzephalitis

▶ **Definition**

Klinik: Bei umschriebenen neurologischen Symptomen an eine Herpesenzephalitis denken!

Herpesenzephalitis

▶ **Definition.** Bei Neugeborenen führt das HSV Typ 2 zu einer generalisierten Infektion, später ist Typ 1 für enzephalitische Erkrankungen verantwortlich. Es kommt zu einer akuten hämorrhagisch-nekrotisierenden Entzündung vor allem im Bereich des Temporallappens.

Klinik: Treten umschriebene neurologische Symptome sowie fokale Anfälle bei enzephalitischen Erkrankungen auf, ist immer an HSV zu denken.

Diagnostik: Das EEG zeigt Herdveränderungen und häufig periodische Komplexe. Im CT und MRT (s. auch Abb. 22.8, S. 901) werden Signalveränderungen besonders temporal beobachtet. Der Liquor ist xanthochrom oder blutig. Mit modernen virologischen Methoden (PCR, Antigen- bzw. Antikörpernachweis) ist der Erreger zu finden.

Therapie: Aciclovir muss bei begründetem Verdacht sofort eingesetzt werden. Bei nachgewiesener Herpesinfektion wird es in einer Dosis von 3×10 mg/kgKG (bzw. 500 mg/m^2) 10 Tage lang gegeben, evtl. zusammen mit Interferon.

Reye-Syndrom

s. S. 285

Hirnstammenzephalitis

Ist der entzündliche Prozess, durch Virusinfektion oder postinfektiös („allergisch") bedingt, hauptsächlich im Bereich von Hirnstamm und limbischem System lokalisiert, stehen neben vegetativen Symptomen, wie einer Umkehr des Schlaf-Wach-Rhythmus, psychopathologische Veränderungen im Vordergrund; gelegentlich treten auch Hirnnervenlähmungen auf **(Encephalitis lethargica v. Economo)**. Bei der „Enzephalitis vom temporalen Typ" wird ein ausgeprägtes organisches Psychosyndrom mit Desorientierung, Verwirrtheit und Halluzinationen beobachtet, ähnlich einer akuten schizophrenen Psychose. Für die Diagnose sind neben dem klinischen Bild EEG und MRT wichtig. Die Gabe von Kortikoiden und von Neuroleptika kann die Symptome beeinflussen.

Zerebellitis

Im Anschluss an Varizellen- oder andere Virusinfektionen, meist etwa 10–14 Tage nach der Erkrankung, kommt es akut zu Ataxie ohne Bewusstseinsstörung und Hirndruckerscheinungen. Selten findet sich eine Pleozytose oder Eiweißvermehrung im Liquor. Die MRT kann Strukturveränderungen aufdecken (Signalintensität). Eine Therapie ist mit Aciclovir möglich, die Prognose meist günstig. Bei akuter Ataxie muss differenzialdiagnostisch immer auch an Intoxikationen und Tumoren gedacht worden.

17.5.3 Parainfektiöse bzw. immunologisch bedingte Entzündungen

Bei den para- und den postinfektiösen Enzephalopathien stehen pathogenetisch Immunreaktionen im Vordergrund. Die genaue Ätiologie ist meist nicht bekannt.
- **Masernenzephalitis.** 3–5 Tage nach Exanthemausbruch, aber auch schon vor oder bei Exanthemausbruch treten Fieber, Teilnahmslosigkeit, Bewusstseinsstörung, Erbrechen, Krämpfe und meningitische Symptome auf. Oft finden sich eine Pleozytose und Eiweißvermehrung im Liquor. Seit Einführung der Masernimpfung ist die Masernenzephalitis, die eine Letalität von 10% hat, selten.
- **Pertussisenzephalopathie.** Bei schwer verlaufendem Keuchhusten können besonders im Säuglingsalter durch Apnoezustände petechiale Hirnblutungen und ein Hirnödem auftreten, mit bleibenden Folgen – Krämpfe und Bewusstseinsstörung. Nach Pertussisimpfung gibt es keine Enzephalopathie, wohl aber Fieberkrämpfe.
- **Rötelnenzephalitis.** Diese seltene Komplikation der Rubeolen äußert sich als akute Bewusstseinsstörung mit Krämpfen und Lähmungen. Bei persistierender Infektion, Folge einer besonderen Immunlage des Patienten, kann der Verlauf chronisch sein.
- **Mumpsenzephalitis.** Während eine seröse Meningitis bei Mumps sehr oft vorkommt, ist die Enzephalitis, charakterisiert durch Bewusstseinsstörung, selten. Durch eine Ependymitis kann die Liquorpassage behindert werden und ein Verschlusshydrozephalus entstehen.

Subakute sklerosierende Panenzephalitis (SSPE)

▶ **Definition.** Die SSPE ist auf die Infektion mit einem „slow Virus", einem modifizierten Masernvirus, zurückzuführen. Die Inkubationszeit ist sehr lang. Immer geht eine Masernerkrankung voraus, man findet extrem hohe Antikörpertiter in Blut und Liquor. Die Frequenz der Erkrankung hat seit Einführung der Masernimpfung deutlich abgenommen.

Klinik: Die SSPE beginnt langsam mit Verhaltensauffälligkeiten und Leistungsknick als ersten Zeichen eines psychoorganischen Syndroms. Betroffen werden überwiegend Knaben im Alter von 5–15 Jahren. Nach Wochen oder Monaten treten charakteristische Myoklonien auf, die sich rhythmisch alle 5–15 Sekunden wiederholen. Es kommt zur Ausbildung einer spastischen Bewegungsstörung mit fortschreitender Demenz, gelegentlich auch zu zerebralen Anfällen. Schließlich folgt ein Dezerebrationsstadium, das Monate andauern kann. Vereinzelt ist ein intermittierender Verlauf mit Stabilisierung beobachtet worden.

Diagnostik: Das EEG zeigt früh periodische, sog. Radermecker-Komplexe (Abb. **17.21**), später eine zunehmende Allgemeinstörung. Bei der Liquorproteinanalyse ist vor allem die Konzentration von Gammaglobulinen und Masernantikörpern (oligoklonale IgG) erhöht; spezifische serologische Reaktionen werden positiv.

Therapie: Mit auf das Immunsytem wirkenden Substanzen wie Interferon und Isoprinosin ist der Verlauf im Allgemeinen kaum zu beeinflussen. Es kommen meist nur symptomatische Behandlungsmaßnahmen infrage.

Encephalomyelitis disseminata (Multiple Sklerose)

Im Gegensatz zum Erwachsenen wird bei Kindern eine Multiple Sklerose nur ausnahmsweise beobachtet. Nach dem gegenwärtigen Kenntnisstand ist ein möglicherweise von Virusinfektionen ausgelöster Autoimmunprozess als Ursache anzunehmen.

Frühsymptome sind Sehstörungen aufgrund einer retrobulbären Neuritis und Ataxie. Kennzeichnend ist ein intermittierender Verlauf mit Schüben und symptomfreien Intervallen. Im Liquor ist besonders die Konzentration der Gammaglobuline und der oligoklonalen Antikörper erhöht. Demyelinisierungsherde werden mit der MRT gut erfasst (Abb. **17.22**). Veränderungen der visuell evozierten Potenziale gelten als diagnostisch hilfreich. Tumoren und degenerative Erkrankungen sind immer auszuschließen. Daneben ist die akute disseminierte Enzephalomyelitis (ADEM) abzugrenzen, möglicherweise eine besondere Verlaufsform, die vor allem bei Kindern vorkommt und mit Anfällen, Ataxie, Verhaltensauffälligkeiten und Bewusstseinsstörungen einhergeht. Defektheilung ist

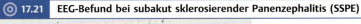

17.21 EEG-Befund bei subakut sklerosierender Panenzephalitis (SSPE)

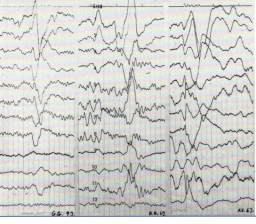

Radermecker-Komplexe, die in rhythmischen Abständen periodisch während der gesamten Ableitung auftreten, oft synchron mit myoklonischen Zuckungen; individuell unterschiedliche Ausprägung.

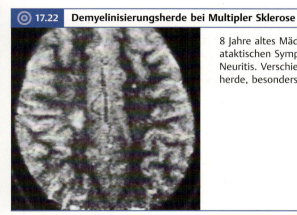

17.22 Demyelinisierungsherde bei Multipler Sklerose

8 Jahre altes Mädchen mit rezidivierenden ataktischen Symptomen und retrobulbärer Neuritis. Verschiedene Demyelinisierungsherde, besonders im rechten Marklager.

selten. Man versucht, den Verlauf mit Kortikoiden oder Immunsuppressiva zu beeinflussen.

Enzephalitis bei HIV-Infektion

▶ **Definition:** Eine progressive Enzephalopathie betrifft mehr als die Hälfte der mit HIV infizierten Kinder, sowohl seropositive Patienten als auch solche mit AIDS und AIDS-related Complex. Sie wird nicht durch opportunistische Erreger, sondern durch HIV selbst verursacht. Die Inkubationszeit beträgt 2 Monate bis 5 Jahre.

Klinik und Diagnostik: Wesentliche Symptome sind der Verlust bereits erworbener Fähigkeiten, Intelligenzminderung und eine fortschreitende Bewegungsstörung. Es entsteht eine sekundäre Mikrozephalie. Die MRT zeigt Erweiterung der Ventrikel und subarachnoidalen Räume sowie symmetrische Veränderungen im Bereich der Stammganglien des subkortikalen Marklagers. Im Liquor findet man nur gelegentlich Pleozytose und Eiweißvermehrung, häufig aber HIV-Antikörper. Der chronisch-episodische Verlauf endet fast immer letal.

17.5.4 Hirnabszess

Ätiologie und Pathogenese: Abszesse entstehen **lokal** bei Einschmelzen einer umschriebenen (meist bakteriell bedingten) Enzephalitis, **hämatogen-metastatisch** ausgehend von pulmonalen, mediastinalen und kardialen Infektionen (vor allem bei zyanotischen Herzfehlern) oder **fortgeleitet** von Entzündungen der Nasennebenhöhlen oder des Innenohrs (otogener Abszess). Als Erreger werden meist Staphylokokken, Streptokokken und Anaerobier nachgewiesen, oft in einer Mischflora. Bevorzugt sind Hirnabszesse frontal und temporal lokalisiert, seltener in der hinteren Schädelgrube. Sie besitzen eine kapillarreiche Kapsel, die von einem deutlichen Ödem umgeben ist.

Klinik: Häufig machen sich Hirnabszesse durch die Zeichen eines raumfordernden intrakraniellen Prozesses bemerkbar: Kopfschmerzen, Erbrechen und Bewusstseinsstörung. Neben Fieber können fokale neurologische Symptome auftreten, wie Anfälle oder Lähmungen.

Diagnostik: Im Blutbild findet man entzündliche Veränderungen, das CRP ist vermehrt. Im Liquor ist eine Pleozytose nachweisbar. Vor der Lumbalpunktion sollte eine Stauungspapille ausgeschlossen sein und ggf. ein CT angefertigt werden: Nach Kontrastmittelgabe kommt es zur deutlichen Anreicherung in der Abszesskapsel, was zusammen mit dem fokalen Ödem ein kokardenförmiges Aussehen bedingt (Abb. **17.23**). Das EEG zeigt meist einen Fokus mit Deltaaktivität.

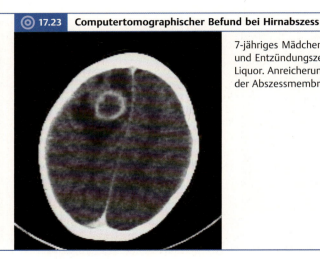

17.23 Computertomographischer Befund bei Hirnabszess
7-jähriges Mädchen mit fokalen Anfällen und Entzündungszeichen in Blut und Liquor. Anreicherung des Kontrastmittels in der Abszessmembran, umgebendes Ödem.

Therapie: Gezielte Antibiose nach Punktion des Abszesses, ggf. operative Exzision.

Therapie: Je nach Erreger (ggf. Blutkultur) wird gezielt antibiotisch behandelt. Besonders bei Raumforderung ist eine neurochirurgische Intervention sinnvoll. Meist reicht es zunächst, den Abszess durch Punktion zu entleeren, die bakteriologische Diagnose zu sichern und Antibiotika zu instillieren (nicht bei Verdacht auf Echinokokkus-Zyste!). Später muss ggf. das Abszessgebiet exzidiert werden. Gelegentlich ist Heilung durch konservative Maßnahmen zu erreichen.

Prognose: Es können Residualsymptome zurückbleiben.

Prognose: Residualsymptome wie Epilepsie, Paresen, organisches Psychosyndrom können zurückbleiben.

17.5.5 Myelitis

Ätiologie und Pathogenese: Auslöser einer Entzündung des Rückenmarks können sein:
- Viren
- von Wirbelprozessen fortgeleitete Entzündungen
- Immunreaktionen (para- und postinfektiöse Myelitiden).

17.5.5 Myelitis

Ätiologie und Pathogenese: Manchmal bleibt die Ursache unklar.
Auslöser einer Entzündung des Rückenmarks können sein:
- Viren: Polioviren bei Poliomyelitis (epidemische Kinderlähmung;), HSV-2, VZV, CMV als häufigste Erreger der Myelitis transversa
- von Wirbelprozessen fortgeleitete Entzündungen (epiduraler Abszess)
- Immunreaktionen: para- bzw. postinfektiöse Myelitis.

Klinik und Diagnostik: Bei der Myelitis transversa kommt es akut zu einem Querschnittssyndrom. Selten finden sich entzündliche Veränderungen im Liquor, gelegentlich positive serologische Reaktionen.

Klinik und Diagnostik: Bei der Myelitis transversa treten akut Querschnittssymptome auf: Paraparese der Beine, Sensibilitätsstörungen, Lähmung von Blase und Darm; Muskeleigen- und Bauchhautreflexe fehlen. Die Höhenlokalisation ist aufgrund der Ausfallserscheinungen festzulegen. Entzündliche Veränderungen im Liquor sind selten, mitunter deuten positive serologische Reaktionen auf eine Virusätiologie hin.

Differenzialdiagnose: Bei der Myelitis transversa sind spinale Tumoren, degenerative Erkrankungen und psychogene Lähmungen auszuschließen.

Differenzialdiagnose: Bei der Myelitis transversa ist zum Ausschluss spinaler Tumoren eine MRT notwendig (ohne und mit Kontrastmittelgabe), gelegentlich auch ein CT und eine Myelographie. Neben Tumoren kommen degenerative Erkrankungen und psychogene Lähmungen infrage.

Therapie und Prognose: Die Therapie der Myelitis transversa ist symptomatisch: Bei Rückenmarkkompression Laminektomie. Oft bleiben spastische Bewegungsstörungen zurück.

Therapie und Prognose: Die Therapie der Myelitis transversa ist symptomatisch. Bei Kompression des Rückenmarks wird eine Laminektomie erforderlich. Auf Dekubitusprophylaxe ist zu achten. Die Harnentleerung muss gesichert, einer Infektion rechtzeitig vorgebeugt werden. Oft bleibt eine spastische Bewegungsstörung zurück. Zur Rehabilitation sind spezielle Einrichtungen verfügbar.

▶ **Klinischer Fall.** Ganz plötzlich traten bei einem 10 Jahre alten Mädchen Schwächegefühl und Kribbeln in den Beinen auf. Innerhalb von 2 Stunden war Gehen nicht mehr möglich, auch wurde eine Störung der Blasenfunktion bemerkt. In einer neurologischen Klinik ergab die sofort durchgeführte Untersuchung ein Querschnittsyndrom in Höhe von Th12/L1; MRT und CT sowie Myelographie zeigten keinen pathologischen Befund. Im Liquor wurden 12 Zellen/μl bei normalem Eiweißwert gefunden. Die Diagnose einer Myelitis transversa war nach Verlegung in die Kinderklinik zu bestätigen: Kontrollen des Liquors ergaben eine leichte entzündliche Reaktion. Die serologisch-virologische Analyse konnte die Ätiologie nicht klären. Innerhalb von 6 Wochen entwickelte sich eine spastische Paraparese. Gehen wurde allmählich an Stützen wieder erlernt. Die neurogene Blasenstörung war durch Gabe von Dibenzyran nur wenig zu beeinflussen; der Harndrang wird zwar verspürt, führt aber so rasch zu Entleerung, dass die Blasenkontrolle nur schwer möglich ist. 1 Jahr nach der Erkrankung ist die Parese der Beine wenig gebessert; selbstständiges Gehen gelingt nur über kurze Distanz.

17.5.6 Polyradikuloneuritis

Ätiologie und Pathogenese: Entzündungen der Nervenwurzeln (Radikulitis), die auf periphere Nerven (Polyneuritis) oder auf das Rückenmark übergreifen (Myelitis), gelegentlich auch enzephalitische Symptome verursachen, werden von Viren (Enteroviren, Epstein-Barr-Virus u. a.), Borrelien, Toxinen (Diphtherie, Botulismus) oder chemischen Noxen (Alkohol, Blei) hervorgerufen; sie treten auch bei metabolischen Störungen auf (Diabetes mellitus). Die Ätiologie ist nicht immer zu klären.

Klinik und Komplikationen: Die Erkrankung beginnt oft mit Rückenschmerzen und Meningismus. Sensibilitätsstörungen (strumpfförmig, nicht segmental angeordnet) können bei Kindern fehlen. Bei ihnen treten häufig als erstes Symptom **distal beginnende, langsam aufsteigende, symmetrische, schlaffe Paresen der Beine, später auch der Arme** auf. Die Muskulatur ist hypoton, Muskeleigenreflexe sind nicht auszulösen. Im Gegensatz zur Poliomyelitis sind die Symptome symmetrisch; anders als bei spinalen Tumoren kommt es nur selten zu einer Störung der Blasen-Darm-Funktion. Gelegentlich sind aber isolierte oder multiple Hirnnervenparesen zu beobachten. Auch das autonome Nervensystem kann betroffen sein (Regulationsstörung von Herzfrequenz und/oder Blutdruck). Bei schnell aufsteigender Lähmung kann eine Landry-Paralyse mit Schlucklähmung und Atemstörungen **(Bulbärparalyse)** entstehen. Infektionen und Dekubitalgeschwüre werden begünstigt.

Diagnostik: Bei der Anamnese muss nach Vorkrankheiten und exogenen Noxen (Schwermetalle, Arsen, Thallium, Medikamente) gefahndet werden (serologische und toxikologische Untersuchungen). Hinweisend sind die Verlaufsdynamik und der neurologische Befund. Bei Guillain-Barré-Syndrom findet man im Liquor eine ausgeprägte Eiweißvermehrung bei normaler oder nur gering vermehrter Zellzahl. Eine Störung der Blut-Liquor-Schranke wird durch die Elektrophorese des Liquors aufgedeckt. Die Nervenleitungsgeschwindigkeit ist verlängert.

Differenzialdiagnose: Spinale Tumoren, Poliomyelitis, Traumafolgen, Myopathien, Stoffwechselstörungen (Hypokaliämie, Porphyrie), psychogene Lähmungen.

Therapie: Sofern die Ursache nicht bekannt ist und beeinflusst werden kann, bleibt die Therapie symptomatisch: Plasmapherese kann günstig wirken, auch die Gabe von Immunglobulin. Einer Herzrhythmusstörung ist rechtzeitig zu begegnen (Monitor, evtl. Schrittmacher). Vielfach werden Kortikoide verabreicht, haben aber keinen Einfluss auf den Spontanverlauf. Frühzeitig müssen Rehabilitationsmaßnahmen eingeleitet werden.

Prognose: Bei Kindern verläuft eine Polyradikuloneuritis meist günstig; So ist auch nach schwerem Verlauf völlige Restitution möglich. Die Symptome bilden sich in der umgekehrten Reihenfolge ihrer Entstehung zurück, mitunter bleiben Restparesen, vor allem distal, bestehen. Bei irreversibler Atemlähmung kann es zu letalem Ausgang kommen.

17.5.6 Polyradikuloneuritis

Ätiologie und Pathogenese: Entzündungen der Nervenwurzeln (Radikulitis), die auf periphere Nerven (Polyneuritis) oder auf das Rückenmark übergreifen (Myelitis), werden verursacht durch Viren, Borrelien, Toxine, Medikamente, Alkohol, Blei und treten bei Diabetes mellitus auf.

Klinik und Komplikationen: Die Polyradikuloneuritis beginnt beim Kind oft mit meningitischen Symptomen. Sensibilitätsstörungen (strumpfförmig, nicht segmental angeordnet) können bei Kindern fehlen. Es entwickeln sich **symmetrische schlaffe Paresen, die von distal aufsteigen**. Isolierte oder multiple Hirnnervenparesen und Regulationsstörungen von Herzfrequenz und Blutdruck können auftreten. Bei schnell aufsteigender Parese kann es zur **Bulbärparalyse** (Landry) kommen.

Diagnostik: Verlaufsdynamik und neurologischer Befund sind wegweisend. Im Liquor ist bei normaler Zellzahl die Eiweißkonzentration erhöht. Die Nervenleitungsgeschwindigkeit ist verlängert.

Differenzialdiagnose: s. Haupttext.

Therapie: Bei unbekannter Ursache ist die Therapie symptomatisch: Plasmapherese, Gabe von Immunglobulinen. Kortikoide beeinflussen den Verlauf nicht. Frühzeitig müssen Rehabilitationsmaßnahmen eingeleitet werden.

Prognose: Bei Kindern ist der Verlauf meist günstig, selten bleiben distale Paresen bestehen.

> **Klinischer Fall.** Ein 6 Jahre alter Junge wurde wegen Rückenschmerzen und Schwierigkeiten beim Gehen eingewiesen; bis vor 2 Tagen war er völlig gesund gewesen. Bei der neurologischen Untersuchung fanden sich ein leichter Meningismus (Opisthotonus) und eine Kraftminderung besonders in den Beinen. Muskeleigenreflexe konnten an den Armen nur schwach, sonst nicht ausgelöst werden; Sensibilitätsstörungen waren nicht zu objektivieren. Bei der Lumbalpunktion wurde eine Eiweißvermehrung auf 230 mg/dl festgestellt. Die Zellzahl betrug 5/μl. Der Nachweis einer verzögerten Nervenleitungsgeschwindigkeit bestätigte die Diagnose Polyradikuloneuritis. Später zeigten serologische Reaktionen, dass eine Infektion mit Epstein-Barr-Virus ursächlich sein könnte. Unter symptomatischen Maßnahmen besserten sich die Paresen nach 3 Tagen allmählich. Der Junge lernte unter physiotherapeutischer Betreuung wieder alleine zu laufen.

17.5.7 Fazialisparese

Ätiologie: Ursache sind oft Borrelien (s. auch S. 647), außerdem Affektionen des Mittelohrs, Infektionen mit Viren oder neuroallergische Vorgänge (idiopathische Parese).

Klinik: Die Funktion der mimischen Muskulatur ist – meist einseitig – gestört: Stirnrunzeln und Augenschluss sind nicht möglich, das Bell-Phänomen wird sichtbar. Die Nasolabialfalte ist verstrichen, der Mund verzogen, es kommt zu Speichelträufeln. Manchmal werden Dysästhesien und Schmerzen angegeben. Je nach der befallenen Verlaufsstrecke des Nervs werden auch Hyperakusis (N. stapedius), Geschmacksstörungen (Chorda tympani) oder Veränderung der Tränensekretion (N. petrosus superficialis major) beobachtet. Bei zentraler Fazialisparese ist der Stirnast ausgespart. Die Affektion im Kerngebiet wird oft von einer Abduzensparese begleitet.

Diagnostik: Wegen der möglichen infektiösen Genese (Borrelien) empfiehlt sich immer eine Liquoruntersuchung: Sie kann Zell- und Eiweißvermehrung zeigen, besonders bei Borrelieninfektion. Durch elektroneurographische Untersuchung ist die Funktionsstörung des Nervs zu objektivieren und ihre Restitution zu verfolgen.

Differenzialdiagnose: Abzugrenzen sind kongenitale (Kernaplasie) oder traumatische Paresen (Druckläsion) (s. auch S. 718), Tumoren der Parotis oder des Kleinhirnbrückenwinkels, beim Säugling das asymmetrische Schreigesicht durch Aplasie mimischer Muskeln.

Therapie: Eine Borrelieninfektion wird mit Cephalosporin behandelt (s. S. 647). Meist sind nur symptomatische Maßnahmen möglich, zu Beginn mit (im Felsenbeinkanal) abschwellend wirkenden Mitteln. Eine Dekompression des Nervs ist bei Kindern meist nicht indiziert. Physikalische Maßnahmen dienen zur Besserung der Funktion mimischer Muskeln. Zur Prophylaxe eines Ulcus corneae wird ein Augenverband angelegt.

Prognose: Nach der Parese kann ein Faszialisspasmus auftreten; bei fehlerhafter Reinnervation treten manchmal abnorme Mitbewegungen auf. Die Prognose ist beim Kind überwiegend günstig.

17.5.7 Fazialisparese

Ätiologie: Ursache sind oft Borrelien (s. auch S. 647), außerdem Mittelohraffektionen, Viren oder Immunreaktionen.

Klinik: Die Funktion der mimischen Muskulatur ist meist einseitig gestört: Stirnrunzeln und Augenschluss nicht möglich; Bell-Phänomen, verstrichene Nasolabialfalte, verzogener Mund, Speichelträufeln, evtl. auch Hyperakusis, Geschmacksstörungen, Störungen der Tränensekretion. Bei zentraler Parese ist der Stirnast ausgespart.

Diagnostik: Immer empfiehlt sich eine Liquoruntersuchung: Sie kann Zell- und Eiweißvermehrung zeigen, besonders bei Borrelieninfektion. Die Fazialisparese ist durch ENG zu objektivieren.

Differenzialdiagnose: Kongenitale oder traumatische Paresen, Tumoren der Parotis oder des Kleinhirnbrückenwinkels, beim Säugling Aplasie mimischer Muskeln.

Therapie: Bei Borrelieninfektion verabreicht man Cephalorsporine. Ansonsten ist die Therapie symptomatisch: abschwellend wirkende Mittel, physikalische Therapie, Augenverband zur Prophylaxe eines Ulcus corneae.

Prognose: Es können Faszialisspasmus und bei fehlerhafter Reinnervation abnorme Mitbewegungen auftreten. Die Prognose ist überwiegend günstig.

17.6 Verletzungen des Nervensystems

17.6.1 Schädel-Hirn-Trauma und Komplikationen

▶ **Definition.** Beim offenen Schädel-Hirn-Trauma (SHT) entsteht eine **Hirnwunde**. Die gedeckte Verletzung mit und ohne Fraktur des Knochens führt zur **Commotio** oder **Contusio cerebri** (Hirnerschütterung bzw. Hirnprellung). Diese unterscheiden sich durch die Dauer der Bewusstlosigkeit – bei Commotio längstens 1 Stunde, meist nur Minuten, bei Contusio länger als 1 Stunde – und durch das Auftreten von Dauerfolgen. Die **Compressio cerebri** (Hirnquetschung) ist Folge intrakranieller Blutungen oder umschriebener Ödembildung und führt zum Verlagerungssyndrom. Nach Dauer und Ausmaß der posttraumatischen Bewusstseinsstörung unterscheidet man leichte, mittelschwere und schwere Schädel-Hirn-Traumen (Glasgow-Koma-Skala s. S. 704).

Ätiologie: Entwicklungsstörungen oder Verhaltensauffälligkeiten gelten als disponierende Faktoren (s. S. 743).

Pathogenese: Das traumatisch bedingte, zytotoxische Hirnödem kann sehr rasch, aber auch protrahiert entstehen. Steigt der intrakranielle Druck durch Volumenzunahme des Gehirns, wirkt sich dies auf die zerebrale Perfusion aus (Blutdrucksteigerung). Durch Zirkulationsstörungen bei mangelnder Kompensation können hypoxische Läsionen entstehen, die neben mechanisch verursachten Schäden (direkte Gewalteinwirkung, Verlagerungssyndrom) für bleibende Folgen verantwortlich sind. Die Entwicklung von freien Radikalen und neurotoxisch wirksamen Aminosäuren ist ebenfalls bedeutsam.

Häufigkeit: Bei Unfällen ereignen sich oft SHT, da der relativ große Kopf des Kindes besonders exponiert ist. Von häuslichen Unfällen sind vor allem Säuglinge und Kleinkinder betroffen, im Vorschul- und Schulalter droht die größte Gefahr vom Straßenverkehr. Täglich werden in der Bundesrepublik mehr als 500 Kinder wegen eines Unfalls stationär eingewiesen; im gleichen Zeitraum ereignen sich 10 tödliche Verletzungen, erleiden 20 Kinder bleibende Schäden. Jungen sind häufiger betroffen als Mädchen.

Klinik: Eine Bewusstseinsstörung tritt meist unmittelbar nach dem Trauma auf, selten später. Nach umschriebenen Läsionen beobachtet man fokale Symptome wie Lähmungen.

▶ **Merke.** Bei Verdacht auf ein Polytrauma sind gegebenenfalls weitere Untersuchungen zu veranlassen (Röntgenaufnahmen, Sonographie, Peritoneallavage), da Symptome durch die Bewusstlosigkeit verschleiert sein können.

Häufig kommt es zu vegetativen Funktionsstörungen: Erbrechen, Blutdruckanstieg oder Schock, Brady- oder Tachykardie, Hyper- oder Hypoventilation (periodische Atmung, Schnappatmung, Cheyne-Stokes-Atmung) bzw. Atemstillstand. Deshalb müssen Atmung, Puls und Blutdruck kontinuierlich überwacht werden. Urinausscheidung, Pupillenreaktion und Reflexe sind regelmäßig zu prüfen. Eine einseitige Mydriasis (Okulomotoriusparese) und Halbseitensymptome deuten auf eine intrakranielle Blutung hin. Streckkrämpfe und eine bestimmte Körperhaltung (Abb. 17.24) können Folge eines dienzephalen oder mesenzephalen Syndroms sein und sind Hinweise auf Einklemmungserscheinungen (s. u.). Zerebrale Anfälle treten vor allem bei kortikalen Verletzungen schon in der Frühphase auf.

Diagnostik (Abb. 17.25): Unfallhergang und äußere Verletzungen müssen genau dokumentiert werden, auch wegen der oft nachfolgenden versicherungsrechtlichen Fragen. Besteht ein Widerspruch zwischen anamnestischen Angaben und Traumafolgen, muss an Kindesmisshandlung gedacht werden. Primär sind die Vitalfunktionen (Atmung, Herz, Kreislauf) zu sichern, bevor nach weiteren Ver-

17 Neuropädiatrie

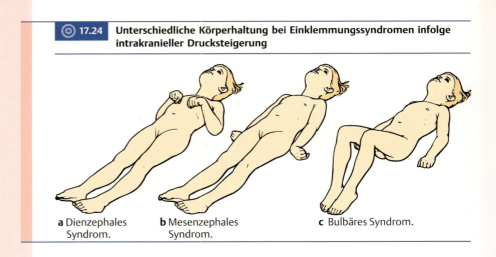

17.24 Unterschiedliche Körperhaltung bei Einklemmungssyndromen infolge intrakranieller Drucksteigerung

a Dienzephales Syndrom. **b** Mesenzephales Syndrom. **c** Bulbäres Syndrom.

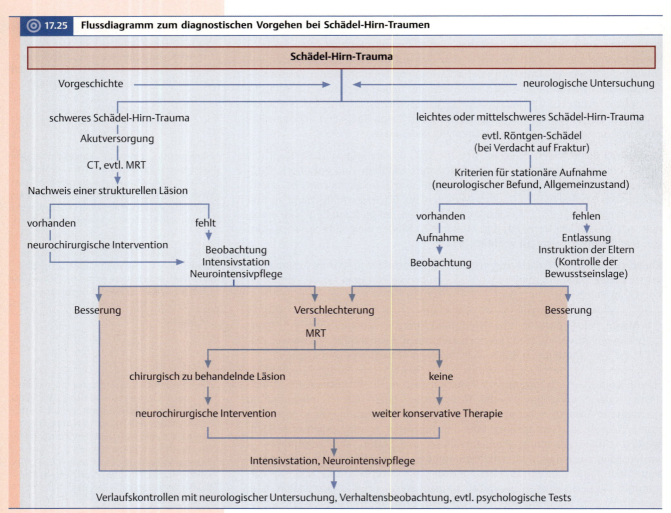

17.25 Flussdiagramm zum diagnostischen Vorgehen bei Schädel-Hirn-Traumen

aktion, Hirnnervenausfälle, Reflexe, Abwehrbewegungen und Körperhaltung bei Stimulation zu achten. Röntgenaufnahmen, CT und MRT zeigen Verletzungen, Blutungen und Ödembildung. Bei einem Punktwert der Glasgow-Koma-Skala < 8 muss die Verlegung auf eine Intensivstation erfolgen.

letzungen gesucht wird (Skelett, innere Organe). Die Bewusstseinslage wird geprüft und nach der Glasgow-Koma-Skala (s. Tab. **17.8**) festgelegt. Bei der neurologischen Untersuchung muss vor allem auf Pupillenreaktion, Hirnnervenausfälle, proprio- und exterozeptive Reflexe, Abwehrbewegungen und Körperhaltung bei Stimulation geachtet werden. Mittels Röntgenaufnahmen sind Kalotten- und Basisfrakturen nachzuweisen, CT und MRT zeigen umschriebene Läsionen, Blutungen, Ödembildung und Zeichen des Hirndrucks (Verquellen der

Zisternen, kleine Ventrikel). Bei einem Punktwert der Glasgow-Koma-Skala von weniger als 8 muss die Verlegung in eine Intensivstation erfolgen, wo ggf. weitere diagnostische Maßnahmen durchzuführen sind (Angiographie usw.).

Differenzialdiagnose: Anamnese und äußere Verletzungen geben den entscheidenden Hinweis auf ein Trauma. Auszuschließen sind Subarachnoidalblutung, Tumorblutung, zerebrale Anfälle, Intoxikationen, akute Entzündungen. An eine mögliche Kindesmisshandlung muss vor allem bei unklarem Unfallhergang immer gedacht werden.

Komplikationen: Bei offenen Verletzungen oder durch Rindenprellungsherde (auch als Contrecoup) entstehen umschriebene Läsionen, die fokale Symptome zur Folge haben **(Aphasie, Apraxie)** und zu **epileptischen Anfällen** disponieren (Frühest- und Frühanfälle).
Infektionen, besonders bei Hirnwunden, können zur **Abszessbildung** führen. **Intrakranielle Hämatome** sind nur dann von klinischer Bedeutung, wenn sie raumfordernden Charakter annehmen: Ein **epidurales Hämatom** entsteht bei Verletzung der A. meningea media mit oder ohne Fraktur der Temporalschuppe. Die meist rasch zunehmende arterielle Blutung zwischen Kalotte und Dura führt zu Verlagerung des Gehirns zur Gegenseite (Abb. **17.26**) mit homolateraler Okulomotoriusparese und kontralateralen Halbseitensymptomen. Später kommt es zu einem mesenzephalen oder bulbären Syndrom, wenn nicht rechtzeitig entlastet wird.

Differenzialdiagnose: Subarachnoidalblutung, Tumorblutung, zerebrale Anfälle, Intoxikationen, akute Entzündung. Bei unklaren Unfällen ist Kindesmisshandlung auszuschließen.

Komplikationen: Bei offenen Verletzungen und Rindenprellungsherden entstehen umschriebene Läsionen, die zu fokalen Symptomen führen **(Aphasie, Apraxie, Anfälle)**.

Besonders bei offenem Schädel-Hirn-Trauma können Infektionen zu **Abszessen** führen. Bei Verletzung der A. meningea media entsteht ein **epidurales Hämatom**, das zu einer Kompression des Gehirns führt (Abb. **17.26**). Rasche Diagnose und Therapie sind erforderlich.

17.26 Computertomographisches Bild bei epiduralem Hämatom

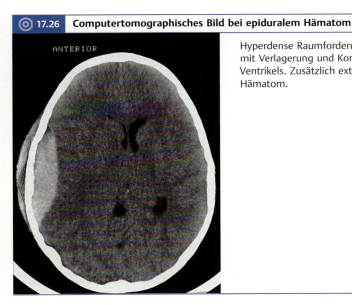

Hyperdense Raumforderung temporal mit Verlagerung und Kompression des Ventrikels. Zusätzlich extrakranielles Hämatom.

17.26

Zur **traumatischen Subarachnoidalblutung** s. S. 717.
Subdurale Hämatome werden vor allem im Säuglingsalter beobachtet mit Blutung zwischen Duralamellen bzw. zwischen Dura und Arachnoidea nach Einreißen von Brückenvenen (z. B. bei Schütteltrauma). Es resultiert eine langsam zunehmende intrakranielle Drucksteigerung, die beim Säugling zur Vergrößerung des Kopfes, zu vermehrter Venenzeichnung und Vorwölbung der großen Fontanelle führt. Präretinale Blutungen und Sonnenuntergangsphänomen (durch teilweises Verschwinden der Iris unter dem Unterlid) kommen oft, Stauungspapille, Strabismus und Halbseitensymptome nur selten vor. Entwicklungsverzögerung und Bewegungsstörungen werden deutlich, vor allem wenn sich nach Resorption des Hämatoms eiweißreiche Hygrome ausbilden, die von einer kapillarreichen Membran umgeben sind und allmählich an Größe zunehmen. Sie werden durch Sonographie, CT und MRT nachgewiesen (Abb. **17.27**). Eine Fontanellenpunktion stellt bereits den Beginn therapeutischer Maßnahmen

Zur **traumatischen Subarachnoidalblutung** s. S. 717.

Subdurale Hämatome werden vor allem im Säuglingsalter beobachtet. Sie sind Folge des Zerreißens von Brückenvenen, was zu einer Blutung in Duralamellen bzw. zwischen Dura und Arachnoidea führt. Es entsteht eine langsam progrediente intrakranielle Drucksteigerung, die nach Resorption des Hämatoms durch die Bildung von Hygromen zunimmt. Die Diagnose wird durch Sonographie, CT und MRT gestellt (Abb. **17.26**) und mit der Fontanellenpunktion bestätigt. Eine operative Ausräumung wird nötig, wenn mehrere Punktionen nicht erfolgreich sind.

17.27 Bildgebende Diagnostik bei subduralem Hämatom nach Schleudertrauma (Kindesmisshandlung)

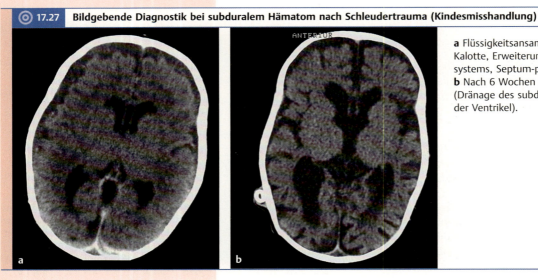

a Flüssigkeitsansammlung unter der Kalotte, Erweiterung des Ventrikelsystems, Septum-pellucidum-Zyste.
b Nach 6 Wochen Hinweis auf Atrophie (Dränage des subduralen Raums und der Ventrikel).

dar; gelingt es nicht, den Erguss zu beseitigen, ist die Ableitung durch ein Shuntsystem, selten eine operative Entfernung notwendig.

Folge des posttraumatischen Hirnödems sind **Einklemmungssyndrome** (s. Abb. 17.24). Beim **apallischen Syndrom** resultiert eine funktionelle Diskonnektion zwischen Kortex und dienzephal-mesenzephalen Zentren mit Coma vigile.

Folge des posttraumatischen Hirnödems mit intrakranieller Drucksteigerung sind **Einklemmungssyndrome** (dienzephal, mesenzephal, bulbär), die eine bestimmte Körperhaltung zur Folge haben (s. Abb. 17.24). Beim **apallischen Syndrom** kommt es zu einer funktionellen Trennung zwischen Kortex und dienzephal-mesenzephalen Zentren. Die Patienten erscheinen wach (Coma vigile), reagieren aber nicht auf visuelle oder akustische Reize. Es treten verschiedene automatische Reaktionen auf, beispielsweise sog. Neugeborenenreflexe (Greif-, Beißreflex). Eine Rückbildung der Symptome ist möglich, allerdings mit bleibenden Folgen (Residualsyndrom).

▶ Merke

▶ **Merke. Liquorfisteln** entstehen vor allem bei Schädelbasisfrakturen (Siebbein, Felsenbein). Es kommt zu Liquorfluss aus Nase und Ohr. Der Nachweis erfolgt durch Bestimmung des Glukosegehalts mit Dextrostix-Streifen (im normalen Nasensekret findet sich keine Glukose). Bleibt ein spontaner Verschluss der Liquorfistel aus, muss sie wegen der Gefahr rezidivierender Meningitiden operativ verschlossen werden.

Therapie: Die Erstversorgung am Unfallort dient der Sicherung der Vitalfunktionen. Möglichst rasch muss ein schonender Transport in die nächstgelegene Klinik erfolgen.

Therapie: Die Erstversorgung am Unfallort umfasst die Sicherung der Vitalfunktionen (ggf. Intubation, Beatmung, Herzmassage) und Schockbekämpfung (Infusion). Nach orientierender Untersuchung muss das Kind möglichst rasch und schonend (stabile Lagerung mit leicht erhöhtem Kopf) in die nächstgelegene Klinik transportiert werden.

Bei **schweren Schädel-Hirn-Traumen** ist Intensivpflege mit kontinuierlicher Überwachung aller vegetativen Funktionen und des intrakraniellen Druckes erforderlich. Ein **Hirnödem** wird durch Hyperventilation, leichte Hochlagerung des Kopfes, schonende Pflege, Barbiturate und Diuretika behandelt. Die Gabe von Dexamethason ist umstritten. Bei zerebralen Anfällen verabreicht man Antikonvulsiva, bei Infektionsgefahr prophylaktisch Antibiotika.

Bei **schweren Schädel-Hirn-Traumen** ist Neurointensivbehandlung erforderlich mit kontinuierlicher Registrierung vegetativer Funktionen und des intrakraniellen Drucks (epiduraler oder subduraler Druckfühler). Zur Bekämpfung des **Hirnödems** dienen Hyperventilation (Verminderung des CO_2-Partialdruckes, Gefäßerweiterung), schonende Pflege mit möglichst wenig Manipulationen, leichte Hochlagerung des Kopfes, Gabe von Barbituraten und Diuretika. Mitunter wird eine chirurgische Dekompression nötig. Die Wirksamkeit von Kortikoiden (hohe Dosen von Dexamethason) wird unterschiedlich beurteilt und ist als fraglich anzusehen. Bei Anfällen müssen Antikonvulsiva verabreicht werden (Diazepam, Barbiturate, Phenytoin); ob sie dem Entstehen einer Epilepsie vorbeugen können, ist umstritten. Eine prophylaktische Antibiotikagabe sollte bei Infektionsgefahr (z. B. Liquorfistel) und pulmonalen oder abdominellen Komplikationen erfolgen.

Bei **leichten Schädel-Hirn-Traumen** ist die Überwachung des Kindes für mindestens 24 Stunden mit regelmäßiger Kontrolle der Be-

Bei **leichten Schädel-Hirn-Traumen**, auch nach Schädelfrakturen, ist eine sorgfältige Überwachung des Kindes für mindestens 24 Stunden notwendig. Während der Nacht sollte regelmäßiges Wecken mit Kontrolle der Bewusstseinslage nicht versäumt werden. Die Eltern des Kindes müssen über die Symptome möglicher Komplikationen genau informiert werden. Falls Symptome vorliegen, ist eine klinische Beobachtung nötig.

Bei **Impressionsfrakturen** ist eine operative Behandlung indiziert, wenn die Dislokation des Knochens mehr als Kalottenhöhe beträgt. Eine Therapie erübrigt sich bei der Impressionsfraktur des Neugeborenen, da diese „Tischtennisballfraktur" spontan verschwindet. Im Säuglingsalter kann es zu einer **„wachsenden Fraktur"** kommen, wenn Interposition von Dura zu einer langsamen Vergrößerung des Bruchspaltes führt. Dies ist im Röntgenbild und CT nachzuweisen und erfordert meist operative Behandlung.

Während der Intensivtherapie und nach Operationen sollte den Eltern frühzeitig Kontakt mit dem Kind ermöglicht werden. Abnorme psychische Reaktionen auf die als bedrohlich empfundene Umgebung sind ein „Dornröschenschlaf-Syndrom" oder mutistisches Verhalten, das sich rasch nach Verlegung des Kindes bessert. Die Eltern sollten frühzeitig über Prognose und möglicherweise bleibende Folgen nach schweren SHT aufgeklärt werden.

Prognose: Die Ausdehnung und Lokalisation der traumatischen Läsion, aber auch das Ausmaß des Hirnödems und dadurch bedingte Komplikationen bestimmen die Prognose. Eine völlige Restitution ist auch nach schwerem Trauma möglich. Die Prognose wird ungünstig, wenn die Bewusstlosigkeit länger als 3–4 Wochen dauert oder Frühanfälle und ein dienzephales, mesenzephales oder apallisches Syndrom auftreten. Schwere Kontusionen hinterlassen fast immer neurologische Residualsyndrome: Lähmungen, Dyskinesien, zerebrale Anfälle (posttraumatische Epilepsie) und/oder ein psychoorganisches Syndrom mit Antriebsstörung, Leistungsschwierigkeiten, Intelligenzminderung und Verhaltensauffälligkeiten. Bei Verletzungen im frühen Kindesalter ist die Prognose meist schlechter als bei später entstandenen, umschriebenen Läsionen.

Psychosoziale Faktoren sind für die weitere Entwicklung des hirnverletzten Kindes entscheidend. Deshalb sollten frühzeitig umfassende **Rehabilitationsmaßnahmen** organisiert werden, z. B. in speziellen Einrichtungen.

Eine häufige Traumafolge sind vegetative Regulationsstörungen und Kopfschmerzen. Oft ist ein direkter Zusammenhang eher fraglich. Sie erfordern symptomatische Behandlung, manchmal psychotherapeutische Maßnahmen.

Prophylaxe: Aufklärung der Eltern und Erzieher über Möglichkeiten der Unfallentstehung und -verhütung. Bei Verletzungen sind diagnostische und therapeutische Maßnahmen möglichst rasch und rationell durchzuführen.

---

wusstseinslage erforderlich. Die Eltern sind über mögliche Komplikationen zu informieren.

Impressionsfrakturen müssen operativ gehoben werden, wenn der Knochen um mehr als Kalottenhöhe disloziert ist. Im Säuglingsalter kommen durch Interposition von Dura in den Bruchspalt **„wachsende Frakturen"** vor, die meist operativ behandelt werden müssen.

Während der Intensivtherapie und nach Operationen sollten die Eltern frühzeitig Kontakt mit dem Kind haben. Das „Dornröschenschlaf-Syndrom" kann eine psychische Reaktion auf die Situation der Intensivstation sein.

Prognose: Wesentlich für die Prognose sind das Hirnödem und dadurch bedingte Komplikationen.
Neurologische Residualsyndrome treten vor allem nach schweren Traumen auf. Bei Verletzungen im frühen Kindesalter ist die Prognose meist ungünstiger.

Frühzeitig sollten **Rehabilitationsmaßnahmen** durchgeführt werden.

Häufige Traumafolgen sind vegetative Regulationsstörungen und Kopfschmerzen. Sie werden symptomatisch behandelt.

Prophylaxe: Unfallverhütung und Aufklärung.

▶ **Klinischer Fall.** Ein 12 Jahre alter Junge geriet auf die Fahrbahn, als er einem Hund ausweichen wollte. Er wurde von einem Auto seitlich erfasst und weggeschleudert, war sofort bewusstlos und erbrach beim Transport in die Klinik. Nach vorübergehender Besserung trat erneut tiefe Bewusstlosigkeit ein (Glasgow-Koma-Skala: 5 Punkte). Es wurde eine Pupillendifferenz festgestellt und die Verlegung in eine neurochirurgische Klinik veranlasst. Das CT zeigte Hinweise auf eine frontobasale Kontusion mit ausgeprägtem Hirnödem (Abb. **17.28**). Nachdem sich der Zustand bei konservativen Behandlungsmaßnahmen (Beatmung, Kortikoidgabe) nicht besserte, wurden die traumatisch veränderten Hirnbezirke operativ entfernt. Trotz vorübergehender Stabilisierung war dann erneut Beatmung erforderlich, es wurde eine Tracheotomie durchgeführt. Als im Computertomogramm die Ventrikelweite deutlich zunahm, musste ein ventrikuloperitonealer Shunt installiert werden; der Liquordruck war vermehrt (30 cm H$_2$O). Danach besserte sich der Allgemeinzustand langsam; eine Halbseitenparese bildete sich allmählich bis auf Restsymptome zurück. Es bestanden weiter deutliche Symptome eines psychoorganischen Syndroms mit Antriebsarmut, Konzentrationsschwäche, Stimmungslabilität und Teilleistungsstörungen. Nach 3 Monaten konnte der Junge in eine Rehabilitationseinrichtung verlegt werden, nachdem es gelungen war, das Tracheostoma zu verschließen. Es blieb ein gering ausgeprägtes psychoorganisches Syndrom mit Gedächtnisstörung und leichter Intelligenzminderung sowie allgemeiner Ungeschicklichkeit.

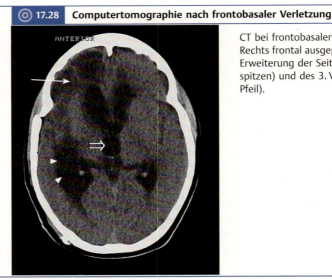

17.28 Computertomographie nach frontobasaler Verletzung

CT bei frontobasaler Verletzung. Rechts frontal ausgeprägtes Ödem (Pfeil), Erweiterung der Seitenventrikel (Pfeilspitzen) und des 3. Ventrikels (offener Pfeil).

17.6.2 Spinale Verletzungen

Ein traumatisch bedingtes Querschnittsyndrom, komplett oder partiell, kann bei Unfällen oder nach komplizierter Geburt entstehen. Unterhalb der Läsionsebene entsteht eine Paraparese mit Sensibilitätsstörungen sowie Dysfunktion von Blase und Darm. Wirbelverletzungen sind nicht immer nachweisbar, die Läsion ist aber im MRT meist gut zu erkennen. Sofern erforderlich und möglich, sind operative Maßnahmen unverzüglich durchzuführen. Immer müssen durch eine sorgfältige Neurointensivpflege Komplikationen wie Dekubitus oder Harnwegsinfektion vermieden werden. Trotz umfassender Rehabilitation bleibt oft eine Querschnittslähmung bestehen.

17.6.3 Verletzung peripherer Nerven

Isolierte Nervenläsionen sind bei Kindern selten, z. B. nach Schnittwunden oder durch Druck an exponierten Stellen (N. ulnaris, N. peroneus) bzw. Blutungen (Kompartmentsyndrom, z. B. des N. femoralis, bei Hämophilie). Es kommt zu Paresen, Sensibilitätsstörungen im Versorgungsgebiet des betroffenen Nervs und Durchblutungsstörungen, oft auch zu vegetativen Symptomen. Sofern möglich, werden Nervennaht oder Entlastungsmaßnahmen durchgeführt; die Regenerationsmöglichkeiten sind meist gut.

Zu **Verletzungen des Plexus brachialis** s. S. 92.

17.7 Durchblutungsstörungen des Nervensystems

Angeborene Anomalien, Tumoren oder Gefäßverschlüsse können eine akute Ischämie und Hypoxie zur Folge haben; **bei Frühgeborenen** treten relativ oft **Hirnblutungen** auf, hauptsächlich im Bereich der **subependymalen Keimlagerzone**. In der Pathogenese der hypoxisch-ischämischen Enzephalopathie des Neugeborenen spielen vaskuläre Faktoren neben anderen Einflüssen eine wichtige Rolle. Intrazerebrale und subarachnoidale Blutungen können in jedem Lebensalter vorkommen. Thrombosen oder Embolien weisen oft auf eine kardiale Erkrankung oder andere extrazerebrale Störungen hin.

17.7.1 Akute Subarachnoidalblutung

▶ **Definition.** Blutung in den Subarachnoidalraum nach Ruptur von Hämangiomen, arteriovenösen Aneurysmen oder Arterienwandaneurysmen.

Ätiologie: Arteriovenöse Aneurysmen sind angeboren, Hämangiome Folge von Fehlbildungen des Gefäßsystems. Nach einer Verletzung der Gefäßwand können traumatische Aneurysmen auftreten (z. B. des Sinus cavernosus), nach bakteriellen Embolien mykotische Aussackungen.

Klinik: Akut tritt Bewusstlosigkeit auf, vorher können Übelkeit und heftigster Kopfschmerz empfunden werden. Meningismus, Erbrechen und Blutdruckanstieg sind häufig zu beobachten.

Komplikationen: Die durch Hirndrucksteigerung bedingte vegetative Dysregulation kann zu Herz-Kreislauf-Versagen und Atemlähmung führen. Als Spätfolge kommt eine Beeinträchtigung der Liquorzirkulation mit Ausbildung eines Hydrocephalus aresorptivus vor.

Diagnostik: Das klinische Bild ist hinweisend. Evtl. ist bei arteriovenösen Aneurysmen ein Gefäßgeräusch über dem Schädel auskultierbar. Falls wegen Verdacht auf Meningitis eine Lumbalpunktion durchgeführt wird, gewinnt man blutigen Liquor. Durch Zentrifugieren des Liquors kann eine artifizielle Blutung abgegrenzt werden. Im MRT wie im CT ist der Nachweis der Blutung und von Aneurysmen bzw. Angiomen möglich (Abb. **17.29c**), eine Angiographie wird zur genauen Lokalisation erforderlich.

Differenzialdiagnose: Meningitis, Trauma, Tumor, Intoxikation und intrazerebrale Blutungen anderer Ursache (hämorrhagische Diathese) sind in Betracht zu ziehen.

Therapie: Zuerst müssen Schock und intrakranielle Drucksteigerung bekämpft werden, ohne neue Blutungen zu provozieren. Eine operative Intervention kommt oft erst nach Stabilisierung des Patienten infrage. Nach Möglichkeit wird die Blutungsquelle beseitigt und das Hämatom entfernt. Aneurysmen können mit Clips ausgeschaltet werden. Bei ausgedehnten angiomatösen Prozessen hat die interventionelle Neuroradiologie mit Embolisation über Katheter unter Sichtkontrolle gute Erfolgschancen, bei Hämangiomen ist Radiotherapie indiziert.

Prognose: Je nach Sitz der Blutungsquelle und Ausdehnung des Hämatoms unterschiedlich. Rezidive sind möglich, weshalb nach der Behandlung nochmals eine Angiographie durchgeführt werden sollte.

Prophylaxe: Gefäßveränderungen kommen bei Phakomatosen und Stoffwechselstörungen vor; Aneurysmen und Angiome treten gelegentlich familiär auf. Bei entsprechendem Risiko sollten MRT und Angiographie durchgeführt werden; mitunter ist es günstig, eine Operation vorzunehmen, bevor es zu Blutungen kommt.

◀ **Definition**

Ätiologie: Ursache können angeborene arteriovenöse Aneurysmen, traumatische oder mykotische Aneurysmen sowie Hämangiome sein.

Klinik: Nach oft heftigstem Kopfschmerz und Erbrechen tritt akut Bewusstlosigkeit ein, häufig mit Meningismus und Blutdruckanstieg.

Komplikationen: Vegetative Dysregulation mit Herz-Kreislauf-Versagen und Atemlähmung; als Spätfolge kann ein Hydrocephalus aresorptivus auftreten.

Diagnostik: Das klinische Bild ist hinweisend, evtl. besteht ein Gefäßgeräusch. CT und MRT zeigen die Blutung und das Aneurysma bzw. Angiom (Abb. **17.29c**). Zur exakten Lokalisation der Blutungsquelle ist eine Angiographie erforderlich.

Differenzialdiagnose: Meningitis, Trauma, Tumor, Intoxikation, hämorrhagische Diathese.

Therapie: Zuerst sind Schock und intrakranielle Drucksteigerung zu bekämpfen (Neurointensivpflege). Nach Stabilisierung des Patienten sollte die Blutungsquelle möglichst beseitigt und das Hämatom entfernt werden.

Prognose: Je nach Sitz und Ausdehnung der Blutung sind die Folgen unterschiedlich. Rezidive sind möglich.

Prophylaxe: Gefäßveränderungen kommen bei Phakomatosen und Stoffwechselstörungen vor. Besteht ein Risiko hierfür, sollten MRT und Angiographie erfolgen.

▶ **Klinischer Fall.** Das 3 Wochen alte Mädchen wurde wegen Herzinsuffizienz mit Verdacht auf Vitium cordis congenitum eingewiesen. Bei der kardiologischen Untersuchung konnte keine Ursache gefunden werden. Im Sonogramm des Schädels fiel aber eine große zystische Struktur in der Medianebene oberhalb des Aquädukts auf; die Ventrikel waren erweitert (Abb. **17.29a**). Jetzt war auch ein Gefäßgeräusch zu auskultieren. MRT (Abb. **17.29c**) und Angiographie bestätigten, dass es sich um ein Aneurysma der V. magna Galeni mit einem hohen Shuntvolumen handelte. Mittels interventioneller Neuroradiologie wurden Plastikkügelchen in zuführende Gefäße appliziert, was mehrmals wiederholt werden musste. Die Herzinsuffizienz verschwand; sonographische Kontrollen (Abb. **17.29b**) zeigten, dass es zu einer Thrombosierung im Aneurysmagebiet gekommen war. Der Hydrocephalus occlusus ist befriedigend dräniert. Das Kind entwickelt sich etwas langsam und zeigt im Alter von 9 Monaten Hinweise für eine beginnende infantile Zerebralparese.

17.29 Bildgebende Diagnostik bei Aneurysma der V. magna Galeni

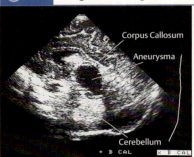
a Echoarme Struktur hinter dem 3. Ventrikel.

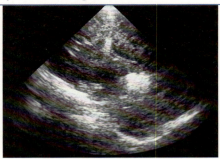
b Veränderung nach interventioneller Neuroradiologie mit Thrombosierung des Aneurysmas.

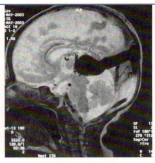
c MRT mit stark erweiterter V. magna Galeni.

17.7.2 Akute infantile Hemiparese

▶ **Definition**

Ätiologie: Ursache sind stenosierende Gefäßerkrankungen, Periarteriitis nodosa, Lupus erythematodes, Moya-Moya-Krankheit sowie Thromboembolien.

Klinik: Zuerst entsteht eine schlaffe Hemiparese, die allmählich spastisch wird. Sie ist oft von einer Fazialisparese begleitet. Aphasie, Apraxie, Agnosie und Gesichtsfelddefekte können vorkommen. Bei arteriovenösen Aneurysmen mit großem Shuntvolumen kann eine kardiale Dekompensation im Vordergrund stehen.

Komplikationen: Ausfallserscheinungen können fortbestehen.

Diagnostik: Nach Anamnese und Befund wird rasch eine CT bzw. MRT erforderlich. Kurz nach einem ischämischen Infarkt kann das Bild normal sein (isodense Phase). Eine Angiographie sollte nur erfolgen, wenn sie therapeutische Konsequenzen hat.

Differenzialdiagnose: Fehlbildungen (Porenzephalie), Arachnoidalzysten, Tumoren, umschriebene Entzündungen.

Therapie: Im Allgemeinen ist die Therapie symptomatisch. Die Gabe von Fibrinolytika ist umstritten. Zur Thrombozytenaggregationshemmung kann Acetylsalicylsäure eingesetzt werden. Rehabilitative Maßnahmen sind notwendig.

17.7.2 Akute infantile Hemiparese

▶ **Definition.** Eine Halbseitenlähmung kann bei Kindern plötzlich auftreten, evtl. begleitet von Bewusstseinsstörung und Krämpfen. Verantwortlich sind Durchblutungsstörungen als Folge von Gefäßanomalien, Gefäßtumoren, stenosierenden Gefäßerkrankungen oder thromboembolischen Verschlüssen. Es resultieren Ischämie und Hypoxie im betroffenen Gebiet mit entsprechenden Ausfallserscheinungen. Nicht immer kann die Ursache der akuten infantilen Hemiplegie eindeutig geklärt werden (z. B. Mikroangiom).

Ätiologie: Mögliche Ursachen sind fibromuskuläre Dysplasie, Phakomatosen, Moya-Moya-Krankheit, Periarteriitis nodosa, Lupus erythematodes sowie thromboembolische Gefäßverschlüsse (bei Endokarditis, Herzvitien mit Rechts-links-Shunt, Entzündungen [Lymphadenitis colli, Tonsillitis], Hyperlipidämie, Homozystinurie, traumatischen Läsionen und Polyglobulie).

Klinik: Zunächst entsteht eine schlaffe Hemiparese, die allmählich spastisch wird. Muskeleigenreflexe sind zuerst nicht auslösbar, später gesteigert. Eine Fazialisparese wird oft beobachtet, die Bauchhautreflexe auf der betroffenen Seite fehlen. Bewusstseinsstörung und Krämpfe treten nur ausnahmsweise auf. Die Tiefensensibilität wird beeinträchtigt. Motorische, sensorische oder gemischte Aphasie, Apraxie, Agnosie sowie Gesichtsfeldausfälle kommen vor. Bei arteriovenösen Aneurysmen mit großem Shuntvolumen (vor allem bei Säuglingen) steht eine kardiale Dekompensation im Vordergrund.

Komplikationen: Die Lähmung und andere Ausfallserscheinungen können fortbestehen, manche Symptome rezidivierend auftreten.

Diagnostik: Verlauf und klinischer Befund sind hinweisend. Rasch muss eine CT (vor und nach Gabe von Kontrastmittel) bzw. eine MRT angefertigt werden. Blutungen sind sofort erkennbar; bei einem ischämischen Infarkt kann die „isodense Phase" zunächst ein normales Bild vortäuschen, erst die Kontrolle nach einigen Tagen klärt die Situation. Durch transkranielle Doppler-Sonographie ist die zerebrale Zirkulation zu beurteilen. Eine Angiographie sollte nur erfolgen, wenn der Zustand des Patienten dies gestattet und therapeutische Konsequenzen abzusehen sind. Nicht selten sind Phospholipid-Antikörper nachzuweisen.

Differenzialdiagnose: Abzugrenzen sind Fehlbildungen (Porenzephalie), Arachnoidalzysten, Tumoren und umschriebene Entzündungen.

Therapie: Im Allgemeinen kommen nur symptomatische Maßnahmen infrage. Die Anwendung thrombolytischer (fibrinolytischer) und gefäßerweiternder Mittel ist umstritten, auch die Ergebnisse frühzeitiger operativer Behandlung sind unterschiedlich. Acetylsalicylsäure kann als Plättchenaggregationshemmer eingesetzt werden. Rehabilitative Maßnahmen sind notwendig (Krankengymnastik, Ergotherapie, Logopädie, Hilfsmittel).

Prognose: Beim ischämischen Insult ist fast immer mit bleibenden Störungen zu rechnen (Halbseitenlähmung, Aphasie, Apraxie, evtl. zerebrale Anfälle).

17.7.3 Sinusvenenthrombose

Ätiologie und Pathogenese: Eine Thrombose des Sinus transversus oder sigmoideus kann durch eine fortgeleitete Otitis media oder Mastoiditis entstehen, eine Thrombose des Sinus cavernosus geht von Entzündungen der Orbita, des Gesichts und der Nasennebenhöhlen aus. Eine starke Dehydratation beim Säugling kann die Thrombose des Sinus sagittalis zur Folge haben. Mitunter sind Medikamente verantwortlich, z. B. Asparaginase.

Klinik: Hirndrucksymptome (s. S. 685), Protrusio bulbi oder Vorwölbung der Fontanelle treten auf.

Diagnostik: Bei der Blutuntersuchung findet man Entzündungszeichen. Hinweise auf die Thrombose geben CT, MRT und Angiographie. Die Diagnosestellung ist oft schwierig, da ähnliche Symptome bei enzephalitischen Erkrankungen, epi- oder subduralem Empyem auftreten.

Therapie: Vollheparinisierung, bei fortgeleiteten Entzündungen antibiotische Therapie, evtl. auch eine entlastende Operation.

17.8 Zerebrale Anfälle (Epilepsien)

▶ **Definition.** Zerebrale Anfälle sind die Folge einer paroxysmalen Funktionsstörung des Gehirns. Aufgrund unterschiedlicher Ursachen kommt es zu abnormem Auftreten und Ausbreiten hirnelektrischer Aktivität bzw. zu unzureichender Hemmung. Es resultieren Bewusstseinsstörung und verschiedene motorische Phänomene bzw. Verhaltensänderungen.

Bei jedem Menschen kann ein zerebraler Anfall ausgelöst werden, wenn starke Reize auf das Gehirn einwirken, z. B. elektrischer Strom oder Hypoglykämie. Bei etwa 10 % aller Menschen ist die Krampfschwelle vermindert, besteht eine vermehrte Anfallsbereitschaft, was sich bei etwa 1,5 % durch das Auftreten von Gelegenheitskrämpfen zeigt. Eine Epilepsie liegt vor, wenn zerebrale Anfälle rezidivierend vorkommen; etwa 0,4–0,5 % der Bevölkerung sind betroffen. Nicht selten beginnen Epilepsien bereits im Kindesalter.

Klinik: Zerebrale Anfälle führen zu recht unterschiedlichen Symptomen, die nur schwer einem Schema zuzuordnen sind. Tab. **17.9** zeigt eine gängige Klassifikation epileptischer Anfälle.

Für die Praxis ist hilfreich, aufgrund des zeitlichen Verlaufs und der Symptome große von kleinen Anfällen zu unterscheiden. **Große Anfälle (Grand mal)** lassen sich weiter unterteilen in primär generalisierte Anfälle – ohne Fokus – und sekundär generalisierte Anfälle – von einem Fokus ausgehend. Bei primär generalisierten Anfällen tritt als erstes Symptom Bewusstlosigkeit auf, bei sekundär generalisierten Anfällen fokaler Genese gehen ihr andere Symptome, häufig eine **Aura** (Vorbote), voraus.

Der Grand-mal-Anfall führt zu **Bewusstlosigkeit**. Er beginnt mit einer **tonischen Phase**, die von Atemstillstand und Zyanose begleitet wird und etwa 30–60 Sekunden dauert. Es folgt die **klonische Phase** mit Zuckungen, die etwa 3–5 Minuten anhalten, gelegentlich auch länger. Dabei kann es zu Verletzungen (Zungenbiss) sowie zu Urin-, seltener zu Stuhlabgang kommen. Nach Ausklingen der Zuckungen kommt der Patient rasch wieder zu sich, fällt aber bald in einen **Nach-(Terminal-)schlaf**, der etwa 2 Stunden anhält. Manchmal geht großen Anfällen eine Prodromalphase mit Verhaltensänderungen voraus.

Treten mehrere große oder kleine generalisierte Anfälle hintereinander auf und erlangt der Patient im Intervall das Bewusstsein wieder, spricht man von einer

17.9 Formen epileptischer Anfälle

1. *primär generalisierte Anfälle*
   - primär generalisierte große Anfälle
     – tonisch-klonisch
     – tonisch
     – klonisch
   - primär generalisierte kleine Anfälle
     – atonisch-astatisch
     – myoklonisch
     – myoklonisch-astatisch
     – Absencen

2. *fokale Anfälle (Partialanfälle)*
   - fokale Anfälle mit elementarer Symptomatik (einfache partielle Anfälle)
     – motorische Herdanfälle
     – versive und Haltungs-Anfälle
     – inhibitorische Anfälle
     – somatosensorische und sensorische Anfälle
   - fokale Anfälle mit komplexer Symptomatik (komplexe Partialanfälle)

3. *generalisierte Anfälle fokaler Genese*
   – myoklonisch
   – atonisch-astatisch
   – Absencen
   – tonisch-klonisch
   – klonisch

4. *unklar verifizierbare Anfälle*

Bewusstsein, ein **Status epilepticus (Grand-mal-** bzw. **Petit-mal-Status)** (länger als 30 Minuten).

Kleine Anfälle (Petit mal) sind von kürzerer Dauer als große Anfälle und sind primär generalisiert oder fokal (partiell); Letztere können sekundär generalisieren. Einige Petit-mal-Anfallsformen sind altersgebunden:

Bei Neugeborenen treten **amorphe Krämpfe** auf, die oft schwer von Hyperexzitabilität zu unterscheiden sind. Die Ursache (Hypokalzämie, Hypoglykämie, intrazerebrale Blutung oder Infektion) muss durch entsprechende Untersuchungen geklärt werden.

Im Säuglingsalter treten bevorzugt **Blitz-Nick-Salaam-(BNS-)Krämpfe** auf (**West-Syndrom**): Propulsivbewegungen (Abb. 17.30a) mit leichter Bewusstseinsstörung, auch tonischer Versteifung. Sie dauern wenige Sekunden und treten meist in Serien auf. Das **EEG** zeigt eine **Hypsarrhythmie** (Abb. 17.30b und 17.31). **Ursache** sind **Hirnschädigungen**, die meist schon vor Auftreten der Krämpfe zu **Entwicklungsverzögerung** führen (ungünstige Prognose).

Anfallsserie. Treten sie wiederholt auf, ohne dass der Patient zu Bewusstsein kommt, oder beträgt die Dauer mehr als 30 Minuten, spricht man von einem **Status epilepticus**.

Kleine Anfälle (Petit mal) sind von wesentlich kürzerer Dauer als große Anfälle. Sie lassen sich nach der Pathogenese in primär generalisierte und fokale (partielle) Anfälle unterteilen. Letztere können sekundär generalisieren.

Einige Petit-mal-Anfallsformen sind altersgebunden, andere unabhängig vom Entwicklungsstand.

Als **altersgebundene kleine Anfälle** kommen **bei Neugeborenen amorphe Krämpfe** mit uncharakteristischen Symptomen wie Myoklonien, Apnoen sowie Hypotonie vor. Sie sind oft nur schwer von Hyperexzitabilität zu differenzieren. Die polygraphische EEG-Ableitung hilft dabei. Mögliche Ursachen sind Hypokalzämie, Hypoglykämie, intrazerebrale Blutung oder Infektion; dies ist durch Sonographie sowie Blut- und Liquoranalyse zu klären.

Im Säuglingsalter treten bevorzugt **Blitz-Nick-Salaam-Krämpfe (BNS-Krämpfe, West-Syndrom)** auf: kurze Propulsivbewegungen der Extremitäten (Blitzkrämpfe), des Kopfes (Nickkrämpfe) oder in Kombination, auch mit tonischer Versteifung (Salaamkrämpfe, Abb. 17.30a). Ein Anfall dauert wenige Sekunden. Meist kommen die BNS-Krämpfe in Serien mehrmals hintereinander, verbunden mit einer leichten Beeinträchtigung des Bewusstseins und Schmerzäußerung. Vielfach werden die Symptome zunächst als Erschrecken oder Blähungen fehlgedeutet. Im **EEG** zeigt sich eine **Hypsarrhythmie** (Abb. 17.30b und 17.31). **Ursachen**

17.30 Befunde bei zerebralen Krampfanfällen im Säuglingsalter

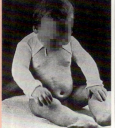
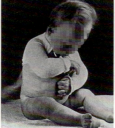
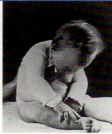
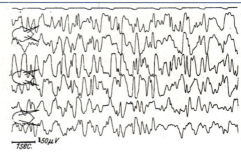

a Propulsiv-Anfälle bei West-Syndrom (BNS-Krämpfe): Typische Bewegungsabfolge beim Säugling.

b Hypsarrhythmie: Diffuse gemischte Krampfpotenziale im EEG bei West-Syndrom.

17.31 Hypsarrhythmie bei 8 Monate altem Säugling mit West-Syndrom vor und nach medikamentöser Therapie

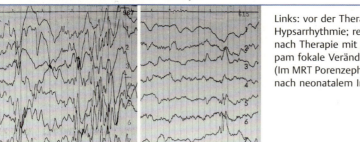

Links: vor der Therapie Hypsarrhythmie; rechts: nach Therapie mit Clonazepam fokale Veränderungen. (Im MRT Porenzephalie, wohl nach neonatalem Infarkt.)

sind **Hirnschädigungen**, z. B. infolge von Fehlbildungen, tuberöser Sklerose oder Stoffwechselstörungen. Sie haben meist schon vor dem Auftreten der Krämpfe zu einer **Entwicklungsverzögerung** geführt und sind für die oft ungünstige Prognose verantwortlich. Zur Klärung der Ätiologie werden MRT, Liquorpunktion und biochemische, evtl. auch molekulargenetische Analysen erforderlich.

Bei den **myoklonisch-astatischen Anfällen des Kleinkindalters (Lennox-Gastaut-Syndrom u. a.)** kommt es zu plötzlichem Tonusverlust mit Hinstürzen, zum Auftreten von Myoklonien der Extremitäten oder Lautäußerungen. Bei häufigen Anfällen verzögert sich die zuvor normale geistige Entwicklung. Ursachen sind nicht immer nachzuweisen.

Pyknoleptische Absencen treten bevorzugt im **Schulalter, bei Mädchen** und typischerweise gehäuft auf. Es sind kurze Bewusstseinspausen (5–30 s), die mit Augenbewegungen, einer Retropulsivbewegung des Kopfes, gelegentlich mit oralen Automatismen und Nestelbewegungen der Hände einhergehen. Das **EEG** zeigt das typische **3/s-Spike-wave-Muster** (Abb. 17.32). In der Pathogenese sind genetische Faktoren bedeutsam. Die Prognose ist im Allgemeinen gut.

Im **Jugendalter** treten **Impulsiv-Anfälle** auf (myoklonisch-impulsives Petit mal). Vor allem in den Morgenstunden ereignen sich Muskelzuckungen, meist ohne Bewusstseinsstörung. Häufig kommt es außerdem zu primär generalisierten Grand-mal-Anfällen (Aufwachepilepsie). Als Ursache kann ein Gen auf Chromosom 15q14 nachgewiesen werden. Die Prognose ist im Allgemeinen gut.

Bei den **myoklonisch-astatischen Anfällen des Kleinkindes (Lennox-Gastaut-Syndrom u. a.)** kommt es zu plötzlichem Tonusverlust und Myoklonien der Extremitäten.

Pyknoleptische Absencen treten vor allem im **Schulalter, bei Mädchen** und typischerweise gehäuft auf: kurze Bewusstseinspausen mit Augenbewegungen, Retropulsion des Kopfes, evtl. Automatismen. Das **EEG** zeigt **3/s-Spike-wave-Muster** (Abb. 17.32). Gute Prognose.

Im **Jugendalter** treten **Impulsiv-Anfälle** (Muskelzuckungen, meist ohne Bewusstseinsstörung) auf. Sie können mit primär generalisierten großen Anfällen kombiniert sein (Aufwachepilepsie). Gute Prognose.

17.32 Pyknoleptische Absencen

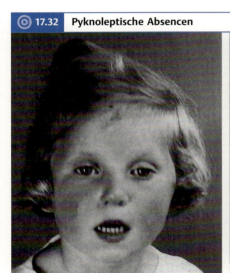

a Klinischer Befund.

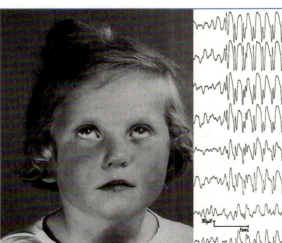

b 3/s-Spike-wave-Muster bei pyknoleptischer Absence.

Fokale Anfälle (Partialanfälle) kommen ohne oder mit Bewusstseinsstörung vor. Bei den **einfach-partiellen Anfällen** treten ohne Bewusstseinsstörung meist motorische Symptome auf: klonische Zuckungen **(Jackson-Anfälle)**, die sich häufig im Sinn des „Jackson-Marsches" ausbreiten, beispielsweise vom Gesicht auf Arm und Bein, gelegentlich auf die andere Körperseite. Sensorische und andere Symptome sind selten (Auren, vegetative Störungen). Ursache ist meist eine Hirnschädigung.

Bei den **komplexen Anfällen (Partialanfällen)** (psychomotorische Anfälle, Temporallappenepilepsie, Dämmerattacken) ist das Bewusstsein eingeengt (Dämmerzustand). Es kommt zu stereotypen Bewegungsfolgen und vegetativen Symptomen wie Blässe, Erröten, Speichelfluss, Tachykardie. Ein Anfall dauert unterschiedlich lang und endet allmählich mit einer Reorientierungsphase. Oft geht ihm eine **Aura** voraus, die das Kind nicht gut beschreiben kann („komisches Gefühl"). Ursache ist eine Läsion des Temporallappens; im Anfall zeigt das EEG einen temporalen Herdbefund. Die Anfälle sind häufig therapieresistent, die Prognose ist dann ungünstig: Wesensänderung und Verhaltensauffälligkeiten können auftreten, auch bei Frontallappenanfällen.

Bei der **Rolando-Epilepsie** (Epilepsie mit zentrotemporalem Fokus), einer gutartigen fokalen Epilepsie, die im Kindesalter häufig auftritt, kommen Anfälle meist im Alter zwischen 2 und 12 Jahren, hauptsächlich aus dem Schlaf heraus. Bei erhaltenem Bewusstsein entstehen Missempfindungen im Gesicht und tonisch-klonische Krämpfe der Fazialis-, Kau- und Schlundmuskulatur, evtl. mit sekundärer Generalisation. Das EEG zeigt ein zentrotemporales Sharp-wave-Muster. Meist sistieren die Anfälle in der Pubertät.

Der **Petit-mal-Status** äußert sich durch Verhaltensänderung (Langsamkeit, Apathie) bei gering ausgeprägten motorischen Symptomen. Er ist am besten mit dem EEG zu diagnostizieren.

Diagnostik: Wesentlich für die Diagnosestellung bei epileptischen Anfällen sind eine genaue (Fremd-)Anamnese, mit der Symptome und Begleitumstände erfasst werden, und der EEG-Befund. Bedeutsam ist auch die ätiologische Differenzierung: Bei **Residualepilepsien** sind alte, prä-, peri- oder postnatal entstandene Läsionen im Gehirn nachzuweisen, **Prozessepilepsien** führen zu fortschreitenden Symptomen und sind Folge von Tumoren, Entzündungen oder degenerativen Erkrankungen bzw. Stoffwechselstörungen. Bei **„molekularen"** (idiopathischen) **Epilepsien** werden im Allgemeinen keine pathologischen Befunde erhoben, EEG und Familienuntersuchungen sprechen aber für die Bedeutung genetischer Faktoren in der Pathogenese, molekulargenetisch können dann oft Hinweise auf bestimmte Mutationen gefunden werden. Die Gruppe **kryptogenetischer Epilepsien** ist aufgrund der verbesserten diagnostischen Möglichkeiten klein geworden. Nach Anfallsform, EEG-Befund und Verlauf wird ein **Epilepsie-Syndrom** klassifiziert.

▶ **Merke.** Insbesondere bei fokalen (partiellen) und sekundär generalisierten Epilepsien sind alle verfügbaren diagnostischen Methoden einzusetzen, um die Läsion zu lokalisieren (Doppelbildaufzeichnung, Langzeit-EEG, MRT, SPECT, PET).

Differenzialdiagnose: s. Tab. 17.10.

Gelegenheitskrämpfe (Fieberkrämpfe)

Gelegenheitskrämpfe werden durch bestimmte Situationen ausgelöst, bei Kindern **am häufigsten** von **hohem Fieber**. Als begünstigende Faktoren kommen Lebensalter, vorbestehende Läsionen und familiäre Disposition (in 30% der Fälle) in Betracht. Am häufigsten sind Kinder im Alter von $1/2 - 5$ Jahren betroffen. Das Fieber steigt im Allgemeinen rasch auf meist über 39,0 °C.

Einfache Fieberkrämpfe, die häufigste Form, sind generalisiert und dauern nicht länger als 5 Minuten. Man spricht von **komplizierten Fieberkrämpfen**, wenn sie bei jungen Säuglingen (< 6. Lebensmonat) oder Schulkindern (> 5. Lebensjahr)

17.10 Differenzialdiagnose der wichtigsten Ursachen von Anfällen und Gelegenheitskrämpfen (bezogen auf das Alter, geordnet nach der Häufigkeit)

Neugeborene	Säuglinge und Kleinkinder	Schulkinder
▶ intrakranielle, intrazerebrale, intraventrikuläre Blutung	▶ Fieberkrämpfe	▶ Meningitis, Enzephalitis
▶ hypoxisch-ischämische Enzephalopathie	▶ Meningitis, Enzephalitis	▶ Hypoglykämie (Insulinbehandlung)
▶ intrauterine Infektionen	▶ Vergiftungen	▶ Synkopen (QT-Syndrom)
▶ Hypoglykämie	▶ Toxikose	▶ Hypertensionsenzephalopathie
▶ Neugeborenentetanie	▶ Hypoglykämie (Stoffwechselentgleisung, spontan)	▶ Tumoren, „Pseudotumor cerebri"
▶ Meningitis, Enzephalitis, Sepsis	▶ Subduralhämatom	▶ Schädel-Hirn-Trauma
▶ Hirnfehlbildungen	▶ Tetanie (Spasmophilie)	▶ psychogene Anfälle
▶ Stoffwechselstörungen	▶ Affektkrämpfe	

auftreten, seitenbetont sind, länger als 10–15 Minuten dauern und zu postparoxysmaler Lähmung sowie Sprachstörung führen. Lassen sich im Intervall (2–3 Wochen nach dem Anfall) EEG-Veränderungen nachweisen, kann sich eine Epilepsie entwickeln (in ca. 10% der Fälle). Dieses Risiko ist bei einfachen Fieberkrämpfen minimal.

▶ **Merke.** Wesentlich ist, bei Kindern mit Fieberkrämpfen eine entzündliche Erkrankung des Nervensystems als Ursache auszuschließen. Deshalb wird meist eine Lumbalpunktion erforderlich.

Fieberkrämpfe neigen zu **Rezidiven**: Bei 30% der Patienten treten zwei und mehr Anfälle auf.

Bei der **Therapie** stehen eine konsequente **Antipyrese** ab 38 °C und die Gabe eines Antikonvulsivums, vor allem **Diazepam rektal** (Säuglinge 5 mg, Kleinkinder 10 mg, Schulkinder bis 20 mg) evtl. auch Lorazepam buccal (0,05 mg/kgKG, max. 2,5 mg) im Vordergrund (Tab. 17.11).

17.11 Medikamentöse Behandlung (i. v.) des langdauernden Anfalls oder des Anfallstatus

1.	*Diazepam*	Säugling	0,3–0,5 mg/kgKG
		Kleinkind und Schulkind	0,2–0,4 mg/kgKG
	oder Clonazepam	Säugling	0,01–0,07 mg/kgKG
		Kleinkind und Schulkind	0,01–0,05 mg/kgKG

falls nach 5 Minuten keine Wirkung:

2.	*Phenobarbital*	Neugeborenes	5–15 mg/kgKG
		Säugling	4–10 mg/kgKG
		Kleinkind und Schulkind	4–6 mg/kgKG

falls nach 5 Minuten keine Wirkung:

3.	*Phenytoin*	Neugeborenes	10–15 mg/kgKG
		Säugling	10–15 mg/kgKG
		Kleinkind und Schulkind	10–15 mg/kgKG

(Wirkung nach 15–20 Minuten)

Nichtepileptische Anfälle

Nichtepileptische Anfälle kommen bei **kardialen Erkrankungen** infolge von Erregungsleitungsstörungen vor. Bei Kindern ist vor allem an das Long-QT-Syndrom (Romano-Ward-Syndrom, Jervell-Lange-Nielsen-Syndrom) zu denken. **Synkopen** können bei einer **Kreislaufregulationsstörung** zu anfallsartigen Symptomen führen. Stoffwechselbedingte Anfälle ereignen sich bei **Hypoglykämie** (Komplikation der Diabetesbehandlung) oder bei **Hypokalzämie** (rachitogene Tetanie im Säuglingsalter, Pseudohypoparathyreoidismus). Die **Narkolepsie**

Affektkrämpfe bei Kleinkindern sind Folge fehlender Inspiration bei heftigem Schreien. **Psychogene Anfälle** können schwer zu differenzieren sein, vor allem bei Kombination mit epileptischen Anfällen.

oder andere paroxysmale Schlafstörungen können schwer zu diagnostizieren sein (Untersuchung im Schlaflabor). Bei Kleinkindern treten **respiratorische Affektkrämpfe** auf, wenn während eines durch Schmerz oder Wut ausgelösten Schreiens die Inspiration ausbleibt. Bewusstlosigkeit und Krampf können die Folge sein, bevor wieder ausreichend eingeatmet werden kann. **Psychogene Anfälle** sind mitunter schwer von epileptischen zu differenzieren, vor allem, wenn sie mit diesen kombiniert auftreten (Hysteroepilepsie); Verletzungen und EEG-Veränderungen können auch bei psychogenen Anfällen vorkommen.

Therapie: Beim **akuten generalisierten Anfall** oder **Anfallstatus** werden Diazepam bzw. Clonazepam, Phenobarbital oder Phenytoin i.v. gegeben (Tab. 17.11).

Eine **Langzeitbehandlung** ist indiziert, wenn rezidivierend zerebrale Anfälle auftreten. Anfallsart und EEG-Befund (Epilepsie-Syndrom) bestimmen die Auswahl des Medikaments (Tab. 17.12). Man beginnt mit einer **Monotherapie** in niedriger Dosierung. Die Dosis wird allmählich gesteigert, bis die Anfälle sistieren oder inakzeptable Nebenwirkungen auftreten.

Lassen sich Anfälle durch Monotherapie nicht beherrschen, ist eine Kombinationstherapie angezeigt (Kontrolle der Serumspiegel!). Bei 10–20% der Patienten sind die Anfälle trotzdem nicht zu beherrschen.

Die Therapie kann beendet werden, wenn 3–5 Jahre Anfallsfreiheit besteht und das EEG unauffällig ist.

Die Behandlung muss zahlreiche psychosoziale Probleme des Epilepsiekranken berücksichtigen.

Therapie: Beim **akuten generalisierten Anfall** oder **Anfallstatus** werden **Diazepam**, bzw. **Clonazepam**, **Phenobarbital** oder **Phenytoin,** evtl. Valproat intravenös injiziert (Tab. 17.11), bei schwierigem Zugang Diazepam rektal oder Lorazepam buccal. Anschließend ist nach der Ursache zu suchen.

Eine **Langzeitbehandlung** mit Antikonvulsiva ist indiziert, wenn epileptische Anfälle mehrmals, mindestens zwei- bis dreimal, aufgetreten sind, im Allgemeinen also nicht nach dem ersten Anfall. Die Auswahl des Medikaments wird von der Art der Anfälle und vom EEG-Befund bestimmt (Tab. 17.12). Grundsätzlich beginnt man mit einer **Monotherapie** in niedriger Dosierung. Die Dosis wird allmählich gesteigert, bis die Anfälle sistieren oder inakzeptable Nebenwirkungen auftreten; in letzterem Fall ist auf eine alternative Substanz mit gleichem Indikationsgebiet zu wechseln. Um Nebenwirkungen frühzeitig zu erkennen, ist eine sorgfältige Therapiekontrolle nötig: Je nach verabreichtem Medikament müssen Blutbild, Gerinnungsfaktoren, Leberfunktionswerte und harnpflichtige Substanzen in regelmäßigen Abständen bestimmt werden.

Lassen sich Anfälle durch eine Monotherapie nicht beherrschen, kommt Kombinationstherapie mit zwei oder mehr Antikonvulsiva infrage. Die Kontrolle der Serumspiegel kann pharmakokinetische Interaktionen vermeiden helfen. Bei etwa 10–20% der Patienten ist trotzdem ein befriedigendes Behandlungsergebnis nicht zu erreichen. Manchmal sind dann neurochirurgische Maßnahmen (Entfernen eines epileptogenen Herdes) angezeigt.

Wenn Anfälle 3–5 Jahre lang nicht mehr aufgetreten sind und das EEG unauffällig ist, kann die Dosis reduziert und die Behandlung beendet werden. Sind EEG-Veränderungen trotz Anfallsfreiheit weiterhin zu beobachten, sollte man mit einer Dosisreduktion vorsichtig sein, vor allem in der Pubertät, um Rezidive zu vermeiden.

Die Behandlung darf sich nicht auf Medikamente allein beschränken. Auch psychosoziale Probleme im Zusammenhang mit dieser chronischen Erkrankung müssen gelöst werden (Selbsthilfegruppen). Die Lebensführung sollte durch die Epilepsie nur wenig eingeschränkt sein. Wichtig ist, Verletzungen zu meiden, die bei Anfällen drohen.

17.12 Pharmakotherapie epileptischer Anfälle (Epilepsie-Syndrom)

Epilepsieform		Antiepileptika 1. Wahl	Antiepileptika weiterer Wahl
Herdepilepsien idiopathische kindliche Rolando-Epilepsie		Sultiam	Clobazam, Valproat, Carbamazepin, Lamotrigin, Phenytoin
symptomatische Formen mit einfachen und komplex partiellen sowie sekundär generalisierten Anfällen		Carbamezepin Oxcarbazepin	Phenytoin, Valproat, Primidon, Sultiam, Lamotrigin, Topiramat, Levetiracetam, Gabapentin, Tiagabin, Vigabatrin
generalisierte Epilepsien (idiopathisch und symptomatisch)	Absence-Epilepsie	Valproat, Ethosuximid	Methsuximid, Lamotrigin, Primidon
	myoklonische Epilepsie	Valproat, Primidon	Ethosuximid, Lamotrigin
	Grand-mal-Epilepsie	Valproat, Primidon	Brom, Lamotrigin, Topiramat, Carbamazepin, Phenytoin
besondere Epilepsie-Syndrome	West-Syndrom	Viagabatrin, Topiramat, Valproat, ACTH	Clobazam, Vitamin B_6, Immunglobuline
	Lennox-Gastaut-Syndrom (myoklonisch-astatische Epilepsie)	Valproat	Ethosuximid, Lamotrigin, Topiramat, Methsuximid, ACTH
	komplizierte Fieberkrämpfe	Valproat	Brom, Phenobarbital, Primidon

17.9 Zerebrale Bewegungsstörungen (infantile Zerebralparesen)

▶ **Definition.** Infantile Zerebralparesen, auch als Little-Krankheit bezeichnet, sind bleibende, aber nicht unveränderliche Störungen der Haltung und Beweglichkeit des Körpers. Sie entstehen als Folge zerebraler Läsionen in frühen Entwicklungsphasen.

Ätiologie: Zerebralparesen sind immer Residualsyndrome: Folge von Fehlbildungen oder Entwicklungsstörungen, pränatalen Infektionen oder perinatalen Komplikationen (Frühgeburt, hypoxisch-ischämische Enzephalopathie, Hirnblutungen) oder postnatalen Traumen und Entzündungen. Perinatale Ursachen spielen heute eine geringe Rolle.

Häufigkeit: Die infantile Zerebralparese tritt bei 3–4 von 1000 Neugeborenen auf.

Klinik: Läsionen von unterschiedlicher Lokalisation und Ausdehnung führen zu zerebralen Funktionsstörungen, die eine **Veränderung des Muskeltonus, meist als Spastik**, seltener als Rigor, Dystonie oder Hypotonie sowie **abnorme Reflexe und Reaktionen** zur Folge haben. Auch unwillkürliche Bewegungsabläufe (**Dyskinesien**) oder Koordinationsstörungen (**Ataxie**) kommen vor. Nach der Kombination verschiedener Symptome werden mehrere Syndrome differenziert (Tab. 17.13), die in Abhängigkeit vom Entwicklungsstand oft erst nach einiger Zeit deutlich abzugrenzen sind.
Als Ausdruck einer zerebralen Dysfunktion sind infantile Zerebralparesen oft mit anderen Störungen kombiniert, mit Intelligenzminderung, Anfällen, Teilleistungsschwächen, Verhaltensauffälligkeiten (Mehrfachbehinderung).

Komplikationen: Als Folge der Bewegungsstörung kommt es zu Veränderungen an Muskeln, Knochen und Gelenken mit Verkürzung, Deformierung, Kontrakturen und Luxationen. Besonders häufig ist eine Spitzfußstellung (Abb. 17.33a)

◀ **Definition**

Ätiologie: Fehlbildungen, pränatale Infektionen, Frühgeburt, perinatale Komplikationen, postnatale Traumen oder Entzündungen

Häufigkeit: Auftreten bei 3–4 von 1000 Neugeborenen.

Klinik: Es kommt zur Veränderung des Muskeltonus (**Spastik**, Rigor, Dys- oder Hypotonie), zu abnormen Reflexen und Reaktionen, evtl. auch zu Dyskinesien und Koordinationsstörungen. Nach der Kombination verschiedener Symptome werden mehrere Syndrome differenziert (Tab. 17.13).

Zerebralparesen sind oft mit Intelligenzminderung, Anfällen, Teilleistungsschwächen und Verhaltensauffälligkeiten kombiniert (Mehrfachbehinderung).

Komplikationen: Es kann zu Veränderungen an Muskeln, Knochen und Gelenken kommen: Spitzfußstellung, Kontrakturen, Hüft-

17.13 Neurologische Syndrome infantiler Zerebralparesen

spastische Tetraparese-Syndrome (bilaterale Hemiparese)	spastische Paresen an den oberen Extremitäten ebenso oder stärker ausgeprägt als an den Beinen; häufig Beugekontrakturen; oft hochgradige geistige Behinderung, auch Epilepsie, schwere Sprachstörung; Schluckstörung (Pseudobulbärparalyse)
spastische Diparese-Syndrome (beinbetonte Tetraparese)	mehr oder weniger symmetrische spastische Paresen der Extremitäten; Beine und Füße stärker betroffen als Arme und Hände (Abb. 17.33 a), bei bevorzugtem Befall der Beine (Paraparese) durch sorgfältige Untersuchung fast immer auch leichte Dysfunktion der Hände nachzuweisen; mitunter hochgradige Behinderung an allen Extremitäten, Arme jedoch immer etwas weniger betroffen als Beine
spastische Hemiparese-Syndrome	spastische Halbseitenlähmung (Abb. 17.33 b) mit entsprechenden Symptomen; mitunter leicht dyskinetischer Charakter; nicht selten unterschiedlich starke Ausprägung an oberer und unterer Extremität
Hypotonie-Syndrome	allgemeine Verminderung des Muskeltonus mit Überstreckbarkeit der Gelenke bei meist normalen oder gesteigerten Muskeleigenreflexen; statische Funktionen oft stark beeinträchtigt (atonisch-astatisches Syndrom Foerster); häufig geistige Behinderung, mitunter zerebrale Anfälle
dyskinetische Syndrome (Syndrom des Tonuswechsels)	schwere Tetraparese; motorische Entwicklung auf neonataler oder frühkindlicher Stufe; abnormer Wechsel des Muskeltonus (Dystonie oder veränderliche Rigidität); deutliche Persistenz neonataler oder frühkindlicher Reflexmuster und Reaktionen; athetotische Hyperkinesie (Abb. 17.33 c), jedoch nicht immer (mitunter auch choreatische, dystone oder ballistische Bewegungsstörung); häufig keine abnormen Pyramidenbahnzeichen
kongenitale Ataxie-Syndrome	kongenitale zerebelläre Ataxie: Unfähigkeit, Willkürbewegungen zu koordinieren (Dyssynergie), Gangunsicherheit, Dysmetrie, Intentionstremor; verzögerte statomotorische Entwicklung; Muskelhypotonie; ataktische Diparese: Dyssynergie-Symptome hauptsächlich an den oberen Extremitäten, spastische Zeichen an den Beinen. Syndrome mit Gleichgewichtsstörung (Dysäquilibrium-Syndrom): Schwierigkeiten im Beibehalten der aufrechten Körperposition bei gestörter Lageempfindung des Körpers im Raum

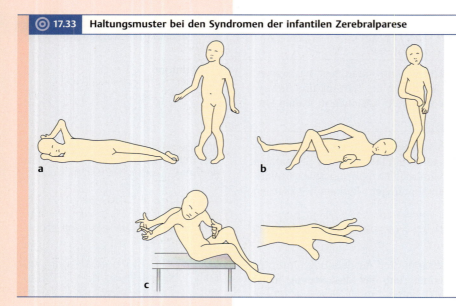

17.33 Haltungsmuster bei den Syndromen der infantilen Zerebralparese

a Spastische Diparese (beinbetonte Tetraparese) mit Überkreuzen und Extension sowie Adduktion der Beine im Liegen sowie Adduktion, Innenrotation und Spitzfußstellung beim Gehen.
b Spastische Hemiparese mit Wernicke-Mann-Haltung.
c Athetotische Bewegungen bei dyskinetischem Syndrom; Bajonettfingerstellung.

luxation, Skoliose. Fokale oder generalisierte Anfälle können auftreten. Wahrnehmungsstörungen oder begrenzte kognitive Funktionen führen zu Schulschwierigkeiten.

Diagnostik: Das neurologische Syndrom einer infantilen Zerebralparese kann oft erst im 2. Lebensjahr eindeutig diagnostiziert werden. Beim Säugling deuten Entwicklungsverzögerung und abnorme motorische Symptome darauf hin. Die Ätiologie ist zu klären (MRT, Liquorpunktion, Blut-, Urinanalysen).

Differenzialdiagnose: Progrediente Erkrankungen des Zentralnervensystems, die zu einer Bewegungsstörung führen, sind abzugrenzen.

Therapie: Frühdiagnose und Frühbehandlung schaffen günstige Voraussetzungen. Krankengymnastik auf neurophysiologischer Grundlage erfolgt nach der Methode von Bobath oder von Vojta. Die Eltern werden in die Therapie einbezogen, damit die Übungen zuhause fortgeführt werden. Wenn erforderlich, sind Hilfsmittel zu verordnen. Frühzeitig sollte eine enge Kooperation mit einem auf diesem Gebiet erfahrenen Orthopäden erfolgen.

durch Verkürzung der Achillessehne. Die Spastik der Hüftmuskeln, besonders der Adduktoren, disponiert wegen zunehmender Coxa-valga-Stellung zur Hüftluxation. Unkoordinierte Aktionen der Rückenmuskeln begünstigen das Entstehen einer Skoliose. Folge der zerebralen Dysfunktion sind fokale oder sekundär-generalisierte Anfälle, die nicht immer einfach zu beeinflussen sind. Wahrnehmungsstörungen oder begrenzte kognitive Funktionen als Ausdruck eines psychoorganischen Syndroms führen zu Schulschwierigkeiten.

Diagnostik: Die Symptome können sich im Verlauf der Entwicklung wandeln. Das neurologische Syndrom einer infantilen Zerebralparese ist oft erst im 2. Lebensjahr eindeutig zu diagnostizieren. Die Früherkennung bei Vorsorgeuntersuchungen stützt sich auf den Nachweis einer Entwicklungsverzögerung (Retardierung) und auf die Beobachtung abnormer motorischer Symptome, wobei Veränderungen nicht selten sind, auch spontane Besserung. Je nach Anamnese und klinischen Befunden sind weitere Untersuchungen zu veranlassen, um Ätiologie und Pathogenese zu klären: MRT, Liquorpunktion, Blut- und Urinanalysen.

Differenzialdiagnose: Progrediente Erkrankungen des Zentralnervensystems (Stoffwechselstörungen, heredodegenerative Erkrankungen, Tumoren) können zu Beginn ganz ähnliche Symptome verursachen, sie führen aber meist zu einem deutlichen Entwicklungsknick. Erkrankungen des Rückenmarks und der peripheren Nerven (neuromuskuläre Erkrankungen) lassen sich aufgrund des klinischen Befundes meist gut abgrenzen.

Therapie: Das Residualsyndrom ist nur in begrenztem Umfang zu beeinflussen. Bei einer Frühdiagnose bestehen gute Aussichten, nachteilige Sekundärfolgen zu verhindern und Entwicklungsvorgänge zu unterstützen. Eine umfassende Therapie und Förderung ist nur dann möglich, wenn durch mehrdimensionale Diagnostik die Bedürfnisse des Kindes unter Berücksichtigung seiner Gesamtsituation ermittelt werden. Krankengymnastik auf neurophysiologischer Grundlage erfolgt meist nach der Methode von Bobath oder von Vojta. Man versucht, abnorme Reflexe und Reaktionen zu hemmen und neue Bewegungen zu bahnen, die der Aufrichtung und Fortbewegung sowie dem unabhängigen Gebrauch der Hände dienen. Dabei werden auch wichtige propriozeptive Informationen vermittelt, die möglicherweise bei der „Programmierung" im Zentralnervensystem helfen. Dabei sind die Eltern einzubeziehen, damit die Übungen zuhause fortgeführt werden. Hilfsmittel können erforderlich sein, z.B. Rollstuhl, Stehbrett und Schienen. Frühzeitig ist deshalb eine enge Kooperation mit einem auf diesem Gebiet erfahrenen Orthopäden nötig.

- **Frühförderung.** Heilpädagogisch orientierte Maßnahmen der frühen Hilfe für Kind und Familie vermitteln Stimuli über verschiedene Sinneskanäle, regen kognitive Funktionen an, unterstützen emotionale Reaktionen und soziale Interaktionen.
- **Orthopädische Maßnahmen.** Kontrakturen und Deformitäten sind nach Möglichkeit zu verhindern. Dazu dienen Schienen, Gipsverbände oder Korsett. Operationen werden nötig (strenge Indikationsstellung!), wenn Luxationen eintreten (Umstellungsosteotomie), verkürzte Sehnen behindernd wirken (Achillotenotomie) bzw. eine Skoliose zu korrigieren ist.
- **Augen- bzw. ohrenärztliche Maßnahmen.** Die Störung von Sinnesfunktionen erfordert eine möglichst frühzeitige und gute Korrektur durch Verordnung von Brillen oder Hörgeräten.
- **Medikamentöse Behandlung.** Antispastisch wirken z. B. Benzodiazepine und Baclofen (Lioresal), die Injektion von Botulinum-Toxin hat sich bei differenzierter Indikation als wirksam erwiesen. Bei Dyskinesien werden Neuroleptika (Dopaminrezeptor-Antagonisten) eingesetzt.
- **Integration und Förderung.** Kinder mit infantiler Zerebralparese sollten nach Möglichkeit in Regeleinrichtungen aufwachsen (Kindergarten, Schule, berufliche Ausbildung). Individuell ist zu entscheiden, ob eine Sondereinrichtung notwendig wird.

Prognose: Trotz Frühbehandlung und intensiven Maßnahmen ist meist mit einer bleibenden Beeinträchtigung zu rechnen.

Prophylaxe: Primäre Prävention ist möglich, wenn Risiken, die Läsionen am Zentralnervensystem verursachen, zu vermeiden sind. Dies hat der Wandel in Art und Häufigkeit von Zerebralparesen bei besserer Schwangerenbetreuung und neonataler Intensivversorgung gezeigt. Sekundäre Prävention wird mit Früherkennung und Frühbehandlung angestrebt, indem bei Vorsorgeuntersuchungen eine beginnende Zerebralparese frühzeitig diagnostiziert und einer Behandlung zugeführt wird.

17.10 ZNS-Tumoren

s. S. 519.

18 Kinder- und Jugendpsychiatrie

18.1 Aufgaben der Kinder- und Jugendpsychiatrie

▶ **Definition.** Die Kinder- und Jugendpsychiatrie und -psychotherapie umfasst die Erkennung, nichtoperative Behandlung, Prävention und Rehabilitation bei psychischen, psychosomatischen, entwicklungsbedingten und neurologischen Erkrankungen oder Störungen sowie bei psychischen und sozialen Verhaltensauffälligkeiten im Kindes- und Jugendalter.

Klassifikation und Dokumentation: Durch die **Klassifikation** können Störungsmuster voneinander abgegrenzt und nach übergeordneten Gesichtspunkten der Ähnlichkeit gruppiert werden, mit Hilfe der **Dokumentation** ist die standardisierte Erfassung von Symptomen, Diagnosen und Behandlungsmaßnahmen möglich. Da psychiatrische Diagnosen teilweise recht unterschiedliche Elemente enthalten, ist ihre Reduktion auf einen Symptom- oder Syndrombereich, auf eine Achse oder Dimension eine starke Vereinfachung, die über das zugrunde liegende Störungsmuster wenig aussagt. Mit Hilfe multiaxialer Klassifikationssysteme versucht man, relevante Aspekte der Erkrankung, Entwicklung und Lebenssituation eines Kindes auf verschiedenen Ebenen oder Achsen multiaxial zu erfassen. Für die Kinder- und Jugendpsychiatrie sind ICD-10 und DSM-IV besonders relevant.

18.2 Die kinder- und jugendpsychiatrische Untersuchung

An dieser Stelle kann nur in knapper Form auf einige Besonderheiten der Untersuchung eingegangen werden. Hinsichtlich der organmedizinischen Untersuchungen sei auf die entsprechenden Kapitel dieses Buches verwiesen. Von großer Bedeutung ist auch die testpsychologische Untersuchung, die hier allerdings nicht näher beschrieben werden kann.

Die medizinische, psychiatrische und psychologische Untersuchung soll primär diagnostisch relevante Daten über den Patienten liefern. Um diagnostisch wichtige Informationen zu erhalten, sind hierbei aber nicht nur die Symptome des Patienten, sondern die Familie als Gesamtsystem mit vielfältigen gegenseitigen Abhängigkeiten der Angehörigen untereinander von Bedeutung.

Im Rahmen der Erhebung der Vorgeschichte des Kranken **(Anamnese)** sollte in der Kinder- und Jugendpsychiatrie neben Erkrankungen und Belastungsfaktoren immer auch das Sozialverhalten des Patienten sowie seine Einbettung in das Lebensumfeld erfragt werden. Wie in anderen Gebieten der Medizin werden Familienanamnese, Eigenanamnese, aktuelle Anamnese (jetzige Anamnese) und, speziell in der Psychiatrie, die biographische Anamnese erhoben.

Bei der **subjektiven Anamnese** werden die Angaben vom Patienten selbst erhoben, stammen sie von Angehörigen oder Außenstehenden, die den Patienten gut kennen, handelt es sich um eine **objektive Anamnese**, wobei natürlich auch hierbei sehr subjektive Angaben gemacht werden können. Angaben Dritter sind in der Kinder- und Jugendpsychiatrie aber wichtiger als in anderen medizinischen Fachgebieten, weil Kinder naturgemäß über ihre frühkindliche Entwicklung keine Auskunft geben können.

Während die Anamnese zur Aufgabe hat, die für die Diagnose wichtige „Vergangenheit" des Patienten zu ermitteln, befasst sich die **Exploration** gezielt mit den aktuellen Krankheitserscheinungen und vermittelt dem Untersucher so ein Bild von den psychischen Abläufen (z. B. Aufmerksamkeit, Gedächtnis, Denken, Affektivität). Die Exploration ist die **eigentliche psychiatrische Untersuchungstechnik**

18.1 Im Rahmen der psychopathologischen Exploration zu prüfende psychische Einzelfunktionen und deren Störungen

1. Bewusstsein
- quantitativ (Abstufungen der Bewusstseinshelligkeit): Somnolenz, Sopor, Koma
- qualitativ (Art des Bewusstseinszustandes, Inhalte des Bewusstseins): amentielles Syndrom, delirantes Syndrom, Dämmerzustände (organisch und psychogen)

2. Wahrnehmung
- quantitativ: Über- bzw. Unterempfindlichkeit gegen Sinnesreize, Verlangsamung der Wahrnehmungsvorgänge
- qualitativ (Sinnestäuschungen): Wahrnehmungsanomalien (z. B. Mikropsie, Makropsie), illusionäre Verkennungen (Wirklichkeitsverkennungen), Halluzinationen (Trugwahrnehmungen), Pseudohalluzinationen

3. Orientierung
- zeitlich, räumlich, situativ und zur eigenen Person

4. Gedächtnis (Altgedächtnis, Neugedächtnis, mittelbares und unmittelbares Gedächtnis)
- quantitativ: Amnesie (retrograde, psychogene Amnesie), allmähliches Nachlassen der Gedächtnistätigkeit
- qualitativ: wahnhafte Erinnerungsentstellungen, Pseudologia phantastica, Déjà-vu-Erlebnisse, Jamais-vu-Erlebnisse, Merkfähigkeitsstörungen (Vergesslichkeit)

5. Antrieb und Aktivität (Motivation)
- quantitativ: Antriebsvermehrung, Antriebsminderung
- qualitativ (Art und Richtung): Zwangsantriebe, Drang- und Impulshandlungen

6. Affektivität (Emotionalität)
- quantitativ: Überempfindlichkeit, affektive Verödung
- qualitativ (Art der Gefühlslage): manisch-euphorisches Syndrom, depressives Syndrom
- Regulationsstörungen (Abstimmung der Affektlagen): Stimmungslabilität, Affektinkontinenz

7. Denken
- formal (Ablauf des Denkens): Denksperre, Denkhemmung, Ideenflucht, Perseveration (Haften), Zerfahrenheit
- inhaltlich: Zwangsideen (Zwangsgedanken), überwertige Ideen, Wahnideen (primäre und sekundäre Wahnideen)

8. Intelligenz
- quantitativ: niedrige intellektuelle Leistungsfähigkeit
- qualitativ: Teilausfälle der Intelligenz (neuropsychologische Syndrome, umschriebene Entwicklungsstörungen)

9. Persönlichkeit
- subjektiv (der Patient selbst erlebt sich oder Teile seines Körpers als fremd): Depersonalisation, Derealisation, Ich-Störungen
- objektiv (die Veränderung wird von Außenstehenden bemerkt): Persönlichkeitsstörungen

Die Exploration ist nicht an die angegebene Reihenfolge gebunden.

---

und soll ein geschickt geführtes Gespräch sein, in das Fragen nach den psychischen Einzelfunktionen mehr oder weniger unauffällig eingeflochten werden. Mit der Untersuchung der psychischen Einzelfunktionen und der systematischen Einordnung ihrer Störungen befasst sich die **allgemeine Psychopathologie** (Tab. 18.1). Normalfunktion und Abweichung sind im Rahmen der psychopathologischen Exploration gemeinsam zu betrachten.

18.3 Psychische Störungen im Kindes- und Jugendalter

18.3.1 Intelligenzminderungen

▶ **Definition.** Bei der **Intelligenzminderung** handelt es sich um eine angeborene oder erworbene eingeschränkte kognitive Leistungsfähigkeit, die in Art und Ausmaß sehr unterschiedlich ausgeprägt sein kann.

Hiervon abzugrenzen ist der Begriff der **Demenz**, der sich auf einen Abbau vormals vorhandener intellektueller Funktionen erstreckt (z. B. durch Enzephalitis, Epilepsie). Von diesen Störungen zu unterscheiden sind **intellektuelle Minderleistungen** durch extreme Vernachlässigung und mangelhafte Förderung von Kindern („psychischer Hospitalismus" oder „Deprivationssyndrom").

Klassifikation:
- **Klassifikation nach dem Intelligenzquotienten:** Hierdurch wird das ganze Spektrum intellektueller Fähigkeiten und nicht nur die Intelligenzminderung berücksichtigt (Tab. 18.2).

18.2 Varianten der intellektuellen Grundausstattung nach ICD-10

Intelligenzbereich	IQ-Bereich	Verbale Klassifikation	Kurzcharakteristik
1. sehr hohe Intelligenz	IQ > 129	weit überdurchschnittliche Intelligenz	
2. hohe Intelligenz	IQ 115–129	überdurchschnittliche Intelligenz	
3. Normvariante	IQ 85–114	durchschnittliche Intelligenz	
4. niedrige Intelligenz	IQ 70–84	unterdurchschnittliche Intelligenz	Leicht eingeschränkte intellektuelle Leistungsfähigkeit, im täglichen Leben selbstständig, häufig Grund- und Hauptschulabschluss.
5. leichte Intelligenzminderung (ICD-Nr. F70)	IQ 50–69 (bei Erwachsenen Intelligenzalter von 9 bis < 12 Jahren)	Debilität	In der Regel Besuch einer Sonderschule für Lernbehinderte: die praktische Intelligenz ist meist besser als die theoretische, konkrete Denkoperationen sind möglich, die Kulturtechniken können erlernt werden.
6. mittelgradige Intelligenzminderung (ICD-Nr. F71)	IQ 35–49 (bei Erwachsenen Intelligenzalter von 6 bis < 9 Jahren)	Imbezillität	In der Regel nur in Sonderschulen für geistig Behinderte (praktisch Bildbare), erheblicher seelisch-geistiger Entwicklungsrückstand. Der Erwerb von Kulturtechniken ist nicht möglich.
7. schwere Intelligenzminderung (ICD-Nr. F72)	IQ 20–34 (bei Erwachsenen Intelligenzalter von 3 bis < 6 Jahren)	ausgeprägte Imbezillität	Z. T. noch Besuch einer Sonderschule für praktisch Bildbare möglich.
8. schwerste Intelligenzminderung	IQ < 20 (bei Erwachsenen Intelligenzalter < 3 Jahren)	Idiotie	In der Regel außerordentlich eingeschränkte Bildungsfähigkeit. In vielen Fällen ist weder Gehen noch selbstständig Essen oder Sprechen möglich. Neigung zu Bewegungsstereotypien und Primitivreaktionen. Das erreichbare Entwicklungsalter entspricht etwa dem 18 Monate alter Kinder, die intellektuellen Funktionen bewegen sich auf der sensomotorischen Stufe. Eine Ökonomisierung des Lernens durch Sprache ist nicht mehr möglich.

- **Klassifikation nach der Förderungsmöglichkeit**
- **Klassifikation nach der Ätiologie**

Häufigkeit: Intelligenzminderungen kommen bei etwa 3% der Gesamtbevölkerung vor.

Diagnostik und Differenzialdiagnose: Aufdeckung der Ursache, differenzierte Beschreibung des Störungsmusters, evtl. genetische Familienberatung.

- **Klassifikation nach der Förderungsmöglichkeit:** Unter dem Gesichtspunkt der schulischen Förderbarkeit können die Lernbehinderung (IQ ca. 50–80) und die geistige Behinderung (IQ ca. 30–55) unterschieden werden.
- **Klassifikation nach der Ätiologie:** Diese Klassifikation ist insofern problematisch, als die Ätiologie in weniger als 30% der Fälle aufgeklärt werden kann.

Ätiologie und Pathogenese: Schwere und schwerste intellektuelle Behinderungen sind in der Regel durch Erkrankungen oder Verletzungen des Gehirns, Missbildungssyndrome, erbliche Stoffwechselanomalien oder chromosomale Aberrationen bedingt.

Häufigkeit: Intelligenzminderungen unterschiedlicher Schweregrade kommen bei etwa 3% der Gesamtbevölkerung vor. Je schwerer die intellektuelle Behinderung ist, umso seltener tritt sie auf.

Diagnostik und Differenzialdiagnose: Die Diagnostik hat primär die Aufdeckung der Störungsursache zum Ziel. Außerdem sollen durch die differenzierte Beschreibung des Störungsmusters Anhaltspunkte für die individuelle Förderung und Prognose und ggf. Erkenntnisse für die genetische Familienberatung gewonnen werden. Differenzialdiagnostisch abzugrenzen sind Demenzzustände, autistische Störungen, zerebrale Anfallsleiden und das Landau-Kleffner-Syndrom (erworbene Aphasie mit Epilepsie).

Therapie: Die Behandlung kann in den meisten Fällen nicht kausal, sondern nur symptomatisch erfolgen. Daher muss der Behandlungsplan die Bereiche berücksichtigen, die den Betroffenen im Alltag am meisten beeinträchtigen und am ehesten erfolgreich angegangen werden können:
- funktionelle Übungsbehandlung
- verhaltenstherapeutische Maßnahmen
- medikamentöse Behandlung
- Beratung der Bezugspersonen und des sozialen Umfeldes
- schulische und berufliche Förderung.

Prognose: Abhängig von Art und Ausmaß der intellektuellen Behinderung, von einer möglichen Progredienz der Störung und von den Förderbedingungen.

18.3.2 Störungen der Nahrungsaufnahme

Ess- und Appetitstörungen bevorzugt im Kleinkind- bzw. Kindesalter

Ätiologie und Pathogenese: Ess- und Appetitstörungen können als rein psychogene Störungen bei Auseinandersetzungen innerhalb der Familie und einer massiven Beeinträchtigung der Eltern-Kind-Beziehung vorkommen, treten aber auch gehäuft bei hirngeschädigten, geistig behinderten und autistischen Kindern auf. Bevor die Diagnose einer psychogenen Essstörung gestellt wird, müssen pädiatrische Krankheitsbilder (z. B. Malabsorptionssyndrom, Infektion des Magen-Darm-Trakts, s. S. 230 ff.) ausgeschlossen werden.

Häufigkeit: Relativ häufig im Kleinkindalter: etwa 30 % der 4-Jährigen zeigen ein inkonstantes und wählerisches Essverhalten. Aber auch im Vorschulalter und bei Schulanfängern weisen noch zwischen 12 und 34 % der Kinder eine Ess- und Appetitstörung auf.

Klinik: Die Symptomatik zeigt sich in der Verweigerung des Essens, im Ablehnen bzw. in der Bevorzugung bestimmter Speisen, in einer endlosen Hindehnung des Essvorgangs und oft auch im Bestehen auf einer ganz bestimmten Nahrungskonsistenz (z. B. Annahme ausschließlich flüssiger Nahrung).

Diagnostik: Nach Ausschluss organischer Störungen kommt der genauen Analyse der Interaktion zwischen Mutter und Kind eine große Bedeutung zu.

Therapie: Die Beratung der Mütter orientiert sich ebenso an verhaltenstherapeutischen Prinzipien wie die direkte Behandlung der betroffenen Kinder.

Prognose: Günstig, sofern nicht organische Schädigungen, eine geistige Behinderung oder eine schwere Persönlichkeitsstörung vonseiten der Mutter vorliegen. Da sich die Essstörungen Anorexia nervosa und Bulimia nervosa grundlegend von den Ess- und Appetitstörungen im Kleinkind- bzw. Kindesalter unterscheiden, werden diese gesondert auf S. 756 abgehandelt.

Rumination

▶ **Definition.** Bewusst herbeigeführtes Heraufwürgen von Nahrung, die erneut gekaut und meist wieder geschluckt oder auch aus dem Mund herausbefördert wird.

Ätiologie und Pathogenese: Der psychogenen Form liegt eine schwer wiegende Störung der Mutter-Kind-Beziehung zugrunde. Eine andere Form der Rumination hat selbststimulierenden Charakter und tritt bei geistig behinderten und zerebral geschädigten Kindern auf.

Häufigkeit: Das Symptom tritt im Säuglingsalter und häufiger bei Jungen als bei Mädchen auf.

Klinik: Das Heraufwürgen von Nahrung findet man gelegentlich auch bei sonst unauffälligen Kindern, die Mehrzahl der betroffenen Kinder ist jedoch fehlernährt, befindet sich in einer emotionalen Deprivationssituation und ist häufig depressiv und zurückgezogen. Meist bestehen noch andere Auffälligkeiten wie Jaktationen, motorische Stereotypien oder auch Kotschmieren.

Diagnostik: Entscheidend ist eine sorgfältige Beobachtung der Esssituation und der Mutter-Kind-Beziehung.

Therapie: Die Behandlung besteht meist in der Beratung der Mutter und der Herstellung einer normalen Mutter-Kind-Beziehung.

Prognose: Bei rechtzeitigem Therapiebeginn und Fehlen einer schwer wiegenden anderweitigen Erkrankung (z. B. Autismus oder geistige Behinderung) günstig.

Pica

▶ **Definition.** Unter Pica versteht man das Essen ungenießbarer, nicht zum Essen geeigneter Substanzen oder Gegenstände.

Ätiologie und Pathogenese: Es gibt keine einheitliche Ursache, aber eine Reihe von Hypothesen (z. B. Ausdruck einer schweren organischen Grunderkrankung). Die Störung tritt gehäuft bei geistig behinderten, extrem vernachlässigten, aus sehr ungünstigem sozialem Milieu stammenden Kindern und bei Kindern mit psychosozialem Minderwuchs auf.

Klinik: Die betroffenen Kinder essen z. B. Abfälle, Schmutz, Kot, Sand, Mörtel oder Farbe.

Therapie: Die Symptomatik ist außerordentlich hartnäckig. Die Behandlung ist meist verhaltenstherapeutisch ausgerichtet und muss mit einer entsprechenden Elternberatung kombiniert werden.

Prognose: Abhängig vom Verlauf der zugrunde liegenden Störung.

18.3.3 Störungen der Ausscheidungsfunktionen

Enuresis

▶ **Definition.** Am Tag oder in der Nacht auftretende unwillkürliche Urinausscheidung nach Vollendung des 4. oder 5. Lebensjahres (je nach Definition) ohne fassbare organische Ursache.

Ätiologie und Pathogenese: Biologisch-konstitutionelle Ansätze beziehen sich auf die genetische Disposition, körperliche Reifungsdefizite, die die Entwicklung der Blasenkontrolle verzögern, anatomische Abweichungen der ableitenden Harnwege, eine reduzierte „funktionelle Blasenkapazität" sowie gehäufte Harnwegsinfekte.
Im Rahmen **psychologischer bzw. psychosozialer** Ansätze spielen lerntheoretische Überlegungen eine herausragende Rolle. Der Erwerb der Blasenkontrolle kann als Lernprozess verstanden werden, bei dem körperliche und psychische Vorgänge ineinandergreifen. So ist beispielsweise ein bestimmter körperlicher Reifezustand Voraussetzung für eine erfolgreiche Reinlichkeitserziehung. Wird dieser Vorgang durch inadäquate Maßnahmen beeinträchtigt (z. B. durch zu frühe, zu strenge oder inkonsequente Sauberkeitserziehung sowie eine entsprechende Erziehungshaltung), kann es leicht zur Ausbildung von Störungen kommen. Emotionale Belastungsfaktoren im Sinne von Stressoren können bei der Entwicklung einer sekundären Enuresis eine Rolle spielen (z. B. Trennung der Eltern, Tod eines Elternteils, Trennung des Kindes von der Mutter oder Geburt eines Geschwisterkindes).

Häufigkeit: Ca. 15–29 % der Fünfjährigen, 5 % der Zehnjährigen und 2 % der Zwölf- bis Vierzehnjährigen nässen noch ein. Bis zum Alter von 5 Jahren sind Jungen und Mädchen gleich häufig betroffen, danach sind sind die Jungen in der Mehrzahl (im Alter von 11 Jahren sind es doppelt so viele Jungen wie Mädchen).

Klinik: Von einer Enuresis sollte erst dann gesprochen werden, wenn das Einnässen mehrfach im Monat auftritt. Je nach Zeitpunkt des Einnässens unterscheidet man **Enuresis nocturna (nachts), Enuresis diurna (tagsüber) oder Enuresis nocturna et diurna**. Die Einnässfrequenz ist unterschiedlich.
Im Hinblick auf die bereits gelungene oder nicht gelungene Reinlichkeitserziehung unterscheidet man:
- **primäre Enuresis** (Enuresis persistens): das Kind war noch nie trocken
- **sekundäre Enuresis** (Enuresis acquisita): das Kind beherrschte bereits für einen bestimmten Zeitraum (½ Jahr bis 1 Jahr) die Blasenkontrolle.

Diagnostik und Differenzialdiagnose: Die Diagnose stützt sich auf eine sorgfältige Anamnese mit besonderem Schwerpunkt auf biographischen Faktoren und familiären Belastungen sowie auf die körperliche Untersuchung einschließlich einer genauen neurologischen Untersuchung. Wichtige Informationen können zudem Verfahren wie Sonographie, Uroflowmetrie, Beckenboden-Elektromyographie sowie Laboruntersuchungen (Mittelstrahlurin) liefern. Zur allgemeinen Abklärung gehören auch testpsychologische Zusatzuntersuchungen und – nach stationärer Aufnahme – eine kurzfristige Verlaufsbeobachtung.

Therapie: Je nach Ursache kommen verschiedene Verfahren zur Anwendung, die auf den individuellen Fall abgestimmt sein müssen. Es gibt kein einheitliches, „standardisiertes" Vorgehen.
- **Medikamentöse Therapie:** Wirksam sind trizyklische Antidepressiva vom Imipramin-Typ. Verantwortlich für die Wirkung ist vermutlich der anticholinerge Effekt (Entspannung des Detrusors). Wegen der möglichen Kardiotoxizität von Imipramin werden zunehmend auch andere Substanzen verwendet, z.B. Desmopressin (Minirin), ein synthetisches Analogon des antidiuretischen Hormons, oder Oxybutinin (Dridase), ein spasmolytisch, anticholinerg und lokal analgetisch wirkendes Medikament.
- **Verhaltenstherapeutische Techniken:** An erster Stelle steht hier die apparative Behandlung mittels eines Weckgerätes („Klingelhose", früher auch „Klingelmatte"). Diese reagiert auf Feuchtigkeit und weckt das Kind beim ersten Zeichen des Einnässens durch einen lauten Ton, was eine Miktionshemmung auslöst. Folgt mehrfach hintereinander die Kombination von Aufwachen und Miktionshemmung, kommt es mit der Zeit zu einer Senkung der Weckschwelle (d.h. das Kind wacht leichter auf) und zu einer Anhebung der Miktionsschwelle (d.h. das Kind lernt, den Harn zunehmend besser zu halten). Diese Art der Konditionierungsbehandlung hat in bis zu 80% der Fälle Erfolg, wobei die Erfolgskriterien sehr unterschiedlich sind (meist 14 aufeinanderfolgende trockene Nächte). Sie wird vor allem dann eingesetzt, wenn das Einnässen sehr häufig auftritt, d.h. vor allem bei der primären Enuresis nocturna. Andere verhaltenstherapeutische Methoden kombinieren z.B. die Konditionierungsbehandlung mit einer systematischen Belohnung der Kinder nach trockenen Nächten (Lernen am Erfolg, operante Konditionierung).
- **Blasentraining:** Bei allen Formen des Blasentrainings geht man davon aus, dass das Kind die Blasenkontrolle nicht hinreichend gelernt hat und versucht, dies durch Üben nachzuholen. Im Rahmen der Übungen lernen die Kinder z.B. durch Hinauszögern oder Unterbrechung der Miktion allmählich den Miktionsvorgang direkt zu beeinflussen. Diese Methoden werden häufig mit Verhaltenstherapie kombiniert, insbesondere mit der operanten Konditionierung (s.o.).
- **Kombinationsbehandlungen:** „Breitband"-Verfahren, die sich aus den genannten Verfahren zusammensetzen (z.B. „Dry-Bed-Training" von Azrin).

Prognose: Im Allgemeinen günstig.

Klinik: Nach dem Zeitpunkt des Einnässens unterscheidet man die **Enuresis nocturna, Enuresis diurna und Enuresis nocturna et diurna**. Weiterhin werden unterschieden
- **primäre Enuresis** (Enuresis persistens): Kind war noch nie trocken
- **sekundäre Enuresis** (Enuresis acquisita): Kind hat für einen bestimmten Zeitraum (½ bis 1 Jahr) die Blasenkontrolle bereits beherrscht und begann dann wieder einzunässen.

Diagnostik und Differenzialdiagnose: Sorgfältige Anamnese, körperliche Untersuchung, neurologische Untersuchungen. Spezielle Verfahren (z.B. Sonographie, Uroflowmetrie, Mittelstrahlurin) und testpsychologische Untersuchungen liefern zusätzliche Informationen.

Therapie:
- **Medikamentöse Therapie:** Zur Anwendung kommen trizyklische Antidepressiva (Imipramin), Desmopressin und Oxybutinin.

- **Verhaltenstherapeutische Techniken:** An erster Stelle ist die apparative Behandlung mit einem Weckgerät („Klingelhose") zu nennen. Diese reagiert auf Feuchtigkeit und weckt das Kind beim ersten Anzeichen des Einnässens durch einen lauten Ton. Diese Art der Konditionierungsbehandlung ist inzwischen recht gut untersucht und wird vor allem dann eingesetzt, wenn das Einnässen sehr häufig auftritt, d.h. vor allem bei der primären Enuresis nocturna.

- **Blasentraining:** Bei allen Formen des Blasentrainings geht man davon aus, dass das Kind die Blasenkontrolle nicht hinreichend gelernt hat und versucht dies durch Üben nachzuholen.

- **Kombinationsbehandlungen**

Prognose: Günstig.

Enkopresis

▶ **Definition.** Gemäß ICD-10 versteht man unter Enkopresis das wiederholte willkürliche oder unwillkürliche Absetzen von Stuhl normaler oder fast normaler Konsistenz an Stellen, die im soziokulturellen Milieu des betroffenen Kindes dafür nicht vorgesehen sind. Die Störung kann entweder eine abnorme Verlängerung der normalen infantilen Inkontinenz darstellen oder einen Kontinenzverlust, nachdem eine Darmkontrolle bereits vorhanden war. Darüber hinaus kann sie das absichtliche Absetzen von Stuhl an dafür nicht vorgesehenen Stellen trotz normaler physiologischer Darmkontrolle beinhalten.

Ätiologie und Pathogenese: Bei der **primären** Enkopresis besteht die Ursache häufig in einer allgemeinen Entwicklungsverzögerung, einer Einschränkung der intellektuellen Funktionen oder in Behinderungen verschiedener Art. Vorgeschädigte und psychisch beeinträchtigte Kinder brauchen länger und bedürfen einer intensiveren Reinlichkeitserziehung als gesunde und normal begabte Kinder. Primäres Einkoten kann aber auch bei normal entwickelten und intelligenten Kindern auftreten. Dann sind häufig eine inkonsistente, zu frühe und zu strenge Reinlichkeitserziehung oder auch seelische Belastungen ein Grund, warum die Kinder die Darmkontrolle nicht zeitgerecht erlernen.

Bei der **sekundären** Enkopresis liegen in aller Regel belastende Erlebnisse oder akute bzw. chronische Konflikte vor, die dazu führen, dass das Kind auf eine frühere Entwicklungsstufe „regrediert" (z. B. Disharmonie in der Familie, Rivalität nach Geburt eines jüngeren Geschwisterkindes, psychiatrische Erkrankung eines Elternteils).

Lerntheoretisch kann die Enkopresis als fehlgeschlagener Lernprozess und/oder als Ausdruck einer emotionalen Störung aufgefasst werden, wobei biologische Faktoren (z. B. Reifungsverzögerung, organische Anomalien) eine wesentliche Rolle spielen können.

Häufigkeit: Die Häufigkeit der Störung ist altersabhängig, 1,5 % der 7- bis 8-Jährigen koten noch ein, wobei das Symptom bei Jungen häufiger (2,3 %) als bei Mädchen (0,7 %) vorkommt. Bei den 10- bis 12-Jährigen sind ca. 1,3 % der Jungen betroffen und 0,3 % der Mädchen. Enkopresis ist häufig mit Enuresis vergesellschaftet.

Klinik: Wie bei der Enuresis werden zwei Formen unterschieden:
- **primäre (persistierende) Enkopresis:** die Kinder waren über das 4. Lebensjahr hinaus noch nie sauber
- **sekundäre Enkopresis:** nach abgeschlossener Sauberkeitserziehung kommt es zum erneuten Einkoten.

Das Einkoten geschieht meist tagsüber und ist oft wahllos über den Tag verteilt, manchmal auch nachts. Manche Kinder koten auch nach unangenehmen Anlässen ein; vielfach wird die beschmutzte Unterwäsche von den Kindern versteckt. Wird der Stuhlgang immer weiter hinausgezögert, folgt eine weitere Eindickung des Stuhls mit Obstipation und größeren eingehaltenene Stuhlmassen (u. U. Ausweitung des Enddarms bis hin zum chronischen Megakolon); hierbei kann es zu unkontrollierten Stuhlabgängen kommen (sog. **Überlaufenkopresis**).

In der Regel legen die Kinder eine merkwürdige Gleichgültigkeit an den Tag, so dass man den Eindruck hat, die Störung und ihre Folgen berühren sie gar nicht. Auf Befragen geben sie vielfach an, den Stuhlgang nicht zu spüren. Häufig werden sie wegen des unangenehmen Geruchs gemieden, aber auch dies scheint manche Kinder nicht zu stören. Man hat den Eindruck, dass sie das gesamte Störungsbild ausblenden.

Diagnostik und Differenzialdiagnose: Auszuschließen sind organische Erkrankungen, insbesondere ein Megakolon (s. S. 259), bzw. neurologische Erkrankungen, die zur Inkontinenz führen können. Zu jeder Untersuchung eines Kindes mit einer Enkopresis gehört daher eine digitale Untersuchung des Rektums sowie eine sorgfältige neurologische Untersuchung.

Therapie: Je nach Ursache ist auch die Therapie unterschiedlich. Liegen Anhaltspunkte vor, dass die Beherrschung der Darmfunktion nicht richtig erlernt werden konnte, so muss dieser Vorgang im Rahmen eines verhaltenstherapeutisch ausgerichteten Sauberkeits- und Toilettentrainings nachgeholt bzw. wiedererlernt werden. In schweren Fällen können initial abführende Maßnahmen (z. B. durch Klistiere) notwendig sein. Ziel der therapeutischen Bemühungen ist das Erreichen eines regelmäßigen, normalen Stuhlgangs. Unterstützt werden kann dieses Vorgehen durch operante Techniken, in deren Rahmen die erfolgreiche Durchführung belohnt wird.

Ist die Enkopresis Ausdruck eines emotionalen Konfliktes oder einer Beeinträchtigung des Kindes, dann sollten diese Konflikte z. B. durch Spieltherapie zusätzlich zum Toilettentraining angegangen werden. Eine Elternberatung ist immer erforderlich.

Prognose: Günstig, sofern keine zusätzlichen Belastungsfaktoren vorliegen und das Kind altersentsprechend entwickelt ist.

18.3.4 Teilleistungsstörungen

Lese-Rechtschreib-Störung

▶ **Synonym.** Legasthenie

▶ **Definition.** Hauptmerkmal dieser Störung ist eine umschriebene und erhebliche Beeinträchtigung der Entwicklung der Lesefähigkeit, die nicht auf Intelligenzminderung, Sinnesmängel oder die Folgen einer Erkrankung zurückgeführt werden kann.

Ätiologie und Pathogenese: Trotz einer Vielzahl von Untersuchungen ist die Ätiologie nicht geklärt. Es existieren jedoch verschiedene Hypothesen (genetisch, Störung der Informationsverarbeitung, Veränderung der Hirnstruktur und Hirnfunktion).

Häufigkeit: Die Störung kommt bei Jungen deutlich häufiger vor als bei Mädchen (ca. 2 : 1). Die Häufigkeit beträgt in der 2.–3. Grundschulklasse etwa 6–7 %, bezogen auf eine repräsentative Schülerpopulation bis zum 18. Lebensjahr 8 %.

Klinik: Lesestörungen sind häufig auf Entwicklungsstörungen des Sprechens und der Sprache zurückzuführen. Gemeinsam mit der Lesestörung tritt häufig auch eine Rechtschreibstörung auf, weshalb beide Störungen zusammen als Lese-Rechtschreib-Störung bezeichnet werden. Spezielle diagnostische Kriterien sind:
- eine Leseleistung, die deutlich unter der Altersnorm liegt (z. B. 1,5 bis 2 Standardabweichungen) und nicht durch Intelligenzmängel erklärt werden kann
- eine Rechtschreibleistung deutlich unter der Altersnorm
- Sprachentwicklungsstörungen im Vorschulalter (bei ca. 60 %)
- Intelligenzquotient über 70
- normale Schulerfahrung.

Die Kinder weisen charakteristischerweise noch eine Reihe anderer Störungen auf: ca. $1/3$ zeigen Aufmerksamkeitsstörungen und Hyperaktivität und ca. 5–10 % Auffälligkeiten im visuellen bzw. visomotorischen Bereich.
Als sekundäre Folgeprobleme treten Störungen im Lern- und Leistungsverhalten, emotionale Störungen, Konzentrationsschwäche, psychosomatische Symptome (Kopf-, Bauchschmerzen, Übelkeit, v. a. vor Schulleistungsanforderungen), depressive Verstimmungen sowie Störungen des Sozialverhaltens auf.

Diagnostik und Differenzialdiagnose: Die Diagnose erfolgt durch sorgfältige Anamnese sowie klinische und testpsychologische Untersuchung. Neben der

---

Therapie: Es erfolgt ein verhaltenstherapeutisch ausgerichtetes Sauberkeits- und Toilettentraining. Ziel der therapeutischen Bemühungen ist das Erreichen eines regelmäßigen, normalen Stuhlgangs. Initial abführende Maßnahmen (Klistiere) in schweren Fällen.

Ist die Enkopresis Ausdruck eines emotionalen Konfliktes dann empfiehlt sich z. B. eine Spieltherapie. Elternberatung ist immer erforderlich.

Prognose: Günstig, sofern keine zusätzlichen Belastungsfaktoren vorliegen.

18.3.4 Teilleistungsstörungen

Lese-Rechtschreib-Störung

◀ **Synonym**

◀ **Definition**

Ätiologie und Pathogenese: Es existieren verschiedene Hypothesen (u. a. genetisch, Störung der Informationsverarbeitung).

Häufigkeit: Die Häufigkeit beträgt in der 2.–3. Grundschulklasse etwa 6–7 %.

Klinik: Lesestörungen gehen häufig auf Entwicklungsstörungen des Sprechens und der Sprache zurück und sind oft mit einer Rechtschreibstörung vergesellschaftet.

Die betroffenen Kinder weisen meist eine Reihe anderer Störungen auf (z. B. Aufmerksamkeitsstörungen und Hyperaktivität). Sekundäre Folgeprobleme sind z. B. emotionale Störungen, Störungen im Lernverhalten, psychosomatische Symptome oder depressive Verstimmungen.

Diagnostik und Differenzialdiagnose: Die Diagnose erfolgt durch sorgfältige Anamnese

Sprachentwicklung im Vorschulalter ist auch das Vorkommen von Lese-Rechtschreib-Störungen in der Familie von Interesse. Die klinisch-psychiatrische und neurologische Untersuchung konzentriert sich auf zusätzliche Symptome und den neurologischen Befund. Bei der klinischen Untersuchung ist die Hör- und Sehprüfung sowie die Prüfung anderer Sinnesfunktionen wichtig. Die testpsychologische Untersuchung hat schließlich die Aufgabe, in standardisierter Weise die Lese- und Rechtschreibfähigkeit sowie die Rechenfähigkeit (differenzialdiagnostisch wichtig) zu erfassen.

Differenzialdiagnostisch muss eine Lese-Rechtschreib-Schwäche bei intellektueller Minderbegabung, eine erworbene Dyslexie oder Alexie sowie eine erworbene Lese- bzw. Rechtschreibstörung infolge einer emotionalen Störung abgegrenzt werden.

Therapie: Die Behandlung basiert auf drei Ansätzen:
- funktionelle Übungsbehandlung des Lesens und Rechtschreibens (Abb. **18.1**)
- Unterstützung des Kindes bei der psychischen Bewältigung der Störung
- Behandlung der sekundären psychischen Symptome unter Einbeziehung des familiären und außerfamiliären Umfeldes sowie schulischer Förderungsmöglichkeiten.

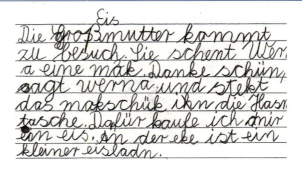

18.1 Legasthenie bei einem 10-jährigen Jungen, 3. Klasse Grundschule

Zustand nach 1,5 Jahren Therapie.

Prognose: Nur etwa 20–25% aller Kinder mit einer Lese-Rechtschreib-Schwäche erreichen im Verlauf des Grundschulalters altersgemäße Rechtschreibleistungen. Bei schwerer Legasthenie ist sogar nur in 4% eine Normalisierung möglich.

18.3.5 Hyperkinetische Störungen

▶ **Definition.** Hyperkinetische Störungen sind gekennzeichnet durch die Kardinalsymptome beeinträchtigte Aufmerksamkeit, motorische Überaktivität und ausgeprägte Impulsivität.

Ätiologie und Pathogenese: Eine einheitliche Ursache der hyperkinetischen Störung ist nicht bekannt. Eine entscheidende Rolle spielen konstitutionelle Faktoren im Sinne einer genetischen Prädisposition. Reifungsverzögerungen im Bereich des Frontalhirns, der Basalganglien und des Kleinhirns werden ebenfalls für die Störung verantwortlich gemacht.

Andererseits scheinen der Schweregrad, die Art der Begleitsymptomatik und der langfristige Verlauf auch im engen Zusammenhang mit Umwelteinflüssen zu stehen. Letzteres trifft vor allem auf die Gruppe hyperkinetischer Kinder mit Sozialverhaltensstörungen zu.

Häufigkeit: Die Angaben schwanken erheblich, ca. 3% der Kinder im Grundschulalter gelten als auffällig. Jungen sind etwa dreimal, in klinischen Stichproben sogar sechs- bis neunmal häufiger betroffen als Mädchen. Die Störung manifestiert sich bereits in frühester Kindheit und wirkt sich in der Schule besonders gravierend aus.

Klinik: Die **Aufmerksamkeitsstörung** zeigt sich v.a. im vorzeitigen Abbruch von Aufgaben und Tätigkeiten. Die Kinder scheinen leicht das Interesse an einer Aufgabe zu verlieren, weil sie von anderen Reizen abgelenkt werden. Die **motorische Überaktivität** führt nicht nur zu einem stärkeren Bewegungsdrang, sondern auch zu exzessiver Ruhelosigkeit. Dies fällt besonders in Situationen auf, die relative Ruhe und ein hohes Maß an Eigenkontrolle erfordern. Die **Impulsivität** als Neigung zu vorschnellem, unüberlegtem Handeln tritt im Alltagsleben und besonders auch in Leistungssituationen auf. In der Schulsituation haben die Kinder einen „impulsiven Arbeitsstil", d.h. es fällt ihnen schwer abzuwarten, bis sie an der Reihe sind, sie unterbrechen andere und schreien ihre Antworten hinaus, ohne die vollständige Frage abzuwarten. Ein Teil der Kinder begibt sich leichtfertig in Gefahrensituationen, ohne die Konsequenzen zu bedenken („**Gefahrenblindheit**").

Diagnostik und Differenzialdiagnose: Die Diagnosestellung bereitet aufgrund der Vielzahl und Heterogenität der Symptome, der situativen Abhängigkeit und der damit verbundenen Wechselhaftigkeit der Symptomatik erhebliche Schwierigkeiten. Da das Ausmaß der motorischen Aktivität eines Kindes sehr stark in Abhängigkeit von Alter und Entwicklungsstand variiert, muss bei der Diagnostik auch die Entwicklung berücksichtigt werden. Nicht zuletzt spielen auch normative Einschätzungen eine Rolle, die in die Beurteilung eines Kindes als „auffällig" mit einfließen. Aufgrund dieser Probleme sollte die Diagnostik möglichst umfassend und breit angelegt sein. Hierzu existieren Hilfsmittel, wie z.B. Conners-Skalen.
Differenzialdiagnostisch ist zu berücksichtigen, dass Auffälligkeiten im Sinne von komorbiden Störungen auftreten können. Dabei bereitet besonders die Abgrenzung zu den Störungen des Sozialverhaltens große Probleme. Die Einrichtung einer Überlappungskategorie zwischen hyperkinetischen und Sozialverhaltensstörungen ist Ausdruck dieser Sachlage (Hyperkinetische Störung des Sozialverhaltens, ICD-10: F 90.1). Nicht selten weisen Kinder mit Störungen des Sozialverhaltens eine hyperkinetische Störung in der Vorgeschichte auf.
Neben den Störungen des Sozialverhaltens treten als weitere komorbide Störungen affektive Störungen, Angststörungen und spezifische Lernstörungen auf.

Therapie: Da eine einzige, allein wirksame therapeutische Maßnahme nicht existiert, muss die Behandlung mehrdimensional bzw. multimodal sein. Die Therapieprogramme umfassen verschiedene Komponenten und sind so flexibel, dass ein **einzelfallbezogenes Vorgehen** möglich ist.
Je nach Schweregrad der Störung spielt die **medikamentöse Behandlung** eine wichtige Rolle. Vor allem Stimulanzien (Methylphenidat, Dextroamphetamin) kommen zum Einsatz. Daneben wurde kürzlich Atomoxetin, ein (hoch-)selektiver Noradrenalin-Wiederaufnahmehemmer (NARI), für die Behandlung zugelassen. Die Stimulanzienbehandlung kann die spezifischen hyperkinetischen Symptome (z.B. die Aufmerksamkeitsstörung) positiv beeinflussen, sie beseitigt jedoch nicht die Störung des Sozialverhaltens. Bei etwa 10 bis 15% der hyperkinetischen Kinder haben Stimulanzien keinen Effekt, bei weiteren 20% verlieren sie nach etwa 6 Monaten an Wirksamkeit. Bei rund 40% der Kinder kann die Behandlung nach etwa 1 bis 2 Jahren eingestellt werden, ohne dass die Symptomatik in ausgeprägter Form wieder auftritt.

▶ **Merke.** Die medikamentöse Behandlung kann jedoch nie die ausschließliche Therapieform sein. Ihr kommt die Aufgabe zu, den Kindern die Bewältigung einer wichtigen Entwicklungsetappe zu erleichtern, ohne die Störung ursächlich beheben zu können.

Klinik: Die **Aufmerksamkeitsstörung** zeigt sich v.a. im vorzeitigen Abbruch von Aufgaben und Tätigkeiten. Die **motorische Überaktivität** führt nicht nur zu einem stärkeren Bewegungsdrang, sondern auch zu exzessiver Ruhelosigkeit, besonders in Situationen, die relative Ruhe verlangen. Die **Impulsivität** als Neigung zu vorschnellem, unüberlegtem Handeln tritt sowohl im Alltagsleben wie auch besonders in Leistungssituationen auf.

Diagnostik und Differenzialdiagnose: Die Diagnosestellung bereitet erhebliche Schwierigkeiten. Als Gründe dafür sind an erster Stelle die Vielzahl und Heterogenität der Symptome zu nennen, weiterhin die situative Abhängigkeit und die damit verbundene Wechselhaftigkeit der Symptomatik. Hilfsmittel für Diagnostik sind z.B. Conners-Skalen.

Differenzialdiagnostisch müssen Störungen des Sozialverhaltens (in der Vorgeschichte häufig hyperkinetische Störung), affektive und Angststörungen sowie spezifische Lernstörungen ausgeschlossen werden.

Therapie: Multimodale Therapie, **einzelfallbezogenes Vorgehen**.

Medikamentöse Behandlung:
- Stimulanzien (Methylphenidat, Dextroamphetamin)
- Noradrenalin-Wiederaufnahmehemmer (Atomoxetin)

◀ Merke

Die medikamentöse Behandlung wird häufig mit **verhaltenstherapeutischen Maßnahmen** kombiniert. Durch ein sog. „Selbstinstruktionstraining" versucht man, die Fähigkeit zur Selbststeuerung zu verbessern, indem Handlungsanweisungen für Problemsituationen systematisch verbalisiert und geübt werden. Das soziale Kompetenztraining soll ein sozial angepassteres, verträglicheres Kontaktverhalten im Umgang mit anderen und damit letztlich auch eine Stabilisierung der emotionalen Befindlichkeit ermöglichen. Hierzu tragen auch funktionelle Übungsbehandlungen bei, die vorhandene Defizite im Lern- und Leistungsbereich beheben und auf diesem Weg das Selbstwertgefühl steigern können.

Von großer Bedeutung ist schließlich die **Zusammenarbeit mit den Eltern.** Dabei geht es um eine allgemeine Orientierung über das Störungsbild sowie eine Veränderung der Wahrnehmung ihres Kindes, die zumeist sehr stark auf dessen negative Verhaltensweisen fixiert ist.

Prognose: Ca. ¾ der Betroffenen haben weiterhin Schwierigkeiten in Schule und Ausbildung, Familie und allgemeiner sozialer Anpassung. Diese Entwicklung setzt sich auch im Erwachsenenalter fort. Die Betroffenen sind insbesondere im Bereich Sucht und Delinquenz gefährdet.

18.3.6 Ticstörungen und Gilles-de-la-Tourette-Syndrom

▶ **Definition.** Als **Tics** bezeichnet man unwillkürliche, plötzlich einsetzende und wiederholt auftretende umschriebene Zuckungen oder Lautäußerungen, die vom Patienten als unvermeidbar empfunden werden, jedoch zeitweise unterdrückbar sind.

Beim **Gilles-de-la-Tourette-Syndrom** handelt es sich um eine besondere Form der Ticstörung, bei der es zum gemeinsamen Auftreten multipler motorischer Tics und mindestens einem vokalen Tic kommt. Die vokalen und motorischen Tics müssen hierbei nicht notwendigerweise gleichzeitig vorkommen.

Ätiologie und Pathogenese: Es werden genetische bzw. neurobiologische Befunde diskutiert, wie z. B. eine Dysfunktion des dopaminergen Systems, wobei Umweltfaktoren offenbar den Schweregrad der Störung mitbestimmen.

Häufigkeit: Vorübergehende Ticstörungen sind im Kindes- und Jugendalter sehr häufig, wobei der Anteil der Jungen deutlich überwiegt (Lebenszeitprävalenz bis zu 25 %). Die geschätzte Prävalenz für chronische Ticstörungen liegt bei 2 – 3 %. Je nach Ausprägungsgrad betragen die Prävalenzangaben für das Tourette-Syndrom zwischen 1 : 100 und 1 : 1000.
Wie auch andere Tics kommt das Gilles-de-la-Tourette-Syndrom bei Jungen rund zwei- bis dreimal häufiger vor als bei Mädchen. Das mittlere Manifestationsalter liegt bei ca. 7 Jahren.

Klinik: Vorübergehende Ticstörungen sind im Kindes- und Jugendalter sehr häufig und bestehen nicht länger als 1 Jahr. Am häufigsten kommen Gesichtstics vor (Augenzwinkern, Grimassieren), es können aber auch andere Körperteile betroffen sein. Es kann auch zum gleichzeitigen Auftreten mehrerer Tics kommen. Die Intensität schwankt stark, wobei emotionale Belastungssituationen (z. B. schulische Anforderungen) die Symptomatik verstärken. Ein Verschwinden der Tics und ein Wiederauftreten nach 1 – 2 Monaten ist möglich.
Bei der **chronischen motorischen oder vokalen Ticstörung** treten entweder motorische oder vokale Tics auf. Sie treten nicht gleichzeitig, möglicherweise aber zeitlich einander folgend auf. Im Gegensatz zur vorübergehenden Ticstörung besteht die Symptomatik in der Regel länger als ein Jahr und ist meist durch multiple Tics gekennzeichnet.
Das **Gilles-de-la-Tourette-Syndrom** wurde 1885 von Gilles de la Tourette erstmalig beschrieben und ist durch muliple Tics und Phonationstics (Ausstoßen unartikulierter Laute, z. B. Räuspern, Husten, Grunzen bzw. Palilalien und Kopro-

lalien) gekennzeichnet (Abb. 18.2). Die Störung beginnt immer im Kindesalter und setzt sich häufig bis ins Erwachsenenalter fort. Die motorischen Tics konzentrieren sich am häufigsten auf Kopf und Gesicht, später auf Rumpf und Extremitäten. Bei 50% der Patienten beginnt die Erkrankung mit einem einzelnen motorischen Tic, der meist im Gesicht lokalisiert ist. Die Symptomatik hat einen fluktuierenden Verlauf.

18.2 Gilles-de-la-Tourette-Syndrom

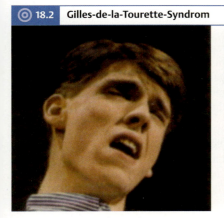
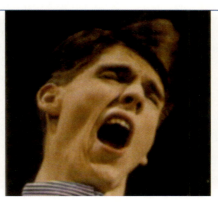
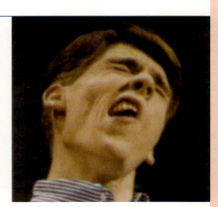

Motorische und vokale Tics bei einem Tourette-Patienten.

Diagnostik und Differenzialdiagnose: Die Diagnose wird klinisch durch Anamnese und Beobachtung gestellt. Differenzialdiagnostisch abgegrenzt werden müssen choreiforme Bewegungen im Rahmen anderer Erkrankungen (z. B. Chorea minor Sydenham, Myoklonien, v. a. Einschlafmyoklonien, epileptische Anfälle. Ca. $1/3$ aller Kinder mit Tourette-Syndrom weist auch ein hyperkinetisches Syndrom auf, bei etwa 30% der Jugendlichen mit dieser Störung besteht auch eine Zwangsstörung.

Therapie: Die Therapie hängt stark von der Schwere der Symptomatik und der damit verbundenen sozialen Beeinträchtigung ab. In der Regel besteht sie aus drei Komponenten: einer **ausführlichen Aufklärung** über die Natur der Erkrankungen, einer **medikamentösen Behandlung** und einer individuell auf den einzelnen Patienten abgestimmten **psychotherapeutischen Intervention**. Im Vordergrund der medikamentösen Behandlung stehen D_2-Rezeptorantagonisten, Medikament der ersten Wahl ist Tiaprid, Medikamente der zweiten Wahl sind Risperidon, Pimozid und Haloperidol. Bei der psychotherapeutischen Behandlung haben sich verhaltenstherapeutische Methoden bewährt. Bei einfachen Tics im Schulalter genügt in der Regel die Beratung der Eltern und gegebenenfalls der vorübergehende Einsatz von Medikamenten.

Prognose: Die Prognose der Ticstörungen ist recht günstig, wenn man vom Gilles-de-la-Tourette-Syndrom absieht.

18.3.7 Alterstypische, habituelle Verhaltensauffälligkeiten

Jaktationen

▶ **Definition.** Es handelt sich um stereotype, rhythmische Bewegungen, die hauptsächlich vor dem Einschlafen oder beim Alleinsein auftreten und für das Kind lustbetont sind.

Ätiologie und Pathogenese: Jaktationen kommen gehäuft bei Kindern mit Zerebralschäden, Intelligenzminderung sowie statomotorischer und sprachlicher

schäden und Intelligenzminderung vor, können aber auch bei normal intelligenten Kindern auftreten.

Häufigkeit: Ca. 4 % der 10- bis 11-Jährigen sind betroffen.

Klinik: Am häufigsten kommen die Jactatio capitis (Kopfschaukeln) und die Jactatio corporis (Schaukeln mit dem ganzen Körper) vor. Typisch für die Symptomatik ist die Abkapselung von der Umwelt, die Selbstbezogenheit des Symptoms und die Möglichkeit zur Unterbrechung durch Umweltreize.

Diagnostik und Differenzialdiagnose: Die Diagnose wird klinisch gestellt. Von Jaktationen sind motorische Stereotypien, Tics, choreatiforme Bewegungen und Myoklonien abzugrenzen.

Therapie: Die Behandlung richtet sich nach den zugrunde liegenden Ursachen.

Motorische Stereotypien

▶ **Definition**

Ätiologie und Pathogenese: Die Ursache ist unklar.

Klinik: Stereotypien haben oft den Charakter von Verlegenheitsgesten. Ihr Erscheinungsbild kann sehr vielfältig sein (z. B. rhythmische Fingerbewegungen, Schaukeln mit den Armen oder dem Oberkörper, rhythmisches Hin- und Herbewegen der gespreizten Hand vor den Augen).

Diagnostik und Differenzialdiagnose: Die Diagnose wird klinisch gestellt. Abzugrenzen sind z. B. extrapyramidale Bewegungsstörungen und Zwangssyndrome.

Therapie: Verhaltenstherapeutische Behandlung.

Entwicklungsretardierung vor, es sind aber auch zahlreiche normal intelligente und nicht vorgeschädigte Kinder betroffen. Wie andere habituelle Verhaltensweisen ist auch die Jactatio eine lustbetonte Reaktion mit einer Wiederholungstendenz.

Häufigkeit: Ca. 4 % der 10- bis 11-jährigen Kinder sind betroffen, Jungen etwa doppelt so häufig wie Mädchen. Unter Heimkindern und Kindern, die stark emotional vernachlässigt sind, tritt das Symptom häufiger auf.

Klinik: Die häufigsten Formen sind die Jactatio capitis (Kopfschaukeln) und die Jactatio corporis (Schaukeln mit dem ganzen Körper). Dieses rhythmische Schaukeln wird z. B. in Rücken- oder Bauchlage, im Sitzen, manchmal auch in Knie-Ellenbogen-Lage durchgeführt. Typisch für die Symptomatik ist die Abkapselung von der Umwelt, die Selbstbezogenheit des Symptoms und die Möglichkeit, es durch Umweltreize zu unterbrechen. Das gehäufte Vorkommen beim Einschlafen ist nicht zufällig, sondern hängt mit dem hypnoiden Zustand der Kinder zusammen.

Diagnostik und Differenzialdiagnose: Die Diagnose wird klinisch gestellt. Von Jaktationen sind motorische Stereotypien, Tics, choreatiforme Bewegungen und Myoklonien abzugrenzen. Dies ist in der Regel nicht sehr schwierig, da die meisten anderen Störungen nicht den typischen rhythmischen Charakter aufweisen und auch nicht ganze Körperregionen ergreifen.

Therapie: Die Behandlung richtet sich nach den zugrunde liegenden Ursachen (z. B. Unterbrechung einer Vernachlässigung des Kindes).

Prognose: Bei normaler Intelligenz und Fehlen schwer wiegender Milieunoxen günstig.

Motorische Stereotypien

▶ **Definition.** Unter dieser Bezeichnung werden sehr verschiedene motorische Abläufe zusammengefasst, deren Gemeinsamkeit in ihrem gleichförmigen Auftreten, ihrer Wiederholungstendenz und im Fehlen eines sinnvollen Handlungscharakters liegt.

Ätiologie und Pathogenese: Stereotypien werden als Ergebnis einer Unter- oder Überstimulation des Organismus aufgefasst, als direkte Folge einer neurologischen Störung oder als operante Verhaltensweisen, die den Organismus durch interne Stimulation (Selbststimulation) belohnen.

Klinik: Da Stereotypien oft den Charakter von Verlegenheitsgesten besitzen, kann man sie als solche nicht immer gleich erkennen. Das Erscheinungsbild ist sehr vielfältig: rhythmische Fingerbewegungen, Schaukeln mit Armen oder Oberkörper, rhythmisches Hin- und Herbewegen der gespreizten Hand vor den Augen, Auf- und Abbewegen des Kopfes bei gleichzeitigem Schnüffeln, Rotationsbewegungen mit der Hand (mit oder ohne Gegenstände), Zehenspitzen- oder Hackengang, Knirschen mit den Zähnen, abnorme Mundbewegungen, sprachliche Stereotypien, Ausstoßen von Lauten oder Worten können vorkommen.

Diagnostik und Differenzialdiagnose: Die Diagnose wird durch Verhaltensbeobachtung und anamnestische Hinweise gestellt. Abzugrenzen sind extrapyramidale Bewegungsstörungen, Zwangssyndrome, andere habituelle Bewegungsmuster, gelegentlich auch motorische Automatismen im Rahmen einer psychomotorischen Epilepsie.

Therapie: Stereotypien sind häufig sehr hartnäckig, besonders bei geistig behinderten, hirngeschädigten, autistischen und psychotischen Kindern. Mit gewissem Erfolg werden verhaltenstherapeutische Maßnahmen (operantes Konditionieren, Aversivtherapie) angewendet.

Schlafstörungen

Schlafstörungen zeigen eine typische Altersbindung und kommen im Vorschulalter am häufigsten vor. Zu den Schlafstörungen wird auch das Schlafwandeln (Somnambulismus) gezählt, häufig auch der Pavor nocturnus, der eigentlich keine Schlafstörung ist, sondern eher zu den Angstsyndromen gerechnet werden muss. Das Schlafbedürfnis variiert je nach Alter des Kindes. Während ein Kind gegen Ende des 1. Lebensjahres ca. 16 Stunden Schlaf benötigt, braucht ein Kind im Stadium der Einschulung etwa 10–12 Stunden.

Ätiologie und Pathogenese: Einschlafstörungen treten am häufigsten im Vorschulalter auf und sind sehr oft mit Angstzuständen vergesellschaftet. Die häufigste Ursache sind psychische Konflikte innerhalb der Familie oder in Kindergarten bzw. Schule. Oft benötigen die Kinder ein bestimmtes Ritual (z. B. Lieblingstier oder bestimmtes Verhalten der Eltern), andernfalls können sie nicht einschlafen und suchen nachts immer wieder ihre Eltern auf. Häufig werden Einschlafstörungen auch durch Tagesereignisse verursacht, die das Kind nicht verarbeiten kann. Da Einschlafstörungen allerdings auch durch zu langen Nachtschlaf bedingt sein können, sollten die Eltern zunächst immer nach der Schlafdauer befragt werden.

Bei der **Durchschlafstörung** wachen die Kinder wieder auf, nachdem sie bereits eingeschlafen sind. Sie zeigen dann häufig Angstsymptome, klagen über unangenehme Träume und kommen ins Schlafzimmer der Eltern.

Eine Sonderform der Schlafstörungen ist der **Pavor nocturnus** (nächtliches Aufschrecken). Es handelt sich hierbei um eine meist vor Mitternacht auftretende Angstsymptomatik mit massiver Furcht und Panik, die evtl. von heftigem Schreien und starker Erregung begleitet wird. Häufig besteht anschließend eine Amnesie. Nach dem Aufwachen wirken die Kinder extrem ängstlich, häufig motorisch unruhig und sind noch schläfrig, d. h. man muss sie erst aufwecken, um den Angstzustand zu unterbrechen.

Beim **Schlafwandeln (Somnambulismus)** kommt es im Stadium des Tiefschlafes zu geordneten Handlungsabläufen, für die die Kinder später eine Amnesie haben.

Sie stehen meist aus dem Bett auf, laufen in der Wohnung umher oder gehen evtl. auch auf die Straße und führen Handlungen durch, an die sie sich später nicht mehr erinnern (z. B. Schrank ausräumen, Blumen abbrechen). Dabei kann es selten auch zur Selbstgefährdung kommen. Schlafwandeln kommt häufiger bei Jungen vor als bei Mädchen, häufig bestehen außerdem Albträume und Angstzustände. Die Störung wird mit einer Verzögerung der Hirnreifung in Verbindung gebracht. Das Schlafwandeln bildet sich mit zunehmender Reifung in der Regel von selbst zurück.

Diagnostik und Differenzialdiagnose: Die Diagnose wird klinisch gestellt. Differenzialdiagnostisch ist an ein Anfallsleiden, aber auch Funktionsanomalien des ZNS (z. B. Formatio reticularis) zu denken, denn für den Eintritt des Schlafes sind eine Reihe vegetativer Vorgänge erforderlich, die z. B. durch Hirnfunktionsstörungen beeinträchtigt sein können. Auch das Vorliegen einer Depression kann die Ursache v. a. für Einschlaf- oder Durchschlafstörungen sein.

Therapie: Die Behandlung richtet sich nach der vermuteten Ursache. Zugrunde liegende Konflikte sollten mit Kind und Eltern geklärt werden. Gemeinsam mit den Eltern lassen sich fast immer Veränderungen im Verhalten der Familie herbeiführen, die bei der Überwindung der Schlafstörung helfen. Bei einer Depression empfiehlt sich eine antidepressive Behandlung, bei starken Angstzuständen kann vorübergehend auch ein Anxiolytikum eingesetzt werden. Beim Schlafwandeln kann in hartnäckigen Fällen ein Antidepressivum die Schlaftiefe erfolgreich reduzieren. Im Allgemeinen kommt man jedoch ohne Medikamente aus.

18.3.8 Störungen der Sprache und des Sprechens

Gemäß ICD-10 handelt es sich um Störungen, bei denen die normalen Muster des Spracherwerbs von frühen Entwicklungsstadien an beeinträchtigt sind. Im klinischen Alltag hat sich die Einteilung in Sprachentwicklungsstörungen, Sprechstörungen und Sprachabbau- bzw. Sprachverlustsyndrome bewährt.

Sprachentwicklungsstörungen

s. S. 944

Agrammatismus und Dysgrammatismus

▶ **Definition.** Es handelt sich um Sprachstörungen, die auf der Unfähigkeit zu grammatikalisch korrektem Sprechen beruhen. Kennzeichnend sind Einwortsätze oder Sprechen im Telegrammstil. Bei erheblicher Ausprägung kann die Sprache unverständlich sein.

Ätiologie und Pathogenese: Wie das Stammeln ist auch der Dysgrammatismus ein normales Durchgangsstadium im Verlauf des Spracherwerbs. Als krankhaft ist die Störung erst anzusehen, wenn sie nach dem 4. Lebensjahr auftritt. Ursachen für dysgrammatische Störungen können frühkindliche Hirnschädigungen, Mehrfachbehinderungen, geistige Entwicklungsbehinderungen, Schädel-Hirn-Traumen (z. B. gemeinsames Vorkommen von Dysgrammatismus und Aphasie) und genetische Einflüsse sein. Als **Hörstummheit oder Audimutitas** (Stummheit des hörfähigen Kindes) wird die über das. 3. Lebensjahr hinaus bestehende Stummheit trotz uneingeschränkter Hörfähigkeit und normaler Intelligenz bezeichnet. Eine synonyme Bezeichnung ist die der Entwicklungsaphasie.

Häufigkeit: Ca. 3 % der 6-jährigen Jungen und 1,5 % der gleichaltrigen Mädchen sind betroffen.

Therapie: Oberstes Prinzip der Behandlung ist die Motivation und Unterstützung zum (korrekten) Sprechen.

Redeflussstörungen (Sprechstörungen)

Stottern

s. S. 946

Poltern

s. S. 947

18.3.9 Sprachabbau- und Sprachverlustsyndrome

Sprachabbau- und Sprachverlustsyndrome kommen bei einer ganzen Reihe von **Stoffwechsel- und degenerativen Erkrankungen** vor. Sie müssen von einem vorübergehenden Stillstand oder Rückschritt in der Sprachentwicklung abgegrenzt werden, der bei manchen Kindern nach Infektionen, Unfällen oder traumatischen Erlebnissen auftreten kann. Man unterscheidet

- **Sprachabbau** bei kindlichen Demenzprozessen (z. B. subakute sklerosierende Panenzephalitis, amaurotische Idiotie, Dementia infantilis Heller, diffuse Hirnsklerose, Chorea Huntington)
- **Sprachverlust** im Rahmen von **Aphasien** aufgrund einer hirnorganischen Schädigung. Wie im Erwachsenenalter unterscheidet man eine **motorische** (Broca-Aphasie: Sprachverständnis weitgehend erhalten, expressive Komponente der Sprachproduktion gestört) von einer **sensorischen Form** (Wernicke-Aphasie: Sprachverständnis gestört, während die für die Sprachproduktion erforderlichen motorischen Abläufe nicht wesentlich beeinträchtigt sind), **totale Aphasie, anamnestische Aphasie** (Wortfindungsstörungen und Umschreibungen von Begriffen). Reine Aphasieformen sind selten, Mischformen überwiegen.

Die **Behandlung** richtet sich nach der zugrunde liegenden Erkrankung, häufig ist jedoch keine kausale Therapie möglich.

Unter **Mutismus** wird das Nicht-Sprechen bei erhaltenem Sprachvermögen verstanden. Es wird unterschieden zwischen einem **elektiven Mutismus** und einem **totalen Mutismus**. In ersterem Falle sprechen die Betroffenen elektiv mit bestimmten Personen und mit anderen nicht, wohingegen beim totalen Mutismus der sprachliche Kontakt zu allen Menschen eingestellt wird.

18.3.10 Tiefgreifende Entwicklungsstörungen

Als „Tiefgreifende Entwicklungsstörungen" werden in der ICD-10 (Kategorie F84) der „Frühkindliche Autismus", der „Atypische Autismus", das „Rett-Syndrom", das „Asperger-Syndrom", die „Überaktive Störung mit Intelligenzminderung und Bewegungsstereotypien" sowie eine Reihe von desintegrativen Störungen des Kindesalters zusammengefasst. Im folgenden Abschnitt werden der frühkindliche Autismus nach Kanner und das Asperger-Syndrom abgehandelt.

Frühkindlicher Autismus

▶ **Synonym.** Kanner-Syndrom

▶ **Definition.** Das Leitsymptom des frühkindlichen Autismus ist eine hochgradige interpersonelle Kontaktstörung, deren erste Anzeichen bereits in den ersten Lebensmonaten auftreten.

Ätiologie und Pathogenese: Verschiedene Faktoren werden diskutiert. Für **genetische Einflüsse** sprechen die Ergebnisse von Familienuntersuchungen und Zwillingsstudien. Geschwister autistischer Patienten haben ein Erkrankungsrisiko von ca. 3%, was einem 60- bis 100-mal häufigeren Vorkommen als in der Allgemeinbevölkerung entspricht. Zwillingsstudien haben außerdem ergeben, dass die Konkordanzrate bei monozygoten Zwillingen um ein Vielfaches höher liegt als bei dizygoten Zwillingen.

Es liegen auch eine Vielzahl von Beobachtungen vor, die alle auf das Vorliegen **struktureller oder funktioneller Veränderungen des Gehirns** hindeuten. Hierzu zählen eine Reihe neurobiologischer Besonderheiten (z.B. Störungen des Schlafrhythmus, Essstörungen, abnormes Schreien, Störungen der Ausscheidungsfunktionen, Übererregbarkeit), die man bei gesunden Kindern nicht findet. Ferner entwickeln rund 30% der betroffenen Kinder später epileptische Anfälle. Auch eine Reihe neurologischer Syndrome ist überzufällig häufig mit frühkindlichem Autismus assoziiert. Zudem wurden auch Besonderheiten des Hirnstoffwechsels festgestellt.

Die These einer **Störung der kognitiven und emotionalen Entwicklung** stützt sich auf die bereits von Leo Kanner (1943) beschriebene Beobachtung, wonach Kinder mit frühkindlichem Autismus eine „angeborene Unfähigkeit zur Aufnahme der üblichen und biologisch vorgesehenen Kontakte zu anderen Menschen" aufweisen. Aufgrund dieses grundlegenden Defizits sind sie auch nicht in der Lage, weitere ganz normale Entwicklungsfortschritte zu erzielen, in deren Verlauf Kinder sonst frühzeitig lernen, dass auch andere Menschen affektive Beziehungen, Vorstellungen und Gedanken haben, die man z.T. aus ihrem Verhalten erschließen und in die man sich auch hineinversetzen kann.

Häufigkeit: Die Prävalenz beträgt etwa 4–5 pro 10 000 Kinder und Jugendliche. Jungen sind häufiger betroffen als Mädchen im Verhältnis von etwa 2:1 bis 3:1. Der frühkindliche Autismus manifestiert sich bereits vor dem dritten Lebensjahr.

Klinik: Die ersten Anzeichen der Störung treten zwar bereits in den ersten Lebensmonaten auf, sind aber in dieser Zeit nur schwer zu erkennen. Die Kinder bleiben in ihrer emotionalen und motorischen Entwicklung zurück, nehmen keinen Blickkontakt auf und verhalten sich gegenüber Bezugspersonen bei jeder Kontaktaufnahme abweisend und abwehrend. Das Intelligenzniveau zeigt eine große Variationsbreite, allerdings liegt bei drei Viertel der Betroffenen eine ausgeprägte Intelligenzminderung vor.

Darüber hinaus zeigen sie ein ängstliches Festhalten am Gewohnten (Veränderungsangst), eine Reihe von Sprachauffälligkeiten (verzögerte Sprachentwicklung, Echolalie, pronominale Umkehr, dysgrammatische Sprache), vielfach auch Auffälligkeiten der Stimme und der Sprachmelodie, sowie eine Reihe von anderen Verhaltensauffälligkeiten, unter denen zwanghaftes und selbstverletzendes Verhalten, aggressive Impulsdurchbrüche sowie fehlende Angst vor realen Gefahren häufig vorkommen.

Diagnostik und Differenzialdiagnose: Die Diagnose wird aufgrund der Anamnese und der klinischen Beobachtung gestellt. Hierzu gibt es Hilfsmittel in Form von Skalen.
Differenzialdiagnostisch ist zunächst zwischen frühkindlichem Autismus und autistischer Persönlichkeitsstörung (Asperger-Syndrom, s. S. 744) zu unterscheiden. Weiterhin ist das Rett-Syndrom auszuschließen, das durch einen fortschreitenden demenziellen Abbauprozess gekennzeichnet ist. Von großer praktischer und klinischer Bedeutung ist außerdem die Abgrenzung von der Schizophrenie des Kindesalters (s. S. 746). Auch an Sinnesdefekte oder Oligophrenien muss gedacht werden.

Therapie: Leitlinie zur Therapie, Intervention und Rehabilitation ist die vielfach belegte Erfahrung, dass stärker verhaltensorientierte, direkte und strukturierte Behandlungsmethoden größere Erfolge aufweisen als solche, die ein „Laissez-faire-Prinzip" verfolgen und die Patienten stark sich selbst überlassen. Dabei muss jeder Behandlungsansatz das individuelle Entwicklungsprofil des autistischen Kindes berücksichtigen. Das Therapieprogramm wird dann gewissermaßen auf dieses Entwicklungsprofil hin „maßgeschneidert". Folgende Maßnahmen haben sich hierbei als nützlich und weiterführend erwiesen:
- Frühförderung
- verhaltenstherapeutische Methoden
- körperbezogene Therapiemaßnahmen.

Prognose: Die wichtigsten prognostischen Indikatoren sind der Stand der Sprachentwicklung und die Intelligenz um das 5.–6. Lebensjahr. Autistische Kinder, die bis zu diesem Zeitpunkt über eine relativ gut entwickelte Sprache und Intelligenz verfügen (IQ > 80), haben eine vergleichsweise günstige Prognose, sofern nicht zusätzliche Komplikationen wie epileptische Anfälle oder andere neurologische Symptome hinzutreten. Eine Heilung ist jedoch bislang nicht möglich.

Asperger-Syndrom

▶ **Definition.** Beim Asperger-Syndrom handelt es sich um eine Extremvariante der schizoiden Persönlichkeitsstruktur. Die Kinder weisen ebenfalls eine Beziehungsstörung auf, die aber weniger stark ausgeprägt ist als beim frühkindlichen Autismus. Sie sind nicht selten gut bis überdurchschnittlich intelligent und werden später auffällig als die Kinder mit Kanner-Syndrom, und zwar dann, wenn besondere Anforderungen an ihre soziale Eingliederungsfähigkeit gestellt werden (Besuch des Kindergartens oder spätestens in der Schule). Der Ausprägungsgrad der Störung ist sehr unterschiedlich.

Ätiologie und Pathogenese: Die autistische Persönlichkeitsstörung wird durch eine Desintegration der intellektuellen und emotionalen Bereiche der Persönlichkeit oder eine Störung der intuitiven Fähigkeiten erklärt. Da in der weiteren Verwandtschaft von Kindern mit Asperger-Syndrom vermehrt ähnliche oder gleiche abnorme Persönlichkeiten gefunden wurden, wird ein genetischer Faktor angenommen. Umweltnoxen und frühe hirnorganische Schädigungen spielen als (Mit-)Ursachen ebenfalls eine Rolle.

Häufigkeit: Unter Zugrundelegung einer großzügigen Definition wurden Häufigkeiten bis zu 7 auf 1000 Kinder im Alter von 7–16 Jahren beschrieben.

Klinik: Die Sprachentwicklung erfolgt frühzeitig, häufig beginnen die Kinder noch vor dem freien Laufen zu sprechen und gewinnen eine wandlungsfähige Sprache mit großem Wortschatz und originellen Wortschöpfungen. Die kommunikative Funktion ihrer Sprache ist in einer anderen Weise gestört als bei Kindern mit Kanner-Syndrom. Sie reden, wann sie wollen, ohne Anpassung an die Zuhörer (Spontanrede) und führen häufig Selbstgespräche. Sie zeigen niemals die charakteristischen Abweichungen in der präverbalen und verbalen Kommunikation wie frühkindliche Autisten, dagegen sind bei ihnen aber ähnliche Auffälligkeiten der Sprechstimme (monoton, unmoduliert) zu finden. Sie denken originell und verfügen über gute logische und abstrahierende Fähigkeiten. Häufig haben sie übermäßig intensive, eng umgrenzte und praxisferne Sonderinteressen. Manchmal besteht auf bestimmten Gebieten ein lexikales Wissen, wobei jedoch die reine Wissensspeicherung dominiert und die Einordnung des Wissens in größere Zusammenhänge oft unterbleibt.

Trotz ihrer guten Intelligenz sind Kinder mit Asperger-Syndrom wegen einer ausgeprägten Aufmerksamkeitsstörung oft schlechte Schüler, da sie durch die Beschäftigung mit sich selbst innerlich abgelenkt werden. Von klein auf zeigen sie eine auffällige motorische Ungeschicklichkeit, man beobachtet bei ihnen auch häufig dyspraktische Störungen. Sie können sich nur begrenzt auf Mitmenschen oder soziale Situationen einstellen, sind rücksichtslos bei der Durchsetzung ihrer Wünsche, freuen sich oft am Ärger anderer, haben kein Gefühl für persönliche Distanz und keinen Sinn für Humor.

Diagnostik und Differenzialdiagnose: Die Diagnose wird aufgrund der Vorgeschichte, der Exploration und der Verhaltensbeobachtung, auch außerhalb der Untersuchungssituation, gestellt. Eine sorgfältige psychologische Untersuchung unter Berücksichtigung neuropsychologischer Gesichtspunkte, kognitiver Funktionen und der Persönlichkeit ist für die diagnostische Einordnung von großer Bedeutung. Probleme ergeben sich in der Abgrenzung gegenüber dem frühkindlichen Autismus, Persönlichkeitsstörungen im Zusammenhang mit hirnorganischen Schädigungen und anderen Persönlichkeitsstörungen (z. B. schizoide Persönlichkeitsstörung).

Therapie: Die Annahme einer genetischen Disposition schließt die Therapierbarkeit der Störung nicht aus. Aus präventiven Gründen sollte die Beratung der wichtigsten Beziehungspersonen möglichst frühzeitig einsetzen. Dazu ist eine subtile Kenntnis der Eigenart der Kinder im Allgemeinen und des einzelnen Kindes im Besonderen, einschließlich seines gesamten Reifungszustandes, erforderlich. Bei sekundären Neurotisierungen kann eine Psychotherapie unter Einbeziehung der Eltern notwendig werden. Eine frühzeitige sensomotorische Übungsbehandlung sollte wegen der motorischen Störungen erfolgen.

Prognose: Die Prognose ist meist günstig. Die soziale Eingliederung gelingt Menschen mit Asperger-Syndrom umso besser je älter sie werden. Dies liegt an der zunehmenden Reife ihres Intellekts, bei einigen auch an einer gewissen sozialen Nachreifung, den Lernerfolgen bei der verstandesmäßigen Einstellung auf Menschen und Situationen sowie der Tatsache, dass eine Verständigung auf rationaler Ebene unter Erwachsenen leichter gelingt als unter Kindern.

18.3.11 Schizophrenie

▶ **Definition.** Schizophrene Psychosen sind schwer wiegende psychische Erkrankungen, die zu einer Desintegration der Persönlichkeit führen. Sie verlaufen teils akut, teils schleichend unter Auftreten produktiver Symptome wie z. B. Wahn und Halluzinationen. Von psychoreaktiven Störungen und neurotischen Entwicklungen unterscheiden sie sich durch den Verlust des Realitätsbezuges. Im Kindesalter ist die Diagnose schwierig, da die Symptomatik von der Schizophrenie Erwachsener abweichen kann.

Ätiologie und Pathogenese: Genetische, organische und psychogene Einflussfaktoren sind bekannt. Nach der Dopamin-Hypothese liegt bei der Schizophrenie eine Überempfindlichkeit der dopaminergen Rezeptoren, vorwiegend im mesolimbischen System, vor. Diese These wurde aufgrund der Wirksamkeit von Neuroleptika aufgestellt, die vorwiegend am Dopaminrezeptor binden. Für die so genannte negative Symptomatik wird eine unzureichende Aktivität am Serotoninrezeptor verantwortlich gemacht.

Häufigkeit: Etwa 4 % aller Schizophrenien treten vor dem 15. und nur ca. 1 % vor dem 10. Lebensjahr auf. Etwa 10 % der schizophrenen Psychosen manifestieren sich zwischen 14 und 20 Jahren, 42 % zwischen 21 und 30 Jahren.

Klinik: Während im Kindesalter die klassischen Formen der Schizophrenie (Tab. 18.3) selten sind, werden sie im Jugendalter deutlich häufiger.
Die häufigste Form der Schizophrenie im Kindes- und Jugendalter ist die paranoide Schizophrenie.

18.3 Unterformen der Schizophrenie

paranoide Schizophrenie (F20.0):	Vorherrschend sind Wahnideen und akustische Halluzinationen. Daneben sind Störungen des Denkens und der Affektivität vorhanden. Diese Form der Erkrankung führt meist nicht zu einer Persönlichkeitsveränderung, auch die Intelligenz bleibt oft unberührt.
Hebephrenie (F20.1):	Beginn meist nach der Pubertät mit Antriebsverarmung, Denkzerfahrenheit, affektiver Verflachung und läppischer, gelegentlich heiterer Grundstimmung. Die jugendlichen, sehr oft intelligenten und gewissenhaften Patienten, versagen plötzlich in der Schule, ziehen sich von Freunden und aus der Familie zurück, verlieren alle Interessen und werden häufig zu Langzeitpatienten, die in Einrichtungen untergebracht werden müssen.
katatone Schizophrenie (F20.2):	Bei dieser Form stehen motorische Phänomene wie akute Erregungs- oder Erstarrungszustände (Stupor) mit mutistischem Verhalten im Vordergrund. Daneben kommen aber auch viele andere Symptome vor, am häufigsten Wahnideen und Halluzinationen, die auch mit einem traumähnlichen (oneiroiden) Zustand einhergehen können.
Schizophrenia simplex (F20.6):	Diese Form führt langsam und schleichend, ohne besonders auffällige Symptome, zu einem kognitiven Defektzustand. Die Patienten sind antriebsarm, abgestumpft, ohne Initiative und Energie, depressiv oder verstimmt und versagen in der Schule oder im Beruf. Häufig geben sie ihre gewohnte Tätigkeit auf oder wechseln die Stelle, lassen sich treiben und verwahrlosen.
schizophrene Rest- und Defektzustände:	Hierbei handelt es sich um chronische Formen der Schizophrenie, in der die Symptome, die von der akuten Phase weiterbestehen, meistens ihre Schärfe verloren haben. Das Gefühlsleben ist abgestumpft, die Denkstörungen, auch wenn sie grob auffällig sind, verhindern nicht, dass alltägliche Routinetätigkeiten ausgeübt werden können. Häufig ist die Intelligenz im Vergleich zur Zeit vor der Erkrankung deutlich beeinträchtigt.

Neben **produktiven Symptomen** wie Denkstörungen, Wahn und Halluzinationen können auch **negative Symptome** (z. B. verflachte oder inadäquate Affekte, Sprachverarmung, Gedankenabreißen) vorkommen.

- **Symptome im kognitiven und Wahrnehmungsbereich:** Häufig treten formale Denkstörungen, Wahnideen und Halluzinationen auf. Diese Symptome stehen bei der paranoiden Schizophrenie im Vordergrund, die geradezu den Prototyp der schizophrenen Psychose darstellt. Zu den formalen Denkstörungen gehören auch Ich-Störungen wie z. B. Gedankenlautwerden, Gedankeneingebung, Gedankenentzug oder Gedankenausbreitung.

- Eine Systematisierung des Wahns ist bei Kindern vor dem 10. Lebensjahr außerordentlich selten, tritt im Jugendalter jedoch häufig auf. Relativ oft bestehen im Jugendalter leibhypochondrische Erlebnisse sowie Verfolgungs-, Beziehungs-, Beeinflussungs- und Vergiftungsideen. Akustische Halluzinationen überwiegen, im Kindesalter kommen häufiger optische Halluzinationen vor.
- **Störungen im emotionalen Bereich, Kontakt- und Sozialverhalten:** Häufig besteht bei Jugendlichen eine ausgeprägte Rückzugs- und Isolationssymptomatik. Affektstörungen, insbesondere misstrauisch-ängstliche Grundstimmung, Affektlabilität, Negativismus und Regressionen auf infantile Verhaltensformen sind ebenfalls häufig.
- **Störungen der Sprache:** Veränderungen der Sprechweise, gesteigerter Rededrang, Perseverationsneigung, Sprachstereotypien oder Echolalie (Wiederholung der an den Patienten gerichteten Fragen) sind möglich.
  Bei sich früh manifestierenden kindlichen Schizophrenien kann eine Abgrenzung gegenüber der Autistensprache schwer sein. Wortneubildungen und eine Bedeutungsverschiebung oft gebrauchter Worte sind häufig.
- **Störungen der Motorik:** In der Spontanmotorik besteht oft eine allgemeine Disharmonisierung (Steifheit, Eckigkeit) sowie eine Reduktion der Spontanbewegungen. Gelegentlich kommen katatone Bilder und kataleptische Erscheinungen vor. Relativ häufig sind motorische Stereotypien (z. B. eine stereotype Körperhaltung oder bizarre Fingerspiele).
- **Antriebsstörungen:** Ein wichtiges Charakteristikum ist die häufig zu findende Antriebslosigkeit. Die Jugendlichen verlieren jede Spontaneität und Initiative, sitzen stundenlang teilnahmslos im Zimmer und haben keinerlei Interesse, einer Unterhaltung zu folgen, zu lesen oder sich zu beschäftigen. Die Antriebslosigkeit kann so ausgeprägt sein, dass die Betroffenen völlig regungslos dasitzen, weder sprechen noch essen und auch ihre Ausscheidungsfunktionen nicht mehr willentlich regulieren. Diesen Zustand bezeichnet man als Stupor.

Diagnostik und Differenzialdiagnose: Die Diagnose erfolgt aufgrund der Anamnese und der klinischen Symptomatik. Die diagnostischen Kriterien der Schizophrenie nach ICD-10 umfassen eine Reihe charakteristischer psychotischer Symptome sowie eine zeitliche Kategorie (Krankheitsdauer von mindestens einem Monat).
Differenzialdiagnostisch muss das Vorliegen einer **schizoaffektiven Psychose** ausgeschlossen werden. Hierbei treten manische oder depressive Symptome gleichzeitig mit schizophrenen Symptomen auf. Die Störung entspricht diagnostisch weder einer Schizophrenie noch einer affektiven Psychose (manische oder depressive Phase). Entscheidend ist die Gleichzeitigkeit der schizophrenen und affektiven Symptomatik.
Beim Vorliegen v. a. optischer Halluzinationen muss auch immer an **organische Zustandsbilder bzw. Intoxikationen** gedacht werden.

Therapie: In der Akutphase der Schizophrenie ist eine **neuroleptische Behandlung** erforderlich. Zur Behandlung akut psychotischer Zustandsbilder mit vorwiegend produktiver Symptomatik werden Butyrophenon-Derivate eingesetzt (v. a. Haloperidol und Benperidol) sowie die Phenothiazine Perazin (Taxilan), Fluphenazin (Dapotum, Lyogen), Perphenazin (Decentan) und Chlorprothixen (Truxal). Bei starker Unruhe kann Levopromazin (Neurocil) wegen seiner dämpfenden Wirkung eingesetzt werden. Neben diesen „klassischen" Neuroleptika können auch „atypische" Neuroleptika eingesetzt werden, die kaum extrapyramidalmotorische Nebenwirkungen haben und auch die Negativsymptomatik günstig beeinflussen. Die wichtigsten Substanzen sind Clozapin (Leponex), Olanzapin (Zyprexa), Risperidon (Risperdal), Amisulprid (Solian), Quetiapin (Seroquel), Ziprasidon (Zeldox) und Aripiprazol (Abilify). Clozapin ist sehr gut wirksam, erfordert aber wegen der potenziellen Gefahr einer Agranulozytose besondere Vorsichtsmaßnahmen (wöchentliche Blutbildkontrollen in den ersten 18 Wochen der Behandlung, danach monatliche Kontrollen). Bei psychotischen Zustandsbildern mit nicht produktiver Symptomatik, bei denen Antriebsarmut, Negativismus, autistisches Verhalten, Gehemmtheit und Rückzug im Vordergrund stehen, werden häufig atypische Neuroleptika eingesetzt. Generell ähnelt die medikamentöse Behandlung der Schizophrenie bei Kindern und Jugendlichen der von Erwachsenen.

Die **Psychotherapie** stellt eine gleichwertige Ergänzung der medikamentösen Therapie dar und umfasst die psychische Führung des Patienten, Ermutigung, Eingehen auf seine alltägliche Probleme und Sorgen, Steigerung des Selbstwertgefühls und der Kontakt- und Kommunikationsfähigkeit. Im Rahmen einer solchen **stützenden Psychotherapie** ist es wichtig, dass die Patienten ihrer Neigung zum Rückzug nicht nachgehen können. Durch ein **kognitives Trainingsprogramm** wird die sog. kognitive Basisstörung (Störung der allgemeinen psychischen Leistungsfähigkeit, einschl. Konzentration, Merkfähigkeit oder Gedächtnis) behandelt. Wichtig ist auch die **neuroleptische Rezidivprophylaxe**, die häufig über mehrere Jahre erforderlich ist.

▶ **Merke.** Eine aufdeckende Psychotherapie ist bei schizophrenen Erkrankungen in der Akutphase kontraindiziert.

Prognose: Je früher die schizophrene Psychose beginnt, desto ungünstiger ist der Verlauf. Im Jugendalter kommt es in 23 % zur Vollremission und in 25 % zur Teilremission. Bei 52 % der Betroffenen tritt eine Chronifizierung ein. Etwa 40 % der Adoleszenten, die an einer Schizophrenie erkranken, können aufgrund der Chronifizierung ihrer Erkrankung oder ausgeprägter Störungen innerhalb ihrer Familie nicht unmittelbar nach der stationären Behandlung die schulische oder berufliche Tätigkeit aufnehmen oder ins häusliche Milieu zurückkehren. Für diese Gruppe ist ein Rehabilitationsprogramm erforderlich, das die Integration der Patienten nach 1- bis 2-jähriger Rehabilitationsphase in ihre gewohnte Umgebung oder die Erarbeitung neuer schulischer und beruflicher Perspektiven zum Ziel hat.

18.3.12 Affektive Störungen

▶ **Definition.** Unter dieser Bezeichnung werden verschiedene Störungsbilder zusammengefasst, die folgende Gemeinsamkeiten aufweisen:
- ausgeprägte Veränderungen der Stimmungslage und des Antriebs, wobei die Stimmung nach der depressiven oder der manischen Seite ausgelenkt sein kann
- zusätzliche kognitive und körperliche Symptome
- häufig rezidivierender Verlauf, oft mit Chronifizierung. Auch einmalige Episoden können auftreten.

Ätiologie und Pathogenese: Als relevante Faktoren gelten die genetische Prädisposition, Persönlichkeitsfaktoren (Introversion, Angstbereitschaft und Neurotizismus fördern die Manifestation depressiver Störungen), traumatische Erfahrungen und aktuelle psychosoziale Belastungen. Zu den neurobiologischen Faktoren gehören die Katecholamin- und die Serotonin-Hypothese, die ein Defizit des jeweiligen Transmitters am Rezeptor postulieren, sowie neuroendokrinologische Hypothesen, die von einer Störung der Hypothalamus-Hypophysen-Nebennierenrinden-Achse bzw. der Hypothalamus-Hypophysen-Schilddrüsen-Achse ausgehen.

Häufigkeit: Affektive Störungen sind bereits im Kindesalter bekannt, treten jedoch deutlich häufiger in der Adoleszenz auf.

Klinik: Die Klassifikation folgt der ICD-10. Tab. **18.4** gibt einen Überblick über verschiedene Formen affektiver Störungen und ihre Symptome.

Diagnostik und Differenzialdiagnose: Die Diagnosestellung erfolgt aufgrund der Vorgeschichte und der klinischen Symptomatik. Es existiert auch eine Reihe von Interviews, Checklisten und standardisierten Skalen. Differenzialdiagnostisch

18.4 Überblick über verschiedene Formen affektiver Störungen

- **depressive Episode (F32):** Die einzelne depressive Episode wird als eigenes Störungsbild abgegrenzt, weil bei ihrem erstmaligen Auftreten häufig nicht klar ist, ob sie Bestandteil einer umfassenderen Störung ist. Charakteristisch sind die **Kardinalsymptome** depressiver Störungen: gedrückte und traurige Grundstimmung, Antriebsminderung, Verlust der Interessen und Schlafstörungen sowie erhöhte Ermüdbarkeit. Hinzu treten als weitere häufige Symptome Konzentrationsstörungen, vermindertes Selbstwertgefühl und Selbstvertrauen, Schuldgefühle, pessimistische Zukunftsperspektiven, Suizidgedanken oder -handlungen, Denkhemmung, Grübeln. **Körperliche Symptome** wie Schlafstörungen, Appetit- und Gewichtsverlust, diffuse Ängste, mitunter auch motorische Unruhe sind ebenfalls typisch. Man unterscheidet verschiedene Schweregrade: leichte, mittelgradige oder schwere Episoden („major depression"), bei Letzteren können auch psychotische Symptome auftreten.
- **rezidivierende depressive Störungen (F33):** Die Symptomatik ist identisch mit der depressiven Episode; die Episoden treten jedoch wiederholt auf.
- **manische Episode (F30):** Charakteristisch ist Antriebsüberschuss, Distanzlosigkeit, planlose Umtriebigkeit und Hyperaktivität, gesteigertes Selbstwertgefühl und überhöhte Selbsteinschätzung; ferner Größenideen oder absolut unrealistische Zukunftspläne. In diesen Phasen benötigen die Patienten kaum Schlaf und sind ständig in Bewegung. In der Adoleszenz zeigt die Manie oft schizophrenietypische Symptome mit Wahn und Halluzination und kann somit leicht mit einer schizophrenen Psychose verwechselt werden.
- **bipolare affektive Störung (F31):** Wechsel von depressiven und manischen Episoden, die zwischenzeitlich durch Phasen normalen psychischen Befindens **(Remission)** unterbrochen sind. Bipolare Störungen sind im Kindesalter außerordentlich selten.
- **anhaltende affektive Störungen (F34):** Anhaltende und gewöhnlich fluktuierende Stimmungsstörungen. Die einzelnen Episoden sind meist nicht schwer genug, um als hypomanische oder depressive Episode bezeichnet zu werden. Die Störungen dauern jahrelang an und betreffen in erster Linie Erwachsene.
  - **Zyklothymie (F34.0):** andauernde Instabilität der Stimmungslage, die sowohl durch leichte depressive Episoden als auch durch Episoden mit gehobener Stimmung gekennzeichnet ist. Diese Störung kann bereits im Kindes- und Jugendalter auftreten, wenngleich die Diagnose in dieser Lebensphase außerordentlich schwer zu stellen ist.
  - **Dysthymie (F34.1):** chronische depressive Verstimmung, die meist monatelang anhält, aber immer wieder durch kürzere Perioden psychischen Wohlbefindens unterbrochen wird. Kennzeichnend ist ein depressives Zustandsbild, das in der Regel einer traumatischen Erfahrung folgt. Die traumatisierende Erfahrung kann auch ein länger anhaltender Konflikt sein, mit dem sich das Kind oder der Jugendliche lang und kontinuierlich (oft auch unbewusst) beschäftigt hat. Häufig ist außerdem eine ausgeprägte Angstsymptomatik vorhanden. Die Symptomatik erreicht jedoch nicht den Schweregrad einer leichten oder mittelgradigen rezidivierenden depressiven Störung.

müssen andere psychiatrische Erkrankungen (z.B. Schizophrenie), organische Erkrankungen und andere affektive Störungen ausgeschlossen werden.

Therapie: Die **medikamentöse Behandlung** erfolgt zunehmend mit selektiven Serotonin-Wiederaufnahmehemmern (SSRI) oder Serotonin-Noradrenalin-Wiederaufnahmehemmer (SNRI). Die bisher häufig eingesetzten trizyklischen Antidepressiva haben sich im Kindes- und Jugendalter als unwirksam erwiesen. Darüber hinaus bergen sie ein nicht unerhebliches kardiales Risiko.
Lithium wird bei bipolaren Störungen zur Rezidivprophylaxe sowie bei der akuten Manie eingesetzt. Die regelmäßige Kontrolle des Lithium-Serumspiegels (0,8–1,2 mmol/l) ist wichtig. Auch Carbamazepin hat sich in der Behandlung affektiver Störungen und zur Rezidivprophylaxe bei schizoaffektiven Störungen bewährt.

Bei der **Psychotherapie** depressiver Störungen im Kindes- und Jugendalter sind moderne Formen der Verhaltenstherapie unter Nutzung kognitiver Aspekte wirksam unter Berücksichtigung folgender Ziele: Aufbau einer tragfähigen Beziehung, Abbau belastender Kognitionen (Gedanken und Vorstellungen), Aufbau neuer Bewältigungsstrategien sowie Förderung positiver Lebensbezüge und sozialer Kontakte.

▶ **Merke.** Bei Verdacht auf Suizidalität sollte eine stationäre Aufnahme erfolgen. Suizidalität äußert sich im Kindes- und Jugendalter in einem auffälligen Rückzug, dem Nachlassen von Interessen sowie in Form von Suizidgedanken, mitunter auch in der Ankündigung von Suizidhandlungen.

Prognose: Schwere depressive Störungen („major depression") sind bei Kindern und Jugendlichen langwierig und dauern durchschnittlich 7–9 Monate. Die Rückfallrate beträgt 40 % innerhalb der ersten zwei und 70 % innerhalb der ersten fünf Jahre nach Erkrankungsbeginn. Höhere Rückfallraten haben Kinder und

Therapie: Selektive Serotonin-Wiederaufnahmehemmer (SSRI) oder Serotonin-Noradrenalin-Wiederaufnahmehemmer (SNRI) gewinnen in der **medikamentösen Behandlung** zunehmend an Bedeutung.

Bei der **Psychotherapie** depressiver Störungen im Kindes- und Jugendalter haben sich die modernen Formen der Verhaltenstherapie unter Nutzung kognitiver Aspekte als wirksam erwiesen.

◀ Merke

Prognose: Schwere depressive Störungen („major depression") verlaufen bei Kindern und Jugendlichen langwierig. Die Rückfallrate beträgt 40 % innerhalb der ersten zwei Jahre nach Erkrankungsbeginn und 70 % nach fünf Jahren.

18.3.13 Selbstverletzendes Verhalten und Suizidalität

Obwohl selbstverletzendes Verhalten und **suizidales Verhalten** gemeinsam haben, dass sich ein schädigender Impuls gegen den eigenen Körper richtet, unterscheiden sie sich darin, dass selbstverletzendes Verhalten in der Regel nicht die **Beendigung des eigenen Lebens** zum Ziel hat, sondern die **wiederholte Beschädigung des eigenen Körpers** („Automutilation"). Selbstverletzendes Verhalten ist keine Diagnose im engeren Sinne, sondern tritt in der Regel im Kontext eines umfassenderen Störungsbildes auf, z. B. bei Autismus, geistiger Behinderung, Stoffwechselstörungen und Fehlbildungssyndromen, Zwangssyndromen, Gilles-de-la-Tourette-Syndrom oder Persönlichkeitsstörungen (v. a. vom Borderline-Typ).

Stereotypes selbstverletzendes Verhalten: Diese Formen der Selbstbeschädigung treten meist in Verbindung mit einer Intelligenzminderung auf. Folgende Verhaltensweisen können auftreten: wiederholtes Kopfschlagen, Ins-Gesicht-Schlagen, Augenbohren, Beißen in Hände, Lippen oder andere Körperpartien. Neben diesen Symptomen selbstverletzenden Verhaltens können jedoch bei Kindern und Jugendlichen auch **habituelle Verhaltensweisen** vorkommen, die evtl. zu gesundheitlichen Beeinträchtigungen führen (Trichotillomanie mit Trichophagie, Rumination, Pica-Symptomatik [s. S. 731]).

Suizidalität: Das **präsuizidale Syndrom** kann als Vorläufer einer manifesten Suizidalität angesehen werden und ist durch situative und dynamische Einengung, Einschränkung der zwischenmenschlichen Beziehungen und der Wertwelt sowie durch Suizidphantasien mit Todeswünschen gekennzeichnet. Weitere wichtige Anhaltspunkte für manifeste Suizidalität sind das Ausmaß vorhandener Dysphorie, Angst, Desorganisiertheit, stark erhöhte Impulsivität und unkontrollierbare affektive Labilität.

Suizidale Krisen werden bei Patienten mit einer Störung des Sozialverhaltens oder einer Persönlichkeitsstörung häufig von Phasen mit gesteigertem selbstverletzendem Verhalten eingeleitet und begleitet. **Suiziddrohungen** und demonstrativ anmutende **parasuizidale Handlungen** besitzen nicht selten eine Appellfunktion und verweisen auf bereits manifeste psychische Störungen und/oder zugrunde liegende akute bzw. chronische Belastungen im familiären und sozialen Umfeld. Meist sind diese Belastungsfaktoren zugleich Risikofaktoren für fortbestehende Suizidalität und Selbstbeschädigung.

Ätiologie und Pathogenese: Als empirisch gesicherte Risikofaktoren für suizidales Verhalten im Jugendalter gelten die in Tab. 18.5 aufgeführten Punkte. Aber auch schwere depressive Syndrome und affektive Psychosen sind ebenfalls mit einem deutlich erhöhten Suizidrisiko behaftet.

18.5 Risikofaktoren für suizidales Verhalten im Jugendalter

- Verlust einer bedeutungsvollen Bezugsperson
- Broken-Home-Situation
- Suizid in der Familie
- soziale Isolation
- Probleme im Sexualbereich
- aggressives und/oder delinquentes Verhalten
- Alkohol- und Drogenmissbrauch
- hoher Leistungsdruck (Überforderung)
- Nachahmungs-Suizid

Häufigkeit: Der vollendete Suizid steht bei Kindern an 10. Stelle aller Todesursachen, bei den 15- bis 25-Jährigen an 2.–3. Stelle. Suizide sind für ca. 12% der Gesamtmortalität in dieser Diagnose- und Altersgruppe verantwortlich. Man geht davon aus, dass Suizidversuche etwa 8- bis 10-mal häufiger vorkommen als vollendete Suizide und von Mädchen etwa zwei- bis dreimal häufiger als von

Jungen durchgeführt werden, während bei den vollendeten Suiziden Jungen deutlich überwiegen. Bei 70–80% der Jugendlichen, die einen Suizidversuch hinter sich haben, wurde dieser auch vorher angekündigt. Im weiteren Verlauf vollenden 10–15% dieser Jugendlichen den Suizid.

Diagnostik und Differenzialdiagnose: Generell muss die Exploration bei Verdacht auf Suizidalität im Jugendalter klären, ob latente Suizidgedanken und genaue Vorstellungen über die Vorgehensweise vorhanden sind. Jede Suiziddrohung, so demonstrativ sie auch erscheinen mag, muss ernst genommen werden. Differenzialdiagnostisch muss suizidales von chronisch selbstverletzendem Verhalten abgegrenzt werden.

Therapie: Der Umgang mit Suizidalität und selbstverletzendem Verhalten gehört zu den schwierigsten therapeutischen Herausforderungen und stellt einen psychiatrischen Notfall dar, der meist eine Krisenintervention erfordert. Bei akuter **Suizidalität** ist in der Regel eine stationäre Aufnahme erforderlich. Die zugrunde liegende psychische Erkrankung sowie familiäre bzw. psychosoziale Belastungsfaktoren müssen dabei berücksichtigt werden. Je nach Grunderkrankung kann auch eine medikamentöse Behandlung erforderlich sein (z. B. bei Psychosen oder einem schweren depressiven Syndrom). Aufgrund der Komplexität und meist multikausalen Genese des suizidalen Verhaltens ist eine multimodale, individuelle Therapie erforderlich. Zur Anwendung kommen gesprächspsychotherapeutische, supportive, kognitive, familienzentrierte und verhaltenstherapeutische Methoden.

Prognose: Diese hängt von der zugrunde liegenden Störung und vom Schweregrad der Symptomatik im Einzelfall ab.

18.3.14 Angststörungen

▶ **Definition.** Unter dem Begriff Angststörungen werden unterschiedliche Syndrome zusammengefasst, die durch zwei Merkmale gekennzeichnet sind: Eine ungewöhnlich starke und situationsunangemessene Angst und ein ebenso ausgeprägtes Vermeidungsverhalten (Tab. 18.6).

18.6	Kriterien für pathologische Angst

- übermäßig ausgeprägte Angstintensität (quantitativer Aspekt)
- ungewöhnliche Inhalte und Objekte der Angstzustände (qualitativer Aspekt)
- Unangemessenheit der Angstreaktion im Verhältnis zur Situation, in der sie auftritt
- Chronifizierung der Angstsituation
- Fehlen von Möglichkeiten zur Reduktion bzw. Bewältigung der Angst
- spürbare Beeinträchtigung der alterstypischen Lebensvollzüge durch den Angstzustand und das Vermeidungsverhalten

Häufigkeit: Angststörungen gehören zu den häufigsten psychiatrischen Diagnosen im Kindes- und Jugendalter. Die Prävalenz bei Kindern und Jugendlichen liegt zwischen 5,5 und 8,5%. Etwa die Hälfte aller Angststörungen beginnt in Kindheit und Jugend. Die Komorbidität mit anderen psychischen Störungen, insbesondere weiteren Angststörungen und Depressionen, ist hoch (25–70%).

Monosymptomatische (spezifische) und soziale Phobien

▶ **Definition.** Bei den monosymptomatischen (spezifischen) Phobien bezieht sich die Angst auf bestimmte Objekte und Situationen.

Ätiologie und Pathogenese: Konstitutionelle, genetische und psychosoziale Faktoren sind bedeutsam. Viele „spezifische" Phobien treten bereits im Kindesalter auf, soziale Phobien meist in der Pubertät.

Häufigkeit: Die Prävalenz bei Kindern und Jugendlichen liegt zwischen 2,5 und 10%.

Klinik: Spezifische Phobien beziehen sich häufig auf Tiere, Höhe, Enge, Dunkelheit, Fliegen, den Zahnarztbesuch, Verletzungen oder Erkrankungen (Abb. 18.3).

Ätiologie und Pathogenese: Von Bedeutung sind konstitutionelle und genetische sowie psychologische und psychosoziale Faktoren. Viele „monosymptomatische" oder „spezifische" Phobien treten bereits im Kindesalter auf (v. a. Tierphobien), während die sozialen Phobien meist in der Pubertät oder Frühadoleszenz beginnen.

Häufigkeit: Die Prävalenz bei Kindern und Jugendlichen liegt zwischen 2,5 und 10%. Während die monosymptomatischen (spezifischen) Phobien bereits im Kindesalter auftreten, sind die häufigsten Phobien im Jugendalter die sozialen Phobien. Das hat mit dem entwicklungsbedingten Wandel der Angstthematik zu tun, die sich zu Beginn der Adoleszenz von spezifischen Objekten auf soziale Situationen verlagert.

Klinik: Die angstauslösenden Objekte bzw. Situationen der monosymptomatischen Phobien sind vielfältig. Häufig sind Tierphobien, Höhenphobien, Klaustrophobie, Phobie vor der Dunkelheit, vor dem Fliegen, phobische Angst vor dem Zahnarztbesuch, vor Verletzungen oder vor Erkrankungen (z. B. AIDS-Phobie). Die betroffenen Kinder oder Jugendlichen bekommen massive Angstzustände, wenn sie einem solchen Objekt oder einer entsprechenden Situation ausgesetzt werden (Abb. 18.3).

18.3 Beispiele für angstauslösende Situationen und Objekte

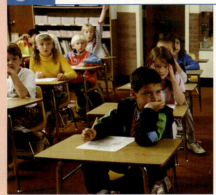
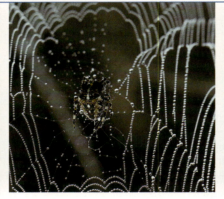
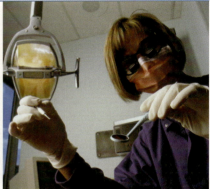

a Schule.   **b** Spinne.   **c** Zahnarzt.

Soziale Phobien betreffen u. a. häufig Prüfungssituationen, das Essen in der Öffentlichkeit, Treffen mit dem anderen Geschlecht.

Diagnostik und Differenzialdiagnose: Die Diagnose erfolgt aufgrund der Anamnese und der klinischen Symptomatik. Abgegrenzt werden müssen andere Angstsyndrome.

Therapie: Verschiedene Strategien der **Verhaltenstherapie** stellen die wirksamste Behandlung dar. Bei der **systematischen Desensibilisierung** wird der Patient schrittweise mit dem phobischen Objekt bzw. der entsprechenden Situation konfrontiert.

Exposition und Reaktionsverhinderung (Flooding) sind das wirksamste Verfahren zur Behandlung von Phobien. Der Patient wird hierbei rasch dem maximalen Angstreiz ausgesetzt.

Soziale Phobien betreffen häufig Prüfungssituationen, das Essen in der Öffentlichkeit, Treffen mit dem anderen Geschlecht und alle Formen des Auftretens in der Öffentlichkeit.

Diagnostik und Differenzialdiagnose: Die Diagnose erfolgt aufgrund der Anamnese und der klinischen Symptomatik. Differenzialdiagnostisch abzugrenzen sind Panikattacken, Agoraphobie und die generalisierte Angststörung.

Therapie: Sowohl bei monosymptomatischen (einfachen) als auch bei sozialen Phobien stellen verschiedene Strategien der **Verhaltenstherapie** die wirksamste Behandlungsmethode dar. Bei der **systematischen Desensibilisierung** wird der Patient schrittweise, zunächst gedanklich, dann real, mit dem phobischen Objekt bzw. der entsprechenden Situation konfrontiert. Dadurch wird der Patient in die Lage vesetzt, das angstauslösende Objekt oder die angstauslösende Situation zunächst in der Vorstellung und später auch in der Realität zu ertragen.

Exposition und Reaktionsverhinderung (Flooding) sind das wirksamste Verfahren zur Behandlung phobischer Syndrome. Die Methode enthält Elemente der systematischen Desensibilisierung, nur dass der Patient rascher der angstauslösenden Situation oder dem angstauslösenden Objekt ausgesetzt wird. In der Angstphase wird seine übliche Reaktion (z. B. Weglaufen, verschiedene Vermeidungstechniken) verhindert.

Auch die Anwendung **kognitiver Strategien** kann hilfreich sein. Zu ihnen gehören verschiedene Formen des Problemlösungs- und Selbstinstruktionstrainings, die mit einem Selbstsicherheitstraining kombiniert werden können.
Im Rahmen der **medikamentösen Therapie** werden im Wesentlichen Antidepressiva und Benzodiazepine angewandt.

Prognose: Spezifische Phobien sprechen recht gut auf Behandlung an. Im Allgemeinen neigen Angststörungen jedoch zur Chronifizierung.

Panikattacken und Agoraphobie

▶ **Definition.** Kennzeichen von Panikattacken sind schwere rezidivierende Angstattacken (Panikanfälle), die plötzlich auftreten und nicht an eine spezifische Situation oder besondere Umstände gebunden sind und daher nicht vorausgesagt werden können. Agoraphobie ist eine Sammelbezeichnung für Befürchtungen vor Öffentlichkeit und Menschenansammlungen an vielen und sehr verschiedenen Orten.

Ätiologie und Pathogenese: Psychophysiologische Erklärungsansätze gehen von der Beobachtung aus, dass Angstanfälle häufig von den Patienten zuallererst über körperliche Symptome beschrieben werden. Dies deutet darauf hin, dass die körperliche Symptomatik das primäre und die Angst das sekundäre Ereignis ist.

Häufigkeit: Agoraphobien gehören zu den häufigsten Angstsyndromen überhaupt. Bei 7- bis 11-jährigen Kindern liegt die Häufigkeit dieser Störung um 1,5 %. Häufig leiden die Betroffenen unter einer weiteren Angststörung (Komorbidität).
Angstanfälle und Agoraphobien treten in etwa 10 % der Fälle vor dem 16. Lebensjahr auf.

Klinik: Die Symptome sind im Einzelfall sehr variabel, gehen jedoch immer mit einer Reihe von z. T. bedrohlich erscheinenden körperlichen Symptomen einher, wie beispielsweise Atemnot, Beklemmungsgefühle, Benommenheit, Unsicherheit, Ohnmachtsgefühl, Tachykardie, Schwitzen oder Zittern. Die Dauer der einzelnen Anfälle erstreckt sich nur auf wenige Minuten, ihre Häufigkeit ist sehr variabel (einige Anfälle im Monat bis zu mehreren täglich sind möglich).

Diagnostik und Differenzialdiagnose: Die Diagnose erfolgt bei beiden Störungen aufgrund der Anamnese und der beschriebenen Symptomatik. Differenzialdiagnostisch abgegrenzt werden müssen andere Angstsyndrome sowie substanzinduzierte Angststörungen, z. B. durch Intoxikation oder Entzug (Alkohol, Koffein, Nikotin, Medikamente, Drogen) und organische Erkrankungen, z. B. endokrinologischer (z. B. Hyperthyreose, Phäochromozytom, Karzinoid) oder kardialer (z. B. Herzrhythmusstörungen) Natur.

Therapie: Bewährt haben sich Konfrontationsbehandlung (z. B. Herbeiführen körperlicher Angstauslöser), kognitive Strategien der Angstbewältigung (z. B. Umbewertung von Symptomen), Vermittlung von allgemeinen Bewältigungsstrategien (z. B. Entspannungsverfahren), Medikamente (z. B. trizyklische Antidepressiva, MAO-Hemmer, Benzodiazepine).

Prognose: Beide Störungen haben eine starke Tendenz zur Chronifizierung, sofern keine Behandlung erfolgt und wenn sie bereits längere Zeit bestehen.

Generalisierte Angststörung

▶ **Definition.** Führendes Symptom dieser Störung ist die generalisierte, nicht an eine bestimmte Situation gebundene, frei flottierende Angst, die als eine Art dauerhafte Grundbefindlichkeit persistiert und mit vielfältigen körperlichen Beschwerden einhergeht.

Ätiologie und Pathogenese: Bei der generalisierten Angststörung wird eine ausgeprägte prämorbide Angstbereitschaft angenommen. Meist beginnt die Störung erst in der Spätadoleszenz oder im Erwachsenenalter. Oft besteht auch eine begleitende Depression.

Klinik: Typische Symptome sind Zukunftsängste, körperliche Unruhe, Konzentrationsstörung, Spannungskopfschmerz und vegetative Übererregbarkeit (z. B. Schwitzen, Tachykardie, Tachypnoe, Schwindelgefühl, Mundtrockenheit, Oberbauchbeschwerden).

Diagnostik und Differenzialdiagnose: Die Diagnose erfolgt aufgrund der Anamnese und der beschriebenen Symptomatik. Differenzialdiagnostisch abgegrenzt werden müssen andere Angstsyndrome sowie organische Erkrankungen.

Therapie: Die Behandlungsmaßnahmen richten sich auf die Angstreduktion im Allgemeinen und auf die Entwicklung von Bewältigungsstrategien. Bewährt haben sich Entspannungsübungen (z. B. autogenes Training oder progressive Muskelentspannung nach Jacobson), Einbeziehung der körperlichen Symptomatik in die Behandlung (z. B. durch Biofeedback-Methoden), Medikamente (v. a. Antidepressiva).

Prognose: Die Störung neigt zur Chronifizierung. Die Prognose bezüglich einer Heilung ist umso ungünstiger, je länger die Störung besteht.

Trennungsangst

▶ **Definition.** Es handelt sich um eine emotionale Störung des Kindesalters bei der eine ausgeprägte Angst vor der realen oder befürchteten Trennung von nahen Bezugspersonen besteht.

Eine besondere Manifestation der Trennungsangst ist die so genannte **Schulphobie,** die bei entsprechend disponierten und ängstlichen Kindern auftreten kann.

Ätiologie und Pathogenese: Die familiäre Dynamik spielt für die Entstehung der Störung eine große Rolle. Charakteristisch ist eine übermäßig enge Bindung zwischen der Bezugsperson und dem betroffenen Kind, die sich in aller Regel bereits in der frühesten Kindheit entwickelt und bis in die Adoleszenz fortgesetzt hat. Die Kinder sind oft ängstlich und kontaktgehemmt und haben häufig eine sehr ängstliche Mutter, die keine Ablösung gestattet.

Häufigkeit: Die Prävalenz bei Kindern und Jugendlichen liegt um 5 %.

Klinik: Die Trennungsangst ist durch Schulverweigerung, eine Reihe massiver körperlicher Beschwerden (z. B. morgendliche Übelkeit, Kopfschmerzen, Bauchschmerzen), insbesondere vor dem Schulgang, und eine übermäßig enge Bindung an eine Bezugsperson (meist die Mutter) gekennzeichnet. Obwohl diese Form der Störung auch als Schulphobie bezeichnet wird, liegt der Ort der Störung nicht in der Schule, sondern zu Hause.
Die Angst kann sich bei diesem Syndrom auf sehr vielfältige Weise manifestieren. Durch die reale oder befürchtete Trennungssituation kommt es sekundär zur Schulverweigerung, die dann in erster Linie mit den körperlichen Symptomen begründet wird. Diese führen dazu, dass die Eltern das Kind oder den Jugendlichen zu Hause lassen und zunächst eine körperliche Untersuchung durchgeführt wird. Daher ist der Hausarzt oder Kinderarzt häufig die erste Person, die mit der Trennungsangst konfrontiert wird. Charakteristisch ist, dass die körperlichen Symptome vor dem anstehenden Schulgang oder am Wochenanfang besonders ausgeprägt sind, während sie in den Ferien weitgehend fehlen.

Diagnostik und Differenzialdiagnose: Die Diagnose erfolgt aufgrund der Anamnese und der Symptomatik.
Es ist wichtig, die Trennungsangst („Schulphobie") von Schulangst und Schuleschwänzen zu unterscheiden. Kinder mit Trennungsangst sind in der Regel gut

begabt und haben mit der Schulleistung meist keine Schwierigkeiten. Sie haben auch bei detaillierter Exploration keine Angst vor Personen oder Situationen innerhalb der Schule. Kinder mit **Schulangst** zeigen hingegen deutliche Ängste, die mit schulischen Faktoren direkt zusammenhängen, sei es Leistungsangst, Angst vor Lehrern oder auch vor anderen Schülern. Beim **Schuleschwänzen** sind in der Regel deutliche dissoziale Tendenzen vorhanden. Der Oberbegriff für alle drei Syndrome ist **Schulverweigerung.** Differenzialdiagnostisch abgegrenzt werden müssen ferner organische Erkrankungen, depressive Syndrome und schizophrene Psychosen.

Therapie: Das Kind sollte so schnell wie möglich wieder in die Schule integriert werden. Je länger die Schulverweigerung andauert, umso häufiger kommt es in der Familie zu einem sekundären pathogenen Prozess, der zusätzliche Symptome und Befürchtungen in Gang setzt.

Prognose: Die Prognose ist umso günstiger, je jünger das Kind ist und je früher es behandelt wird.

18.3.15 Zwangsstörungen

▶ **Definition.** Zwangsstörungen sind durch das hartnäckige Auftreten von Zwangsgedanken und/oder Zwangshandlungen gekennzeichnet. Dabei handelt es sich um stereotyp auftretende Wiederholungsphänomene, die vom Patienten subjektiv als sinnlos erlebt werden, gegen die er sich jedoch nicht oder nur unzureichend wehren kann.

Ätiologie und Pathogenese: Etwa 20–25 % der betroffenen Kinder haben einen Elternteil, der ebenfalls an einer Zwangskrankheit leidet, was auf einen genetischen Faktor hinweist. Auf Transmitterebene werden Zwangsstörungen mit einer Dysfunktion des serotonergen und dopaminergen Systems in Verbindung gebracht. Gestützt wird diese These durch die Wirksamkeit selektiver Serotonin-Wiederaufnahmehemmer (SSRI) und durch die hohe Komorbidität von Zwangsstörungen mit Ticstörungen andererseits.

Klinik: Zwangsstörungen können in Form von **Zwangsgedanken** oder Grübelzwang auftreten oder sich vorwiegend in **Zwangshandlungen** oder Zwangsritualen äußern. Mischbilder der Störung mit Zwangsgedanken und Zwangshandlungen treten ebenfalls auf. Die Zwangssymptome sind für den Patienten in der Regel als eigene Gedanken oder Impulse erkennbar, werden aber als wesensfremd erlebt.
Die Betroffenen versuchen sich gegen sie zu wehren. Da jüngere Kinder zu dieser Differenzierung oft nicht in der Lage sind, erleben sie die Symptomatik als von außen induziert. Die häufigsten Zwangshandlungen im Kindes- und Jugendalter sind Waschrituale und Kontrollzwänge. Zwangsgedanken beinhalten z. B. Befürchtungen vor Kontamination mit Schmutz oder Sekreten sowie Ängste vor eigenen aggressiven Impulsen. Zwangsstörungen sind häufig mit komorbiden Störungen wie Angststörungen, depressiven Störungen und auch Persönlichkeitsstörungen assoziiert.

Diagnostik und Differenzialdiagnose: Zwangsphänomene werden dann als psychiatrische Störung angesehen, wenn sie über einen längeren Zeitraum anhalten, die Alltagsfunktionen des Betroffenen stören und als quälend erlebt werden. Zur Diagnose gehört, dass der Patient in der Lage ist, die Unsinnigkeit seiner Gedanken oder Handlungen zu erkennen. Zwangsgedanken und Zwangshandlungen können auch bei schweren depressiven Erkrankungen und im Rahmen von Ticstörungen auftreten (s. S. 738, 748), wobei die Differenzialdiagnose nicht immer einfach ist. Zwangsrituale und Stereotypien im Rahmen von Intelligenzminderung und tiefgreifenden Entwicklungsstörungen müssen ebenfalls abgegrenzt werden (s. S. 729, 743). Ferner können Zwangssymptome auch im Vorfeld oder im Rahmen einer Schizophrenie auftreten (s. S. 746).

Therapie: Verhaltenstherapeutische und medikamentöse Behandlung werden miteinander kombiniert. Desensibilisierungstechniken sind besonders in den Fällen erfolgreich, bei denen es im Zusammenhang mit der Zwangsstörung zum Auftreten von starker Angst kommt. Ferner wurden kognitive Strategien mit handlungsorientierten Maßnahmen kombiniert (z. B. Gedankenstopp).
Die medikamentöse Therapie erfolgt mit serotoninspezifisch wirksamen Antidepressiva (z. B. Clomipramin) oder selektiven SSRI (z. B. Fluoxetin, Fluvoxamin, Paroxetin). Der Behandlungserfolg setzt in der Regel nach 3–4 Wochen ein.

Prognose: Die Prognose von Zwangsstörungen ist auch im Kindes- und Jugendalter eher ungünstig. Im Verlauf kann sich die Zwangssymptomatik vielfach ändern. Bei etwa 30–40 % der Betroffenen tritt eine Chronifizierung ein. Im Lauf der Zeit lernen viele Patienten, die Zwänge in ihren normalen Tagesablauf zu integrieren. Die Prognose ist auch abhängig von evtl. bestehenden komorbiden Störungen.

18.3.16 Essstörungen: Anorexia nervosa und Bulimia nervosa

▶ **Definition.** Essstörungen sind gekennzeichnet durch eine gestörte Einstellung zur Nahrungsaufnahme, die sich als massive Beeinträchtigung des Essverhaltens äußert.

Ätiologie und Pathogenese: Beide Essstörungen sind **multifaktoriell** verursacht. Zwillings- und Familienstudien weisen auf die Bedeutung **genetischer Faktoren** hin, wobei unklar ist, ob Anorexia nervosa oder Bulimia nervosa einen gemeinsamen genetischen Hintergrund haben. Einen **psychologischen** und **psychosozialen Einfluss** besitzt u. a. das in den westlichen Ländern verbreitete Schlankheitsideal. Durch die in der Pubertät bei Mädchen stärker als bei Jungen erfolgende Fettzunahme geraten diese mit dem Schlankheitsideal in Konflikt. Ursächlich sind außerdem der hohe, oft selbst gewählte Leistungsdruck der Mädchen in unserer Gesellschaft, prämorbide Essstörungen in der Kindheit (s. S. 731) und familiäre Einflüsse, deren Bedeutung heute allerdings geringer eingeschätzt wird als in früheren Jahren. Für die Bedeutung soziokultureller Faktoren spricht auch das erhöhte Auftreten bei Einwanderern in westliche Länder und die Häufigkeit der Störungen in besonderen Risikogruppen, die ein ausgeprägtes Schlankheitsideal aufweisen (z. B. Balletttänzerinnen, Leistungsturnerinnen, Schauspielerinnen, Models).
Ein gemeinsamer Grundmechanismus für beide Störungen soll in einer besonderen **Vulnerabilität des serotonergen Systems** bestehen. Diese Annahme entstand durch die Beobachtung, dass Patientinnen mit Anorexia nervosa nach Gewichtsnormalisierung eine erhöhte, Patientinnen mit Bulimia nervosa hingegen eine verminderte zentrale Serotoninaktivität aufwiesen. Diese Dysregulationsthese passt auch zu den Beobachtungen über **komorbide Störungen:** Essstörungen gehen vermehrt mit depressiven Verstimmungen, Angst- und Zwangsstörungen einher.

Häufigkeit: Es handelt sich um häufig vorkommende Essstörungen im Kindes- und Jugendalter. Der Altersgipfel bei Erstmanifestation der Anorexia nervosa liegt bei 14 Jahren, bei der Bulimia nervosa bei 17–18 Jahren (in den letzten Jahren ist es zu einem Anstieg der Anorexia nervosa gekommen). Die Prävalenz der Anorexia nervosa wird bei jungen Mädchen und Frauen mit bis zu 1 % angegeben, die der Bulimia nervosa mit etwa 2–3 %. Beide Erkrankungen betreffen überwiegend das weibliche Geschlecht.

Klinik: Bei der **Anorexia nervosa** stehen der eklatante Gewichtsverlust und die Nahrungsverweigerung, ein abnormes Essverhalten, Obstipation und eine sekundäre Amenorrhö im Vordergrund. Die Patientinnen versuchen unter allen Umständen, eine fortschreitende Gewichtsabnahme zu erreichen bzw. ein extrem niedriges Gewicht aufrechtzuerhalten.

Viele Patienten versuchen auch, durch übermäßige körperliche Aktivitäten (z. B. extreme Gymnastik) ein niedriges Gewicht beizubehalten. Reines Fasten kann als ausschließliche Methode im Vordergrund der Störungen stehen (sog. **restriktive Form**), es können aber auch andere Methoden zur Beschränkung der Nahrungsaufnahme wie Erbrechen, Laxanzien- oder Diuretikaabusus hinzutreten (**sog. „Purging"-Typus**).

Psychisch sind die Mädchen durch eine asthenische Persönlichkeit, oft auch durch histrionische oder schizoide Persönlichkeitszüge, Neigung zu depressiven Verstimmungen, ausgeprägten Ehrgeiz sowie durch eine in der Regel gute Intelligenz gekennzeichnet. Die depressiven Verstimmungen zeigen eine deutliche Abhängigkeit vom Gewicht. Mit der extremen Gewichtsabnahme ist eine massive Einstellungsänderung und häufig eine völlig unrealistische Einschätzung des eigenen Körperbildes verbunden (Körperschemastörung).

Die **körperliche** Symptomatik umfasst eine Vielzahl von gewichtsabhängigen Auffälligkeiten, die sich nach Gewichtsnormalisierung überwiegend zurückbilden: Amenorrhö, Akrozyanose, Haarausfall, Blutbildveränderungen (Leukopenie, Anämie), Elektrolytstörungen, schwere endokrine Störung sowie Osteoporose und eine im CT und MRT nachweisbare Pseudoatrophia cerebri.

Wesentliches Merkmal der **Bulimia nervosa** sind episodische Heißhungerattacken mit Verzehr großer Mengen hochkalorischer Nahrungsmittel („Essanfall"), die meist durch selbst herbeigeführtes Erbrechen wieder zu Tage gefördert werden. Den Patienten ist die Abnormität ihres Essverhaltens bewusst. Die Betroffenen sind besorgt um ihr Körpergewicht und befürchten einen Kontrollverlust, wenn sie einmal mit dem Essen begonnen haben. Nach dem Essen kommt es zu Schuldgefühlen und Selbstvorwürfen. Häufig bestehen depressive Verstimmungen, gastrointestinale Beschwerden und Angstzustände.

Aufgrund des Essverhaltens treten häufig Gewichtsschwankungen auf, wobei das durchschnittliche Gewicht in aller Regel deutlich höher ist als bei der Anorexia nervosa. Manche Patientinnen sind auch übergewichtig.

Diagnostik und Differenzialdiagnose: Das wichtigste Unterscheidungsmerkmal zur Anorexia nervosa ist die Heißhungerattacke. Verlaufsuntersuchungen zeigen, dass ein Übergang von der Anorexia nervosa in die Bulimia nervosa häufig ist, der umgekehrte Fall kommt jedoch äußerst selten vor (Tab. 18.7).

nen versuchen unter allen Umständen, eine fortschreitende Gewichtsabnahme zu erreichen bzw. ein extrem niedriges Gewicht aufrechtzuerhalten.

Psychisch sind die Mädchen durch asthenische Persönlichkeit, Neigung zu depressiven Verstimmungen, ausgeprägten Leistungsehrgeiz sowie durch eine in der Regel gute Intelligenz gekennzeichnet. Mit der extremen Gewichtsabnahme ist eine unrealistische Einschätzung des Körperbildes verbunden (Körperschemastörung).

Körperliche Symptome sind z. B. Amenorrhö, Akrozyanose, Haarausfall, Blutbildveränderungen (Anämie), Elektrolytstörungen.

Wesentliches Merkmal der **Bulimia nervosa** ist episodisches heißhungerartiges Essen großer Mengen hochkalorischer Nahrungsmittel („Essanfall"), die meist durch selbst herbeigeführtes Erbrechen wieder zu Tage gefördert werden. Die Betroffenen leiden oft an depressiven Verstimmungen und Selbstvorwürfen. Aufgrund des Essverhaltens kommt es auch häufig zu Gewichtsschwankungen, wobei das durchschnittliche Gewicht in aller Regel deutlich höher liegt als bei der Anorexia nervosa.

Diagnostik und Differenzialdiagnose: Das wichtigste Unterscheidungsmerkmal ist die Heißhungerattacke (Tab. 18.7).

18.7 ICD-10-Kriterien für Anorexia und Bulimia

Anorexia nervosa (F50)	Bulimia nervosa (F50.2)
▪ Körpergewicht mindestens 15 % unterhalb der Norm beziehungsweise Body-Mass-Index* ≤ 17,5	▪ andauernde Beschäftigung mit Essen und Heißhungerattacken, bei denen große Mengen Nahrung in kurzer Zeit konsumiert werden
▪ Gewichtsverlust ist selbst verursacht	▪ Versuche, dem dickmachenden Effekt des Essens durch verschiedene Verhaltensweisen entgegenzusteuern, z. B. selbstinduziertes Erbrechen, Laxanzienabusus, restriktive Diät
▪ Körperschemastörung und „überwertige" Idee, zu dick zu sein	
▪ endokrine Störung auf der Hypothalamus-Hypophysen-Gonaden-Achse (Amenorrhö)	▪ krankhafte Furcht, zu dick zu werden
▪ bei Erkrankungsbeginn vor der Pubertät: Störung der pubertären Entwicklung einschließlich des Wachstums, die nach Remission häufig reversibel ist	▪ häufig Anorexia nervosa in der Vorgeschichte

*Body-Mass-Index (BMI) = Körpergewicht (kg) geteilt durch Länge (m)^2 (s. S. 49)

Therapie: Entscheidend ist bei beiden Erkrankungen die Integration aller Behandlungsmaßnahmen in einen **Behandlungsplan**. Ob eine stationäre oder ambulante Behandlung erforderlich ist, richtet sich nach dem Schweregrad der Störung und der Kooperationsbereitschaft der Patientin bzw. ihrer Familie. Während bei der **Anorexia nervosa** zunächst die **Gewichtsnormalisierung** im Vordergrund steht, richtet sich die Behandlung bei der **Bulimia nervosa** in erster Linie auf die **Normalisierung des Essverhaltens**. Eine Behandlung mit Antidepressiva hat sich bei der Anorexia nervosa (trotz des häufigen komorbiden Vor-

Therapie: Entscheidend ist die Integration aller Behandlungsmaßnahmen in einen **Behandlungsplan**. Während bei der **Anorexia nervosa** zunächst die **Gewichtsnormalisierung** im Vordergrund steht, richtet sich die Behandlung bei der **Bulimia nervosa** in erster Linie auf die **Normalisierung des Essverhaltens**. Eine Behandlung mit Antidepressiva ist v. a. bei der Bulimia nervosa wirksam (SSRI).

Beide Essstörungen sollten nach einem Behandlungsplan therapiert werden (Tab. 18.8).

kommens von depressiven Störungen) nicht als effektiv erwiesen, wohl aber bei der Bulimia nervosa. Hier werden mit Erfolg SSRI (z. B. Fluoxetin, Fluvoxamin) eingesetzt.

Der Behandlungsplan der **Anorexia nervosa** wie auch der der Bulimia nervosa besteht aus mehreren Phasen (Tab. 18.8):

18.8 Behandlungsplan der Anorexia nervosa und der Bulimia nervosa

Anorexia nervosa

- **1. Phase:** Anhebung des Körpergewichts.
- **2. Phase:** die Patientin erhält einen abgesprochenen Essensplan, für dessen Einhaltung sie verantwortlich ist, der aber gleichzeitig vom Pflegepersonal sorgfältig überwacht wird.
- **3. Phase:** Ziel ist die „Selbststeuerung der Nahrungsaufnahme" durch die Patientin.
- **4. Phase:** jüngere Patientinnen: Schwerpunkt liegt auf Familienarbeit, ältere Patientinnen: Schwerpunkt liegt auf einer zunehmenden Verselbstständigung in allen Lebensbereichen, Vorbereitung der Entlassung aus der Klinik (Dauer der klinischen Behandlung [Phase 1–4] ca. 4–6 Monate).
- **5. Phase:** ambulante Nachbetreuung und Fortsetzung eingeleiteter therapeutischer Maßnahmen über einen Zeitraum von bis zu 2 Jahren.

Bulimia nervosa

- **1. Phase:** Unterbrechung pathologischer Essgewohnheiten durch die Herstellung einer tragfähigen Beziehung zum Therapeuten, Einführung eines strukturierten Essplans mit regelmäßigen Mahlzeiten, genaue Aufklärung über die Erkrankung und mögliche Schädigungen, Bezugspersonen einbeziehen und alternative Verhaltensweisen, insbesondere für Phasen bulimischer Attacken aufbauen.
- **2. Phase:** Aufdecken der Faktoren, die zur Chronifizierung des gestörten Essverhaltens beigetragen haben (Bedingungsanalyse der Einflüsse, die das Fortbestehen des bulimischen Verhaltens ermöglichen, z. B. depressive Verstimmungen, Körperschemastörungen, ungeeignete Konfliktlösungsstrategien).
- **3. Phase:** erzielte Fortschritte aufrechterhalten und künftige Problemsituationen mittels entsprechender Lösungsstrategien konstruktiv zu bewältigen

Prognose: Bei der **Anorexia nervosa** haben nach 6–8 Jahren rund $^2/_3$ der Patienten die Essstörung verloren. Bei einem Drittel kommt es zu einer Chronifizierung. 20–30 % der Patientinnen leiden an Angststörungen, Drogen- oder Alkoholabusus und Persönlichkeitsstörungen.

Auch bei der **Bulimia nervosa** kommt es im Verlauf von 2–3 Jahren in maximal 50 % der Fälle zur Heilung.

18.3.17 Körperliche Misshandlung und Vernachlässigung

▶ **Definition**

Ätiologie und Pathogenese: Kindesmisshandlung und -vernachlässigung kommen durch ein multifaktorielles Geschehen zustande (Tab. 18.9).

Häufigkeit: Nach Angaben der polizeilichen Kriminalstatistik werden jährlich in Deutschland etwa 1700 Fälle von Kindesmisshand-

Prognose: Bei der **Anorexia nervosa** haben nach 6–8 Jahren ~ $^2/_3$ der Patienten ihre Essstörung verloren, bei $^1/_3$ kommt es zu einer Chronifizierung oder zu einer Persistenz, die zwar nicht mehr die Kriterien der Anorexia nervosa erfüllt, die Patientinnen aber weiterhin beeinträchtigt. Auch nach sechs bis acht Jahren leiden rund 20–30 % an Angststörungen, Drogen- oder Alkoholabusus und Persönlichkeitsstörungen. Mit einer Letalitätsrate von 5–13 % ist die Prognose häufig als ernst zu betrachten.

Auch bei der **Bulimia nervosa** wird nach 2- bis 3-jähriger Katamnesezeit über Heilungsraten bis maximal 50 % berichtet. Bei der anderen Hälfte kommt es entweder zu einer Chronifizierung oder zu zusätzlichen psychischen Störungen (z. B. Alkohol- und Drogenmissbrauch oder Persönlichkeitsstörungen).

18.3.17 Körperliche Misshandlung und Vernachlässigung

▶ **Definition.** Kindesmisshandlung beschreibt die nicht unfallbedingte körperliche Verletzung eines Kindes oder Jugendlichen durch einen Elternteil oder eine Betreuungsperson; Kindesvernachlässigung den Mangel eines Minimums an Pflege, emotionaler Zuwendung oder Beaufsichtigung eines Kindes.

Ätiologie und Pathogenese: Kindesmisshandlung und -vernachlässigung kommen durch ein multifaktorielles Geschehen zustande. Einige wichtige Faktoren sind in Tab. 18.9 wiedergegeben. Im Einzelfall können die einzelnen Faktoren unterschiedlich schwer wiegen. Die Einflussfaktoren können das Kind betreffen oder die Eltern oder auch die Familie als Ganzes. Treten zusätzliche Schwierigkeiten auf, so kann sich die Spannung in einer Aggression gegenüber dem hilflosesten Teil der Familie, dem Kind, entladen. So kann Kindesmisshandlung als Ausdruck der Unfähigkeit bzw. der Hilflosigkeit gesehen werden, mit den speziellen Bedürfnissen des Kindes angemessen umzugehen.

Häufigkeit: Nach Angaben der polizeilichen Kriminalstatistik werden jährlich in Deutschland etwa 1700 Fälle von Kindesmisshandlung durch Eltern oder erwach-

18.9 Determinierende Faktoren für das Zustandekommen einer Kindesmisshandlung

Kind
- niedriges Geburtsgewicht und Unreife (30%)
- Fehlbildungen und Deformationen
- Unerwünschtheit
- Entwicklungsstörungen (bis 70%)
- normabweichendes und unerwartetes Verhalten

Eltern
- psychiatrische Erkrankung (Alkoholismus, Psychose, Persönlichkeitsstörungen)
- bestimmte Persönlichkeitszüge (mangelnde Impulssteuerung, Sensitivität, Isolationstendenz, hoher Angstpegel)
- Misshandlungen in der eigenen Vorgeschichte
- körperliche Züchtigung wird akzeptiert
- Mangel an erzieherischer Kompetenz
- hohe Rate an aggressivem Verhalten
- niedrige positive und hohe negative Interaktionsrate
- relativ niedriger Ausbildungsstand

Familienmerkmale
- niedriges Einkommen
- Arbeitslosigkeit des Vaters
- Kinderreichtum
- Isolation von der Gemeinschaft
- Streit und eheliche Auseinandersetzungen

---

sene Erziehungspersonen registriert. Man kann davon ausgehen, dass das Dunkelfeld die Zahl der registrierten Fälle bei weitem übersteigt. Schätzungen bewegen sich zwischen 20 000 und 400 000 Fällen pro Jahr in Deutschland. Bei ca. 10% der Kinder, die wegen Verletzungen ärztlich untersucht werden, besteht der Verdacht auf Kindesmisshandlung, bei weiteren 10% auf Kindesvernachlässigung.

Diagnostik und Differenzialdiagnose: Für die Diagnose der Kindesmisshandlung und -vernachlässigung sind anamnestische Angaben ausschlaggebend. Aber gerade sie sind aus begreiflichen Gründen oft nicht zu erhalten oder sehr unzuverlässig.
An Kindesmisshandlung oder -vernachlässigung muss man denken, wenn das **Kind** folgende **Auffälligkeiten** zeigt:
- nicht erklärbarer körperlicher Befund, Hinweise auf frühere Verletzungsfolgen (Abb. **18.4**)
- Zeichen für physische und psychische Vernachlässigung, für die sich keine adäquate Erklärung (z. B. Ernährungsstörung) findet
- besonders ausgeprägte Ängstlichkeit des Kindes
- bei jüngeren Kindern Fehlen des Schutzsuchens bei den Eltern und Zugehen auf andere Erwachsene in einer für das Kind neuen bzw. angstbesetzten Situation
- bei älteren Kindern „Mauern" gegen alle Anzeichen eines Konfliktes sowie gleichzeitig Zeichen überangepassten Verhaltens.

lung durch Eltern oder erwachsene Erziehungspersonen registriert. Man kann jedoch davon ausgehen, dass die Dunkelziffer deutlich höher ist.

Diagnostik und Differenzialdiagnose: Anamnestische Angaben sind ausschlaggebend, aber oft unzuverlässig.

Folgende **Auffälligkeiten** des **Kindes** sind verdächtig:
- nicht erklärbarer körperlicher Befund (Abb. **18.4**)
- Zeichen für physische und psychische Vernachlässigung
- besonders ausgeprägte Ängstlichkeit
- bei jüngeren Kindern Fehlen des Schutzsuchens bei den Eltern
- bei älteren Kindern „Mauern", überangepasstes Verhalten.

18.4 Veränderungen im Rahmen von Kindesmisshandlung

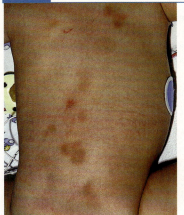
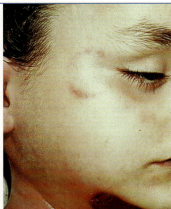
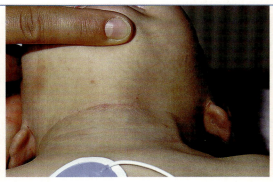

a Hämatome am Rücken. **b** Hämatom am Kopf. **c** Würgemal am Hals.

Im Einzelnen kann das klinische Bild durch folgende Merkmale gekennzeichnet sein: körperliche Schäden, Wachstumsstörungen, intellektuelle Beeinträchtigung, emotionale Störungen und Verhaltensauffälligkeiten sowie Beeinträchtigungen der Persönlichkeit.

Auch vonseiten der **Eltern** sind bestimmte Verhaltensweisen und **Auffälligkeiten** verdächtig. Entsprechend der Bezeichnung „Misshandlungssyndrom", die ja den Kontext mehrerer Faktoren umschreibt, muss auch diesen Faktoren besondere Bedeutung beigemessen werden. Bei Vorliegen folgender Faktoren ist an eine Kindesmisshandlung oder -vernachlässigung zu denken:

- Diskrepanz zwischen Befund und Schilderung der Eltern
- nicht kooperatives bis feindseliges Verhalten der Eltern
- Verweigerung und Verzögerung der ärztlichen Untersuchung
- inadäquate Reaktion gegenüber der Verletzung des Kindes
- Hinweise auf Erregungszustände und Kontrollverlust
- kein Besuch stationär aufgenommener Kinder
- Misshandlung und Vernachlässigung in der eigenen Vorgeschichte
- infantile eheliche Gemeinschaft oder Partnerbeziehung
- starke Isolierungstendenzen der Familie, Fehlen von Nachbarschaftskontakten
- unrealistische Erwartungen an das Kind
- häufiger Arzt- oder Krankenhauswechsel
- Alkoholmissbrauch.

In vielen Fällen liegt eine Kombination mehrerer der hier genannten Faktoren vor. Hinzu kommen oft noch Merkmale der sozialen Situation wie Arbeitslosigkeit, soziale Diskriminierung oder spezielle Konflikte.

Ebenso können psychische Störungen der Eltern bzw. der Mutter (z. B. Depression, Psychose) eine große Rolle spielen. Eine besondere Form der Misshandlung entsteht durch die **„Münchhausen-by-Proxy-Störung"**. Hiervon spricht man, wenn beispielsweise die Eltern (überwiegend Mütter) bei ihren (häufig noch nicht sprachfähigen) Kindern körperliche Erkrankungen verursachen, indem sie z. B. potenziell schädliche Medikamente verabreichen (z. B. Insulin, Diuretika, Kortison, blutgerinnungshemmende Mittel), die Kinder vergiften (z. B. mit Quecksilber) oder ihnen Wunden zufügen, sie schlecht versorgen bzw. wiederholt mit Erregern kontaminieren (chronische Wundheilungsstörung). Dies kann aufwändige diagnostische oder therapeutische Maßnahmen oder wiederholte Klinikaufenthalte nach sich ziehen. Die Ursachen dieser Störungen sind in der Regel komplex; von besonderer Bedeutung ist jedoch, dass die Misshandler durch die beim Kind induzierten Krankheitsbilder vermehrt Aufmerksamkeit und Zuwendung erhalten.

Therapie, Rehabilitation und Prävention: An erster Stelle steht die **akute Intervention und Indikationsstellung für das weitere Vorgehen.** Jeder, der mit misshandelten und vernachlässigten Kindern zu tun hat, versteht sich auch als Anwalt der Kinder. Daher entsteht leicht die Neigung, beim Vorliegen eines Misshandlungstatbestandes rechtliche Maßnahmen, etwa die Entziehung des Rechtes der elterlichen Sorge, einzuleiten (z. B. Jugendamt, Gericht). Allerdings sollte diese Maßnahme an letzter und nicht an erster Stelle stehen. Zwar existieren zahlreiche gesetzliche Regelungen vom Grundgesetz über das Bürgerliche Gesetzbuch, das Jugendhilfegesetz bis zum Strafgesetzbuch, im Einzelfall muss jedoch stets geprüft werden, wie es zur Kindesmisshandlung kam und welche Möglichkeiten der Behandlung bestehen. Es ist ein großer Unterschied, ob ein Kind in systematisch vorbereiteter Weise sadistisch gequält wird oder ob eine überforderte Mutter mit fünf Kindern in einer Krisensituation so zuschlägt, dass das Kind ernsthaft verletzt wird. Für die Indikationsstellung bezüglich weiterer Behandlungsmaßnahmen sind folgende Gesichtspunkte wichtig:

- zunächst muss ein Urteil darüber gebildet werden, ob bei einer schwer wiegenden Kindesmisshandlung eine Wiederholungsgefahr besteht. In solchen Fällen muss das Kind aus der Familie herausgenommen werden.

- danach ist zu prüfen, ob beim misshandelnden Elternteil eine behandlungsbedürftige psychiatrische Erkrankung vorliegt. Wenn dies gegeben ist, so muss eine entsprechende Behandlung eingeleitet werden.
- aus der Einzelanalyse lässt sich ableiten, welche Art einer Kindesmisshandlung vorliegt und ob es möglich sein wird, mit den Kindern oder den Bezugspersonen i. S. einer therapeutischen Intervention zusammenzuarbeiten. Kann diese Frage bejaht werden, so lässt sich diese Zusammenarbeit während des stationären Aufenthaltes des Kindes beginnen, und es wird im Verlauf der Behandlung entschieden, wann eine ambulante Fortführung der Behandlung möglich ist.

Der akuten Gefahr, die durch Misshandlungen für die Kinder entsteht, versucht man zunehmend durch institutionelle Maßnahmen zu begegnen. Unter ihnen spielen zunächst Kinderkliniken sowie kinder- und jugendpsychiatrische Kliniken eine wichtige Rolle, ferner existieren an verschiedenen Stellen Kinderschutzzentren und Frauenhäuser. Letztere sind besonders dann von Bedeutung, wenn die Mütter der Kinder ebenfalls von Misshandlungen betroffen sind. Ein Teil dieser akuten Fälle ist durch den Alkoholismus des Vaters (oder auch der Mutter) bedingt.

Übergeordnetes Ziel der **psychotherapeutischen Arbeit mit den Eltern und der Familie** ist die Modifikation des elterlichen bzw. partnerbezogenen Verhaltens. Zum einen sollen die eigenen frühkindlichen Defizite der Eltern durch intensive Zuwendung kompensiert werden („reparenting"), zum anderen wird versucht, die tiefer liegenden Ursachen des Verhaltens zu eruieren.

18.10 Rezidivprophylaxe bei Kindesmisshandlung

Persönlichkeit und Folgen der Misshandlung für die Eltern	Die Wiederholungsgefahr bei Kindesmisshandlung ist groß, wenn die Eltern bzw. der misshandelnde Elternteil psychiatrisch auffällig sind oder die Persönlichkeit als extrem reizbar und explosibel beschrieben werden muss. In solchen Fällen ist zunächst eine Herausnahme des Kindes aus der Familie dringend indiziert, weil durch die Wiederholung der Misshandlung schwere Schäden für das Kind entstehen können. Auch ausgeprägter Alkoholmissbrauch verstärkt die Wiederholungsgefahr.
Persönlichkeit und Folgen der Misshandlung für das Kind	Auch seitens des misshandelten Kindes gibt es Einflüsse, die eine Wiederholungsgefahr begünstigen: ängstliches Verhalten, Leistungsversagen, ein immer stärkeres Abweichen von der elterlichen Erwartung, Regression in der eigenen Entwicklung (z. B. Wiedereinkoten, Wiedereinnässen) tragen dazu bei, dass der misshandelnde Elternteil das Kind zunehmend ablehnt und in Situationen, in denen die Belastung zu groß wird, auf das Kind erneut einschlägt.
Art und Ausmaß der Misshandlung	Es gibt Misshandlungen, die so ausgeprägt sind, dass eine Entfernung des Kindes aus der Familie in jedem Falle in der Akutphase indiziert ist. Hierzu gehören Formen der Misshandlung, die schon primär lebensbedrohlich sind wie Würgen, Beibringen massiver Kopfverletzungen, Schlagen mit Gegenständen und ausgesprochen sadistische Verhaltensweisen, denen ohnehin ein hohes Wiederholungsrisiko innewohnt. Aber auch „mildere" Arten der Misshandlung geben keine Garantie für ein künftiges Unterlassen gewalttätiger Handlungen gegenüber dem Kind.
Einsichts- und Kooperationsfähigkeit der Familie	Auch wenn die Familie bzw. der misshandelnde Elternteil wenig Einsicht in sein Fehlverhalten hat, die Verletzungen des Kindes verharmlost oder fadenscheinige Erklärungen für die Verletzungen liefert, die nicht stimmen können, ist die Wiederholungsgefahr groß. Gleiches gilt für eine Verweigerung der Kooperation durch die Familie sowie für beobachtete Hinweise eines emotional kalten und barschen Umgangs der Eltern mit ihren bereits misshandelten Kindern.

Bei der **psychotherapeutischen Arbeit mit dem Kind** ist zu beachten, dass das misshandelte Kind ganz individuelle psychotherapeutische Hilfen benötigt, da häufig Störungen im emotionalen Bereich und oft auch langfristige Beeinträchtigungen der Persönlichkeit nach der Misshandlung festzustellen sind. Solche Hilfen sind auch wichtig um zu verhindern, dass sich der Zyklus der Misshandlung wiederholt und dass aus dem misshandelten Kind später selbst ein misshandelnder Elternteil wird. Die Therapie muss auf Alter und Entwicklungsstand abgestimmt sein. Bei jüngeren Kindern empfiehlt sich eine Spieltherapie, bei älteren Kindern Behandlungen, die stärker verbale Elemente berücksichtigen.

18.3.18 Sexueller Missbrauch und sexuelle Misshandlung

▶ **Definition.** Unter **sexuellem Missbrauch** versteht man die Einbeziehung von Kindern und Jugendlichen in sexuelle Aktivitäten, deren Funktion und Tragweite sie nicht überschauen können. Sexueller Missbrauch liegt auch dann vor, wenn diese Handlungen nicht ausdrücklich gegen den Willen eines Kindes und ohne die Anwendung von Gewalt erfolgen. Von **sexueller Misshandlung** wird gesprochen, wenn die sexuellen Aktivitäten gegen den Willen des Kindes herbeigeführt werden und es zur Gewaltanwendung kommt.

Ätiologie und Pathogenese: Individuumzentrierte Ansätze gehen davon aus, dass es sich bei den Tätern häufig um introvertierte, zurückhaltende, passive, unter sozialer Isolierung leidende Männer handelt, überwiegend aus dem nahen sozialen Umfeld des Opfers. Sie haben oft selbst eine Vorgeschichte mit sexueller Misshandlung und ein geringes Selbstwertgefühl, sind egozentrisch und autokratisch im Umgang mit den Familienmitgliedern. Häufig handelt es sich um narzisstische Persönlichkeiten mit wenig ausgeprägten Fähigkeiten zur Aufnahme zwischenmenschlicher Beziehungen und insbesondere sexueller Partnerschaften.

Interaktionsorientierte Ansätze betrachten den sexuellen Missbrauch innerhalb der Familie als eine Störung des gesamten Familiensystems. Inzestfamilien haben Schwierigkeiten, mit den Grenzen zwischen den Familienmitgliedern umzugehen (sog. „verstrickte Familien") und neigen dazu, zwischen der Familie und der Umwelt besonders starre Grenzen zu errichten. So spielen sich nahezu alle Aktivitäten innerhalb der Familie ab, während nach außen eine Abriegelung betrieben wird. Diese Isolation führt zu einer starken wechselseitigen Abhängigkeit der Familienmitglieder untereinander. Die Erwachsenen haben häufig unrealistische Erwartungen an die Kinder, die bis zur Befriedigung sexueller Bedürfnisse reichen. Durch die intrafamiliären Verstrickungen und die Entwicklung symbiotischer Beziehungen wird sexueller Missbrauch erleichtert.

Soziologische Erklärungsansätze beziehen neben wirtschaftlichen Faktoren und mangelhaften Sozialisationsbedingungen folgende Faktoren ein: Wandel der Sexualmoral mit Enttabuisierung der Sexualität und Verwischung der Grenzen zwischen erlaubten und unerlaubten sexuellen Handlungen, Bedrohung der klassischen dominanten Sexualrolle des Mannes, die bei Männern Angst vor den sexuellen Wünschen der Frauen erzeugt, die Zunahme der Zahl an Familien, in denen Erwachsene mit nicht blutsverwandten jungen Mädchen zusammenleben und die zunehmende soziale Isolation von Familien (abgegrenzte und auf sich bezogene Kleinfamilie).

Häufigkeit: Am häufigsten kommt sexueller Missbrauch in der Familie oder im Bekanntenkreis vor. Über die Hälfte der Fälle ereignet sich innerhalb der Familie und über ein Drittel wird durch bekannte Personen begangen, während völlig unbekannte Täter nur 12 % ausmachen. Bei männlichen Opfern überwiegen ebenfalls Familienmitglieder und Bekannte als Täter.

Klinik: Sexueller Missbrauch von Kindern und Jugendlichen kommt in sehr unterschiedlichen Formen und mit unterschiedlichen Begleitumständen vor (intrafamiliär oder extrafamiliär, mit oder ohne Gewaltanwendung). Eine häufige Form des sexuellen Missbrauchs ist der **Inzest,** d.h. die Ausübung des Geschlechtsverkehrs mit Familienangehörigen. Dabei kommen sexuelle Beziehungen zwischen Vater und Tochter bzw. Stiefvater und Stieftochter am häufigsten vor. Jeder dieser Fälle ereignet sich in einer asymmetrischen Macht- und Abhängigkeitssituation zuungunsten des kindlichen Opfers. Ohne Gewaltanwendung findet in der Regel die sexuelle Verführung Minderjähriger statt, wobei es aber fast regelmäßig zur Ausübung eines erheblichen psychischen Druckes kommt.

Eine zuverlässige Übersicht über einzelne Formen sexueller Misshandlung wird durch die große Dunkelziffer, die Tabuisierung dieser Straftat und auch durch das sehr unterschiedliche Anzeigeverhalten erschwert. Aufgrund dieser und anderer Schwierigkeiten stützen sich Erhebungen über den sexuellen Missbrauch von Kindern im Wesentlichen auf die retrospektiven Angaben von Erwachsenen über ihre Kindheit. Danach stehen bei Opfern beiderlei Geschlechts Vaginal- oder Analverkehr an erster Stelle, gefolgt von orogenitalen Kontakten bei männlichen und genitalen Manipulationen bei weiblichen Opfern. Andere Praktiken kommen bei Opfern beiderlei Geschlechts etwa gleich häufig vor.

Diagnostik und Differenzialdiagnose: Der Untersucher muss an die Möglichkeit denken und entsprechende Verdachtsmomente ernst nehmen. Hinweise sind:
- Aussage des Kindes
- gestörtes Verhalten oder Verhaltensänderung des Kindes
- physische Symptome oder Anzeichen von Misshandlung/Missbrauch
- Verknüpfung mit anderen Formen der Misshandlung
- Beschuldigungen durch Eltern, Verwandte oder andere Erwachsene

Anhand dieser breitgefassten Kriterien kann die Frage, ob ein sexueller Missbrauch tatsächlich stattgefunden hat, allerdings nur grob abgeschätzt werden. Bei den nachfolgenden Hinweisen sollte eine ausführliche Diagnostik erfolgen:
- altersunangemessenes Sexualverhalten oder -wissen des Kindes
- Aussage des Kindes über sexuellen Missbrauch oder Inzest
- körperliche Hinweise, die einen sexuellen Missbrauch vermuten lassen
- Bericht eines Geschwisterkindes oder andere Informationen über einen sexuellen Missbrauch.

Die Diagnostik ist stets kompliziert, da weder in Bezug auf das Kind noch auf den Täter eindeutige Merkmale bzw. Symptome existieren. Viele Informationen aus verschiedenen Quellen müssen zusammengeführt werden, bevor man sich eine fundierte Meinung bilden kann. Da sich körperliche Hinweise nur bei einem kleinen Teil der Opfer von sexuellem Missbrauch finden, erhält die psychiatrische Diagnostik einen hohen Stellenwert (Tab. **18.11**).

18.11	Allgemeine diagnostische Prinzipien bei sexuellem Missbrauch

- Art und Gründlichkeit der diagnostischen Bemühungen sollten in einer vernünftigen Relation zum Ausmaß des Verdachts im Einzelfall stehen (Prinzip der Verhältnismäßigkeit).
- Traumatische Konsequenzen der körperlichen Untersuchung sollten vermieden werden, indem diese z.B. bei Widerstand aufgeschoben wird und Berührungen auf das Notwendigste beschränkt werden. Multiple Untersuchungen sollten möglichst vermieden werden. Die zuerst gewählte Vertrauensperson sollte das Kind zu allen Untersuchungen begleiten.
- Externe Informationsquellen sollten soweit wie möglich genutzt werden. Dabei geht es in erster Linie um eine Objektivierung von Verhaltensänderungen oder Auffälligkeiten des Kindes, ohne dass der Missbrauchsverdacht vorzeitig mitgeteilt wird.
- Bei Aussagen von Kindern oder Jugendlichen ist stets auch deren Glaubwürdigkeit zu bedenken. Falsche Aussagen durch Kinder sind eher selten, kommen im Jugendalter jedoch häufiger vor. Auch die Möglichkeit einer Falschbezichtigung muss erwogen werden, insbesondere wenn es sich um psychisch auffällige Jugendliche handelt.

Therapie: Psychotherapeutische Maßnahmen sind stets in einen Gesamtplan zu integrieren.

Akute Intervention und Indikationsstellung für das weitere Vorgehen: Zunächst muss man sich ein Bild über Art und Ausmaß des sexuellen Missbrauchs machen und die akute Gefährdung des Kindes abschätzen. Im nächsten Schritt ist über das weitere Vorgehen zu entscheiden: Bei der **primären Strafintervention** erfolgt eine Trennung des Kindes vom Misshandler und eine Verurteilung desselben. Durch die **primäre Kinderschutzintervention** wird das Kind vor der Familie in Schutz gebracht. Die **primäre therapeutische Intervention** versucht, die gesamte Familie in ein therapeutisches Konzept einzubeziehen, welches nicht auf Bestrafung des Misshandlers abzielt, sondern auf die Rekonstruktion einer angemessenen Familiensituation.

Psychotherapeutische Arbeit mit dem Opfer: Die individuelle Arbeit mit dem Kind ist von großer Bedeutung und beginnt in der Regel als individuelle Psychotherapie, kann aber auch in einer Kleingruppe betroffener Kinder erfolgen.

Therapieziele sind die Überwindung des Gefühls der Machtlosigkeit, der Aufbau von Selbstwertgefühl, die Wiedergewinnung des Vertrauens in Erwachsene und die Entwicklung von Selbstständigkeit.

Prognose: Kurzfristige Folgen sind z. B. körperliche Verletzungen, Schmerzen, Enttäuschung, Misstrauen, Resignation und Depression, Beeinträchtigung des Selbstwertgefühls, Gefühl der Ohnmacht und des Ausgeliefertseins, Leistungsversagen, sozialer Rückzug, Suizidgedanken oder -versuche. Die mittel- bis langfristigen Folgen sind im Wesentlichen Beeinträchtigungen der sexuellen Befriedigung und Partnerschaftsstörungen, Störungen der Identitätsentwicklung sowie psychische Störungen und Erkrankungen im engeren Sinne.

Wenn direkte Hinweise auf sexuellen Missbrauch oder sexuelle Misshandlung fehlen, das Kind aber in der erwähnten Weise auffällig ist, muss differenzialdiagnostisch an eine posttraumatische Belastungsstörung gedacht werden.

Therapie: Die psychotherapeutischen Maßnahmen sind stets in einen Gesamtplan zu integrieren, der alle Betroffenen und darüber hinaus auch die mit dem Fall befassten Instanzen (z. B. Jugendamt, Gericht, Kliniken) einbezieht.

Zunächst erfolgt die **akute Intervention** und Indikationsstellung für das **weitere Vorgehen**. Man muss sich ein Bild über Art und Ausmaß des sexuellen Missbrauchs/Misshandlung machen und die akute Gefährdung für das Kind abschätzen. Deshalb empfiehlt es sich zunächst in jedem Fall, die Gefahr einer weiteren Misshandlung durch die **Trennung vom Täter** zu unterbinden, was juristische Maßnahmen erforderlich machen kann. Danach muss über das weitere Vorgehen entschieden werden, wobei man drei Interventionen unterscheiden kann: Bei der **primären Strafintervention** erfolgt eine Trennung des Kindes vom Misshandler und eine Verurteilung desselben. Eine Entfernung der Vaterfigur aus der Familie und dessen dauerhafte Verurteilung hat allerdings erhebliche langfristige Auswirkungen auf die Familie. Bei der **primären Kinderschutzintervention** wird das Kind zum eigenen Schutz von der Familie getrennt. Auf diese Weise wird aber beiden Eltern der Vorwurf des Versagens gemacht und nicht nur dem Täter. Darüber hinaus wird das Kind häufig auch jenem Elternteil entzogen, zu dem es eine gute Beziehung hat. Durch die **primäre therapeutische Intervention** versucht man, die ganze Familie in ein therapeutisches Konzept einzubeziehen. Dieses zielt nicht auf die Bestrafung des Misshandlers ab, sondern auf die Rekonstruktion einer angemessenen Familiensituation. Diese Intervention kann – je nach Situation – mit oder ohne Entfernung des Kindes aus der Familie erfolgen.

Psychotherapeutische Arbeit mit dem Opfer: Die individuelle Arbeit mit dem misshandelten Kind ist von ausschlaggebender Bedeutung und beginnt in der Regel als individuelle Psychotherapie, kann aber, je nach Alter des Kindes, auch in einer Kleingruppe betroffener Kinder erfolgen. Je nach Alter können auch Hilfsmittel wie Puppen und Spielmaterialien hilfreich verwendet werden. Bei Kindern im Schulalter ist bereits der verbale Zugang recht gut möglich. Therapieziele sind:

- Hilfestellung für das Kind, über die sexuelle Misshandlung zu sprechen
- Überwindung des Gefühls der Machtlosigkeit
- Aufbau eines angemessenen Selbstwertgefühls
- Wiedergewinnung des Vertrauens in Erwachsene
- Entwicklung von Selbstständigkeit und Entscheidungsfähigkeit

Prognose: Die kurz-, mittel- und langfristigen Folgen des Missbrauchs sind sowohl vom Tatbestand selbst als auch von den Begleitumständen (z. B. Gewaltanwendung, Familienangehöriger als Täter, Situation der Heimlichkeit) abhängig. Kurzfristige Folgen sind z. B. körperliche Verletzungen, Schmerzen, Enttäuschung, Misstrauen, Resignation und Depression, Beeinträchtigung des Selbstwertgefühls, Gefühl der Ohnmacht und des Ausgeliefertseins, Leistungsversagen in der Schule, sozialer Rückzug, Suizidgedanken oder Suizidversuche.

Mittel- bis langfristige Folgen sind im Wesentlichen Beeinträchtigungen der sexuellen Befriedigung und Partnerschaftsstörungen, Störungen der Identitätsentwicklung sowie psychische Störungen und Erkrankungen im engeren Sinne. Zu den langfristigen Folgen zählen außerdem chronische Konflikte oder schwere psychische Erkrankungen. Häufig treten depressive Verstimmungen, Appetit- und Schlafstörungen, Suizidgedanken, massive Lern- und Leistungsstörungen, Verwahrlosungstendenzen, die oft neurotischen Charakter haben und mit Weglaufen, ausgeprägtem Oppositionsverhalten und der Ablehnung jeder familiären Beziehung assoziiert sind, sowie hysterische Reaktionen und Konversionssyndrome auf.

18.3.19 Psychische Störungen bei chronischen Erkrankungen und Behinderungen

Chronische Erkrankungen und Behinderungen kommen im Kindes- und Jugendalter relativ häufig vor. Etwa jedes zehnte Kind ist chronisch krank oder behindert. Das Spektrum reicht von leichten Erkrankungen (z. B. atopisches Ekzem) bis zu lebensbedrohlichen oder sogar tödlich verlaufenden Erkrankungen (z. B. Mukoviszidose, Niereninsuffizienz, Malignome).

Da körperliche Merkmale im Kindesalter einen besonderen Stellenwert besitzen, führen chronische Erkrankungen und Behinderungen häufig zu einschneidenden Veränderungen des Erlebens und Verhaltens und wirken sich letztlich auf die gesamte Persönlichkeitsentwicklung aus. Die tägliche Lebensführung ist häufig eingeschränkt, die Kinder können daher nicht in vollem Umfang normale Lebenserfahrungen sammeln.

Die Ursachen psychischer Störung bei chronischen Erkrankungen und Behinderungen sind vielfältig: Der psychische Entwicklungsstand, der Zeitpunkt und die Art der Erkrankung sowie ihr Verlauf, die Reaktion der Familie und die Bewältigungsmöglichkeiten, die dem Kind zur Verfügung stehen – alle diese Faktoren beeinflussen die Entstehung einer psychischen Störung.

Bei vielen chronischen Krankheiten ist eine regelmäßige medikamentöse Behandlung notwendig (z. B. Antikonvulsiva bei Epilepsie oder Insulin bei Diabetes mellitus), die mit Problemen bei der Compliance einhergehen kann. Andere Erkrankungen erfordern häufige Klinikaufenthalte (z. B. Dialyse) oder gehen mit Entstellungen einher (z. B. Chemotherapie), was evtl. die soziale Integration des Kindes erheblich beeinträchtigt. Darüber hinaus muss es die häufige Trennung von Eltern, Geschwistern und Freunden ertragen und wird immer wieder mit seiner außergewöhnlichen Lebenssituation konfrontiert. Das tägliche Leben der Kinder kann durch diese Faktoren so stark geprägt sein, dass daraus psychische Störungen resultieren.

Obwohl chronische Erkrankungen bzw. Behinderungen ähnliche Auswirkungen auf die Psyche haben können, hängt die Wechselwirkung zwischen der Krankheit, psychosozialen Faktoren und dem Kind doch sehr stark von der Art der Erkrankung bzw. Behinderung ab. Es ist daher in jedem Fall wichtig, seine individuelle Situation und bisherigen Bewältigungsversuche sowie die familiäre und soziale Situation zu berücksichtigen. So können dann evtl. vorhandene Ressourcen identifiziert und mobilisiert werden.

Psychosoziale Faktoren können sowohl für die Krankheitsentstehung als auch für die Aufrechterhaltung der Problematik von entscheidender Bedeutung sein. Ein Verständnis der psychosozialen Faktoren, die das Krankheitsgeschehen beeinflussen, ist daher für den richtigen Umgang mit den betroffenen Kindern und ihre erfolgreiche Behandlung außerordentlich wichtig (Abb. 18.5).

Chronische Erkrankungen und Behinderungen können erhebliche Auswirkungen auf das Kind haben. Dazu gehören u. a. Ängste und depressive Phasen. Die meisten Patienten neigen zu Verschlossenheit und gewähren nur selten Einblick in ihre Probleme. Es fällt ihnen oft sehr schwer, ihr Selbsterleben mitzuteilen und ihre Emotionen auszudrücken. Häufig ist das Selbstbewusstsein beeinträchtigt und es bestehen Probleme im Umgang mit Gleichaltrigen. Kinder im Vor-

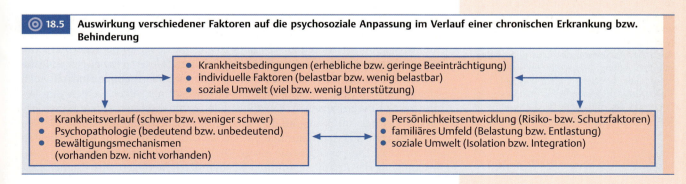

18.5 Auswirkung verschiedener Faktoren auf die psychosoziale Anpassung im Verlauf einer chronischen Erkrankung bzw. Behinderung

schulalter fühlen sich häufig schuldig und erleben ihre Krankheit als Strafe, Kinder zwischen etwa sieben und zehn Jahren verstehen schon eher, dass etwas mit ihrem Körper nicht in Ordnung ist und dass die medizinische Behandlung durchgeführt wird, damit sie wieder gesund werden. Trotz zeitweiliger Einsicht und Kooperation bekommen kranke Kinder im Behandlungsverlauf häufig Angst und verzweifeln angesichts ihrer schwierigen Lage. In solchen Situationen der Überforderung und Frustration kann es zu aggressiven Durchbrüchen kommen. In manchen Fällen verschlechtert sich die Kooperationsbereitschaft sogar so weit, dass es zum Behandlungsabbruch kommt. Allerdings ist der Zweck einer psychotherapeutischen Begleitung nicht in erster Linie die Verhinderung von Behandlungsabbrüchen.

Psychotherapeutische Behandlung: Entscheidend ist die gute Kooperation zwischen dem betroffenen Kind, seinen Eltern, den behandelnden Ärzten und dem hinzugezogenen Psychiater bzw. Psychotherapeuten. Seine Aufgabe ist es, den Patienten psychotherapeutisch zu begleiten, zusammen mit ihm Bewältigungsmöglichkeiten zu finden, seine allgemeine psychosoziale Anpassung zu fördern und ggf. psychische Störungen gezielt zu behandeln (Tab. 18.12).

18.12 Psychische Behandlungsziele bei chronischen Erkrankungen und Behinderungen im Kindes- und Jugendalter

- Unterstützung der medizinischen Behandlung
- Förderung der Compliance
- psychologische Begleitung des Patienten
- Therapie psychischer Störungen
- ggf. Krisenintervention
- Symptomkontrolle
- Prävention
- Förderung der psychosozialen Anpassung und der sozialen Reintegration
- Rehabilitation
- Mobilisierung von Ressourcen

Eine Erfolg versprechende Behandlung setzt – unabhängig von der Erkrankung oder Behinderung – ein Verständnis der intrapsychischen Vorgänge des Patienten und der kommunikativen Situation in der Familie voraus. Wenn ein Psychiater bzw. Psychotherapeut hinzugezogen wird, geht es folglich darum, zunächst eine vertrauensvolle Beziehung zum Patienten und seiner Familie aufzubauen. Da chronisch kranke oder behinderte Kinder jedoch wenig über ihre Empfindungen sprechen, sind häufig **nonverbale Zugangsweisen** (z.B. gemeinsames Spielen oder Malen) erforderlich. So ergeben sich Anknüpfungspunkte für Gespräche und Möglichkeiten für erste unterstützende Interventionen.

Im Fall einer ausgeprägten psychischen Störung kann eine regelrechte **Psychotherapie** erforderlich sein. Verschiedenste Therapiemethoden stehen hier zur Verfügung, die im Rahmen einer Kombinationstherapie auch parallel angewandt werden können (z.B. Verhaltenstherapie, klientenzentrierte Methoden, tiefenpsychologische Ansätze, Spieltherapie, Entspannungsverfahren). Vor Beginn der Behandlung muss eine ausführliche Diagnostik erfolgen, die dem Psychotherapeuten wichtige Informationen über das Störungsbild gibt und die Indikationsstellung liefert.

Zur Begleitung des Patienten gehört unbedingt auch die **Beratung der Familie** in medizinischen und psychiatrischen Fragen. Es ist wichtig, dass die Eltern ihrem Kind im Behandlungsverlauf genug Unterstützung geben im Sinne von emotionaler Zuwendung, einem gewissen Maß an Lenkung und Kontrolle, Förderung der sozialen Integration und Anregung zu angemessener körperlicher Aktivität. Der Therapeut sollte den Eltern bei der Erfüllung dieser schwierigen Aufgabe beistehen. Gelegentlich ist eine Familien- oder eine Paartherapie sinnvoll. Auch die Geschwister des Patienten benötigen Zuwendung. Leider werden ihre Bedürfnisse häufig übersehen, obwohl gerade sie oft besonders große Schwierigkeiten bei der Anpassung an die veränderte Familiensituation haben. Werden die Belange der Geschwister übergangen, können sie psychische Auffälligkeiten entwickeln. Die psychosoziale Unterstützung sollte allerdings nicht zur Entmündigung der Betroffenen führen, sondern dazu beitragen, ihre eigenen Ressourcen zu mobilisieren.

19 Hauterkrankungen im Kindesalter

Hautkrankheiten sind bei Kindern häufig. Man kann fast alle entzündlichen und infektiösen Hauterkrankungen beobachten, die auch bei Erwachsenen vorkommen. Daneben finden wir für das Kindesalter typische Infektionen der Haut sowie Neubildungen mit Rückbildungstendenz, die in dieser Form bei Erwachsenen nicht auftreten. Eine besondere Rolle spielt die Erstdiagnostik hereditärer Hauterkrankungen (Genodermatosen, s. S. 768). Pruritus im Kindesalter ist ein wichtiges Leitsymptom zahlreicher Hauterkrankungen unterschiedlichster Ätiologie und kann zu einer erheblichen Beeinträchtigung der Lebensqualität führen (s. u.).

19.1 Leitsymptom Pruritus

▶ **Definition.** Unter Juckreiz versteht man eine unangenehme Empfindung der Haut, die den Patienten zum Kratzen zwingt.

Ätiologie: Pruritus beim Kind tritt überwiegend im Rahmen dermatologischer Krankheitsbilder, am häufigsten bei Vorliegen eines atopischen Ekzems auf. Seltener finden sich systemische, genetisch oder psychisch bedingte Erkrankungen als Ursache. Mögliche Differenzialdiagnosen zeigt Tab. 19.1.

Diagnostik: Die ausführliche Anamnese und körperliche Untersuchung sind diagnostisch oft schon richtungsweisend. Die wichtigsten anamnestischen Fragen bei Pruritus zeigt Tab. 19.2.

19.1 Mögliche Ursachen für Pruritus im Kindesalter

juckende Hautkrankheiten	• atopisches Ekzem (s. S. 790) • parasitäre Hautkrankheiten (s. S. 786) • Urtikaria (s. S. 795) • Arzneimittelexanthem (z. B. Antibiotika) (s. S. 796) • Kontaktdermatitis (s. S. 793) • Infektionskrankheiten (z. B. Varizellen, Masern, Oxyuren) • Insektenstiche • Lichen ruber planus • seborrhoisches Säuglingsekzem (s. S. 789) • Genodermatosen (s. S. 768) • Psoriasis vulgaris (s. S. 800) • Mastozytose
systemische Erkrankungen	• Leber- und Gallenwegserkrankungen (z. B. Hepatitis, Leberzirrhose, Verschlussikterus) • renale Erkrankungen (z. B. Niereninsuffizienz) • hämatologische und onkologische Erkrankungen (z. B. ALL, Morbus Hodgkin) • Diabetes mellitus • HIV/AIDS
Arzneimittelnebenwirkungen	• z. B. Antihypertensiva (z. B. Captopril), Antiarrhythmika (z. B. Amiodaron), Antidiabetika (z. B. Metformin)
psychogene Ursachen (selten)	• Zwangsneurose (z. B. Dermatozoenwahn, Waschzwang) • Depression • Schizophrenie

Therapie: Diagnostik und Therapie der Grunderkrankung, Beseitigung auslösender Faktoren, symptomatische lokale und systemische Therapie (Tab. 19.3) und ggf. psychosomatische Betreuung.

Kausale Therapie entsprechend der Grunderkrankung.

19.2 Genodermatosen

19.2.1 Ichthyosen

▶ **Definition**

Klassifikation: Man unterscheidet zwei Ichthyosetypen, vulgäre und kongenitale Ichthyosen, denen sich ca. 20 Ichthyoseformen zuordnen lassen. Innerhalb eines Typs wird differenziert, ob die Hautveränderung isoliert vorkommt oder mit anderen Symptomen assoziiert ist.

Tab. 19.2 Anamnestische Hinweise für die Ursache von Pruritus

Frage	*mögliche Ursachen (Auswahl)*
Handelt es sich um einen generalisierten oder lokalisierten Juckreiz?	generalisiert: z. B. atopisches Ekzem (lokalisierter und generalisierter Juckreiz möglich), systemische Erkrankungen, Arzneimittelnebenwirkung, psychogen (s. Tab. 19.1)
Bei lokalisiertem Juckreiz: Wo ist der Juckreiz lokalisiert?	Kopf: z. B. seborrhoisches Ekzem, Tinea capitis Fingerzwischenräume: z. B. Skabies Zehenzwischenräume: z. B. Tinea pedum Ellen-/Kniebeugen: z. B. atopisches Ekzem Analbereich: z. B. Oxyuren
Begleitsymptome: z. B. Geht der Juckreiz mit Hautveränderungen einher?	ja: es kommen alle unter „juckende Hautkrankheiten" aufgeführten Ursachen infrage (s. Tab. 19.1) nein: es kommen alle anderen in Tab. 19.1 aufgeführten Ursachen infrage
Ist der Juckreiz durch äußere Faktoren beeinflussbar (Verschlimmerungsfaktoren)?	z. B. Wärme und Wolle auf nackter Haut können den Juckreiz bei atopischem Ekzem verstärken
Grunderkrankungen?	z. B. Diabetes mellitus, Niereninsuffizienz
Medikamentenanamnese	z. B. Antihypertensiva, Antiarrhythmika

Therapie:
Therapieprinzipien bei Pruritus:
- Diagnostik und Therapie der Grunderkrankung
- Beseitigung auslösender Faktoren
- symptomatische lokale und systemische Therapie (Tab. 19.3)
- ggf. psychosomatische Betreuung.

Die kausale Therapie richtet sich nach der Grunderkrankung (s. jeweilige Krankheitsbilder).

Tab. 19.3 Symptomatische lokale und systemische Therapie bei Pruritus

lokal	• pflegende Maßnahmen: z. B. rückfettende Externa • Zusätze zur Juckreizstillung: z. B. Polidocanol, Menthol, Campher, Harnstoff, Gerbstoff, Capsaicin, Calcineurininhibitoren, UV-Therapie
systemisch	• Antihistaminika (z. B. bei atopischem Ekzem) • Kortikosteroide (z. B. bei Arneimittelexanthem) • Mastzellstabilisatoren (z. B. bei Urtikaria)

19.2 Genodermatosen

19.2.1 Ichthyosen

▶ **Definition.** Ichthyosen sind monogen vererbte, das gesamte Integument betreffende Verhornungsstörungen mit charakteristischer Schuppung.

Klassifikation: Man unterscheidet zwei Ichthyosetypen, vulgäre und kongenitale Ichthyosen, denen sich heute nach klinischen, genetischen, histologischen, ultrastrukturellen und biochemischen Kriterien mindestens 20 verschiedene Ichthyoseformen zuordnen lassen. Innerhalb eines Typs wird differenziert, ob die Hautveränderung isoliert vorkommt oder mit anderen Symptomen assoziiert, d. h. Teil eines Syndroms ist. Ausprägung und Intensität der Symptome können von Fall zu Fall erhebliche Schwankungen zeigen. Die Zuordnung seltener Varianten kann sehr schwierig sein.

Vulgäre Ichthyosen

▶ **Definition.** Bei den vulgären Ichthyosen sind zum Zeitpunkt der Geburt keine Hautveränderungen sichtbar. Histologisch liegt diesen Krankheiten eine **Retentionshyperkeratose** (verminderte Abschilferung bei normaler Epidermisproliferation) zugrunde.

Isolierte vulgäre Ichthyosen
Klinik:
Autosomal-dominante Ichthyosis vulgaris:
Diese häufigste Ichthyosisform (1:250 Neugeborene) zeigt meist einen milden Verlauf und wird oft nicht als Krankheit empfunden. Meist im 1. (bis 2.) Lebensjahr manifestiert sich eine variabel ausgeprägte, feine, trockene Schuppung der Haut am Stamm und an den Streckseiten der Extremitäten, häufig in Verbindung mit Juckreiz. Die Schuppung kann pityriasiform, feinlamellär-spiegelnd, hautfarben oder schmutzig grau aussehen. Die **Gelenkbeugen** sind stets **ausgespart** (Abb. 19.1a). Die Linienzeichnung von Handflächen und Fußsohlen ist oft auffällig betont („Ichthyosishand", Abb. 19.1b). Häufig bestehen follikuläre Hyperkeratosen.

◀ Definition

Isolierte vulgäre Ichthyosen
Klinik:
Autosomal-dominante Ichthyosis vulgaris (häufigste Ichthyosisform): Der Verlauf ist häufig sehr mild. Im 1. (bis 2.) Lebensjahr manifestiert sich eine feine, trockene Schuppung an Stamm und Extremitäten, häufig in Verbindung mit Juckreiz. Die **Gelenkbeugen** sind stets **ausgespart** (Abb. 19.1a). Handflächen und Fußsohlen zeigen oft eine verstärkte Linienzeichnung („Ichthyosishand", Abb. 19.1b).

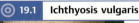

19.1 Ichthyosis vulgaris

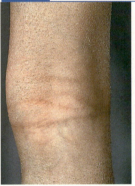
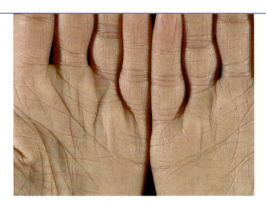
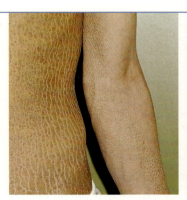

a Autosomal-dominante Ichthyosis vulgaris. Feinlamelläre Schuppung unter Aussparung der Kniebeugen bei einem 7-jährigen Jungen.

b Handlinienmuster bei autosomal-dominanter Ichthyosis vulgaris („Ichthyosishand"): vergröbertes Handlinienrelief bei einem Kind mit autosomal-dominanter Ichthyosis vulgaris.

c X-chromosomal-rezessive Ichthyosis vulgaris. Man erkennt die grobfeldrige Schuppung der Haut.

X-chromosomal-rezessive Ichthyosis vulgaris:
Bei dieser zweithäufigsten Ichthyosisform (1:2000 – 1:6000 männliche Neugeborene) besteht ein Steroidsulfatasemangel mit Störung des Cholesterinstoffwechsels der Haut. Bei 80% der betroffenen Jungen kann eine Deletion des Steroidsulfatasegens nachgewiesen werden. Bei etwa einem Drittel dieser Jungen ist der Geburtsvorgang aufgrund einer Wehenschwäche der Mutter verzögert, da die Sulfatase für die Öffnung des Muttermundes notwendig ist; es kommt zu Zangengeburten oder Kaiserschnittentbindungen. Das Vollbild der Erkrankung zeigt sich nur bei männlichen Merkmalsträgern (Konduktorinnen haben allenfalls eine trockene Haut). In der 2. bis 3. Lebenswoche manifestiert sich eine zarte Schuppung des gesamten Integuments. Diese wird zunehmend ersetzt durch größere, bräunlich pigmentierte, polygonale, fest haftende Schuppen (Abb. 19.1c). Mit fortschreitendem Alter nehmen die Schuppen an Dicke und Fläche zu. Sie können randständig abgehoben sein. Häufig ist auch der Nacken betroffen. Die dunklen Schuppen führen zu einem schmutzig grauen Aspekt, der den Anschein vermittelt, der Betroffene habe sich nicht gewaschen, was völlig unzutreffend, für den Patienten jedoch sehr belastend ist.

X-chromosomal-rezessive Ichthyosis vulgaris (zweithäufigste Ichthyosisform): Ihr liegt ein Steroidsulfatasemangel zugrunde. Nur bei männlichen Merkmalsträgern kommt es zum Vollbild der Erkrankung: Ab der 2. Lebenswoche treten zarte Schuppen auf, später zunehmend eine grobfeldrige bräunliche Schuppung (Abb. 19.1c). Mit Ausnahme der Handflächen und Fußsohlen ist der ganze Körper befallen.

Bei einem Teil der Patienten sind auch die großen Gelenkbeugen befallen. Handflächen und Fußsohlen bleiben frei. Bei ca. 20% der Jungen besteht ein Kryptorchismus, der im Einzelfall mit einem Hypogonadismus einhergeht.

Therapie und Prognose: Meist ist eine äußerliche, hautpflegende Behandlung mit Ölbädern und harnstoff-, milchsäure- oder kochsalzhaltigen Salben (sog. Moisturizer) zur Verbesserung der Hydratisierung des Stratum corneum ausreichend. Schwere Verlaufsformen können zusätzlich durch systemische Gabe von Retinoiden (Acitretin) günstig beeinflusst werden. Im Hinblick auf Nebenwirkungen (insbesondere Störungen des Knochenwachstums) erfordert die Dosierung und Überwachung der Retinoidbehandlung bei Kindern spezielle Erfahrung. Die meisten Ichthyosepatienten lernen, mit fortschreitendem Alter besser mit ihrer Hautkrankheit umzugehen, und fühlen sich dadurch immer weniger beeinträchtigt.

Assoziierte vulgäre Ichthyosen

Eine Ichthyose als Teil eines Syndroms findet sich bei den folgenden autosomal-rezessiv vererbten Krankheitsbildern:
- Beim **Refsum-Syndrom**, das auf einem Defekt der Phytansäureoxidase beruht, ist sie mit Retinitis pigmentosa, hochgradiger Schwerhörigkeit, Anosmie, Polyneuropathie und zerebellarer Ataxie kombiniert.
- Beim **multiplen Sulfatasemangel** führt der beschleunigte Abbau von Sulfatasen neben der Ichthyose zu Verschlechterung des Sprachvermögens, mentaler Rückentwicklung sowie zum fortschreitenden Ausfall von motorischen Leistungen.

Kongenitale Ichthyosen

▶ **Definition.** Bei kongenitalen Ichthyosen bestehen Symptome einer gestörten Verhornung und/oder Entzündung der Haut schon zum Zeitpunkt der Geburt. Sie werden überwiegend autosomal-rezessiv vererbt, z.T. auch autosomal-dominant.

Isolierte kongenitale Ichthyosen

Häufigkeit und Klassifikation: Es handelt sich um seltene, meist schwere Ichthyoseformen (Häufigkeit der bullösen ichthyotischen Erythrodermie z.B. 1:100000–1:300000). Nach den Frühsymptomen unterscheidet man bullöse und nichtbullöse Formen, bei Letzteren erythrodermische und nicht erythrodermische Formen.

Klinik:
Bullöse ichthyosiforme Erythrodermie (Brocq): Bei der Geburt zeigt sich eine generalisierte Rötung der Haut mit lamellärer Schuppung und Blasenbildung (in ausgeprägten Fällen unter dem Bild des „verbrühten Kindes"). Schubweise treten schlaffe Blasen und Erosionen auf. Im weiteren Verlauf folgen trockene, kammartige oder streifenförmige Hyperkeratosen und ausgeprägte Palmoplantarkeratosen. Eine Neigung zu mechanisch auslösbarer Blasenbildung bleibt aber erhalten.

Nichtbullöse kongenitale Ichthyosen: s. Tab. 19.4.

Tab. 19.4 Nichtbullöse kongenitale Ichthyosen (klinische Einteilung)

kongenitale ichthyosiforme Erythrodermien	bei Geburt massive Hautrötung, im weiteren Verlauf entwickelt sich eine feinlamelläre Schuppung.
lamelläre Ichthyosen (Kollodium-Baby)	von Geburt an grob gefelderte Schuppung am ganzen Körper einschließlich Palmae und Plantae. Das Neugeborene wird von einer pergamentartigen Hülle umgeben. Erytheme fehlen.
Ichthyosis congenita gravis (Harlekin-Fetus)	schwerste Verlaufsform der Ichthyosen: Die Haut der Kinder (meist Frühgeburten) ist mit panzerartigen, durch tiefe Einrisse getrennten Hornplatten bedeckt, die Bewegungen unmöglich machen. Augen-, Mund und Genitalschleimhäute sind ektropioniert. Häufig kommt es zu Ateminsuffizienz.

Therapie und Prognose: Die Behandlung ist symptomatisch (s. S. 770). Bei allen erythrodermischen und bullösen Ichthyoseformen nimmt die Neigung zu Entzündungen und Blasenbildung mit zunehmendem Alter der Patienten ab. Kinder mit Ichthyosis congenita gravis (Tab. 19.4) sind früher meist in den ersten Lebenswochen an Ateminsuffizienz verstorben. Inzwischen gibt es Berichte über anhaltende Besserung und Überleben der Kinder unter sofort einsetzender Retinoidbehandlung und sorgfältiger Pflege.

Assoziierte kongenitale Ichthyosen

Als Beispiel für eine assoziierte kongenitale Ichthyose sei das **Sjögren-Larsson-Syndrom** erwähnt. Die Hautveränderung ist kombiniert mit Oligophrenie und spastischer Diplegie, fakultativ mit Epilepsie, Retinaveränderungen, Skelett- und Zahnfehlbildungen. Die Hautveränderung kann das führende Symptom sein und sollte zu weiterer gezielter Diagnostik veranlassen.

19.2.2 Hereditäre Epidermolysen

▶ **Definition.** Hereditäre Epidermolysen sind monogen vererbte Krankheiten mit der Neigung, auf geringfügige mechanische Belastung mit Blasenbildung zu reagieren.

Klassifikation: Nach klinischen, genetischen, ultrastrukturellen und immunhistologischen Kriterien unterscheidet man heute über 20 verschiedene Epidermolysen. Diese durchweg sehr seltenen Krankheiten werden in 3 Untergruppen eingeteilt. Tabelle 19.5 bietet eine Übersicht über die wesentlichen Formen.

19.5 Hereditäre Epidermolysen

Form, Charakteristika	Klinik	Therapie
Epidermolysis bullosa simplex (8 Varianten: 5 mit autosomal-dominantem, 2 mit autosomal-rezessivem, 1 mit X-chromosomal-rezessivem Erbgang): intraepidermale (epidermolytische) Spaltbildung. Am häufigsten und mildesten ist die **Epidermolysis bullosa simplex (Köbner)**.	Von früher Kindheit an entstehen nach mechanischer Belastung (v. a. an Händen, Ellenbogen, Knien, Fersen) oberflächliche, reizlose Blasen (Abb. 19.2a), die **ohne Narbenbildung** abheilen. Sekundärinfektionen kommen vor. Erhöhte Umgebungstemperaturen begünstigen die Blasenbildung.	Symptomatisch; wichtig sind Maßnahmen zur Vermeidung von Traumen (z. B. Polsterverbände, gepolstertes Schuhwerk) und von Sekundärinfektionen (desinfizierende Lokalbehandlung von Erosionen).
Epidermolysis bullosa junctionalis (7 Varianten; alle autosomal-rezessiv): Spaltbildung zwischen den Basalzellen der Epidermis und der Lamina densa der Basalmembran (junktional). Zu dieser Gruppe gehört die **Epidermolysis bullosa junctionalis gravis (Herlitz)** als schwerste Form der hereditären Epidermolysen.	Von Geburt an schlecht heilende Erosionen an mechanisch belasteten Arealen, oft an Rücken und Gesäß, perioral und an der Mundschleimhaut. Heilen sie, atrophiert die Haut. Hände und Füße können zunächst ausgespart bleiben, aber auch Blasen, Paronychien und Nageldystrophien zeigen. **Sekundärinfektionen** sind **häufig**. Oft ist das Knochenwachstum verzögert.	Neben lokalen Maßnahmen zur Vermeidung von Druckbelastung und Sekundärinfektionen kann eine systemische Behandlung mit Kortikosteroiden und Antibiotika notwendig sein. Die Prognose ist bei schweren Verlaufsformen (Typ Herlitz) ungünstig, die Mehrzahl der Patienten stirbt in den ersten Lebensjahren.
Epidermolysis bullosa dystrophica (6 Varianten: 2 mit autosomal-dominantem, 4 mit autosomal-rezessivem Erbgang): Spaltbildung unterhalb der Lamina densa der Basalmembran (dermolytisch). Relativ häufig (1:200 000) ist die rezessiv vererbte **Epidermolysis bullosa dystrophica generalisata mutilans (Hallopeau-Siemens)**.	Von Geburt an bilden sich Blasen, die mit Narben abheilen und typischerweise **Milien** hinterlassen (Abb. 19.2b). Häufig kommt es zu **akralen Mutilationen,** narbigen Gelenkkontrakturen und zum **Verlust der Nägel** (z. T. dauerhaft, Abb. 19.2c). Auch **Schleimhautbeteiligung** ist möglich, evtl. mit Entwicklung von Strikturen und Synechien. Im Bereich von Narben können später Plattenepithelkarzinome entstehen.	Neben lokalen Maßnahmen ist bei schweren Formen ein Behandlungsversuch mit Phenytoin erwägenswert. Chirurgische Maßnahmen können bei Mutilationen, Synechien und Stenosen erforderlich werden.

Merke: Bei allen Epidermolysen ist die genetische Beratung der Eltern wichtig. Eine pränatale Diagnostik ist zur Abgrenzung der schweren Verlaufsformen möglich.

19.2 Epidermolysis bullosa

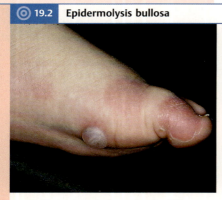 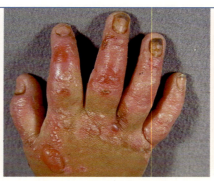 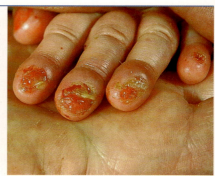

a Epidermolysis bullosa simplex Köbner. Bildung von Druckblasen an mechanisch belasteten Stellen.

b Epidermolysis bullosa dystrophica. Frische Blasen und Atrophien mit Milienbildung.

c Epidermolysis bullosa dystrophica Hallopeau-Siemens. Ablösung der Fingernägel mit sezernierender Entzündung der Nagelbetten bei einem 11-monatigen Mädchen.

19.2.3 Xeroderma pigmentosum

▶ **Definition**

▶ **Definition.** Es handelt sich um eine Gruppe seltener, autosomal-rezessiv erblicher Krankheiten mit hochgradiger Lichtempfindlichkeit aufgrund genetisch bedingter Störungen der DNA-Reparatur.

Klinik: Typisch sind nach Lichtexposition persistierende Erytheme. Frühzeitig entwickeln sich Lichtscheu, Präkanzerosen und maligne Hauttumoren (Abb. **19.3**).

Klinik: Typisch ist eine hohe Lichtempfindlichkeit mit persistierenden Hautrötungen nach Lichtexposition. Schon im Kindesalter manifestieren sich Lichtscheu, Pigmentverschiebungen, Präkanzerosen, Basaliome, Stachelzellkarzinome und melanozytäre maligne Tumoren (Abb. **19.3**).

Therapie: Wichtig sind konsequenter Lichtschutz und Expositionsprophylaxe sowie ärztliche Überwachung zur Früherkennung von Präkanzerosen.

Therapie: Die Behandlung besteht in der Vermeidung von Lichtexposition in Verbindung mit potentem Lichtschutz (Schutzkleidung, Sonnenschutzmittel mit hohem Lichtschutzfaktor), ggf. Verlagerung des Tages- in den Nachtrhythmus (sog. Mondkinder). Besonders wichtig ist eine ständige ärztliche Überwachung zur Früherkennung von Präkanzerosen und den genannten Neoplasien der Haut. Zur Tumorprophylaxe werden Retinoide eingesetzt.

19.3 Xeroderma pigmentosum

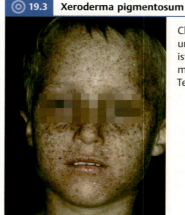

Chronischer Lichtschaden der Haut, Präkanzerosen und Basaliome bei einem 5-jährigen Jungen. Typisch ist eine „buntscheckige" (poikilodermatische) Haut mit Hypo- und Hyperpigmentierungen, Erythemen, Teleangiektasien und aktinischen Keratosen.

19.3 Nävi

▶ **Definition.** Nävi sind gutartige, umschriebene, flache oder geschwulstähnliche Fehlbildungen auf der Grundlage embryonaler Entwicklungsstörungen.

Allgemeines: Nävi können bei Geburt vorhanden sein oder sich erst später manifestieren. Sie beruhen auf einer Vermehrung von normalerweise vorhandenen Zelltypen bzw. Gewebsbestandteilen und werden nach den fehlerhaft angelegten Gewebssubstraten benannt: melanozytäre Nävi, epitheliale (epidermale) Nävi, Bindegewebe-Nävi, vaskuläre (Gefäß-)Nävi. Solitär auftretende Nävi sind meist nicht erbliche Zufallsfehlbildungen. Nävi aufgrund erblicher Anlage treten oft in großer Zahl auf und sind häufig segmentär angeordnet. Bei erblichen neuroektodermalen Systemerkrankungen (Phakomatosen, s. S. 689) und bei verschiedenen ekto- und mesodermalen Fehlbildungssyndromen kommt den Nävi eine diagnostische Signalfunktion zu.

19.3.1 Melanozytäre Nävi

▶ **Definition.** Es handelt sich um scharf begrenzte, im Hautniveau gelegene oder erhabene, hell- bis dunkelbraune Flecken oder Knötchen (Papeln), die aufgrund einer Vermehrung und/oder vermehrten Aktivität dendritischer Melanozyten entstehen. Diese können bandförmig oder in Nestern (Nävuszellnester) angeordnet sein.

Klassifikation: Nach der „Haut-Etage", in der sie lokalisiert sind, unterscheidet man
- epidermale melanozytäre Nävi: Lokalisation in der Epidermis
- melanozytäre Nävi vom Junktionstyp: Lokalisation im Bereich der Basalmembran (= Junktionszone)
- melanozytäre Nävi vom Compoundtyp: Lokalisation im Bereich der Basalmembran und in der Dermis
- melanozytäre Nävi vom dermalen Typ: Lokalisation in der Dermis.

Epidermale melanozytäre Nävi

- **Epheliden** (Sommersprossen): Scharf und unregelmäßig begrenzte, kleine, bräunliche Pigmentflecken, die besonders bei Kindern mit heller Haut zu finden sind. Unter Lichteinwirkung treten sie deutlicher und meist in großer Zahl hervor (z. B. an besonders exponierten Stellen im Gesicht) und bilden sich in der Regel in den Wintermonaten zurück.
- **Lentigines:** Sommersprossenähnliche, jedoch meist rundliche und mittel- bis dunkelbraune Pigmentflecken mit einem Durchmesser bis 5 mm, die unabhängig von Belichtung in allen Hautregionen und an Schleimhäuten auftreten können und persistieren. Verschiedene Fehlbildungssyndrome wie das **L**eopard-Syndrom (**L**entiginose, **E**KG-Veränderungen, **o**kuläre Veränderungen, **P**ulmonalstenose, **A**bnormitäten der Genitalien, **R**etardierung, **D**eafness = Taubheit) und das Peutz-Jeghers-Syndrom (s. S. 274) sind durch multiple Lentigines gekennzeichnet.
- **Café-au-Lait-Flecken:** Meist über 2 cm im Durchmesser messende, flache, scharf begrenzte, hellbraune Pigmentierungen. Das Vorkommen mehrerer Café-au-Lait-Flecken ist ein Leitsymptom der Neurofibromatose. Auch bei tuberöser Hirnsklerose und verschiedenen anderen kongenitalen Fehlbildungen finden sich Café-au-Lait-Flecken (s. S. 689 ff).
- **Naevus spilus** (Abb. 19.4): Café-au-Lait-Fleck mit zahlreichen eingestreuten, kleinen dunkleren Pigmentflecken (Kiebitzei-Nävus), bei denen es sich um Nävuszellnester vom Junktions- oder Compoundtyp handelt.

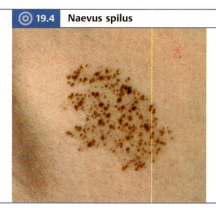

19.4 Naevus spilus
Café-au-Lait-Fleck mit eingestreuten kleinen Nävuszellnestern.

Melanozytäre Nävi vom Junktions-, Compound- oder dermalen Typ

Häufigkeit: Diese häufigsten Nävustypen sind in der Regel erworben. Sonnenlichtexposition (Intensität!) spielt eine wesentliche Rolle in der Entstehung melanozytärer Nävi.

Klinik: Bei variabler Oberfläche sind Nävi dieser Typen unterschiedlich stark, aber meist **homogen pigmentier**t (Abb. **19.5a**).

Folgende Nävi werden unterschieden:

- **Atypische melanozytäre Nävi und Syndrom der atypischen melanozytären Nävi:** Auffallend große, in Form, Begrenzung und Farbgebung stark variierende Nävi, die häufig mit dem Auftreten von Melanomen beschrieben werden.

- **Spindelzellnävi (Spitz-Nävi):** Gutartige knotige Nävi, histologisch u. U. einem Melanom sehr ähnlich.

- **Kongenitale melanozytäre Nävi:** Homogen pigmentiert, scharf begrenzt und z. T. behaart. Kongenitale melanozytäre Riesennävi (Abb. **19.5b**) können Symptom einer neurokutanen Melanose sein.

- **Blaue melanozytäre Nävi:** Blaugraue bis schwarze, einzeln stehende, derbe, rundliche Knötchen, die im Laufe des Lebens überall am Körper auftreten.

- **Mongolenfleck:** Flächenhafte graubraune Hautverfärbung über dem Kreuzbein (Abb. **19.5c**) mit spontaner Rückbildungstendenz.

Therapie: Bei kosmetisch störenden Nävi oder Entartungstendenz (verdächtig sind unregelmäßige Begrenzung oder Pigmentierung) kommt die **Exzision** infrage. Riesennävi sollten, sofern möglich, in den ersten Lebenswochen durch hochtouriges **Schleifen** (Dermabrasio) behandelt werden. Später kommt nur die Exzision in mehreren Operationen wegen des erhöhten Risikos der Melanomentwicklung infrage.

Melanozytäre Nävi vom Junktions-, Compound- oder dermalen Typ

Häufigkeit: Diese häufigsten Nävustypen (oft als „Muttermale" bezeichnet) sind in der Regel erworben. Sie treten bereits in den ersten Lebensjahren auf und kommen in jeder Lokalisation vor. Offenbar spielt Sonnenlichtexposition, insbesondere deren Intensität, eine wesentliche Rolle in der Entstehung melanozytärer Nävi. Man schätzt, dass ein Erwachsener im Durchschnitt ca. 20 solcher Nävi aufweist.

Klinik: Man findet flache, halbkugelig-papulöse oder papillomatös gefurchte Hautveränderungen (Abb. **19.5a**) unterschiedlicher Pigmentierung (hautfarben, hell- bis tiefdunkelbraun) und Größe (wenige Millimeter) bei meist **gleichmäßiger Pigmentierung**.

Folgende Nävi werden unterschieden:

- **Atypische melanozytäre Nävi** (Syn.: dysplastische melanozytäre Nävi) **und Syndrom der atypischen melanozytären Nävi:** Auffallend große, in Form, Begrenzung (unregelmäßig, unscharf) und Farbgebung (alle Farbschattierungen von hell über rötlich-braun bis dunkel), stark variierende Nävi, die häufig familiär und in Zusammenhang mit dem Auftreten von Melanomen beschrieben werden.

- **Spindelzellnävi (Spitz-Nävi):** Die rötlichen oder bräunlichen, glatten Knoten sind gutartig, können aber histologisch einem malignen Melanom sehr ähnlich sehen.

- **Kongenitale melanozytäre Nävi:** Sie kommen in allen Größen vor. Überwiegend handelt es sich um kleine, 1–3 cm messende, gleichmäßig pigmentierte, scharf begrenzte und teils behaarte Nävi. Großflächige und behaarte sog. kongenitale melanozytäre Riesennävi (Durchmesser über 15 cm, Abb. **19.5b**), vielfach kombiniert mit weiteren kleineren melanozytären Nävi, können Symptom einer neurokutanen Melanose (Auftreten kongenitaler melanozytärer Nävi an Haut und Hirnhäuten) sein.

- **Blaue melanozytäre Nävi:** Blaugraue bis schwarze, einzeln stehende, derbe, rundliche Knötchen, die im Laufe des Lebens überall am Körper auftreten können. Feingeweblich finden sich zwischen den Kollagenfasern angeordnete spindelförmige melanozytäre pigmentierte Zellen und Melanophagen.

- **Mongolenfleck:** Angeborene, hauptsächlich bei Neugeborenen asiatischer Herkunft zu findende flächenhafte graubraune oder bläuliche Verfärbung der Haut über dem Kreuzbein, die sich meist bis zur Pubertät spontan zurückbildet (Abb. **19.5c**).

Therapie: Bei klinisch unverdächtigen, kleinen melanozytären Nävi ist eine Behandlung nicht notwendig. Besteht ein Behandlungswunsch, erfolgt die Entfernung durch Exzision. Nävi mit unregelmäßiger Begrenzung und/oder Pigmentierung sollten vom Dermatologen beurteilt und bei Hinweisen auf Entartungstendenz exzidiert werden. Auch bei Nävi, die aufgrund der Lokalisation häufigen mechanischen Reizungen ausgesetzt sind, empfiehlt sich eine Entfernung. Riesennävi sollten, sofern möglich, wegen des erhöhten Risikos der Melanoment-

19.3 Nävi

19.5 Melanozytäre Nävi vom Junktions-, Compound- oder dermalen Typ

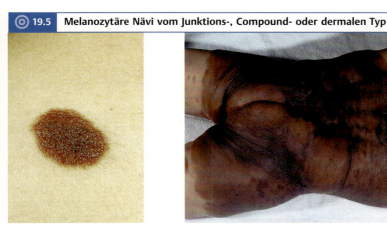

a Papillomatöser pigmentierter **Compoundnävus**.

b Kongenitaler melanozytärer **Riesennävus**. Der Nävus ist typischerweise im Badehosenbereich lokalisiert und zeigt Areale mit unterschiedlichen Farbschattierungen.

c Mongolenfleck: Flächenhafte graubraune Verfärbung über dem Kreuzbein und im unteren Rückenbereich. Pigmentierung umschrieben stärker akzentuiert.

wicklung entfernt werden. Dies kann in den ersten Lebenswochen (!) in Spezialkliniken durch **Schleifbehandlung** (Dermabrasio) geschehen; Schleifbehandlungen müssen so früh wie möglich durchgeführt werden, bevor die Nävuszellen von der oberen/mittleren Dermis in tiefere Gewebsschichten einwandern. Alternativ kommt eine Lasertherapie in Betracht. Bei beiden Methoden können häufig Rezidive auftreten, die von tiefer gelegenen Nävuszellen ausgehen. Nachteil beider Methoden ist die fehlende feingewebliche Aufarbeitung. Später kommt nur die Exzision in mehreren Operationen infrage.

▶ **Merke.** Auch bei Kindern ist nach Exzision einer pigmentierten Hautveränderung die histologische Untersuchung des entnommenen Gewebes erforderlich.

◀ Merke

Prognose: Die meisten Nävi vom Junktions-, Compound- oder dermalen Typ sind und bleiben harmlos. Bei Patienten mit sehr zahlreichen dieser Nävi oder mit einzelnen atypischen Nävi und insbesondere bei Patienten mit dem Syndrom der atypischen/dysplastischen Nävi ist allerdings das Risiko, an einem malignen Melanom zu erkranken, erhöht. Hier sind regelmäßige Kontrollen wichtig, um die prognostisch noch günstigen frühen Stadien eines malignen Melanoms nicht zu übersehen. Um die Zahl erworbener melanozytärer Nävi gering zu halten, sind Sonnenbrände im Kindesalter zu vermeiden. Bei kongenitalen melanozytären Riesennävi können schon frühzeitig maligne Melanome im Nävusbereich auftreten.

Prognose: Bei Patienten mit zahlreichen erworbenen Nävi dieser Typen oder mit einzelnen atypischen Nävi und insbesondere bei Patienten mit dem Syndrom der atypischen/dysplastischen Nävi oder mit kongenitalen Riesennävi ist das Risiko der Melanomentwicklung erhöht. Zur Früherkennung sind regelmäßige Kontrolluntersuchungen wichtig. Zur Prävention der Entwicklung erworbener Nävi sind Sonnenbrände im Kindesalter zu vermeiden.

19.3.2 Epitheliale (epidermale) und Bindegewebe-Nävi

Es handelt sich um Neubildungen, an denen mehrere Gewebestrukturen beteiligt sind.
- Der **Talgdrüsennävus (Naevus sebaceus)** ist eine epitheliale Fehlbildung mit besonderer Vermehrung der Talgdrüsen. Bei Säuglingen und Kleinkindern ist der vorzugsweise am Kopf lokalisierte umschriebene gelbliche Tumor mit orangenschalenartigem Relief durch Haarlosigkeit gekennzeichnet. Nach der Pubertät besteht eine Tendenz zur Rückbildung, jedoch können sich im Erwachsenenalter in einem Naevus sebaceus weitere Tumore (u. a. Basaliome) entwickeln.
- Der **Pflastersteinnävus**, nach seinem Oberflächenrelief benannt, beruht auf einer umschriebenen Vermehrung der dermalen Kollagenfasern. Er kann isoliert auftreten, fällt aber hauptsächlich als Begleitsymptom der tuberösen Sklerose auf.

19.3.2 Epitheliale (epidermale) und Bindegewebe-Nävi

- **Talgdrüsennävus (Naevus sebaceus):** Epitheliale Fehlbildung mit Vermehrung der Talgdrüsen, bei Säuglingen vorzugsweise am Kopf (gelblicher haarloser Tumor mit orangenschalenartigem Relief).

- Der **Pflastersteinnävus** (umschriebene Vermehrung der dermalen Kollagenfasern) ist häufig Begleitsymptom der tuberösen Sklerose.

19.3.3 Vaskuläre (Gefäß-)Nävi und Hämangiome

Naevus flammeus (Feuermal)

▶ **Definition.** Angeborene oder früh manifeste, rote bis blaurote Flecken infolge Kapillarerweiterung.

Klinik: Die meist scharf und oft bizarr begrenzten Flecken können im Bereich der gesamten Haut und an den Schleimhäuten auftreten und kleine Areale oder größere Körperregionen einnehmen. Sie entfärben sich auf Glasspateldruck. Häufig finden sich bei Kindern „symmetrische" (mediale) Feuermale auf der Stirn (Abb. **19.6a**) und im Nacken. Stirnmale blassen in den ersten Lebensjahren weitgehend spontan ab oder verschwinden vollständig. Nackenmale persistieren, sind aber in der Regel von Kopfhaaren verdeckt. Die selteneren asymmetrischen (lateralen) Feuermale (Abb. **19.6b**) zeigen keine Rückbildungstendenz und können sich im späteren Leben tuberös umwandeln. Großflächige asymmetrische Feuermale finden sich als Teilsymptom mit Signalfunktion bei nävoiden Systemkrankheiten: Klippel-Trenaunay-Syndrom, Sturge-Weber-Syndrom, von-Hippel-Lindau-Syndrom.

Therapie: Therapie der Wahl bei kosmetisch störenden Feuermalen ist heute die Behandlung mit dem gepulsten Farbstofflaser, die schon ab dem Säuglingsalter möglich ist. Symptomatisch können abdeckende Maßnahmen („Camouflage") zu einem sehr guten kosmetischen Ergebnis führen.

Naevus araneus (Spidernävus)

Es handelt sich um kleine, sternförmige Gefäßektasien mit zentraler Arteriole, die gelegentlich als stecknadelkopfgroße Papel sichtbar ist (Abb. **19.6c**). Bei Kindern treten sie häufig einzeln oder in kleinerer Zahl im Gesicht auf. Sie können durch Zerstörung des Zentralgefäßes mit der Diathermienadel oder dem Laser entfernt werden.

19.6 Gefäßnävi

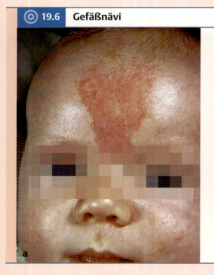
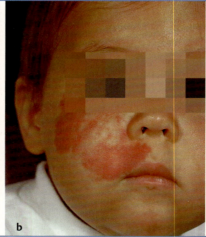
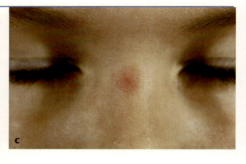

a Symmetrisches Feuermal bei einem Säugling (sog. Storchenbiss).
b Lateraler Naevus flammeus. Diese Veränderung bildet sich nicht spontan zurück.
c Naevus araneus.

Hämangiom (Blutschwamm)

▶ **Definition.** Gutartige kapillare Gefäßneubildungen mit Proliferationstendenz im frühen Kindesalter und spontaner Rückbildungsneigung.

Klinik: Blutschwämme können bei Geburt vorhanden sein oder (häufiger) in den ersten Lebenstagen auftreten, selten auch später. Die prall gefüllten, halbkugelig-prominenten oder flach erhabenen Tumoren (Abb. **19.7**) sind bei Sitz in den

19.7 Hämangiom

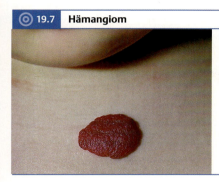

Prall gefülltes Hämangiom bei einem 10-monatigen Mädchen

oberen Hautschichten rot, bei tieferem Sitz mehr bläulich. Meist wachsen sie nur einige Wochen oder Monate, können aber in Einzelfällen erhebliche Ausmaße annehmen. Nach Wachstumsstillstand bleiben sie über Jahre stationär bzw. vergrößern sich nur mit dem Körperwachstum. Häufig bilden sie sich ohne Residuen zwischen dem 2. und 10. Lebensjahr zurück. Multiple Hämangiome an Haut und inneren Organen können Teilsymptom komplexer Entwicklungsstörungen sein: z.B: Kasabach-Merritt-Syndrom (ausgedehnte Hämangiome mit Verbrauchsthrombozytopenie und Blutungsneigung), Mafucci-Syndrom (multiple Hämangiome, Chondrodysplasie mit Extremitätendeformierungen), Blue-Rubber-Bleb-Nävus (Hämangiomatose im Bereich der Haut und des Gastrointestinaltraktes).

rote oder bläuliche Tumoren (Abb. **19.7**). Sie wachsen Wochen bis Monate, sind über Jahre stationär und bilden sich häufig spontan zurück. Multiple Hämangiome können mit anderen Entwicklungsstörungen verbunden sein, z. B. Kasabach-Merritt-Syndrom, Mafucci-Syndrom, Blue-Rubber-Bleb-Nävus-Syndrom.

Komplikationen: Seltene Komplikationen sind Blutung, Thrombosierung oder Ulzeration. Größere Hämangiome am seitlichen Hals können Verdrängungssymptome verursachen, große Oberlidangiome Störungen des binokularen Sehens.

Komplikationen: Selten Blutung, Thrombosierung oder Ulzeration.

Therapie: Trotz der spontanen Rückbildungstendenz geht man heute frühzeitig aktiv vor, da der weitere Verlauf nicht immer vorhersehbar ist. Je kleiner ein Hämangiom ist, desto besser ist eine Therapie möglich. Das gilt besonders für Hämangiome mit stärkerer Wachstumstendenz, für multiple Hämangiome und für Hämangiome mit ungünstiger Lokalisation, z.B. im Gesicht (kosmetisch störend) oder im Genitalbereich (erhöhte Komplikationsgefahr durch Ulzeration und Blutung). Bei oberflächlichen Hämangiomen ist meist eine Kryotherapie oder Behandlung mit dem Farbstofflaser ausreichend. Bei tief liegenden Hämangiomen wird eine intraläsionale Lasertherapie bzw. eine systemische Steroidtherapie durchgeführt. Bei eruptivem Auftreten von Hämangiomen kann man durch eine systemische Kortikosteroidbehandlung (je nach Größe, Anzahl und Eruptionsdruck 2–5 mg Prednison/kgKG/d über 3–6 Wochen) z.T. eine Rückbildung erzielen. Eine chirurgische Entfernung ist nur in Einzelfällen notwendig. Als Hilfestellung bei der Therapiewahl und zur Kontrolle des Therapieeffekts bietet sich die farbkodierte Duplexsonographie mit Darstellung der Vaskularisation und Tiefenausdehnung des Hämangioms an.

Therapie: Heutzutage wird meist ein aktives Vorgehen empfohlen, besonders bei starkem Wachstum des Hämangioms oder ungünstiger Lokalisation. Kryotherapie, Farbstofflaserbehandlung und evtl. systemische Therapie mit Kortikosteroiden sind geeignete Maßnahmen. Die operative Entfernung ist nur ausnahmsweise indiziert.

19.4 Infektiöse Hauterkrankungen

19.4.1 Bakterielle Infektionen der Haut (Pyodermien)

▶ **Definition.** Pyodermien sind Infektionen der Haut durch banale Eitererreger, insbesondere β-hämolysierende Streptokokken und Staphylococcus aureus. Das Krankheitsbild richtet sich nach Erreger, Ausbreitungsweg und betroffener Hautschicht (Tab. **19.6**).

19.4 Infektiöse Hauterkrankungen

19.4.1 Bakterielle Infektionen der Haut (Pyodermien)

◀ Definition

19.6 Pyodermien des Kindes- und Jugendalters

Erreger (Ausbreitung)	Lokalisation		
	Epidermis	oberes Corium	tiefes Corium
Staphylococcus aureus (vertikal entlang der Follikel und Schweißdrüsen)	Impetigo contagiosa (großblasige Form) Dermatitis exfoliativa		Furunkel
β-hämolysierende Streptokokken (horizontal über Interzellularräume und Lymphspalten)	Impetigo contagiosa (kleinblasig-krustöse Form)	Ekthyma	Erysipel

Staphylodermien

Großblasige staphylogene Impetigo contagiosa

▶ **Definition.** Häufige, bevorzugt bei Kindern vorkommende, hochkontagiöse, durch direkten Hautkontakt übertragene oberflächliche Hautinfektion durch Staphylokokken.

Klinik: Auf umschriebenen Erythemen, zunächst meist an unbedeckten Körperstellen, entwickeln sich schlaffe Blasen, deren Inhalt sich rasch eintrübt. Bei Zerstörung der Blasendecke entstehen feuchte, glänzende Erosionen (Abb. 19.8a), seltener Krusten. Eine Sonderform ist die am Paronychium auftretende Schälblase (**Bulla repens**, Abb. 19.8b). Bei mangelhafter Hygiene ist eine großflächige Ausbreitung der Infektion mit Störung des Allgemeinbefindens möglich.

Diagnostik: Das klinische Bild ist typisch, der mikrobiologische Erregernachweis sichert die Diagnose.

Therapie: Eine lokale antibiotische Behandlung nach Antibiogramm ist in den meisten Fällen ausreichend. Bei stärkerer Ausbreitung und Rezidiven ist eine systemische Therapie mit penicillinasefesten Penicillinen oder Erythromycin indiziert. Parallel müssen Infektionsquellen (z. B. eitrige Rhinitis, Konjunktivitis, Otitis, mit S. aureus kolonisierte Nasenschleimhaut, Infektionen bei Kontaktpersonen) saniert werden, um Rezidive zu verhindern.

Staphylodermien
Großblasige staphylogene Impetigo contagiosa

▶ **Definition**

Klinik: Zunächst entstehen Erytheme, dann schlaffe, trüb werdende Blasen, später feuchte Erosionen (Abb. 19.8a), seltener Krusten. Sonderform: **Bulla repens** am Nagelwall (Abb. 19.8b). Die Infektion kann sich großflächig ausbreiten.

Diagnostik: Klinisches Bild, Nachweis von S. aureus.

Therapie: Bei leichtem Verlauf reicht eine lokale antibiotische Behandlung, ansonsten ist eine systemische Antibiotikatherapie notwendig. Wichtig ist die Sanierung einer evtl. vorhandenen Infektionsquelle.

19.8 Staphylodermien

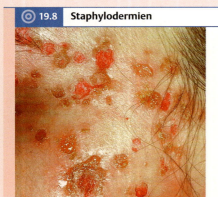

a Bullöse Impetigo contagiosa. Blasen und Erosionen bei Staphylokokkeninfektion der Haut.

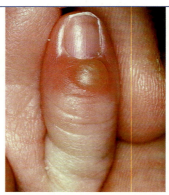

b Bulla repens bei einem Säugling. Es handelt sich um eine staphylogene Infektion des Nagelwalls.

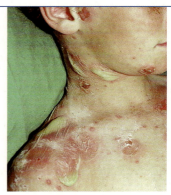

c Staphylogenes Lyell-Syndrom. Die Haut schält sich wie bei einer Verbrühung großflächig ab.

▶ **Klinischer Fall.** Bei der 7-jährigen Nadina bestand seit dem 4. Lebensmonat ein atopisches Ekzem, das in den letzten Jahren nur geringfügige entzündliche Erscheinungen in den Ellenbeugen und am Hals hervorgerufen hatte. Vor 1 Woche traten plötzlich kleine juckende Bläschen im oberen Stamm- und Halsbereich auf. In den nächsten Tagen traten in Schüben weitere Bläschen, locker über den Körper verstreut, auf. Das Allgemeinbefinden war zunächst wenig beeinträchtigt. Ab dem 4. Krankheitstag bildeten sich in den zuvor ekzematös entzündeten Regionen an Hals und Ellenbeugen große schlaffe Blasen mit eitrig eingetrübtem Sekret. Jetzt bestanden Temperaturen um 39 °C rektal. Im steril entnommenen Blasenpunktat fand sich sehr zahlreich S. aureus. Unter antibiotischer Behandlung nach Antibiogramm entfieberte Nadina nach 24 h, neue Blasen traten nicht mehr auf. Man muss davon ausgehen, dass die mit atopischem Ekzem einhergehende mangelhafte Infektabwehr den massiven Staphylokokkeninfekt begünstigt hat.

Staphylogenes Lyell-Syndrom

▶ **Synonym.** Staphylococcal Scaled Skin Syndrome (SSSS), früher: Morbus Ritter von Rittershain

▶ **Definition.** Das staphylogene Lyell-Syndrom ist eine schwere, lebensbedrohliche Dermatose, die zur großblasigen Hautablösung führt.

Ätiologie und Klinik: Das Krankheitsbild wird durch von Staphylococcus-aureus-Stämmen gebildeten Toxinen hervorgerufen, die zu einer oberflächlichen Ablösung der Keratinozytenschicht und damit zur Blasenbildung führen. Dabei schält sich die Haut wie bei einer Verbrühung großflächig ab (Abb. 19.8c).

Diagnostik: Beim staphylogenen Lyell-Syndrom kann in der Schnellschnittuntersuchung eine intraepidermale, subkorneale Spaltbildung nachgewiesen werden. Im Gegensatz zur toxischen epidermalen Nekrolyse sind die Schleimhäute meist nicht betroffen.

Therapie: Aufgrund des großflächigen Befalls ist eine intensivmedizinische Behandlung wie bei Brandopfern erforderlich. Zur Unterbindung des „Toxinnachschubs" ist eine antibiotische Therapie (z. B. Cephalosporin) notwendig.

Furunkel

▶ **Definition.** Tiefsitzende knotige Entzündungen als Folge einer Staphylokokkeninfektion des Haarbalgs.

Klinik: Die bei Kindern eher seltene Erkrankung beginnt mit einer follikulären Pustel. Dann entsteht eine schmerzhafte Infiltration des perifollikulären Gewebes mit zentralem Nekrosepfropf und eitriger Einschmelzung (Abb. 19.9) sowie einem Ödem der Umgebung. Die Erkrankung kann mit Fieber einhergehen.

Diagnostik: Das klinische Bild ist typisch, ein Erregernachweis jedoch zur Abgrenzung gegenüber einer tiefen Trichophytie anzustreben.

Therapie: Bei großen Furunkeln und allen Gesichtsfurunkeln ist eine hochdosierte, systemische antibiotische Behandlung notwendig (penicillinasefeste

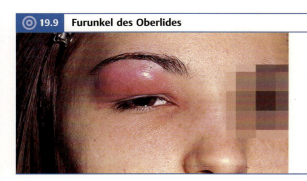

19.9 **Furunkel des Oberlides**

äußerliche antibiotisch-antiseptische Therapie ausreichend. Außerhalb der Gesichtsregion evtl. Stichinzision zur Schmerzlinderung.

Penicilline, Erythromycin bzw. andere Antibiotika nach Antibiogramm). Die betroffene Körperregion sollte ruhig gestellt werden. Äußerlich behandelt man mit antiseptischen oder antibiotischen Salben oder Lösungen. Reife Furunkel (erkennbar durch Fluktuation nach Einschmelzung) außerhalb der Gesichtsregion kann man zur Schmerzlinderung durch Stichinzision eröffnen und vorsichtig exprimieren.

▶ **Merke**

▶ **Merke.** Bei Oberlippen- und Nasenfurunkeln sind Stichinzisionen und exprimierende Manipulationen streng kontraindiziert (s. Komplikationen). Die erkrankte Körperregion sollte möglichst ruhig gestellt und die Kinder flüssig ernährt werden.

Komplikationen: Rezidivierende Furunkel weisen auf Diabetes mellitus oder Abwehrschwäche hin. Bei Gesichtsfurunkeln besteht das Risiko der Sinusthrombose, Meningitis oder Sepsis.

Komplikationen: Multiple und rezidivierende Furunkel („Furunkulose") können auf Diabetes mellitus oder eine Störung der Immunabwehr hinweisen. Gefährlich sind Furunkel an Oberlippe, Nase und Wangen, da es durch Fortleitung der Entzündung über die Vv. angulares zum Sinus cavernosus zur Sinusthrombose, Meningitis oder Sepsis kommen kann.

Streptodermien

Streptodermien

▶ **Definition**

▶ **Definition.** Streptodermien sind Infektionen der Haut durch β-hämolysierende Streptokokken, die sich begünstigt durch die enzymatische Wirkung von Streptokinase und Hyaluronidase über Gewebsspalten und Lymphbahnen ausbreiten.

Kleinblasig-krustöse streptogene Impetigo contagiosa

Kleinblasig-krustöse streptogene Impetigo contagiosa

▶ **Definition**

▶ **Definition.** Häufige, hochkontagiöse, oberflächliche streptogene Hautinfektion, vorwiegend bei Kindern.

Pathogenese: Schmierinfektion, begünstigt durch juckende Dermatosen.

Pathogenese: Es handelt sich um eine Schmierinfektion (Übertragung durch Abklatschkontakt, Kratzen). Juckende Hauterkrankungen (z. B. Ekzeme) begünstigen die Manifestation und Ausbreitung („Impetiginisation").

Klinik: Es entstehen rote Flecken, Bläschen und Pusteln. Durch Sekreteintrocknung bilden sich charakteristische honiggelbe Krusten (Abb. 19.10).

Klinik: Die Erkrankung betrifft häufig zuerst die Gesichtshaut, kann aber auch an jeder anderen Stelle auftreten. Es bilden sich rote Flecken, auf denen nach kurzer Zeit Bläschen und dann Pusteln entstehen, die platzen. Kennzeichnend sind die durch Eintrocknung des Exsudats entstehenden honiggelb-bräunlichen Krusten (Abb. 19.10).

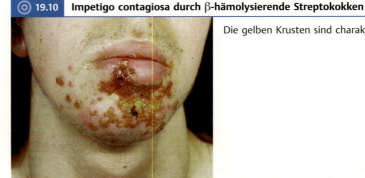

19.10 Impetigo contagiosa durch β-hämolysierende Streptokokken

Die gelben Krusten sind charakteristisch.

Komplikationen: Bei großflächigem Befall kann eine Begleitnephritis auftreten, auch Paronychie, Konjunktivitis oder Otitis.

Komplikationen: Bei großflächiger Ausbreitung der Infektion kann sich eine infektiöse Glomerulonephritis entwickeln (Urinkontrolle einige Wochen nach Abklingen der Hautveränderungen!). Seltenere Komplikationen sind eitrige Paronychie, Konjunktivitis oder Otitis.

Therapie: Eine äußerliche antibiotische oder antiseptische Behandlung ist meist ausreichend. Bei ausgedehntem Hautbefund und bei Hinweis auf eine begleitende Nephritis ist eine Behandlung mit Penicillin V (100 000 IE/kgKG/d) zu empfehlen. Urinkontrolle nach 4 Wochen zur Erfassung einer Poststreptokokkennephritis.

Ekthyma

▶ **Definition.** Ulzerierende streptogene Pyodermie infolge Abwehrschwäche, z. B. bei Unterernährung, begünstigt durch oberflächliche Verletzungen.

Klinik: Im Bereich von Kratzeffekten oder Insektenstichen entwickeln sich solitäre oder multiple, rundliche Geschwüre mit steil abfallenden Rändern (wie ausgestanzt) und schlechter Heilungstendenz.

Therapie: Neben Maßnahmen zur Besserung des Allgemeinbefindens ist die lokale antiseptische oder antibiotische Behandlung zumeist ausreichend.

Erysipel (Wundrose)

▶ **Definition.** Akute, im oberen Korium fortschreitende Hautinfektion durch Streptokokken (meist β-hämolysierende Streptokokken der Gruppe A, seltener G), die durch kleinste Hautverletzungen in kutane Lymphspalten eindringen.

Klinik: Verbunden mit Fieber und Schüttelfrost entwickelt sich eine scharf begrenzte, schmerzhafte, flammende Rötung und Schwellung der Haut, die sich rasch ausbreitet. Meist sind die regionären Lymphknoten schmerzhaft vergrößert. Eine Lymphangitis zeigt sich besonders bei Extremitätenbefall. Bei Kleinkindern kann es zu Erbrechen, Kollaps und Krampfanfällen kommen. Bei Neugeborenen werden die scharfe Begrenzung und der deutliche Temperaturanstieg oft vermisst. Entwicklung von Blasen (Erysipelas bullosum) oder Nekrosen (Schwarzfärbung, Erysipelas gangraenosum) im Bereich der entzündeten Haut sind im Einzelfall möglich.

Therapie: Therapie der Wahl ist die parenterale Applikation hoher Dosen von Penicillin. Zusätzlich sind Bettruhe und (nach Möglichkeit) Ruhigstellung der erkrankten Region wichtig.
Als Rezidivprophylaxe und zur Vermeidung chronischer Lymphödeme sollten Hautverletzungen, die mögliche Eintrittspforten für die Erreger darstellen (Rhagaden an Nase, Mundwinkeln, Ohrläppchen, Bagatellverletzungen, Fußmykosen, auch Nabelwunde), zur Abheilung gebracht werden.

Prognose: Bei rechtzeitiger Behandlung ist die Prognose gut. Komplikationen wie Myo-, Endo- oder Perikarditis, Glomerulonephritis und Streptokokkenpneumonie oder auch ein Übergang in phlegmonöse Entzündungen sind vor allem bei dystrophen Säuglingen oder abwehrgeschwächten Kindern zu befürchten.

19.4.2 Pilzinfektionen der Haut

Dermatophytosen

▶ **Definition.** Es handelt sich um häufige und weit verbreitete Infektionen durch humanpathogene Dermatophyten (Fadenpilze) der Gattungen Trichophyton, Epidermophyton oder Microsporum.

Klassifikation: Mit Ausnahme einiger seltener Infektionen des behaarten Kopfes mit besonderer Ausprägung (Mikrosporie, Favus) rufen Trichophyton-, Epidermophyton- und Microsporum-Arten klinisch identische Hautveränderungen hervor, die als **Tinea** bezeichnet werden. Man unterscheidet oberflächliche und tiefe Infektionen (Tinea superficialis bzw. profunda) sowie aufgrund der Lokalisation Tinea capitis, faciei, corporis, manuum, pedum.

Ätiologie und Pathogenese: Infektionsquellen sind erkrankte Menschen, Tiere oder kontaminierte Erde/Pflanzen. Feuchtes Hautmilieu begünstigt die Ansiedlung.

Klinik:
Tinea superficialis: Sie ist gekennzeichnet durch scharf begrenzte, scheibenförmige, schuppende entzündliche Herde mit zentrifugaler Ausbreitung bei Abheilung im Zentrum (Abb. **19.11a**). Juckreiz kann vorhanden sein.

Tinea profunda: Die knotige Entzündung findet sich meist auf dem behaarten Kopf (Abb. **19.11b**), breitet sich entlang der Haarbälge mit starker Eiterabsonderung aus. Oft sind die nuchalen Lymphknoten geschwollen, evtl. ist das Allgemeinbefinden gestört.

Tinea manuum et pedum: Es kann zu trocken-schuppenden Veränderungen kommen, evtl. findet man auch zahlreiche, kleine juckende Bläschen. Die Haut der Zehenzwischenräume ist häufig weißlich verquollen mit Rhagadenbildung (Abb. **19.11c**).

Ätiologie und Pathogenese: Die Übertragung der Dermatophytosen erfolgt meist von Tier zu Mensch (Quelle: Hunde, Katzen, Rinder, Meerschweinchen u.a. kleine Nager) oder über kontaminierte Erde und Pflanzen, aber auch von Mensch zu Mensch, insbesondere bei Mikrosporie (hoch kontagiös!). Feuchtes Hautmilieu begünstigt die Ansiedlung der Pilze.

Klinik:
Tinea superficialis: Aus kleinen roten Flecken entwickeln sich durch zentrifugale Ausbreitung scharf begrenzte, scheibenförmige Erytheme mit randständig stärkerer Entzündung und Schuppung, die evtl. jucken. Unbehandelt heilen die Läsionen im Zentrum ab und schreiten peripher fort (Abb. **19.11a**). Der entzündliche Randwall kann Bläschen und Krusten aufweisen. Typisch ist ein „colleretteartiger" Schuppensaum, der sich zum Zentrum hin abhebt.

Tinea profunda: Es handelt sich um tiefergreifende Pilzinfektionen, die sich entlang der Haarbälge und ihrer Umgebung ausbreiten. Man findet eine knotige Entzündung und Eiterabsonderung aus den Follikeln, bei Kindern ist fast ausschließlich der behaarte Kopf betroffen (Abb. **19.11b**). Neben schmerzhafter lokaler Entzündung und Schwellung der nuchalen Lymphknoten können bei Kindern auch Störungen des Allgemeinbefindens (Fieber, Kopfschmerz, Erbrechen) vorkommen.

Tinea manuum et pedum: Dieses Krankheitsbild wird bei Kindern selten beobachtet. Der klinische Aspekt ist unterschiedlich: Man sieht eine feine, besonders den Handlinien folgende, fest haftende trockene Schuppung, manchmal kommt es zur Aussaat multipler, stark juckender, kleinster Bläschen oder zu grauweiß-

19.11 Dermatophytosen

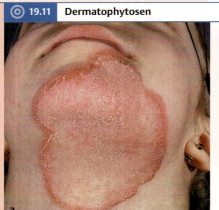
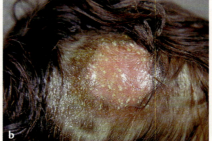
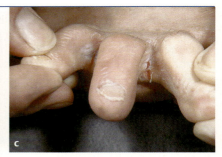

a Tinea superficialis. Die Erreger der oberflächlichen Dermatophytose wurden bei Kontakt mit einem Meerschweinchen übertragen.
b Tinea profunda capitis.
c Interdigitale Tinea pedum mit Mazeration und Rhagaden.
d Mikrosporie. Kreisförmiges Areal mit abgebrochenen Haaren und staubförmigem Schuppenbelag.
e Favus. Charakteristische austernschalenartige Serokrusten (Scutulae). In diesem Fall ist unbehaarte Haut betroffen, in der Regel kommt es nur zum Befall des behaarten Kopfes.

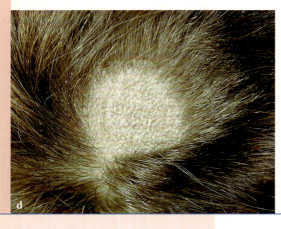
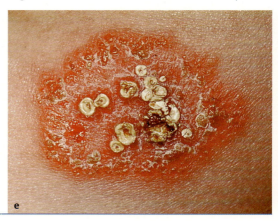

licher Mazeration der Haut in den Finger- oder Zehenzwischenräumen, oft mit tiefen Rhagaden (Abb. 19.11c), die Eintrittspforten für bakterielle Erreger sind.
Mikrosporie: Charakteristisch sind ein feinlamellärer staubförmiger Schuppenbelag („wie mit Mehl bestäubt") und das Abbrechen der Haare 1–2 mm über dem Hautniveau („schlecht gemähte Wiese", Abb. 19.11d). Die Herde sind gering entzündlich infiltriert. Meist ist die Alopezie vorübergehend.
Favus („Erbgrind"): In Mitteleuropa selten. Die Entzündungserscheinungen sind gering ausgeprägt. Auf Erythemen entwickeln sich schüsselförmig gedellte, nach Mäuseurin riechende Schuppenkonglomerate (Durchmesser 2–4 mm, Abb. 19.11e), die ein oder mehrere Haare umschließen. Die Follikel werden zerstört und vernarben, es kommt zu einer bleibenden Alopezie.

Diagnostik: Die klinische Verdachtsdiagnose wird durch den mikroskopischen und kulturellen Pilznachweis gesichert. Als Untersuchungsmaterial eignen sich z. B. abgeschabte Hautschuppen vom Randsaum der Läsionen oder ausgezupfte Haarstümpfe.

Mikrosporie: In rundlichen Feldern brechen die Haare 1–2 mm über dem Hautniveau ab, die Haut zeigt dichten feinen Schuppenbelag (Abb. 19.11d).

Favus: Bei geringen Entzündungserscheinungen bilden sich schüsselförmige Schuppenkonglomerate. Die Haarfollikel der betroffenen Areale gehen zugrunde (s. Abb. 19.11e), die Alopezie ist bleibend.

Diagnostik: Mikroskopischer und kultureller Erregernachweis (Hautschuppen vom Randsaum der Läsionen, Haare).

▶ **Merke.** Pilzkrankheiten der Haut können nur durch Nachweis und Klassifikation des Erregers sicher diagnostiziert werden.

◀ Merke

Therapie: Die neueren Antimykotika für die topische Anwendung (Imidazolderivate, Allylamine, Ciclopiroxolamin) sind sowohl gegen Dermatophyten als auch gegen Candida-Arten gut wirksam. Sie stehen in bedarfsgerechten Anwendungsformen (z. B. als Spray, Lotion, Creme) zur Verfügung. Stark entzündliche Dermatomykosen und Kopfmykosen werden systemisch mit Antimykotika behandelt (Griseofulvin oder z. B. Fluconazol, Itraconazol, Terbinafin – Altersbeschränkungen und Zulassungsbestimmungen beachten!). Begünstigende Lokalfaktoren (z. B. feuchtes Hautmilieu) müssen nach Möglichkeit beseitigt werden.

Therapie: Moderne, topisch anwendbare Antimykotika wirken gegen alle pathogenen Pilze. Kopfmykosen werden systemisch, z. B. mit Griseofulvin p. o., behandelt. Wichtig ist auch die Beseitigung von Lokalfaktoren, die Pilzinfektionen begünstigen.

▶ **Klinischer Fall.** Ein 6-jähriger Junge wird mit schmerzhaften entzündlichen Hautveränderungen auf dem Kopf in der poliklinischen Sprechstunde vorgestellt. Es bestehen konfluierende, perifollikuläre knotige Infiltrate der Kopfhaut mit Absonderung von Eiter aus den Follikelöffnungen. Im entzündeten Bereich sind die Haare größtenteils ausgefallen. Zum Teil sieht man auch abgebrochene Haarstümpfe in den Follikeln. Die Nackenlymphknoten sind geschwollen und druckempfindlich. Unter einer wegen der Eiterung durchgeführten lokalen und systemischen antibakteriellen Behandlung hatten sich die Entzündungserscheinungen verstärkt. Die gezielte Befragung ergibt, dass die Eltern als Nebenerwerbslandwirte einige Kühe halten, bei denen auch „Flecken im Fell" aufgetreten seien. An Haarstümpfen, die bei dem kleinen Patienten aus dem erkrankten Areal epiliert wurden, lassen sich im Kalilaugenpräparat Pilzhyphen erkennen. Kultureller Nachweis von Trichophyton mentagrophytes bestätigt die Diagnose „Tinea profunda". Unter Behandlung mit Griseofulvin bessern sich die Hautveränderungen schon nach wenigen Tagen und sind nach 4 Wochen abgeheilt.

Kandidosen

Ätiologie und Pathogenese: Fakultativ pathogene Hefepilze sind weit verbreitet, die Kolonisation führt aber normalerweise nicht zu Krankheitssymptomen. Kandidosen sind daher ein Signal gestörter Abwehr und werden durch konsumierende Allgemeinkrankheiten, Mangelernährung, Antibiotika- und Kortikosteroidtherapie, diabetische Stoffwechsellage und andere Einwirkungen begünstigt. Erregerreservoir ist meist der eigene Intestinaltrakt.

Klinik: Krankheitserscheinungen zeigen sich meist an Schleimhäuten und in feuchtwarmen Hautarealen (Windelbereich, intertriginöse Bezirke). Auf den Schleimhäuten (Wange, Zunge, Genitale) entstehen weißliche Beläge, die nach Abwischen gerötete Erosionen mit Blutungsneigung hinterlassen (Abb. 19.12a, b). In den Mundwinkeln können entzündliche Aufquellungen der Haut mit schmerzhaften Rhagaden entstehen (**Perlèche**, Abb. 19.12a), in Hautfalten und im Windelbereich Erosionen, Mazerationen, Schuppung auf erythematösem Grund oder Ausbildung randständiger, schlaffer Pusteln. An Oberschenkeln und Rumpf können gleichartige Veränderungen auftreten (Satellitenläsionen, Abb. 19.12c).

Kandidosen

Ätiologie und Pathogenese: Die Kolonisation mit Hefepilzen ist häufig. Erkrankungen treten meist bei gestörter Abwehr auf, z. B. bei schweren Allgemeinkrankheiten, Mangelernährung, Antibiotika- oder Steroidtherapie, Diabetes mellitus.

Klinik: Auf Schleimhäuten bilden sich weißliche, abstreifbare Beläge, in den Mundwinkeln entzündliche Aufquellungen und Rhagaden (Abb. 19.12a, b), im Windelbereich und in Hautfalten oberflächliche Erosionen oder flächenhafte, schuppende Rötung, z. T. mit randständigen, schlaffen Pusteln (Abb. 19.12c).

19.12 Kandidosen

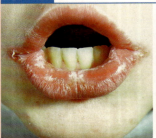 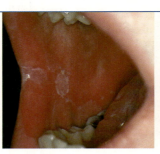 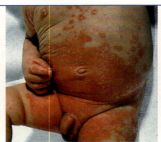 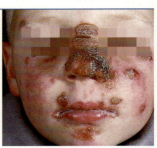

a Soormykose. Weißliche Beläge an der Unterlippe und hefebedingte „Faulecken" (sog. Perlèche).

b Soorbeläge der Wangenschleimhaut bei mukokutaner Kandidose.

c Kandidose im Windelbereich. Flächenhafte oberflächliche Entzündung mit randständigen schlaffen Pusteln und Satellitenläsionen.

d Soorgranulome bei chronischer mukokutaner Kandidose.

Bei speziellen Immundefekten treten granulomatöse Entzündungen auf (chronische **mukokutane Kandidose**, (Abb. **19.**12d).

Bei Endokrinopathien und bei einigen angeborenen oder erworbenen Immundefekten sind stärker entzündliche granulomatöse Reaktionen möglich, z. B. bei der chronischen **mukokutanen Kandidose** (Abb. **19.**12d). Neben anderen Arealen sind dabei regelmäßig die Mundhöhle (papulöse und knotige Effloreszenzen) und der dorsale oder seitliche Nagelwall mindestens eines Nagels (chronische granulomatöse Paronychie) befallen.

Therapie: Hefemykosen lassen sich gut mit Nystatin, Natamycin und Amphotericin B behandeln. Granulomatöse Kandidosen müssen systemisch behandelt werden (Amphotericin B oder Itraconazol). Begünstigende Grundkrankheiten sind immer mitzubehandeln.

Therapie: Neben neueren Breitspektrum-Antimykotika zur topischen Anwendung kommen für die Behandlung von Kandidosen auch selektiv wirksame Antimykotika (Nystatin, Natamycin, Amphotericin B) infrage. Bei granulomatösen Kandidosen ist eine systemische Behandlung mit Amphotericin B oder Itraconazol erforderlich. Die Behandlung begünstigender Grundkrankheiten, Verminderung von Feuchtigkeitsexposition und Milieuänderung in den befallenen Hautarealen sind wie bei den Dermatophytosen Voraussetzungen für den Therapieerfolg.

19.4.3 Virusinfektionen der Haut

Molluscum contagiosum (Dellwarze)

▶ Definition

▶ **Definition.** Es handelt sich um eine häufige und bevorzugt bei Kindern auftretende Hautinfektion, die durch epidermotrope DNA-Viren der Pockenvirusgruppe hervorgerufen und von Mensch zu Mensch übertragen wird.

Klinik: Einzeln oder in größerer Zahl bilden sich weiße oder rötliche, halbkugelige Knötchen mit zentraler Delle (Dellwarzen, Abb. **19.**13). Durch seitlichen Druck lässt sich talgiges Material exprimieren. Atopie und Immunsuppression begünstigen das Auftreten.

Klinik: Als Einzeleffloreszenz, meist aber in größerer Zahl, oft gruppiert stehend, bilden sich weiße, gelbliche oder rötliche derbe Knötchen mit einem Durchmesser von 1 – 5 mm, die sich halbkugelig oder kugelig aus der Haut vorwölben und eine zentrale Delle aufweisen („Dellwarzen", Abb. **19.**13). Durch seitlichen Druck kann talgiges Material aus der Delle ausgedrückt werden (sog. Molluscum-Körperchen: mit DNA-Viren infizierte Epithelzellen). Gesicht, Stamm und große Beugen werden bevorzugt befallen. Atopisches Ekzem, Immunsuppression und AIDS begünstigen das Auftreten von Mollusken. Durch Autoinokulation kann es zu einer disseminierten Aussaat kommen.

Therapie: Ausdrücken mit Pinzette oder Abtragen mit dem scharfen Löffel nach Auftragen einer anästhesierenden Salbe.

Therapie: Die Dellwarzen können mit der gebogenen Pinzette ausgedrückt oder mit dem scharfen Löffel abgetragen werden. Vor der Behandlung empfiehlt sich das Auftragen einer anästhesierenden Salbe.

19.13 Mollusca contagiosa

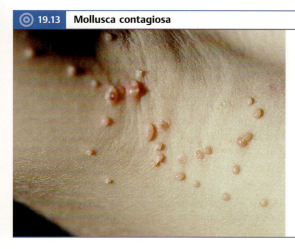

Axillär ausgestreute Dellwarzen, z. T. mit geringer entzündlicher Reaktion, bei atopischem Ekzem.

Infektionen mit humanpathogenen Papillomviren

Humane Papillomviren (HPV) sind karyotrope DNA-Viren. Die ca. 100 HPV-Typen rufen beim Kind vor allem gutartige Tumoren der Haut (Warzen = Verrucae), selten der Schleimhäute (spitze Kondylome, Feigwarzen = Condylomata acuminata) hervor. Die Übertragung erfolgt von Mensch zu Mensch.

Klinik:
Verrucae vulgares (meist HPV-Typen 1, 2, 4, 7): Hyperkeratotische, hautfarbene oder grau-bräunliche Knötchen mit oft zerklüfteter Oberfläche, einzeln oder in Beeten angeordnet, ragen halbkugelig aus der Haut heraus (Abb. **19.14b**).
Verrucae planae juveniles (meist HPV-Typen 3, 10, 28): Es handelt sich um gelblich-graue oder gelblich-rötliche, flache Papeln, die stets multipel an der Stirn (Abb. **19.14a**), den Wangen, dem Kinn, den Händen und den Unterarmen auftreten. Sie können jucken.

Infektionen mit humanpathogenen Papillomviren

HPV (DNA-Viren) rufen beim Kind gutartige Tumoren v. a. der Haut (Warzen = Verrucae), selten der Schleimhäute (Condylomata acuminata) hervor.

Klinik:
Verrucae vulgares: ragen als hyperkeratotische, knötchenförmige oder zerklüftete Gebilde halbkugelig aus der Haut hervor (Abb. **19.14b**).
Verrucae plane juveniles: treten stets multipel als flache Papeln im Gesicht (Abb. **19.14a**) oder an Händen und Unterarmen auf.

19.14 Durch HPV hervorgerufene Haut- und Schleimhautläsionen

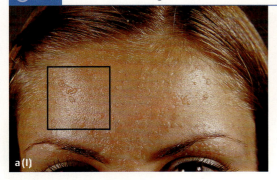
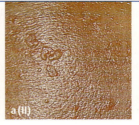
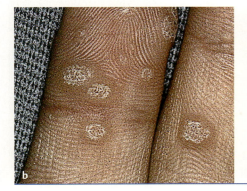
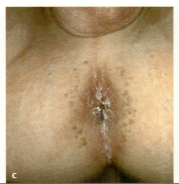
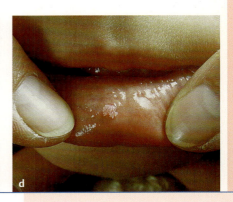

a Verrucae planae juveniles in dichter Aussaat an der Stirn (+ Ausschnittvergrößerung).
b Multiple Verrucae vulgares an den Fingerbeugen.
c Perianale Condylomata acuminata bei einem kleinen Jungen.
d Kondylomartige zipfelige Warze. Die Läsion an der Lippenschleimhaut eines 6-jährigen Mädchens ist durch Autoinokulation (Kauen an Verrucae vulgares der Finger) entstanden.

19 Hauterkrankungen im Kindesalter

Fußsohlenwarzen (Verrucae plantares, meist HPV-Typen 1, 24): Sie können als oberflächliche Papeln in großer Zahl beetartig angeordnet (Mosaikwarzen) oder als Einzelknötchen tief in die Plantarhaut eingedrückt sein (Dornwarzen, oft schmerzhaft).

Condylomata acuminata (meist HPV-Typen 6, 11): Sie finden sich im Bereich der genitalen und analen Übergangsschleimhäute (Abb. **19.14c**). Bedeutsam sind sie als Hinweis auf möglichen sexuellen Missbrauch.

Kondylomartige Veränderungen an der Mundschleimhaut kommen bei Kindern vor, die beim Kauen an vulgären Fingerwarzen die Viren in oberflächliche Verletzungen der Mundhöhle inokulieren (Abb. **19.14d**). Ausgedehnte Warzenbeete können Hinweis auf einen Immundefekt sein.

Therapie: Die Spontanheilungsrate vulgärer Warzen liegt bei Kindern im Verlauf von 2 Jahren bei > 50 %, auch eine Suggestivtherapie kann wirksam sein. Kommt es nicht zur Spontanheilung (oder will man diese nicht abwarten), lassen sich Warzen durch Keratolyse mit Salicylsäure oder Milchsäure (Pflaster, Lack) bzw. Auftragen einer Kombination von Salicylsäure und 5-Fluorouracil behandeln. Operative Verfahren sind die Ausschälung mit dem scharfen Löffel, Kryo- oder Lasertherapie.

19.5 Parasitäre Hauterkrankungen

19.5.1 Pedikulosen

Ätiologie und Pathogenese: Läuse sind flügellose, blutsaugende Insekten mit ausgeprägter Wirtspezifität. Im Kindesalter spielen besonders Kopfläuse (Pediculi capitis, Abb. **19.15a**) eine Rolle, da sie häufig in Kindergärten oder in Schulen durch engen Körperkontakt übertragen werden.

Klinik: An den Bissstellen kommt es Stunden nach dem Läusebiss zu rötlichen Papeln, die stark jucken. Durch Kratzen entstehen zunehmend ekzemartige („Läuseekzem") bzw. impetiginisierte Veränderungen und Verfilzungen der Haare. Meist sind die Areale hinter den Ohren am intensivsten betroffen. Dort „kleben" auch die für Kopflausbefall typischen – im Gegensatz zu Hautschuppen nicht abstreifbaren – weißen Nissen (Eier) an den Haaren (Abb. **19.15b**).

Therapie: Kopflausbefall wird lokal einmalig mit einer Permethrin-haltigen Lösung über 30–45 min behandelt. Bei ausgeprägtem Befall kann die Behandlung nach 1 Woche wiederholt werden. Alternativ stehen ein Pyrethrum-Extrakt und

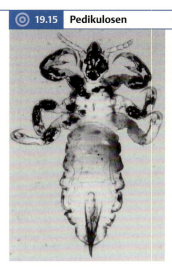

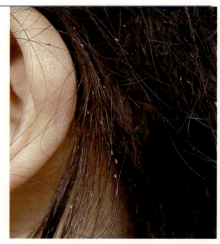

19.15 Pedikulosen

a Kopflaus. **b** An den Haaren fest anhaftende Nissen.

Allethrin zur Verfügung. Letzteres kann auch als Spray zur Behandlung von Kleidung und Bettwäsche eingesetzt werden. Die Nissen werden mit einem feinen Kamm nach Auswaschen der Haare mit lauwarmem Essigwasser entfernt. Anschließend ist häufig eine Nachbehandlung ekzematöser und impetiginisierter Veränderungen erforderlich.

Oft ist eine Nachbehandlung ekzematöser und impetiginisierter Veränderungen erforderlich.

19.5.2 Skabies (Krätze)

Ätiologie und Pathogenese: Erreger der Skabies ist eine 0,3–0,4 mm große Milbe (Sarcoptes scabiei var. hominis), die bei engem körperlichem Kontakt übertragen wird. Das befruchtete Weibchen gräbt Gänge in die Hornschicht der menschlichen Haut und legt dort Eier ab (Abb. **19.16a**). Durch Immunreaktion gegen Milbenbestandteile und Ausscheidungsprodukte der Milbe kommt es (verzögert) im Sinne einer Sensibilisierung zu Symptomen wie Juckreiz und Bildung entzündlicher Papeln.

Klinik: Charakteristisch ist der nächtlich auftretende, insbesondere durch Bettwärme erheblich verstärkte **Juckreiz**. Bevorzugt kommt es zum Befall von Interdigitalfalten, Handgelenken (Abb. **19.16b**), vorderen Achselfalten, Brustwarzen, Nabelregion und Penis; bei Säuglingen sind sehr häufig auch Handflächen, Fußrücken (Abb. **19.16c**) und Fußsohlen betroffen. Dort finden sich oberflächliche, kurze, gradlinig oder gekrümmt verlaufende Gänge in der Hornschicht, an deren Ende man vielfach die Milbe mit dem Dermatoskop erkennen kann. Sekundär entstehen entzündliche Papeln und durch Kratzen Ekzematisation und Impetiginisation.

Diagnostik: Richtungsweisend ist die typische klinische Symptomatik. Der mikroskopische Nachweis von Milben, Eiern und Skyballa (Kotballen) nach Eröffnung des Ganges und Aushebeln der Milbe mit spitzer Kanüle oder tangentialer oberflächlicher Abtragung der Papel mit dem Skalpell sichert die Diagnose.

Therapie: Therapie der Wahl ist Permethrin-Creme. Alternativ stehen Benzylbenzoat und Allethrin zur Verfügung. Zur Vermeidung von Reinfektionen ist Kleidung, die direkten Körperkontakt hatte, nach der Therapie bei ≥60 °C zu waschen oder über 3 Tage auszulüften (in nicht getragenen Kleidern sterben die Milben nach 2–3 Tagen ab). Kontaktpersonen müssen mitbehandelt werden. Wegen postskabiöser Hautveränderungen (Ekzem, anhaltender Juckreiz) ist oft eine längere antiekzematöse Nachbehandlung erforderlich.

19.5.2 Skabies (Krätze)

Ätiologie und Pathogenese: Die Milbe Sarcoptes scabiei wird bei engem Körperkontakt übertragen. Das Weibchen gräbt Gänge in die Hornschicht und legt dort Eier ab (Abb. **19.16a**). Symptome sind die Folge von Immunreaktionen.

Klinik: Typisch ist quälender **Juckreiz**, besonders nachts. Betroffen sind v. a. Interdigitalfalten, Handgelenke (Abb. **19.16b**), Brustwarzen, Nabel, Penis, bei Säuglingen auch Handflächen und Füße (Abb. **19.16c**). Hier finden sich oberflächliche Gänge, sekundär entstehen rötliche Papeln. Häufig Ekzematisation und Impetiginisation durch Kratzen.

Diagnostik: Mikroskopischer Nachweis der Milbe sichert die Diagnose.

Therapie: Therapie der Wahl ist Permethrin-Creme. Das oft nach Therapie persistierende „postskabiöse Ekzem" muss antiekzematös nachbehandelt werden.

19.16 Skabies

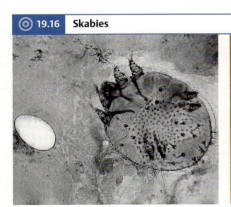

a Krätzemilbe mit Ei in einem Milbengang.

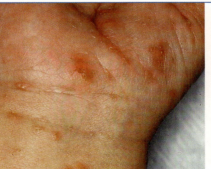

b Gangartige Papeln an Handgelenk und Handballen eines Säuglings.

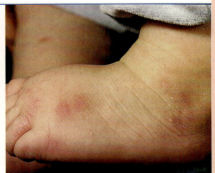

c Skabiespapeln an den Füßen (für Säuglinge eine charakteristische Lokalisation).

19.5.3 Strophulus infantum (Prurigo acuta)

▶ **Definition.** Strophulus infantum ist eine für das Kindesalter typische, mit juckenden Papeln einhergehende akute Reaktion vor allem auf Parasiten.

Ätiologie und Pathogenese: Neben Stichen oder Bissen von Arthropoden (Hunde- und Katzenflöhe, Vogelmilben, Kriebelmücken u. a.) werden auch Infekte und Nahrungsmittelallergien für die Strophulusreaktion verantwortlich gemacht. Von manchen Autoren wird der Strophulus infantum als eine Form der Urtikaria im Kindesalter angesehen.

Klinik: Die Hautveränderungen treten fast nur in den Sommer- und Herbstmonaten und bevorzugt in ländlichen Gegenden auf. Ohne sonstige vorausgehende oder begleitende Symptome und Befunde bilden sich akut zahlreiche, disseminierte oder gruppiert stehende, intensiv juckende urtikarielle Papeln (Abb. **19.17**). Im Zentrum der Papeln können sich winzige Bläschen entwickeln (Seropapel). Durch Zerkratzen, Krustenbildung auf den Erosionen und schubweises Auftreten frischer Seropapeln kann ein Bild ähnlich wie bei Varizellen entstehen.

Therapie: Gegen den Juckreiz wirken Antihistaminika und juckreizstillende Lotionen. Außerdem sollte man versuchen, Erregerkontakte auszuschalten (Raumdesinfektion, Behandlung erkrankter Haustiere). Die Hautveränderungen heilen bei Milieuwechsel meist prompt ab.

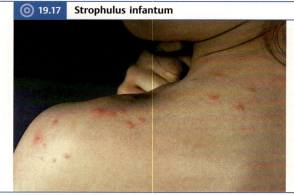

19.17 Strophulus infantum

Gruppiert stehende Papeln und Seropapeln.

19.6 Ekzemkrankheiten/Dermatitis

▶ **Definition.** Ein Ekzem bzw. eine Dermatitis ist eine nichtinfektiöse oberflächliche Entzündungsreaktion („Intoleranzreaktion") der Haut, die durch äußere Einwirkungen oder genetische Disposition entsteht. Im deutschen Sprachgebrauch wird „Ekzem" eher für chronisch verlaufende, „Dermatitis" eher für akut verlaufende Entzündungsreaktionen verwendet. Eine scharfe Abgrenzung ist nicht möglich, die Begriffe werden oft synonym verwendet.
Das klinische Bild spiegelt unabhängig von der Krankheitsursache den Verlauf/Zustand wider. „**Leitefloreszenzen**" der Dermatitis/des Ekzems sind
- bei akuter Dermatitis: Rötung, Bläschenbildung, Nässen
- bei subakutem Ekzem/subakuter Dermatitis: Papeln, Schuppung, Rötung
- bei chronischem Ekzem: Lichenifikation (flächenhafte Vergrößerung der Hautfelderung) und Schuppung.

19.6.1 Seborrhoisches Säuglingsekzem

▶ **Definition.** Diffuse Schuppung und Rötung in den talgdrüsenreichen Arealen des Kopfes, Rumpfes und der Hautfalten, die sich bereits in der 2. bis 10. Lebenswoche manifestiert und meist bis zum 12. Lebensmonat abheilt.

Ätiologie und Pathogenese: Die Ursache der Erkrankung ist nicht bekannt. Veränderungen der physiologischen Hautflora durch vermehrte Talgabsonderung, eine Besiedlung mit dem Hefepilz Malassezia furfur, ein Enzymdefekt und eine genetische Disposition werden diskutiert. Eine gesicherte Beziehung zum seborrhoischen Ekzem des Erwachsenen besteht nicht.

Klinik: Das seborrhoische Säuglingsekzem beginnt typischerweise im 1. oder 2. Lebensmonat. Mildeste und häufigste Variante ist der Gneis: eine fettige, festhaftende Schuppung der Kopfhaut ohne oder mit geringer Entzündung (Abb. 19.18a). Gneis kann sich von selbst zurückbilden, aber auch spontan oder als Folge ungeeigneter Therapiemaßnahmen in eine stärkere Entzündung mit Schuppung, Rötung und Verkrustung übergehen, die sich auf das Gesicht, die retroaurikulären Areale und intertriginöse Bezirke (Halsfalten, Axillen, Windelgegend) ausbreitet (Abb. 19.18b). Es besteht meist nur ein geringer Juckreiz. Im Gegensatz zum atopischen Ekzem sieht man keine stärkeren Kratzeffekte an der Haut. Selten kommt es zu einer Erythrodermie (**Erythrodermia desquamativa Leiner**, Abb. 19.18c) mit Rötung und Schuppung des gesamten Integumentes. Dabei können Fieber, Anämie, Dyspepsie und Sekundärinfektionen mit Hefen und Bakterien auftreten.

◀ **Definition**

Ätiologie und Pathogenese: Nicht bekannt.

Klinik: Die Erkrankung beginnt im 1. bis 2. Lebensmonat, meist in Form fettiger Kopfschuppung ohne stärkere Entzündungszeichen (Gneis, Abb. 19.18a). Bei manchen Patienten treten zudem schuppende Rötungen im Gesicht, hinter den Ohren und in intertriginösen Bereichen auf (Abb. 19.18b). Der Juckreiz ist gering. Ausbreitung auf das gesamte Integument (**Erythrodermia desquamativa**, Abb. 19.18c) ist selten. Dabei sind Fieber und Sekundärinfekte möglich.

19.18 Seborrhoisches Säuglingsekzem

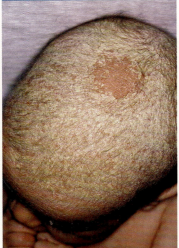
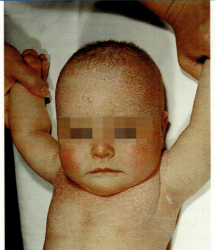
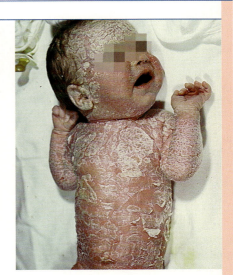

a Kopfgneis des Säuglings. **b** Seborrhoisches Säuglingsekzem. Schuppende Erytheme im Gesicht, in Hals- und Achselfalten. **c** Erythrodermia desquamativa.

Therapie: Die Behandlung sollte so mild wie möglich sein, z. B. mit Weizenkleiebädern und Olivenöl zur Hautpflege und Ablösung der Schuppen. Bei stärkeren entzündlichen Veränderungen kommen kurzfristig Hydrokortison-Zubereitungen (keine halogenierten Steroide!), bei Sekundärinfektion z. B. 2%ige Ketoconazol-Creme, Ketoconazol-Lösung und -Shampoo zum Einsatz.

Therapie: Häufig reicht eine milde pflegende Behandlung aus, z. B. mit Weizenkleiebädern, Olivenöl; bei stärkeren Entzündungen werden auch Hydrokortison-Externa eingesetzt.

19.6.2 Atopisches Ekzem

▶ **Synonyme.** Endogenes Ekzem, atopische Dermatitis, Neurodermitis constitutionalis u.a.

▶ **Definition.** Das atopische Ekzem ist eine meist im Kindesalter auftretende, chronische, stark juckende entzündliche Hauterkrankung mit genetischer Disposition.

Ätiologie und Pathogenese: Der Krankheit liegt eine polygen ererbte Bereitschaft (Disposition) zur Bildung von IgE-Antikörpern gegen unschädliche Umweltstoffe zugrunde, die als **Atopie** bezeichnet wird (vgl. S. |1214|). Neben einer genetischen Disposition (gezeigt in Familien-/Zwillingsstudien) sind genetische Atopie-Marker auf mindestens 6 Chromosomen bekannt. Allergische Konjunktivitis, Rhinitis und/oder asthmoide Bronchitis/Asthma bronchiale treten häufig simultan oder alternierend mit atopischem Ekzem auf (können aber auch einziges Symptom der Atopie sein). Anders als bei atopischen Schleimhautmanifestationen wird das atopische Ekzem **nicht** durch **spezifische Allergene** hervorgerufen, sondern beruht wahrscheinlich auf einer kombinierten Wirkung immunologischer und nichtimmunologischer Provokationsfaktoren. Eine maßgebliche Bedeutung alimentärer Sensibilisierungen ist bisher nicht bewiesen. Unspezifische Reize wie Wollkontakte, Staubexposition, Wärmestau, hohe Luftfeuchtigkeit sowie emotionelle Faktoren (Stress, Frustration, Mutter-Kind-Konflikte, auch im Sinne der „Overprotection") wirken sich vielfach verschlimmernd aus.

Häufigkeit: Es handelt sich um die häufigste Hauterkrankung des Kindesalters und eine der häufigsten chronischen Kinderkrankheiten.

Klinik: Die Erstmanifestation erfolgt meist im 3.–6. Lebensmonat, manchmal auch erst im Spiel- und Schulalter. Dabei zeigt das atopische Ekzem einen altersabhängigen Gestaltwandel. Beim **Säugling** treten bevorzugt in den seitlichen Gesichtsanteilen, an Stirn, behaartem Kopf und am Hals unter starkem Juckreiz kleine Knötchen und Papulovesikel auf, die meist massiv zerkratzt werden. Sofern Kratzeffekte nicht zu Nässen, Krustenbildung und großflächigen Entzündungen führen, steht eine feinlamelläre trockene Schuppung (Abb. **19.19a**) im Vordergrund, die im Kopfbereich als **Milchschorf** (keine allergische Reaktion auf Milch, sondern bildhafte Beschreibung) bezeichnet wird. Neben Kopf und Hals können der Stamm (meist unter Aussparung der Windelregion), die oberen Extremitäten unter Betonung der Gelenke und die Beinstreckseiten (Abb. **19.19b**) betroffen sein. Der heftige Juckreiz führt zu typischen Glanznägeln.

Im **Spiel- oder Schulalter** findet sich typischerweise ein akzentuierter Befall der **großen Gelenkbeugen:** Eczema flexuarum. Im Bereich von Ellenbeugen, Handgelenken, Kniekehlen und Fußgelenken sowie betont im seitlichen und hinteren Halsbereich zeigen sich eine flächenhafte Vergröberung der Hautfelderung (Lichenifikation, Abb. **19.19c**), entzündliche Infiltrationen und Kratzeffekte. Hände und Fußrücken sind ebenfalls häufiger befallen. Die Haut ist allgemein sehr trocken und zeigt ein fahles Kolorit. Das Ekzem des Kindes- und Schulalters kann sich unmittelbar aus dem Säuglingsekzem entwickeln, nach einem freiem Intervall oder auch als primäre „Spät"-Manifestation auftreten.

Stigmata des atopischen Ekzems sind z.B. Rhagaden mit geringer entzündlicher Infiltration am Ohrläppchenansatz, doppelte Unterlidfalte (Dennie-Morgan-Zeichen, Abb. **19.19a**) und Fehlen der lateralen Augenbrauen (Hertoghe-Zeichen), weißer Dermographismus, follikuläre Hyperkeratosen (Keratosis pilaris) an Oberarm- und Oberschenkelstreckseiten, Austrocknung der Lippen mit Exfoliation und Juckreiz (Cheilitis sicca, Abb. **19.20a**), Austrocknung der Finger- und/oder Zehenbeeren mit Verlust des Papillarmusters, Schuppung und Rhagadenbildung (Pulpitis sicca, Abb. **19.20b**). Fingerspitzen- und Vorfußekzeme mit Pulpitis sicca

19.6 Ekzemkrankheiten/Dermatitis

19.19 Atopisches Ekzem

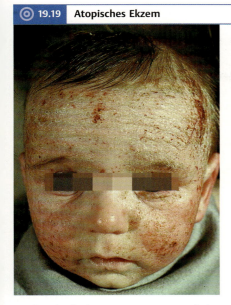

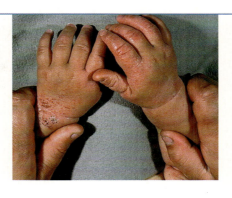

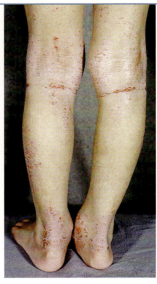

a Milchschorf. Ekzematisation im Bereich der Wangen bei fahlem Hautkolorit und trockener Schuppung; massive Kratzeffekte.

b Atopisches Säuglingsekzem an Handgelenken und Handrücken.

c Beugenekzem des Schulalters. Bei ausgeprägter Lichenifikation und Läsionen durch Kratzen ist die Rötung eher geringfügig.

19.20 Stigmata und Komplikationen des atopischen Ekzems

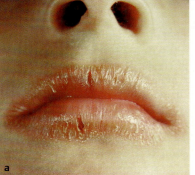

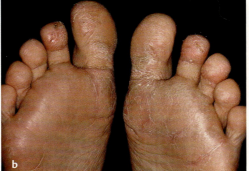

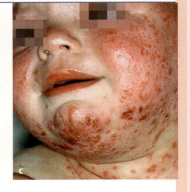

a Cheilitis sicca mit schmerzhaften Rhagaden („Leckekzem").
b Vorfußekzem mit Pulpitis sicca („atopische Winterfüße").
c Eczema herpeticatum bei 4 Monate altem Säugling. Die Mutter und eine ältere Schwester leiden gleichfalls unter einem atopischen Ekzem. Wenige Wochen nach Ekzemmanifestation kam es bei dem kleinen Mädchen zu einer ausgedehnten Superinfektion mit Herpessimplex-Virus.

---

treten bei Kindern besonders häufig auf und werden leicht mit Pilzerkrankungen verwechselt. Bei Mädchen sieht man häufiger chronische Mamillenekzeme.

Komplikationen: Begünstigt durch Defekte im T-Zellsystem kann es zu bakteriellen und viralen Superinfektionen kommen, z.B. Impetiginisation, Eczema herpeticatum (schwere Allgemeinerkrankung nach Infektion durch das Herpessimplex-Virus mit anschließender generalisierter Ausbreitung, Abb. 19.20c), Aussaat von Mollusca contagiosa. Kinder mit atopischem Ekzem neigen außerdem zu obstruktiver Bronchitis.

Diagnostik: Zur Diagnose führen klinisches Bild und Anamnese (starker Juckreiz, Familienanamnese) sowie evtl. der Nachweis eines erhöhten Gesamt-IgE-Spiegels. In Einzelfällen kann der Verdacht auf eine Überempfindlichkeit gegen be-

Komplikationen: Bakterielle und virale Superinfektionen sind möglich: Impetiginisation, Eczema herpeticatum (Abb. 19.20c), Aussaat von Mollusca contagiosa. Es besteht eine Neigung zu obstruktiver Bronchitis.

Diagnostik: Wegweisend sind Klinik und Anamnese. Eventuell ist der Gesamt-IgE-Spiegel erhöht. Bei V.a. Nahrungsmittelallergie Auslass- und Expositionsversuch, ggf. Hauttest und ELISA (s. S. 547).

Therapie: Die **Expositionsprophylaxe** umfasst **nichtkratzende Kleidung, Verzicht** auf **Haustiere**, Maßnahmen zur **Reduktion von Hausstaubmilben**, bei nachgewiesener Nahrungsmittelallergie auch Diät.

▶ **Merke**

Die **Ekzemtherapie** umfasst: Hautpflege, Juckreizstillung und ggf. Entzündungshemmung, Antisepsis und Antibiose.
Bei topischer Therapie ist die Art der Wirkstoffapplikation abhängig vom Ekzemstadium:
- **akut:** Umschläge/Lotionen **(feucht auf feucht!)**
- **subakut:** Cremes und Lipolotionen
- **chronisch:** Salben und Pasten.

Hautpflege: Rückfettende Maßnahmen (Bäder und Externa).

Juckreizstillung: Basis ist die Enzündungshemmung (s. u.). **Lokal** lässt sich Juckreiz durch z. B. Polidocanol-Creme, **systemisch** durch Antihistaminika lindern.

Entzündungshemmung: Entzündete Haut wird mit Kortikosteroiden der Klasse I/II oder Immunmodulatoren sowie Teerpräparaten und Gerbstoffen behandelt.

▶ **Merke**

Antisepsis und Antibiose: Topische Therapie mit Antiseptika und Antibiotika, bei starker Ausdehnung evtl. auch systemische Antibiose.

Prognose: Die Intensität des Ekzems kann mit der Pubertät nachlassen, das Ekzem kann aber auch bis ins hohe Alter bestehen bleiben.

---

stimmte Nahrungsmittel bestehen. Dies sollte durch wiederholte Auslassversuche bzw. gezielte Exposition überprüft und ggf. durch Hauttest und Blutuntersuchungen (ELISA) bestätigt werden (s. S. 547).

Therapie: Sie umfasst die Expositionsprophylaxe und die Ekzemtherapie.
Die **Expositionsprophylaxe** umfasst **nichtkratzende Kleidung, Verzicht** auf **Haustiere** und Maßnahmen zur **Reduktion von Hausstaubmilben** (keine Teppichböden, milbendichte Matratzenbezüge) sowie bei nachgewiesener Nahrungsmittelallergie den Verzicht auf die Allergene (Diät). Prävention und Therapie zugleich wäre der ständige Aufenthalt am Meer oder im Hochgebirge (dort ist der Pollengehalt der Luft geringer).

▶ **Merke.** Bei atopischem Ekzem sind positive Hauttests gegen Nahrungsmittel ohne dazu passende klinische Symptomatik kein Grund, auf die betreffenden Nahrungsmittel zu verzichten. Einseitige Ernährungsvorschriften und daraus evtl. resultierende Mangelsituationen bringen eher Nachteile.

Die **Ekzemtherapie** umfasst Maßnahmen zur Hautpflege, Juckreizstillung, Entzündungshemmung (bei entzündeter Haut) und zur Antisepsis und Antibiose (bei bakterieller Superinfektion).
Die Wirkstoffe werden z. T. lokal (topisch), z. T. systemisch appliziert. Bei topischer Applikation richtet sich die Applikationsart nach der Ekzemphase, ist also stadienabhängig:
- **akute Ekzemphase:** kühlende Umschläge und Lotionen **(feucht auf feucht!)**
- **subakute Ekzemphase:** Cremes und Lipolotionen
- **chronische Ekzemphase:** Salben und Pasten.

Hautpflege: Baden mit medizinischen Ölbädern und Applikation rückfettender Externa, die Moisturizer (z. B. Harnstoff, Glycerin) enthalten, um ein Austrocknen der Haut zu vermeiden.
Juckreizstillung: Im Vordergrund steht die Entzündungshemmung (s. u.). Zudem lässt sich der Juckreiz durch lokale und systemische Maßnahmen lindern. **Lokal** durch kühlende Cremes mit Zusatz von z. B. Polidocanol oder Menthol, **systemisch** durch Antihistaminika: Nachts setzt man Substanzen mit sedierender Wirkung (z. B. Clemastin), tagsüber wenig bzw. nicht sedierende Substanzen (z. B. Cetirizin, Loratadin und deren Weiterentwicklungen) ein.
Entzündungshemmung: Auf entzündeter Haut werden Hydrokortison bzw. Kortikosteroide der Klasse I/II, Teere und Teerderivate sowie Gerbstoffe eingesetzt. In neuester Zeit wurden topische Immunmodulatoren zur Behandlung des atopischen Ekzems zugelassen, die den Einsatz von Kortisonpräparaten reduzieren können.

▶ **Merke.** Kortisonpräparate sollten wegen erhöhter Empfindlichkeit in intertriginösen Arealen und im Gesicht nur kurzfristig angewandt werden (ca. 1 Woche). Wie für die systemische Anwendung von Kortison gilt (unabhängig vom Einsatzgebiet): niemals abrupt absetzen, sondern durch Reduktion der Wirkstoffkonzentration bzw. Verlängerung des Anwendungsintervalles langsam „ausschleichen". Andernfalls droht ein rasches Wiederaufflammen des Ekzems („Rebound"-Phänomen).

Antisepsis und Antibiose: Bei bakterieller Superinfektion ist je nach Ausdehnung eine topische Therapie mit Antiseptika (z. B. Triclosan, Clioquinol, Chlorhexidin, Octenidin) und Antibiotika (z. B. Fusidinsäure) oder auch eine systemische Antibiose (z. B. penicillinasefeste Penicilline, Cephalosporine, Erythromycin) erforderlich.

Prognose: Bei der Mehrzahl der Patienten lässt die Intensität des Ekzems nach dem Säuglingsalter bzw. der Pubertät nach, es kann auch abheilen. Insgesamt ist jedoch der Verlauf des atopischen Ekzems unberechenbar, es kann bis ins höhere Alter immer wieder rezidivieren.

19.6 Ekzemkrankheiten/Dermatitis

▶ **Klinischer Fall.** Der 7-jährige Marc wird von der Mutter mit juckenden Hautveränderungen an beiden Vorfüßen (Abb. 19.20b) vorgestellt. Die Veränderungen waren in leichterer Form erstmals im Winter des Vorjahres aufgetreten. Während des Sommerurlaubs an der Nordsee sei alles abgeheilt. Seit Herbst ist es zu einem Rezidiv gekommen. Zeitweise Behandlung mit Pilzmitteln (Cremes und Tinkturen) habe den Zustand noch verschlimmert. Die Haut des Jungen ist allgemein trocken. Auch bei der Mutter, die schon zur Testung wegen eines Heuschnupfens in unserer Sprechstunde war, fällt eine trockene und blasse Haut auf. Anamnese und Befund müssen den Verdacht auf ein atopisches Fußekzem lenken; der Nachweis weiterer Stigmata erhärtet die Diagnose.

◀ **Klinischer Fall**

19.6.3 Kontaktdermatitis/Kontaktekzem

19.6.3 Kontaktdermatitis/Kontaktekzem

▶ **Definition.** Als Kontaktekzem bzw. Kontaktdermatitis bezeichnet man akute oder chronische, oberflächliche entzündliche Hauterkrankungen, die als Folge akut oder kumulativ toxischer physikalischer oder chemischer Einwirkungen auftreten (nichtallergisches Kontaktekzem) oder Ausdruck einer zellvermittelten Allergie gegen definierte Kontaktstoffe sind (allergisches Kontaktekzem auf der Basis einer Typ-IV-Reaktion).

◀ **Definition**

Pathogenese und Klinik:
Akut-toxische Kontaktdermatitis: UV-Strahlen, Säuren oder Laugen führen am Ort der Einwirkung zur akuten Rötung und Schwellung der Haut (Abb. **19.21a**). Die häufigste Form ist die **Dermatitis solaris**. Eine Sonderform ist die **Wiesengräserdermatitis**. Sie entsteht durch Einwirkung von Sonnenlicht nach Kontakt mit Pflanzen, die photosensibilisierende Toxine (z. B. Furocumarine) ausscheiden (phototoxisches Kontaktekzem). Bei stärkerer Irritation entwickeln sich im weiteren Verlauf Bläschen oder Blasen, schließlich kommt es über eine Phase erosivnässender Veränderungen zu Verkrustung und Abheilung unter Schuppung.

Kumulativ-toxisches Kontaktekzem: Die **Windeldermatitis** ist eine häufige Hauterkrankung im Säuglingsalter und eine Sonderform des toxischen Kontaktekzems. Sie ist meist eine Reaktion auf kumulativ irritierende Wirkungen von Feuchtigkeit, Freisetzung von Ammoniak aus dem Urin durch Stuhlbakterien bei meist zu seltenem Windelwechsel, Durchfall, sauren Stühlen, Seifen- und Detergenzienresten in den Windeln und anderen Pflegefehlern. Häufig kommt es nach solchen Vorschäden zur Superinfektion durch Candida albicans, die die Entzündung unterhält.
Meist entwickelt sich zwischen dem 7. und 12. Lebensmonat im Windelbereich von den Leistenbeugen und/oder der Perianalregion ausgehend eine flächenhafte Rötung mit Ödem der Haut, manchmal auch mit Bläschenbildung, Nässen

Pathogenese und Klinik:
Akut-toxische Kontaktdermatitis: Irritation durch UV-Strahlen (**Dermatitis solaris**) oder Chemikalien führt zu einer Hautrötung und -schwellung (Abb. **19.21a**), evtl. auch zu Bläschen und nässenden Erosionen. Sonderform: **Wiesengräserdermatitis** nach Kontakt mit Pflanzen, die photosensibilisierende Stoffe ausscheiden.

Kumulativ-toxisches Kontaktekzem: Eine Sonderform, die **Windeldermatitis**, ist durch chronisch irritierende Einwirkungen bedingt, z. B. durch Urin, Feuchtigkeit und Pflegefehler. Es kann zu einer Candidainfektion der vorgeschädigten Haut kommen.

Meist entwickelt sich zwischen dem 7. und 12. Lebensmonat im Windelbereich ein flächenhaftes, ödematöses Erythem, evtl. mit Bläschen, Nässen oder Schuppung (Abb. **19.21b**).

◉ **19.21** Kontaktdermatitis bzw. Kontaktekzem

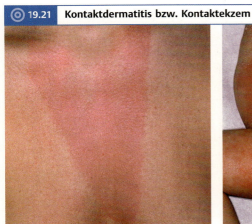
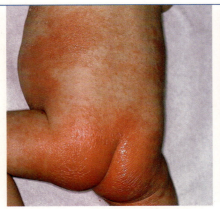
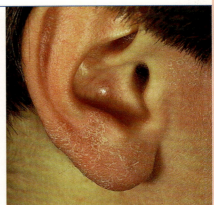

a Dermatitis solaris. Häufigste Form der akuten toxischen Dermatitis.   **b** Erosiv-nässende Windeldermatitis.   **c** Kontaktallergisches Nickelekzem durch Ohrring.

Ähnliche Symptome finden sich bei seborrhoischem oder atopischem Ekzem oder Psoriasis.

Allergisches Kontaktekzem: Nach Kontakt mit Substanzen, gegen die eine zellvermittelte Allergie besteht, kommt es an den Kontaktstellen zu Erythemen, Ödemen und Bläschen, auch mit Nässen und Verkrustung (z. B. Nickelekzem, Abb. **19.21 c**). Bei wiederholter Allergenexposition können auch Hautbereiche betroffen sein, die keinen Kontakt mit dem Allergen hatten.

Therapie: Wichtigste Maßnahme bei **allen Kontaktekzemen** ist die **Ausschaltung der Noxe bzw. des Allergens** (falls möglich). Initial erfolgt eine lokale Steroidbehandlung, danach eine pflegend-stabilisierende Behandlung.

Die Therapie der **Windeldermatitis** besteht darin, die Windel häufig zu wechseln, okkludierende Windelhosen zu vermeiden, die Haut mit Öl zu reinigen und Begleitstörungen (z. B. Hefepilzbesiedlung von Haut und Stuhl) zu beseitigen.

19.6.4 Miliaria

Miliaria (Schweißfrieseln) entstehen durch vorübergehende Verlegung der Schweißdrüsen-Ausführungsgänge (Wärmestau). Sie imponieren als winzige Bläschen oder punktförmige, juckende rote Flecken und Knötchen (Abb. **19.22**).

Therapie: Wärmestau vermeiden; ggf. lokale Anwendung von Zinkschüttelmixturen.

 19.22

und Schuppung. Gelegentlich breitet sich die Entzündung über die Grenzen der von Windeln bedeckten Areale aus (Abb. **19.21 b**). Differenzialdiagnostisch ist an ein atopisches oder seborrhoisches Ekzem oder (seltener) eine frühe Psoriasismanifestation zu denken.

Allergisches Kontaktekzem: Abhängig von der Intensität der Kontakte mit Substanzen, gegen die eine zellvermittelte Allergie erworben wurde (Arznei- und Pflegemittel zur äußerlichen Anwendung, Desinfizienzien, Metallsalze, nach der Pubertät vor allem verschiedene berufstypische Kontaktstoffe) kommt es zu Erythemen und Ödemen, Papulovesikeln, z. T. zu nässenden Erosionen, Krustenbildung, später zu Schuppung und sekundär zu Kratzeffekten. Diese Veränderungen beschränken sich zunächst auf Hautareale, die Kontakt mit dem Allergen hatten. Bei wiederholter Allergenexposition können Streuerscheinungen in der Umgebung oder auch in entfernteren Hautbezirken auftreten (sog. hämatogene Streuung). Kontaktallergische Ekzeme sind bei Kindern eher selten; ein erster Häufigkeitsgipfel betrifft junge Mädchen mit Nickelallergie infolge Modeschmuckkontakten (Abb. **19.21 c**).

Therapie: Bei **allen Kontaktekzemen** ist die **Ausschaltung der Noxe bzw. des Allergens** die wichtigste Maßnahme (falls möglich). Bei unklarem Auslöser ist zur weiteren Abklärung eine Epikutantestung möglich. Mittel der Wahl für die initiale äußerliche Behandlung sind Kortikosteroide; nach Abklingen der Entzündungserscheinungen schließt sich eine pflegend-stabilisierende Hautbehandlung an.

Bei der **Windeldermatitis** lassen sich die auslösenden Faktoren durch häufiges Wechseln der Windel, Vermeidung okkludierender Windelhosen und Verwendung gut ausgewaschener und sorgfältig gespülter Stoffwindeln ausschalten. Die Haut wird vorsichtig mit ölgetränkter Watte gereinigt. Zum Schutz der Haut eignet sich eine topische Therapie mit Zinköl oder -paste mit antiseptischen Zusätzen. Bei Hefepilzbesiedelung wird z. B. Nystatin-Paste eingesetzt. Außerdem sollte zur Vermeidung von Reinfektionen eine intestinale Candidose mittels Stuhldiagnostik ausgeschlossen bzw. nachgewiesen und saniert werden.

19.6.4 Miliaria

Miliaria (Schweißfrieseln) sind Symptom einer gestörten Schweißentleerung nach Wärmestau, das bei Säuglingen häufiger auftritt (zu warme Bekleidung, feuchtwarme Luft von Inkubatoren, fieberhafte Infektionskrankheiten, Anwendung von Fettsalben bei heißer Witterung). Vor allem am Rumpf oder im Wangenbereich finden sich kleinste bis stecknadelkopfgroße wasserklare Bläschen oder punktförmige, juckende rote Flecken und Knötchen (Abb. **19.22**).

Therapie: Vermeidung von Wärmestau, Tragen luftiger Baumwollkleidung. Wenn erforderlich, lokale Anwendung von Zinkschüttelmixturen.

19.22 Miliaria auf Stirn und Wangen eines Säuglings

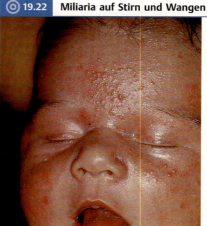

19.7 Allergische Hauterkrankungen

19.7.1 Allergisches Kontaktekzem

s. S. 793

19.7.2 Urtikaria und Quincke-Ödem

▶ **Synonym.** Nesselsucht.

▶ **Definition.** Die Urtikaria ist ein monomorphes, durch flüchtige juckende Quaddeln gekennzeichnetes Exanthem uneinheitlicher Ätiologie und Pathogenese, das in 20–30 % der Fälle kombiniert mit einem umschriebenen Angioödem der Subkutis (Quincke-Ödem) auftritt.

Ätiologie und Pathogenese: Der Urtikaria liegt eine IgE-vermittelte allergische Reaktion oder eine pseudoallergische Reaktion zugrunde. Im Kindesalter ist die IgE-vermittelte allergische Urtikaria am häufigsten; Auslöser sind insbesondere Nahrungsmittel (Fisch, Meeresfrüchte, Gewürze, Nüsse), Arzneimittel (Penicillin) oder Infektionen (Parasiten, Bakterien, Viren). Die Urtikaria kann (frühes) Teilsymptom eines allergischen Schocks sein (s. S. 549). Bei der pseudoallergischen Reaktion führen Substanzen oder Reize ohne Beteiligung des Immunsystems zur Ausschüttung derselben Mediatoren wie bei einer IgE-vermittelten allergischen Reaktion (z. B. zur Ausschüttung von Histamin aus Mastzellen). Deshalb lässt das klinische Bild u. U. keine Rückschlüsse auf die Pathogenese zu. Zu den Auslösern pseudoallergischer Reaktionen zählen Arzneimittel (z. B. Azetylsalizylsäure, Lokalanästhetika), Diagnostika (z. B. Röntgen-Kontrastmittel) und Nahrungsmitteladditiva (Farb- und Konservierungsstoffe), mechanische Reize (Reibe- oder statischer Druck, Abb. **19.23a**), Kälte, Wärme oder UV-Licht, Kontakt mit Brennnesseln oder Quallen (= Histaminliberatoren) sowie erhöhte Empfindlichkeit gegenüber Acetylcholinwirkungen (Schwitzen, Stress).

19.23 Urtikaria und Quincke-Ödem

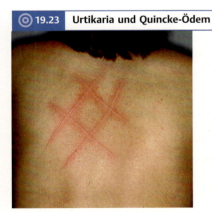 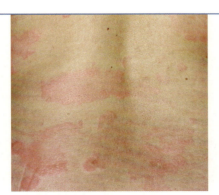 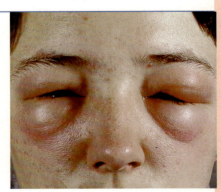

a Urticaria factitia. Die Reaktion wurde durch reibenden Druck ausgelöst.

b Ausgedehnte landkartenartige Urtikaria. Die Quaddeln sind stellenweise randbetont, stellenweise verfließend.

c Quincke-Ödem mit entstellenden Schwellungen.

Klinik: Man unterscheidet eine akute (einmalige oder intermittierende) Urtikaria (Dauer < 6 Wochen) von einer chronischen (persistierenden oder rezidivierenden) Urtikaria (Dauer > 6 Wochen). Quaddeln sind flach erhabene, kutane Ödeme von rötlicher oder weißer Farbe, die je nach Auslöser und Reaktionsbereitschaft in beliebiger Lokalisation einzeln, in größerer Zahl oder exanthematisch in Stecknadelkopfgröße schubweise auftreten (Abb. **19.23b**), sich flä-

typisch. Begleitende Quincke-Ödeme sind besonders auffällig im Gesicht (Abb. **19.23c**) oder am Genitale.

chenhaft ausbreiten und durch zentrale Rückbildung ringförmige, durch Konfluenz landkartenartige Figuren bilden können. Typisch ist **Juckreiz**, der zum Scheuern veranlasst. Eine Rückbildung erfolgt innerhalb von Stunden unter gleichzeitigem Auftreten neuer Herde über Tage und Wochen. Begleitende Quincke-Ödeme zeigen sich in akuter Schwellung, besonders auffällig im Bereich des Gesichts (Lider, Lippen; Abb. **19.23c**) oder des Genitales.

Komplikationen: Bei Beteiligung der oberen Luftwege besteht Erstickungsgefahr.

Komplikationen: Die Mitbeteiligung von Zunge, Rachen- und Kehlkopfschleimhaut kann lebensbedrohlich sein (Verlegung der Luftwege mit Erstickungsgefahr).

Diagnostik: Das klinische Bild ist eindeutig, die ursächliche Klärung hingegen meist schwierig. Wichtigstes Instrument zur Ursachensuche ist die Anamnese. Sie stellt die Weichen für die weitere Diagnostik, z.B. physikalische Tests, serologische Tests bei V.a. Infektion oder Provokationstests bei V.a. Nahrungsmittelintoleranzreaktion.

Diagnostik: Das klinische Bild ist unverkennbar. Die Klärung der Ursache ist bei nicht eindeutiger Anamnese – und dies ist besonders bei chronischer Urtikaria meist der Fall – außerordentlich schwierig. Dennoch ist die Anamnese das wichtigste differenzialdiagnostische Instrument, um Hinweise auf die Pathogenese zu erhalten und eine weitere sinnvolle Diagnostik einzuleiten, z.B. physikalische Tests, Fokussuche, Laboruntersuchungen auf spezifische Infekte sowie Provokationstests bei Verdacht auf Nahrungsmittelintoleranzreaktion. Ungezielte Hauttestungen sind kaum hilfreich.

Differenzialdiagnose: Abzugrenzen ist das **hereditäre angioneurotische Ödem (HANE)** (Defekt im Komplementsystem mit reduzierter Aktivität des C1-Esteraseinhibitors). Bei dieser Erkrankung kommt es nicht zum Auftreten von Quaddeln.

Differenzialdiagnose: Quincke-Ödeme ohne begleitende urtikarielle Hautveränderungen sind gegen das **hereditäre angioneurotische Ödem (HANE)** abzugrenzen, das meist vor dem 15. Lebensjahr erstmals auftritt. Ursache ist ein angeborener Defekt des Komplementsystems, ein Mangel (quantitativ/funktionell) des C1-Esteraseinhibitors. Klinisch entspricht die Symptomatik dem allergischen Quincke-Ödem einschließlich seiner möglichen Komplikationen, jedoch fehlt die Quaddelbildung (s. auch S. 538).

Therapie: Ausschaltung der Ursache ist am wichtigsten. Eine Karenzdiät kann sinnvoll sein. Symptomatisch wird mit Antihistaminika, bei ausgeprägten Symptomen mit Glukokortikoiden behandelt.

Therapie: Bei Bekanntheit der auslösenden Noxe ist ihre Ausschaltung die entscheidende Maßnahme. Initial ist eine Karenzdiät oft nützlich (Tee, Zwieback oder Kartoffeln bzw. Reis). Symptomatisch behandelt man mit Antihistaminika. Bei schwerer großflächiger Urtikaria und Quincke-Ödem mit Luftnot und Schluckbeschwerden ist die i.v.-Gabe von Glukokortikoiden erforderlich.

19.7.3 Arzneimittelexantheme und infektallergische Exantheme

Allgemeines: Arzneimittelinduzierte Haut- und Schleimhautveränderungen sind sehr vielgestaltig. Oft kopieren sie andere Hautkrankheiten. Zugrunde liegt eine allergische oder pseudoallergische Reaktion.

19.7.3 Arzneimittelexantheme und infektallergische Exantheme

Allgemeines: Arzneimittelinduzierte Haut- und Schleimhautveränderungen sind außerordentlich vielgestaltig und morphologisch von Hauterkrankungen anderer Ursache oft nicht zu unterscheiden. Sie sind Folge einer allergischen oder einer pseudoallergischen Reaktion (direkte Histaminfreisetzung oder antikörperunabhängige Komplementaktivierung). Rückschlüsse vom klinischen Bild auf die zugrunde liegende Reaktion sind in der Regel nicht möglich.

Exanthematische Arzneimittelreaktionen

Beim Kind handelt es sich meist um Typ-I- oder Typ-IV-Reaktionen.

Exanthematische Arzneimittelreaktionen

Arzneimittelexanthemen liegen im Kindesalter meist Typ-I-(IgE-vermittelte) oder Typ-IV-(zelluläre)Reaktionen zugrunde.

Klinik: Die Exantheme sehen infektiösen Exanthemen, z.B. bei Masern (Abb. **19.24a**), Röteln oder Scharlach ähnlich und gehen oft mit Juckreiz einher. Auch urtikarielle Exantheme kommen vor (Abb. **19.24bI**). Das Gesicht ist oft ödematös gerötet (Abb. **19.24bII**).

Klinik: Die Symptome treten meist in der 2. Behandlungswoche auf. Es handelt sich überwiegend um makulopapulöse stammbetonte masern- (Abb. **19.24a**), röteln- oder scharlachähnliche Exantheme, die häufig mit Juckreiz einhergehen. Weitere Verlaufsformen können ein urtikarielles (Abb. **19.24bI**) oder vesikulöses Bild bieten. Häufig findet sich eine ödematöse Gesichtsrötung (Abb. **19.24bII**). Die Beeinträchtigung des Allgemeinbefindens steht im Gegensatz zu den „klassischen" Kinderkrankheiten wie Masern und Scharlach im Hintergrund.

Diagnostik: Anamnese und Verlauf geben die entscheidenden diagnostischen Hinweise. Bei Kindern sind Antibiotika, insbesondere Cephalosporine, Betalactam-Antibiotika und Sulfonamide die häufigsten allergieauslösenden Medikamente. Bei entsprechender Anamnese sollte ein Allergieausweis ausgestellt werden.

Diagnostik: Anamnese (zeitlicher Zusammenhang mit Arzneimittelexposition) und Verlauf (Abklingen bei Arzneimittelkarenz) geben die entscheidenden diagnostischen Hinweise. Nachweis des Auslösers durch Hauttests oder In-vitro-Diagnostik ist nur bei bestimmten allergischen Reaktionsmechanismen möglich (s.S. 547). „Spitzenreiter" unter den auslösenden Arzneimitteln sind im Kindes-

19.24 Arzneimittelexanthem

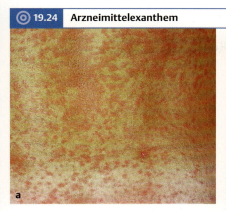
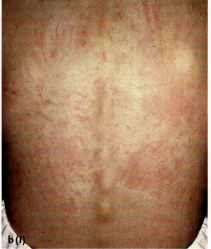
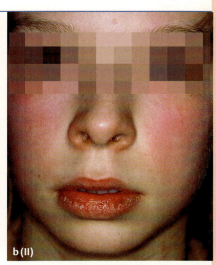

a Morbilliformes Arzneimittelexanthem durch Ampicillin.
b Allergisches Sulfonamidexanthem. Urtikarielles Exanthem (I) mit begleitendem Ödem und Erythem im Gesicht (II).

alter Antibiotika und unter diesen Cephalosporine, Betalactam-Antibiotika und Sulfonamide. Auch wenn der Nachweis des auslösenden Medikamentes nicht gelingt, sollte ein Allergieausweis bei entsprechender Anamnese ausgestellt werden.

Therapie: Verdächtige Medikamente müssen abgesetzt werden. Zur symptomatischen Behandlung werden bei Juckreiz antipruriginös wirkende Lotionen und Schüttelmixturen sowie Antihistaminika, bei schweren Verläufen Glukokortikoide eingesetzt.

Therapie: Absetzen verdächtiger Arzneimittel ist die wichtigste Maßnahme.

Multiforme und erythematobullöse Exantheme

Das **Erythema exsudativum multiforme** ist gekennzeichnet durch typische Einzeleffloreszenzen. Auf der Haut entwickelt sich zunächst eine typische, konzentrisch aufgebaute Läsion (Kokarde, Irisläsion, Schießscheibe), die in eine mehr oder weniger ausgedehnte Blasenbildung übergeht. Die Schleimhäute sind meist mit betroffen (Blasenbildung).

Ätiologie und Pathogenese: Es handelt sich um ein polyätiologisches Krankheitsbild. Der genaue Entstehungsmechanismus ist noch unbekannt. Auslöser sind Medikamente, zumeist Antibiotika (z.B. Aminopenicilline, Sulfonamide) oder Antiepileptika (z.B. Phenytoin, Carbamazepin). Weitere Ursachen sind virale und bakterielle Infekte.

Klinik: Beim **Erythema exsudativum multiforme** treten akut oder schubweise in meist symmetrischer Verteilung zahlreiche hellrote, runde Flecke auf, aus denen sich sukkulente Papeln mit Erythemsaum entwickeln (Abb. **19.25a**). In typischen Fällen flacht das Zentrum unter zyanotischer Verfärbung ab mit zentraler Hämorrhagie und/oder Blasenbildung (**Kokarde**, Abb. **19.25b**). Die Herde neigen zu peripherer Ausbreitung und können konfluieren. Je nach Ausdehnung unterscheidet man eine Minor- und Majorform; bei Letzterer sind die Schleimhäute stark betroffen und das Allgemeinbefinden ist gestört. Präferenziell können die Schleimhäute von Mund, Nase, Pharynx und die Haut der Genital- und Perianalregion Blasen und Ulzerationen aufweisen, auch eine purulente Konjunktivitis kommt vor („pluriorifizielle Ektodermose", Abb. **19.25c**).

Die schwerste Verlaufsform eines Erythema exsudativum multiforme ist das **Stevens-Johnson-Syndrom**. Den Hautveränderungen gehen meist erhebliche Einschränkungen des Allgemeinbefindens voraus (u.a. Fieber, Grippesymptome,

Multiforme und erythematobullöse Exantheme

Das **Erythema exsudativum multiforme** ist durch konzentrische Hautläsionen (Kokarden) charakterisiert, die in Blasen übergehen. Die Schleimhäute sind meist mit betroffen (Blasenbildung).

Ätiologie und Pathogenese: Der Entstehungsmechanismus ist unbekannt. Häufigste Auslöser sind Medikamente und virale und bakterielle Infekte.

Klinik: Beim **Erythema exsudativum multiforme** entstehen schubweise scheibenförmige, rote Flecke (Abb. **19.25a**), die sich durch zentrale Zyanose und Hämorrhagie oder Blasenbildung in **Kokarden** umwandeln (Abb. **19.25b**). Begleitend finden sich meist auch an Schleimhäuten (Mund, Nase, Pharynx, Augen) und an der Genital- und Perianalhaut entzündliche Veränderungen („pluriorifizielle Ektodermose", Abb. **19.25c**).

Maximalvariante des Erythema exsudativum multiforme ist das **Stevens-Johnson-Syndrom**: Nach ausgeprägtem Krankheitsgefühl treten auf der Haut (zunächst an Gesicht und

19.25 Erythema exsudativum multiforme und toxische epidermale Nekrolyse (Lyell-Syndrom)

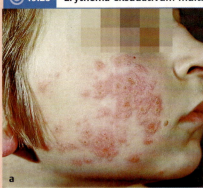
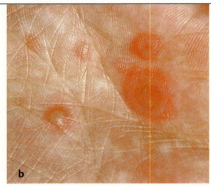
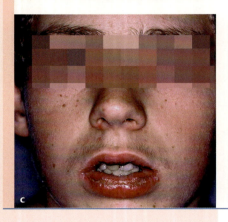
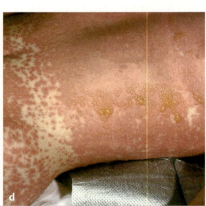

a Erythema exsudativum multiforme: Konfluierende kokardenförmige Papeln.
b Erythema exsudativum multiforme: Bullöse Kokarden in der Handfläche.
c Mundschleimhauterosionen bei Stevens-Johnson-Syndrom: Es handelt sich um eine schwere Verlaufsform des Erythema exsudativum multiforme mit Schleimhautbeteiligung.
d Medikamentöses Lyell-Syndrom mit großflächiger Ablösung der Haut.

Hals, später am ganzen Körper) und den hautnahen Schleimhäuten (Mund, Augen, Genitale) Blasen auf, die platzen. Von den Erosionen und evtl. Nekrosen sind ca. 10% der Körperoberfläche betroffen.

Sind über 30% der Körperoberfläche befallen, spricht man von einer **toxischen epidermalen Nekrolyse** (TEN, **medikamentöses Lyell-Syndrom**) oder, wegen der großflächigen Epithelablösung (Abb. 19.25d), vom **Syndrom der verbrühten Haut.**

Komplikationen: Bronchopneumonie, Sekundärinfektionen, Sepsis.

Diagnostik: Anamnese und klinisches Bild.

Differenzialdiagnose: Das medikamentöse Lyell-Syndrom lässt sich histologisch vom Staphylococcal Scalded Skin Syndrome (SSSS) abgrenzen.

Muskelschmerzen), die mit Antibiotika und/oder entzündungshemmenden und schmerzlindernden Medikamenten behandelt werden. Die beschriebenen Hautveränderungen treten zunächst im Gesicht und am Hals auf und breiten sich im weiteren Verlauf rasch über den ganzen Körper aus. Die zunächst einzeln stehenden Blasen fließen zusammen und sind häufig blutgefüllt. Die dünnen Blasendecken reißen ein, so dass die darunter liegenden Hautschichten bloßliegen (Erosionen). Es kommt zur Ausbildung von Nekrosen. Gleichzeitig sind die hautnahen Schleimhäute (Mund, Augen, Genitale) von einer ausgeprägten Blasenbildung gezeichnet, in schweren Fällen auch der Kehlkopf und die Luftröhre. Insgesamt sind ca. 10% der Körperoberfläche betroffen.

Sind über 30% befallen, spricht man von einer **toxischen epidermalen Nekrolyse (TEN, medikamentöses Lyell-Syndrom)**. Dieses schwerste lebensgefährliche Krankheitsbild der Haut kann einer Maximalform des Stevens-Johnson-Syndroms gleichen, tritt aber meist ohne kokardenartige Hautveränderungen auf. Das Krankheitsbild nimmt einen rapiden Verlauf. Aufgrund der starken Ähnlichkeit des klinischen Bildes mit einer großflächigen Verbrühung (Abb. 19.25d) spricht man auch vom **Syndrom der verbrühten Haut.**

Komplikationen: Patienten mit einem Stevens-Johnson- oder Lyell-Syndrom sind äußerst gefährdet durch Bronchopneumonie, Sekundärinfektionen und Sepsis.

Diagnostik: Anamnese und typisches Krankheitsbild führen zur Diagnose.

Differenzialdiagnose: Eine Abgrenzung des medikamentösen Lyell-Syndroms vom Staphylococcal Scalded Skin Syndrome (SSSS, s. S. 779) gelingt durch feingewebliche Untersuchung einer Blasendecke (Kryostat-Schnellschnitt): Beim medikamentösen Lyell-Syndrom kommt es zur Abhebung der gesamten Epidermis mit einer basalen, beim SSSS zu einer intraepidermalen, subkorneal gelegenen Spaltbildung.

Therapie: Wichtigste Maßnahmen sind Erkennen und Absetzen sämtlicher als Auslöser infrage kommenden Medikamente bzw. die Behandlung von evtl. auslösenden Infektionskrankheiten. Der Minortyp kann mit Steroidlotionen und evtl. mit niedrig dosierter systemischer Glukokortikoidtherapie behandelt werden. Beim Stevens-Johnson- und medikamentösen Lyell-Syndrom handelt es sich um pädiatrisch-dermatologische Notfälle, die wie Verbrennungen einer **intensivmedizinischen Therapie** bedürfen. Die Patienten werden auf aluminiumimprägnierten Folien und Spezialmatratzen gelagert, die offenen Wundflächen mit antiseptischen Lösungen, Cremes und nichthaftenden Wundauflagen behandelt.

An den Schleimhäuten kommen antiseptische, entzündungshemmende und anästhesierende Spülungen (Mund) bzw. antiseptische Lösungen (Genitalbereich) zum Einsatz. Wichtig ist eine frühzeitige augenärztliche Mitbetreuung (z. B. Verklebung der Bindehaut des Auges möglich). Bei ungeklärter Pathogenese bleibt die systemische Gabe von Glukokortikoiden umstritten. Bei ausgeprägtem Befund werden sie jedoch zumeist kurzfristig hoch dosiert eingesetzt.

Prognose: Beim Erythema exsudativum multiforme vom Minortyp ist die Prognose gut. Beim Stevens-Johnson-Syndrom liegt das Letalitätsrisiko bei 1 %, beim medikamentösen Lyell-Syndrom zwischen 5 und 50 %.

Therapie: In Abhängigkeit vom Schweregrad der Erkrankung erfolgt eine äußerliche Behandlung mit Steroiden, antiseptischen Lösungen, entzündungshemmenden und anästhesierenden Mundspülungen. Patienten mit schweren Verlaufsformen (Stevens-Johnson- und medikamentöses Lyell-Syndrom) müssen **intensivmedizinisch** behandelt werden. Der Nutzen von systemischen Kortikosteroiden ist umstritten.

Prognose: Beim Minortyp ist die Prognose gut. Beim medikamentösen Lyell-Syndrom besteht ein Letalitätsrisiko zwischen 5 und 50 %.

Erythema nodosum

▶ **Definition.** Das Erythema nodosum ist eine bei Kindern und Jugendlichen häufig auftretende Hauterkrankung unterschiedlicher Ätiologie, die durch schmerzhafte subkutane Knotenbildung mit Hautrötung und -überwärmung gekennzeichnet ist.

◀ **Definition**

Ätiologie und Pathogenese: Vermutlich liegt ein einheitlicher allergischer Reaktionsmechanismus zugrunde. Auslöser sind bei Kindern vorzugsweise Infektionen (hauptsächlich durch Streptokokken, seltener Yersinien, Mycobacterium tuberculosis), aber auch Arzneimittel. Das Erythema nodosum ist häufig mit Sarkoidose, Morbus Crohn oder Colitis ulcerosa assoziiert.

Klinik: An den Unterschenkelstreckseiten, Knie- und Fußgelenken, ausnahmsweise auch an den Armen und am Gesäß treten akut einzelne oder mehrere tief liegende hell- bis lividrote Infiltrate und Knoten mit unterschiedlichem Durchmesser auf (Abb. **19.26**). Die Knoten sind von teigiger Konsistenz, sehr druckempfindlich, die Haut ist in diesen Bereichen überwärmt. Schubweise können weitere Knoten auftreten. Begleitend treten oft Fieber, Gelenkschmerzen und Kopfschmerzen auf.

Ätiologie und Pathogenese: Auslöser sind v. a. bakterielle Infektionen, aber auch Arzneimittel. Häufige Assoziation mit Sarkoidose, Morbus Crohn oder Colitis ulcerosa.

Klinik: Prädilektionsstellen sind die unteren Extremitäten. Es bilden sich tief liegende, rote Knoten, die überwärmt und sehr druckempfindlich sind (Abb. **19.26**). Oft bestehen Allgemeinsymptome.

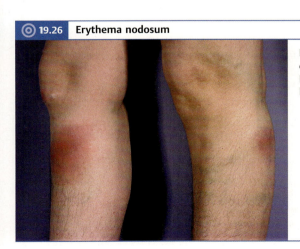

◉ 19.26 **Erythema nodosum**

Druckschmerzhafte, derbe, entzündliche Infiltrate und Knoten an den Unterschenkeln.

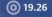

19.8 Psoriasis

Diagnostik: Die Diagnose wird klinisch gestellt. Selten ist eine Hautbiopsie erforderlich. Wegen der häufig assoziierten Erkrankungen sind abklärende Untersuchungen sinnvoll, z. B. serologische Untersuchungen (Differenzialblutbild, AST, Yersinien), Rachenabstrich, Tuberkulinprobe oder eine Röntgenaufnahme des Thorax (Sarkoidose, Tuberkulose).

Therapie: Neben der Behandlung der Grunderkrankung (falls bekannt) erfolgt eine symptomatische Therapie mit Bettruhe, feuchten Umschlägen, entzündungshemmenden Cremes und Lotionen und bei Bedarf Gabe von nichtsteroidalen Antiphlogistika. In Ausnahmefällen werden kurzfristig systemisch Glukokortikoide verabreicht.

19.8 Psoriasis

▶ **Synonym.** Schuppenflechte

▶ **Definition.** Die Psoriasis ist eine polygen vererbte chronisch rezidivierende Immunerkrankung, die Haut und Nägel, seltener auch Schleimhäute und Gelenke befällt und typischerweise mit scharf begrenzten eythematosquamösen Plaques einhergeht.

Häufigkeit: Die Psoriasis zählt zu den häufigsten Hautkrankheiten (2–3 % der hellhäutigen Bevölkerung sind betroffen), die in jedem Lebensalter erstmals auftreten kann. Zwei Typen werden u. a. nach dem Manifestationsalter unterschieden: Die **kindliche Psoriasis (Typ I)** ist, neben dem frühen Manifestationsalter (15–25 % werden vor dem 15. Lebensjahr manifest), durch eine positive Familienanamnese und Assoziationen zum HLA-System (Cw6, B13, B57, DR7) gekennzeichnet. Typ II tritt zwischen dem 5. und 6. Lebensjahrzehnt auf.

Ätiologie: Die Neigung zur Psoriasis ist genetisch festgelegt, wobei man eine polygene, multifaktorielle Vererbung vermutet. Bei 2 erkrankten Eltern liegt die Wahrscheinlichkeit für das Kind zu erkranken bei 41 %, bei einem erkrankten Elternteil noch bei 8 %.

Pathogenese: Bis heute nicht vollständig geklärt. Neben der genetischen Disposition spielen exogene Triggerfaktoren eine entscheidende Rolle (Tab. 19.7). Wesentliche Merkmale der Entwicklung einer Psoriasis sind eine deutlich **erhöhte Proliferation** und damit Verbreiterung der Epidermis (Akanthose), eine **Differenzierungsstörung** (als Folge einer komplexen Th1-Zellen getriggerten Entzündungsreaktion) und eine **Entzündungsreaktion**. Auffällig ist je nach Aktivität der Psoriasis der Nachweis von T-Lymphozyten (überwiegend vom Helfer- oder zytotoxischen Typ) und Zytokinen.

Klinik: Leitsymptome der **Psoriasis vulgaris** sind **Rötung** (klinisches Korrelat der Entzündungsreaktion) und **Schuppung** (klinisches Korrelat der Proliferationsreaktion) der Haut. Prädilektionsstellen sind die **Streckseiten der Extremitäten**, der behaarte Kopf, die Sakralregion und die Nägel. Im Gegensatz zu Erwachse-

≡ **19.7** Die häufigsten Triggerfaktoren für einen Ausbruch oder eine Verschlimmerung der Psoriasis

- **Infektionen:** Infektionen der oberen Luftwege mit β-hämolysierenden Streptokokken der Gruppe A, deren Toxine als sog. Superantigene T-Zellen aktivieren. *Cave:* Bei erblicher Belastung muss bei Streptokokkenangina bei den betroffenen Kindern/Jugendlichen ein besonderer Augenmerk auf die Haut gelegt werden!
- **direkte mechanische Reizung der Haut** (isomorpher Reizeffekt = Köbner-Phänomen): z. B. Verletzung, Operation, chronischer Reiz durch Schmuck/Gürtel
- **Medikamente:** v. a. β-Blocker, Lithium, ACE-Hemmer, Chloroquin (bei Kindern selten)
- **Alkohol, Nikotin, kaltes Klima** (bei Kindern selten)
- **psychische Faktoren, Stress** (bei Kindern selten)

19.27 Psoriasis vulgaris

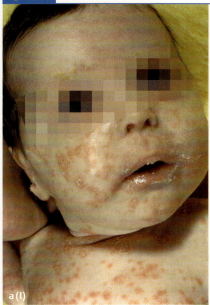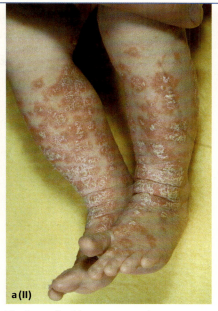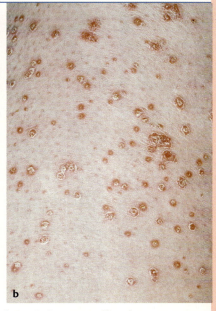

a Psoriasis vulgaris bei einem 2 Monate alten Säugling: scharf begrenzte, erythematosquamöse Plaques.

b Psoriasis guttata: über das gesamte Integument verteilte, exanthemartig auftretende, scharf begrenzte, schuppende Läsionen.

nen ist bei Kindern häufig auch das Gesicht befallen (Abb. 19.27). Typische Manifestationsform bei Säuglingen ist eine Windelpsoriasis.
Die erythematosquamösen Plaques sind scharf begrenzt und von unterschiedlicher Größe (punktata, guttata, numularis, geographica).
Klassische Psoriasisphänomene lassen sich an der Haut beschreiben: Unter den Schuppen befindet sich eine letzte Epidermisschicht, die abgezogen werden kann („Phänomen des letzten Häutchens"). Es kommt dann zu punktuellen Blutaustritten aus den erweiterten Gefäßschlingen („blutiger Tau" oder „Auspitz-Phänomen").
An den Nägeln finden sich „Ölflecke" (Hyperkeratose des Nagelbettes), Grübchen- bzw. Tüpfelnägel (Defekte der Nagelplatte).
In seltenen Fällen ist die Entzündungsreaktion so stark, dass sterile Pusteln entstehen (**Psoriasis pustulosa**). Selten sind bei Kindern die Gelenke befallen, man spricht dann von der **Psoriasis arthropatica**.

Diagnostik: Das klinische Bild ist wegweisend, charakteristisch sind die Psoriasis-Phänomene (s.o.).

Therapie: Bei der Behandlung der Psoriasis bei Kindern bestehen wichtige Unterschiede im Vergleich zur Behandlung Erwachsener.
3 Faktoren sind unter therapeutischen Gesichtspunkten besonders zu beachten:
- Die kindliche Haut ist für lokal aufgetragene Medikamente besonders durchlässig, so dass systemische Nebenwirkungen das Wachstum (z.B. Knochen) beeinflussen können.
- Kaum ein systemisch anzuwendendes Medikament ist derzeit für die Behandlung von Säuglingen und Kleinkindern zugelassen.
- Die Psoriasis besteht über Jahre oder Jahrzehnte, bedarf unter Umständen einer lebenslangen Behandlung und führt zu einer deutlichen Beeinträchtigung der kindlichen Lebensqualität. Eine Heilung ist nicht möglich.

Bei Kindern ist häufig auch das Gesicht befallen (Abb. 19.27).

Klassische Psorisisphänomene: an der Haut: „Phänomen des letzten Häutchens"; „blutiger Tau"; an den Nägeln: „Ölflecke", Grübchennägel.

Besondere Formen: **Psoriasis pustulosa**; **Psoriasis arthropatica**.

Diagnostik: Klinik und Psoriasis-Phänomene.

Therapie: Bei der Behandlung der Psoriasis bei Kindern bestehen wichtige Unterschiede im Vergleich zur Behandlung Erwachsener.

Entschuppende Maßnahmen: Zur Keratolyse können Salben oder Badezusätze verwendet werden.
- **Salben:** Salizylsäure (3–5%), **Harnstoff** (10%), **Milchsäure** (5%)
- **Badezusätze:** v. a. medizinische Öle.

Antiproliferative/antientzündliche Lokaltherapie:
- **Dithranol:** Nur niedrig dosiert und mit kurzem Hautkontakt anwendbar.
- **Kortison:** Nur schwach wirksame Präparate bei kleineren Einzelherden und am Kopf für höchstens 2–3 Wochen, danach „ausschleichen".
- **Vitamin-D3-Analoga:** Nicht vor dem 6. Lebensjahr anwenden. Maximal 30% der Oberfläche dürfen behandelt werden.

Systemische Therapie: Nur in sehr schweren Fällen und nach strenger Indikationsstellung **Cyclosprin A** oder **Methotrexat**.

UV-Bestrahlung nur, wenn andere Therapien nicht anhaltend geholfen haben; Keine PUVA-Bestrahlung bei Kindern und Jugendlichen.
Prognose: Chronisch-rezidivierend, durch Therapie deutliche Besserung möglich.

19.9 Acne vulgaris

▶ Definition

Häufigkeit: Sehr häufig, Jungen sind häufiger betroffen als Mädchen; bei 15–30% deutlich sichtbar mit der Gefahr der Narbenbildung.

Ätiologie und Pathogenese: Androgene führen zu einer Überproduktion von Talg. Eine übermäßige Verhornung führt zu Verstopfung der Ausführungsgänge der Talgdrüsen; die Folge sind Komedonen, Papeln und Pusteln.

---

19 Hauterkrankungen im Kindesalter

Elimination von Triggerfaktoren: z. B. bei Streptokokken-Infektion Penicillintherapien

Entschuppende Maßnahmen: Zur Keratolyse können Salben mit unterschiedlichen Wirkstoffen oder Badezusätze verwendet werden.
- **Salben:** Salizylsäure (3–5%), je nach Anwendungsbereich (nicht im Windelbereich) nur kurzzeitig für kleinere Flächen; je kleiner das Kind, desto strenger die Indikation und desto sparsamer die Anwendung. **Harnstoff** (10%) zeigt die beste Wirkung, sollte aber im 1. Lebensjahr nicht verabreicht werden. Weiterhin kann **Milchsäure** (5% in Vaseline) eingesetzt werden.
- **Badezusätze:** medizinische Öle, Kochsalz, Milchsäure (3%).

Antiproliferative/antientzündliche Lokaltherapie:
- **Dithranol**: Wenn überhaupt bei Kindern angewendet, dann niedrig dosiert (0,05–0,1%) und mit kurzem Hautkontakt.
- **Kortison:** Verwendung schwach wirksamer Präparate bei kleineren Einzelherden und am Kopf (max. 2–3 Wochen bei tgl. Anwendung, danach „ausschleichen"). Kortison darf nicht bei großflächigem Befall angewendet werden. Windeln können die Wirkung verstärken.
- **Vitamin-D3-Analoga:** Sie greifen in den Kalziumstoffwechsel ein und sollten deshalb nicht vor dem 6. Lebensjahr angewendet werden. Maximal 30% der Oberfläche dürfen behandelt werden.
- Über den Einsatz von Retinoiden (Tazaroten) liegen bei Kindern keine Erfahrungen vor.

Systemische Therapie: Sollte bei Kindern nach Möglichkeit vermieden und nur in sehr schweren Fällen und nach strenger Indikationsstellung zum Einsatz kommen:
- **Cyclosporin A** (bei Sonnenexposition ist auf adäquaten Lichtschutz zu achten)
- **Methotrexat** (MTX; für max. 3–6 Wochen)
- **Azitretin** (ausschließlich bei männlichen Jugendlichen, da teratogen).

Eine **UV-Bestrahlung** ist bei Kindern nur schweren Formen vorbehalten. Keine PUVA-Bestrahlung bei Kindern und Jugendlichen. Allenfalls bei älteren Kindern und Jugendlichen kurzfristige Photo-Sole-Behandlung.

Prognose: Chronisch-rezidivierend, durch Therapie ist eine deutliche Besserung möglich; die Behandlung erfordert Geduld.

19.9 Acne vulgaris

▶ **Definition.** Bei genetischer Veranlagung kommt es u. a. durch Androgene verursacht zu einer vermehrten Horn- und gesteigerten Talgbildung der Haut. Die verursachenden Androgene werden v. a. während der Pubertät vermehrt gebildet. Die typischen Effloreszenzen der Akne sind Komedonen (Mitesser), Papeln und Pusteln.

Häufigkeit: Die Akne kann bereits beim Neugeborenen (Acne neonatorum) und im Kindesalter (Acne infantum) auftreten; in irgendeiner Form betrifft sie fast alle Jugendlichen (Acne juvenilis). Jungen sind häufiger betroffen als Mädchen. Bei 15–30% aller Jugendlichen wird die Akne deutlich sichtbar und kann Narben hinterlassen.

Ätiologie und Pathogenese: Die Überproduktion von Talg (Seborrhoe) kombiniert mit einer übermäßigen Verhornung führt zu einer Verstopfung der Ausführungsgänge der Talgdrüsen, was die Entstehung von Komedonen, Papeln und Pusteln zur Folge hat. Dabei sind Papeln und Pusteln Ausdruck einer Entzündungsreaktion, an der Propionibakterien beteiligt sind. Auslöser für die vermehrte Talgproduktion sind Hormone, v. a. Androgene, die in der Pubertät vermehrt gebildet werden. Auftreten und Ausmaß der Erkrankung hängen von prädisponierenden genetischen Faktoren ab.

Klinik und typische Formen (Abb. 19.28): Die verstopften Ausführungsgänge der Talgdrüsen imponieren klinisch als Mitesser (Komedonen). Kommen diese gehäuft vor, spricht man von einer **Acne comedonica**. Vermehren sich in den Mitessern Bakterien, kommt es zu Entzündungen, die sich in Form von Papeln und Pusteln ausdrücken (**Acne papulopustulosa**, Abb. 19.28b). Breitet sich die Entzündung auf das benachbarte Gewebe aus, entstehen Knoten in der Haut (**Acne conglobata**), die beim Abheilen Narben hinterlassen. Hauptlokalisation der Hautveränderungen sind Hautareale mit zahlreichen Talgdrüsenfollikeln, wie Gesicht, Dekolletee, Rücken und Außenseite der Oberarme. Eine akute Verlaufsform der Akne, die mit Fieber und Arthralgien einhergeht, wird als Acne fulminans (Abb. 19.28c) bezeichnet.

Eine weitere Form der Acne vulgaris ist die sog. **Acne neonatorum** (Abb. 19.28a), die bei ca. 20 % der Neugeborenen auftritt. Hierbei kommt es im Gesicht, vorwiegend an den Wangen, seltener an der Stirn, zu Komedonen und vereinzelten Papeln und Pusteln. In der Regel heilt die Acne neonatorum ohne Therapie nach wenigen Wochen aus.

Klinik und typische Formen (Abb. 19.28):
Acne comedonica: Vorwiegend Mitesser (Komedonen).
Acne papulopustulosa: Vorwiegend Papeln und Pusteln, die durch Entzündung der Komedonen entstehen.
Acne conglobata: Knoten in der Haut durch Ausbreitung der Entzündung auf das benachbarte Gewebe.
Hauptlokalisation der Hautveränderungen: Gesicht, Dekolletee, Rücken und Außenseite der Oberarme.
Sonderform: **Acne fulminans** (Abb. 19.28c), **Acne neonatorum** (Abb. 19.28a).

19.28 Acne vulgaris

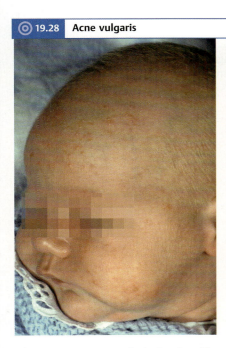
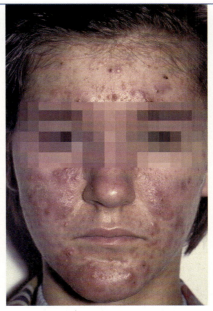
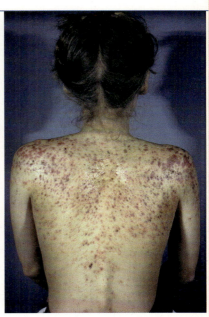

a **Acne neonatorum:** gerötete Papeln, miliariaartige Komedonen.
b **Acne papulopustulosa:** erythematöse Papeln, Pusteln, entzündliche Knoten, Zysten.
c **Acne fulminans:** Acne conglobata mit akutem Fieber und Polyarthralgien.

Diagnostik: Die Diagnose wird anhand des klinischen Bildes gestellt.

Therapie: Die Therapie richtet sich nach der Pathogenese (antiseborrhoisch, komedolytisch, antientzündlich) und dem Schweregrad der Akne. Die eingesetzten Medikamente beeinflussen meist mehrere pathogenetische Faktoren (Tab. 19.8).

Diagnostik: Klinisches Bild.

Therapie: Sie richtet sich nach der Pathogenese (antiseborrhoisch, komedolytisch, antientzündlich) und dem Schweregrad der Akne (Tab. 19.8).

19.8 Therapieoptionen bei Acne vulgaris

allgemeine Maßnahmen	• Reinigung der betroffenen Haut mit synthetischen Tensiden (Syndets), benzoylperoxidhaltigen Waschgels oder milden alkoholischen Lösungen (antiseborrhoisch). • möglichst wenig selbst drücken und kratzen, eine fachgerechte Entfernung oder Entleerung der Komedonen kann dagegen unterstützend wirken. • Diäten zeigen keinen generellen Einfluss. Kein Nikotin!
leichte Formen	• „Abschälung" (komedolytisch) der obersten Hautschicht durch Adapalen, Azelainsäure, Benzoylperoxid und insbesondere **Vitamin-A-Säure** in Form von Creme, Gel oder Tinktur; 1–2×tgl. auftragen. Anfangs kann es zu einer starken Reizung der Haut kommen, die optimale Wirkung tritt erst langsam ein. Eventuell Kombination mit antimikrobiellen Substanzen (antentzündlich) wie Clindamycin oder Erythromycin lokal.
schwere Formen	• zur Lokaltherapie s. o. Bei erforderlicher systemischer Therapie kann Erythromycin p. o. gegeben werden. Tetrazykline erst ab 12. Lebensjahr (Nebenwirkungen auf Zahnanlage).
schwerste Formen	• zur Lokaltherapie s. o. Bei schwerer Acne conglobata oder Acne fulminans kommen systemische Kortikoide und Isotretinoin zur Anwendung.

Prognose: Gut, meist spontanes Abklingen Anfang des 3. Lebensjahrzehnts. Bei konsequenter Behandlung verkürzter und abgemilderter Verlauf.

20 Erkrankungen der Bewegungsorgane

20.1 Erkrankungen und Verletzungen der Haltungs- und Bewegungsorgane

20.1.1 Wachstum und Wachstumsstörungen

Anatomie, Physiologie und Pathophysiologie der Wachstumszone

Das Wachstum der Haltungs- und Bewegungsorgane umfasst die Zeitspanne von der knorpeligen Anlage in der Embryonalzeit bis zur Reifung des Skeletts mit dem Verschluss der Wachstumsfugen in der Pubertät. Das Leitsymptom der während dieser Zeit auftretenden Erkrankungen und Verletzungen des Skelettsystems ist daher die generalisierte oder lokalisierte **Wachstumsstörung**. Für die Diagnose und Therapie von Wachstumsstörungen müssen die allgemeinen und lokalen Bedingungen der Wachstumsprozesse bekannt sein.

Obwohl physikalisch fest, ist das Skelett ein lebendes Gewebe, das ständigen Remodellierungsvorgängen unterworfen ist. Diese **biologische Plastizität** ist vor allem während des Wachstums besonders ausgeprägt, aber auch nach Wachstumsabschluss muss das Skelett den sich ständig ändernden Anforderungen an die Stützfunktion gerecht werden. Möglich ist dies durch den **strukturellen Aufbau des menschlichen Knochens**, der sich aus der mechanischen Beanspruchung der jeweiligen Skelettregion ergibt.

Röhrenknochen lassen sich unterteilen in Diaphyse, Metaphyse und Epiphyse (Abb. **20.1**). Die **Epiphyse** umfasst die gelenknahen Knochenanteile und ist aus einem schwammartigen Netzwerk von Knochenbälkchen (Spongiosa) aufgebaut, das eine bessere Verteilung der Belastung erlaubt. Die Epiphyse ist während der Wachstumszeit durch die **Wachstumsfuge (Wachstumsplatte, Epiphysenfuge)** von der Metaphyse getrennt. Die Wachstumsfuge ist knorpelig und besitzt einen mehrschichtigen Aufbau. Die sich teilenden Zellen sind epiphysennah lokalisiert. Mit zunehmender Entfernung von der Epiphyse drängen sich die Knochenbälkchen zusammen (**Metaphyse**) und erreichen im Bereich der **Diaphyse** als Kompakta einen hohen Verdichtungsgrad. Im Bereich des spongiösen Knochens lässt sich die Ausrichtung der Knochenbälkchen nach funktionellen

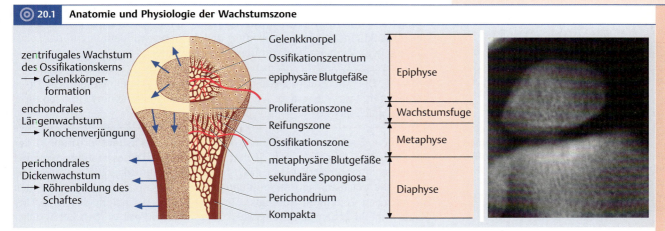

20.1 Anatomie und Physiologie der Wachstumszone

Die Wachstumsfuge ist zwischen Epi- und Metaphyse eingeschaltet, welche jeweils eine eigene Blutversorgung besitzen. Zellteilung und enchondrales Wachstum erfolgen in der Proliferationszone. Die mechanisch schwächste Region ist die Ossifikationszone. Das Dickenwachstum findet appositionell im Perichondrium statt, gleichzeitig wird im Inneren Knochen resorbiert. Zum Vergleich das Röntgenbild der Wachstumszone des Hüftkopfes bei einem 6 Monate alten Kind.

Gesichtspunkten in Druck- und Zugtrajektorien unterteilen, die die Richtung der durch das Skelett geleiteten Kräfte wiedergeben.

In der Wachstumszone erfolgt das **enchondrale Längenwachstum**: Der Längenzuwachs resultiert aus der Zellteilung und der daraus resultierenden Zunahme der Zellzahl in der epiphysennahen Proliferationszone. Die in der Reifungszone blasig umgewandelten Knorpelzellen verkalken in der Ossifikationszone, die die mechanisch schwächste Stelle der Wachstumsfuge ist. Bei Lockerung oder Zerreißung der Wachstumsfuge, z. B. Epiphyseolysis capitis femoris (s. S. 849), tritt die Ruptur immer in der Ossifikationszone auf, so dass die Zone des sich teilenden Knorpels mit der Epiphyse verbunden bleibt. Eine Schädigung der Proliferationszone ist immer dann anzunehmen, wenn auch die Epiphyse verletzt ist (s. S. 823).

Epiphyse und Metaphyse besitzen jeweils eine eigene **Blutgefäßversorgung**, solange die Wachstumsfuge noch nicht geschlossen ist (Abb. **20.1**). Die Wachstumsfuge wird nicht von Anastomosen durchkreuzt, so dass sie eine Barriere für die Ausbreitung z. B. infektiöser Prozesse oder von Tumoren ist. Die die Epiphyse versorgenden Blutgefäße sind Endgefäße. Sie verlaufen an einigen Gelenken (Hüftgelenk, Schultergelenk) intraartikulär und sind somit besonders verletzlich. Die Durchblutung dieser Epiphysen ist daher primär kritisch. Sie kann durch eine Vielzahl intraartikulärer Prozesse geschädigt werden (s. S. 847).

Das **periostale (perichondrale) Dickenwachstum** erfolgt appositionell aus Osteoblasten, die dem Periost entstammen. Gleichzeitig wird im Inneren der Röhrenknochen Knochensubstanz abgebaut, so dass insgesamt eine Zunahme des Querdurchmessers resultiert.

Für die **Regulation des Wachstums** sind systemische und lokale Faktoren von Bedeutung: Systemische Faktoren sind genetische, hormonelle und metabolische Einflüsse; lokal ist die Beanspruchung des Skeletts der wesentliche Faktor. Enchondrales und perichondrales Wachstum folgen den Gesetzen der Biomechanik: Die Wachstumsfuge richtet sich stets senkrecht zu den auf sie wirkenden Kräften aus. Bei einer fortdauernden Abweichung dieser Kräfte von der Norm, z. B. bei muskulärem Ungleichgewicht bei spastischer Zerebralparese oder Überbeanspruchung durch Leistungssport, kommt es daher zu Wachstumsstörungen. Eine normale Skelettentwicklung ist praktisch nur bei einem Gleichgewicht der muskulären Kräfte möglich. Andererseits können bei ungestörter Biomechanik selbst ausgeprägte Deformitäten durch Wachstum korrigiert werden (sich „verwachsen").

Der genetisch vorgegebene Bauplan einerseits und muskuläre Beanspruchung des Skeletts andererseits führen zu einer gewissen **Variationsbreite der normalen Skelettentwicklung.** So sind vor allem an der Wirbelsäule zahlreiche Krümmungsvarianten vom Flachrücken bis zum Hohlrundrücken bekannt, denen keine krankhafte Bedeutung zukommt und die daher mit dem Begriff der „physiologischen" Wirbelsäulenkrümmung belegt werden.

▶ **Merke.** Die Variationsbreite der Skelettentwicklung ist die wesentliche Ursache dafür, dass eine strikte Abgrenzung des Krankhaften vom Normalen oft nicht möglich ist.

Unter dem Einfluss von Hormonen **kommen die Wachstumsvorgänge in der Pubertät zum Abschluss**: Das Skelett ist ausgereift. Dieses Stadium wird bei Mädchen durchschnittlich um das 14., bei Jungen um das 16. Lebensjahr erreicht. Die Wachstumsprozesse finden jedoch nicht an allen Wachstumszonen zur gleichen Zeit ihren Abschluss. So ist z. B. das Wachstum des Fußes bei Knaben im 14. Lebensjahr weitgehend abgeschlossen, das Wirbelsäulenwachstum dauert dagegen bis zum 17. oder 18. Lebensjahr an.

Wesentlicher Parameter für die Prognose und die Beurteilung der Therapieoptionen von Wachstumsstörungen ist die **Wachstumsreserve**, das noch verbleibende Restwachstum einer Skelettregion. Besteht z. B. im 6. Lebensjahr eine Skoliose der Wirbelsäule von 25°, so ist eine Abnahme der Skoliose nur durch verstärktes Längenwachstum auf der Seite der Konkavität und Wachstumsstillstand

20.2 Wachstumsreserve am Beispiel der Skoliose

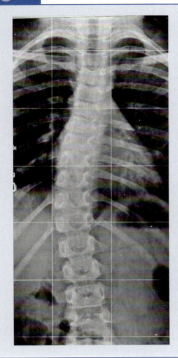
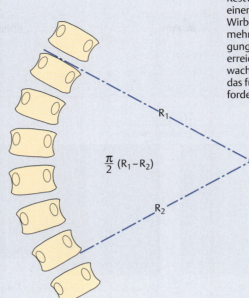

Die Wachstumsreserve, das noch verbliebene Restwachstum einer Skelettregion, reicht bei einem 6-jährigen Kind mit einer Skoliose der Wirbelsäule von 25° (s. Röntgenbild) nicht mehr aus, um selbst unter optimalen Bedingungen eine Ausgradung der Wirbelsäule zu erreichen. Die Formel beschreibt das Restwachstum auf der Konkavseite der Skoliose, das für die Ausgradung der Wirbelsäule erforderlich wäre.

$$\frac{\pi}{2}(R_1 - R_2)$$

auf der Seite der Konvexität möglich. Die Wachstumsreserve auf der Konkavseite der Krümmung ist allerdings im 6. Lebensjahr bereits nicht mehr groß genug, um selbst bei optimalen Bedingungen eine völlige Ausgradung zu erreichen (Abb. 20.2). Die Kenntnis der Physiologie des Wachstums bewahrt hier vor einer Fehleinschätzung und falschen Behandlung.

▶ **Merke.** Das Kompensationsvermögen durch Wachstum ist der noch bestehenden Wachstumsreserve direkt proportional. Alle Wachstumsstörungen haben daher eine altersabhängige Dynamik.

◀ Merke

Zu Zeiten eines beschleunigten Wachstums (Kleinkindesalter, präpubertärer Wachstumsschub) ist die Plastizität des Skeletts besonders groß. Während dieser Zeiten kann es daher besonders rasch zur Entstehung von Skelettdeformitäten (Schräglagedeformität des Kleinkindes, Plagiozephalus, Fußdeformitäten bei Bauchliegern; s.S. 838) oder auch zu Verschlechterung vorbestehender Deformitäten (Skolioseprogredienz vor der Pubertät) kommen. Von besonderer Bedeutung ist der **präpubertäre Wachstumsschub,** der für zahlreiche Erkrankungen mit Formstörungen der Gelenke als **Krisenzeit** gewertet werden muss. Zeiten des beschleunigten Wachstums können jedoch auch im Rahmen der Therapie besonders genutzt werden. So ist bei großer Wachstumsgeschwindigkeit rasch ein Erfolg durch wachstumslenkende Maßnahmen (z. B. redressierende Gipse bei Klumpfuß; s.S. 839) zu erreichen. Aus Kenntnis der Wachstumsvorgänge, insbesondere der Wachstumszonen, ergeben sich darüber hinaus Ansätze für die operative Behandlung von Wachstumsstörungen durch Verödung oder Verklammerung der Wachstumszonen (s.S. 808).

Bei beschleunigtem Wachstum ist die Plastizität des Skeletts besonders groß. Während dieser Zeit können sich bestimmte Deformitäten rasch verschlechtern (**präpubertärer Wachstumsschub,** Skolioseprogredienz). Diese Zeiten können aber auch für die Wachstumslenkung durch konservative und operative Maßnahmen genutzt werden.

Ätiologie und Klassifikation von Wachstumsstörungen

Die Ursachen von Wachstumsstörungen sind in Tab. 20.1 aufgeführt. Wachstumsstörungen können **generalisiert** als Minder- oder Hochwuchs oder **lokalisiert** als Hypoplasie, Hyperplasie oder Fehlwachstum in Erscheinung treten. Von besonderem Interesse ist das Fehlwachstum, das sich durch Störungen im Bereich der Epiphyse entwickeln kann.

Ätiologie und Klassifikation von Wachstumsstörungen

S. Tab. 20.1.
Wachstumsstörungen können **generalisiert** als Minder- oder Hochwuchs oder **lokalisiert** als Hypoplasie, Hyperplasie oder Fehlwachstum in Erscheinung treten.

20.1 Ursachen von Wachstumsstörungen

systemische Ursache	• genetische Faktoren: z. B. Minderwuchs bei Turner-Syndrom, genetisch bedingter Hochwuchs • endokrine Erkrankungen: z. B. Minderwuchs bei Hypophyseninsuffizienz, Gigantismus bei STH-produzierenden Tumoren • metabolische Störungen: z. B. renaler Minderwuchs	lokale Ursache	• Organdefekte • mechanische Einflüsse: Störungen des muskulären Gleichgewichts bei infantiler Zerebralparese (Abb. 20.3) oder bei anderen Lähmungen mit Auswirkungen auf Gelenke, Plagiozephalus und Fußdeformitäten als Folge anhaltenden mechanischen Druckes bei Bauch- oder Rückenlage im Säuglingsalter • Läsionen der Wachstumszone

20.3 Entwicklung spastisch bedingter Hüftgelenkluxationen

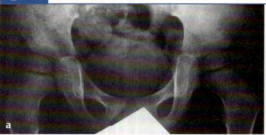 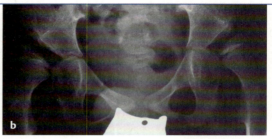

Bei einem 6 1/2-jährigen Mädchen mit spastischer Tetraparese besteht ein muskuläres Ungleichgewicht im Bereich der Hüften mit erhöhtem Adduktorentonus links (**a**).

Dieser führt zur vollständigen linksseitigen Hüftgelenkluxation im 8. Lebensjahr (**b**) als Ausdruck einer mechanisch bedingten Wachstumsstörung des linken Hüftgelenks.

Läsionen der Wachstumsfuge entstehen durch
- **Traumen**
- **Infektion** (Hämatogene Osteomyelitis im Kindesalter)
- **Vaskularisationsstörungen:** Sie führen, bevorzugt bei Endgefäßen (Hüftkopf!), zur Nekrose des epiphysären Knochens, evtl. mit Knorpelbeteiligung (aseptische Osteochondrose, Osteochondronekrose).
- **Röntgenbestrahlung:** Läsionen der Wachstumsfugen mit der Folge eines vorzeitigen Wachstumsstillstandes, aber auch vermehrten Wachstums sind möglich.
- **Operation:** Das Wachstum der Epiphysenfuge kann durch Operation geschädigt, aber auch gezielt beeinflusst werden. Eine **temporäre Bremsung** des Wachstums ist **durch Verklammerung der Wachstumsfuge**, ein **irreversibler Wachstumsstopp durch Verödung** derselben möglich.

Läsionen der Wachstumsfuge entstehen durch
- **Traumen:** Stauchung oder Fraktur im Bereich der Wachstumszone.
- **Infektion:** Die hämatogene Osteomyelitis im Kindesalter siedelt sich bevorzugt in den Metaphysen an und kann bei Destruktion der Wachstumsfuge zu Störungen des epiphysären Wachstums führen.
- **Vaskularisationsstörungen:** Sie führen zur Nekrose des epiphysären Knochens, evtl. mit Beteiligung des Knorpelgewebes im Wachstumsfugen- oder Gelenkknorpelbereich (aseptische Osteochondrose bzw. Osteochondronekrose). Derartige Wachstumsstörungen können in allen Epiphysen auftreten. Bevorzugt sind allerdings Lokalisationen mit einer primär kritischen Durchblutung, z. B. der Hüftkopf (s. S. 847).
- **Röntgenbestrahlung:** Nach Bestrahlung maligner Tumoren im Kindesalter kann es zu ausgeprägten Läsionen der Wachstumsfugen mit den Folgen eines vorzeitigen Wachstumsstillstandes, aber auch zu vermehrtem Wachstum kommen (z. B. radiogene Lumbalskoliose nach Bestrahlung von Wilms-Tumoren).
- **Operation:** Das Wachstum der Epiphysenfuge kann durch operative Maßnahmen geschädigt, aber auch gezielt beeinflusst werden. Bei jeder Operation an einer Wachstumszone ist eine Störung des Wachstums möglich. Bei Osteosynthesen kindlicher Frakturen sind daher Materialien und Techniken zu bevorzugen, die das epiphysäre Wachstum nicht stören, z. B. transepiphysäre Fixation mit Kirschner-Drähten. Andererseits kann die Wachstumsfuge durch operative Eingriffe gezielt beeinflusst werden: **Durch Verklammerung** ist eine **temporäre Bremsung des Längenwachstums** möglich, durch die operative **Wachstumszonenverödung** kann **das Wachstum definitiv beendet** werden.

▶ Merke

▶ **Merke.** Jede Schädigung des germinativen Knorpelgewebes in der Wachstumszone kann zu Störungen des Wachstums führen.

20.1 Erkrankungen und Verletzungen der Haltungs- und Bewegungsorgane

Prävention von Wachstumsstörungen

Im Neugeborenen- und Kindesalter spielen Erkrankungen der Haltungs- und Bewegungsorgane eine besondere Rolle. Dem wird durch die Vorsorgeuntersuchungen **U 1 bis U 10/J 1** Rechnung getragen. Die häufigste Diagnose bei den Vorsorgeuntersuchungen in der Bundesrepublik Deutschland ist die Hüftgelenkdysplasie. Kaum weniger bedeutungsvoll sind andere Fehlbildungen des Skelettsystems und die zerebralen Bewegungsstörungen.

Bei allen Erkrankungen der Haltungs- und Bewegungsorgane im Kindesalter gilt grundsätzlich, dass ihre Prognose um so günstiger ist, je früher sie erkannt werden. Die Früherkennung dieser Erkrankungen (Sekundärprävention) spielt daher eine große Rolle.

20.1.2 Angeborene Anomalien von Skelett- und Bindegewebe

▶ **Definition.** Bei den angeborenen Anomalien von Skelett- und Bindegewebe handelt es sich um lokalisierte oder generalisierte Erkrankungen, die vorgeburtlich determiniert, aber zum Zeitpunkt der Geburt nicht immer zu erkennen sind und bei denen eine fehlerhafte Anlage und Entwicklungspotenz der Knorpel- oder Knochenzellen vorliegen. Zahlreiche angeborene Skelettanomalien manifestieren sich erst im späten Säuglings- und Kindesalter. Dies gilt nicht für die durch exogene Faktoren verursachten Fehlentwicklungen wie Klumpfüße oder Hüftgelenkdysplasie.

Ätiologie: Bei den angeborenen Anomalien von Skelett- und Bindegewebe handelt es sich weder ätiologisch noch prognostisch um eine einheitliche Gruppe. Ätiologisch kommen unterschiedliche Faktoren infrage, die zu einer Störung der Embryogenese (1. bis 3. Schwangerschaftsmonat) oder der Fetogenese (ab dem 4. Schwangerschaftsmonat) führen können. Eine wesentliche Rolle spielen **genetische Faktoren**, z. B. bei der Achondroplasie oder multiplen kartilaginären Exostosen, **Erkrankungen** oder **Medikamenteneinnahme der Mutter** während der ersten 3 Schwangerschaftsmonate wie bei der Röteln- bzw. der Thalidomidembryopathie, **Bestrahlungen** während der gesamten Schwangerschaft, da sie zu Fehlentwicklung des Amnions führen können, **intrauterine Fehlentwicklungen** und **intrauterine Zwangslagen** wie bei der Hüftgelenkluxation bei Steißlage.

▶ **Merke.** Unterschiedliche Faktoren können die Differenzierung des Skeletts und Bindegewebes stören und zu derselben Deformität führen (**Phänokopie**). Umgekehrt kann bei gleichen Ursachen eine völlig unterschiedliche Ausprägung (**Expressivität**) der Erkrankung oder Deformität vorliegen. Aus der Art der angeborenen Anomalie lassen sich daher keine Rückschlüsse auf die Ursache der Störung ziehen.

Klassifikation: Die angeborenen **Entwicklungsstörungen** des Skeletts werden nach der Pariser Nomenklatur von 1984 eingeteilt in Hypo- und Hyperplasien, Dysplasien, Dysostosen und Dystrophien: **Hypo- und Hyperplasien** sind Größenveränderungen einzelner oder mehrerer Knochen oder des gesamten Skeletts. **Dysplasien** sind systemhafte Entwicklungsstörungen des Knorpel- und Knochengewebes. Somit handelt es sich nicht um Organ-, sondern um **Gewebedefekte**. Bei **Dysostosen** liegen angeborene Entwicklungsstörungen einzelner Knochen in Kombination vor. Somit handelt es sich formalgenetisch um **Organdefekte** und nicht um systemhafte Defekte. **Dystrophien** sind die Folge angeborener oder erworbener metabolischer Störungen des Knorpel- und Knochengewebes.

Die Einteilung der angeborenen Anomalien von Skelett und Bindegewebe ist in Tab. **20.2** wiedergegeben.

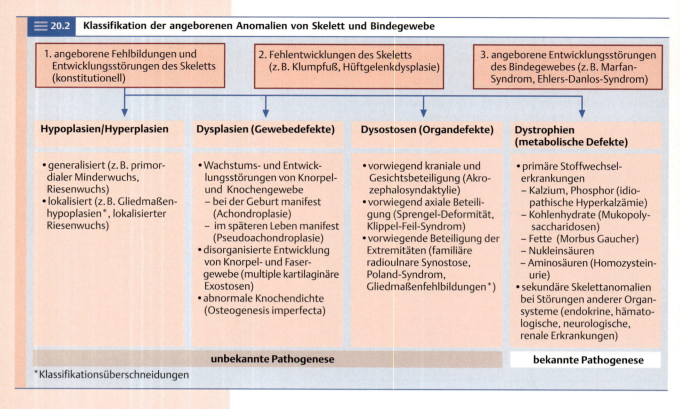

20.2 Klassifikation der angeborenen Anomalien von Skelett und Bindegewebe

*Klassifikationsüberschneidungen

Prognose: Je früher die Störung eintritt, umso schwerwiegender sind die Folgen, umso ungünstiger ist die Prognose und umso aufwendiger ist die Behandlung.

Hypoplasien/Hyperplasien

Hypo- und Hyperplasien können generalisiert (Minder- bzw. Riesenwuchs) oder lokalisiert (Gliedmaßendefekte) sein. Letztere werden unterteilt in
- Fehler in der Differenzierung und Separation von Teilen
- Plus- oder Überschussbildungen
- Minus- oder Rückbildungen
- amniotische Abschnürungen.

Fehler in der Differenzierung und Separation von Teilen: Bei der **Syndaktylie** besteht eine häutige und/oder ossäre Verbindung von Finger- oder Zehengliedern. Ossäre Verbindungen führen zu Deviationen der Finger; eine operative Behandlung ist erforderlich. Stärkste Ausprägung ist die Löffelhand (z. B. als **Akrozephalosyndaktylie** beim **Apert-Syndrom**).

Plus- oder Überschussbildungen: Bei einer **qualitativen Plusbildung** handelt es sich um einen formal regelrecht, aber zu groß angelegten Skelettabschnitt (**lokalisierter Riesenwuchs**). Bei einer **quantitativen Plusbildung** liegt eine Mehrfachanlage formal normaler Skelettanteile vor. Ein Beispiel ist die **Polydaktylie**.

Prognose: Je früher die Störung eintritt, umso schwerwiegender sind die Folgen, umso ungünstiger ist die Prognose und umso aufwendiger die Behandlung. Bei gleicher Expression der Störung, z. B. einer Hüftgelenkluxation, ist die Prognose schlecht, wenn sich die Störung bereits in den ersten Embryonalmonaten entwickelt hat, günstiger dagegen, wenn sie erst perinatal entstanden ist (wie z. B. meist bei der Hüftgelenkluxation).

Hypoplasien/Hyperplasien

Hypo- und Hyperplasien des Skeletts treten generalisiert als **Minder- oder Riesenwuchs** oder lokalisiert als **Gliedmaßendefekte (Dysmelien)** in Erscheinung. Dysmelien werden nach ihrer Pathogenese unterteilt in
- Fehler in der Differenzierung und Separation von Teilen
- Plus- oder Überschussbildungen
- Minus- oder Rückbildungen
- amniotische Abschnürungen.

Fehler in der Differenzierung und Separation von Teilen: Bei der **Syndaktylie** besteht eine häutige und/oder knöcherne Verbindung von Finger- oder Zehengliedern. Bei der leichtesten Ausprägung handelt es sich um Schwimmhäute zwischen Fingern oder Zehen, die das Wachstum nicht beeinträchtigen (kutane Syndaktylie). Bei ossären Syndaktylien kommt es frühzeitig zu Deviationen der Finger, die einer operativen Behandlung bedürfen. Die stärkste Ausprägung stellt die Löffelhand dar, bei der sämtliche Finger miteinander verwachsen sind (z. B. als **Akrozephalosyndaktylie** beim **Apert-Syndrom**, s. S. 130 und S. 816).

Plus- oder Überschussbildungen: Bei einer **qualitativen Plusbildung** handelt es sich um einen formal regelrecht, aber zu groß angelegten Skelettabschnitt (**lokalisierter Riesenwuchs**). Ist lediglich ein Zehen- oder Fingerglied betroffen, handelt es sich u. U. nur um ein kosmetisches Problem. Bei einer **quantitativen Plusbildung** liegt eine Mehrfachanlage formal normaler Skelettanteile vor. Ein Beispiel ist die **Polydaktylie**. Sie wird an oberer und unterer Extremität in unterschiedlicher Ausprägung angetroffen. Die Indikation zu operativen Maßnahmen ergibt sich aus funktionellen und, insbesondere an der Hand, auch aus kosmetischen Gesichtspunkten.

20.1 Erkrankungen und Verletzungen der Haltungs- und Bewegungsorgane

Minus- oder Rückbildungen: Sie werden unterteilt in transversale und longitudinale Gliedmaßendefekte. **Transversale Gliedmaßendefekte** imponieren als konnatale Amputationen. Die häufigste Fehlbildung dieser Art ist der angeborene Unterarmstumpf (**Peromelie**, Abb. 20.4), die stärkste Ausprägung ist die **Amelie**.

Bei den **longitudinalen Gliedmaßendefekten** sind Teile des Skeletts in der Längsachse der Extremität unvollständig angelegt (**Hypoplasie**) oder fehlen völlig (**Aplasie**). Hypoplasien sind in jeder Ausprägung möglich, von einer Minderentwicklung des Kleinfingerendgliedes über eine Minderentwicklung eines Wirbelkörpers bis zur Hypoplasie einer ganzen Extremität. Diskrete Minderentwicklungen an der unteren Extremität sind häufig Ausdruck einer longitudinalen Gliedmaßenfehlbildung. Als Begleiterscheinung können **Überschussfehlbildungen**, z. B. Polydaktylie, und **Verschmelzungen (Synostosen)** einzelner Skelettabschnitte auftreten. Die häufigsten longitudinalen Gliedmaßendefekte sind die **Phokomelie**, bei der Hand bzw. Fuß als Robbengliedmaße unmittelbar am Rumpf ansetzen, und die radiale **Klumphand** (Abb. 20.4), eine Defektbildung der Speiche mit radialwärts gerichteter Abwinkelung der Hand.

In der Regel wird eine **Hilfsmittel- und auch prothetische Versorgung** erforderlich. Die Möglichkeiten der Prothesenversorgung ergeben sich aus der Länge und Beschaffenheit des Stumpfes sowie aus dem ein- oder beidseitigen Befall. Bei beidseitiger Amelie der oberen Extremitäten sind die Kinder auf die Selbstversorgung mit den Füßen eintrainiert. Bei beidseitigem Beinbefall ist mit aufwendiger Prothesenversorgung Steh- und zumindest eingeschränkt Gehfähigkeit möglich.

Amniotische Abschnürungen: Fehlentwicklungen des Amnions können zur Abschnürung der Extremitäten oder des Rumpfes führen. Bei ausgeprägten Formen kann eine Aplasie einzelner Fingerendglieder vorliegen, die einer transversalen Gliedmaßenfehlbildung gleicht (Abb. 20.5). Drohen durch die Abschnürungen periphere Durchblutungsstörungen, müssen sie unmittelbar nach der Geburt behoben werden. Alle anderen funktionsbehindernden Abschnürungen werden später durch Hautplastiken angegangen.

Minus- oder Rückbildungen: Transversale Gliedmaßendefekte imponieren als konnatale Amputationen. Der häufigste ist die **Peromelie** (Abb. 20.4), die stärkste Ausprägung die **Amelie**.

Bei den **longitudinalen Gliedmaßendefekten** sind Teile des Skeletts in der Längsachse unvollständig angelegt (Hypoplasie) oder fehlen völlig (Aplasie). Hypoplasien können unterschiedlich ausgeprägt sein, von der Minderanlage eines Fingerendgliedes bis zur Hypoplasie einer ganzen Extremität. Am häufigsten sind die **Phokomelie** und die radiale **Klumphand** (Abb. 20.4). **Überschussfehlbildungen** und **Synostosen** einzelner Skelettabschnitte können zusätzlich auftreten.

In der Regel wird eine **Hilfsmittel- und auch prothetische Versorgung** erforderlich. Die Möglichkeiten der Prothesenversorgung ergeben sich aus der Länge und Beschaffenheit des Stumpfes sowie aus dem ein- oder beidseitigen Befall.

Amniotische Abschnürungen: Fehlentwicklungen des Amnions können zu Abschnürung von Rumpf oder Extremitäten führen. An Letzteren kann das klinische Bild dem transversaler Gliedmaßendefekte gleichen (Abb. 20.5). Drohen Durchblutungsstörungen, sind Abschnürungen unmittelbar nach der Geburt zu beheben.

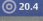

20.4 Gliedmaßenfehlbildungen

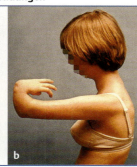

a Die häufigste **transversale Gliedmaßenfehlbildung** ist der angeborene kurze Unterarmstumpf, für den eine prothetische Versorgung mit Beginn des Greifalters (Patschhand, später sog. aktiver Greifarm) sinnvoll ist.
b Eine häufige **longitudinale Fehlbildung** ist die radiale Klumphand mit Radius- und Daumenstrahlaplasie.

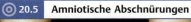

20.5 Amniotische Abschnürungen

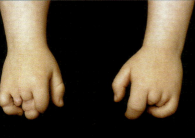

Abschnürungen an beiden Händen, z. T. mit vollständigen Amputationen.

20 Erkrankungen der Bewegungsorgane

Dysplasien

▶ **Definition.** Dysplasien sind Entwicklungsstörungen des Knorpel- und Knochengewebes, also Gewebedefekte. Ihnen liegt eine fehlerhafte Anlage und Entwicklungspotenz der Knorpel- bzw. Knochenzelle zugrunde. Das Erscheinungsbild ist sehr unterschiedlich: Es existieren 136 Krankheitsbilder.

Häufigkeit: Dysplasien sind selten, ihre Häufigkeit liegt bei 2–3 Erkrankungsfällen pro 10000 Neugeborene.

Klinik: An eine Skelettdysplasie ist zu denken, bei Vorliegen folgender Konstellation: **Kleinwuchs, symmetrischen Skelettveränderungen sowie „Stigmata"** (fehlende Ähnlichkeit mit Familienangehörigen) **bei familiärer Häufung**.

Diagnostik: Zur Sicherung der Diagnose sind Röntgenaufnahmen, vorwiegend der Wirbelsäule, des Beckens und der Hände angezeigt. Pathologische Befunde können durch ergänzende Aufnahmen anhand von Dysplasieatlanten eingeordnet werden. Eine frühestmögliche Diagnose ist der wichtigste Schritt, um genaue Vorhersagen über die definitive Körpergröße, die zu erwartenden Deformitäten oder Begleiterkrankungen und über das genetische Risiko für die Familie machen zu können. Bei frühzeitiger Diagnose können zahlreiche Dysplasien im Verlauf günstig beeinflusst und Komplikationen vermieden werden.

Achondroplasie

Die mit einer Inzidenz von 2–3/100 000 Geburten **häufigste Skelettdysplasie** ist die **Achondroplasie (Chondrodysplasie, Chondrodystrophia fetalis)**, eine kurzgliedrige Form des Kleinwuchses mit einer durchschnittlichen Erwachsenenkörpergröße von etwa 125 cm. Der autosomal-dominant vererbten Erkrankung liegt eine **Störung der enchondralen Ossifikation** zugrunde.
Klinisch fallen schon bei Geburt **kurze Extremitäten, Crura vara**, plumpe Hände und Füße, ein relativ großer Schädel, die **einfallende Nasenwurzel** (Abb. **20.6**), eine **thorakolumbale Kyphose** und eine **verstärkte Lendenlordose** auf.

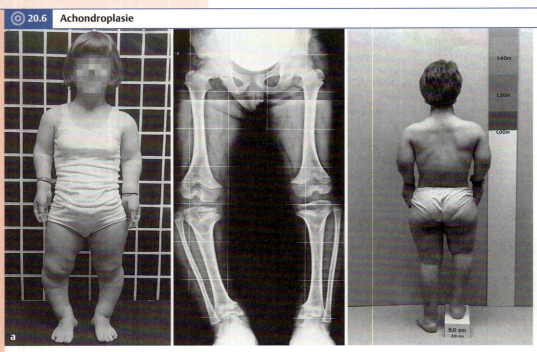

20.6 Achondroplasie

a Minderwuchs mit Extremitätenverkürzung.
b Im Röntgenbild Verbreiterung der Epiphysen, Unregelmäßigkeiten der Gelenkkonturen und der Wachstumsfuge.
c Nach Verlängerungsosteotomie zunächst des linken Beines resultiert ein Längengewinn von bis zu 20 cm.

Röntgenologisch finden sich verkürzte, verbogene Diaphysen der langen Röhrenknochen und verbreiterte Epiphysen, das Becken und die Wirbelkörper sind im sagittalen Durchmesser verkürzt, die Wirbelkörper verengen den Spinalkanal.

Die **Therapie** ist symptomatisch und konzentriert sich auf die funktionellen Behinderungen durch die Beinachsendeformität und die thorakolumbale Kyphose. Bei beginnenden Lähmungen sind dekomprimierende und stabilisierende Eingriffe an der Wirbelsäule erforderlich. Bei Körpergrößen unter 150 cm können mit modernen Methoden der operativen Beinverlängerung Längengewinne bis zu 20 cm erreicht werden.

▶ **Klinischer Fall.** Bei einem 12-jährigen Mädchen mit Achondroplasie besteht bei einer Körpergröße von 113 cm ein disproportionierter Minderwuchs mit Extremitätenverkürzung (Abb. **20.6a**). Im Alter von 8 Jahren finden sich im Röntgenbild die typischen Zeichen der epiphysären Dysplasie mit Verbreiterung der Epiphysen, Unregelmäßigkeiten der Gelenkkonturen und der Wachstumsfuge (Abb. **20.6b**). Wegen des erheblichen Minderwuchses wurde kurz vor Wachstumsabschluss eine Verlängerungsosteotomie im Bereich beider Ober- und Unterschenkel durchgeführt. Damit konnte eine Zunahme der Körpergröße um 20 cm auf nunmehr 145 cm erreicht werden (Abb. **20.6c**).

Pseudoachondroplasie

Bei der **Pseudoachondroplasie** ist die Wachstumsstörung im Gegensatz zur Achondroplasie zum Zeitpunkt der Geburt klinisch noch nicht erkennbar. Sie entwickelt sich erst im Kleinkindesalter und bleibt ohne **Veränderungen des Gesichtsschädels,** während die Verkürzung der Extremitäten noch stärker ausfällt als bei der Achondroplasie. Die Therapie konzentriert sich wie bei der Achondroplasie auf die Extremitätenverkürzung und -deformierung.

Spondyloepiphysäre Dysplasie

Bei der **spondyloepiphysären Dysplasie** besteht eine bereits bei Geburt sichtbare Wachstumsstörung der Wirbelsäule mit Rumpfverkürzung. Im weiteren Verlauf kommt es auch zur Störung des proximalen Epiphysenwachstums. Das klinische Bild wird von der auffälligen Rumpfverkürzung geprägt, evtl. mit Kyphose und Skoliose. Röntgenologisch finden sich typische **Ossifikationsstörungen an den Wirbelkörpern (ovale Wirbelkörper, Platyspondylie).** Die Therapie orientiert sich an den im Vordergrund stehenden Symptomen.

Kleidokraniale Dysplasie

Bei der autosomal-dominant vererbten **kleidokranialen Dysplasie** besteht eine Störung der desmalen Ossifikation. Das klinische Erscheinungsbild ist geprägt durch einen großen Kopf mit hervorspringenden Stirnhöckern und Hypermobilität des Schultergürtels durch Fehlen der Schlüsselbeine. Manche Patienten können die Schultern vor der Brust zusammenführen (s. Abb. 7.1, S. 129). Begleitend können Thoraxdeformitäten (Trichterbrust), Hüft- und Fußdeformitäten auftreten. Röntgenologisch ist eine verzögerte Verknöcherung der Schädelnähte, des Schlüsselbeines, des Beckens (Spaltbecken) und der Wirbelsäule charakteristisch. Die Therapie ist symptomatisch.

Multiple epiphysäre Dysplasie

Bei der **multiplen epiphysären Dysplasie** bestehen Ossifikationsstörungen mehrerer Epiphysen von unterschiedlichstem Schweregrad. Bei der leichteren Verlaufsform mit autosomal-rezessivem Erbgang (**Typ Ribbing**) sind besonders die Hüftgelenke und die Wirbelsäule betroffen. Röntgenologisch zeigen sich bereits im Kleinkindesalter deformierte Hüftköpfe mit **Coxa vara** sowie ausgeprägte Ossifikationsstörungen an der Wirbelsäule. Bei beidseitigem Hüftgelenkbefall im Kindesalter ist der Morbus Perthes abzugrenzen. Bei der schweren Verlaufsform (**Typ Fairbank**) kann es aufgrund der hochgradigen Deformität der Epiphysen frühzeitig zu arthrotischen Veränderungen an den Gelenken (Hüft-, Knie- und Sprunggelenke) kommen.

Multiple kartilaginäre Exostosen

Den autosomal-dominant vererbten **multiplen kartilaginären Exostosen** liegt eine Überschussbildung der Spongiosa im Bereich der Metaphyse zugrunde. Bereits im Kleinkindesalter treten über das gesamte Skelettsystem verteilt zahlreiche Knochenauswüchse von unterschiedlicher Größe auf (Abb. **20.7**). Ihre Lokalisation ist wachstumsfugennah, vorwiegend in der Nähe des Knie-, des Schulter- und des Hüftgelenks sowie der Rippen. Die Exostosen können maligne entarten (Risiko etwa 2 %) und sollen daher nach Wachstumsabschluss kontrolliert werden. Differenzialdiagnostisch sind solitäre Exostosen in Betracht zu ziehen. Therapeutisch kommt eine Abtragung der Exostosen infrage, wenn sie wegen Größenzunahme die Gelenkbeweglichkeit behindern oder an benachbarten Weichteilstrukturen zu Druckerscheinungen führen.

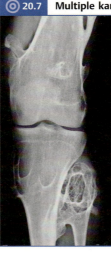

20.7 Multiple kartilaginäre Exostosen bei 17-jährigem Jungen

Derartige Exostosen finden sich in der Nähe von Wachstumsfugen über den ganzen Körper verteilt.

Enchondromatose

Bei der **Enchondromatose** finden sich bereits im Kleinkindesalter röntgenologisch erkennbare Knorpelnester in normalem Knochengewebe, die mit zunehmendem Wachstum zur Schwächung des Knochens und damit zu Wachstumsstörungen und Deformitäten führen können. Es gibt unterschiedliche Befallsmuster, die je nach Ausdehnung und Ausprägung die Schwere des Krankheitsbildes bestimmen. Der Befall einer Körperhälfte wird als **Hemichondrodystrophie (Morbus Ollier)** bezeichnet. Nach Wachstumsabschluss können sich die Veränderungen zurückbilden. Allerdings ist bei ausgeprägten enchondromatösen Läsionen auch eine maligne Entartung möglich: Fast 30–50 % der Kinder erkranken im Erwachsenenalter an einem Chondrosarkom aus einer der Läsionen. Zunehmende Auftreibungen müssen daher röntgenologisch, szintigraphisch und u. U. bioptisch kontrolliert werden.

Fibröse Dysplasie

Bei der **fibrösen Dysplasie** liegt eine disorganisierte Entwicklung von Knorpel und fibrösen Elementen vor. Meist im 1. Lebensjahrzehnt entwickeln sich fibröse Herde in den Markräumen der Röhrenknochen, weshalb die Erkrankung auch den tumorähnlichen Läsionen zugeordnet wird. Im Frühstadium können Schmerzen auftreten. Spontanfrakturen und zunehmende Deformierung sind möglich. Bei hüftgelenknahem Befall kann es zur ausgeprägten **Coxa vara (Hirtenstabdeformität)** kommen. Die Erkrankung kann monostotisch, polyostotisch oder zusammen mit Pubertas praecox und Pigmentanomalien (**McCune-Albright-Syndrom**) auftreten. Gegebenenfalls ist eine Biopsie zur Abklärung erforderlich. Differenzialdiagnostisch kommen Knochenfibrome, Chondrome und primärer Hyperparathyreoidismus in Betracht. Besteht die Gefahr der Spontanfraktur, ist die Ausräumung der fibrösen Herde mit Spongiosaauffüllung indiziert. Die Erkrankung kommt jedoch in der Pubertät häufig spontan zum Stillstand.

Neurofibromatose (von-Recklinghausen-Syndrom)

Die **Neurofibromatose** (von-Recklinghausen-Syndrom, s. S. 689) gehört zu den häufigsten autosomal-dominant vererbten Erkrankungen. Neurofibrome können in allen Organen auftreten. Bereits zum Zeitpunkt der Geburt können eine Varusdeformität des Unterschenkels (**Crus varum congenitum**) und eine u. U. erst später auftretende Unterschenkelpseudarthrose vorliegen, deren Behandlung durch mangelnde Heilungsfähigkeit im neurofibromatotischen Gewebe äußerst problematisch ist. Eine **Skoliose** entsteht durch den Zusammenbruch neurofibromatotisch veränderter Wirbel im Kindesalter. Röntgenologisch zeichnet sie sich durch Kurzbogigkeit und Eindellungen der Wirbelkörperkonturen aus. Die neurofibromatotischen Wirbelsäulendeformitäten sind häufig rasch progredient und neigen zu neurologischen Komplikationen, so dass frühzeitig eine operative Stabilisierung angezeigt ist.

Osteogenesis imperfecta

Die **Osteogenesis imperfecta (Glasknochenkrankheit)** gehört zu den Skelettdysplasien mit abnormer Knochendichte und ist auf eine Störung der Kollagensynthese zurückzuführen, die sich auf die perichondrale Ossifikation auswirkt. Kennzeichen sind Knochenbrüchigkeit bei kongenitaler Osteoporose und Minderwuchs. Nach Sillence werden vier Formen mit meist autosomal-dominantem Erbgang und sehr unterschiedlicher Prognose unterschieden: Für den **Typ I** (**Typ Lobstein**, früher als Tarda-Form bezeichnet) sind blaue Skleren charakteristisch. Die Frakturen treten erst mit Beginn der Vertikalisierung auf. Beim **Typ II** (kongenitale Form, **Typ Vrolik**) werden die Kinder bereits mit zahlreichen Frakturen geboren und überleben nur selten das 1. Lebensjahr. **Typ III** führt zur fortschreitenden Deformierung der Röhrenknochen, **Typ IV** ähnelt Typ I, blaue Skleren fehlen jedoch. Typ I und Typ IV zeigen Rückbildungstendenz in der Pubertät. Bei Typ I, III und IV entwickelt sich im Erwachsenenalter oft eine otosklerotische Schwerhörigkeit. Eine Differenzierung der Typen ist durch Fibroblastenkulturen möglich. Röntgenologisch ist die ausgeprägte Osteoporose mit Ausdünnung der Kortikalis – daher Glasknochenkrankheit – charakteristisch. Therapeutisch wird die Vertikalisierung der Kinder mit Beginn des 2. Lebensjahres durch Gehapparate angestrebt. Bei zunehmenden Deformierungen sind u. U. operative Ausgradungen der Extremitäten und Stabilisierungen, z. B. mit Nägeln, angezeigt.

▶ **Klinischer Fall.** Ein 14 Monate altes Mädchen zeigt die Charakteristika des Typs I der Osteogenesis imperfecta: blaue Skleren und eine hochgradige Osteoporose. Mit Beginn der Vertikalisierung kommt es durch Ermüdungsbrüche im Bereich beider Oberschenkel zur Varus-Fehlstellung (Abb. **20.8a**). Um die Vertikalisierung des Kindes zu ermöglichen, ist die Ausgradung der Oberschenkelknochen und intramedulläre Schienung durch Teleskopnägel angezeigt, die in diesem Fall bereits im 2. Lebensjahr durchgeführt wurde (Abb. **20.8b**). Nachfolgend ist das Mädchen frei gehfähig. Mit einer – ebenfalls operativ zu versorgenden – Verbiegung im Unterschenkelbereich muss gerechnet werden.

Osteopetrose

Bei der **Osteopetrose (Marmorknochenkrankheit)** liegt eine generalisierte **Sklerosierung** des Skeletts vor. Die Prognose bei frühkindlicher Manifestation ist ungünstig. Durch Veränderungen des Knochenmarks kann es zur ausgeprägten Anämie mit der Gefahr septischer Komplikationen kommen. Neuerdings sind jedoch durch Knochenmarktransplantationen überraschende Heilerfolge erzielt worden. Bei späterer Manifestation können Krankheitszeichen völlig fehlen, so dass die typischen radiologischen Veränderungen als Zufallsbefund aufgedeckt werden.

20.8 Osteogenesis imperfecta

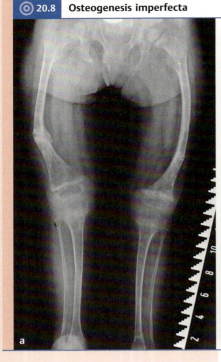 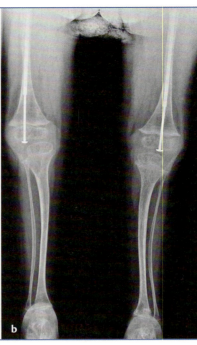

a Varus-Fehlstellung durch Ermüdungsbrüche beider Oberschenkel.
b Z. n. intramedullärer Schienung durch Teleskopnägel.

Dysostosen

▶ **Definition.** Bei den Dysostosen liegen angeborene Entwicklungsstörungen einzelner Knochen in Kombination vor. Somit handelt es sich formalgenetisch um Organdefekte.

Die Dysostosen werden nach ihrer vorwiegenden Lokalisation in drei Gruppen unterteilt:
- **vorwiegend kraniale und Gesichtsbeteiligung:** Akrozephalosyndaktylie beim Apert-Syndrom, der häufigsten Dysostose mit typischer Schädelform (hohe Stirn, flacher Hinterkopf) aufgrund einer Kraniosynostose und Syndaktylien
- **vorwiegend axiale Beteiligung:** Fehlbildungen im Bereich der Halswirbelsäule, Klippel-Feil-Syndrom: Wirbelfehlbildungen im zervikothorakalen Übergang
- **vorwiegend Extremitätenbeteiligung:** Gliedmaßendefekte, Polydaktylien.

Dystrophien

In dieser Gruppe werden zahlreiche angeborene Skelettsystemerkrankungen zusammengefasst, die auf dem Boden von kongenitalen Störungen des Kohlenhydratstoffwechsels, z. B. bei Mukopolysaccharidosen und Mukolipidosen (s. S. 172), des Kalzium- und Phosphat-, Fett-, Nukleinsäure-, Aminosäure- oder Metallstoffwechsels oder kongenitaler Störungen von Organsystemen, z. B. der Niere (s. S. 411) entstehen.

Fehlentwicklungen des Skeletts

Fehlentwicklungen des Skeletts sind durch exogene Faktoren verursacht und nicht wie die Skelettdysplasien auf eine fehlerhafte Anlage und Entwicklungspotenz von Zellen zurückzuführen. Beispiele für Fehlentwicklungen sind der Klumpfuß (s. S. 839) und die Hüftgelenkdysplasie (s. S. 844).

Angeborene Entwicklungsstörungen des Bindegewebes

Dies sind Erkrankungen, die sich auf eine kollagene Reifungsstörung zurückführen lassen. Klinisch besonders bedeutsam sind das Marfan-Syndrom und das Ehlers-Danlos-Syndrom.

Marfan-Syndrom

Das **Marfan-Syndrom** (Abb. 20.9a) ist durch **Herz- und Aortenektasien**, durch **Linsenluxation** (Abb. 20.9c) und Skelettbeteiligung gekennzeichnet: Es finden sich ein **Hochwuchs** mit disproportionierter Überlänge der Extremitäten und der Phalangen (Abb. 20.9b), **Brustkorbdeformitäten** sowie eine **Kyphose** bzw. **Skoliose**. Die Skoliose ist durch rasche Progredienz gekennzeichnet, erfordert eine sorgfältige Beobachtung und evtl. frühzeitige operative Stabilisierung.

20.9 Marfan-Syndrom

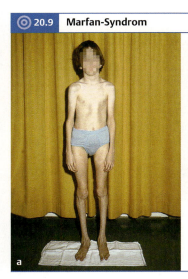
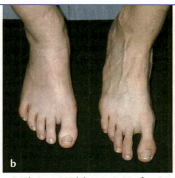
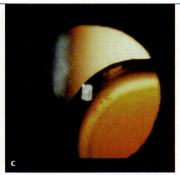

a 9-jähriges Mädchen mit Marfan-Syndrom. Deutliche Langgliedrigkeit der Hände und Füße, angedeutete Hühnerbrust und Subluxatio lentis mit Visusverlust (s. Abb. 20.9c).
b Fuß eines Kindes mit Marfan-Syndrom im Vergleich mit einem Fuß eines gesunden gleichaltrigen Kindes.
c Subluxatio lentis bei Marfan-Syndrom.

Ehlers-Danlos-Syndrom

Die Charakteristika des **Ehlers-Danlos-Syndroms** sind die **Hyperelastizität** der Haut, die **Verletzbarkeit der Haut und Gefäße** mit Blutungsneigung und die **Hypermobilität der Gelenke**. Auch das Auftreten von **Hernien** weist auf eine Bindegewebsschwäche hin. Zurzeit sind elf Formen des Ehlers-Danlos-Syndroms mit unterschiedlicher Heredität bekannt. Die orthopädischen Probleme dieser Erkrankung sind die **Skoliose** sowie **Gelenkinstabilitäten** bzw. **-luxationen**. Die Skoliose kann rasch progredient sein und erfordert dann eine frühe operative Stabilisierung. Die Gelenkluxationen sollten, soweit möglich, konservativ stabilisiert werden, da die zugrunde liegende Bindegewebsstörung alle Versuche der operativen Stabilisierung, mit Ausnahme der Arthrodese, scheitern lässt.

Angeborene Muskelerkrankungen

s. S. 864f.

20.1.3 Erworbene Wachstumsstörungen

▶ **Definition.** Generalisiert oder lokalisiert auftretende Störungen des normalen Knochenwachstums, die erst im Verlauf des Kindes- und Jugendalters erworben werden. Da Wachstumszonen auf endogene und exogene Noxen gleich reagieren, ergibt sich bei unterschiedlichster und zum Teil unbekannter Ätiologie der Erkrankungen ein ähnliches klinisches Bild.

Ätiologie und Klassifikation: Erworbene Wachstumsstörungen können **generalisiert** (Minderwuchs oder Hochwuchs) oder lokalisiert auftreten. Minderwuchs ist die Folge metabolischer Störungen, z.B. Störungen des Kalzium- oder Phosphorstoffwechsels, und/oder endokriner Störungen. Hochwuchs tritt dagegen in der Regel ausschließlich bei endokrinen Grunderkrankungen auf. **Lokalisierte Wachstumsstörungen** können durch die unterschiedlichsten endogenen und exogenen Noxen verursacht werden. Ihre Ausprägung ist ausschließlich von

kungen auf. **Lokalisierte Wachstumsstörungen** können durch unterschiedliche Noxen entstehen. **Schäden im meta- und diaphysären Bereich** können das Breitenwachstum des Knochens beeinflussen. Schäden im Bereich der **Wachstumsfuge** führen zur Störung des Längenwachstums und evtl. der Gliedmaßenachse.

▶ **Merke**

der Lokalisation abhängig. Bei **Schäden im metaphysären und diaphysären Bereich** kommt es durch die Störung des periostalen Breitenwachstums zur Verjüngung des Knochens, evtl. auch zu geringfügigen Achsenabweichungen. Bei ausgedehnten Läsionen im Epiphysenbereich, z.B. bei Osteochondrosis dissecans, entstehen Verformungen der Gelenkfläche. Von besonderem Interesse aber sind die Läsionen im Bereich der **Wachstumsfuge**: Je nach Lokalisation wird daraus ausschließlich eine Störung des Längenwachstums oder auch eine zusätzliche Achsenabweichung resultieren.

▶ **Merke.** Jede Schädigung des germinativen Knorpelgewebes in der Wachstumsfuge kann zu Störungen des Längenwachstums und zu Achsenabweichungen führen.

Aseptische Osteochondrosen

▶ **Definition**

Aseptische Osteochondrosen können **an allen Epiphysen** auftreten. Ihre Lokalisation geht aus Abb. 20.10 hervor. Am häufigsten ist der Hüftkopf (Morbus Perthes) betroffen.

▶ **Definition.** Bei Kindern können Durchblutungsstörungen im Epiphysenbereich zu lokalisierten Störungen der Verknöcherungsvorgänge führen (aseptische Osteochondrosen), u.U. mit begleitenden Knochennekrosen, seltener führen sie auch zu Knorpelnekrosen (Osteochondronekrosen). Die Ursache der Durchblutungsstörung ist meistens unbekannt.

Aseptische Osteochondrosen können **an allen Epiphysen** auftreten. Am häufigsten betroffen sind der Hüftkopf (Morbus Perthes, s. S. 847), die Wirbelkörper (Morbus Scheuermann, s. S. 834), die Tibiaapophyse (Morbus Osgood-Schlatter), das Os naviculare pedis (Morbus Köhler I) und die Femurkondylen (Osteochondrosis dissecans) (Abb. 20.10).

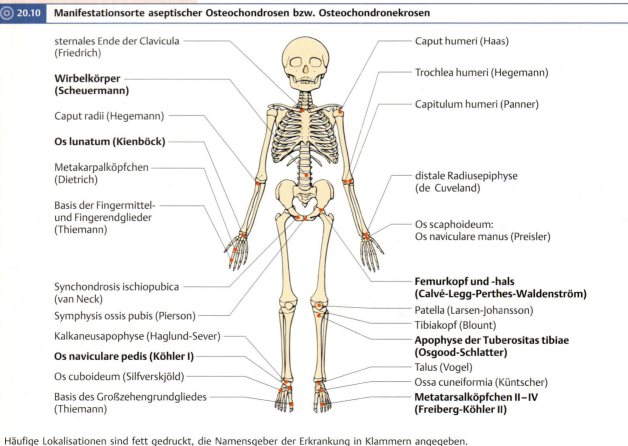

20.10 Manifestationsorte aseptischer Osteochondrosen bzw. Osteochondronekrosen

Häufige Lokalisationen sind fett gedruckt, die Namensgeber der Erkrankung in Klammern angegeben.

20.1 Erkrankungen und Verletzungen der Haltungs- und Bewegungsorgane

Aseptische Osteochondrosen zeigen trotz unterschiedlicher Lokalisation einen gleichartigen Verlauf. Bei geringgradigem Befall der Epiphysen können sie symptomlos verlaufen und ohne jeglichen Defekt ausheilen. Bei stärkerem Befall treten in der betroffenen Region Belastungsschmerzen auf, die häufig als Wachstumsschmerzen gedeutet werden. Bei einer Nekrose des epiphysären Knochens lässt sich röntgenologisch dessen Ab-, Um- und Wiederaufbau verfolgen, der im ungünstigsten Fall mit einer Deformierung der Epiphyse und der Gelenkflächen enden kann (s. S. 847). Je nach Ausdehnung der Veränderungen können die pathologischen Abläufe Monate (Morbus Osgood-Schlatter) bis über 5 Jahre in Anspruch nehmen (Morbus Perthes, Morbus Scheuermann).

Beinlängendifferenz

Eine Beinlängendifferenz ist im Wachstumsalter ein häufiges Symptom. Im Säuglingsalter ist sie leicht zu übersehen. Darüber hinaus kann es bei Kleinkindern schwierig sein, zwischen der Hyperplasie des einen und der Hypoplasie des gegenseitigen Beines zu unterscheiden. Beinverkürzungen können **anatomisch (reell)** oder **funktionell** bedingt sein (Abb. 20.11). Die Ursache von reellen Beinverkürzungen geht aus Abb. **20.11** hervor, funktionelle Beinverkürzungen entstehen z. B. bei Kontrakturen im Hüft- und Lendenbereich, die das Anheben eines normal langen Beines erzwingen (Anspreizkontraktur des Hüftgelenks, Lendenskoliose).

Bei Beinverkürzungen im Kindesalter sollte jede Beinlängendifferenz von 0,5 cm und mehr ausgeglichen werden, um Sekundärschäden an Hüftgelenken und Wirbelsäule (Lumbalskoliose) zu vermeiden. Bei Verkürzungen bis zu 5 cm

---

Der Verlauf aseptischer Osteochondrosen ist trotz unterschiedlicher Lokalisation gleich. Bei geringgradigem Befall der Epiphysen können sie symptomlos verlaufen und ausheilen, bei stärkerem Befall treten Belastungsschmerzen auf. Eine Nekrose des epiphysären Knochens kann zu Deformierung der Epiphyse und der Gelenkflächen führen. Heilungsverläufe können Monate bis Jahre dauern.

Beinlängendifferenz

Eine Beinlängendifferenz ist im Kleinkindesalter schwierig zu erkennen. Es wird zwischen **anatomischen (reellen)** und **funktionellen** Beinverkürzungen unterschieden (Abb. 20.11). Letztere entstehen durch Bewegungseinschränkungen im Hüft-Lenden-Bereich im Stehen.

Im Kindesalter sollte jede Beinlängendifferenz von ≥ 0,5 cm ausgeglichen werden, um Sekundärschäden an Hüftgelenken und Wirbelsäule zu vermeiden. Bei Verkürzun-

---

20.11 Beinlängendifferenz

Definitionen:
Reelle Beinlängendifferenz = Differenz der anatomischen Beinlänge.
Funktionelle Beinlängendifferenz = Beckenschiefstand bei seitengleicher anatomischer Beinlänge.

Ursachen der reellen Beinlängendifferenz:
- Minderwuchs
- longitudinale und transversale Fehlbildungen
- veraltete Hüftgelenksluxationen
- Z. n. Hüftkopfnekrose
- Coxa vara
- Z. n. Trauma
- angeborene Unterschenkelpseudarthrose
- fibröse Dysplasie
- Enchondromatose
- Neurofibromatose
- Störungen des Epiphysenwachstums:
  – Epiphysenfrakturen
  – Pyarthros bzw. epiphysäre Osteomyelitis
  – Strahlentherapie
- iatrogen
- idiopathisch
- Hochwuchs:
  – Klippel-Trenaunay-Syndrom
  – Z. n. diaphysärer bzw. metaphysärer Fraktur
  – chronische diaphysäre bzw. metaphysäre Osteomyelitis
  – Hochwuchs verursachende Tumoren, z. B. Osteoidosteom

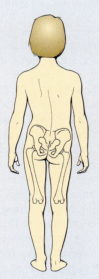

Reelle Beinverkürzung: unterschiedliche anatomische Beinlängen mit ungleichem Beckenstand und Seitverbiegung der Wirbelsäule

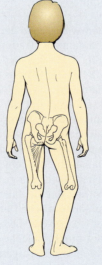

Funktionelle Beinverkürzung: gleiche anatomische Beinlänge, aber ungleicher Beckenstand mit Seitverbiegung der Wirbelsäule infolge von Kontrakturen an Hüfte (hier Hüftanspreizkontraktur links), Knie und Fuß

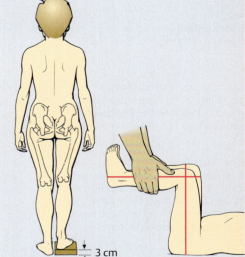

Eine Beinlängendifferenz ist mit Beginn des Kindesalters am besten im Stehen bei Orientierung an den Beckenkämmen zu erkennen und zu vermessen. Das Ausmaß der Verkürzung kann durch Unterlegen von Brettchen bestimmt werden

Beim Kleinkind wird die Untersuchung in Rückenlage mit parallel liegenden Beinen durchgeführt. Eine Verkürzung von Ober- bzw. Unterschenkel ist an einer Verschiebung des Kniegelenkes am verkürzten Bein nach dorsal bzw. distal zu erkennen

20.1.4 Gelenkerkrankungen

Fehlanlagen und Fehlentwicklungen

▶ **Definition.** Fehlanlagen der Gelenke sind angeborene, Fehlentwicklungen sind erworbene Abweichungen von der normalen Gelenkform.

Fehlanlagen der Gelenke können genetisch bedingt sein (z. B. Achondroplasie), metabolische Ursachen haben (z. B. Hypothyreose) oder durch mechanische Einwirkungen entstehen wie die Hüftgelenkluxation bei intrauteriner Zwangslage (s. S. 844), die häufigste Fehlanlage eines Gelenks. Entscheidend für Erscheinungsbild, Prognose und Therapie ist der Zeitpunkt der Entstehung.

▶ **Merke.** Je früher die Fehlanlage auftritt, umso schwer wiegender sind die Folgen, umso ungünstiger ist die Prognose und umso aufwendiger die Behandlung.

Fehlentwicklungen der Gelenke können infolge unterschiedlichster gelenknaher Schädigungen (Traumen, s. S. 823, oder Infektionen, s. S. 828) auftreten. Die größte klinische Bedeutung haben die Osteochondrosen Morbus Perthes (s. S. 847) und Morbus Scheuermann (s. S. 834).

Fehlanlagen und Fehlentwicklungen der Gelenke können zu Störungen des Gelenkschlusses mit der Folge der **Subluxation** oder **Luxation** führen. So ist die Dysplasie des femoropatellaren Gleitlagers häufige Ursache der habituellen Patellaluxation (s. S. 843 f.). Auch bei der Entstehung der habituellen Schultergelenkluxation spielt die Fehlanlage des Gelenks eine wesentliche Rolle.

Fehlanlagen oder Fehlentwicklungen können zur Überbelastung der normal angelegten oder biologisch minderwertigen Gelenkstrukturen führen. Zur Überbelastung der Gelenke führende Fehlanlagen oder Fehlentwicklungen werden als **präarthrotische Deformität** (Abb. 20.12) bezeichnet. Ihre frühzeitige Diagnose ist von großer Bedeutung, da präarthrotische Deformitäten im Kindesalter häufig durch einfache konservative wachstumslenkende Maßnahmen wie Redressionen oder Lagerungsschalen beseitigt oder in ihrer klinischen Relevanz gemindert werden können.

Erkrankungen des Gelenkknorpels

Erkrankungen des Gelenkknorpels treten im Kindes- und Jugendalter in der Regel infolge eines Traumas oder chronischer Überbelastung auf. Selten sind sie Folge einer Skelettdysplasie oder einer Stoffwechselstörung wie der Ochronose.

Die **Chondromalazie**, die Erweichung des Gelenkknorpels, tritt im Jugendalter vor allen Dingen an den exponierten und stärker belasteten Gelenken der unteren Extremitäten auf. Bei **Verletzungen** kann der Gelenkknorpel durch Kontusion oder Abscherung zerstört werden (Abb. 20.13). **Chronische Überlastung** kann zu einer trophischen Störung des Gelenkknorpels, aber auch zu subchondralen Vaskularisationsstörungen führen. Die Ursachen der Gelenkknorpelerweichung

20.1 Erkrankungen und Verletzungen der Haltungs- und Bewegungsorgane

20.12 Präarthrotische Deformität

Die nach konservativer Behandlung einer Hüftgelenkluxation am Ende des 2. Lebensjahres verbliebene Restdysplasie (**a**) führt über eine Pfannendysplasie im 6. Lebensjahr (**b**) zur ausgeprägten präarthrotischen Deformität im 15. Lebensjahr (**c**) mit den röntgenologischen Zeichen der Überlastung: beginnender Gelenkspaltverschmälerung und Pfannendachsklerose (Skizze).

---

sind nicht immer zu unterscheiden. Am Kniegelenk spielen vor allem Verletzungen eine Rolle, am Hüftgelenk Knorpelschäden infolge mechanischer Überbelastung bei hochgradiger Hüftgelenkdysplasie oder anderen Deformitäten. Bei der während der Pubertät häufigen Chondromalazie der Patella können alle drei pathogenetischen Faktoren eine Rolle spielen. Durch die Zerstörung des Gelenkknorpels werden Enzyme freigesetzt, die eine entzündliche Reaktion an der Synovialis verursachen (reaktive Synovialitis, „Reizzustand").
Hauptsymptome sind **Schmerzen, Ergussbildung** und **Kapselschwellung**.
Differenzialdiagnostisch sind andere Ursachen des Schmerzzustandes zu bedenken. Am Kniegelenk führen verschiedene Veränderungen zu Schmerzen in der vorderen Knieregion („anterior knee pain"), deren Abgrenzung schwierig sein kann. Dies gilt vor allem für die während der Pubertät auftretenden Schmerzzustände infolge mechanischer Überbelastung durch erhöhtes Körpergewicht oder extreme Beanspruchung der Kniegelenke bei jugendlichen Sportlern. Der vordere Knieschmerz ist ferner typisch für Meniskusläsionen, die Osteochondrosis dissecans, funktionsbehindernde Faltenbildungen der Kniegelenkkapsel („Plica-Syndrom") und die Osteochondrose der Tibiaapophyse (Morbus Osgood-Schlatter). Die Differenzialdiagnose erfordert u. U. an Knie- und Sprunggelenk eine Arthroskopie.
Die Therapie ergibt sich aus der zugrunde liegenden Störung und dem Ausmaß der begleitenden synovialitischen Reaktion.

insbesondere bei Deformitäten, die zu trophischen Knorpelstörungen oder subchondralen Vaskularisationsstörungen führen. Die bei Zerstörung des Gelenkknorpels freigesetzten Enzyme lösen eine reaktive Synovialitis aus.
Hauptsymptome: **Schmerzen, Ergussbildung, Kapselschwellung**.

Am Kniegelenk sind von der Chondromalazie der Patella Schmerzzustände durch mechanische Überbelastung bei erhöhtem Körpergewicht oder extremer Beanspruchung (Sport), Meniskusläsionen, Osteochondrosis dissecans, Faltenbildung der Kniegelenkkapseln und der Morbus Osgood-Schlatter abzugrenzen. Die Differenzialdiagnose erfordert u. U. an Knie- und Sprunggelenk eine Arthroskopie.

Die Therapie ergibt sich aus der zugrunde liegenden Störung und dem Ausmaß der begleitenden synovialitischen Reaktion.

20.13 Chondromalazie der Patella bei 15-jährigem Jungen nach Knieanpralltrauma

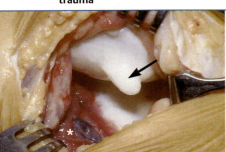

Die Knorpelerweichung und -aufspließung (Pfeil) führt zu einer reaktiven Synovialitis (Stern).

20.13

Juvenile chronische Arthritis
s. S. 555

Hämophile Arthropathie
s. S. 479

20.1.5 Verletzungen von Knochen und Gelenken

Verletzungen der Stütz- und Bewegungsorgane im Kindes- und Jugendalter weisen besondere Merkmale auf: Jede Läsion der Wachstumszonen im Rahmen einer Verletzung kann zu **Wachstumsstörungen** mit den Folgen einer Gelenkdeformität, Achsenabweichung und/oder Verkürzung der Extremität führen. Je nach Alter des Kindes sind unterschiedliche Strukturen des Skeletts aufgrund ihrer physikalischen Eigenschaften zu **alterstypischen Verletzungen** prädisponiert: Während der **Geburt** kann eine **Klavikulafraktur** auftreten, die durch Prominenz und Krepitation an der Klavikula auffällt. Die Therapie besteht in Lagerung auf der nicht verletzten Seite bis zur Ausheilung nach 2–3 Wochen. Im **Kleinkindesalter** ist die **Radiuskopf- bzw. -halsfraktur** die häufigste Verletzung, im **Jugendalter** stehen **Läsionen des Kniegelenks** bei sportlicher Betätigung im Vordergrund. Während des **präpubertären Wachstumsschubs** sind die Epiphysenfugen besonders verletzlich. Es kommt daher typischerweise zu **knöchernen Ausrissen an der Wachstumsfuge** oder im Bereich der Apophysen, vor allen Dingen im Bereich des Beckens.

Die **Diagnose** derartiger Verletzungen ist vor allem im Kleinkindesalter **erschwert**, weil sich die Läsionen der knorpeligen, epiphysären Regionen dem röntgenologischen Nachweis entziehen. Seitenvergleichende Röntgenaufnahmen sind daher die Regel.

Die **Therapie** ist bei 80–90% der Frakturen und Gelenkverletzungen im Kindesalter **konservativ**.

Die **Prognose** wird vor allem von möglichen Wachstumsstörungen der germinativen Zellschicht in der Epiphysenfuge bestimmt. Hier können selbst geringe Läsionen zu schwerwiegenden Verletzungsfolgen führen. Verletzungen ohne Läsion der Wachstumszone haben eine überwiegend gute Prognose. Komplikationen im Sinne der Muskelatrophie, Gelenkkontraktur, Pseudarthrose oder des Sudeck-Syndroms sind selten.

Frakturen

▶ **Definition.** Eine Fraktur ist eine vollständige Kontinuitätsunterbrechung des Knochens. Eine Spaltbildung ohne vollständige Kontinuitätsunterbrechung wird als Fissur bezeichnet.

Frakturen im Kindesalter sind sowohl hinsichtlich des Entstehungsmechanismus als auch der Frakturform und vor allem der Therapie von denen des Erwachsenen abzugrenzen. Von besonderer Bedeutung ist die **Beziehung der Frakturen zu den Wachstumszonen**. Überkreuzt die Fraktur das Stratum germinativum der Epiphysenfuge, können Kallusbrücken mit erheblichen Auswirkungen auf das Wachstum entstehen.

Eine weitere Besonderheit kindlicher Frakturen liegt in dem den kindlichen Knochen umgebenden starken Periostmantel. Bleibt dieser bei der Verletzung vollständig oder teilweise intakt, kommt es im Diaphysenbereich zur **Grünholzfraktur** – vergleichbar dem Abknicken eines grünen Zweiges –, im metaphysären Bereich zum **Wulstbruch** (Abb. **20.14**). Der kräftige Periostmantel kann die Reposition dislozierter Frakturen erschweren.

20.14 Typische Unterarmfrakturen im Wachstumsalter

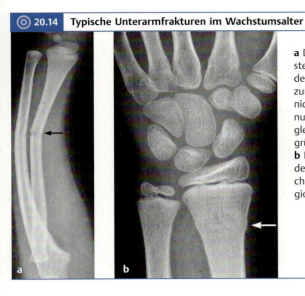

a Die **Grünholzfraktur** entsteht beim Kleinkind im Bereich der Diaphyse. Dabei kommt es zur Knochenknickung, aber nicht vollständigen Durchtrennung des dicken Periostes (vergleichbar der Knickung eines grünen Zweiges).
b Der **Wulstbruch** entsteht in der Metaphyse durch Stauchung der elastischen Spongiosabälkchen.

Gelenkverletzungen

▶ **Definition.** Unter Gelenkverletzungen werden Schäden am Kapsel-Band-Apparat, an den knorpeligen Strukturen und an den knöchernen Gelenkflächen zusammengefasst, die als Folge von Kontusionen, Distorsionen und Subluxationen bzw. Luxationen auftreten können.

Verletzungen am Kapsel-Band-Apparat entstehen durch plötzliche Überdehnung der Strukturen. Dabei kann es zur **Zerrung** (elastische Verformung), **Dehnung** (plastische Verformung) und zur vollständigen **Ruptur** der Bänder kommen. Bei allen Kapsel-Band-Verletzungen, vor allem bei vollständigen Rupturen, ist an begleitende Gelenkflächenverletzungen zu denken. Diese können sich dem radiologischen Nachweis entziehen, wenn es sich ausschließlich um knorpelige Läsionen handelt (Abscherungen der Gelenkfläche, „Flake-Frakturen"). Gelenkverletzungen bedürfen daher stets einer genauen Abklärung, u. U. mittels Arthroskopie.
Bei ausgedehnten Kapsel-Band-Verletzungen kann insbesondere nach inkonsequenter Behandlung eine Instabilität des Gelenks mit Neigung zu immer wieder auftretenden Mikrotraumatisierungen (Schlottergelenk) oder zu **posttraumatisch rezidivierenden Luxationen**, z. B. des Knie- oder Schultergelenks, auftreten.

Verletzungsfolgen

Verletzungen des Skeletts können primäre oder sekundäre Deformitäten hinterlassen. Eine **primäre Deformität** nach Knochenbruch kann als Verkürzung und/oder Achsenfehler in Erscheinung treten. Bis zum 10. Lebensjahr können Beinverkürzungen von 1–1,5 cm toleriert werden, da es zu einem überschießenden Längenwachstum durch den Heilungsprozess kommt. Dieses findet offenbar nicht statt, wenn die Frakturen primär unter Distraktion behandelt werden. Die Korrektur von Achsenfehlern ergibt sich aus den biomechanischen Gesetzmäßigkeiten des epiphysären Längenwachstums. Grundsätzlich gilt, dass die Möglichkeiten der Spontankorrektur umso ausgeprägter sind, je größer die Wachstumsreserve ist, d. h. je jünger das Kind zum Zeitpunkt der Verletzung ist. Bei Kindern bis zum 6. Lebensjahr können Achsenabweichungen von 20° in der Frontal- und Sagittalebene ausgeglichen werden (Abb. **20.15**). Jenseits des 10. Lebensjahres ist dagegen auf eine möglichst achsengerechte Reposition von Frakturen zu achten. Torsionsfehler, d. h. Verdrehungen der Gelenkachsen gegeneinander, können sich auch im Kleinkindesalter kaum verwachsen.

20.15 Spontankorrektur einer suprakondylären Femurfraktur vom 2. (a) bis 6. Lebensjahr (b)

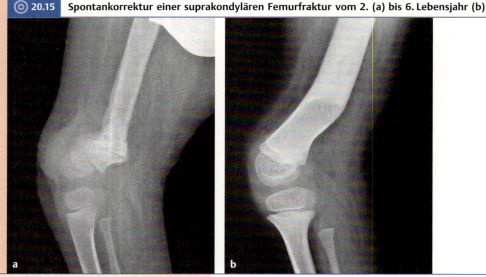

Sekundäre Deformitäten entstehen durch Läsion des Stratum germinativum der Epiphysenfuge. Ist die gesamte Epiphysenfuge betroffen, entsteht eine Verkürzung, bei partieller Läsion eine Achsenabweichung (Abb. **20.16**). An den unteren Extremitäten stellen selbst geringgradige posttraumatische Achsenfehler eine präarthrotische Deformität dar und müssen konservativ oder operativ ausgeglichen werden.

Sekundäre Deformitäten entstehen durch Läsion des Stratum germinativum der Epiphysenfuge. Ist die gesamte Epiphysenfuge betroffen, z. B. nach Stauchung oder Vaskularisationsstörung im Bereich der Epiphysenfuge, kommt es zur Verkürzung der Extremität. Bei partieller Läsion entstehen Achsenfehler, die um so schwer wiegender sind, je jünger die Kinder zum Zeitpunkt der Verletzung waren (Abb. **20.16**). Die Behandlung von Verkürzungen und Achsenfehlern ergibt sich aus den funktionellen und kosmetischen Auswirkungen. Im Bereich der unteren Extremitäten stellen selbst geringe Achsenfehler eine schwerwiegende präarthrotische Deformität dar und müssen konservativ oder operativ ausgeglichen werden.

20.16 Sekundäre Deformität nach suprakondylärer Femurfraktur

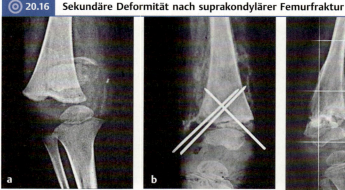

Suprakondyläre Femurfraktur mit Zerreißung der Wachstumsfuge bei einem 18 Monate alten Kleinkind (**a**). Trotz idealer Rekonstruktion (**b**) kommt es wegen einer Läsion der medialen Wachstumsfuge bereits innerhalb eines Jahres zu einem ausgeprägten und korrekturbedürftigen Genu varum (**c**).

20.1.6 Infektionen von Knochen und Gelenken

▶ **Definition.** Die primär im Markraum lokalisierten Knocheninfektionen sind eine Allgemeinerkrankung mit Organmanifestation und werden als **hämatogene Osteomyelitis** bezeichnet. Gelenkinfektionen – **Arthritiden** – können Folge einer Allgemeininfektion oder einer Inokulation von Erregern sein.

Knochen- und Gelenkinfektionen können zu Schädigung der Wachstumszonen und Einsteifung des betroffenen Gelenks führen. Durch die Antibiotikatherapie sind diese Erkrankungen im Wachstumsalter selten geworden.

Osteomyelitis

Ätiologie und Pathogenese: Als Erreger kommen im Kindesalter überwiegend Streptokokken und Staphylokokken infrage.
Da sich das Vaskularisationsmuster des Knochens mit dem Lebensalter ändert, ist auch der Verlauf der Osteomyelitis altersabhängig (Abb. **20.17**).
Bei **Säuglingen** laufen die terminalen Blutgefäße durch die knorpelige Epiphysenfuge. Die Bakterien können daher von der Metaphyse über die Epiphyse in das Gelenk eindringen und zum **eitrigen Gelenkerguss (Pyarthros)** führen. Die

20.17 Pathogenese und Klinik der Osteomyelitis im Wachstumsalter

Bei Säuglingen sind Meta- und Epiphyse vaskulär verbunden, so dass eine direkte Ausbreitung der Infektion in das Gelenk möglich ist. Bei Kindern stellt die Wachstumsfuge eine Barriere dar, die Ausbreitung erfolgt vorwiegend nach subperiostal (subperiostaler Abszess, **g**, durch Pfeile gekennzeichnet) und zum Markraum (Markraumphlegmone). Eine Ausbreitung in das Gelenk ist nur dort möglich, wo die Gelenkkapsel bis zur Metaphyse reicht, z. B. beim Hüftgelenk. Sie führt zum eitrigen Gelenkerguss (Pyarthros), der am Hüftgelenk frühzeitig sonographisch nachzuweisen ist: Das Sonogramm zeigt im Seitenvergleich (rechts = **b**, links = **c**) eine Distension der Gelenkkapsel links (Sternchen), während röntgenologisch zunächst keine auffälligen Veränderungen bestehen (rechts = **d**, links = **e**). Unbehandelt kommt es am linken Hüftgelenk jedoch innerhalb weniger Tage zur Distensionsluxation (**f**).

(Pyarthros) führen. Bei Penetration der Kortikalis kommt es zu **periostaler Knochenneubildung** (Abb. 20.17g).

Bei **Kindern** bleibt der **Infekt** wegen der Unüberwindbarkeit der **avaskulären Epiphysenfuge in der Regel auf den metaphysären Bereich beschränkt**. Typisch sind ausgedehnte **Knocheninfarkte**, die als **Sequester** im Zentrum des Entzündungsherdes zurückbleiben und von einer reaktiven Randsklerose (**Totenlade**) umgeben sein können.

Eiterherde im Knochenmark sind besonders groß. Bei Penetration der Kortikalis kommt es zur Periostabhebung und **periostalen Knochenneubildung** über dem entstehenden Abszess (Abb. 20.17g).

Bei **Kindern (> 2. Lebensjahr)** dagegen stellt die **avaskuläre Epiphysenfuge** eine unüberwindbare Grenze dar. Der **Infekt** bleibt daher **auf den metaphysären Bereich beschränkt**. Ein Eindringen der Bakterien in das Gelenk ist nur dort möglich, wo die Kapsel den metaphysären Bereich einbezieht, z. B. am Hüftgelenk. Bei Thrombosierung von Venen und Arterien entstehen häufig ausgedehnte **Knocheninfarkte**. Durch Aktivierung der Osteoklasten wird der lebende vom toten Knochen getrennt. Der Knocheninfarkt bleibt dann im Zentrum des Entzündungsherdes als **Sequester** zurück. Durch reaktive Knochenneubildung in dieser Region kann das Sequester von einer Randsklerose (sog. **Totenlade**) umgeben sein.

Im **Erwachsenenalter** fehlt die schützende Grenze der Epiphysenfuge, so dass sich der Infekt bis zum Gelenk und in dieses hinein (Pyarthros) ausdehnen kann.

Akute hämatogene Säuglingsosteomyelitis

▶ Definition

Akute hämatogene Säuglingsosteomyelitis

▶ **Definition.** Eitrige Infektion des Knochenmarks, vorwiegend im metaphysären Bereich, die wegen der Gefäßdurchdringung der Epiphysenfuge auch in die Epiphyse selbst und von dort aus in das Gelenk einbrechen kann. Betroffen ist vor allem die Femurmetaphyse.

Ätiologie und Pathogenese: Häufig gehen Allgemeininfektionen, vor allem durch Streptokokken, Pneumokokken und Staphylokokken, voraus.

Klinik und Diagnostik: Es finden sich hohes **Fieber** und **Allgemeinsymptome**. Eine frühzeitige Diagnose ist durch die MRT (Abb. 20.18), **Sonographie** (Abb. 20.17) **und Erregernachweis** (Blutkultur oder Direktpunktion) möglich. Das **Röntgenbild** zeigt erst nach 3 Wochen eine Abhebung des Periosts mit Verkalkung (Periostitis ossificans).

Therapie und Prognose: Man verabreicht parenteral Antibiotika und **stellt die betroffene Region ruhig**. Bei Einbruch der Infektion in ein Gelenk ist eine **Spül-Saug-Dränage** erforderlich. Bei frühzeitiger Behandlung ist die Prognose gut, bei Zerstörung der Wachstumsfuge können Wachstumsstörungen resultieren.

Ätiologie und Pathogenese: Häufig gehen der Osteomyelitis Allgemeininfektionen voraus. Bei den Erregern handelt es sich überwiegend um Streptokokken, Pneumokokken und Staphylokokken.

Klinik und Diagnostik: Der Verlauf ist akut mit hohem **Fieber** und **Allgemeinsymptomen**. Es finden sich Entzündungszeichen. Das Röntgenbild zeigt erst 3 Wochen nach Infektion einen pathologischen Befund: eine Auftreibung der Metaphyse, evtl. unter Einbeziehung der Epiphyse. Die Abhebung des Periosts mit Verkalkung imponiert als Periostitis ossificans. Eine frühzeitige Diagnose ist entscheidend, sie gelingt mittels Kernspintomographie (MRT, Abb. 20.18), am Hüftgelenk auch mittels Sonographie (Abb. 20.17). Der **Erregernachweis** gelingt aus der Blutkultur oder durch Direktpunktion der befallenen Region.

Therapie und Prognose: Therapie der Wahl ist die parenterale Gabe von Antibiotika und die **Ruhigstellung** der betroffenen Region. Bei Einbruch des Prozesses in ein Gelenk ist die **Spülung** des Gelenks durch Punktion oder Anlage einer **Spül-Saug-Dränage** erforderlich. Bei frühzeitiger Behandlung ist die Prognose gut. Ist jedoch der Prozess fortgeschritten und hat zur Destruktion der Wachstumsfuge geführt, kann eine erhebliche Wachstumsstörung verbleiben, die regelmäßig Kontrollen und u. U. sekundär rekonstruktive Maßnahmen bis zum Wachstumsabschluss erforderlich macht.

20.18 Säuglingsosteomyelitis

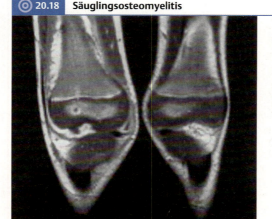

Kernspintomographischer Frühbefund einer Säuglingsosteomyelitis in der distalen Femurepiphyse: Knochenmarködem mit kleiner zentraler Einschmelzung. Ein derartiger Befund ist röntgenologisch nicht zu erkennen.

Akute hämatogene Osteomyelitis im Kindesalter

▶ **Definition.** Eitrige Knochenmarkentzündung, die sich wegen der Epiphysenfugenbarriere nach dem 2. Lebensjahr vorwiegend im meta- und diaphysären Bereich ausbreitet.

Pathogenese und Häufigkeit: Diese Osteomyelitis tritt am häufigsten im 8. Lebensjahr nach Allgemeininfektionen auf, bei Jungen häufiger als bei Mädchen. Hauptlokalisationen sind Tibia und Femur.

Klinik und Diagnostik: Wie bei der Osteomyelitis im Säuglingsalter handelt es sich um eine schwere **Allgemeinerkrankung** mit Fieber und Schüttelfrost. Lokal imponieren Rötung, Schwellung und Schmerzen. Das Röntgenbild zeigt u. U. Usuren der Kortikalis mit darüber liegenden periostalen Ossifikationen. Kortikalissequester sind häufig. Der gesamte Röhrenknochen kann befallen sein. Die Destruktionen reichen bis an die Epiphysenfugen heran.

▶ **Merke.** Klinisches und Röntgenbild können mit einem Ewing-Sarkom verwechselt werden (Abb. 20.19). Eine sorgfältige differenzialdiagnostische Abklärung ist daher erforderlich.

Therapie und Prognose: Im Frühstadium der Erkrankung sind **gezielte Antibiotikatherapie** und **Ruhigstellung** des betroffenen Skelettabschnittes angezeigt. Bei Markphlegmone oder subperiostalem Abszess kann eine **chirurgische Intervention** erforderlich sein. Der Übergang in eine chronische Osteomyelitis ist selten. Die Prognose hängt wesentlich von den Schäden an der Wachstumsfuge ab. Diese können zu bleibenden schweren Deformitäten und Verkürzungen einer Extremität führen.

20.19 Akute hämatogene Osteomyelitis im Kindesalter

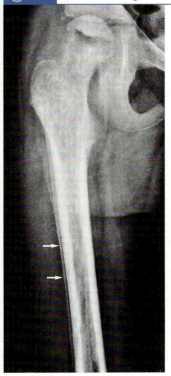

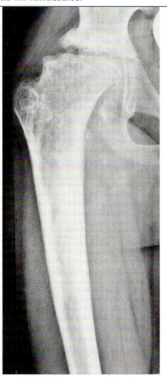

a Akute Osteomyelitis mit periostalen Abhebungen und Ossifikationen (Pfeile).

b Z. n. akuter Osteomyelitis: Hüftkopfnekrose mit Deformierung des Gelenks und Beinverkürzung.

Chronische Osteomyelitis

▶ **Definition.** Chronische Infektion des Knochens mit Neigung zu Therapieresistenz und Rezidiven.

Die chronische Osteomyelitis kann **primär** oder **sekundär** auftreten. Der Übergang einer akuten hämatogenen Osteomyelitis in eine chronische Form, also eine sekundäre chronische Osteomyelitis endogenen Ursprungs, ist im Wachstumsalter selten. Häufiger ist die sekundär chronische Osteomyelitis (Osteitis) exogenen Ursprungs, die nach Traumen und Operationen auftritt. Merkmal der chronischen Osteomyelitis sind die ausgedehnten Knochenumbauprozesse mit Sklerosierung. Im Bereich der Röhrenknochen entwickelt sich eine ausgeprägte Verdickung der Kortikalis mit dazwischen liegenden nekrotischen Arealen, im metaphysären Bereich als **Brodie-Abszess** bezeichnet. Der Markraum wird zunehmend durch Bindegewebe ausgefüllt.

Die **tuberkulöse Osteomyelitis** ist die häufigste spezifische chronische Knochenentzündung, hervorgerufen durch Mycobacterium tuberculosis. Vorzugsweise werden Hand- und Fußknochen, der Femurkopf und das Kniegelenk sowie im Sekundärstadium der Tuberkulose die Wirbelkörper befallen. Symptome sind von der Lokalisation abhängige Schmerzen und Allgemeinsymptome wie Müdigkeit, Blässe und leichte Temperaturerhöhung. Die Therapie ist tuberkulostatisch, bei Einbrüchen in das Gelenk oder Abszedierung auch chirurgisch-orthopädisch (Ausräumung der Herde).

Abzugrenzen ist die **infantile kortikale Hyperostose (Caffey)**, eine seltene, nur bei Säuglingen vorkommende Osteopathie mit Hyperostose, die die langen Röhrenknochen, den Unterkiefer, seltener das Schulterblatt, die Schlüsselbeine und die Rippen betrifft. Die Ätiologie der Erkrankung ist ungeklärt. Sie tritt während der ersten 6 Lebensmonate auf. Klinisch stehen Fieber und eine schmerzhafte Schwellung der betroffenen Regionen mit entzündlichen Blutveränderungen im Vordergrund. Der Verlauf ist prognostisch günstig, eine spontane Rückbildung ist häufig.

Eitrige Arthritis

▶ **Definition.** Eitrige Gelenkentzündung, die sowohl endogen im Rahmen einer hämatogenen Osteomyelitis als auch exogen durch Inokulation von Erregern ausgelöst werden kann.

Eine fortgeleitete Gelenkinfektion bei hämatogener Osteomyelitis tritt im Kindesalter vor allen Dingen dort auf, wo die Kapsel den metaphysären Bereich einbezieht, z. B. am Hüft- und Kniegelenk. Bleibt die Entzündung zunächst auf die Synovialis beschränkt, kommt es zum **eitrigen Gelenkerguss (Empyem, Pyarthros)**. Die destruktiven Veränderungen sind in diesem Stadium noch gering. Die **Panarthritis** führt innerhalb kürzester Zeit zu einer ausgeprägten Zerstörung der Gelenkflächen. Diese und die Schrumpfung des Gewebes führen zu einer fibrösen Steife oder knöchernen Ankylose des Gelenks. Als Symptome finden sich die **klassischen Entzündungszeichen** Rötung, Schwellung, Überwärmung und Funktionseinschränkung. Sonographisch ist ein Gelenkerguss nachzuweisen. Beweisend ist die bakteriologische Untersuchung des Gelenkpunktats. Die Therapie besteht im Frühstadium in Punktion und Spülung, später in der konsequenten chirurgischen Ausräumung des Herdes mit Entfernung der infizierten Synovialis (Synovialektomie) und Einlegen einer Dränage. Gleichzeitig wird eine hochdosierte Antibiotikatherapie eingeleitet.

20.1.7 Benigne Knochentumoren

Allgemeine Diagnostik

Im Frühstadium eines Tumorbefalls sind die Symptome wenig richtungsweisend. Die wesentlichen Symptome sind zunächst Schwellung und Schmerz. Zahlreiche benigne und maligne Knochentumoren des Wachstumsalters finden sich in Kniegelenksnähe. Aus der Altersverteilung und Symptomlokalisation ergeben sich Verdachtsmomente, denen durch ein Röntgenbild nachgegangen werden muss.

Bei einigen Knochentumoren ist der **radiologische Aspekt** typisch, z. B. bei der solitären Knochenzyste und kartilaginären Exostosen. In diesen Fällen kann der Verlauf beobachtet werden. Ist die Diagnose aus dem Röntgenbild allein nicht zu stellen, sind weitere diagnostische Hilfsmittel erforderlich (Tomographie, MRT, Computertomographie, Szintigraphie und Angiographie).

In Zweifelsfällen ist eine Biopsie zur Abklärung der Dignität des Tumors erforderlich. In den meisten Fällen ist eine offene Biopsie angezeigt, um genügend Gewebe für eine aussagefähige Beurteilung durch den Pathologen zu erhalten. Eine Nadelbiopsie ist bei ungünstigen Lokalisationen und speziellen Tumoren möglich.

Osteochondrom

▶ **Synonym.** Osteokartilaginäre Exostose.

▶ **Definition.** Das Osteochondrom ist ein metaphysennah wachsender, pilzförmiger Knochentumor mit aufliegender Knorpelkappe. Er ist mit 40 % aller benigner Knochentumoren der häufigste Tumor während des Wachstumsalters.

Klinik: Osteochondrome werden meist zufällig in der 2. Lebensdekade entdeckt. Jungen sind häufiger als Mädchen betroffen (2 : 1). Die solitären Osteochondrome sind in der Hälfte der Fälle im Bereich der distalen Femurmetaphyse sowie der proximalen Metaphyse von Tibia und Humerus lokalisiert. Bei der **Exostosenkrankheit** (multiple kartilaginäre Exostosen) handelt es sich um eine erbliche Sonderform (s. S. 814).

Die Symptomatik wird meist von der Größe des Tumors bestimmt. Funktionsbehinderungen an den betroffenen Gelenken durch überschnappende Sehnen oder durch Schmerzzustände infolge einer heterotopen Bursabildung in den mechanisch belasteten Weichteilen sind häufig. Das Risiko einer sarkomatösen Entartung (peripheres Chondrosarkom) ist bei solitären Exostosen sehr gering, aber bei rumpfnaher Lokalisation (Becken, Wirbelsäule, Skapula) erhöht, bei den multiplen hereditären Exostosen sogar bis 2 %. Eine Größenzunahme ist daher sorgfältig zu beobachten.

Diagnostik: Im Röntgenbild ist die pilzartige Vorwölbung des Tumors zu erkennen. Dabei besteht eine außerordentliche morphologische Vielfalt. Eine fragliche Malignität kann durch eine vermehrte Speicherung bei der Szintigraphie abgeklärt werden.

Therapie: Bei Funktionseinschränkung eines Gelenks wird der Tumor mit der gesamten Knorpelkappe und dem darauf liegenden Periochondrium reseziert. Die Rezidivquote wird mit 2 % angegeben. Bei maligner Entartung ist die Resektion nach den Prinzipien der onkologischen Radikalität erforderlich.

Enchondrom

▶ **Definition.** Enchondrome sind gutartige, im Markraum des Knochens liegende Tumoren aus hyalinem Knorpelgewebe. Sie sind mit ca. 20 % die zweithäufigsten Knochentumoren des Kindesalters. Ein Viertel aller Enchondrome tritt während des Wachstums auf.

Klinik: Etwa die Hälfte der Tumoren liegt in den kurzen Röhrenknochen der Hände und Füße. Weitere Lokalisationen sind die Rippen und die metaphysären Regionen der langen Röhrenknochen, selten der Schädel. Eine maligne Entartung ist nicht bekannt. Bei der Enchondromatose, einer Skelettdysplasie, finden sich multiple Enchondrome, die maligne entarten können (s. S. 814).

Diagnostik: Das Röntgenbild zeigt den zentral in den Phalangen gelegenen Tumor als blasige Auftreibung des Knochens (Abb. 20.20).

Therapie: Asymptomatische solitäre Enchondrome werden kontrolliert. Bei Vergrößerung sind Staging-Untersuchungen indiziert, bei deutlicher Größenzunahme und erhöhter Speicherung im Szintigramm die Exzision im Gesunden.

Symptome sind eine Auftreibung über dem betroffenen Knochen oder eine Spontanfraktur.

Diagnostik: Das Röntgenbild zeigt den zentral in den Phalangen gelegenen Tumor als blasige Auftreibung des Knochens, evtl. mehrfach gekammert und scharf gegenüber den übrigen Knochenstrukturen abgegrenzt (Abb. **20.20**).

Therapie: Asymptomatische solitäre Enchondrome erfordern ausschließlich Beobachtung. Im Falle einer Vergrößerung sind alle Untersuchungen zum Staging des Tumors angezeigt. Bei deutlicher Größenzunahme mit Schmerzen und erhöhter Speicherung im Szintigramm muss der Tumor weit im Gesunden entfernt werden, um die Rezidivquote zu senken.

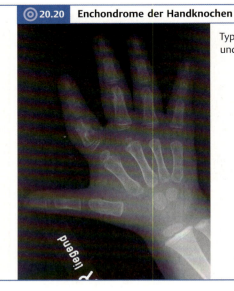

20.20 Enchondrome der Handknochen

Typischer Befund von Enchondromen in Grund- und Mittelphalanx des Zeigefingers

Osteoidosteom und Osteoblastom

▶ **Definition.** Gutartige osteoblastische Tumoren mit zentraler Aufhellungszone (Nidus) im Röntgenbild bzw. MRT. Das Osteoidosteom ist vorwiegend in der Kortikalis lokalisiert und erreicht eine Größe bis 2 cm. Das Osteoblastom liegt dagegen im spongiösen Bereich und ist größer.

Klinik: Diese Tumoren treten meistens in der 2. Lebensdekade und an Röhrenknochen (Femur, Tibia, Humerus), seltener an der Lendenwirbelsäule auf, wo sie zu Skoliose führen können. Symptome sind konstante, häufig nächtliche Schmerzen, die auf Analgetika, speziell Acetylsalicylsäure, ansprechen.

Diagnostik: Radiologisch findet sich eine Auftreibung der Kortikalis und eine Sklerose mit zentraler Aufhellungszone (Nidus) (Abb. **20.21a**). Die Speicherung im Szintigramm ist vermehrt. CT und MRT helfen, den Nidus exakt zu lokalisieren (Abb. **20.21b** und **c**).

Therapie: Das Osteoidosteom kann perkutan und computergesteuert durch medikamentöse Verödung des Nidus behandelt werden. Beim Osteoblastom ist meist nur Kürretage und Spongiosaauffüllung erforderlich.

Klinik: Das Osteoidosteom und das Osteoblastom treten meistens in der 2. Lebensdekade auf. Größtenteils ist die Diaphyse oder Metaphyse der Röhrenknochen (Femur, Tibia, Humerus) betroffen. Eine durchaus häufige Lokalisation ist die Lendenwirbelsäule, wo der Tumor zu ausgeprägter Skoliose führen kann. $3/4$ der Patienten klagen über konstante Schmerzen, die unabhängig von der Funktion, häufig sogar nachts auftreten. Als typisch gilt die Rückbildung des Schmerzes unter Analgetika, speziell Acetylsalicylsäure.

Diagnostik: Die **radiologischen Veränderungen** sind in der Regel charakteristisch: eine Auftreibung der Kortikalis mit einer etwa 1–2 cm großen, runden Sklerose, in deren Zentrum sich eine kleine Aufhellungszone (Nidus) darstellen lässt (Abb. **20.21a**). **Szintigraphisch** findet sich eine erheblich vermehrte Speicherung. CT und MRT helfen, den Nidus genau zu lokalisieren (Abb. **20.21b** und **c**).

Therapie: Das Osteoidosteom kann perkutan und computergesteuert durch medikamentöse Verödung des Nidus behandelt werden. Bei Rezidiven ist eine vollständige marginale oder intraläsionale Entfernung des Nidus angezeigt. Beim Osteoblastom ist in der Regel lediglich Kürretage und Spongiosaauffüllung erforderlich.

20.21 Osteoidosteom des Schenkelhalses bei 13-jährigem Jungen

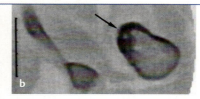
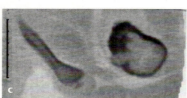

Die a.-p. Röntgenaufnahme (**a**) zeigt die ausgeprägte Sklerosierung, das CT (**b,c**) ermöglicht die exakte Lokalisation des Nidus (→).

Histiozytäres Fibrom

▶ **Synonyme.** Nicht ossifizierendes Fibrom, fibröser Kortikalisdefekt, fibröser metaphysärer Defekt, fibröses Xanthom, histiozytäres Xanthogranulom.

▶ **Definition.** Aus fibrösem Gewebe bestehender Knochentumor, der Ausdruck einer lokalen Wachstumsstörung ist und einen gutartigen Verlauf hat.

Klinik: Nach Schätzungen können bei 20–30% aller Kinder zwischen dem 5. und 10. Lebensjahr entsprechende Veränderungen gefunden werden. Die meisten Fibrome sind asymptomatisch und fallen bei einer wegen Trauma durchgeführten Röntgenuntersuchung des Knie- oder Sprunggelenks auf. Größere Fibrome können die Stabilität des Knochens gefährden und zur pathologischen Fraktur führen.

Diagnostik und Differenzialdiagnose: Der radiologische Befund ist typisch: eine Osteolyse mit schmaler Randsklerose, die eine typische Traubenkonfiguration aufweisen kann (Abb. **20.22**). Die Kortikalis ist eingebuchtet, die zentrale Spongiosa nicht befallen. Bei Ausbreitung ist differenzialdiagnostisch die fibröse Dysplasie abzugrenzen.

◀ **Synonyme**

◀ **Definition**

Klinik: Die meisten Fibrome sind asymptomatisch und ein Zufallsbefund. Größere Fibrome können die Stabilität des Knochens gefährden und zur pathologischen Fraktur führen.

Diagnostik und Differenzialdiagnose: Typischer radiologischer Befund: eine Osteolyse mit schmaler Randsklerose (Abb. **20.22**). Die Kortikalis ist eingebuchtet, die zentrale Spongiosa nicht befallen. Bei Ausbreitung ist die fibröse Dysplasie abzugrenzen.

20.22 Histiozytäres Fibrom der Tibia bei 12-jährigem Mädchen

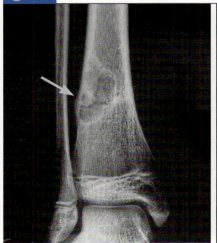
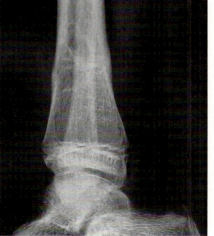

Spontanfraktur im Zentrum des Tumors wegen Kortikalisverdrängung (→).

Therapie und Prognose: Eine Therapie ist nur bei großen Tumoren mit der Gefahr von Spontanfrakturen angezeigt und besteht in Kürettage und Spongiosaauffüllung. Die Prognose ist gut. Fast alle Fibrome heilen spontan aus. Spätestens während der Pubertät sistiert das Wachstum und während des Erwachsenenalters ossifizieren die Osteolysen vollständig. Dies gilt auch für den diffusen, multizentrischen Befall.

Solitäre juvenile Knochenzyste

▶ **Definition.** Von seröser Flüssigkeit gefüllte, expansiv wachsende Zyste, die wie ein Tumor imponiert und daher den tumorähnlichen Knochenläsionen zugeordnet wird.

Häufigkeit: Die meisten Knochenzysten treten während des Kindes- und Jugendalters auf.

Klinik und Diagnostik: Zwei Drittel der Zysten treten im proximalen Oberarm- und Oberschenkelbereich auf. Die Symptome sind häufig zunächst uncharakteristisch. Schleichende Schmerzen, vor allen Dingen nach Belastung im betroffenen Skelettareal, können den Weg weisen. Das Röntgenbild ist charakteristisch. Es zeigt eine von einem schmalen sklerotischen Saum umgebene Hohlraumbildung auf (s. Abb. **22.37**, S. 917). In einigen Fällen fällt die Zyste durch Spontanfraktur auf.

Therapie: Die Therapieempfehlungen bewegen sich zwischen Beobachtung und aktivem Vorgehen bei der Gefahr einer Spontanfraktur. Bei Frakturgefahr kann die Therapie durch Kürettage und Spongiosaauffüllung, aber auch durch intrazystale mehrmalige Kortisoninjektionen oder durch Druckentlastung mittels Lochschrauben erfolgen. Die Rezidivrate liegt bei etwa 10 bis 20 %.

Prognose: Die Prognose der Zyste ist vom Alter abhängig. Tritt die Zyste vor dem 10. Lebensjahr auf, ist sie weitgehend aktiv und neigt zum expansiven Wachstum. Mit Nähe zur Pubertät kann eine spontane Rückbildung eintreten.

20.1.8 Spezielle Erkrankungen an Wirbelsäule und Rumpf

Funktionelle Anatomie der Wirbelsäule

Während des Wachstums unterliegt die Wirbelsäulenform einer großen physikalischen Schwankungsbreite. In der Phase der Vertikalisierung ist zunächst eine vermehrte Hohlrundung der Lendenwirbelsäule (**Hyperlordose**) auffällig, die mit einer ungenügenden Hüftstreckung korreliert. Die weitere Entwicklung der Wirbelsäulenform wird vor allem von der muskulären Leistungsfähigkeit bestimmt. Das Wachstum der Wirbelsäule endet bei Jungen durchschnittlich mit dem 17., bei Mädchen mit dem 15. Lebensjahr.

Fehlhaltung, Fehlform

Schwächen der muskulären Leistungsfähigkeit, wie sie z. B. bei Kindern mit generalisierter Hypotonie beobachtet werden, führen zur **Fehlhaltung der Wirbelsäule**. Eine Fehlhaltung liegt vor, wenn die Wirbelsäule nicht in ihrer Normalform gehalten werden kann, passiv ein Ausgleich jedoch möglich ist. In Abhängigkeit vom Alter und Entwicklungszustand des Kindes werden verschiedene **Haltungstypen** (Abb. **20.23**) unterschieden, von denen vor allen Dingen der Hohlrücken und der Rundrücken zu bleibenden Funktionsstörungen der Wirbelsäule auch im Erwachsenenalter führen können.

Bei persistierender Fehlhaltung kommt es durch die Überlastung der Wachstumszonen im Bereich der Wirbelsäule auch zu strukturellen Veränderungen und damit zur **Fehlform**. Das Ziel jeglicher Bemühungen muss sein, Kinder mit ungünstiger Prognose frühzeitig zu erkennen und geeigneten präventiven Maßnahmen (Übungsprogramm, evtl. Krankengymnastik) zuzuführen. Eine Hal-

20.1 Erkrankungen und Verletzungen der Haltungs- und Bewegungsorgane

20.23 Haltungstypen und Haltungsschwäche

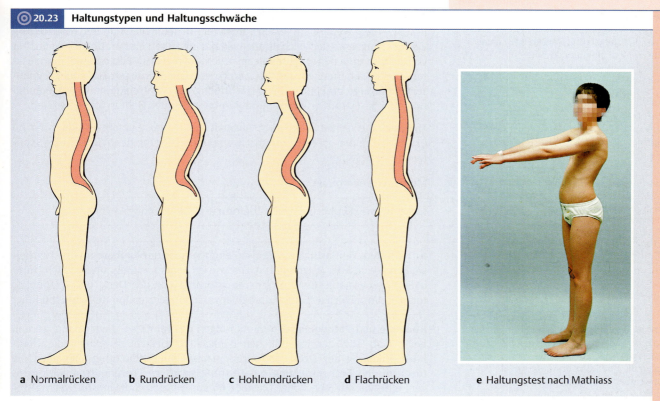

a Normalrücken b Rundrücken c Hohlrundrücken d Flachrücken e Haltungstest nach Mathiass

Eine **Haltungsschwäche** liegt vor, wenn Kinder aufrecht stehend mit vorgestreckten Armen innerhalb von 30 Sekunden ihre normale Wirbelsäulenform nicht halten können und in den Hohlrundrücken „abrutschen" (**Haltungstest nach Matthiass, e**). Beim **Vorschiebeversuch** kniet das zu untersuchende Kind und versucht, durch langsames Vorschieben des Rumpfes mit ausgestreckten Armen auf der Unterlage einen Rundrücken auszugraden. Gelingt dies nicht, liegt nicht nur eine Fehlhaltung, sondern eine Fehlform vor.

tungsschwäche ist durch den Haltungstest nach Matthiass nachzuweisen (Abb. 20.23). Eine Haltungsschwäche liegt vor, wenn Kinder in aufrechter Position die vorgestreckten Arme weniger als 30 Sekunden ohne Veränderung der Wirbelsäule halten können. Die Differenzierung von Fehlhaltung und Fehlform gelingt durch den Vorschiebeversuch, der eine ungenügende Aufrichtbarkeit der Wirbelsäule beweist.

deckt eine Haltungsschwäche auf, die Differenzierung von Fehlhaltung und Fehlform gelingt durch den Vorschiebeversuch (Abb. **20.23**).

Kyphose

Kyphose

▶ **Definition.** Dorsal konvexe Fehlform der Wirbelsäule, vorwiegend im Bereich der Brustwirbelsäule als Hyperkyphose, aber auch im Bereich der Lenden- oder Halswirbelsäule als Verlust der Lordose möglich.

◀ **Definition**

Ätiologie und Pathogenese: Eine vermehrte Kyphosierung der Wirbelsäule ist möglich durch
- muskuläre Schwäche (Haltungsschwäche, Fehlhaltung)
- neurologische Grunderkrankungen (infantile Zerebralparese, Poliomyelitis)
- Veränderungen an den Wirbelkörpern (angeborene Segmentierungsstörungen, Z. n. Wirbelkörperosteomyelitis, Tumor oder Trauma).

Haltungsschwächen und neuromuskuläre Erkrankungen führen gewöhnlich zu einer großbogigen Kyphosierung der Wirbelsäule (**arkuäre Kyphose**), während Fehlbildungen, postinfektiöse oder tumoröse Prozesse mit einer winkelförmigen Abknickung einhergehen (**anguläre Kyphose, Gibbus**).

Klinik: Das Erscheinungsbild ist unverkennbar. Bei Kyphosierung der Brustwirbelsäule entwickelt sich eine kompensatorische Lordose der Hals- und Lenden-

Ätiologie und Pathogenese: Eine vermehrte Kyphosierung der Wirbelsäule ist möglich durch
- muskuläre Schwäche
- neurologische Grunderkrankungen
- Veränderungen der Wirbelkörper.

Es wird zwischen großbogigen Kyphosierungen (**arkuäre Kyphose**) und winkelförmigen Abknickungen (**anguläre Kyphose, Gibbus**) unterschieden.

Klinik: Bei Kyphosierung der Brustwirbelsäule entsteht eine kompensatorische Lordose der Hals- und Lendenwirbelsäule, bei Kyphosierung der Lendenwirbelsäule ein Flachrücken. Bei stärksten Kyphosierungen kann eine Beeinträchtigung der Vitalfunktionen durch Kompression von Thorax und Abdomen entstehen.

Therapie: Sie ist vom Ausmaß der Kyphose abhängig.

Morbus Scheuermann

▶ **Synonyme**

▶ **Definition**

Ätiologie und Pathogenese: Röntgenologische Veränderungen werden bei bis zu 30% der Jugendlichen beobachtet. Ursächlich spielt die Überbeanspruchung der Wirbelkörperabschlussplatten eine Rolle.

Bei Einbruch von Bandscheibengewebe in die Wirbelkörperabschlussplatten, d. h. die Wachstumszonen, entstehen typische radiologische Dellenbildungen (**Schmorl-Knötchen**) und **Keilwirbel** und es resultieren eine vermehrte Brustkyphose und eine verminderte Lendenlordose. Bei ausgeprägtem Befall kommt es zur erheblichen Einschränkung oder zur Aufhebung der Beweglichkeit der befallenen Bewegungssegmente.

Klinik: Führendes Symptom ist der **Hohlrundrücken**, bei lumbaler Manifestation der **Flachrücken**. Über bandscheibenbedingte Schmerzen wird nur im Akutzustand der Erkrankung geklagt.

Diagnostik: Das Röntgenbild zeigt die Kyphose und die charakteristischen Veränderungen der Wirbelkörperabschlussplatten (Abb. 20.24).

Differenzialdiagnose: thorakale juvenile Kyphose.

Therapie: Sie ist primär konservativ: **Sport** bzw. bei stärkerer Ausprägung **Krankengymnastik**. Eine **Korsettbehandlung** ist nur bei schweren Kyphosen, die operative Behandlung sehr selten erforderlich.

wirbelsäule. Bei Kyphosierung der Lendenwirbelsäule entsteht ein Flachrücken. Beschwerden werden im Wachstumsalter in der Regel nur bei destruktiven Veränderungen an der Wirbelsäule beklagt; sie treten erst im Erwachsenenalter und dann wegen der erhöhten Beanspruchung meist im Bereich der kompensatorischen Krümmungen auf. Bei stärksten Kyphosierungen (Lähmungskyphosen) kann eine erhebliche Beeinträchtigung der Vitalfunktionen (Lungenfunktion, Magen-Darm-Funktion) durch Kompression der Hohlorgane entstehen.

Therapie: Sie ist vor allem vom Ausmaß der Kyphose abhängig und kann im Extremfall in der operativen Aufrichtung und Fixierung der Wirbelsäule (Spondylodese) bestehen.

Morbus Scheuermann

▶ **Synonyme.** Kyphosis juvenilis deformans, Adoleszentenkyphose.

▶ **Definition.** Fehlform der Wirbelsäule mit vermehrter Kyphose im Brustwirbelsäulenbereich oder verminderter Lordose im Lendenwirbelsäulenbereich (lumbaler Scheuermann) durch Wachstumsstörungen an den Deck- und Grundplatten der Wirbelkörper mit Bandscheibenverschmälerung und Keilwirbelbildung.

Ätiologie und Pathogenese: Veränderungen des Morbus Scheuermann werden bei bis zu 30% der Jugendlichen beobachtet. Ursächlich spielen die Überbeanspruchung der Deck- und Grundplatten bei Fehlhaltung, aber auch die mechanische Beanspruchung bei Leistungssportlern (Turner, Trampolinspringer) eine wesentliche Rolle. Darüber hinaus werden Kollagenstoffwechselstörungen der Wirbelabschlussplatten diskutiert.

Verlauf und Schweregrad der Erkrankung werden vom Einbruch von Bandscheibengewebe in die Deck- und Grundplatten der benachbarten Wirbelkörper bestimmt. Bei tiefer greifenden Läsionen dieser Wachstumsregionen kommt es zu persistierenden Dellenbildungen (**Schmorl-Knötchen**) oder Abscherungen des knorpeligen Randwulstenanulus mit den Folgen einer **Keilwirbelbildung**. Im Bereich der Brustwirbelsäule resultiert daraus eine vermehrte Kyphose, im Bereich der Lendenwirbelsäule eine Verminderung der Lordose. Im weiteren Verlauf kommt es zu einer erheblichen Einschränkung oder Aufhebung der Beweglichkeit in den befallenen Bewegungssegmenten. Die klinische Relevanz des Morbus Scheuermann ergibt sich dann aus der Überbeanspruchung der wenigen nicht betroffenen Bewegungssegmente im lumbosakralen Übergang.

Klinik: Die Symptomatik des Morbus Scheuermann wird bestimmt durch die Ausprägung der Veränderungen, die resultierende Deformität und die biomechanischen Auswirkungen auf die gesamte Wirbelsäule. Das führende Symptom ist der **Hohlrundrücken**, bei lumbaler Manifestation besteht eine Entlordosierung der Lendenwirbelsäule als **Flachrücken**. Über bandscheibenbedingte Schmerzen wird nur im Akutzustand der Erkrankung geklagt.

Diagnostik: Das Röntgenbild zeigt die Kyphose und die charakteristischen Veränderungen an Deck- und Grundplatten der Wirbelkörper (Abb. 20.24).

Differenzialdiagnose: Eine deutliche Hyperkyphosierung ohne entsprechende Veränderungen sollte als thorakale juvenile Kyphose vom Morbus Scheuermann abgegrenzt werden.

Therapie: Sie besteht im Frühstadium der Erkrankung in **sportlichen Übungen**, vor allem Rückenschwimmen und Gymnastik. Bei deutlicher ausgeprägten Befunden ist gezielte **Krankengymnastik** erforderlich. Eine **Korsettbehandlung** ist bei schweren Kyphosen und angulären Kyphosen innerhalb eines Segments angezeigt. Die operative Behandlung ist die Ausnahme.

20.24 Morbus Scheuermann bei einem 14-jährigen Jungen

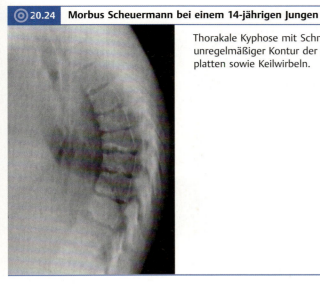

Thorakale Kyphose mit Schmorl-Knötchen, unregelmäßiger Kontur der Deck- und Grundplatten sowie Keilwirbeln.

Skoliose

▶ **Definition.** Seitverbiegung der Wirbelsäule mit Torsion und Fixation.

Ätiologie, Pathogenese und Klassifikation: Nach der Ätiologie der Skoliose lassen sich folgende Formen der Skoliose unterscheiden:
- **idiopathisch** (ca. 85% der Fälle)
- **neuropathisch**, z. B. infantile Zerebralparese
- **myopathisch**, z. B. Muskeldystrophie
- **osteopathisch (Fehlbildungsskoliose)**, z. B. Wirbelfehlbildungen.

Für die Einschätzung der Prognose ist der Zeitpunkt der Skolioseentstehung von wesentlicher Bedeutung. Nach prognostischen Gesichtspunkten werden die Skoliosen daher eingeteilt in
- infantile Skoliosen (bis zum 4. Lebensjahr)
- juvenile Skoliosen (bis zum 10. Lebensjahr)
- adoleszente Skoliosen.

Für die Pathogenese der Skoliosen ist deren Ursache von wesentlicher Bedeutung. Ausgeprägte Fehlbildungen der Wirbelsäule führen ebenso wie ausgeprägte, seitenbetonte Lähmungen an der Rumpfmuskulatur, z. B. bei infantiler Zerebralparese, Myelomeningozele oder Poliomyelitis, zu stärksten Seitverbiegungen. Die Verbiegung der Wirbelsäule geht mit einem Wachstumsrückstand der Wirbelstrukturen auf der Seite der Konkavität einher. Gleichzeitig kommt es zu einer Verdrehung der Wirbelsäule und der Wirbelkörperachse (Torsion), die konvexseitig zu **Rippenbuckel** und **Lendenwulst** führt (Abb. 20.25). Die Progredienz der Deformität korreliert mit der Wachstumsgeschwindigkeit. Skoliosen zeigen insbesondere **im präpubertären Wachstumsschub** eine **Tendenz zur schnellen Verschlechterung**.

Klinik und Diagnostik: Die **Säuglingsskoliose** ist meist durch einseitige Lagerung bedingt (**Schräglagedeformität**) und hat eine gute Prognose. Die kongenitalen Fehlbildungsskoliosen fallen oft erst nach Vertikalisierung der Kinder im 2. oder 3. Lebensjahr auf.
Die von der Häufigkeit im Vordergrund stehende **idiopathische Skoliose** wird in der Regel um das 10. Lebensjahr diagnostiziert. Sie ist bei Mädchen viermal häufiger als bei Jungen. Die Frühdiagnose ist durch den **Vorbeugetest** möglich (Abb. 20.25). Geringe Verdrehungen der Rumpfachse bei der Einschulungsuntersuchung sollten in jedem Fall beobachtet und bei Verschlechterung auch röntgenologisch kontrolliert werden.

20.25 Skoliose

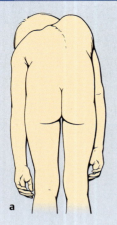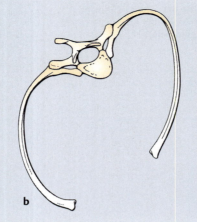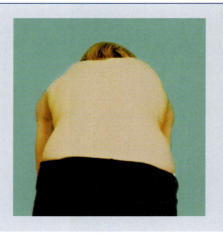

Die Skoliose ist eine Seitverbiegung der Wirbelsäule mit Fixation und Torsion. Die Torsion der Wirbelsäule führt konvexseitig zur Prominenz der dorsalen Rippen (Rippenbuckel, s. linke und rechte Abbildung) bzw. der Querfortsätze der Lendenwirbelsäule (Lendenwulst). Diese Veränderungen des Rumpfprofils werden beim Vorbeugetest auffällig, noch bevor sich Veränderungen bei der bloßen Betrachtung der Wirbelsäule im Stehen zeigen.

Therapie: Geringgradige Skoliosen werden beobachtet, mittelgradige krankengymnastisch behandelt. Bei Progredienz ist eine Korsett- oder operative Behandlung angezeigt.

Therapie: Sie ergibt sich aus der Ätiologie, dem Alter des Kindes und dem Ausmaß der Deformität. Neuro- und myopathische Skoliosen sind in der Regel frühzeitig operationspflichtig. Bei idiopathischen Skoliosen werden Krümmungen unter 10° lediglich beobachtet, solche zwischen 10° und 20° können krankengymnastisch behandelt werden. Bei Progredienz ist die Korsett- oder die operative Behandlung angezeigt.

Spondylolyse und Spondylolisthese

▶ **Definition.** Die Unterbrechung des Wirbelbogens im Bereich der Interartikularportion wird als Spondylolyse bezeichnet. Dadurch wird die Wirbelsäule instabil: die Wirbelkörper verschieben sich gegeneinander. Es kommt zum Wirbelgleiten (Spondylolisthese).

Ätiologie und Pathogenese: Eine Spondylolyse wird vorwiegend an der unteren Lendenwirbelsäule (LWS) beobachtet. Hauptursache ist eine Ermüdungsfraktur im Kleinkindesalter. Bei 10 % der betroffenen Kinder kommt es zu Spondylolisthese.

Klinik: Während die Spondylolyse häufig unbemerkt entsteht, treten zu Beginn der Spondylolisthese Schmerzen im lumbosakralen Übergang auf. Bei stärkeren Gleitprozessen und Traktion an der Dura entsteht außerdem eine **Hüftlendenstrecksteife** (Abb. 20.26).

Diagnostik: Die Spondylolyse ist durch Schrägaufnahmen der LWS zu erkennen, die Spondylolisthese auf Seitaufnahmen.

Therapie: Bei Spondylolisthese ist eine sorgfältige Beobachtung, ggf. eine Sportkarenz, bei fortschreitendem Gleitprozess auch eine operative Stabilisierung erforderlich.

Ätiologie und Pathogenese: Die Spondylolyse wird vorwiegend im Bereich der unteren Lendenwirbelsäule beobachtet. Sie ist offenbar Ausdruck der vermehrten Beanspruchung dieser Region durch den aufrechten Gang und kommt vorwiegend durch eine Ermüdungsfraktur im Kleinkindesalter zustande. Wird die Stabilität der Wirbelsäule durch die Wirbelbogenstrukturen nicht mehr gewährleistet, kann bei etwa 10 % der betroffenen Kinder eine Spondylolisthese eintreten.

Klinik: Die Entwicklung der Spondylolyse bleibt meistens unbemerkt. Sie wird häufig als Zufallsbefund bei einer Röntgenuntersuchung entdeckt. Der Beginn einer Spondylolisthese geht dagegen häufig mit Schmerzen im lumbosakralen Übergang einher. Bei stärkeren Gleitprozessen mit Traktion an der Dura tritt zusätzlich eine Bewegungseinschränkung der Lendenwirbelsäule auf: Der gesamte Rumpf kann von den Fersen her angehoben werden (**Hüftlendenstrecksteife**, Abb. 20.26).

Diagnostik: Die Spondylolyse ist durch Schrägaufnahmen der Lendenwirbelsäule zu erkennen, die Spondylolisthese auf Seitaufnahmen.

Therapie: Der Zufallsbefund einer Spondylolyse ist ohne Relevanz. Bei Spondylolisthese ist jedoch zumindest eine sorgfältige Beobachtung, ggf. eine Sportkarenz, bei fortschreitendem Gleitprozess auch eine operative Stabilisierung erforderlich. Krankengymnastische Behandlung kann die Spondylolisthese nicht verhindern.

20.26 Spondylolyse und Spondylolisthese

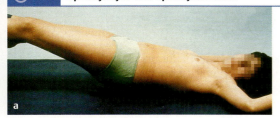
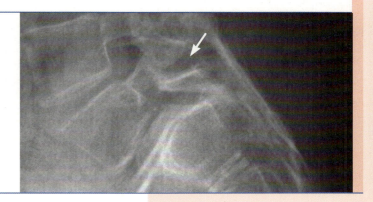

13-jähriges Mädchen mit Hüftlendenstreckstreife (a). Ursache ist eine Spondylolisthese im lumbosakralen Übergang infolge einer Spondylolyse (Pfeil), wie die Seitaufnahme zeigt (b).

Muskulärer Schiefhals

▶ **Definition.** Fixierte, durch einseitige Verkürzung des Musculus sternocleidomastoideus hervorgerufene Zwangshaltung des Kopfes mit Neigung zur erkrankten und Drehung zur Gegenseite.

Ätiologie und Pathogenese: Die Schiefhaltung des Kopfes kann durch intrauterine Zwangslage, geburtstraumatische Schäden am Musculus sternocleidomastoideus und postnatal durch asymmetrische Entwicklung bei Schräglagedeformität entstehen. Bei persistierender Kopfschiefhaltung kommt es zum Fehlwachstum der Halswirbelsäule, die schließlich eine Korrektur des Schiefhalses nicht mehr erlaubt.

Klinik und Diagnostik: Die Schiefhaltung fällt erst Wochen nach der Geburt auf. Bei persistierender Kopfschiefhaltung kommt es zum Fehlwachstum des Gesichtsschädels (**Gesichtsskoliose**). Der verkürzte Muskel ist als derber Strang zu palpieren.

Differenzialdiagnose: Okuläre und otogene Ursachen der Kopfschiefhaltung sind auszuschließen.

Therapie: Sie besteht vorwiegend in krankengymnastischen Übungsmaßnahmen, bevorzugt auf neurophysiologischer Basis. In wenigen Fällen ist die operative Ablösung des Sternokleidomastoideus erforderlich, die vor Ende des 1. Lebensjahres durchgeführt werden sollte, um eine stärkere Gesichtsskoliose zu vermeiden.

Trichterbrust (Pectus excavatum)

▶ **Definition.** Trichterförmige Einziehung der vorderen Thoraxwand.

Die Ursache der Einziehung ist unbekannt. Die tiefste Stelle des Trichters liegt in der Regel im kaudalen Drittel des Brustbeins. Dieses ist bei ausgeprägten Deformierungen nur noch wenige Zentimeter von der Wirbelsäule entfernt. Begleitend können Kyphosen und Skoliosen der Wirbelsäule auftreten. Die Trichterbrust führt zwar zu einer Volumenverringerung des intrathorakalen Raumes, Behinderungen der Herz- und Lungenfunktion treten in der Regel jedoch nicht auf.

Die Trichterbrust ist im Wesentlichen eine kosmetisch beeinträchtigende Deformität. Der Verlauf ist durch konservative Maßnahmen nicht zu beeinflussen. In schweren Fällen kann bei Nachweis psychischer Beeinträchtigung durch ein psychologisches Gutachten die vordere Thoraxwand plastisch angehoben werden. Diese Operation sollte um das 12. Lebensjahr durchgeführt werden.

20.1.9 Spezielle Erkrankungen der unteren Extremität

Fußdeformitäten

▶ **Merke.** Das Behandlungsziel bei allen Fußdeformitäten ist der plantigrade Auftritt und die ungestörte Abrollbewegung. Dies setzt eine normale Form des Fußes inklusive der Gewölbekonstruktionen und eine normale Funktion mit freier Beweglichkeit in allen Fußgelenken voraus. Bei Mädchen hat der Fuß nach 1 und bei Jungen nach 1 1/2 Jahren bereits die Hälfte seiner endgültigen Größe erreicht. Daraus ergibt sich die Bedeutung der Frühbehandlung aller Fußdeformitäten.

Lagerungsschäden des Fußes

▶ **Definition.** Innen- und Außendrehfehler des Fußes, die sich vor allem bei konsequenter Bauch- oder Seitenlage des Säuglings durch den Auflagedruck des Fußes und Beines ergeben.

Ätiologie, Pathogenese und Klinik: So wie sich bei konsequenter Rückenlage des Säuglings ein abgeflachter Hinterkopf entwickelt, kann sich bei konsequenter Seit- oder Bauchlagerung eine Fußdeformität einstellen. Werden die Beine in Bauchlage nach außen gedreht, resultiert eine **Eversion der Fußachse**, die sich bis in den Unterschenkel fortsetzt. Die außengedrehte Fußachse führt bei Vertikalisierung des Kindes zum **„Charly-Chaplin-Gang"** (Abb. 20.27).

Bei der Mehrzahl der Säuglinge kommt es durch Auflage bei innengedrehten Hüften zu einer **Inversion der Fußachsen**. Mit Vertikalisierung des Kindes wird der Gang über die Großzehe („**über den großen Onkel**", „toeing-in") auffällig (Abb. 20.27). Bei starker Ausprägung sind die Kinder nach Vertikalisierung in ihrer Geschicklichkeit und Mobilität zunächst eingeschränkt. Schlafen die Kinder in Seitlage in Fechterstellung, können sich **Kombinationen aus außen- und innengedrehtem Fuß** ergeben.

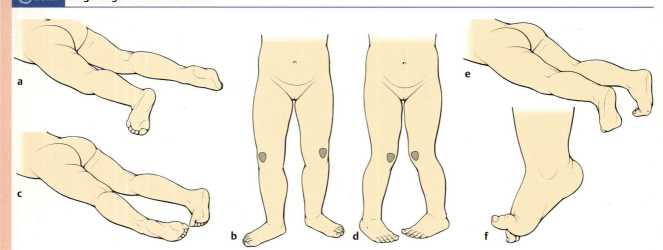

20.27 Lagerungsschäden des Fußes

Wegen der großen Wachstumsgeschwindigkeit ist das kindliche Skelett während der ersten Lebensmonate stark verformbar. Bei ausschließlicher Lagerung des Säuglings in einer Position kann der Auflagedruck daher zur Verformung des Skeletts führen. Bei konsequenter Bauchlage mit außengedrehten Beinen (Froschstellung; **a**) zeigen die Kinder mit der Vertikalisierung den **Charly-Chaplin-Gang** (**b**). Die Bauchlagerung mit innengedrehten Beinen (**c**) führt bei Vertikalisierung zum Gang **„über den großen Onkel"** (**d**). Diese Kinder fallen durch ihre Ungeschicklichkeit auf, da sie über ihre Füße stolpern. Werden die Füße genau senkrecht aufgelegt (**e**), verformt sich die Großzehe (Hallux flexus, „**Stupszehe**"), u. U. mit Kontraktur im Grundgelenk (**f**). Ungünstig sind Schräglagen, die zu einer Verziehung des gesamten Rumpfes führen können. Bei Extrembefunden kann das Gehen und schnelle Laufen jahrelang beeinträchtigt sein. Eine Prophylaxe ist z. B. durch Freilagerung der Beine in Schaumgummiringen möglich.

20.1 Erkrankungen und Verletzungen der Haltungs- und Bewegungsorgane

Bei Auflage des Fußes auf die Großzehe entwickelt sich ein **Hallux flexus** („**Stupszehe**", Abb. 20.27), der zum Unterschlagen der 2. Zehe (Digitus secundus subductus) und damit zu erschwerter Schuhversorgung führen kann.

Therapie: Bestehen gegen Ende des 1. Lebensjahres fortgeschrittene Deformitäten, sind ggf. Nachtlagerungsschienen in Korrekturstellung erforderlich, um eine raschere Rückbildung der Deformität zu erreichen.

Prognose: Die Prognose der Lagerungsschäden des Fußes ist grundsätzlich gut. Die Fehlstellungen bilden sich spontan zurück, können zuvor jedoch über Jahre persistieren und häufiges Stolpern und Hinfallen bedingen.

Prophylaxe: Bei der Bauchlagerung der Säuglinge sollte konsequent auf die Füße geachtet werden. Lagerungsschäden sind durch Freilagerung der Füße mit einer Handtuchrolle oder mit Schaumgummiringen zu vermeiden.

Sichelfuß

▶ **Definition.** Vermehrte Adduktion des Mittel- und Vorfußes (Abb. 20.28a).

Der **kongenitale Sichelfuß** ist selten und weist immer eine begleitende Valgusstellung des Rückfußes (Knickfuß, Abb. 20.28e) auf. Die Adduktion des Vorfußes ist kontrakt. Der kongenitale Sichelfuß bedarf einer sofortigen Redressionsbehandlung, zunächst mit Oberschenkelgipsverbänden, später mit Lagerungsschalen oder Innenschuhen. Davon abzugrenzen ist der **Kletterfuß** mit weicher und passiv völlig ausgradbarer Adduktion des Vorfußes. Er entsteht infolge einer intrauterinen Lage mit angewinkelten Beinen und der Uterusinnenwand anliegenden Füßen und bildet sich spontan zurück. Ein Sichelfuß ohne Rückfußbeteiligung kann sich durch einen Lagerungsschaden entwickeln.

Klumpfuß

▶ **Definition.** Komplexe Fußdeformität mit Verkürzung sämtlicher Sehnen und Kapsel-Band-Strukturen in der dorsomedialen Fußregion. Daraus ergeben sich eine Spitzfußstellung, eine Varusstellung des Rückfußes, eine Hohlfußkomponente und eine Adduktion des Vorfußes (Abb. 20.28b).

Ätiologie: Meist ist die Ursache unbekannt (**idiopathischer Klumpfuß**); Jungen sind doppelt so häufig betroffen wie Mädchen, bei 50% tritt der Klumpfuß beidseits auf. Selten ist die Deformität auf **neuromuskuläre Erkrankungen** wie Arthrogryposis multiplex congenita oder Myelomeningozele zurückzuführen.

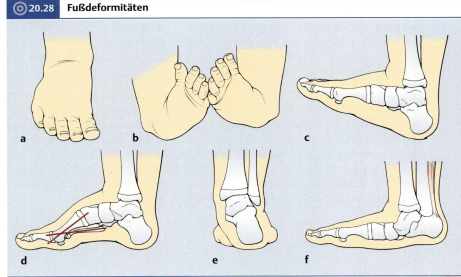

20.28 Fußdeformitäten

Die Fußdeformitäten werden nach der Stellung des Vor- und Rückfußes sowie der Position des Gesamtfußes zur Knöchelachse eingeteilt.
a Sichelfuß = Adduktion des Vorderfußes.
b Klumpfuß = Adduktion und Supination des Vorderfußes, Varus des Rückfußes, Spitzfuß (Equinus) des Gesamtfußes.
c Hackenfuß = Steilstellung des Rückenfußes.
d Hohlfuß = Steilstellung des Rückenfußes, Steilstellung und Pronation des Vorfußes (Achse von 1. und 5. Metatarsale kreuzen sich).
e Knickfuß = Valgusstellung des Rückfußes.
f Plattfuß = Steilstellung des Sprungbeines, Aufbiegung des Vorfußes.

neuromuskuläre Erkrankungen wie die Arthrogryposis multiplex congenita und **Muskelimbalancen während des Wachstums**.

Klinik: Das klinische Bild ist unverkennbar.

Differenzialdiagnose: Klumpfußhaltungen bei intrauteriner Raumenge.

Therapie: Sie besteht in der **sofortigen Redression** in Oberschenkelgipsverbänden. Bei 8 cm Fußlänge wird oft eine **operative Entflechtung** der noch verkürzten Strukturen erforderlich. Die Weiterbehandlung erfolgt mit Nachtlagerungsschienen oder Innenschuhen, bis eine Normalposition des Fußes erreicht ist.

Bei der Arthrogryposis multiplex congenita treten neben Klumpfüßen weitere Deformitäten wie z. B. Hüftgelenkdysplasien bzw. -luxation auf. Klumpfüße können sich auch als Folge einer **Muskelimbalance während des Wachstumsalters** entwickeln, z. B. bei infantiler Zerebralparese, spastischer Spinalparalyse, Tethered-Cord-Syndrom.

Klinik: Meist ist die Deformität bereits bei Geburt vorhanden. Das klinische Bild ist unverkennbar (Abb. **20.28b**).

Differenzialdiagnose: Abzugrenzen sind Klumpfußhaltungen, die bei intrauteriner Raumenge entstehen können.

Therapie: Sie besteht in der **sofortigen Redression** der Fehlstellung in Oberschenkelgipsverbänden. Diese müssen anfangs täglich, später wöchentlich gewechselt werden. Zusätzlich wird oft eine **operative Entflechtung** der noch verkürzten dorsalen oder dorsomedialen Sehnen und Kapsel-Band-Strukturen bei einer Fußlänge von 8 cm erforderlich. Die Weiterbehandlung erfolgt mit Nachtlagerungsschienen oder Innenschuhen, bis eine Normalposition des Fußes erreicht ist. Bei persistierenden Deformitäten sind während des Wachstumsalters oder gegen Ende des Wachstums unter Umständen korrigierende Osteotomien erforderlich.

Hackenfuß

▶ **Definition**

Hackenfuß

▶ **Definition.** Fußdeformität mit Steilstellung der Ferse (Abb. **20.28c**).

Ätiologie: Eine Hackenfußstellung bei Geburt entsteht durch intrauterine Zwangslage, kontrakte Hackenfüße durch neuromuskuläre Erkrankungen mit Ausfall der Wadenmuskeln.

Klinik: Verstärkte Dorsalextension im oberen Sprunggelenk, steilgestellte Ferse.

Therapie: Hackenfußstellungen werden durch Redression, kontrakte Hackenfüße außerdem oft nach Abschluss des Wachstums operativ behandelt.

Ätiologie: Durch intrauterine Zwangslage sind Hackenfußstellungen bei Geburt häufig. Kontrakte Hackenfüße entstehen vorwiegend bei neuromuskulären Erkrankungen mit Ausfall der Wadenmuskulatur.

Klinik: Die Dorsalextension im oberen Sprunggelenk ist verstärkt möglich, eine Steilstellung der Ferse auffällig.

Therapie: Hackenfußstellungen sind prognostisch günstig und bedürfen lediglich einer manuell redressierenden Behandlung durch die Mutter. Kontrakte Hackenfüße werden durch altersentsprechende korrigierende Schalenlagerungen und Schuhversorgungen behandelt, nach Abschluss des Wachstums unter Umständen durch Osteotomien.

Angeborener Plattfuß

▶ **Definition**

Angeborener Plattfuß

▶ **Definition.** Fußdeformität mit völliger Aufhebung des Fußlängsgewölbes, durch Steilstellung des Talus mit Hochstand des Fersenbeins und Luxation im Talonavikulargelenk (Abb. **20.28f**).

Ätiologie und Klinik: Der angeborene Plattfuß ist überwiegend auf **neuromuskuläre Erkrankungen** zurückzuführen. Er wird bei Geburt häufig verkannt.

Therapie und Prognose: Die Deformität ist prognostisch ungünstig und erfordert eine sofortige Therapie. Ziel ist die Wiederaufrichtung des Fußlängsgewölbes, zunächst durch Redression, später (während des 1. Lebensjahres) evtl. durch zusätzliche **operative Maßnahmen**.

Ätiologie und Klinik: Der angeborene Plattfuß tritt überwiegend bei **neuromuskulären Erkrankungen** wie Myelomeningozele oder Arthrogrypose auf. Wegen des ausgeprägten Sohlenfettgewebes beim Säugling wird die Steilstellung des Talus bei Geburt häufig verkannt.

Therapie und Prognose: Die Deformität ist prognostisch ungünstig und erfordert eine sofortige Therapie. Ziel ist die **Reposition** im Talonavikulargelenk und die **Redression** des Rückfußes. Dies gelingt häufig erst nach zusätzlichen **operativen Entflechtungen,** die in jedem Fall noch während des 1. Lebensjahres durchgeführt werden sollten. Die persistierende Steilstellung des Talus ist für die Fußabrollung besonders ungünstig, weil sich über dem an der Fußsohle hervortretenden Taluskopf stark schmerzhafte und entzündete Schwielen bilden, die den Abrollvorgang des Fußes erheblich beeinträchtigen.

Hohlfuß

▶ **Definition.** Fußdeformität mit Verstärkung des Fußlängsgewölbes (Abb. 20.28d).

Ätiologie und Klinik: Der Hohlfuß entsteht überwiegend infolge neurologischer Erkrankungen, die sich im Kindesalter manifestieren, z.B. peronäale Muskelatrophie Charcot-Marie-Tooth, Friedreich-Ataxie, Tethered-Cord-Syndrom, aber auch posttraumatisch. Von besonderer Bedeutung ist die starke Zügelung durch den Musculus peronaeus longus und den Extensor hallucis longus, die zur Abknickung des 1. Zehenstrahls fußsohlenwärts führen. Begleitend entstehen häufig Zehendeformitäten (Krallenzehen) und eine Varusstellung des Rückfußes. Altersabhängig kann der Fuß u.U. völlig abknicken und wird nur noch auf dem Außenrand belastet.

Therapie: Ziel ist die Formerhaltung des Fußes, da sie den plantigraden Auftritt (gleichmäßige Belastung der Fußsohle) ermöglicht. Bei progredienten Formen sind operative Maßnahmen unumgänglich.

Achsenfehlstellungen

▶ **Definition.** Als **Achsenfehlstellung** bezeichnet man Abweichungen der Bein- bzw. Gelenkachsen von der Normallage, mit den Folgen einer Überbelastung der Skelett- und Gelenkstrukturen. Eine Abweichung der frontalen Kniegelenkachse in die X-(Valgus-)Stellung bezeichnet man als **Genu valgum** (X-Bein), in die O-(Varus-)Stellung als **Genu varum** (O-Bein). Eine Verlagerung der sagittalen Achse nach dorsal (Rekurvation) führt zu einem **Genu recurvatum**, eine Verlagerung nach ventral (Antekurvation) zum **Genu antecurvatum** (Abb. 20.29).

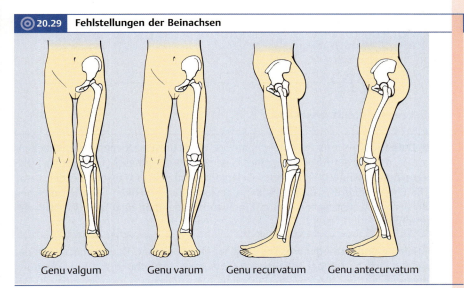

20.29 Fehlstellungen der Beinachsen

Genu valgum — Genu varum — Genu recurvatum — Genu antecurvatum

Beim Säugling besteht in der Regel als Formabweichung in der Frontalebene ein O-Bein, das sich nach Vertikalisierung bis zum 4. Lebensjahr in ein X-Bein umwandelt (sog. **umwegige Beinachsenentwicklung**). Im weiteren Verlauf kommt es zur Ausgradung der Beinachsen, die endgültig während des präpubertären Wachstumsschubs abgeschlossen wird.

Bei O- und X-Beinen ist die Beurteilung anhand einer Momentaufnahme kaum möglich und eine **Verlaufsbeobachtung** angezeigt. Persistiert die Fehlstellung, ist die korrigierende Schalenlagerung oder sind Schuhzurichtungen erforderlich. Posttraumatische Fehlstellungen müssen konsequent konservativ, in vielen Fällen auch operativ durch Umstellungsosteotomien angegangen werden.

Torsionsfehler

▶ **Definition.** Als Torsionsfehler bezeichnet man eine Verdrehung der Achsen von Hüft-, Knie- und Sprunggelenk.

Zum Zeitpunkt der Geburt ist die Schenkelhalsachse in der Regel gegenüber der Kniegelenkachse nach vorn verdreht (**Antetorsion**). Daraus resultiert nach Vertikalisierung des Kindes zunächst ein Gangbild mit vermehrt nach innen gedrehten Kniegelenken (**Antetorsionssyndrom**, Abb. 20.30), bei starker Ausprägung auch ein **Kniestolpern**.

Im Verlauf der Wachstumsschübe zwischen 6. und 8. Lebensjahr und präpubertär bildet sich die vermehrte Antetorsion auf physiologische Werte zurück (**Detorsionsschübe**). Folge ist eine Außenrotation des Kniegelenks, dessen Achse bei Wachstumsabschluss schließlich in der Frontalebene des Körpers liegt.

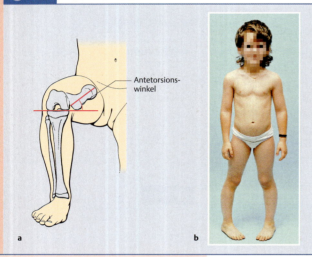

20.30 Antetorsionssyndrom

Im Kleinkindesalter ist die Schenkelhalsachse physiologisch vermehrt gegen die Achse der Femurkondylen nach vorn gedreht (Antetorsion, **a**). Daraus resultieren ein vermehrter innenrotatorischer und ein verminderter außenrotatorischer Bewegungsumfang des Hüftgelenks, vor allem in Streckung. Klinisch fallen das Gangbild mit stark nach innen gedrehten Kniegelenken (**b**) und das Sitzen mit nach außen abgewinkelten Unterschenkeln (Najadensitz) auf. Das Antetorsionssyndrom bildet sich in der Regel bis zum Wachstumsabschluss weitgehend zurück und ist daher keine präarthrotische Deformität.

Osteochondrosis dissecans

▶ **Definition.** Aseptische Osteochondrose eines umschriebenen Gelenkflächenareals, die mit der Abstoßung eines Gelenkflächenfragments (Gelenkmaus, Dissekat) unter Hinterlassung eines Gelenkflächendefekts (Mausbett) enden kann. Die Osteochondrosis dissecans kann an fast allen Gelenken des menschlichen Körpers auftreten, bevorzugt im Wachstumsalter, aber auch nach Wachstumsabschluss.

Ätiologie und Pathogenese: Die Ursache ist unbekannt. Dauerbelastungen der Gelenkflächen, z. B. bei Leistungssport, werden angeschuldigt. Die Erkrankung entsteht auf dem Boden einer subchondralen Vaskularisationsstörung. Zu Beginn kommt es zur Demarkierung eines subchondralen Knochenbereichs mit Sklerosierung. Durch Mikrofrakturen im Bereich des Sklerosierungssaums kann sich der Knorpel-Knochen-Bereich aus der Gelenkfläche lösen (**Gelenkmaus, Dissekat, Corpus liberum**). Es bleibt ein von fibrösem Gewebe ausgekleidetes Mausbett zurück, das im weiteren Verlauf durch fortlaufende Umbauten im Bereich der Randzone geglättet wird. Die Umbauten führen jedoch dazu, dass das Gelenkflächenareal aufgebraucht wird. Bei regressiven Veränderungen des Gelenkknorpels entsteht eine Synovialitis.

Klinik und Diagnostik: Im Frühstadium der Erkrankung können ein Bewegungs- und ein lokalisierter Druckschmerz die einzigen Symptome sein. Nach Freisetzung des Dissekats treten u. U. **Gelenkblockierungen** auf. Am Kniegelenk kann das Dissekat gelegentlich im Bereich des oberen Rezessus getastet werden. Richtungsweisend ist das **Röntgenbild** (Abb. 20.31). Die Vitalität eines Dissekates kann durch die MRT mit Kontrastmittelgabe (Gadolinium) überprüft werden.

Nach Freisetzung des Dissekats kommt es u. U. zu **Gelenkblockierungen**. Richtungsweisend ist das **Röntgenbild** (Abb. 20.31) und die MRT.

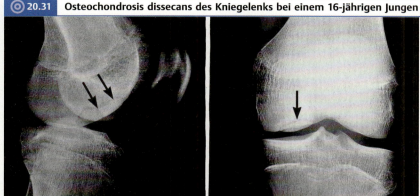

20.31 Osteochondrosis dissecans des Kniegelenks bei einem 16-jährigen Jungen

Differenzialdiagnose: Abzugrenzen sind lokalisierte Ossifikationsstörungen in den Epiphysen, die im Kindesalter häufig als Normvariante auftreten.

Therapie: Sie ist vom Alter, von dem betroffenen Gelenk, der Lokalisation der Osteochondrose und dem Stadium der Erkrankung abhängig. Im Kindesalter ist häufig nur eine vorübergehende Entlastung oder Ruhigstellung des Gelenks erforderlich. Eine operative Versorgung ist die Ausnahme.

Differenzialdiagnose: lokalisierte Ossifikationsstörungen der Epiphysen.

Therapie: Die Behandlung ist vom Alter, dem betroffenen Gelenk und dem Stadium der Erkrankung abhängig. Im Kindesalter sind meist nur konservative Maßnahmen erforderlich.

Patellaluxation

▶ **Definition.** Unvollständige (Subluxation) oder vollständige (Luxation) Störung des Gelenkschlusses zwischen Kniescheibe und Oberschenkelrolle.

Die Verrenkung der Kniescheibe ist im Kindes- und Jugendalter die **häufigste gewohnheitsmäßige (habituelle) Luxation.** Sie entsteht auf dem Boden einer Fehlentwicklung des femoropatellaren Gleitlagers (Dysplasie). Häufig aus banaler Ursache kommt es zur ersten Verrenkung, die noch schwierig zu reponieren ist. Später häufen sich die Luxationen und die Reposition gelingt leicht. Subjektiv besteht eine erhebliche Instabilität des Kniegelenks. Bei jeder Erstluxation ist mit erheblichen Begleitschäden im Kniegelenk zu rechnen, die einer Abklärung durch Arthroskopie bedürfen. Jede weitere Luxation kann zu erheblichen Knorpelschäden im Kniegelenk führen, so dass eine frühzeitige Stabilisierung der Kniescheibe durch operative Maßnahmen angezeigt ist.

Die Patellaluxation ist im Kindes- und Jugendalter die **häufigste gewohnheitsmäßige (habituelle) Luxation**. Klinisch wird über Unsicherheit und Instabilität geklagt. Jede Luxation kann zu ausgeprägten Knorpelschäden führen, so dass eine frühzeitige operative Stabilisierung der Kniescheibe angezeigt ist.

Morbus Osgood-Schlatter

▶ **Synonym.** Osteochondrosis deformans juvenilis der Tuberositas tibiae.

▶ **Definition.** Osteochondrose der knorpeligen Tuberositas tibiae, die über eine Ossifikationsverzögerung zur verstärkten Verknöcherung und Prominenz der Tuberositas und zur Freisetzung von Knochenpartikeln führen kann.

Klinik und Diagnostik: Meist während des präpubertären Wachstumsschubs kommt es durch mechanische Überlastung der Apophyse zu Ossifikationsstörungen. Im Akutstadium kann durch Knorpelschwellung eine stark druckschmerzhafte Prominenz an der Tuberositas tibiae bestehen. Röntgenologisch findet sich eine verzögerte Verknöcherung an der Apophyse.

Klinik und Diagnostik: Im Akutstadium kann durch Knorpelschwellung eine stark druckschmerzhafte Prominenz an der Tuberositas tibiae bestehen. Das Röntgenbild zeigt eine verzögerte Verknöcherung an der Apophyse.

Therapie: Die Behandlungsbedürftigkeit ergibt sich aus dem Schmerzbefund. In den meisten Fällen reicht Sportkarenz aus, selten ist eine Ruhigstellung im Gipstutor erforderlich. Die Erkrankung heilt in der Regel folgenlos aus und hinterlässt nur in seltenen Fällen eine knöcherne Prominenz der Tuberositas tibiae oder freie Ossikel.

Hüftgelenkdysplasie und -luxation

▶ **Definition.** Die **Hüftgelenkdysplasie** kennzeichnet Fehlentwicklungen der Hüftform, vor allen Dingen im Bereich der Hüftpfanne (Pfannendysplasie): Das Pfannendach ist flach und steilgestellt. Die **Hüftgelenkluxation** ist eine Komplikation: Da der Hüftkopf in der dysplastischen Hüftpfanne keinen Halt findet, rutscht er durch Muskelzug oder bei Belastung nach hinten oben weg.

Ätiologie und Pathogenese: Ursache der Hüftgelenkdysplasie und somit der Hüftgelenkluxation ist eine **Kombination endogener und exogener Faktoren**. Neben der familiären Disposition scheint die hormonale Konstellation der Schwangeren eine Rolle zu spielen. Sie bewirkt eine Auflockerung des Beckenrings und offenbar bei weiblichen Feten eine vermehrte Lockerung der Hüftgelenkkapsel. Dies erklärt, dass die Hüftgelenkluxation bei Mädchen siebenmal häufiger als bei Jungen vorkommt. Eine Zwangslage in utero als exogener Faktor kann zu einer Verschiebung des Hüftkopfes in der Hüftpfanne führen und so die Hüftgelenkluxation einleiten. Daher wird diese bei der Steißlage 25-mal häufiger als bei Normallagen beobachtet.

Zum Zeitpunkt der Geburt ist zunächst oft nur eine **Instabilität des Gelenks** nachweisbar. Diese bildet sich bei 80% der Neugeborenen spontan zurück, so dass sich das Hüftgelenk normal weiterentwickelt. Kommen jedoch weitere exogene Faktoren hinzu, wie die frühzeitige Wickelung der Hüftgelenke in Streckstellung, drückt der Hüftkopf gegen die noch minderentwickelten knorpeligen Pfannenrandbereiche und es bilden sich sekundäre Pfannendeformitäten. Die Dislokation des Hüftkopfes führt zu Verkürzungen der Muskulatur, die die Reposition erschweren. Bei vollständiger Luxation kann sich die Gelenkkapsel einschlagen und die Einstellung des Hüftkopfes verhindern. Die Behandlung der Hüftgelenkdysplasie und -luxation wird somit umso schwieriger und aufwendiger, je älter die Kinder sind.

Häufigkeit: Die Hüftgelenkdysplasie ist die häufigste angeborene Fehlbildung. Für Deutschland wird eine Inzidenz der Hüftgelenkdysplasie von 2–4% und der Hüftgelenkluxation von 2‰ angenommen.

Klinik: Bei Neugeborenen ist die **Instabilität des Hüftgelenks** das führende Symptom. Sie lässt sich durch das **Ortolani-Zeichen** (Subluxierbarkeit des Hüftkopfes, Abb. 20.32) überprüfen. Ein vollständiges Aus- und Einrenkphänomen wird als **Barlow-Zeichen** bezeichnet. Auch bei geringer Dezentrierung des Hüftkopfes in der Hüftpfanne entwickelt sich während der ersten Lebenswochen eine **Abspreizhemmung** (Abb. 20.32) am betroffenen Hüftgelenk. Dieses Zeichen muss in jedem Fall zu weiteren Untersuchungen veranlassen. Die **Faltenasymmetrie** dagegen ist ein unsicheres Zeichen. Sie liegt verlässlich nur dann vor, wenn es bereits zur **Hüftgelenkluxation** mit Verkürzung des Oberschenkels gekommen ist.

Diagnostik: Die klinische Untersuchung erfasst nicht alle Fälle von Hüftgelenkdysplasie bzw. -luxation, die Diagnose lässt sich jedoch durch **Kombination von klinischer und sonographischer Untersuchung** frühzeitig stellen. In Deutschland ist ein hüftsonographisches Screening an die Vorsorgeuntersuchung U 3 und für Kinder mit Risikofaktoren (Ortolani positiv, Geburt aus Beckenendlage, positive Familienanamnese, andere intrauterine Lagedeformitäten) auch an die U 2 gebunden. Eine radiologische Untersuchung ist heutzutage nur noch bei behandlungsbedürftigen Kindern erforderlich. Mit der **sonographischen Untersuchung nach Graf** ist eine Beurteilung der Relation zwischen Hüftkopf und Hüftpfanne

20.1 Erkrankungen und Verletzungen der Haltungs- und Bewegungsorgane

20.32 Klinische und morphologische Befunde bei Hüftgelenkdysplasie und -luxation

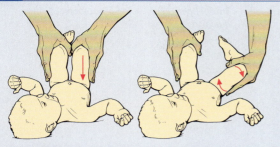
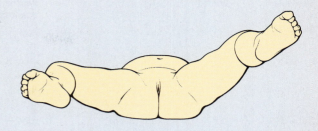

a Die **Instabilitätsuntersuchung** ist vor allem in den ersten 2 Lebenswochen von Bedeutung. Beide Knie- und Hüftgelenke werden 90° gebeugt. Die Stellung des Beinchens, das zunächst nicht untersucht wird, bleibt unverändert. Bei dem zu untersuchenden Bein wird das Kniegelenk so umfasst, dass der Mittelfinger auf dem Trochanter major liegt. In Adduktionsstellung wird ein Dorsalschub ausgeübt. Danach wird die Hüfte abgespreizt und über den Trochanter nach ventral gehebelt. Bei subluxierenden Hüften ist ein Schnappen palpabel (Ortolani-Zeichen positiv).

b Die **Abspreizhemmung** (hier deutliche Abspreizbehinderung links) ist für die Früherkennung der Hüftgelenksdysplasie und -luxation ab der 4. Lebenswoche von Bedeutung.

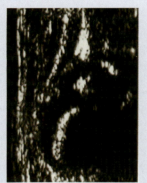
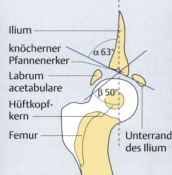
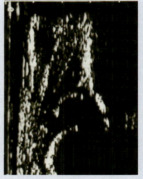
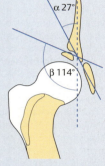

c Gesundes Hüftgelenk eines 4 Monate alten Kindes. Der knöcherne Erker ist eckig. Dahinter kommt es zum Schallschatten. Das knorpelige Pfannendach ist kurz übergreifend angelegt (Schallreflexion am Hüftkopfkern). Der Hüftkopf ist komplett überdacht.

d Hüftgelenksluxation bei einem 3 Monate alten Kind. Der knöcherne Pfannenerker ist flach, das knorpelige Pfannendach, dessen laterale Begrenzung das Labrum acetabulare markiert, überdeckt nur noch partiell den Hüftkopf und ist nach kranial abgedrängt.

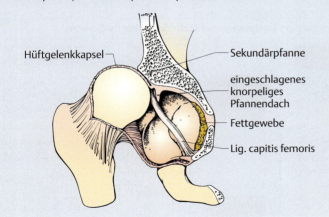

e Anatomische Skizze der Hüftgelenksluxation. Es besteht immer eine Abflachung des knöchernen Pfannenerkers (Pfannenerker = knöchernes und knorpeliges Pfannendach). Der nach kranial/dorsal aus der Ursprungspfanne austretende Hüftkopf ist von der Hüftgelenkskapsel überzogen. Die Ursprungspfanne wird durch Fettgewebe und das elongierte Lig. capitis femoris ausgefüllt.

sowie der knorpeligen Pfannendachverhältnisse möglich. Graf unterscheidet vier Grundtypen der Hüftgelenkmorphologie (Tab. 20.3, S. 846). Qualitative Veränderungen des Knochengewebes können jedoch nicht erkannt werden. Zum Ausschluss von Hüftkopfnekrosen muss daher nach jeder behandelten Hüftgelenkluxation eine abschließende Röntgenuntersuchung durchgeführt werden.

lung der Relation zwischen Hüftkopf und Hüftpfanne sowie der knorpeligen Pfannendachverhältnisse möglich (Tab. 20.3, S. 846).

20.3 Sonographische Einteilung der Hüftgelenkstypen (modifiziert nach Graf)

α-Winkel	β-Winkel	Typ	knöcherner Erker qualitativ	knorpeliger Erker qualitativ	Therapieempfehlung
> 60	< 55	I a	eckig	(weit) übergreifend	entfällt
> 60	> 55	I b	stumpf	(kurz) übergreifend	entfällt
50 – 59	> 55	II a (bis einschl. 3. Lebensmonat)	rund	übergreifend	Kontrolle in der Regel ausreichend
50 – 59	> 55	II b (nach 3. Lebensmonat)	rund	übergreifend	Abspreizbehandlung
43 – 49	< 77	II c	rund bis flach	noch übergreifend	Abspreizbehandlung
43 – 49	> 77	II d	rund bis flach	verdrängt	sichere Fixation
< 43	> 77	III a/III b	flach	verdrängt ohne oder mit Strukturstörung	Reposition/Fixation
< 43	nicht messbar	IV	flach	nach kaudal verdrängt	Reposition/Fixation

Therapie: Die Therapie hängt vom klinischen und sonographischen Befund und dem Alter des Kindes ab (Abb. **20.33**). Besteht jenseits der 2. bis 4. Lebenswoche eine Instabilität des Hüftgelenks, ist eine **Spreizhosenbehandlung** angezeigt. Liegt bereits eine Abspreizhemmung und Kontraktur vor, sind zusätzlich muskelentspannende Maßnahmen (**Krankengymnastik, Traktionsbehandlung**) angezeigt. Bei Subluxation und Luxation ist zunächst die **Reposition** des Hüftkopfes erforderlich, die manuell oder mit Hilfe von Bandagen oder Apparaten erfolgt. Danach muss der Hüftkopf mittels Bandagen oder Schienen **retiniert** werden, bei instabilem Gelenk u. U. mittels **Gipsverband**, bis sich die Veränderungen an der Hüftpfanne zurückgebildet haben.

Therapie: Die Therapie hängt vor allem vom klinischen und sonographischen Befund und dem Alter des Kindes ab. In Leitlinien sind Empfehlungen für das Vorgehen in Abhängigkeit von klinischem und sonographischem Befund festgehalten (Abb. **20.33**). Besteht jenseits der 2. bis 4. Lebenswoche eine Instabilität des Hüftgelenks, ist eine **Spreizhosenbehandlung** angezeigt. Ist es bereits zur Abspreizhemmung und Kontraktur gekommen, sind zunächst muskelentspannende Maßnahmen wie **Krankengymnastik**, bei stark ausgeprägten Kontrakturen auch **Traktionsbehandlung** erforderlich, bevor die Reposition des Hüftkopfes erfolgen kann. Die Reposition des Hüftkopfes unter Druck kann nämlich zu einer Durchblutungsstörung der Hüftkopfepiphyse und Hüftkopfnekrose mit persistierender Dysplasie und darüber hinaus zur Beinverkürzung führen. Die **Reposition des Hüftkopfes** kann manuell oder mit Hilfe von Bandagen oder Apparaten (Pavlik-Bandage, Extensions-Repositions-Gerät) vorgenommen werden. Nachfolgend ist eine **Retention** des eingerenkten Hüftkopfes erforderlich,

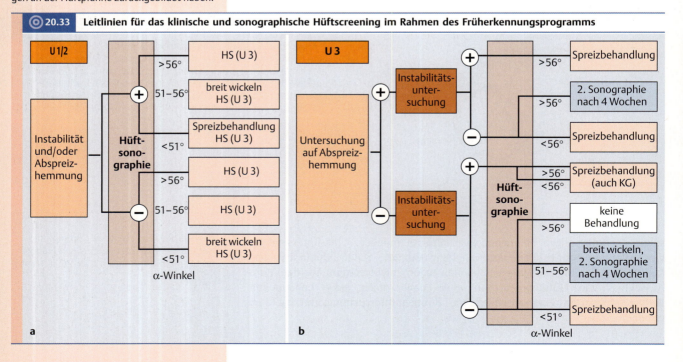

20.33 Leitlinien für das klinische und sonographische Hüftscreening im Rahmen des Früherkennungsprogramms

20.1 Erkrankungen und Verletzungen der Haltungs- und Bewegungsorgane

bis sich die durch die (Sub-)Luxation entstandenen Veränderungen an der Hüftpfanne zurückgebildet haben. Sie kann mittels Pavlik-Bandage oder Abspreizschienen, evtl. Laufschienen durchgeführt werden. Bei instabilen Gelenken ist u. U. eine vorübergehende **Ruhigstellung im Gipsverband** angezeigt. Als Faustregel gilt: die Behandlung dauert etwa zweimal so lang wie das Alter bei Behandlungsbeginn.

Die **konservativen Behandlungsmaßnahmen** greifen im Wesentlichen während des 1., weniger während des 2. Lebensjahres. Eine Restdysplasie nach Abschluss des 2. Lebensjahres wird, wenn sie gering ausgeprägt ist, beobachtet, da die Aussicht auf spontane Normalisierung besteht. Sind die Sekundärveränderungen an der Hüftpfanne ausgeprägt, sind **operative Maßnahmen** indiziert, um das Fortschreiten der Veränderungen zu verhindern. Die sekundäre Pfannendysplasie lässt sich durch **Beckenosteotomien** nach Salter oder **Pfannendachplastiken** beseitigen.

Eine nach Behandlung der Hüftgelenkdysplasie und -luxation verbleibende, vermehrte Steilstellung des Schenkelhalses (Coxa valga) bei normaler Pfannendachkonfiguration ist dagegen keine Indikation für operative Maßnahmen.

Eine **konservative Behandlung** ist mit Abschluss des 2. Lebensjahres nicht mehr sinnvoll. Dann bestehende ausgeprägte Restdysplasien bedürfen einer **operativen Behandlung – Beckenosteotomie** oder **Pfannendachplastiken –**, um die sekundäre Pfannendysplasie zu beseitigen.

Eine nach Behandlung verbleibende Coxa valga bei normaler Pfannendachkonfiguration ist keine Indikation zur Operation.

Morbus Perthes

Morbus Perthes

▶ **Synonyme.** Morbus Legg-Calvé-Perthes, Osteochondrosis deformans coxae, juvenile Hüftkopfnekrose, idiopathische kindliche Hüftkopfnekrose.

◀ Synonyme

▶ **Definition.** Beim Morbus Perthes handelt es sich um eine meist zwischen dem 5. und 7. Lebensjahr auftretende aseptische Osteochondrose (Osteochondronekrose, s. S. 818) der Femurkopfepiphyse.

◀ Definition

Ätiologie: Die Durchblutung der Femurkopfepiphyse ist wegen der intraartikulär am oberen Schenkelhalsrand verlaufenden Blutgefäße primär kritisch. Die Ursache der Durchblutungsstörung bei Morbus Perthes ist unbekannt. Eine Minderanlage der Blutgefäße und systemische Faktoren werden diskutiert, da sich häufig eine Skelettretardierung nachweisen lässt.

Ätiologie: Die Durchblutung des kindlichen Hüftkopfes ist primär kritisch. Die Ursache der Durchblutungsstörung bei Morbus Perthes ist unbekannt, eine Minderanlage der Blutgefäße und systemische Faktoren werden diskutiert.

Pathogenese: Der Morbus Perthes hat einen typischen Verlauf, der vor allem von der Ausdehnung der aseptischen Osteochondrose abhängig ist und mit Variationen auch bei den anderen Osteochondrosen beobachtet wird (Abb. 20.34): Mit Beginn der Durchblutungsstörung verzögert sich das Wachstum des Ossifikationskerns des Hüftkopfes, was zu einer Zunahme der Gelenkspaltbreite im Röntgenbild führt (**Initialstadium**). Später kommt es zur Nekrose des Ossifikationskerns, der sich durch Mikrofrakturen verdichtet (**Kondensationsstadium**). Mit fortschreitendem Abbau der Knochenbälkchen bilden sich Lücken im Hüftkopfkern (**Fragmentationsstadium**). Es folgt der Wiederaufbau des Hüftkopfes durch Bildung neuer Knochenbälkchen (**Reparationsstadium**). Das Reparationsstadium geht schließlich in das definitive **Ausheilungsstadium** über. Während der knöchernen Umbauvorgänge ist die Femurkopfepiphyse vermindert belastungsfähig, so dass die Erkrankung mit Deformität ausheilen kann. Typisch ist eine Abflachung und Vergrößerung des Hüftkopfes (**Coxa plana/magna, Pilzform**). Je nach Ausdehnung der Osteochondrose kann dieser Um- und Aufbauprozess wenige Monate bis mehr als 5 Jahre dauern.

Pathogenese: Der Morbus Perthes hat einen typischen Verlauf, der von der Ausdehnung der aseptischen Osteochondrose abhängt (Abb. 20.34). Dem **Initialstadium** (Gelenkspaltverbreiterung) folgen das **Kondensationsstadium** (Verdichtung des Knochenkerns des Hüftkopfes), **Fragmentationsstadium** (Auflösung des Hüftkopfkerns), das **Reparationsstadium** (Wiederaufbau des Hüftkopfkerns) und schließlich das definitive **Ausheilungsstadium**. Wegen der verminderten Belastungsfähigkeit kann der Hüftkopf deformieren (**Coxa plana/magna, Pilzform**).

Klinik: Hinken und Knieschmerzen sind frühe Symptome. Der Hüftschmerz ist seltener.

Klinik: Hinken und Knieschmerzen sind frühe Symptome. Hüftschmerz.

Diagnostik: Die klinische Untersuchung kann bei blanden Verlaufsformen unauffällig sein. Mit zunehmender Ausdehnung des Hüftkopfbefalls kommt es jedoch in der Regel zu einer Bewegungseinschränkung des Hüftgelenks, vorwiegend bei Abduktion und rotatorischen Bewegungen (**positives Viererzeichen**). Die Diagnose wird anhand des **Röntgenbilds** gestellt, aus dem auch das Stadium

Diagnostik: Bei stärkerem Hüftkopfbefall ist eine Einschränkung der Abduktion und der Rotation im Hüftgelenk typisch (**positives Viererzeichen**). Die Diagnose wird anhand des **Röntgenbilds** gestellt, aus dem auch das Stadium der Erkrankung ersichtlich ist.

847

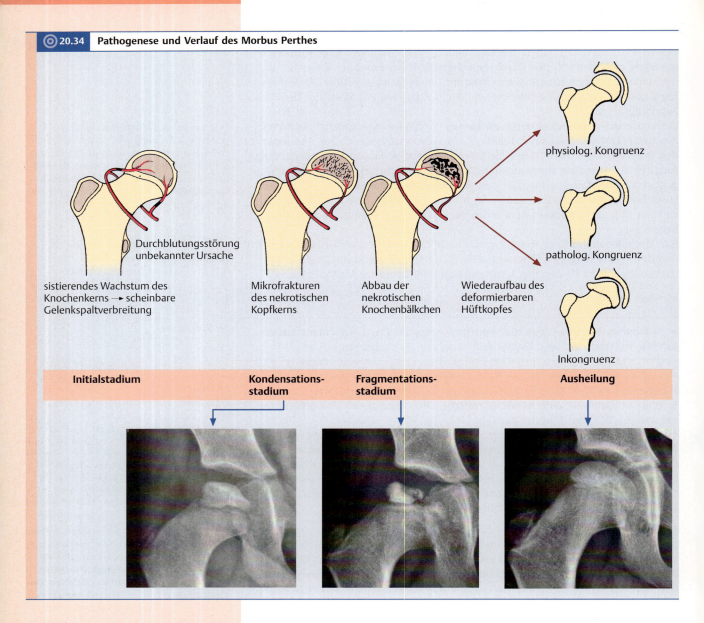

20.34 Pathogenese und Verlauf des Morbus Perthes

Differenzialdiagnose: Coxitis fugax.

Therapie: Ziel ist es, durch konservative Maßnahmen (Entlastung) eine Deformierung des Hüftkopfes zu verhindern bzw. bei eingetretener Deformierung die Gelenkkongruenz durch Umstellungsosteotomien wiederherzustellen.

der Erkrankung ersichtlich ist. Die MRT kann den Frühzustand und Verlauf darstellen (s. Abb. 22.41, S. 920), ist aber bislang wenig relevant für die therapeutischen Entscheidungen. Das Sonogramm zeigt den Gelenkerguss.

Differenzialdiagnose: Aufgrund des klinischen Befundes ist vor allem die Coxitis fugax abzugrenzen. Nach einer flüchtigen Hüftgelenksentzündung sollte eine Nachuntersuchung die Entwicklung eines Morbus Perthes ausschließen.

Therapie: Ziel der Therapie ist es, durch Entlastung des betroffenen Beines (Sportverbot, Stockstützen, evtl. entlastender Apparat) eine Deformierung des Hüftkopfes während der Phase der verminderten Belastbarkeit zu verhindern. Bei eingetretener Deformierung muss die Gelenkkongruenz u. U. durch operative Maßnahmen (Umstellungsosteotomien) wiederhergestellt werden.

Prognose: Die Prognose ist bei Kindern < 4 Jahre sehr gut. Bei Kinder > 8 Jahre, bei ausgeprägter Epiphysenbeteiligung, früher Deformierung mit Subluxation des Hüftkopfes und persistierender Bewegungseinschränkung ist mit arthrotischen Veränderungen im 4. Lebensjahrzehnt zu rechnen.

Coxitis fugax

▶ **Definition.** Flüchtige, abakterielle Hüftgelenkentzündung.

Im Kleinkind- und Kindesalter kommt es im Gefolge von Infektionen vor allem der oberen Luftwege gelegentlich zu einer begleitenden Synovialitis der Hüftgelenke. Die Zusammenhänge sind unklar. Klinisch imponieren Hinken und Bewegungseinschränkung. Sonographisch ist ein Hüftgelenkerguss nachweisbar, der sich innerhalb weniger Tage zurückbildet (flüchtige Entzündung, „Coxitis fugax"). Bei Persistenz der Beschwerden muss ein Morbus Perthes ausgeschlossen werden.

Epiphyseolysis capitis femoris

▶ **Definition.** Dislokation der Hüftkopfepiphyse, vor allem während des präpubertären Wachstumsschubs.

Ätiologie und Pathogenese: Die Epiphysenlösung des Hüftkopfes tritt meist während des präpubertären Wachstumschubs und dreimal häufiger bei Knaben als bei Mädchen auf. Für die Entstehung sind Wachstumsgeschwindigkeit und hormonale prädisponierende Faktoren (Dystrophia adiposogenitalis, eunuchoider Hochwuchs) von Bedeutung.
Zu Beginn der Erkrankung liegt eine Auflockerung der Epiphysenfuge am Hüftkopf vor (**Epiphyseolysis incipiens**). Nach einmalig vermehrter Belastung, z. B. beim Schulsport, kann die Hüftkopfepiphyse vollständig abrutschen (**Epiphyseolysis capitis femoris acuta**). Daraus resultiert in der Regel eine Störung der Blutversorgung des Hüftkopfes mit hoher Nekroserate. Bei genügender Festigkeit der Epiphysenfuge kann diese langsam auf dem metaphysären Plateau nach hinten unten abrutschen (**Lentaform**). Daraus ergibt sich eine Fehlstellung des Beines in Streckung mit Außenrotation und Adduktion. Starke Dislokationen der Epiphyse führen zur Störung des Gelenkschlusses und sind als **präarthrotische Deformität** aufzufassen. Eine besonders ungünstige Prognose besteht bei begleitender Chondromalazie des Hüftgelenks (Morbus Waldenström). Geringere Dislokationen können folgenlos ausheilen.

Klinik und Diagnostik: Führende Symptome bei beginnender Epiphyseolyse und der Lentaform sind **Schmerzen im Hüft-, aber auch Kniegelenk** sowie der auffällige Konstitutionstyp. Mit eingetretener Dislokation weicht das Hüftgelenk bei Beugung in Außenrotation und Abduktion aus (**positives Drehmann-Zeichen**). Der Befund des akuten Abrutsches entspricht demjenigen einer Schenkelhalsfraktur und ist unverkennbar. Die Dislokation ist häufig nur im axialen Strahlengang (Lauenstein-Aufnahme) zu erkennen (Abb. **20.35b**).

Therapie: Die Behandlung besteht bei der Epiphyseolysis acuta in sofortiger Entlastung des Hüftgelenks, Reposition und Fixation. Bei der Lentaform ist die Therapie abhängig vom Ausmaß der Dislokation. Bei geringerer Dislokation ist lediglich eine Fixation der Epiphyse mit Drahtstiften, bei stärkerer Dislokation eine Korrekturosteotomie zur Wiederherstellung der Hüftkopfpfannenrelation erforderlich.

▶ **Klinischer Fall.** Ein 10-jähriger Junge kam wegen belastungsabhängiger Schmerzen in der linken Leistenbeuge zur ärztlichen Untersuchung. Es wurde lediglich eine Röntgenaufnahme der Hüftgelenke im anterior-posterioren Strahlengang angeordnet und für normal befunden (Abb. **20.35a**). Wegen Zunahme der Schmerzen wurde nach 7 Wochen erneut eine Röntgenuntersuchung durchgeführt, sowohl im a.-p. als auch im axialen Strahlengang (Lauenstein-Aufnahme). Die Röntgenaufnahme im a.-p. Strahlengang ist kaum verändert, die Lauenstein-Aufnahme zeigt den deutlichen Abrutsch der Hüftepiphyse nach dorsal (Abb. **20.35b**, Pfeile). Diagnose: Epiphyseolysis capitis femoris.

20.35 Epiphyseolysis capitis femoris

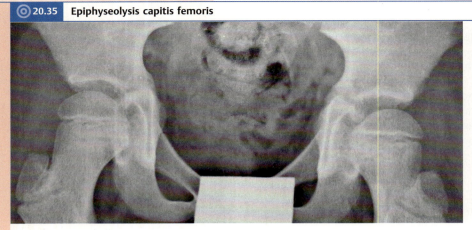
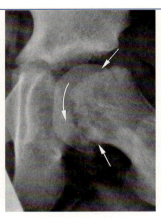

a A.-p. Strahlengang. **b** Axialer Strahlengang (Lauenstein-Aufnahme).

20.1.10 Spezielle Erkrankungen der oberen Extremität

Ihre Aufgabe als Greiforgane können die oberen Extremitäten nur übernehmen, wenn eine gute Mobilität in allen Gelenken vorliegt. Formabweichungen ohne funktionelle Einbußen sind daher für die oberen Extremitäten weniger bedeutungsvoll. Verkürzungen oder Achsendeviationen können toleriert werden, solange die Funktion der Arme und Hände nicht eingeschränkt ist.

Geburtstraumatische Plexusläsionen

s. S. 92.

Schultergelenkluxation

▶ **Definition.** Störung des Gelenkschlusses zwischen Oberarmkopf und Schulterpfanne.

Schultergelenkluxationen treten im Kindesalter meist **habituell** als Folge von Fehlentwicklungen des Gelenks auf. Die Bedeutung der muskulären Führung des Schultergelenks wird vor allem bei der **willkürlichen** Schultergelenkluxation deutlich, bei der der Oberarmkopf selbsttätig aus- und wieder eingerenkt werden kann. In der Adoleszenz entsteht die Schultergelenkluxation fast ausnahmslos nach Traumen (**posttraumatisch rezidivierende Luxationen**). Bei häufigen Luxationen sind u. U. operative Maßnahmen zur Stabilisierung der Schulter erforderlich, die allerdings bei der willkürlichen Luxation wenig Aussicht auf Erfolg haben.

Pronatio dolorosa

▶ **Synonym.** Chassaignac-Lähmung

▶ **Definition.** Schmerzhafte Subluxation des Caput radii innerhalb des Ligamentum anulare radii.

Wegen der besonderen Elastizität der Weichteilstrukturen kommt diese Erkrankung vorwiegend im Kleinkindesalter vor. Wenn Kleinkinder beim Spielen oder beim Zurückhalten vor Überqueren einer Straße plötzlich am Arm hochgezogen werden, kann das Caput radii aus dem Ligamentum anulare radii herausschlüpfen und das Ligament sich in das Gelenk einschlagen. Dann liegt eine schmerzhafte Kontraktur des Ellenbogengelenks in Pronationsstellung des Unterarmes vor. Durch vorsichtige Supination des Unterarmes lässt sich die Einklemmung rasch beseitigen. Weitere Maßnahmen sind nicht erforderlich.

20.2 Neuromuskuläre Erkrankungen

▶ **Definition.** Zu den neuromuskulären Erkrankungen (NME) zählen Erkrankungen der Motoneurone in der Medulla oblongata (Bulbärparalyse) bzw. im Rückenmark (spinale Muskelatrophien), Erkrankungen peripherer Nerven (Neuropathien), der Nerv-Muskel-Synapsen (Transmissionsstörungen = neuromuskuläre Überleitungsstörungen) und der Skelettmuskulatur (Myopathien).

◀ **Definition**

Häufigkeit: Die Prävalenz erblicher und erworbener NME beträgt mindestens 1 : 1500.

Ätiologie: Erkrankungen der Motoneurone und peripherer Nerven sind genetisch oder durch Infektion, Autoimmunerkrankung, Toxine, Ischämie oder Trauma bedingt. **Neuromuskuläre Überleitungsstörungen** sind genetisch bedingt oder werden durch Autoimmunprozesse, Antikörpertransfer und Toxine ausgelöst. **Myopathien** entstehen aufgrund von Fehlanlagen oder genetisch determinierten Funktions-, Stoffwechsel- oder Strukturveränderungen der Skelettmuskulatur sowie postnatal durch Infektion, Autoimmun- oder endokrine Erkrankung, Toxine, Ischämie oder Trauma.

Pathogenese: Ausfall oder Schädigung motorischer Vorderhornzellen bzw. peripherer Nerven führen zu kompletter oder partieller Denervierung der Muskelfasern, die atrophieren (**sekundäre Muskelatrophie**) und z. T. ganz ausfallen. Neuromuskuläre Überleitungsstörungen gehen mit verminderter Acetylcholinfreisetzung und **funktionellem Ausfall betroffener Muskelfasern** einher. Bei Myopathien betrifft die Schädigung die Muskelzellen direkt. Liegt ein Gendefekt vor, wird die primär fehlerhafte Muskelfaser nach und nach abgebaut (**primäre Muskeldystrophie**). Eine Entzündung zunächst gesunder Muskulatur wie bei Dermatomyositis führt oft zu einer perifaszikulär betonten Faseratrophie (**primäre Muskelatrophie**). Primäre und sekundäre Muskelatrophien bzw. -dystrophien gehen mit einer zunehmenden Fibrosierung und Fetteinlagerung der Muskulatur einher (**Fibrolipomatose**). Außerdem wird die **Muskelmembran** in unterschiedlichem Maße **durchlässig**, was die erhöhte Konzentration muskeleigener Enzyme im Serum erklärt. Die Funktion von Beugern und Streckern ist in unterschiedlichem Maß eingeschränkt, was **Kontrakturen und Skoliosen** erklärt.

Klinik: Die Leitsymptome und -befunde zeigt Tab. **20.4** und Tab. **20.5**.

Diagnostik: Die Anamnese liefert wichtige Leitsymptome, die an eine neuromuskuläre Erkrankung denken lassen können (Tab. **20.4**).

Häufigkeit: Die Prävalenz aller NME liegt bei 1 : 1500.

Ätiologie: NME sind genetisch oder durch Infektion, Autoimmunerkrankung, Toxine (**neuromuskuläre Überleitungsstörungen**) oder zusätzlich durch Ischämie oder Trauma (**Erkrankungen der Motoneurone und peripherer Nerven**) bedingt. **Myopathien** können darüber hinaus auf Fehlanlage beruhen.

Pathogenese: Die Schädigung motorischer Vorderhornzellen bzw. peripherer Nerven führt zu **sekundärer Muskelatrophie**; neuromuskuläre Überleitungsstörungen durch verminderte Acetylcholinfreisetzung zu funktionellem Ausfall von Muskelfasern. Bei Myopathien sind Muskelzellen primär betroffen. Folgen sind **primäre Muskeldystrophie** bei primär fehlerhaften Muskelfasern oder **primäre Muskelatrophie** bei sekundären Veränderungen durch Entzündung primär normaler Muskulatur. **Fibrolipomatose** und eine **erhöhte Membranpermeabilität** kommen hinzu. Die unterschiedliche Funktionseinschränkung von Beugern und Streckern führt zu **Kontrakturen** und **Skoliosen**.

Klinik: Die Leitsymptome und -befunde zeigen Tab. **20.4** und Tab. **20.5**.
Diagnostik: Die Anamnese kann Hinweise auf eine neuromuskuläre Erkrankung liefern (Tab. Tab. **20.4**).

20.4 Leitsymptome bei neuromuskulären Erkrankungen

- Entwicklungsverzögerung
- rasche Ermüdbarkeit
- häufiges Hinfallen
- Ungeschicklichkeit
- Parästhesien
- Verlust motorischer Funktionen
- Antriebsminderung
- Stolpern
- Steifheit
- Myalgien, Muskelkrämpfe

20.5 Klinische Befunde bei neuromuskulären Erkrankungen

Befunde
Hypotonie
Muskelatrophie
Muskelschwäche
Hüftschaukeln
Zehengang
Sensibilitätsstörungen
Ptosis, Ophthalmoplegie
Hypo-(A-)Reflexie
(Pseudo)hypertrophie
Kontrakturen
Wirbelsäulendeformität
Fußfehlstellung beim Gehen
Tremor
Perkussionsmyotonie

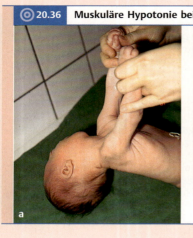
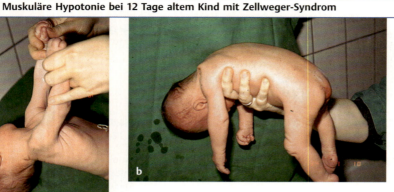

20.36 Muskuläre Hypotonie bei 12 Tage altem Kind mit Zellweger-Syndrom

a Nachhängen des Kopfes beim Traktionsversuch.
b Fehlende Kopfkontrolle sowie hängende Gliedmaßen beim Hochheben in Bauchlage.

Die **klinische Untersuchung** erbringt wichtige Hinweise (Tab. **20.5**). Hypotonie und Muskelschwäche führen zu folgenden Phänomenen:
- Henkelstellung der Arme
- Froschhaltung der Beine
- Taschenmesser-Phänomen
- Durchschlüpfphänomen
- **Schubkarrenfahren** ist wegen mangelnder Kraft in Schultergürtel und Armen nicht möglich.
- Das **Gowers-Phänomen** ist noch nach dem 4. Lebensjahr nachzuweisen.

Wichtig ist die Kenntnis der motorischen und zeitgebundenen Funktionen bei gesunden Kindern (Tab. **20.6**) sowie die Quantifizierung der Muskelkraft (Tab. **20.7**). Zu möglichen Differenzialdiagnosen s. Tab. **20.8**.

Die **klinische Untersuchung** erbringt wichtige Hinweise (Tab. **20.5**). Hypotonie und Muskelschwäche führen zu folgenden Phänomenen:
- **Henkelstellung der Arme**, die bewegungsarm nach oben geschlagen sind (Abb. **20.39a**)
- **Froschhaltung der Beine**, die abduziert und außenrotiert sind (Abb. **20.39a**)
- **Taschenmesser-Phänomen:** Beim Sitzversuch klappt der Körper nach vorn zusammen.
- **Durchschlüpfphänomen:** Gesunde Säuglinge und Kleinkinder in aufrechter Körperstellung halten, wenn sie an den Oberarmen hochgehoben werden, die Arme einige Sekunden senkrecht zur Körperachse. Bei Muskelschwäche klappen die Arme sofort nach oben und das Kind gleitet durch die Hände des Untersuchers nach unten.
- Beim **Schubkarrenfahren** mit gestreckten und angehobenen Beinen in Bauchlage tragen die Arme das Körpergewicht nicht, im Gegensatz zu gesunden Säuglingen, bei denen die Kraft in Schultergürtel und Armen vom 9. Lebensmonat an ausreicht, um Schubkarre zu fahren.
- **Gowers-Phänomen:** Noch nach dem 4. Lebensjahr steht das Kind aus der Vierfüßlerstellung auf, indem es sich an seinen Beinen abstützt (Abb. **20.44a**). Ursache ist eine Schwäche der Rücken- und Kniestrecker.

Die Befunderhebung setzt die Kenntnis der motorischen und zeitgebundenen Funktionen bei gesunden Kindern (Tab. **20.6**) und die Quantifizierung der Muskelkraft (Tab. **20.7**) voraus. In der Differenzialdiagnose sind weitere Ursachen für das Hypotoniesyndrom im Kindesalter zu berücksichtigen (Tab. **20.8**).

20.6 Motorische und zeitgebundene Funktionen bei gesunden Kindern

motorische Funktion	im Alter (Jahre)	vorhanden bei (%) der Kinder
Hockstellung	1	95
Aufstehen	1	> 90
Rennen (17 m)	2	97
Zehengang	2	90
Einbeinstand	3	95
Hackengang	3,5	90
Seiltänzergang	4	90
Hüpfen (3 m)	5	92

zeitgebundene Funktionen	Alter (Jahre)	Dauer (s)
Aufstehen (Rückenlage)	3 – 14	< 4
4 Treppen steigen	3 – 14	< 5
Rennen (10 m)	3 – 14	< 6

20.2 Neuromuskuläre Erkrankungen

20.7 Skalen zur Quantifizierung der Muskelkraft

MRCS	PG	Funktion
5	0	aktive Bewegung gegen Erdanziehung und maximalen Widerstand
4–5	1	aktive Bewegung gegen Erdanziehung und deutlichen Widerstand
4	2	aktive Bewegung gegen Erdanziehung und mäßigen Widerstand
3	3	aktive Bewegung nur gegen Erdanziehung
2	4	aktive Bewegung möglich, wenn die Erdanziehung ausgeschaltet ist
1	5	Muskelkontraktion tastbar, jedoch keine Bewegung sichtbar
0	6	keine Muskelkontraktion tastbar, keine Bewegung sichtbar

MRCS = Medical Research Council Scale; PG = Paresegrad

20.8 Ursachen für das Hypotoniesyndrom im Kindesalter

Hirnerkrankungen	atonische Form der infantilen Zerebralparese, Kernikterus, Morbus Down, Enzephalomyopathien (Mitochondriopathien), Entzündung, degenerativer Prozess
Rückenmarkerkrankungen	Trauma, Tumor, Dysplasie, Entzündung, degenerativer Prozess
Neuropathien	Entzündung, genetische Determinierung
Störungen der Nerv-Muskel-Synapse	Myasthenia gravis (kongenital, postnatal)
Myopathien	
metabolische und endokrine Erkrankungen	Störungen des Aminosäurestoffwechsels, Lipomukopolysaccharidosen, Neurolipidosen, Störungen des Kalzium- und Magnesiumstoffwechsels, Folsäuremangel, peroxisomale Erkrankungen, Hypothyreose, Bindegewebsstörungen
Hypotonien unklarer Pathogenese	gastrointestinale Erkrankungen, Vitium cordis, Prader-Willi-Syndrom, benigne kongenitale Hypotonie (Walton)

▶ **Merke.** Kann ein Kind bis zum 18. Lebensmonat nicht frei laufen, muss an eine NME gedacht werden!

Laboruntersuchungen: Bei Verdacht auf eine neuromuskuläre Erkrankung sind Laboruntersuchungen sinnvoll. Dabei sollte immer eine **Basisdiagnostik** erfolgen, die in Abhängigkeit von der Fragestellung um **speziellere Untersuchungen** ergänzt werden kann (Tab. 20.9).

▶ **Merke.** Die Konzentration muskeleigener Enzyme im Serum ist abhängig
- vom Belastungsgrad der Muskulatur; CK-Kontrollen sind deshalb nur verlässlich nach relativer muskulärer Ruhepause von 72 Stunden
- vom Krankheitstyp – bei Duchenne-Muskeldystrophie ist sie immer erhöht, was ein Screening ermöglicht – und der Krankheitsdauer.

Bei erhöhten GOT- und GPT-Werten und V. a. NME muss die Serumkonzentration der CK bestimmt werden, um eine Leberschädigung auszuschließen. Normalwerte der muskeleigenen Enzyme im Serum schließen eine NME nicht aus.

Neurophysiologische Zusatzbefunde s. Abb. 20.37.
Bildgebende Verfahren: Myosonographie, CT (Darstellung von Kalk) und MRT können bei der Differenzialdiagnose weiterhelfen. Die ^{31}P-Nuklearmagnetresonanzspektroskopie erlaubt die In-vivo-Überprüfung muskulärer glykolytischer

20.9 Laboruntersuchungen und biochemische Zusatzbefunde bei Verdacht auf NME

	typische Befunde, Interpretation
Basisdiagnostik	
CK, GOT, GPT, LDH, Aldolase im Serum	
Ergänzungsdiagnostik	
Laktat, Pyruvat in Serum + Urin + Liquor	erhöht bei Mitochondriopathie
Ammoniak im Serum	erhöht bei Lipidmyopathien
Carnitin in Serum + Urin	erhöht bei Lipidmyopathien
Dicarbonsäuren im Urin	nachweisbar bei Lipidmyopathien
Kalium im Serum	erhöht oder erniedrigt bei episodischer Parese
biochemische Zusatzbefunde	
nichtischämischer Arbeitstest	■ fehlender Laktatanstieg bei Defekt der Glyko(geno)lyse
	■ fehlender Ammoniakanstieg bei Myoadenylatdeaminase-Mangel
Muskelbelastungstest	verstärkter Laktatanstieg bei mitochondrialen Myopathien
Glukosetoleranztest	deutlicher Laktatanstieg (mind. um das Doppelte) nach 30–120 min bei Mitochondriopathien
24-Stunden-Hungertest	fehlende Ketonkörperbildung bei Lipidmyopathien

20.37 Neurophysiologische Befunde

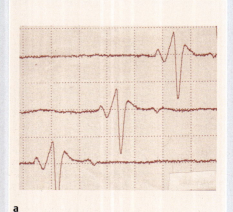
a

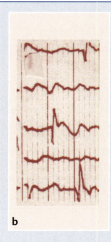
b

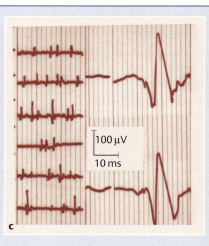
c

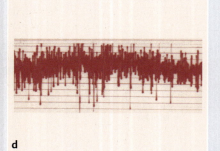
d

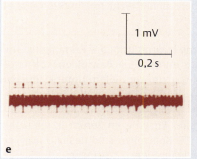
e

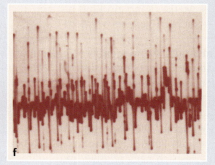
f

1. Elektromyogramm (EMG)
Das EMG des gesunden Muskels zeigt in Ruhe eine geringe Aktivität, Einzelpotenziale von bestimmter Dauer und Amplitude (**a**) und bei Maximalaktivität ein Interferenzmuster von gewisser Amplitude, bei dem die Nulllinie nicht mehr erkannt wird (**d**). Myogene Prozesse weisen schmalere und niedrigere Einzelpotenziale (**b**) und ein Interferenzmuster mit geringer Amplitude (**e**) auf. Bei neurogenen Prozessen sind die Einzelpotenziale breiter und die Amplituden höher (**c**) und das Muster bei Maximalaktivität ist gelichtet, so dass die Nulllinie erkennbar ist (**f**).

Fortsetzung Abb. 20.37 ▶

20.37 Neurophysiologische Befunde (Fortsetzung)

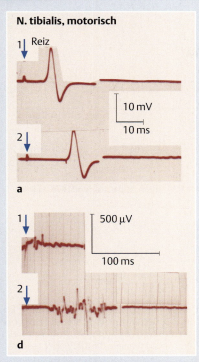
a, d: N. tibialis, motorisch

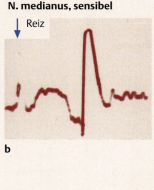
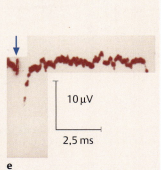
b, e: N. medianus, sensibel

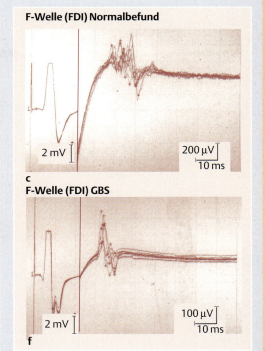
c: F-Welle (FDI) Normalbefund
f: F-Welle (FDI) GBS

2. Nervenleitungsgeschwindigkeit (NLG)
Die **motorische NLG** wird durch distale und proximale Stimulation peripherer Nerven bestimmt, z.B. des N. tibialis am Malleolus internus (**a1**) und in der Kniekehle (**a2**). Bei peripheren demyelinisierenden und toxischen Neuropathien ist die NLG oft deutlich vermindert, ebenso das Summenpotenzial, da zahlreiche Nervenfasern unterschiedlich schnell leiten (**d**) (hereditäre Neuropathie). Sensible Nervenpotenziale, die z.B. durch Stimulation am Zeigefinger ausgelöst und volar am Handgelenk abgeleitet werden (**b** beim Gesunden), zeigen aufgrund der Zeitdispersion im Krankheitsfall eine Amplitudenminderung (**e**). **F-Wellen** sind späte motorische Antworten, die dadurch entstehen, dass z.B. bei Reizung des N. medianus am Handgelenk die antidrom nach proximal fortgeleitete Erregung in 5–10% der Neuronen umgekehrt wird und wieder in die Peripherie läuft. Dies erklärt, dass die Amplitude der F-Welle (**c**) normalerweise im Vergleich zum direkt ausgelösten motorischen Summenpotenzial (M-Antwort) vermindert ist. Die F-Welle erlaubt die Beurteilung proximaler Nervenabschnitte, die bei der Bestimmung der motorischen und sensiblen NLG nicht erfasst werden. Verminderte F-Wellen-Antworten und verlängerte Latenzzeiten belegen pathologische Verhältnisse, z.B. beim Guillain-Barré-Syndrom (**f**). FID = first dorsal interosseus (M. interosseus dorsalis I).

Fortsetzung Abb. 20.37 ▶

und oxidativer Stoffwechselabläufe (ATP, Phosphokreatin und -monoester, anorganisches Phosphat, pH). Glykogenosen sind z.T. gut differenzierbar.
Die histologischen Befunde von **Biopsien** von Muskel (Abb. **20.38**), Haut und Nerv (N. suralis) sind diagnostisch oft entscheidend.
Molekulargenetische Untersuchungen (Blut, Gewebe) setzen eine präzise Verdachtsdiagnose voraus, sind sehr verlässlich und z.T. sehr ergiebig, ersparen den Patienten unnötige Belastungen und ermöglichen oft eine Pränataldiagnostik.

Therapie und Prognose: Sie richten sich nach dem Krankheitsbild.

20.2.1 Spinale Muskelatrophien

▶ **Definition.** Spinale Muskelatrophien (SMA) umfassen klinisch und genetisch heterogene Krankheitsbilder, die durch einen progredienten Untergang von Vorderhornzellen im Rückenmark und z.T. im Hirnstamm charakterisiert sind. Je nachdem, wo sich die SMA bevorzugt manifestiert, unterscheidet man proximale und distale Atrophien. Außerdem können eine progressive Bulbärparalyse, ein bevorzugter Befall des Schultergürtels und SMA plus auftreten, d.h. SMA mit Stimmbandlähmung bzw. Mikrozephalus, geistiger Behinderung, zerebellärer Hypoplasie, Arthrogryposis congenita und Frakturen.

20.37 Neurophysiologische Befunde (Fortsetzung)

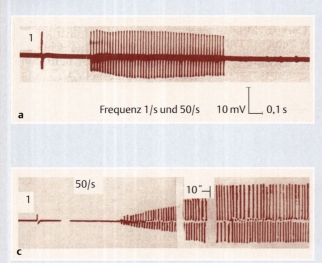
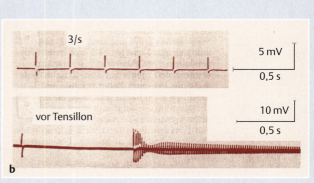

3. Neuromuskuläre Transmission
Neuromuskuläre Überleitungsstörungen werden durch Serienstimulationen an Nerven und Ableitung der ausgelösten Summenpotenziale am innervierten Muskel überprüft. Repetitive Stimulationen von 3–50 Hz zeigen normalerweise keine ausgeprägte Amplitudenminderung (**a**); der Reizserie geht ein singuläres Summenpotenzial voraus (1). Bei postsynaptischen Störungen, z. B. Myasthenia gravis, führen bereits 3 Hz zu einer deutlichen Amplitudenminderung des 5. Potenzials gegenüber dem 1. (>10%) (**b**, oben) und 10–50 Hz akzentuieren diesen Amplitudenabfall (**b**, unten). Bei präsynaptischen Störungen, z. B. Botulismus, ist schon der Einzelreiz vor der Reizserie stark vermindert (**c1**) und bei höheren Reizfrequenzen steigen die Summenpotenziale deutlich an (**c**, rechts).

Beachte unterschiedliche Maßstäbe in den Abbildungen!

Ätiologie: Ursache sind Gendefekte, die häufiger autosomal-rezessiv als -dominant vererbt werden. Die **autosomal-rezessive proximale SMA** ist an Chromosom 5q gekoppelt: Die SMA-Genregion auf Chromosom 5q enthält eine telomerische und eine zentromerische Kopie der NAIP bzw. SMN-Gene (telSMN bzw. cenSMN). Exon 7 des telSMN-Gens fehlt homozygot bei 95 % der Patienten mit autosomal-rezessiver proximaler SMA. **Komplexe Heterozygotie** kann vorkommen. Deletionen im NAIP-Gen gehen immer mit Deletionen im telSMN-Gen einher. Der Verlust des cenSMN-Gens ist folgenlos. Das kodierte Protein im Zytoplasma und Zellkern ist u. a. am stärksten im Rückenmark und Gehirn exprimiert. Dies unterstreicht die Relevanz der Mutationen im telSMN-Gen für die **Degeneration der Vorderhornzellen**. Die klinische Variabilität ist u. a. durch die unterschiedliche Höhe der Kopiezahl des cenSMN-Gens bedingt. Weitere Faktoren sind bislang unbekannt.

Häufigkeit: Die autosomal-rezessive SMA hat einen Anteil von 97 % an den **proximalen** SMA. 10 % der SMA gehören zum **distalen Typ**, bei dem primär die Unterschenkelmuskulatur betroffen ist.

Ätiologie: Ursache sind genetische Defekte mit vorwiegend autosomal-rezessivem, selten autosomal-dominantem Erbgang. Für die **autosomal-rezessive proximale SMA** mit akutem oder milderem Verlauf besteht eine Kopplung mit genetischen Markern auf Chromosom 5q: Die SMA-Genregion auf Chromosom 5q enthält jeweils eine telomerische und zentromerische Kopie der NAIP (**n**euronal **a**poptosis **i**nhibitory **p**rotein-) bzw. SMN-(**s**urvival **m**otor **n**euron-)Gene (telSMN- bzw. cenSMN-Gen). Exon 7 und 8 der SMN-Genkopien sind unterschiedlich und ermöglichen den Nachweis relevanter **Deletionen** für die SMA im telSMN-Gen. Exon 7 des telSMN-Gens fehlt homozygot bei 95 % der Patienten mit autosomal-rezessiver proximaler SMA. Bei weiteren findet sich **komplexe Heterozygotie**. Deletionen im NAIP-Gen (20–50 %) sind weniger bedeutsam und immer mit einer Deletion im telSMN-Gen kombiniert. Der Verlust des cenSMN-Gens verursacht keine SMA. Das kodierte Protein ist im Zytoplasma und Zellkern lokalisiert. Da das SMN-Protein am stärksten in Rückenmark, Gehirn, Leber und Niere exprimiert ist, dürften **Mutationen im telSMN-Gen für die Degeneration von Motoneuronen im Rückenmark verantwortlich** sein. Die klinische Variabilität dieser SMA wird durch eine erhöhte Kopiezahl des cenSMN-Gens mit erhöhter SMN-Proteinproduktion beim Typ II und III gegenüber dem Typ I bedingt. Da asymptomatische Geschwister und Eltern einiger SMA-Patienten auch homozygote telSMN-Gendeletionen aufweisen, müssen weitere Faktoren eine Rolle spielen.

Die SMA mit respiratorischer Insuffizienz und eher distal betonten Atrophien ist eine Sonderform der SMA; sie wird verursacht durch Mutationen im IGHMPB2-Gen auf Chromosom 11q.

Häufigkeit: Die autosomal-rezessive proximale SMA hat einen Anteil von 97 % an den **proximalen** SMA. Die Inzidenz der autosomal-rezessiven proximalen SMA beträgt 1 : 10 000 Geburten, die der autosomal-dominanten proximalen < 1 : 200 000. Die Prävalenz chronischer SMA ist ca. 1,3 : 100 000. 10 % aller SMA gehören zum **distalen Typ,** bei dem primär die Unterschenkelmuskulatur, selten Hand- und Unterarmmuskeln betroffen sind.

Klinik: Die **autosomal rezessive proximale SMA** manifestiert sich meist im Neugeborenen- oder Kindesalter, selten später. Nach dem Verlauf wird sie in drei Typen unterteilt (Tab. **20.10**).

Klinik: Die **autosomal-rezessive proximale SMA** manifestiert sich meist im Neugeborenen- und Kindesalter. Nach dem Verlauf wird sie in drei Typen unterteilt (Tab. **20.10**):

20.10 Klassifikation und Prognose der autosomal-rezessiven proximalen SMA

Typ	Verlauf	Manifestation	Funktionserwerb	Lebenserwartung (manifest bzw. verstorben)
Ia	akut	pränatal (30%) bis zum 3.–6. Lebensmonat	kein Drehen und kein Sitzen	< 30 Monate (100%) < 18 Monate (95%) < 7 Monate (50%)
Ib	subakut-chronisch	wie Ia	wie Ia	2,5 – 20 Jahre
II	intermediär-chronisch	Geburt – 24 Monate	Sitzen	2,5 – 30 Jahre
IIIa	chronisch; verzögerte motorische Entwicklung	bis 3 Jahre	Laufen	4. – 6. Dekade
IIIb	chronisch; normale motorische Entwicklung	> 3 – 18 Jahre	Laufen	z. T. normal

- **Akute SMA (Typ I, Typ Werdnig-Hoffmann):** 30% der Patienten fallen bereits in utero auf: Die Kindsbewegungen sind schwach oder fehlen. Postnatal stehen eine **generalisierte proximale Muskelschwäche, Areflexie und Muskelhypotonie** im Vordergrund. Die Symptomatik zeigen Abb. **20.36** und **20.39a**. Da die Interkostalmuskulatur betroffen ist, steht die **Zwerchfellatmung** im Vordergrund. Sie hat eine glockenähnliche Thoraxverformung, Atelektasen und häufig rezidivierende **Pneumonien** zur Folge. **Faszikulationen der Zungenmuskulatur** sind typisch. Die psychische Wachheit der Kinder, die ohne Kopfbewegung mit ihren Augen lebhaft Bewegungen in ihrer Nähe verfolgen, steht deutlich im Kontrast zur Immobilität und zu Kindern mit einer allgemeinen psychomotorischen Retardierung. Im Spätstadium treten Schluckstörungen als Zeichen bulbärer Ausfälle auf. Einige Patienten mit akuter SMA werden älter als 2,5 Jahre (Typ Ib, Tab. **20.10**), können aber auch nie sitzen.
- **Intermediärer Typ der SMA (Typ II):** Auch hier dominieren symmetrische proximale Muskelschwäche, -hypotonie und Hyporeflexie, häufig assoziiert mit einem feinschlägigen **Fingertremor**. Die Kinder lernen zu sitzen, jedoch nicht zu gehen. Insbesondere nachdem die Kinder frei sitzen können, treten deutliche Skoliosen der Wirbelsäule auf (Abb. **20.39b**).
- **Milde Form der SMA (Typ III, Typ Kugelberg-Welander):** Bei Frühmanifestation, d. h. im Alter unter 3 Jahren (40%), stehen verzögertes Laufenlernen, Gehschwierigkeiten, häufiges Hinfallen und Watschelgang im Vordergrund. Bei späterem Beginn dominiert Schwäche der Beinmuskeln (Abb. **20.39c**). Häufig sind Faszikulationen, einschließlich der Zungenmuskulatur, Schwäche der Gesichts- und Halsmuskeln, Fingertremor und Muskelkontrakturen (Spitz-, Klumpfüße, Skoliose, Hüftgelenkluxationen). Nach Monaten oder Jahren werden auch die oberen Extremitäten betroffen.

Diagnostik: Diagnostische Kriterien sind in Tab. **20.11** aufgeführt. Zu neurogenen Veränderungen im EMG und in der Muskelbiopsie s. Abb. **20.37** und **20.38**. Bei

- **Akute SMA (Typ I, Typ Werdnig-Hoffmann):** 30% der Patienten fallen in utero auf (verminderte Kindsbewegungen). Postnatal bestehen eine **generalisierte proximale Muskelschwäche, -hypotonie** (Abb. **20.36** und **20.39a**) und **Areflexie** bei psychischer Wachheit. Hypotonie der Interkostalmuskulatur führt zu **rezidivierenden Pneumonien**. **Faszikulationen der Zunge** sind typisch. Schluckstörungen sind ein Spätsymptom. Einige Patienten werden älter als 2,5 Jahre (Tab. **20.10**).
- **Intermediärer Typ:** Es dominieren symmetrische proximale Muskelschwäche, -hypotonie, Hyporeflexie und feinschlägiger **Fingertremor**. Die Kinder lernen zu sitzen (in der Folge treten Wirbelsäulenskoliosen auf [Abb. **20.39b**]), aber nicht zu gehen.
- **Milde Form der SMA (Typ III, Typ Kugelberg-Welander):** Bei Frühmanifestation dominieren verzögertes Laufenlernen und Gehschwierigkeiten, bei späterem Beginn Schwäche der Beinmuskeln (Abb. **20.39c**), häufig mit Faszikulationen, Schwäche der Gesichts- und Halsmuskulatur, Fingertremor und Kontrakturen (nach Monaten oder Jahren Übergriff auf die Arme).

Diagnostik: s. Tab. **20.11**; neurogene Veränderungen im EMG bzw. in der Muskelbiopsie s. Abb. **20.37** und **20.38**. Bei kli-

20.11 Diagnostische Kriterien proximaler spinaler Muskelatrophien

Einschlusskriterien	Muskelschwäche: symmetrisch, proximal > distal, Beine > Arme, Beteiligung der Rumpf- und Interkostalmuskulatur Denervation: im EMG, in der Muskelbiopsie, Faszikulationen
Ausschlusskriterien	weitere Organe betroffen (Augen, Ohren), Augenmuskelbeteiligung, stärkere Gesichtsmuskelbeteiligung, CK > 5fach über oberem Grenzwert

20.11

20.38 Histologische Befunde der Skelettmuskulatur im Querschnitt

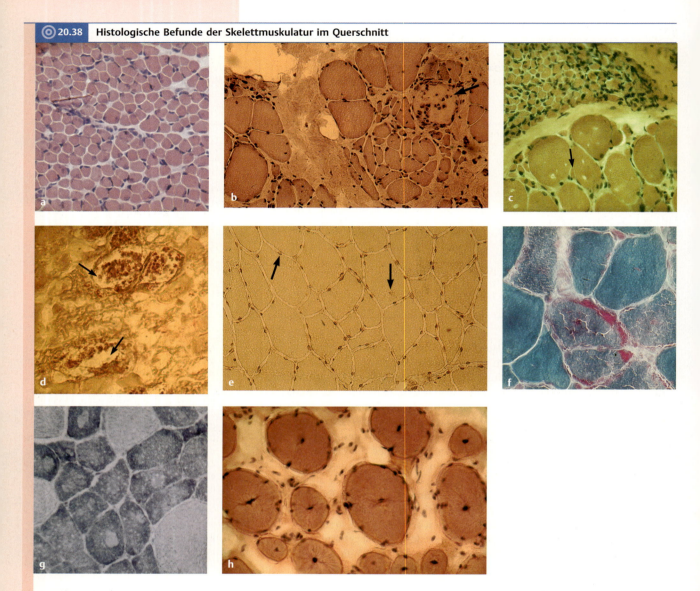

1. Charakteristische Gewebebilder
a Normale Muskulatur mit etwa gleich großen polygonalen Fasern, subsarkolemmal gelegenen Kernen (17 Tage altes Kind, M. vastus lateralis).
b Myogene Veränderungen mit Faseratrophie und -hypertrophie, zentral liegenden Kernen, Nekrose (→), endo- und perimysiale Bindegewebsvermehrung (Duchenne-Muskeldystrophie, M. vastus lateralis).
c Neurogene Veränderungen mit faszikulärer Faseratrophie, perimysial betonter Fibrose, subsarkolemmal dichter liegenden Kernen und angulären Faserkonfigurationen (→) (spinale Muskelatrophie, Typ Werdnig-Hoffmann, M. vastus lateralis).
d Muskelfasern mit zahlreichen Vakuolen, die teilweise mit Glykogen gefüllt sind (→) (**Glykogenose** Typ II, M. vastus lateralis).
2. Charakteristische histologische Hinweise
e Das **Protein Emerin** ist normalerweise in den Kernmembranen nachweisbar (→), fehlt aber bei der Emery-Dreifuss-Muskeldystrophie (immunhistochemischer Nachweis mit monoklonalen Anti-Emerin-Antikörpern).
f Ragged-red-Fasern weisen in der Trichromfärbung rötlich gefärbte Mitochondrien in der Faserperipherie auf, die auf eine mitochondriale Myopathie hinweisen.
g Bei der **Central-Core-Myopathie** mit autosomal-dominantem Erbgang (Mutationen im Ryanodinrezeptor auf Chromosom 19 q) fehlen in den zentralen Arealen vieler Typ-1-Muskelfasern (dunkel) Mitochondrien und damit oxidative Enzyme, was in enzymhistochemischen Färbungen deutlich wird (M. vastus lateralis).
h Bei der **zentronukleären (myotubulären) Myopathie** mit autosomal-dominantem, evtl. auch autosomal- oder X-chromosomal-rezessivem Erbgang (Mutation im MTM1-Gen auf dem langen Arm des X-Chromosoms bekannt, bei autosomal-dominantem Erbgang Mutationen im Dynamin 2-Gen bekannt) liegen zahlreiche Kerne zentral in abgerundeten Muskelfasern.

20.39 Formen der spinalen Muskelatrophien

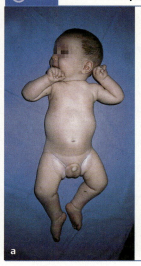
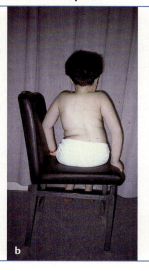
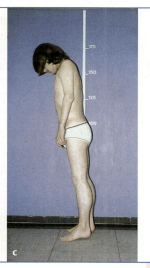

a 3,5 Monate alter Junge mit SMA Typ Werdnig-Hoffmann. Beachte die aufmerksame Blickwendung, die Henkelstellung der Arme und Abduktion der Oberschenkel.
b 10-jähriger, steh- und gehunfähiger Junge mit Wirbelsäulenskoliose bei intermediärer Form der SMA.
c 20-jähriger Mann, der vom 11. Lebensjahr an Schwierigkeiten bei raschem Laufen, Treppensteigen und Aufstehen vom Boden hatte. Beachte das Stehen auf Zehenspitzen und die Wadenhypertrophie.

klinischer Symptomatik beweist eine homozygote Deletion oder eine Punktmutation des telSMN-Gens eine proximale, autosomal-rezessive SMA. Deletionen finden sich in ca. 98% beim Typ I, in 95% beim Typ II sowie in ca. 85% beim Typ III der SMA.

Differenzialdiagnose: Bei fehlender Mutation im telSMN-Gen sind andere Ursachen eines Hypotoniesyndroms (Tab. 20.8) in Betracht zu ziehen.

Therapie: Sie ist symptomatisch und besteht aus Physiotherapie, orthopädischen Hilfsmitteln und bei Kontrakturen oder Skoliose aus Operationen. Für medikamentöse Therapieansätze (Valproinsäure zur Erhöhung der cenSMN-Kopien und Natriumphenylbutyrat) liegen derzeit (Mitte 2006) noch keine endgültigen Daten vor.

Prognose: s. Tab. 20.10. Beim Typ I sind Pneumonien, Probleme bei der Nahrungsaufnahme und massenhafte Fibrillationen im EMG prognostisch ungünstig. Trotzdem ist die individuelle Vorhersage unmöglich, so dass besonders in den ersten 2 Lebensjahren ein früher Tod oder der Übergang in den Typ II oder seltener in Typ III möglich ist.

Prophylaxe: Bei nachgewiesener Mutation im telSMN-Gen sollte eine genetische Beratung erfolgen, in der die Betroffenen auf die Möglichkeit der **Pränataldiagnose** hingewiesen werden. Ein **Heterozygotentest** ist durch Genotypanalyse (indirekt) oder Bestimmung der Anzahl der Kopien des telSMN-Gens (direkt) möglich.

20.2.2 Erkrankungen peripherer Nerven

Neurale Muskelatrophien

▶ **Synonym.** Hereditäre motorisch-sensorische Neuropathien (HMSN).

▶ **Definition.** Die hereditären motorisch-sensorischen Neuropathien (HMSN) werden in sieben Typen eingeteilt. Die häufigsten HMSN, Typ I–III, sind klinisch und genetisch heterogene Krankheitsbilder mit einer Manifestation überwiegend im Kindes- und Jugendalter; Muskelschwäche und -atrophie an Unterschenkeln und Füßen stehen im Vordergrund (sog. Charcot-Marie-Tooth-Syndrom). Bei der HMSN Typ IV, dem Refsum-Syndrom, unterscheidet man eine infantile und eine adulte Verlaufsform. Bei den seltenen Typen V–VII bestehen zusätzlich zu den Symptomen der HMSN I–III Spastik, Optikusatrophie oder Retinitis pigmentosa.

Häufigkeit: Die Prävalenz der HMSN Typ I–III beträgt 1 : 2500.

Ätiologie und Pathogenese: Bei den HMSN Typ I–III sind unterschiedliche Mutationen an verschiedenen Genorten, u. a. Chromosom 1, 3, 5, 8, 10, 11, 16, 17, 19, X verantwortlich für Störungen des Proteinaufbaus der Myelinscheiden. Betroffen sind u. a. PMP22 (peripheres **M**yelin**p**rotein 22), P_0 (Myelinprotein P_0), CX32 (Connexin 32), Periaxin. Ein Phänotyp, z. B. HMSN I, kann durch Mutationen in verschiedenen Myelinproteingenen, unterschiedliche klinische Bilder können durch Mutationen desselben Gens verursacht sein. Zur Pathologie s. Tab. 20.12.

Klinik und Diagnostik: s. Tab. 20.12 und Abb. 20.40.

Therapie und Prognose: Sie besteht in Physiotherapie, orthopädischen Hilfsmitteln und evtl. korrigierenden Fußoperationen. Zur Prognose s. Tab. 20.12.

20.12 Charakteristika der HMSN Typen I–III

Charakteristika	HMSN I	HMSN II	HMSN III
Erbgang	vorwiegend autosomal, seltener x-chromosomal-dominant; sehr selten autosomal- oder x-chromosomal-rezessiv	vorwiegend autosomal-dominant, sehr selten autosomal- oder x-chromosomal-rezessiv	autosomal-dominant (oft de novo Mutation) oder rezessiv
Pathologie	Nerv: zwiebelschalenartige Hypertrophie der Myelinscheiden durch De- und Remyelinisierung, Muskel: neurogene Atrophie, oft Begleitmyopathie	axonale Schädigung mit sekundärer Demyelinisierung	an Nerven zwiebelschalenartige Hypertrophie der Myelinscheiden durch De- und Remyelinisierung, zusätzlich oft axonale Schädigung
Beginn	1. > 2. Dekade, oft in den ersten Lebensjahren	später als Typ I, meist im Schulalter	Kongenital meist in den ersten 2 Lebensjahren, seltener später bis Jugendzeit
Klinik • proximale Beinmuskeln • Handmuskeln • Sensibilitätsstörungen • Skelettdeformitäten • verdickte Nervenstränge	peronäal betonte Paresen („Storchenbeine"/„Steppergang") meist verschont spät betroffen gering ausgeprägt, distal betont (Vibration, Berührung) Hohlfuß häufig evtl. palpabel (Typ I > II)		verzögerte motorische Entwicklung betroffen früh betroffen ausgeprägt, auch Dysästhesien Hohlfuß in 50% der Fälle vorhanden evtl. palpabel
Neurophysiologie	motorische NLG < 38 m/s (meist um 20 m/s)	motorische NLG > 38 m/s (= normal)	motorische NLG < 10 m/s
Verlauf	langsam progredient		rasch > langsam progredient
Prognose	lange arbeitsfähig; bei autosomal-rezessivem Erbgang und Manifestation < 5 Jahre rasche Progredienz in 2. Dekade		ausgeprägte körperliche Behinderung, oft Skoliose

20.40 Distal betonte Muskelatrophie bei HMSN Typ I

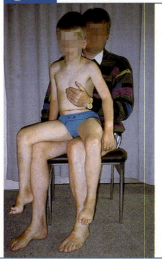

Deutliche Hohlfußbildung und Sensibilitätsausfälle bei 7-jährigem Jungen und 41-jährigem Vater, Erbgang autosomal-dominant.

Guillain-Barré-Syndrom

s. S. 709.

Friedreich-Ataxie

s. S. 699.

20.2.3 Störungen der neuromuskulären Überleitung

Störungen der neuromuskulären Überleitung können prä- und postsynaptisch auftreten. Botulismus bedingt eine **präsynaptische Störung** (s. S. 635 und Abb. 20.37-3). **Prä- und postsynaptische Störungen** sind bei **Medikamenten**, u. a. Neomycin, Streptomycin, Polymyxin, Phenytoin, und **jodierten Kontrastmitteln** wie Gadolinium möglich. Die häufigste Störung der neuromuskulären Überleitung – die **Myasthenia gravis pseudoparalytica** – ist eine **postsynaptische Störung**.

Myasthenia gravis pseudoparalytica

▶ **Definition.** Die Myasthenia gravis pseudoparalytica (MG) ist eine humoral bedingte Autoimmunerkrankung, die mit einem Funktionsverlust der Acetylcholinrezeptoren einhergeht und zu wechselnder Schwäche und abnormer Ermüdbarkeit der Skelettmuskulatur führt.

Ätiologie und Pathogenese: Zirkulierende Antikörper gegen Nikotin-Acetylcholinrezeptoren (AChR) und aktiviertes Komplement lösen eine Immunreaktion aus, die zur Abnahme der AChR an der motorischen Endplatte führt. Beim Verlust von 75 % der AChR treten klinische Symptome auf. Ursache der Antikörperproduktion ist eine Fehlfunktion regulatorischer Lymphozyten, die **thymusabhängig** ist. Die Keimzentren im Thymus sind hyperplastisch. **Histokompatibilitätsproteine** spielen eine wichtige Rolle: Die MG ist vorwiegend mit HLA-A1, -B8 und -DR3 bzw. dem HLA-DQ-β-Gen auf Chromosom 6 assoziiert. Die MG wird **multigenisch** bestimmt mit einer Quote von 40 % bei eineiigen Zwillingen und 1 % bei Geschwistern. Myastheniepatienten ohne AChR-Antikörper im Serum haben offenbar Antikörper gegen andere Determinanten der motorischen Endplatte, z. B. gegen die muskelspezifische Kinese (MuSK). Bei diesen Patienten fehlt eine Thymuspathologie.

Eine Sonderform ist die **transiente neonatale Form** der MG. Sie entsteht durch diaplazentare Übertragung von AChR-Antikörpern von einer schwangeren MG-Patientin auf den Fetus. 21 % der Neugeborenen von MG-Patientinnen weisen myasthenische Symptome auf, besonders diejenigen, deren HLA-Typ mit dem der Mutter identisch ist.

Häufigkeit: Die Inzidenz variiert von $6–11 : 10^6$, die Prävalenz von $118–150 : 10^6$. Mindestens 10 % der Patienten sind Kinder.

Klinik: Symptome manifestieren sich nach dem 2. Lebensjahr, meist im Präpubertäts- und Pubertätsalter, bei Mädchen 6-mal häufiger als bei Jungen. Augen-, Gesichts- und Schlundmuskulatur sind besonders und zuerst betroffen (Abb. 20.41). Nach dem häufigen Frühsymptom einer ein- oder beidseitigen Ptosis ist in 65 % der Fälle innerhalb von 2–3 Jahren mit einer Generalisation zu rechnen. Die obere Extremität ist zunächst stärker als die untere betroffen,

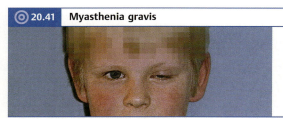

20.41 Myasthenia gravis

9-jähriger Junge mit einseitiger Ptosis 6 Monate nach Manifestation einer juvenilen Myasthenia gravis.

die proximalen Muskeln mehr als die distalen. Typisch ist die **Zunahme der Symptomatik im Laufe des Tages und nach körperlicher Anstrengung.** Eine Ateminsuffizienz weist auf Beteiligung der Atemmuskulatur hin. Unbehandelt kommt es schließlich zur **myasthenischen Krise** mit Atemnot, Muskelschwäche, Mydriasis, Unruhe, Angst und erhöhter Reizbarkeit. Nach Beginn der Therapie kann bei Überdosierung von Cholinesterasehemmern (s. u.) eine **cholinerge Krise** auftreten mit Miosis, Tränen- und Speichelfluss, abdominalen Koliken, Übelkeit und schließlich Lähmung der Skelettmuskulatur (Depolarisationsblock).

Die **transiente neonatale Form** der MG kann sich bereits **pränatal** durch ein Polyhydramnion oder verminderte Kindsbewegungen äußern. **Postnatal** manifestieren sich meist innerhalb weniger Stunden, spätestens bis zum 3. Lebenstag **Saugschwierigkeiten, generalisierte Hypotonie, schwaches Schreien, Schluck- und Atemstörungen,** seltener Ptosis und Ophthalmoplegie. Konnatale Kontrakturen durch intrauterine Immobilität sind möglich.

Diagnostik: Die Diagnose wird durch Anamnese, klinische Untersuchung, Nachweis von AChR- oder MuSK-Antikörpern im Serum (95 % der Patienten mit generalisierter und 50 % mit okulärer Myasthenie weisen Antikörper auf), distale und proximale Serienstimulation (Abb. 20.37, S. 854) und den **Edrophoniumchloridtest** gestellt: 2–10 mg Edrophoniumchlorid i. v. führen innerhalb von 1–5 Minuten zu einer deutlichen Symptomminderung (Atropin als Antidot und Beatmungsbeutel bereithalten!). Ein Teil der Patienten ohne AChR-Antikörper weist Antikörper gegen die muskelspezifische Kinase (MuSK) auf.

Differenzialdiagnose: Gesteigerte körperliche Ermüdbarkeit findet sich besonders bei **metabolischen Myopathien**, einschließlich Mitochondriopathien. Charakteristisch ist die Zunahme einer Gangstörung im Laufe des Tages beim **Segawa-Syndrom** (s. S. 699).

Therapie:
- Regulierung des Acetylcholinhaushalts mit **Acetylcholinesterasehemmern:** Pyridostigminbromid (Mestinon, 1 mg/kgKG oral 4-stündlich) hat geringere Nebenwirkungen als Neostigmin (Prostigmin, 0,3 mg/kgKG 4-stündlich). Die Gesamtdosis muss individuell bestimmt werden. Patienten mit MuSK-Antikörpern sprechen unterschiedlich gut auf Acetylcholinesterasehemmer an.
- **Prednison** oder **ACTH** ist als Immunsuppressivum indiziert bei Kindern mit generalisierter MG, bei denen die Behandlung mit Acetylcholinesterasehemmern oder die Thymektomie wirkungslos sind, zur Vorbereitung auf eine Thymektomie, wenn Acetylcholinesterasehemmer versagen, bei okulärer Form der MG, wenn Acetylcholinesterasehemmer versagen.
- **Hochdosierte 7S-Immunglobuline** (400 mg/kgKG/d) und **Plasmapherese** sind indiziert, wenn eine rasche Intervention nötig ist und bei therapierefraktären Verläufen.
- Nach Stabilisierung ist bei generalisierter und progredienter MG die **Thymektomie** indiziert, da das operative Risiko gering ist und spontane Remissionen selten und nicht voraussehbar sind. Vor dem 5. Lebensjahr wird die Thymektomie nicht empfohlen. Bei Patienten mit MuSK-Antikörpern ist eine Thymektomie nicht indiziert.

Therapie der transienten neonatalen Form der MG: Mestinon wirkt prompt und kann nach ca. 4 Wochen abgesetzt werden.

Prognose: Eine komplette Remission ist nach einer Thymektomie 10-mal häufiger als bei MG-Patienten ohne Operation. Rezidive sind auch nach erfolgreicher Operation möglich und werden mit Acetylcholinesterasehemmern bzw. Immunsuppressiva behandelt.

Hereditäre kongenitale myasthenische Syndrome

▶ **Definition.** Es handelt sich um eine heterogene Gruppe seltener hereditärer Störungen der neuromuskulären Überleitung, die sich überwiegend innerhalb der ersten 2 und bis zum 12. Lebensjahr manifestieren. Manifestationen im Jugend- und jungen Erwachsenenalter sind für bestimmte Unterformen bekannt (Mutationen im RAPSN-, CHRNA- und CHRNE-Gen).

Ätiologie und Pathogenese: Aufgrund genetischer Defekte sind prä- und/oder postsynaptische Strukturen und Funktionen sowie die Endplatten-Acetylcholinesterase gestört, u. a. die Acetylcholinvesikel, die Freisetzung und die Interaktion von Acetylcholin mit AChR, Zahl und/oder Funktion der AChR, Ionen-Kanäle. Nach dem Erbgang bzw. Auftreten unterscheidet man drei Typen (Tab. 20.13).

20.13 Klassifikation des kongenitalen myasthenischen Syndroms

Typ	Erbgang/Auftreten	Krankheit
I	autosomal-rezessiv	Ia familiäre infantile Myasthenie Ib Gürtelform-Myasthenie Ic Acetylcholinesterase-Mangel Id Acetylcholinrezeptor-Mangel
II	autosomal-dominant	IIa „Slow-Channel"-Syndrom
III	sporadisch	unterschiedliche Phänotypen ohne familiäre Häufung

Klinik: Leitsymptome sind Ptose, Ophthalmoplegia externa, Schwäche der Gesichtsmuskulatur, Fütterungsschwierigkeiten, abnorme Muskelermüdbarkeit, selten proximal betonte Muskelschwäche mit Kardiomyopathie und/oder Katarakt. Schwere Verläufe können mit kongenitaler Arthrogrypose oder respiratorischen Krisen einhergehen.

Diagnostik: Die Diagnose ergibt sich aufgrund der Klinik, Serienstimulation, Einzelfaser-EMG und durch Spezialverfahren an entnommenen Muskelfasern mit motorischen Endplatten bzw. DNA-Analysen. Mutationen in den Genen für die α-, β-, δ-, ε-Untereinheit des AChR, für Rapsyn, Acetylcholinesterase, Cholinacetyltransferase und den Na_v 1.4-Natrium-Kanal sind bekannt.

Therapie: Mestinon wirkt bei einigen Formen, ist bei Acetylcholinesterase-Mangel jedoch kontraindiziert. 3,4-Diaminopyridin kann besonders bei prä-, aber auch bei postsynaptischen Defekten eine positive Wirkung zeigen (nicht bei ACHE-Defizienz). Bei Mutationen im Na_v 1.4-Natrium-Kanal-Gen sind Natriumkanalblocker indiziert.

Prognose: Bei jedem Typ sind milde und schwere Verläufe möglich.

20.2.4 Myopathien

▶ **Definition.** Myopathien umfassen **genetisch** determinierte und **erworbene** Funktions-, Stoffwechsel- und Strukturveränderungen der Skelettmuskulatur; muskuläre **Anlagestörungen** können hereditär oder intrauterin erworben sein.

Klassifikation: Eine Übersicht über die wichtigsten Formen der Myopathien gibt Tab. 20.14. Je nach Manifestationszeitpunkt werden **kongenitale** und **später auftretende Myopathien** unterschieden.

Kongenitale Myopathien

▶ **Definition.** Kongenitale Myopathien umfassen eine heterogene Gruppe genetisch determinierter oder erworbener Myopathien (Tab. 20.14), die überwiegend bei Geburt oder innerhalb der ersten 6 Lebensmonate zu Symptomen führen:
- metabolische Myopathien (Glykogenosen, Lipidmyopathien, Mitochondriopathien, Hypothyreose)
- Polymyositis (kongenitale, infantile Form)
- kongenitale myotonische Muskeldystrophie (Dystrophia myotonica, DM1)
- Myopathie mit Mangel an Strukturproteinen, Typ-VI-Kollagen-Mangel
- kongenitale Muskeldystrophien (derzeit 10 Formen)
- Myopathien mit charakteristischen Strukturveränderungen, z. B. „Central Cores" oder Stäbchenaggregaten.

20.14 Hauptgruppen genetisch determinierter und erworbener Myopathien

hereditäre Myopathien	erworbene Myopathien
kongenitale Myopathien	Entwicklungsstörungen der Muskulatur
Muskeldystrophien	nicht entzündliche Myopathien, z. B. toxisch, traumatisch, endokrin (Hypo- oder Hyperthyreose, s. S. 198 ff.), vaskulär, nutritiv
myotonische Muskeldystrophien	
Ionenkanalkrankheiten (Membranstörungen: nicht dystrophe Myotonien und periodische Paresen)	
metabolische Myopathien	entzündliche Myopathien, z. B. Dermatomyositis (s. S. 566)

Ätiologie und Pathogenese: Neben der Frühmanifestation metabolischer Myopathien (s. unten) bzw. einer Polymyositis führen Mutationen oder intrauterin bzw. postnatal wirksame Noxen unklarer Art zu Enzymdefekten, fehlender Proteinexpression oder zu spezifischen oder unspezifischen Veränderungen.

Häufigkeit: Die Prävalenz kongenitaler Myopathien beträgt 1 : 29 000. Ein α_2-Lamininketten-(Merosin-)Mangel macht 30–40 % kongenitaler Muskeldystrophien aus.

Klinik: Hauptsymptome sind Muskelhypotonie, Muskelschwäche, Hypoareflexie und verzögerte motorische Entwicklung. Je nach Form können zusätzlich Augen- und/oder Hirnveränderungen bestehen (Abb. 20.42).

Diagnostik: Die Diagnose wird durch Anamnese, klinische Untersuchung, Bestimmung der Muskelenzyme im Serum, Muskelbiopsie (histologische, enzymhistochemische, immunhistologische, Western-Blot bzw. elektronenoptische Untersuchung) oder molekulargenetische Untersuchung gestellt. Bei der **Muskeldystrophie mit α_2-Lamininkettenmangel** fehlt z. B. in der Muskelbiopsie die α_2-Lamininkette (Abb. 20.43), was immunhistologisch und im Western Blot erfasst wird. Die Immunfluoreszenz bei Verwendung von Antikörpern gegen die α_2-Lamininkette ist negativ wie bei der Duchenne-Muskeldystrophie mit Antikörpern gegen Dystrophin (Abb. 20.45). CK-Werte über 1000 U/l und Veränderungen wie bei Demyelinisierung im Gehirn (Abb. 20.42) sind charakteristisch für diese Muskeldystrophieform. Im LAMA2-Gen auf Chromosom 6q sind Mutationen nachzuweisen. Der Nachweis **anderer kongenitaler Myopathien** gelingt **lichtmikroskopisch** (u. a. die zentronukleäre Myopathie, Abb. 20.38h), **enzymhistochemisch** (u. a. Central-Core-Myopathie, Abb. 20.38g) oder **elektronenoptisch** (z. B. Nemaline- oder Stäbchenmyopathie mit autosomal-rezessivem und -dominantem Erbgang).

Kongenitale Myopathien

▶ **Definition**

Ätiologie und Pathogenese: Gendefekte oder exogene Noxen bewirken mangelnde Proteinexpression, Enzymdefekte, spezifische oder unspezifische Veränderungen.

Häufigkeit: Die Prävalenz beträgt 1 : 29 000. In 30–40 % kongenitaler Muskeldystrophien ist ein α_2-Lamininkettenmangel verantwortlich.

Klinik: Muskelhypotonie, -schwäche, Hypoareflexie und verzögerte motorische Entwicklung dominieren. Je nach Form ggf. zusätzlich Augen- und/oder Hirnveränderungen (Abb. 20.42).

Diagnostik: Die Diagnose wird durch Anamnese, klinische Untersuchung, Bestimmung der Muskelenzyme im Serum, Muskelbiopsie und/oder molekulargenetische Untersuchung gestellt. Die **Muskeldystrophie mit α_2-Lamininkettenmangel** wird z. B. immunhistologisch und molekulargenetisch nachgewiesen. Serum-CK-Werte über 1000 U/l und Veränderungen wie bei Demyelinisierung im MRT sind charakteristisch für diese Dystrophieform. **Andere kongenitale Myopathien** werden **lichtmikroskopisch**, **enzymhistochemisch** oder **elektronenoptisch** bzw. molekulargenetisch nachgewiesen.

20.42 Demyelinisierte Areale im Gehirn. MRT bei α₂-Lamininkettenmangel

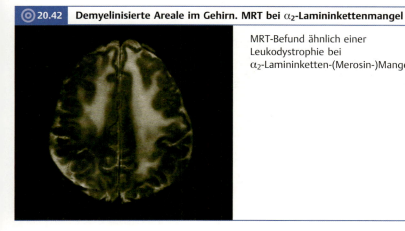

MRT-Befund ähnlich einer Leukodystrophie bei α₂-Laminketten-(Merosin-)Mangel.

Differenzialdiagnostisch ist besonders das Hypotoniesyndrom (Tab. 20.8) zu beachten.

Therapie: Sie besteht in Physiotherapie und Hilfsmittelversorgung, evtl. Beatmung und Sondenernährung. Bei Kontrakturen oder Skoliose sind operative Maßnahmen zu erwägen.

Prognose: Bei einzelnen Formen sind rasch progrediente Verläufe möglich mit Tod an Ateminsuffizienz im 1. Lebensjahr, Unfähigkeit zu gehen oder Verlust der Gehfähigkeit in der 1. oder 2. Dekade. Andere Formen zeigen milde Verläufe mit dauerhafter Gehfähigkeit.

Muskeldystrophien

▶ **Definition.** Unter Muskeldystrophien (MD) versteht man genetisch determinierte, progressive, primär degenerative Myopathien. Es handelt sich um eine klinisch und genetisch heterogene Krankheitsgruppe.

Ätiologie und Pathogenese: Ursache sind **Genmutationen**, die einen Mangel an Strukturproteinen oder Enzymen bewirken. Die Strukturproteine Dystrophin, Dystroglykane, Sarkoglykane (α, β, γ, δ) sowie Syntrophine gehören zum **Dystrophin-Glykoprotein-Komplex** (DGK) und stabilisieren das Sarkolemm. α₂-Laminin hat Kontakt zum α-Dystroglykan, das mit β-Dystroglykan, Dystrophin und Aktin die **Dystrophinachse** bildet; diese verbindet den Extrazellulärraum (Basalmembran) mit dem Zytoskelett der Muskelfaser (Abb. 20.43). Eine Strukturschwäche der Dystrophinachse an einer Stelle führt zu einer Schädigung der äußeren Muskelfasermembran, zu erhöhter intrazellulärer Kalziumkonzentration, Störungen der Signalübertragung und Verlust zellulärer Substanzen. Primärer **Mangel eines Proteins des DGK** führt häufig zum Abbau assoziierter Proteine. Dies führt zum progredienten Abbau der Herz- und Skelettmuskulatur, der bei den verschiedenen Dystrophieformen unterschiedlich schnell erfolgt. Der Mangel der Proteine Caveolin-3 und Plektin am Sarkolemm bzw. intermyofibrillär und von Emerin an der Innenseite der Kernmembran hat dieselben Folgen. Ein **Mangel des Enzyms Calpain-3**, einer neutralen, kalziumregulierten Protease, führt ebenfalls zu progredientem Muskelfaserverlust (Störung der Myogenese/ Muskelfaserregeneration). Trotz des ähnlichen – **dystrophen** – **histologischen Bildes** (Abb. 20.38 1 b) der unterschiedlichen Dystrophieformen sind ihre Ursache und Pathogenese unterschiedlich.

Differenzialdiagnose: Hypotoniesyndrom (Tab. 20.8).

Therapie: Sie besteht in Physiotherapie, Hilfsmittelversorgung, evtl. Beatmung und Sondenernährung.

Prognose: Bei einzelnen Formen ist rasche Progredienz, bei anderen Formen sind milde Verläufe möglich.

Muskeldystrophien

◀ **Definition**

Ätiologie und Pathogenese: Ursache sind **Genmutationen**, die einen Mangel an Strukturproteinen oder Enzymen bewirken. Proteine des **Dystrophin-Glykoprotein-Komplexes** (DGK) stabilisieren das Sarkolemm; die **Dystrophinachse** verbindet den Extrazellulärraum mit dem Zytoskelett der Muskelfaser (Abb. 20.43). Eine Strukturschwäche der Dystrophinachse an einer Stelle führt zur **Schädigung des Sarkolemms** mit Kalziumeinstrom, Störung der Signalübertragung und Verlust von Zellsubstanzen. **Primärer Mangel eines Proteins** des DGK führt oft zum Abbau assoziierter Proteine und so zu progredientem Abbau von Skelett- und/oder Herzmuskulatur. Der Mangel der Strukturproteine Caveolin-3, Plektin und Emerin und des Enzyms **Calpain-3** hat dieselben Folgen. Trotz des ähnlichen – **dystrophen** – **histologischen Bildes** sind ihre Ursache und Pathogenese unterschiedlich.

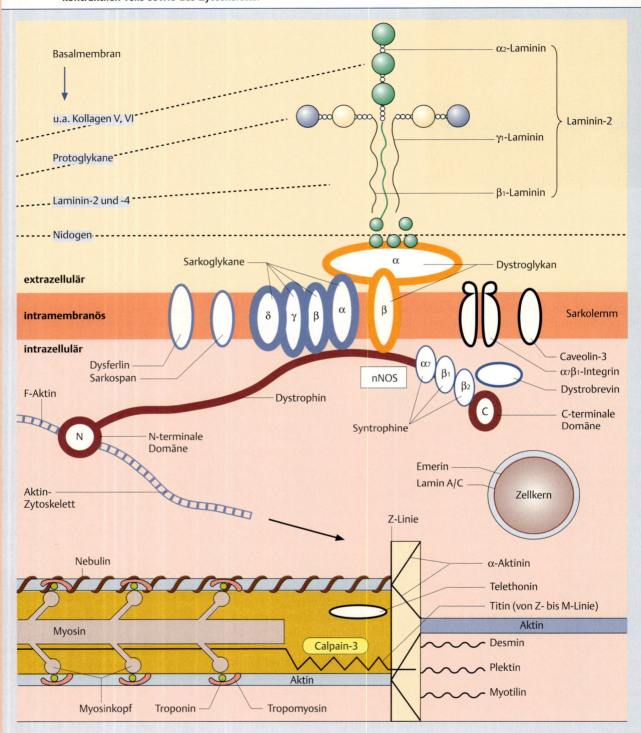

20.43 Schematisches Modell des Dystrophins und des Dystrophin-Glykoprotein-Komplexes, der Proteine der Kernmembran, des kontraktilen Teils sowie des Zytoskeletts.

Die N-terminale Domäne von Dystrophin ist mit dem filamentösen Aktin, einem Bestandteil des Zytoskeletts, verbunden. Der Anfangsteil der C-terminalen Domäne von Dystrophin bindet β-Dystroglykan, das über α-Dystroglykan an α2-Laminin bindet. Die Syntrophine binden an den letzten Teil der C-terminalen Domäne von Dystrophin.

Duchenne-Muskeldystrophie

▶ **Synonyme.** DMD, maligne Dystrophinopathie.

▶ **Definition.** Es handelt sich um eine X-chromosomal rezessiv vererbte Dystrophinopathie. Aufgrund von Mutationen im Dystrophin-Gen, die zu einer Leserasterstörung bei der Transkription und somit zur gestörten Dystrophinsynthese führen, fehlt Dystrophin oder ist stark vermindert.

Ätiologie und Pathogenese: Ursache sind Mutationen im Dystrophin-Gen auf dem kurzen Arm des X-Chromosoms bei Xp21 (in 60% der Fälle größere Deletionen, in 5–10% Duplikationen, in ca. 30% Punktmutationen). Die Folge ist ein Dystrophingehalt der Skelettmuskulatur unter 5% der Norm. Der Dystrophinmangel führt zum Abbau anderer Proteine im DGK und zu progredientem Verlust der Muskelfasern. Zwei Drittel der Patienten erben die Mutation von der Mutter, die Konduktorin ist, bei einem Drittel liegt eine Neumutation vor, die in über 50% durch ein Keimzellmosaik bei der Mutter entsteht.

Häufigkeit: Die Inzidenz bei männlichen Neugeborenen beträgt 1 : 3500, die Prävalenz liegt bei 1 : 25 000. Die DMD macht über 50% der Muskeldystrophien aus.

Klinik: Die DMD manifestiert sich zwischen dem 1. und 6. Lebensjahr, betrifft zuerst den Beckengürtel, später den Schultergürtel und ist progredient. Aufgrund der Muskelschwäche im Beckengürtel- und Oberschenkelbereich lernen die Patienten oft verspätet zu laufen, der **Gang** ist **unsicher**, sie stolpern und stürzen häufig. Rasches Laufen und Treppensteigen fällt schwer, **Rennen** ist **niemals** möglich. Beim Aufstehen vom Boden aus Rückenlage drehen sich die Jungen in die Bauchlage, nehmen die Vierfüßlerstellung ein und stützen sich beim Aufstehen mit den Händen zunächst an den Unter-, dann an den Oberschenkeln ab (**Gowers-Phänomen**, Abb. 20.44a). Häufig sind eine **betonte Lendenlordose** und **Spitzfüße** sowie **(Pseudo)hypertrophie der Wadenmuskulatur (Gnomenwaden)** (Abb. 20.44b,c). Diese Symptome finden sich bei 90% der Patienten im Alter von 5 Jahren. Gleichzeitig oder wenige Jahre später führt Muskelschwäche der oberen Extremitäten beim Hochheben der Arme zum Seitwärtsgleiten der Schulterblätter bzw. zum Abstehen von der Thoraxwand (**Scapulae alatae**, Abb. 20.44c). Die Muskeleigenreflexe der obere Extremtät verschwinden früh, ebenso der Patellarsehnenreflex, während der Achillessehnenreflex erhalten bleibt. 5–10 Jahre nach Erstmanifestation wird der Patient gehunfähig; 95% der Patienten sind mit 12 Jahren rollstuhlabhängig. In diesem Stadium tritt meist innerhalb eines Jahres eine progrediente Skoliose auf (Abb. 20.44d). Diese reduziert die Vitalkapazität, die ohnehin jährlich sinkt, da die **Atemmuskulatur** auch betroffen ist. Hypoxämie tritt zunächst nachts (Alpträume), später auch tagsüber auf (Kopfschmerzen, „Einnicken"). Der Herzmuskel ist meist mitbetroffen: Im Alter unter 10 Jahren besteht eine präklinische, über 10 Jahren meist eine klinisch relevante **Kardiomyopathie**. Eine nicht progrediente **Intelligenzminderung** besteht bei etwa 30% der DMD-Patienten; **endokrine Störungen** sind inkonstant: Häufig besteht ein Minder- bzw. Kleinwuchs noch unklarer Ätiologie; die Patienten sind grundsätzlich fortpflanzungsfähig.

Diagnostik: Hinweise auf die Diagnose geben die **Anamnese** (in der Regel nur Jungen betroffen), die **erhöhte Konzentration der CK im Serum** (regelhaft > 1000 U/l), die massiv erhöhte Echogenität im **Myosonogramm** und **myogene EMG-Veränderungen** (Abb. 20.37b). Die **Muskelbiopsie** zeigt ein dystrophes Bild (Abb. 20.38b). Entscheidend ist **immunhistologisch** die fehlende bzw. spurenhafte Expression von Dystrophin (Abb. 20.45) bzw. die fehlende Dystrophinbande im Western-Blot. **Molekulargenetisch** sind bei 65–70% der Patienten Deletionen nachweisbar, durch Spezialmethoden weitere kleine Deletionen und Duplikationen.

Duchenne-Muskeldystrophie

◀ Synonyme

◀ Definition

Ätiologie und Pathogenese: Ursache sind Mutationen im Dystrophin-Gen bei Xp21. Der Dystrophingehalt der Skelettmuskulatur liegt unter 5% der Norm. Der Dystrophinmangel führt zu progredientem Muskelfaserverlust. $2/3$ der Patienten erben die Mutation von der Mutter (**Konduktorin**), bei $1/3$ liegt eine Neumutation vor.

Häufigkeit: Die Inzidenz bei männlichen Neugeborenen beträgt 1 : 3500. Die DMD macht über 50% der Muskeldystrophien aus.

Klinik: Muskelschwäche im Oberschenkel- und Beckenbereich führen zu
- verzögerter motorischer Entwicklung
- **Gangunsicherheit** und Stürzen
- Problemen beim raschen Laufen und Treppensteigen
- **Unvermögen zu rennen**
- **Gowers-Phänomen** (Abb. 20.44a)
- **Lendenlordose, Spitzfüßen** (Abb. 20.44b)
- **(Pseudo)hypertrophie der Wadenmuskulatur** (Gnomenwaden, Abb. 20.44c)
- **Scapulae alatae** (Abb. 20.44c).

Ein fehlender Patellarsehnen- bei erhaltenem Achillessehnenreflex ist die Regel. 5–10 Jahre nach Erstmanifestation werden die Patienten gehunfähig, mit 12 Jahren sind 95% **rollstuhlabhängig**. Dann treten innerhalb eines Jahres eine progrediente **Skoliose** (Abb. 20.44d) und zunehmende Hypoxämie, erst nachts, dann auch tagsüber, auf. Bei Patienten über 10 Jahren besteht meist eine klinisch relevante **Kardiomyopathie. Intelligenzminderung** und **Klein- oder Minderwuchs** können auftreten.

Diagnostik: Hinweisend sind **Anamnese**, **erhöhte CK** (> 1000 U/l), **Myosonogramm**, **myogene EMG-Veränderungen** (Abb. 20.37b) und das dystrophe Bild des **Muskelbiopsats** (Abb. 20.38b). Entscheidend sind die **Immunhistologie** (stark verminderte oder fehlende Dystrophinexpression, Abb. 20.45) und die **Molekulargenetik** (Deletionen in ca. 70% der Fälle, durch Spezialmethoden weitere kleine Deletionen und Duplikationen).

20.44 Beispiele klinischer Befunde bei Duchenne-Muskeldystrophie

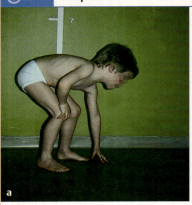
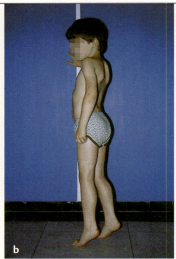
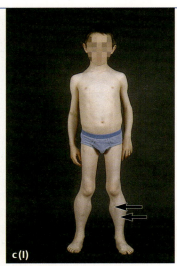
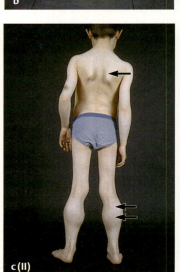
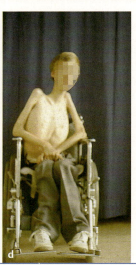

a Gowers-Phänomen bei Duchenne-Muskeldystrophie (5-jähriger Junge).
b Deutliche Hyperlordose der Lendenwirbelsäule, deutliche Wadenhypertrophie und Kontrakturen der Fußgelenke mit Spitzfüßen bei Duchenne-Muskeldystrophie (8-jähriger Junge).
c Atrophie der oberen Extremitäten, Scapulae alatae (→) und massive Wadenhypertrophie (Gnomenwaden, ⇉) bei Duchenne-Muskeldystrophie (10-jähriger Junge).
d Progrediente Kyphoskoliose bei Duchenne-Muskeldystrophie. 16-jähriger Junge mit DMD. Bei ausgeprägter Muskelschwäche und -atrophie besteht seit 3 Jahren Rollstuhlabhängigkeit.

20.45 Dystrophinexpression in normaler Skelettmuskulatur und bei Duchenne-Muskeldystrophie

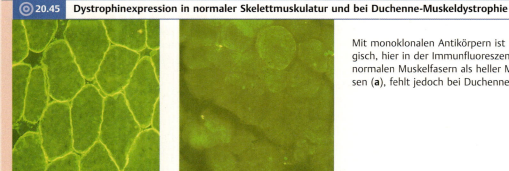

Mit monoklonalen Antikörpern ist Dystrophin immunhistologisch, hier in der Immunfluoreszenz, an quer geschnittenen normalen Muskelfasern als heller Membransaum nachzuweisen (**a**), fehlt jedoch bei Duchenne-Muskeldystrophie (**b**).

Differenzialdiagnose: Kongenitale Myopathien, periphere Neuropathien und spinale Muskelatrophien sind abzugrenzen. **(Pseudo)hypertrophie der Muskulatur** kommt bei der Becker- und myotonischen MD, bei chronischer Polymyositis und spinaler Atrophie Typ III vor. Besonders **Sarkoglykanopathien** können eine DMD imitieren.

Differenzialdiagnose: Kongenitale Myopathien, periphere Neuropathien und spinale Muskelatrophien können anamnestisch, klinisch, elektromyographisch, bioptisch und/oder molekulargenetisch abgegrenzt werden. **(Pseudo)hypertrophie der Muskulatur** kommt bei der Becker-Muskeldystrophie, bei chronischer Polymyositis, der myotonischen Muskeldystrophie und dem Typ III der spinalen Muskelatrophie vor (Abb. **20.39c**). Besonders **Sarkoglykanopathien** können eine DMD imitieren; sie können immunhistologisch und molekulargenetisch abgegrenzt werden.

Therapie: Sie ist symptomatisch. Neben **Krankengymnastik** sind frühzeitig, vom 5. Lebensjahr an, **kontrakturlösende Eingriffe** an Hüft-, Knie- und Fußgelenken indiziert. **Kortikosteroide** werden eingesetzt solange Gehfähigkeit besteht und die Nebenwirkungen, besonders Adipositas, Katarakt und Osteoporose, beherrschbar sind. Kortikosteroide und frühzeitige Operationen verzögern das Fortschreiten der DMD um ca. 3 Jahre und verbessern längerfristig die Lebensqualität. Bei **Kardiomyopathie** verabreicht man **ACE-Hemmer** und ggf. Digitalis, Diuretika und Acetylsalicylsäure. Bei **chronischer Hypoxämie** oder Hyperkapnie ist die **assistierte Beatmung** über Nasen- und/oder Mundmaske indiziert, bei **fortschreitender Kyphoskoliose** (Krümmungswinkel > 20° nach Cobb) die **operative Versteifung der Wirbelsäule**. Auch die psychischen und sozialen Belange der Patienten und Familien müssen Beachtung finden.

Prognose: Im Verlauf treten Kontrakturen sowie Wirbelsäulendeformitäten auf, spätestens 10 Jahre nach Manifestation wird der Patient gehunfähig. Der Tod tritt bei ca. 75% der Patienten in der zweiten Hälfte des 2. Lebensjahrzehnts, sonst in der 3. Dekade ein, überwiegend durch Ateminsuffizienz, seltener durch Herzversagen. Ob die oben genannte symptomatische Therapie die Lebensdauer verlängern kann, ist derzeit nicht abschließend zu beurteilen.

Prophylaxe: Hauptpunkte der genetischen Beratung sind
- den Eltern die Bedeutung des X-chromosomalen **Erbgangs** und der **Spontanmutationen** klarzumachen,
- Heterozygote (**Konduktorinnen**) durch Stammbaumanalyse, indirekte und direkte Genotypanalyse zu erfassen, ihre Symptomatik (Muskelschwäche und Wadenhypertrophie in 10% der Fälle, myokardiale Veränderungen, erhöhter CK-Wert, erhöhtes Narkoserisiko bei Verwendung von Triggersubstanzen der Malignen Hyperthermie, S. 875) zu dokumentieren und sie zu beraten,
- die **Pränataldiagnostik** mit den Eltern zu besprechen (bei bekannter Dystrophin-Gen-Mutation in der Familie direkte, sonst indirekte Genotypdiagnostik).

▶ **Klinischer Fall.** Ein 3-jähriger Junge wird wegen Verdachts auf eine Hepatopathie aufgenommen, da GOT und GPT i. S. mit 217 bzw. 263 U/l erhöht sind. Hinweise für eine Lebererkrankung fehlen jedoch; statt dessen ergeben sich aus der Anamnese Anhaltspunkte für eine verzögerte motorische Entwicklung: Sitzen mit 12 und freies Laufen mit 24 Monaten. Die Wadenmuskulatur ist hypertroph, das Gangbild ungeschickt. Die CK i. S. ist mit 18700 U/l deutlich erhöht. In der Familienanamnese gibt es keine Hinweise auf neuromuskuläre Erkrankungen. In der weiteren Diagnostik zeigt die Myosonographie eine generalisierte massive Echogenitätsanhebung, die Muskelbiopsie ein dystrophes Bild. Dystrophin ist immunhistologisch nicht nachzuweisen. Molekulargenetisch ist eine Deletion der Exons 45–53 nachzuweisen, die bei der Dystrophinsynthese zu einer Leseraststörung führt. Die Daten belegen eine Duchenne-Muskeldystrophie des Oberschenkels. Die symptomatische Therapie umfasst die Physiotherapie konservative bzw. operative orthopädische Maßnahmen, Überwachung der kardialen und pulmonalen Funktionen, ggf. eine Steroid-Langzeittherapie. Eine genetische Beratung ist zu empfehlen, um den X-chromosomal rezessiven Erbgang mit der Familie zu erörtern, den möglichen Konduktorinnenstatus der Mutter und der Schwester zu belegen/auszuschließen und die mögliche Pränataldiagnostik zu besprechen.

Becker-Muskeldystrophie

▶ **Synonym.** BMD, mildere Form der Dystrophinopathie.

▶ **Definition.** Die BMD ist eine X-chromosomal rezessiv vererbte Dystrophinopathie mit Mutationen im Dystrophin-Gen ohne Leseraststörungen. Sie manifestiert sich meist zwischen dem 5. und 15. Lebensjahr mit Muskelschwäche und betrifft zunächst den Beckengürtel, später den Schultergürtel. Sie zeigt überwiegend eine leichte Progredienz, so dass die Patienten meist durchschnittlich 30–50 Jahre lang gehfähig bleiben und die Lebenserwartung bei durchschnittlich 35–52 Jahren liegt. Das Spektrum der Symptomatik ist breit.

Ätiologie und Pathogenese: Ursache sind Gendefekte auf dem X-Chromosom, allel zum Duchenne-Genort Xp21. Ca. 90% der Deletionen verursachen keine Leserasterverschiebung, so dass ein teilweise funktionstüchtiges Protein exprimiert wird. Haben die Patienten Töchter, sind diese immer Konduktorinnen.

Häufigkeit: Die Inzidenz liegt bei ca. 1 : 16 000 männlicher Geburten, die Prävalenz bei 1 : 17 000.

Klinik: Sie ähnelt der DMD, doch manifestiert sie sich meist später und schreitet langsamer voran. Bei der **klassischen Form** tritt Muskelschwäche zuerst im **Beckengürtel** auf, 2–15 Jahre später in der oberen Extremität, häufig bestehen **Wadenhypertrophie** (Abb. **20.46a**) und **Veränderungen am Herzen** (keine Korrelation zur Skelettmuskulatur!). Im Gegensatz zur DMD fehlen Kontrakturen und Skoliosen meist, Intelligenzminderung ist seltener (10% der Fälle) und restriktive Lungenveränderungen sind die Ausnahme.

Häufigkeit: Die Inzidenz liegt bei ca. 1 : 16 000 männlicher Geburten, die Prävalenz bei 1 : 17 000.

Klinik: Sie ähnelt der Duchenne-Form, doch manifestiert sie sich meist später (Häufigkeitsgipfel 5–15 Jahre) und schreitet langsamer voran. Zu den Leitsymptomen s. u. Bei der **klassischen Form** tritt Muskelschwäche zuerst im **Beckengürtel** auf, 2–15 Jahre später gefolgt von Muskelschwäche im Schulter- und Oberarmbereich; **Wadenhypertrophie** ist häufig (Abb. **20.46a**). Die Herzmuskulatur ist häufig mitbetroffen: Unter 16 Jahren findet sich bei 17% der Patienten keine, über 30 Jahren bei allen Patienten eine Herzbeteiligung (Kardiomyopathie, Rhythmusstörungen, unspezifische Schädigung). Die Veränderungen am Herzen korrelieren nicht mit dem Schwächegrad der Skelettmuskulatur. Im Unterschied zur DMD fehlen Kontrakturen (mit Ausnahme der oberen Sprunggelenke), Skoliose und andere Deformitäten meist, sie treten nur nach längerer Rollstuhlabhängigkeit auf. Intelligenzminderung ist ebenfalls seltener (bei 10% der Patienten IQ < 70). Restriktive Lungenveränderungen sind die Ausnahme.

20.46 Becker-Muskeldystrophie

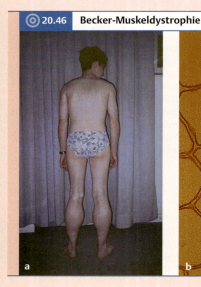
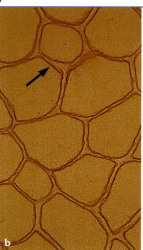
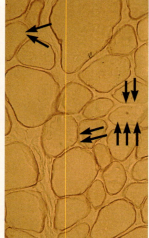

a 16-jähriger Junge mit deutlicher Wadenhypertrophie beidseits.
b Dystrophinexpression bei Becker-Muskeldystrophie im Vergleich zu normaler Skelettmuskulatur. Mit monoklonalen Antikörpern ist Dystrophin immunhistologisch, hier immunhistochemisch, an quer geschnittenen normalen Muskelfasern als bräunlicher Membransaum nachzuweisen (→), bei Becker-Muskeldystrophie jedoch nur unvollständig (⇉) oder an einzelnen Fasern gar nicht (⇉) vorhanden.

▶ **Leitsymptome**

▶ **Leitsymptome.** Asymptomatische CK-Erhöhung, belastungsinduzierte Myalgien und/oder Muskelkrämpfe, episodische Myoglobinurie nach Belastung, Quadrizepsmyopathie, isolierte Kardiomyopathie, klassische Form mit proximaler Muskelschwäche, assoziierte distale Muskelschwäche, intermediäre Form (Symptomatik zwischen DMD und BMD).

Diagnostik: Die Diagnose wird durch die **Anamnese**, das **klinische Bild**, die **CK-Erhöhung im Serum**, das **myogene EMG** und die Muskelbiopsie gestellt. Entscheidend ist die **Immunhistologie:** Dystrophin ist diskontinuierlich vorhanden (Abb. **20.46b**), die Bande im Western-Blot schmal oder verschoben. Häufig sind Mutationen des Dystrophin-Gens nachzuweisen.

Diagnostik: Die Diagnose wird durch die **Anamnese** (in der Regel nur Jungen betroffen), das **klinische Bild**, die meistens **erhöhte Konzentration der CK im Serum**, **myogene EMG-Veränderungen** und die Muskelbiopsie mit dystrophem Bild gestellt. Entscheidend ist die **Immunhistologie** (Abb. **20.46b**): das im Muskelbiopsat diskontinuierlich vorhandene Dystrophin bzw. die schmale oder verschobene Dystrophinbande im Western-Blot. Molekulargenetisch sind bei 65–70% der Patienten Deletionen oder Duplikationen im Dystrophin-Gen nachzuweisen.

Differenzialdiagnose: Polymyositis, spinale Muskelatrophie Typ III, autosomal vererbte Gürtelformen der MD, metabolische Myopathien.

Differenzialdiagnose: Abzugrenzen sind die Polymyositis, die spinale Muskelatrophie Typ III und autosomal vererbte Gürtelformen der MD. Bei Wadenhypertrophie außerdem Glykogenose Typ II (Saure-Maltasemangel), Glykogenose V (McArdle Krankheit), zentronukleäre und Central-Core-Myopathie beachten.

Therapie: Sie besteht in **Physiotherapie**. Evtl. sind operative Eingriffe (Achillessehnenverlängerung, Herztransplantation) oder ein Herzschrittmacher nötig.

Therapie: Sie besteht in **Physiotherapie**. Evtl. sind operative Eingriffe nötig, insbesondere eine Achillessehnenverlängerung. Bei Rhythmusstörungen kann ein Herzschrittmacher, bei Kardiomyopathie eine Herztransplantation indiziert sein.

Prognose: Bei der klassischen Form tritt Gehunfähigkeit im Alter zwischen 30 und 40 Jahren ein, bei früher Manifestation in der 1. oder 2. Dekade. Die Patienten sterben im Alter zwischen 2–90 (durchschnittlich 45) Jahren überwiegend an Herzversagen.

Prophylaxe: Sie entspricht der bei DMD. Bei Töchtern von Vätern mit BMD ist eine genetische Beratung angezeigt (Konduktorinnen!).

Myotonische Muskeldystrophie

▶ **Synonym.** Dystrophia myotonica (DM1) Curschmann-Steinert.

▶ **Definition.** Autosomal-dominant vererbte Kombination einer Muskeldystrophie mit Myotonie und multisystemischen Veränderungen, zu denen häufig Katarakt, Gonadenatrophie und Innenohrschwerhörigkeit zählen. Die Erkrankung manifestiert sich meist im frühen Erwachsenenalter (adulte Form), selten beim Neugeborenen (kongenitale Form) oder im Kindesalter (infantile Form).

Ätiologie und Pathogenese: Ursache ist eine abnorme **Vermehrung einer Trinukleotidfolge** von Cytosin-Thymin-Guanin (**CTG**) in der Genregion für die Myotonin-Proteinkinase auf Chromosom 19q. Gesunde haben CTG-Frequenzen von 5–27, Patienten Frequenzen von 50 bis über 2000, die von Generation zu Generation zunehmen; dies praktisch nur bei mütterlicher Vererbung, die Weitergabe größerer CTG-Komplexe durch kranke Vätern an ihre Kinder wird dagegen gehemmt. Unterschiedliche CTG-Frequenzen erklären eine ungleiche Penetranz in betroffenen Familien und die von Generation zu Generation frühere Manifestation (**Antizipation**). Die **Myotonie** ist auf einen überexprimierten speziellen Kaliumkanal **und/oder erhöhte Natriumleitfähigkeit** zurückzuführen. Der Pathomechanismus ist noch unklar, jedoch unterschiedlich von dem bei der Myotonia congenita (s. unten).

Häufigkeit: Die Prävalenz der kindlich-adulten Form beträgt 1:8000, die Inzidenz der kongenitalen Form bis 1:3500. Neumutationen sind selten.

Klinik: Die kongenitale und die kindliche bzw. adulte Form sind in Tab. **20.15** gegenübergestellt.

Diagnostik: Hinweise ergeben die Familienanamnese, die Leitsymptome und die Befunde bei der Mutter (Aktivitäts- und Perkussionsmyotonie [S. 872], Myotonie im EMG, Abb. **20.47c**). In 98% der Fälle lässt sich die Diagnose durch die direkte DNA-Genotypanalyse sichern. Die kongenitale Form zeigt eine CTG-Repeat-Länge von 500–2000, spätere Formen von 100–1000.

20.15 Hauptsymptome bei kongenitaler und kindlicher bzw. adulter Dystrophia myotonica (DM1) nach statistischer Häufigkeit

kongenitale DM	kindliche bzw. adulte DM
Fazialisparese beidseits	Müdigkeit, Kraftlosigkeit, Intelligenzminderung
muskuläre Hypotonie	Muskelatrophie/-schwäche im Gesicht und distal betont
psychomotorische Retardierung	Katarakt
psychische Retardierung	Innenohrschwerhörigkeit
Trinkschwäche	Stirnglatze
Klumpfuß	Myotonie (Hand, Auge, EMG-Befund)
Atemstörungen	Hodenatrophie, Menstruationsstörung
Polyhydramnion	Dysarthrie
Kindsbewegung vermindert	Kardiomyopathie, Atemstörung

Differenzialdiagnose: Bei kongenitaler Form sind andere Ursachen des **Hypotoniesyndroms** (s. Tab. 20.8), bei späterer Manifestation **Myotonien mit distal betonter Symptomatik** (s. S. 872) und die **proximale Form** der myotonischen MD (PROMM, DM2) mit Lokalisation auf Chromosom 3q (Erbgang auch autosomal-dominant, Katarakt, Myotonie) abzugrenzen.

Therapie und Prognose: Sie besteht in **Physiotherapie**, ggf. heilpädagogischer Förderung, evtl. auch operativen Maßnahmen (bei Klumpfuß oder Katarakt). Bei Narkosen ist **Succinylcholin** zu **meiden**. Bei Gabe von Succinylcholin kann eine potenzierte Myotoniereaktion auftreten mit Gefahr anhaltender Ateminsuffizienz. Bei der kongenitalen Form sterben 16 % der Patienten in der Perinatalzeit, die Übrigen im Alter unter 30 Jahren. Bei späterer Manifestation ist die Lebenserwartung evtl. nur gering verkürzt.

Weitere Formen der Muskeldystrophie

Hierzu zählen:
- **Muskeldystrophien (MD) mit Frühkontrakturen und Kardiomyopathie** (Typ Emery-Dreifuss), X-chromosomal-rezessiv bzw. autosomal-dominant vererbt.
- **Fazioskapulohumerale MD** (Typ Landouzy-Déjérine), autosomal-dominant vererbt
- **Gürtelformen der MD**, autosomal-rezessiv > -dominant vererbt
- **Distale MD**, autosomal-rezessiv und -dominant vererbt.

Diese selteneren MD manifestieren sich auch im Kindes-/Jugendalter und sind durch einen anderen Erbgang und/oder Phänotyp bzw. molekulare Spezialbefunde von Dystrophinopathien bzw. durch fehlende Myotonie von der myotonischen MD zu unterscheiden.

Nicht dystrophe Myotonien und periodische Paralysen (Ionenkanalkrankheiten)

▶ **Definition.** Myotonien und periodische Paralysen sind erbliche Erkrankungen der Skelettmuskulatur, die durch Über- oder Untererregbarkeit der Zellmembran hervorgerufen werden. Übererregbarkeit hat eine unwillkürliche Muskelsteifigkeit (Myotonie) zur Folge, die bei muskulärer Aktivität als Relaxationsstörung auftritt; Untererregbarkeit führt zu Muskelschwäche oder Lähmungen.

Ätiologie und Pathogenese: Ursache sind Mutationen, die zu fehlerhafter Funktion von Ionenkanälen (Chlorid-, Natrium- und Kalziumkanälen) führen.

Chloridkanalkrankheiten (Myotonia congenita)

Die Myotonia congenita (MC) tritt in einer autosomal-dominanten Form (**Thomsen;** Prävalenz ca. 1 : 400 000) und einer autosomal-rezessiv vererbten Form (**Becker;** Prävalenz < 1 : 50 000) auf.

Ätiologie und Pathogenese: Verschiedene Mutationen im Gen für den Chloridkanal der Skelettmuskulatur auf Chromosom 7q haben eine verringerte Aktivität des Chloridkanals zur Folge. Die reduzierte Chloridleitfähigkeit der Muskelfasermembran führt zu verminderter Stabilität des Ruhemembranpotenzials und so zur Übererregbarkeit. Diese äußert sich klinisch als **Myotonie**: Nach einer willkürlichen Muskelkontraktion, z. B. Faustschluss, kommt es zu einer tonischen Kontraktion und die Relaxation des Muskels ist verzögert, d. h. der Patient kann die Hand nur langsam öffnen. Die tonische Kontraktion kann durch Beklopfen der Muskulatur induziert werden (**Perkussionsmyotonie**, Abb. 20.47a). Das elektrophysiologische Korrelat der Myotonie ist eine repetitive Membrandepolarisation mit einer Aktionspotenzialserie, die im EMG als **Entladungsserie** (Abb. 20.47c) erfasst wird. Das Geräusch der Entladungen ähnelt dem des Startens von Motorrädern bzw. von tief fliegenden Flugzeugen. Bei Muskelaktivität führt die repetitive Entladung der Fasermembran zur Muskelsteife bzw. „aktiven" Myotonie.

20.2 Neuromuskuläre Erkrankungen

20.47 Myotonia congenita

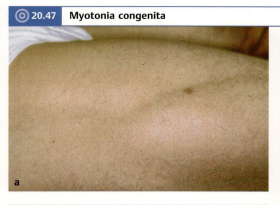
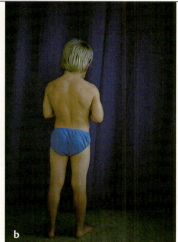
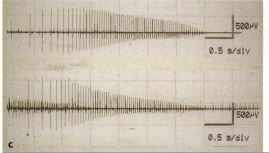

a Nach Perkussion deutliche Dellenbildung in der Muskulatur des rechten Oberschenkels.
b Typ Thomsen: 4-jähriger Junge mit Muskelsteifigkeit seit Geburt. Nach längerem Sitzen bestehen Schwierigkeiten beim Aufstehen mit ungeschickten und unsicheren Bewegungen. Perkussionsmyotonie an allen Extremitätenmuskeln. Die Mutter ist ebenfalls betroffen.
c Entladungsserie im EMG bei kongenitaler Myotonie. Hochfrequente, in der Amplitude abnehmende myotone Entladungen nach Perkussion.

20.16 Myotonia congenita (MC)

Charakteristika	MC Thomsen	MC Becker
Erbgang	autosomal-dominant	autosomal-rezessiv
Manifestation	von Geburt an	6 Jahre und später
transiente Muskelschwäche	keine	oft nach Muskelruhe
phänotypische Muskelentwicklung (Abb. 20.47 b)	sehr gut	sehr gut
häufiges Fallen, ungeschicktes Greifen	vorhanden	vorhanden
Schwierigkeiten beim Aufstehen und Gehen nach Ruhe (15–20 min)	vorhanden	vorhanden

Klinik: s. Tab. 20.16 und Abb. 20.47b.

Diagnostik: Die Diagnose wird durch Anamnese, klinisches Bild und EMG (myotone Entladungen) gestellt. Die Molekulargenetik ist noch kein Routineverfahren.

Therapie und Prognose: Die Gabe von Mexiletin, einem Lidocainabkömmling und Natriumkanalblocker (25 mg/kgKG/d), und Carbamazepin (200–600 mg/d) ist möglich, wird jedoch nur bei stärkst betroffenen Kindern und nur vorübergehend empfohlen.

Natriumkanalkrankheiten

Ursache der Natriumkanalkrankheiten sind Mutationen im adulten muskulären Natriumkanal. Die Folgen sind eine gestörte Inaktivierung des Kanals nach Depolarisation und somit ein vermehrter Natriumeinstrom in die Muskelzelle. Dies erklärt eine Zunahme der Symptomatik nach Muskelaktivität (**paradoxe Myotonie**). Aufgrund der erhöhten Natriumleitfähigkeit depolarisiert die Muskelfasermembran, wenn die extrazelluläre Kaliumkonzentration steigt bzw. bei Kälte und die Symptomatik nimmt ebenfalls zu. Die Inzidenz beträgt 2×10^{-5} für drei Formen der Natriumkanalkrankheiten. Ihre Klinik, Diagnose, Therapie und Prophylaxe sind in Tab. **20.17** dargestellt.

Klinik: s. Tab. 20.16 und Abb. 20.47b.

Diagnostik: Anamnese, klinisches Bild und EMG (myotone Entladungen).

Therapie und Prognose: Mexiletin (25 mg/kgKG/d, Natriumkanalblocker) und Carbamazepin sind Mittel der Wahl bei ausgeprägter MC.

Natriumkanalkrankheiten

Ursache sind Mutationen im adulten muskulären Natriumkanal. Folgen sind eine gestörte Inaktivierung des Kanals nach Depolarisation und somit ein vermehrter Natriumeinstrom in die Muskelzelle. Dies erklärt eine Zunahme der Symptomatik nach Muskelaktivität (**paradoxe Myotonie**), bei Anstieg der extrazellulären Kaliumkonzentration und Kälte (s. auch Tab. **20.17**).

20.17 Natriumkanalkrankheiten

Formen	Klinik	Diagnose	Therapie und Prophylaxe
Paramyotonia congenita (Eulenburg)	– paradoxe Myotonie mit Zunahme der Steifheit bei fortgesetzter muskulärer Aktivität – bei Kälte Zunahme der Myotonie mit oft folgender Muskelschwäche	– CK häufig erhöht – EMG mit myotonen Entladungen (Abb. **20.47c**) – Provokation mit Kühltest: 15 min bei 15 °C → zunehmende Muskelsteifheit	**Therapie:** Mexiletin blockiert defekte Natriumkanäle. Dauerbehandlung nicht notwendig; bei besonderen Anlässen (Feiern, Sport, Musik) Applikation 4 Stunden vorher, Optimum nach 3-tägiger Einnahme **Prophylaxe:** Kälte meiden
hyperkaliämische periodische Parese	– episodisch auftretende Lähmungsphasen oft in Ruhe nach Muskelaktivität bzw. kaliumreicher Nahrung – regelhaft erhöhte Kaliumwerte i. S. während der Episoden – in seltenen Fällen Myotonie vor einer Lähmung	– CK evtl. erhöht – bei Lähmung erhöhte Kaliumwerte i. S. (> 5 mM) – Provokation durch orale Kaliumgabe (0,1 g/kgKG Kaliumchlorid) unter EKG-Kontrolle	**Therapie:** Hydrochlorothiazid bzw. Acetazolamid **Prophylaxe:** keine muskuläre Anstrengung vor gutem Frühstück, längeres Sitzen durch Herumgehen unterbrechen, kaliumreiche Speisen meiden, häufig kleine kohlenhydratreiche Mahlzeiten
kaliumsensitive Myotonie	– ähnlich MC Thomsen, jedoch verstärkt orale Kaliumaufnahme die Myotonie	– Provokation durch Kaliumgabe (s. o.), Auftreten von Muskelsteifheit nach 20 min (**Cave:** Ateminsuffizienz!) – Kühltest negativ	**Therapie:** Mexiletin (s. o.), Acetazolamid oder Carbamazepin

Hypokaliämische periodische Parese (Kalziumkanalkrankheit)

Diese Krankheit mit autosomal-dominantem Erbgang wird durch Punktmutationen in der α-Untereinheit eines Kalziumkanals (Dihydropyridinrezeptor) auf Chromosom 1q verursacht (Pathomechanismus unklar). Sie muss differenzialdiagnostisch von der hyperkaliämischen periodischen Parese abgegrenzt werden. **Lähmungen** treten vom Kleinkindalter an episodisch betont nachts und morgens auf, bis hin zur schlaffen Tetraparese, wobei vorangehende körperliche Aktivität abends oder eine kohlenhydratreiche Mahlzeit provozierend wirken. Das Serumkalium ist dann vermindert. Schwere Attacken werden mit Kaliumgaben behandelt.

Metabolische Myopathien

Hierzu zählen Glykogenosen (s. S. 169), Mitochondriopathien einschließlich Lipidmyopathien sowie Störungen des Purinstoffwechsels und die maligne Hyperthermie.

Mitochondriopathien

▶ **Definition.** Mitochondriopathien sind Erkrankungen mit Defekten im mitochondrialen Energiestoffwechsel. Es treten Störungen der oxidativen Phosphorylierung, der mitochondrialen Dehydrogenasen und Transportsysteme, der oxidativen Energiegewinnung und der Substratsynthese auf.

Ätiologie und Pathogenese: Mutationen des mitochondrialen Genoms dominieren gegenüber Defekten in nukleären Genen. Mitochondriopathien treten spontan auf oder zeigen einen maternalen, autosomal-rezessiven oder autosomal-dominanten Erbgang.

Häufigkeit: Mitochondriopathien sind selten.

Klassifikation: Es können Mitochondrien der Skelettmuskulatur (**mitochondriale Myopathien**) und des Hirngewebes (**Enzephalomyopathien**) und anderer Organe (Herz, Niere, hämatopoetisches System, endokrine Drüsen, Fibroblasten) (**mitochondriale Zytopathie**) betroffen sein. Die **biochemische Klassifikation** unterscheidet Defekte des Lipidstoffwechsels, der Atmungskette, der oxidativen

20.2 Neuromuskuläre Erkrankungen

20.18 Klinische Klassifikation und Leitsymptome bei Mitochondriopathien

Krankheitsform	Klinik
mitochondriale Myopathien	Muskelschwäche (oft okulär, fazioskapulohumeral), Belastungsintoleranz und/oder Myalgien, Kardiomyopathie oder Dyspnoe, De-Toni-Fanconi-Debré-Sequenz (s. S. 431)
mitochondriale Enzephalomyopathien	
neonatale Form	Hypotonie, Apathie, Koma, Ateminsuffizienz, Laktatazidose
infantile, juvenile, adulte Form	allgemein: psychomotorische Retardierung und/oder Ataxie, periphere Neuropathie, Epilepsie, extrapyramidale Bewegungsstörungen, Minderwuchs, Schilddrüsenstörungen, Pseudohypoparathyreoidismus, De-Toni-Fanconi-Debré-Sequenz als Syndrom bzw. spezielles Krankheitsbild: s. S. 431

Phosphorylierung, des Pyruvatstoffwechsels, des Zitronensäurezyklus und des Malat-Aspartat-„Shuttles".

Klinik: s. Tab. **20.18**.

Diagnostik: Die Diagnose wird gestellt durch Anamnese (maternaler Erbmodus?), klinisches Bild und Laborbefunde: Laktatwerte im Blut, Urin und Liquor (erhöht?), Laktatwerte nach Körperbelastung (erhöht?), Blutgasanalyse und Ammoniak, Carnitin i. S., Muskelhistologie (z. B. Trichromfärbung – „Ragged-red-Fasern", Abb. **20.38f**, S. 858), Elektronenmikroskopie (Muskel), Messung der mitochondrialen Enzyme, Analyse des mitochondrialen Genoms, Analyse ausgewählter nukleärer Gene (Lipidstoffwechsel).

Therapie: Sie ist symptomatisch und besteht u. a. in der Gabe von Coenzym Q zur Steigerung der oxidativen Phosphorylierung.

Störungen des Purinstoffwechsels (Myoadenylatdeaminase-Mangel)

Der Myoadenylatdeaminase-(MAD-)Mangel wird autosomal-rezessiv vererbt und durch Mutationen im MAD-Gen auf Chromosom 1p bedingt. MAD desaminiert Adenosinmonophosphat im Purinnukleotidzyklus und ist bei körperlicher Aktivität für den Energiegewinn wichtig. Dieser Enzymdefekt führt häufig zu **belastungsabhängigen Myalgien** und muss differenzialdiagnostisch gegenüber Störungen der Glykolyse, Mitochondriopathien und der MD vom Typ Becker bedacht werden. Die Diagnose erfolgt mit dem nicht-ischämischen Unterarm-Arbeitstest (NH3 steigt nicht normal an), enzymhistochemisch in der Muskelbiopsie oder durch DNA-Analyse.

Therapie: Stärkere körperliche Belastung möglichst meiden; die Einnahme von D-Ribose vor körperlicher Belastung kann positiv wirken.

Maligne Hyperthermie

▶ **Definition.** Primäre Störung im Stoffwechsel des Skelettmuskels. Volatile Anästhetika und depolarisierende Muskelrelaxanzien triggern lebensbedrohliche Stoffwechselentgleisungen.

Bei anderen NME, besonders bei Duchenne-Muskeldystrophie, führen Triggersubstanzen einer MH ebenfalls zu MH-ähnlichen Reaktionen (Herzstillstand!).

▶ **Merke.** Bei **allen neuromuskulären Erkrankungen** sollten bei Narkosen **Triggersubstanzen einer MH** gemieden werden!

Ätiopathogenese: Autosomal-dominanter Erbgang. Es kommt zur überschießenden Freisetzung von Kalzium im Myoplasma und zu unkontrolliert ablaufenden Muskelkontraktionen. Weitere 6 Genorte sind mit der MH-Anlage assoziiert.

Häufigkeit: Die Prävalenz zur MH-Anlage liegt bei ca. 1 : 15 000 bei Kindern.

Klinik: Masseterspasmus, Tachykardie, Herzrhythmusstörungen, vertiefte Atemzüge, Zyanose, generalisierte Muskelrigidität, Verbrauchskoagulopathie, Temperaturerhöhung auf 39–41 °C.

Diagnostik: Klinik, CK-/Myoglobin-Erhöhung i. S., Myoglobulinurie. Bei Verdacht In-vitro-Kontraktur-Test.

Therapie: Triggersubstanzen eliminieren, Adaptation der Ventilation, 100% Sauerstoff, Dantrolen i. v., Azidosetherapie, allgemeine Kühlung mit Eis. Bei bekannter MH-Disposition genetische Beratung und Ausstellen eines Muskelpasses.

Ätiopathogenese: Autosomal-dominanter Erbgang. Besonders Mutationen im Ryanodinrezeptor auf dem langen Arm von Chromosom 19 führen zu längerer und häufigerer Öffnung des Kalziumkanals, sobald volatile Anästhetika oder depolarisierende Muskelrelaxanzien einwirken. Es kommt zur überschießenden Freisetzung von Kalzium im Myoplasma und zu unkontrolliert ablaufenden Muskelkontraktionen. Mindestens 6 weitere Genorte sind mit der MH-Anlage assoziiert.

Häufigkeit: Die Prävalenz für eine genetische Disposition zur malignen Hyperthermie liegt bei ca. 1 : 15 000 bei Kindern.

Klinik: Bei Triggerung einer MH-Reaktion kommt es häufig zu Masseterspasmus und innerhalb von Minuten zu Tachykardie, Herzrhythmusstörungen, vertieften Atemzügen, Zyanose, generalisierter Muskelrigidität, Verbrauchskoagulopathie und schließlich zu Temperaturerhöhung auf 39–41 °C, evtl. höher.

Diagnostik: Klinik, begleitet von einer pCO_2-Erhöhung, metabolischen Azidose, Hyperkaliämie, Verbrauchskoagulopathie, Erhöhung von CK und Myoglobin i. S. sowie Myoglobulinurie. Der **In-vitro-Kontraktur-Test** (indiziert bei Verdacht) wird an exzidierten Muskelfasern in einem Spezialbad durchgeführt, dem entweder Koffein oder Halothan in steigenden Konzentrationen zugeführt wird. Das Ergebnis ist MH-spezifisch, wenn dabei erhöhte Kontrakturen eintreten.

Therapie: Beseitigung der Triggersubstanzen, Adaptation der Ventilation, Gabe von 100% Sauerstoff. Dantrolen i. v., Pufferung der Azidose und allgemeine Kühlung mit Eis. Bei bekannter Disposition zur MH sollte eine genetische Beratung erfolgen und ein Muskelpass ausgestellt werden.

21 Unfälle und Vergiftungen im Kindesalter

21.1 Allgemeines

In der Altersgruppe der 1- bis 15-Jährigen sind Unfälle für etwa 45–50% der Todesfälle verantwortlich. Auf jeden tödlichen Unfall im Kindesalter kommen statistisch 10–20 Schwerverletzte und noch einmal die 10fache Zahl an Leichtverletzten. Etwa 20 000 Kinder verunglücken jährlich mit dem Fahrrad und ca. 20% aller Schädelverletzungen sind durch Fahrradunfälle bedingt. Psychosoziale Faktoren können die Unfallquote erhöhen, z.B. motorische Unruhe, Behinderungen, Ungeschicklichkeit, Selbstüberschätzung, aber auch innere Spannungen und Belastungen, Gedankenlosigkeit („Träumer"), familiäre Belastungen u. Ä. Unfälle führen oft zu irreversiblen körperlichen und geistigen Beeinträchtigungen. Jungen sind v.a. bei Unfällen im Straßenverkehr doppelt bis dreimal so häufig betroffen wie Mädchen, dabei ist die Gefahr tödlicher Verletzungen umso größer, je jünger das Kind ist. Bei den schweren Verletzungen stehen Unfälle im Straßenverkehr ganz im Vordergrund (Tab. **21.1**), gefolgt von Ertrinkungs- und Erstickungsunfällen (Letztere v.a. im Säuglingsalter), thermischen Läsionen (Verbrühungen und Verbrennungen) und anderen Unfällen im Haushalt (für 80% der Säuglingsunfälle verantwortlich). Eine tödliche Verletzung kann auch Folge von Kindesmisshandlung sein (s. S. 761).

▶ **Merke.** Unfälle und maligne Erkrankungen sind in Deutschland die häufigsten Todesursachen bei Kindern jenseits des 1. Lebensjahres.

21.1 Häufige Unfälle im Kindesalter

Säuglingsalter	Kleinkindalter	Schulalter
▪ Sturz vom Wickeltisch oder aus Tragetasche	▪ Vergiftungen/Ingestionen	▪ v.a. Unfälle im Straßenverkehr
▪ plötzlicher Kindstod	▪ Verbrühungen/Verbrennungen (Sturz in heißes Wasser oder Herunterziehen von Behältern mit heißer Flüssigkeit)	▪ Sportunfälle (z.B. Skaten) und Reitunfälle (nach dem 10. Lebensjahr) nehmen zu (40% aller Reitsportunfälle passieren Kindern < 14 Jahren)
▪ Ersticken unter Bettzeug		
▪ Erdrosseln		
▪ Sturz mit Gehfrei oder vom Hochstuhl	▪ Sturz aus der Höhe (Hochbett)	▪ Verbrennungen, Stromverletzungen, Insolation

21.1.1 Allgemeine Therapiemaßnahmen

Nach einem schweren Trauma ist das Leben des Kindes v.a. durch Schock und Störungen der Atmung gefährdet. Die Vitalfunktionen müssen unabhängig von Art und Ursache der Verletzung an der Unfallstelle gesichert werden (Tab. **21.2**).

▶ **Merke.** Bei relativ geringer Krafteinwirkung auf das Abdomen (stumpfes Bauchtrauma, 6–8% der Verletzungen) sind Nieren und Milz besonders gefährdet. Auf Prellmarken und Hämatome im Abdominalbereich muss daher geachtet werden. In der Klinik sollte sofort eine Ultraschalluntersuchung erfolgen (evtl. wiederholt). Auf einen Hämoglobin-/Hämatokritabfall und Anstieg der Leukozyten (> 10 000/μl) ist ebenso zu achten wie auf Blut im Urin oder eine Erhöhung der Urinamylase (Pankreasbeteiligung).

21.2 Allgemeine Notfallmaßnahmen

1. Verletztes Kind aus der Gefahrenzone bringen.
2. Überprüfen und Sichern der Vitalfunktionen: ABC-Regel (Freimachen der **A**temwege, **B**eatmung, ausreichende **C**irkulation) anwenden. Bei Atemstillstand sofort künstliche Beatmung beginnen (Mund zu Mund oder Mund zu Nase, besser mit Beatmungsbeutel, Näheres s. S. 396). Soweit notwendig und möglich sollte intubiert und nach Absaugung beatmet werden.
3. Bei Bewusstlosen mit erhaltenen Vitalfunktionen stabile Bauchseitenlagerung, zur Verbesserung des venösen Rückstromes Hochlagerung der Beine. Bei Herzstillstand extrathorakale Herzmassage (Näheres s. S. 396) sowie Adrenalin 0,01–0,05 mg/kgKG i.v., evtl. nach 5 min wiederholen. Bei Bradykardie und Asystolie Atropin 0,02 mg/kgKG.
4. Bei arterieller Blutung mit sauberem Tuch abdrücken, ebenso das Gebiet proximal der Verletzungsstelle, dann Anlegen eines elastischen Kompressionsverbandes (z.B. Blutdruckmanschette).
5. Schock- und Azidosebehandlung mit Humanalbumin 5%ig, Ringerlaktatlösung oder 0,9%iger NaCl-Lösung 20 ml/kgKG. Ggf. Gabe von NaHCO$_3$ (8,4%ig, ca. 1 mmol/kg geschätztes KG).
6. Schmerzbekämpfung z.B. mit Dolantin 0,6–1,2 mg/kgKG alle 4 h (i.m., s.c., i.v., oral), allerdings nicht bei Bewusstlosen. Bei Krämpfen Diazepam 0,5–1,0 ml oder Clonazepam 0,5–1 ml (oder mehr bei Bedarf) langsam i.v.
7. Bei Extremitätenfrakturen eignen sich aufblasbare Kramer-Schienen zur Erstversorgung und eine entsprechende Lagerung auf Vakuummatratze in Extension. Offene Thoraxverletzungen müssen luftdicht abgeschlossen, offene Wunden steril abgedeckt werden.
8. Während des Transports in die Klinik ist stets für ausreichende Sauerstoff- und Wärmezufuhr zu sorgen. Insbesondere bei polytraumatisierten Kindern ist die Klinik frühzeitig zu benachrichtigen, damit dort bereits notwendige Vorbereitungen durchgeführt werden können.

21.2 Häufige Unfälle

21.2.1 Verbrühungen und Verbrennungen

Ätiologie und Pathogenese: Es handelt sich um häufige Unfälle, bei denen Hitze auf Haut oder Schleimhäute einwirkt. Verbrühungen und Verbrennungen werden in 80% der Fälle durch heiße Flüssigkeiten verursacht, seltener durch heiße Dämpfe oder offene Flammeneinwirkung (Grillunfälle, Explosionen) oder Bügeleisen bzw. heiße Herdplatten. Beim Kleinkind kann es durch Herabziehen von Töpfen mit heißem Wasser, Tee o.Ä. oder durch Rückwärtsfallen in große Gefäße mit heißem Wasser zu ausgedehnten Verbrühungen kommen. Auch an die Möglichkeit der Kindesmisshandlung ist zu denken (s. S. 761). Durch den Schock und den großen Plasmaverlust (v.a. in den ersten 4–6 h) sowie durch ein Hirnödem und Wundinfektionen können lebensbedrohliche Komplikationen entstehen.

Bereits bei Hitzeschäden von 10% der Körperoberfläche können beim Kind manifeste Schocksymptome auftreten. Dem schmerzbedingten neurogenen Schock folgt der durch intravasalen Volumenmangel verursachte **Verbrennungsschock** mit Wasser-, Salz- und Eiweißverlust in das Interstitium bei erhöhter Kapillarpermeabilität. Die hieraus resultierende Hypovolämie und -natriämie sowie Über- oder Fehlinfusionen können vor allem in den ersten 3 Tagen zu Nierenversagen, Lungen- und Hirnödem führen. Der Energiebedarf der Kinder ist erhöht, sie sind stark infektionsgefährdet und es können sich Wundinfektionen oder eine Sepsis entwickeln. Diese Komplikationen treten jedoch meist erst in der 2. bis 3. Woche auf. Zu beachten ist, dass bei adäquater Behandlung die Ödeme rückresorbiert werden und daraus eine Hypervolämie und -natriämie resultieren.

Klinik: Die **Schwere** der Gewebeschädigung wird durch die **Ausdehnung** (Neunerregel, Abb. 21.1) und die **Tiefe der Läsionen** bestimmt. Als grober Anhalt kann die Regel gelten, dass die Handinnenfläche des Kindes etwa 1% der Körperoberfläche entspricht.
Die Klassifikation unterscheidet 3 Schweregrade (Abb. 21.2):

Grad I: Schmerzhafte Rötung und Schwellung der betroffenen Hautareale.

Grad II: Blasen, nässende Hautstellen. Die Hautanhangsgebilde sind erhalten, das Schmerzempfinden ist intakt.

21.2 Häufige Unfälle

⊙ 21.1 Neunerregel (nach Wallace)

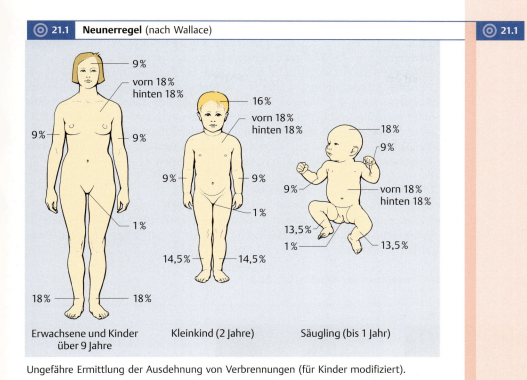

Erwachsene und Kinder über 9 Jahre | Kleinkind (2 Jahre) | Säugling (bis 1 Jahr)

Ungefähre Ermittlung der Ausdehnung von Verbrennungen (für Kinder modifiziert).

⊙ 21.2 Verbrennungen und Verbrühungen

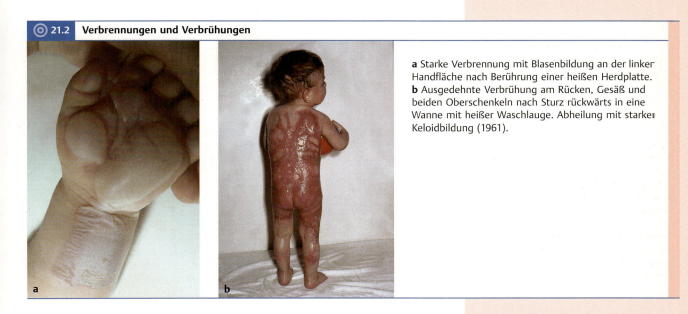

a Starke Verbrennung mit Blasenbildung an der linken Handfläche nach Berührung einer heißen Herdplatte.
b Ausgedehnte Verbrühung am Rücken, Gesäß und beiden Oberschenkeln nach Sturz rückwärts in eine Wanne mit heißer Waschlauge. Abheilung mit starker Keloidbildung (1961).

Grad III: Große Brandblasen, weißgraue Nekrosen der gesamten Dermis und Subdermis mit Hautanhangsgebilden. Die Schmerzempfindung kann vollständig aufgehoben sein. Eine Epithelregeneration ist nicht mehr möglich. Die Gefahr eines Schocks besteht hier schon bei einer Ausdehnung der Wundfläche von < 10 %.

Allgemeine Behandlungsprinzipien:
1. Am Unfallort die Hitzeeinwirkung möglichst schnell durch kaltes Wasser unterbrechen (Spülung mit kühlem Wasser über 10–20 Minuten und so oft bis der Schmerz nachlässt). Durch diese Maßnahmen wird eine Schmerzlinderung erreicht und damit die Schockgefahr reduziert. Die Kleidung sollte soweit wie möglich entfernt werden.

Grad III: Große Blasen, Nekrosen, auch Anhangsgebilde sind betroffen. Die Schmerzempfindung kann aufgehoben sein.

Allgemeine Behandlungsprinzipien:
1. Hitzeeinwirkung möglichst schnell durch kaltes Wasser unterbrechen (Spülung mit kühlem Wasser über 10–20 Minuten). Kleidung entfernen.

2. **Schmerzbekämpfung**

3. **Flüssigkeitszufuhr zur Schockprophylaxe**

4. **Erstversorgung der Wunden:** Größere Wundflächen abdecken mit sterilem oder zumindest sauberem Tuch oder Bettlaken, evtl. auch Metallinebrandtücher.

5. Bei Wunden < 5 % KoF z. B. Brandgele oder Polyvidon-Jod-Verbände.

Die **Klinikeinweisung** ist indiziert bei Verbrennungen I. Grades > 15 % KOF und II. Grades > 5 % KOF, Abb. 21.3.

Zur **Therapie in der Klinik** s. Tab. 21.3.

2. **Schmerzbekämpfung** mit Pethidin 0,6 – 1,2 mg/kgKG i. v. (alle 4 h), bei stärkerer Unruhe zusätzlich Atosil oder Neurocil (je 1 mg/kgKG).

3. **Flüssigkeitszufuhr zur Schockprophylaxe** entweder oral bei kleinflächigen Verbrennungen (5 – 8 %) mit einer hypotonen NaCl-Lösung (1 TL NaCl auf 1 l Wasser) oder, falls möglich, i. v. Infusion mit 0,9 %iger NaCl-Lösung, vor allem bei langen Transportwegen über 30 – 40 Minuten in die nächste Kinderklinik.

4. **Erstversorgung der Wunden:** Größere Wundflächen abdecken mit sterilem oder zumindest sauberem Tuch oder Bettlaken, evtl. auch Metallinebrandtücher, falls vorhanden. Kein Öl, Mehl, Puder oder Salben auftragen!

5. Bei Wunden < 5 % Körperoberfläche können Brandgele bzw Verbände mit Polyvidon-Jod (Betaisodona) o. Ä. verwendet werden.

Die **Klinikeinweisung** ist indiziert bei
- Verbrennungen/Verbrühungen I. Grades > 15 % KOF
- Verbrennungen/Verbrühungen II. Grades > 5 % KOF bzw. immer bei Beteiligung von Gesicht, Händen, Füßen und Genitale im Säuglings- und Kleinkindalter (Abb. 21.3).

Zur **Therapie in der Klinik** s. Tab. 21.3.

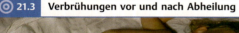

21.3 Verbrühungen vor und nach Abheilung

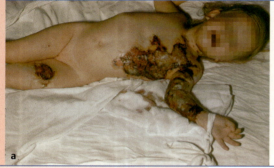
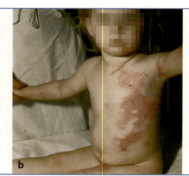

a 14 Monate altes Kleinkind mit Verbrühung der linken vorderen Thoraxfläche und des linken Armes sowie einer kleinen Stelle am linken Oberschenkel durch Herabziehen einer mit heißem Tee gefüllten Kanne. Verbrühungen II. (z. T. III.) Grades.
b Abheilung nach 4 Wochen mit Depigmentation der Haut und leichter Keloidbildung.

21.3 Therapie von Verbrennungen/Verbrühungen in der Klinik

1. **Schmerzbekämpfung** mit Pethidin (z. B. Dolantin, 0,6 – 1,2 mg/kgKG i. v.), Fentanyl, 2 – 3 μg/kgKG langsam i. v. (auch i. m. möglich) oder Ketamin 0,2 – 0,5 mg/kgKG (auch i. m. möglich) im 4 – 6-Std.-Intervall.

2. **Schockbekämpfung** mittels Infusionen zur Substitution von Flüssigkeiten, Elektrolyt- und Eiweißverlusten mit 400 ml 5 %iger Glukose, 40 mmol NaCl und 40 ml Albumin 20 %ig: Von dieser Lösung werden 3 – 5 ml × kgKG × % verbrannter Oberfläche i. v. innerhalb der ersten 24 h verabreicht (modifizierte Regel nach Evans). Zu dieser Flüssigkeitsmenge kommt der physiologische Erhaltungsbedarf hinzu (s. S. 65). Der Flüssigkeitsbedarf am 1. Tag ist besonders hoch, am 2. und 3. ist er geringer und beträgt im Allgemeinen nur $1/3$ bis $1/2$ der berechneten Infusionsmenge des 1. Tages. Prednison ist nur bei Schocksymptomen erforderlich 2 – 5 mg/kgKG/d oder als Einzeldosis mit 20 – 40 mg/kgKG.

3. **Antibiotikatherapie** ist bei nicht infizierten Wunden primär nicht erforderlich, jedoch sind wiederholte Wundabstriche nötig, um dann evtl. gezielt antibiotisch behandeln zu können.

4. **Urinausscheidung:** Durch Legen eines Blasenkatheters muss zur genauen Berechnung der Flüssigkeitsbilanzierung die Urinausscheidung gemessen und evtl. Furosemid gegeben werden.

5. **Tetanusprophylaxe:** Ohne bekannte vorausgegangene Impfung wird simultan immunisiert mit 250 IE Tetanus-Hyperimmunglobulin (Tetagam) i. m. und 0,5 ml Tetanol, ansonsten nur Tetanol, falls in den letzten 5 Jahren Tetanol gegeben wurde (bei kompletter Grundimmunisierung). Es wird empfohlen, anstelle von Tetanol den Kombinationsstoff Td (TD) zu verabreichen, um den Schutz vor Diphtherie gleichzeitig aufzufrischen!

6. **Lokalbehandlung:** Mit unterschiedlichen Modifikationen (Polyvidon, Tannin- oder 10 %ige Silbernitratlösung), Lagerung auf Metalline oder steriler Bettwäsche. An den Extremitäten, vor allem bei Kleinkindern, werden Gazeverbände angelegt. Bei ausgedehnten tiefen Läsionen muss nach 2 – 3 Wochen, gelegentlich auch früher, die Spalthauttransplantation erwogen werden.

7. **Pflege** bei 24 – 25 °C Raumtemperatur unter aseptischen Kautelen mit Einmalkittel, Mundschutz und sterilen Handschuhen.

Prognose: Thermische Läsionen > 10 % KOF haben eine ernste Prognose, Lebensgefahr besteht bei 30 – 40 % betroffener KOF (v. a. bei Kleinkindern).

Prognose: Alle thermischen Läsionen, die mehr als 10 % der Körperoberfläche betreffen, haben eine ernste Prognose. Sind 30 – 40 % der Körperoberfläche betroffen, besteht Lebensgefahr durch Schock, Hirnödem oder Sepsis. Das Risiko ist umso größer, je jünger das Kind ist.

21.2.2 Hitzekollaps/Hitzschlag

▶ **Definition.** Starker Anstieg der Körpertemperatur durch anhaltende Wärmezufuhr bei ungenügender Möglichkeit der Wärmeabgabe. Gleichzeitig kommt es zum Flüssigkeits- und Salzverlust mit Gefahr der Ausbildung eines Hirnödems.

Ätiologie und Pathogenese: Die Ursachen sind vielfältig, z. B. zu warm eingepackter Säugling in überhitztem Raum, Zurücklassen im sonnenüberwärmten Pkw, körperliche Belastung bei hoher Außentemperatur und überhöhter Luftfeuchtigkeit, starke Sonneneinstrahlung. Auch durch eine Überdosis von Atropin oder Scopolamin kann es zu einer Störung der Wasser-/Wärmeregulation kommen.
Durch den Wärmestau steigt die Körpertemperatur auf 40 °C und mehr an (gefährlich > 41,5 °C). Die starke Wärme und deren behinderte Abgabe führen zusammen mit dem Verlust von Salzen und Flüssigkeit zum Hitzekollaps und schließlich zum Schock sowie zum **intrazerebralen Ödem**. Es können auch **Hitzekrämpfe** auftreten.

Klinik: s. Tab. 21.4.

21.4 Symptome bei Hitzekollaps und Hitzschlag

	Hitzekollaps	Hitzschlag
Temperatur	normal	stark erhöht (Hyperthermie > 40 °C)
Haut	blass, kalt, schweißig	gerötet, heiß, trocken (im Schock grau-zyanotisch)
Puls	bradykard	tachykard
Blutdruck	erniedrigt	anfangs große Amplitude, dann Abfall
sonstige Symptome	Erbrechen möglich	Kopfschmerzen, Abgeschlagenheit, Meningismus, Benommenheit, Krämpfe, schließlich Bewusstlosigkeit

Therapie: Hochlagerung mit erhöhtem Kopf und Oberkörper; Abkühlung (besonders beim Hitzschlag) mit kalten Umschlägen oder Abkühlungsbad. Klinische Beobachtung ist erforderlich.
Bei Verdacht auf Hirnödem oder Auftreten von Krämpfen Gabe von 1 mg/kgKG Dexamethason als Bolus, außerdem ausreichende Flüssigkeits- und Elektrolytzufuhr. Bei erhaltenem Bewusstsein ist dies oral möglich, ansonsten i. v. Die Vitalfunktionen müssen überwacht werden.

Prognose: Die Prognose ist abhängig vom Therapiebeginn und von der Ausprägung des Hirnödems.

21.2.3 Ertrinkungsunfall

Allgemeines: Ertrinken ist die zweithäufigste Ursache für tödliche Unfälle im Kindesalter, wobei Jungen häufiger betroffen sind. In der Bundesrepublik ertrinken jährlich bis zu 200 Kinder im Alter von 1–15 Jahren, darunter sind die Hälfte im Kleinkindalter (Swimmingpool ≈ 50–90 %). Auch in Flachgewässern können ältere Säuglinge und Kleinkinder bis etwa zum 15. Lebensmonat ertrinken.

Ätiologie und Pathogenese: Durch den sog. Tauchreflex entstehen reflektorisch durch Glottisverschluss Apnoe und Kreislaufzentralisation. Der Glottiskrampf löst sich erst nach längerer Dauer der Asphyxie, dann gelangt Wasser in die Atemwege und in die Lunge **(= primäres Ertrinken)**.

Bei **Süßwasseraspiration** kommt es durch Eindringen des hypotonen Wassers in den Kreislauf (Hydrämie) zu einer Hyponatriämie und infolge Hämolyse zur Hyperkaliämie. Die Hypervolämie verursacht **nach etwa 24–30 h ein Lungenödem (= sekundäres Ertrinken)** und ist mit einer hohen Letalität belastet. Die Aspiration von **Salzwasser** führt zum Eintritt hypertoner Flüssigkeit in die Alveolen und konsekutiv zum Flüssigkeitsaustritt aus dem Lungengewebe in die Alveolen, sodass bereits **primär** ein **Lungenödem** mit Hypervolämie und Hypernatriämie entsteht.

In beiden Fällen wird die Funktion der Lunge durch diese Schädigung erheblich eingeschränkt. Hypoxie und Azidose beeinträchtigen Herz und Kreislauf und führen zu Hirnödem und Nierenversagen. Meist besteht eine Hypothermie, die die Aussichten auf eine erfolgreiche Reanimation wesentlich verbessert. Allerdings kann bei Abkühlung < 30 °C Kammerflimmern auftreten.

Therapie: Wichtigstes Ziel ist die Erhaltung bzw. Wiederherstellung der Vitalfunktionen (ABC-Regel, s. S. 396).

Mit der Reanimation muss sofort begonnen werden und diese ggf. über eine lange Zeit (> 1 h) beibehalten werden. Das Kind muss intubiert und beatmet (wiederholt absaugen!) auf dem schnellstmöglichen Weg unter Fortsetzung der Reanimationsbemühungen (Einzelheiten s. S. 395) in die Klinik transportiert werden. In der Klinik Überdruckbeatmung mit positivem endexspiratorischem Druck (PEEP). Bei bestehendem Hirnödem Kopfhochlagerung mit 30–50° und Hyperventilation sowie Thiopentalgabe (Barbituratspiegel 2,5–3,5 µg/ml). Außerdem muss eine Pneumonieprophylaxe mit Breitbandantibiotika erfolgen.

Prognose: Sie ist abhängig von der Dauer des Aufenthaltes im Wasser und vor allem von der Wassertemperatur sowie der richtigen und konsequenten Erstversorgung. Bei starker Unterkühlung ist ein Überleben ohne Schädigung auch nach mehr als 15–20 min Aufenthalt im Wasser möglich. Bei normaler Wassertemperatur und einem Aufenthalt über 5 min besteht jedoch kaum Aussicht auf ein Überleben ohne Gehirnschädigung.

21.2.4 Elektrounfall

Allgemeines: Folgende Ursachen kommen in Betracht:
- Niederspannungsunfall < 1000 Volt
- Hochspannungsunfall ≥ 1000 Volt
- Blitzschlag (≙ Hochspannungsunfall mit 3–200 Millionen Volt).

Die meisten Elektrounfälle werden durch Haushaltsstrom verursacht. Dieser ist besonders gefährlich (220 V, 50–60 Hz Wechselstrom), da er Kammerflimmern auslösen kann.

Klinik: An den Ein- und Austrittsstellen des Stromes entstehen die sog. **Strommarken**. Es handelt sich hierbei um kleine lokale Verbrennungen (v. a. an Händen, Lippen und Zunge), die allerdings nicht obligat vorhanden sein müssen. Bei **Starkstromunfällen** kommt es häufig zu **tiefgehenden Gewebezerstörungen** bis hin zur Verkohlung, insbesondere in der Muskulatur. Bei kurzem Kontakt treten Störungen des Allgemeinbefindens mit Schwindel, Benommenheit (selten bis zur Bewusstlosigkeit), Seh- und Sprachstörungen, selten auch zerebrale Krampfanfälle auf. In Abhängigkeit vom Ausmaß des Gewebeuntergangs kann es zur Hämo- und Myoglobinurie kommen und in der Folge zur Niereninsuffizienz **(Crush-Syndrom).**

Therapie: Der Verletzte muss sofort von der Stromquelle getrennt werden (ohne eigene Gefährdung)! Falls möglich wird der Strom abgeschaltet, ansonsten muss das Kind mit Hilfe eines nicht stromleitenden Gegenstandes (z. B. trockenes Holzstück, Ledergürtel o. Ä.) vom Stromkreis getrennt werden. Anschließend Überprüfung der Vitalfunktionen und bei Atemstillstand mit künstlicher Beatmung und sofortiger Herzmassage beginnen. Danach rasche Klinikeinweisung zur weiteren Intensivtherapie (Azidoseausgleich, Intubation und Beatmung,

Hirnödemtherapie [v.a. nach Starkstromunfällen]). Die Lokalbehandlung richtet sich nach den Anweisungen bei Verbrennungen (s. S. 879 f).

Prognose: Bei Unfällen mit Niederspannungsstrom (z. B. Badewannenunfälle) ist ein tödlicher Ausgang durch Kammerflimmern möglich, bei einem Unfall mit Hochspannungsstrom liegt die Letalität bei 20–30%, bei Blitzschlag bei 50%.

21.2.5 Hundebissverletzungen

Allgemeines: Hundebissverletzungen haben gerade bei Kindern in den letzten Jahren zugenommen. Im Gegensatz zum Erwachsenenalter, wo v.a. die Extremitäten betroffen sind, stehen bei Kindern Verletzungen des Kopf- und Halsbereiches mit ca. 80% im Vordergrund. Ursache sind meist familieneigene Hunde (v.a. Schäferhunde, Kampfhunde). Der Biss erfolgt in bis zu 80% unvermutet.
In der überwiegenden Zahl handelt es sich um Kinder unter 10 Jahren (etwa 40%) mit einem deutlichen Gipfel zwischen 5 und 9 Jahren, Jungen sind häufiger betroffen als Mädchen.

Klinik: Die Verletzungen können oberflächlich bis tiefgehend sein. Möglich sind Muskelverletzungen evtl. mit Substanzdefekten sowie Gefäß-, Nerven- und Knochen- und perforierende Schädelverletzungen. Hundebissverletzungen können tödlich sein.

Therapie: Auch wenn die Verletzung relativ harmlos erscheint, sollte das Kind sofort dem Arzt vorgestellt werden. Die Versorgung ausgedehnter Wunden sollte in Intubationsnarkose nach gründlicher Wundreinigung mit H_2O_2 durchgeführt werden. Eine Antibiotikatherapie ist nur bei immungeschwächten Kindern erforderlich und wenn die Wundversorgung erst 12–24 h nach der Verletzung stattgefunden hat. Bei **Tollwutverdacht** wird die Wunde mit möglichst viel Tollwutantiserum umspritzt und aktiv/passiv immunisiert. Der **Tetanusimpfschutz** muss gewährleistet sein. Bei schweren Bissverletzungen am Schädel sollte eine Röntgenuntersuchung vorgenommen werden.

Prognose: Sie ist abhängig vom Umfang der Verletzungen, von der primären Versorgung und schließlich vom Auftreten von Infektionen, die aber meist verhütet werden können.

21.3 Vergiftungen

21.3.1 Allgemeiner Teil

▶ **Definitionen**
Ingestion: Aufnahme eines Gegenstandes in den Magen-Darm-Kanal ohne primäre klinisch manifeste Allgemeinsymptome (z. B. Münzen).
Intoxikation: Aufnahme einer Substanz, die früher oder später zu einer toxischen Wirkung führen kann und das Allgemeinbefinden mehr oder minder stark, gelegentlich lebensbedrohlich beeinflusst.

Häufigkeit: Ingestionsunfälle kommen überwiegend im Alter von 1–4 Jahren vor allem bei Jungen vor (ca. 60%). Vergiftungen machen etwa 1% der Gesamtunfälle aus, etwa 1000/Jahr sind davon lebensbedrohlich und 20 enden tödlich.

Ätiologie: Neben mangelnder elterlicher Aufklärung und Aufsicht sind Unerfahrenheit, Neugier und Entdeckerdrang die häufigsten Ursachen für Ingestionsunfälle. Vergiftungen entstehen durch:
- akzidentelle Einnahme einer Substanz
- absichtliche Gifteinnahme (Medikamentenüberdosierung) oder mehrere gleichzeitig aufgenommene Medikamente, z.B. Hypnotika und Psychopharmaka in suizidaler Absicht (Mädchen sind 3-mal so häufig betroffen wie Jungen)

An Substanzen kommen in Betracht: ca. 42% Arzneimittel, 26% Haushaltmittel, 17% Pflanzenschutz- und Düngemittel sowie andere chemische Substanzen, 8% Pflanzen und giftige Pilze, Alkohol, Nikotin.

Die Unfälle treten gehäuft nachmittags und im Wohngebiet der Kinder auf. Schwere Symptome finden sich bei 10%, leichtere Verläufe bei etwa 25%, für 65% der Betroffenen besteht kaum eine Gefahr.

- absichtliche Verabreichung von z. B. Toxinen durch die Eltern (z. B. Münchhausen-by-proxy-Störung, s. S. 760) oder andere Personen (in der Absicht, das Kind zu schädigen oder zu töten)
- versehentliche Überdosierung von Medikamenten im Rahmen einer Therapie („therapeutischer Unfall").

Verantwortliche Substanzen sind:
- 42% Arzneimittel (kindersichere Verpackungen sind noch zu selten)
- 26% Haushaltmittel (z. B. Reinigungsmittel, Säuren, Laugen, Lösungsmittel, Waschmittel, Farben, Kosmetika)
- 17% Pflanzenschutz- und Düngemittel sowie andere chemische Substanzen
- 8% Pflanzen und giftige Pilze; Alkohol, Nikotin (Zigaretten, Tabak).

Häufige **Unfallorte** sind Küche, Schlaf- und Wohnzimmer, Bad und Garten, seltener der Hof. **Unfallzeit** ist meist die Wachzeit der Kinder (v. a. der Nachmittag). In 10% der Fälle finden sich schwere Symptome, in 25% sind es leichtere Verläufe und in 65% sind wegen der Ungefährlichkeit der eingenommenen Substanzen keine Symptome zu erwarten (z. B. auch bei schneller Entdeckung und Behandlung des Ingestionsunfalls).

▶ **Merke.** Jede unklare Bewusstseinstrübung oder Bewusstlosigkeit sowie plötzlich auftretende unerklärliche Symptome bei zuvor unauffälligen Kindern müssen an eine Vergiftung denken lassen.

▶ Merke

Klinik: s. Tab. 21.5.

Klinik: s. Tab. 21.5.

21.5 Klinische Allgemeinsymptome, die auf eine Vergiftung hinweisen

	Symptome	mögliche Ursachen
ZNS	Bewusstlosigkeit	Sedativa, Narkotika, Salizylate, zyklische Antidepressiva, Kohlenmonoxid (CO)
	Ataxie	Alkohol, Phenytoin, zyklische Antidepressiva, Theophyllin
	Verhaltensstörungen	LSD, Ecstasy, Cannabis, Phencyclidin (PCP), Amphetamin, Alkohol, Kokain
Atmung	Atemfrequenz erhöht	Amphetamin, Aspirin, CO, Zyanide, Ethylenglykol
	Atemfrequenz vermindert	Alkohol, Narkotika, Barbiturate
Herz/Kreislauf	Tachykardie	Atropin, Aspirin, β_2-Sympathomimetika, Theophyllin, Antidepressiva, Ecstasy
	Bradykardie	Digitalis, Narkotika, β-Blocker, Ca^{2+}-Antagonisten, Clonidin, Pilzvergiftungen
Gastrointestinaltrakt	„Bauchkrämpfe"	Arsen, Blei, Thallium
	Durchfall	Arsen, Eisen, Borsäure
	Obstipation	Blei, Narkotika, Botulinumtoxin
	Salivation	organische Phosphatverbindungen, Salizylate, Strychnin
	trockener Mund	Amphetamine, Anticholinergika, Antihistaminika
Haut	Erythem	Anticholinergika, Quecksilber, Borsäure, Zyanide
	sehr warme, trockene Haut	Anticholinergika, Botulinumtoxin
	Haarausfall	Thallium, Arsen, Blei, Quecksilber
Augen	Miosis	Narkotika, Pilzvergiftungen (Muskarin!); Clonidin, Phenothiazine, organische Phosphatverbindungen
	Mydriasis	Atropin, Alkohol, Amphetamin, Kokain, Antihistaminika, zyklische Antidepressiva, CO
	Nystagmus	Barbiturate, Phenytoin, CO, Alkohol
	starker Tränenfluss	Gase, Dämpfe, organische Phosphatverbindungen
	Sehstörungen	Methanol, Botulinumtoxin, CO
Geruch	Alkohol	Äthanol
	Aceton	Methanol, Isopropylalkohol, Salizylate
	Bittermandel	Zyanide
	knoblauchähnlich	Thallium, Arsen, organische Phosphatverbindungen

Erste-Hilfe-Maßnahmen

Bei **schweren** Vergiftungen mit Bewusstseinseintrübung muss sofort Elementarhilfe (**vor** Giftelimination) zur Aufrechterhaltung der Vitalfunktionen geleistet werden. Außerdem müssen Giftnotrufzentrale – die bundeseinheitliche Rufnummer ist Ortsvorwahl plus 19240 – und Notarzt angerufen werden. Beim bewusstlosen Kind darf kein Erbrechen ausgelöst werden; es muss in Seitenlagerung so rasch wie möglich mit ärztlicher Begleitung in eine Klinik transportiert werden.

Die aufgenommene Substanz (auch Inhaltsgefäß, Verpackung, Pflanzenteile, evtl. auch schon Erbrochenes oder Spontanurinprobe) ist zu asservieren und in die Klinik mitzunehmen. Eine Magenentleerung darf nur nach Beratung durch die Giftinformationsstelle oder den Haus- bzw. Notarzt erfolgen.

Bei **Giften, die über die Haut aufgenommen** werden (z.B. E 605, Fleckenwasser) muss das Kind ganz entkleidet, wiederholt abgeduscht und mit Seife gewaschen werden.

Bei Aufnahme von **Säuren und Laugen** das Kind viel Wasser, Fruchtsaft oder Tee trinken lassen. Bei Augenverätzungen ist bei offengehaltenem Lid 5–10 Minuten mit fließendem Wasser zu spülen. Danach muss der Patient zum Augenarzt gebracht werden.

Hilfreiche Internetadressen: www.giftnotruf.de, www.giftinfo.de.

Primäre Giftentfernung

Zur primären Giftentfernung (= Entfernung des Gifts vor Resorption der Noxe) stehen mehrere Möglichkeiten zur Verfügung:

- Für die **primäre Giftentfernung** hat sich die **Aktivkohle** mit ihrer großen wirksamen Absorptionsfläche (etwa 1500 m²/g Kohle) bestens bewährt. Sie wird in einer Dosis von 0,5–1 g pro kgKG gegeben. Wiederholte Gaben, vor allem bei Vergiftungen mit Antikonvulsiva, werden auch bei Kindern durchgeführt. Die Darmgeräusche sind nach Verabreichung der Aktivkohle zu überwachen (Ileusgefahr).

> ▶ **Merke.** Die Aspiration von Aktivkohle (Carbo medicinalis) ist unbedingt zu vermeiden, da sich diese rasch (wie Puder!) in den Bronchien und Alveolen ausbreitet (Gefahr der Bronchopneumonie).

- **Induziertes Erbrechen und Magenspülung** haben an Bedeutung verloren und werden kaum mehr eingesetzt. Das induzierte Erbrechen mit Ipecacuanha-Sirup (etwa 10 ml/kgKG trinken lassen) oder Apomorphin (0,1 mg/kgKG s.c.) oder Sirupus emetiars tritt meist 20–30 min nach der Einnahme auf. – Bei Apomorphin besteht die Gefahr der Hypotonie und Atemdepression. Wegen der möglichen Blutdrucksenkung sollte vorher Norfenefrin (0,2 mg/kgKG) verabreicht werden. Die Aponephrinwirkung kann nach dem Erbrechen durch Naloxon (0,02 mg/kgKG) aufgehoben werden. Die Magenspülung ist nur noch indiziert bei Einnahme lebensgefährlicher Substanzen, die nicht an die Aktivkohle resorbiert werden, wie z.B. Eisenpräparate (auch: Lithium, Kalium, Alkohol) ab einer Menge von > 30 mg/kgKG. Bei Bewusstlosigkeit muss das Kind vor der Magenspülung intubiert werden. **Kontraindikationen für Magenspülung und induziertes Erbrechen,** wie z.B. Laugen- und Säureverätzungen, Benzin, Waschmittel, Lösungsmittel und Tenside (Schaumbildner, ggf. vorherige Gabe von Dimethylpolysiloxan [Dimeticon] = Sab simplex zum Entschäumen) sind zu beachten.

> ▶ **Merke.** Die erste Portion des Aspirates (oder auch nachfolgende) müssen für toxikologische Untersuchungen sichergestellt werden!

Antidottherapie s. Tab. **21.6**.

21.6 Antidottherapie

Medikament	Wirkung bzw. Einsatz bei	Dosis
Adsorbenzien: Medizinal-Kohle, Paraffinum liquidum	Giftbindung (Phenobarbital, Digoxin, Theophyllin), Bindung fettlöslicher Gifte	0,5–1 g/kgKG alle 2–4 h
Atropinsulfat	Phosphorsäureester, Insektizide (E 605)	0,01 mg/kgKG i.v. bzw. 0,5–1 mg i.v. evtl. wiederholt geben 1 (–2) mg i.m. alle 5–10 Min. wiederholen
Biperiden (Akineton)	bei Psychopharmaka-Intoxikation mit extrapyramidalen Symptomen	0,04 mg/kgKG i.m. oder langsam i.v.
Diazepam	bei Krämpfen	2–5 (–10) mg i.m. oder i.v., auch rektal
Dimethylpolysiloxan/Dimeticon (Sab simplex)	bei waschaktiven Substanzen und Schaumbildnern	0,6–2 ml oral
Naloxonhydrochlorid (Narcanti)	bei Vergiftungen mit Morphinen und -abkömmlingen, Pethidin, Methadon, auch Pentazocin	0,01 mg/kgKG i.v., i.m. oder s.c., mehrfach
Dimethylaminophenol HCl (DMAP)	Zyanvergiftungen	3–4 mg/kgKG langsam i.v., danach Na-Thiosulfat
Desferroxamin (Desferal)	Eisenvergiftung	1 g/1000 ml 5% Glukose 15 mg/kgKG/h (maximal 6 g/24 h)
Dimercaprol (Sulfactin) bzw. D-Penicillamin (Metalcaptase)	As, Hg, Cu, Zn, Pb, Hg	4 × 2,5 mg/kgKG am 1. und 2. Tag, 15–25 mg/kgKG initial i.v., anschließend 15–25 mg/kgKG/d in 3–4 Dosen
N-Acetylcystein	Paracetamolvergiftung	initial 140 mg/kgKG in 5%iger Glukose i.v. über 15 min, dann 70 mg/kgKG, 4 h Abstand
Physostigminsalicylat	Atropin und andere cholinerg wirkende Substanzen	0,03 mg/kgKG (Säuglinge) 0,01 mg/kgKG i.v. (Schulkinder)
Thionin (Catalysin, BAL) Methylenblau, Ascorbinsäure	Vergiftungen, die zur Bildung von Methämoglobin führen: Nitrat, Nitrit, Anilin, Phenacetin	Säuglinge 3 mg i.v., Kleinkinder 7 mg i.v., Schulkinder 10 mg i.v. oder i.m., wiederholbar nach ½ bis 1 h

Sekundäre Giftentfernung

Unter sekundärer Giftentfernung versteht man die Giftentfernung nach erfolgter Resorption. Toxine, die in den enterohepatischen Kreislauf eingehen, können durch **Cholestyramin** eliminiert werden (Unterbrechung des Zyklus), Substanzen, die über die Lunge ausgeschieden werden, durch **Atemstimulation und intermittierende künstliche Beatmung,** für Toxine, die renal ausgeschieden werden können, hat sich die **forcierte Diurese** bewährt sowie **Hämoperfusion und Dialyse,** während die Blutaustauschtransfusion als belastender Eingriff nur sehr selten durchgeführt wird.

Sekundäre Giftentfernung

Unter sekundärer Giftentfernung versteht man die Giftelimination nach stattgefundener Resorption.

Stoffe, die in den enterohepatischen Kreislauf eingehen, können durch Unterbrechung dieses Zyklus mit **Cholestyramin** eliminiert werden. Substanzen, die über die Lungen ausgeschieden werden (Alkohol, Benzine, Farblösungsmittel, Tetrachlorkohlenstoff u.a.), kann man durch **Atemstimulierung oder intermittierende künstliche Beatmung** beseitigen. Der größte Teil der Toxine wird renal ausgeschieden, so dass **forcierte Diurese** indiziert ist (anzustrebende Harnmenge 4 l/m²/24 h).

Die **Hämodialyse** bzw. **Hämoperfusion** (größere Effizienz) eignet sich besonders zur Entfernung fettlöslicher Substanzen (z.B. Imipramin, Digoxin, Methaqualon). Substanzen mit einem Molekulargewicht zwischen 500 und 40000 können damit aus dem Blut entfernt werden. Die Blutaustauschtransfusion wird heute kaum mehr eingesetzt, da sie ein schwer wiegender und belastender Eingriff ist, dagegen hat sich die Plasmapherese in vielen Fällen als sehr wirksam erwiesen (z.B Digitoxin-, trizyklische Antidepressiva-, Phenprocoumonintoxikation).

21.3.2 Spezifische Vergiftungen und ihre Behandlung

≡ 21.7 Spezifische Vergiftungen und ihre Behandlung

Ursache der Vergiftung	Symptomatik	Sofortmaßnahmen	besondere Hinweise	Wirkmechanismus/Bemerkungen
Äthylalkohol Aufnahme alkoholhaltiger Getränke, aber auch Kosmetika, Parfums, Haar- und Rasierwässer (können zwischen 50 und 90% Äthanol enthalten), Brennspiritus, „homöopathische Medikamente" (ebenfalls hohe Alkoholkonzentration möglich)	rot-livides Gesicht, Schwindel, Übelkeit, Erbrechen, Benommenheit bis zur tiefen Bewusstlosigkeit bei Blutalkohol > 2‰: Hypoglykämiegefahr, bei 3–4‰: Thermo- und Kreislaufregulationsstörungen, Hirnödem	primäre Giftentfernung durch Auslösen von Erbrechen und Magenspülung. Bei Bewusstlosigkeit vorher Intubation. 20%ige Glukose (etwa 1 g/kgKG) in Elektrolytlösung infundieren; im Koma Versuch mit Naloxon 10 µg/kgKG i.v.	geringe Toleranz beim Kind kurzes Exzitationsstadium; Alkoholgeruch in der Ausatemluft kann fehlen	bei schweren Vergiftungen Hypoxie und Ketoazidose sowie Hypoglykämie, die in Verbindung mit der Hypothermie ein schweres klinisches Bild verursacht
Anticholinergika Überdosierung von Atropin, Spasmolytika, Antiemetika, Antiparkinsonmittel, Ophthalmika mit Atropin, Tollkirsche-, Stechapfel-, Binsenkraut-, Alraune-Ingestion. Trompetenbaum	hochrotes Gesicht, starke Temperaturerhöhung (meist > 40 °C), Mydriasis, Tachykardie motorische Erregung, Halluzinationen, Delir, Atemstörung, Koma	primäre Giftelimination: Magenspülung, Kohleinstillation **Antidot:** Pyridostigmin/Neostigmin 0,3–0,5 mg s.c., 0,01–0,1 mg/kgKG. Bei zentraler Symptomatik (Koma) 0,02–0,06 mg/kgKG Physostigmin-Salicylat; Blasenkatheter	Koma bei schwersten Vergiftungen mit mehr als 10 mg Atropinaufnahme. Wegen trockener Schleimhäute die Magensonde vor dem Einführen mit Öl oder Vaseline einfetten; physikalische Maßnahmen gegen Hyperthermie: Wasserkissen, Abkühlungsbad	die anticholinerge Wirkung beruht auf der kompetitiven Verdrängung des Acetylcholins von seinem Rezeptor; durch Hemmung der Acetylcholinesterase wird die Acetylcholinkonzentration an den Synapsen erhöht
Batterien sehr stabil, eigentliche Vergiftungen durch Inhaltsstoffe nicht bekannt, selten lokale Verätzung durch Elektrolytlösung der Batterie	Schmerzen im Hals- und Thoraxbereich; Nahrungsverweigerung, starker Speichelfluss; lokale Gewebeschäden	Röntgenaufnahme von Abdomen und Thorax, Hänge-Kopftieflage und Beklopfen des Rückens, falls Batterie im Ösophagus	kein Erbrechen auslösen, keine Magenspülung; wenn die Batterie im Ösophagus steckt, sofort endoskopisch entfernen; nach Passage der Kardia und des Pylorus besteht keine Gefahr mehr	Ballast- und flüssigkeitsreiche Kost befördert die Batterie fast immer via naturalis; erst nach 5–7 Tagen Verweildauer im Magen endoskopische Entfernung
Benzin/Benzol (organische Lösungsmittel) Trinken von Motor- oder Waschbenzin, Möbelpolitur, Lösungsmittel mit Benzin; Einatmen von Dämpfen (Toluol, Trichloräthylen, Xylol; „Schnüffelsucht") Fleckenwasser enthält halogenierte Wasserstoffe	typischer Geruch der Ausatemluft, Schwindel, Kopfschmerzen, Brechreiz, Erbrechen, (selten) Husten, Exzitation, gelegentlich Krämpfe, Koma. Aspirationspneumonie möglich und toxisches Lungenödem	kein Erbrechen auslösen, keine Magenspülung, bei Ingestion von 1–3 ml/kgKG primäre Giftentfernung nur in den ersten 30 min sinnvoll; danach Carbo medicinalis 5–10 g ingesamt	bei schwerer Aspiration PEEP-Beatmung, keine Katecholamine wegen Gefahr der Kammerflimmerns! Schnüffeln von Kohlenwasserstoffen ist oft mit gewalttätigem Verhalten assoziiert, Gefahr des ARDS auch bei geringen Mengen; daher stets stationäre Aufnahme	die Toxizität bei Aspiration ist wesentlich höher als bei Resorption, da über die Atemwege eine gute und rasche Aufnahme erfolgt (dagegen langsamere Resorption aus dem Verdauungstrakt)
Botulinustoxin (Botulismus) Ingestion des thermolabilen Exotoxins von Clostridium botulinum durch infizierte Nahrungsmittel	nach einer Latenz von 12–48 h gastrointestinale Beschwerden, trockener Mund, Hirnnervenausfälle (Ptose, Augenmuskellähmungen mit Akkommodationsstörungen, Schluck- und Zungenlähmung), starke Obstipation und generalisierte Muskelschwäche, keine Bewusstseinsstörung!	primäre Giftentfernung mit Aktivkohle und Glaubersalz. Gabe von **Botulismusantitoxin** so früh wie möglich: 3–4 ml/kgKG i.v. beim Säuglingsbotulismus 50 000 – 100 000 IE/kgKG/d. Penicillin über 1 Woche oder Metronidazol (Elimination der Erreger aus dem Darm!)	in ungenügend geräuchertem Schinken, Fleisch-, Wurst-, Fischwaren, aber auch in Käse- und Gemüsekonserven kann der Keim vorkommen. Gift ist im Blut, im Mageninhalt und infizierten Nahrungsmitteln nachweisbar. Alle Teilnehmer an der gleichen Mahlzeit müssen untersucht werden	es gibt verschiedene Toxintypen (A–G). Das Toxin blockiert die Acetylcholinfreisetzung an den Synapsen der efferenten parasympathischen Fasern und motorischen Nerven. **Botulismusantitoxin** wirkt nur bei *frühzeitiger Anwendung!*

Fortsetzung Tab. 21.7 ▶

21.7 Fortsetzung

Ursache der Vergiftung	Symptomatik	Sofortmaßnahmen	besondere Hinweise	Wirkmechanismus/ Bemerkungen
Codein meist akzidentelle Überdosierung durch codeinhaltige Hustensäfte, bei Säuglingen Dosen > 2–5 mg/kgKG bedrohlich, bei älteren Kindern > 5 mg/kgKG	Hautrötung, Erbrechen, Miosis, gelegentlich Gesichtsschwellung, Juckreiz, Ataxie, Unruhe, Tremor und Somnolenz; Atemdepression und Koma bei höheren Dosen (über 5 mg/kgKG). Cave: eine Atemdepression tritt evtl. erst nach 12 Stunden ein	bei Dosen < 2 mg/kgKG keine Magenentleerung, bei 2–5 mg/kgKG ist noch nach Stunden die Magenspülung und Gabe von Aktivkohle indiziert. Bei manifester Atemdepression Naloxon 10 µg/kgKG i. v. (evtl. wiederholt)	bei hohen Dosen Atemdepression durch direkte Einwirkung oder indirekt durch anhaltende Hypoxie	schnelle Resorption aus dem Verdauungstrakt; Ausscheidung nach Demethylisierung
Digitalis Digitalisüberdosierung oder Genuss Digitalis enthaltender Pflanzen (Oleander, Maiglöckchen, Fingerhut)	Übelkeit, Erbrechen, Schwindel, Sehstörungen (Farbsehen), Herzrhythmusstörungen (Extrasystolen, ventrikuläre Tachykardie, AV-Block [v. a. bei Säuglingen] etwa $1/2$–3 Stunden nach Aufnahme); im EKG ST-Streckensenkung und Abflachung der T-Welle, Thrombopenie!	primäre Giftentfernung, Ausgleich der Hypokaliämie durch orale Kaliumzufuhr, Diphenylhydantoin 5 mg/kgKG i. v. (auch Propafenon 0,5–1 mg/kgKG i. v.). Bei schwerer akzidenteller Intoxikation Digoxin-Antikörper i. v. (80 mg Antitoxin FAB binden 1 mg Digoxin); bei höhergradiger AV-Blockierung transvenöse Schrittmachersonde und Kohlehämoperfusion bzw. Digitalisantikörper	bei normaler Dosierung ist eine Intoxikation auch bei Niereninsuffizienz möglich, ebenso bei Kortikoidtherapie und Kaliummangel	bei bradykarden Rhythmusstörungen kann die Atropingabe versucht werden. Diphenylhydantoin wirkt antagonistisch auf die ATPase und ist bei ventrikulärer Tachykardie und Arrhythmie gut wirksam
Drogennotfälle Opiate (Heroin, Kokain), Haschisch, Marihuana (= Cannabis), LSD und DOM (= 2,5 Dimethoxy-4-Methylamphetamin)	Blutdruckabfall, Bewusstlosigkeit, Atemdepression, Krampfanfälle. Bei Kokain: Erregung, Enthemmung, Halluzinationen, Tachykardie, Koma, zentrale Atemlähmung	Diazepam 0,3–0,5 mg/kgKG oder Chloralhydrat 2–3 mg/kgKG. Bei drohender Atemdepression: Naloxon 10 µg/kgKG. Dosis in Abhängigkeit vom therapeutischen Effekt wiederholen; bei respiratorischer Insuffizienz PEEP-Beatmung	bei Kokainintoxikation kann klinisch ein ähnliches Bild wie bei der Thyreotoxikose entstehen. Auch allergische Reaktionen (anaphylaktischer Schock) sind möglich. Bei Opiatsüchtigen oft hohe Dosen von Narcanti erforderlich. Bei Tachykardie β-Rezeptorenblocker (Propranolol 0,01–0,05 mg/kgKG langsam i. v.)	LSD ist das wirksamste und am meisten missbrauchte Halluzinogen; es wird schnell aus dem Magen-Darm-Trakt resorbiert; bei Ingestion im Kindesalter stehen „akute Panikreaktionen" wie Schreien, Schwitzen, auch Gangunsicherheit im Vordergrund
Ecstasy (Amphetamin-Präparat): Methylendioxymethamphenitin (MDMA) („Designer drug")	Tachykardie, Blutdruckanstieg, Tremor, Schwitzen, Trismus, Panikattacken, Hyperthermie, Anfälle, Rhabdomyolyse, disseminierte intravasale Gerinnung (DIC)	viel Flüssigkeit oral (falls Patient nicht bewusstlos), bzw. als Infusion; physikalische Kühlung	evtl. Dantrolen bei starker, nicht beeinflussbarer Hyperthermie, Magnesiumsulfat: 2–4 mmol z. B. Mg-Disporal (1–2 Amp.) langsam i. v. (1 ml/min)	bei disseminierter intravasaler Gerinnung Blutdruckabfall. Nierenversagen bei den meisten Todesfällen beobachtet
Eisenintoxikation eisenhaltige Dragees, Säfte oder Tropfen	heftige Magenschmerzen und Erbrechen, schwärzliche Durchfälle in den ersten Stunden nach Ingestion, dann schwerer Schock (je nach Dosis), tonisch-klonische Krämpfe, Symptome der Leber- und Nierenschädigung	möglichst rasch Magenspülung, Gabe von 5%/100 ml NaHCO$_3$-Lösung sowie Desferroxamin max. 80 mg/kgKG/d i. m. (sehr schmerzhaft); Wiederholung je nach Fe-Spiegel; reichlich Flüssigkeit (auch Milch) geben; Azidose sowie Elektrolytstörungen ausgleichen	die Schwere der Intoxikation ist abhängig vom resorbierbaren Fe-(II)-Gehalt; wenn Fe-Spiegel die Fe-Bindungskapazität übersteigt, liegt eine schwere Intoxikation vor; Hämodialyse dann erforderlich	bei Nierenversagen kein Desferroxamin geben; tödlicher Verlauf ab 2 g Fe-(II)-Sulfat

Fortsetzung Tab. 21.7 ▶

21.7 Fortsetzung

Ursache der Vergiftung	Symptomatik	Sofortmaßnahmen	besondere Hinweise	Wirkmechanismus/ Bemerkungen
Herbizide/Insektizide Paraquat, Deiquat, Phenoxycarbonsäure, halogenierte Benzonitrile sind unterschiedlich gefährlich; DDT (Dichlordiphenyltrichloräthan), Alkylphosphate (E 605)	**Herbizide:** Verätzung der Haut und Schleimhäute, Nieren- und Leberinsuffizienz, später Lungenödem **Insektizide:** Miosis, Lungenödem, Koma, periphere Atemlähmung, Übelkeit, Erbrechen, Durchfälle, bronchiale Hypersekretion, Schweißausbrüche	primäre Giftentfernung mit reichlich Carbo medicinalis; viel Flüssigkeit trinken lassen; forcierte Darmspülungen mit hohen Einläufen; hochdosiert Atropin 1–2 mg i.m., dann Obidoxim (= Toxogonin), 3–4 mg/kgKG (bei Intoxikation mit Phosphorsäure öfter)	auch Spuren dieser Substanzen sind gefährlich, deshalb stets Kontakt mit erfahrenem Giftinformationszentrum aufnehmen; rascheste Klinikeinweisung, keine Katecholamine, da hierdurch die Giftwirkung verstärkt wird; bei Krämpfen Diazepam	Insektizide sind Cholinesterasehemmer, neurotrope Gifte, Blutgifte oder Ätz- und Stoffwechselgifte; Alkylphosphate und andere organische Phosphatsäureester hemmen die Cholinesterase, so dass eine endogene Acetylcholinvergiftung entsteht; Obidoxim aktiviert die Esterasen
Insektenstiche die Gifte verschiedener Insekten enthalten z.B. Histamin, Kinine, Enzyme (Hyaluronidase, Phospholipasen, saure Phosphatasen), Amine (z.B. Serotonin) und werden mit Stichen (oder Bissen) inokuliert	Insektenallergie vom Soforttyp I oft nur mit milden Symptomen wie Rötung, Juckreiz, Brennen, evtl. urtikarielles Exanthem oder auch schmerzhafte Schwellung an der Stichstelle, aber auch schwere anaphylaktische Reaktionen bis zum Schock mit Atemnot, Erbrechen, Tachykardie, Kreislaufkollaps, Asthma, Glottisödem sind bekannt (vor allem bei wiederholten Stichen)	Stachel vorsichtig entfernen (bei Bienen Stachel mit der Giftdrüse) und kühle Umschläge; Prednison 2 mg/kgKG (Rectodelt 100) bei starker Schwellung, Ruhigstellung der Gliedmaße **bei Schock:** Adrenalin 0,01 mg/kgKG (Adrenalinlösung 1:1000!) lokal und i.m. (evtl. sogar i.v.: Lösung 1:10000), Prednisolon 10–20 mg/kgKG; bei Bronchospasmus Adrenalin inhalieren lassen; Antihistaminika-Infusionen; evtl. Beatmung	es gibt auch eine Insektengiftallergie vom Spättyp; Symptome entwickeln sich nach 24–48 h (als entzündliche Infiltrate um die Stichstelle hier nur symptomatische Maßnahmen: Antihistaminika, evtl. lokal Glukokortikoide; Hyposensibilisierungsbehandlung als Therapie der Wespenstichallergie ist indiziert (Erfolgsrate 90–100%) – Antihistaminika wirken nicht sofort!	die Letaldosis für Bienengift beträgt 6 mg/kgKG; pro Stich werden 0,1 mg (als Trockensubstanz berechnet) appliziert; die Gifte (vor allem mehrere) können eine Hämolyse und sogar Nierenversagen auslösen
Kaliumpermanganat Ingestion von Kristallen oder konzentrierten Lösungen (z.B. als Badezusatz für Hautkrankheiten 1:1000–1:10000 verdünnt)	Verfärbung und Verätzung der Mundschleimhäute, ödematöse Schwellung der Schleimhäute, Gefahr des Glottisödems! Auch Spätperforationen (nach Tagen) bei Aufnahme von Kristallen	sofort primäre Giftentfernung aus Mund (evtl. auch Nase und Gehörgängen!), reichlich Flüssigkeit (auch Milch) trinken lassen; tiefe Verätzungen mit Perforation möglich; Ösophagoskopie mit der Frage der Steroidtherapie und zur Feststellung der Ausdehnung der Verätzung	schon eine Konzentration von 1:2000 (0,5%ig) führt zu Schleimhautirritationen; ab 1% Verätzungen; besonders gefürchtet ist die Ösophagusperforation nach Schlucken von Kristallen	Hyperkaliämien treten sehr selten auf, ebenso wenig erhöhte Mangankonzentrationen
Kohlenmonoxid (CO) CO entsteht nach unvollkommener Verbrennung (Rauch-, Auspuffgase mit CO-Gehalt 4–7%); z.B. Gasöfen, Kohleheizungen; aber auch: suizidale Absicht	ab 10% COHb Kopfschmerzen, ab 30% Schwindel, Brechreiz, Rausch- und Erregungszustände, ab 40% Bewusstlosigkeit, Krämpfe, unregelmäßige Atmung; ab 60%: Atemlähmung. Leukozytose; gelegentlich Hyperglykämie und metabolische Azidose	Vergiftete sofort an die frische Luft bringen; Atemhilfe bzw. künstlich beatmen mit 100% O_2 (Hyperventilation). Behandlung der Azidose und des Hirnödems (CO-Enzephalitis); bei starker Unruhe Sedierung. Spätschäden, vor allem bei jüngeren Kindern (geistige Entwicklungsbeeinträchtigung) sind möglich	CO hat eine etwa 270-mal höhere Affinität zu Hb und eine stabilere Bindung als O_2 und führt so zur Hypoxie; bei hohem COHb-Spiegel kann der pO_2 trotzdem normal sein	die Dissoziationskurve des Hb wird nach links verschoben, wodurch die Affinität des Sauerstoffs für Hb ansteigt und die O_2-Versorgung der Gewebe reduziert wird

Fortsetzung Tab. 21.7 ▶

21.7 Fortsetzung

Ursache der Vergiftung	Symptomatik	Sofortmaßnahmen	besondere Hinweise	Wirkmechanismus/ Bemerkungen
Laugenverätzung durch Ätzkalk, Kali- oder Natronlauge, Brezellauge (30% NaOH 1:10), Ammoniak; alkalische Abflussreiniger (auf Bauernhöfen)	**Grad I:** Schwellung und Rötung von Haut und Schleimhäuten **Grad II:** Schleimhautulzera, Fibrinbeläge, Mukosanekrosen **Grad III:** tiefgehende Gewebenekrosen, evtl. der gesamten Ösophaguswand	Wasser trinken lassen (Verdünnungseffekt), kein Erbrechen auslösen, keine Magenspülung! Ösophagoskopie, um Ausdehnung der Verätzung zu erkennen und evtl. mit Steroid zu behandeln; symptomatische Therapie, vor allem Schmerztherapie, später Bougierung der zirkulären Stenosen; prophylaktische Antibiose und Steroide (Strikturprophylaxe?) Endoskopie!	lokale Schmerzen im Mund, Rachen und retrosternal, Schluckschmerzen; Nahrungsverweigerung, Erbrechen, Hypersalivation, Gefahr des Glottisödems mit kloßiger Sprache und Stridor; Ösophagus-, Magenperforation möglich; Schock bei ausgedehnter Verätzung	Kolliquationsnekrosen im Mund, Rachen, Glottisbereich, Ösophagus, auch gelegentlich im Bereich der oberen Atemwege; bei Aufnahme größerer Mengen (suizidale Absicht) können durch Resorption Azidose, Hämolyse und Nierenversagen entstehen
Lampenölingestion Lampenöl enthält aliphatische mittelkettige Kohlenwasserstoffe, die mit unterschiedlichen Farbstoffen versetzt sind	keine schweren allgemeinen Vergiftungssymptome, aber bei Aspiration (auch im Anschluss an Erbrechen) schwere chemische Pneumonie; auch tödliche Ausgänge sind bekannt	siehe Benzol/Benzin; keine prophylaktische Gabe von Kortikoiden oder Antibiotika!	die Lampen sind in keiner Weise gesichert. Vorratsgefäße mit buntem Inhalt müssen gut vor Kindern verwahrt werden!	siehe Benzol/Benzin; bereits geringe Mengen hemmen Surfactant in der Lunge
Methylalkohol enthalten in Lösungsmitteln für Farben, Polituren und Beizen und in Anti-Frostmittel (auch als Carbinol oder Holzgeist bezeichnet), Prozentangaben auf den Packungen (1 – > 50%)	Frühsymptome: leichter Rausch, Müdigkeit, Bauchschmerzen, Übelkeit, Erbrechen und Durstgefühl; nach einem symptomfreien Intervall von 12–20 h treten Symptome der toxischen Zerebralschädigung auf: Apathie, Koma, lichtstarre oder träge Pupillen und verschwommenes Sehen	primäre Giftentfernung per Magensonde, danach 5%ige NaHCO$_3$-Lösung. Azidose-Ausgleich (besonders bei schweren Intoxikationen; Zufuhr von Äthylalkohol 0,5 g/kgKG (Blutalkoholspiegel soll bei 0,5–1‰ liegen). Bei schweren Vergiftungen Hämodialyse	durch Tris-Puffer (THAM) kann die Azidose meist besser ausgeglichen werden als durch NaHCO$_3$, da besserer intrazellulärer pH-Ausgleich	Methanol wird durch die Alkoholdehydrogenase zu Formaldehyd und Ameisensäure oxidiert (Letztere verursacht die metabolische Azidose); Folsäure (2,5–10 mg oral oder i. m.) soll die Elimination von Ameisensäure steigern; ein Teil des Methanols wird über Lungen und Nieren ausgeschieden
Nikotin Ingestion mit Zigaretten (1 Zigarette ≙ 15–25 mg Nikotin) oder Zigarettenstummeln, Zigarren oder -blättern; auch in Schädlingsbekämpfungsmitteln ist Nikotin enthalten	Blässe, Übelkeit, Erbrechen, Durchfälle, kolikartige Bauchschmerzen, Schwindel, Schweißausbruch, Speichelfluss, Unruhe und Zittern, Kreislaufschwäche, Miosis, später Mydriasis	bei Zigarren- oder Zigarettenstummeln strenge Indikation zur primären Giftentfernung (Magenspülung). Liegt die Ingestion länger als 4 Stunden zurück und war die Zigarettenlänge unter 2 cm: keine Symptome, keine Therapie	nur sehr selten schwere Intoxikationen mit Herzrhythmusstörungen, Kreislaufkollaps, Krämpfen, Bewusstlosigkeit, zentraler Atemlähmung	Nikotin wird rasch über Haut und Schleimhäute resorbiert mit raschem Wirkungseintritt; über 90% wird in metabolischer Form über die Niere ausgeschieden
Paracetamol Analgetikum, Antipyretikum mit geringer therapeutischer Breite	bei toxischen Mengen Übelkeit, Erbrechen, Gastroenteritis, starke Bauchschmerzen und Schwitzen; nach einem symptomfreien Intervall (12–36 Stunden) Leberschädigung, Blutungsneigung, Nierenversagen, Enzephalo- und Kardiomyopathie	rasche primäre Giftentfernung; als Antidot N-Acetylcystein i. v.; initial: 150 mg/kgKG in 200 ml 5%iger Glukose i. v., Erhaltungsdosis: 50 mg/kgKG innerhalb 4 h, Gesamtdosis: 300 mg/kgKG in 20 h (Abb. **21.4a**, S. 893); anstelle von N-Acetylcystein kann auch L-Methionin verwendet werden	ab 100 mg/kgKG Intoxikation. Schwere Leberschäden bei > 350 mg/kgKG, dann auch Laktatazidose. Hämoperfusion und sekundäre Giftelimination erforderlich	Paracetamol wird schnell aus dem Magen-Darm-Trakt resorbiert, die Eliminationshalbwertszeit beträgt nur 1–3 Stunden, vorwiegend wird es renal nach Glukuronidbildung ausgeschieden

Fortsetzung Tab. 21.7 ▶

21.7 Fortsetzung

Ursache der Vergiftung	Symptomatik	Sofortmaßnahmen	besondere Hinweise	Wirkmechanismus/ Bemerkungen
Pilzvergiftungen falsches Aufbewahren und Lagern lassen auch essbare Pilze giftig werden; die Zahl giftiger Pilze ist relativ gering	Übelkeit, heftige Bauchschmerzen, Erbrechen und Durchfälle stehen bei allen Pilzvergiftungen im Vordergrund, dazu Störungen im Wasser- und Elektrolythaushalt	primäre Giftentfernung, hohe Einläufe, wiederholte Gabe von Carbo medicinalis; rasche Klinikeinweisung	je kürzer die Latenzzeit zwischen Pilzgenuss und klinischen Intoxikationszeichen, desto günstiger ist im Allgemeinen die Prognose	
1. kurze Latenz (15 min bis 3 h nach Pilzaufnahme) Panther-, Fliegen-, Satanspilz; Speitäubling, Tigerritterling, Giftchampignon, Kartoffelbovist, Riesenrötling	Erbrechen, profuse Durchfälle mit erheblicher Exsikkosegefahr; bei Panther- und Fliegenpilzvergiftung ZNS-Symptome (Pantherinasyndrom).	primäre Giftentfernung, Sedierung bei Erregung, Atropin ist kontraindiziert	Pantherin verursacht Unruhe, Verwirrtheit, Halluzinationen, Tachykardie, trockene Haut und Schleimhäute, Mydriasis, also wie bei Atropin-Intoxikation; wirkt zentral u. peripher anticholinerg	Amanitine (= Amatoxine) ist dialysierfähig, effizienter ist aber die Hämoperfusion, die frühzeitig eingesetzt werden soll; im Falle des Leberkomas werden Glukokortikosteroide empfohlen
2. lange Latenz (> 6–24 h nach Pilzaufnahme) Knollenblätterpilz (Phalloidessyndrom), Frühjahrsmorchel, Täublinge, Wülstlinge	sehr starke Bauchschmerzen, choleraähnliche Durchfälle mit Exsikkosegefahr, Schock, schwerste Leberparenchymschädigung mit konsekutivem Leberzerfallskoma, Ikterus, Blutungen, schwere tubuläre Nekrose mit Niereninsuffizienz; Ikterus, Blutungen (Mangel an Gerinnungsfaktoren)	sofortige primäre Giftentfernung, auch bei fehlenden Symptomen (z.B. Teilnehmer an einer Pilzmahlzeit), wenn rechtzeitig bemerkt; fraktionierte Magenspülungen, hohe Einläufe, Blutzuckerkontrollen hohe Penicillindosen frühestmöglich: 500 000 IE, dann bis zu 1 Mill. IE/kgKG/24 h mit Silibinin 20 mg/kgKG auf 4 Infusionen in 5%iger Glukose	schwere, nicht selten tödliche Vergiftungen durch Elektrolytverschiebungen, schwerste Azidose, Verbrauchskoagulopathie, Gerinnungsstörungen, Leberkoma, Nierenversagen bei tubulärer Nekrose und Schock; Familienmitglieder mitbehandeln! Bei progredientem Leberversagen Transplantation erstrebsam	Penicillin verdrängt das Amanitin des Knollenblätterpilzes aus der Eiweißbindung, ebenso wie Silibinin
Puderaspiration Puderinhalation aus geöffneter Puderdose z. B. bei Spielen in Rückenlage	Husten, gelegentlich Atemnot (je nach aufgenommener Menge) durch Atemwegsobstruktion, evtl. Fieber; auch ein symptomloser Verlauf ist möglich	sofort Intubation und Bronchialwäsche, bronchoskopische Nachkontrolle; Antibiotikaprophylaxe und Kortikoide bei Aspiration indiziert	meist nach freiem Intervall schwere Atemnot mit dem klinischen Bild der Bronchopneumonie; Todesfälle sind beschrieben; die orale Aufnahme ist nicht behandlungsbedürftig	Fieber kann auch durch das in vielen Pudern enthaltene Zink hervorgerufen werden
Quecksilber Ingestion durch Trinken quecksilberhaltiger Desinfektionsmittel (z. B. Sublimat), Beiz-, Saat-, Schädlingsbekämpfungsmittel und Einatmen von Hg-Dämpfen; das Schlucken von Quecksilber nach Zerbrechen eines quecksilberhaltigen Thermometers ist ungefährlich	starker Speichelfluss, Bauchschmerzen, heftiges Erbrechen, blutige Durchfälle, Schwindel, Tremor, Ataxie, Sehstörungen, Bronchiolitis bei Aufnahme von Hg-Dämpfen; tubuläre Nierenschädigung möglich	bei oraler Aufnahme Milch geben, damit auch vorsichtige Magenspülung möglich, Carbo medicinalis; systemische Therapie bei anorganischen Hg-Verbindungen: Dimaval (3 mg/kgKG), bei organischen Hg-Verbindungen D-Penicillamin (15–25 mg/kgKG/d Metalcaptase oral in 2 Dosen)	orale Aufnahme metallischen Quecksilbers ist ungefährlich im Gegensatz zur Einatmung von Quecksilberdämpfen, lokale Ätzwirkung an Haut und Schleimhäuten ist möglich; anorganische Quecksilberverbindungen sind toxischer als die Verbindungen des einwertigen Hg	2,3-Dimercaptopropan-1-Sulfonat = Dimaval ist ein Chelatbildner; Quecksilberentfernung aus Teppichen ist mit dem Staubsauger möglich bzw. durch chemische Bindung an Mercurisorb

Fortsetzung Tab. 21.7 ▶

21.7 Fortsetzung

Ursache der Vergiftung	Symptomatik	Sofortmaßnahmen	besondere Hinweise	Wirkmechanismus/Bemerkungen
Salizylate als Mono-/Mischpräparat in vielen Analgetika, Antipyretika, Antiphlogistika; Aspirin (Acetylsalicylsäure) und Methylsalicylat (Salben)	**leichte Intoxikation** (Blutspiegel 200 bis 400 µg/ml): Unruhe, Ohrensausen, Übelkeit, Erbrechen, Verwirrtheit, gelegentlich Hypoglykämie, Hautblutungen, Hörminderung, selten Durchfälle **schwere Intoxikationen** (Blutspiegel über 400 µg/ml): Exzitation, Unruhe, Tremor, Delirium, Halluzinationen, Sprachstörungen, starkes Erbrechen, Krämpfe, Schock, Koma, Hypothermie	primäre Giftentfernung ab 50–75 mg/kgKG Salicylataufnahme; Aktivkohle, Na-Sulfat, 3%ige NaHCO$_3$-Lösung vor Magenspülung. Gabe von reichlich Flüssigkeit und Elektrolytausgleich. Vitamin K bei Bedarf. Hypo-/Hyperglykämie ausgleichen. Bei Tetanie (Alkalose) Kalzium i. v.	stets ist der Blutspiegel zu messen, um die Schwere der Intoxikation zu erfassen (Abb. **21.4b**); durch Hemmung der Thrombozytenaggregation kommt es zu Hautblutungen, auch Lungen- und Hirnödem sind bekannt, ebenso Hypoglykämie; sekundäre Giftelimination bei schweren Vergiftungen (Blutspiegel > 800 µg/ml); Hämodialyse (frühzeitig!)	NaHCO$_3$ vermindert die Salicylatresorption im Darm durch Alkalisierung; wegen reflektorischem Pylorospasmus durch Salicylsäure wird Mageninhalt nur zögernd entleert; mit dem Phenistix-Teststreifen kann semiquantitativ Salicylat im Urin nachgewiesen werden (Nachweis des Phenolrings)
Säureverätzung Trinken anorganischer Säuren (Salz-, Schwefel-, Salpeter-, konzentrierte Essigsäure [=Essenz]), Na-Hydrogen-Sulfat (Reinigungsmittel), organische Säuren (Ameisensäure in Entkalkern, Lötwasser [ZnCl und NH$_4$Cl in Salzsäure, sehr gefährliche Lösung]); organische Säuren auch in Geschirrspülautomatenpulver	Ätzschorfe mit bräunlichen und weißen Belägen am Mund, perioral (auch an Händen!), starke Schmerzen retrosternal sowie im Mund- und Lippenbereich, kolikartige Bauchschmerzen, Hypersalivation, Schluckschmerzen, Hämatin- und Bluterbrechen	sofort Wasser trinken lassen, kein Erbrechen auslösen, keine Magenspülung; Schmerzbekämpfung ist besonders wichtig, ebenso Kreislaufunterstützung frühzeitig 3–4 mg/kgKG Prednison als Prophylaxe gegen Stenosen im Glottis- und Bronchialbereich sowie zur Vorbeugung von Ösophagusstrikturen	Ätzspuren können auch fehlen; bei starken Schmerzen kann ein Schock auftreten; Hautverätzungen kräftig mit Wasser spülen! Rascher Transport in die Klinik zur Ösophagoskopie (auch wenn die Mundhöhle frei von Verätzungen ist); falls keine Verätzungen im Ösophagus, ist keine Steroidtherapie erforderlich (Wirksamkeit nicht bewiesen)	Patienten mit fraglicher Ingestion von Säuren oder Laugen müssen behandelt werden, wenn eines der folgenden Symptome vorliegt: Ätzspuren im Mund- und Rachenbereich, Würgen, Erbrechen, Hypersalivation, retrosternaler oder abdominaler Schmerz
Sulfonylharnstoff-Derivate entsprechende Präparate bewirken eine Insulinfreisetzung aus den B-Zellen des Pankreas und werden nach oraler Aufnahme schnell resorbiert; sie werden häufig verwendet bei Typ-II-Diabetes und sind auch Kindern leicht zugänglich	wesentliches Symptom ist die schwere Hypoglykämie mit Blässe, Schweißausbruch, Zittern, auffallendem Verhalten, Bewusstlosigkeit und Krämpfen 1–6 h nach Ingestion; Hypoglykämie bei Nichtdiabetikern besonders stark ausgeprägt; die Bewusstseinslage kann wechseln	primäre Giftentfernung, Glaubersalz, Kohle je nach Blutzuckerspiegel langsame Zufuhr hochprozentiger Glukoselösungen (20- oder 40%ig) unter ständiger Blutzuckerkontrolle und Überwachung des Kindes!	evtl. Glukagon 1 mg i. m. oder i. v.; diese Maßnahme wird unterschiedlich beurteilt, da neben Glukose auch Insulin freigesetzt und damit die Hypoglykämie verstärkt werden kann; falls die Hypoglykämie nicht beherrschbar ist evtl. Diazoxid (1,25 mg/kgKG i. v.) verabreichen (suizidale Vergiftung!)	Sulfonylharnstoffe beeinflussen die Insulinfreisetzung aus den B-Zellen direkt, unabhängig vom Blutzuckerspiegel, sie werden schnell resorbiert, die HWZ liegt zwischen 2–10 h
Thallium thalliumhaltige Mäuse- und Rattengifte: Zeliopaste 2,5%, Giftweizen (2%), Rodentizide (etwa 3%); Dosen < 1 mg/kgKG unbedenklich	Erbrechen, Durchfälle, nach 1–4 Tagen Koliken und Obstipation; bei schweren Vergiftungen nach etwa 5 Tagen enzephalitisähnliche Symptome, Polyneuritis, Lähmungen, Psychosyndrom; nach 2–3 Wochen Haarausfall	primäre Giftentfernung, Aktivkohle, wiederholt Glaubersalz; Magenspülung mit 1% Na-Jodid oder 3% Na-Thiosulfat, anschließend Antidotum Thalli Heyl; forcierte Diurese bei schweren Vergiftungen Hämodialyse oder extrakorporale Kohleperfusion – Riboflavin 150–300 mg/d	Thallium wird rasch im Magen resorbiert und in parenchymatösen Organen gespeichert; es wird zur Hälfte über die Niere ausgeschieden; ein Zeliokorn enthält etwa 1 mg Thalliumsulfat. Thalliumspiegelmessungen sind erforderlich	Antidotum Thalli (Berliner Blau) = Eisen (III)-hexazyanoferrat zur Unterbrechung des enterohepatischen Kreislaufes; es wird nicht resorbiert; Fortsetzen dieser Therapie bis Urinausscheidung von Thallium < 0,2 mg/24 h

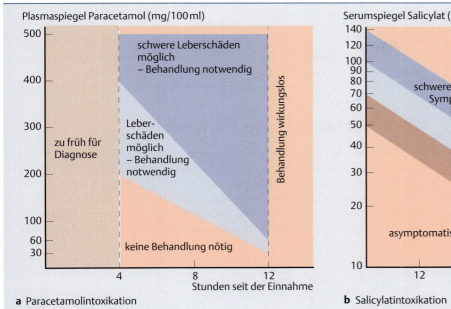

21.4 Darstellung der Beziehung zwischen Plasma-/Serumkonzentration und erwartetem Schweregrad der Vergiftung am Beispiel von Paracetamol und Salicylat

a Paracetamolintoxikation
b Salicylatintoxikation

21.8	Beispiele für giftige Pflanzen und Pflanzenteile
wenig giftige Pflanzen	• Eberesche (= Vogelbeere), Feuerdorn, Zwergmistel, Kirschlorbeer, Schneebeere, Korallenstrauch, Edelwicke, Juden- und Heckenkirsche, Berberitze, Mahone, Mistel, Liguster, Krokusarten
giftige Pflanzenteile	• Eibe (Nadeln!), Goldregen (Samen!), Maiglöckchenbeeren, rohe grüne Bohnen, grüne Kartoffelknollen, -beeren, -keime und andere Nachtschattengewächse, giftiger Ahorn, Buchsbaum, Besenginster, Efeu, Fingerhut, Maiglöckchen, Flamingoblume, Oleander, Pfaffenhütchen, Stechpalme, Tulpe, Weichnachtsstern, Philodendronarten, Taxin (Alkaloidvergiftung)
sehr giftige Pflanzenteile	• Herbstzeitlose (Colchicin), Seidelbast, Tollkirsche (Atropin), Bilsenkraut, Engelstrompete, Stechapfel, Giftsumach, Eisenhut, Schierlingsarten und Schellkraut (meist nur an entlegenen Standorten!), Wiesenbärenklau
mögliche Symptome und Maßnahmen	• Kreislaufkollaps, Krämpfe, Lähmungen, auch Atemlähmungen (Beatmung nötig) treten schon nach Einnahme kleiner Giftmengen auf: – bei diesen Intoxikationen müssen Kinder in die Klinik eingewiesen werden – möglichst rasch primäre Giftentfernung

22 Bildgebende Diagnostik bei Kindern – Strategien und Trends

▶ **Definition.** Unter bildgebender Diagnostik versteht man die bildliche Darstellung von Organen oder Organsystemen.

22.1 Verfahren und Prinzipien

Die bildgebende Diagnostik in der Pädiatrie erfordert eine optimale technische Adaptation an die Besonderheiten des wachsenden Organismus. Da proliferierende Zellen durch ionisierende Strahlung stärker geschädigt werden als ruhende Zellen, haben Strahlenschutzmaßnahmen besondere Bedeutung. Um die Strahlenexposition zu minimieren, werden bevorzugt Verfahren eingesetzt, die nicht mit ionisierender Strahlung verbunden sind: Ultraschall und Magnetresonanztomographie (Tab. 22.1).

22.1 Bildgebende Verfahren in der Pädiatrie

Verfahren	Belastung durch ionisierende Strahlung
Röntgen (RÖ)	ja
▪ konventionell	
▪ digital	
Schnittbildverfahren (Prinzip und Charakteristika s. Tab. 22.2)	
▪ Ultraschall (US) (inkl. Doppler-Technik)	nein
▪ Computertomographie (CT)	ja
▪ Magnetresonanztomographie (MRT)	nein
▪ Nuklearmedizin (NUK)	ja

Der **Ultraschall** wird bei vielen klinischen Fragestellungen als erstes bildgebendes Verfahren eingesetzt. Wegen der hohen Verfügbarkeit und des geringen Untersuchungsaufwandes eignet er sich sehr gut für Screeninguntersuchungen, was in Bezug auf die Präventivmedizin von besonderem Interesse ist. Allerdings handelt es sich um eine subjektive, vom Untersucher abhängige Methode, die großer Erfahrung bedarf.

In letzter Zeit wurden erhebliche Fortschritte in der zusätzlichen Akquisition von Echosignalen aus dem Körper sowie in der mehrdimensionalen Bildnachbearbeitung erzielt, und die Doppler-Technik wurde weiterentwickelt. Durch geeignete Kontrastmittel (KM) lassen sich funktionelle Abläufe in vaskulären und anderen Gangsystemen genauer als früher darstellen.

Auch die **MRT** entwickelt sich rasch weiter. Die Möglichkeiten der MRT in der Diagnostik des ZNS und Spinalkanals, des muskuloskelettalen Systems, des Thorax und Abdomens sind heute so weit ausgereift, dass von einer etablierten bildgebenden Methode gesprochen werden kann.

Verbesserte Techniken und verkürzte Untersuchungszeiten von z. T. nur wenigen Sekunden eröffnen weitere Einsatzmöglichkeiten, z. B. beim vaskulären, bilopankreatischen und urogenitalen System.

Neben der rein strukturellen Darstellung des Gehirns in der MRT werden in zunehmendem Maße auch **funktionelle Abläufe** dokumentierbar sein: Bei der **fMRT** werden lokale Änderungen von Stoffwechselintensitäten in gezielt aktivierten Hirnarealen farbig abgebildet und in das strukturelle Bild integriert.

Mit der **dynamischen MRT** (charakteristische Signalintensitäts-/Zeitkurven werden Organfunktionen zugeordnet) können heute komplexe Untersuchungen der Nierenfunktion bei angeborenen Harntransportstörungen im Kindesalter durch-

---

22.1 Verfahren und Prinzipien

Die Prinzipien lauten:
- optimale technische Adaptation an den wachsenden Organismus
- besondere Beachtung des Strahlenschutzes, d. h. auch bevorzugter Einsatz von Verfahren, die ohne ionisierende Strahlung auskommen (Tab. 22.1).

Der **Ultraschall** ist bei vielen Fragestellungen das Diagnostikum der ersten Wahl und eignet sich sehr gut für Screeninguntersuchungen, ist jedoch untersucherabhängig.

Fortschritte z. B. in der Datenakquisition und Bildnachbearbeitung und die Entwicklung von Ultraschall-Kontrastmitteln haben zu einer verbesserten Bildgebung geführt.

Die **MRT** ist noch in Entwicklung, als diagnostisches Verfahren aber schon etabliert für ZNS, Spinalkanal, muskuloskelettales System, Thorax und Abdomen.

Neue Einsatzmöglichkeiten ergeben sich beim Gefäß-, bilopankreatischen und Urogenitalsystem.

In der Neuroradiologie kommt mit der **fMRT** eine weitere Komponente hinzu: Verknüpfung von strukturellen Bildern und funktionellen Abläufen.

Die **dynamische MRT** ermöglicht eine komplexe Harnwegsdiagnostik. Die **Ganzkörper-MRT** wird in Zukunft v. a. zur Diagnostik multipler Krankheitsherde eingesetzt werden.

22.2 Prinzipien und Charakteristika der Schnittbildverfahren

	US	CT	MRT
Prinzip	Impuls-Echo-Verfahren, d.h. als Echos aus dem Objekt kommende Impulse werden in elektronische Signale umgewandelt und zu Bildpunkten in Grauwertstufen zusammengesetzt. Die Schallleitungseigenschaften werden gemessen	computergestützte Detektion von röntgenologisch erzeugten Schwächungsprofilen in Körperquerschnitten; die Schwächungswerte der Bildpunkte werden in Grauwerten = Densitäten wiedergegeben. Die Röntgendichte wird gemessen	computergestützte Detektion der Dichte, Bewegung und Relaxation von Kernspins (in der klinischen Bildgebung des Wasserstoffs) in einem äußeren Magnetfeld und nach Anregung mit ihrer Eigenfrequenz (= Resonanz)
Wiederholbarkeit	beliebig oft, da bislang keine biologischen Schäden bekannt sind	nicht beliebig wiederholbar	beliebig wiederholbar, da bislang keine biologischen Schäden bekannt sind
Verfügbarkeit	weit verbreitet verfügbar	verbreitet verfügbar	noch wenig verfügbar
Mobilität	sehr mobil, am Krankenbett einsetzbar	ortsgebunden, teilweise fahrbar	ortsgebunden
Schnittführung	variabel in allen Raumebenen	nur transversal, bedingt koronar, sekundäre Rekonstruktionen sind in jeder gewünschten Ebene möglich	variabel in allen Raumebenen
räumliche Auflösung	axial unter 1 mm lateral über 1 mm	unter 1 mm bei Geräten der 3./4. Generation	mit Körperspule (Spule = Antenne für Empfang der Signale aus dem Körper) über 1 mm, mit Oberflächenspule unter 1 mm
„Echtzeitdarstellung" („live"-Untersuchung)	ja	annähernd Echtzeit	annähernd Echtzeit
direkte Gefäßdarstellung (ohne Kontrastmittel)	ja	nein	ja
Einschränkungen (technisch, physikalisch, biochemisch)	störende Reflexe durch knöcherne Strukturen und Gasansammlungen; Größe des Bildausschnitts von Schallkopfdesign und Frequenz abhängig.	Aufhärtungseffekte bei hohen Unterschieden in der Gewebedichte	feine Verkalkungen nicht darstellbar; Ausschluss von Schrittmacherträgern
Weichteilkontrast	hoch	mittelgradig	sehr hoch
Funktionsdiagnostik	durchführbar	begrenzt durchführbar	durchführbar
Untersucherabhängigkeit	ja	nein	nein
Invasivität	keine	bedingt	bedingt
besondere Problematik in der Pädiatrie	keine	bei fehlender Kooperation Sedierung, selten Narkose notwendig	bei fehlender Kooperation Sedierung, selten Narkose notwendig
Aufwand	wenig zeit-, personal- und materialaufwendig	wenig zeit-, aber personal- und materialaufwendig	sehr zeit-, personal- und materialaufwendig
Kosten pro Untersuchung (2004)	Echokardiographie ca. 40,– € Dopplersuntersuchung ca. 30,– € Untersuchungen schwarz/weiß: – 1 Organ ca. 15,– € – 3 Organe ca. 30,– €	123,– bis 295,– €, abhängig vom techn. Aufwand und KM-Gabe	245,– bis 360,– €, abhängig vom techn. Aufwand und KM-Gabe

geführt werden. Die sich entwickelnde **Ganzkörper-MRT** zeichnet sich durch kurze Untersuchungszeiten aus. Sie wird in Zukunft nicht nur bei Kindern multiple Läsionen des Skeletts und metastatische Prozesse rasch darstellen können. Das technische Potenzial von US und MRT ist noch nicht ausgeschöpft, so dass künftig weitere Schritte in Richtung strahlenfreie Diagnostik beim Kind zu erwarten sind.

Die **CT** hat seit Einführung der **Volumen-CT** verstärktes Interesse gefunden: Hierbei wird der Patient gleichförmig durch die Röhre bewegt, während die Strahlenquelle um ihn rotiert, und es werden kontinuierlich Daten akquiriert. Dadurch lässt sich pro Röhrenumlauf ein bestimmtes Körpervolumen, nicht nur wie bisher ein Querschnitt erfassen. Neuerdings können Körperregionen wäh-

In der **CT**-Technik ist zur **Volumen-CT** die **Mehrzeilen-CT** hinzugekommen. Letztere erfordert besondere Untersuchungsprotokolle und ist mit deutlich höherer Strahlenbelastung verbunden.

rend eines Röhrenumlaufes mehrzeilig, d. h. noch schneller abgetastet werden. Mit dieser **Mehrzeilen-CT** ist allerdings eine deutlich höhere Strahlenbelastung verbunden, so dass ihr Einsatz bei Kindern genau abzuwägen ist. Außerdem ist es wegen der stark verkürzten Untersuchungszeiten erforderlich, bei KM-Gaben ausgefeilte Untersuchungsprotokolle anzuwenden, um die Effekte des KM zeitgerecht an der gewünschten Stelle abzubilden.

Bei folgenden Indikationen wird stets eine CT durchgeführt:
- akute – hauptsächlich intrakranielle – Blutungen (heute auch schon mit der MRT erkennbar!)
- Nachweis diagnostisch wegweisender (z.B. tumorspezifischer) Verkalkungen
- Skelettveränderungen in komplex strukturierten Arealen, z.B. des Gesichtsschädels, der Gelenke oder der Wirbelsäule
- Darstellung von Feinstrukturen der Lunge.

In der **RÖ-Technik** findet zurzeit die Umstellung der konventionellen auf digitale Verfahren statt. Die Vorteile des digitalen RÖ liegen in der Einsparung von Filmen und im Datenfluss über Netzwerke. Allerdings wird bei manchen Fragestellungen in der Pädiatrie noch nicht die gewünschte Bildqualität erreicht. Aufgrund der technischen Entwicklungen bei US, MRT und CT hat die Bedeutung der RÖ-Technik abgenommen. Haupteinsatzgebiete der RÖ-Technik sind heute:
- Skelett- und Lungendiagnostik
- unterer Harntrakt
- Verdauungstrakt, allerdings in deutlich geringerem Maße als früher.

So können RÖ-Aufnahmen Verkalkungen nachweisen. Verkalkungen im Verdauungstrakt geben Hinweise auf bestimmte Tumoren (s. Abb. 22.24a, S. 910) oder eine abgelaufene Mekoniumperitonitis (s. Abb. 22.26, S. 912). Sie können auch eine dem US-Nachweis entgangene Nephrolithiasis aufdecken, wenn sich beispielsweise im mittleren Harntrakt ein Konkrement eingenistet hat, ohne einen Harnstau zu verursachen.

Zur Kontrolle der Lage von Kathetern, Drainagen oder Shunts sollte, wenn möglich, der US eingesetzt werden, meistens sind jedoch RÖ-Aufnahmen erforderlich. Ist der Patient mobil, lässt sich die Durchleuchtungstechnik anwenden.

Die Durchleuchtung wird auch eingesetzt zur Fremdkörpersuche: Mit modernen Durchleuchtungsgeräten ist es heute möglich, den gesamten Gastrointestinaltrakt oder die Atemwege rasch „abzuscannen" und dabei mit der Anfertigung von Speicherbildern („last image hold") die Strahlenexposition gering zu halten.

Die **NUK**, wie die RÖ-Technik mit Strahlenexposition verbunden, wird heute vor allem zur Diagnostik und Verlaufskontrolle des Neuroblastoms im Kindesalter eingesetzt. Weitere Indikationen wird es in Zukunft angesichts der Entwicklungen bei der Ganzkörper-MRT nur noch vereinzelt geben, z.B. den Nachweis eines Meckel-Divertikels oder des Gelflusses nach rekonstruktiven Maßnahmen an den Gallenwegen oder die Knochenmarkszintigraphie.

Dem klinisch tätigen Arzt steht eine breite Palette bildgebender Verfahren zur Verfügung. Angesichts der rasanten technischen Entwicklung dieser Verfahren bedarf es mehr denn je der engen Zusammenarbeit zwischen Radiologen und Klinikern, um Verfahren patientengerecht und ökonomisch einzusetzen und die erzeugten Bilder korrekt zu interpretieren.

22.2 Zentralnervensystem (ZNS) und Spinalkanal

Diagnostische Möglichkeiten

Die modernen Techniken des **US** einschließlich der Doppler-Methode zur Darstellung von Flussprofilen in Hirngefäßen ermöglichen die rasche und ökonomische Diagnostik und Verlaufskontrolle vieler neuropädiatrischer Erkrankungen beim Säugling und jungen Kleinkind.

Absolute CT-Indikationen sind:
- akute – hauptsächlich intrakranielle – Blutungen
- Darstellung von Verkalkungen
- Skelettveränderungen v. a. an Gesichtsschädel, Gelenken, Wirbelsäule
- Darstellung der Feinstruktur der Lunge.

In der **RÖ-Technik** hat eine Umstellung von konventionellen auf digitale Methoden eingesetzt: Man spart Filme und kann Datennetze einrichten.

Haupteinsatzgebiete der RÖ-Technik sind:
- Skelett- und Lungendiagnostik
- unterer Harntrakt
- Verdauungstrakt.

So können RÖ-Aufnahmen im Verdauungs- oder Harntrakt Verkalkungen nachweisen. Diese deuten auf einen Tumor (s. Abb. 22.24a, S. 910), eine abgelaufene Entzündung (s. Abb. 22.26, S. 912) oder eine Nephrolithiasis hin.

Die Lage von Kathetern, Drainagen oder Shunts muss meist durch RÖ (wenn möglich mittels Durchleuchtung) kontrolliert werden.

Die Durchleuchtung wird auch eingesetzt zur Fremdkörpersuche.

Für die **NUK** bleiben Indikationen wie z.B. Diagnostik und Verlaufskontrolle des Neuroblastoms, Diagnostik bei V. a. Meckel-Divertikel oder nach Rekonstruktion der Gallenwege, Knochenmarkszintigraphie.

Um bildgebende Diagnostik patientengerecht und ökonomisch einzusetzen, bedarf es der engen Zusammenarbeit zwischen Radiologen und Klinikern.

22.2 Zentralnervensystem (ZNS) und Spinalkanal

Diagnostische Möglichkeiten

Der **US** ist bei vielen neurologischen Erkrankungen des Säuglings und jungen Kleinkinds das wichtigste Instrument für Diagnostik und Verlaufskontrolle.

Sonophysikalisch günstige Bedingungen bieten die Fontanellen und die dünne Kalotte. Weitere sog. sonographische Fenster sind iatrogen gesetzte Schädeldachdefekte oder pathologisch erweiterte Schädelnähte. Bei älteren Kindern ist wie bei Erwachsenen der transkranielle US einzusetzen; Untersuchungsort ist die Schläfenregion.

Das allen anderen Methoden überlegene Verfahren zur Diagnostik des ZNS und Spinalkanals ist jedoch die **MRT**. Ihre Vorteile zeigt Tab. **22.3**.

Günstige Untersuchungsorte für den US am Schädel sind:
- Fontanellen und Zonen mit dünner Kalotte
- iatrogen gesetzte Defekte
- erweiterte Schädelnähte.

Zur Diagnostik von ZNS und Spinalkanal eignet sich die **MRT** am besten (Tab. **22.3**).

22.3 Vorteile der MRT in der Diagnostik des ZNS und Spinalkanals

- ausgezeichnete räumliche Übersicht
- hervorragender Gewebekontrast
- keine Exposition gegenüber ionisierender Strahlung
- kann als fMRT durchgeführt werden → Analyse funktioneller Zusammenhänge von Hirnarealen
- kann gekoppelt werden mit:
  - arterieller oder venöser Angiographie (= Magnetresonanzangiographie, MRA) → zusätzliche Darstellung der Gefäße
  - MR-Spektroskopie (MRS) → zusätzliche Bestimmung von Stoffwechselparametern

22.3

Jüngste eigene Untersuchungen haben gezeigt, dass frische intrakranielle Blutungen mit der MRT zuverlässig nachweisbar sind, wodurch sich CT-Untersuchungen in Zukunft wahrscheinlich einsparen lassen werden.

Die diagnostische Bedeutung der früher häufig durchgeführten **digitalen Subtraktionsangiographie (DSA)** der Hirngefäße hat deutlich abgenommen. Der Wert dieser Methode liegt heute in ihrer interventionellen Anwendung, z.B. beim Verschluss von AV-Shunts und Aneurysmen mittels kleiner Metallspiralen oder abstreifbarer Ballons bzw. bei der Dilatation von Gefäßstenosen und anschließender Implantation von sog. Stents, hülsenförmigen und nach Verlassen des Katheters von selbst expandierenden Metallgeflechten, die das Gefäßlumen durchgängig halten sollen.

Für die Methoden **RÖ** und **CT** bleiben im Bereich des Kopfes nur noch folgende Indikationen: Nachweis diagnostisch wichtiger intrakranieller Verkalkungsstrukturen sowie knöcherne Verletzungen und Strukturanomalien des komplex aufgebauten Gesichtsschädels.

Die MRT weist frische intrakranielle Blutungen zuverlässig nach.

Die **DSA** hat an diagnostischer Bedeutung verloren. Sie wird heute besonders bei interventionellen Eingriffen eingesetzt.

RÖ und **CT** werden zum Nachweis intrakranieller Verkalkungsherde und knöcherner Veränderungen des Gesichtsschädels eingesetzt.

Fehlbildungen

Fehlbildungen, die im Bereich des ZNS und Neuralrohres auftreten können, sind:
- **Neuralrohrdefekte** wie Enzephalo-/Meningozelen, Arachnoidalzysten, Syringo-/Hydromyelie, Diastematomyelie und lumbosakrale Dysraphien
- **Gyrierungsstörungen** wie Lissenzephalie, Pachygyrie, Polymikrogyrie
- **Migrationsstörungen** wie Heterotopien, Hemimegalenzephalie und Schizenzephalie
- **Phakomatosen** wie Neurofibromatose, tuberöse Hirnsklerose, Sturge-Weber-Syndrom, von-Hippel-Lindau-Syndrom, Ataxia teleangiectatica (Louis-Bar-Syndrom), Melanosen
- **Myelinisierungsstörungen** mit de-, dys- und hypomyelinisierenden Prozessen
- **Liquorzirkulationsstörungen** mit den verschiedenen Formen des Hydrozephalus.

Für die Diagnostik der **Neuralrohrdefekte** sind **US** und **MRT** die bildgebenden Methoden der Wahl. Gelegentlich sind, z.B. bei der Diastematomyelie (Abb. **22.1**) und manchen Formen der kaudalen Regression, die assoziierten Fehlbildungen der Wirbelsäule und des Sakralbereiches ergänzend mit dem RÖ bzw. der CT zu erfassen.

Bei Störungen der **Gyrierung** und der **Myelinisierung** des Gehirns sowie der Migration der grauen Hirnsubstanz ist die **MRT** der CT deutlich überlegen (Abb. **22.2**). Gelegentlich kann man beim ersten orientierenden US des ZNS Hinweise auf Gyrierungs- und Migrationsstörungen finden.

Fehlbildungen

Zu ihnen gehören:
- **Neuralrohrdefekte**
- **Gyrierungsstörungen**
- **Migrationsstörungen**
- **Phakomatosen**
- **Myelinisierungsstörungen**
- **Liquorzirkulationsstörungen.**

Für die Diagnostik der **Neuralrohrdefekte** sind **US** und **MRT** die Methoden der Wahl (Abb. **22.1**), bei assoziierten Skelettveränderungen ggf. in Kombination mit RÖ/CT.

Für die Diagnostik der **Gyrierungs-** und **Myelinisierungsstörungen** ist die **MRT** die Methode der Wahl (Abb. **22.2**).

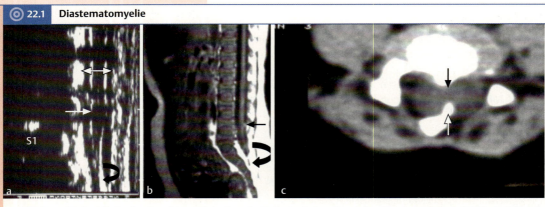

22.1 Diastematomyelie

a Mediosagittaler US des lumbosakralen Spinalkanals: Pathologischer Stand des Conus medullaris (Pfeil), in Höhe der LWK 1–2 normale Position, durch Verwachsung mit einem Lipom (geschwungener Pfeil) Maldeszensus des Rückenmarkes („Tethered-cord"-Syndrom). Doppelpfeil = Spinalkanal, S1 = erster Sakralwirbel.
b Mediosagittale T1-gewichtete MRT des lumbosakralen Spinalkanals in vergleichbarer Ebene zur Abb. **a** (Pfeil = Conus medullaris, geschwungener Pfeil = Lipom).
c CT-Schnitt in Höhe LWK 5: Trennung des Rückenmarkes durch knöcherne/knorpelige Brücke (Pfeile).

22.2 Heterotopie (Migrationsstörung)

T2-gewichtete koronare MRT. Noduläre Form der Heterotopie mit perlschnurartiger Anordnung grauer Hirnsubstanz in den Ventrikelwänden (Pfeile), die nicht in die Hirnrinde ausgewandert ist.

Auch für die Diagnostik der **Phakomatosen** ist die **MRT** die Methode der Wahl. Sind krankheitstypische intrakranielle Verkalkungen nicht eindeutig nachweisbar, ist RÖ/CT indiziert.

Beim **Hydrozephalus** wird zuerst der **US** inkl. Doppler-Technik eingesetzt (Abb. **22.3**). Die **MRT** ist wichtig für den Ödem- (und damit Druck-)nachweis und für die Darstellung des Liquorflusses (Abb. **22.4** und **22.5**).

Tumoren

Für die Diagnostik von Hirntumoren ist die **MRT nach KM-Gabe** die Methode der Wahl (Abb. **22.6**).

Auch bei **Phakomatosen** kann man erste Anhaltspunkte mit dem US bekommen; in erster Linie wird aber auch hier die **MRT** eingesetzt. Sollten sich die typischen subependymalen, knötchenförmigen Kalkherde bei der tuberösen Hirnsklerose oder die diffusen, schollige Verkalkungen beim Sturge-Weber-Syndrom nicht eindeutig interpretieren lassen, ist ergänzend das RÖ oder die CT heranzuziehen.

Beim **Hydrozephalus** wird zuerst der **US** eingesetzt und die Doppler-Methode zur Messung der Hirnperfusion und Abschätzung des intrakraniellen Druckes genutzt (Abb. **22.3**). Die **MRT** hat mit dem frühen Nachweis des transependymalen, periventrikulären Ödems gegenüber der CT den Vorteil der sensibleren Darstellung druckbedingter Strukturänderungen, der sog. Druckkappen (Abb. **22.4**). Mit der MRT lässt sich auch das Fehlen des Liquorflusses bei Aquäduktstenosen abbilden (Abb. **22.5**).

Tumoren

Auch wenn es bei günstigen sonophysikalischen Bedingungen in Einzelfällen durchaus möglich ist, mit dem US eine Tumordiagnostik durchzuführen, wird auch bei diesen Patienten wegen der besseren Übersicht und Abgrenzbarkeit zur Umgebung die **MRT** eingesetzt. Anders als bei der CT treten bei der MRT keine

22.2 Zentralnervensystem (ZNS) und Spinalkanal

22.3 Druckhydrozephalus (Duplexsonographie)

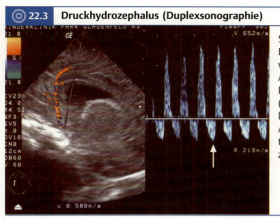

Sagittale Duplexsonographie. Das Schnittbild (links) zeigt erweiterte Ventrikel. Das aus der A. cerebri anterior abgeleitete Doppler-Frequenzspektrum (rechts) zeigt negative diastolische Anteile (Pfeil), die als Ausdruck einer erheblichen intrakraniellen Drucksteigerung zu werten sind.

22.4 Druckhydrozephalus (MRT)

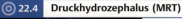

T2-gewichtete transversale MRT. Massive Ventrikelerweiterung mit Zonen eines transependymalen Ödems (sog. Druckkappen, Pfeile), die auf eine deutliche intraventrikuläre Drucksteigerung hinweisen.

22.5 Hydrozephalus

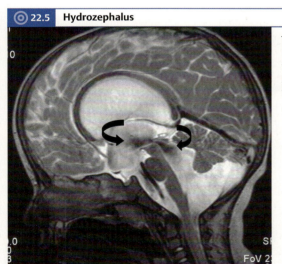

T2-gewichtete mediosagittale MRT. Wolkenartiges Liquorflusssignal (Pfeile) in Höhe des Aquäduktes, somit kein Anhalt für Verschluss in dieser Region.

störenden Artefakte durch Knochenstrukturen der Schädelbasis auf, und metastatische Absiedelungen im Bereich des Ependyms, der Meningen und des Spinalmarks lassen sich, vor allem nach KM-Gabe, präziser erfassen als mit der CT (Abb. **22.6**). Daher ist die MRT für die Diagnostik von Hirntumoren die Methode der ersten Wahl. Der Einsatz von **KM** ist zum Nachweis von tumorbedingten Störungen der Blut-Hirn-Schranke und, in der Tumornachsorge, zum Nachweis lokaler Rezidive und Metastasen erforderlich.

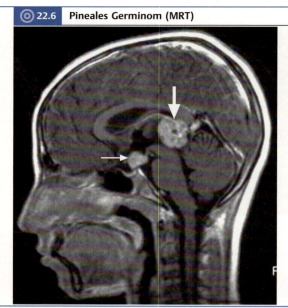

22.6 Pineales Germinom (MRT)

T1-gewichtete mediosagittale MRT nach KM-Gabe. Mandarinenförmige Raumforderung in Höhe der Glandula pinealis (dicker Pfeil), zentral signalarme Struktur (Verkalkung?); metastatische Absiedelung in den Recessus infundibuli des 3. Ventrikels (dünner Pfeil).

> ▶ **Merke.** Bei Verdacht auf Tumor, Entzündung oder Gefäßanomalie ist bei MRT- und CT-Untersuchungen grundsätzlich der Einsatz von Kontrastmittel (KM) indiziert. Nur bei diesen Indikationen ist eine KM-Gabe sinnvoll.

Die tägliche Praxis zeigt, dass diese teuren und mit Nebenwirkungen behafteten Diagnostika zu unkritisch eingesetzt werden.

Für den Einsatz von RÖ und CT gilt: Diagnostisch wegweisende Verkalkungen in Mittellinientumoren sind durch eine RÖ-Aufnahme oder gezielt angelegte CT-Schnitte (Abb. **22.7**) nachweisbar. Fetthaltige Strukturen in dieser Region und an anderen Stellen des Körpers lassen sich magnetresonanztomographisch durch ihr typisches Signalverhalten bei unterschiedlich gewichteten Messsequenzen sicher zuordnen.

▶ **Merke**

Diagnostisch wegweisende Verkalkungen sind durch RÖ oder CT nachweisbar (Abb. **22.7**).

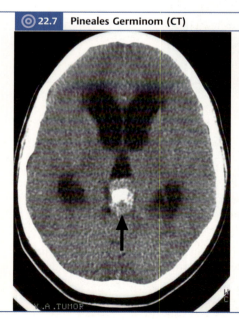

22.7 Pineales Germinom (CT)

Transversale CT-Schichtaufnahme bei einem ähnlichen Fall wie in Abb. **22.6**: Nachweis pathognomonischer Tumorverkalkungen (Pfeil).

Entzündungen

Auch für die Diagnostik von Entzündungen ist die **MRT** die Methode der Wahl.

> ▶ **Merke.** Die MRT zeigt ein entzündliches Ödem wesentlich früher an und deckt kleine entzündliche Herde im Bereich des Frontal- und Temporalpols, in der Nähe der Schädelbasis sowie in der hinteren Schädelgrube eher auf als die CT.

Diese Erkenntnisse lassen sich vor allem für die therapeutisch so wichtige Früh- und auch Verlaufsdiagnostik der **Herpesenzephalitis** nutzen: Sie befällt flächenförmig den Temporallappen, die Hirnrinde nahe der Sylvius-Fissur, die basale Frontalregion und Teile der äußeren Kapsel, wobei der Ncl. lentiformis ausgespart bleibt. Das dabei auf T2-gewichteten Aufnahmen schon ohne KM-Gabe entstehende MRT-Signalmuster wird als pathognomonisch angesehen (Abb. 22.8).

Entzündungen

Diagnostikum der Wahl ist die **MRT**.

◀ Merke

So liefert die MRT bei der **Herpesenzephalitis** ein pathognomonisches Bild (Abb. 22.8) und ist somit für deren Frühdiagnostik prädestiniert.

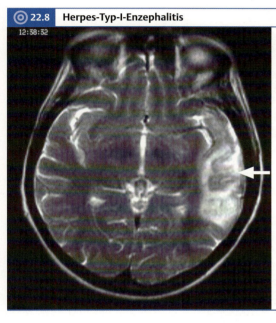

◉ 22.8 **Herpes-Typ-I-Enzephalitis**

T2-gewichtete transversale MRT durch die Region der Schädelbasis: flächige Signalanhebung temporal links (Pfeil), zu den Stammganglien abgegrenzt.

◉ 22.8

KM-unterstützte Untersuchungen erleichtern die Diagnostik **meningealer Veränderungen**, die Abgrenzung von **Abszessen**, gelegentlich auch die Unterscheidung entzündlicher von nichtentzündlichen Prozessen, z. B. bei einem zystischen Tumor, während die Differenzierung pathologischer Flüssigkeitsansammlungen als Folgezustände von Entzündungen oder nach Einblutungen schon auf Nativaufnahmen unter Anwendung verschieden gewichteter Messsequenzen gut möglich ist.

Die bisherigen Schwierigkeiten, mit der MRT eine kongenitale Toxoplasmose oder Zytomegalie nachzuweisen, wenn lediglich die typischen Verkalkungsmuster als pathologisches Substrat vorliegen, sollen nach jüngsten Mitteilungen durch den Einsatz schneller Messsequenzen zu überwinden sein. Damit könnte die MRT künftig auch auf diesem Gebiet gegenüber der sonst verwendeten RÖ- oder CT-Untersuchung an Bedeutung gewinnen.

KM-Gabe erleichtert v. a. die Diagnostik **meningealer Veränderungen** und die Abgrenzung von **Abszessen**. Die Zuordnung pathologischer Flüssigkeitsansammlungen ist bereits mittels Nativaufnahmen möglich.

Nach neuesten Untersuchungen lassen sich typische Verkalkungsmuster als Folge einer Toxoplasmose oder Zytomegalie mit schnellen Pulssequenzen auch MR-tomographisch nachweisen.

Vaskuläre Prozesse

Zur Darstellung von **intraluminalen Gefäßveränderungen** (Embolien, Thrombosen, Tumorzapfen) bzw. von **Anomalien der Gefäße** (Aneurysmen, Angiome, Stenosen) wird generell zuerst der **Doppler-US** eingesetzt. Er erlaubt die direkte Abbildung von Gefäßverläufen ohne KM-Gabe. Die Ableitung von Flussprofilen

Vaskuläre Prozesse

Methode der ersten Wahl zur Darstellung von **intraluminalen Gefäßveränderungen** oder **Gefäßanomalien** ist der **Doppler-US**.

ermöglicht eine Einschätzung der jeweiligen lokalen Perfusion und kann unter Ausnutzung der sog. akustischen Fenster – Fontanellen, weite Schädelnähte, Bohrlöcher oder dünne Schläfenkalotte – am Kopf eingesetzt werden (s. Abb. **22.3**, S. 899).

Als zweite Methode kommt die **MRA** zum Einsatz. Im Gegensatz zur nativen MRT, bei der die Gefäße signallos erscheinen, werden bei der MRA sehr schnelle Pulssequenzen verwendet, die eine signalintense Darstellung der Gefäße bewirken. Über den technischen Vorgang einer digitalen Subtraktion der umgebenden Gewebe und über eine dreidimensionale Nachverarbeitung der Bilddaten kann man eine räumliche Darstellung von Gefäßbäumen erreichen, die wie ein Ausgusspräparat aus allen Blickwinkeln zu betrachten sind (Abb. **22.9**).

Wenn keine definitive Diagnose gestellt werden kann, folgt die **MRA** (Abb. **22.9**).

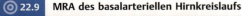
22.9 MRA des basalarteriellen Hirnkreislaufs

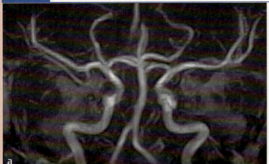
a Normales Angiogramm.

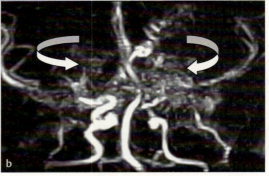
b Multiple Flussunterbrechungen und beidseitiger Kollateralkreislauf (geschwungene Pfeile) zwischen A. cerebri media und Ramus communicans posterior bei Moyamoya-Erkrankung.

Hypoxische Hirngewebeschäden sind mit dem US und der MRT zu erfassen, die CT ist deutlich weniger sensibel. **Pränatal** wird der **US** eingesetzt, **post partum** steht zunächst der **Doppler-US**, später die **MRT bzw. MRA** zur Verfügung.

Spezielle Messsequenzen erlauben den MR-tomographischen Frühnachweis ischämischer bzw. perfusionsbedingter Hirnläsionen (Abb. **22.10**).

Spätschäden (z. B. Nekrosen, zystische Defekte) sind mit speziellen Pulssequenzen ebenfalls mittels MRT nachweisbar.

Schädel-Hirn-Trauma (SHT)

Bei **SHT Grad I** ist eine Bildgebung **nicht erforderlich**.
Bei **SHT Grad II** und **III** kommt der **US** (Abb. **22.11**) und noch vielfach die CT zum Einsatz. Die **MRT** (Abb. **22.12**) ist der CT jedoch überlegen.

Hypoxische Hirngewebeschäden, Folgen einer Sauerstoffunterversorgung und/oder Minderdurchblutung sind mit den Methoden US und MRT zu erfassen, die CT ist deutlich weniger sensibel. **Pränatal** kommt vor allem der **US** zum Zuge, aber auch die fetale MRT (MR-tomographische Untersuchung der Schwangeren) wird in Zukunft eine häufiger gefragte bildgebende Methode werden. **Post partum** ist beim Säugling und jungen Kleinkind der **Doppler-US** die führende Methode, mit steigendem Alter des Kindes wird er aber von der **MRT bzw. MRA** abgelöst.

Das prinzipielle Problem des US, die Differenzierung zwischen Ödem, Blutung, Entzündung und diffuser Verkalkung, kann bis auf letztere Struktur von der MRT besser gelöst werden. In letzter Zeit wurden spezielle Messsequenzen entwickelt, die in der Lage sind, ischämie- bzw. perfusionsbedingte Frühveränderungen im Hirngewebe aufzudecken (Abb. **22.10**). Auch Spätfolgen einer Hypoxie, Intoxikation, Chemotherapie oder Bestrahlung, z. B. Nekrosen, zystische Defekte, Glianarben und hirnatrophische Bezirke, lassen sich mit speziellen Pulssequenzen MR-tomographisch ausgezeichnet darstellen.

Schädel-Hirn-Trauma (SHT)

Mit steigendem Einsatz der Schnittbildverfahren US (Abb. **22.11**), CT und MRT und den damit gemachten Erfahrungen bei der bildgebenden Diagnostik des SHT im Kindesalter hat sich ein deutlicher Wandel im Algorithmus der Verfahren ergeben: **Leichtere Formen des SHT** (klinisch Grad I) bedürfen **keiner Bildgebung**; die Eltern werden entsprechend aufgeklärt, der weitere Verlauf abgewartet. Bei **mittelschweren** und **schweren SHT** kommen nach dem bisherigen Konsensus der **US** und die CT zum Einsatz. Mittlerweile liegen jedoch auch ausreichende Erfahrungen mit der **MRT** beim SHT vor mit dem Ergebnis, dass mit dieser Methode unter Umgehung der Nachteile der CT weitaus mehr Informationen über das ZNS zu erhalten sind und auch akute Blutungen aufgedeckt

22.10 Mitochondriopathie

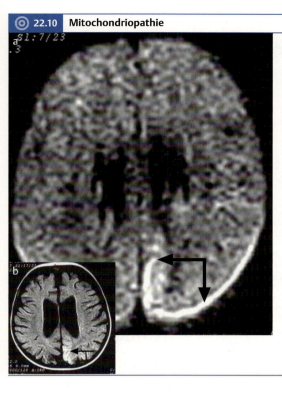

a Diffusionsgewichtete (hierbei werden verstärkte interzelluläre Diffusionsvorgänge signalhell abgebildet) transversale MRT eines ZNS: saumartige Signalanhebung okzipital (Winkelpfeil).
b Transversaler Vergleichsschnitt in FLAIR-Technik (Liquor signallos = schwarz): Bestätigung der pathologischen Signalanhebung okzipital (Pfeil), Bild eines Infarktäquivalentes.

22.11 Schädelfraktur mit Subduralhämatom

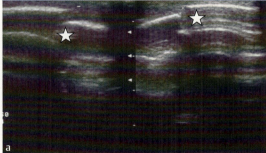

a Kalotten-US mit hochauflösender Linearsonde: Nachweis von Kalottenfrakturen (Sterne).

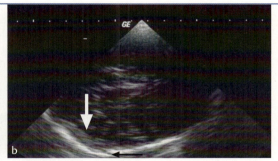

b Transkranieller US von der Gegenseite: Nachweis eines Subduralhämatoms (dicker Pfeil) und einer benachbarten Fraktur (dünner Pfeil).

werden können (Abb. 22.12). Eigene Erfahrungen und vergleichende Untersuchungen haben gezeigt, dass aus diagnostischen Gründen in den letzten Jahren keine CT mehr erforderlich war.
RÖ-Aufnahmen lassen keine Aussage darüber zu, ob eine intrakranielle Verletzung vorliegt. Deshalb ist die RÖ-Technik nur noch speziellen Fragestellungen, z. B. Kindesmisshandlung oder bei Patienten mit einem Shunt (z. B. ventrikuloatriale oder ventrikuloperitoneale Ableitung bei Hydrozephalus) vorbehalten.

RÖ-Aufnahmen des Schädels sind speziellen Fragestellungen vorbehalten.
Kein „Routine"-Röntgen und kein „forensisches" Röntgen!

22.12

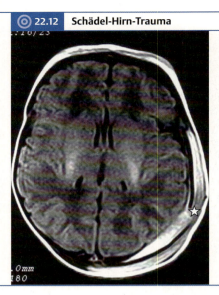

22.12 Schädel-Hirn-Trauma

Transversales MRT in FLAIR-Technik (Liquor signallos = schwarz!): Parietale Kalottenfraktur links (Stern), klare Zuordnung des galealen und intrakraniellen Hämatoms, keine Massenverschiebung, konservatives Vorgehen.

22.3 Gesichtsschädel und Halsregion

Die **Weichteildiagnostik** (Schilddrüse, Abb. 22.13, Lymphknoten, Speicheldrüsen, Halsgefäße) kann mit dem Doppler-**US** erfolgen, ggf. ergänzt durch die MRT.

Diese Areale sind knöchern, parenchymatös, vaskulär und nerval sehr komplex aufgebaut. Es bedarf daher nicht selten mehrerer Modalitäten zur bildlichen Darstellung von Erkrankungsprozessen, so dass die MRT längst nicht die dominierende Rolle wie im Bereich des ZNS und Spinalkanals spielt. Bei **oberflächlich gelegenen Prozessen** ist der **US** die bildgebende Methode der Wahl. So kann die Weichteildiagnostik im Bereich des Gesichtsschädels und der Halsregion, d. h. die Diagnostik von Schilddrüse (Abb. 22.13), Lymphknoten, Speicheldrüsen, Gefäßen sowie oberflächlich gelegenen Fehlbildungen und Tumoren, mit dem Doppler-US bewältigt werden, ggf. ergänzt durch die MRT.

22.13

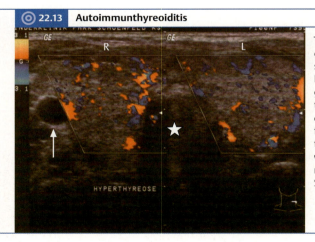

22.13 Autoimmunthyreoiditis

Transversaler Doppler-US durch beide Schilddrüsenlappen (R = rechts, L = links) mit Organvergrößerung und kleinknotiger Struktur sowie deutlich gesteigerter Perfusion, was auf eine Autoimmunerkrankung hinweist (Pfeil = A. carotis rechts,
Stern = Trachealreflex).

Bei **tiefer gelegenen Herden** ist zunächst die **MRT** (Abb. 22.14, Abb. 22.16, S. 906), bei **knöchernen Läsionen** ergänzend **RÖ und/ oder CT** (HR-CT) (Abb. 22.15a + b) anzuwenden.

Bei **tiefer gelegenen Prozessen** wie Fehlbildungen und Raumforderungen der Schädelbasis, der Orbita, des Nasen-Rachen-Raumes und des Halses, bei Entzündungen der Nasennebenhöhlen (NNH), der Orbita (Orbitalphlegmone, Abb. 22.14) und des Pharynx sowie bei Prozessen im Bereich der HWS ist die **MRT** einzusetzen, da der US durch knöcherne und lufthaltige Strukturen des Gesichtsschädels und Halses limitiert ist und die Eindringtiefe in vielen Fällen nicht ausreicht.

22.14 Orbitalphlegmone

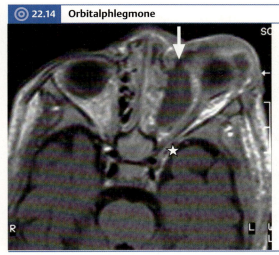

Transversale Protonendichte (PD)-gewichtete MRT der Orbitalregion: Protrusio bulbi durch Abszessformation (Pfeil) zwischen Ethmoidalregion und M. rectus medialis bulbi; entzündliche Infiltrationen der Ethmoidalzellen, der Augenmuskulatur, der Optikusscheide (Stern), des intra- und extraorbitalen Fettgewebes, des Augenlides und des M. temporalis.

Wenn es sich um **knöcherne Fehlbildungen** handelt, ist neben dem RÖ vor allem die **CT** die wichtigste bildgebende Methode, da sie eine weitere Abbildungsebene zur Verfügung stellt, feine ossäre Areale sehr gut erfasst und zu 3-D-Rekonstruktionen bei etwaigen plastisch-rekonstruktiven Maßnahmen herangezogen werden kann (Abb. **22.15a**).

Bei **Traumen** überwiegen im Kindesalter Weichteilverletzungen, seltener kommen Nasenbein-, Kiefer- oder Orbitafrakturen vor. Während für die Diagnostik der Nasenbeinverletzungen im Allgemeinen das **RÖ** ausreicht, kann es bei Aufnahmen der Kieferregion oder der Augenhöhlen zu diagnostischen Unsicherheiten kommen und eine hochauflösende („high resolution") CT (**HR-CT**) notwendig werden (Abb. **22.15b**).

Allerdings hat die MRT in letzter Zeit an Bedeutung gewonnen. Sie kann relativ zuverlässig bei Orbitafrakturen eingesetzt werden, da sie besonders über Verletzungen des Orbitainhaltes, insbesondere der Augenmuskeln, Auskunft geben kann und auch knöcherne Läsionen und umgebende Hämatome erfasst (Abb. **22.16**). Trotzdem bleibt die HR-CT die Methode der ersten Wahl für komplexere Traumen der Rhinobasis.

Die **DSA** hat im Bereich des Gesichtsschädels und Halses vor allem Bedeutung als **interventionelle Methode**, z.B. zur Okklusion einer Gefäßmalformation oder zur Tumorembolisation. Für die Diagnostik reichen MRT und MRA meist aus. Mit der MRA lassen sich die wichtigsten Gefäße auch schon nativ gut darstellen. Die klassische RÖ-Durchleuchtung zum Nachweis von Luft als röntgennegati-

Bei Gefäßmalformationen hat die MRT/MRA diagnostische, die **DSA interventionelle Bedeutung**.

22.15 Orbitadachfraktur

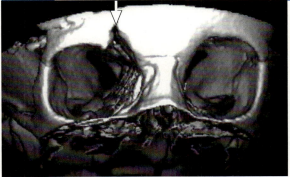

a 3-D-CT-Rekonstruktion der Orbitalregion nach Anpralltrauma: Orbitadachfraktur rechts medial (Pfeil).

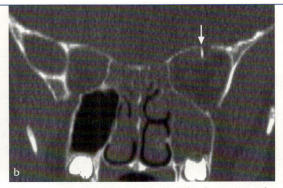

b Koronare HR-CT-Schicht durch die Orbitalregion: Knöcherner, in den M. rectus bulbi superior eingespießter Splitter bei Orbitadachfraktur links (Pfeil); Verschattung des linken Sinus maxillaris nach Einblutung.

22.16

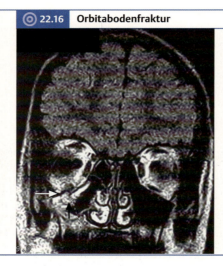

22.16 Orbitabodenfraktur

Koronare MRT-Schicht durch den Gesichtsschädel in FLAIR-Technik: Stufenartige Unterbrechung des Orbitabodens rechts (weißer Pfeil); in den Sinus maxillaris reichendes Hämatom („Tränenfigur"); hämatombedingte Schwellung des M. rectus bulbi inferior (schwarzer Pfeil) mit temporär eingeschränkter Beweglichkeit des Augapfels.

vem KM bzw. mit Einsatz nichtionischer, RÖ-positiver KM wird heute kaum mehr angewendet. Sie ist durch die Endoskopie ersetzt worden. Schluckstörungen oder Fehlbildungen im Bereich der oberen Atem- und Verdauungswege sind zudem sehr selten.

22.4 Thorax

Die Thoraxdiagnostik umfasst die bildliche Darstellung von Erkrankungen der Lunge, des Mediastinums und des Thoraxskeletts einschließlich der thorakalen Wirbelsäule und des Zwerchfells.

Diagnostische Möglichkeiten

Anders als beim ZNS oder Abdomen gibt es im Bereich des Thorax zwischen den lufthaltigen Lungen und den anderen Kompartimenten wenig Kontrastunterschiede, so dass das **konventionelle** oder zunehmend auch **digitale RÖ** die bildgebende Methode der ersten Wahl ist.

Die **HR-CT** dient vor allem der **Feindiagnostik des Lungengewebes**, während die Volumen-(oder Spiral-)CT heute in vielen Fällen durch die MRT ersetzt werden kann.

Der **US** kann nur Informationen liefern, wenn der zu untersuchende Prozess der Thoraxwand, dem Zwerchfell oder dem Mediastinum anliegt und die Schallwellen von dazwischen liegenden lufthaltigen Strukturen nicht reflektiert werden. Klassisches Beispiel ist die Echokardiographie, bei der die Schallsonde interkostal, subkostal, subxiphoidal, suprasternal, bei Säuglingen auch transsternal aufgesetzt wird, um direkt an das Herz und die großen Gefäße heranzukommen (Abb. **22.17**).

22.4 Thorax

Diagnostische Möglichkeiten

RÖ ist in den meisten Fällen die erste bildgebende Methode.

Die **HR-CT** dient der **Feindiagnostik des Lungengewebes**.

Der **US** kann nur Informationen liefern, wenn zwischen der Schallsonde und dem gesuchten Herd keine störenden lufthaltigen oder knöchernen Strukturen liegen (Abb. **22.17**).

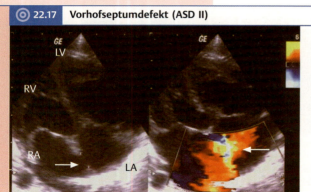

22.17 Vorhofseptumdefekt (ASD II)

Linke Bildhälfte: Echokardiogramm mit Vierkammerblick ohne Farbdoppler: Defekt im Vorhofseptum; (Pfeil; RV = rechter Ventrikel, LV = linker Ventrikel, RA = rechter Vorhof, LA = linker Vorhof).
Rechte Bildhälfte: Gleiches Echokardiogramm wie links: Vierkammerblick mit Farbkodierung: Links-Rechts-Shunt mit Turbulenz im Septumdefekt (Pfeil).

An Institutionen mit direktem Zugang zur **MRT** wird diese oft schon an zweiter Stelle in der Reihe der bildgebenden Methoden eingesetzt: Neben der fehlenden Strahlenbelastung sind es vor allem Kontrastumfang und pathoanatomische Übersichtlichkeit, die diese Methode auszeichnen. Angesichts der Entwicklungen bei der **Ganzkörper-MRT** wird die MRT die Lungenszintigraphie in der Diagnostik von Metastasen (Abb. 22.18) sowie Ventilation und Perfusion in Zukunft weiter verdrängen.

Die **MRT** wird heute vielfach schon als zweites Verfahren nach dem RÖ eingesetzt (Abb. 22.18). Die **Ganzkörper-MRT** wird die Lungenszintigraphie in der Diagnostik von Metastasen sowie Ventilation und Perfusion verdrängen.

22.18 Vergleichende Darstellung von Lungenmetastasen

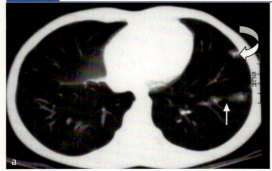
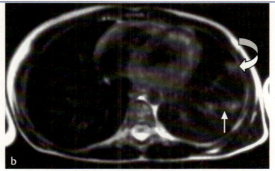

a CT-Schnitt einer Lunge mit mehreren intrapulmonalen (Pfeil) und einer subpleuralen (geschwungener Pfeil) Metastasen.

b Analoger MRT-Schnitt zu Abb. **a**: Dem CT vergleichbare Metastasenabbildung.

Fehlbildungen

Lunge/Mediastinum

Zunächst wird mit dem **RÖ** nach Fehlbildungen des Lungengewebes selbst und/oder des Trachealbaumes sowie nach Begleitfehlbildungen des Zwerchfells, des Herzens oder des Ösophagus gesucht.

Zur Klärung differenzialdiagnostischer Fragen, z.B. Unterscheidung zwischen zystisch-adenomatoider Malformation (CCAM) oder Lungensequester bzw. Lungenhypoplasie mit begleitenden Gefäßfehlbildungen, kann der Doppler-US beitragen. Die MRT erlaubt es, komplexe Fehlbildungen der Thoraxorgane übersichtlich abzubilden und damit in vielen Fällen auf die CT zu verzichten, die auch in der Bronchiektasendiagnostik von der MRT zunehmend Konkurrenz bekommt (Abb. 22.19).

Fehlbildungen

Lunge/Mediastinum

Das **RÖ** ist das erste bildgebende Verfahren.

Zur Klärung differenzialdiagnostischer Fragen bzw. zur Darstellung der kompletten Pathoanatomie dienen der Doppler-US und die MRT bzw. CT (Abb. 22.19).

Das kardiovaskuläre System lässt sich mittels MRA abbilden (Abb. 22.20), so dass der Herzkatheter heute v. a. interventionelle Bedeutung hat.

22.19 Mukoviszidose

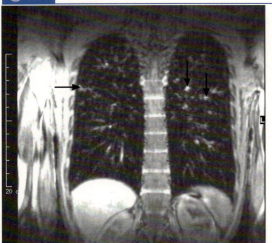

T1-gewichtete koronare MRT des dorsalen Thorax: Bronchiektasie mit peribronchialen manschettenförmigen Signalanhebungen im perihilären Bereich (senkrechte Pfeile), peripher gelegene interstitielle und streifige Herde (horizontaler Pfeil).

22.19

Mit der MRA können zudem auf nichtinvasive Weise Bilder des kardiovaskulären Systems erstellt werden (Abb. **22.20**). Die frühere diagnostische Bedeutung von Herzkatheteruntersuchungen hat sich auf die interventionell-therapeutische Ebene verlagert.

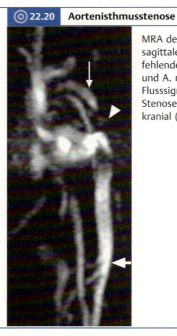

22.20 Aortenisthmusstenose

MRA der großen thorakoabdominellen Gefäße in schräg sagittaler Ebene bei einem 3 Wochen (!) alten Säugling mit fehlenden Leistenpulsen: A. abdominalis mit Tractus coeliacus und A. mesenterica superior (dicker Pfeil), unterbrochenes Flusssignal durch Verwirbelung der Protonen innerhalb der Stenose (Pfeilspitze), Fortsetzung des Aortenbogens weiter kranial (dünner Pfeil).

Thoraxskelett

Nach dem **orientierenden RÖ** kann man in vielen Fällen sehr gut die **MRT** einsetzen.

Thoraxskelett

Auch bei Skelettfehlbildungen wird **orientierend** das **RÖ** eingesetzt. Das Ausmaß der häufigsten Fehlbildungen, Trichter- und Kielbrust, ist präoperativ sehr gut mittels **MRT** zu bestimmen. Aber auch feinere Sternalfehlbildungen, z.B. Sternalspalten, deren Darstellung RÖ-technisch sehr anspruchsvoll ist, lassen sich mit der MRT sehr gut abbilden.

Tumoren

Mediastinale Tumoren sind die wichtigsten intrathorakalen Raumforderungen im Kindesalter.

Die **Reihenfolge** der **bildgebenden Verfahren** lautet: **RÖ**, **US**, **MRT** (Abb. **22.21**) **oder CT**. Tumorspezifische Verkalkungen und knöcherne Details sind mit RÖ oder CT darzustellen.

Tumoren

Die wichtigsten intrathorakalen Raumforderungen im Kindesalter sind **mediastinale Tumoren**. Im vorderen Mediastinum gibt es Neoplasien des Thymus, dysontogenetische und zystische Tumoren sowie Raumforderungen des Herzens, vor allem Myxome. Im mittleren Mediastinum treten Lymphome und Zysten des Tracheobronchialbaumes auf. Im hinteren Mediastinum sind neuroenterische Duplikaturen und Grenzstrangtumoren wie das Neuroblastom typisch.
Seltener treten Neoplasien des Thoraxskeletts auf.
Die **Reihenfolge der bildgebenden Verfahren** ist die gleiche wie bei den Fehlbildungen: **RÖ**, **US**, **MRT oder CT**. Die MRT hat u.a. große Bedeutung für die präzise Darstellung der sog. Sanduhrtumoren (Abb. **22.21**), die nicht selten transforaminal in den Spinalkanal vorwachsen und dadurch das Aussehen einer Sanduhr annehmen. Tumorspezifische Verkalkungen oder knöcherne Details – besonders an der Thoraxwand – müssen gezielt mittels RÖ oder CT dargestellt werden.

Entzündungen

Auch hier lautet die Reihenfolge der bildgebenden Verfahren: **RÖ**, **US**, **MRT** (Abb. **22.22**) **oder CT**.

Entzündungen

Die Bildgebung entzündlicher Thoraxveränderungen wird auch in Zukunft zunächst mit dem **RÖ** erfolgen, ergänzend kann der **US** eingesetzt werden. Bei multilokulären Prozessen, gerade bei den in letzter Zeit wieder häufiger auftretenden und relativ schwer verlaufenden primär abszedierenden Pneumonien

22.21 Metastasierendes embryonales Teratokarzinom

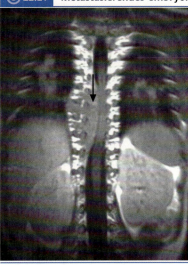

T1-gewichtete koronare thorakoabdominelle Schicht in Höhe des Spinalkanals: Neben intrapulmonalen Metastasen sanduhrförmige Metastase paravertebral rechts mit konvex-bogigem Tumorwachstum intraspinal extramedullär (Pfeil); klinisch Paraparese.

22.22 Pleuraempyem

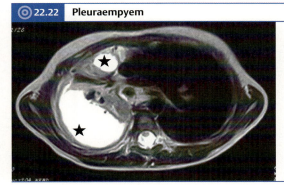

T2-gewichtete transversale subkarinale Thoraxschicht: Signalintenses Pleuraempyem (Sterne) rechts mit Kompression des Unter- und Mittellappens.

der Kleinkinder, ist die **MRT** ein wertvolles diagnostisches Instrument, das der **CT** in vielen Belangen überlegen ist (Abb. **22.22**).

Vaskuläre Prozesse

Intrapulmonale AV-Fisteln oder Dysplasien kommen selten vor. Da es meist um feine Gefäßstrukturen mit nicht vorhersagbarem Verlauf geht, die dem US nicht ausreichend zugänglich, im RÖ nicht direkt darstellbar und auch mit der CT und MRT nur schwer zu erfassen sind, ist die **DSA** die bildgebende Methode der Wahl, zumal nicht selten eine interventionell-therapeutische Maßnahme ansteht, die in gleicher Sitzung durchgeführt werden kann.

Trauma

Lungenkontusionen sind im RÖ und CT gut zu sehen. MRT-Untersuchungen gibt es hierzu bislang nur wenige; man wird aber in Zukunft häufiger die MRT einsetzen, da sich abzeichnet, dass sie auch beim stumpfen Bauchtrauma gute Dienste leistet und Lungenverletzungen dann gleich miterfasst werden können (s. Abb. **22.33**, S. 915).

Vaskuläre Prozesse

Bei vaskulären Prozessen spielt die **DSA** sowohl diagnostisch als auch interventionell die größte Rolle.

Trauma

RÖ und CT sind die Methoden der Wahl, in Zukunft kann die MRT an Bedeutung gewinnen (s. Abb. **22.33**, S. 915).

22.5 Abdomen

Diagnostische Möglichkeiten

Die größte Bedeutung für die abdominelle Diagnostik bei Kindern hat der **US**. Sowohl die parenchymatösen Organe des Oberbauches – Leber und Gallenwege, Pankreas, Milz – als auch der Urogenitaltrakt sind dem US sehr gut zugänglich. Durch die Entwicklung und den zunehmenden Einsatz hochfrequenter und damit hochauflösender Schallsonden lassen sich auch folgende Erkrankungen des Gastrointestinaltraktes mit US eindeutig erfassen: gastroösophagealer Reflux, hypertrophe Pylorusstenose, Duodenalatresie/-stenose, Volvulus, Invagination, Darmduplikaturen, Formen der Analatresie und Beckenbodenregression, Appendizitis (Abb. 22.23), Morbus Crohn und Colitis ulcerosa. Somit lassen sich viele Laparotomien bzw. RÖ-Kontrastuntersuchungen (Magen-Darm-Passagen, MDP) vermeiden.

22.23 Appendizitis

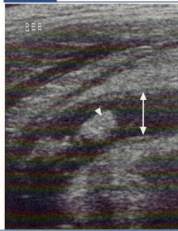

Unterbauch-US: Entzündlich geschwollene tubuläre Struktur (Doppelpfeil) mit noch erhaltener Wandkontur; Pfeilspitze = Appendikolith mit Schallschatten: akute Appendizitis.

Die **MRT** hat sich nach dem US vor allem in der Tumor-, Abszess- und Crohn-/Colitis-Diagnostik etabliert und die CT weitgehend verdrängt.

Die **CT** wird bei speziellen Fragestellungen eingesetzt, z.B. zum Nachweis tumorspezifischer Verkalkungen (Abb. 22.24).

22.24 Tumorspezifische Verkalkungen bei Neuroblastom

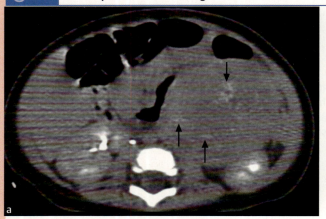

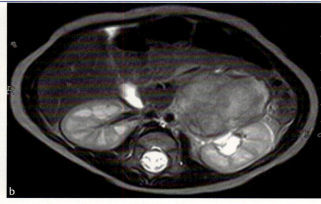

a Oberbauch-CT in Höhe der Nieren: Spritzerartige Dichteanhebungen (Pfeile) weisen auf ein Neuroblastom hin.

b T2-gewichtete transversale MRT in Nierenhöhe bei einem ähnlichen Fall: keine Verkalkungen nachweisbar.

22.5 Abdomen

Die **Szintigraphie** hat heute nur noch ergänzende Bedeutung in der Diagnostik des Neuroblastoms und beim Nachweis ektoper Magenschleimhaut im Meckel-Divertikel sowie nach rekonstruktiven Maßnahmen an den Gallenwegen, da die Funktionsdiagnostik der Harnwege zunehmend von der MRT übernommen wird.

RÖ-Übersichtsaufnahmen sind aus den oben beschriebenen Gründen heute nicht mehr so oft erforderlich wie früher. Unverändert notwendig sind sie allerdings bei Fehlbildungen des Gastrointestinaltraktes.

Gastrointestinaltrakt

Fehlbildungen

Fehlbildungen des Gastrointestinaltraktes werden in aller Regel in der Neugeborenenperiode symptomatisch. Bei der Interpretation der **RÖ-Übersichtsaufnahme** spielen das physiologische Kontrastmittel Luft und in manchen Fällen auch der Verlauf der Magensonde eine ganz wesentliche Rolle, da aus ihrer Position direkt auf ganz bestimmte Formen von Malformationen geschlossen werden kann (Abb. 22.25).

Die **Szintigraphie** hat nur noch ergänzende Bedeutung in der Diagnostik des Neuroblastoms, Meckel-Divertikels und nach Rekonstruktion der Gallenwege.

RÖ-Untersuchungen sind notwendig bei Fehlbildungen des Gastrointestinaltraktes.

Gastrointestinaltrakt

Fehlbildungen

Auf der **RÖ-Übersichtsaufnahme** geben das Luftverteilungsmuster und die Position von Sonden Hinweise auf die Art der Fehlbildung (Abb. 22.25).

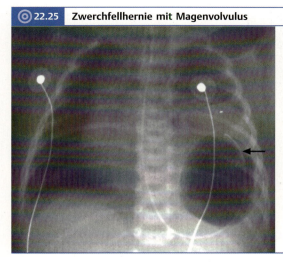

22.25 Zwerchfellhernie mit Magenvolvulus

RÖ-Thoraxübersicht: Fehlende Abgrenzung der linken Zwerchfellregion; Atelektase des linken Unterlappens, Verlagerung des Mediastinums nach rechts. Der Verlauf der Magensonde (Pfeil) weist auf einen im Thorax gelegenen Magen hin. Die definitive Diagnose ist aus der RÖ-Aufnahme ablesbar, deshalb ist keine weitere Bildgebung notwendig.

Bei der Auswahl von **KM** ist zu überlegen, ob eine Aspirationsgefahr besteht, ein Mekoniumpfropf angespült und dann entfernt werden soll oder, z. B. bei einem Megacolon congenitum (Morbus Hirschsprung), lediglich eine Darmverengung nachzuweisen ist.

Die Wahl des **KM** richtet sich nach der Fragestellung und dem Risiko von Komplikationen.

Ileus

Obwohl sich mechanischer und paralytischer Ileus mittels **US** gut differenzieren lassen, ist eine zusätzliche **RÖ-Abdomenübersicht** hilfreich. Sie kann z. B. pathognomonische Darmwandveränderungen (nekrotisierende Enterokolitis!), bestimmte Anordnungen von Darmschlingen, freie Luft oder Verkalkungen nachweisen; Letztere sind bei Ileus ein Hinweis auf eine abgelaufene Mekoniumperitonitis (Abb. 22.26).

Ileus

Ein Ileus lässt sich (inkl. des Ileustyps) mittels US diagnostizieren. Die **RÖ-Übersichtsaufnahme** kann Hinweise auf die Ursache des Ileus geben (Abb. 22.26).

Entzündungen

Akute entzündliche Darmerkrankungen können mit hochfrequenten und damit hochauflösenden US-Sonden erfasst und zuverlässig differenziert werden (s. Abb. 22.23, S. 910).

Bei **chronisch entzündlichen Darmerkrankungen** wie Morbus Crohn und Colitis ulcerosa spielt derzeit die ante- oder retrograde **Endoskopie** eine wesentliche Rolle. Zur ergänzenden Beurteilung des Dünndarmes oder bei inkomplett durchführbarer Koloskopie kommt die **klassische MDP** oder das **Sellink-Verfah-**

Entzündungen

Bei **akuten Entzündungen** ist der **US** die wichtigste Untersuchungsmethode.

Bei **chronisch entzündlichen Darmerkrankungen** spielt die **Endoskopie** eine wichtige Rolle. Die klassische **RÖ-KM-Untersuchung** des Dünndarmes tritt mehr und mehr zugunsten der **MRT** zurück (Abb. 22.27).

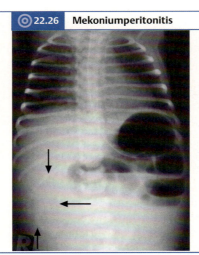

22.26 Mekoniumperitonitis

RÖ-Thorax-Abdomen-Übersicht im Hängen: Zahlreiche Spiegel im linken Mittelbauch, keine Luft im Unterbauch. Diagnose: mechanischer Ileus. Die scholligen Verkalkungen in Projektion auf das mit Pfeilen gekennzeichnete Areal weisen auf eine intrauterin abgelaufene Mekoniumperitonitis hin.

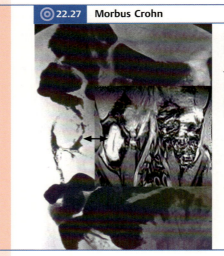

22.27 Morbus Crohn

Klassische MDP: Crohn-typisches Pflastersteinrelief des terminalen Ileums und Colon ascendens mit Lumeneinengung (Doppelpfeil); koronare T2-gewichtete MRT der gleichen Region: Direkter Nachweis des umgebenden entzündlichen Konglomerattumors im ileokolischen Übergang, der röntgentechnisch nicht direkt zu sehen ist.

Bilopankreatisches System

In der Diagnostik der **Gallenwege** sind der **US** und die in letzter Zeit entwickelte **MRC** die Verfahren der ersten Wahl (Abb. **22.28**). Die **Gallenwegsszintigraphie** hat heute eher Bedeutung für **postoperative Kontrollen** nach rekonstruktiven Maßnahmen an den Gallenwegen.

Bei der **akuten Pankreatitis** wird der **US** ergänzt durch die **MRT**.

ren, eine spezielle Darstellung des Dünndarmes, zum Zuge. In Zukunft wird hier wie bei den Erwachsenen die **MRT** als „Hydro-MRT" des Kolons bzw. als MR-Sellink des Dünndarmes eine wesentliche diagnostische Bereicherung bieten (Abb. **22.27**).

Bilopankreatisches System

Die **Gallenwege** lassen sich im Kindesalter meist mit dem **US** ausreichend untersuchen. Bei fehlbildungs-, stein- oder entzündungsbedingten Gallengangsstenosen bietet sich heute mit der **MR-Cholangiographie (MRC)** ein modernes Verfahren an, das rasch und meistens auch in guter Qualität das gesamte bilopankreatische System abbildet (Abb. **22.28**). Auch in der Diagnostik der Gallengangsatresie haben sich entscheidende Änderungen ergeben: Mit hochauflösenden US-Sonden ist es heute möglich, diese Fehlbildung direkt nachzuweisen und ggf. zusätzlich mit der MRC zu dokumentieren. Die Bedeutung von **Gallengangsszintigraphien** verschiebt sich von der präoperativen Ebene zur **postoperativen Funktionskontrolle** nach rekonstruktiven Maßnahmen an den Gallenwegen.

Die **akute Pankreatitis** im Kindesalter ist mit dem **US** nicht immer ausreichend zu erfassen. Auch hier bietet sich die **MRT** als diagnostische Methode der zweiten Wahl an, da sie von den beim US störenden Luftüberlagerungen unbeeinflusst ist und zudem die diagnostisch wichtigen Exsudatansammlungen übersichtlich und komplett wiedergibt.

22.28 Präpapilläre Duodenalduplikatur

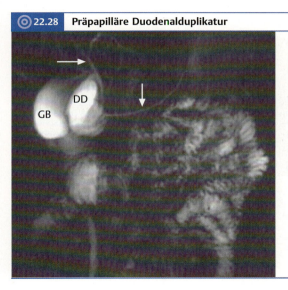

MR-Cholangiographie (MRC) in koronarer Ebene: Präpapilläre Duodenalduplikatur (DD), Gallenblase (GB), Ductus choledochus (waagerechter Pfeil), Ductus Wirsungianus (senkrechter Pfeil). Durch wechselnden Füllungszustand der Duplikatur Verlegung der Papille und dadurch ausgelöste Pankreatitiden.

Urogenitaltrakt

Im Kindesalter sind vor allem **Fehlbildungen** des Urogenitaltraktes von Bedeutung. Sie werden zunächst mit dem **US** untersucht. Das **RÖ-Miktionszystourethrogramm (MCU)** und **RÖ-Genitogramm** (Abb. 22.29), Methoden zur Diagnostik von Harntransportstörungen bzw. zur Klassifizierung von Genitalfehlbildungen, sind unverändert wichtig. Das US-MCU mit KM hat wesentliche Bedeutung für Verlaufskontrollen bei der Refluxkrankheit.

Die Standardmethoden zur morphologischen und funktionellen Differenzierung von **Transportstörungen des oberen Harntraktes** waren bislang das intravenöse Pyelogramm (IVP = Ausscheidungsurogramm, AUG) bzw. die renale Szintigraphie. Die **dynamische MRT** ersetzt diese Methoden. Sie bietet folgende Vorteile:
- keine Strahlenbelastung
- kombinierte Analyse von Morphe und Funktion in einem Gang (Abb. 22.30)
- Erfassung funktionsloser Harnwegskompartimente mittels „Wasserbild"-Technik (Abb. 22.31); dies ist sonst nur mittels US möglich
- Kostenersparnis.

Urogenitaltrakt

Wichtigste Methode zur Erfassung von Erkrankungen – v. a. **Fehlbildungen** – ist der **US**. Mit dem **MCU** können Harntransportstörungen diagnostiziert, mit dem **RÖ-Genitogramm** Genitalfehlbildungen klassifiziert werden (Abb. 22.29).

Transportstörungen des oberen Harntraktes wurden bisher mittels IVP oder renaler Szintigraphie diagnostiziert. Die **dynamische MRT** ersetzt diese Methoden. Ihre Vorteile sind:
- keine Strahlenbelastung
- morphologische und Funktionsanalyse in einem Gang (Abb. 22.30)
- Erfassung funktionsloser Kompartimente (Abb. 22.31)
- Kostenersparnis.

22.29 Testikuläre Feminisierung

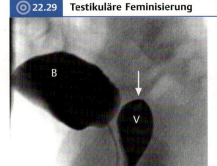

RÖ-Genitogramm in seitlicher Projektion: Katheterisierung der Harnblase (B) und der Vagina (V), konvexbogige Begrenzung des Scheidengewölbes (Pfeil) ohne Nachweis einer Zerviximpression, damit Hinweis auf Uterusfehlbildung.

In der Diagnostik von **Fehlbildungen des inneren weiblichen Genitale und der Varianten des Maldescensus testis** ist der **US** die bildgebende Methode der ersten Wahl, gefolgt von der MRT (Abb. 22.32). Dies gilt auch für Fehlbildungen des Beckenbodens und für die Analatresie (beide häufig mit Fehlbildungen des Urogenitaltraktes kombiniert), hier spielt jedoch auch die RÖ-Technik eine Rolle.

Genitalfehlbildungen werden durch **US** und **MRT** (Abb. 22.32) diagnostiziert. Dies gilt auch für Beckenbodenfehlbildungen und für die Analatresie (ergänzend wird RÖ eingesetzt).

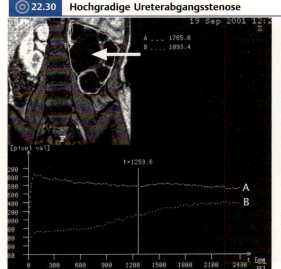

22.30 Hochgradige Ureterabgangsstenose

Dynamische MRT. **Obere Bildhälfte:** Die morphologische Darstellung zeigt ein stark erweitertes linkes Nierenbecken (Pfeil).
Untere Bildhälfte: Funktionskurven. **Kurve A** entspricht einer normalen Leistungs- und Aktivitätskurve. **Kurve B** zeigt eine Kletterkurve bei deutlicher Funktions- und Exkretionseinschränkung der linken Niere.

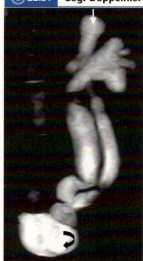

22.31 Sog. Doppelniere

Dem RÖ-IVP nachempfundene MRT in 3-D-„Wasserbild"-Technik (gestauter Urin in erweiterten Harnwegen ist hell!). Vorteil: komplette Darstellung des gesamten Harntraktes, auch des funktionslosen oberen Anteils (Pfeil), der im IVP und Szintigramm nicht sichtbar war und in Form einer Ureterozele (geschwungener Pfeil) in die Blase fehlmündet.

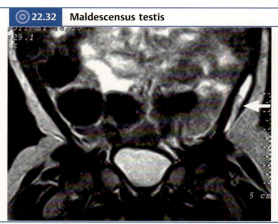

22.32 Maldescensus testis

T2-gewichtetes koronares MRT-Schnittbild des Beckens: Epifaszial in der Bauchdecke gelegene Hydrozele mit darin eingeschlossenem Hoden (Pfeil).

▶ **Merke.** Im Urogenitaltrakt soll die CT aus strahlenhygienischen Gründen nicht mehr angewendet werden.

Vaskuläre abdominelle Prozesse

Bei vaskulären Fehlbildungen sowie sekundären Gefäßproblemen, meist Thrombosen, kommt zuerst der **Doppler-US** zum Zuge; bei noch offenen Fragen bzw. bei nur eingeschränkt möglichem Einsatz des US kann die **MRA** weiterhelfen. Die DSA hat hauptsächliche Bedeutung für die Intervention.

Stumpfes Bauchtrauma

Die erste und wichtigste bildgebende Methode beim stumpfen Bauchtrauma im Kindesalter ist seit langem der **Doppler-US**. Zur Klärung noch bestehender Fragen bzw. bei unklarem Befund wird als Verfahren der zweiten Wahl die **CT**, gelegentlich auch eine RÖ-Übersicht eingesetzt.

Das diagnostische Potenzial der MRT beim Trauma des Abdomens im Kindesalter ist noch nicht ausreichend evaluiert. Eigene Erfahrungen zeigen jedoch, dass die MRT mit ihrer hervorragenden Kontrastauflösung und ihrer Übersichtlichkeit in der Lage ist, auch hier der CT Konkurrenz zu machen (Abb. **22.33** und **22.34**). Ob sie die CT als Methode der zweiten Wahl ablösen kann, müssen weitere Untersuchungen und Erfahrungen zeigen.

◀ **Merke**

Vaskuläre abdominelle Prozesse

Gefäßdiagnostik wird hauptsächlich mit dem **Doppler-US** betrieben, ergänzt von der **MRA**. Die DSA hat interventionelle Bedeutung.

Stumpfes Bauchtrauma

Bildgebende Methode der ersten Wahl ist der **Doppler-US**. Selten wird eine **CT** oder das RÖ benötigt.

Eigene Erfahrungen haben gezeigt, dass die MRT der CT Konkurrenz machen kann (Abb. **22.33** und **22.34**).

22.33 Stumpfes Bauchtrauma mit Leberruptur

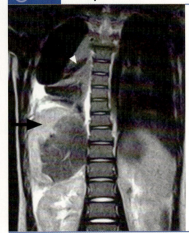

T2-gewichtete koronare thorakoabdominelle Schicht: Dystelektase des rechten Unterlappens (Pfeilspitze) mit umgebendem Pleuraerguss paravertebral, subpulmonal und im lateralen Winkel, Konvexitätshämatom über dem rechten Leberlappen nach Leberruptur (Pfeil), nach Übernähung Abszessbildung.

22.34 Stumpfes Bauchtrauma mit Pankreasruptur

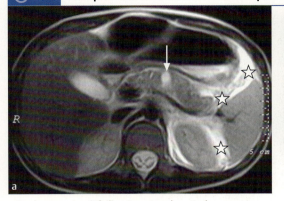
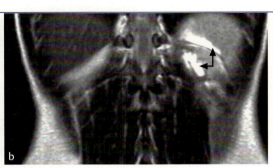

a Pankreasruptur (Pfeil) mit peripankreatischem, perisplenischem und perirenalem Hämatom (Sterne).   **b** Subkapsuläres Milz- und Nierenhämatom links (Winkelpfeil).

22.6 Muskuloskelettales System (MSS)

Diagnostische Möglichkeiten

Bei **skelettalen Läsionen** ist nicht nur aus ökonomischen, sondern auch aus rationellen Gründen nach wie vor das **RÖ** die bildgebende Methode der ersten Wahl (Abb. **22.35**). Die **MRT** erlaubt allerdings Einblicke in das „Knocheninnere", die über die Möglichkeiten der RÖ-Technik hinausgehen, und liefert damit bei Entzündungen, Raumforderungen, Traumen und Stoffwechselstörungen wertvolle diagnostische Informationen.

Bei **Weichteilaffektionen** ist der **US** die bildgebende Methode der ersten Wahl. Die MRT steht auch hier an zweiter Stelle, obwohl sie ausgezeichnet zur Beurteilung von Weichteilprozessen geeignet ist (Abb. **22.36**).

CT-Untersuchungen des MSS sind dementsprechend zurückgegangen und bleiben speziellen Fragen vorbehalten:
- 3-D-Rekonstruktionen bei plastischen Maßnahmen (s. Abb. **22.15a**, S. 905)
- komplizierte Frakturen im Bereich des Gesichtsschädels, der Gelenke, des Beckens und der Wirbelsäule (s. Abb. **22.15b**, S. 905)
- Nachweis diagnostisch wegweisender Verkalkungen
- Schädel-Hirn-Trauma (s. S. 902).

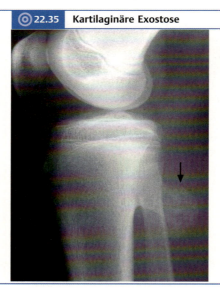

22.35 Kartilaginäre Exostose

RÖ-Aufnahme des Kniegelenkes in seitlicher Projektion: pilzförmige knöcherne Raumforderung, die der Fibula aufsitzt (Pfeil).

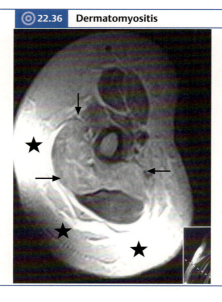

22.36 Dermatomyositis

T2-gewichtete transversale MRT des Oberarmes: ausgeprägtes kutanes Ödem (Sterne), pathologisch angehobenes Muskelsignal vor allem im Bereich des M. triceps brachii (Pfeile) als Ausdruck einer diffusen Entzündung der Muskulatur und des umgebenden Integuments.

Auch die Häufigkeit **skelettszintigraphischer Untersuchungen** ist zurückgegangen: Frühere Indikationen, z.B. der Nachweis multipler Skelettläsionen im Rahmen von Tumoren, Entzündungen oder Traumen (Kindesmisshandlung), wurden von der MRT übernommen und werden mit der Ganzkörper-MRT noch schneller durchzuführen sein als bisher.

Die **Skelettszintigraphie** hat wesentlich an Bedeutung eingebüßt und wird vielfach durch die MRT ersetzt.

Fehlbildungen und angeborene Entwicklungsstörungen des Skeletts

Die Diagnostik von **Fehlbildungen des Skeletts** erfolgt in der Regel mit **RÖ-Aufnahmen**. Zur Darstellung knorpeliger Strukturen und zum Nachweis begleitender Läsionen parenchymatöser Organe wird ergänzend der **US** bzw. die **MRT** eingesetzt.

Bei angeborenen Entwicklungsstörungen des Skeletts, den **Osteochondrodysplasien** (früher „Skelettdysplasien"), ist ein **RÖ-Skelettstatus** erforderlich, der das sog. Knochenminimalprogramm umfasst:
- Schädel und Wirbelsäule seitlich,
- Becken, Hand und Knie in a.-p. Projektion,

ggf. ergänzt durch lange Röhrenknochen, Fuß und Thorax.

Fehlbildungen und angeborene Entwicklungsstörungen des Skeletts

Wichtigste Methode zur Diagnostik von **Fehlbildungen des Skeletts** ist das **RÖ**, ergänzend können **US** und **MRT** eingesetzt werden.

Bei den **Osteochondrodysplasien** ist ein **RÖ-Skelettstatus** erforderlich.

Tumoren

Für die Unterscheidung benigner, maligner und semimaligner Knochentumoren hat das **RÖ** primäre Bedeutung: Spricht der RÖ-Befund definitiv für eine benigne Läsion (Abb. **22.37**), erfolgt keine weitere Bildgebung. Gelegentlich ist eine weitere Differenzierung knorpeliger Bezirke (z.B. bei Osteochondromen) oder des Inhalts zystischer Knochentumoren erforderlich. Sie erfolgt mittels US oder MRT. Bei (semi-)malignen Knochentumoren folgt auf das RÖ die **MRT** (Abb. **22.38**), bei Weichteiltumoren ist sie nach dem US ebenfalls die weiterführende Methode, wenn die Läsion mit dem US allein nicht ausreichend zu dokumentieren bzw. zu charakterisieren ist. Die Vorteile der MRT sind:
- genaue Abgrenzung zum gesunden Knochenmark
- komplette Erfassung der Weichteilkomponente
- Visualisierung knorpeliger Areale
- präzise Darstellung der Kompartimente bei Gelenkbefall
- Abbildung der Gefäßversorgung mittels MRA in gleicher Sitzung.

Tumoren

Eine erste Differenzierung der Knochenmorphe in Richtung benigne, maligne oder semimaligne Läsion wird mit dem **RÖ** vorgenommen (Abb. **22.37**). Ergänzend kann der US oder die MRT eine Rolle spielen.

Bei (semi-)malignen Knochentumoren und bei Weichteiltumoren wird nach dem RÖ bzw. US die **MRT** eingesetzt (Abb. **22.38**). Ihre Vorteile sind:
- genaue Abgrenzung zum gesunden Knochenmark
- komplette Erfassung der Weichteilkomponente sowie der knorpeligen Areale
- bei Gelenkbefall Kompartimentdarstellung
- gleichzeitiger Einsatz der MRA zur Gefäßdarstellung.

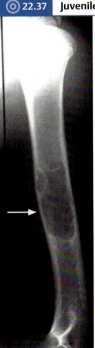

22.37 Juvenile Knochenzyste

RÖ-Aufnahme des linken Oberarmes in seitlicher Projektion: scharf begrenzte Osteolyse (Pfeil), dünne Kortikalis mit geringer, spindelförmiger Auftreibung des Schaftes. Die definitive Diagnose ist aus der RÖ-Aufnahme ablesbar, deshalb ist keine weitere Bildgebung notwendig.

22.37

22.38 Ewing-Sarkom

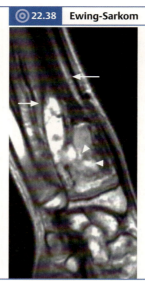

T2-gewichtete koronare MRT eines distalen Unterarmes: Die Epiphyse nicht überschreitende, die Radiusmetaphyse auftreibend destruierende, inhomogene, überwiegend signalintense Raumforderung (Pfeilspitzen) mit charakteristischer schalenförmiger Periostabhebung (Pfeile).

Feine Knochenstrukturen und disseminierte Verkalkungen kommen am besten mit der **CT** zur Abbildung.

Die **CT** wird im Rahmen der Zusatzdiagnostik eingesetzt: Sie hat Bedeutung für die Darstellung feiner Knochenstrukturen, z.B. im Gesichtsbereich oder für den Nachweis disseminierter Verkalkungen.

Entzündungen

Erste diagnostische und interventionelle Methode ist der **US** (Nachweis und Therapie von Ergüssen oder Abszessen, Abb. **22.39a**).

Entzündungen

Bei Gelenkentzündungen (z.B. septische Arthritis, Gelenkempyem) und bei entzündlichen Knochenläsionen ist zuerst der **US** anzuwenden. Er erlaubt es, Ergüsse oder Abszesse aufzuspüren (Abb. **22.39a**) und diese in diagnostischer und gewebeentlastender Absicht zu punktieren.

22.39 Subperiostaler Abszess bei Osteomyelitis

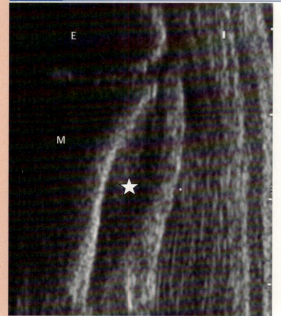
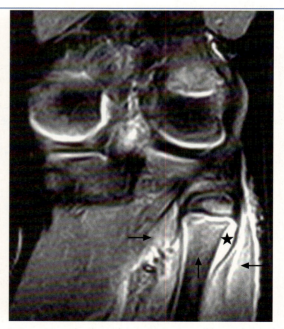

a US in Höhe der proximalen Fibula: spindelförmige, echoarme Raumforderung (Stern) unterhalb der Fibulaepiphyse (E), der Metaphyse anliegend (M).

b Koronare MRT des Kniegelenkes der Abb. **a** in fettsättigender Messtechnik (Knochenmarksignal dunkel statt hell): subperiostaler Abszess (Stern), analog dem US der Abb. **a**; pathologische Signalanhebung der proximalen Fibulametaphyse und der umgebenden Weichteile (Pfeile).

Zur frühzeitigen Dokumentation des Ausmaßes der intra- und periossären Entzündung wird die **MRT** eingesetzt (Abb. **22.39b**). Im RÖ-Bild sind entzündliche Veränderungen erst später sichtbar; RÖ-Aufnahmen können daher im Verlauf oder bei Zusatzfragen nützlich sein.

Trauma

Bei **knöchernen Verletzungen** sind konventionelle oder digitale **RÖ-Aufnahmen** die erste und wichtigste Untersuchungsmethode. Ergänzend und im weiteren Verlauf kann der **US** eingesetzt werden, z. B. bei Klavikulafrakturen oder Schaftfrakturen kleinerer Röhrenknochen. Die **MRT** kann bei Verletzungen in der Nähe der Wachstumszonen herangezogen werden, um diese genauer darzustellen und prognostisch zu beurteilen (Abb. **22.40**).

Knorpelläsionen sind im RÖ nicht bzw. spät und nur indirekt nachweisbar. Hier hat der **US** erste Priorität. So ist die geburtstraumatische Epiphysenlösung bei subtiler US-Technik unter gleichzeitiger Berücksichtigung der Gegenseite mit den heutigen hochauflösenden Linearsonden ziemlich sicher zu erkennen. Bei dislozierter Epiphyse kann unter US-Kontrolle reponiert, pin-fixiert, danach weiter kontrolliert und mit dem Doppler-US die Vitalität der Epiphyse überprüft werden.

Die **MRT** dokumentiert früh das Ausmaß von Knochenentzündungen (Abb. **22.39b**). RÖ-Aufnahmen sind erst im Verlauf oder bei Zusatzfragen indiziert.

Trauma

Bei **knöchernen Verletzungen** ist die wichtigste Untersuchungsmethode das **RÖ**, evtl. ergänzt durch **US**. Die **MRT** ist bei Verletzungen der Wachstumszonen diagnostisch und prognostisch wichtig (Abb. **22.40**).

Bei **Knorpelläsionen** (z. B. geburtstraumatische Epiphysenlösung) hat der **US** erste Priorität.

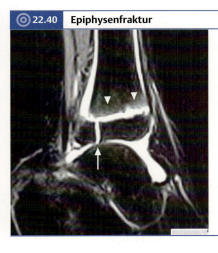

22.40 Epiphysenfraktur

Sagittale MRT des oberen Sprunggelenkes in fettunterdrückender Technik: Epiphysenfraktur (Pfeil) mit Signalanhebung der distalen Tibiametaphyse (Pfeilspitze) als Hinweis auf eine Epiphysenlösung. Die Fraktur war auf der RÖ-Aufnahme nicht sicher zu sehen!

22.40

Knochenmarkerkrankungen

Zur Diagnostik von Knochenmarkerkrankungen wird nach **orientierendem RÖ** die **MRT** eingesetzt, da sie Knochenmark als einzige Methode direkt darstellen kann. Sie ermöglicht eine Abschätzung des Verhältnisses zwischen Blut bildendem rotem und fetthaltigem weißem Knochenmark. Außerdem lassen sich mittels MRT der Ersatz bzw. die Verdrängung des Knochenmarks als Folge von Entzündung, Tumor, Trauma oder Chemotherapie/Bestrahlung ebenso dokumentieren wie der Effekt von Stoffwechselerkrankungen auf das Knochenmark.

Osteochondrosen (aseptische Knochennekrosen)

Diese für das wachsende Skelett typischen und an vielen Stellen des Skeletts in mannigfacher Form auftretenden Läsionen lassen sich im RÖ oder US oft nur partiell abbilden. Hier ist die **MRT** als bildgebendes Verfahren sehr wichtig, da sie als einzige Methode in der Lage ist, Knochen- und Knorpelstrukturen sowie die Weichteile und den Halteapparat von Gelenken darzustellen. Somit ermöglicht sie eine umfassende Diagnostik und Einschätzung der Prozessaktivität (Abb. **22.41**).

Knochenmarkerkrankungen

Nach **orientierendem RÖ** wird die **MRT** eingesetzt. Da sie Knochenmark direkt darstellen kann, ist sie die Methode der Wahl für die Diagnostik und Verlaufskontrolle von Entzündungen, Tumoren, Traumafolgen, iatrogen induzierten Effekten und Stoffwechselerkrankungen des Knochenmarks.

Osteochondrosen (aseptische Knochennekrosen)

Diese für das wachsende Skelett typischen Läsionen können mit dem RÖ oder US meist nur partiell erfasst werden. Eine umfassende Diagnostik und Verlaufskontrolle ermöglicht nur die **MRT** (Abb. **22.41**).

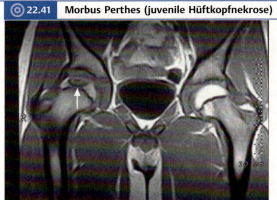

22.41 Morbus Perthes (juvenile Hüftkopfnekrose)

T1-gewichtete koronare MRT des Beckens und der proximalen Oberschenkel: schüsselförmige Nekrose, Höhen- und Signalminderung der Kopfkappe rechts (Pfeil), rechts breiterer Gelenkspalt als links, noch keine Subluxation des Hüftgelenkes.

23 Kinderophthalmologie

23.1 Einleitung

Augenerkrankungen im Kindesalter nehmen eine Sonderstellung in der Augenheilkunde ein. Die **frühzeitige Diagnose und Therapie** dieser Erkrankungen hat einen hohen präventiv- und sozialmedizinischen Stellenwert. Jede Behinderung des Sehvorganges infolge morphologischer oder funktioneller Störungen des Sehorgans kann zu dauerhaften und irreversiblen Sehstörungen führen. Diese Entwicklung lässt sich nur durch die Therapie innerhalb eines zeitlich eng begrenzten Zeitabschnittes im Säuglings-, Kleinkind- und Kindesalter verhindern. Tab. **23.1** gibt Hinweise auf die Früherkennung ophthalmologischer Störungen im Rahmen der Vorsorgeuntersuchungen.

Die **frühzeitige Diagnose und Therapie** von Augenkrankheiten im Kindesalter hat einen hohen präventiv- und sozialmedizinischen Stellenwert (Tab. **23.1**). Viele Störungen sind nur innerhalb eines begrenzten Zeitraums im Kindesalter einer wirkungsvollen Therapie zugänglich.

23.1 Altersabhängige augenärztliche Diagnostik

	mögliche Störungen	Diagnostik
U 1 (Neugeborenen-Erstuntersuchung)	konnatale Anomalien	
U 2 (3.–10. Lebenstag)	Lähmungsschielen Pupillenstörungen	
U 3 (4.–6. Lebenswoche)		Hornhautreflexbilder
U 4 (3.–4. Lebensmonat)	kongenitaler Nystagmus	digitookulares Phänomen (= Eindrücken der Augen mit dem Finger, um durch mechanischen Druck Lichtreize wahrzunehmen) „Preferential Looking Test"
U 5 (6.–7. Lebensmonat)		VECP (= visual evoked cortical potential)
U 6 (10.–12. Lebensmonat)		Minispielzeug (nach Sheridan) Pearl-Test (nach Deberitz) (= Ordnen von bunten Perlen)
U 7 (21.–24. Lebensmonat)		Kinderbilder
U 8 (3½–4. Lebensjahr)		Kinderbilder nach Löhlein, Rabetge, Casanovas Ringe nach Landolt Sehprobentafeln nach Sheridan-Gardiner
U 9 (5.–5¼ Lebensjahr)	Schielen (S. 930) rechts/links auffällige Kopfhaltung beim Fixieren Sehschwäche rechts/links	monokulare Sehprüfung mit Bildtafeln oder Sehtest auffälliger Stereotest
U 10 (13.–14. Lebensjahr)	Sehschwäche rechts/links	auffälliger Stereotest

23.2 Kongenitale Dakryostenose/Dakryozystitis

▶ **Definition.** Bei der **Dakryostenose** handelt es sich um einen kongenitalen, relativen oder absoluten Verschluss der ableitenden Tränenwege, der bei etwa 3 % aller Neugeborenen vorkommt. Die **Dakryozystitis** ist eine akute oder chronische Entzündung des Tränensackes.

◀ Definition

Ätiologie und Pathogenese: Der Verschluss der Tränenwege wird meist durch ein zartes Häutchen am nasalen Ende des Ductus nasolacrimalis, die sog. **Hasner-Klappe**, verursacht. Durch den Sekretrückstau und Superinfektionen mit Pneumokokken, Streptokokken oder Staphylokokken kann sich eine eitrige Bindehautentzündung entwickeln. In der Regel öffnet sich die Hasner-Klappe nach einigen Wochen bis Monaten spontan.

Ätiologie und Pathogenese: Der Verschluss wird meist durch die **Hasner-Klappe** verursacht, die sich nach Wochen bis Monaten spontan öffnet. Durch Sekretstau und bakterielle Superinfektion können eitrige Bindehautentzündungen entstehen.

Klinik: Ein typisches Symptom ist der vermehrte Tränenfluss **(Epiphora)**, Beginn 2–6 Wochen nach der Geburt. Manchmal findet sich eine Schwellung des Tränensacks in Form eines kugeligen Pseudotumors (Abb. **23.1**). Häufig sieht man

Klinik: Typisch ist der vermehrte Tränenfluss **(Epiphora)**. Manchmal ist der Tränensack sichtbar geschwollen (Abb. **23.1**). Bei Druck

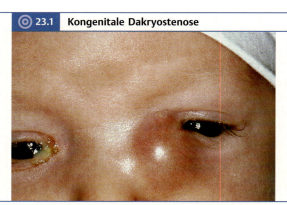

23.1 Kongenitale Dakryostenose

Pseudotumor durch Schwellung des Tränensacks.

auf den Tränensack entleert sich mukopurulentes Material aus dem unteren Tränenpünktchen.

Krusten im Bereich der Augenbrauen, vorwiegend medial; bei Druck auf den Tränensack entleert sich mukoides bzw. mukopurulentes Material aus dem unteren Tränenpünktchen. Die umgebende Haut und besonders der mediale Lidwinkel können gerötet sein. Häufig finden sich auch hängende Oberlider infolge vermehrter Blendungsempfindlichkeit.

▶ **Merke**

▶ **Merke.** Wegen der Nachbarschaft zwischen dem endonasalen Ausgang des Ductus nasolacrimalis und dem Nasen-Rachen-Raum ist die Obstruktion des Ductus nasolacrimalis nicht selten mit einer Otitis oder Pharyngitis assoziiert.

Differenzialdiagnose: Eine Hydrophthalmie (s. S. 928) ist auszuschließen.

Therapie: Die Behandlung ist zunächst konservativ, von einer Überbehandlung ist wegen des günstigen Spontanverlaufs abzuraten. Folgende Maßnahmen kommen in Betracht:
- **digitale Massage** des inneren Lidwinkels
- **Druckspülung** des Ductus nasolacrimalis
- **Duktussondierung**.

Die Maßnahmen erfordern Erfahrung (Gefahr irreversibler, iatrogener Obstruktionen, Via falsa).

Sind o. g. Maßnahmen über Monate erfolglos, ist die **Intubation** der Tränenwege mit **Silikonschläuchen** erforderlich. Rekonstruierende Eingriffe sollten erst ab dem 2. Lebensjahr erfolgen.

Differenzialdiagnose: Bei Säuglingen muss man bei Tränenträufeln und Rötung der Augen an eine Hydrophthalmie (s. S. 928) denken.

Therapie: Wegen der meist spontanen Öffnung der Obstruktion im Verlauf ist zunächst eine konservative, gestufte Therapie angezeigt. Man sollte den Eltern von einer „Übertherapie" abraten. Anfangs kann man versuchen, durch **digitale Massage** den Tränengang nach nasalwärts „auszumelken". Bei ausbleibendem Erfolg kommt eine **Druckspülung** des Ductus nasolacrimalis mit entsprechender Kanüle (nach Bangerter) und physiologischer Kochsalzlösung infrage. Als weitere Therapieoption steht die Dilatation des Tränenpünktchens und die **Tränenwegssondierung** mit der Sonde nach Bowman zur Verfügung. Diese Maßnahmen erfordern Erfahrung, da nicht selten erst durch die Manipulationen irreversible Tränenwegsobstruktionen induziert werden oder sich eine iatrogene Via falsa ausbildet, die sich spontan wieder verschließt. Begleitend kann bei allen Therapiestufen eine lokale Antibiotikatherapie durchgeführt werden. Wegen der Gefahr des Steroidglaukoms sind Antibiotika-Steroid-Augentropfen kontraindiziert.

Schlagen alle konservativen Therapieversuche über mehrere Monate fehl, ist die operative **Intubation** der Tränenwege mit einem **Silikonschlauch**, der über mehrere Wochen in situ bleibt, angezeigt. **Rekonstruierende** chirurgische Eingriffe an den Tränenwegen sollten erst ab dem 2. Lebensjahr durchgeführt werden.

23.3 Ophthalmia neonatorum

▶ **Definition**

▶ **Definition.** Eitrige Bindehautentzündung der Neugeborenen durch eine Infektion während oder kurz nach der Geburt. Sie ist gemeinsam mit der kongenitalen Dakryostenose die häufigste Ursache des Leitsymptoms „rotes Auge".

Ätiologie und Pathogenese: Erreger sind u. a. Gonokokken oder Pneumokokken (kurze Inkubationszeit), Chlamydien, Staphylokokken, Streptokokken (längere Inkubationszeit). Häufigster Erreger ist zurzeit **Chlamydia oculogenitalis** (paratrachomatis).

Ätiologie und Pathogenese: Gonokokken oder Pneumokokken verursachen eher eine eitrige Konjunktivitis mit kurzer Inkubationszeit – Chlamydien, Staphylokokken, Streptokokken oder verschiedene gramnegative Keime eine Bindehautentzündung mit längerer Inkubationszeit. **Chlamydia oculogenitalis** (paratrachomatis) ist zurzeit die häufigste Ursache. Der verzögerte Beginn ab dem 5.–14. Lebenstag ist typisch.

Klinik: Die Augenlider sind geschwollen, eitriges Sekret quillt aus der Lidspalte. Gleichzeitig besteht eine diffuse, konjunktivale Injektion mit Chemosis, d. h. die die Hornhaut umgebende Bindehaut ist wallartig geschwollen (Abb. 23.2).

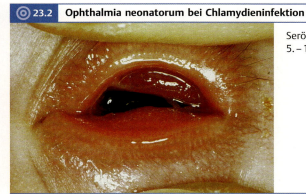

23.2 Ophthalmia neonatorum bei Chlamydieninfektion

Seröse Konjunktivitis ab dem 5.–14. Lebenstag.

Klinik: Zwischen den geschwollenen Augenlidern quillt Sekret hervor, die Konjunktiva ist gerötet, die Bindehaut wallartig geschwollen (Abb. 23.2).

Diagnostik: Geschlechtskrankheit der Mutter? Ggf. Kulturen aus den Geburtswegen entnehmen. Der **Erregernachweis** beim Kind erfolgt durch einen Bindehautabstrich, von dem ein nach Gram und Giemsa gefärbtes Direktpräparat und eine Kultur angelegt werden. Zum Direktnachweis von Chlamydien sind zahlreiche Testverfahren auf dem Markt (z. B. Kodak-Sure-Cell).

Differenzialdiagnose: Die Dauer der Inkubationszeit bzw. der Zeitpunkt der Manifestation sind differenzialdiagnostisch von Bedeutung (Tab. 23.2).
Bei einer Infektion mit **Herpes-simplex-Viren** finden sich neben Symptomen und Befunden einer Blepharokonjunktivitis mit eventueller Hornhautbeteiligung meist die typischen herpetischen **Bläschen** im Bereich der Augenlider.
Die Neugeborenen-Blennorrhö kann auch mit einem sog. **Silbernitratkatarrh** verwechselt werden. Diese Reizung der Bindehaut zeigt sich wenige Stunden nach Durchführung der Credé-Prophylaxe (s. S. 17).

Diagnostik: Der **Erregernachweis** erfolgt durch Bindehautabstrich (Färbung nach Gram und Giemsa und Kultur) und Vaginalabstrich der Mutter; der Direktnachweis von Chlamydien mit speziellen Testverfahren.

Differenzialdiagnose: Der Zeitpunkt der Manifestation ist differenzialdiagnostisch von Bedeutung (Tab. 23.2).
Eine **Herpes-simplex**-Infektion zeigt neben Entzündungszeichen an Lid-, Binde- und evtl. Hornhaut meist typische Bläschen.
Ein **Silbernitratkatarrh** nach Durchführung der Credé-Prophylaxe (s. S. 17) ist auszuschließen.

23.2 Zeitpunkt der Manifestation verschiedener Formen der Ophthalmia neonatorum

Ursache	Zeitpunkt der Manifestation
chemisch	nach Stunden
Gonokokken	nach 2–4 Tagen
Pneumokokken	nach 4–5 Tagen
Herpes-simplex-Virus	nach 5–7 Tagen
Chlamydia oculogenitalis	nach 5–14 Tagen

Therapie: Die Therapie richtet sich nach den Ergebnissen der Gram- und Giemsafärbung sowie den mikrobiologischen Kulturresultaten. Solange Informationen über die Art des Erregers noch nicht vorliegen, erfolgt eine Lokalbehandlung mit Erythromycin-Salbe und eine systemische Antibiotikatherapie mit Erythromycin-Sirup (50 mg/kgKG/d über 2–3 Wochen). Wichtig sind auch eine gleichzeitige Therapie der Mutter und des Partners.

Therapie: Man behandelt initial mit Erythromycin-Salbe lokal und Erythromycin-Sirup systemisch (50 mg/kgKG/d über 2–3 Wochen). Nach Vorliegen des Antibiogramms wird die Behandlung ggf. umgestellt.

23.4 Kongenitale Katarakte

▶ **Definition.** Es handelt sich um eine Linsentrübung, d. h. Undurchsichtigkeit der Augenlinse infolge Trübung des Linseneiweißes in der Fetalentwicklung. Diese kann hereditär oder durch Störung in der Embryogenese bedingt sein. Typisches Leitsymptom ist die „Leukokorie" (weißer Reflex in der Pupille).

Ätiologie und Pathogenese: Man unterscheidet verschiedene Formen bzw. Ursachen:
- **Idiopathische** Katarakt: Die Ursache ist nicht genau bekannt.
- **Embryotoxische** Katarakt: Die Linsentrübung entsteht durch eine exogene Fruchtschädigung im ersten Drittel der Schwangerschaft durch Infektionskrankheiten der Mutter (z. B. **Rubeolen,** Abb. 23.3a). Die Rötelnkatarakt ist häufig kombiniert mit einer Mikrophthalmie und einer Pseudoretinitis pigmentosa. Neben den beschriebenen Augensymptomen können auch Missbildungen an Ohren und Herz auftreten (Gregg-Syndrom, s. S. 608).
- Katarakt als Teilsymptom eines **Fehlbildungssyndroms:** Ein Beispiel ist das **Lowe-Syndrom** (okulozerebrorenales Syndrom), bei dem neben opaken, d. h. undurchsichtigen Linsen ein Lenticonus posterior, ein kongenitales Glaukom, eine mentale Retardierung und eine Nierenerkrankung bestehen.
- Katarakt bei **Stoffwechselstörungen:** Bei der **Galaktosämie** durch Galaktokinasemangel ist die Katarakt meist die einzige klinische Manifestation. Bei der klassischen Galaktosämie kommt es durch den Mangel an Galaktose-1-Phosphat-Uridyltransferase neben Katarakten zu Leber-, Gehirn- und Nierenschäden (Abb. 23.3b).
- **Entwicklungsanomalien:** z. B. **persistierender hyperplastischer primärer Glaskörper** (PHPV, V = Vitreus). Bei dieser Rückbildungsstörung des primären Glaskörpers entwickelt sich neben einem Mikrophthalmus eine Katarakt und eine Plaque von fibrovaskulärem Gewebe hinter der Linse.

Klinik: Typisch ist ein weißer Reflex in der Pupille (**Leukokorie**), auffällig bereits bei Neugeborenen (wichtige DD: Retinoblastom). Hinzu kommt ein starker **Visusverlust** und eine **Blendungsempfindlichkeit** des betroffenen Auges.
Bei den **PHPV** kann man bei maximaler Mydriasis ausgezogene Ziliarfortsätze erkennen.

Diagnostik: Bei jeder kongenitalen Katarakt muss zusätzlich zur augenärztlichen Untersuchung ein **Enzymscreening** zum Ausschluss von Störungen im Kohlenhydratstoffwechsel durchgeführt werden.

Therapie: Der **Galaktosämiestar** ist bei Diagnosestellung und **milchfreier Ernährung** innerhalb der ersten Lebenswochen noch reversibel.
Bei den übrigen Kataraktformen erfolgt üblicherweise innerhalb von Tagen bis Wochen nach Diagnosestellung die extrakapsuläre **Kataraktextraktion** (Entfernung der getrübten Linse) mit umschriebener hinterer Kapsulektomie.

23.4 Kongenitale Katarakte

▶ **Definition**

Ätiologie: Man unterscheidet verschiedene Formen der Katarakt:
- **idiopathisch**
- **embryotoxisch** infolge Fruchtschädigung im ersten Drittel der Schwangerschaft durch Infektionskrankheiten der Mutter, z. B. Rubeolen (Abb. 23.3a), z. T. kombiniert mit Mikrophthalmie und Pseudoretinitis pigmentosa
- als Teilsymptom eines **Fehlbildungssyndroms**, z. B. **Lowe-Syndrom** (Katarakt, Lenticonus posterior, Glaukom u. a. Störungen).
- bei **Stoffwechselstörungen**, z. B. **Galaktosämie** (bei Galaktokinasemangel oft einziges klinisches Symptom, (Abb. 23.3b).
- **Entwicklungsanomalien**, z. B. **persistierender hyperplastischer primärer Glaskörper** (PHPV): Mikrophthalmus, Katarakt, fibrovaskuläres Gewebe hinter der Linse.

Klinik: Man sieht einen weißen Reflex in der Pupille (**Leukokorie**), hinzu kommen **Visusverlust** und **Blendungsempfindlichkeit**.

Diagnostik: Wichtig ist ein **Enzymscreening** zum Ausschluss einer Störung im Kohlenhydratstoffwechsel.

Therapie: Der **Galaktosämiestar** ist bei Diagnosestellung und **milchfreier Ernährung** innerhalb der ersten Lebenswochen reversibel.
Bei den übrigen Kataraktformen erfolgt üblicherweise eine frühe **Kataraktextraktion**.

23.3 Kongenitale Rötelnkatarakt (a) und Galaktosämiekatarakt (b)

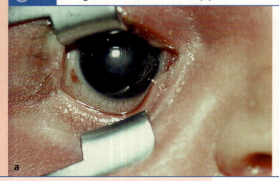 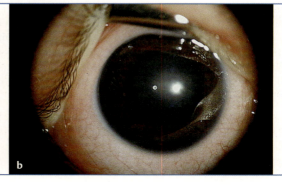

Der **Refraktionsausgleich** nach Entfernung der Linse erfolgt bei Kindern durch Kontaktlinsen mit verlängerter Tragzeit oder (v. a. nach beidseitiger Kataraktextraktion) mit Starbrille. Die **Kunstlinsenimplantation** ist ab dem 2. Lebensjahr möglich. Die Implantation von Kunstlinsen ist kontraindiziert bei Entwicklungsanomalien des Auges, postentzündlichen Katarakten und bei Säuglingen (im Gegensatz zu Erwachsenen treten hier vermehrt intraokulare Reizzustände und stärkere Vernarbungen auf und die Zielrefraktion des gesamten Auges ist noch nicht stabil).

▶ **Merke.** Im Gegensatz zur Katarakt des Erwachsenen führt die Verzögerung der Therapie der kongenitalen Katarakt zu einer irreversiblen Amblyopie (erworbene funktionelle Sehschwäche eines Auges).

23.5 Tapetoretinale Dystrophien

▶ **Definition.** Unter dem Oberbegriff tapetoretinale Dystrophien verbergen sich hereditär bedingte, progressive, zu hochgradiger Sehschwäche oder gar Blindheit führende **Netzhautkrankheiten**. Diese können im Rahmen von Speicherkrankheiten (z. B. Mukopolysaccharidosen, Lipidosen) oder als isolierte Netzhauterkrankungen (Retinopathia pigmentosa, juvenile Makuladystrophien) vorkommen.

Klinik: Bereits im Kindesalter treten **Nachtblindheit** (Nyktalopie) und typische beidseitige Netzhautbefunde auf (s. u.). Hinzu kommen zunehmende **Gesichtsfeldeinschränkungen**, die entweder die Netzhautmitte (z. B. bei juveniler Makuladystrophie), die Netzhautperipherie (z. B. bei Retinopathia pigmentosa, Abb. 23.4) oder die gesamte Netzhaut (z. B. bei Chorioideremie) betreffen.

◉ 23.4 **Fundusfoto bei Patient mit Retinopathia pigmentosa**

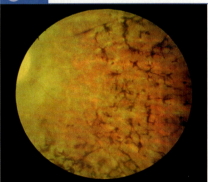

Typische Knochenkörperchen in der mittleren Netzhautperipherie, wachsgelbe Papille.

Diagnostik: Bei der **Ophthalmoskopie** sind Engstellung der Netzhautarterien, wachsgelbe Papillenabblassung durch Optikusatrophie und verzweigte „knochenkörperähnliche" fortschreitende Pigmentablagerungen nachweisbar. Falls möglich, sollte eine **Perimetrie** durchgeführt werden, um Gesichtsfeldausfälle aufzuzeigen. Noch bevor bei den Kindern die typischen Pigmentierungen der Netzhaut sichtbar sind, ist das **Elektroretinogramm** pathologisch verändert mit erloschener b-Welle.

Therapie und Prognose: Eine wirksame Therapie ist nicht möglich. Die Prognose der einzelnen Formen ist unterschiedlich. Deshalb ist eine genaue Differenzierung der Erkrankung und eine frühzeitige Berufsberatung der Patienten angezeigt. Auch eine genetische Beratung der Eltern ist anzuraten.

23.6 Retinopathia praematurorum (RPM)

▶ **Synonym.** **R**etinopathy **o**f **p**rematurity (ROP).

▶ **Definition.** Die Retinopathia praematurorum ist eine meist bei Frühgeborenen auftretende Augenerkrankung mit fibrovaskulären Proliferationen in der Netzhautperipherie.

Ätiologie und Pathogenese: Frühgeburt (v.a. vor der 36. Schwangerschaftswoche), **Geburtsgewicht unter 2000 g** (v.a. unter 1250 g) und **Sauerstofftherapie** sind Risikofaktoren für die Manifestation dieser Erkrankung.
Die RPM ist Folge der toxischen Wirkung von Sauerstoff auf die unreifen Netzhautgefäße der Frühgeborenen. Ausschlaggebend ist dabei der Sauerstoffpartialdruck des arteriellen Blutes. Es kommt zu Engstellung der Retinaarterien, Blutungen und Ödemen. Danach findet eine Neubildung von Gefäßen statt, die in den Glaskörper einsprossen; die Blutungen werden bindegewebig organisiert und es entwickelt sich eine fortschreitende Netzhautablösung.

Häufigkeit: Die RPM ist die häufigste Erblindungsursache im Kindesalter (25–50%). Bei einem Geburtsgewicht von 1000–1500 g ist die Häufigkeit unter den überlebenden Kindern etwa 3%, bei einem Gewicht unter 1000 g über 20%, wobei ein Viertel dieser Kinder total erblindet. Die Krankheit ist seltener geworden, seitdem die Bedeutung eines Überangebots an Sauerstoff als eine der Ursachen bekannt ist.

Klinik: In fortgeschrittenen Stadien äußert sich die in der Regel bilaterale Erkrankung durch **reduzierten Visus, retinale Neovaskularisation, Netzhautablösung** und **Leukokorie** (weißer Pupillenreflex, „amaurotisches Katzenauge").

Diagnostik:
Ophthalmoskopisch sieht man im Frühstadium eine avaskuläre periphere Retina mit sog. „Leistenbildung" und Verziehung des gesamten Gefäßbaumes von der Papille nach temporal. Anhand der Befunde wird das Krankheitsbild nach dem Committee for the Classification of ROP (1984) in 5 Stadien eingeteilt:
- **Stadium 1:** Demarkationslinie, d.h. ophthalmoskopisch lässt sich eine weiße Linie zwischen vaskularisierter und nicht vaskularisierter Netzhhaut mit abnormen Gefäßverzweigungen und Arkaden erkennen.
- **Stadium 2:** Leistenbildung, d.h. leistenförmige Verdickung der Netzhaut, anfangs weißlich mit arteriovenösen Shunts, die zur Hyperämie führen. Gleichzeitig finden sich Gefäßdilatationen der posterioren Netzhautgefäße und gelegentlich seröse Exsudation in den Glaskörper.
- **Stadium 3:** charakterisiert durch eine periphere Leistenbildung mit extraretinaler fibrovaskulärer Proliferation, d.h. die Proliferationen durchbrechen die Lamina limitans interna am hinteren Rand der Leiste. Es treten zusätzlich Veränderungen des angrenzenden Glaskörpers auf. Bei zusätzlichen Aktivitätszeichen spricht man von sog. Plus-Disease, z.B. Dilatation und Tortuositas retinaler Gefäße, prominente Irisgefäße, Pupillenrigidität, Glaskörpertrübungen und Blutungen (Abb. 23.5).
- **Stadium 4:** Charakteristisch ist die beginnende seröse oder traktive Netzhautablösung mit progressiver, extraretinaler, fibrovaskulärer Proliferation in den Glaskörperraum. Die Netzhautablösung kann segmental oder zirkulär sein ohne Makulabeteiligung (Stadium IVa) oder mit Makulabeteiligung (Stadium IVb). Eine spontane Netzhautanlage ist möglich.
- **Stadium 5:** Es besteht eine totale trichterförmige Netzhautablösung mit Anlagerung des fibrovaskulären Gewebes und Bildung einer retrolentalen Membran (klassische **retrolentale Fibroplasie** nach Terry).

Die Deutsche Retinologische Gesellschaft hat Eckpunkte für ein effektives **Screening** aufgestellt, die in Tab. 23.3 zusammengefasst sind.

23.6 Retinopathia praematurorum (RPM)

23.5 Retinopathia praematurorum: (a) akutes Stadium III mit sog. Plus-Symptomatik

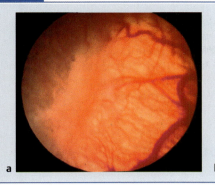
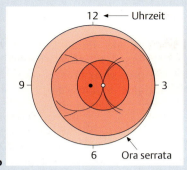

Zoneneinteilung bei Retinopathia praematurorum (**b**)

Zone 1	Kreis um die Papille, Radius 2-mal Abstand Papille–Fovea
Zone 2	Kreis um die Papille, Radius kleinster Abstand zur nasalen Peripherie
Zone 3	übrige Netzhaut (sichelförmiges Areal)

23.3 Retinopathia-praematurorum-Screening

1. Kriterien zur Auswahl Frühgeborener zum RPM-Screening
- Frühgeborene mit einem Gestationsalter unter 32 Wochen (bei nicht sicher bekanntem Gestationsalter < 1500 g Geburtsgewicht) unabhängig von einer zusätzlichen Sauerstoffgabe
- Frühgeborene zwischen 32 und 36 Wochen Gestationsalter, wenn postnatal mehr als 3 Tage Sauerstoff gegeben wurde

2. Terminierung der augenärztlichen Untersuchung
- *Erstuntersuchung*
  - Die erste augenärztliche Untersuchung sollte in der 6. postnatalen Woche (Lebenstag 36 bis 42) erfolgen, aber nicht vor einem postmenstruellen Alter von 31 Wochen
- *Folgeuntersuchungen*
  Kontrollen sollten erfolgen:
  - **wöchentlich bei:**
    - Vaskularisationsgrenze in Zone 1* oder zentraler Zone 2* ohne oder mit RPM
    - Vaskularisationsgrenze in Zone 2* mit RPM Stadium 2* oder 3*
    - jede RPM mit „Plus Disease"
    - kürzere Kontrollabstände als eine Woche können bei rasch progredienter Retinopathie und/oder sehr unreifer Netzhaut nötig sein
  - **zweiwöchentlich bei:**
    - Vaskularisationsgrenze in peripherer Zone 2* ohne oder mit RPM Stadium 1
    - Vaskularisationsgrenze Zone 3* ohne oder mit RPM
  - **längere Untersuchungsabstände:**
    - Die unter wöchentlich bzw. zweiwöchentlich genannten Untersuchungsabstände können um eine Woche verlängert werden
      – falls über mehrere Untersuchungstermine ein rückläufiger Befund festgestellt wurde
      – wenn der errechnete Geburtstermin erreicht ist

3. Abschluss der Screening-Untersuchungen auf akute RPM
- wenn die Netzhautperipherie zirkulär vollständig vaskularisiert ist
- eine deutliche Regression der peripheren Netzhautveränderungen der akuten RPM zu erkennen ist

* Zoneneinteilung s. Abb. **23.5 b**

Differenzialdiagnose: Andere Erkrankungen, die mit einer Leukokorie („amaurotisches Katzenauge") einhergehen: retrolentale Fibroplasie, Retinoblastom, persistierender hyperplastischer primärer Glaskörper, Cataracta congenita (s. S. 924, Abb. **23.3**), retinale Dysplasie, Incontinentia pigmenti, Morbus Coats, Toxocariasis der Retina, retinales Astrozytom, Glaskörperabszess.

Therapie: Das Stadium 1 und 2 ist üblicherweise nicht behandlungsbedürftig. Ab Stadium 3 erfolgt eine Kryotherapie der neovaskularisierten Zonen, ab Stadium 4 eine endophthalmische Therapie der Netzhautablösung (mikrochirurgische Phakektomie, Membranektomie und gegebenenfalls Retinektomie).

Differenzialdiagnose: Erkrankungen, die mit einer Leukokorie einhergehen, z. B. retrolentale Fibroplasie, Retinoblastom, persistierender hyperplastischer primärer Glaskörper, Cataracta congenita.

Therapie: Ab Stadium 3 Kryotherapie, ab Stadium 4 Behandlung der Netzhautablösung (mikrochirurgische Phakektomie, Membranektomie, ggf. Retinektomie).

> **Merke.** Kinder mit einem Geburtsgewicht von unter 1250 g sollten in der 4. bis 6. Lebenswoche mit dem Ziel eines exakten „Stagings" ophthalmoskopisch untersucht werden. Diese Untersuchung sollte im ersten Lebensjahr regelmäßig wiederholt werden. Frühgeborene mit einem Geburtsgewicht von über 1250 g oder Termingeborene mit erniedrigtem Geburtsgewicht sollten obligat in der 6. bis 10. Woche ophthalmoskopisch untersucht werden. Falls keine Zeichen einer Frühgeborenen-Retinopathie vorliegen, ist eine erneute Untersuchung im Alter von 12 bis 14 Wochen anzustreben.

23.7 Kindliches Glaukom

> **Synonyme.** Hydrophthalmus, Buphthalmus.

> **Definition.** Kongenitale Erhöhung des Augeninnendruckes über 21 mmHg mit Vergrößerung des Hornhautdurchmessers, Hornhautödem und glaukomatöser Papillenexkavation mit dem Leitsymptom „schöne große Augen" (DD: Megalocornea). Es handelt sich um einen ophthalmologischen Notfall, der umgehende klinische Diagnostik und gegebenenfalls einen mikrochirurgischen Eingriff zur Senkung des Augeninnendrucks erfordert.

Ätiologie und Pathogenese: Das normale menschliche Auge hat einen bestimmten Augeninnendruck, der durch die Kammerwasserproduktion aufrechterhalten wird. Wird die Zirkulation des Kammerwassers behindert, kommt es zu einer Augeninnendrucksteigerung. Eine sehr häufige Ursache ist die fehlgesteuerte Entwicklung des Kammerwinkels, der in der Fetalzeit von einem mesoektodermalen Gewebe ausgefüllt ist. Dieses Gewebe differenziert sich in Trabeculum corneosclerale und Iris. Verläuft die Entwicklung abnorm, blockiert das **persistierende embryonale Gewebe im Kammerwinkel** den Abfluss. In Abhängigkeit von der Ursache unterscheidet man verschiedene Formen des Glaukoms (Tab. 23.4).

Tab. 23.4 Formen des kindlichen Glaukoms

primäres, kongenitales Glaukom	• autosomal-rezessiv vererbte Erkrankung • nicht mit anderen okulären oder sonstigen Erkrankungen assoziiert
sekundäre Glaukome	• im Zusammenhang mit anderen konnatalen Anomalien: – Axenfeld-Anomalie (entwicklungsbedingte Anomalie des vorderen Augenabschnitts) – Lowe-Syndrom (okulozerebrorenales Syndrom) – Phakomatosen (Morbus Sturge-Weber, Neurofibromatose) – Aniridie – Embryopathien (z. B. Rötelnembryopathie) – Subluxatio lentis bei Marfan-Syndrom oder Homozystinurie • nach bzw. bei Verletzungen, Operationen, Entzündungen (z. B. Iritis), Retinoblastom u. a.

Klinik und Diagnostik: Das auffallendste Merkmal ist die Bulbusvergrößerung („schöne große Augen"). Weiterhin ist die folgende Trias charakteristisch:
- **Photophobie** (Lichtscheu)
- **Epiphora** (Tränenträufeln)
- **Blepharospasmus** (krampfhafter Lidschluss).

Die Bestimmung des **Hornhautdurchmessers** ergibt Werte von mehr als 12 mm. Der wichtigste Befund ist ein erhöhter intraokularer Druck mit Werten über 21 mmHg. Außerdem kann man schon frühzeitig ein Hornhautödem beobachten und eine typische glaukomatöse Exkavation der Papille. Spätfolgen sind lineare Risse in der Descemet-Membran (Haab-Leisten) und stromale Hornhautvernarbungen (Abb. 23.6).

Der **Hornhautdurchmesser** ist vergrößert (über 12 mm), der intraokulare Druck erhöht (über 21 mmHg). Frühzeitig kommt es zu Hornhautödemen und glaukomatöser Papillenexkavation, später zu Hornhautnarben (Abb. 23.6).

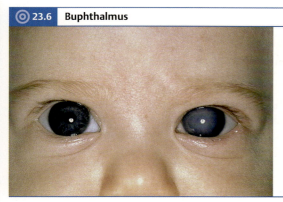

23.6 **Buphthalmus**

Man beachte die trübe Hornhaut links.

23.6

▶ **Merke.** Bei jedem Kind mit „schönen großen Augen" sollten differenzialdiagnostisch ein kongenitales Glaukom bzw. eine Megalokornea ausgeschlossen werden.

◀ **Merke**

Differenzialdiagnose: Bei der **kongenitalen Megalokornea** besteht ein größerer Hornhautdurchmesser, aber kein Hornhautödem. Der Augeninnendruck ist normal.
Eine **hohe Myopie** geht ebenfalls mit einem vergrößerten Hornhautdurchmesser und einem vergrößerten axialen Bulbusdurchmesser einher. Bei normalem Augeninnendruck zeigt die Papille myopische (keine glaukomatösen) Veränderungen.
Ein **Geburtstrauma** im Rahmen von Saugglocken- und Zangenentbindungen kann ähnlich dem kongenitalem Glaukom zu Einrissen in die Descemet-Membran führen.
Die **kongenitale hereditäre endotheliale Dystrophie** führt infolge einer primären endothelialen Insuffizienz mit Einstrom von Kammerwasser in das Hornhautstroma und Hornhautepithel bei normal großem Hornhautdurchmesser und normalem intraokularem Druck zu einem Hornhautödem.
Bei der **Zystinose** und den **Mukopolysaccharidosen** kommt es zu wolkigen Einlagerungen in die Hornhaut. Hornhautdurchmesser und Augeninnendruck sind normal.

Differenzialdiagnose: Die **kongenitale Megalokornea** zeigt bei vergrößertem Hornhautdurchmesser einen normalen Augeninnendruck.
Ein **Geburtstrauma** kann mit Einrissen in die Descemet-Membran einhergehen.
Die **kongenitale hereditäre endotheliale Dystrophie** zeigt ein korneales Ödem bei normalem Augeninnendruck und Hornhautdurchmesser.
Zystinose und **Mukopolysaccharidosen** können mit wolkigen Hornhauteinlagerungen einhergehen, Hornhautdurchmesser und Augeninnendruck sind dabei normal.

Therapie: Therapie der Wahl ist die **Trabekulotomie** ab externo, d. h. das Einreißen des Trabekelwerkes durch Einschwenken einer Sonde in den Schlemm-Kanal nach innen. Der primäre Heilungserfolg liegt bei ca. 70 %; Rezidive sind bei dieser Methode aber nicht selten. Eine medikamentöse Therapie führt in der Regel nicht zur ausreichenden Senkung des Augeninnendrucks.

Therapie: Therapie der Wahl ist die **Trabekulotomie** ab externo, dabei wird das Trabekelwerk nach innen eingerissen. Die primäre Heilungsrate beträgt 70 %, Rezidive sind nicht selten.

23.8 Strabismus

▶ **Synonym.** Schielen.

▶ **Definition.** Unter Schielen versteht man das Abweichen eines Auges aus der zentralen Sehachse. Formen:
- **Strabismus concomitans** (Begleitschielen): Der Schielwinkel ist in allen Blickrichtungen gleich groß.
- **Strabismus convergens** (Einwärtsschielen, Esotropie, Abb. 23.7a): Ein Auge weicht nach innen ab.
- **Strabismus divergens** (Auswärtsschielen, Exotropie, Abb. 23.7b): Ein Auge weicht nach außen ab.
- **Strabismus verticalis:** Höhenabweichung (selten).
- **Strabismus paralyticus (Augenmuskellähmungen):** Das Schielen wird durch die Lähmung eines oder mehrerer Augenmuskeln verursacht. Der Schielwinkel wechselt dabei in den verschiedenen Blickrichtungen und ist am stärksten in der Funktionsrichtung des gelähmten Muskels.

23.7 Strabismus convergens und Strabismus divergens

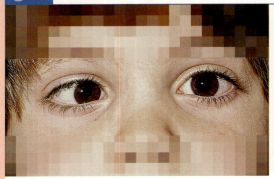 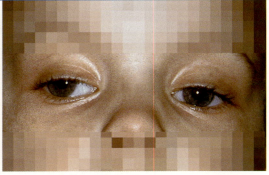

a Strabismus convergens dexter.   **b** Kind mit Strabismus divergens Rechts- und Linksführung.

Ätiologie und Häufigkeit: Ungefähr 3 bis 4% aller Kinder leiden an Strabismus. Dem Strabismus concomitans liegt meist eine Refraktionsanomalie zugrunde. Bei einer höhergradigen **Hyperopie** muss das Kind für die Fernsicht bereits akkommodieren, um scharf zu sehen. Mit der Akkommodation ist jedoch die Konvergenz gekoppelt, was zu einem Verlust der Parallelstellung beider Augenachsen führt. Eine höhergradige **Anisometropie** (unterschiedliche Brechkraft beider Augen) kann eine Fusion der Bilder wegen der ungleichen Bildgröße auf den Netzhäuten unmöglich machen. Daneben kommen noch **zentralnervöse Ursachen** (Fusionsschwäche, Geburtstraumen, zerebraler Prozess) und **anatomische Ursachen** infrage. In der Entwicklung des Schielens spielen offenbar auch **erbliche Dispositionen** eine Rolle.

Pathogenese und Klinik: Beim Blick in die Ferne stehen normalerweise beide Augenachsen parallel, das Bild des anvisierten Gegenstandes fällt auf die Fovea beider Augen. Beim Schielen fällt das Bild nur auf die Fovea des einen Auges. Durch die **Abweichung der Augenachsen** entstehen bei normaler sensorischer Funktion **Doppelbilder.** Das Kind versucht, die Entstehung der Doppelbilder zu vermeiden, indem es nur dem einen Bild bzw. Auge Aufmerksamkeit zuwendet, während es das andere unterdrückt (Suppression). Beim einseitigen, unbehandelten Strabismus geht die Suppression allmählich in eine erworbene funktionelle Schwachsichtigkeit **(Amblyopie)** über, die bei zu spätem Therapiebeginn irreversibel ist.

Diagnostik: Mit dem **Abdeck-/Aufdecktest** prüft man, ob das Kind schielt. Wird das fixierende Auge abgedeckt, übernimmt das vorher nicht fixierende, schielende Auge die Fixation und springt nach außen (beim Strabismus convergens) bzw. nach innen (beim Strabismus divergens). Man kann bei Durchführung dieses Tests auch einen ersten Hinweis darauf bekommen, dass das Kind einseitig schwachsichtig ist, wenn es Abwehr oder Weinen beim Verdecken des besseren Auges zeigt. Den genauen **Schielwinkel** kann man mit Hilfe einer Tangentenskala (Maddox-Kreuz) bestimmen. Weiterhin prüft man mittels Augenspiegelung, ob **foveal fixiert** wird. Normalerweise wird das Licht der Untersuchungslampe bei Geradeausblick genau auf die Fovea abgebildet. Das Binokularsehen kann mit Hilfe des Worth-Tests (farbige Sehobjekte, die beim Tragen einer Rot-Grün-Brille beiden Augen unterschiedlich zugeordnet werden) geprüft werden.

> ▶ **Merke.** Ein Retinoblastom ist in ca. 12 % mit Strabismus verbunden. Deshalb ist bei jedem Kind mit Strabismus eine sorgfältige Fundusuntersuchung zu fordern.

Therapie: Die Behandlung sollte noch im 1. Lebensjahr beginnen und mit 6 Jahren abgeschlossen sein. Innerhalb dieses Zeitraums sind die Vorgänge des Binokularsehens noch nicht ausgereift, so dass ein Abbau der Amblyopie und der anomalen Netzhautkorrespondenz erreicht werden kann. Aber auch nach dem 6. Lebensjahr kann noch eine deutliche Besserung erzielt werden.

Zunächst erfolgt ein **korrekter Refraktionsausgleich,** um das akkommodative Schielen bzw. den akkommodativen Anteil zu beheben. 4 Wochen später beginnt meist eine **Okklusionsbehandlung,** d. h. das führende Auge wird abgedeckt, wobei der Augenarzt die foveale Fixation regelmäßig kontrolliert. Dadurch gewinnt das amblyope Auge allmählich seine volle Funktion zurück. **Schieloperationen** (bei stärkeren Fehlstellungen) erfolgen in der Regel nach Abschluss der Amblyopiebehandlung, etwa im 5. Lebensjahr. Die binokularen Funktionen wie normale Korrespondenz, Simultansehen, Fusion und Tiefensehen, werden in der Sehschule **(Orthoptik)** geübt.

23.9 Amaurose

> ▶ **Definition. Amaurose** bedeutet fehlende Lichtwahrnehmung. **Blindheit** im Sinne der Sozialgesetzgebung liegt vor, wenn die Sehschärfe des besseren Auges weniger als $1/50$ (0,02) beträgt oder ein entsprechender, meist konzentrischer Gesichtsfelddefekt besteht, der Erblindung gleichzusetzen ist. **Sehbehinderung** liegt vor, wenn die Sehschärfe auf $1/3$ bis $1/20$ der Norm herabgesetzt ist. Bei einer Sehleistung von $1/20$ bis $1/50$ der Norm spricht man von **hochgradiger Sehbehinderung.** Wichtiges Leitsymptom der kindlichen Amaurose ist ein Nystagmus (vgl. Tab. 23.5).

Ätiologie: Man unterscheidet rein okuläre Erkrankungen, die gewöhnlich mit einem Suchnystagmus (Pendelnystagmus) einhergehen und Erkrankungen ohne Nystagmus. Tab. 23.5 zeigt einige Ursachen der kindlichen Amaurose.

Klinik und Diagnostik: Die Kinder fallen dadurch auf, dass sie das Lächeln der Eltern nicht erwidern oder nicht nach vorgehaltenen Gegenständen greifen. Ein Hinweis auf Blindheit ist auch das **okulodigitale Phänomen**, dabei versucht das Kind, durch Bohren in den Augen Lichtblitze zu erzeugen.

Objektivierbar ist die Sehschärfe bei kleinen Kindern mit Hilfe der **visuell evozierten Pozentiale (VEP).** Bei einem Stimulus in Form eines Schachbrettmusters ergibt sich die objektive Sehschärfe aus der kleinsten Größe des Schachbrettmusters, die noch maximale VEP ergibt. Bei Kindern, die nicht fixieren, ist die Messung der VEP mittels Schachbrett nicht möglich. Hier wird das „Blitz-VEP" verwendet.

23.5 Ursachen der kindlichen Amaurose

Nystagmus vorhanden

Pupillen reagieren *mäßig* auf Licht
- **hereditäre Leber'sche-Abiotrophie („kongenitale Amaurose"):** initial normaler Augenhintergrund, später der Retinopathia pigmentosa ähnlicher Befund; das Elektroretinogramm (ERG) ist deutlich abnorm und früh erloschen
- **Nervus-opticus-Hypoplasie:** kleine Papillen, häufig von einem gelblich-weißen Ring umgeben, normales ERG
- **kongenitale Optikusatrophie:** sehr seltenes rezessives Leiden; häufig mit mentaler Retardierung und zerebralen Lähmungserscheinungen assoziiert; man findet blasse, normal große Papillen und ein normales ERG

Pupillen reagieren *prompt* auf Licht
- **infantiler Nystagmus:** einige Patienten haben eine mittelgradige Visusreduktion, Kopfzwangshaltungen in Richtung des Nystagmusminimums sind typisch
- **Albinismus:** vermehrte Transillumination der Iris und Fovealhypoplasie

kein Nystagmus

Pupillen reagieren *prompt* auf Licht
- **verzögerte Reifung des visuellen Systems:** ERG normal, Visus entwickelt sich verzögert zwischen dem 4. und 12. Lebensmonat

---

Therapie: Wichtig ist eine umfassende Information der Eltern bezüglich der **Frühförderung sehschwacher Kinder.** Bei Heredität des Leidens ist eine **genetische Beratung** erforderlich.

Therapie: Wichtig ist eine umfassende Information der Eltern bezüglich der **Frühförderung sehschwacher Kinder.** Die Eltern können sich dabei an den Deutschen Blinden- und Sehbehindertenverband (Rungestr. 19, 10179 Berlin, Telefon: 030 – 28 53 87 0 bzw. bundesweite Rufnummer: 0 18 05 – 66 64 56, Internetadresse: www.dbsv.org) und die lokalen Blindenvereine wenden. Durch Erziehung und Ausbildung über Elternhaus, Blindenkindergärten und -schulen sowie Rehabilitationszentren sollte eine Integration des blinden Kindes ermöglicht und das Kind je nach Begabung zu entsprechenden Berufszielen geleitet werden. Bei Heredität des Leidens ist außerdem eine **genetische Beratung** erforderlich.

24 Hör-, Sprach- und Stimmstörungen

24.1 Hörstörungen

24.1.1 Allgemeines

▶ **Definition.** Jedes Kind, das im Hauptsprachbereich zwischen 250 und 4000 Hz einen Hörverlust > 15 dB aufweist, ist als hörgestört zu bezeichnen. Aufgrund der audiometrischen Befunde können Hörstörungen in verschiedene Schweregrade eingeteilt werden (Tab. **24.1**).

24.1 Einteilung des Grades der Schwerhörigkeit

Bezeichnung	Hörverlust in dB	Hörverlust in %
normales Gehör	unter 20 dB	0–20 %
geringgradiger Hörverlust	20– 40 dB	20–40 %
mittelgradiger Hörverlust	40– 60 dB	40–60 %
hochgradiger Hörverlust	60– 90 dB	60–80 %
an Taubheit grenzender Hörverlust	90– 100 dB	80–95 %
Taubheit	über 110 dB	100 %

Einteilung: Hörstörungen lassen sich in **Schallleitungsschwerhörigkeiten** (Ursache im äußeren Ohr oder Mittelohr), **Schallempfindungsschwerhörigkeiten** (Ursache im Innenohr oder zentralen Nervensystem) und **kombinierte Schwerhörigkeiten** unterteilen.

Auswirkungen: Hörstörungen, die nicht erkannt bzw. keiner adäquaten Therapie zugeführt werden, führen zu einer **Störung der Sprachentwicklung** und können fatale Auswirkungen auf die intellektuelle Entwicklung des Kindes haben. Bei leichteren Hörstörungen, die insbesondere den Hochtonbereich betreffen, kann die Sprachstörung lediglich in einem Lispeln bestehen, während höhergradige Hörstörungen (> 60 dB) ohne Hörgeräteversorgung die Entwicklung von Sprache komplett verhindern. Dieser Verlust kann später selbst bei intensiver Förderung nicht mehr vollständig ausgeglichen werden, da die Fähigkeit des normalen Spracherwerbs mit zunehmendem Alter abnimmt und etwa ab dem 6. Lebensjahr praktisch nicht mehr vorhanden ist. Diagnostik und Therapie einer Hörstörung sollten deshalb innerhalb des ersten Lebenshalbjahres abgeschlossen sein. Aufgrund der immensen Bedeutung einer frühzeitigen Diagnose und Therapie von Hörstörungen bei Kleinkindern gibt es bundesweit Bestrebungen, ein generelles Neugeborenenhörscreening (NHS) in den ersten Lebenstagen einzuführen.

Häufigkeit: Die Sprachentwicklung stark beeinflussende Hörstörungen sind keineswegs selten, sondern treten bei etwa einem von 1000 Neugeborenen auf. Bei Kindern mit Risikofaktoren (Tab. **24.2**) ist die Häufigkeit bis um den Faktor 10 erhöht.

▶ **Merke.** Obwohl Diagnostik und Therapie in den Tätigkeitsbereich des Phoniaters und Pädaudiologen oder HNO-Arztes fallen, werden viele schwerhörige Kinder zunächst einem Kinderarzt vorgestellt, der daher unbedingt Grundkenntnisse über die klinischen Bilder und die Therapie kindlicher Hörstörungen besitzen sollte.

24.2

24.2	Risikofaktoren für kongenitale/konnatale Schwerhörigkeit
▪ in der Familie	Schwerhörigkeit stärkeren Grades schon in jungen Jahren
▪ von Seiten der Mutter	– virusbedingte Erkrankungen in den ersten fünf Monaten der Gravidität, besonders Röteln, Mumps und Zytomegalie – Behandlung mit ototoxischen und teratogenen Medikamenten – Sauerstoffmangelzustände, Plazentainsuffizienz
▪ von Seiten des Kindes	– Geburtsgewicht unter 1500 g – APGAR-Wert 1–3 (perinatale Asphyxie) – Icterus gravis (ab 20 mg/dl Bilirubin) – Syndrome, die mit Schwerhörigkeit vergesellschaftet sind (z. B. Alport-Syndrom) – Fehlbildungen im Kopfbereich (Mikrotie, Aurikularanhänge, präaurikuläre Fisteln, Spaltbildungen der Lippen und des Gaumens) – Meningitis und Enzephalitis – Schädeltraumen – Behandlung mit ototoxischen Medikamenten (z. B. Aminoglykoside) – Mittelohrentzündung, Tubenfunktionsstörung

24.1.2 Diagnostik

Anamnese

Bei der Anamnese ist insbesondere auf eine **verzögerte Sprachentwicklung** sowie **mangelnde Reaktion** auf **akustische Reize** im Alltag zu achten. Auch nach allgemeinen **Verhaltensauffälligkeiten** wie z. B. Kontaktschwäche sowie nach **Risikofaktoren** sollte gefragt werden (Tab. **24.2**).

Körperliche Untersuchung

Die **körperliche Untersuchung** stützt sich auf die **Inspektion** sowie auf die Spiegeluntersuchung **der Ohren** (s. Abb. **24.1a**), des **Nasen-Rachen-Raums** und der **Nasenhöhlen**.

24.1.2 Diagnostik

Anamnese

Die Anamnese ist bei der Erfassung kindlicher Hörstörungen besonders wichtig. Bei der Befragung der Eltern muss insbesondere eine **verzögerte Sprachentwicklung** und **mangelnde Reaktion auf akustische Reize** (z. B. Türe zuschlagen) angesprochen werden, wobei zu beachten ist, dass Reaktionen des Kindes eine Hörstörung nicht ausschließen. Bei Klein- und Schulkindern ist die Frage nach **Verhaltensauffälligkeiten** wie Kontaktschwäche, Unaufmerksamkeit, Aggressivität oder schlechten schulischen Leistungen wichtig. Viele Kinder mit Hörstörungen weisen auch einen oder mehrere **Risikofaktoren** auf (Tab. **24.2**).

Körperliche Untersuchung

Bei der **Inspektion der Ohren** muss besonders auf Ohrmuscheldysplasien, Gehörgangsstenosen bzw. -atresien (Abb. **24.1a**), Aurikularanhänge oder Fisteln geachtet werden. Mit Hilfe der **Otoskopie** kann das Trommelfell beurteilt werden. Wichtig ist auch die **Inspektion** von **Mund** und **Rachen** sowie **Nasenhöhlen** und **Nasen-Rachen-Raum** zum Ausschluss von Spaltbildungen des Gaumens sowie adenoiden Vegetationen.

Laboruntersuchungen werden **nicht** routinemäßig bei Vorliegen einer kindlichen Hörstörung vorgenommen. Mitunter wird eine molekulargenetische Untersuchung (z. B. Connexin 26) durchgeführt, die immer mehr an Bedeutung gewinnt.

 24.1 Beidseitige Mikrotie und Gehörgangsatresie

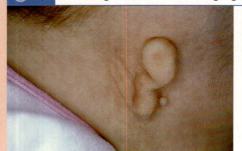
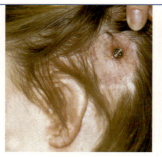
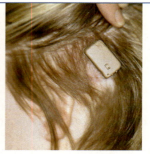

a 4 Monate altes Kind mit Mikrotie und Gehörgangsatresie.

b, c Zustand nach Ohrmuschelaufbau und Anbringung einer Knochenverankerung (**b**) sowie eines neuen knochenverankerten Hörgerätes (**c**) (BAHA Compact) bei beidseitiger Mikrotie und Gehörgangsatresie.

▶ **Merke.** Generell sollten alle Dysplasien, auch anderer Körperteile und Organe, die auf teratogene Einflüsse während der ersten Schwangerschaftsmonate hindeuten, Anlass zu einer intensiven pädiatrischen, neurologischen, audiologischen und ophthalmologischen Abklärung sein.

Audiologische Methoden

Hörprüfungen bei Säuglingen und Kleinkindern: Wegen ihrer Ungenauigkeit wurde die Reflexaudiometrie durch andere Methoden wie TEOAE (transitorisch evozierte otoakustische Emissionen), BERA (brainstem evoked response audiometry) sowie Reaktionsaudiometrie mit Konditionierung ergänzt (s. auch Lehrbücher der Pädaudiologie).

Eine Hörstörung bei Säuglingen kann, wenn man von den seltenen retrokochleären Hörstörungen sowie der auditorischen Neuropathie absieht, am sichersten und einfachsten durch die Messung **otoakustischer Emissionen** (v. a. TEOAE) ausgeschlossen werden. Hierbei handelt es sich um durch einen Schallreiz evozierte Schallemissionen aus dem Innenohr, die für dessen Funktionsfähigkeit repräsentativ sind. Sind TEOAE nachweisbar, kann eine Hörstörung über 30 dB HL (hearing level) fast sicher ausgeschlossen werden, während bei nicht nachweisbaren TEOAE eine weitere Diagnostik erfolgen muss.

Eine objektive Schwellenbestimmung kann durch Messung der **akustisch evozierten Hirnstammpotenziale (BERA)** erfolgen, die bei Kindern abhängig vom Alter in Sedierung durchgeführt werden muss. Die Ergebnisse der objektiven Audiometrie sollten durch die subjektive Audiometrie ergänzt und kontrolliert werden. Bei der **Reaktionsaudiometrie** werden z. B. die Zuwendungsreaktionen des Säuglings oder Kleinkindes auf den akustischen Reiz erfasst; bei der **Spielaudiometrie** darf das Kind immer dann, wenn es einen akustischen Reiz wahrnimmt, eine Spielhandlung ausführen (durchführbar ab 2–2½ Jahren). Nur bei nicht divergierenden Befunden der subjektiven und objektiven Audiometrie kann ein Befund verwertet werden.

24.1.3 Krankheitsbilder

Äußeres Ohr

Cerumen obturans

▶ **Definition.** Übermäßige Ansammlung von Ohrenschmalz, die den Gehörgang vollständig verlegt.

Zerumen ist eine der häufigsten und banalsten Ursachen für Schallleitungsstörungen. Die Diagnose ist einfach durch Otoskopie zu stellen. Die Therapie besteht in der Entfernung des Zeruminalpfropfens, in der Regel durch Ausspülen mit lauwarmem Wasser. In seltenen Fällen kann vorher ein Aufweichen des Zerumens notwendig sein (z. B. mit Otitex- oder Cerumenex-Tropfen). Vor der Spülung oder der Gabe von Ohrentropfen ist anamnestisch auszuschließen, dass eine Trommelfellperforation vorliegt oder vorlag. Zur Vermeidung einer Mittelohreiterung durch die Ohrspülung bzw. eines Mittel- oder Innenohrschadens durch Ohrentropfen wird im Falle eines Trommelfelldefektes das Ohrenschmalz abgesaugt oder mit einer Kürette oder einem Wattestäbchen entfernt.

Gehörgangsatresie

▶ **Definition.** Unter einer Gehörgangsatresie versteht man eine Dysplasie des äußeren Gehörgangs. Dieser kann knöchern oder bindegewebig verschlossen oder gar nicht angelegt sein. Die Gehörgangsatresie besteht meistens im Rahmen einer großen Ohrfehlbildung (Gehörgangsatresie, Mikrotie III. Grades, Fehlen des Trommelfells, Verplumpung und Fixierung der Gehörknöchelchenkette). Seltener tritt sie beidseits oder im Rahmen eines Syndroms auf.

Diagnostik: Durch Inspektion des äußeren Ohres (Abb. **24.1a**).

Therapie: Frühestmögliche Versorgung mit Knochenleitungshörgeräten. Im Alter von 3 Jahren Anbringung eines knochenverankerten Knochenleitungshörgerätes (Abb. **24.1b**, **c**).
Sowohl die operative Hörverbesserung als auch die chirurgische Verankerung des Hörgerätes sollte erfahrenen HNO-Zentren vorbehalten werden.

Diagnostik: Die Diagnose wird durch Inspektion des äußeren Ohrs sowie des evtl. vorhandenen rudimentären Gehörganges gestellt (Abb. **24.1a**). Vor der Indikationsstellung einer operativen Behandlung oder bei V. a. eine seltene Komplikation, z. B. Mastoiditis oder Cholesteatom, erfolgt eine Röntgenaufnahme nach Schüller oder ein hochauflösendes Feinschicht-CT des Felsenbeins.

Therapie: Bei **beidseitiger kompletter Gehörgangsatresie** wird eine möglichst frühzeitige Versorgung (innerhalb der ersten 6 Monate) mit Knochenleitungshörgeräten empfohlen, da die Atresie mit einer Schallleitungsschwerhörigkeit von 60 dB Hörverlust einhergeht und eine normale Reifung der Hörbahn sowie eine normale Sprachentwicklung verhindert. Ab dem 3. Lebensjahr kann eine beidseitige Versorgung mit einem knochenverankerten Hörgerät vorgenommen werden, die einen optimalen Hörgewinn erlaubt (Abb. **24.1b**, **c**). An eine hörverbessernde Operation kann ab dem 7. Lebensjahr gedacht werden. Bei den großen Fehlbildungen wird allerdings in nur etwa 10 % der Fälle eine optimale Hörverbesserung erreicht. Ist die Hörgeräteversorgung gelungen, sollten die mikrochirurgische Gehörgangsanlage und hörverbessernde Operation (Tympanoplastik) bis zum 15. Lebensjahr hinausgeschoben werden, damit der junge Patient selbst in Kenntnis des wahrscheinlich erreichbaren Hörgewinns und der möglichen Risiken mitentscheiden kann, ob dieses Verfahren der bisherigen Versorgung vorgezogen werden soll.
Bei **einseitiger Gehörgangsatresie** erfolgt ebenfalls grundsätzlich eine Versorgung mit einem Knochenleitungshörgerät und später mit einem knochenverankerten Hörgerät (Abb. **24.2**). Diese Versorgung ist besonders zwingend in den Fällen angezeigt, in denen das Gehör der anderen Seite nicht optimal entwickelt ist oder wenn die Sprachentwicklung oder das schulische Weiterkommen gefährdet sind.

24.2 Einseitige Mikrotie und Gehörgangsatresie

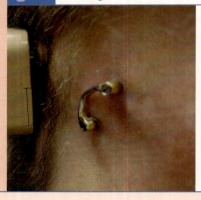
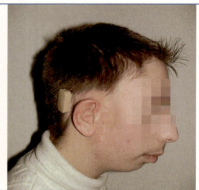

a Knochenverankerung für die Epithese und das Hörgerät.
b Zustand nach Anbringung von Epithese und Hörgerät (BAHA Classic 300) bei einseitiger Mikrotie und Gehörgangsatresie eines 14-jährigen Jungen.

Im Falle einer **Mikrotie** kommt der plastische Totalaufbau der Ohrmuschel (Abb. **24.1b**, S. 934) oder die Versorgung mit einer knochenverankerten Epithese (Abb. **24.2**) infrage. Der Ohrmuschelaufbau sollte nicht vor dem 9. Lebensjahr ins Auge gefasst werden. Indikationen zur früheren Versorgung wären ein sehr starkes Leiden unter der Fehlbildung oder durch Hänseleien sowie Probleme beim Tragen einer Brille. Indikationen der knochenverankerten Epithesen (Abb. **24.2**) sind die lokalen und allgemeinen Kontraindikationen des Ohrmuschelaufbaus, ein hoher ästhetischer Anspruch oder die Fehlschläge des plastischen Aufbaus.

Sowohl die operative Hörverbesserung als auch die chirurgische Verankerung des Hörgerätes im Kindesalter sollte erfahrenen HNO-Zentren vorbehalten werden.
Im Falle einer **Mikrotie** kommt der plastische **Totalaufbau der Ohrmuschel** (s. Abb. **24.1b**, S. 934) oder die Versorgung mit einer knochenverankerten Epithese in Frage (Abb. **24.2**). Als weitere Alternative zum plastischen Totalaufbau der Ohrmuschel unter Verwendung von autologem Rippenknorpel kann ein Gerüst aus porösem Polyethylen gewählt werden. Der Ohrmuschelaufbau sollte nicht vor dem 9. Lebensjahr ins Auge gefasst werden. Sowohl der Ohrmuschelaufbau als auch die Versorgung mit einer knochenverankerten Epithese sind möglichst so weit hinauszuschieben, bis der Patient über die gewählte Versorgung mitentscheiden kann. Indikationen zur früheren Versorgung wären ein sehr starkes Leiden unter der Fehlbildung oder durch Hänseleien sowie Probleme beim Tragen einer Brille. Indikationen der **knochenverankerten Epithesen** sind die lokalen und allgemeinen Kontraindikationen des Ohrmuschelaufbaus, ein hoher ästhetischer Anspruch oder die Fehlschläge des plastischen Aufbaus. Sowohl bei der Durchführung einer hörverbessernden Operation als auch bei der Anbringung eines

knochenverankerten Hörgerätes oder einer knochenverankerten Epithese im Kindesalter ist der später möglicherweise vorzunehmende Ohrmuschelaufbau zu beachten.

Mittelohr

Tubenbelüftungsstörungen

▶ **Definition.** Bei diesem sehr häufigen Krankheitsbild besteht eine Funktionsstörung oder ein Verschluss der Tuba auditiva Eustachii (Ohrtrompete).

Ätiologie und Pathogenese: Ursachen einer Tubenbelüftungsstörung können z. B. eine entzündliche Tubenschleimhautschwellung, eine vergrößerte Rachenmandel (adenoide Vegetationen), eine Gaumenspalte oder ein Tumor (besonders bei Erwachsenen) sein.
Infolge einer Luftresorption in der Paukenhöhle entsteht ein Unterdruck im Mittelohr. Besteht dieser Zustand über längere Zeit, kommt es zur Exsudation von Flüssigkeit in die Paukenhöhle und zu einer Metaplasie der Paukenhöhlenschleimhaut. Ohne Therapie führt dies zu narbigen Veränderungen des Mittelohres (Adhäsivprozess) mit permanenter **Schallleitungsschwerhörigkeit**.

Häufigkeit: Die Tubenbelüftungsstörung ist die häufigste Ursache für Hörstörungen im Kindesalter.

Klinik: Typische Symptome sind Druck- und Völlegefühl im Ohr, Schwerhörigkeit und Ohrrauschen.

Diagnostik: Die Diagnostik stützt sich im Wesentlichen auf den Befund der pneumatischen Otoskopie und der Tympanometrie. Bei der Otoskopie erscheint das Trommelfell retrahiert. Bei Vorliegen eines Paukenergusses ist eventuell ein Flüssigkeitsspiegel durch das Trommelfell zu sehen. Audiometrisch findet sich eine Schallleitungsschwerhörigkeit, das Tympanogramm ist pathologisch.

Therapie: Die Therapie besteht in der Verabreichung von abschwellenden Nasentropfen, der Durchführung von Valsalvaversuchen (Otovent) und in der Beseitigung der Ursache (z. B. Adenotomie bei vergrößerter Rachenmandel). Bildet sich der Tubenkatarrh nicht innerhalb von 3–6 Monaten zurück, ist eine Parazentese und das Einlegen eines Paukenröhrchens (Paukendränage) zur Sicherstellung der Paukenhöhlenbelüftung notwendig.

Mittelohr

Tubenbelüftungsstörungen

◀ Definition

Ätiologie: Ursachen sind z. B. Infektionen, adenoide Vegetationen, eine Gaumenspalte oder ein Tumor (besonders bei Erwachsenen).

Häufigkeit: Häufigste Ursache für Hörstörungen im Kindesalter.

Klinik: Druck- und Völlegefühl im Ohr, Schwerhörigkeit, Ohrrauschen.

Diagnostik: Schallleitungsschwerhörigkeit, pathologisches Tympanogramm, Trommelfellretraktion.

Therapie: Abschwellende Nasentropfen und Beseitigung der Ursache (z. B. Adenotomie). Bei therapieresistenter Tubenbelüftungsstörung Paukendränage.

▶ **Klinischer Fall.** Ein 5-jähriger Junge wurde wegen häufiger Infekte der oberen Luftwege, Verdacht auf Hörstörung sowie rezidivierender Otitis media dem Hals-Nasen-Ohren-Arzt vorgestellt. Auf nähere Befragung gaben die Eltern an, dass das Kind durch den Mund atme und beim Schlafen schnarche. Die Inspektion des Mundes ergab einen unauffälligen Befund. Es wurde eine Rhinoscopia posterior durchgeführt, bei der eine fast den gesamten Nasen-Rachen-Raum ausfüllende, hyperplastische Rachenmandel auffiel. Otoskopisch zeigte sich rechts ein deutlich retrahiertes Trommelfell, links wurde der Verdacht auf einen Paukenerguss geäußert. Audiometrisch lag eine pantonale Schallleitungsschwerhörigkeit von 30 dB links und 15 dB rechts vor, d. h. über alle Frequenzen. Das Tympanogramm war links total abgeflacht und rechts deutlich in den negativen Druckbereich verschoben. Es wurde eine ambulante Adenotomie durchgeführt. Bei einer Kontrolluntersuchung 5 Monate nach der Operation ergab sich beidseits ein normales Gehör. Das Tympanogramm war ebenfalls beidseits unauffällig.

Otitis media acuta

▶ **Definition.** Vorwiegend eitrige, fieberhafte und schmerzhafte Entzündung des Mittelohres.

Ätiologie und Pathogenese: Ursache ist in der Regel ein bakterieller Infekt (v. a. Pneumokokken, Haemophilus influenzae, Moraxella catarrhalis, Streptococcus pyogenes, Staphylococcus aureus, Pseudomonas aeruginosa, Escherichia coli), der von Nase und Nasen-Rachen-Raum über die Schleimhaut der Tuba auditiva ins Mittelohr gelangt. Virale Infektionen der oberen Luftwege durch Rhino-, RS-, Parainfluenza-, Adeno- oder Influenzaviren sind häufig Wegbereiter einer aku-

Otitis media acuta

◀ Definition

Ätiologie und Pathogenese: Über die Tuba Eustachii fortgeleitete Infektion des Nasen-Rachen-Raumes. Die häufigsten verursachenden Keime sind Pneumokokken, Haemophilus influenzae, Moraxella catarrhalis und Streptococcus pyogenes. Virale Infektionen der oberen Luftwege sind häufig

ten bakteriellen Otitis media. Im Ohrsekret können neben Bakterien auch Viren gefunden werden. Der alleinige Virenbefall des Ohrsekretes ist sehr selten. Grund für die außerordentlich große Häufigkeit beim Säugling und Kleinkind ist die immunologisch bedingte Infektanfälligkeit im frühen Kindesalter und der erleichterte Keimübertritt vom Nasen-Rachen-Raum in die Paukenhöhle bei der kurzen und weiten Tube sowie der häufig bestehenden vergrößerten Rachenmandel.

Häufigkeit: Besonders häufig betroffen sind Jungen, die nicht gestillt werden, in den ersten Lebensmonaten eine Otitis media durchmachen, die früh Kindertagesstätten besuchen, Gaumenspalten haben oder Allergiker sind. Im Winter und Frühling tritt die Krankheit bevorzugt auf.

Klinik: Die häufigsten Symptome sind Ohrschmerzen, Unruhe, Fieber und Hörminderung. Kleine Kinder weisen oft primär Allgemeinsymptome (z. B. gastrointestinale Störungen) auf und greifen sich gehäuft ans Ohr (Ohrzwang). Ohrschmerzen können im Kleinkindalter durch Druck auf den Tragus hervorgerufen werden. Bei größeren Kindern und Erwachsenen weist ein Tragusdruckschmerz auf eine Otitis externa hin.
Ein initialer Druckschmerz hinter dem erkrankten Ohr in den ersten Tagen einer Otitis media acuta weist in der Regel auf eine harmlose periostale Reizung oder Lymphadenitis hin.
Das Fieber kann auch bei einer unkomplizierten eitrigen Otitis media acuta 40 °C erreichen, Schüttelfrost kann jedoch auf eine Sepsis oder auch auf eine entzündliche Thrombose des Sinus sigmoideus hinweisen.

Komplikationen: Die häufigsten Komplikationen betreffen das Ohr selbst, intrakranielle Komplikationen sind dagegen relativ selten (Tab. 24.3). Die Hörminderung ist die häufigste Komplikation und im Allgemeinen auf den Mittelohrerguss zurückzuführen, der auch nach Therapie bei 40% der Kinder für 4 Wochen und bei 10% noch nach 3 Monaten nachweisbar ist. Innenohrschäden treten selten auf (hinweisend sind Schwindelbeschwerden) und erfordern eine besonders wirksame und hochdosierte Antibiotikatherapie, z. B. mit Cefotaxim oder Ceftriaxon. Die anlässlich einer Otitis media acuta auftretende Trommelfellperforation verschließt sich in der Regel von selbst, andernfalls sollte eine Tympanoplastik erfolgen.

24.3 Komplikationen und Spätschäden

lokal (Ohr)	*intrakraniell*
■ Hörminderung	■ Meningitis
■ Vestibularisschaden	■ Enzephalitis
■ Trommelfellperforation	■ Epiduralabszess, Subduralempyem
■ Otitis media chronica mesotympanalis	■ Hirnabszess, Hydrozephalus
■ Otitis media chronica epitympanalis (Cholesteatom)	■ Sinusthrombose
■ Mastoiditis	
■ Fazialisparese	

Diagnostik: Die Diagnose **schwere akute purulente Otitis media** kann anhand der Infektanamnese (Fieber, Unruhe, Ohrenschmerzen, Hörminderung) und eines eindeutigen Trommelfellbefundes (Trommelfellrötung, -verdickung und -vorwölbung, eitriger Paukenerguss) gestellt werden (Abb. 24.3), ggf. besteht im Kleinkindalter ein Tragusdruckschmerz.

▶ **Merke.** Zu jeder Diagnosestellung einer Otitis media acuta beim Kind gehört der Ausschluss von Komplikationen (s. o.) → untersuchen, ob entsprechende Symptome/Befunde vorliegen!

24.3 Akute Otitis media

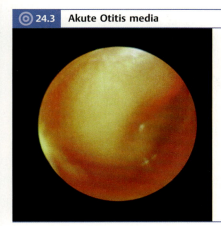

2½-jähriges Kind mit Schwindel. In der Otoskopie akute Otitis media mit Trommelfellvorwölbung rechts.

Diagnostik bei schweren Fällen:
- Abhängig vom Alter und der Symptomatik muss eine Labyrinthitis durch Stimmgabelprüfungen oder Audiogramme bzw. eine Gleichgewichtsprüfung ausgeschlossen werden.
- Es muss eine Prüfung des N. facialis und der Ausschluss von Meningitiszeichen erfolgen.
- Im Labor weist eine Leukozytose mit dreistelliger BSG in Verbindung mit einem hohen CRP auf Komplikationen hin.

Therapie: Zur Minderung des Leidensdrucks und aufgrund der möglicherweise schweren Komplikationen nach akuter purulenter Otitis media wird die sofortige Einleitung der Antibiotikabehandlung empfohlen, vor allem wenn die Infektion seit mehreren Tagen besteht und es sich um eine schwere Form handelt. Bei fraglichen Fällen bzw. leichten Formen einer akuten Otitis media bzw. insbesondere bei Seromukotympanon ist eine Antibiotikatherapie zu vermeiden. Antibiotika der ersten Wahl sind orale Aminopenicilline, gefolgt von Cephalosporinen der zweiten Generation und Makroliden (cave Resistenzen), die auch bei Penicillinallergie einzusetzen sind (kalkulierte Therapie).
Ist die Anfertigung eines Gram-Präparates möglich, kann in nahezu 50 % aller Fälle der verursachende Keim mit Antibiogramm identifiziert werden. Bei Verdacht auf Pneumokokken und Streptokokken wird ein Oralpenicillin (100 000 IE/kgKG) oder Amoxicillin verabreicht. Liegt der Verdacht auf Haemophilus influenzae (gramnegative Stäbchen) vor, so kann mit Amoxicillin, Cotrimoxazol oder einem Cephalosporin der zweiten oder dritten Generation behandelt werden (superkalkulierte Therapie). In den seltenen Fällen, in denen ein Aminoglykosid indiziert ist, ist die Erhöhung der ototoxischen Gefahr durch die Otitis media zu berücksichtigen.

Therapie: Antibiotikum der 1. Wahl ist Amoxicillin, gefolgt von Cephalosporinen der 2. Generation (bei Penicillinallergie Makrolide). Abschwellende Nasentropfen, bei Bedarf Antipyretika und Analgetika oder Otalgan-Ohrentropfen.

▶ **Merke.** Durch die Antibiotikatherapie wird die Komplikationsrate der akuten Otitis media erheblich gesenkt.

◀ **Merke**

Zusätzlich werden abschwellende Nasentropfen bzw. -sprays und ggf. Analgetika (z. B. Paracetamol) oder Otalgan-Ohrentropfen verabreicht. Bei **rezidivierender** Otitis media acuta (z. B. 3 × in 6 Monaten) müssen darüber hinaus mögliche Ursachen beseitigt werden (z. B. Adenotomie nach dem 2. Lebensjahr). Zudem sind eine Grippe- und Pneumokokkenimpfung (s. auch S. 34) in Erwägung zu ziehen, sowie ein Behandlungsversuch mit Immunstimulanzien, in seltenen Fällen eine Paukendränage, vorzunehmen.
Falls nach einigen Tagen unter Therapie keine Besserung eintritt, ist an Komplikationen zu denken. Ggf. sollte eine Parazentese mit Gram-Präparat und Antibiogramm durchgeführt (Tab. **24.4**) und das Antibiotikum gewechselt werden. Die Anzahl der durchgeführten Parazentesen hat sich durch den Einsatz der Antibiotika deutlich verringert. Die durch Parazentese gesetzte Trommelfellperforation verschließt sich in der Regel von selbst.

Tritt unter der Therapie keine Besserung ein, sollte ggf. eine Parazentese durchgeführt werden (Tab. **24.4**).

24.4 Indikationen zur Parazentese bzw. Trommelfellpunktion

- hohes Fieber und starke Schmerzen
- starke Vorwölbung des Trommelfells
- Druckschmerzhaftigkeit über dem Warzenfortsatz
- Fazialisparese
- Innenohrbeeinträchtigung
- Meningitis
- unbefriedigendes Ansprechen auf antibiotische Behandlung
- Immunschwäche
- Neugeborenenotitis, bzw. bei sehr jungen Säuglingen

Prognose: Unter Antibiotikatherapie sehr gut.

Prognose: Hohe Spontanheilungsrate besonders der durch Moraxella catarrhalis und H. influenzae hervorgerufenen akuten Otitis media. Unter Antibiotikatherapie ist die Prognose sehr gut und die Komplikationsrate niedrig.

Otitis media chronica

▶ **Definition**

▶ **Definition.** Nicht spontan heilende, meist sezernierende Otitis media mit Trommelfellperforation.
Zwei Formen werden unterschieden:
- **Otitis media chronica mesotympanalis:** chronische Schleimhauteiterung mit zentralem Defekt der Pars tensa des Trommelfells
- **Otitis media chronica epitympanalis:** chronische Knocheneiterung (Cholesteatom).

Ätiologie und Pathogenese: Die Otitis media chronica mesotympanalis entwickelt sich aus einer chronischen Tubenbelüftungsstörung, während es bei der Otitis media chronica epitympanalis zum Einwachsen von verhornendem Plattenepithel in die Paukenhöhle kommt.

Ätiologie und Pathogenese: Die Otitis media chronica mesotympanalis entwickelt sich aus einer chronischen Tubenbelüftungsstörung, während es bei der Otitis media chronica epitympanalis zum Einwachsen von verhornendem Plattenepithel in die Paukenhöhle und die benachbarten pneumatisierten Zellen kommt. Das sich zwiebelschalenartig im Mittelohrbereich ausdehnende Cholesteatom besteht aus geschichteten Hornlamellen und kann mit lokalem Knochenabbau einhergehen. Die häufigsten Keime sind Pseudomonas aeruginosa, Staphylococcus aureus und Proteus mirabilis.

Klinik: Das langanhaltende oder häufig rezidivierende, schleimige oder eitrige Ohrenlaufen ist neben der Schwerhörigkeit Leitsymptom (Abb. 24.4, s. Tab. 24.3).

Klinik: Leitsymptom der chronischen Otitis media ist das lang anhaltende oder häufig rezidivierende Ohrenlaufen, das bei der Otitis media chronica epitympanalis ausgeprägter und fötide ist (Abb. 24.4). Die Patienten leiden an einer Schallleitungsschwerhörigkeit, die durch Destruktion der Gehörknöchelchenkette zunehmen kann. Alle weiteren unter der Otitis media acuta beschriebenen Komplikationen können auch bei der chronischen Otitis media beobachtet werden (s. Tab. 24.3, S. 938).

Diagnostik: Die Otoskopie zeigt zentrale oder randständige Trommelfelldefekte mit oder ohne Polypen, Cholesteatomschuppen oder Sekret.

Diagnostik: Die Otoskopie zeigt eine zentrale oder randständige Perforation des Trommelfells, ggf. mit Sekret, Schleimhautpolypen oder Cholesteatom. Hörprüfung, Stimmgabeltests und Audiogramm decken das Ausmaß der Schallleitungsstörung auf, Valsalva- und Toynbee-Versuche sowie Tympanometrie etwaige Tubenfunktionsstörungen oder die Trommelfellperforation.

Therapie: Die Mikrochirurgie gilt im Allgemeinen als Methode der Wahl. Vor der operativen Sanierung sollte möglichst eine Behandlung der Infektion durch den HNO-Arzt erfolgen.

Therapie: Die mikrochirurgische Behandlung gilt im Allgemeinen als Methode der Wahl. Ziel ist die Sanierung und die Hörverbesserung (Tympanoplastik).
Vor der operativen Sanierung sollte möglichst eine Behandlung der Infektion durch verschiedene Maßnahmen in der HNO-Praxis erfolgen. Die Therapie beginnt mit der Säuberung des Gehörgangs und der Entnahme eines Abstrichs zur Untersuchung des Direktpräparates nach Gram-Färbung sowie zur Anzüchtung der Keime mit Resistenzbestimmung.
Führen die täglichen Ohrspülungen mit warmer 30%iger Alkohol-Ringer-Lösung sowie die Instillation von Ciprofloxacin-Ohrentropfen (z. B. Ciloxan) nicht zum Erfolg, sollte vor der Operation eine gezielte allgemeine Antibiotikatherapie erfolgen, die einige Tage über die Operation hinaus fortgesetzt wird. Eine Infektion mit Pseudomonas aeruginosa wird bei Kindern mit Piperacillin bzw. Ceftazidim behandelt. Bei Vorliegen von Staphylococcus aureus erfolgt eine Behandlung mit einem Cephalosporin der 1. oder 2. Generation oder Clindamycin bzw. Cotrimoxazol.

24.4 Chronische Otitis media

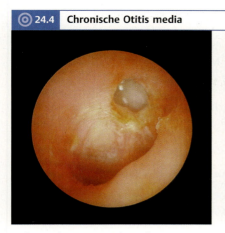
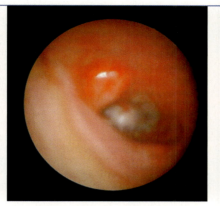
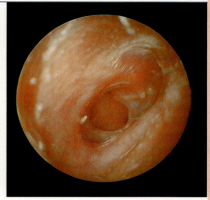

a Chronische Otitis media rechts mit epitympanaler Perforation.
b Chronische Cholesteatomeiterung mit epitympanalem Signalpolypen links.
c Nierenförmige zentrale Trommelfellperforation links.

Prognose: Eine im Rahmen einer chronischen Otitis media vorliegende Trommelfellperforation (Abb. 24.4c) verschließt sich praktisch nie spontan. Sofern keine operative Versorgung erfolgt, leiden die Patienten ihr Leben lang unter der geschilderten Symptomatik. Bei der mesotympanalen Otitis media sind allerdings im Gegensatz zur epitympanalen Form darüber hinaus keine bedrohlichen Komplikationen zu erwarten. Die ohrsanierende Mikrochirurgie mit Hörverbesserung ist dringend erforderlich und darf den kleinen Patienten nicht vorenthalten werden, da die Gehörknöchelchen durch die chronische Eiterung bzw. das Cholesteatom abgebaut werden und die Chancen einer Hörverbesserung abnehmen können.

Komplikationen: Die unter „**Otitis media acuta**" angegebenen Komplikationen (s. S. 938) können auch im Rahmen einer chronischen Otitis media entstehen. Die häufigste Komplikation ist die **Mastoiditis** (s. u.). Die Behandlung der weiteren Komplikationen umfasst neben der Antibiotikatherapie die besondere Behandlung der vorliegenden Komplikationen und ggf. eine Parazentese, Mastoidektomie oder Radikaloperation.

Prognose: Sofern keine operative Versorgung erfolgt, leiden die Patienten ihr Leben lang unter der geschilderten Symptomatik. Bei der mesotympanalen Otitis media sind allerdings im Gegensatz zur epitympanalen Form darüber hinaus keine bedrohlichen Komplikationen zu erwarten (Abb. 24.4c).

Komplikationen: Häufigste Komplikation ist die **Mastoiditis**.

Mastoiditis

▶ **Definition.** Bei der Mastoiditis handelt es sich um eine eitrige Entzündung des Warzenfortsatzes mit Einschmelzung der knöchernen Zellwände.

Ätiologie und Pathogenese: Zusätzlich zur Blockade im Bereich des Nasen-Rachen-Raums oder Mittelohrs, die zur akuten oder chronischen Otitis media führt, kommt es zur Einschmelzung von knöchernen Zellwänden im Warzenfortsatz.

Klinik: Typisch sind anhaltende oder erneut auftretende Ohrschmerzen und Fieber, das jedoch auch fehlen kann. Bei Kindern sind Unwohlsein, Appetitlosigkeit und reduzierter Allgemeinzustand auffallende Symptome. Eine Schwerhörigkeit besteht praktisch immer, Ohrenlaufen ist nicht obligat. Die retroaurikulären Weichteile können geschwollen und gerötet sein mit spontanen Schmerzen oder Druckempfindlichkeit. Hinweise auf einen Subperiostalabszess sind Schwellung und Rötung hinter dem Ohr sowie ein abstehendes Ohr.

Diagnostik: Die Otoskopie zeigt ein verdicktes, gerötetes oder mattes, ggf. vorgewölbtes Trommelfell. Je nach Lokalisation der Blockade kann eine Trommelfellvorwölbung mesotympanal, epitympanal oder eine Absenkung der hinteren oberen Gehörgangswand vorliegen oder bei Subperiostalabszess eine Schwellung und ein Abstehen des Ohres. Neben einer Leukozytose fällt eine deutliche Linksverschiebung im Differenzialblutbild auf. Die BSG ist typischerweise drei-

Mastoiditis

◀ Definition

Klinik: Typisch sind anhaltende oder erneut auftretende Ohrenschmerzen und Fieber, Unwohlsein, Appetitlosigkeit und reduzierter Allgemeinzustand. Eine Schwerhörigkeit besteht praktisch immer, Ohrenlaufen jedoch nicht.

Diagnostik: Lokalbefund, Leukozytose mit Linksverschiebung sowie stark erhöhtes CRP.

stellig beschleunigt und das CRP deutlich erhöht. Die Röntgenaufnahme nach Schüller zeigt typischerweise eine Verschattung der Felsenbeinpneumatisation mit Einschmelzung von knöchernen Zellsepten.

Da sich die Diagnose einer klassischen Mastoiditis anhand der Röntgenaufnahmen nach Schüller jedoch nicht immer eindeutig stellen lässt, muss, insbesondere wenn bereits eine adäquate Antibiotikatherapie durchgeführt wurde, auf die in Tab. **24.5** aufgeführten Zeichen geachtet werden. Zur Sicherung der Diagnose Mastoiditis und besonders bei V. a. eine zusätzliche intrakranielle Komplikation, wie z. B. Hirnabszess, ist eine CT oder MRT erforderlich.

Klinische Verdachtsmomente für eine operationsbedürftige Mastoiditis zeigt Tab. **24.5**.

Tab. 24.5 Klinische Verdachtsmomente für eine operationsbefürftige Mastoiditis

- Ohr sezerniert noch nach 3 bis 4 Wochen
- Sekretion wird stärker und rahmig eitrig
- gerötetes und vorgewölbtes Trommelfell noch nach 14 Tagen
- erhöhte Temperaturen bestehen noch nach 14 Tagen oder treten wieder auf
- Druckschmerzhaftigkeit des Warzenfortsatzes hält länger als 3 bis 4 Tage an
- Durchbruchszeichen mit Schwellung über dem Planum mastoideum und Fluktuation liegen vor.

Therapie: Die Behandlung erfolgt stationär. Antibiotikatherapie und Mastoidektomie.

Therapie: Die Behandlung erfolgt stationär. Bis zum Vorliegen eines Direktpräparat- oder Kulturergebnisses i. v. Gabe einer Aminopenicillin-Betalactamaseinhibitor-Kombination oder von Cefuroxim sowie ggf. Cefotaxim oder Tazobac. Bei eindeutiger Mastoiditis muss die Mastoidektomie erfolgen. Sie ist in geübter Hand ein harmloser Eingriff und sichert und beschleunigt die Heilung.

Prognose: Durch Antibiotikatherapie und Mastoidektomie gute Prognose. Erfolgt keine Therapie, ist der Verlauf der Krankheit protrahiert.

Prognose: Durch Antibiotikatherapie und Mastoidektomie gute Prognose. Erfolgt keine Therapie, ist der Verlauf der Krankheit protrahiert, und es können weitere schwere Komplikationen, wie z. B. Meningitis, Hirnabszess, Sinusthrombose usw. auftreten.

Innenohr und nervale Strukturen

s. Tab. **24.6**.

Tab. 24.6 Mögliche Ursachen von Hörstörungen bei Kindern (Auswahl)

erbliche Schwerhörigkeit	• Hemmungs- sowie Überschussfehlbildungen mit vorzugsweise Mittelohrschwerhörigkeiten, chromosomale Aberrationen (z. B. Trisomien 13–15)
	• monosymptomatische erbliche Schwerhörigkeiten (meist autosomal-rezessiver Erbgang)
	• polysymptomatische ererbte Hörstörung
	  – Alport-Syndrom (progrediente Hörstörung und Nephropathie)
	  – Pendred-Syndrom (Jodfehlverwertung und Schwerhörigkeit)
	  – Usher-Syndrom (Retinitis pigmentosa und Schwerhörigkeit)
	  – Jervell-Lange-Nielson-Syndrom (Cardio-auditorysyndrome)

erworbene Schwerhörigkeit	
▶ pränatal	• mütterliche Infektion (z. B. Röteln, Syphilis, Toxoplasmose), Behandlung der Mutter mit ototoxischen oder teratogen wirkenden Medikamenten, stärkere vaginale Blutungen und Sauerstoffmangelzustände
▶ perinatal	• Infektion (z. B. Meningitis), Asphyxie, Kernikterus
▶ postnatal	• Meningitis, Masern, Mumps, Schädeltraumen, Behandlung mit ototoxischen Medikamenten

24.1.4 Hörgeräteversorgung und Schulung des schwerhörigen Kindes

▶ **Merke.** Da das Gehör für die Entwicklung von Sprache und Intellekt eine entscheidende Rolle spielt, muss eine Hörstörung frühestmöglich erfasst und, sofern erforderlich, mit einem Hörgerät versorgt werden.

24.1 Hörstörungen

Grundsätzlich sollte eine **Hörgeräteversorgung** so früh wie möglich (d. h. spätestens bis zum 6. Lebensmonat) abgeschlossen sein. Da kleine Kinder und Säuglinge nur sehr eingeschränkt mitteilen können, ob sie z. B. etwas gut oder schlecht hören oder das Hörgerät zu laut eingestellt ist, ist die Hörgeräteanpassung sehr schwierig und sollte in der Regel stationär in pädaudiologisch versierten Einrichtungen durchgeführt werden.

In erster Linie kommen **Luftleitungshörgeräte** infrage, wobei im Kindesalter nahezu ausschließlich hinter dem Ohr zu tragende Geräte zum Einsatz kommen (Abb. **24.5 a**).

Bei beidseitiger Gehörgangsatresie (vgl. S. 935) sollte möglichst in den ersten Lebensmonaten eine Versorgung mit **Knochenleitungshörgeräten** erfolgen, da hier eine operative Therapie frühestens ab dem 7. Lebensjahr empfohlen werden kann. Ab dem 3. Lebensjahr kann eine Versorgung mit knochenverankerten Hörgeräten (s. Abb. **24.1 c**, S. 934) durchgeführt werden.

Besteht bei einer vorliegenden Hörstörung keine andere Therapiemöglichkeit, so sollte die frühestmögliche Hörgeräteversorgung erfolgen. In erster Linie kommen die **Luftleitungshörgeräte** infrage (meist als hinter dem Ohr sitzendes Hörgerät [Abb. **24.5a**]). Bei gehörlosen Kindern kann ggf. die Versorgung mit einer Innenohrprothese (**Kochlea-Implantat**) erfolgen. Bedeutende Schallleitungsschwerhörigkeiten sollen vor der evtl. hörverbessernden Operation mit einem Hörgerät versorgt werden, um einer Entwicklungsverzögerung des Kindes vorzubeugen. Bei bds. Gehörgangsatresie sollte eine Versorgung mit **Knochenleitungshörgeräten** in den ersten Lebensmonaten erfolgen, die Anbringung von **knochenverankerten Hörgeräten** ab dem 3. Lebensjahr.

24.5 Hörgeräteversorgung bei Kindern

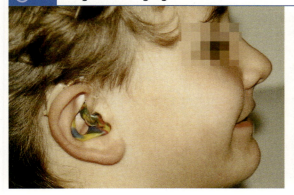
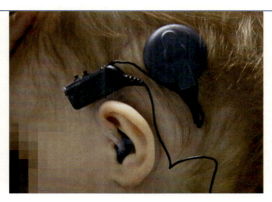

a Hinter-dem-Ohr-Hörgerät bei einem 7-jährigen Jungen. **b** Kochlea-Implantat bei einem 20 Monate alten Mädchen.

Die Versorgung prälingual, d. h. vor dem Beginn der Sprachentwicklung ertaubter Kinder, mit einem **Kochlea-Implantat** (Abb. **24.5 b**) liefert sehr gute Resultate, die bei optimaler Förderung bis zu einer völlig normalen Entwicklung mit Regelschulbesuch reichen. Zu diesem Zweck muss die Operation bei nachgewiesener Anakusis frühzeitig, d. h. am Anfang des zweiten Lebensjahres, erfolgen. Eine Indikation für die Versorgung mit einem Kochlea-Implantat im Falle von hochgradiger Innenohrschwerhörigkeit besteht, wenn trotz optimaler Hörgeräteversorgung eine Sprachentwicklung nicht oder nur unzureichend in Gang kommt oder das Ausmaß der Hörstörung ohne jeden Zweifel erwarten lässt, dass die Sprachentwicklung durch das Kochlea-Implantat bessere Ergebnisse erbringen wird als dies mit einer konventionellen Hörgeräteversorgung möglich ist. Da sowohl Diagnostik als auch Nachbehandlung sehr aufwendig sind, bleibt die Kochlea-Implantat-Versorgung bei Kindern speziellen Zentren vorbehalten.

Die **schulische Förderung** des schwerhörigen Kindes richtet sich nach dem Grad der Schwerhörigkeit, Intelligenz und evtl. vorhandenen Sprachentwicklungsstörungen. Auch ein förderliches familiäres Umfeld verbessert die Entwicklung entscheidend. Die Einschulung eines Kindes mit einer Hörstörung in eine Regelschule ist bei guter Intelligenz und Sprachentwicklung oft möglich.

Bei Kindern mit einer hochgradigen Schwerhörigkeit ist oft der Besuch einer Schule für Hörgeschädigte indiziert, wo man besser auf ihre Behinderung eingehen kann. In jedem Fall erfordert die Betreuung eines schwerhörigen Kindes die enge Zusammenarbeit zwischen Pädaudiologen, Pädiatern, Eltern, Pädagogen und Logopäden. Mit Kochlea-Implantaten versorgte Kinder werden zusätzlich zeitweise in speziellen Zentren gefördert.

Eine Indikation für eine Versorgung mit einem Kochlea-Implantat bei Innenohrschwerhörigkeit (Abb. **24.5b**) besteht, wenn trotz einer optimalen Hörgeräteversorgung eine Sprachentwicklung nicht oder nur unzureichend in Gang kommt oder die Art der Hörstörung erwarten lässt, dass durch das Kochlea-Implantat bessere Ergebnisse erzielt werden.

Die **schulische Förderung** des hörgestörten Kindes richtet sich nach dem Grad der Hörstörung, seiner Intelligenz sowie nach dem sozialen Umfeld.

24.2 Sprachstörungen

24.2.1 Sprache und normale Sprachentwicklung

Voraussetzungen für eine normale Sprachentwicklung sind:
- normale ZNS-Entwicklung
- gutes Gehör
- gute Sehfunktion
- störungsfreie Feinmotorik
- gute Sprachvorbilder
- keine groben Störungen im sozialen Umfeld.

Bereits in der 28. Schwangerschaftswoche hört der Fetus Schall aus der Umgebung, allerdings um etwa 30 dB gedämpft. Neugeborene erinnern sich nachweisbar an Melodien, die sie während des letzten Trimenons der Schwangerschaft gehört haben. Bei Frühgeborenen der 27. bis 30. Schwangerschaftswoche konnten bereits otoakustische Emissionen nachgewiesen werden. Mit zwei Monaten kann der Säugling bereits verschiedene Laute auseinander halten. Diese Daten zeigen eindeutig, dass die Sprachentwicklung nicht erst mit den ersten Laut- oder gar Wortäußerungen beginnt, sondern ihre Wurzeln bereits in der Schwangerschaft hat. Die normale Sprachentwicklung ist in Tab. **24.7** dargestellt.

24.7 Die normale Sprachentwicklung

Alter	Sprachentwicklung
ca. bis 7. Woche	– Schreiperiode
ca. 6. Woche bis 4. Monat	– 1. Lallperiode (Bildung spielerischer Lautproduktion)
ca. 4. – 12. Monat	– 2. Lallperiode (Gehör steht im Vordergrund, Lautnachahmungen, Laute außerhalb der Muttersprache gehen verloren)
9. – 10. Monat	– Zuordnung von lautlicher Äußerung, Geste und Situation
9. – 12. Monat	– Beginn intentionaler Sprachäußerungen
13. – 15. Monat	– Entstehung präzisierter Wortbedeutungen (Symbolfunktion der Sprache)
12. – 18. Monat	– Einwortsätze
18. – 24. Monat	– erstes Fragealter mit Zweiwortsätzen und ungeformten Mehrwortsätzen
Ende des 2. Lebensjahres	– agrammatische Aussagesätze
3. Lebensjahr	– geformte Mehrwortsätze (Übernahme erster grammatikalischer Beziehungsmittel)
4. Lebensjahr	– zweites Fragealter mit der Fortsetzung des Erwerbs des Wortschatzes und der grammatikalischen Formen

24.2.2 Sprachentwicklungsstörungen

▶ **Definition.** Unter einer **Sprachentwicklungsstörung** versteht man ein Ausbleiben, spärliches oder fehlerhaftes Eintreten des kindlichen Spracherwerbs nach dem 18. Lebensmonat. Dabei müssen mindestens zwei der vier Sprachebenen (Phonetik/Phonologie, Syntax und Morphologie, Semantik und Lexikon, pragmatische Sprachebene) betroffen sein. Davon abzugrenzen ist die **Sprachentwicklungsverzögerung**, bei der die Sprachentwicklung prinzipiell normal, jedoch verzögert abläuft. Unter einer **Sprachentwicklungsbehinderung** versteht man eine Sprachentwicklungsstörung infolge einer Schädigung des zentralen Nervensystems.

Ätiologie und Pathogenese: Häufig sind Sprachentwicklungsstörungen Folge von Hörstörungen. So können sogar geringfügigere Hörstörungen zu Fehlbildungen einzelner Laute führen. Es ist außerdem wichtig zu wissen, dass selbst gehörlose Kinder eine normale erste Lallphase durchmachen und Worte wie „Mama" in diesem Zusammenhang zufällig entstehen können. Da jedoch der akustische Anreiz für die weitere Sprachentwicklung fehlt, verstummen diese Kinder früh. Weitere Ursachen für Sprachentwicklungsstörungen sind in Tab. **24.8** aufgeführt.

24.2 Sprachstörungen

24.8 Beispiele für Ursachen von Sprachentwicklungsstörungen (Auswahl)

- Hörstörungen
- ZNS-Schäden, zerebrale Bewegungsstörungen (motorische Störung des Sprechapparates)
- Anomalien der Artikulationsorgane (z. B. Kiefer-Gaumen-Spalten)
- Sehstörungen
- Schilddrüsenstoffwechselstörungen
- familiäre Sprachschwäche (bevorzugt männliche Familienmitglieder)
- Umgebungsfaktoren, z. B. mangelnde Sprachanregung, hör- und sprachgeschädigte Bezugsperson, Heimkind, Deprivation (z. B. lange Krankenhausaufenthalte)

Häufigkeit: Sprachentwicklungsstörungen kommen extrem häufig vor. Untersuchungen in Kindergärten ergaben, dass bis zu 34 % der deutschen und 66 % der ausländischen Kinder betroffen sind.

Klinik: Symptome einer Sprachentwicklungsstörung sind z. B. verminderter Wortschatz, Dysgrammatismus und Aussprachestörungen (s. S. 742).

Diagnostik: An erster Stelle steht die eingehende, alle möglichen Ursachen berücksichtigende Anamnese. Weiterhin muss eine HNO-ärztliche Untersuchung einschließlich Hörprüfung durchgeführt werden. Evtl. sind auch weiterführende diagnostische Maßnahmen zur Erfassung der Grunderkrankung (z. B. neurologische Untersuchung bei Verdacht auf periphere oder zentrale neurologische Störung) und spezielle Untersuchungsmethoden zur Überprüfung einer zentralen Hörstörung sowie Intelligenztests und eine psychologische Untersuchung notwendig. Eine zentrale Rolle nimmt die genaue Charakterisierung der vorliegenden Störung ein. Unter Verwendung möglichst standardisierter Tests wird eine Untersuchung der einzelnen Sprachebenen (s. o.) durchgeführt. Die umfassende Abklärung sprachlicher Störungen obliegt dem Phoniater und Pädaudiologen.

Therapie: Logopädische Therapie entsprechend der Diagnose.

Aussprachestörungen

▶ **Definition.** Störung der Aussprache, bei der einzelne Laute oder Lautverbindungen entweder völlig fehlen, durch andere ersetzt oder entstellt gebildet werden.

Ätiologie und Pathogenese: Die Ursache von Aussprachestörungen kann eine gestörte Artikulation aufgrund von eingeschränkten motorischen Fähigkeiten sein. Ein Beispiel hierfür ist die sehr häufige Fehlbildung des Lautes „S" bei myofunktioneller Störung (Sigmatismus interdentalis). Aussprachestörungen können jedoch auch durch eine fehlerhafte Steuerung der Sprachabläufe auf zentraler Ebene oder durch Defizite auf der auditiven Verarbeitungsebene (z. B. Lautdiskrimination) bedingt sein. Bei der Beurteilung einer Aussprachestörung muss berücksichtigt werden, dass viele Lautfehlbildungen im Rahmen der anatomisch-physiologischen, sowie der Sprachentwicklung physiologisch auftreten können. Spätestens ab der Vollendung des 4. bis 5. Lebensjahrs sollte die Entwicklung jedoch abgeschlossen sein.

Diagnostik: Die Diagnose ergibt sich aus der Analyse der Sprache des Kindes. Mögliche periphere und zentrale Hörstörungen müssen bei der Diagnostik berücksichtigt werden.

Therapie: Aussprachestörungen sollten (bei bedeutsamen Diskrepanzen zwischen physiologischer und individueller Sprachentwicklung) im Rahmen einer logopädischen Übungsbehandlung therapiert werden.

Lese-Rechtschreib-Störung

Die Diagnose und differenzialdiagnostische Abklärung von Lese-Rechtschreib-Schwächen ist Sache der Phoniaters und Pädaudiologen in Zusammenarbeit mit Kinder- und Jugendpsychiatern (s. S. 735 ff).

Häufigkeit: Sprachentwicklungsstörungen sind extrem häufig.

Klinik: Verminderter Wortschatz, Dysgrammatismus, Aussprachestörungen (s. S. 742).

Diagnostik: Eingehende, alle möglichen Ursachen berücksichtigende Anamnese mit Erfassung der Störung durch Beurteilung von Sprachstatus (Wortschatz, Artikulation und Satzstruktur). Außerdem muss eine HNO-ärztliche Untersuchung einschließlich Hörprüfung durchgeführt werden. Die umfassende Abklärung sprachlicher Störungen obliegt dem Phoniater und Pädaudiologen durch Tests, die die einzelnen Sprachebenen prüfen.

Therapie: Phoniatrisch-pädaudiologische und logopädische Behandlung.

Aussprachestörungen

◀ **Definition**

Ätiologie und Pathogenese: Aussprachestörungen können motorisch, zentral oder auditiv bedingt sein.

Diagnostik: Analyse der kindlichen Sprache.

Therapie: Logopädische Übungsbehandlung.

Lese-Rechtschreib-Störung

s. S. 735 ff.

Rhinophonie (Näseln)

▶ **Definition.** Es handelt sich um eine Sprachstörung, bei der es entweder durch Obstruktion der oberen Resonanzräume (Nase, Nasen-Rachen-Raum) zu einer Klangminderung der nasalen Laute „M" oder „N" kommt (geschlossenes Näseln – Rhinophonia clausa) oder durch einen unvollständigen Abschluss zwischen Mundhöhle und Nasen-Rachen-Raum auch bei reinen Mundlauten zum Mitschwingen der oberen Resonanzräume (offenes Näseln – Rhinophonia aperta).

Ätiologie und Pathogenese: Ursachen für ein geschlossenes Näseln sind z. B. Nasenpolypen oder adenoide Vegetationen, während als Ursache für ein offenes Näseln z. B. eine Kiefer-Gaumen-Spalte oder neurologische Störungen infrage kommen (z. B. Gaumensegellähmung).

Therapie: Die Therapie richtet sich nach der zugrunde liegenden Störung und ihrer Beseitigung. Beim geschlossenen Näseln ist zunächst die Ursache zu beseitigen (z. B. Adenotomie, operative Beseitigung von Polypen, Muschelbehandlung). Beim offenen Näseln ist im Falle einer Lippen-Kiefer-Gaumen-Spalte eine operative Therapie mit Paukendränage und begleitender intensiver logopädischer Behandlung durchzuführen.
Bei zunächst nicht ursächlich operativ behandelbarer Erkrankung erfolgt eine logopädische Behandlung und später ggf. eine Velopharyngoplastik.

24.2.3 Redeflussstörungen

Stottern

▶ **Definition.** Störung des Redeflusses, welche durch häufige Unterbrechungen des Sprechablaufs, durch Wiederholungen von Lauten und Teilen eines Worts gekennzeichnet ist.

Ätiologie und Pathogenese: Als Ursachen werden erbliche, hirnorganische oder psychogene Einflüsse bzw. deren Zusammenwirken angenommen.

Häufigkeit: Das Symptom Stottern tritt bei 5-jährigen Jungen in etwa 5 % der Fälle, bei gleichaltrigen Mädchen mit einer Häufigkeit von rund 2 % auf. Der zeitliche Schwerpunkt liegt in der Phase der Sprachentwicklung zwischen dem 3. und 6. Lebensjahr sowie um die Zeit der Einschulung (6. bzw. 7. Lebensjahr) und während der Pubertät (12.–14. Lebensjahr).

Klinik: Man unterscheidet drei Formen:
- **klonisches** Stottern, das sich in Wiederholungen beim Sprechbeginn äußert
- **tonisches** Stottern, das durch Blockierungen beim Sprechablauf in Erscheinung tritt und
- **tonisch-klonisches** oder kombiniertes Stottern.

Vom echten Stottern ist das so genannte **Entwicklungsstottern** bei 3- bis 5-Jährigen abzugrenzen. Die Unterscheidung gelingt oft anhand qualitativer Kriterien. Entwicklungsstottern verschwindet meist auch ohne Therapie, bedarf jedoch der Kontrolle.

Diagnostik: Charakteristisch sind Wortdehnungen, Wiederholung von Silben und Blockierungen. In fortgeschrittenen Fällen fallen Mitbewegungen anderer Körperteile auf.

Therapie: Wichtig ist eine angemessene, zur Symptomentlastung führende Elternberatung. Im Sinne einer Übungsbehandlung werden verschiedene Methoden eingesetzt, die z. T. aus verhaltenstherapeutischen Ansätzen abgeleitet sind.

Prognose: $1/3$ der Patienten wird bei rechtzeitiger und intensiver Behandlung beschwerdefrei, $1/3$ weist deutliche Besserungen auf und $1/3$ bleibt unbeeinflusst.

Poltern

▶ **Definition.** Störung des Sprechablaufes, die durch überstürztes Reden, Verschlucken von Lauten, Silben oder Wörtern gekennzeichnet ist.

Ätiologie und Pathogenese: Die Störung wird im Wesentlichen auf erbliche Einflüsse oder hirnorganische Veränderungen zurückgeführt.

Häufigkeit: Tritt bei 7-jährigen Kindern in etwa 1–1,5% der Fälle auf.

Klinik: Der Sprechvorgang wirkt beschleunigt und hastig, der Redefluss zerfahren. Die Sprache ist durch die verwaschene Artikulation oder Entstellung von Worten z.T. schwer verständlich. Im Gegensatz zum Stottern verbessert sich die Rede, wenn der Polterer seine Aufmerksamkeit darauf richtet. Poltern tritt häufig zusammen mit anderen Sprachstörungen auf (s. S. 944 ff).

Therapie: Die Art der Therapie richtet sich nach der vorherrschenden Komponente. Beim Vorliegen eines reinen Polterns sind Sprechübungen erforderlich. Die therapeutischen Bemühungen werden durch ein häufig zu gering ausgeprägtes Krankheitsbewusstsein erschwert.

Mutismus

s. S. 743

24.2.4 Sprachstörungen bei neurologischen Krankheitsbildern

Dysarthrie

▶ **Definition.** Begleitsymptom neurologischer Erkrankungen, die mit Funktionsstörungen der zentralen und peripheren, am motorischen Sprechvorgang beteiligten nervalen Strukturen einhergehen.

Therapeutisch steht die Behandlung der neurologischen Grunderkrankung im Vordergrund, wobei begleitend eine logopädische Übungsbehandlung empfohlen wird.

Aphasie

▶ **Definition.** Völliger oder teilweiser Verlust bereits erworbener sprachlicher Fertigkeiten durch eine hirnorganische Schädigung.

Therapeutisch ist, soweit möglich, die zugrunde liegende Störung zu behandeln und begleitend eine logopädische Übungstherapie durchzuführen. Die Prognose ist im Kindesalter besser als beim Erwachsenen.

24.3 Stimmstörungen

Die an der Erzeugung der menschlichen Stimme beteiligten anatomischen Strukturen sind:
Lunge (Windkesselfunktion), **Kehlkopf mit Stimmlippen** (Tonerzeugung) und **Mundhöhle, Nase und Nasen-Rachen-Raum** (Ansatzrohr mit der Funktion von Resonanzräumen).
Die Stimme hat auch eine emotionale Funktion, da sich in ihr Gefühlslage und Allgemeinbefinden niederschlagen.
Während der verschiedenen Entwicklungsphasen macht die Stimme Veränderungen durch. Am auffälligsten ist der Übergang von der kindlichen zur erwachsenen Stimme **(Mutation)**, der bei Mädchen etwa zwischen dem 11. und 13., bei Jungen zwischen dem 13. und 15. Lebensjahr stattfindet (Stimmbruch) und

durch das hormonbedingte Wachstum der Stimmlippen bedingt ist. Während die Umwandlung der Stimme beim Mädchen relativ gering ist (Absinken der Sprechstimmlage um etwa 1 Terz), sinkt die mittlere Sprechstimmlage beim Jungen um etwa 1 Oktave ab. Eine Störung der physiologischen Mutation kommt vor, wenn sich z. B. infolge einer Hormonstörung (Hypo- oder Hyperthyreose, Hyperparathyreoidismus, Akromegalie) die organische Reifung des Stimmapparates verzögert oder beschleunigt. Auch psychische Ursachen kommen hierfür infrage (z. B. gestörte Eltern-Kind-Beziehung).

Einteilung: Man unterscheidet **organische, funktionelle** und **psychogene** Stimmstörungen (Abb. 24.6).

Einteilung: Allgemein unterscheidet man **Stimmstörungen (Dysphonien)** mit **organischer** Ursache (z. B. Stimmlippenpolypen) und solche, bei denen keine organische Ursache fassbar ist. Bei Letzteren wird zwischen **funktionellen** und **psychogenen** Stimmstörungen unterschieden (Abb. 24.6).

24.6 Einteilung der Stimmstörungen (Dysphonien)

Stimmstörungen

- **organisch**: z. B. Entzündungen des Kehlkopfes, Polypen, Traumen, Anomalien, Stimmlippenknötchen
- **funktionell**:
  - hypofunktionell, z. B. schwere Allgemeinerkrankung
  - hyperfunktionell, z. B. falscher Stimmgebrauch
- **psychogen**: z. B. starke psychische Belastungen

Funktionelle Dysphonien werden in **hypo- und hyperfunktionelle Stimmstörungen** unterteilt.

Funktionelle Dysphonien werden in hypo- und hyperfunktionelle Stimmstörungen unterteilt. **Hyperfunktionellen Störungen** liegt häufig ein übermäßiger und falscher Stimmgebrauch zugrunde. Ursache **hypofunktioneller Stimmstörungen** können beispielsweise schwere Allgemeinerkrankungen sein. Auch bestimmte psychische Konstellationen kommen als Grund für funktionelle Dysphonien infrage.
Die weitaus häufigste Form der Dysphonie beim Kind ist die **juvenile hyperfunktionelle Dysphonie**. Die Stimme klingt heiser, rau und gepresst. Die mittlere Sprechstimmlage liegt häufig zu tief. Die Artikulation ist unpräzise und verwaschen, weiche Laute (B, G, D) werden durch harte (P, T, K) ersetzt. Häufig bestehen gleichzeitig Stimmlippenknötchen. Jungen sind von der Erkrankung häufiger (3 : 1) betroffen, sie bildet sich oft in der Pubertät spontan zurück. Bei Mädchen persistieren Hyperfunktion und Knötchen häufiger.

Die **psychogene Aphonie** tritt vorwiegend bei starken psychischen Belastungen auf.

Die meist bei älteren Kindern auftretende **psychogene Aphonie** ist vorwiegend bei starken psychischen Belastungen zu beobachten. Der organische Befund ist unauffällig und die Patienten können normal husten und lachen.

Diagnostik: Auditive Beurteilung des Stimmklanges, die Laryngoskopie und Stroboskopie. In Ausnahmefällen kann zum Ausschluss organischer Erkrankungen eine Untersuchung in Narkose erfolgen.

Diagnostik: Neben der auditiven Beurteilung des Stimmklanges sollte eine Laryngoskopie und eine Stroboskopie durchgeführt werden, soweit es die Mitarbeit des Kindes zulässt. Bleibt die Ursache einer Stimmstörung unklar, kann zum Ausschluss eines organischen Befundes (z. B. Papillomatose) eine Untersuchung in Narkose erwogen werden.

Therapie: Organische Ursachen müssen entsprechend behandelt werden; funktionelle und psychogene Dysphonien sind einer logopädischen und ggf. psychologisch-psychiatrischen Behandlung zuzuführen.

Therapie: Sie besteht in der Beseitigung von organischen Ursachen (z. B. medikamentöse Behandlung bei Laryngitis oder Mikrochirurgie bei Stimmbandpolypen). Funktionelle und psychogene Stimmstörungen müssen logopädisch und ggf. psychologisch-psychiatrisch behandelt werden.

25 Referenzwerte für das Kindesalter

25.1 Referenzwerte für das Kindesalter

- **Blut/Plasmavolumen** (ml/kg)

  a Blutvolumen
unreife Neugeborene	ca. 95
reife Neugeborene	88
1. Jahr	69–112
später	51–86

  b Plasmavolumen
Neugeborene	39–77
Kleinkinder	40–50
ältere Kinder	30–54

- **Albumin** (Serum; g/dl)
Neugeborene	3,8–4,2
Säuglinge < 1 Jahr	3,0–5,2
Kinder > 1 Jahr	3,0–5,2
im *Liquor*	155 mg/l

- **Ammoniak im Plasma** (µg/dl)
Reifgeborene (1.–6. Tag)	60–240
8. Lebenstag	50–150
später	45–85

- **Amylase** (Serum; U/l)
  Maltoheptatose als Substrat (37 °C)
Säuglinge	0–80
ältere Kinder	20–80
im Urin	bis 400

- **Anionenlücke** (Plasma; mmol/l) 7–16

- **α₁-Antitrypsin** (Serum; mg/dl) (Immunnephelometrie)
Neugeborene	200–400
später	130–300

- **Bilirubin** (Serum; mg/dl)
  Neugeborene: s. S. 105
  ältere Kinder bis 1,4
  (direktes Bilirubin negativ)

- **Biotinidase** (Serum; mmol/min/ml) 4,3–7,5

- **α₁-Fetoprotein** (Serum; ng/ml)
Neugeborene	48 406 ± 34 718
2 Wochen – 1 Monat	9 452 ± 12 610
2 Monate	323 ± 278
6 Monate	13 ± 10

- **Blutgasanalyse** (Kapillarblut) pH
reife Neugeborene bei Geburt	7,11–7,36
reife Neugeborene nach 1 h	7,26–7,49
später	7,35–7,45

Basenexzess (mmol/l)	Neugeborene	–10 bis +2
	Säuglinge und ältere Kleinkinder	–3 bis +3

Standardbikarbonat (mmol/l)	Neugeborene	18–26
	später	20–27

pCO_2 (mmHg)	Neugeborene	28–45 (≙ 3,8–6,0 kPa)
	später	26–45 (≙ 3,5–6,0 kPa)

pO_2 (mmHg)	Neugeborene (> 1 h)	60–90 (= 8–12 kPa)
	später	75–108 (= 9,9–14,4 kPa)

- **Blutkörperchensenkungsgeschwindigkeit:** 1 Stunde (Westergren-Methode)
Neugeborene	1–2 mm
Säuglinge	6–10 mm
Kleinkinder	7–12 mm

- **Blutungszeit** (min) (n. Ivy mit Precisette) bis 7

- **Calcium** (mmol/l)

  a Serum
Neugeborene	1,76–2,78
Säuglinge	2,04–2,73
ältere Kinder	2,09–2,61

  b ionisiertes Calcium 0,95–1,36

  Urin: keine zuverlässigen Werte. Beim Schulkind im Morgenurin (abhängig von Calciumaufnahme) 14–492 µmol/mmol Kreatinin

- **Chlorid** (mmol/l)

  a Serum
reife Neugeborene	94–115
unreife Neugeborene	98–117
Säuglinge	93–112
ältere Kinder	94–110

  b Urin (mmol/kg × 24 h)
Neugeborene (je nach Ernährung)	0,08–4,73
Säuglinge	0,53–2,69
Kleinkinder	1,59–6,24
Schulkinder	50–150

  c Schweiß (mmol/l) 30–40

  d Liquor cerebrospinalis (mmol/l) 90–128

- **Cholesterin** (gesamt; enzymatische Bestimmung; mg/dl)
	< 170 (normal)
ältere Kinder	170–199 (Grenzbereich)
	≥ 200 (erhöht)

- **LDL-Cholesterin** (elektroph.; mg/dl)
	< 110 (normal)
ältere Kinder	110–129 (Grenzbereich)
	≥ 130 (erhöht)

- **HDL-Cholesterin** (mg/dl)
  ältere Kinder ≥ 40 (normal)

- **Cholinesterase** (Butyrylthiocholinjodid) 3700–8700 U/l

- **Chymotrypsin** (Stuhl; 25 °C) 4,5–43,5 U/g (bzw. < 72 µg/g Stuhl)

- **C-reaktives Protein** (Serum; mg/l) (im 1. Lebensmon. sehr niedrige Werte!) 0.–3. Tag < 6 danach ≤ 8

- **Eisen** (Serum; µg/dl)
reife Neugeborene	100–200
1. Trimenon	30–100
12. Lebensmonat	35–155
ältere Kinder	40–135

Fortsetzung Tab. 25.1 ▶

25.1 Referenzwerte für das Kindesalter (Fortsetzung)

- **Eiweißelektrophorese** (g/l bzw. rel. %)

	Neugeborene	rel. %	Säuglinge	rel. %	ältere Kinder	rel. %
Albumin	32 – 45	68	36 – 51	70	40 – 53	67
α_1-Globulin	1,1 – 2,5	3,1	1,3 – 2,5	2,7	1,2 – 2,5	2,6
α_2-Globulin	2,6 – 5,7	7,7	3,8 – 10,8	10,0	4,3 – 8,6	8,4
β-Globulin	2,5 – 5,6	7,6	3,5 – 7,1	8,7	4,1 – 7,9	8,3
γ-Globulin	3,9 – 11,0	13,5	2,9 – 11,0	9,0	5,9 – 13,7	12,3

- **Erythrozyten** s. S. 74, Tab. **5.2**

- **Ferritin** (Serum; µg/dl oder: ng/ml)
  - 1. – 3. Monat   8 – 40
  - 4. – 9. Monat   3,7 – 10,3
  - 9. – 12. Monat   1,1 – 9,1
  - später   2 – 14

- **fetales Hämoglobin** (EDTA-Blut; Alkalidenaturierung)
  - 1. Woche   51,4 – 68,3 %
  - 4. Woche   30,5 – 58,3 %
  - 6. Woche   21,8 – 50,2 %
  - 8. Woche   18,8 – 39,2 %
  - 10. Woche   9,1 – 32,6 %
  - 12. Woche   4,5 – 27,1 %
  - 16. Woche   0,2 – 15,9 %
  - 24. Woche   0 – 8,4 %
  - 1 Jahr   0 – 1,3 %

- **Fibrin- und Fibrinogen-Spaltprodukte**
  µ/ml   < 10

- **Fibrinogen**   s. Gerinnungsfaktoren

- **Fruktosamin** (mmol/l)   2,0 – 3,5

- **Galaktokinase in Erythrozyten** (nmol/min × gHb)
  - Neugeborene   60 – 115
  - 1. Trimenon   30 – 75
  - bis 1. Lebensjahr 23 – 39
  - später   21 – 32

- **Galaktose im Serum** (mg/dl)   0 – 7

- **Galaktose-1-P in Erythrozyten** (µg/gHb)   < 44

- **Galaktose-1-Phosphaturidyltransferase in Erythrozyten** (µmol/h × gHb)   20 – 30 (bei Neugeborenen etwas höher liegend)

- **Gallensäuren** (Serum; mg/l, als Gesamtgallensäure)
  - 1. Monat   0,8 – 7,4
  - 1. – 9. Monat   0,5 – 4,5
  - 2. Lebensjahr   0 – 2,5
  - > 4 Jahre   0,6 – 2,9

- **Gerinnungsfaktoren**
  - Fibrinogen (mg/dl)
    - 1. Lebenstag   190 – 300
    - ab 2. Tag   150 – 450
  - Faktor II   70 – 130 %   (ab 2. Monat; vorher: 30 – 60 %)
  - Faktor V   60 – 140 %
  - Faktor VII   70 – 130 %   (ab 2. Monat; vorher 20 – 70 %)
  - Faktor VIII   70 – 130 %
  - Faktor IX   70 – 130 %   (ab 2. Trimenon; vorher 20 – 50 %)
  - Faktor X   70 – 130 %   (ab 2. Monat; vorher 40 – 70 %)
  - Faktor XI   70 – 130 %   (ab 2. Trimenon; vorher 30 – 40 %)
  - Faktor XII   70 – 130 %   (ab 2. Monat; vorher ~ – 50 %)
  - Faktor XIII   70 – 130 %

- **Gerinnungszeit** (min)   5 – 10

- **Gesamteiweiß** (Biuret; g/l)
  - Neugeborene   45,2 – 68,6
  - Säuglinge   45,7 – 73,3
  - ältere Kinder   58,5 – 80,1
  - im Liquor cerebrospinalis (Coomassiebrillantblau) (mg/dl)   0,3 – 40 (große Schwankungen in allen Altersgruppen)

- **Glukose** (Vollblut; mg/dl) enzymatisch (Umrechnungsfaktor auf SI-Einheiten: = 0,555)
  - Neugeborene 1. Tag   25 – 65
  - Neugeborene 3. Tag   30 – 85
  - später   60 – 105
  - im Liquor cerebrospinalis (o-Toluidin-Test) (mg/dl)
    - Neugeborene bis 4 Wochen   40 – 60
    - 1. – 12. Monat   40 – 75
    - 1. – 6. Jahr   50 – 60

- **Glutamatdehydrogenase** (GLDH; UV-Test; U/l)
  - Neugeborene   0 – 6,6
  - 1. – 6. Monat   0 – 4,3
  - 12. Monat   0 – 4,0
  - 2. – 3. Jahr   0 – 2,6
  - ältere Kinder   bis 3,5

- **Glutamatoxalacettransaminase** (GOT = AST: Aspartataminotransferase; UV-Test; U/l)
  - Neugeborene   5,91 – 37,9
  - Säuglinge   7,38 – 27,3
  - ältere Kinder   4,70 – 22,2

- **Glutamatpyruvattransaminase** (GPT = ALT: Alaninaminotransferase; UV-Test; U/l)
  - Neugeborene   4,47 – 32,4
  - Säuglinge   6,23 – 35,7
  - ältere Kinder   4,50 – 20,5

- **γ-Glutamyltransferase** (GT; U/l)
  - Nabelschnurblut   11 – 194
  - Neugeborene   13,9 – 163
  - 2. – 4. Monat   0 – 114
  - 7. – 12. Monat   1 – 40
  - 3. – 5. Jahr   1 – 20
  - ältere Kinder   3 – 24

- **Hämatokrit, Hämoglobin und andere Erythrozytenparameter**   s. S. 74, Tab. **5.2**

Fortsetzung Tab. 25.1 ▶

25.1 Referenzwerte für das Kindesalter (Fortsetzung)

- **glykosyliertes Hämoglobin** (EDTA-Blut; HbA$_{1a-c}$) (Ionenaustauscher; Chromatographie) (%)

3–6 Monate	5,6–23,6
bis 1 Jahr	5,4–14,6
bis 2 Jahre	7,0–11,4
5–12 Jahre	5,3–8,9
später	5,5–8,7
Glykohämoglobin (Thiobarbit.methode) (%)	4,6–6,1
Glykohämoglobin (affin. Chrom.) (%)	4,5–7,0
HbA$_{1c}$ (HPLC/Ionenaustauscher) (%)	3,2 (4,9) – 5,2 (6,2)

- **Haptoglobin** (Serum; mg/dl)

Neugeborene	0–40
bis 12 Monate	0–110
ältere Kinder	10–120

- **Harnsäure** (enzymatisch) (Serum; mg/dl)

Neugeborene	1,6–6
bis 10. Tag	1,0–3,5
Säuglinge	1,0–5,6
ältere Kinder	1,9–5,9

Urin (stark vom Puringehalt der Nahrung abhängig) (g/g Kreatinin)

1. Lebensjahr	0,52–2,27
2. Lebensjahr	0,85–2,01
6. Lebensjahr	0,59–1,26
10. Lebensjahr	0,22–1,00

- **Harnstoff N** (Serum; mg/dl)

Neugeborene	3,0–19,0
Neugeborene 6. Tag	14,0–20,0
Säuglinge	5,7–20,1
ältere Kinder	6,0–22,5

- **Homocystein** (EDTA-Plasma)

	µmol/l	µg/l
2 Monate – 10 Jahre	5,8 (3,3–8,3)	783 (440–1121)
11–15 Jahre	6,6 (4,7–10,3)	891 (635–1390)
Erwachsene	8,7 (6,2–13,4)	1175 (837–1809)

(im Serum höhere Werte als im Plasma)

- **Hydroxybutyratdehydrogenase** (HBDH; Serum; UV-Test; U/l)

1.–30. Tag	98–515
1.–6. Monat	92–310
7.–12. Monat	89–267
13.–24. Monat	83–222
2.–3. Jahr	70–175
12.–19. Jahr	60–173

- **Hydroxyindolessigsäure** (photometrisch) 1,6–8,7 mg/24 h

- **17-Hydroxyprogesteron** (Plasma; RIA; µg/l) (große Streubreiten!)

7 Tage	0,13–2,46
2 Wochen – 3 Monate	0,19–2,80
3 Monate – 11 Jahre	0,03–1,5

- **Immunglobuline** (Serum; mg/dl) (ELISA) (s. S. 536, Tab. 15.2)

	IgA	IgG	IgM	IgE
Neugeborene	–	700–1800	–	< 1,5 iU/ml
Säuglinge	10–70	150–1100	20–100	< 15 iU/ml
1–3 Jahre	20–130	400–1300	50–200	< 60 iU/ml
4–7 Jahre	40–240	600–1600	50–200	< 90 iU/ml
und ältere	40–240	700–1800	50–200	< 200 iU/ml

Subklassen der Immunglobuline (Radioimmundiffusion)

IgG$_1$	76% (1,5–7,6 g/l)
IgG$_2$	12% (0,2–2,1 g/l)
IgG$_3$	8% (0,2–0,6 g/l)
IgG$_4$	4% (0,1–0,5 g/l)

nach Lebensalter

Alter (Jahre)	IgG$_1$	IgG$_2$	IgG$_3$	IgG$_4$
0–2	182–683	23–171	8–79	< 4–71
2–10	369–1118	53–395	8–102	< 4–175
10–16	391–1055	102–464	13–101	12–252

- **Insulin** (Serum; mU/l)

RIA	0–18 (bei normalem Blutzucker)

- **Kalium** (flammenphotometrisch im Serum; mmol/l)

reife Neugeborene	3,56–6,11
Säuglinge bis 6 Monate	3,65–5,83
6.–12. Monat	3,13–5,15
ältere Kinder	3,60–5,10

bei 20% der Frühgeborenen kann Kalium vom 1. bis 5. Tag sehr hoch liegen!

Liquor (mmol/l)		
	Säuglinge	1,8–3,1
	ältere Kinder	2,6–3,1

Urin (Ausscheidung je nach Ernährung) mmol/kgKG × 24 h

Neugeborene	0,8–3,71
Säuglinge	0–4,89
Kleinkinder	0,83–3,83
Schulkinder	17,4–27,5 (–50)

Magensaft (mmol/l)	6,4–16,6
Schweiß (mmol/l)	5,0–18,0

- **Katecholamine** (24-h-Sammelurin; HPLC) (Mittelwert ± 1 s)

Alter (Jahre)	Noradrenalin a: µg/24 h b: µg/g Kreatinin	Adrenalin µg/24 h	Dopamin µg/24 h	Vanillinmandelsäure mg/24 h
3–6	a 5,3–26	0,9–5,0	38–309	1,0–2,6
	b 20,7–84,4	4,1–18,3	239–995	4,0–10,8
6–10	a 11,1–32,8	2,0–9,8	43–340	2,0–3,2
	b 26,7–69,3	4,1–16,6	86–806	4,0–7,5
10–16	a 15,2–46,0	1,6–9,4	216–401	2,3–5,2
	b 29,0–60,5	1,8–12,2	234–684	3,0–8,8

- **Komplementfaktoren** (Immunnephelometrie; Serum; mg/dl)

C3		
	Neugeborene	60–220
	Säuglinge	60–150
	1.–2. Jahr	80–170
	ältere Kinder	80–120
C4		
	Neugeborene	10–40
	Säuglinge	5–30
	ältere Kinder	10–40

gesamthämolytische Aktivität des Serums:

CH$_{50}$	20–50 U/ml (ohne wesentliche Altersdifferenzen)

Fortsetzung Tab. 25.1 ▶

25.1 Referenzwerte für das Kindesalter (Fortsetzung)

- **Kreatinin** (Methode n. Jaffe; mg/dl)

Serum	Nabelschnurblut	0,58 – 1,21
	reife Neugeborene	0,02 – 1,20
	bis 3. Monat	0,04 – 0,60
	bis 12. Monat	0,45 – 0,68
	ältere Kinder	0,20 – 1,00
Urin (mg/kg/d)	0 – 6 Monate	15 – 60
	6. Monat – 1 Jahr	55 – 90
	1. – 5. Jahr	110 – 380
	6. – 13. Jahr	260 – 1140
	Jugendliche	8 – 30

- **Kreatinin-Clearance** (ml/min × 1,73 m²)

Neugeborene	39 – 62,2
1. – 5. Monat	53 – 95,4
6. – 12. Monat	70 – 140
ältere Kinder	120 – 150

- **Kreatinkinase** (NAC-aktiviert; U/l)

	CK gesamt	CK MB
unreife Neugeborene	29,6 – 264	1,6 – 11,2
reife Neugeborene	17,1 – 160	2,3 – 10,8
Säuglinge	28,2 – 85	0,2 – 6,5
ältere Kinder	14,8 – 80,5	0,4 – 4,2

- **Kupfer** (µg/dl)

Säuglinge bis 6 Monate	20 – 70
1 – 6 Jahre	90 – 190
12 Jahre	80 – 160
Erwachsene	70 – 155

- **Laktat** (Plasma, enzymatisch)

	mg/dl	mmol/l
Neugeborene 1. Lebensstunde	8,1 – 24,3	0,9 – 2,7
Neugeborene 1. Lebenstag	7,2 – 10,8	0,8 – 1,2
später	8,1 – 16,2	0,4 – 1,7
Liquor cerebrospinalis	8 – 25	

- **Laktatdehydrogenase** (LDH; im Serum UV-Test; U/l)

reife Neugeborene	300 – 900
1. – 7. Tag	300 – 550
Säuglinge	180 – 500
2. – 5. Jahr	150 – 300
ältere Kinder	125 – 300
Liquor cerebrospinalis	5 – 28

Isoenzyme der LDH

LDH₁	18 – 33% der Gesamt-LDH (Herzmuskel; HBDH)
LDH₂	30 – 40% der Gesamt-LDH (Herzmuskel, Erythrozyten)
LDH₃	18 – 30% der Gesamt-LDH (Muskulatur)
LDH₄	6 – 16% der Gesamt-LDH (Muskulatur, Spuren in der Leber)
LDH₅	5 – 13% der Gesamt-LDH (Muskulatur)

- **Lipase** (Serum; enzymatisch)

Neugeborene und Säuglinge	oft nicht messbar max. 80 U/l
ältere Kinder	bis 130 U/l

- **Leukozyten** (pro µl), s. S. 74, Tab. 5.2
  im Harn (mm³ = 1 µl):

Beurteilung	alle Harnarten	Harn bei Jungen > 3 Jahre
normal	bis 20	bis 5
verdächtig	20 – 50	5 – 10
pathologisch	> 50	> 10

- **Liquor cerebrospinalis**

	Neugeborene	Säuglinge	ältere Kinder
Zellzahl (n/µl)	0 – 30	0 – 5	0 – 5
Liquormenge (ml)	–	40 – 60	70 – 120
Liquordruck (cmH₂O)	10 – 15	50 – 100	50 – 150
Osmolarität (mosmol/kg)	285 – 305	285 – 305	285 – 305

- **Magnesium** (Atomspektrophotometrie; Serum; mmol/l)

Neugeborene	0,57 – 0,99
bis 3 Monate	0,78 – 1,11
3 Monate – 1 Jahr	0,90 – 1,19
ältere Kinder	0,90 – 1,11
Urin	0,05 – 0,181 mmol/kg × 24 h (junge Säuglinge)
Liquor cerebrospinalis (mmol/l)	0,7 – 1,35

- **α₂-Makroglobulin** (g/l)

Neugeborene	1,72 – 3,36
6 Monate	2,72 – 5,27
9 – 12 Monate	2,85 – 5,51
Kinder (bis 16 Jahre)	2,8 – 5,0

- **Methämoglobin** (Vollblut; g/dl)

0,06 – 0,24 (0,78 ± 0,37% d. Gesamt-Hb)

- **β₂-Mikroglobulin** (Serum; mg/l)

Neugeborene	2,84 – 3,38
0 – 3 Monate	3,11 ± 1,05
3 Monate – 1 Jahr	2,00 ± 0,37
nach 1. Lebensjahr	1,48 ± 0,30

- **Natrium** (Serum; flammenphotometrisch; mmol/l)

Neugeborene	132 – 147
Säuglinge bis 1. Lebenshalbjahr	129 – 143
Säuglinge > 6. Lebensmonat und ältere Kinder	132 – 145

Liquor cerebrospinalis

Säuglinge	103 – 150
ältere Kinder	131 – 159

Urin (mmol/kgKG × 24 h)

Neugeborene	0,3 – 74
Säuglinge bis 6. Monat	0 – 1,63
Kleinkinder	1,2 – 5,32
ältere Kinder	36 – 136

- **Schweiß** (mmol/l)

1. Lebenstag	10 – 62
1. – 12. Monat	5,1 – 23,9
Kleinkinder	4,0 – 48,4
ältere Kinder	3,3 – 54,5

- **Duodenalsaft** (mmol/l) 18,7 – 69,5

Fortsetzung Tab. 25.1 ▶

25.1 Referenzwerte für das Kindesalter (Fortsetzung)

- **Osmolalität** (Gefrierpunktserniedrigung; mosmol/l)

Serum	275–303
Liquor cerebrospinalis	280–292
Schweiß Neugeborenenperiode	75–167
1.–12. Monat	60–112
ältere Kinder	77–133

  Urin (große Schwankungsbreite, enge Korrelation zum spezifischen Gewicht)
  300–1300 mosmol/kg

- **Osmotische Resistenz der Erythrozyten** (Heparinblut)

beginnende Hämolyse	0,46–0,42% NaCl
vollständige Hämolyse	0,34–0,30% NaCl
(halbquantitative Methode!)	

- **Oxalsäure (24-h-Urin)**

  < 45 mg/24 h $\times$ 1,73 m² bzw. 4–20 g/mmol Kreatinin (bis zum 12. Monat)

- **Parathormon** (Serum; pg/ml)   200–300

- **Phosphat (anorganisch)** (im Serum; Phosphormolybdänmethode; mmol/l)

Neugeborene	1,56–3,08
Säuglinge	1,58–2,58
ältere Kinder	1,09–2,00

  Urin (mmol/24 h) (sehr abhängig von der Art der Ernährung)
  ältere Kinder   4–10 mmol/24 h

- **Phosphatase (alkalische)** (Serum; UV-Test; U/l)

Neugeborene	116–364
Säuglinge (3.–6. Monat)	159–685
1.–2. Jahr	180–660
bis 6. Jahr	120–570
ab 8. Jahr	114–572

  im letzten Wachstumsschub um 800 und höher

- **Phosphatase (saure)** (Nitrophenylphosphattest im Serum; U/l)

Neugeborene	10–57
Säuglinge bis 6. Monat	11–45
6.–12. Monat	11–35
2.–6. Jahr	10–30
7.–9. Jahr und später	10–28

- **Porphyrine** (Urin; µg/d)

Gesamtporphyrin	15–80 (< 100)
Uroporphyrin	3–24 (< 30)
Koproporphyrin	40–78
Porphobilinogen	100–1700

  Stuhl (pro g Trockengewicht; µg/g)

Uroporphyrin	1–5
Koproporphyrin	3–24 (< 30)
Protoporphyrin	12–85

  Erythrozyten (nmol/l)

Koproporphyrin	0–30
Protoporphyrin	90–640

- **Pregnantriol** (Urin; mg/d)

Säuglinge und Kinder bis 2 Jahre	0,02–0,2
Kleinkinder	< 0,5
Schulkinder	< 2,0

- **Procalcitonin** (ng/ml)

Neugeborene	
0–6 Std.	< 2
6–12 Std.	< 8
12–18 Std.	< 15
18–30 Std.	< 21
30–36 Std.	< 15
36–42 Std.	< 8
42–48 Std.	< 2
> 3. Lebenstag	< 0,05

- **Prolaktin** (Serum; µg/l)

Neugeborene	100–490
bis 12 Monate	5,5–63
2–11 Jahre	4,0–22
12–14 Jahre	2,8–24

- **Progesteron** (nmol/l)

Nabelschnurblut	254–1780
1.–10. Jahr	0,2– 1,7
Pubertät	0,3– 1,0
ab Stadium IV	0,3– 3,4 E
	0,3– 41,3 E
in der Follikelphase	0,5– 2,2
in der Lutealephase	6,4– 79,5
Ende der Gravidität	206,7– 278,2

- **Pyruvat (Brenztraubensäure)** (Vollblut; enzymatisch; mg/dl)

für alle Altersgruppen	0,5–0,8
in Erythrozyten	0,26–1,38

- **Renin (Angiotensin I)** (EDTA-Plasma; ng/l/24 h)

bis 6. Lebenstag	208–9100
bis 1. Lebensjahr	470–3130
1.–4. Jahr	110–2610
5.–9. Jahr	131–834

  Bei Neugeborenen und Säuglingen etwa 10fach höhere Werte als bei Erwachsenen.

- **Stuhlmenge** (g/d)

Mekonium	70–90
Säuglinge	4–120
ältere Kinder	6–150

- **Testosteron** (Heparinplasma, RIA; ng/dl)

männl. Neugeborene	75–400
weibl. Neugeborene	20–64
Mädchen vor Pubertät	1–34
Jungen vor Pubertät	20–80

  Nach Pubertät Anstieg bei Männern um das 100fache, nach Pubertät bei Frauen Anstieg um das 5- bis 6fache. Mit Adrenarche Anstieg auf Erwachsenenwerte.

- **Thrombinzeit** (Plasmathrombinzeit = PTZ)
  17–24 s

- **Thromboplastinzeit** (Quickwert) (%)

reife Neugeborene	< 40
nach 2 Wochen	70–100

- **partielle Thromboplastinzeit (PTT)** (Citratplasma; s)

unter 6 Monaten	27–55
danach	25–41

Fortsetzung Tab. 25.1 ▶

25.1 Referenzwerte für das Kindesalter (Fortsetzung)

- **Thrombozyten** s. S. 74, Tab. **5.2**
- **Thyreotropin (TSH)** (mU/l)
  - TSH basal 5. Tag   < 10
  - später   < 5
- **Thyroxin (gesamt T$_4$)** (µg/dl)
  - Neugeborene   6 – 19
  - 24 – 48 h   11,7 – 21,3
  - Säuglinge   6,2 – 15,4
  - Kleinkinder   5,3 – 13,3
  - danach   4,8 – 12,4
  - freies Thyroxin für alle Altersstufen   0,8 – 2,3
- **Thyroxin (freies FT$_4$)** (ng/dl)
  - Nabelschnurblut   1,7 – 4,0
  - Neugeborene   2,6 – 6,3
  - danach bis in das Erwachsenenalter   0,8 – 2,3
- **Trijodthyronin (T$_3$)** (Serum; ng/ml)
  - 1.–10. Tag   0,30 – 0,90
  - 11. Tag – 3. Monat   1,28 – 2,39
  - 4.–12. Monat   1,00 – 2,40
  - 1.–6. Jahr   1,00 – 2,24
  - 7.–12. Jahr   0,83 – 2,24
  - 13.–18. Jahr   0,65 – 2,05
- **Transferrin** (Serum; nephelometrisch; mg/dl)
  - Neugeborene   114 – 280
  - 2. Halbjahr   200 – 430
  - ältere Kinder   240 – 380
- **Triglyzeride** (Serum; enzymatisch; mg/dl)
  - Neugeborene   11 – 250
  - Säuglinge   44 – 205
  - Kleinkinder   37 – 185
  - Schulkinder   25 – 150
- **Trypsin** (immunreaktives IRT; µg/ml)
  - Nabelschnurblut   308 ± 131
  - Neugeborene   435 ± 284
  - 5. Tag   420 ± 158
  - 1.– 3. Monat   166 – 451
  - 4.– 6. Monat   122 – 417
  - 6.– 12. Monat und später   156 – 375

- **Urinvolumen**
  - bis 6. Monat   35 ml/kg/24 h
  - 1 – 3 Jahre   500 – 600 ml
  - 3 – 5 Jahre   600 – 700 ml
  - 5 – 8 Jahre   650 – 1000 ml
  - 8 – 14 Jahre   800 – 1400 ml
- **Vanillinmandelsäure** (24-h-Urin) (mg/d)
  - Neugeborene   < 1
  - Säuglinge   < 2
  - Kleinkinder   0,85 – 2,50
  - ältere Kinder   1,50 – 5,50
  - Adoleszente   1,30 – 6,80
- **Vitamine**
  - Vitamin B$_1$ (Thiamin)   1,1 – 4,8 µg/dl
  - Vitamin B$_6$ (Pyridoxalphosphat)   15,6 ± 7,0 µg/l
  - Vitamin B$_{12}$ 150 – 1000 pg/ml
  - Vitamin D (1,25-Dihydroxycholecalciferol)   25 – 85 pg/ml
  - Vitamin E (α-Tocopherol)
    - Neugeborene   2 – 25 µg/ml
    - ältere Kinder   3 – 14 µg/ml
    - durchschnittlich   8,82 ± 2,84 µg/ml (SD)
  - Vitamin K   0,13 – 1,19 ng/ml
- **Zink**
  - Plasma   0,64 – 1,1 mg/l
  - Urin   76,6 ± 22 µg/d

Quellenverzeichnis

Abbildungen

1.1 nach Reinken, L. et al.
1.2 nach Kromeyer-Hauschild et al. 2001
1.3 nach Stratz
1.4 nach Reinken, L. et al.
1.6 Keller, W. / Wiskott, A.: Lehrbuch der Kinderheilkunde. 6. Aufl., Thieme, Stuttgart 1991
1.8 nach Tanner und Whitehouse
1.9 Flehmig, I.: Normale Entwicklung des Säuglings und ihre Abweichungen. Früherkennung und Frühbehandlung. 6. Aufl., Thieme, Stuttgart 2001
2.4 Flehmig, I.: Normale Entwicklung des Säuglings und ihre Abweichungen. 6. Aufl., Thieme, Stuttgart 2001
2.5 b Hellbrügge, T.: Fortschritte der Medizin 87 (1969) 345
2.5 c, d nach Hartwig, H.: Der deutsche Arzt, 19 (1982) 38
2.7 nach Klebe, D.: Der Kinderarzt 37 (1989), 1501 – 1511
2.8 nach Klebe, D.: Der Kinderarzt 37 (1989), 1501 – 1511
3.4 a, b mit freundlicher Genehmigung von Dr. Cellou Balde, Conakry, Guinea
4.1 nach Emmerich, P. / Sitzmann F. C. / Truckenbrodt H. (Hrsg.): Kinderärztliche Notfälle. 11. Aufl., Thieme, Stuttgart 1989
5.4 Klassifikation nach Vogt: Henne-Brus, D. / Dürig M. / Kremer B.: Duale Reihe Chirurgie. 2. Aufl., Thieme, Stuttgart 2003
5.9 a, b] Stauber, M. / Weyerstahl, T.: Duale Reihe Gynäkologie und Geburtshilfe. 2. Aufl., Thieme, Stuttgart 2005
5.11 Simon, C.: Pädiatrie, 7. Aufl., Schattauer, Stuttgart 1995
5.12 Niessen, K.-H.: Pädiatrie, 6. Aufl., Thieme, Stuttgart 2001
7.2 b Rossi, E.: Pädiatrie, 3. Aufl., Thieme, Stuttgart 1997
7.3 mit freundlicher Genehmigung von Prof. Ruprecht, Universitätsklinikum des Saarlandes, Homburg
7.4 Keller, W. / Wiskott, A.: Lehrbuch der Kinderheilkunde, 6. Aufl., Thieme, Stuttgart 1991
7.7 b mit freundlicher Genehmigung von Prof. Ruprecht, Universitätsklinikum des Saarlandes, Homburg
7.10 a Keller, W. / Wiskott, A.: Lehrbuch der Kinderheilkunde, 6. Aufl., Thieme, Stuttgart 1991
8.1 nach Sperl und Rezvani
8.2 nach Kapellen, Th. M. / Siekmeyer, W. u. a., Kinder- und Jugendmed. 1 (2005) 1 – 6
8.8 b Michels, H. / Mengel, E. / Huppertz, H. / Schäfer, R.: Monatszeitschrift Kinderheilkunde, 154: 347 – 359 (2006)
9.6 b Reiser M., Kuhn, F.-P., Debus J.: Duale Reihe Radiologie. 2. Aufl., Thieme, Stuttgart 2006
9.13 nach Prader: Wachstum und Entwicklung. in: Labhart: Klinik der inneren Sekretion. 2. Aufl., Springer, Berlin 1971
10.3 c Härtl, M.: Kinderheilkunde und Pflege. 8. Aufl., Thieme, Stuttgart 1996
10.4 nach Härle, F., pädiatrische praxis 43, 75 – 88 (1991/1992)
10.6 nach Schuster, W. (Hrsg.): Kinderradiologie 2. Springer, Berlin 1990
10.8 Michalk, D. / Schönau, E.: Differentialdiagnose Pädiatrie. Urban & Fischer Verlag, München 1999
10.9 a, b Michalk, D. / Schönau, E.: Differentialdiagnose Pädiatrie. Urban & Fischer Verlag, München 1999
10.9 c mit freundlicher Genehmigung von Dr. T. Rohrer, Universitätsklinikum des Saarlandes, Homburg
10.11 nach Willital et al.
10.12 a Benz-Bohm, G. (Hrsg.): Kinderradiologie. 2. Aufl., Thieme, Stuttgart 2005
10.12 b Schmidt, G. (Hrsg.): Kursbuch Ultraschall. 4. Aufl., Thieme, Stuttgart 2004
10.13 c mit freundlicher Genehmigung von Dr. T. Rohrer, Universitätsklinikum des Saarlandes, Homburg
10.17 nach Lembcke, B. / Caspary, W. F.: Verdauungsstörungen. In: Tympner, F. / Blümel, G. (Hrsg.): Funktionelle Beschwerden im Gastrointestinaltrakt. Thieme, Stuttgart 1990
10.21 nach Olbing, H.: Kursbuch Pädiatrie. 7. Aufl., Urban & Fischer Verlag, München 1993
10.22 a, b Schärli, A. F. / Gebbers, J. O.: Proktokologie im Kindesalter. Gustav Fischer Verlag, Stuttgart 1990
10.23 c Endoskopische Abteilung Innere Medizin, Universitätsklinikum des Saarlandes, Homburg
10.24 Schärli, A. F. / Gebbers, J. O.: Proktokologie im Kindesalter. Gustav Fischer Verlag, Stuttgart 1990
10.25 a Kremer, K. / Kivelitz, M.: Colitis ulcerosa. Thieme, Stuttgart 1976
10.25 b Endoskopische Abteilung Innere Medizin, Universitätsklinikum des Saarlandes, Homburg
10.26 nach Griffiths und Hogot
10.27 d Endoskopische Abteilung Innere Medizin, Universitätsklinikum des Saarlandes, Homburg
10.29 a Pathologisches Institut, Universitätsklinikum des Saarlandes, Homburg
10.29 b Schulte, F. J. / Spranger, J.: Lehrbuch der Kinderheilkunde. Urban & Fischer, München 1993
10.30 nach Goodchild und Dodge
11.3 a Probst R. / Grevess, G. / Iro, H.: Hals-Nasen-Ohrenheilkunde. 2. Aufl., Thieme, Stuttgart 2004
11.4 Boehringer Ingelheim Pharma KG, Thomae-Bildarchiv
11.11 a Probst R. / Grevess, G. / Iro, H.: Hals-Nasen-Ohrenheilkunde. 2. Aufl., Thieme, Stuttgart 2004
12.27 nach Soergel et al.
12.33 nach Ziegenfuß, T.: Checkliste Notfallmedizin. 3. Aufl., Thieme, Stuttgart 2005
13.11 Niessen, K.-H.: Pädiatrie. 6. Aufl., Thieme, Stuttgart 2001
13.13 nach Henne-Bruns, D. / Dürig, M. / Kremer, B.: Duale Reihe Chirurgie. 2. Aufl., Thieme, Stuttgart 2003
13.16 Reiser M., Kuhn, F.-P., Debus J.: Duale Reihe Radiologie. 2. Aufl., Thieme, Stuttgart 2006
13.17 a O'Doherty, N.: Bilder zur Neonatologie. Rocom Basel, Edition La Roche
13.17 b Niessen, K.-H.: Pädiatrie. 6. Aufl., Thieme, Stuttgart 2001
13.17 c O'Doherty, N.: Bilder zur Neonatologie. Rocom Basel, Edition La Roche
14.3 b mit freundlicher Genehmigung von PD Dr. M. Uhl, Universitätsklinik Freiburg
14.14 Jahresbericht 2003. Deutsches Kinderkrebsregister am IMBEI, Mainz
14.23 a Claviez / Hero / Schneppenheim / Berthold (1986): Hepatopathy in patients with stage 4 S neuroplastoma. Klin Pädiatr. 208 (4) : 221 – 228
14.31 mit freundlicher Genehmigung von Prof. Ruprecht, Universitätsklinikum des Saarlandes, Homburg
15.8 nach Graß und Wahn
16.4 b mit freundlicher Genehmigung von Prof. Ruprecht, Universitätsklinikum des Saarlandes, Homburg
16.12 c mit freundlicher Genehmigung von Prof. Ruprecht, Universitätsklinikum des Saarlandes, Homburg
16.21 b Kayser, F.H., Bienz, K.A. / Eckert, J. / Zinkernagel, R.M.: Medizinische Mikrobiologie, 11. Aufl., Thieme, Stuttgart 2005
17.2 nach Schulte
17.4 a Niessen, K.-H.: Pädiatrie. 6. Aufl., Thieme, Stuttgart 2001

17.4 b Stauber, M. / Weyerstahl, T.: Duale Reihe Gynäkologie und Geburtshilfe. 2. Aufl. Thieme, Stuttgart 2005
17.5 b, c Niethard, F. U., Pfeil, J.. Duale Reihe Orthopädie. 5. Aufl., Thieme, Stuttgart 2005
17.6 nach Masuhr, K. F. / Neumann, M.: Duale Reihe Neurologie. 5. Aufl., Thieme, Stuttgart 2004
17.7 nach Niethard, F. U. / Pfeil, J.: Duale Reihe Orthopädie. 5. Aufl., Thieme, Stuttgart 2005
17.12 nach Bushe, K. A. / Glees, P.
17.13 a Niessen, K.-H.: Pädiatrie. 6. Aufl., Thieme, Stuttgart 2001
17.14 d mit freundlicher Genehmigung von Prof. Ruprecht, Universität des Saarlandes, Homburg
17.18 mit freundlicher Genehmigung von Prof. Ruprecht, Universität des Saarlandes, Homburg
17.19 nach Masuhr, K. F. / Neumann, M.: Duale Reihe Neurologie. 4. Aufl., Thieme, Stuttgart 1998
17.29 c aus: Steinlin, M. u.a.: Aktuelle Neuropädiatrie 2004, Novartis Pharma Verlag, Nürnberg 2005 (mit freundlicher Genehmigung der Radiolog. Abteilung des Olgahospitals; Prof. Winkler)
17.32 a Doose, Epilepsien im Kindes- und Jugendalter, Desitin Arzneimittel, 11. Aufl., 1998
17.33 Kunze, K.: Praxis der Neurologie. 2. Aufl., Thieme, Stuttgart 1999
18.1 Möller, H.-J., Laux, G. / Deister, A.: Duale Reihe Psychiatrie und Psychotherapie. 3. Aufl., Thieme, Stuttgart 2005
18.2 hempel media - www.hempel media.de
18.5 nach Wehmeier, P. M.: Psychische Störungen bei chronischen Krankheiten und Behinderungen. In: Remschmidt, H. (Hrsg.): Kinder- und Jugendpsychiatrie. Eine praktische Einführung. 3. Aufl., Thieme, Stuttgart 2000
20.9 c mit freundlicher Genehmigung von Prof. Ruprecht, Universitätsklinikum des Saarlandes, Homburg
20.32 nach Niethard, F. U. / Pfeil, J.: Duale Reihe Orthopädie. 5. Aufl., Thieme, Stuttgart 2005
20.39 a Keller, W. / Wiskott, A.: Lehrbuch der Kinderheilkunde. 6. Aufl., Thieme, Stuttgart 1991
21.4 a nach Henry, J. / Volans G.: A.B.C. of poisoning. Analgetics: II-Paracetamol. Brit. Med. J. 289 (1984) 907 – 908
21.4 b nach Done, A. K.: Salicylate intoxication: significance of measurements of salicylate in blood in cases of acute ingestion. Pediatrics 26 (1960) 800 – 807
23.5 b Burk A., Burk, R.: Checkliste Augenheilkunde. 3. Aufl., Thieme, Stuttgart 2005

Tabellen

1.2 nach Jean Piaget
2.5 Daten teilweise nach Largo et al. 1986
2.6 Daten teilweise nach Largo et al. 1986
2.7 Flehmig, I.: Normale Entwicklung des Säuglings und ihre Abweichungen. Früherkennung und Frühbehandlung. 6. Aufl., Thieme, Stuttgart 2001
2.9 nach Impfempfehlungen der ständigen Impfkommission (STIKO), 2006
2.10 nach Impfempfehlungen der ständigen Impfkommission (STIKO), 2006
3.2 Wachtel, K.: Ernährung von gesunden Säuglingen und Kleinkindern. Thieme, Stuttgart 1990
3.3 Deutsche Gesellschaft für Ernährung e. V. (DGE), Frankfurt am Main 2000
3.4 Deutsche Gesellschaft für Ernährung e. V. (DGE), Frankfurt am Main 2000
3.5 Deutsche Gesellschaft für Ernährung e. V. (DGE), Frankfurt am Main 2000
3.6 Deutsche Gesellschaft für Ernährung e. V. (DGE), Frankfurt am Main 2000
3.7 nach Deutsche Gesellschaft für Ernährung e.V. (DGE), Frankfurt am Main 2003
3.9 nach Hebebrand (1996)
5.3 nach Lubchenko
5.6 nach Virginia Apgar
5.11 nach Giedion
8.4 nach H.C. Fehmann, M.Z. Strowski, B. Göke, Dtsch. Ärzteblatt 101, B 719 – 25 (2004)
8.10 nach Leitlinien der APS
10.17 nach Bürgin-Wolff et al.
10.27 nach Shwachman et al.
11.5 nach Coerdt, J. in: Betke, K. / Künzer, W. (Hrsg.): Lehrbuch der Kinderheilkunde, 5. Aufl., Thieme, Stuttgart 1984
11.7 Windorfer, A. in: Opitz, H./Schmidt, F. (Hrsg.): Handbuch der Kinderheilkunde, Band VII, Berlin 1966
11.8 Hofmann, D. in: Fenner, A. / von der Hardt, H. (Hrsg.): Pädiatrische Pneumologie. Springer, Berlin 1985
11.9 Pneumologie Thieme; 60: 139 – 183 (2006)
12.14 nach Garson
15.11 nach Ring und Meßmer
15.13 nach Niggemann, Bergmann und Wahn
15.16 nach Committee of the American Heart Association
17.4 nach Boltshauser und Spycher
17.5 nach Boltshauser und Spycher
17.6 nach Boltshauser und Spycher
17.7 Empfehlungen der Meningitis-Arbeitsgemeinschaft der Paul-Ehrlich-Gesellschaft
17.13 nach Hagberg
18.1 nach Remschmidt, H.: Psychiatrie in der Adoleszenz. Thieme, Stuttgart 1992
18.2 nach Remschmidt und Schmidt 1994
18.5 nach Schulz, E.: Selbstverletzung und suizidales Verhalten. In: Remschmidt, H. (Hrsg.): Kinder- und Jugendpsychiatrie. 4. Aufl., Thieme, Stuttgart 2005
18.6 nach Remschmidt, H.: Angstsyndrome und emotionale Störungen. In: Remschmidt, H. (Hrsg.): Kinder- und Jugendpsychiatrie. 5. Aufl., Thieme, Stuttgart 2005
18.7 nach Remschmidt und Schmidt 1994
18.9 nach Remschmidt, H.: Sexueller Missbrauch und sexuelle Misshandlung. In: Remschmidt, H. (Hrsg.): Kinder- und Jugendpsychiatrie. 3. Aufl., Thieme, Stuttgart 2000
18.10 nach Remschmidt, H.: Körperliche Misshandlung und Vernachlässigung. In: Remschmidt, H. (Hrsg.): Kinder- und Jugendpsychiatrie. 5. Aufl., Thieme, Stuttgart 2005
18.12 nach Wehmeier, P. M.: Psychische Störungen bei chronischen Krankheiten und Behinderungen. In: Remschmidt, H. (Hrsg.): Kinder- und Jugendpsychiatrie. Eine praktische Einführung. 4. Aufl., Thieme, Stuttgart 2005
20.3 nach Graf
20.10 nach Mortier, 1994
23.1 Mayer, U.: Pädiatrische Ophthalmologie. Enke, Stuttgart 1993
23.2 Lang, G. K.: Augenheilkunde. Thieme, Stuttgart 2000
23.3 nach Arbeitsgruppe zur Erstellung von Leitlinien zur augenärztlichen Screening Untersuchung von Neugeborenen auf Initiative der Retinologischen Gesellschaft, in Abstimmung mit der Deutschen Ophthalmologischen Gesellschaft, dem Berufsverband der Augenärzte Deutschlands und der Gesellschaft für Neonatologie und Pädiatrische Intensivmedizin. Der Augenarzt 4 (1999), 239 – 245
23.4 nach Friedberg, M. A. / Rapuano, D. J.
23.5 nach Friedberg, M. A. / Rapuano, D. J.
24.7 nach Kussmaul

Sachverzeichnis

Halbfette Seitenzahl: Sind mehrere Seitenzahlen unter einem Stichwort angegeben, wird das Stichwort auf der halbfett markierten Seite ausführlicher besprochen.

A

AAO aszendierende Aorta 361
Abbau
– geistiger, progredienter 173
– psychomotorischer 180
Abbauprodukte, toxische 423
Abdeck-/Aufdecktest 931
Abdomen
– akutes 231
– aufgetriebenes 276
– bildgebende Diagnostik 256, **910**
– geblähtes, Neugeborenes 88
– vorgewölbtes 266, 508
AB0-Erythroblastose 110
AB0-Inkompatibilität 89, **110**
Abetalipoproteinämie 269
Abklatschinfektion 596
Abnabelung 114
Abschnürung, amniotische 811
Absencen, pyknoleptische 721
Abspreizhemmung 844
Abstillen 41
Abszess 118, 623
– kalter 545
– paraösophagealer 247
– perityphlitischer 272
Abt-Letterer-Siwe-Syndrom 502
Abtropfmetastase 519, 522
Abwehr
– humorale, spezifische 534
– zelluläre, spezifische 534
Abwehrschwäche, Leukämie 489
Abwehrsystem 533
Acetylcholinesterase-Mangel 863
Acetylcholinesterasehemmer 862
Acetylcholinfreisetzung 851
Acetylcholinrezeptor-Mangel 863
Acetylcholinrezeptoren 861
Acetylsalicylsäure 555, 571, 583
Achalasie 249
Achondroplasie 129, 130, **812**
Achsenfehler, frakturbedingter 823
Achsenfehlstellung 841
Achtmonatsangst 12
Aciclovir 329, 598, 613
Acne
– comedonica 803
– conglobata 803
– fulminans 803
– juvenilis 802
– neonatorum 803
– papulopustulosa 803
– vulgaris 802
– Therapie 804
Acquired Immunodeficiency Syndrome (AIDS) 598

Acquired respiratory distress syndrome (ARDS) 394
Acrodermatitis chronica atrophicans 648
Acrodermatitis enteropathica 269
ACTH (adrenokortikotropes Hormon) 217
– Hypersekretion 217, 220, 222
ACTH-Test 222
Acyl-CoA-Dehydrogenasemangel 161
Adaptation, postnatale 72
– verzögerte 82
– respiratorische 97
Addison, Morbus 221
Addison-Krise 221
Additionsazidose 68
ADEM (akute disseminierte Enzephalomyelitis) 706
Adeningabe, orale 196
Adenoide, Hyperplasie 308
Adenokarzinom, pulmonales 313
Adenoma, sebaceum 690
Adenosin-Deaminase-Defekt 543
Adenotomie 308
Adenotonsillektomie 307
Adenoviren-Pneumonie 328
Aderlass 462
ADH (antidiuretisches Hormon) 63, 430
ADH-Mangel 225
ADH-Rezeptor-Defekt 430
ADH-Sekretion, vermehrte 405
Adiponecrosis, subcutanea 91
Adipositas 48, **51**, 526
Adiposogigantismus 51
Adoleszentenkyphose 834
Adoleszenz 14
ADPKD (autosomal-dominante polyzystische Nierendegeneration) 413
Adrenalektomie 224
Adrenalin 81
– Reanimation 397
Adrenarche 211
Adrenogenitales Syndrom 217
– feminisierendes 220
– kompliziertes 218
– virilisierendes 217
Adrenoleukodystrophie 695, **697**
Adsorbenzien 886
Adynamie 221
Aerophagie 37
Affektive Störung 737, **748**
Affektivität 729
Affektkrämpfe, respiratorische 724
Affektstörung 747
AGA (Anti-Gliadin IgA) 263, 265
Agammaglobulinämie
– x-chromosomale 541
– autosomal-rezessive 543

Aganglionose 261
Agoraphobie 753
Agrammatismus 742
Agranulozytose 465
– Clozapin-bedingte 747
– maligne, infantile 465
– toxische 468
AGS (adrenogenitales Syndrom) 217
– Late-onset-AGS 219
Agyrie 683
Ahornsirupkrankheit 186
AIDS 598
– Cryptococcus-neoformans-Meningitis 662
– Neugeborenes 610
Akanthozyten 444
Akanthozytose 269
Akne (vgl. Acne) 803
Akrozephalie 688
Akrozephalosyndaktylie 130, 810, **816**
Aktin 865
Aktivität, körperliche
– Diabetes mellitus 155
– Exploration, psychopathologische 729
– übermäßige 757
Aktivkohle **885**, 887
Akustikus-Neuritis 606
Akustikusneurinom, bilaterales 690
Akzeleration, säkulare 3
Alagille-Syndrom 287
Alaktasie 268
Albinismus 932
– partieller 463
Albuminverlust, renaler 405
Alder-Granulationsanomalie 463
Aldosteron 63
Aldosteronantagonist 431
Aldosteronhypersekretion **224**, 405
Aleppobeule 668
Alexie 736
Algodystrophie 578
Alice-in-Wonderland-Syndrom 675
Alkalisierung des Urins 428, 433
Alkalose **67**, 208
– hypochlorämische 293
– hypokaliämische 224, 430
– Kaliumumverteilung 67
– metabolische 69
– respiratorische 70
Alkohol, Frauenmilch 39
Alkoholeffekte 134
Alkoholsyndrom, embryofetales 129, 131, **134**
ALL (akute lymphatische Leukämie) 489, **492**
Allergen 546
Allergenvermeidung 322

Allergie 546
– Diagnostik 322
– Kapillarresistenzminderung 479
– Rhinitis, chronische 303
– Typ-I-Reaktion 548
Allergische Erkrankung 466, 546
Alloantikörper 456
Alloimmunthrombozytopenie 474
Allopurinol 195
Alopezie 269
Alpha-Fetoprotein 515, 518, 678, 680, 700
– Fruchtwasser 148
Alport-Syndrom 401, 942
Alter, mütterliches, erhöhtes 135, **137**, 139, 142
– Pränataldiagnostik 148
Altersbestimmung 6
Altinsulin 157
Alveolitis, allergische 333
Amöben-Ruhr 642, **665**
Amöbeninfektion 666
Amöbenleberabszess 665
Amöbiasis 665
Amantadin 603
Amaurose 931
– hirntumorbedingte 525
– kongenitale 932
Amblyopie 925, 930
Amelie 811
Amenorrhö
– primäre 141
– sekundäre 756
Aminoazidurie 431
Aminoglykoside 120, 422
d-Aminolävulinsäure 196
Aminopenicillin/Aminoglykosid-Kombination 120
Aminosäurestoffwechselstörung 183 ff
– angeborene 111
– Hypoglykämie 159
Aminosäurebedarf, Säugling 47
Aminosäuremischung, pädiatrische 47
Aminosäuren, Ernährung, parenterale, totale 46
AML (akute myeloische Leukämie) 489
Ammoniak 192
Ammoniakenzephalopathie 284
Ammoniakkonzentration im Blut 194, 284
Ammoniumionen 68
Amnionflüssigkeit, Azetylcholinesterase 680
Amnioninfektionssyndrom **100**, 116, 120
Amniozentese 109, 148, 219
Amphotericin B 660, 662
Ampicillingabe, intrapartale 121
Ampicillinresistenz 120

Amputation
— amniogene, intrauterine 129
— konnatale 811
Amylasebildung, gestillter Säugling 40
Amylo-1,4 1,6-Glukosidase-Defekt 169
Amyloidose 558, 574
ANA (s. Antikörper, antinukleäre)
Anämie 418, **440 ff**
— aplastische 459
— chronische 455
— chronisch rezidivierende 587
— dyserythropoetische 458
— Einteilung 442
— hämolytische 444, 449, **452**
— hereditäre 453
— hyperchrome 442, 460
— hypochrome 442, **446**
— hypoplastische 457
— immunhämolytische 456
— makrozytäre 458, **460**
— megaloblastische 195
— mikrozytäre 445
— normochrome 442, 453, 457
— normozytäre 442, 451, **453**
— perniziöse 460
— physiologische, postnatale 75
— pseudoaplastische 458
— renale 425, 427
— schistozytäre 457
— sideroblastische 448
Anaemia neonatorum 108
Anakusis 943
Analfissur 275
Analfistel 275
Analgesie, Notfallsituation 398
Analprolaps 275, 680
Anaphylaxie 546
Anästhetika, volatile 875
Anastomose
— biliodigestive 288
— kavopulmonale 362
Ancylostoma brasiliense 667
Ancylostoma caninum 667
Ancylostoma duodenale 663
Anderson-Glykogenose 169
Androgeneinwirkung
— diaplazentare 216
— fetale 216
Androgenmangel 220
Anenzephalie 678
Anergie, transitorische 655
Aneurysma, arteriovenöses, intrakranielles 717
Anfall (Anfälle)
— apnoischer 638
— epileptischer 719
— — Formen 720
— — Pharmakotherapie 724
— hypoxämischer 351
— nichtepileptischer 723
— psychogener 724
— stoffwechselbedingter 723
— zerebrale 177, 692, **719**
— — einfach-partielle 722
— — fokale (Partialanfälle) 722
— — Formen 720
— — myklonisch-astatische, des Kleinkindalters 721
— — neonatale 96, 696
— — posttraumatische 711
— — primär generalisierte 720
— — psychomotorische 722
Angelman-Syndrom 130

Angina
— agranulocytica 306
— catarrhalis 305
— follicularis 305
— lacunaris 305
— tonsillaris, acuta 305
Angiokardiographie 340
Angiokeratoma corporis diffusum 178
Angiomatose, enzephalotrigeminale 691
Angst
— fehlende 744
— frei flottierende 753
— pathologische 751
— situationsunangemessene 751
Angstattacke, rezidivierende 753
Angstreduktion 754
Angststörung 737, **751**, 754
Angstzustände 741
Anhydramnion 74
Anionen 62
Anionenlücke **68**, 186
Aniridie 141, 487
Anisometropie 930
Anisozytose 442, 446, 450
Ankylostomiasis 663
ANLL (akute Nonlymphozyten-Leukämie) (vgl. Leukämie, akute, myeloische) 493
Anomalie, morphologische
— angeborene 129 ff
Anophthalmie 139
Anorexia, nervosa 51, **756**
— Behandlungsplan 758
Anorexie 59, 259, 429
Anotie 138
ANP (atriales natriuretisches Peptid) 63
Anpassung, soziale, gestörte 738
Anterior knee pain 821
Antetorsionssyndrom 842
Anthracycline 494
Anti-D-Prophylaxe 108
Anti-IgE-Therapie 324
Antibiotikaprophylaxe, perioperative 623
Antibiotikatherapie
— beim Neugeborenen 120
— gezielte 619, 622, 631
— hochdosierte, intravenöse 422
— kalkulierte 619, 622, 631, 637, 939
— Meningitisverdacht 622
— Meningokokkeninfektionsverdacht 631
— Sepsisverdacht 618
— superkalkulierte 939
— Toxinproduktion durch Clostridium difficile 636
Anticholinergika 323
Anticholinergikavergiftung 887
Antidepressiva, trizyklische 733
Antidiuretisches Hormon (ADH) 63, 430
Antidottherapie 886
Antiemetika 272
Antihistaminika 768
Antihypertensiva 380
Antigen 534, 602
Antiinfektiöse Faktoren, Frauenmilch 39
Antikoagulatorische Faktoren, Synthesestörung 482
Antikoagulanzien 485
Antikörper 535

— antineutrophile zytoplasmatische (ANCA) 572
— antinukleäre (ANA) 557, 559, 561, 563, 566, 568, 569
— gegen Dystrophin 864
— gegen Faktor VIII 480
— gegen Nikotin-Acetylcholinrezeptoren 861
— präzipitierende 333
Antikörper (vgl. Immunglobulin) 535
Antikörperbildung 462
Antikörpermangelsyndrom, primäres 540
Antikörpernachweis 309
Antikörperproduktion 534
Antikonvulsiva 724
Antimykotika **660**, 784
Antirheumatika 563
Antinukleäre Antikörper (s. Antikörper, antinukleäre)
Antirefluxplastik 418
Antistreptolysin-Schnelltest 306
Antistreptolysin-Titer, erhöhter 402
α1-Antitrypsin-Clearance, intestinale 263
α1-Antitrypsin-Konzentration 263
α1-Antitrypsin-Mangel 295
Antituberkulotika 656
Antrieb, Exploration, psychopathologische 729
Antriebslosigkeit 747
Antriebsstörung, Schizophrenie 747
Anulozyten 444, 446
Anurie 394, 424
Anus
— praeter 257, 279
ANV (Nierenversagen, akutes) 422
Aorta
  Dextroposition 362, reitende 350
Aortenbogen, doppelter 302
Aortenektasie 817
Aortenisthmusstenose 141, **358**
— MR-Angiographie 908
Aortenklappenendokarditis, rheumatische 554
Aortenstenose 357
Apallisches Syndrom 714
Apathie, Neugeborenes 9
Apathie-Hyperexzitabilitäts-Syndrom 94
Apert-Syndrom **130**, 810, 816
Apgar-Score 17, 77, **80**
Aphasie 182, **742**, **947**
— posttraumatische 713
Aphonie 310
— psychogene 948
Aphthen 596
Apnoe 395
— Neugeborenes 96, 117
Apolipoprotein-A-Mangel 175
Apolipoprotein-B-Mangel 175
Apomorphin 885
Appendektomie 272
Appendixgangrän 272
Appendixperforation 272
Appendizitis 272
— Ultraschall 910
Appetitstörung 731
Applikation, intraossäre 397
Applikation, intratracheale 397

Appropriate for gestational age 71
Apraxie, posttraumatische 713
Arachnodaktylie 188
Arachnoidalzyste 683
Arboviren 590
ARDS (acquired respiratory distress syndrome) 394
Area cerebrovasculosa 678
Areflexie 182, 857
Argininämie 193
Argininbernsteinsäurekrankheit 192
α1-Argininhydrochlorid 70, 194
Arnold-Chiari-Anomalie 679, 680, **687**
ARPKD (autosomal-rezessive polyzystische Nierendegeneration) 413
Arrhinenzephalie 682
Arrhythmie 371,
— absolute 388
— respiratorische 383
Arteria-renalis-Thrombose 485
Arthralgie 587, 647
Arthritis 825, 828
— akute rheumatische 552
— bildgebende Diagnostik 918
— eitrige 828
— enthesitis assoziierte 561
— HLA-B27-assoziierte 561
— infektassoziierte 552
— juvenile chronische 555
— juvenile idiopathische 555
— juvenile rheumatische 555
— reaktive 552, 645
— systemische juvenile chronische 558
— systemische juvenile idiopathische 558
— transiente 608
— undifferenzierte 563
— wandernde 566
Arthrodese 817
Arthropoden 590
Arthroskopie 821
Artikulationsstörung 945
Artikulationstest 27
Arylsulfatase-B-Defekt 172
Arzneimittel, blutungsfördernde 469, 480
Arzneimittelexanthem 796
Arzneimittelreaktion, exanthematische 796
5-ASA (5-Aminosalizylsäure) 278
Ascaris lumbricoides 663
Ascorbinsäure 886
ASD (Vorhofseptumdefekt) 343
Askariasis 269, **663**
Askintumor 513
Askorbinsäure (vgl. Vitamin C) 53, 886
ASL-Titer (Antistreptolysin-Titer) 402
Asparaginasetherapie, Glukosurie 154
Aspartasedefekt 698
Asperger-Syndrom 744
Aspergillose 661
— bronchpulmonale, allergische 276
Aspergillus fumigatus 661
Aspergillus-Infektion 661
Asphyxie, perinatale 79

Sachverzeichnis

Aspiration 97, **100**, 250
– Flüssigkeiten 336
– Fremdkörper 335
Asplenie 341
– funktionelle 456
Assoziation 129
AST (Antistreptolysin-Schnelltest) 306
Asthenurie 225
Asthma bronchiale 320
– Stufentherapie 325
Asthma-Syndrom 295
Asthmaanfall 320
Asthmatiker-Schulung 322
A-Streptokokken 626
Astrozytom 519, **523**ff
Asystolie 396
Aszites 89, **276**, 284, 407
Ataxia, teleangiectatica 543, 544, 691, **700**
Ataxie 183, 195, 687, 692, 698, **699**, 875
– hirntumorbedingte 520, 522
– intermittierende 193
– zerebelläre 700
– kongenitale 725
Atembewegungen, fetale 72, 100
Atemexkursionen, geringe 329
Atemfrequenz 73
– Neugeborenes 72
Atemgeräusch
– exspiratorisches, hochfrequentes 329
– fehlendes 101
– seitendifferentes 335
Atemgymnastik 324
Ateminsuffizienz 311, 316
– globale 322
Atemnot, akute 101, **300**
– Neugeborenes 244, 315, 414
Atemnotsyndrom 101
– Neugeborenes 97
– Prävention 100
– protrahiertes 104
– Schweregrade 99
Atemstillstand 126, 396
Atemwege, Kollaps 301
Atemwegsinfekt 408
Atemwegsinfektion 409, 607
– bakteriell bedingte 585
– neonatale 116
– rezidivierende 584
– virale 584
Atemwegsobstruktion 320
– persistierende 318
Atemwegsstenose, extralaryngeale 301
Äthinylöstradiol 229
Äthylalkoholvergiftung 887
Athyreose 199
Atmung, thorakale, tiefe 270
Atmungsbeginn, postnataler 72
ATNR (asymmetrisch-tonischer Nackenreflex) 23
Atopie 311, 546, **548**, 550, 551
Atopisches Ekzem 790
Atriales natriuretisches Peptid (ANP) 63
atrioventrikuläre Leitungsstörung 391
atrioventrikuloseptaler Defekt 348
Atrophie 49
Atropin 886, 889
Audimutitas 742
Audiometrie 935
Auffrischungsimpfung 30

Aufmerksamkeitsstörung 735, 745
Aufschrecken, nächtliches 741
Aufwachepilepsie 721
Auge
– Enukleation 517
– großes 928
– rotes 922
Augenerkrankungen 921 ff
Augenhintergrundveränderung 176, 190, 691
Augeninnendruckerhöhung (vgl. Glaukom) 928
Augenmuskellähmung 93, 204, 636, 930
Augenverätzung 885
Augenzwinkern 738
Aura 722
Auslaufblase 419
Auspitz-Phänomen 801
Ausscheidungsfunktionsstörung 732 ff, 743
Ausscheidungsurogramm 913
Aussprachestörungen 945
Austauschtransfusion 110, 188, 290
Auswärtsschielen 930
Autismus, frühkindlicher 743, **744**
Autoantikörper 400, 404, 456
Autoantikörperanämie 456
Autohämolyse-Test 453
Autoimmunpolyendokrinopathie 207
Autoimmunthyreoiditis
– Doppler-Ultraschall 904
– lymphozytäre, chronische **205**, 207
Automutilation 195, 750
Autoritätsprotest 14
AV-Block (atrioventrikulärer Block) 364, 388, 391
AV-Ersatzrhythmus 384
AV-Frequenzdissoziation 384, 388
AV-Knoten-Reentry-Tachykardie 387
AVSD (atrioventrikuloseptaler Defekt) 348
Axenfeld-Anomalie 928
Axillary Freckling 689
Azelainsäure 804
Azetongeruch, Ausatemluft 153
Azetonprobe 153
Azetonurie 153
Azetyl-CoA-Glukosamin-N-Azetyltransferase-Defekt 172
Azetyl-CoA-Mangel 192
Azetylcholinesterase, Amnionflüssigkeit 680
Azidose **67**, 424
– Ahornsirupkrankheit 186
– Behandlung 81
– Diabetes mellitus 153
– fetale 71
– hyperchlorämische 429
– metabolische **68**, 427, 429
– Organoazidopathie 188
– renal-tubuläre 429
– perinatale 79
– respiratorische **69**, 81
Azidoseausgleich 398
Azoospermie 405
Azotämie, prärenale 153
Azylaminopenicilline 422
Azylkarnitinausscheidung 187

B

BAEP (Brain Auditory Evoked Potentials) 525
Baker-Zyste 556
Bakteriämie 116, 639
Bakterienbestandteile, toxische 617
Bakteriurie 420, 421
Balanitis 435, **439**
Balbuties 12
Balkenlipom 683
Balkenmangel 682
B-ALL 492
Ballonatrioseptostomie 340, 346, 355, 361, 363
Ballondilatation 340, 350, 358, 360
Bandenkaryogramm 136
Bandruptur 823
Bandwürmer **663**, 667
Bandzerrung 823
Barlow-Zeichen 844
Bartonelleninfektion 646
Barts-Hydrops-fetalis-Syndrom 451
Bartter-Syndrom 430
Basaliom 772
Basalmembran
– Antikörper-Nephritis 400
– glomeruläre, Proteindurchlässigkeit 405
Basedow, Morbus 202
Basenzugewinn 69
Basilarismigräne 675
Basisstörung, kognitive 748
Basophilie 466
Basismedikamente, antirheumatische 564
Batten, Morbus 181
Battered child (vgl. Kindesmisshandlung) 758
Batterieingestion 887
Bauchabszess 273
Bauchhoden 437
Bauchlagerung, Säugling 10, 838
Bauchmuskelaplasie 412
Bauchorganverlagerung 315
Bauchschmerzen 49, **230**, 270, 326, 329
– akute 230
– chronische 231
– kolikartige 416, 478
– krampfartige 277
– nächtliche 252
Bauchtrauma, stumpfes 877, 915
Bauer-Reaktion 23
Bazett-Formel 389
BCG-Impfung 655, **657**
BE (Broteinheit) 155
Beatmung 69, 101, 119, 396
Beatmungslunge (vgl. Dysplasie, bronchopulmonale) 103
Beckenbodenmuskulatur, Schwäche 275
Beckenendlage 94
Beckengürtel-Muskelschwäche 867, 869
Beckenniere 415
Beckenosteotomie 847
Becker-Muskeldystrophie 869
Becker-Myotonie 872
Beckwith-Wiedemann-Syndrom 518
Begleitschielen 930
Begleitthrombozytopathie 478

Begleitthrombozytopenie 474
Behinderung
– geistige 245, 690, 730
– psychische Störung 765
Beikost 42
Beinachsenentwicklung 841
Beinachsenfehlstellung 841
Beinlängendifferenz 819
Beinmuskelschwäche 857
Beinverkürzung
– frakturbedingte 823
– funktionelle 819
Beinverlängerung, operative 813
Belastungsdyspnoe 440
Belastungsintoleranz 875
Belastungstachykardie 440
Benzin-/Benzolvergiftung 887
BERA (Brainstem evoked Response Audiometry) 25, 935
Beratung, genetische 147
Berger-Erkrankung 403
Bernard-Soulier-Syndrom 472, **476**
Bestrahlung, kraniospinale, postoperative 523
Beugetonus, Neugeborenes 3
Bewegungen
– choreatische 698
– stereotype 702, 739
Bewegungsentwicklung 7, 11, 20
Bewegungskoordination 11
Bewegungsstörung 525
– extrapyramidal-motorische 695, 700
– zerebrale 21, 809
Bewusstlosigkeit 381, 395, 884
Bewusstsein, Exploration, psychopathologische 729
Bewusstseinsstörung 193, 884
– hypoglykämiebedingte 159
– enzephalitisbedingte 703
– posttraumatische 711
Beziehungsstörung 743, 744
Biermer, Morbus 460
Bikarbonatkonzentration 69
Bikarbonatpuffer
Bilirubinenzephalopathie 106
Bilirubinexkretionsdefekt 238
Bilirubinglukuronidierungsstörung 288
Bilirubinmetabolismus
– Störung 287
Bilirubinsenkung 290
Bindegewebe, Entwicklungsstörung 816
Bindegewebsanomalie, angeborene 809
Bindehautabstrich 923
Bindehautentzündung (vgl. Konjunktivitis) 571, 922
Biperiden 886
Birbeck-Granula 502
Bissanomalie 243
Bitot-Flecken 54
BKS (Blutkörperchensenkungsgeschwindigkeit)
Blässe 440, 442
– Neugeborenes 458
– periorale 627
Blalock-Taussig-Anastomose, modifizierte 353
Blalock-Taussig-Shunt 361
– modifizierter 354, 356
Bland-White-Garland-Syndrom 367
Blasen, intraepidermale 624

Blasenbildung 624, 770, 778, 779, 797
Blasenekstrophie 436
Blasenentleerung 13, 419
Blasenentleerungsstörung 416
– neurogene 419
Blasenfüllungsdruck 419
Blasenfunktionsstörung 416, 527
– neurogene 680
Blasen-Haut-Fistel, suprapubische 419
Blasenkontrolle 732
Blasenlähmung 419
Blasenmuskulatur, Innervationsdefekt 419
Blasenpunktion, suprapubische, beim Neugeborenen 120
Blasenpunktionsurin 421
Blasensphinktermuskulatur, Innervationsdefekt 419
Blasensprung, vorzeitiger 116, 122
Blasenstein 433
Blasentraining 733
Blasenwandhypertrophie 680
Blastenschub 495
Blastogenese 133
Bleivergiftung 448
Blendungsempfindlichkeit 924
Blepharokonjunktivitis 923
Blepharospasmus 928
Blickkontakt 11
– fehlender 744
Blickparese, vertikale 685
Blindheit 931
Blindpufferung 81
Blitz-Nick-Salaam-Krämpfe 720
Blitzkrämpfe 720
Blitzschlag 882
Bloch-Sulzberger-Syndrom 691
Block
– atrioventrikulärer (AV-Block) 391
– sinuatrialer (SA-Block) 391
Blue-Rubber-Bleb-Nävus-Syndrom 777
Blumberg-Zeichen 272
Blut, fetales, Infektionsserologie 148
Blutabgang, analer 273
Blutanalyse, fetale 109
Blutausstrich 440, **443**, 472
Blutbild
– Leukämie 490
– postnatales 74
Blutdruck 73
– Normalwerte 378
– postnataler 73
Bluterbrechen 239
Blutergelenk 479
Blutgruppenbestimmung 109
Bluthochdruck (vgl. Hypertonie, arterielle) 224
Bluthusten 405
Blutiger Tau 801
Blutkrankheit, hereditäre 441
Blutkultur 115, 120, 618
Blutschwamm 776
Blutstillung 452
Blutstuhl 239
Bluttransfusionen 410
Blutung
– akute 452
– chronische 452
– gastrointestinale 239
– intrakranielle 711
– geburtstraumatische 94

– intraventrikuläre 95, 99
– intrazerebrale (vgl. Hirnblutung) 716
– postnatale 482
– subaponeurotische 91
– subarachnoidale 716
– subdurale 94
– vaginale, postnatale 76
Blutungsanämie 452
Blutungskrankheit 442, 469, **472**, 478
Blutungsneigung 459, 469, 497
– Frühgeborenes 75
– Neugeborenes 105
Blutungsprophylaxe, Neugeborenes 17
Blutungszeit 470, **472**
– verlängerte 473, 480
Blutveränderung, entzündliche 421
Blutzellen, Medikamenteneinfluss 475
Blutzuckerkonzentration
– erhöhte 153
– erniedrigte 159
B-Lymphozyten 462, **534**, 600
B-Lymphozyten-Lymphom 497
BMD (Becker-Muskeldystrophie) 869
BMI (Body-Mass-Index) 2, **49**, 757
BNS-Krämpfe (Blitz-Nick-Salaam-Krämpfe) 690, **720**
Body-Mass-Index 2, **49**, 757
Boosterung 28, 31
Bordetella pertussis 638
Bornholm-Krankheit 586
Borrelia-burgdorferi-Infektion 647, 710
Borrelienmeningitis 701
Botulinus-Antitoxin 636
Botulinustoxin 249, **887**
Botulismus **635**, 861, **887**
Bourneville-Pringle-Syndrom (vgl. Tuberöse Sklerose) 690
BPD (bronchopulmonale Dysplasie) 103
Brachytherapie 522, 524
Brachyzephalie 688
Brachyzephalus, Down-Syndrom 137
Bradykardie 383
– postnatale 81
– relative 640
Brain Auditory Evoked Potentials 525
Brainstem evoked Response Audiometry 25, 935
Branching-enzyme-Defekt 169
Brivudins 613
Broca-Aphasie 742
Brocq-Erythrodermie 770
Brodie-Abszess 828
Bronchialatmen 329
Bronchialobstruktion, chronische 321
Bronchialsystem, Fehlbildung 313
Bronchialzeichnung 318
Bronchiektasen 295, **318**, 336
Bronchiolitis 317, 328, 602, 607
Bronchitis
– akute 584
– chronische 317
– obstruktive **316**, 602, 607
Bronchomalazie 313

Bronchopneumonie 250, **326**, 328, 605
Bronchoslytika 323
Bronchusobstruktion, fremdkörperbedingte 318
Bronchusstenose 313
Bronze-Baby-Syndrom 107, **196**
Broteinheit 155
Broviac-Katheter 46
Brudzinski-Zeichen 621
Brushfield-Flecken 137
Brustdrüsenentwicklung 6
Brustdrüsenschwellung 76
Bruton, Agammaglobulinämie, x-chromosomale 541
B-Streptokokken-Infektion, neonatale 116
Buckley-Syndrom 545
Büffelnacken 222
Bürstenschädel 450
Bürstensaumatrophie 265
Bürstensaumenzymdefekt 268
Bürstensaumenzyme 262
Bulbärparalyse 182, 709
Bulbusvergrößerung 928
Bulimia nervosa 51, **756**
Bulla repens 778
Buphthalmus 928
Burkitt-Lymphom 497, 601
Bursabildung, Knochentumor 829
Burst-Suppression-Muster 190
Butyrophenon-Derivate 747
B-Vorläufer-Zell-ALL 492
BZ (Blutungszeit) 472
B-Zell-Defekte, partielle 542
B-Zell-Defekte, primäre 540
B-Zell-Lymphom 497, 601

C

Café-au-lait-Flecken 441, 459, **689**, 773
Caffey-Syndrom 828
Cäsarenhals 633
CAH (congenital adrenal Hyperplasia) 259
Calcitriol 54, 58
Calcitriolmangel 56
Campylobacter-Infektion 645
Canavan-van-Bogaert-Bertrand-Krankheit 697
Candidämie 659
Candida albicans 658
Candida-Ösophagitis **659**, 660
Candida-Antikörper 540
Candida-Endokarditis 659
Candida-Enzephalitis 659
Candida-Infektion 658
Candida-Meningitis 659
Candida-Sepsis 659
Candida-Zystitis 660
Candidose 241, **658**
– Chemoprophylaxe 661
– mukokutane, chronische 540, **659**
– systemische 659
Capillary-Leak-Syndrom 617
Ca-P-Produkt 55
Caput
– membranaceum 60
– quadratum 57
– succedaneum 90
– radii, Subluxation 850
Carbamazepin 749, 873

Carbimazol 204
Carbo medicinalis **885**, 891
Carboanhydrase-II-Defekt 429
Carbohydrate-Deficient-Glycoprotein-Syndrom 687
Cardia mobilis 250
Cardio-auditory-syndrome 942
Carnitinmangel 463
CATCH-22-Syndrom 353, 365, **539**
Caveolin-3-Mangel 865
Cavum septi pellucidi 683
Cavum Vergae 683
CCAM (kongenitale zystische adenomatoide Malformation) 313
CD3-Defekt 543
CD4/CD8-Quotient 76
CD8-Defekt 543
CDC-Kriterien 628
C2-Defekt 538
CDG-Syndrom (Carbohydrate-Deficient-Glycoprotein-Syndrom) 687
Cefotaxim 622
Ceftriaxon 622
Central-core-Myopathie 858
Cephalosporin/Aminopenicillin-Kombination 120
Cephalosporine, β-Laktamase-stabile 422
Cephalosporinresistenz 120
C1-Esteraseinhibitor-Mangel 796
CF (cystic fibrosis) 291
CFTR-Gen (Cystic fibrosis transmembrane conductance regulator gene) 291
Chagas-Krankheit 259
Chagrinlederhaut 690
Chalasie 246, 250
Charcot-Marie-Tooth-Syndrom 859
Charly-Chaplin-Gang 838
[13]C-Harnstoff-Atemtest 253
Chassaignac-Lähmung 850
Chediak-Higashi-Syndrom 463, **538**
Cheilitis sicca 790
Chelatbildner 450
Chemosis 923
Chemotaxis 533, 536
Chlamydia oculogenitalis 922
Chlamydophila-pneumoniae-Pneumonie 331
Chlamydia-trachomatis-Infektion 652, 923
Chlamydia-trachomatis-Pneumonie 331
Chloramphenicol-Intoxikation 77
Chloriddiarrhö, familiäre 269
Chloridkanalkrankheit 872
Choanalatresie 300
Cholangiographie (MR-Cholangiographie) 912
Cholangitis 286
– sklerosierende 277
Cholecalciferol 54
Choledochuszyste 287
Cholelithiasis 286
Cholestase 48, **88**, 106, **286**
Cholestase-Syndrome 283
Cholestaseparameter 288
Cholesteatom 938, **940**
Cholesterinwert 175
Cholestyramin 886
Cholezystitis 286
Cholezystolithiasis 286

Sachverzeichnis

Chondrodysplasie 812
Chondrodystrophia fetalis 812
Chondromalazie 820, 849
Chondrosarkom 814, 829
Chorea Huntington 698
Chorea minor 554
Chorea Sydenham 554
Chorioideremie 925
Choriongonadotropin 437
β-Choriongonadotropin, humanes 515
Chorionkarzinom 514
Chorionzottenbiopsie 219
Chorionzottengewebe, Chromosomenanalyse 148
Chorioretinitis 615
Chromosomenaberration 132, **135**, 215
– autosomale 137
  – numerische 137
  – strukturelle 140
– gonosomale 141
  – numerische 141
Chromosomenanalyse 136, 148
Chromosomendefekte, multiple 459
Chromosomenuntersuchung 133
Chronische Erkrankung 765
Chvostek-Zeichen 57
Chylothorax 97, **102**
Chymotrypsinkonzentration 263
Ciclosporin A 531
C1-Inaktivator 538
CINCA-Syndrom 574
Cis-4-Decenoat 162
Clearance, mukoziliäre 291
Click-evoked-otoacoustic Emissions 25
Clostridium
– botulinum 635
– difficile 636
– tetani 634
Clotrimazol 660
Clozapin 747
Clusterkopfschmerzen 673
CML (chronische myeloische Leukämie) 495
CMT (Cardiolipin-Mikroflockungstest) 650
CMV (Zytomegalievirus) 595, **614**
CMV-Infektion 615
CMV-Persistenz 614
CNI (vgl. Niereninsuffizienz, chronische) 425
Coarctatio aortae 358
Cobalamin (vgl. Vitamin B6) 53
Cochrane-Syndrom 161
Codeinvergiftung 888
Colitis, ulcerosa 277
Columbia-Mental-Maturity-Scale 13
Coma
– diabeticum 156
– hepaticum 284
– uraemicum 426
– vigile 714
common variable immunodeficiency 541
Commotio cerebri 711
Compressio cerebri 711
Computertomographie 895
Concretio cordis 370
Condylomata acuminata 786
Conn-Syndrom 224
Contiguous gene syndromes 141
Contusio cerebri 711
Cooley-Anämie 449

Coombs und Gell, Überempfindlichkeitsreaktion 546
Coombs-Test 453
– indirekter 109
Cor pulmonale 104, 307
Cori-Glykogenose 169
Cornelia-de-Lange-Syndrom 131
Coronavirus 585
Corpus liberum 842
Corpus-callosum-Agenesie 682
Corticotropin Releasing Hormone 217
CO₂-Rückatmung 70
Corynebacterium diphtheriae 632
Cotrimoxazol 332, 422, 639
Cottonwool-Plaques 660
Coxa
– plana/magna 847
– valga 726, 847
– vara 59, 813
Coxitis fugax 849
Coxsackie-Viren 586
CPR (kardiopulmonale Reanimation) 395
Credé-Augenprophylaxe 17, 653, 923
Crede-Handgriff 419
CREST-Syndrom 568
CRH (Corticotropin Releasing Hormone) 217, 222
CRH-Test 223
Cri-du-Chat-Syndrom 140
Crigler-Najjar-Syndrom 289
CRMO (chronisch rekurrierende multifokale Osteomyelitis) 575
Crohn, Morbus 276, **279**
Crouzon-Syndrom 130
CRP (C-reaktives Protein) 119
CRPS (komplexes regionales Schmerzsyndrom) 578
Crus, varum 812, 815
Crush-Syndrom 882
Cryptococcus neoformans 662
Cryptococcus-Infektion 662
C3-Spiegel 402
CT (Computertomographie)
CTG-Komplex 871
Curschmann-Steinert-Syndrom (vgl. Muskeldystrophie, myotonische) 871
Curvilinear bodies 181
Cushing, Morbus 222
Cushing-Syndrom 222
Cyclophosphamid 405, 408, 494
Cyclosporiasis 665
Cyclosporin A 408
Cystic fibrosis 291
Cystic fibrosis transmembrane conductance regulator gene 291
Cytarabin 494

D

Dakryostenose 921
Dakryozystitis 921
Dakryozyten 444
Daktylitis 563
Dalrymple-Zeichen 204
Dämmerattacke 722
Dandy-Walker-Syndrom 687
DANE-Partikel 593
DAO (deszendierende Aorta) 361

Darmblutung 640, 642
Darmdilatation, prästenotische 259
Darmdistension 123
Darmerkrankung
– entzündliche
  – akute 269
  – chronische 276
– nicht entzündliche, chronische 262
Darmflora, postnatale 73
Darmfunktion, Kontrolle 13
Darmfunktionsstörung, neurogene 680
Darmgangrän **122, 255**, 257
Darmgeräusche
– hochgestellte, klingende 256
– intrathorakale 315
Darmperforation 255, 640
Darmpolypen 274
Darmschleimhautschädigung, infektionsbedingte 270
Darmstenose 86
Darmtonsille 272
Darmüberdehnung 255
Darmverschluss (vgl. Ileus) 255
Daumenaplasie 459
Daumenstrahlaplasie 811
Davis, Morbus 479
Dawn-Phänomen 154
DDAVP 430, 477, 480
de Quervain-Thyreoiditis 205
Debilität 730
Debranching-enzyme-Defekt 169
Deckbiss 243
Defektgen, Nachweis 144
Defektzustand, schizophrener 746
Defibrillation, elektrische 398
Deformation **129**, 677
Deformität
– frakturbedingte 823
– präarthrotische 820, 849
Degeneration, hepatolentikuläre 695
Dehydratation **64**, 153, 270, 431
– hypertone 64
– hypotone 64
– isotone 64
– Neugeborenes 154, 430
– rezidivierende 429
Dekortikation 335
Deletion 143
Deletion 5 p 140
Dellwarze 784
Demenz 176, 182, 698, 700, 729
– progrediente 184, 694
Demenzprozess 742
Demyelinisierung 182, 706
Denkstörung, formale 746
Dennie-Morgan-Zeichen 790
Dentindysplasie 243
Dentinogenesis imperfecta 243
Denver Developmental Screening Test 11
Depolarisationsblock 862
Depressive Störung 749
Deprivation 9
Deprivationsdystrophie 269
Deprivationssyndrom 729
Dermatitis 788
– atopische 790
– exfoliativa neonatorum 624
– solaris 793
Dermatomyositis, juvenile 566
Dermatophytose 781

Descemet-Membran 929
Desensibilisierung
– systematische, bei Phobie 752
– Zwangsstörungsbehandlung 756
Desferroxamin 886, 888
Desinfektionsmittel 644
Desmopressin 733
DeToni-Debrè-Fanconi-Sequenz 189, 428, **431**
Detorsionsschühe 842
Detrusorentspannung 733
Dexamethason 622, 881
Dexamethason-Hemmtest 223
Dextrokardie 340
Dextropositio cordis 340
Dezerebration 177, 706
DGK (Dystrophin-Glykoprotein-Komplex) 865
Diabetes
– hirntumorbedingter 525
– insipidus 225, 502
  – centralis 225
  – neurohormonalis 225
  – renalis 430
– mellitus 151 ff
  – latenter 152
  – mütterlicher 112, 160
Diabeteseinstellung 155
Diät
– Ahornsirupkrankheit 187
– chemisch definierte 282
– gliadinfreie 267
– bei Stoffwechselstörung 151
– Diabetes mellitus 154
Diagnostik
– bildgebende 894 ff
– pränatale 148, 219
– virologische 584
Dialyse 410, 427
– Indikation 424, 427
Diamond-Blackfan-Anämie 458
Diaphorase-Mangel 461
Diaphyse 805, 813
Diarrhö 237
– chronische 654
– infektionsbedingte 641
– wässrige 641, 645
– blutige 277
– paradoxe 259
– wässrige 270
Diastema 243
Diastematomyelie 678, 898
Diazepam 723, 724, 886
Diazoxid 160
DIC (disseminierte intravasale Gerinnung) 394, 632
Diffusionsstörung 97
DiGeorge-Syndrom 131, 136, **539**
Digitalisvergiftung 888
Digitus secundus subductus 839
Digoxin-Antikörper 888
Dihydropteridinreduktasemangel 185
Dihydrotestosteronsynthese, intrauterine, fehlende 435
1,25-Dihydroxy-Cholecalciferol 425, 427
Dikarboxylazidurie 161
Dimaval 891
Dimercapol 886
D-Dimere 485
Dimethylaminophenol-HCl 886
Dimethylpolysiloxan 886
Dinatriumcromoglicinsäure 324
Dinitrophenylhydrazinprobe 186
Diparese-Syndrome 725

Diphenylhydantoin 888
Diphtherie 306, **633**
Diphtherie-Toxin 632
Diphtherieschutzimpfung **31**
Diphyllobothriasis 663
Diplomyelie 678
Dipylidiasis 663
Disaccharidasemangel 268
Diskonnektionssyndrom 682
Dispositionsprophylaxe 28
Disruption 129, 677
Dissekat 842
disseminierte intravasale Gerinnung (DIC) 394, 632
Distensionsluxation 825
Dithranol 802
Diurese
– forcierte 886
– osmotische 425
Diuretika, Notfallsituation 398
DMD (Duchenne-Muskeldystrophie) 867
DNA-Analyse 143, 148
DNA-Sonde 136
DNCG (Dinatriumcromoglicinsäure) 324
Döhle-Körperchen 463
Dolichozephalie 688
Dopamin-Hypothese 746
Doppelbilder 525, 930
Doppelniere **415**, 914
Doppler-Sonographie 894
– farbkodierte 433
– transkranielle 718
Dornröschenschlaf-Syndrom 715
Dosier-Aerosol 323
Dottersacktumor 514
Double-Bubble-Phänomen 86
Double switch-Operation 364
Down-Syndrom 129, **137**
Dränage, liquorableitende 686
Drehmann-Zeichen 849
Dreieckssschädel 688
Dreitagefieber 589
Drogen, Muttermilch 14, 40
Drogenabhängigkeit der Mutter 133
Drogennotfall 888
Druck
– intrakranieller 685, 702, 711, 713, 717
– kolloidosmotischer 405
Druckhydrozephalus 685, 899
Druckschmerz
– abdominaler 231
– epigastrischer 252
Drucksella 525
DSA (digitale Substraktionsangiographie) 897
DSM-IV, Kinder-/Jugendpsychiatrie 728
D-TGA (komplette Transposition der großen Arterien) 362
Dubin-Johnson-Syndrom 289
Duchenne-Muskeldystrophie 867
– Defektgennachweis 144
– Histologie 858
Ductus arteriosus, Botalli
– offener, fetaler Kreislauf 338
– persistierender 73, 97, **341**, 353, 355, 359, 361, 362
– Verschluss 342
Ductus omphaloentericus 114, 273
– Ductus-deferens-Obliteration 292

Ductus-nasolacrimalis-Obstruktion 922
Ductus-thoracicus-Trauma 102
Dünndarm 262
– Mukosaschädigung 262
– Mukosazerstörung, zöliakiebedingte 265
Dünndarmbiopsie 263
Duodenalatresie 86
Duodenalstenose 86
Durchfall (vgl. Diarrhö) 237
Durchlaufblase 680
Durchschlafstörung 741
Durchschlüpfphänomen 852
Durchwanderungsperitonitis 122, 255
Durchzugsmanometrie, rekto-sigmoidale 261
Durstfieber 582
Dysäquilibrium-Syndrom 725
Dysarthrie 26, 182, 698, **947**
Dyserythropoese **458**, 460
Dysgammaglobulinämie 269
Dysganglionose 259
Dysgenesie
– retikuläre 543
– ZNS 682
Dysgerminom 514
Dysgrammatismus 12, **742**, 945
Dyskeratosis congenita 459
Dyskinesien 725
Dyskinetisches Syndrom 725
Dyskrinie 291
Dyslalie 12
Dyslexie 736
Dysmelie 810
Dysmetrie 699
Dysmorphie, kraniofaziale 134, 696
Dysostose 129, 809, **816**
– kraniofaziale 130
– mandibulofaziale 130
Dysostosis
– cleidocranialis 129
– multiplex 172
Dysphagia lusoria 246
Dysphonie 948
Dysplasie 129, 677, 935
– bronchopulmonale 97, 99, **103**
– chondroektodermale 130
– ektodermale 129, **130**, 689
– epiphysäre, multiple 813
– fibromuskuläre 433
– fibröse 814
– kleidokraniale 129, **813**
– Skelett 809, **812**, 829
– spondyloepiphysäre 813
– Wiederholungsrisiko 133
Dyspnoe 102, 326, 329, 506
– postnatale 99
Dyspraxie, okulomotorische 700
Dysraphie 678
Dyssynergie 699
Dysthymie 749
Dystonia musculorum deformans 699
Dystrophia, myotonica 864
Dystrophia adiposogenitalis 51
Dystrophie 48, 264, 266, 809, **816**
– endotheliale, kongenitale, hereditäre 929
– intrauterine 609
– neuroaxonale, infantile 182, 695
– spongiöse 697
– tapetoretinale 925

Dystrophin **865**, 867, 870
Dystrophinopathie, maligne (Duchenne-Muskeldystrophie) 867
Dysurie 118, 420

E

EBV (Epstein-Barr-Virus) 497
EBV-Infektion 600
Echinococcus granulosus 667
Echinococcus multilocularis 667
Echinokokkose 667
Echinozyten 454
ECHO-Viren 586
Echokardiographie 340
Echolalie 744, 747
Ecstasyvergiftung 888
Ecthyma gangraenosum 643
Ectopia cordis 340
Ectopia testis 436
Eczema herpeticatum 596, 791
Edrophoniumchloridtest 862
Edwards-Syndrom 138
EHEC (enterohämorrhagische Escherichia coli) 642
Ehlers-Danlos-Syndrom 469, 479, **817**
EIEC (enteroinvasive Escherichia coli) 642
Einblutung
– retinale 489
– subkonjunktivale 489
Einklemmungssyndrom, intrakranielles 714
Einkoten 734
Einschlafstörung 741
Einschlusskonjunktivitis 652
Einsekundenkapazität 322
Einwärtsschielen 930
Einziehungen, inspiratorische **98**, 310, 318, 321, 326
Eisen-II-sulfat 447
Eisenbindungskapazität 446
Eiseneinlagerung 449
Eisenintoxikation 888
Eisenmangelanämie 266, **446**
Eisenmenger-Reaktion 347
Eisenprophylaxe, Frühgeborenes 75
Eisentherapie 447
Eisenüberladung 450
Eisenverteilungsstörung 447
Eisenverwertungsstörungen 448
Eiweißmangelödem 50
Eiweißstoffwechselstörung 183
Eiweißtoleranz 188
Eiweißverlust 408
Ekchymose 470, 476, 478, 485, 630
Ekthyma 781
Ektoparasitosen 663
Ekzem 469, **788**
– atopisches 790
– endogenes 790
– postskabiöses 787
– sebborhoisches 789
Elastase 263
Elektroenzephalogramm (EEG) 721
Elektrokardiogramm (EKG) 340
Elektrolytentgleisung 430

Elektrolythaushalt 62
Elektrolytverlust 63
Elektromyogramm (EMG) 873
Elektroretinogramm 925
Elektrounfall 882
Ellenbogengelenkkontraktur 850
Elliptozyten 444
Elliptozytose, hereditäre 455
Ellis-van-Creveld-Syndrom 130
Embryopathie 133
Emerin 858, 865
Emery-Dreifuss-Muskeldystrophie 858, 872
EMG-Syndrom (Wiedemann-Beckwith-Syndrom) 130
Emissionen, otoakustische 118, **935**, 944
Emotionalität, Exploration 729
Emphysem
– interstitielles 101
– lobäres, kongenitales 102
Empyem, subdurales 621
Enanthem 589, 603
Encephalitis, lethargica 705
Encephalomyelitis disseminata 706
Enchondrom 829
Enchondromatose **814**, 829
Endocarditis lenta 368
Endokarditis
– bakterielle **367**, 400, 623
– rheumatische 554
Endokarditis-Prophylaxe 368
Endokrinopathie 540
Endophthalmitis 660
Endotoxin 617, **639**
Endotoxinschock 483
Endplatte, motorische 861
Energiebedarf, leistungsabhängiger 43
Energiestoffwechsel
– Adaptation, postnatale 76
– Fettsäuren 48
– mitochondrialer 874
Enkopresis 734
Entamoeba histolytica 665
Enteritis
– bakterielle, foudroyant verlaufende 272
– infektiöse 49, 269, **624**, 644
– therapieresistente 264
Enteritis-Salmonellen-Infektion 641
Enterobacter-Infektion 643
Enterobakterieninfektion 639 ff
Enterobiasis 663
Enterocolitis, granulomatosa 276, **279**
Enterokinasemangel 265
Enterokolitis 269
– antibiotikaassoziierte 636
– nekrotisierende 86, **122**
– pseudomembranöse 637
Enteropathie 264
– glutensensitive 265
Enteropeptidase-Mangel 269
Enterothorax 315
Enterotoxin 270, 624, 636
Enterovirus-Infektion 586
Entwicklung **1 ff**
– emotionale 13
– geistig-seelische **11**, 21, 693
– kognitive 13
– motorische 864
– somatische 1, 4, 211
– sprachliche 12
– statomotorische 7

Sachverzeichnis

Entwicklungsaphasie 742
Entwicklungsgrad, neurologischer 77
Entwicklungsknick 176, 692
Entwicklungskontrolle 11
Entwicklungsrückstand 182
– psychomotorischer 189
Entwicklungsstörung 150, 693, **743**, 864
– pränatale 692
Entwicklungsstottern 946
Entwicklungstest 11
Entwicklungsverzögerung 460, 726, 734
– epilepsiebedingte 721
– konstitutionelle 214, **226**
– zerebrale 163
Entzündung
– gastrointestinale, bildgebende Diagnostik 911
– intrathorakale, bildgebende Diagnostik 908
– parainfektiöse immunologische 705
– Zentralnervensystem, bildgebende Diagnostik 901
Entzündungsmediatoren 617
Entzündungsreaktion, systemische 115, **116**
Entzündungszeichen 828
Enukleation, Auge 517
Enuresis 153, 203, 420, **732**
– diurna 733
– nocturna 733
– primäre 733
Enzephalitis 702
– hämorrhagisch-nekrotisierende 597
– HSV-Infektion 597
– Masern 603
– Mumps 607
– temporale 705
– zentraleuropäische 590
Enzephalomyelitis
– disseminierte, akute 706
– progressive 648
Enzephalomyopathie, mitochondriale 875
Enzephalopathie
– harnsäureinduzierte 194
– hypoxisch-ischämische 716
– metabolische 284
– myoklonische 506
– nekrotisierende, subakute 167, **697**
– postinfektiöse 702, **705**
– progressive, HIV-Infektion 707
Enzephalozele 91, **679**
Enzymdefekt, intestinaler 268
EOAE (Click-evoked-otoacoustic Emissions) 25
Eosinophilie 332, **466**, 653
– Helmintheninfektion 665
EPEC (enteropathische Escherichia coli) 642
Ependymitis 705
Ependymoblastom 522
Ependymom 524, 526
Epheliden 773
Epidermolyse, hereditäre 771
Epidermolysis bullosa 246, 771
Epididymitis 439
Epiglottitis 311, **312**, 637
– akute 311, **312**
Epikanthus 137
Epikutantest 547
Epilepsie 690, 715, **719**, 722

Epimerasedefekt, generalisierter 165
Epinephrin-Aerosol 311
Epipharyngitis 305
Epiphora 921, 928
Epiphyse 805
Epiphysendeformierung 819
Epiphysenfuge 805
Epiphysenlösung 425
Epiphysennekrose 808, 819
Epiphysenossifikationsstörung 813
Epiphyseolysis capitis femoris 806, **849**
Episode
– depressive 749
– manische 749
Epispadie 436
Epitheloidzellen 653
Epitheloidzellgranulome 279, 281
Epstein-Barr-Virus 497
Epstein-Barr-Virus-Infektion 466, 600
Eradikation, H.pylori 253
Erb-Duchenne-Lähmung 92
Erbgang
– autosomaler 144
– gonosomaler 145
Erbgrind 783
Erblindung
– CMV-Retinitis 615
– Keratitis herpetica 598
– Retinopathia praematurorum 104, **926**
– Trachom 652
Erbrechen 49, **233**, 270, 641
– atonisches 250, 255
– chronisches 193
– galliges 86, 88, 122
– im Schwall 65, 253, 257
– induziertes 885
– rezidivierendes 187
– selbst herbeigeführtes 757
– spastisches 253
– zyklisches 233
ERC (European Resuscitation Council) 396
Erdbeerzunge 627
Ergocalciferol 54
Erguss, subduraler 621
Ernährung
– eiweißarme 191
– fruktosefreie 166
– galaktosefreie 163
– Kleinkind/Schulkind 43
– laktosefreie 164
– methioninarme 189
– natürliche 37
– Neugeborenes 37
– parenterale 45
– periphere venöse 45
– phenylalaninarme 184
– Säugling 37
– totale 46
Ernährungsstörung **48**
ERP (endoskopische retrograde Pankreatographie) 290
Erregbarkeit, neuromuskuläre 67, 70, 113
Erreger
– enteropathogene 270
– hochresistente 619
– invasive 270
Erregereintrittspforte 616
Erregungsleitungsstörung 382, 391

Ersatzrhythmus
– atrialer 383
– junktionaler **383**, 384
Erschütterungsschmerz 272
Ersticken 312
Ertrinkungsunfall 881
Erwachsenengröße 6
Erysipel 626, **781**
Erythem, skarlatiniformes, flüchtiges 627
Erythema
– anulare 554
– exsudativum multiforme 624, 797
– infectiosum **586**, 610
– marginatum 554
– migrans 647
– nodosum 277, 280, 644, 654, **799**
– toxicum neonatorum 75
Erythroblastopenie 457
Erythroblastose, fetale 108
Erythroblastose (s. ABO-Erythroblastose; Rhesus-Erythroblastose)
Erythrodermia desquamativa 789
Erythrodermie 789
– bullöse ichthyosiforme (Brocq) 770
– skarlatiniforme 624
Erythroleukämie 489
Erythromycin-Sirup 923
Erythropoese
– gedrosselte 457
– ineffektive 444, 449
– Trimenon-Reduktion 75
Erythropoetin 427, 462
Erythropoetinsynthesestörung 425
Erythrozyten 442
– Autoantikörper 456
– fragmentierte 457
– Lebenszeit 452
– Resistenz 454
Erythrozyteneinschlüsse 444
Erythrozytenenzymdefekt 455
Erythrozytenenzyme 453
Erythrozytenkonzentrat 107, 495
Erythrozytenmembrandefekt 453
Erythrozytentüpfelung, basophile 444, 448, 460
Erythrozytentransfusion, intrauterine 589
Erythrozytenvolumen (MCV; mean corpuscular volume) 442
Erythrozytenzahl 440, 442
– postnatale 74
Erythrozytose 462
Erythrozyturie 402, 433
Escherichia coli 120, 420, **642**
– enterohämorrhagische 409, **642**
– enteroinvasive 642
– enteropathische 642
– enterotoxische 642
Escherichia-coli-Infektion, neonatale 164
ESI (Elektrosprayionisierung) 18
Esotropie 930
ESPGAN-Lösung 66
Essanfall 757
Essstörung 51, **731**, 743, **756**
ETEC (enterotoxische Escherichia coli) 642

Etoposid 494
Eulenaugenzellen 614
Eulenburg-Syndrom 874
Evans-Stadieneinteilung 506
Ewing-Sarkom **511**, 513, 918
Exanthem
– ampicillininduziertes 479
– Beginn hinter den Ohren 604
– erythematobullöses 797
– generalisiertes 589, 603, 611
– infectiosum **586**, 589
– infektallergisches 796
– makulopapulöses 587, **588**, 605, 608
– morbilliformes
– multiformes 797
– nach Entfieberung 589
– petechiales 588
– Sternenhimmel 612
– subitum 588, **589**
– vesikuläres **588**, 597, 613
Exanthematische Krankheit, Erreger 588
Exenzephalie 679
Exfoliatin 624
Exophthalmus 204
– neonataler 205
– tumorbedinger 513
Exophthalmus-Makroglossie-Gigantismus-Syndrom 130
Exostosen **814**, 829
Exotoxin 635, 643
– bakterielles 617
– pyrogenes 628
Exotropie 930
Exploration, psychopathologische 728
Exposition, Phobiebehandlung 752
Expositionsprophylaxe 28
Exsikkose 64, 218
Exsudat 335
Extrasystolen 384
– supraventrikuläre 384
– ventrikuläre 384
Extrazellularraum 62
Extremitätenüberlänge, disproportionierte 817
Extremitätenverkürzung, frakturbedingte 824
Exzesslaktat 167

F

Fab-Fragment 535
Fabry, Morbus 178
Facies abdominalis 231
Facies adenoidea 308
Fadenwürmer 663, 667
– Therapeutika 665
Fahr-Syndrom 699
Fahrradunfall 877
Fairbank-Dysplasie 813
Faktor-I-Mangel 481
Faktor-IX-Mangel 481
Faktor-VII-Mangel 471
Faktor-VIII 477, 479, 480
Faktor-XI-Mangel 481
Faktor-XII-Mangel 481
Faktor-XIII-Mangel 469, 481
Fallot-Tetralogie 350
Faltenasymmetrie 844
Familiäres Mittelmeerfieber (FMF) 574
Fanconi-Anämie 441, **459**, 474

Fanconi-Debré-DeToni-Sequenz (s. DeToni-Fanconi-Debrè-Sequenz)
FAP-Syndrome 274
Fasten 289, 757
Fastentoleranz 159
Faszialisspasmus 710
Fasziitis, nekrotisierende 628
Faszikulationen 857
Favus 783
Fazialisfehlinnervation 687
Fazialisparese 92, **710**, 718
Fc-Fragment 535
FCAS (familiäres kälteinduziertes autoinflammatorisches Syndrom) 574
Fechtner-Syndrom 474
Fehlbildung 129, 458
– Atemnotsyndrom 97
– dysrhaphische 678
– Neugeborenenperiode 82 ff
– rötelnbedingte 608
Fehlbildungsskoliose 35
Fehlbildungstumor 683
Fehlernährung 48
Fehlhaltung 832
Fehlwachstum 807
Felsenbeinpneumatisation 942
Feminisierung 218
– testikuläre 215, **216**
Femur, proximales, Hirtenstabdeformität 814
Femurfraktur, suprakondyläre 824
Femurkopf (vgl. Hüftkopf) 844
Femurkopfepiphyse, Durchblutung 847
Ferritinkonzentration 446
Ferroeisen 447
Fertilitätsstörung 296
Fetopathie 133
α-Fetoprotein 148, 680, 700
Fetoskopie 148
Fettausscheidung, im Stuhl 263
Fette (vgl. Fettsäuren)
– Ernährung, parenterale, totale 46, **48**
– Frauenmilch 38
Fettgewebe, braunes, vermindertes 72
Fettgewebsnekrose, subkutane 91
Fettleber 50, 166
Fettmalabsorption 269
Fettresorptionsstörung 54
Fettsäureoxidationsstörung 161
Fettsäuren (vgl. Fette)
– essenzielle 48
– langkettige 697
– mehrfach ungesättigte 43
– ultralangkettige 697
Fettsäurestoffwechselstörung, Hypoglykämie 159
Fettstuhl 269
Fettsucht (vgl. Adipositas) 51
Fettzufuhr 45
Feuermal 776
FFP (fresh frozen plasma) 485
Fibrinogenmangel 481
Fibrinogenspaltprodukte 410
Fibrinolytika 485
Fibrolipomatose 851
Fibrom 371, 831
Fibromyalgiesyndrom, juveniles 577
Fibroplasie, retrolentale 104, 926
Fibrosarkom 513

Fibrose, zystische (vgl. Mukoviszidose) 291
FIC-Syndrom (familiär intrahepatische Cholestase) 287
Fieber **581**, 617
– bei Neutropenie 660
– bei Säuglingen 583
– durch Flüssigkeitsverlust 583
– mütterliches, sub partu 116
– persistierendes 659
– rheumatisches 553
Fieberarten 581
Fieberkrämpfe 583, 590, **722**
Fiebermessung 581
Fieberschübe, rezidivierende 430
Fiebersyndrom, periodisches 573
Filariasis, lymphatische 666
Filarien 666
Filterpapiertest 18
Filtrationsrate, glomeruläre 425
Fingertremor 857
Finkelstein-Regel 37
Fischbandwurminfektion 664
FISH (Fluoreszenz-in-situ-Hybridisierung) 136
Fissur
– anale 275
– transmurale 279
Fistel, anale 275
Fistelbildung 279
Flachrücken 834
Flachwarzen 41
FLAIR (fluid attenuated inversion recovery)
Flake-Fraktur 823
Flankenschmerzen 414
Fleck, kirschroter 177, 180
Flexner-Ruhr 641
Flockenlesen 702
Floppy infant 183
Fluconazol 660
9-α-Fludrokortison 222
Flügelfell 141
Flüssigkeit
– extrazelluläre 62
– intrazelluläre 62
– transzelluläre 62
Flüssigkeitsaspiration 336
Flüssigkeitsbedarf 65
Flüssigkeitshaushalt 63
Flüssigkeitslunge 97, **103**
Flüssigkeitsraum
– dritter 62
– extrazellulärer 62
– intrazellulärer 62
Flüssigkeitsumsatz 63
Flüssigkeitsverlust 483
– bei Fieber 583
Flüsterbronchophonie 329
Fluoreszenz-in-situ-Hybridisierung (FISH) 136
5-Fluorocytosin 660, 662
Fluoridprophylaxe 19, 25, 41
FMF (familiäres Mittelmeerfieber) 574
fMRT (funktionelle Magnetresonanztomographie) 894
Fölling-Krankheit 183
Folgemilch 42
Folgenahrung 42
Folsäure 53, 134, 460
Folsäuremangel 195, 460
Folsäuresubstitution 678
Fontan-Operation 356
3. Fontanelle 688
Fontanelle
– eingesunkene 270

– gespannte 117
– große 4
– kleine 4
– offene 200
– vorgewölbte 621
Fontanellenschluss 57, 684
Foramen, ovale 97, **338**
– offenes 343, 345, 349, 350, 354, 355
– Verschluss 73
Foramina parietalia permagna 688
Formelnahrung 42
Fototherapie **107**, 110
F-Proteine 607
Fragiles-X-Syndrom **145**, 684
Fragmentozyten 410, **444**, 472
Fraktur 822
– pathologische 831
Franceschetti-Syndrom 130
Frauenmilch 38
Frauenmilchlipase 40
Fremdeln 12, 25
Fremdkörper
– intranasaler 303
– intratrachealer 316
– verschluckter 247
Fremdkörperaspiration 322, **335**
Fremdkörperextraktion
– bronchoskopische 336
– ösophagoskopische 248
Friedreich-Krankheit 699
Fröhlich, Morbus 51
Frontalnahtsynostose 688
Froschbauch 57
Froschhaltung der Beine 852
Fruchttod, intrauteriner 146
Fruchtwasser
– Alpha-1-Fetoprotein-Bestimmung 148
– Chromosomenanalyse 148
– infiziertes 116
Fruchtwasseraspiration 100
Fruchtwasserretention 103
Früherkennungsuntersuchung 15
Frühgeborenes 71
– Abdomen, akutes 122
– Anämie 441
– Blutdruck 73
– Blutung, intrakranielle 95
– Blutungsneigung 75
– Candida-Infektion 658
– Cholestase 288
– Diamond-Blackfan-Anämie 458
– Ductus arteriosus Botalli, persistierender 73, 341
– Dysplasie, bronchopulmonale 104
– Eisenmangelanämie 446
– Eisenprophylaxe 75
– Erbrechen 122
– Glukosekonzentration im Blut 10
– Hirnblutung 716
– Hypokalzämie 113
– Infektion, bakterielle 116
– Kapillarfragilität 75, 95
– Kernikterus 106
– Krampfanfälle 96
– Krise, hämolytische, medikamentös bedingte 455
– Kuhmilchproteinintoleranz 264
– Listerieninfektion 634
– Lues connata 649

– Muttermilchernährung 41
– Nahrungsaufbau, enteraler, früher 122
– Ödem 114
– otoakustische Emissionen 944
– Perinatalperiode 71
– Peritonitis, septikämische, primäre 273
– Pneumonie 100, 119, 652
– Retinopathie 926
– Rotavirus-Enteritis 270
– RSV-Infektion 607
– Sauerstofftherapie 926
– Surfactantmangel-Syndrom 98
– Ureaplasma-urealyticum-Infektion 652
– VZV-Immunglobulin 614
– Wärmeverlust 72
– Zerebralparese, infantile 725
Frühschwangerschaft, Röteln 611
Frühsepsis 115
Frühsommer-Meningoenzephalitis 590
– Schutzimpfung 36
Fruktokinasemangel 166
Fruktosamin 155
Fruktose-1,6-Biphosphatase-Mangel 166
Fruktose-1-Phosphat 165
Fruktose-Atemtest 263
Fruktosebelastung 165
Fruktoseintoleranz, hereditäre (HFI) 165
Fruktosestoffwechselstörung 165
Fruktosurie, benigne 166
FSME (Frühsommer-Meningo-Enzephalitis) 36, 590
Fuchsbandwurm 667
Fuchsbaufisteln 279
Fukosidose 171, 695
Fumarylazetoazetasedefekt 185
Fundoplikatio 249
Fundoskopie 380, 660
Fundus hypertonicus 380
Funktionsproteine 47
Funktionsstörung, pränatal entstandene 8
Furosemid 377, 380, 424
Furunkel 779
Furunkulose 780
Fuß, Kleinkind 25
Fußdeformität 838
Fußlagerungsschaden 838
Fußrückenödem 114

G

Gänsehaut-Mukosa 252
Gal-1-PUT-Aktivität 164
Gal-1-PUT-Inaktivität 163
Galaktogenese 37
Galaktopoese 37
Galaktosämie 164, 924
Galaktose-1-Phosphat-Bildung 164
Galaktose-1-Phosphat-Uridyltransferase 163
Galaktosespiegel 164
Galaktosestoffwechselstörung 163
α-Galaktosidase-A-Defekt 178
α-Galaktosidase-Aktivität 178
β-Galaktosidase-Defekt 172

Galaktosyl-Sphingosin-Speicherung 183
Galant-Reflex 22
Gallengangsatresie
– extrahepatische 287
– intrahepatische 88
Gallengangsfehlbildung 89, **287**
Gallengangshypoplasie 287, 413
Gallentransportstörung
– familiäre, intrahepatische 287
Gallenwege
– bildgebende Diagnostik 912
– Fehlbildungen 287
Gallerückstau 88
Gallethromben 89
Galopprhythmus 376
Ganciclovir 615
Gang, über die Großzehe 838
Gangataxie 700
Ganglioneurom 504
Gangliosidose 176, 695
Ganzkeimvakzine 28
Ganzschädelbestrahlung 493
Gardner-Syndrom 275
Gargoylismus 173
Gärungsdyspepsie 270
Gasaustauschstörung 97
Gastritis 252
Gastroduodenoskopie 253
Gastroenteritis
– akute 269
– Dehydratation 64
– hämorrhagische 409
Gastroenterokolitis, erosive 426
Gastrointestinalblutung 61, **239**
Gastrointestinaltrakt, bildgebende Diagnostik 911
Gastroösophagopathie 285
Gastroschisis 85
Gastrostomie 84
Gaucher, Morbus 178
Gaucher-Zellen 178
Gaumenplatte 245
Gaumensegelparalyse 632
Gaumenspalte 244, 937
G-CSF 462, 465
Geburtsgeschwulst 90
Geburtsgewicht 3, 71
– erhöhtes 112
– niedriges 71
Gedächtnis, Exploration, psychopathologische 729
Gedächtniszellen 534
Gedankenstopp 756
Gedeihstörung 48, 60, 417, 420, 429, 460
Gefäßanomalien, ZNS, bildgebende Diagnostik 901
Gefäßnävus 776
Gefäßverschluss, thromboembolischer 632
Gehen, aufrechtes 9
Gehirnatrophie, frontotemporale 191
Gehirnschädigung, stoffwechselstörungsbedingt 151, 183
Gehörgangsanlage, mikrochirurgische 936
Gehörgangsatresie 935
– beiderseitige 936
– Hörgerätversorgung 936, **943**
Gelbsucht (s. Icterus; s. Ikterus) 105
Gelegenheitskrämpfe 722
Gelenkachsenfehlstellung 841
Gelenkblockierung 843
Gelenkdränage 828

Gelenkeinblutung 442, 469, 476, 479
Gelenkempyem 828
Gelenkentzündung (vgl. Arthritis) 828
– bildgebende Diagnostik 918
Gelenkerguss 821, 825, **828**
Gelenkfehlanlage 820
Gelenkfehlentwicklung 820
Gelenkflächenabscherung 823
Gelenkflächendefekt 842
Gelenkhypermobilität 817
Gelenkinfektion 825, **828**
Gelenkinstabilität 823
Gelenkkapseldistension 825
Gelenkkapselschwellung 821
Gelenkknorpelerkrankung 820
Gelenkkontraktur, intrauterine 680
Gelenkmaus 842
Gelenkschmerzen (vgl. Arthralgie) 821
Gelenkverletzung 823
Genitalfehlbildung 435
Genitogramm 913
Genmutation 143
Genodermatosen 768
Genotypdiagnostik 143
Genu
– antecurvatum 841
– recurvatum 841
– valgum 426, 841
– varum 59, 841
Genussgifte, Frauenmilch 39
Gerinnung 475
– intravasale 409, 483
– disseminierte, Meningokokkeninfektion 632
Gerinnungsfaktoren
– Synthesestörung 471, 482
– Vitamin-K-abhängige 473
Gerinnungsfaktorenmangel 469, **481**
Gerinnungsstörung, plasmatische 473
Gerinnungssystem, Aktivierung 407
German measles (vgl. Röteln) 608
Germinom 514, 900
Gesamtcholesterin 175
Gesamtpuffersystem 68
Geschlecht
– genetisches 215
– gonadales 215
– psychisches 215
– somatisches 215
Geschlechtsentwicklung 6
Geschlechtsentwicklungsstörung 141
Geschmacksstörung 710
Gesicht, puppenhaftes 227
Gesichtserythem 404, 567, 587
Gesichtsfehlbildung 682
Gesichtsfeldeinschränkung 525, 925
Gesichtsschädel 449
– bildgebende Diagnostik 904
Gesichtsskoliose 837
Gesichtsspalte 244
Gesichtstic 738
Gesichtszüge, grobe 172, 174
Gestagen 229
Gestaltwandel 3
Gestationsalter 71, **77**
Gewebedefekt 129
– Skelettanomalie 812

Gewebstransglutaminase 265
Gewichtsabnahme 64, 203, 756
– Diabetes mellitus 153
– postnatale 62
Gewichtsschwankungen 757
Gewichtszunahme 407
GFR (Glomeruläre Filtrationsrate) 425
Gianotti-Crosti-Syndrom 593
Giardia lamblia 665
Giardiasis 665
Gibbus 833
Gichttophi 195
Gierke-Glykogenose 169
Giftaufnahme, über die Haut 885
Giftentfernung 885
Giftingestion 883
Giftnotrufzentrale 885
Gigantismus, zerebraler 684
Gilbert-Meulengracht-Syndrom 287, 289
Gilles-de-la-Tourette-Syndrom 738
Gingivahyperplasie 241, 490
Gingivitis 241
Gingivostomatitis, herpetica 596
GI-Trakt (Gastrointestinaltrakt)
Glabellareflex 22, **78**
Glasgow-Koma-Skala **704**, 711, 713
Glasknochenkrankheit 815
Glaskörper, primärer, hyperplastischer 924
Glaukom 928
– kongenitales 696, 924
– tumorbedingtes 516
Gleichgewichtssinn 11
Gleichgewichtsstörung 699, 725
Gleithernie 250
Gleithoden 436
Gleitlager, femoropatellares 820, 843
Glenn-Anastomose 355
Gliadin 265
Gliedmaßenaplasie 811
Gliedmaßendefekt **810**, 811, 816
Gliedmaßenhypoplasie 811
Gliomknötchen 691
Globoidzellen 183
Glockenthorax 57
Glomeruläre Filtrationsrate 406, 425, 427
Glomerulonephritis 478
– akute 423
– diffuse endokapillare, exsudativ-proliferative 402
– endokapillare, nekrotisierende 405
– extrakapillare 403, 405
– lobuläre 404
– membrano-proliferative 400, **404**
– mesangio-kapillare 404
– minimal change 407
– rasch fortschreitende 405
Glomerulopathie **399**, 401
Glomerulosklerose, fokal segmentale 409
Glomerulusfiltrat 428
Glomerulusläsion 399
– minimale 406
Glossoptose 244
Glove and sock syndrome 587
Glukagon 112, 160

Glukokortikoide
– Asthma-bronchiale-Therapie 323
– juvenile idiopathische Arthritis 564
– Glukoneogenese 152, 159
Glukoneogenesestörung 161, 165
Glukoseaufnahme 63
Glukose, Ernährung, parenterale 46, **47**
Glukose-Elektrolytlösung 66
Glukosefreisetzung, hepatische 152
Glukose-Galaktose-Malabsorption 269
Glukosegehalt, Nasensekret 714
Glukosehomöostase, gestörte 153
Glukose-Infusion, bei Krampfanfällen 96
Glukose-Insulin-Infusion 67, 424
Glukose-Kochsalz-Lösung 410
Glukosekonzentration
– im Blut 77, 110, 112
– im Liquor 655
Glukoselösung 112
Glukosemangel, postnataler 111
Glukose-6-Phosphat-Dehydrogenase-Mangel 440, 453, **455**
Glukose-6-Phosphatase-Mangel 169
Glukoseproduktionsrate, endogene 47
Glukosetoleranz 152, 153
Glukosetoleranztest, oraler (OGTT) 153
Glukoseverbrauch 111
Glukoseverwertungsstörung 152
Glukosidase-Mangel 169
Glukosurie 151, 153, 164, 269, 431
– Neugeborenes 154
Glukosylzeramidspeicherung 178
Glukozerebrosid-β-Glukosidase-Defekt 178
β-Glukuronidasemangel 172
Glukuronidierungssystem, Störungen 289
Glutäalfaltenasymmetrie 844
Glutarazidurie 191, 685
Glutaryl-CoA-Dehydrogenase-Defekt 191
Glykogenolyse 152, 165
Glykogenolysestörung 161
Glykogenose 161, 169, 858
Glykolyse-Defekt 167, 453
GM₁-Gangliosidose 177
GM₂-Gangliosidose 177
GM-CSF 462, 537
GN (Glomerulonephritis) 402
Gneis 789
Gnomenwaden 867
GnRH (Gonadotropin-Releasinghormon) 210, 437
Goitrogene 206
Goldenhar-Sequenz 131
Gonadenatrophie 871
Gonadeninsuffizienz 214
Gonadotropin-Releasinghormon (GnRH) 210
Gonadotropinmangel, angeborener 224
Goodpasture-Syndrom 400, **405**
Gowers-Phänomen 852, 867
G-Proteine 607
Graefe-Zeichen 204

Graft-versus-Host-Erkrankung 531, 539
Grand-mal-Anfall **719**, 721
Granulation, toxische 463
Granulom, eosinophiles 466, **502**
Granulomatose, septische 538
Granulozyten
– basophile 466
– eosinophile 466
– Funktion 462
– Granulation, toxische 463
– Hypersegmentierung 463
– neutrophile 533
– vermehrte 464
Granulozytenanomalie 463
Granulozytenfunktionsdefekt 538
Granulozytopenie 53, 459, 465
Gregg-Syndrom **608**, 924
Greifarm, aktiver 811
Greiffunktion, Entwicklung 10
Greifreflex **23**, 93
Grey-Syndrom 77
Grimassieren 738
Grippe (vgl. Influenza) 602
Grünholzfraktur 822
Guedel-Tubus 301
Gürtelform-Myasthenie 863
Gürtelrose (vgl. Zoster) 611
Guillain-Barrè-Syndrom 709
GVH-Erkrankung (Graft-versus-Host-Erkrankung) 531, 539
Gynäkomastie 212
G-Zell-Hyperplasie 252

H

Haab-Leisten 929
Haarausfall 203
Haarleukoplakie 601
β-HCG (humanes β-Choriongonadotropin) 515
Hackenfuß 840
Haemophilus influenzae
– Epiglottitis 312
– Infektion 637, 939
– Meningitis 623
– Schutzimpfung **32**, 312
– Sinusitis 304
Hämangiom 776
– intrakranielles 717
– Mund-Kiefer-Hals-Bereich 245
– Speicheldrüse 242
Hämatemesis 239
Hämatin 197, 239
Hämatinerbrechen 252
Hämatochezie 239
Hämatokolpos 434
Hämatokrit **74**, 442, 462
Hämatom 469
– epidurales **713**
– retinales 191
– subdurales 94, **713**
Hämatopoese 495
Hämaturie **400**, 402, 410, 508
– familiäre, benigne 400
– harnsteinbedingte 432
– isolierte 401
Hämodialyse 424, **427**, 886
– Gefäßzugang 424
Hämodilution 72
Hämoglobin
– fetales 75
– glukosyliertes 153, 155
– reduziertes 442
Hämoglobinämie 453, 455
Hämoglobin-C-Anämie 456
Hämoglobin-Elektrophorese 450
Hämoglobingehalt im Erythrozyten (MCH; mean corpuscular hemoglobin) 442
Hämoglobinkonzentration
– des Erythrozyten (MCHC; mean corpuscular hemoglobin concentration) 442, 445
– im Blut 440, 442
– postnatale 75
Hämoglobin-M-Anomalie 461
Hämoglobinopathie 448, 453, **455**
Hämoglobinsynthesestörung 446
Hämoglobinurie 410, 453
Hämolyse 440, 451, **452**
– akute 442
– mechanische 409, 444, **457**
– medikamentös bedingte 453
Hämolytisch-urämisches Syndrom (HUS) **409**, 423, 441, 472, 474
Hämoperfusion 886
Hämophagozytierendes Syndrom 576
Hämophilie 479
Hämophilie A 479
Hämophilie B 481
Hämoptoe 405
Hämosiderinurie 453
Hämosideroseprophylaxe 450
Hämostase 469, **473**
– primäre 472
– sekundäre 469, 472, **479**
Hämpigmentstoffwechselstörung 196
Hageman-Faktor-Mangel 481
Hakenwurminfektion 664
Halblösung 65
Halbseitenanfälle 691
Halbseitenlähmung (vgl. Hemiparese) 718
Hallervorden-Spatz-Krankheit 695
Hallopeau-Siemens-Epidermolyse 771
Hallux, flexus 839
Halluzination 746
Halsfistel 246
Halslymphknoten, vergrößerte 308, 627, 632, 654
Halsregion, bildgebende Diagnostik 904
Halsschmerzen 305, 312, 626, 632
Halszyste 246
Haltungsschwäche 833
Haltungstest, nach Matthiass 833
Hamartom 691
Hamburg-Wechsler-Test 13
HA-Milch (hypoallergene Milch) 42
Hand-Augen-Koordination 27
Hand-Fuß-Syndrom 456
Hand-Fuß-Mund-Krankheit 586
Hand-Röntgenaufnahme **5**, 228, 427
Hand-Schüller-Christian-Syndrom 502
Handfunktion, Entwicklung 10
Handgelenkfehlstellung 426
Handwurzelknochen 6

HANE (hereditäres angioneurotisches Ödem) 538
Hantia-Santavuori-Hagberg 181
Haptoglobin, freies 453
Harnabflussstörung 416
Harnblase
– areflexive 419
Harninkontinenz 416, 419
Harnkonzentrationsfähigkeit, Abnahme 425
Harnleiter (vgl. Ureter) 415
Harnleiterstein 280
Harnnachträufeln 416
Harnpflichtige Substanzen 422, 425
Harnsäureausscheidung 195
Harnsäurenephropathie 423
Harnsäurestein 432
Harnstau, beidseitiger 416
Harnsteinerkrankung 432
Harnstoff 65, 153, 427, 802
Harnstoffzyklusstörung 192
Harnträufeln 419
Harnwegsinfektion 417, **420**, 432
– neonatale 118, 120
– nosokomiale 643
– rezidivierende 411
– unkomplizierte 422
Harnwegsobstruktion **416**, 423, 432
Harrison-Furche 57, 321
Hashimoto-Thyreoiditis **205**, 207
Hasner-Klappe 921
Hauptverbandbereich 933
Haut, Adaptation, postnatale **75**
Hautatrophie 50
Hautblutung 105, 459, **469**, 621
Hautemphysem 101
Hauterkrankungen 767
– allergische 795
– infektiöse 777
– parasitäre 786
Hautfalte, stehende 64
Hauthyperelastizität 817
Hautinfektion 777
– neonatale 118
Hautkandidose 659, **783**
Hautkolorit 426
Hautmaulwurf 667
Haut-Prick-Test 547
Hautschuppung, Scharlach 627
Hauttest 547
Hautturgor 64
– postnataler 75
HAV (Hepatitis-A-Virus) 591
Hb (vgl. Hämoglobin) 440
HbA1 450
HbA1c-Wert 153, 155
HbA2 448, 450
HbBarts 449
Hb-Barts-Hydrops-fetalis-Syndrom 451
Hb-Elektrophorese 456
HbF (fetales Hämoglobin) 75, **449**, 452, 456, 458
HbH-Krankheit 451
Hb Lepore 451
HbS 455
HBV (Hepatitis-B-Virus) 592, **593**
HCV (Hepatitis C-Virus) 592, **594**
HDL-Cholesterin 175
Heavy chains 535
Hebephrenie 746
Heiner-Syndrom 334
Heinz-Innenkörper 444, 455
Heiserkeit 310
Heißhungerattacken 757

Helicobacter pylori 252
Helmintheninfektion
– extraintestinale 666
– intestinale 663
– Therapie 665
Hemeralopie 54
Hemianopsie, bitemporale 525
Hemichondrodystrophie 814
Hemi-Fontan-Operation 362
Hemihypertrophie 518
Hemiparese 691
– bilaterale 725
– infantile, akute 718
Hemiparese-Syndrome 725
Hemizygotie 145
Hemmkörper, gegen Faktor VIII 480
Henkelstellung der Arme 852
Hepatitis 591
– neonatale 88
Hepatitis A 591
– Schutzimpfung 36
Hepatitis B 592, **593**
– Prophylaxe, postexpositionelle 33
– Schutzimpfung 33
Hepatitis C 592, **594**
Hepatitis D 592
Hepatitis E 592
Hepatitisviren 591
Hepatobiliäres System, Mukoviszidose 296
Hepatoblastom 518
Hepatomegalie
– Fruktoseintoleranz 165
– Glykogenose 169
– neonatale 112, 361
– totale Lungenvenenfehlmündung 345
Hepatopathie, nicht entzündliche 285
Hepatosplenomegalie 89, 449, 600, 615
– Leukämie 489
– Lipidose 176
– Morbus Niemann-Pick 180
– Mukopolysaccharidose 172
– Tyrosinämie 185
Herbizidvergiftung 889
Herdepilepsie 722
Heredoataxie 699
Heredodegenerative Erkrankung 691, 698
Herlitz-Epidermolyse 771
Hermansky-Pudlak-Syndrom 478
Hernie **275**, 817
Herpangina 306, 586
Herpes
– genitalis, Entbindung 598
– labialis 596
– neonatorum 596, **597**
– Herpesenzephalitis **704**, 901
Herpes-Panaritium 596
Herpes-simplex-Virus-Infektion 595
– genitale 597
– konnatale 597
– latente 595
– Ösophagitis 246
– Stomatitis 241
Herpesviren, humanpathogene 596, 614
Hers-Glykogenose 169
Hertoghe-Zeichen 790
Herzauskultation 339
Herzbuckel 339

Sachverzeichnis

Herzerkrankungen, entzündliche 366
– Endokarditis 369
– Myokarditis 366
– Perikarditis 370
Herzfehler 131, **337ff**, 441
– angeborene 337ff
– Down-Syndrom 137
– komplexe 362
– mit Linksherzobstruktion 357ff
– mit Rechtsherzobstruktion 349ff
Herzdruckmassage 81, 396
Herzfrequenz
– Normalwerte 383
– postnatale 73
Herzgeräusch 377
Herzinsuffizienz 101, **375**
Herzkatheteruntersuchung 340
Herzklappe, künstliche 441, 457
Herz-Kreislauf-System, präpartale Entwicklung 337
Herzlageanomalie 340
Herzpalpation 339
Herzrhythmusstörungen 203, **382**
Herzschlauch, primitiver 338
Herzschrittmacher 393
Herztamponade 370
Herzstillstand **396**, 490
Herztumoren 370
Herztransplantation 362, 374
Heteroglykanose 171
Heteroplasmie 146
HEV (Hepatitis-E-Virus) 592
Hexenmilch 76
Hexosaminidase-A-Aktivität 177
HFI (hereditäre Fruktoseintoleranz) 165
H₂-Exhalationstest 263
HGPRT-Defekt 194
HHL (Hypophysenhinterlappen) 224
HHV-6 (humanes Herpesvirus Typ 6) 589
HHV-8 (humanes Herpesvirus Typ 8) 595
Hiatus leucaemicus 490
Hiatushernie 254
Hib-Impfstoff 32
HIDS (Hyper-IgD-Syndrom) 574
High pressure reflux 417
Himbeerzunge 627
Hiob-Syndrom 545
H⁺-Ionenausscheidung 68
von Hippel-Lindau-Syndrom **691**, 776
Hirnabszess 621, **707**
Hirnatrophie 182, 685
Hirnblutung 489
– Frühgeborenes 95, 716
– Neugeborenes 94
Hirndrucksteigerung 519, 522, 524, **685**, 717
Hirnerschütterung 711
Hirngewebeherniation 685, 702
Hirngewicht 9
Hirninfarkt 621
– pränataler 684
Hirnnervenkernaplasie 687
Hirnnervenparese 697
Hirnödem 70, 621, 711
– Behandlung 714
– bei Rehydrierung 65
– hitzebedingtes 881
– posttraumatisches 714

– Therapie 714, 881
Hirnprellung 711
Hirnquetschung 711
Hirnrindenentwicklungsstörung 683
Hirnschädelverkalkung, fehlende 60
Hirnsklerose, tuberöse 690
Hirnstammenzephalitis 705
Hirnstammkompression 680
Hirnstammpotenziale, akustisch evozierte 935
Hirnstammtumor 524
Hirnstrompotenziale, evozierte 25
Hirntumor 227, **519**
Hirnventrikelerweiterung 685
Hirnwachstum, vermindertes 684
Hirschsprung, Morbus 259
Hirtenstabdeformität, Femur 814
Histamin 264, 324
Histiozytose 501
– maligne 503
Histiozytosis X 501
Hitzekollaps 881
Hitzekrämpfe 881
Hitzschlag 881
HIV (Human Immunodeficiency Virus) 598
HIV-Antikörpertest 599
HIV-Infektion **598**, 610
H-Ketten 535
HLA-Assoziation
– Diabetes mellitus 151
– Morbus Basedow 202
– Myasthenia gravis pseudoparalytica 861
– Zöliakie 265
HLA-B27 561, 644
HLA-System 536
HMSN (hereditäre motorisch-sensorische Neuropathie) 859
Hochdruckenzephalopathie 379
Hochspannungsunfall 882
Hochwuchs 52, **228**, 817
Hockstellung 351
Hodenfehllage 436
Hodengröße 6
Hodeninfarzierung 439
Hodenschwellung 439
Hodentorsion **438**, 515
Hodenvolumen 211
Hodgkin, Morbus **500**, 601
Höhenphobie 752
Hörgeräteversorgung 936, **942**
Hörprüfung 26
Hörminderung 938
Hörschwellenbestimmung 935
Hörscreening 933
Hörstörung 933, 942
– Vorsorgeuntersuchung 18, 25
Hörstummheit 742
Hörtest 18
Hörverbesserung, operative 936
Hörverlust, Hauptsprachbereich 933
Hörvermögen
– Sprachentwicklung 12
– Vorsorgeuntersuchung 21
Hohlfuß 699, **841**, 860
Hohlrundrücken 834
Hohlwarzen 41
Holoprosenzephalie 139, **682**
Holt-Oram-Sydrom 130
Homöothermie 72
Homozystinurie 188

Hormon, antidiuretisches 63
Horner-Syndrom 93, 506
Hornhautödem 928
Hornhauttrübung 178
Hornhautvernarbung 929
Hospitalismus, psychischer 729
Howell-Jolly-Körperchen 444
HR-CT (high-resolution Computertomographie)
HSV (Herpes-simplex-Virus) 595
Hufeisenniere 415
Hüftgelenk
– Anspreizkontraktur 819
– Chondromalazie 849
– Deformität, präarthrotische 849
Hüftgelenkdysplasie 131, 809, 821, **844**
Hüftgelenkentzündung, abakterielle, flüchtige 849
Hüftgelenkerguss 849
Hüftgelenkinstabilität 844
Hüftgelenkluxation 131, 820, **844**
– spastisch bedingte 808
Hüftgelenkschmerzen 849
Hüftgelenkuntersuchung, sonographische, nach Graf 844
Hüftkopf
– deformierter 813, **847**
– Osteochondrose, aseptische 818
– Subluxierbarkeit 844
Hüftkopfdislokation 844
Hüftkopfepiphysenlösung 849
Hüftkopfnekrose 808, 827
– juvenile (vgl. Perthes, Morbus) 847, 920
– kindliche, idiopathische (vgl. Perthes, Morbus) 847
Hüftkopfreposition 846
Hüftkopfsubluxation 848
Hüftlendenstreckseife 836
Hüftmuskulaturspastik 726
Hüftpfannendeformität, sekundäre 844
Hüftpfannendysplasie (vgl. Hüftgelenkdysplasie) 844
Hüftsonographie 18, 844
Human Immunodeficiency Virus (vgl. HIV) 598
Humanalbumin 408
Humps 402
Hundebandwurm 667
Hundebissverletzung 883
Hungeratrophie 50
Hungertest 289
Hunter-Mukopolysaccharidose 172
HUS (vgl. Hämolytisch-urämisches Syndrom) 409
Husten **298**, 316, 326, 329, 331, 506
– persistierender 304
– plötzlich auftretender 335
– produktiver, chronischer 318
Hustenattacken
– postnatale 83
– stakkatoartige 638
HVL (Hypophysenvorderlappen) 224
HVL-Tumor, TSH-produzierender 203
Hydantoin-Langzeittherapie 241
Hydatidenkrankheit 667
Hydramnion 74, 83, 86
Hydratationszustand 63
Hydrocele testis et funiculi 437

Hydrocephalus (vgl. Hydrozephalus) 685
– communicans 685
– e vacuo 685
– externus 685
– hypersecretorius 685
– internus 685
– nonresorptivus 685, 717
– obstructivus 685
– occlusus 685
Hydrochlorothiazid 429
Hydrokortison 222
Hydrometrokolpos 434
Hydronephrose 416
– bilaterale 412, 418
Hydrophthalmie 922, 928
Hydrops
– congenitus, universalis 109
– fetalis 587
Hydroureter 416
25-Hydroxycholecalciferol 54, 425
11-Hydroxylase-Mangel 217, **219**
17-Hydroxylase-Mangel 220
21-Hydroxylase-Mangel 217, **217**
Hydroxylysinabbaustörung 191
3-β-Hydroxysteroid-Dehydrogenase-Mangel 220
Hydrozele, angeborene 437
Hydrozephalus (vgl. Hydrocephalus) 94, 172, **685**, 687
– bildgebende Diagnostik 398, 899
Hygrom 94, 191, **696**
Hymenalatresie 434
Hymenolepiasis 663
Hypalbuminämie 405
Hypalimentation 48
Hyperaktivität 735
Hyperakusis 177, 710
Hyperaldosteronismus **224**, 430
Hyperalimentation 48
Hyperaminoazidurie 164
Hyperammonämie 187, **192**, 284
Hyperandrogenämie 220
Hyperbilirubinämie 88, **105**, 288, 455
– lebensbedrohliche 290
Hyperchlorämie 429
Hypercholesterinämie **175** 407
Hyperchromie 444
Hyperchylomikronämie 175
Hypereosinophiles Syndrom 466
Hyperexzitabilität, Neugeborenes 9
Hyperglykämie 153
– bei totaler parenteraler Ernährung 48
Hyperglyzinämie, nicht ketotische 190
Hyperhomozystinämie 188
Hyperhydratation 66
Hyper-IgD-Syndrom (HIDS) 574
Hyper-IgE-Syndrom 545
Hyper-IgM-Syndrom 541
Hyperimmunserum 29
Hyperinsulinismus 111, **159**
– fetaler 112
Hyperkaliämie **67**, 423, 450
Hyperkalzämie 55, 59, 203
– infantile, idiopathische, angeborene 55
Hyperkalziurie 208, 429, 433
Hyperkapnie 79, 119
Hyperkeratose, metaplastische 54

Hyperkinetische Störung 736, 739
Hyperkoagulabilität 484
Hyperkortisolismus 222
Hyperlipidämie 405, 407
Hyperlipoproteinämie 174
– Screeninguntersuchung 175
Hyperlordose 832, 867
Hypernatriämie 430
Hyperopie 930
Hyperosmolares Syndrom 65
Hyperostose, kortikale, infantile 828
Hyperoxalurie 433
Hyperparathyreoidismus 209
– sekundärer 56, 425, 427
Hyperphenylalaninämie 184
Hyperphosphatämie 427
Hyperphosphatasie 57, 59, **60**
Hyperphosphaturie 429, 431
Hyperpigmentation 221, 697
Hyperreagibilität, bronchiale 320
Hypersalivation 307
Hypersegmentierung, Neutrophile 463
Hypersplenismus 284, 450
Hypersulfatämie 423
Hypertelorismus 458
Hypertension
– portale 284, **285**, 287, 414
Hypertensive Krise 379
Hyperthermie, maligne 875
Hyperthyreose 202
Hyperthyreosis, factitia 203
Hypertonie
– arterielle 220, 222, 224, **378**, 402, 405, 414, 426
– – maligne 410
– muskuläre, Neugeborenes 9
– pulmonale 296, 378
Hypertransfusion 450
Hypertransparenz, pulmonale 335
Hypertriglyzeridämie, bei totaler parenteraler Ernährung 48
Hyperurikämie 170, **194**, 490
Hyperventilation 70, 889
Hyperventilationstetanie 208
Hypervitaminose 52
Hypoaldosteronismus 67
Hypoareflexie 864
Hypochromie 444, 446, 450
Hypodontie 243
Hypogalaktie 40
Hypogammaglobulinämie, transitorische 541
Hypogenitalismus 143
Hypoglykämie **159**, 723
– Ahornsirupkrankheit 186
– bei Insulintherapie 155
– bei totaler parenteraler Ernährung 48
– Fruktose-1,6-Diphosphatase-Mangel 166
– Gierke-Glykogenose 169
– neonatale **110**, 112, 159
– postnatale 72, 77
– reaktive 48
– Soforttherapie 160
Hypogonadismus 51, 164
– primärer 142
– hypophysär bedingter 224
Hypokaliämie **67**, 429
Hypokalzämie 113, **208**, 423, 427, 539, 723
– neonatale 112, **113**

Hypoketonurie 162
Hypolipoproteinämie 174
Hypomagnesiämie 113
Hyponatriämie 65
Hypoparathyreoidismus 113, **207**, 539
Hypoperfusion, renale 424
Hypophosphatämie 56, **59**
Hypophosphatasie, kongenitale 60
Hypophyse, Hormone 224
Hypophysenfunktionstest 225
Hypophysentumor 52
Hypophysenvorderlappeninsuffizienz 224
Hypopituitarismus 224
Hypoplasie, Skelett 809, **810**
Hypoplastisches Linksherzsyndrom 361
Hypoproteinämie 266
Hyporeflexie 67
Hyposensibilisierung **324**, 550
Hypospadie 147, **435**
Hypothalamus-Hypophyse-Schilddrüse-Funktionsachse 198
Hypothalamus-Hypophyse-NNR-Funktionsachse 217
Hypothalamus-Hypophysenvorderlappen-Gonaden-Funktionsachse 210
Hypothalamustumor 52
Hypothermie 72, 696
Hypothyreose 137, **199**, 224, 227
Hypotonie
– arterielle 407
– muskuläre 57, 137, 430, 857
Hypotonie-Syndrome 725
Hypotoniesyndrom 853
Hypovitaminose 52
Hypovolämie 405, 407
Hypoxämie 98, 319, 461
Hypoxanthin 195
Hypoxie 72, 79
Hypsarrhythmie 720
Hysteroepilepsie 724

I

Ibuprofen 583, 675, 676
ICD-10, Kinder-/Jugendpsychiatrie 728
Ich-Störung 746
Ichthyose 768
– kongenitale 770
– nichtbullöse kongenitale 770
– vulgäre 769
– – autosomal-dominante 769
– – X-chromosomal-rezessive 769
ICR (Interkostalraum) 344
Icterus
– gravis 105, 108
– gravis et prolongatus 201
– neonatorum 105
– praecox 105, 108
– prolongatus 105
Idiotie 730
– amaurotische 177
Iduronidase 173
IFG (impaired fasting glucose) 153
IfSG (Infektionsschutzgesetz)
Ig (vgl. Immunglobulin) 536
IgA-Ablagerung 403

IgA-Bildung, fetale 76
IgA-Glomerulonephritis 400, **403**
IgA-Mangel 700
– selektiver 542
IgA-Nephropathie (vgl. IgA-Glomerulonephritis) 403
IgA-Spiegel, erhöhter 403
IgE-Antikörper 548
IgG-Anti-D-Gabe, postpartale 110
IgG-Antikörper
– blockierende 324
– Transfer, diaplazentarer 76
IgG-Antikörpertiter 609
IgG-Bildung, fetale 76
IgG-Subklassenmangel 541, 542
IgM-Nachweis, spezifischer 609
IGT (impaired glucose tolerance) 152
Ikterus **88**, 117, 284, **286**, 289, 442, 453, 651
– postnataler 89
Ileokolitis, ulzeröse 644
Ileus 87, **255**, 257
– bildgebende Diagnostik 911
– hoher 255
– mechanischer 255
– Neugeborenes 86
– paralytischer 67, 255, 273
– tiefer 255
Imbezillität 730
Imitationsvermögen 11
Immortalisation 600
Immunabwehr 462
Immundefekt 466, **537**
– angeborener 269, 537
– erworbener 545
– kombinierter 543
– spezifischer 537
– unspezifischer 537
– zellulärer 659
Immundefekt-Erkrankung 537
Immundefektsyndrom 468
Immundefizienz
– CMV-Infektion 615
– EBV-Infektion 601
– HSV-Infektion 596
– Masernverlauf 604
– Varizellenkomplikationen 613
– Zoster 611
Immunglobulin (vgl. Ig, vgl. Antikörper) 403, 536
Immunglobulin A 536
– sekretorisches, Frauenmilch 39
Immunglobulin, CMV-spezifisches 615
Immunglobulinfragmente 535
Immunglobulinklasse 535
Immunglobulinproduktion, Isotypen-Switch 535
Immunisierung
– aktive 28
– passive 28
Immunität 580
– angeborene 533
– erregerspezifische 584
– erworbene 533
– humorale 462
– zelluläre 462
Immunitätsdefekt 404
Immunkomplex-Nephritis **399**, 403
– exsudativ-proliferative, akute 401
Immunkomplexablagerung 404
– mesangiale 401, 403

Immunologische Faktoren, Frauenmilch 39
Immunreaktionsstörung 29
Immunreaktives Trypsinogen (IRT) 294
Immunstimulanzien 585
Immunsuppression
– Aspergillus-Infektion 661
– HHV-6-Infektion 590
– medikamentöse 405
– Sepsiserreger 616
Immunsystem 533
– fetales 76
Immunthrombozytopenie 469, **474**
– chronische 474
Impetigo 626
– bullosa 118
– contagiosa **778**, 780
Impfabstand 30
Impfkalender 31
Impfmasern 35
Impfreaktion 29
Impfschaden 29
Impfstoff 29
Impressionsfraktur 715
Imprinting 143
Impulsdurchbrüche 744
Impulsiv-Anfälle **721**, 736
Inborn errors of metabolisms, Stoffwechselstörung 150
Incontinentia pigmenti 691
Indikationsimpfung 36
Indometacin 431
Infarkt, Sichelzellanämie 456
Infektanfälligkeit 456, 459, 469, 537, 700
Infektasthma 322
Infektion 580
– bakterielle 409, **616 ff**
– – neonatale 115
– – nosokomiale 115, **119**
– katheterassoziierte 48, 119
– konnatale 610
– nosokomiale 616, 625, 643
– opportunistische 538, 543
– pränatale 611
– respiratorische 628
– rezidivierende 543, 544
– virale 538, **584 ff**
Infektionsfokus 616
Infektionsgefahr, erhöhte 465
Infektionskrankheit 580, **584**
– zyklische 640
Infektionsprophylaxe **28**, 121
Infektiosität 580
Infertilität 437, 439
– Ullrich-Turner-Syndrom 141
Influenza 602
Influenza-A-Virus-Infektion 329
Influenza-Schutzimpfung **36**, 603
Infusionslösung, fruktosehaltige 166
Ingestionsunfall 883
INH (Isonikotinsäurehydrazid) 656
Inkubationszeit 580
Inkubator 72, 82
Innate immune response 279
Innenohrschaden 938
Innenohrschwerhörigkeit 401, 871
INR (international normalized ratio) 472
Insektenstiche 889
Insektizidvergiftung 889

Sachverzeichnis

Inselzell-Antikörper 151
Inselzelladenom 160
Inselzelldysplasie 160
Insuffizienz
– hepatozelluläre, chronische 284
– kardiopulmonale 297
– respiratorische 405
Insulin 157
Insulin-Antikörper 151
Insulininjektionsgerät 154
Insulinkonzentration 47
Insulinmangeldiabetes, transitorischer 154
Insulinsekretionsstörung 151
Insulintherapie 154
– intensivierte 154
Insult, ischämischer 719
Intelligenzentwicklung 13
Intelligenzminderung 691, **729**, 744
– Förderungsmöglichkeit 730
Intelligenzquotient 729
Intelligenztests 13
Intentionstremor 522, 699
Interaktion, soziale 12
Interferon 533
– α-Interferon 594
– γ-Interferon 537
Interleukine 119, **537**
Intermediärinsulin 154
International normalized ratio 472
Intersexualität 215
Intrakutantest 547
Intrazellularraum 62
Intrinsic-Faktor-Mangel 460
Intubation, Neugeborenes 80
Invagination **257**, 272
– ileozäkale 257
– kolosigmoidale 257
– Meckel-Divertikel 273
Involved-field-Bestrahlung 501
Inzest 763
Inzidenz 580
Ionenaustauscherharz 424
Ionenkanalkrankheit 872
Ipecacuanha-Sirup 885
Ipratropiumbromid 323
IQ (Intelligenzquotient) 729
Iridozyklitis 560
Irishamartome 689
IRT (immunreaktives Trypsinogen) 294
Ischämie-Test 875
Isolationssymptomatik 747
Isonikotinsäurehydrazid 656
Isosporiasis 665
Isotopen-Clearance 416
Isotypen-Switch 535
Ito-Syndrom 691
ITP (Immunthrombozytopenie) 474
I/T-Quotient 119
Itraconazol 662
IVP (intravenöses Pyelogramm)
Ixodes ricinus 590

J

Jackson-Anfall 524, **722**
Jactatio corporis 740
Jaktationen 739
Jarisch-Herxheimer-Reaktion 650

Jejunalschleimhautbiopsie, Zöliakie-Diagnostik 265
Jervell- und Lange-Nielsen-Syndrom 390, 942
JIA (Arthritis, juvenile idiopathische) 555
JMML (juvenile myelomonozytäre Leukämie) 496
Jodanalyse, im Urin 202
Jodexzess 199
Jodgehalt, intrathyreoidaler 207
Jodidtherapie 207
Jodmangel 199, 207
Jodprophylaxe 19, 25
Jones-Kriterien, rheumatisches Fieber 555
Joubert-Syndrom 687
Juckreiz 767
Jugendsekte 14

K

K-ABC (Kaufman-Assessment Battery For Children) 13
Kachexie 50
Kälteagglutinintiter 652
Kahnschädel 688
Kala-Azar 668
Kalium, intrazelluläres 63
Kaliumhaushalt, Regulation 63
Kaliumhomöostasestörung 66
Kaliumkonzentration, im Serum 66
Kaliummangel 69
– intrazellulärer 67
Kaliumpermanganatvergiftung 889
Kaliumsubstitution 67, 431
Kaliumumverteilung 67
Kaliumverlust
– chronischer 430
– renaler 431
Kalzium 208
Kalzium-Phosphat-Stoffwechsel 56
Kalziumausscheidung, renale 56
Kalziumazetat 427
Kalziumglukonat 81, 112, 424
– bei Krampfanfällen 96
Kalziumkanalkrankheit 874
Kalziumkarbonat 427
Kalziumkonzentration, im Serum 207
Kalziumoxalat-Mischstein 432
Kalziumphosphatstein 432
Kalziumresorption 425
Kalziumstoffwechsel 55, 207
Kammerflattern 389
Kammerflimmern 389
Kammerwinkel, Fehlentwicklung 928
Kandidose (vgl. Candidose) 783
Kanikolafieber 651
Kanner-Syndrom 743
Kapillarfragilität, Frühgeborenes 75, 95
Kapillarthrombosen 485
Kapselbandapparat, Verletzung 823
Kapselpolysaccharide 628, 630
Karbamylphosphat 192
Kardiainsuffizienz 246, **250**
Kardiomegalie 169, 358, 365
Kardiomyopathie 371, 450, 699
– Becker-Muskeldystrophie 870

– dilatative 373
– hypertrophe 372
– restriktive 375
Kardiospasmus 249
Karies 243
Karnitin 162, 191
Karnitinmangel 187
Karpfenmund 696
Karpogramm 5
Kartagener-Syndrom 319
Karyogramm 136
Karzinom
– embryonales 514
– hepatozelluläres 518, 595
– kolorektales 282
Kasabach-Merritt-Syndrom 474, 777
Kasai-Operationen 89
Katabolie 45
Katabolismus 423
Katarakt 163, 401, 696, 871
– kongenitale 924
– radiogene 517
Katecholamine 398, 506
Katheterinfektion 119
Katheterisierung, intermittierende 419
Kationen 62
Kationenaustauscherharz 67
Katzenauge 516
– amaurotisches 926
Katzenkratzkrankheit 309, **646**
Katzenschrei-Syndrom 140
Kaufman-Assessment Battery For Children 13
Kavernenbildung 654
Kavographie 433
Kawasaki-Syndrom 309, 479, **570**
Kayser-Fleischer-Kornealring 695
Kehlkopfdiphtherie 633
Kehlkopfentzündung (vgl. Laryngitis) 310
Kehlkopffehlbildung 301
Keilwirbel 834
Keimaszension 116
Keime, uropathogene 420
Keimnachweis, beim Neugeborenen 120
Keimversprengung 677
Keimzelltumor 514
Kelly-Seegmiller-Syndrom 194
Keloidbildung 469, 481
Kennziffernkatalog 16
Kent-Bündel 387
Kephalhämatom 90, 105
Keratitis
– herpetica 596
– interstitielle 649
Keratokonus 401
Keratomalazie 54
Kernig-Zeichen 621
Kernikterus 77, **106**, 109, 289
Kernspintomographie (s. Magnetresonanztomographie)
Ketoazidose, diabetische 64, 67, **69**
Ketogenese 152
Ketonämie 153
Keuchhusten 467, 638
Keuchhustenschutzimpfung 31
KEV (konstitutionelle Entwicklungsverzögerung) 226
Kieferhöhle 304
Kieferklemme 307
Kieferosteomyelitis 304
Kieferwinkellymphknoten 627

Kiel-Klassifikation, Non-Hodgkin-Lymphome 497
Kiemengangsfistel 246
Kiemengangszyste 246
Killerzellen, natürliche 533
Kinderschutzintervention, primäre 764
Kindesmisshandlung 711, 877
– körperliche 758
– sexuelle 762
Kindesvernachlässigung 758
Kindspech (Mekonium) 73
Kindstod, plötzlicher **124**, 162
Kinky-Hair-Krankheit 696
Kissing disease 600
Klaustrophobie 752
Klavikulaaplasie 129
Klavikulafraktur **91**, 822
Klavikulahypoplasie 129
Kleberproteinintoleranz 265
Klebsiella-Infektion 642
Kleinaudiometer 26
Kleinhirnfunktionsausfälle 200
Kleinhirnhypoplasie 687
Kleinhirnsymptome 522
Kleinhirntumor 519
Kleinwuchs 2, 224, **226**, 265, 285, 293, 812
Kletterfuß 839
Klinefelter-Syndrom 142, 225, 228
Klinischer Fall
– Achondroplasie 813
– Agammaglobilinämie 542
– Ahornsirupkrankheit 187
– Alkoholsyndrom, embryofetales 135
– Anämie
 – hypoplastische 457
 – megaloblastäre, alimentär bedingte 461
– Anaphylaktische Reaktion 550
– Aneurysma, intrakranielles 717
– Aquäduktstenose 686
– Asthma bronchiale 324
– Ataxia teleangiectatica 700
– Atemnotsyndrom 103
– Atopisches Fußekzem 793
– Azidose, metabolische 69
– Chorea Huntington 699
– Dehydratation 65
– Diabetes mellitus 158
– Duchenne-Muskeldystrophie 869
– Eisenmangelanämie 447
– Enteritis regionalis Crohn 283
– Enzephalitis 704
– Epiglottitis, akute 313
– Epiphyseolysis capitis femoris 849
– Ernährung, parenterale, totale 48
– Flüssigkeitslunge 103
– Galaktosämie, klassische 165
– Glomerulonephritis, postinfektiöse, akute 403
– Glomerulusläsion, minimale 409
– Hämophilie A 480
– Homozystinurie 189
– Hydrozephalus 686
– Hyperkaliämie 67
– IgG-Subklassendefekt 543
– Icterus gravis 108
– Invagination 258
– Kugelzellanämie 455

Klinischer Fall
– Kuhmilchproteinintoleranz 264
– Laryngitis subglottica 311
– Leukämie, akute
 – lymphatische 493
 – myeloische 495
– Leuzinose 187
– Lissenzephalie 684
– Lungensequester 315
– Lymphom, malignes 499
– Medulloblastom 523
– Morbus Crohn 283
– Mukopolysaccharidose 173
– Myelitis 709
– Niemann-Pick-Erkrankung 181
– Osteogenesis imperfecta 815
– Pelger-Huët-Anomalie 465
– Pertussis 467
– Polyradikuloneuritis 710
– Protein-C-Mangel 486
– Pylorusstenose, hypertrophische 255
– QT-Verlängerung, angeborene 390
– Rehydrierung 66
– Rhabdomyosarkom 514
– Schädel-Hirn-Trauma 715
– SIDS 128
– Spina bifida 681
– Staphylodermie 779
– Staphylokokken-Pneumonie 331
– Thalassaemia minor 451
– Tinea profunda 783
– Tubenbelüftungsstörung 937
– tuberöse Sklerose 691
– Urethralklappen 418
– Vitamin-K-Mangel-Blutung 482
– X-chromosomale Agammaglobulinämie 542
– Zeroid-Lipofuszinose, neuronale 181
Klinodaktylie 137
Klippel-Feil-Syndrom 688, **816**
Klippel-Trenaunay-Syndrom 776
Klitorishypertrophie 218
Klopfschall
– hypersonorer 102, 321
– verkürzter 329
Klumpfuß 129, 147, **839**
– fetaler 839
Klumphand, radiale 811
Klumpke-Lähmung 93
Klysma 278
KM (Kontrastmittel)
KMPI (Kuhmilchproteinintoleranz) 263
Kniegelenkachse 842
Kniegelenkschmerzen 849
Kniegelenkverletzung 822
Kniescheibenverrenkung 843
Knieschmerz, vorderer 821
Kniestolpern 842
Knochenalter 202, **210**, 228
Knochenauftreibung 830
Knochenbrüchigkeit 815
Knochendeformierung 426
Knochendemineralisation 425, 429
Knochendichte, abnorme 815
Knochendysplasie, fibröse 814
Knochenentwicklung 5
Knochenentwicklungsstörung 809

Knochenentzündung, bildgebende Diagnostik 918
Knochenfissur 822
Knochengewebedefekt 812
Knochenhyperplasie 809
Knochenhypoplasie 809
Knocheninfarkt 456, 826
Knocheninfektion 825
Knochenkörperchen, retinale 925
Knochenleitungshörgerät 936, **943**
Knochenmarkausstrich, Leukämie 490
Knochenmarkerkrankung, bildgebende Diagnostik 919
Knochenmarkhypoplasie 459
Knochenmarkinsuffizienz 451, 495
Knochenmarkpunktion 445
Knochenmarktransplantation 151, 497, 539,
– Diamon-Blackfan-Anämie 458
– Leukämie 493, 496
– Mukopolysaccharidose 173
– Osteopetrose 815
– Sichelzellanämie 456
– Thalassaemia major 450
Knochenmarkversagen 445
Knochennekrose 818, 919
Knochenneubildung, periostale 826
Knochenreifung, verzögerte 200
Knochenschmerzen 60, 440, 489, 506, 511
Knochensklerosierung 828
Knochenstruktur 805
Knochentumor
– benigner 829
– maligner 511
– pilzförmiger 829
– bildgebende Diagnostik 917
Knochenumbau, verstärkter 425
Knochenverletzung, bildgebende Diagnostik 919
Knochenzyste
– juvenile 832, 917
Knöchelödeme 407
Knorpeldefekt 812
Knotenstruma 206
KNS (koagulasenegative Staphylokokken) 625
KNS-Sepsis 626
Koagulationsnekrose 248
Koagulopathie 469, 471, **480**
– erworbene 481
– hereditäre 479, 482
Kochlea-Implantat 943
Köhler I, Morbus 818
Koenen-Tumor 690
Körperflüssigkeit 62
Körpergewicht **2**, 15
Körpergröße **1, 3**, 15, 226
Körperproportionen 3
Kohleaspiration 885
Kohlenhydratüberlastung, Neugeborenes 154
Kohlenhydrate, Frauenmilch 39
Kohlenhydratmalassimilation 262
Kohlenhydratstoffwechselstörung 151, 153
– angeborene 111
Kohlenhydratzufuhr 44
Kohlenmonoxydvergiftung 889
Kokken
– gramnegative 630

– grampositive 623
Kokzidien 665
Kokzidieninfektion 666
Kolik, abdominale 456
Kollagenkrankheit, eosinophile, disseminierte 466
Kollagenosen 565, 569
Kollagensynthesestörung 815
Koller-Test 483
Kolliquationsnekrose 248
Kolonaganglionose, totale 260
Kolonbiopsie 277
Kolonisation 580
Kolonkontrasteinlauf 278
Kolostomie 261
Kolostrum 38
Koma
– diabetisches 157
– hyperammonämisches 285
– hyperosmolares 65
Komatiefe 704
Kombinationsimpfstoff 28, 30
Kombinierte Immundefekte 543
Komedonen 802
Kompetenztraining, soziales 738
Komplementdefekt **537**, 630, 631
Komplementsystem 533
Komplexes regionales Schmerzsyndrom (CRPS) 578
Konditionierungsbehandlung, bei Enuresis 733
Konduktorin 869
Konfrontationsbehandlung, Panikattacke 753
Konglomerattumor 279
Konjunktivitis 331, 603, 571, 922
– hämorrhagische 586
Kontagiositätsindex 580
Kontaktdermatitis 793
Kontaktekzem 793
– allergisches 794
Kontaktstörung, interpersonelle 743
Kontinua 640
Kontraktur 851
Kontrollzwang 755
Koordinationsstörung 21, 698
Kopfblutgeschwulst (s. Kephalhämatom) 90
Kopfhaltung, Säugling 24
Kopfläuse 786
Kopfschaukeln 740
Kopfschiefhaltung 837
Kopfschmerzen 673
Kopfschwartenhämatom 91
Kopfumfang **4**, 15, 685
Kopfwachstum 4
Koplik-Flecken 603
Koprolalie 739
Koproporphyrie, hereditäre 196
Koprostase 293
Korneatrübung 172
Kornealäsion 190
Koronarnahtsynostose 688
Kortikalisauftreibung 830
Kortikalisausdünnung 815
Kortikalisdefekt, fibröser 831
Kortikalissequester 827
Kortikalisverdickung 828
Kortikoide, Notfallsituation 398
Kortisol, freies, im 24-h-Urin 223
Kortisolmangel 217
Kostmann-Syndrom 465
Kotstein 680
Krätze 787
Krabbe, Morbus 183
Krämpfe 25

– amorphe 720
– tetanische 539
– zerebrale (vgl. Anfälle, zerebrale) 162, 719
Krampfanfall 169, 409, 524
– bei Rehydrierung 65
– meningitisbedingter 118
– postnataler 72, **96**, 117
Kraniopharyngeom 525
Kraniostenose 60, 688
Kraniosynostose 816
Kraniotabes 56
Kraniotomie 689
Krankenhaushygiene 644
Krankheitsfrüherkennung 15
Kreatinin-Clearance, endogene 426
Kreislauf
– fetaler 338
– neonataler 338
Kreislaufdysregulation, orthostatische 381
Kreislaufversagen 393, 423
Kreuzbiss 243
Krise
– aplastische **456**, 587
– hämolytische 455
– hypertensive **379**, 424
– hypoglykämische 166
– myasthenische 862
– suizidale 750
– vasookklusive 456
Kropf (vgl. Struma) 206
Krupp 311, 584, 602
Kryptenabszesse 277
Kryptorchismus 222, 436
Kryptosporidiose 665
Kuchenniere 415
Kugelberg-Welander-Muskelatrophie 857
Kugelzellen 444
Kuhmilch, Zusammensetzung 38
Kuhmilchallergie 452, 550
Kuhmilchproteine, Sensibilisierung 334
Kuhmilchproteinintoleranz (KMPI) **263**, 264, 270
Kumarinprophylaxe 486
Kunstlinsenimplantation 925
Kupferausscheidungsstörung 695
Kupfergehalt, Leber 695
Kupferhistidin 696
Kupferresorption, intestinale, verminderte 696
Kupferstoffwechselstörung 695
Kurzdarmsyndrom 123
Kurzschädel 688
Kurzschlusserythropoese 458
Kussmaul-Atmung 68, 153
Kwashiorkor 50
Kyphose 833
– anguläre 833
– arkuäre 833
– thorakale 834
– thorakolumbale 812
Kyphosis, juvenilis deformans 834
Kyphoskoliose, progrediente 868

L

Labyrinth-Stellreflex 23
Labyrinthitis 939
Lächeln, soziales 12

Sachverzeichnis

Lähmung, schlaffe 67, 586
Lähmungskyphose 834
Lähmungsschielen 921
Längensollgewicht 49
Längenwachstum 806, 808, 823
Längenwachstumsstörung, erworbene 818
Läsion, thermische 880
Läuse 790
Lävokardie 340
Lakritzegenuss 431
β-Laktame 644
Laktaseaktivität, gestillter Säugling 40
Laktasemangel 265
Laktatazidose **167**, 187, 697
Laktathydrogenase 453
Laktation 37
Laktose, Frauenmilch 39
Laktose-Atemtest 263
Laktulose-Atemtest 263
Lambdanahtsynostose, einseitige 688
Lambliasis 269, **665**
Lamblien 263
Lamblieninfektion 666
α$_2$-Laminketten-Mangel 864
Lampenölingestion 890
Landau-Kleffner-Syndrom 730
Landau-Reaktion 24
Landkartenschädel 503
Landouzy-Djrine-Muskeldystrophie 872
Landry-Paralyse 709
Lange-Nielsen-Syndrom 390
Langer-Giedion-Syndrom 130
Langerhans-Granula 502
Langerhans-Zell-Histiozytose 501
Langhans-Riesenzellen 653
Langschädel 688
Langzeit-EKG 385
Langzeitblutdruckmessung 378
Laparatomie, diagnostische 501
Laparoschisis 85
Large for gestational age 71
L-Arginin-Substitution 194
Larva migrans cutanea 664, 667
Laryngitis 310
– chronische 310
– subglottica 310
– supraglottica 312
Laryngobronchoskopie 301
Laryngoskopie 310
Laryngospasmus 57
– reflektorischer 312
Laryngotracheitis, akute 310
Laryngo-Tracheomalazie 301
Late-onset-AGS 217, **219**
Latextest 662
Lauenstein-Aufnahme 849
Laugenverätzung 248, **890**
Lautdiskrimination 945
Lautfehlbildungen 945
Laxanzienabusus, chronischer 431
LDH (Laktathydrogenase) 453, 511
LDL-Cholesterin 175
Lebendgeburt 71
Lebendimpfstoff 29
Leber
– Beteiligung bei Mukoviszidose 292
– hart palpable, kleine 284
– Kupfergehalt 695
Leberbiopsie 284, 285, 288

Lebererkrankung, Labordiagnostik 89
Leberfibrose
– kongenitale 284, 287
– periportale 413
Leberfunktionsstörung 473
Leberinsuffizienz 284
– akute 285
Leberparenchymschädigung, toxische 283
Leberphosphorylasedefekt 169
Leberruptur, MRT 915
Lebersche hereditäre Abiotrophie 932
Lebersequenzszintigraphie 288
Lebertransplantation 89, 185, 284, 288
Lebertumor 518
Lebervergrößerung (vgl. Hepatomegalie) 117
Leberversagen, akutes 163
Leberzellschaden 106, 185
Leberzirrhose 163, 165, 185, **283**, 595
Leckekzem 791
LED (Lupus erythematodes disseminatus) 565
Leftside-Kolitis 278
Legasthenie (vgl. Lese-Rechtschreib-Störung) 735
Legg-Calv-Perthes (vgl. Perthes, Morbus) 847
Legionärskrankheit 646
Legionella, pneumophila 645
Legionellen-Pneumonie 646
Legionelleninfektion 645
Leichtketten 535
Leigh-Krankheit 167, **697**
Leihimmunität 76
Leishmaniasis 668
Leistenbildung, retinale 926
Leistenhernie 275
Leistenhoden 436
Leistungsfähigkeit 729, 832
Leistungsknick 706
Leistungsminderung 440
– zerebrale, hirntumorbedingte 522
Lektinaktivierungsweg 533
Lendenlordose 812
Lendenskoliose 819
Lendenwirbelosteoblastom 830
Lendenwirbelosteoidosteom 830
Lendenwirbelsäule, Kyphosierung 835
Lendenwulst 835
Lennox-Gastaut-Syndrom 721
Lenticonus anterior 401
Lenticonus posterior 924
Lentigines 773
Leopard-Syndrom 773
Leptospirämie 651
Leptospireninfektion 650
Lernbehinderung 730
Lernstörung, spezifische 737
Lesch-Nyhan-Syndrom **194**, 460
Lese-Rechtschreib-Störung 735, 945
Letalfaktor 146
Letalität 580
Leukämie 137, 441, 472
– akute lymphatische 489, **492**
– akute myeloische 489, **493**
– chronische, myeloische 441, **495**
– juvenile Myelomonozytäre 496

– Klassifikation 488
– Induktionstherapie 490
– Konsolidierungstherapie 490
– Stammzelltransplantation 531
– Supportivtherapie 490
Leukämoide Reaktion 464
– bei Down-Syndrom 137
Leukodystrophie 176, 692
– metachromatische 182, 695
– orthochromatische 182
Leukokorie 516, 924, 926
Leukomalazie, periventrikuläre 95
Leukotrien-Rezeptorantagonisten 323
Leukozyten
– Einschlusskörperchen 472
– Differenzialblutbild 74
– Funktion 462
– Normalwerte, Vierer-Regel 463
Leukozytenphosphatase, alkalische 496
Leukozytenzahl 582
Leukozytenzylinder 421
Leukozytopenie, mit relativer Lymphozytose 590
Leukozytose
– bei Fieber 590
– mit Lymphozytose 639
– neutrophile, postnatale 75
Leukozyturie
– neonatale 120
– signifikante 421
– sterile 656
Leuzinose 186
Levopromazin 747
Lidekchymosen 506
Lidödeme 407
Lidschluss, einseitig fehlender 92
α-L-Iduronidase-Defekt 172
Life-birth (Lebendgeburt) 71
Light chains 535
Lignac-Syndrom 190
Linksherzhypertrophie 348, 356, 380
Linksherzinsuffizienz 348, **375**
Linksherzsyndrom, hypoplastisches 361
Links-rechts-Shunt, Herz
– partieller und kompletter atrioventrikuloseptaler Defekt 348
– persistierender Ductus arteriosus Botalli 341
– Totale Lungenvenenfehlmündung 345
– Ventrikelseptumdefekt 346
– Vorhofseptumdefekt 343
Linksverschiebung, Granulozyten, neutrophile 464
Linsenektopie 188
Linsenluxation 817
Linsentrübung (vgl. Katarakt) 924
Lipase, gestillter Säugling 40
Lipid-Speicherkrankheit 176
Lipidose 176
Lipidspeicherung, viszerale 180
Lipidstoffwechselstörung 174
Lipofuscinbodies 181
Lipofuszinose 176
Lipogenese 47
Lipoidnephrose (vgl. Glomerulusläsion, minimale) 407
Lipolyse, gesteigerte 152

Lipopolysaccharide, der Bakterienmembran 639
Lipoproteinlipasemangel, familiärer 175
Lippen-Kiefer-Gaumenspalte 138, **244**
– Pätau-Syndrom 139
– Rhinophonie 946
– Wiederholungsrisiko 147
Lippenpigmentierung 274
Liquordränage **686**, 687
Liquordynamik 686
Liquorfistel 714
Liquorpleozytose 621, 703
– lymphomonozytäre 655
– lymphozytäre 648
Liquorproduktion, vermehrte 685
Liquorresorption, unzureichende 685
Liquoruntersuchung
– Meningitisverdacht 118, 621
– Sepsisverdacht 618
– Tuberkulosediagnostik 655
Liquorzellbild, mononukleäres 622
Liquorzytologie 520
Lisch-Knötchen 689
Lispeln 933
Lissenzephalie 683
Listeria monocytogenes 633
Listeriennachweis 634
Listeriose 633
– Frühinfektion, neonatale 633
– konnatale 610
Lithium 749
Little-Krankheit 725
L-Carnitin 194
L-Ketten 535
LKG (Lippen-Kiefer-Gaumen-Spalte) 244
L-Methionin 890
Lobärpneumonie 326, 329, 332
Lobstein-Syndrom 815
Löffelhand 810
Löffler-Infiltrat 664
Löffler-Syndrom 466
Longitudinaluntersuchungen 11
Lordose 833
Loslassschmerz 272
Louis-Bar-Syndrom 543, 544, 691, **700**
Low pressure reflux 417
Low-birth-weight-infant 71
Lowe-Syndrom 924
LRH-Analoga 214
LRH-Sekretion 210
LRH-Test 213
LSG (Längensollgewicht) 49
L-TGA (angeboren-korrigierte Transposition der großen Arterien) 364
Lückenschädel 680, 688
Lues 650
– connata 610
– Serologie 650
Luft
– freie, intraabdominelle 123
– in den Portalvenen 123
Luftleitungshörgerät 943
Lumbalpunktion 621, 655
– beim Neugeborenen 120
Lunge
– Mukoviszidose 291
– nasse (vgl. Flüssigkeitslunge) 103
– stumme 321

Lunge
– weiße 99
Lungenabszess 623
Lungencompliance, herabgesetzte 100
Lungendehnungsrezeptoren, Stimulation, postpartale 72
Lungenfehlbildung
– angeborene 313
– bildgebende Diagnostik 907
– zystische 313
Lungenfibrose 334
Lungenfunktion, postnatale 72
Lungenfunktiondiagnostik 322
Lungenhämosiderose, idiopathische 334
Lungenhypoplasie 101
Lungeninfiltrat, eosinophiles 466
Lungenkontusion, bildgebende Diagnostik 909
Lungenlappenresektion 319
Lungenmetastasen, Bildgebung 907
Lungenödem 407, 426, 882
Lungenreifung 98, 100, 411
Lungensegmentresektion 319
Lungensequester 314
Lungentransplantation 296
Lungentuberkulose 656
Lungenüberblähung 102, 318, 328
Lungenvenenfehlmündung 345
Lungenventilationsstörung, Neugeborenes 97
Lupuantikoagulans 483
Lupus erythematodes disseminatus (LED) 400, 404, **565**
Luxation 817, 820, 823
LWK (Lendenwirbelkörper)
Lyell-Syndrom 624
– medikamentöses 798
– staphylogenes 779
Lyme-Arthritis 553
Lyme-Borreliose 647
Lymphadenitis 623
– colli 307, **308**, 606, 626
– einseitige 309
– mesenteriale 644, 646
– mesenterialis 272
– zervikofaziale, chronische 657
Lymphadenopathie 608, 615
– regionäre 647
– zervikale 527
Lymphadenosis cutis benigna 647
Lymphangiektasie, intestinale 269
Lymphangiom 242, 245
Lymphfollikelhyperplasie, noduläre 252
Lymphknotenbiopsie 499, 501
Lymphknotenexstirpation 310
Lymphknotenpakete 497
Lymphknotenschwellung 600, 608
– im Kieferwinkelbereich 307
– zervikale 654
– zervikofaziale, unilaterale 657
Lymphknotensyndrom, mukokutanes 309, **570**
Lymphknotentuberkulose 654
Lymphknotenvergrößerung, generalisierte 308, 489
Lymphödem, peripheres 141
Lymphom
– großzelliges anaplastisches 499
– Ki-1-Antigen-positives 499

– lymphoblastisches 497
– malignes 268, **497**, **499**, 544
Lymphozyten
– atypische 466, 600
– Differenzierung 462
– vakuolisierte 467
Lymphozytenzahl
– erhöhte 467
– verminderte 468
Lymphozytopenie 468
Lymphozytose **467**, 601, 639
Lysinabbaustörung 191

M

MAD-Mangel (Myoadenylatdeaminase-Mangel) 875
Mafucci-Syndrom 777
Magen
– Erschöpfungsatonie 254
– Präkanzerose 253
Magen-Darm-Blutung 61, 105, **239**, 478
Magen-Pseudovolvulus 258
Magenperistaltik 253
Magenspülung 885
Magentasche, epiphrenische 250
Magentorsion 258
Magnesiumsulfat, bei Krampfanfällen 96
Magnetreflex 22
Magnetresonanztomographie 894
– Zentralnervensystem 897
Mahaim-Bündel 387
Major depression 749
Makrodontie 243
Makrogenitosomie 217
Makroglossie 200
Makrophagen-Aktivierungssyndrom 576
Makrosomie 112
Makrozephalie 177, 191, **684**, 698
Makrozephalus 172
Makrozytose 444, 460
Makrulie 241
Makuladystrophie, juvenile 925
Malabsorption 50, **262**
Malaria 444, **668**
Malassimilation 262
– Zöliakie 265
Maldescensus testis **436**, 514
– MRT 914
Maldigestion 262
– Mukoviszidose 293, 295
Maldigestionssyndrom 50
Malformation, adenomatoide, zystische, kongenitale 313
Malformation (vgl. Fehlbildung) 677
Maligne Erkrankung 466, 528
– Stammzelltransplantation 531
Malignom 459
Malnutrition (vgl. Unterernährung) 49
Malokklusion 243
Malrotation **87**, 415
Mangelgeborenes 41, **71**, 78, 138
Mannosebindendes Protein (MBP) 533
Mannosidose 171
Marasmus 48, **49**
Marcus-Gunn-Phänomen 687
Marfan-Syndrom 130, **817**
Marfan-Zeichen 57

Markraumphlegmone 825
Marmorknochenkrankheit 815
Maroteaux-Lamy-Mukopolysaccharidose 172
Masern 588, **603**
Masern-Mumps-Röteln-Schutzimpfung 34
Masernenzephalitis 605, 705
Masernexanthem 604
Masernexposition 35
Masernimpfung **34**, 605
Massenverlagerung, intrakranielle, akute 685
Masseterspasmus 876
Mastdarmfunktionsstörung 527
Mastoidektomie 942
Mastoiditis 938, **941**
Masturbation 14
Matthiass-Haltungstest 833
Maturity-onset-diabetes in Young (MODY) 152
Mausbett 842
May-Hegglin-Anomalie 463, 472, 474, **476**
MBP (mannosebindendes Protein) 533
McArdle-Glykogenose 169
McBurney-Punkt 272
McCune-Albright-Syndrom 814
MCGN (Minimal-change-Glomerulonephritis) 407
MCH (mean corpuscular hemoglobin) 442
MCHC (mean corpuscular hemoglobin concentration) 442
MCTD (Mixed connective tissue disease) 569
MCU (Miktionszystourethrogramm) 416, 419, **421**
MCV (mean corpuscular volume) 442, 458, 460
MDP (Magen-Darm-Passage) 911
MDS (myelodysplastisches Syndrom) 441, 444, **496**
Measles (vgl. Masern) 603
Meckel-Divertikel 114, **273**, 896
Mediastinallymphom 497
Mediastinitis 247
Mediastinum, Fehlbildung 907
Mediastinumverschiebung 336
Medikamente
– Blutzellenbeeinflussung 475
– Frauenmilch 40
– Gerinnungsbeeinflussung 475
– hepatotoxische 284
– in der Stillzeit kontraindizierte 40
– Thrombozytenfunktionsstörung 475, 478
Medikamentenanamnese, bei Anämie 453
Medulloblastom 519, **522**
Megakolon 259
– toxisches 277, 282
Megalenzephalie 685
Megalerythem 586
Megaloblasten 460
Megalokornea 929
Megaösophagus **249**, 251
Megathrombozyten 472
Megazystis 416, 696
Mehrfachbehinderung 691, 725
Mekonium 73
Mekoniumabgang 79
– fehlender 88
Mekoniumaspiration 100
Mekoniumileus **87**, 292

Mekoniumperitonitis 88
– Röntgenübersicht 912
Melaena
– neonatorum 239
– spuria 105, 239
– vera 105
Melaninsynthesestörung 184
Melanom, malignes 775
MELAS-Syndrom 697
Membran, retrolentale 926
Membranen, hyaline 98
Membrankrankheit 98
Membranstrukturen, Fettsäuren 48
MEN (multiple endokrine Neoplasie) 209, 527
Menarchealter 211
Mendel-Mantoux-Test 655
Mendelson-Syndrom 336
Meningeosis, Retinoblastom 516
Meningeosis leucaemica 490
Meningismus 685
Meningitis 304, 591, 629, **701**
– bakterielle **620**, 701
– Liquordiagnostik 120
– neonatale 117
– seröse 621
– tuberculosa **654**, 701
Meningitiszeichen 621
Meningoenzephalitis 591, 606, 634, 702
Meningoenzephalomyelitis 591
Meningokokkeninfektion 630
Meningokokkenmeningitis 630
– Chemoprophylaxe 623
Meningokokkenpneumonie 631
Meningokokkenschutzimpfung 34
Meningokokkensepsis 630
– fulminante 483
Meningomyelozele 419, **679**
Meningozele **679**, 897
Menkes-Syndrom 696
Menorrhagie 476
6-Mercaptopurin 492
Merosinmangel 864
MERRF-Syndrom 697
Merseburger Trias 203
Mesokardie 340
Metamizol 583
Metaphyse 805
Metaphysenauftreibung 426
Metaphysenbecherung 57
Metaphysenosteomyelitis 118
Metapneumonievirus, humanes 584
Meteorismus 86
Methämoglobinämie 461
Methämoglobinreduktase-Mangel 461
Methimazol 204
Methotrexat 492
Methylalkoholvergiftung 890
Methylenblau 462, 886
Methylmalonazidurie 191
Meulengracht, Morbus 289
Mexiletin 873
MH (vgl. Hyperthermie, maligne) 875
Miconazol 242, 660
Migräne 673, **675**
– abdominelle 675
– Basilarismigräne 675
– ophthalmologische 675
– Prophylaxe 677
Migraine accompagneè 675
Migrationsstörung 683

Mikroangiopathie, renale 156
Mikrochirurgie, ohrsanierende 941
Mikrodeletion **130**, 136
Mikrodeletionssyndrom 141
Mikroenzephalie 684
β$_2$-Mikroglobulin 156, 421
Mikrognathie 539
Mikrohämaturie 400, 403, 421
Mikrokolon 88, 292
Mikropenis 51
Mikrophthalmie 139, 458, 924
Mikrosporie 783
Mikrostomie 568
Mikrothromben 617
Mikrotie 138, 936
Mikrozephalus 184, 190, 458, 615, 677, **684**, 698
Mikrozytose 444, 446, 449
Miktionsschwellenanhebung 733
Miktionsstörung 416, 418
Miktionszystourethrogramm 416 ff, **421**, 913
Mikulicz-Syndrom 490
Milch
– hypoallergene 42
– laktosefreie 164
– hyperosmolare 65
Milchschorf 790
Milchzähne 5, 60
Miliaria 794
Miliartuberkulose 654
Miller-Dieker-Syndrom 683
Milzbestrahlung 501
Milzinfarkte 456
Minderwuchs 52, 59, **226**, 418, 808, 810, 815
– familiärer 226
– hirntumorbedingter 525
– hypophysärer 227
– proportionierter 227
– psychosozialer 226
– renaler 426, 431
Mineralokortikoide 63, 218, 222, **224**
Mineralstoffe, Frauenmilch 38
Minimal change Glomerulonephritis (MCGN) 407
Missbrauch, sexueller 434, 597, **762**
Misshandlung
– körperliche 758, 903, 917
– sexuelle 762
Misshandlungssyndrom 760
Misslaunigkeit 265
Mitochondriopathie 167, 695, **697**, **874**
Mitralklappeninsuffizienz 366
Mitralklappenendokarditis, rheumatische 554
Mittelmeeranämie 449
Mittelmeerfieber, familiäres 574
Mittelohr, Unterdruck 937
Mittelohrentzündung (vgl. Otitis media) 937
Mittelohrerguss 938
Mittelstrahlurin 421
Mixed connective tissue disease 569
Möbius-Syndrom 687
Moebius-Zeichen 204
MODY (maturity-onset-diabetes-in-young) 152
Möhring-Lauttreppe 27
Möller-Barlow-Krankheit 53
Molluscum contagiosum 784

Mongolenfleck 774
Monarthritis 553, 556, 574
Monoblastenleukämie, akute 489
Monogen erbliche Erkrankung 143
Mononukleose, infektiöse 466, 468, **600**
Monosomie 7, 496
Monosomie X 141
Monoventrikulie 682
Monozyten, Funktion 462
Monozyten-/Makrophagensystem 501
Monozytenangina 306
Monozytose 468
Montelukast 325
Morbidität 580
Morbilli 603
Morbus (s. auch Eigenname)
– haemolyticus, neonatorum 108
– haemorrhagicus, neonatorum **105**, 239
– – Prophylaxe 75
Moro-Reflex 24, 91
Morphea 568
Morphin 352
Morquio-Mukopolysaccharidose 172
Mortalität 580
– perinatale 71
Mosaiktrisomie 21, 137
Motilitätsstörung, Darm 259
Motoneuronerkrankung 851
Motorikstörung, progrediente 182
Motorische Funktion, altersabhängige 852
MOTT (mycobacteria other than tuberculosis) 657
Moyamoya-Erkrankung, Angiogramm 902
MPGN (membrano-proliferative Glomerulonephritis) 404
MPNET (maligner peripherer neuroektodermaler Tumor) 513
M-Protein 626, 628
MPV (s. Metapneumonievirus)
MRA (Magnetresonanzangiographie) 915 ff
MRC (Magnetresonanzcholangiographie) 912
MRT (vgl. Magnetresonanztomographie) 894
MSS (muskuloskelettales System) 916
MTHFR (Methylentetrahydrofolat Reduktase) 473
MTP (s. Metapneumonievirus)
Mukokutanes Lymphknotensyndrom 570
Mukolipidose 171, 695
Mukopolysaccharidose **172**, 695
Mukoviszidose 87, **291**, 322, 623, 907
Multiorganversagen **616**, 628
Multiple endokrine Neoplasie (MEN) 209, 527
Multiple Sklerose 706
Mumps 439, **605**
Mumpsenzephalitis 705
Mumpsorchitis 439
Mumpspankreatitis 290
Mumpsschutzimpfung **34**, 439, 607

Münchhausen-by-Proxy-Störung 760
Mundatmung, postnatale 300
Mundschleimhautbeläge, weiße 659
Mundschleimhautentzündung (vgl. Stomatitis) 241
Mundsoor 659
Mundspülung 242
Mundwinkelrhagaden 446, 460
Musculus sternocleidomastoideus, Verkürzung 837
Musculus-pectoralis-Aplasie 687
Muskelatrophie 857
– neurale 699, **859**
– primäre 851
– sekundäre 851
– spinale 855
Muskelbiopsie 855, 875
Muskelblutung 442, 479
Muskeldystrophie 865
– distale 872
– fazioskapulohumerale 872
– kongenitale 864
– myotonische 864, **871**
– primäre 851
Muskeleigenreflexe 699, 709
Muskeleinblutung 469
Muskelenzyme 851
Muskelermüdbarkeit 861, 863
Muskelhypertonie 183
Muskelhypotonie 266, 696, 699, **725**, 857, 864
Muskelkontraktur 857
Muskelkraftprüfung 853
Muskelphosphorylasedefekt 169
Muskelpseudohypertrophie 868
Muskelrelaxanzien 875
Muskelrelaxation, verzögerte 872
Muskelrigidität 876
Muskelschwäche 67, 222, 224, 431, **852**, 864, 875
Muskuloskelettales System, bildgebende Diagnostik 916
Mutation 947
Mutismus 743
Mutter, drogenabhängige 72
Mutter-Kind-Beziehung 732, 754
Muttermilch (vgl. Frauenmilch) **38**, 41, 73
Muttermilchpseudoobstipation 40
Muttermilchstuhl 40
MW-Syndrom (Muckle-Wells-Syndrom) 574
Myalgia, epidemica 586
Myalgie 647, 875
Myasthenia gravis pseudoparalytica 861
Myasthenie, infantile, familiäre 863
Myasthenisches Syndrom, kongenitales, hereditäres 863
Mycobacteria other than tuberculosis (MOTT) 657
Mycobacterium, tuberculosis 653
Mycoplasma pneumoniae 331, **651**
Mydriasis 924, 711
Myelinisierungsstörung 184
Myelinreifung 9
Myelitis, transversa 708
Myelodysplastisches Syndrom 441, 444, 496
Myelopoese, reduzierte 457

Myelose, funikuläre 53
Myelozele 679
Mykobakterien, atypische 309, 655
Mykobakterieninfektion 653
Mykoplasmenpneumonie 331
Myoadenylatdeaminase-Mangel 875
Myokarditis 366
Myoklonien 182, 706
Myoklonusepilepsie, progressive 695
Myopathie 851, **863**
– autoimmune 259
– Glykogenose 169
– kongenitale 864
– metabolische 874
– mitochondriale 875
– rheumatoide 259
– viszerale 259
– zentronukleäre 858
Myopie 929
Myosonographie 853
Myotonia congenita 872
Myotonie 871
Myxom 370
Myxovirus-influenzae-Pneumonie 328
Myxovirus-parainfluenzae-Pneumonie 328

N

Na-99 mTc-Pertechnat-Szintigraphie 273
Nabel, nässender 114
Nabelarterie, einzelne 114
Nabelblutung 481
Nabeldiphtherie 633
Nabelgranulom **114**, 465
Nabelhernie 275
Nabelschnurabfall, später 465
Nabelschnurbruch 84
Nabelschnurpunktion 148
Nabelschnurrest, Pflege 114
Nabelvenenblut 110
N-Acetylcystein 886, 890
Nachlastsenkung 398
Nachtblindheit 54, 925
Nachtlagerungsschiene 839
Nackenreflex
Nackensteifigkeit 621
NaCl-Lösung, hypertone 66
Naevus (vgl. Nävus)
– araneus 776
– flammeus 691, **776**
– linearer 691
– sebaceus 775
– spilus 773
Näseln 946
Nävus (vgl. Naevus) 773
– atypisch, melanozytärer 774
– Bindegewebe-Nävus 775
– epidermaler 775
– epithelialer 775
– melanozytärer 773
– Pflastersteinnävus 775
– Spidernävus 776
– Spindelzellnävus 774
– Spitz-Nävus 774
– Talgdrüsennävus 775
NaHCO3-Lösung 69
Nahrungsaufbau, enteraler 122

Nahrungsaufnahmeverweige-
 rung 756
Nahrungskarenz 161
Nahrungsmittelallergie 548
Nahrungsmittelvergiftung, sta-
 phylogene 624
Nahrungsmittelverunreinigung,
 fäkale 642
Nahtsynostose, prämature 688
Naloxon 81, 886, 888
N-myc-Onkogen 505
Narbenphimose 435
Narkolepsie 723
Narkose 872
Nasenbluten 358, 459, 469, 476
Nasendiphtherie 632
Nasenflügeln **318**, 326
– Neugeborenes 98, 119
Nasennebenhöhlen 302
Nasenpolypen 296
Nasenschleimhautentzün-
 dung 302
Nasentropfen 303
Nasenwurzel
– einfallende 812
– tiefsitzende 200
Nasolabialfalte
– einseitig fehlende 92
– verstrichene 710
Nasopharyngealkarzinom 601
Natrium, extrazelluläres 63
Natriumausscheidung 66
Natriumbenzoat 194
Natriumbikarbonat 69, 81, 157,
 424
Natriumkanalblocker 873
Natriumkanalkrankheit 873
Natriumrückresorption,
 vermehrte 405
α-N-Azetylglukosaminidase-De-
 fekt 172
Nebennierenblutungen 630
Nebennierenifarkte, hämorrhagi-
 sche 483
Nebennierenrinde (vgl. NNR) 216
Nebenschilddrüsenunterfunktion
 207
Necator americanus 663
Nedocromil 324
NEK (nekrotisierende Enterokoli-
 tis) 122
Nekrolyse, toxisch epidermale
 798
Nekrose 632, 485
Nelson-Tumor 222
Nematoden 663, 667
Neostigmin 862, 887
Nephritis
– interstitielle 423
– progressive, hereditäre 400
Nephritis-strain-associated pro-
 tein 401
Nephritisches Syndrom 400
Nephroblastom 486, 507
Nephrokalzinose 59, 423, 429,
 431
Nephrolithiasis 429
Nephrolitholapaxie, perkutane
 433
Nephronophthise, juvenile 414
Nephronverlust, progressiver 414
Nephrotisches Syndrom 405
Nervenleitungsgeschwindig-
 keit 699, **855**
Nervensystem
– Adaptation, postnatale 75
– Differenzierung 9

– Fehlbildung 677
– heredodegenerative Erkran-
 kung 698
Nervensystemerkrankung, ent-
 zündliche 701
Nervenzellenheterotopie 684
Nervus-opticus-Hypoplasie 932
Nesidioblastose 160
Nesselsucht 795
Netzhautablösung 926
Netzhautarterien, Engstel-
 lung 925
Netzhautpigmentierung 925
Netzhautproliferationen, fibrovas-
 kuläre 926
Neugeborenenakne 76
Neugeborenen-Blennorrhö 923
Neugeborenen-Screening **19**,
 163, 184, 294, 933
Neugeborenenexanthem 75
Neugeborenenhüfte, Ultraschall-
 untersuchung 18, 846
Neugeborenenhyperglykä-
 mie 154
Neugeborenenhyperthyreose
 205
Neugeborenenileus 86
Neugeborenenintensivstation 82
Neugeborenenkonjunktivitis 331
Neugeborenenkrämpfe 96
Neugeborenenpemphigoid 118
Neugeborenenperiode 71
Neugeborenenschuppung 75
Neugeborenes
– Atemfrequenz 72
– Beurteilung 77
– Blutung, intrakranielle 94
– Blutungsneigung 75, 105
– dystrophes 71
– Entwicklungsgrad 77
– Erstversorgung 80
– hormoneller Einfluss 76
– Perfusionsstörung, pulmonale
 97
– Polyglobulie 75
– Reanimation 80
– reifes 71
– übergewichtiges 71, 160
– übertragenes 71
– untergewichtiges 71
– wachstumsretardiertes 79
Neunerregel 878
Neuralrohrdefekt 678, 897
– Prophylaxe 134
Neuraminidasehemmer 603
Neurinom 689
Neuritis, retrobulbäre 706
Neuroblastom **504**, 910
Neuroborreliose 648
Neurodegenerative Erkran-
 kung 692
Neurodermitis 596, **790**
Neurofibromatose 689
– Skelettanomalie 815
– Tumorrisiko 519
Neurofibrosarkom 689
Neurokutanes Syndrom **689**, 898
Neurologisches Syndrom 672
Neurometabolische Erkran-
 kung 695
Neuromuskuläre Erkrankung 851
– Darmmotilitätsstörungen 259
Neuropathie
– motorisch-sensorische, heredi-
 täre 859
– periphere 648
– urämische 426

– viszerale 259
Neurotoxin 635
Neutrophile 463
Neutrozytopenie 457, 459
– benigne 465
– Fieber 660
– kongenitale 465
– Sepsiserreger 616
– zyklische 465
Neutrozytophilie **464**, 652
NHL (Non-Hodgkin-Lym-
 phom) 497
NHS (Neugeborenenhörscree-
 ning) 933
Nickkrämpfe 720
Nidus 830
Niederspannungsunfall 882
Niemann-Pick, Morbus **179**, 695
Nierenagenesie 73, **411**
Nierenarterienthrombose 485
Nierenbecken, dichotomes 415
Nierenbeckenkompression 414
Nierenbeckenspaltung 415
Nierenbeckenstein 280, 433
Nierenbiopsie 403, 408, 423
Nierendegeneration, polyzysti-
 sche 413
Nierendysplasie 412
Nierendystopie, gekreuzte 415
Nierenektopie 415
Nierenentwicklung 411
Nierenerkrankung
– Anämie 441
– zystische 412
Nierenersatztherapie 427
Nierenfehlbildung 411
Nierenfunktionseinschränkung,
 akute 422
Nierenfunktionsstörung, feta-
 le 74
Nierenhypoplasie 411
Niereninfarkt 456
Niereninsuffizienz 67, 178, 405,
 414
– akute **422**, 433
– chronische **425**, 429
– progrediente 414
– terminale 190, 409, 413
Nierenkolik 432
Nierenlagerschmerzen 420
Nierenparenchymschädi-
 gung 416, 423
Nierentransplantatabsto-
 ßung 423
Nierentransplantation 405, 427
Nierenvenenthrombose 65, **433**,
 485
Nierenversagen
– akutes 422
– chronisch terminales 404
– hyperkataboles 424
– postrenales 423
– präenales **423**, 424
– renales 423
Nierenzysten, multiple 413
Nikolski-Phänomen 624
Nikotinvergiftung 890
Nitratgehalt, des Wassers 461
Nitrofurantoin 422
Nitroprussidprobe 428
NK-Zellen (natürliche Killerzel-
 len) 533
NME (Neuromuskuläre Erkran-
 kung) 851
NNR (Nebennierenrinde)
NNR-Adenom 224
NNR-Hyperplasie 224

NNR-Hypoplasie 222
NNR-Überfunktion **222**, 697
NNR-Unterfunktion 220
Non-B-Lymphozyten-Lym-
 phom 497
Non-Hodgkin-Lymphom 497
Nonlymphozyten-Leukämie,
 akute 493
Nonne-Pierre-Marie-Krank-
 heit 700
Nonrotation 87
Noonan-Syndrom 131
Noradrenalin, Notfall-Situation
 398
Normaldruckhydrozephalus 685
Normalinsulin 154
Normoblasten 444
Norwood-1-Operation 361
Notfallmaßnahmen 878
NSAP (Nephritis-strain-associated
 protein) 401
Nüchternblutzucker 155
Nüchternerbrechen 235
Nüchternhypoglykämie 161
Nucleus-abducens-Aplasie 687
Nucleus-caudatus-Atrophie 698
Nucleus-facialis-Aplasie 687
NUK (Nuklearmedizin) 896
Nursing bottle syndrom 243
Nyktalopie 925
Nystagmus 699
– Amaurose 931
– infantiler 932
– kongenitaler 921
Nystatin 242, 660

O

O-Antigen 640
O-Beine 841
Oberflächenspannung, alveoläre
 98
Oberkieferplatte 244
Oberschenkel-Muskelschwä-
 che 867
Obidoxim 889
Obstipation **235**, 275, 640, 756
Obstruktion, intestinal, dis-
 tale 292, 295
OCT-Mangel 192
Ödem(e) 402, 405, 426
– angioneurotisches, hereditä-
 res 538, 796
– generalisierte 405
– hypoproteinämische 266
– intrazelluläre 64
– postnatales 114
– prätibiale 427
Ödemausschwemmung 402, 408
Ösophagitis 246
Ösophagoskopie 247
Ösophagus
– Kontrastdarstellung 250
– pH-Metrie 250
Ösophagusatresie 83
Ösophagusluftprobe 84
Ösophagussondierung 84
Ösophagusfremdkörper 247
Ösophagusperforation 247
Ösophagusspasmen 247
Ösophagusstenose 246, 248
Ösophagusvarizen 284
Ösophagusvarizenblutung 284
Ösophagusverätzung 248
Östradiol 214

Östrogene, konjugierte 229
OGTT (oraler Glukosetoleranztest) 153
Ohrfehlbildung 139, 539, **935**
Ohrlaufen, rezidivierendes 940
Ohrmuschelanomalie 137 f
Ohrmuschelaufbau, plastischer 936
Ohrrauschen 937
Ohrschmerzen 613, 938, 941
Ohrspülung 935, 940
Ohrtrompetenfunktionsstörung 937
Ohrzwang 938
Okklusionsbehandlung 931
Okklusionshydrozephalus 523
Okulo-aurikulo-vertebrales Syndrom 131
Okulo-digitales Phänomen 921, 931
Okulo-zerebro-renales-Syndrom 924
Okuloglanduläres Syndrom 646
Oligoanurie 423
Oligoarthritis 556, 558, **560**, 563
– frühkindliche 560
– Typ I 560
– Typ II 561
Oligodendrogliazellen 183
Oligohydramnion 74, 411
Oligomeganephronie 411
Oligurie 402, 414, 422
Ollier, Morbus 510, **814**
Omalizumab 324
Omphalitis 114
Omphalozele 84
Onanie 14
Onchocerca volvulus 666
Onchozerkose 666
Ophthalmia
– gonorrhoica 17
– neonatorum 922
Ophthalmoplegia externa 863
Ophthalmoskopie 925
Opiatvergiftung 888
Opisthotonus 635
Opsoklonus 687
Opthalmoskopie 926
Optikusatrophie 859, 925
– kongenitale 932
Optikusgliom 689
Oralpenicillin 939
Orbitabodenfraktur 906
Orbitadachfraktur 905
Orbitalphlegmone 304, 637, 905
Orchidometer 6
Orchidopexie 437, 439
Orchitis **439**, 515, 606
Organalterung, vorzeitige 700
Organoazidurie **187**, 685
Organtuberkulose 654
Orientbeule 668
Orientierung, Exploration, psychopathologische 729
Ornithinmangel 192
Orotazidurie 460
Orthoptik 931
Ortolani-Zeichen 19, **844**
Osgood-Schlatter, Morbus 818, **843**
Osler-Knötchen 368
Osler-Rendu, Morbus 479
Osmolalität 62
Osmolarität 62
Osmorezeptoren 63
Ossifikationsstörung
– enchondrale 53, 812

– epiphysäre 813
– perichondrale 815
– periostale 827
– vertebrale 813
Osteoblastom 830
Osteochondrom 829
Osteochondromatose 510
Osteochondronekrose 808, 818
Osteochondrose
– aseptische 808, **818**, 842, 919
– Hüftkopf (vgl. Perthes, Morbus) 847
Osteochondrosis deformans, juvenilis 843
Osteochondrosis dissecans 842
Osteogenesis, imperfecta 129, **815**
Osteoidosteom 830
Osteolyse, Randsklerose 831
Osteomalazie 56, 59, 425
Osteomyelitis 456, 512, **825**, 918
– chronische 828
– hämatogene, akute 825, **827**
– multifokale 458
– chronisch rekurrierende 575
– neonatale 118
– tuberkulöse 828
Osteopathie, renale 57, **425**
Osteopetrose 815
Osteoporose 60, 222
– kongenitale 815
Osteosarkom **510**, 517
Osteosynthese, transepiphysäre 808
Ostitis fibrosa 425
Otitis externa 938
Otitis media 305, 308, 584, 605, 607, 638, **937** ff
– acuta 937
– chronica 940
Otoskopie 934
Ovalozyten 444, 458
Ovarialtumor 514
Overdrive-pacing 386
Overlap-Syndrom 569
Oxalatresorptionsstörung 280
Oxitropiumbromid 323
Oxybutinin 733
Oxyuriasis 663
Oxyzephalie 688

P

Pachygyrie 683
Palilalie 738
Palivizumab 585, 607
Palmarerythem 284, 572
Palpitationen 344
Panarthritis 828
Pancreas, anulare 86
Panenzephalitis, sklerosierende, subakute 605, **706**
Panikattacke 753
Pankreasenzym-Präparat 295
Pankreasinsuffizienz 465
Pankreasprotease 40
Pankreaspseudozyste 290
Pankreastrauma 290
Pankreatitis **290**, 606, 912
Pankreatographie, endoskopische retrograde 290
Pankreatopathie, obstruktive 294
Panzerherz 370

Panzytopenie **459**, 465, 474
Papillenabblassung 925
Papillenexkavation 928
Paracetamol 583, 675, 676
Paracetamolvergiftung 890
Paralyse, periodische 872
Paramyotonia congenita 874
Paramyxoviren 606
Paraparese 725
Paraphimose 435
Parasitose 466, **663**, 666
Parathormon 56, **207**, 208, 425, 427
Paratyphus 639
Parazentese 937, 939
Parinaud, Morbus 646
Parotisschwellung 606
Parotitis
– chronisch rekurrierende 242
– epidemica 605
Parvovirus-B19-Infektion, fetale 587
Pätau-Syndrom **139**, 682
Patch-Test 547
Patellachondromalazie 821
Patellaluxation 843
– habituelle 820
Paukendränage 937, 946
Paukenerguss 937
Paukenhöhlenbelüftung 937
Paukenröhrchen 937
Paul-Bunnell-Reaktion 601
Pavlik-Bandage 846
Pavor nocturnus 741
PCR (Polymerase-Kettenreaktion) 143, 252
PD (Protonendichte)
PDA (vgl. Ductus arteriosus, persistierender) 341
Pearl-Test 921
Pectus, excavatum 837
Pedikulose 786
PEEP-Beatmung, postnatale 81
Peer-Gruppen 14
Pelger-Hüet-Anomalie 464
Pelizaeus Norzbacher, Morbus 182
Pendelhoden 436
Pendelnystagmus 931
Pendred-Syndrom 199, 942
Penicillin 402, 626, 627, 629, 631, 635, 650, 891
– Endokarditisprophylaxe 369
Penicillinallergie 627, 631
Penisverkrümmung 435
Peptid, natriuretisches, atriales 63
Perforationsperitonitis 642
Perfusionsstörung, pulmonale, Neugeborenes 97
Periarteriitis 570
– nodosa 466
Pericarditis sicca 369
Perikarditis 369
Perinatal mortality (Mortalität, perinatale) 71
Perinatalperiode 71
Periorbitalphlegmone 637
Periostitis, ossificans 826
Peritonealabszess 273
Peritonealdialyse 410, 424, **427**
Peritonitis 231, 255, 272, **273**
Peritonsillarabszess 305, **307**
Perkussionsmyotonie 872

Peromelie 811
Peroneusphänomen 57
Peroxisomale Erkrankung 696
Persönlichkeit
– asthenische 757
– narzisstische 762
– schizoide 744
Persönlichkeitsdesintegration 746
Persönlichkeitsstörung, autistische 744
Perspiratio, insensibilis 63
Perthes, Morbus 818, **847**, 920
Pertussiformes Krankheitsbild 639
Pertussis 467, **638**
Pertussisschutzimpfung 31
Pertussisenzephalopathie 638, **705**
Perzentilenkurve, Körpermaße 1
Perzentilenkurven 49
Perzeptionsstörung 200
Pes, calcaneovarus 138
Petechien 117, **441**, 469, 483, 630
– palatinale 627
Petit-mal-Anfall 720
Peutz-Jeghers-Syndrom 274
Pfannendachplastik 847
Pfannendysplasie (vgl. Hüftgelenkdysplasie) 844
PFAPA-Syndrom 574
Pfaundler-Hurler-Mukopolysaccharidose 172
Pfeiffer-Drüsenfieber 466, 468, **600**
Pfeiffer-Zellen 466, 600
Pferdeserum 633, 636
Pflanzen, giftige 893
Pflastersteinnävus 775
Pflastertest 547
Pfortaderdruck, erhöhter 283
Pfötchenstellung 57, 93
Phänomen des letzten Häutchens 801
Phagozytose 462, 533
Phakomatose **689**, 898
pH-Metrie 77
Phänokopie 809
Pharmakokinetik, postnatale 77
Pharmaka, Eiweißbindung 77
Pharyngitis **305**, 584, 651
Phenobarbital 96, 724
Phenothiazine 747
Phenylalanin-Embryopathie 185
Phenylalaninbedarf 183
Phenylalaninhydroxylasemangel 183
Phenylalaninspiegel 183
Phenylketonurie 183
Phenylpropionsäure-Belastungstest 162
Phenytoin 96, 724
Philadelphia-Chromosom 492, 495
Phimose **435**, 439
Phlebographie 485
Phlegmone 626, 637
Phobie 811
Phonationstic 738
Phonokardiographie 340
Phosphatase, alkalische 57, 59, **60**, 511
Phosphatdiabetes 58
Phosphate, saure 68
Phosphatmangel 55
Phosphatstoffwechsel 55
Phosphatverlust, renaler 59

Phosphoglyzerat-Kinase-Mangel 453
Phosphorsubstitution 59
Photodermatose 196
Photophobie 190, 928
Phototherapie 290
PHPV (persistierender hyperplastischer primärer Glaskörper) 924
pH-Sondenmessung, ösophageale 247
Physostigminsalicylat 886
Phytansäure 695
Pica 732, 750
Pierre-Robin-Sequenz 244
Pigmentablagerung, retinale 925
Pigmentanomalie 814
Pigmentmangel 190
Pigmentverlust, Kwashiorkor 50
Pili torti 696
Pilze, Fluconazol-resistente 661
Pilzinfektion 540, **658, 781**
Pilzpneumonie 100, 332
Pilzvergiftung 891
Pinealoblastom 522
Pinzettengriff 10, 25
Pipecolinsäure 697
PKD (polycystic kidney disease) 413
PKU (Phenylketonurie) 183
Plagiozephalie 688
Plantarerythem 570
Plasmaaustausch 405
Plasmaderivate 480
Plasmapherese 290, 405, 410, 862
Plasmazellen 462, 534
Plasmodium
– falciparum 669
– malariae 669
– ovale 669
– vivax 669
Plattfuß, angeborener 840
Platyspondylie 813
Plaut-Vincent-Angina 306
Pleuraempyem 330, 332, 334, 909
Pleuraerguss 332, **335**, 407, 499
– beidseitiger 654
– hämorrhagischer 335
– sanguinolenter 334
Pleurahöhle 334
Pleurapunktion 330, **335**
Pleurareiben 335
Pleuraverschwartung 334
Pleuritis 329, 330, **334**
– tuberculosa 654
Pleuropneumonie 629
Plexus pampiniformis 438
Plexuslähmung
– obere 92
– untere 93
Plica-Syndrom 821
Plus-Symptomatik 927
PNET (primitiver neuroektodermaler Tumor) 519, 522
Pneumatosis, intestinalis 123
Pneumatozele 330
Pneumocystis-Pneumonie 332
Pneumokokken-Pneumonie 329
Pneumokokkeninfektion **628**, 939
Pneumokokkenschutzimpfung 34
Pneumokokkensepsis, nach Splenektomie 629
Pneumomediastinum 101

Pneumonie 97, **325ff**, 607, 629
– abszedierende 623
– ambulant erworbene 584
– asthmoide 296
– atypische 651
– bakterielle 329
– chronische 293
– Chlamydia-trachomatis-bedingte 652
– chronische 313
– Haemophilus-influenzae-bedingte 637
– interstitielle 326
– Komplikation 332
– konnatale 100
– nekrotisierende 645
– neonatale 119
– nosokomiale 119, 643
– poststenotische 336
– rezidivierende 857
– virale 328
Pneumonieerreger 326
Pneumonitis, chemische 100
Pneumoperikard 101
Pneumothorax 97, **101**, 293
31 P-Nuklearmagnetresonanzspektroskopie 853
Poikilozytose 444, 450
Poland-Syndrom 687
Poliodystrophie 176, 692
Polioimpfstoff 32
Poliomyelitis 586
– paralytische, vakzineassoziierte 32
Poliomyelitisschutzimpfung 32
Polioviren 586
Pollakisurie 420
Pollenallergie, Hyposensibilisierung 324
Poltern 947
Polyarteriitis 570
Polyarthritis
– Rheumafaktor-negative 559
– Rheumafaktor-positive 559
Polychromasie 444
Polycystic kidney disease (polyzystische Nierendegeneration) 413
Polydaktylie 139, **810**, 816
Polydipsie 414, 426, 430
Polygen erbliche Erkrankungen 147
Polyglobulie 75, **462**
Polymerase-Kettenreaktion **143**, 252
Polymyositis 864
Polymyxine 644
Polyneuritis 709
Polyneuropathie 53
Polyposis 274
Polyposis-Syndrom 274
Polyradikuloneuritis 709
Polysaccharid-Impfstoff 28
Polysomnographie 127
Polytrauma 711
Polyurie **153**, 190, 414, 423, 426, 429
Polyzythämie 72
Pompe-Glykogenose 169
Ponstumor 524
Porenzephalie 683, **684**
Porphobilinogenausscheidung, erhöhte 196
Porphyrie
– erythropoetische 196
– hepatische, akute 196
Portalvenen, Luftnachweis 123

Postexpositionelle Varizellen-Prophylaxe 36
Postkardiotomie-Syndrom 369
Poststreptokokken-Glomerulonephritis 400
Postterm baby 71
PotAGT (potential abnormality of glucose tolerance) 152
Potenziale
– akustisch evozierte 525, 935
– visuell evozierte 921, 931
Potter-Sequenz 411
Pouch 279
Powerhouse disorders 697
Prader-Labhart-Willi-Syndrom 51, 130
Prader-Stadieneinteilung der Virilisierung 218
Präexzitationssyndrom 387
Präkanzerose, Zöliakie 268
Prämutation 145
Pränataldiagnostik 148
Präputiumspaltung 435
Präsuizidales Syndrom 750
Prätoxikose 270
Prävalenz 580
Prävention 15
Pre-Nahrung 42
Prednison 408
Pregnantriol 219
Prehn-Zeichen 438
Preterm baby 71
PrevAGT (previous abnormality of glucose tolerance) 152
Pricktest 547
Primärkomplex, tuberkulöser **653**, 655
Primärtuberkulose 653
Prionen-Infektion, Enzephalitis 702
Probiotika 271, 278
Probst-Bündel 682
Procalcitonin 119
Produktionskoagulopathie 482
Produktionsthrombozytopenie 473
Progenie 243
Proglottiden 664
Progressive Matritzen von Raven 13
Proktokolektomie, totale 279
Prolaktinmangel 225
Pronatio dolorosa 850
Propionazidämie 191
Propionibakterien 802
Propulsiv-Anfälle 720
Prostaglandin E1 398
Prostaglandinsyntheseinhibitor 342, 430
Protein
– C-reaktives 119
– glukosyliertes 155
– mannosebindendes 533
Protein-C-Mangel 486
Protein-Energie-Malnutrition 49
Proteine, Frauenmilch 38
Proteinurie 164, **400**, 402, 404, 421
– große 405, 433
– selektive 405, 407
Proteinzufuhr 44
Proteus-Infektion 642
Prothesenversorgung 811
Prothrombinkomplex-Konzentrat 481
Prothrombinzeit 472
Protozoeninfektion 269

– extraintestinale 668
– intestinale 665
Provokationstest 548
– bronchialer 322
Prune-belly-Syndrom 412
Prurigo acuta 788
Pruritus 767
Pseudarthrose 689
Pseudoachondroplasie 813
Pseudoallergie 264, 548
Pseudoappendicitis diabetica 153
Pseudoappendizitis 644
Pseudobulbärparalyse 700
Pseudogynäkomastie 51, 212
Pseudohermaphroditismus
– femininus **216**, 217
– masculinus **216**, 220, 435
Pseudohyperaldosteronismus 224
Pseudohypertrophie, muskuläre 868
Pseudohypoparathyreoidismus 208
Pseudokrupp (Laryngitis subglottica) 310
Pseudomembranen, nasopharyngotracheale 632
Pseudomonas-aeruginosa-Infektion **643**, 644, 940
Pseudoobstipation 236
Pseudoparalyse 118
Pseudo-Pelger 464
Pseudopolypen 277, 281
Pseudo-Pseudo-Hypoparathyreoidismus 209
Pseudopubertas praecox **213**, 219, 228
Pseudoretinitis pigmentosa 924
Pseudothrombozytose 446
Pseudo-Vitamin-D-Mangelrachitis 58
Psoasmuskelblutung 479
Psoriasis 800
Psoriasisarthritis 563
Psychische Erkrankung 728
Psychoorganisches Syndrom 726
Psychopathologie 729
Psychose
– schizoaffektive 747
– schizophrene 746
Psychosoziale Faktoren, chronische Erkrankung 765
Psychosyndrom, organisches 705
Psychotherapie 749, 761, 764, 766
PT (Prothrombinzeit) 472
Pterygium, colli 141
PTH (Parathormon) 207
Ptosis 861, 863
PTT (partielle Thromboplastinzeit) 470, **472**, 480
Pubarche 211
– prämature, isolierte 211
Pubertas praecox **213**, 228, 814
Pubertas tarda 214
Pubertät 6, **14**, 210
Pubertätsgynäkomastie 212
Pubertätsstadien 6
Pubertätswachstumsschub 211
Pubertätszeichen 211
Pubesbehaarung 6
Pudendusanästhesie 461
Puderaspiration 891
Pulmonalatresie **353, 354**
Pulmonalstenose **349**, 364
Pulpitis 243

Sachverzeichnis

Pulpitis sicca 790
Puls
– abgeschwächter 357
– peripherer 338
– hochfrequenter 395
Pulsfrequenz 73
Pulsus
– celer et altus 338
– paradoxus 376
Punktmutation 143
Pupillenreaktion 78
Pupillenstörung 921
Puppengesicht 169
Purinderivate 194
Purinnukleosid-Phosphorylase-Defekt 543
Purinstoffwechselstörung 194
Purpura
– abdominalis 478
– fulminans **485**, 630
– rheumatica 478
– simplex hereditaria 479
Purpura Schoenlein-Henoch 400, 403, 471, **478**
Pusteln, Neugeborenes 118
PVE (peripher venöse Ernährung) 45
Pyarthros 825, **828**
Pyelogramm, intravenöses 416, 913
Pyelonephritis 420
Pylorospasmus 253
Pylorotomie 254
Pylorusstenose 69
– hypertrophische 253
Pyodermie 777
Pyozyaneus-Ruhr 642
Pyrazinamid 656
Pyridostigmin 862, 887
Pyridoxin (vgl. Vitamin B6) 448
Pyrimidinbasen 194
Pyrimidinstoffwechselstörung 194
Pyrrolstoffwechselstörung 196
Pyruvatkinase-Defekt 455
Pyruvatstoffwechselstörung 697
PZA (Pyrazinamid) 656

Q

QT-Verlängerung, angeborene 390
QT-Verlängerungs-Syndrome 389
Quaddel 795
Quarantäne 28
Quecksilberingestion 891
Querschnittslähmung 419, 506, 680
Querschnittsyndrom, traumatisch bedingtes 716
Quetelet-Index (Body Mass-Index, BMI) 49
Quick-Test 472
Quick-Wert 483
Quincke-Ödem 795

R

RAAS (Renin-Angiotensin-Aldosteron-System) 63
Rachenabstrich 306, 327, 633
Rachendiphtherie 632
Rachenmandel, vergrößerte **308**, 937
Rachitis 425, 429
– familiäre, hypophosphatämische 58
– hypophosphatämische 431
– kalzipenische 55, 57
– phosphorpenische 55
– renale 185
– Vitamin-D-abhängige 58
Radermecker-Komplexe 706
Radikulitis 709
Radio-Allergo-Sorbent-Test 322
Radionuklidinjektion, stereotaktische 526
Radiusaplasie 459, 811
Radiusaplasie-Thrombozytopenie-Syndrom 474
Radiushalsfraktur 822
Radiusköpfchensubluxation 850
Radiuskopffraktur 822
Ragged-red-Fasern 858
Rasselgeräusche 310, 319, 321, 328, 331
RAST (Radio-Allergo-Sorbent-Test) 322
Raumforderung, intrakranielle 707
Raynaud-Phänomen 565
RDS (respiratory distress syndrome) (vgl. Atemnotsyndrom) 98
Reaktionsaudiometrie 935, **935**
Reaktionsverhinderung, Phobiebehandlung 752
Reanimation, kardiopulmonale **395**, 882
– ABCD-Regel 396
– Neugeborenes 80
Rechts-links-Shunt, kardialer 98, 341, 343
Rechtschreibstörung 735
Rechtsherzinsuffizienz 376
Rechtsschenkelblock, rudimentärer 360
Redeflussstörung 946
5-α-Reduktase-Mangel 220
Reentry-Tachykardie
– atriale 388
– permanente junktionale 387
Reflexantworten, Neugeborenes 8, 21
Reflexblase, autonome 419
Reflexdystrophie 578
Reflexsteigerung 700
Reflux
– gastroösophagealer 246, **250**, 253
– physiologischer 250
– vesikoureteraler 415, **417**
Refluxkrankheit 250
Refluxösophagitis 246, 250, 254
Refraktionsausgleich 925, 931
Refsum-Syndrom 695, 770, 859
Regressionssyndrom, kaudales 112
Regulationsstörung, vegetative 715
Regurgitieren 234
Rehydrierung, orale 65
Reibetest 547
Reifezeichen 18, 77
Reinlichkeitserziehung 732
Reiter-Syndrom 553
Reizbildungsstörung 382, **383**
Rekapillarisierungszeit, verlängerte 116
Rektosigmoidoskopie 274
Rektovaginalflora, mütterliche 116, 120
Rektumblindbiopsie 261
Rektumprolaps 293, 296
Relatives Körpergewicht 49
Renin-Angiotensin-Aldosteron-System 63
Reninaktivität 224, 430
Renovaskuläre Erkrankung 433
Repeatexpansion 143, 145
Residualepilepsie 722
Resorptionszone, subperiostale 426
Respiratorischer Quotient 47
Respiratory distress syndrome (vgl. Atemnotsyndrom) 98
Respiratory Syncytial Virus (vgl. RS-Virus) 328, 584
Restharnbildung 419
Retardierung
– geistige 137, 145, 172, 186, 190
– psychomotorische 188, 189, 193, 199, 875
– statomotorische 140
Retentio testis 436
Retentionshyperkeratose 769
Retikulozytenzahl 444, 453
Retikulozytopenie 457
Retinablutung 191
Retinahypertrophie, kongenitale 275
Retinitis, pigmentosa 414, 859
Retinoblastom 510, **516**
– Strabismus 931
Retinol 54
Retinopathia 190
– diabetica 156
– pigmentosa 269, 925
– praematurorum 926
– Screening 927
Retropharyngealabszess 306
Retrosternalschmerz 310
Retroviren 599
Rett-Syndrom **698**, 744
Reye-Syndrom 161, **285**, 602
α-Rezeptorenblocker 419, 380
β-Rezeptorenblocker 380
Rhabdomyom, kardiales 370
Rhabdomyosarkom 513
Rhesus-Erythroblastose 108
Rhesus-Inkompatibilität 89, **108**
Rheumatische Erkrankungen 552
Rheumatisches Fieber **553**, 555
Rhinitis 584
– akute 302
– chronische 303
– medikamentöse 303
Rhinopathia, vasomotorica 303
Rhinopharyngitis 305, 310
Rhinophonie 946
Rhinoviren 584
Rhombenzephalitis 634
Ribbing-Syndrom 813
Riboflavin 191
Riegelungsimpfung 592, 605
Riesenhämangiom 441, 474
Riesenmyelozyten 460
Riesenstabkernige 460
Riesenthrombozyten-Syndrom 477
Riesenwuchs **810**, 689
Riesenzellastrozytom 690
Riesenzellhepatitis, neonatale 89
Riesenzellpneumonie 604
Rifampicin 623, 656
Rigidität 183
Rigor 698
Ringelröteln 586
Ringerlösung 81
Rippenbuckel 835
Rippenusuren 360
Risikokind 80, 112
Risikoneugeborenes 82
Risus sardonicus 635
Ritter von Rittershain, Morbus 624
RMP (Rifampicin) 656
Robbengliedmaße 811
Robin-Sequenz 244
RÖ (Röntgen)
Röntgenbestrahlung, Wachstumsfugenläsion 808
Röntgenuntersuchung, Indikation 896
Röhrenknochendeformation 60
Röteln 588, **608**
– Frühschwangerschaft 611
– konnatale **608**, 610
– postnatal erworbene 610
Röteln-HAH-Test 35
Rötelnembryopathie **131**, 608, 610
Rötelnenzephalitis 705
Rötelnexposition 35
Rötelnschutzimpfung **34**, 610
Rötelnkatarakt 924
Rötelnvirus 608
Rolando-Epilepsie 722
Romano-Ward-Syndrom 390
ROP (Retinopathy of prematurity) 926
Rosenkranz 53, 57
Roseola, infantum 589
Roseolen 640
Rotavireninfektion 269
Rotor-Syndrom 287, **289**
Roviralta-Syndrom 254
RPM (Retinopathia praematurorum) 926
RS-Viren (Respiratory-syncytial-Virus) 584
RS-Virus-Hyperimmunglobulin 329
RS-Virus-Pneumonie 328
RS-Virusinfektion 318, 607
RTA (Azidose, renal-tubuläre) 429
r-tPA 485
Rubella (vgl. Röteln) 608
Rubeola (vgl. Röteln) 608
Rückenmarksbahnen 700
Rückenmarksentzündung (vgl. Myelitis) 708
Rückenmarktumor 526
Rückfuß, Varusstellung 839
Rückzugssymptomatik 747
Ruhelosigkeit, exzessive 737
Ruhr, bakterielle 641
Rumination **731**, 750
Rumpel-Leede-Test 472
Rumpfachsenverdrehung 835
Rumpfinstabilität 699
Rumpfverkürzung 813
Rundherd, pulmonaler 662

S

SAB (Subarachnoidalblutung) 717
SA-Block 391
Säbelscheidentibia 649
Säuglingsanfangsnahrung 42

Säuglingsbotulismus 636
Säuglingsekzem, seborrhoisches 789
Säuglingshüftsonographie 844
– Befundklassifikation 845
Säuglingsnahrung 42, 164
Säuglingsosteomyelitis, hämatogene, akute 826
Säuglingsskoliose 835
Säure-Basen-Haushalt 67
Säureaufnahme 885
Säureverätzung 892
– ösophageale 248
Sagittalnahtsynostose, prämature 688
Sakralagenesie 275
Sakroiliitis 562
Salaamkrämpfe 720
Salbutamol 323
Salizylatintoxikation 892, 893
Salizylsäure 802
Salmonella
– Paratyphi 639
– Typhi 639
– Dauerausscheider 640
Salmonellen-Enteritis 641
Salmonellen-Osteomyelitis 456
Salter-Beckenosteotomie 847
Saluretika 430
Salz-und-Pfeffer-Muster (Nierensonographie) 414
Salzhunger 430
Salzretention 423
Salzverlustsyndrom 64, 217
Salzwasseraspiration 882
Sandalenfurche 137, 146
Sandhoff, Morbus 177
Sanduhrtumor 505
Sanfilippo-Mukopolysaccharidose 172
Sarkoglykanopathie 868
Sarkoidose, infantile 576
SARS (schweres akutes respiratorisches Syndrom) 585
Sattelnase 650
Sauberkeitsgewöhnung 13, 735
Sauerstoffradikalbildung 533
Sauerstofftherapie 106, 926
Schädelbasisfraktur 714
Schädelbasiswachstum, abnormes 688
Schädelbestrahlung 519, 521
Schädelfraktur, wachsende 715
Schädel-Hirn-Trauma 711
– bildgebende Diagnostik 902
Schädelkalottenverdickung 172
Schädelanomalien 688
Schadstoffe, Frauenmilch 39
Schallempfindungsschwerhörigkeit 933
Schallleitungsschwerhörigkeit 933, 936, 940
Schallschatten 432
Scharlach 306, 627
Schaumzellen 179
Scheidenatresie 434
Schellong-Test 382
Schenkelhalsachse 842
Schenkelhalsantetorsion 842
Scheuermann, Morbus 834
Schiefhals 91, 837
Schiefschädel 688
Schielen 25, 921, 930
Schieloperation 931
Schielwinkel 931
Schilddrüsenadenom 203, 206
Schilddrüsenantikörper 202, 204

Schilddrüsendysgenesie 199
Schilddrüsendysplasie 199
Schilddrüsenektopie 199
Schilddrüsenfunktion, fetale 198
Schilddrüsenhormone 199 ff
– Substitution 528
Schilddrüsenkarzinom 522, 527
Schilddrüsenknoten 527
Schilddrüsensonographie 202
Schilddrüsentumoren
– benigne 207
– maligne 527
Schilddrüsenszintigraphie 206, 528
Schildthorax 141
Schimmelpenning-Feuerstein-Mims-Syndrom 691
Schistozyten 444, 457
Schizenzephalie 684
Schizophrenie 746
Schlafbedürfnis 13, 741
Schlafstörung 741
Schlafwandeln 741
Schleimhautblutung 469, 476, 483, 489
– Vitamin-K-Mangel 61
Schleimhautkandidose 659
Schlottergelenk 823
Schluckschmerzen 306
Schmerzsyndrom, komplexes regionales 578
Schmerzverstärkungssyndrom, generalisiertes 577
Schmetterlingserythem 587
Schmorl-Knötchen 834
Schneeflockenlunge 655
Schnittbildverfahren 895
Schnupfen 305
Schock 65, 393
– anaphylaktischer 394, 549
– distributiver 617
– hyperdynamischer 617
– hypovolämischer 394
– kardiogener 394
– Meningokokkeninfektion 632
– neurogener 878
– septischer 117, 394, 616
Schocksyndrom, toxisches 624
Schoenlein-Henoch-Purpura 478
Schräglagedeformität 835
Schreckhaftigkeit 177
Schreien, abnormes 743
Schreigesicht, schiefes 92
Schreileukozytose 464
Schreitmechanismus 9
Schreitreaktion 22, 25
Schulangst 754
Schuleschwänzen 754
Schultergelenkluxation 820, 850
Schultergürtel-Muskelschwäche 869
Schultergürtelhypermobilität 813
Schulterreflex 78
Schulverweigerung 754
Schuppenflechte 800
Schüttelfrost 330, 617, 651
Schütteltrauma 713
Schwachsichtigkeit 930
Schwangerschaftsdiabetes 152
Schwartz-Bartter-Syndrom 66
Schweißfriesel (Miliaria) 794
Schweinebandwurm 667
Schweinehüterkrankheit 651
Schweißtest 290, 294
Schwerhörigkeit 637, 697, 933, 937, 941

– erbliche 942
– erworbene 942
– konnatale 609
Schwimmbad-Granulom 657
Schwimmhäute 810
Schwindel 673, 938
Schwindsucht, galoppierende 654
SCID (severe combined immunodeficiency) 543
Scratch-Test 547
Screening, hüftsonographisches 844
Screeninguntersuchung, postnatale 18, 200
Sea-blue-Histiozytose 180
Sectiolunge 103
SED (Semielementardiät) 264, 282
Sedierung 398
Segawa-Syndrom 699, 862
Sehbehinderung 931
Sehfehler 25
Sehtest 26, 921
Sehstörung 414, 525, 706, 921
Seitenstrangangina 307
Sekundärtuberkulose 653
Selbstbefriedigung 14
Selbstdestruktionstraining 738
Selbstgespräche 745
Selbstintoxikation 164
Selbststimulation 740
Semielementardiät 264, 282
Seminom 514
Sepsis 111, 616, 628
– neonatale 115
– tuberculosa acutissima 654
Sequenz 129
Sequester 314, 826
SER (systemische Entzündungsreaktion) 116
Seromukotympanon 244
Serotonin-Wiederaufnahmehemmer 749, 755
Serratia-Infektion 642
Severe combined immunodeficiency 543
Sexualität 14
SGA (small for gestational age) 71
Shaldon-Katheter 424
Sharp-Syndrom 569
Shiga like toxin 409
Shiga-Kruse-Ruhr 641
Shigelleninfektion 641
SHT (Schädel-Hirn-Trauma) 711, 902
Shunt
– Peritonitis 273
– portosystemischer 284
– ventrikuloatrialer 400, 681, 686
– ventrikuloperitonealer 681, 686
Shwachman-Diamond-Bodian-Syndrom 295, 459, 465
Sialadenitis 242, 606
Sialidose 171
Sicca-Syndrom 569
Sichelfuß 839
Sichelzellanämie 455
Sichelzellen 444
Sick-Sinus-Syndrom 393
Sideroblasten 448
Siderophagen 334
Siderozyten 444

SIDS (sudden infant death syndrome) 124
Siebbeinzellen 304
Sigmatismus 12, 945
Sigmavolvulus 258
Silbernitrat 17, 114
Silbernitratkatarrh 923
Silibinin 891
Silver-Russell-Syndrom 131
Simultanimpfung 29, 31
Sinubronchiales Syndrom 304
Sinusarrhythmie 383
Sinusbradykardie 383
Sinusitis 296, 303
Sinus phrenicocostalis, stumpfwinkliger 335
Sinus-cavernosus-Thrombose 719
Sinus-sigmoideus-Thrombose 938
Sinusknotendysfunktion 393
Sinustachykardie 383
Sinusvenenthrombose 304, 485, 719
Sipple-Syndrom 209
SIRS (systemic inflammatory response syndrome) 115, 616
Situs
– ambiguus 341
– inversus 341
– solitus 341
Sjögren-Larsson-Syndrom 771
Sjögren-Syndrom 569
Skabies 787
Skaphozephalie 688
Skelett
– Anomalie 459, 809
– Deformierung 59, 807
– Dysplasie 809, 812, 829
– Dystrophie 809, 816
– Entwicklung 214, 226, 806
– Fehlbildung 809
– Fehlentwicklung 816
– Hyperplasie 810
– Hypoplasie 810
– Minusbildung 811
– Plastizität 807
– Plusbildung 810
– Sklerosierung 815
– Tuberkulose 654
Skip-Metastasen 510
Sklerem 114
Skleren, blaue 815
Sklerödem 114
Sklerodermie 568
Sklerose, tuberöse 690
Skoliose 726, 835, 851
– fetale 680
– progrediente 817, 867
– Wachstumsreserve 806
Skorbut 53, 479
Skrotumschmerz, akuter 438
Skrotumschwellung 437
Skrotumspaltung 435
SLE (systemischer Lupus erythematodes) 565
Slow channel-Syndrom 863
Slow-virus-Infektion 702, 706
SMA (spinale Muskelatrophie) 855
small for gestational age 71
Smith-Lemli-Opitz-Syndrom 130
Smith-Magenis-Syndrom 131
SMN-Gen 856
Snellen-E-Haken 26
Sofortreaktion, allergische 264
Sojaproteinintoleranz 264

Somatomedine 227
Somatometrie 49
Sommerdiarrhö 642
Sommergrippe 586, 647
Sommerruhr 641
Sommersprossen 773
Somnambulismus 741
Somogyi-Effekt 155
Sonderinteressen 745
Sonnenuntergangsphänomen 685, 713
Sonographie 895
Soor
– Angina 306
– Mykose 784
– Stomatitis 241
Sotos-Syndrom 684
Sozialentwicklung 12
Sozialverhalten 11, 20
Sozialverhaltensstörung 736
Spacer 323
Spaltbildung 41, 244
Spaltlampenuntersuchungen 164, 190
Spannungskopfschmerz 673
Spasmodic croup 311
Spastik 182, 692, **725**
Spätsepsis 115
Speicheldrüsenentzündung 242
Speicheldrüsentumor 242
Speichelstein 242
Speichelträufeln 710
Speicherkrankheit 171, 925
Sphärophakie 401
Sphingolipidose 176
Sphingomyelinose 176
Sphinkter-Detrusor-Dyssynergie 680
Sphinktermyotomie 249
Sphinkterotomie 419
Spidernävus 284, 776
Spielaudiometrie 935
Spielmeyer-Vogt, Morbus 181
Spielverhalten **12**, 19
Spina bifida 419, **679**
Spinalkanal, verengter 813
Spinalparalyse, spastische 700
Spindelzellnävus 774
Spironolacton 431
Spitz-Nävus 774
Spitzfüße 725, 839, 867
Spitzschädel 688
Splenektomie 450, 455
– Penicillinprophylaxe 501
– Pneumokokkensepsis 629
Splenomegalie 284, 442, 497
– fetale 108
Split brain 682
Split notochord syndrome 679
Spondylarthropathie, juvenile 561
Spondylolisthese 836
Spondylolyse 836
Spongiosaüberschussbildung, metaphysäre 814
Spontanfraktur 425, 815, 830
Spontanpneumothorax 247
Spontanrede 745
Spontanurin, Untersuchung 421
Sprachabbausyndrom 742
Sprache, perzeptive 12
Sprachebenen 944
Sprachentwicklung 12, 19, 25, **944**
– frühzeitige 745
– Kriterien 20

– Störung 12, 525, 735, **742**, 933, **944**
Spracherwerb 933
Sprachproduktion 12
Sprachverlustsyndrom 742
Sprachverständnis 12
Sprechablaufstörung 947
Sprechentwicklungsstörung 735
Sprechstörung 12
Spreizhosenbehandlung 846
Sprue (Zöliakie) 265
Sprungbereitschaft 24
SSPE (subakute sklerosierende Panenzephalitis) 605, **706**
SSRI (selektive Serotonin-Wiederaufnahmehemmer) 749
SSSS (vgl. Staphylococcal Scaled Skin Syndrom) 779
Stäbchenbakterien
– gramnegative 637
– grampositive 632
– potenziell humanpathogene 657
– säurefeste 656
Staging-Laparotomie 515
Stammeln 12
Stammfettsucht 222, 227
Stammganglienerkrankung 698
Stammzelltransplantation 531
Standardimmunglobulin 592
Standataxie 700
Stanford-Binet-Test 13
Staphylococcal scalded skin syndrome (SSSS) **624**, 779, 798
Staphylococcus
– aureus 330
– epidermidis 625
– haemolyticus 625
– saprophyticus 625
Staphylococcus-aureus-Infektion 623
Staphylodermie 778
Staphylokokken
– koagulasenegative 625
– Enterokolitis 624
– Enterotoxin 624
– Pneumonie 330
– Toxin-Syndrom 624
Starkstromunfall 882
Stase 484
Status
– asthmaticus 321
– epilepticus 720
– migraenosus 675
Stauungspapille 520, 685
Steatokrit 263
Stehreaktion 25
Steigreaktion 22
Stellwag-Zeichen 204
Stereotypien, motorische **740**, 747
Sterilität, Klinefelter-Syndrom 142
Steroiddiabetes 154
Steroidabhängigkeit 408
Steroidhormonmangel 220
Steroidnebenwirkungen 408
Steroidsynthese, adrenale 216
Stevens-Johnson-Syndrom 214, 624, **797**
STH (somatotropes Hormon) 229
Still-birth 71
Still-Geräusch 377
Still-Syndrom 558
Stillen 37
– Ernährung der Mutter 40
– Kontraindikation 41

Stillhindernis 40
Stimmbruch 947
Stimmerzeugung 947
Stimmlippen 947
Stimmlippenknötchen 948
Stimmstörung 948
Stimulanzien 737
Stimulationsplatte 245
Stirnhöhle 304
Stirnkopfschmerzen 304
STNR (symmetrisch-tonischer Nackenreflex) 23
Stöhnen, exspiratorisches 98, 102
Stoffwechselkrise 162
Stoffwechselstörung 150
Stoffwechselstörung, Katarakt 924
Stomatitis
– aphthosa **241**, 308, 596
– catarrhalis 241
– herpetica 241
– ulzeröse 241
Stomatozyten 444, 454
Stoppliquor 527
Storage-pool-Defekt 476
Storchenbiss 776
Stoßwellentherapie, extrakorporale 433
Stottern 12, **946**
Strabismus
– concomitans 930
– convergens 930
– divergens 930
– paralyticus 930
– verticalis 930
Streak gonads 141
Streckkrämpfe 96, 711
Streptococcus
– pneumoniae 329, 628
Streptodermie 780
Streptokokken-Schnelltest 627
Streptokokken
– β-hämolysierende 306, 329, 401
– nephritogene 401
Streptokokken-Toxic-Shock-Syndrom 628
Streptokokkenpneumonie 329
Stress-Situation, perinatale 111
Striae rubrae distensae 51, 222
Striatumnekrose 192
Stridor 632
– inspiratorischer 306, 310
– konnataler 301
– Neugeborenes 244
Strommarke 882
Strongyloides stercoralis 663
Strongyloidiasis 663
Strophulus infantum 788
Struma 199, 204 ff.
Strumektomie 204
STSS (Streptokokken-Toxic-Shock-Syndrom) 628
Stufenbiopsie 280
Stuhl
– acholischer, Neugeborenes 89
– blutiger 257, 270, 654
– blutig-schleimiger 642
– erbsbreiartiger 640
– saurer **263**, 268
Stuhl-Chymotrypsin 263
Stuhl-Elastase 263
Stuhl-pH 263
Stuhlflora, Harnwegsinfektion 420
Stuhlporphyrine 196
Stuhluntersuchung 641

Stuhlverhalt 86, 255
– Diagnostik 259
Stupor 747
Stupszehe 839
Sturge-Weber-Syndrom 691, 776
Subarachnoidalblutung (SAB) 717
Subarachnoidalraumerweiterung 685
Subileus, postnataler 259
Subluxation 820
Subperiostalabszess, retroaurikulärer 941
Substratinvagination 257
Substratzufuhr, hypokalorische 45
Subtraktionsangiographie, digitale (DSA) 897
Subtraktionsazidose 68
Succinylcholin 872
Suchnystagmus 931
Sudden infant death syndrome (SIDS) 124
Süßwasseraspiration 882
Suffusion 469, 481
Sugillation 469
Suizidalität 750
Sulfamatsulfatasedefekt 172
Sulfatasemangel 770
Sulfatidasemangel 182
Sulfatidspeicherung 182
Sulfhämoglobinämie 442
Sulfoiduronatsulfatase-Defekt 172
Sulfonylharnstoff-Derivat-Vergiftung 892
Superantigen 625
Surfactant-Mangel-Syndrom 98, 112
SVT (supraventrikuläre Tachykardie) 386
Sympathische Reflexdystrophie 578
β₂-Sympathomimetika 323
Syndaktylie **810**, 816
Synkinesien 688
Synkope 723
– kardiale 390
Synostose 811
Synovialektomie 828
Synovialitis 821, 842
Synovialsarkom 513
Syphilis 649
Syringomyelie 678
Systemdegeneration, hereditäre 691
Systemic inflammatory response syndrome (SIRS) 115, **616**
Systemischer Lupus erythematodes (SLE) 565
Szintigraphie 206

T

Tabaksbeutelgesäß 266
Tabaksbeutelmund 569
Tachydyspnoe 339, 361
Tachykardie 203
– atriale 388
– junktional ektope 388
– supraventrikuläre 386
– ventrikuläre 389
Tachypnoe 98, 101, 116, 325, 331
Taeniasis 663
T-ALL 492

Talgdrüsennävus 775
Talussteilstellung 840
Tamponkrankheit 625
Tangier-Krankheit 175
Tannenzapfenblase 419
Tanner-Pubertätsstadien 6
Target-Zellen 444, 450, 454
Taschenmesser-Phänomen 852
Taubheit 607, 650, 933
Tauchreflex 881
Tay-Sachs, Morbus 177
TCR (T-Zell-Rezeptor) 534
Teerstuhl 239
Teilleistungsstörung 735
Teleangiektasien 700
Telomerscreening 136
Temperaturdifferenz, rekto-axilläre 272
Temperaturlabilität 430
Temporallappenepilepsie 722
Tender points 578
Tenesmen 277, 642
TEOAE (transitorische evozierte otoakustische Emissionen) 935
Teratom 370, 514
Term neonate (reifes Neugeborenes) 71
Testosteron 214 ff
Testosteron-Depot 229
Tetanie, rachitogene 57
Tetanospasmin 635
Tetanus 634
– Hyperimmunglobulin 635
– Impfung 31, 635, 883
Tethered cord-Syndrom 679, 898
Tetrahydrobiopterin-Belastungstest 184
Tetraparese 525, 874
Tetraparese-Syndrome 725
TGA (Transposition der großen Arterien) 362
Thalassämie 448
Thalassaemia
– intermedia 449, 451
– major 449
– minima 449, 451
– minor 449
Thalliumvergiftung 892
THAM (Trishydroxymethylaminomethan) 69
Thelarche 211
T-Helferzellen 534
Theophyllin 323
Thioguanin 494
Thionamide 204
Thionin 886
Thiopental 882
Thomsen-Myotonie 872
Thoraxverformung, glockenähnliche 857
Thrombasthenie Glanzmann 477
Thrombektomie 485
Thrombelastogramm 481
Thromboembolieneigung 189
Thrombophilie, Diagnostik 473
Thromboplastinzeit, partielle (PTT) 410, **472**
Thrombose 455, **484**
– arterielle 485
– katheterbedingte 48
– venöse 484
Thromboseneigung 406
Thromboseprophylaxe 485
Thrombozytenaggregation, ristocetininduzierte 477

Thrombozytenantigene, kindliche, Sensibilisierung der Mutter 474
Thrombozytendefekt 477
Thrombozytenfunktionsstörung 473 ff.
Thrombozytenfunktionstest 476
Thrombozytentransfusion 477
Thrombozytenverbrauch 409
Thrombozytenzahl 471
– erhöht 468
– vermindert 473
Thrombozytopathie 471, **475**, 477
Thrombozytopenie 117, 410, 441, 457, 469, 471, **473**
Thrombozytose 468
Thymektomie 862
Thymusaplasie 539
Thymushypoplasie 539
Thyreoglobulin 202
Thyreoidektomie 528
Thyreoiditis 205
Thyreostatika 199, **204**
Thyroxin 201, 204
Tibiaapophyse, Osteochondrose, aseptische 818
Tic 738
Tiefensensibilitätsstörung 718
Tierphobie 752
Tiffeneau-Test 322
Tinea 781
– profunda 782
– superficialis 782
Tintenlöscherfüße 138
Tischtennisballfraktur 715
T-Lymphozyten 462, **534**
TNF-α (TNF = Tumornekrosefaktor) 537
Tocopherol (s. Vitamin E) 54
Tollwutschutzimpfung 36
Tollwutverdacht 883
Tonnenzähne 649
Tonsillektomie 307, 402
Tonsillenhyperplasie 307
Tonsillitis 305 ff
Tonsillopharyngitis 584, 600, **626**
Tonusverlust, plötzlicher 721
TORCH (Toxoplasmose, Others, Rubella, Zytomegalie, Herpes) 610
Torsades de pointe 390
Torsionsdystonie 699
Torsionsfehler 842
Tortikollis 91
Totale Lungenvenenfehlmündung 345
Totenflecke, intravitale 483
Totenlade 826
Totgeburt 71
Totimpfstoff 29
Toxic-Shock-Syndrome-Toxin 1 624
Toxoid 28, 31
Toxokariasis 667
Toxoplasmose 669
– konnatale 610, 670
– postnatale 670
– Schwangerschaft 670
TPHA (Teponema pallidum-Hämagglutinationstest) 650
TPPA (Treponema pallidum-Partikelagglutinationstest) 650
Trabekulotomie 929
Tracheastenose 244, 301, 316
Tracheitis **316**, 584

Tracheobronchitis 651
Tracheomalazie 301
Trachom 652
Tränenfluss, vermehrter 921
Tränensackschwellung 921
Tränenträufeln 928
Tränenwegintubation, operative 922
Tränenwegssondierung 922
Tragusdruckschmerz 938
Transcobalamin-II-Mangel 460
Transferrin-Eisen-Sättigung 446
Transferrinmangel 448
Transfusion 452
Transfusionstherapie, intrauterine 109
Transitzeit, gastrointestinale 263
Transposition der großen Arterien (TGA)
– angeboren-korrigierte 364
– komplette 362
Transsudat 335
TRAPS 574
Tremor, feinschlägiger 203
Trennungsangst 12, **754**
Treponema pallidum 649
TRH (Thyreotropin Releasing Hormone) 202
TRH-Mangel 202
TRH-Test 201
Trichinose 663
Trichophagie 750
Trichotillomanie 750
Trichterbrust 813, **837**
Trichuriasis 663
Trigonozephalie 688
Trikuspidalatresie 355
Trimethoprim 422
Trinkschwäche 117
Triplo-X-Karyotyp 142
Trishydroxymethylaminomethan (THAM) 69
Trismus 635
Trisomie 8 496
Trisomie 13 (Pätau-Syndrom) 139, 682
Trisomie 18 (Edwards-Syndrom) 138
Trisomie 21 (Down-Syndrom) 86, 137
Trizeps-Hautfaltendicke 51
Trommelfell
– gerötetes 938, 941
– Perforation 938, 940
– Punktion 940
– retrahiertes 937
– vorgewölbtes 938, 941
Trommelschlegelfinger 319
Trophozoiten 665
Trotzreaktion 12
Trousseau-Zeichen 57
Truncus arteriosus communis 365
Tryptophanabbaustörung 191
TSH (Thyroidea stimulierendes Hormon)
TSH-Bildung, ektope 203
TSH-Spiegel 201
TSS (toxic shock syndrome) 624
Tubenbelüftung, gestörte 308, **937**
Tuberkel 653
Tuberkulinhauttest **655**, 658
Tuberkulinprobe 35
Tuberkulinreaktion 653
Tuberkulose 653 ff.
Tuberöse Sklerose 690

Tubulopathie **428**, 696
Tubulusfunktionsschäden 185, 425
Tubulusnekrose, akute 424
Tumorerkrankung, psychosoziale Betreuung 529
Tumorlysesyndrom **490**, 499
Tumormarker 515, 520
Tumornephrektomie, primäre 509
Turcot-Syndrom 275, 519
Turmschädel 688
Turrizephalie 688
Tympanoplastik 936, 940
Typ-1-Diabetes 152
Typ-2-Diabetes 152
Typ-I-Überempfindlichkeitsreaktion 546
Typ-II-Überempfindlichkeitsreaktion 546
Typ-III-Überempfindlichkeitsreaktion 546
Typ-IV-Überempfindlichkeitsreaktion 546
Typhus 639
Tyrosinämie 185
TZ (Thrombozytenzahl) 471
T-Zell-Defekt **539**, 613
T-Zell-Lymphom 498, 601
T-Zell-Rezeptor 534

U

Übelkeit 49
Überaktivität, motorische 736
Überempfindlichkeitsreaktion (n. Coombs und Gell) 546
Überempfindlichkeit, bronchiale 322
Überernährung 48
Übererregbarkeit 743
Übergangsmilch 38
Übergangsstuhl 73
Übergewicht 51
– neonatales 112
Überlaufblase 419, 680
Überlaufenkopresis 734
Überleitungsstörung, neuromuskuläre 851, **861**
Übertragungszeichen 77
Überwässerung (vgl. Hyperhydratation) 66, 424
UG-Trakt (Urogenitaltrakt)
Ulcus
– duodeni 252
– ventriculi 252
– stressbedingtes 252
Ullrich-Turner-Syndrom **141**, 215
Ultraschalluntersuchung 894
– pränatale 411
Umklammerungsreflex 24
Umstellungsosteotomie 848
Umweltmykobakteriose 657
Unterernährung **48**, 54
Unterkiefer, hypoplastischer 244
Unterschenkelpseudoarthrose 815
Untersuchung
– molekulargenetische 934
– neurologische 672
– neurophysiologische 853
– posttraumatische 712
– psychiatrische 728
– rektal-digitale 261, 274
– urodynamische 419

Sachverzeichnis

UÖS (untere Ösophagussphinkter)
Urachus 114
Urämie 189, 409, **426**
Urämietoxine 423, 427
Ureaplasma-urealyticum-Infektion 652
Urease-Schnelltest 252
Ureter
– duplex 415
– ektop mündende 415
– fissus 415
Ureterostiuminsuffizienz 417
Ureterozelen 416
Ureterstein, prävesikaler 433
Ureterstenose 416
Urethralklappe 412, 416, **418**
Urethrastenose 416
Uridindiphosphat-Galaktose-4-Epimerase-Mangel 165
Urin
– Alkalisierung 428, 433
– Rotfärbung nach Lichteinwirkung 197
Urin-/Plasmaosmolalitäts-Quotient 424
Urinauffangbeutel 419
Urinausscheidung, Abnahme 407
Urinsekretion 73
Urinuntersuchung 27
Urobilinogen 453
Urogenitaltuberkulose 654
Urokinase 485
Urolithiasis 432
Uropathie, obstruktive 194
Uroporphyrinausscheidung, erhöhte 197
Urosepsis 418
Urso-Chenodesoxycholsäure-Kombination 286
Ursocholsäure 288
Urtikaria 196, **795**
US (Ultraschall)
Usher-Syndrom 942
Uveitis 277, 280
Uvula bifida 244

V

VACTERL-Assoziation 129, **131**
Vagotonie 383
Vagusmanöver 386
Valsalva-Versuch 937
Varikozele 438
Varizella-Zoster-Virus 595, **611**
Varizellen 611
– Embryopathie 611
– fetale 611
– Impfung 36
– Pneumonie 329
Vaskularisationsstörung
– subchondrale 820
– Wachstumsfuge 808
Vaskulitis 570
– allergische, generalisierte 478
– generalisierte 651
– leukozytoklastische 570
Vasookklusion, Sichelzellen-bedingte 456
Vasopathie 471
Vasopressin (ADH) 430
Vasopressinanaloga 225
VECP (visual evoked cortical potential) 921, 931

Vegetation
– adenoide 308, 937
– endokarditische 371
Vena testicularis, Klappeninsuffizienz 438
Ventilationsstörung 69, 333
Ventilsepsis 686
Ventrikelseptumdefekt 346
VEP (visuell evozierte Potenziale) 921, 931
Veränderungsangst 744
Verbrauchskoagulopathie 117, 433, 469 ff, **483**
Verbrennung 878
Verbrühung 878
Verdauungsenzymsubstitution 291
Verdinikterus 286
Vererbung 146
Vergiftung 877, **883 ff**
Verhalten
– selbstverletzendes 195, **750**
– stereotypes 750
– suizidales 750
Verhaltensstörung 25, 189
Verhornungsstörung 768 ff
Verkäsung 653
Verkalkung
– ektope 60
– extraossäre 59
– intraselläre 525
– intrazerebrale 615
– suprasselläre 525
Verkürzungsosteotomie 820
Verlagerungssyndrom, intrakranielles 711
Verlängerungsosteotomie 820
Verlustanämie 452
Verlustkoagulopathie 483
Verlustthrombozytopenie 473
Vernachlässigung 758
Vernix, caseosa 75
Verotoxin 409
Verrucae
– planae juveniles 785
– plantares 786
– vulgares 785
Verschlusshydrozephalus 677, 680, **685**, 701, 705
Verschlussikterus 89
Vertikalisierungsphase 43
Very low birth weight 71
Verzögerungsinsulin 154
Verzweigungsanomalie, bronchiale 313
Vesikokutaneostomie 419
Vierer-Regel, Leukozytennormalwerte 463
Viererzeichen 847
Vierfingerfurche 137, 141
Virämie 587, 606, 608, 611
Virchow-Trias 484
Virilisierung 218
Virostatika 613
Virulenz 580
Virusenteritis 257
Virusenzephalitis 702
Virushepatitis 591
Virusinfekt 474, **584**
Virusisolierung 584, 586
Virusmeningitis 701
Viruspneumonie 327
Virussialadenitis 242
Visual evoked cortical potential 921, 931
Visusverlust 692, 924
Vitamin A 54
– Säure 804

Vitamin B6 96
– Mangel 448
Vitamin B9 (Folsäure) 53
Vitamin B12 53
– Mangel 460
– Resorptionsstörung 460
Vitamin C 41, **53**
– Mangel 479
Vitamin D **54**, 208
– Bedarf, Säugling 54
– Intoxikation 55, 423
– Mangelrachitis 54, **56**
– Prophylaxe 19, 41, 58
– Überdosierung 59
– Analoga 802
– Substitution, orale 58
Vitamin E 54
Vitamin K 17, **60**
– Bedarf, Säugling 60
– Gabe, orale 61
– Gabe, parenteral 61
– Mangel **61**, 75, **482**
– Prophylaxe 61, 75, 105
Vitamine 52
– fettlösliche 53, 56
– wasserlösliche 53
VLBW (very low birth weight) 71
Vollbluttransfusion 452
Vollmondgesicht 222
Volumenersatz 398
Volumenrezeptoren 63
Volumensubstitution, perioperative 66
Volvulus 87, 231, **258**
von-Economo-Enzephalitis 705
von-Hippel-Lindau-Syndrom 691
von-Recklinghausen-Syndrom (Neurofibromatose 1) **689**, 815
von-Willebrand-Faktor-Mangel 476
von-Willebrand-Jürgens-Syndrom 471, 473, **476**
Vorbeugetest 835
Vorfall, rekto-analer 275
Vorhofflattern 388
Vorhofflimmern 388
Vorhofseptumdefekt 343
Vormilch 38
Vorschiebeversuch 833
Vorsorgeuntersuchungen (U1 – J1) 15 ff
Voussure cardiaque 339
Vrolik, Morbus 815
VSD (Ventrikelseptumdefekt) 346
Vulvovaginitis 434
VUR (vesikoureteraler Reflux) 417
vWF (von-Willebrand-Faktor) 476
VZV (Varizella-Zoster-Virus) 595, **611**
VZV-Antikörper 611
VZV-Immunglobulin 614
VZV-Infektion, intrauterine 612

W

Wabenschädel 680, 688
Wachstum
– abgeschlossenes 14, 806
– allometrisches 1
– beschleunigtes 807
– enchondrales 806
– korrigierendes 806

– perichondrales 806
– unzureichendes 2
Wachstumsfaktor 462, 465
Wachstumsfuge 805
– Ausriss, knöcherner 822
– Fraktur, überkreuzende 822
– Lockerung 806
– Säugling 825
– Vaskularisationsstörung 808
– Verklammerung 808, 820
– Verödung, operative 820
Wachstumsfugenläsion 808, 818
– infektionsbedingte 825
– operationsbedingte 808
– traumatische 822
Wachstumsgeschwindigkeit 3
Wachstumshormon
– Mangel 227
– Rezeptor-Störung 227
– Stimulation 227
– Substitution 228
Wachstumsprognose 6
Wachstumsrate 226
Wachstumsregulation 806
Wachstumsreserve 806
Wachstumsretardierung 414, 429
Wachstumsschmerzen 577
Wachstumsschub, präpubertärer **807**, 835
Wachstumsstillstand 219, 222
Wachstumsstörung 3, 200, 226, **805**
– asymmetrische 79
– fetale 77
– generalisierte 807, **817**
– Hand-Röntgenaufnahme 6
– lokalisierte 807, **817**, 831
– symmetrische 79
Wadenhypertrophie 870
– Pseudohypertrophie 867
WAGR-Syndrom **131**, 141
Wahn 746
Wahnidee 746
Wanderhoden 436
Wangenphlegmone 637
Wärmeintoleranz 203
Wärmestau 881
Waschfrauenhände 77
Waschritual 755
Wasser-Elektrolyt-Substitution 641
Wassereinlagerung 407
Wasserhaushalt 62
Wasserretention 423
Wasserumsatz 62, **63**
Wasserverlust 63, 431
Wasserzufuhr 44
Waterhouse-Friderichsen-Syndrom 483, 630
Watschelgang 59
Weber-Ramstedt-Pyloromie 254
Weckschwellensenkung 735
Wegener-Granulomatose 572
Weichteilinfektion 628
Weichteilsarkom 513
Weil, Morbus 651
Weisheitszähne 5
Werdnig-Hoffmann-Muskelatrophie **857**, 859
Wermer-Syndrom 209
Wernicke-Aphasie 742
Wernicke-Mann-Haltung 726
Wesensänderung 519, 524, 695
West-Syndrom 720
Wet lung 97
WHO-Lösung 66

Wiedemann-Beckwith-Syndrom 130
Wiesengräserdermatitis 793
Williams-Beuren-Syndrom 55, **130**, 132
Wilms-Tumor (Nephroblastom) 141, **507**
Wilson, Morbus 695
Windeldermatitis 439, 446, **659**, 793
Windelpsoriasis 801
Windpocken 611
Windverhalt 255
Wirbelgleiten 836
Wirbelsäule
– Fehlform 815, 832
– Fehlhaltung 832
– Krümmung, physiologische 806
– Ossifikationsstörung 813
– Wachstum 832
– Wachstumsstörung 813
Wirbeltorsion 835
Wirbelverletzung 716
Wiskott-Aldrich-Syndrom 469, 474, **544**
WJS (von-Willebrand-Jürgens-Syndrom) 471, 473, **476**
Wolf-Syndrom 140
Wolff-Chaikoff-Effekt 198
Wolff-Parkinson-White-Syndrom 387
Wortfindungsstörung 742
Wortneubildung 747
Wucheria bancrofti 666
Wulstbruch 822
Wundbotulismus 636
Wundinfektion 628, 643
Wundrose 781
Wurmbefall 269, **663 ff**

X

Xanthelasmen, flache 176
Xanthin 195
Xanthinoxidasehemmer 195
Xanthinsteine 195
Xanthinurie 194
Xanthogranulom, histiozytäres 831
Xanthom
– fibrös 831
– tuberös 176
X-Beine 841
Xeroderma pigmentosum 772
Xerophthalmie 54
Xerozytose 454
X0-Karyotyp 141
X-Polysomie 142
X-Strukturstörung 142
47, XXY-Karyotyp 142
XYY-Konstitution 143

Y

Yersinien-Infektion 273, **644**

Z

Zäkumhochstand 258
Zahndurchbruchsverzögerung 243
Zahnentwicklung 4
Zahnentwicklungsstörung 59, **243**
Zahnfleischbluten 476
Zahnfleischentzündung 241
Zahnkeime 5
– Entzündung, sequestrierende 304
Zahnplaques 243
Zahnschmelzhypoplasie 57
Zahnverfärbung 243
Zahnwechsel 5
Zangenentbindung 92
Zangengeburt 92, 94
Zangengriff 10
Zeckenenzephalitis 590
Zeckenstich 649
β-Zell-Hyperplasie 160
Zellweger-Syndrom 695, **696**
Zeramidtrihexosidspeicherung 178
Zerebellitis 613, **705**
Zerebralparese 96, **725 ff**
Zerebro-hepato-renales Syndrom 696
Zeroid-Lipofuszinose, neuronale 181
Zeroidlipofuszinose, neuronale 695
Zerumen obturans 935
Zestoden 663 ff
Ziegenpeter (vgl. Mumps) 605
Zigaretteningestion 890
Zilien-Dyskinesie-Syndrom 295
Ziliendyskinesie 319
Zinkabsorptionsdefekt 269
Zirkumzision 439
Zirrhose, biliäre 89, 292
Z. n. (Zustand nach)
ZNS (zentrales Nervensystem)
ZNS-Blutung (Vitamin-K-Mangel) 482
ZNS-Dysplasie 682
ZNS-Infarkt 456
ZNS-Karzinogen 519
Zöliakie 264 ff
Zollinger-Ellison-Syndrom 252
Zoster 611
– Generalisierung 613
– ophthalmicus 613
– oticus 613
Zottenatrophie, intestinale 262, 266
ZVD (zentraler Venendruck)
ZVK (zentraler Venenkatheter)
Zwangsstörung 739, **755**
Zwei-Mutationen-Theorie 516
Zwerchfellatmung 857
Zwerchfellhernie 315
Zwerchfelllähmung 93
Zwerchfelltiefstand 318
Zyanose 98, 101, 119
Zyklopenventrikel 682
Zyklothymie 749
Zylindrurie 400, 407
Zystenkrankheit, medulläre 414
Zystenniere 413
Zystinose 189
Zystinstein 428, 432
Zystinurie 190, **428**
Zystische Fibrose (vgl. Mukoviszidose) 291
Zystizerkose 667
Zystoskopie 423
Zystourethritis 420
Zytokine 534 ff
Zytokine-T-Lymphozyten-Stimulation 534
Zytomegalie 614
Zytomegalievirus 595, **614**
Zytopathie, mitochondriale 875
Zytotoxin 636

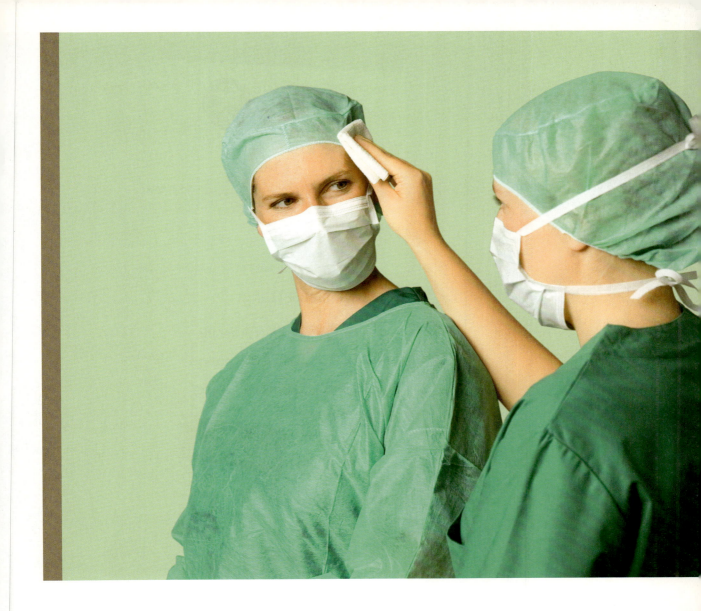

Es gibt 2 Möglichkeiten, bei Ihren Finanzen nicht ins Schwitzen zu kommen.

1. Sie lassen abtupfen.
2. Sie konsultieren Ihren MLP-Berater.

MLP bedeutet: Vorsorge, Absicherung, Geldanlage und Finanzierung mit Verstand. Unser Prinzip: individuelle Konzepte für Akademiker und andere anspruchsvolle Kunden. Unabhängig. Ganzheitlich. Ein Leben lang. Denn: **Sie verdienen das Beste.** Stellen Sie uns auf die Probe: **0800 0007320** (gebührenfrei) oder www.mlp.de.

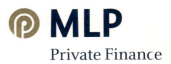

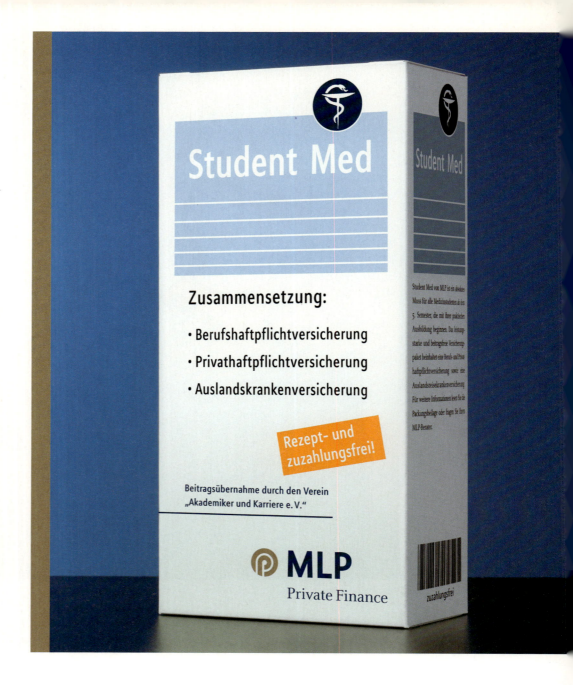

Die Medizin, auf die Sie nicht verzichten können.

Das beitragsfreie Versicherungspaket Student Med von MLP ist ein Muss für alle Medizinstudenten ab dem 5. Semester. Mit einer leistungsstarken Berufs- und Privathaftpflichtversicherung sowie einer Auslandsreisekrankenversicherung bietet es genau den Versicherungsschutz, den Sie in Ihrer praktischen Ausbildung benötigen. Fragen Sie Ihren MLP-Berater.

www.mlp-studentmed.de　　　Sie verdienen das Beste.

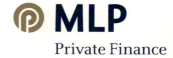